ISBN 978-0-364-10247-3
PIBN 11283988

1 MONTH OF
FREE
READING

at

www.ForgottenBooks.com

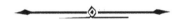

By purchasing this book you are eligible for one month membership to ForgottenBooks.com, giving you unlimited access to our entire collection of over 1,000,000 titles via our web site and mobile apps.

To claim your free month visit:
www.forgottenbooks.com/free1283988

English
Français
Deutsche
Italiano
Español
Português

www.forgottenbooks.com

Mythology Photography **Fiction**
Fishing Christianity **Art** Cooking
Essays Buddhism Freemasonry
Medicine **Biology** Music **Ancient**
Egypt Evolution Carpentry Physics
Dance Geology **Mathematics** Fitness
Shakespeare **Folklore** Yoga Marketing
Confidence Immortality Biographies
Poetry **Psychology** Witchcraft
Electronics Chemistry History **Law**
Accounting **Philosophy** Anthropology
Alchemy Drama Quantum Mechanics
Atheism Sexual Health **Ancient History**
Entrepreneurship Languages Sport
Paleontology Needlework Islam
Metaphysics Investment Archaeology
Parenting Statistics Criminology
Motivational

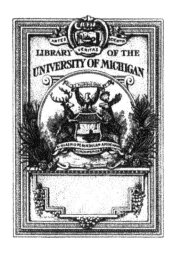
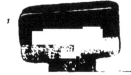

JAHRESBERICHT

über die

LEISTUNGEN UND FORTSCHRITTE

in der

GESAMMTEN MEDICIN.

UNTER MITWIRKUNG ZAHLREICHER GELEHRTEN

herausgegeben

von

RUD. VIRCHOW und AUG. HIRSCH.

UNTER SPECIAL-REDACTION

von

AUG. HIRSCH.

X. JAHRGANG.

BERICHT FÜR DAS JAHR 1875.

ERSTER BAND.

BERLIN, 1876.

VERLAG VON AUGUST HIRSCHWALD,

N. W. UNTER DEN LINDEN No. 68.

Inhalt des ersten Bandes.

ERSTE ABTHEILUNG.

Anatomie und Physiologie.

Descriptive Anatomie

bearbeitet von

Prof. Dr. RÜDINGER in München.

I. Lehrbücher und Bilderwerke.

1) N u h n, A., Lehrbuch der vergleichenden Anatomie. 1. Thl. Vegetative Organe u. Apparate des Thierkörpers. Mit 356 (eingedr.) Holzschn. gr. 8. Heidelberg. — 2) H u x l e y, Th. H., Eléments d'anatomie comparée des animaux vertébrés. Trad. de l'anglais par Mme. B r u n e t, avec préface par Ch. Robin. In-12. avec fig. — 3) H e n l e, J., Handbuch der systematischen Anatomie d. Menschen. 2. Bd. Eingeweidelehre. 2. Aufl. 3. Lfg. Mit zahlreichen zum Thl. mehrfarb. in den Text eingedr. Holzst. gr. 8. Braunschweig. — 4) H y r t l, Jos., Lehrbuch der Anatomie d. Menschen. Mit Rücksicht auf physiolog. Begründg. und prakt. Anwendung. 13. Aufl., als unveränd. Abdr. der 12. Lex.-8. Wien. — 5) K r a u s e, C. F. Thdr., Handbuch der menschlichen Anatomie. Durchaus nach eigenen Untersuchgn. u. m. besond. Rücksicht auf das Bedürfniss der Studirenden, der prakt. Aerzte u. Wundärzte u. Gerichtsärzte verf. 3., neu bearb. Aufl. v. W. Krause. 1. Bd. gr. 8. Hannover. — 6) M a r s h a l l, J., Description of the Human Body. 2 vols. Text and Plates. 4to London. — 7) G r a y, H., Anatomy, Descriptive and Surgical. 7. ed. With an Introduction on General Anatomy and Development. Roy. 8. London. — 8) H e i t z m a n n, C., Die descriptive u. topographische Anatomie d. Menschen in 600 Abbildungen. 2. Aufl. 4. u. 5. Lfg. gr. 8. Wien. [Inhalt: 4. Eingeweide. Topographie. In 100 Abbildgn. (in eingedruckten Holzschnitten). — 5. Nervensystem. In 73 Abbildungen (in eingedruckten Holzschn.).] — 9) B r a u n e, Wilh., Topographisch-anatomischer Atlas. Nach Durchschnitten an gefrornen Cadavern. Mit 50 Holzschn. im Text u. 34 Taf. in photograph. Lichtdr. hoch 4. Leipzig. — 10) R ü d i n g e r, Topographisch-chirurgische Anatomie d. Menschen. 3. Abth. 2. Hälfte. (Der Hals und die obere Extremität.) Mit 10 Tafeln, enth. 40 Fig. in Lichtdr. v. M a x Gemoser. Lex.-8. Stuttgart. — 11) D e r s e l b e, Atlas des menschlichen Gehörorganes. Nach der Natur photographirt von Gemoser u. Wolff. 3. (Schluss-)Lfg., enth. 14 Taf.

Photogr. mit 53 Fig. und dem beschreib. Text. gr. 4. München.

II. Anatomische Technik.

12) A e b y, Ch., Conservirung von Durchschnitten gefrorner Körpertheile. Centralblatt für d. m. Wissenschaften No. 10. — 13) F l o w e r, Note on the Construction Arrangement of Anatomical Museums. Journal of Anatomy u. Physiology No. XVI.

A e b y (12) giebt in einer kleinen Notiz eine Conservirungsmethode bekannt, welche geeignet ist, Durchschnitte von gefrornen Leichen ohne hochgradige Veränderung aufzubewahren. Diese Methode, welche darin besteht, dass man Durchschnitte im gefrornen Zustande in ganz concentrirten Weingeist bringt und dieselben in ihm langsam aufthauen lässt, wird schon seit sieben Jahren von dem Referenten und, so viel mir bekannt, auch seit längerer Zeit von Prof. B r a u n e mit dem schönsten Erfolg in Anwendung gebracht. So bewahren wir in der anatomischen Anstalt in München Durchschnitte durch ganze Körper und Scheiben desselben von nur mässiger Dicke seit Jahren auf, und dieselben sind zur Stunde noch ebenso schön und rein, als in der ersten Zeit ihrer Conservirung. Nachdem der Referent die Schnitte ausgeführt und mit Hilfe eines kräftigen, durch ein Kautschukrohr geleiteten Wasserstrahles abgespült hatte, brachte er dieselben, auf Brettern oder Glasplatten fixirt, in concentrirten Weingeist. Stellt man die Objecte, während sie in Spiritus aufthauen, in die Kälte, so erzielt man deshalb die schönsten Resultate, weil die aufthauenden Theile an der Oberfläche durch die Einwirkung des

1

Alkohols fest werden, während die des Centrums noch im gefrornen Zustande sich befinden.

Ref. ist schon lange von der Ueberzeugung durchdrungen, dass man mit Hilfe dieser Conservirungsmethode ein Unterrichts-Material gewinnt, welches nicht hoch genug geschätzt werden kann; nur ist er der Meinung, dass derartige Präparate eine Aufstellung in den anatomischen Anstalten erfahren müssen, die die Möglichkeit für die Studirenden gewährt, die Schnitte längere Zeit hindurch betrachten zu können. Ist doch die flüchtige Demonstration in reich besetzten topographisch-anatomischen Vorlesungen für das Studium so wichtiger und lehrreicher Präparate nicht hinreichend. Ref. hat gegründete Aussichten, dass die von ihm angefertigten, zahlreichen Schnitte durch alle Theile des menschlichen Körpers demnächst eine zweckentsprechende Aufstellung erfahren werden.

Flower (13) macht Bemerkungen über den Bau und die Eintheilung anatomischer Museen, und rühmt ganz besonders das Museum der Universität zu Bologna.

[Seseman, E., Eu ny konserveringsmetod för anatomiska preparat. Finska läk. sällsk. handl. Bd. 15.

Verf. empfiehlt folgende Methode, um Leichen für die anatomische Präparation zu conserviren. Man drückt so genau wie möglich das Blut aus den grösseren Gefässen heraus, und injicirt dann eine Lösung von 100 Th. Wasser, 50 Th. Glycerin und 10 Th. arsenigsaurem Natron; nach 24 Stunden wird eine neue Injection gemacht, diesmal werden aber gleiche Theile von Wasser und Glycerin genommen; 24 Stunden nach der letzten Injection wird das Präparat 2—4 Minuten in Wasser von 90° C. getaucht, und hiernach werden, während das Präparat noch warm ist, die Gefässe mit einer Wachsmasse injicirt. Epidermis wird abgeschabt und das Präparat in ein Tuch, welches mit einer schwachen Lösung von Carbolsäure in Glycerin gefeuchtet ist, gewickelt, und kann auf diese Weise, ohne die Consistenz zu verlieren, lange dahinliegen. Wenn das Präparat dissecirt worden ist, wird die Haut über die präparirte Stelle befestigt, und das Präparat 5—30 Tage, je nach seiner Grösse, in eine Lösung von 100 Th. rohem Glycerin, 20 Th. Wasser, 4 Th. arsenigsaurem Natron und 2 Th. Carbolsäure gelegt. Wenn das Präparat einige Zeit in der Luft gehangen hat, wird die Haut dunkler gefärbt; diesem Uebelstande kann dadurch abgeholfen werden, dass man die Haut einige Stunden mit einem Tuche, welches in einer concentrirten Lösung von Sublimat in Wasser gefeuchtet ist, bedeckt.
■. Krohn (Kopenhagen).]

III. Allgemeines.

14) Dönhoff, Beiträge zur Physiologie. Archiv für Anatomie und Physiologie von Reichert und du Bois-Reymond. Heft 1. — 15) Stricker, W., Zur Literatur über den Tättowiren in Birma. Archiv für pathol. Anatomie von Virchow. Bd. 56, Heft 1. — 16) v. Gudden, Experimental-Untersuchungen über das Schädelwachsthum mit XI Tafeln. München. —

17) Virchow, Ueber einige Merkmale niederer Menschen-Racen am Schädel. Denkschriften der Akademie der Wissensch. in Berlin. — 18) Ihering, Die Schläfenlinien des menschlichen Schädels. Archiv für Anat. u. Phys. von Reichert u. du Bois-Reymond. Heft 1. — 19) Rauber, Ueber Schädelmessung. Centralblatt für die med. W. Nr. 24. — 20) Toldt, Studien über die Anatomie der menschl. Brustgegend. Stuttgart.

Dönhoff (14) berichtet über den Einfluss der Jahreszeiten auf die Haut bei Thieren. Behaarung und Gewicht zeigen sich im Sommer und Winter verschieden. Die Haut des Hasen hat im Sommer nicht allein kürzere und spärlichere Haare, als im Winter, sondern sie ist auch viel dünner. Die Ziege hat im Sommer ein dünnes Fell, dass der Lohgerber nur die Hälfte des Preises zahlt, den er für ein Winterfell giebt. Die stärkere Winterbehaarung erhöht den Preis nicht, sondern nur das schwerere Fell. Eine Kuh von 1000 Pfd. hat im Winter im Mittel eine Haut von 70 Pfd., im Sommer von 55 Pfd. Da die Winterhaare ungefähr 2 Pfd., die Sommerhaare 1 Pfd. wiegen, so ist die Winterhaut an sich 14 Pfd. schwerer. Auch ist die Qualität der Winterhaut besser. Sie soll im Wasser mehr aufquellen, der Gerber stellt aus 50 Pfd. Winterhaut 24 Pfd. Leder und aus 50 Pfd. Sommerhaut nur 22 Pfd. Leder her. Die Sommerhaut ist pro Pfund 6 Pfennige billiger, als die Winterhaut. Das im Winter geborne Kalb kommt mit einem längeren und dichteren Pelz zur Welt. Die neugebornen Kälber haben z. B. bei einer bestimmten Rindviehrace ein Mittelgewicht von 48 Pfd. im Winter, wie im Sommer, allein die Haut wiegt im Winter durchschnittlich 8 Pfd., im Sommer nur 6½—7 Pfd. Die Haut des im Winter gebornen und am Tage der Geburt geschlachteten Kalbes ist fester und dicker, die Sommerhaut trockener und bricht leichter beim Bearbeiten mit dem Schabeisen. Die Haut des im Winter gebornen und am Tage nach der Geburt geschlachteten Kalbes giebt mehr Leder, als die des Sommerkalbes.

Stricker in Frankfurt a. M. (15) macht darauf aufmerksam, dass im Jahre 1872 am 18. Mai in der Lancet ein Bericht über einen zweiten, in Birma tättowirten Mann, welcher sich in seiner Jugend aus Neugierde mit rothen, blauen und schwarzen Figuren tättowiren liess, enthalten sei. Kaum die kleinste Körperstelle war frei. Birmanische Buchstaben und Gottheiten, sowie Thiere waren über den ganzen Körper des 52jährigen Mannes harmonisch vertheilt.

von Gudden (16) stellte seit einer Reihe von Jahren eine grosse Anzahl höchst interessanter Experimentaluntersuchungen über das Schädelwachsthum an, und obschon die reichen Ergebnisse derselben nur mit Hilfe der schönen, auf photographischem Wege gewonnenen Illustration des Werkes, dem 148 Figuren beigegeben sind, klar übersehen werden können, scheint es doch geboten, über das Wesentlichste seines Inhaltes hier in Kürze zu referiren.

Fast alle Versuche wurden an neugeborenen Kanineben, nur zwei an eben aus den Eiern ausgeschlüpften Tauben angestellt. Nach G. bilden sich die Nähte der Schädeldecke durch das Zusammenstossen zweier Knochenwachsthumsbezirke. Ihre Form ist abhängig von dem Verlaufe der Blutgefässe. Ueberall, wo die Knochenblutgefässe senkrecht auf die Naht gerichtet sind, wird diese zackig (Sutura dentata), überall, wo sie ihr parallel verlaufen, glatt (Sutura simplex). Aendert man den Verlauf der Blutgefässe, was durch Unterbindung der Carotiden nicht selten gelingt, so ändert sich dementsprechend auch die Nahtform. Sehr instructive Präparate sind abgebildet, bei denen in dieser Weise die Sutura dentata der Pfeilnaht in eine S. serrata umgewandelt wurde. Scheinbare Ausnahmen von dem aufgestellten Gesetze kommen bei den Schuppennähten vor. Bei diesen befinden sich aber die Zacken auf den Flächen der Schuppen.

Unrichtig sei es, anzunehmen, dass die Knochen der Schädeldecke vorzugsweise von den Nähten aus wüchsen, unrichtig, dass das Wachsthum für die Dicke vorzugsweise vom Pericranium ausgehe, und dass ihm gewissermaassen als Corrector und zur Adaption an das nicht bloss sich vergrössernde, sondern auch in seiner Form sich verändernde Hirn die erforderliche Resorption von innen her folge, unrichtig, dass kein interstitielles Wachsthum vor sich gebe.

Nähte wurden ausgeschnitten. Die angrenzenden Knochen litten kaum darunter, wuchsen, ohne dass eine wesentliche Beeinträchtigung der Entwicklung des Schädels eintrat, weiter, bildeten zusammenstossend eine neue Naht. Knochen wurden in ihrer Continuität getrennt. Es entstanden total neue Nähte, in nichts zu unterscheiden von den natürlichen. An einer Reihe von Messungen wird nachgewiesen, dass selbst grosse Zwischenknochen, mit andern Worten, Verdoppelung und selbst Verdreifachung der Nähte ohne wesentlichen Einfluss auf die Configuration des Schädels sind. G. ist der Ansicht, dass die bisherige Auffassung des Verhältnisses zwischen Synostosen und Verkürzungen eine nicht richtige sei, dass diese trotz ihres so häufigen Zusammentreffens nicht in causalem Zusammenhange stehen, dass sie vielmehr beide auf eine gemeinsame, tiefer gelegene Ursache, die darum nicht nothwendig beide Folgen nach sich zu ziehen brauche, zurückgeführt werden müssen, und dass diese gemeinsame Ursache die Zerstörung einer grösseren Anzahl von Bildungselementen sei. G. führt solche Zerstörungen durch Carotidenunterbindungen herbei. Verkürzungen mit und ohne Synostosen wurden in dieser Weise zu Stande gebracht. Wo es zu keiner Synostose kam, zeigten die bezüglichen Nähte alle mehr oder weniger die fötale Form. Je geringer die Verkürzung ist, desto mehr nähert sich die Form der Naht der normalen. Die grössten Verkürzungen zeigen sich bei Synostose der Naht. Je ausgedehnter die Synostose ist, desto grösser zeigt sich die Verkürzung. Die verkümmerte Naht ist verlängert. Die auf die verkümmerte aufstehenden Nähte sind (durch Aenderung des Einfallswinkels der Blutgefässe) in ihrer Form verändert und eventuell reicher gezackt. In allen Fällen aber, in denen die Zackung eine reichere ist, auf vermehrtes Wachsthum zu schliessen, wäre man nicht berechtigt. Cap. 8 werden die secundären Verkürzungen besprochen. Wichtiger noch als die Resultate der Carotidenunterbindung seien die der Unterbindung der grossen Halsvenen. Durch sie gelinge es mitunter, Synostosen ohne Verkürzung herbeizuführen. Man dürfe nicht bloss behaupten, dass von den Nähten aus das Wachsthum der Knochen nicht erfolge, man könne sogar den Satz aufstellen, dass an ihnen eine leise Hemmung und unter Umständen eine Stauung des Wachsthums stattfinde. Zur Erklärung dieses Satzes dient wieder eine Reihe von Experimenten. Cap. 11 wird nachgewiesen, dass das Wachsthum der Knochen des Schädelgewölbes nicht bloss vom äusseren, sondern auch vom inneren Perioste ausgeht u. Cap. 12, mit

Anwendung der „Markirmethode", dass die Knochen in eminenter Weise interstitiell wachsen, und dass das interstitielle Wachsthum um so intensiver ist, je näher den Rändern der Knochen es erfolgt. —

Besprach G. im ersten Theile seiner Arbeit die Vorgänge, die den Knochen an und für sich angehören, so behandelt er im zweiten diejenigen, die als die Resultate einer Concurrenz von äusseren Einwirkungen aufzufassen sind.

Nach kurzer Berührung des Momentes der Schwere ordnet er seine Experimente in nachstehender Reihenfolge: 1) Gegenseitige Abhängigkeit des Hirnwachsthums und Schädelwachsthums. Angriffe auf das Gehirn. 2) Gegenseitige Abhängigkeit des Hirnwachsthums und Schädelwachsthums. Angriffe auf den Schädel. 3) Relative Selbstständigkeit des Schädelwachsthums, sowie des Wachsthums anderer Knochen. 4) Einfluss der Sinnesorgane auf das Schädelwachsthum 5) Einfluss der Musculatur auf das Schädelwachsthum. 6) Einfluss der Zähne auf die Gestaltung des Schädels.

Die Experimente ad 1 bestehen in Abtragungen des obern Theiles einer oder beider Grosshirnhemisphären, in Fortnahme einer ganzen Grosshirnhemisphäre, in der Beschränkung bezw. gänzlichen Aufhebung der Function des N. olfactorius bei Kaninchen und der Netzhaut bei Tauben, sodann des N. olfactorius und opticus bei Kaninchen; die Experimente ad 2 in Anlegung eines um den Kopf herum gebildeten Bandes, das den Schädel einschnüren sollte (erfolglos), in Vermehrung der Druckwirkung des Schädels, herbeigeführt durch partielle Atrophien desselben in Folge von Carotidenunterbindung, in Verminderung dieser Druckwirkung durch Anlegung von Spalten in den Schädelknochen. Das Resultat aller dieser Versuche ist, dass Gehirn und Schädel mit und durcheinander wachsen, dass sie aber nichts desto weniger die Grundbedingungen ihrer Gestaltung in sich selbst tragen.

Um die relative Selbstständigkeit des Wachsthums auch anderer Knochen (3) nachzuweisen, wurde bei einem neugeborenen Kaninchen ein Vorderbein im Schultergelenke exarticulirt. Die Operation war zwar nicht ohne Einfluss auf die Gestaltung des Schulterblattes, dieses bewahrte aber trotzdem seine Grundform. Bei einem andern Kaninchen wurde der Plex. brachialis vom Rückenmarke abgetrennt und dislocirt, alsdann die Haut des Vorderbeines gespalten, mittelst einer Scheere das Vorderbein dicht unter dem Ellenbogen und dicht über dem Fussgelenke abgeschnitten und aus dem Hautschlauche herausgenommen. Trotzdem wuchs das Füsschen fort, und alle seine Knochen liessen bei der später erfolgten Tödtung, wenngleich sie in der Grösse etwas zurückblieben, ganz dieselben Formen erkennen, wie die Knochen des nicht ausser Thätigkeit gesetzten Vorderfusses. Einem dritten Kaninchen wurden nach Spaltung der Haut längs des ganzen rechten Vorderbeines sämmtliche Weichtheile auf's Sorgfältigste von Ulna und Radius getrennt und dann entfernt. Die nackten Knochen blieben zurück, erreichten zwar nicht die volle Grösse, wie die des nicht operirten Beines, waren auch in Folge davon, dass das Beinchen mit dem Rücken des Fusses auftrat, etwas anders gebogen, trotz alledem aber im Grossen und Ganzen normal gebildet. Bei 2 weiteren Kaninchen wurde endlich der vordere Unterschenkel exarticulirt. Statt dass man das Gelenkende des Oberschenkels einigermaassen abgerundet fand (in Folge des Zuges und Druckes der neugebildeten Kapsel, an die sämmtliche Knochen sich anhefteten), zeigte sich nach der Tödtung ein relativ normales Gelenkende mit Trochlea, Fossa supratrochlearis anterior und posterior und Condylus medialis.

Bei den Sinnesorganen (4) beschränkt sich G. auf das Auge. Am folgenschwersten ist die Enucleation des einen Bulbus. Im Gegensatze zu Fick wird der Nachweis geführt, dass auch im Binnenraum des Gehirnschädels eine bedeutende Asymmetrie zu Tage tritt.

1*

Zur Demonstration des Einflusses der Musculatur auf die Gestaltung der Knochen (5) wurden Durchschneidungen und Dislocationen des 5. u. 6., bezw. des 7. u. 8. Halsnerven sowie des N. facialis vorgenommen. Die Processus bamati zeigen im ersten Versuche ganz entgegengesetzte Richtungen, und im zweiten bildet sich eine exquisite Scoliose vorzugsweise des Gesichtsschädels. Fortnahme des einen Vorderbeines nebst seiner Scapula hat zur Hauptfolge eine bedeutende Scoliose der Wirbelsäule. Der Wegfall der Thätigkeit des Musc. cucullaris bewirkt aber doch auch eine Verschiebung der Hinterhauptsschuppe nach der entgegengesetzten Seite. Fortnahme der Zähne (6) der einen Seite des Unterkiefers zieht abermals eine, wenn auch nicht sehr auffallende, Scoliose des Schädels nach sich.

Dem Texte sind 11 schöne Tafeln in Lichtdruck beigegeben. — Sinnstörende Druckfehler finden sich 4 in der Arbeit. Seite 17 Zeile 14 von unten muss es heissen statt 20,5 — 21, Seite 21 Zeile 18 von unten statt Taf. IV — VI, Seite 44 Zeile 5 von oben statt pterygoideus — coronoideus und Seite 44 Zeile 5 von unten statt Unterkiefer — Oberkiefer.

Virchow (17) bespricht in der Einleitung zu den speciellen Untersuchungen die Erfordernisse einer wahrhaft wissenschaftlichen Forschungsmethode auf dem anthropologischen Gebiete. Mit gewohnter kritischer Schärfe tadelt er, dass immer noch viel zu häufig auf nur einzelne Objecte der Beobachtung in Beziehung auf die modernen und vorgeschichtlichen Racen weittragende Schlüsse gebaut würden, und dass man hier noch so oft mit ganz bestimmten, theoretischen Meinungen und Vorurtheilen an die Beobachtung der Naturobjecte herantrete, worunter eine objective Beurtheilung des wahren Sachverhaltes nothwendig leiden müsse.

Virchow selbst gibt in seiner Abhandlung wieder eine Probe einer in objectivster Weise geführten Untersuchung. Es sind drei Gegenden am Schädel, welche er mit Rücksicht auf die Racenverschiedenheiten bespricht: die Schläfengegend, das Hinterhauptsbein und die knöcherne Nase. In diesen drei Richtungen zeigt er, wie eine sachgemässe Beurtheilung der Frage, ob eine gewisse anatomische Formbildung am Schädel, welche von der Norm abweicht, als ein Charakter niederer Race angesprochen werden darf, nur auf Grundlage einer breiten Statistik erfolgen könne, und wie in jedem speciellen Falle noch weiter der Nachweis erforderlich ist, dass die von der Norm abweichende Formbildung des Schädels auch wirklich mit einer mangelhaften Entwickelung des Gehirnes verbunden sein müsse.

I. Der Stirnfortsatz der Schläfenschuppe. Die statistischen Ergebnisse W. Graber's an russischen und Calori's an italienischen Schädeln haben ergeben, dass die bei vielen Affen regelmässige Verbindung der Schläfenschuppe mit dem Stirnbein durch einen mehr oder weniger breiten Fortsatz der Schläfenschuppe: Processus frontalis sq. t., wodurch die Ala magna ossis sphenoidei vollkommen von dem Seitenwandbein weggedrängt wird, beim russischen und italienischen Schädel nur in sehr seltenen Fällen (8—15 pro mille) vorkommt. Virchow selbst hat den Stirnfortsatz bei den deutschen modernen Schädeln niemals und

nur einmal bei einem prähistorischen germanischen Schädel beobachtet, während Henle einen Fall aus der Göttinger Sammlung beschreibt. (In der anat. Sammlung in München befindet sich eine nicht geringe Zahl deutscher Schädel, welche den Stirnfortsatz, theilweise in sehr vollständiger Ausbildung, besitzt.) Virchow findet den Stirnfortsatz relativ weit häufiger bei niederen Racen: bei australischen, Philippinen- und Celebes-Schädeln. Er findet ihn ferner relativ häufig bei Finnen, Magyaren und Liguren (S. Remo). Bei der Bildung des Stirnfortsatzes findet sich meist eine auffallende Verengerung der Schläfengegend, die Ala magna des Keilbeins bleibt kurz und schmal. Ein analoger Zustand von Schläfenenge: Stenocrotaphie findet sich aber auch ohne Stirnfortsatz, oft mit dem Vorkommen von einem oder mehreren Schaltknochen in der ehemaligen Schläfenfontanelle. Die Ergebnisse, welche aus den Untersuchungen V.'s hervorgehen und in mehreren Sätzen formulirt sind, müssen im Text nachgesehen werden.

II. Das Os incae s. epactale. Virchow bestätigt, nach wissenschaftlicher Feststellung des Begriffes des Os incae, die alte, oft bekämpfte Angabe Tschudi's, dass bei den Peruanern das vollkommene oder theilweise Offenbleiben der fötalen Trennungsspalte zwischen der Ober- und Unterschuppe des Hinterhauptsbeines, wodurch das wahre Os incae gebildet wird, häufiger vorkomme, als bei anderen Racen. An die Peruaner schliessen sich in dieser Hinsicht die Malayen an. Dieses theilweise Stehenbleiben der Schädelbildung auf fötaler Stufe kann aber ebensowenig, wie das Offenbleiben der fötalen Stirnnaht, an sich als der Ausdruck niederer Race angesprochen werden, da V. mit den Beobachtungen Welcker's in Uebereinstimmung findet, dass der „epactale Schädel" keine Beeinträchtigung des gesammten Gehirnraumes, sondern meist sogar eine bedeutendere Entwickelung desjenigen Hirntheils bedingt, welche von der durch das Os incae im Allgemeinen vergrösserten Hinterhauptsschuppe bedeckt werden.

III. Was Virchow über die katarrhine Beschaffenheit der Nasenbeine mittheilt, können wir hier nur kurz berühren. Der Orang-Utangschädel unterscheidet sich von dem typischen Menschenschädel unter anderm vornehmlich auch durch die Schmalheit der Nasenbeine, welche untereinander nicht verwachsen, noch in eine schmale Spitze zulaufen. Die Grenze zwischen der Nase und dem Nasenfortsatze des Stirnbeines wird hiebei vorwiegend von den convergirenden Nasenfortsätzen der Oberkieferbeine gebildet. V. macht darauf aufmerksam, dass eine analoge Beschaffenheit der Nasenbeine und damit der gesammten knöchernen Nase (katarrhine Beschaffenheit der Nasenbeine) besonders häufig bei Malayen vorkomme, und dass dieselbe nicht ohne Einfluss auf die Entwickelung des Stirntheiles der Schädelhöhle und damit wohl auch auf die des Gehirns bleiben könne. Bei Europäern findet sich eine exquisite katarrhine Beschaffenheit der Nasenbeine relativ selten.

Ihering (18) hat die Schläfenlinien des Menschen, welche vor Jahren von Hyrtl speciell besprochen wurden, einer genauern Prüfung unterzogen und gefunden, dass an den meisten Schädeln sich in der Schläfengegend zwei Linien finden, welche in causaler Beziehung zum Schläfenmuskel stehen. Die untere Schläfenlinie entspricht dem Ansatze des Schläfenmuskels; sie zieht in einiger Entfernung unter der allbekannten oberen Schläfenlinie (Linea semicircularis parietalis) im Bogen von vorn nach hinten. Während erstere durch den Ursprung des Musc. temporalis entsteht, wird letztere durch die Anheftung der Fascia temporalis (s. auch des Referenten Angabe hierüber in dessen topogr. A. Abth. III. S. 21.) gebildet. Bezüglich der verschiedenen Racen und Geschlechter ergeben sich nach I. keine constanten Unterschiede. Auch sollen die Schläfenlinien des menschlichen Schädels genau denen am Schädel der anthropomorphen Affen entsprechen.

Unter den Knochenanomalien, welche Flesch beschreibt, befinden sich: 1) Stirnfontanellknochen, 2) Grosser Hinterhauptsfontanellknochen, 3) Langer Processus styloideus, 4) Ausserordentliche Ausdehnung der Sinus frontales, 5) Durchtritt einer Art. lacrymalis durch die kleinen Keilbeinflügel, 6) Zweitheilung des Jochbeines (Os japonicum), 7) Defect der seitlichen Schneidezähne des Oberkiefers, 8) Uebermässige Tiefe der Herzgrube, 9) Processus supracondyloideus humeri, 10) Zerfall des Os cuneif. I. des Fusses in zwei Knochen, 11) Unvollständige Theilung desselben Knochens.

Rauber's (19) Angaben über Schädelmessung lauten dahin, dass man die Winkel der visceralen Bogen des Schädels ebenso messen solle, wie die in frontaler Ebene liegenden Winkel, in welchen die verschiedenen Brustrippen beweglich an die Brustwirbelsäule angefügt sind. Für den Oberkiefer besteht z. B. die Aufgabe, den in nahezu sagittaler Ebene liegenden Winkel des Oberkiefers zu Clivus Blumenbachii zu bestimmen, wozu der Nerv. infraorbitalis den Anhaltspunkt zur Ausführung der Messung gibt. R. legt eine Linie vom Foramen rotundum zum Canalis infraorbitalis. Der Winkel, welchen diese Supramaxillarlinie in sagittaler Ebene mit der Ebene des Clivus bildet, ist der gesuchte Schädel-Rippenwinkel oder Maxillo-Basalwinkel. Zieht man dann vom vorderen Ende der Supramaxillarlinie (im Foramen infraorbitale) eine Linie zum vorderen Rande der Alveole des Eckzahns, so steht diese Linie wiederum in innerer Beziehung zur Submaxillarlinie. Der sich ergebende sagittale Winkel (Orbito-Alveolar-Winkel) kann für die Bestimmung der Prognathie Verwendung finden, zumal in Beziehung auf den Maxillo-Basalwinkel.

Aus den eingehenden Studien, welche Toldt (20) über die Anatomie der menschlichen Brustgegend mit Bezug auf die Messung derselben angestellt hat, wollen wir die wesentlichsten Schlusssätze hier anführen.

Auf Grund der Ergebnisse seiner Arbeit, erkennt T. der Brustumfangsmessung nur in höchst beschränktem Grade den Werth einer wissenschaftlichen Untersuchungsmethode zu, und nimmermehr will der Verf. zugeben, dass die Grösse des Brustumfanges für jeden einzelnen Fall die Grundlage abgeben könne, nach welcher die Militärdiensttauglichkeit eines Individuums zu beurtheilen sei. Die Meinung T.'s über den Werth der Messung des Brustumfanges ist darin ausgedrückt, dass er glaubt, die Militärärzte würden eine Untersuchungsmethode gerne missen, welche nur dazu führen könne, sich selbst und andere zu täuschen.

T. ist der Meinung, dass der einfachen Inspection eine grosse Reihe von Merkmalen zu Gebote ständen, welche weit mehr, als jedes Maass eine ungenügende Ausbildung der Brustregion charakterisirten, Merkmale, welche zwar nicht mit der scheinbaren Präcision eines Zahlenausdruckes prunken können, welche aber unmittelbar und wesentlich mit dem anatomischen Bau des Brustkörpers zusammenhängen und dem Auge des Sachkundigen leicht zugänglich sind. T. schliesst sich bezüglich des Werthes der Brustmessung den Aussprüchen Wintrich's an.

IV. Osteologie und Mechanik.

21) Langerhans, Beiträge zur Architektur der Spongiosa. Archiv f. path. Anat. von Virchow Bd. 61 Heft 1. — 22) Dwight, Remarks on the Position of the Femur and its so-Called „True Neck". Journal of Anatomy and Physiology. No. XVI. — 23) Joseph, Ueber die äussere Seitenwand der Augenhöhle bei den amerikanischen Affen. Morphol. Jahrbuch von C. Gegenbaur. Band I. Heft III. — 24) Rosenberg, Ueber die Entwickelung der Wirbelsäule und das Centrale carpi des Menschen. Morphologisches Jahrbuch von C. Gegenbaur. Bd. I. Heft I. — 25) Aeby, Ch., Die Sesambeine der menschl. Hand. Archiv für Anat. und Phys. von Reichert u. du Bois-Reymond. Heft II. — 26) Solger, Beiträge zur Kenntniss der Nasenwandung und besonders der Nasenmuscheln der Reptilien. Morphol. Jahrb. v. Gegenbaur. Bd. I. Heft 3. — 27) Gruber, Boorm weiter Canalis mastoideus. Virchow's Archiv. Bd. 65. Heft 1. — 28) Derselbe, Crista galli ossis ethmoidei mit einer Höhle. Ebendas. — 29) Derselbe, Gelenkige Verbindung der ersten und zweiten Rippe an ihren Körpern. Ebendas. — 30) Derselbe, Ein Nachtrag zum Vorkommen des zweigetheilten Jochbeins beim Menschen. Reichert's u. du Bois-Reymond's Archiv Heft II. — 31) Derselbe, Ueber den Fortsatz des Seitenhöckers des Metatarsale V. und sein Auftreten als Epiphyse. Ebendas. — 32) Derselbe, Ueber den Fortsatz des Höckers des grossen vielwinkligen Beines und dessen Auftreten als Epiphyse. Ebendas. — 33) Aeby, Ch., Gelenk und Luftdruck. Centralblatt f. d. med. W. No. 15. — 34) Volkmann, A. W., Zur Mechanik des Brustkastens. Zeitschrift für Anat. u. Entwickelungsg. von His und Braune. Bd. I. Heft 3 u. 4. — 35) Welcker, Ueber Pronation und Supination des Vorderarmes. Archiv für Anatomie u. Physiologie von Reichert u. du Bois-Reymond. Heft I. — 36) Derselbe, Ueber das Hüftgelenk nebst einigen Bemerkungen über Gelenke überhaupt, insbesondere über das Schultergelenk. Zeitschrift für Anat. u. Phys. v. His u. Braune.

Langerhans (21) untersuchte die Anordnung der spongiösen Knochensubstanz in der

Wirbelsäule und den Extremitäten. Nach den Mittheilungen seiner Ergebnisse, die den Angaben Bardeleben's der Zeit nach vorausgingen, treten in den Wirbelkörpern senkrechte Züge auf, welche der Richtung der Belastung entsprechend angeordnet sind. Sie werden durch Züge gekreuzt, welche, ähnlich den Streckbändern, an die ersteren sich anlehnen. In dem Kreuzbein strahlen die einzelnen Züge gegen die Facies auricularis fächerartig aus, und an den Stellen, die nicht in der Richtung der Belastung sich befinden, sind die Markräume zwischen der Knochensubstanz sehr gross. In der Tibia und Fibula herrschen die senkrechten Lamellen, an einzelnen Stellen von Streckbändern rechtwinkelig gekreuzt, vor. Die Anordnung der Substantia spongiosa in der Fibula scheint dafür zu sprechen, dass die Last nur in der Tibia auf den Fuss übertragen wird. In den oberen Extremitäten sind zwei verschiedene Systeme der spongiösen Substanz in den Knochen vorhanden, indem hier die Belastungsart keine einfache ist.

Dwight (22) hat den Oberschenkelhals von Menschen und Säugethieren studirt und Resultate gewonnen, welche von denen Merkel's und Bigelow's darin abweichen, dass der Schenkelsporn die Folge einer Spalte der hinteren Wand des Schenkelhalses sein soll, indem sich zwei compacte Stücke bilden, von denen das eine an der Oberfläche bleibt, das andere nach abwärts in den Knochen eindringt. Der Grad der Ausbildung ist nach D. individuell sehr verschieden. Bei bedeutender Stärke des Schenkelspornes reicht derselbe leicht nachweisbar weit herab, nachfolgenden mit mehreren Lamellen bis gegen das obere Gebiet des Tubus medullaris. Ist er dagegen schwach vorhanden, dann zerfällt er in mehrere auseinandergehende, nicht scharf abgesetzte Ausläufer. Dwight fand, dass die Fortsetzung der compacten Substanz in die Tiefe der Knochen auch an jenen Stellen vorhanden ist, wo starke Muskeln ihre Anheftung finden, z. B. am Processus coronoideus ulnae und an der Tuberositas radii, aber nicht entsprechend allen Muskelerhabenheiten.

D. schliesst sich Bigelow im Allgemeinen an, welcher sagt, dass der Schenkelsporn nur dann von physiologischer Bedeutung sein könne, wenn er stark ausgebildet sei. D. läugnet, dass die verticale Stellung des Oberschenkels die normale sei, und will daher auch die Bedeutung des Schenkelsporns als tragende Anordnung im Knochen nicht hoch anschlagen. Beim Gorilla vermisste D. den Schenkelsporn, fand dagegen eine Anzahl feinerer Lamellen, welche von der hintern Oberfläche des Halses ausgehen, sich nach aussen wenden und einen Gegensatz zur spongiösen Substanz hinter ihnen bilden. Auch beim Mandrill fand D. den Schenkelsporn fast ebenso stark ausgebildet, wie beim Menschen. Dem Pferd, Biber und Tiger fehlt die compacte Einlagerung in den Oberschenkelhals. Deutlich dagegen ist dieselbe vorhanden bei der Ziege und dem Känguru.

Aus den Untersuchungen von Joseph (23), schon seit mehreren Jahren über den Einfluss angestellt, welchen geringere Entwickelung des Nasengerüstes, Modification des Schädelgrundes in Folge der Rückbildung des Prognathismus, Lagerung des Sehorganes unter das Stirnbein und die Kaumuskeln auf die Gestaltungsverhältnisse der Augenhöhle haben, werden einige Ergebnisse über die äussere Wand der Augenhöhle der amerikanischen Affen mitgetheilt, die nach der Meinung des Verfassers geeignet erscheinen, für zoologisch-diagnostische Zwecke verwerthet zu werden. Die Jochbeingestaltung zeigt Eigenthümlichkeiten, welche die Möglichkeit gewähren, die amerikanischen Affen von den asiatischen und afrikanischen leicht zu unterscheiden.

Die Scheitelbeine, welche sich mit dem Jochbeine verbinden, erreichen bei den Schädeln der amerikanischen Affen eine bedeutende Flächenausdehnung; der vordere laterale Winkel überschreitet den verkümmerten grossen Keilbeinflügel und verbindet sich entweder mit der Orbitalplatte des Wangenbeines, oder er ist durch einen schmalen selbstständigen Zwischenknochen oder durch einen zungenförmigen, langen Zapfen des Stirnbeines (bei Ateles und Mycetes) von demselben getrennt. Das Stirnbein ist an seiner Pars frontalis sehr in die Länge gezogen, so dass seine mediane Partie weit nach rückwärts in die Sagittalnaht hineinreicht.

Die Schläfenbeinschuppe erscheint noch erheblich niedriger als bei den Affen der alten Welt und ist vorwiegend in die Länge gestreckt. ihre Vereinigung mit der Orbitalplatte des Jochbeines, welches bei den Affen der alten Welt häufig, bei dem Menschen selten sich vorfindet, konnte bei den amerikanischen Affen nicht beobachtet werden. Die grossen Keilbeinflügel sind sehr klein, sie haben vorwiegend an Höhe eingebüsst. Der Grad der Verkleinerung ist nach Gattung und Art verschieden; die geringste Ausdehnung zeigt sich bei Mycetes. Der Oberkiefer erscheint am wenigsten in seiner Form abweichen l. Die Zeit der Verschmelzung mit dem Zwischenkiefer ist verschieden nach Gattung und Art; am frühesten findet die Verwachsung bei der Gattung Cebus statt. Während bei dem Menschen und den Affen der alten Welt die laterale Seitenwand der Augenhöhle grösstentheils von der Orbitalfläche des grossen Keilbeinflügels gebildet wird, übernimmt bei den amerikanischen Affen die Orbitalplatte des Stirnbeines einen erheblich grösseren Antheil derselben. Sie erstreckt sich bei den Arcopitheciuen und Platyrrhinen (Mycetes ausgenommen) viel weiter nach hinten und verbindet sich, abweichend von dem Verhalten beim Menschen und den Affen der alten Welt, mit dem unteren Abschnitt des Vorderrandes der Scheitelbeine, und die Folge davon ist die hochgradige Reduction der grossen Keilbeinflügel. Eine andere Form der Verkleinerung der Alae magnae bei den Affen der alten Welt, bei Negern und nicht selten bei Slaven entsteht durch das Vorhandensein des Processus frontalis der Schläfenbeinschuppe, welcher mit dem Stirnbein eine Nahtverbindung eingeht, eine Anordnung, die schon von Gruber, Calori und Virchow eingehend studirt worden ist. Bei den amerikanischen Affen soll diese Erscheinung nicht vorkommen, dagegen ist die Nahtverbindung zwischen der Orbitalplatte des Jochbeines und der Scheitelbeine eine constante Erscheinung, und es unterliegt keinem Zweifel, dass die grosse Ausdehnung des Jochbeines auf die Form der Augenhöhle von grossem Einfluss ist; diese ist besonders nach rückwärts und aussen stark ausgebuchtet und daher ebenso breit als hoch. Die untere Augenhöhlenspalte wird durch das Wangenbein lateralwärts abgeschlossen, während dieselbe beim Menschen und den Affen der alten Welt nur zum Theil von der Orbitalplatte des Wangenbeins umrahmt ist. Neben der unteren Augenhöhlenspalte besteht noch eine Communication mit der Schläfengrube in Form einer schlitzförmigen Spalte, welche das erweiterte Foramen zygomatico-temporale darstellt. Eine an ihr ausgespannte Membran ist als Rest der Membrana obturatoria orbitae zu betrachten, denn sie ist histologisch ebenso wie diese zusammengesetzt. J. hat auch glatte Muskelfasern in derselben erkannt.

Rosenberg (24) studirte das Centrale carpi des Menschen. Das Interesse, welches sich an diesen Knochen knüpft, und der Umstand, dass derselbe bei den meisten Primaten existirt, machte es wünschenswerth, denselben auch beim Menschen genauer zu untersuchen. Das Centrale carpi tritt als cylinderförmiges Gebilde in dem Carpus des menschlichen Foetus, umlagert von den Scaphoideum, Trapezium, Trapezoides und Capitatum, auf, aber in den weiteren Entwickelungsstadien findet eine allmälige Reduction desselben statt, und bei weiterer Ausbildung des Carpus schwindet es gänzlich. Trotz der constanten Anlage des Centrale beim Menschen, ist es auffallend, dass dasselbe nur selten beim Erwachsenen gefunden wird. Das von Gruber im menschlichen Carpus beschriebene, supernumeräre Knöchelchen wird auch von R. ebenso, wie von Gruber als Centrale carpi gedeutet. In den durch R's. Untersuchungen erlangten positiven Resultaten darf ein, wenn auch geringer, Beitrag gesehen werden zu dem Beweismaterial, welches der Erkenntniss dient, dass der Mensch mit den übrigen Organismen in genealogischen Beziehungen steht.

Die Untersuchungen Aeby's (25) über die Sesambeine der menschlichen Hand, welche aus äusseren Gründen auf die Grundgelenke des zweiten und fünften Fingers beschränkte, ergaben an 71 Leichen, dass Sesambeine in der Einzahl beim Zeigefinger an der radialen, beim fünften Finger an der ulnaren Seite vorkamen. Oft wurden dieselben an Händen mit starker Muskulatur vermisst, während sie an zarten Händen sich stark ausgebildet zeigten. Von 71 Fällen waren in 51 (71,8 pCt.) Sesambeine vorhanden; dem kleinen Finger kamen sie 50 Mal, dem Zeigefinger dagegen nur 30 Mal zu. 29 Mal wurden die Ossa sesamoidea gleichzeitig an beiden Fingern und nur 22 Mal an einem von ihnen nachgewiesen. Das symmetrische Vorkommen derselben ist Regel, das asymmetrische Ausnahme. Geschlechtsunterschiede konnten bei der Entwickelung der Sesambeine nicht wahrgenommen werden.

Aus Solger's (26) Untersuchungen über die Nasenmuscheln der Reptilien geht hervor, dass der von Gegenbaur aufgestellte Satz: den Crocodiliern komme nur eine einzige Nasenmuschel zu, vollkommen aufrecht zu erhalten sei, und dass die Angabe Leydig's über den als Vorhöhle unterschiedenen Abschnitt der Nasenhöhle nicht nur für einheimische, sondern auch für eine Reihe ausländischer Saurier Geltung habe.

Gruber (27) beobachtete einen enorm weiten Canalis mastoideus, welcher an dem Schädel eines Mannes rechterseits in fast sagittaler Richtung den Hirnschädel durchbohrt. Linkerseits ist der Canalis mastoideus auch verhältnissmässig weit, und da ein grosser Theil des venösen Blutes durch diese Canäle aus der Schädelhöhle abfloss, so zeigen sich auch die Foramina jugularia ungewöhnlich eng. An demselben Hinterhauptsbein befindet sich eine suturartige Querritze, die als Rest des Raumes zwischen Meckel's und Rambaud's et Renault's seitlichen secundären Ossificationspunkten und daraus entwickelten Knochenstücken der Occipitalschuppe zu nehmen ist.

Ferner beschreibt Gruber (28) eine Höhle in der Crista galli an dem Schädel eines 12 bis 15jährigen Knaben, welche gleich hinter dem Canalis cranionasalis beginnt, 1,2 Ctm. Länge, 1 Ctm. Höhe und 1 Mm. Breite hat und durch eine Oeffnung vorn und rechts mit dem Sinus frontalis dexter communicirt.

Die von demselben Autor geschilderten Exostosen im Sulcus sigmoideus der Pars mastoidea des Temporale und im Porus auditorius externus müssen wir in das Referat für pathologische Anatomie verweisen.

Eine seltene Varietät stellt die von W. Gruber (29) besprochene, gelenkige Verbindung der Körper der beiden ersten Rippen linksseitig bei einem Manne dar. An den einander zugekehrten Rändern der beiden ersten Rippen erheben sich Tubercula, welche überknorpelt und durch eine starke, straffe Kapsel vereinigt sind. Den fünften linken Rippenknorpel sah Gruber lateralwärts gabelförmig getheilt. Der schwächere obere Ast des Knorpels läuft stumpfspitzig aus und vereinigt sich mit dem unteren Rand der vierten Rippe mittelst eines Bandes. Die Einlenkung des Knorpels am Brustbeinrande ist normal.

Gruber (30) liefert einen Nachtrag zum Vorkommen des zweigetheilten Jochbeines. Das Os zygomaticum bipartitum beim Menschen, welches Gruber schon früher an 13 menschlichen Schädeln beobachtet und beschrieben hat, zeigt keine wesentliche Verschiedenheit von den früher beschriebenen Fällen. Dasselbe findet sich an einem männlichen Schädel nur linkerseits, während das rechte Wangenbein normal ist. Eine Sutura zygomatica theilt dasselbe in ein grösseres oberes Os zygomaticum orbitale und ein kleineres unteres Os zygomaticum maxillotemporale. Die 14 Schädel, an denen das Os zygomaticum bipartitum sich 21 Mal vorfindet (7 Mal beiderseitig, 2 Mal rechtseitig und 5 Mal linksseitig) stammen von Slaven.

Eine Beobachtung Gruber's (31) über den Fortsatz des Seitenhöckers des Metatarsale V. und sein Auftreten als Epiphyse wird insofern von Interesse, als dieselbe darthut, dass der Fortsatz des Seitenhöckers des Metatarsale V. ausnahmsweise ebenso als Epiphyse auftreten, also von einem besonderen Ossificationspunkte aus sich entwickeln kann und sich ebenso verhält, wie der Griffelfortsatz des dritten Mittelhandknochens u. a.

Hand- und Fussknochen. Die Beobachtung beweist, dass die Angabe Cruveilhier's über die Bildung der Mittelhand- und Mittelfussknochen aus drei Kernen, wenn auch ausnahmsweise, stattfindet.

Ebenso kommt nach Gruber (32) zuweilen ein Zerfall des Multangulum majus in zwei Abtheilungen vor, indem der Processus tuberositatis multanguli majoris in zwei Fällen eine selbstständige Epiphyse das ganze Leben hindurch bildet und die Zahl der Handwurzelknochen vermehrt ist.

Nach Aeby's kurzer Mittheilung im med. Centralblatt (33) unterliegt es keinem Zweifel, dass für die meisten und wichtigsten Gelenke des menschlichen Körpers der Luftdruck an und für sich nach Durchschneidung sämmtlicher Weichtheile, einschliesslich der Kapsel, völlig ausreiche, die Gelenkflächen in Contact und somit die dazu gehörigen Skeletabschnitte in Zusammenhang zu erhalten. Im Allgemeinen reicht bei der Mehrzahl der Gelenke der einfache Luftdruck völlig aus, um unterhalb derselben gelegene Extremitätenabschnitte in der Schwebe zu erhalten. Die Mittheilung der durch zahlreiche Versuche gewonnenen Resultate etc. bleibt einer späteren Abhandlung über das Schulter- und Hüftgelenk beim Menschen und bei Säugethieren vorbehalten.

Die höchst interessanten Versuche, welche Volkmann (34) über die Mechanik des Brustkastens angestellt hat, ergaben in Uebereinstimmung mit früheren Untersuchungen Henke's, dass die Drehachsen der Rippen unter spitzen Winkeln die Medianebene schneiden, und dass die Kreuzungswinkel von oben nach unten, entsprechend der veränderten Lage der Querfortsätze an den Rippenhälse, immer spitzer werden, und Volkmann bemühte sich, die Grösse der Winkel genauer, als die bisherigen Versuchsmethoden erlaubten, zu bestimmen. Im Allgemeinen hat sich ergeben: 1. die Drehachsen der Rippen liegen höchst angenähert in Horizontalebenen; 2. die Drehachsen verlaufen von hinten und aussen nach vorn und innen, so dass sie sich von der Frontalebene bedeutend entfernen; 3. die Kreuzungswinkel der Drehachsen mit der Medianebene werden von oben nach unten auffallend kleiner. Nach Feststellung der Richtung der Drehachsen der Rippen ergeben sich folgende Schlussfolgerungen für die Mechanik des Brustkastens:

1) Da die Drehachsen weder eine frontale noch sagittale Lage haben, so können nach die Rotationsebenen ihrer Sternalenden weder eine sagittale noch frontale Richtung, sondern nur eine zwischen beiden liegende, schiefe haben. Hieraus ergibt sich sofort, dass mit der Hebung der nach unten hängenden, knöchernen Rippen, gleichzeitig eine Entfernung ihrer Sternalenden von der hinteren Rückenwand und eine Entfernung von der Medianebene des Körpers verbunden sein müsse, also Vertiefung und Verbreiterung des Brustkastens. 2: Da die Richtung der Drehachsen in den oberen Rippen relativ mehr frontal, in den unteren relativ mehr sagittal ist, so müssen die Sternalenden der oberen Rippen sich relativ mehr nach vorn, die der unteren Rippen sich relativ mehr nach abwärts bewegen. Mit anderen Worten: die oberen Rippen werden vor-

wiegend die Vertiefung, die unteren mehr die Verbreiterung des Brustkastens vermitteln. 3) Da die knöchernen Rippen durch die ungleiche Lage der Drehachsen zu verschiedenen und durch ihre Verbindungen mit dem Brustbeine zu gleichzeitigen der Bewegung und gleichartigen Bewegungen genöthigt werden, so müssen in den nachgiebigen Knorpeln Torsionen entstehen, Spannungen, die, obschon von vornherein verschieden nach Art und Grösse, doch zu einer elastischen Ausgleichung gelangen müssen, so dass eine bestimmte Widerstandsgrösse entsteht, welche die Bewegungen des Brustkastens im Ganzen behindert. 4) Da jeder Punkt einer Rippe, soweit die Bewegung dieser von ihrem Charnier abhängt, sich im Kreise um deren Drehachse bewegt, so kann die Grösse und die Geschwindigkeit der Bewegung an den verschiedenen Punkten der Rippen nicht dieselbe sein, vielmehr müssen beide sich verhalten wie Radii vectores der betreffenden Punkte, d. h. wie deren senkrechte Abstände von der Drehachse. In Betracht, dass die Rippe einen Bogen, ihre Drehachse dagegen eine Gerade darstellt, müssen die Radii vectores, vom Rippenhalse an bis zum Brustbeine, eine Zeit lang wachsen und nachmals wieder abnehmen. Dieses für die Mechanik des Brustkastens fundamentale Gesetz musste so lange verkannt werden, als man den Drehachsen der Rippen eine frontale Richtung zuschrieb, und demgemäss ein stetiges Wachsen jener Radien mit einem Maximum im Brustbeine anzunehmen genöthigt war. 5) Die Bewegungen des Brustkastens können nicht einfache Consequenzen der Achsendrehung der Rippen sein. Denn da die Drehungsachsen sich kreuzen, indem sie von der rechten Körperhälfte zur linken und umgekehrt sich fortsetzen, so ist einleuchtend, dass, wenn es sich einfach um Achsendrehung bandolte, nicht als der halbe Rippenring um eine Achse rotiren müsste. Um die Achse der rechten Rippe, beispielsweise, müsste auch das Brustbein und die Knorpel der linken Körperhälfte, und um die Achse einer linken Rippe gleichermassen das Brustbein und die Knorpel der rechten Körperhälfte rotiren, also dieselben Körpertheile im entgegengesetzten Sinne. 6) Die mit der Rotation verbundene Bewegung der Rippen nach aussen, also wegwärts von der Medianebene, bedingt eine Verlängerung der Knorpel, welche sie an das Brustbein heften. Diese Verlängerung beruht darauf, dass in den bogenförmig gestalteten Knorpeln, durch Abflachung des Bogens, die Sehne desselben vergrössert wird. Erst mit der dritten oder vierten Rippe beginnt diese bogenförmige Gestaltung, und sind daher die oberen Rippen, besonders aber die erste, viel weniger zu einer auswärtsbewegung geeignet, als die unteren, was in Uebereinstimmung mit der Lage der bezüglichen Drehachse ist, welche in den oberen Rippen eine viel geringere Bewegung nach aussen bedingen als in den unteren. Schon der Bau des Brustkastens führt also zu dem Schlusse, dass die oberen Rippen mehr der Vertiefung, die unteren mehr der Verbreiterung desselben dienen, und die Richtigkeit dieses Schlusses begründet Volkmann auch mathematisch.

Welcker's (35) Untersuchungen über die Pronation und Supination des Vorderarmes ergaben einige neue Gesichtspunkte über diese interessanten Bewegungsformen, indem er dieselben nicht als Rotations-, sondern als Charnierbewegung auffasst.

Die Charnierbewegung findet um eine Achse statt, welche in langem Verlaufe das obere und untere Radio-Ulnargelenk durchschleicht. Als Ausgangsstellung oder Mittellage muss die Parallelstellung der Vorderarmknochen angenommen werden, wonach drei Hauptstellungen zu unterscheiden sind: 1) Parallelstellung oder mässiger Grad der Supination mit ebener Lage des Zwischenknochenbandes. 2) Dorsalflexion des Radius, d. h. extreme Supination mit nach rückwärts umgebogenem Zwischenknochenband. 3) Volarflexion des Radius oder extreme Pronation mit nach heugewärts umgebogenem Zwischenknochenband. Dass in der Regel bei Bewegung in den Rotationsgelenken des Vorderarmes der Radius der bewegte Knochen ist, die Ulna aber auch zum rotirenden Knochen bei Fixation des erstereo werden kann, ist eine schon durch Langer vor längerer Zeit bekannt gewordene Thatsache. Welcker hat jene Muskeln, welche die Ulna bei fixirtem Radius bewegen, in besondere Betrachtung gezogen. Der Supinator longus ist nach W., neben seiner Beugewirkung, Drehmuskel des Radius, dieses aber, je nach der Stellung, in welcher der sich contrahirende Muskel den Radius vorfindet, sowohl im pronirendem als in supinirendem Sinne. Der Beweis für die Wirkung des Muskels als Supinator kann sowohl an der Leiche als auch am Lebenden geführt werden. Der Supinator longus hat eine regulirende Wirkung auf den Radius, und man könnte ihm ganz zweckmässig den Namen Regulator radii geben. Da derselbe bei der extremen Supinationsstellung des Radius den letzteren in die Parallelstellung bringt, so wirkt derselbe nicht nur als Supinator, sondern in gewissem Sinne auch als Pronator. Referent hatte kürzlich Gelegenheit, den Musc. supinator longus an einem Enthaupteten bald nach der Hinrichtung zu reizen. Nachdem der Muskel freigelegt war, wurde die Band in extreme Pronation gebracht. Die isolirte Reizung des Muskels ergab reine Beugung des Vorderarmes, ohne dass die Supination vorher erfolgte. — Der kräftigste Supinator ist der Biceps brachii. Da der Pronator quadratus die Charnieraehse nahezu rechtwinkelig kreuzt und an einem möglichst langen Hebelarm wirkt, so ist derselbe der kräftigste Einwärtsroller des Radius, besonders wenn es sich um eine anhaltende, kräftige Wirkung handelt.

Die Pronatoren werden in ihrer Wirkung unterstützt: durch den Flexor carpi radialis, M. flexor digitorum communis sublimis (Sömmering, Lauth), Fl. digit. e. profundus (Sömmering), Palmaris longus und den Flexor carpi ulnaris (Langer). Die Supinatoren haben Unterstützungskräfte in dem Musc. extensor carpi radialis longus, M. extensor carpi radialis brevis, M. indicator, M. extensor pollicis longus und M. extensor pollicis brevis.

In der zweiten Abhandlung über „Den Tractus ileotibialis fasciae latae" von Welcker wird der Nachweis geliefert, dass das Ligamentum ileotrochantero-tibiale (Maissiat), oder Lig. ileo-tibiale (H. Meyer) nicht vorwiegend als Hemmungsmittel bei der Adductionsbewegung der unteren Extremität und nicht als Fixirungsmittel der gestreckten Tibia Verwendung findet, sondern dass die Wirkung desselben sich mehr auf die Winkelstellung des Femur zum Becken bezieht. Welcker hat noch eine besondere Portion des Lig. ileo-tibiale beobachtet, welche von der Spina anterior inferior entspringt und an der inneren Fläche des Tensor fasciae latae in die Schenkelbinde, d. h. in den Tractus ileo-tibialis übergeht. Der Tensor fasciae latae, welcher in Beziehung zu dem Tractus steht, wirkt zum Einwärtsroller des Oberschenkels, und der Musc. sartorius wirkt nach W. als Beuger des Femur oder des Rampfes und spannt bei jedem Schritte während des Gehens die Schenkelfascie.

Welcker (36) beschreibt in einer sehr gründlichen Abhandlung den Bandapparat des Hüftgelenkes und dessen physiologische Bedeutung und fügt Bemerkungen über Gelenke überhaupt, insbesondere über das Schultergelenk bei.

Diejenigen Abtheilungen der Capsula fibrosa, welche sich bei bestimmten extremen Stellungen des Hüftgelenkes vorwiegend spannen, bezeichnet Welcker als „Hemmungsbänder" und unterscheidet: 1) Das Lig. ileofemorale superius (obere äussere Partie von

Weber's Lig. superius) geht unterhalb des unteren vorderen Darmbeinstachels aus und heftet sich am lateralen Gebiet der Linea intertrochanterica anterior an der Basis des grossen Trochanters fest. 2) Lig. ileofemorale anterius (Weber's medialer Abschnitt des Lig. superius) geht unterhalb der Spina anterior inferior aus und heftet sich am medialen Ende der Linea intertrochanterica posterior fest. Beide Bänder wirken bei zwei ganz verschiedenen Bewegungsrichtungen des Schenkels als Hemmungsbänder entgegen: das Lig. ileofemor. ant. wirkt der Streckung, das L. i. f. superius der Streckung, der Auswärtsrollung und der Adduction entgegen. Die verschiedene Wirkung beider Bänder ergibt sich schon daraus, dass die Resultanten derselben zur Längsachse des Schenkelhalses sehr verschiedene Lagen haben; die des oberen Bandes geht der Achse nahezu parallel, die des vorderen kreuzt dieselbe in einem ansehnlichen Winkel. 3) Lig. pubofemorale entspringt vom Pecten des Schambeines (soll wohl heissen von der Spina ossis pubis oder Crista obturatoria. Vom Schambeinkamm kann das Band nicht entspringen, wenn man unter Kamm die Leiste auf dem oberen Rande des Schambeines versteht) und heftet sich vor und oberhalb des Trochanter minor fest. Dieses Band hemmt die Abduction. 4) Das Lig. ischiofemorale entsteht an der Basis des absteigenden Sitzbeinastes und geht fast horizontal nach aussen zur Rollhügelgrube; es stellt ein Hemmungsband für die Rotation nach innen dar. Alle vier Bänder werden schlaff und verlaufen nahezu parallel, wenn das Femur in mässigem Grade flectirt und etwas abducirt wird, das Bein sich mithin in der Mittellage befindet; der Schenkelkopf kann in dieser Lage etwas herausgezogen werden, weil alle Bänder schlaff sind. Streckt man den Schenkel, so ziehen die drei inneren Bänder spiralförmig um den Schenkelhals herum und pressen den Kopf um so fester in die Pfanne, je extremer die Streckung stattfindet. Bei der Beugung und Streckung am todten Präparate erhält man den Eindruck des Hinein- und Herausschraubens, und nach W. ist es klar, dass der Austritt des Schenkelkopfes bei der Luxation einer solchen Herausschraubung entspricht.

Eine volle Einsicht in den Bau des Hüftgelenks erlangt man erst durch die genaue Kenntniss der Zona orbicularis. Welcker tritt Henle bezüglich der Auffassung der Zona bei, indem er dieselbe als einen in sich geschlossenen und durch ihre eigenen Fasern mit dem Knochen nirgends in Verbindung stehenden Faserring betrachtet, welcher, allerwärts der Synovialhaut nahe liegend, von dem Lig. ischio- und pubo-femorale verstärkt wird. Die an verschiedenen Stellen verschieden starke Zona wurde als eine Schlinge gedeutet, welche an verschiedenen Stellen des Beckens befestigt sein sollte. Trotzdem die Zona vorn mit dem Ligamenta ileofemoralia zusammenhängt, will W. doch keinen Ursprung derselben an den Knochen verlegt wissen, und nach seiner Auffassung ist sie besonders geeignet, den Schenkelkopf wie ein fest anliegendes Ventil zu umgeben. Wie kräftig die Zona orbicularis als Ringband wirkt, wird beobachtet, wenn man nach Durchschneidung des Lig. teres vom Becken aus, einen Versuch macht, den Schenkelhals untertrümmert aus der Kapsel herauszuziehen. Bei diesem Experiment wird es auch klar, dass die Zona bei jeder Luxation zerreissen muss.

Das Lig. teres acetabuli entspringt nach W. mit zwei Schenkeln, von denen der eine hintere, der weitaus stärkere, von der Aussenfläche des Kapselbandes entspringt, durch die Incisura acetabuli in das Hüftgelenk eintritt und sich mit dem anderen vorderen, schwächeren Schenkel, welcher vom Knochen zwischen Incisura acetabuli und Vorderende der Facies lunata entsteht, vereinigt. Beide bilden dann vereinigt den intracapsularen Theil des Lig. teres. Den langen Schenkel betrachtet W. als eigentl. Lig. teres, den kurzen als ein dessen Bewegung regulirendes Hemmungsbändchen, und so ist die Bedeutung der Incisura acetabuli darin zu suchen, dass sie die Eintrittspforte für die fibröse Grundlage des runden Bandes wird. Was die mechanische Bedeutung des Lig. teres anlangt, so kommt Welcker auf Grund vielfacher Versuche zu dem Ergebniss, dass das runde Band, so lange die Kapsel des Hüftgelenkes intact ist, bei keiner Stellung des Oberschenkelkopfes gezerrt wird oder in die Lage kommt, als Hemmungsband zu wirken. Leitband für die Gefässe kann das Lig. teres in einem Drittel der von W. untersuchten Oberschenkel deshalb nicht sein, weil die Fovea capitis bei diesem keine Foramina nutritia besitzt. Die Function des Lig. teres, welches demnach weder als Hemmungsband, noch als Leitband für die Gefässe betrachtet werden kann, besteht nach W. in der Umtreibung der Synovia.

Das Lig. teres salbt in gleicher Weise die congruenten Gelenkknorpel des Hüftgelenkes ein, wie die Sehne des langen Bicepskopfes das Schultergelenk. Das Fehlen des runden Bandes beim Orang, Bradypus, Echidna, Ornithorrhynchus, Cholaepus, Elephanten, Nashorn und Nilpferd und die Anheftung desselben in einer Randbucht des Knorpels beim Tapir scheinen für die Auffassung Welcker's, dass dem runden Bande keine Bedeutung als Hemmungsband zukomme, zu sprechen. Die interessante Vergleichung des Lig. teres mit der Columna anterior des Lig. coracobrachiale der Schultergelenkkapsel muss im Original nachgesehen werden.

V. Myologie.

37) Henke, Die oberen und unteren Muskeln der Lippen. Zeitsch. f. Anat. u. Entwickelungsg. von His und Braune, Jahrgang I. Heft 1, 2. — 38) Welcker, Beiträge zur Myologie. Zeitsch. f. A. u. E. von His und Braune. Bd. I. Heft 3, 4. — 39) Gegenbaur, Ueber den Musc. omohyoideus u. seine Schlüsselbeinverbindung. Morph. Jahrb. von Gegenbaur. Bd. I. Heft 2. — 40) Bardeleben, Der Musc. sternalis. Centralblatt f. d. med. W. No. 27. — 41) Budge, Ueber die Function des Levator ani. Berliner klinische Wochensch. No. 27.— 42) Flesch, Varietäten-Beobachtungen aus dem Präparirsaal zu Würzburg. Verhandl. der physik. med. Gesellschaft zu Würzburg. Bd. X. — 43) Gruber, W., Zwei neue Fälle eines rudimentären Musc. obliquus externus abdominis II. Virch. Arch. Bd. 65. Heft 1. — 44) Derselbe, Ein Musc. scapulo-clavicularis. Neben anderen Muskelvarietäten ebendaselbst. — 45) Derselbe, Ein Musc. extensor.

In Henke's (37) Arbeit über die oberen und unteren Muskeln der Lippen ist vorwiegend dem Ausstrahlen der einzelnen Muskelbündel in die äussere Haut die Aufmerksamkeit zugewendet worden. Schon vor vielen Jahren interessirte sich Harless, der Verfasser des Lehrbuches der plastischen Anatomie, für die Beziehung sämmtlicher mimischen Muskeln zur Haut des Gesichtes, und stellte ein Präparat her, an welchem die Muskeln von den Gesichtsknochen losgelöst und dann in ihrem Zusammenhang mit der äusseren Haut von innen zu sehen waren. Henke unterscheidet ausser dem Musc. buccolabialis zwei Arten von Muskeln am Munde. Die einen gelangen ohne Kreuzung in die gleichnamigen Lippen und inseriren sich in den Seitentheilen derselben ausgebreitet an der Haut: Die Quadrati der Ober- und Unterlippe; die anderen gehen von oben nach unten her mit Kreuzung in der Lippencommissur an einander vorbei in die ungleichnamigen Lippen

und inseriron sich an der Mitte. Sie stellen zweibäuchige Muskeln dar, gebildet aus je einem Triangularis und einem Theil der oberflächlichen Schicht des Orbicularis. Henke nennt dieselbe Circumflexi; der Circumflexus der Oberlippe kommt vom Unterkiefer, der der Unterlippe vom Oberkiefer. Jeder Quadratus hebt nach H. offenbar die Lippe, an der er sich anheftet, von den Zähnen ab, indem er ihren Seitentheil gegen seinen Ursprung heranzieht, und daher sind alle vier Muskeln die Eröffner des Mundes, und bei dieser Function wirken ihnen die Buccolabiales und die Circumflexi in verschiedener Weise entgegen. Wirken die letzteren allein, so wird der Mund rüsselförmig verlängert, und wirken sie mit den Buccolabiales zusammen, so bleibt der Mund fest verschlossen. Beim Lachen wird durch den Quadratus labii superioris die Oberlippe und der Mundwinkel gehoben und gleichzeitig die Unterlippe emporgezogen und gespannt an die Zähne angehalten. Beim Weinen ziehen die Circumflexi labii superioris die Oberlippe und den Mundwinkel herab, während die Unterlippe durch ihren Quadratus von den Zähnen abgezogen wird.

Welcker's (38) bedeutende Productivität im vorigen Jahre dehnte sich auch auf die Betrachtung von eigenartigen Muskelanordnungen aus. In einer gründlichen Abhandlung über das Princip der Muskel-Conjugation mit angereihten Muskelvaritäten werden nicht nur die einzelnen Abweichungen beschrieben, sondern es wird bei ihrer Betrachtung auch eingehende Rücksicht auf die morphologische Bedeutung derselben genommen, so dass ein Referent den Unterschied zwischen einer derartigen Darstellung und mancher ähnlichen anderen wohlthuend empfindet. Es liegt nahe, dass ein Auszug aus solchen Arbeiten sich nur auf Einzelnes beschränken kann, weshalb wir auf das Original verweisen und hier nur auf einige wenige Punkte aufmerksam machen.

Eine interessante Conjugation ist von W. am Rectus capitis posticus major und minor der linken Seite beschrieben und abgebildet, während rechterseits beide Muskeln normal waren. Von dem vorderen Bauche des linken Biventer maxillae inferioris geht ein Muskelbündel gegen die Raphe der beiden Mylohyoidei. Zwischen Musc. subclavius und Pectoralis minor ist ein kleiner Pectoralis minor proprius angebracht. Ein bogenförmiges Muskelbündel geht unter der Haut vom Musc. flexor pollicis brevis zum Lumbricalis primus. Nach dem Princip der Conjugation sind ferner die zweiköpfigen Beuger der Extremitäten gebildet. Bezüglich der Homologie des Caput breve bicipitis brachii und des Caput longum bicipitis femoris muss auf die Abhandlung verwiesen werden. Die Verdoppelung des Coracobrachialis bei Ursus maritimus (Musc. bicaudatus nach W. Gruber), welche Welcker für das Princip eines Biceps brachii per conjugationem verwerthet, findet sich neben dem kurzen Kopfe des Biceps zuweilen auch beim Menschen vor. Referent hat in seiner Arbeit über die Muskeln der vorderen Extremitäten der Reptilien und Vögel etc. in Fig. 36 eine derartige Anordnung, d. h. einen zweiten Coracobrachialis abgebildet, welcher auch von Gruber schon beschrieben worden ist. Auch der Musc. flexor brevis digiti quinti ist nach W. als conjugirendes Bündel des M. opponens digiti minimi aufgefasst. Ebenso kann die Sehne des Extensor digitorum communis für den fünften Finger als abgezweigtes Bündel der Sehne für den 4. Finger gedeutet werden. An dem Rücken kann der Spinalis dorsi als conjugirender Zwischenmuskel zwischen dem Longissimus dorsi und Semispinalis dorsi betrachtet werden. Passt man nach W. das gesammte Gebiet der Muskelvarietäten näher ins Auge, so ergibt sich, dass weitaus der grösste Theil aller Einzelfälle auf die Hauptform der Variation, auf die Conjugation, zurückzuführen ist. Angereiht ist die Beschreibung eines dreiköpfigen und eines vierköpfigen Biceps brachii, eines Extensor digitorum communis brevis manus mit zwei Köpfen für den Mittel- und Zeigefinger. Die Muskeln, welche sich am Fusse an die grosse Zehe anheften, gelangen an der Hand an den Zeigefinger, und dahin gehören der Extensor carpi radialis longus als homologer Muskel des Tibialis anticus. Ebenso wie die Ab- und Adductionsachse, welche an dem Fusse durch die zweite Zehe geht, an der Hand in den Mittelfinger fällt, so verschieben sich auch die Ansatzpunkte der Muskeln in Folge der Anpassung der Art, dass dieselben einen Finger weiter ulnarwärts rücken. (Beispiele über Verrückung der Muskelanheftung finden sich bei vielen Thieren. So bei Bos taurus — s. die Abbildung Fig. 33 des Referenten —, bei welchem sich der Brachialis internus und der Biceps an den Radius befestigen, und auch bei den Sauriern kann man die Beobachtung machen, das der homologe Muskel des Biceps in zwei Sehnen zerfällt, welche zum Radius und zur Ulna gelangen.) — Das Platysma myoides steht nach W. in der Fossa infraclavicularis nicht mit der Fascie, sondern mit der äusseren Haut in innigem Zusammenhang, und seine Wirkung besteht, wie das schon Hyrtl in seiner topographischen Anatomie speciell erörtert hat, in der Emporhebung der Haut des Halses und ihrer Unterlage mit Erweiterung der Halsvenen.

Gegenbaur (39) liefert eine ausführliche Arbeit über den Musc. omohyoideus und dessen Schlüsselbeinverbindung. Derselbe bildet im Verein mit dem Musc. sternohyoideus und sternothyreoideus eine gemeinsame Gruppe, welche sich mit ihrem Ursprungs bei niederen Thieren (Reptilien) continuirlich vom Sternalgebiete aus längs des Schlüsselbeins bis zum Schulterblatt erstreckt. Bei höheren Thieren und bei dem Menschen tritt eine Sonderung dieser Muskelgruppe in einzelne Muskelindividuen auf. Die nicht selten vorkommende Varietät des Musc. omohyoideus mit Verlegung seines Ursprunges an das Schlüsselbein beim Menschen war der Ausgangspunkt für die morphologische Betrachtung der ganzen Gruppe.

Der von Bardeleben (40) beschriebene Musc. sternalis hat deshalb ein grosses Interesse, weil er vor dem Musc. pectoralis major liegt und kein Homologon in der Thierreihe besitzt. Das Ueberschreiten der Mittellinie von Seiten des Musc. sternalis erinnert an das nicht selten vorkommende, ähnliche Verhalten der beiden Musculi subcutanei colli, der beiden Sternohyoidei, der Sternalportionen der Kopfnicker und der Aponeurosen (der Sehnenfasern) der äusseren schiefen Bauchmuskeln in der Linea alba. Das Gesetz der Homotypie erleidet demnach nicht so gar selten Ausnahmen. Der Musc. sternalis ist nach B. häufiger rechts, als links; 36 Mal rechts, 18 Mal links und 40 Mal beiderseitig. Häufig soll der Musc. sternalis bei Individuen nicht kaukasischer Race beobachtet worden sein. Die Bemerkung von B. über die wissenschaftliche Verwerthung von Muskelvarie-

täten ist gewiss dann begründet, wenn man nicht bei der Formbeschreibung derselben stehen bleibt. Eine ausführlichere Besprechung des Muskels und seiner morphologischen Bedeutung ist kürzlich in der Zeitschrift für Anatomie und Entwickelungsgeschichte von His und Braune durch Bardeleben geliefert worden.

Schon im Jahre 1874 hat Budge (41) in dem med. Verein in Greifswald Mittheilungen über die Function des Levator ani, über den Plexus venosus Santorini und über die Muskeln der Eustachischen Röhre gemacht. Die anatomische Anordnung der Fasern des Levator ani spricht in der That für die Annahme, dass derselbe vielmehr Compressor recti ist. Der Name „Levator ani" sollte aus der anatomischen Nomenclatur geradezu verdrängt werden. Auch B. sagt: Der Levator ani darf nicht als Erweiterer und Heber des Mastdarmes, sondern als ein Muskel angesehen werden, welcher diejenige Stelle des Mastdarmes zu verengern im Stande ist, die oberhalb des Anus liegt. Das Experiment an Hunden hat gelehrt, dass jedesmal, wenn die electrische Reizung des Muskels stattfand, der durch das Rectum hindurch geleitete Wasserstrahl zu fliessen aufhört. Der Muskel kann nur dann bei der Defäcation wirken, wenn zugleich die Bauchpresse angewendet wird und der Sphincter nicht contrahirt ist.

Budge spricht ferner über die Function des Levator veli palatini, welcher von ihm als Verschliesser der Eustachischen Röhre aufgefasst wird. Eingehende Gründe hierfür sind in dem Bericht der Berliner klinischen Wochenschrift nicht angegeben. Hält man sich an die anatomische Anordnung des Muskels, so findet man hinlängliche Beweismittel für die Auffassung, dass der genannte Muskel ein Dilatator tubae und kein Verengerer ist.

Aus dem Präparirsaale in Würzburg beschreibt Flesch (42) Varietäten der verschiedensten Art. Unter den Anomalien der Muskeln findet sich eine so grosse Zahl, dass wir sie hier wegen Beschränkung des Raumes nicht alle anführen können. Sowohl an den Rücken-, Hals-, Bauch- und Brustmuskeln, als auch an den Muskeln der oberen und unteren Extremitäten wurden zahlreiche Varietäten beobachtet. Von besonderem Interesse ist die seltene Form des Musc. palmaris longus, welche darin besteht, dass eine Anzahl von Muskeln durch ihre Sehnen in directer Aneinanderreihung stehen, so dass der eine geradezu aus der Sehne des andern entspringt. Der Palmaris longus theilt sich in zwei Sehnen, wovon die schwächere ulnare als übenzählig anzufassen ist. Letzte wird oberhalb des Handgelenkes zu einem platten Muskel der, ehe er das Lig. carpi volare proprium erreicht, einen zweiten aus der Tiefe vom Fl. dig. communis prof. kommenden aufnimmt. Nachdem er auf dem genannten Band in die Vola manus getreten ist, vereinigt er sich, sehnig werdend, mit dem Abductor digiti minimi.

W. Gruber (43) beschreibt zwei neue Fälle

2*

eines rudimentären Musc. obliquus ext. abdominis II. Der lang dreiseitige Muskel entspringt von dem Knorpel der 10. Rippe und endet an der Scheide des Rectus abd. durch strahlenförmiges Auseinanderfahren seiner Sehnenfasern. 15 Ctm. lang, lag der Muskel zwischen dem Musc. obliquus abdominis ext. und internus. Ein zweiter ähnlicher Fall unterscheidet sich dadurch von dem ersten, dass der Muskel von der 11. Rippe entsprang, und so sind diese zwei Muskeln ebenso, wie der schon früher beobachtete ähnliche, nur Varianten eines und desselben Muskels. Ein Musc. scapulo-clavicularis, den der Referent schon einigemal auf dem Präparirsaal beobachtet hat, geht nach Gruber (44) von dem oberen Rande der Scapula hinter dem Ursprung des Omohyoideus aus und setzt sich mit einer plattrunden Sehne am hinteren oberen Rande der Clavicula hinter dem Cleidomastoideus fest. Unter Musc. tensor semivaginae articulationis humero-scapularis versteht Gruber ein Muskelbündel, welches von dem Manubrium sterni unter der Articulatio sterno-clavicularis und von der ersten Rippe entspringt, quer auswärts zur Schulter geht und mit einer platten, breiten Sehne sich an der Fascie auf der Schultergelenkkapsel (Semivagina articulationis humero-scapularis Gruber) an den lateralen Theil des Schlüsselbeins und an das Acromion festsetzt.

Einen Extensor proprius longus der zweiten Zehe beschreibt Gruber an der linken Extremität eines Mannes. Er entspringt vom mittleren und unteren Drittel der Fibula, geht unter dem Lig. cruciatum hindurch und endet auf der zweiten Zehe, indem er sich mit der Sehne des gemeinsamen langen Streckers vereinigt. Ein Musculus piso-hamatus entspringt nach Gruber vom Haken des Os hamatum, dem Lig. carpi volare proprium, dem Lig. pisohamatum und der Sehne des Flexor brevis digiti minimi und heftet sich an das Pisiforme fest.

Die von Gruber (45) beschriebenen vier Fälle eines Musc. extensor digitorum communis manus anomalis mit 5 Sehnen zu allen Fingern entspricht im Allgemeinen der von dem Referenten in seiner Schrift über die Muskeln der vorderen Extremitäten Reptilien und Vögeln etc. in Fig. 38 abgebildeten Varietät, wonach jeder der vier Finger zwei Sehnen erhält. Ferner wird von demselben Autor ein Extensor digitorum longus pedis mit fünf Sehnen, die 5. zur grossen Zehe gehend, angeführt und abgebildet. Das Vorkommen des Flexor pollicis longus beim Menschen als Spanner der Sehnenscheide der Flexoren oder als Kopf des Flexor digitorum profundus manus deutet Gruber als eine Bildung beim Menschen, wie sie modificirt sicher anomal, wenn nicht normal bei gewissen Affen vorkommt.

VI. Angiologie.

46) Langer, Ueber das Gefässsystem der Röhrenknochen etc. Separatabdruck aus dem 36. Bande der Denkschriften der mathematisch-naturw. Classe der k. Acad. d. W. in Wien. — 47) Flesch, Varietäten-

Beobachtungen aus dem Präparirsaal zu Würzburg. Verhandlung der phys. med. Gesellschaft zu Würzburg Band X.

Die in letzterer Zeit vielfach besprochene Frage über das Verhalten der Gefässe in den Knochen hat Langer (46) in einer sehr eingehenden Arbeit, welcher 56 grösstentheils colorirte Figuren beigegeben sind, beantwortet.

Die Untersuchungen beschränkten sich fast ausschliesslich auf die beiden grössten Knochen des Skeletes, das Femur und die Tibia, welche wegen ihrer verhältnissmässig grossen Ernährungsgefässe am leichtesten injicirt werden konnten. Es werden zunächst die gröberen Verbreitungsgebiete der Arterien und Venen in der Umgebung des Kniegelenkes, im Periost und im Canalis nutritius der Tibia beschrieben. Zur injection der feineren Gefässe dienten theilweise die Knochengefässe selbst, theilweise wurden directe Einspritzungen in die Spongiosa der Endstücke ausgeführt. Was die grösseren Gefässe anlangt, so will ich die interessante Mittheilung L.'s hervorheben, dass die Vena articularis genu media einen Abzugscanal für die Kniegelenkenden des Oberschenkels und der Tibia darstellt, und indem die Zweige derselben, nachdem sie aus den Knochen hervorgetreten sind, den Lig. cruciata folgen und demnach an der Gelenkhöhle gelagert sind, so wird, wenn sich bei der Beugung die Capacität des Kniegelenkes vergrössert, das Blut geradezu in die Venen der Ligg. cruciata eingesogen und dasselbe hiedurch aus den Knochen in Folge gesteigerter Bewegung rascher als bei der Ruhe, abgeführt. Sind auch die Schlagadern der Knochen, besonders an ihren Gelenkenden, reich, so werden sie doch von den Venen an Grösse und Zahl übertroffen. Die Knochenvenen sind zahlreich, dünnwandig, weit und mit vielen Klappen versehen, denn in den Gefässen der unnachgiebigen Knochensubstanz lastet nur der Arteriendruck, welcher im Bereiche der Venen auf ein Minimum herabsinkt, und daher bleiben die Venen sehr dünnwandig.

Von dem Periost aus dringen die Gefässe in die Havers'schen Cänälchen ein, und es lassen sich letztere nebst einer auskleidenden, structurlosen Membran isoliren. Diese Membran der H. Cänälchen setzt nämlich der Einwirkung der Salzsäure grösseren Widerstand entgegen, als die sie umgebende Knochensubstanz. In der compacten Substanz verbreiten sich die miteinander communicirenden Gefässchen ebenso spärlich, wie in dem fibrösen Gewebe. Die Gefässe der Beinhaut stehen sichwärts mit den Gefässen des Markes in directem Zusammenhang.

Die Venen, welche die compacto Substanz durchbrechen, gruppiren sich unter den äusseren Lamellen derselben in sternförmiger Anordnung. Was die Gefässe des Markes betrifft, so lassen sich dieselben von der Art. nutritia aus injiciren, wobei sich aber auch die Gefässe der Beinhaut füllen. Ist die Art. nutritia in dem Tubus medullaris angekommen, so verbreitet sie sich, indem sie in eine grosse Anzahl Aestchen zerfällt, sowohl an der Wand des Markcanales, in dem sog. Periosteum internum, als auch im Knochenmark. Die feine Vertheilung der Ernährungsschlagader beginnt schon im Canalis nutritius, und hier dringen schon feine Zweige in die Havers'schen Cänälchen, wie auch in den Tubus medullaris ein. Die Venen des Markes sind sehr schwer vollständig darstellbar, und da die Injection von dem Knochenmark aus durch Einstich nur zufällig die Gefässe zur Füllung gelangen lässt, so kann dieselbe z. B. der Tibia von der Art. nutritia aus stattfinden, wobei die Venenklappen zerstört werden müssen. Ein Querschnitt eines Canalis nutritius, in welchem die Gefässe vollständig gefüllt sind, ergibt, dass in der ganzen Länge des knöchernen Canales ein Gefässnetz, gebildet aus Arterien und Venen, vorhanden ist, welches hier ein analoges Verhalten zeigt, wie die Venennetze um die Carotis cerebralis im carotischen Canal und an der Basis des Schädels und um die Art. vertebralis in den Oeffnungen der Querfortsätze der Halswirbel. Diese Venennetze gestatten den Arterien in allen Knochencanälen oder Knochenräumen ungehinderte Ausdehnung und Zusammenziehung, was unmöglich wäre, wenn zwischen dem arteriellen Gefäss und der Knochenwand eine innige Verbindung stattfände. Die Venenzweige, welche in die Vena nutritia einmünden, treten zu quastenförmigen Sternen zusammen, aus deren Mitte sich grössere Stämmchen entwickeln, welche in verschiedener Richtung die genannte grosse Vene erreichen. Das Verhältniss der Arterien zu den Venen ist in der Marksubstanz der Art, dass letztere viel zahlreicher, als erstere sind.

Nach L. lassen sich in dem Mark des Mittelstückes der Tibia zweierlei Gefässe unterscheiden: 1) feinere von 0,005 Mm. Durchmesser und 2) grössere von 0,015 Mm. Die dickeren bilden die Mehrzahl und stellen ein Netz mit engen Maschen dar. Beide zusammen machen den Capillarbezirk aus; die feineren werden leicht von den Schlagadern und die grösseren von den Venen aus gefüllt, woraus sich ergibt, dass das Capillargebiet nicht wie in anderen Organen aus einem System gleichgrosser, intermediärer Gefässe besteht, sondern in dem Knochenmark Anordnungen vorliegen, wie sie in der Milz bekannt sind. Offenbar vertritt das gröbere venöse Netz das Capillarsystem im Knochenmark, während die feineren arteriellen Capillaren als Zuleitungsröhrchen functioniren, indem letztere trichterförmig in die ersteren einmünden. Aus dem gröberen Netz sammeln sich die schon erwähnten Zweige, die als grössere, sternförmig angeordnete Venen auftreten und dann in die Vena nutritia übergehen.

In dem Mark der Knochenendstücke ist das Verhalten der Gefässe verschieden von denen im Mittelstück. Sind die Fettzellen im Mark ausgebildet, dann liegen hier die Gefässe in den Bindegewebsbalken, und die Gefässhaut kann unter günstigen Bedingungen mit Bestimmtheit nachgewiesen werden. Die Netze verhalten sich wie in dem Mittelstück, nur werden alle Markräume von ihnen durchzogen, und auch hier münden die feinen arteriellen Gefässe in die weiten venösen Netze trichterförmig ein, und dieser plötzliche Uebergang enger Capillarröhren in weite beweist, dass der Kreislauf des Blutes im Knochenmark, im Bereiche der venösen Capillaren, ein äusserst verzögerter sein müsse.

Bezüglich der weiteren interessanten Mittheilung Langer's über die Begrenzung des inneren Gefässsystems, über den Knochenknorpel und seine Canäle, sowie über die Gefässe des wachsenden Knochens verweisen wir auf das Original.

Unter den Gefässanomalien, welche Flesch (47) beschreibt, sind einige von allgemeinem Interesse. So ist der Defect der Rami communicantes posteriores mit Abweichungen der übrigen Gehirngefässe für die Art der Vertheilung des Blutes im Gehirn von Bedeutung. Der Circulus art. bleibt wegen des Fehlens der Rami communic. post. unvollständig. Die ungleiche Stärke der Arteriae vertebrales und der Art. lacrymalis durch den kleinen Keilbeinflügel sind bekanntlich nicht seltene Erscheinungen. In einem Falle wurde die Art. dorsalis penis durch einen Ast der Art. femoralis dextra ersetzt, und in einem anderen verlief die Art. profunda femoris vor der Vena femoralis.

VII. Neurologie.

48) Pansch, Ueber gleichwerthige Regionen am Grosshirn der Carnivoren und der Primaten. Centralbl.

f. d. med. W. No 38. — 49) Wernicke, Die Urwindungen des menschlichen Gehirns. Archiv für Psychiatrie. Bd. VI. Heft 1. — 50) Gromier, Etude sur les Circonvolutions cérébrales chez l'homme et chez les singes. Paris. — 51) Sander, Ueber eine affenartige Bildung am Hinterhauptslappen eines menschlichen Gehirns. Archiv für Psychiatrie. Bd. V. Heft 3. — 52) Krause, Der Ventriculus terminalis des Rückenmarks. Archiv für mikrosk. Anatomie. Bd. XL. Heft 2. — 53) Alexander, Bemerkungen über die Nerven der Dura mater. Archiv f. mik. A. Bd. XI. Heft 2. — 54) v. Gudden, Ueber die Kreuzung der Nervenfasern im Chiasma nervorum opticorum. Archiv für Psychiatrie 75. — 55) Solger, Zur Anatomie der Faulthiere (Bradypodes). Morph. Jahrb. von Gegenbaur. Band I. Heft 2. — 56) Gruber W., Ein Nachtrag zu den Anomalien des Nerv. perforans Casseri. Virch. Archiv. für path. A. Band 65. Heft 1. — 57) Lucas, On the normal Arrangement of the Brachial Plexus of nerves. — 58) Cunningham, Notes on the great splanchnic ganglion. Journal of Anatomy und Physiology No. XVI. — 59) Richelot, Note sur la Distribution du Nerves collateraux des Doigts. Arch. de phys. norm. et. path. No. 2. — 60) Flesch, Varietäten-Beobachtungen. Verhandlung der physik.-med. Gesellschaft zu Würzburg. Band X.

Die Untersuchungen, welche Pansch (48) neuerdings über gleichwerthige Regionen am Grosshirn der Carnivoren und der Primaten angestellt hat, ergaben, dass 1) die Furchungen des Grosshirnes als typisch stets wiederkehrende Formen nur aus ihrer Entwickelung richtig zu erkennen und zu verstehen sind; 2) die zuerst entstehenden Furchen am ausgewachsenen Gehirn wohl auch stets die tiefsten sind; 3) mit Ausnahme der älteren Furchentheile an allen Furchen innerhalb des Typus ausserordentliche, das oberflächliche Bild oft ganz störende Variationen vorkommen; 4) eine der Sylvischen Grube entsprechende Gegend und meist auch ein Rudiment einer solchen Bildung allen Säugern zukommt und stets einen sicheren Anhalt zur topographischen Würdigung der umliegenden Furchen darbietet; 5) alle eigentlichen Furchen der lateralen Fläche in keinen Zusammenhang mit dem inneren Bau der Hemisphären gebracht werden können, man also bei dem vergleichenden Studium nur auf Zeit und Art ihrer Entwickelung und auf das gegenseitige Lageverhältnis derselben angewiesen ist. Als Grundlage der Furchung der lateralen Fläche des Säugethierhirns hat man nach Pansch 3 Furchen (Primärfurchen) anzusehen. Dieselben finden sich bei allen gefurchten Hirnen: bei Fleischfressern, Pflanzenfressern und bei den Primaten mit Ausnahme der fast ungefurchten Birne niederer Affen. Sie sind mit einer geringen Ausnahme die ersten Furchen auf der lateralen Fläche des fötalen Hirns. Bezüglich der speziellen Angaben über die einzelnen Furchen verweisen wir auf das Original. Pansch hält auch jetzt noch an dem Satze fest, dass man sich bei der Betrachtung des Grosshirns nicht so sehr an das trügerische oberflächliche Bild der Windungen, sondern an die Furchen und ihre nicht täuschende Tiefe halten müsse.

Wernicke (49) hat eine abermalige Beschreibung der Windungen des Grosshirns gegeben.

Der Verf. huldigt, wie der Titel seines Aufsatzes anzeigt, dem Urwindungssystem, nach welchem die Windungen bogenförmig um die Fossa Sylvii herumgelegt sind. So wenig daran zu zweifeln ist, dass diese Anordnung der Windungen die ursprüngliche in der Thierreihe ist, und gewiss auch noch dem Windungssystem bei den höheren Säugethieren und bei dem Menschen zu Grunde liegt, so scheint es uns doch, dass es dem Verfasser ebensowenig, wie seinen Vorgängern gelungen ist, durch Festhalten an dieser Idee Klarheit und Uebersichtlichkeit für die Deutung der Hirnwindungen des Menschen gewonnen zu haben. Zuerst werden die Affengehirne, Objecte der Breslauer Sammlung, betrachtet. Er behält für dieselben die Dreizahl der Stirn- und Schläfenwindungen bei, findet es nur sehr verkehrt, die laterale Stirnwindung die dritte und nicht die erste zu nennen. Die vordere Centralwindung wird von w. gegen Bischoff und Gratiolet zum Stirnlappen gerechnet, wodurch dann dieser mitunter bis fast zur Lambdanabt nach hinten reicht. Auf die allmälige Hervorbildung der lateralen Stirnwindung bei den Anthropoiden, worauf Bischoff einen grossen Werth gelegt hat, nimmt W. kaum Rücksicht. Bei Betrachtung der Scheitel- und Hinterhauptlappen hält W. gleich Turner, Ecker u. A. sehr viel auf die Fossa interparietalis, obwohl dieselbe sehr oft an verschiedenen Stellen überbrückt ist und sich dann gar nicht als grössere, weitergreifende Furche verfolgen lässt. Der Parieto-Occipitalfurche, welche ja doch beim Menschen eine so auffallende Rolle spielt, schenkt der Verf. fast gar keine Aufmerksamkeit. Um so eingehender wird die vordere (?) Occipitalfurche oder die Fissura perpendicularis externa, welche aber doch nur bei den Affen eine typische Bedeutung hat, besprochen. W. unterscheidet dann noch eine untere Occipitalfurche, welche etwa senkrecht zu der oberen Occipitalfurche an deren unterem Ende verläuft und den Hinterhauptslappen oder bei den Affen das Operculum von dem Schläfenlappen trennen soll. Nachdem W. auch noch an dem menschlichen Fötushirn die Entstehung einer Interparietal-, einer vorderen und unteren Occipitalfurche nachzuweisen sich bemüht hat, versucht er die beiden auch noch an dem Gehirn des erwachsenen Menschen als natürliche Grenze zwischen Hinterhaupt- und Scheitellappen und Hinterhaupt- und Schläfenlappen zur Geltung zu bringen. Auf den Vorzwickel geht der Verf. nicht näher ein, und bezüglich des Occipitallappens meint er, es lasse sich für die Furchung an demselben keine Regel aufstellen. Für Beantwortung der Frage, ob der Windungsmodus hoch oder nieder stehe, glaubt W. zwei Punkte verwerthen zu können: 1) die relative Grösse der einzelnen, durch natürliche Grenzen bestimmbaren Bezirke der Gehirnoberfläche und 2) diejenigen Befunde im Windungstypus, welche principielle Abweichungen vom Affentypus (oder Uebereinstimmungen, Ref.) darstellen.

Gromier (50) hat unter Broca's Leitung abermals die Gehirnwindungen untersucht, wobei ihm das Material des anthropologischen Museums zur Verfügung stand. Der Verfasser studirte 1) die Entwickelung der Windungen beim Foetus, 2) die Windungen der Affengehirne der alten Welt und 3) den Lobus parietalis des Menschen mit specieller Berücksichtigung der Uebergangswindungen Gratiolet's, dessen Angaben neben einigen französischen kleineren Arbeiten nur allein Beachtung finden. Alle die vielen schönen Arbeiten, welche in Deutschland über die Gehirnwindungen in den letzten Jahren erschienen sind, ignorirt G. gänzlich. Referent findet in dem Capitel über die Entwickelung der Windungen beim Foetus auch nicht eine neue Thatsache oder eine neue Verwerthung der alt bekannten. G. glaubt den Satz hervorheben zu müssen, dass das Hirn des Menschen während seiner embryonalen Entwickelung die Hauptanlagen der Thierhirnwindungen in sich reproducire. Eine Anzahl degradirte menschliche Gehirne, welche Gromier untersucht hat, sollen den Beweis liefern, dass ein Hirn, welches thierähnliche Bildung zeigt, zu Geisteskrankheiten disponire.

Sander (51) hat in der Berliner psychologischen Gesellschaft eine affenartige Bildung am linken Hinterhauptslappen eines menschlichen Gehirns besprochen, darin bestehend, dass an der convexen lateralen Fläche, an der Grenze zwischen Scheitel- und Hinterhauptslappen, eine Furche von mehr als 6½ Ctm. Länge und 2 Ctm. Tiefe hinzieht. Diese Furche grenzt am medialen Rande der Hemisphäre bis an das Ende des Sulcus interparietalis vor an das Ende seines medialen Schenkels oder auch bis an die Fissura parieto-occipitalis. In ziemlich verticaler Richtung nach abwärts ziehend, findet die Fissur ihren Abschluss mittelst einer Windung, welche von dem Schläfenlappen in den Occipitallappen übergeht. Die Spalte entspricht der Fissura perpendicularis externa der Affen, in welcher die von Gratiolet speciell beschriebenen Uebergangswindungen angebracht sind, und welche sich bei Affen eben so entwickelt, wie bei dem Menschen. Sander fasst das Vorhandensein dieser Spalte als Entwickelungs-Anomalie, auch wenn als eine schwer erklärbare, auf. Das Gehirn stammte von einem geisteskranken 50jährigen Manne, der auch als blödsinnig und melancholisch bezeichnet war. Welche Beziehung diese anomale Gehirnbildung zur Geistesstörung hatte, lässt Sander unbeantwortet, glaubt jedoch, dass eine gewisse Verbindung zwischen der unerklärlichen Anlage zur Erkrankung und der vorliegenden Anomalie anzunehmen sei.

Eine am unteren Ende des Conus medullaris befindliche Erweiterung des Canalis centralis medullae spinalis beschreibt Krause (52) als Ventriculus terminalis des Rückenmarkes. Dieser Ventrikel ist in allen Lebensaltern vorhanden, beginnt jedoch öfters gegen das 40. Lebensjahr in ähnlicher Weise zu obliteriren, wie der Ventriculus lobi olfactorii. Derselbe befindet sich bei den geschwänzten Säugethieren näher der vorderen Fläche des Rückenmarkes und ist hier noch von dicken Partien der sensiblen Hinterstränge begrenzt. Der Ventriculus terminalis darf nicht mit dem Sinus rhomboidalis der Vögel verwechselt werden, welcher nicht im Conus medullaris, sondern im Sacralmark liegt. Nach Krause sind alle Räume, welche sich aus dem embryonalen Centralcanal entwickeln, geschlossen. Eine Anzahl Abbildungen von Querschnitten durch das Rückenmark, welche die verschiedenen Formen des Ventriculus terminalis darstellen, sind der Abhandlung angefügt.

W. T. Alexander (53) hat in dem anatomischen Institute zu Strassburg die Nerven der Dura mater cerebralis und spinalis untersucht. Er bediente sich dabei des Goldchloridnatriums nach der von Klein vorgeschlagenen Methode und fand mit Hilfe derselben, dass die harte Hirnhaut zweierlei Nerven: Gefässnerven und eigene Nerven besitzt. Jede zur Dura mater gehende Arterie wird von zwei feinen Nervenstämmchen begleitet. Von denselben zweigen Primitivfasern so ab, dass schliesslich nur noch eine markhaltige Primitivfaser als Satellit des betreffenden Gefässes auftritt. An einzelnen Gefässen können selbst Netze um dieselben nachgewiesen werden. Die eignen Nerven der Dura mater bestehen aus einem Netzwerk markloser Fasern, deren Enden nicht constatirt werden konnten. — Bezüglich der Nerven der Dura mater spinalis bestätigt Alexander die früheren Angaben des Referenten, indem er auch an dieser Haut die Nervenverbreitung wie an der harten Haut der Schädelhöhle angeordnet fand.

Auf Grund histologischer und experimenteller Untersuchungen bekämpft Gudden (54) in zwei Aufsätzen die Annahme von Michel, Mandelstamm und Biesiadecki: dass bei allen Thieren von den Fischen an aufwärts mit Einschluss des Menschen die Kreuzung der Sehnerven eine vollständige sei. Schon im Jahre 1872 suchte Gudden in einer Versammlung der Schweizerischen Irrenärzte durch Präparate den Beweis zu führen, dass bei allen Thieren, deren Gesichtsfelder getrennt sind, die Sehnerven sich vollständig kreuzen und bei allen Thieren und dem Menschen, deren Gesichtsfelder zusammenfallen, die Sehnerven nur sich theilweise kreuzen. Da das Studium der Schnitte, selbst unter der Voraussetzung, dass lückenlose Schnittreihen von einem Chiasma geliefert werden, eine schwierige Aufgabe ist und selbst bei grosser Anstrengung und Ausdauer keine hinlänglich befriedigenden Resultate liefert, so hat Gudden die Frage über die Art der Kreuzung des Chiasma zu lösen sich bemüht, indem er bei jungen Thieren die Folgen der Zerstörung der einen Retina oder die der Wegnahme der Centralorgane des Nerv. opticus studirte.

Bekanntlich atrophiren die N. optici, sowohl bei Zerstörung der Netzhäute, als auch bei Zerstörung der Centren des Gesichtsinnes.

In den Figuren 3 und 4 der Abhandlung ist ein Gehirn von einem Kaninchen abgebildet, dem die beiden Augäpfel in den ersten Tagen nach dem Wurfe enucleirt wurden. Die Nerv. optici sind atrophirt. Ihre Reste bestehen nur aus Neurilem. Von den Tractus optici sind nur jene Faserzüge erhalten, welche

an dem hinteren Rande des Chiasma als Commissura posterior hinziehen, und die ein Gebilde darstellen, welches nur eine topographische, aber keine physiologische Beziehung zu den Sehnerven hat. Diese Commissur findet sich auch bei jenen Thieren vor, welche von Natur aus blind sind, so bei dem Maulwurf und der Blindmaus. Gehirne von Kaninchen, denen bald nach ihrer Geburt nur ein Bulbus oculi herausgenommen wurde, zeigen Atrophie der Sehnerven der operirten, der Tractus optici und der Sehnervencentren der entgegengesetzten Seite. Ebenso zeigen zwei Hundegehirne, deren Besitzern 2 Tage nach der Geburt beide Augen entfernt worden waren, Atrophie der beiden Nervi optici, der beiden Tractus optici und der beiden Tractus ped. transv., welche letztere zuerst von Gudden beschrieben worden sind. Die hintere Commissur am Chiasma ist vollständig erhalten. Ebenso wie das Experiment beim Kaninchen eine vollständige Kreuzung der beiden Sehnerven nachwies, weist dasselbe Experiment am Runde die theilweise Kreuzung derselben nach. Besonders lehrreich werden bei der Besprechung der Gudden'schen Untersuchungsresultate die Vergleichungen der 13 Figuren, welche als naturgetreue Copien der Gehirnpräparate, von dem Referent alle genau zu betrachten Gelegenheit hatte, bezeichnet werden dürfen. Auf eine Entgegnung von Schön in den klinischen Monatsblättern für Augenheilkunde (Mai-Juniheft 1875), welcher meint, dass alle klinischen Beobachtungen vielleicht ebenso gut für Total- als für Semidecussation Verwerthung finden könnten, antwortet Gudden mit neuen Beobachtungen, gemacht an einem Hundegehirn, an dem die unmittelbar unter dem rechtseitigen Stirnknochen gelegenen Hirnwindungen eines neugebornen Hundes abgetragen worden waren. Hierbei zeigte sich Atrophie des Centrums des einen Gesichtssinnes mit Atrophie des einen Tractus opticus und zwar in dem Verhältniss seiner Grösse zur Grösse der beiden Nervi optici.

Solger (55) liefert einen Beitrag zur Anatomie der Faulthiere. Er sucht durch eingehende Prüfung der Nerven die Homologie dieser sowohl, als auch die Homologie der Wirbel festzustellen. Die Halswirbelsäule von Bradypus repräsentirt dem Verhalten von Cholaepus Hoffmani, sowie der Siebenzahl aller übrigen Säugethiere gegenüber einen späteren Zustand, und palaeontologische Thatsachen stehen mit dieser Auffassung im Einklange, indem Owen schon nachgewiesen hat, dass keines der ausgestorbenen Urfaulthiere mehr als 7 Halswirbel hat. Der 8. und 9. Wirbel bei Bradypus ist also trotz der ungewöhnlichen Gestaltung der Rippe dem 8. und 9. Wirbel aller übrigen Säugethiere, d. h. dem 1. und 2. Brustwirbel mit beweglichen Rippen vollkommen homolog, und so sind auch die Spinalnerven gleicher Ordnungszahl vom 13.—23. einschliesslich homolog, während die Homologie der 12 ersten Spinalnerven theilweise verwischt ist.

Einen Nachtrag zu den Anomalien des Nerv. perforans Casseri liefert W. Gruber (56), darin bestehend, dass der Nerv. medianus die Aeste des

N. perforans von einander in weiterer Ferne abgegeben hat, als bei den von ihm u. A. beschriebenen Varietäten des letzteren.

Lucas (57) berichtet über die Art der Vereinigung der Bündel des Plexus brachialis inferior, nachdem dieselben zwischen den Scaleuis durchgetreten sind.

Cunningham (58) beobachtete an dem N. splanchnicus major, dass das grosse Ganglion desselben unter 26 Fällen sechs Mal fehlte. Einmal sah C. zwei Ganglien an demselben Stamm, und ein andermal sass in der Höhe des 10. Brustwirbels an einem Ramus communicans ein kleines Knötchen, welches auch Zweige zur Aorta abgab. Die Lage des Ganglion nervi splanchnici ist wechselnd. Derselbe Autor beschreibt ferner eine Hypertrophie des Grenzstranges bei einem Individuum mit Scoliose. Die Verkrümmung erstreckte sich vom 11. Brustwirbel bis zum 5. Lendenwirbel. Die Hypertrophie der sympathischen Ganglien dehnte sich auf die Pars lumbalis und sacralis aus.

Richelot (59) untersuchte die Verbreitung der sensibeln Nerven an der Hand und prüfte die Ausdehnung der Anaesthesie bei Verletzungen des N. radialis, medianus und ulnaris. Das Resumé R.'s lautet: der N. medianus versieht die Ränder des Daumens, des Zeige-, Mittel- und äusseren Rand des Ringfingers; der N. ulnaris versorgt durch seinen Ramus palmaris die beiden Ränder des kleinen und den ulnaren Rand des Ringfingers, sowohl an der Beuge- als auch an der Dorsalfläche; der N. radialis giebt die Dorsaläste des Daumens, des Zeige- und Mittelfingers. Neu können diese Resultate sicherlich nicht genannt werden.

Flesch (60) beschreibt eine grössere Anzahl von Nervenanomalien. So giebt der N. lingualis Zweige für den Musc. mylohyoideus ab, indem er dann diesen Muskel durchbricht; vom Plexus cervicalis wird ein überzähliger Hautnerv abgegeben; die übrigen Nervenvarietäten betreffen den N. musculocutaneus, N. medianus und N. ulnaris.

VIII. Splanchnologie.

61) Hesse, Ueber die Muskeln der menschlichen Zunge. Zeitschr. für Anat. u. Entwickelungsg. von His und Braune. Jahrg 1. Heft 1. 2. — 62) Disse, Beiträge zur Anatomie des menschlichen Kehlkopfes. Arch. für mikrosk. A. von Waldeyer u. la. Valet. Band XL Heft 3. — 63) Pührbringer, Beiträge zur Kenntniss der Kehlkopfmuskeln. Jena. — 64) v. Brunn, Die Bursa phrenico-hepatica anterior et posterior. Zeitschr. für A. und Entwickelungsg. von His und Braune. Bd. I. Heft 3 u. 4. — 65) Flesch, Varietäten-Beobachtungen. Verhandl. der ph. med. Gesellsch. zu Würzburg. Bd. X.

Die eigenartige Anordnung der Zungenmuskeln studirte Hesse (61) an Durchschnitten, welche in der Richtung der drei Körperebenen ausgeführt wurden.

Werthvoll zeigten sich in dieser Hinsicht lückenlose Reihen von Durchschnitten durch die ganze Zunge. Wenn in bestimmter Reihenfolge geprüft, ergeben jene die drei Systeme der Faserordnung: die transversale, longi-

tudinale und verticale. Bemerkenswerth ist, dass keines dieser Systeme von nur einem einzigen Muskel gebildet wird, und kein einziger Muskel nur einem Systeme allein angehört, sondern mehrere Muskeln tragen zur Bildung eines Fasersystems bei, und wenn die Anordnung der Zungenmuskeln auch auf den ersten Anblick eine verwickelte zu sein scheint, so lehren ganz besonders diese verschiedenen Durchschnitte das höchst interessante Ineinandergreifen der einzelnen Muskeln. Hesse betrachtet das Septum linguae identisch mit dem, was wir bei einem anderen Muskel Raphe bezeichnen, z. B. beim Mylohyoideus. Auch Referent hat in seiner topographischen Anatomie 1874 Seite 97 über das Septum linguae sich dahin ausgesprochen (Hesse hat diese Mittheilung, welche auf Durchschnitte fötaler Zungen basirt ist, übersehen), dass dasselbe an Frontal-Durchschnitten den Eindruck mache, als sei es das sehnige Ende der queren Zungenmuskeln.

Das transversale Muskelsystem wird aus Blättern, welche hintereinanderliegen und senkrecht zum Zungenrücken stehen, gebildet. Die sich an demselben betheiligenden Muskeln sind: Der Transversus linguae, Glossopalatinus, Styloglossus und Lingualis. Ein grosser Theil der transversalen Fasern läuft nach Hesse an der Zungenspitze ohne Unterbrechung von einer Seite zur andern. Die obersten Transversalfasern biegen, nachdem sie eine Strecke weit horizontal nach auswärts liefen, nach aufwärts um und treten durch die obere Längslage hindurch. Eine grosse Anzahl der transversalen Fasern stammt vom Musculus styloglossus.

Die vom Lingualis ausgehenden, transversalen Fasern sind nur im vorderen Theile der Zunge nachweisbar. — Das perpendiculäre System stellt ebenfalls Blätter dar, deren Fasern die des transversalen Systems unter rechtem oder spitzem Winkel kreuzen. An dem perpendiculären System betheiligen sich der Lingualis, Styloglossus, Hyoglossus und der Transversalis linguae mit einzelnen Bündeln. Kein Muskel liefert zu diesem System so viele Bündel als der Genioglossus, und neben diesem folgt der Hyoglossus und dann der Lingualis. Am Ende der Zunge, d. h. an ihrem freien Theile geben perpendiculäre Fasern zu der oberen zur unteren Schleimhaut.

Das longitudinale (sagittale) System beschränkt sich vorwiegend auf die Gegend des Rückens und in ganz geringer Zahl auf die Stelle unter dem Septum. Die Längsbündel gehen, wie erwähnt wurde, theilweise aus dem perpendiculären System hervor, und jene, welche in kein anderes System übergehen, sind an Zahl äusserst gering. Sie stammen vom Lingualis und Styloglossus. Die obere Längslage besteht aus einer Summe von Schlingen, welche von einem hintern nach einem weiter vorn gelegenen Punkte an der Schleimhaut der Rückenfläche verlaufen. Ueberwiegend ist es der Musc. chondroglossus, welcher vom Zungenbein ausgeht und in die Längsfasern der Zunge ausstrahlt. Die Citate im Text auf Seite 98, wo auf pag. 9 und auf Seite 99, wo auf pag. 4 und 5 verwiesen wird, sind unverständlich. Bei Erklärung der Tafeln wird Taf. II. u. III. beschrieben, während die Taf. III. u. IV. des I. u. 2. Heftes zu der Abhandlung Hesse's gehören.

Disse (62) beschreibt den menschlichen Kehlkopf nach Präparaten, welche ihm Gerlach zur Verfügung gestellt hat. Es sind 115 Horizontalschnitte von zwei Kehlköpfen von Kindern entnommen. Eine grosse Anzahl hat den Pharynx mitgetroffen, was nicht nur sehr schöne, sondern auch sehr instructive Bilder liefert. Ordnete man die Schnitte nach Gegenden, denen sie entnommen waren, so bildeten sich naturgemäss drei Kategorien. Die erste umfasste die Gegend der Epiglottis und der Plica thyreoärytaenoidea superior, also das Vestibulum laryngis;

sie enthält 31 Nummern. Die zweite, die stimmbildende Region, von der Spitze der Cartilagines arytaenoideae bis zum oberen Rande des Ringknorpels, war durch 26 Nummern vertreten, und die dritte Kategorie, das Ostium tracheale laryngis, war durch 45 Nummern vertreten. Epithel, Tunica nervea, Drüsen und Muskeln finden eine specielle Beachtung. Eine Scheidung des Musc. thyreo-arytaenoideus in einen internus und externus hält Disse nicht für gerechtfertigt.

Fürbringer (63) hat die menschlichen Kehlköpfe von 55 Leichen untersucht und in vergleichende Betrachtung gezogen und die dabei aufgefundenen und auch schon durch Andere bekannt gewordenen und auch schon durch Andere bekannt gewordenen Varietäten verglichen miteinander und mit den Kehlkopfmuskeln einer Anzahl Säugethiere. F. suchte die Varietäten in eine Anzahl von Kategorien zu bringen, von denen die erste die Muskeln nach der Veränderlichkeit in Grösse und Gestalt, resp. ihr gänzliches Fehlen oder ihr Vorkommen auffasst; die zweite Kategorie umgreift die Varietäten der Structurverhältnisse, resp. die Art und Weise der Vertheilung der Muskeln und ihrer Bündel, Trennung und Vereinigung ihrer Bündel; zur dritten Kategorie gehören alle variabeln Anordnungen der Ursprünge und Ansätze der einzelnen Muskeln, und zur vierten die Verschiedenartigkeit der Verbindung der einzelnen Muskelindividuen untereinander. Aus F.'s Untersuchungen ergiebt sich die auch schon durch andere Anatomen bekannt gewordene Thatsache, dass die Binnenmuskeln des menschlichen Kehlkopfes sich durch das Auftreten zahlreicher Varietäten auszeichnen. Interessant ist das Ergebniss, dass für mehrere Muskeln Uebergangsvarietäten nachweisbar sind.

Die peritonealen Taschen an der unteren Fläche des Zwerchfells linkerseits, welche v. Brunn (64) schon im Jahre 1874 als abnorme Bildungen beschrieb, werden im vorletzten Jahre in die Reihe der normalen Anordnungen gestellt. v. B. bezeichnet dieselben in der letzten Abhandlung als Bursa phrenico-hepatica anterior und posterior.

Das Ligam. triangulare sinistrum geht beim Erwachsenen von der linken Ecke der Leber aus und zieht sich nach links am Zwerchfell hin, hat oft eine Länge von 10—12 Ctm. und endet erst über der Milz. Das Band läuft nicht scharfkantig, sondern vorn breit aus, so dass es zuweilen eine bis 3 Ctm. breite Platte bildet. Die Formverschiedenheiten des Bandes sind jedoch ziemlich gross, und Brunn erklärt dieselben dadurch, dass die Rückbildung des linken Leberlappens, welcher, wie schon Hildebrand nachwies, beim einjährigen Kinde halb so schwer ist als beim Neugeborenen, in ungleicher Weise vor sich geht, und das Band muss um so länger und breiter werden, je mehr Lebersubstanz schwindet. Zuweilen bleiben selbst kleine Inseln von Lebersubstanz in dem Bande losgetrennt von der Leber, zurück, und ist ein Präparat der Art Taf. VII. Fig. 1 abgebildet. Das Verständniss der Figuren wird dadurch etwas erschwert, dass Brunn einen senkrechten Scheitel spricht, welcher in situ der horizontale, und von einem horizontalen, welcher in situ der senkrecht transversale ist. (Die Bezeichnungen von Brunn beziehen sich nämlich auf eine schematische Figur, welche zur Erklä-

rung im Text gebraucht ist, während sie sich doch auf das Object in situ beziehen sollten.) Verkleben die freien Ränder des senkrecht stehenden Theiles, in welchem die Leber in früheren Entwickelungsstadien sich befand, mit irgend einer Stelle der horizontalen Platte, dem eigentlichen Ligam. triangulare, so bilden sich die oben bezeichneten Beutel: Bursa phrenico-hepatica anterior und posterior. Practisches Interesse werden diese Beutel in geringerm Grade darbieten, als die übrigen Bauchfelltaschen, welche von Waldeyer u. A. beschrieben wurden, und zwar deshalb, weil die Zugänge zu denselben durch die Leber verlegt werden.

Bei einem 16jährigen Geisteskranken beobachtete Flesch (65) scheinbaren Mangel der linken Niere in Verbindung mit anomaler Form der Milz. Linkerseits fehlte die Niere vollständig, während zwei Ureteren an der Blase nachweisbar waren. An der schon secirten Leiche konnte nicht mehr constatirt werden, ob der linke Ureter in den rechten überging oder nicht. (In der Münchener Sammlung werden zwei Präparate conservirt, an welchen die linke Niere vollständig fehlt und die rechte grosse zwei Ureteren besitzt, welche an der Harnblase normal einmünden.) Die linke Nierenregion wird bei dem erwähnten 16jähr. Individuum von der Milz eingenommen. Eine linke Nierenschlagader fehlte, dagegen entsprang eine Art. renalis dextra aus der vorderen Fläche der Aorta abd., und F. glaubt, dass der Fall an eine Verschmelzungsniere erinnere.

IX. Sinnesorgane.

66) Merkel, Makroskopische Anatomie des Auges. Capitel I. des Handbuches der gesammten Augenheilkunde von A. Graefe und Th. Saemisch. — 67) Reichart, Beiträge zur Anatomie des Ganglion ophthalmicum. München. — 68) Heinlein, Zur makroskopischen Anatomie der Thränenröhrchen. Erlangen. — 69) Beitrag zur Histologie der häutigen Bogengänge des menschlichen Labyrinthes. München. — 70) Wiedersheim, Zur Anatomie und Physiologie des Phyllodactylus europaeus. Würzburg. — 71) Derselbe, Bemerkungen zur Anatomie des Euproctus Rusconii. Würzburg. — 72) Horbaczewski, Ueber den Nerv. vestibuli. Sitzungsberichte der Wiener Academie. Bd. 71. Abthl. 3. — 73) Politzer, A., Zur Anatomie des Gehörorganes. Archiv für Ohrenheilkunde von v. Tröltsch etc. — 74) Urbantschitsch, Zur Anatomie der Tuba Eustachii des Menschen. Oesterreich. med. Jahrbücher. Heft 1. — 75) Derselbe, Ein Beitrag zur Lehre über den Bau des Tubenknorpels beim Menschen. Wiener med. Jahrbücher. — 76) Derselbe, Anat. Bemerk. über die Gestalt und Lage des Ostium pharyngeum tubae beim Menschen. Archiv für Ohrenheilk. von v. Tröltsch etc. — 77) Rüdinger, Atlas des menschlichen Gehörorgans. Nach der Natur photographirt. Lieferung I—III Schluss. München.

Das erste Capitel des Handbuches der gesammten Augenheilkunde, die makroskopische Anatomie des Auges, ist von Merkel (66) nach Originaluntersuchungen bearbeitet. Die Beschreibung des Sehorganes ist durch eine grosse Anzahl Holzschnitte (73 Figuren) illustrirt. Selbstverständlich konnte bei der Darstellung eine scharfe Grenze zwischen Makroskopischem und Mikroskopischem nicht innegehalten werden.

Unter der Controle des Referenten hat Reinhart

(67) das Ganglion ophthalmicum einer mikroskopischen Analyse unterzogen. Ganz besonders waren es die Beziehungen der sympathischen Nerven zum Ganglion ophthalmicum, denen R. seine Aufmerksamkeit zuwendete. Die kurze Wurzel besteht aus zwei und mehreren Bündeln, und ebenso ist die sensible Wurzel nur äusserst selten aus einem Bündel zusammengesetzt. Die sympathischen Nerven gelangen nicht in einer sogenannten sympathischen Wurzel, sondern in einer grossen Anzahl einzelner Bündel, welche zunächst den Bahnen des Ramus primus n. trigemini und des Oculomotorius folgen und dann, von diesen sich abzweigend, zum Ganglion.

Die Mehrzahl der Nervenprimitivfasern begeben sich zu den Ganglienzellen, welche sowohl die centralen, als auch die peripherischen Nervenbahnen durchsetzen; nur einige Fasern, die sicher dem Sympathicus angehören, liegen auf dem Ganglion und begeben sich direct zu den Nervi ciliares, von denen sich in der Regel zwei um eine Art. ciliaris postica longa herumschlingen und grösstentheils zum Ganglion zurückkehren. R. reiht diese letzteren den Nerven ohne peripherisches Ende an. Das Ganglion ophthalmicum hat nur eine ganz spärliche Bindegewebsumhüllung und in ähnlicher Weise fast alle Nerven innerhalb der Orbita. Die Zellen des Ganglion unterscheiden sich nicht von jenen des sympathischen Grenzstranges. Im Innern des Ganglion stehen alle Primitivfasern mit den Zellen in Zusammenhang, und die erstoren erfahren in den letzteren sicherlich eine Vermehrung, denn die Zahl der Primitivfasern der Nervi ciliares breves ist grösser, als die in das Ganglion eintretende.

Heinlein (68), ein Schüler Gerlach's, studirte die makroskopische Anatomie der Thränenröhrchen an Durchschnitten durch ganze Kinderköpfe. Das histologische Detail der Wandungen wird mit Ausnahme jener Beziehungen, in welche gewisse Abtheilungen des Musc. orbicularis palpebrarum zu den Wandungen der Thränencanälchen treten, übergangen. Heinlein unterscheidet: 1) den Thräneupunkt, 2) das verticale Stück oder den Trichter, 3) das Bogenstück, 4) das horizontal geneigte Stück und 5) das Sammelröhrchen mit der Mündung in den Thränensack. Von dem Thränenpunkt aus, welcher eine papillenförmige Erhöhung darstellt, erweitert sich das Canälchen zu dem trichterförmig gestalteten, verticalen Stück, welches eine Länge von 0,5 Mm. besitzt, und dieses geht in das Bogenstück, das Segment eines Kreises darstellend, über. Die Länge dieses Stückes misst 1,2 Mm., und an ihm sind die beiden ungleich weiten Divertikel vorhanden, von denen der dem Trichter näher gelegene lateral, der dem Horizontalstück nahe liegende bei dem oberen Augenlid nach oben und bei dem unteren nach abwärts gerichtet ist. Heinlein glaubt, dass die von Hyrtl beschriebenen, spiralförmigen Windungen die Folge der zu starken Injection mit den eingespritzten Massen sei. Der schon von anderen Anatomen ausgesprochenen Ansicht, dass die Thränencanälchen nicht isolirt, sondern als Sammelröhrchen im Thränensack münden, tritt H. bei. Schleimhautklappen existiren nicht.

Der Musc. orbicularis palpeb. verhält sich zu den Thränencanälchen der Art, dass diese allseitig von Bündeln des genannten Muskels so umgeben werden, dass das Bild einer ringförmigen Musculatur um die Canälchen erzeugt wird; diese soll jedoch nach H. keinen wirklichen Ring in der Weise bilden, wie er von Merkel dargestellt worden ist. Nur die äussere Wand soll von einem Mantel quergestreifter Muskelfasern umgeben sein.

Utz (69) hat auf Anregung des Referenten die mit dem Namen „Papillon" bezeichneten, interessanten Gebilde des häutigen Labyrinthes einer genauen Untersuchung bei individuen verschiedenen Alters unterzogen. Verfasser hat die excentrische Lage der häutigen Bogengänge, wie sie von dem Referenten zuerst beschrieben wurde, in allen Einzelheiten bestätigt. Nach eingehender Erörterung der Bindegewebsschichte des häutigen Labyrinthes, der Tunica propria, der Epithelschichte, wird die Entwickelung der Papillon besprochen. Zuerst treten dieselben in Form von Unebenheiten auf, welche schon bei Kindern im ersten Lebensjahre erkannt werden, dann werden sie an den schmalen Wänden zapfen- oder kegelartig, und erst zur Zeit der Pubertät erlangen sie die Formen, welche man mit geringen individuellen Unterschieden in allen Altersperioden wiederfindet. Die Papillen haben die Structur der Tunica propria, aus welcher sie sich hervorgebildet haben. Dass zwischen der Tunica propria und den Papillen keine Abgrenzung existirt, lehren sehr feine Durchschnitte. Werden an Querdurchschnitten Conturen wahrgenommen, so sind dieselben nur Trugbilder, hervorgehend aus der zu dicken Beschaffenheit des Schnittes. Utz hat sich an zahlreichen Untersuchungen überzeugt, dass die Papillen nur auf die dem Knochen gegenüberliegende, freie Wand und auf die beiden Seitenwände sich ausdehnen, während die dem Knochen anliegende Wand frei von demselben ist. Utz hat bei dieser schwierigen Untersuchung sowohl, als auch bei dem nicht leicht zu beschaffenden Material sehr grossen Fleiss und Ausdauer gezeigt, und Referent zweifelt nicht, dass die Annahme des Verfassers über das constante Auftreten der Papillen bei Erwachsenen und ihre typische Entwickelung eine unumstössliche ist. Die zwölf Figuren auf drei Tafeln sind mittelst der Camera lucida gezeichnet und mittelst photographischen Lichtdruckes vervielfältigt. Sie geben eine klare und übersichtliche Anschauung von der Form, Ausdehnung und Entwickelung der Papillen.

Aus den beiden Abhandlungen von Wiedersheim (70. 71) müssen wir die interessante Beobachtung über den Aquaeductus vestibuli hervorheben. Rechts und links neben der Halswirbelsäule sind bei Phyllodactylus europaeus gelbliche Flecke an der Haut vorhanden, unter welchen grosse, unregelmässig eingekerbte Beutel gelagert sind, deren weisse Farbe sofort in die Augen fällt. Sie füllen den Raum zwischen Schultergürtel und dem Hinterhaupt vollständig aus, stehen durch dünne, geschlängelte Canäle mit dem Cavum cranii, wo sie zwischen Knochen und Dura mater verlaufen, in Zusammenhang, treten schliesslich in die Apertura aquaeductus vestibuli ein und geben direct in dem Sacculus des Vorhofes über. Die Wand des Sackes ist aus Bindegewebe und elastischen Fasern zusammengesetzt, trägt innen ein Plattenepithel und enthält eine kreideweisse Masse, welche aus Krystallen besteht, die erst bei starker Vergrösserung klar erkannt werden.

Horbaczewski (72) theilt mit, dass der N. vestibuli schon von seinem Ursprunge an ein selbstständiger, von dem N. cochleae getrennter und von ihm in seinem Bau verschiedener Nerv sei. Schon Flourens bemühte sich, auf Grund experimenteller Untersuchungen über die Bedeutung des häutigen Labyrinthes den Satz zu vertheidigen, dass der Vorhofsnerv an seinem centralen Ursprunge von dem Schneckennerv abweiche, indem die erstere aus den Corpora restiformia und den Hirnschenkeln hervorgehe. Wenn H. sagt, die Bezeichnung „hinterer Ast" des Nerv. acusticus sei für den Nerv. vestibuli vorwiegend deshalb unpassend, weil letzterer mit dem Hören gar nichts zu thun habe, so möchte man doch einwenden, dass die Frage über die Bedeutung der Säckchen, Ampullen und Bogengänge als Sinnesorgane für das Gleichgewicht noch lange nicht befriedigend beantwortet zu sein scheint, und dass die Beobachtung des Verfassers über das vollständige Getrenntsein des Nerv. vestibuli und cochleae beim Schafe vorerst nur als interessante Thatsache angesehen werden kann. Nicht minder werthvoll ist die Beobachtung von H., dass die Stärke des Nerv. vestibuli mit der Grösse der Thiere bedeutend rascher wächst, als die Stärke des Nerv. cochleae. Die Primitivfasern des N. cochleae sind nach H. dünner und variiren weniger, als die des Nerv. vestibuli.

Adam Politzer (73) theilt mit, dass beim Neugebornen, also zu einer Zeit, in welcher die Knochensubstanz an der Paukenhöhle und den angrenzenden Räumen noch nicht vollständig gebildet ist, eine offene Communication zwischen dem Canalis facialis und der Cavitas stapedii vorhanden sei. Der siebente Gehirnnerv und der Steigbügelmuskel werden demnach nicht durch Knochen, sondern nur durch Bindegewebe von einander getrennt. Reizungen des Nerv. facialis an Hunden ergaben, dass der Musc. stapedius, welcher vom Nerv. facialis innervirt wird, ein Laxator tympani sei, und derselbe Muskel gleichzeitig den Druck im Labyrinth vermindere. Ferner hat Politzer den Nachweis geliefert, dass der Processus styloideus aus einem eigenen präformirten Knorpelkörper hervorgeht, welcher nicht nur im fötalen Zustande, sondern auch beim Neugebornen als ein isolirbares Knorpelgebilde darstellbar ist, und dass das obere Ende des Proc. styloideus nicht an der äusserlich sichtbaren Basis des Fortsatzes sich befindet, sondern längs der hinteren Wand des Cavum

tympani, von dieser durch eine dünne Knochenlamelle getrennt, bis unterhalb der Eminentia stapedii hinausreicht.

Einige Fachgenossen wollen in den anatomischen Disciplinen die Wahrnehmung machen, dass jüngere Forscher, nachdem sie sich durch das Studium der Natur über schwebende Fragen Einsicht verschafft haben, sehr leicht der Meinung werden, die Resultate ihrer Studien den Fachgenossen nicht vorenthalten zu dürfen, obschon die Ergebnisse ihrer Untersuchungen auch nicht haarbreit von dem schon bekannt Gewordenen abweichen. So bemüht man sich vergeblich in einer Arbeit von Urbantschitsch (74) Thatsachen zu finden, die nicht schon durch Andere bekannt geworden sind. — Obschon der directe Zusammenhang zwischen dem Musc. dilatator tubae und dem Tensor tympani von verschiedenen Autoren eingehend erörtert worden ist, hat U. diesen Zusammenhang abermals geprüft, besprochen und abgebildet. Nicht minder sind die Formverschiedenheiten des Knorpels an dem oberen, mittleren und unteren Theil der Ohrtrompete schon vor U. genau besprochen und durch klare Abbildungen erläutert worden. Es bleibt also nur das Verdienst des V., an 50 verschiedenen Tuben von Erwachsenen die Varietäten der Knorpelplatten studirt und beschrieben zu haben, und selbst in dieser Hinsicht waren genaue Angaben von Moos, Zuckerkandl u. A. vorhanden. Ebenso wird in einem Aufsatz von demselben Autor (75) das schon Bekannte über den Bau des menschlichen Tobenknorpels bestätigt. Die Grundsubstanz ist nach U. beim Neugebornen structurlos, in den späteren Lebensjahren dagegen grösstentheils körnig oder gestreift.

In einer weiteren Abhandlung von Urbantschitsch (76) wird die Gestalt und Lage des Ostium pharyngeum tubae hominis besprochen. Dass nicht nur die äusseren Nasen der verschiedenen Menschen in ihren Formen variiren, sondern auch die verborgen gelagerten Organtheile, ist eine den Anatomen längst bekannte Thatsache. U. findet, dass das Ostium pharyngeum sowohl bezüglich der Formation und Grösse des Tubenknorpels, als auch hinsichtlich des Lumens der Rachenmündung bedeutende Verschiedenheiten zeigt, welche auch bei Individuen in gleichem Alter, ja selbst bei Vergleichung beider Ostien desselben Individuums vorhanden sind. Die Gestalt und das Lumen der Pharynxmündung ergibt im Allgemeinen eine grosse Mannigfaltigkeit und erscheint bald als Spalte, bald in Form einer Birne, deren Basis gewöhnlich nach aufwärts, ein andermal wieder nach abwärts gekehrt ist; zuweilen bildet das Ostium pharyngeum eine ellipsoidische oder auch eine dreieckähnliche Figur, eine Nierenform etc. In Vereinigung mit dem unteren Theil des Ligamentum salpingo-palatinum findet U. eine Reihe von Sehnenfäden, welche vom unteren Ende des medialen Knorpels entspringen und sich theils zu den Gaumenmuskeln begeben, theils mit dem Lig. salpingo-pharyngeum zu den Pharynxmuskeln gehen.

3*

X. Topographische Anatomie.

78) S c h e e l e , Zwei Fälle von vollständigem Situs viscerum inversus. Berliner kl. Wochenschrift No. 29 u. 30. — 79) H a s s e , C., Beobachtungen über die Lage der Eingeweide im weiblichen Beckeneingange. Archiv f. Gynaekologie. Bd. VIII. — 80) H o l s t e i n , Ueber Lage und Beweglichkeit des nichtschwangeren Uterus. Zürich. — 81) P a n s c h , Anatomische Bemerkungen: Lage und Lageänderungen des Uterus. Reichert's und du Bois-Reymond's Arch. — 82) Z u c k e r k a n d l , Ueber die Fascia perinaei propria. Oesterreich. med. Jahrb. Heft 1. — 83) B r a u n e , Topographisch-anatomischer Atlas nach Durchschnitten an gefrorenen Cadavern. Mit 50 Holzschnitten und 34 Tafeln in photogr. Lichtdruck. Leipzig. — 84) R ü d i n g e r , Topographisch-chirurgische Anatomie des Menschen. 3. Abthl. zweite Hälfte. Der Hals und die obere Extremität. Mit 10 Tafeln, enthaltend 40 Figuren in Lichtdruck. Stuttgart.

S c h e e l e (78) beschreibt zwei Fälle von vollständigem S i t u s v i s c e r u m i n v e r s u s . Bei einem 4½jährigen Knaben wurde durch die physikalische Untersuchung der Situs transversus neben angeborner Insufficienz der Aortenklappen und Stenose des Aortenostiums diagnosticirt. Ein 34jähr. kranker Weber hatte in Folge vielen Trinkens in seiner Jugend Symptome einer Lebercirrhose mit sehr grosser Leber, welche linksseitig, und vergrösserter Milz, welche rechtsseitig gelagert war. Die beiden Individuen waren rechtsbäudig. Die Besprechung der verschiedenen Hypothesen über die Entstehung des Situs transversus muss im Original nachgesehen werden.

H a s s e (79) gibt die Resultate von Untersuchungen über die L a g e d e r E i n g e w e i d e im w e i b l i c h e n B e c k e n e i n g a n g bekannt. Dieselben wurden an einem 35jähr. normal gebauten Frauenzimmer, welches im aufrechten Stehen dem Gefrieren ausgesetzt war, gewonnen. Horizontale Durchschnitte durch den Bauch mit sorgfältiger Entfernung der nicht gefrorenen Darmschlingen, von denen eine in das Cavum Douglasii hineinragte, ergaben für diesen individuellen Fall (1) die Lage der Eingeweide, der Eierstöcke und der Tuben. Die Schilderung des Situs bei der Voraussetzung mittlerer Füllung der Blase und des Mastdarmes kann selbstverständlich nicht gleichwerthig erscheinen mit jenen Resultaten, welche aus einer grösseren Reihe von Beobachtungen gewonnen sind. Das O v a r i u m lag bei der 35jähr. Person mit seiner Längsachse von hinten medianwärts, nach vorn lateralwärts. Der mediale Rand des Eierstockes berührt den Aussenrand des Fundus uteri und auch dessen hintere Fläche. Das Lig. infundibulo-pelvicum verhindert die Verschiebung des Eierstockes nach innen und unten hinter den Uterus. Gleichzeitig fixirt dieses Band das Infundibulum tubae und das Ovarium an der seitlichen Wand des Beckens und erzeugt zwei Vertiefungen: die Fossa paravesicalis und das Cavum Douglasii. Beide sind durch das Lig. ovarii von einander getrennt. Da das breite Mutterband eine nach rückwärts und unten schiefe Ebene darstellt, so liegen die Eierstöcke auf diesem Bande. Die Verschiebung des Eierstockes bei horizontaler (Rücken-)Lage, wie sie bei geöffneter Bauch- und Beckenhöhle beobachtet

werden kann, darf nicht übertragen werden auf den lebendigen Leib bei dem gegebenen intraabdominalen Druck. Die E i l e i t e r lagen in der Fossa paravesicalis am vorderen, oberen Rande des Eierstockes. Die eigentliche Tuba ist zusammengefaltet wie eine Krause und lagert vor dem Lig. infundibulo-pelvicum. Indem die Tuba etwas um ihre Achse gedreht ist und sich mit ihrem Mesenterium kappenartig auf den Eierstock hinüberlegt, entsteht die B u r s a o v a r i c a , welche einen Nebenraum — Cavum peritoneale — oder einen Spaltraum mit capillärer, seröser Flüssigkeitsschichte bildet, an dessen lateralem Ende das Ostium abdominale tubae angebracht ist.

H o l s t e i n aus Moskau (80) lieferte eine schöne Arbeit über d i e L a g e und B e w e g l i c h k e i t d e s n i c h t s c h w a n g e r e n U t e r u s ; dieselbe wurde unter der Leitung von F r a n k e n h ä u s e r an einem reichen gynäkologischen Material ausgeführt. H o l s t e i n suchte die gestellte Aufgabe zu lösen und unterscheidet sich von Manchen dadurch, dass er aus der Sache nicht mehr zu machen sucht, als erforderlich ist.

Verf. prüft 1) die Verbindungen des normalen Uterus mit seinen Umgebungen und dann 2) das Verhalten der Gedärme zu seinen freien Oberflächen. Die Annahme H o l s t e i n 's, dass die normale Lage des Uterus nur an der Leiche sicher bestimmt werden kann, unterstützen wir in jeder Hinsicht. Die Untersuchungen an Lebenden stossen bekanntlich auf mannigfache Hindernisse, und sie lassen nur eine allgemeine Schätzung der Lage des genannten Organes zu, und nur aus der Combination der beiden Methoden kann ein richtiger Schluss gezogen werden. Nur wenige werden C r u v e i l h i e r beistimmen, wenn er annimmt, dass für den Uterus der Zustand der „Indifférence" der normale sei. Folgt der Uterus innerhalb der Beckenhöhle den Gesetzen der Schwere, so ist seine Verbindung als pathologische zu betrachten, Fälle, die zu den Seltenheiten gehören.

Bei normaler Lage des Uterus, welche sich bei vollständig gesunden Geschlechtsorganen findet, wird sein Körper weder durch das vordere noch durch das hintere Scheidengewölbe durchgefühlt, und diese Lage ändert sich weder beim Liegen noch im Stehen, und sie wird sowohl bei gefüllter wie bei leerer Blase beobachtet. Die verhältnissmässige Leichtigkeit, mit welcher der Uterus sich bewegen lässt, spricht gewiss nicht gegen eine bestimmte Lage, und die Beweglichkeit des Uterus ist nach H. überhaupt nicht so gross, wie es von Manchen behauptet wurde. Die Bänder des Uterus sind so angeordnet, dass sie bestimmte Bewegungen desselben innerhalb gewisser Grenzen gestatten; der Uterus musste sich den auf ihn einwirkenden Factoren bis zu einem gewissen Grade anpassen können. Nach H. sind die s. g. Ligamenta pubo-vesico-uterina ohne Bedeutung für die Fixation des Uterus; dagegen spielen die Ligg. uterosacralia oder recto-uterina (Musc. retractor uteri nach Luschka) für die Fixation der Gebärmutter eine bedeutende Rolle. Die Ligg. utero-sacralia, welche von Madame Boivin zuerst beschrieben, und von Aran als ein Band betrachtet werden, enden nicht am Kreuzbein, sondern im subperitonealen Bindegewebe von der Mitte der Concavität des Os sacrum bis zum fünften oder vierten Lendenwirbelkörper. (H u g u i e r 's Ligaments utéro-lombaires.)

In den Uterus findet der Uebergang an der Vereinigungsstelle zwischen Collum und Corpus uteri statt. Das Bauchfell am Uterus und die Ligg. lata zur Seite haben, trotz der contractilen Faserzellen in denselben, nur eine geringe Bedeutung für die Befestigung der Gebärmutter.

Die Ligg. uteri rotunda, die Fascia pelvis und die Vereinigung mit der Vagina tragen in einem gewissen Sinne zur Fixirung des Organes bei; die beiden Bänderpaare vermögen jedoch die Bewegungen des Uterus weder nach hinten zum Kreuzbein, noch nach vorn zur Blase zu verhindern. Werden die runden Mutterbänder durchschnitten, so bleibt der Uterus fixirt, und doch muss man ihnen eine wichtige Rolle für die Gebärmutter insofern zuschreiben, als sie einer bedeutenden Ausweichung derselben nach rückwärts entgegenwirken. In Folge ihrer hochgradigen Verstärkung während der Schwangerschaft nöthigen sie den Uterus an der vorderen Bauchwand zum Aufsteigen, und wahrscheinlich bewirken sie auch die in den letzten Wochen der Gravidität stattfindende Senkung des Uterus. Während die Ligg. lata die Beweglichkeit der Gebärmutter nach vorn und hinten nicht beeinflussen, fixiren sie dieselbe seitlich. Von allen sich am Cervix uteri inserirenden Gebilden sind nach H. die Ligg. utero-sacralia und die Fascia pelvis allein als feste Stützen des Uterus zu betrachten. während die anderen nur eine sehr untergeordnete Rolle spielen. In welchem Grade die Verbindung des Uterus mit der Blase zu seiner Befestigung beiträgt, muss nach dem Verf. noch genauer untersucht werden. Aus der Art der Fixirung der Gebärmutter geht hervor, dass von den Dislocationen die Retroversion und Anteversion am öftesten vorkommen können, wobei die Hebelbewegung um ein Punctum fixum stattfindet, das durch die Insertion der Ligg. utero-sacralia gebildet wird. Dann bespricht der Verf. den Einfluss, welchen die Blase und der Mastdarm bei verschiedener Füllung auf den Uterus ausüben, sowie die Bewegungen desselben in Folge der Respiration. Bezüglich der zuerst von Claudius angeregten Frage: ob der Uterus in normalen Verhältnissen an der vorderen Mastdarmwand anliege, sagt Holstein: Unter normalen Verhältnissen liegt der Uterus mit seiner hinteren Wand der vorderen Wand des Mastdarmes an, so dass zwischen ihnen gewöhnlich keine Darmschlingen sich befinden und der Uterus durch den Einfluss der Darmschlingen vor Anteversion geschützt wird.

Pausch (81) bespricht die Lage und Lageveränderungen des Uterus. Die Verbindung des Uterus mit der Blase soll durchaus locker sein, eine Annahme, welche mit den Angaben von Virchow u. A. im Widerspruch steht. Vor allem möchte ich darauf hinweisen, dass der Verfasser sich mit seinem Ausspruche; „die Originalabbildungen der anatomischen Hand- und Lehrbüchern hätten häufig der Uebersichtlichkeit zu Liebe und in Folge verkleinerter Wiedergabe an Naturtreue und Genauigkeit verloren, so dass sie keineswegs bei Betrachtungen, wie den gegenwärtigen (?), genügten", möglicherweise einer Uebertreibung schuldig gemacht hat. Die Abbildungen von Pirogoff, le Gendre, Henke, Braune, Henle, Luschka, dem Referenten u. A. wurden und werden von vielen sachkundigen Gollingen als höchst naturwahr bezeichnet, und wenn Pausch sagt, dass Referent die Taschen der Beckenfascie, durch welche die Scheide vorn und hinten von den benachbarten Theilen geradezu getrennt werde, nicht dargestellt hätte, so übersieht er, dass ich bemüht war, nur die Natur ohne künstliche Zuthaten bildlich wiederzugeben. Wenn ich der Hoffnung von Pausch auf Seite 715 nachkäme und das Bauchfell zwischen Uterus und Mastdarm ändern würde, so müsste ich mich geradezu einer Fälschung anklagen, denn das Verhalten desselben an dem Object ist genau so, wie es sich auf meiner Tafel VII. dargestellt findet.

Ob die Bemerkung von Pausch am Schlusse seiner Arbeit: „dass er die Absicht hatte zu zeigen, wie weit Anatomen und Gynäkologen noch von einer genügenden Kenntniss und Darstellung der anatomischen Lageverhältnisse des Uterus etc. entfernt seien", nicht auch von manchem Fachgenossen als Uebertreibung betrachtet werden mag, lasse ich dahin gestellt sein. In Wirklichkeit scheinen die Kenntnisse über die Lage des Uterus andere zu sein, als sie P. sich vorstellt. Die Ergebnisse der Untersuchungen des Verfassers stimmen in manchen Beziehungen nicht mit den Resultaten anderer Forscher überein. P. glaubt annehmen zu müssen, dass der Uterus nur durch den constanten intraabdominalen Druck eine gewisse Sicherung in seiner Lage erfahre. Dessen Befestigungen nöthigen nicht zur Annahme einer bestimmten Lage während der verschiedenen Füllungszustände der Harnblase und des Mastdarmes. Die Blase soll sich unabhängig vom Uterus contrahiren, eine Annahme, der von Anatomen und Gynäkologen widersprochen wird. Ist ein leerer Mastdarm bei gefüllter Blase zugegen, so kann der Uterus nach hinten rücken und die von Claudius beschriebene Lage einnehmen. Die breiten Mutterbänder sollen bei starker Spannung den Uterus annähernd in der Achse des Beckens fixiren.

Zuckerkandl (82) bemühte sich, auf Grund neuer Untersuchungen über die Fascia perinei propria eine einfache Darstellung und Beschreibung derselben zu liefern. Dass die Mittelfleischfascien in ihren Anordnungen viel einfacher sind, als ihre Darstellungen in manchen anatomischen Handbüchern vermuthen lassen, wissen alle jene Anatomen, welche bei der Präparation des Dammes fähig sind, das Skalpell kunstgerecht zu führen.

Die Fascia perinei propria — F. perinei media; die unter dem Musc. transv. perinei prof. befindliche Binde, auch Lig. triangulare urethrae (J. Müller), Lig. interosseum pubis (Winslow) genannt — bildet den Grund der Fossae pubo-urethrales. Ihr wichtigster Abschnitt ist der zwischen dem Schambogen ausgespannte. Die vordere Portion derselben beginnt nicht, wie angegeben wird, zwischen den absteigenden Schambeinästen, sondern an dem Vereinigungswinkeln der Corpora cavernosa penis und zwar an deren unteren, dem Bulbus urethrae zusehenden, abgerundeten Rändern, belegt weiter unten den lateralen Ursprung auf die Knochen, welche den Schambogen constituiren, und reicht dicht unter dem Musc. transversus perinei profundus bis an eine durch die Sitzbeinhöcker gezogene Linea interischiadica. In der Mittellinie heftet sich diese Fascie an die Tunica albuginea des Bulbus urethrae und bildet einen sehnigen Boden für die Harnröhrenzwiebel. Umgibt somit die Fasc. per. propria nur den Bulbus urethrae, so kann dieselbe auch nur zur Fixirung dieses und nicht der Pars membranacea urethrae dienen. Sie bildet einen Widerstand beim Andringen der durch die Bauchpresse abwärts getriebenen Eingeweide, jedoch in viel geringerem Grade, als von Manchen behauptet wird. Sie ist so schwach entwickelt, dass die Transversus perinei profundus durchschimmert und den in die Harnröhre eingeführten Instrumenten nur sehr geringen Widerstand entgegensetzt. Zuweilen wird sie durch beträchtliche Faserbündel verstärkt, welche von den Sehnen der Ischiocavernosi aus in die Fascie ausstrahlen. Die hintere Portion der F. p. propria überkleidet den Levator ani als dünne florähnliche Lamelle, welche zuweilen durch Bindegewebsfascikel v' ntärkt wird, die ihren Ursprung von dem parietalen Theil der Fascia obturatoria nehmen. Zuweilen soll der Zusammenhang zwischen der hinteren und vorderen Portion fehlen, ein Verhalten, welches Honle schon abgebildet hat. Ueber die Fascia perinei profunda erfahren wir, dass dieselbe in mehrere Abschnitte zerfällt. 1) Das vorderste oder Gliedstück beginnt als Bindegewebslamelle an der Vereinigungsstelle der Schwellkörperwurzeln des Gliedes und zieht sich bis 1—1½ Linie unter das Lig. arcuatum inferius hin, woselbst es an die absteigenden Schambeinäste fixirt ist. Unter dem Lig. arcuatum gewinnt die Fascie an Stärke und hört über der Vereinigungsstelle der Sitz- und Schambeinäste mit einem scharfen halbmondförmigen Rande auf. Da dieser Theil der Fascie oberhalb der häutigen Harnröhre aufhört, die Fasc. perin. propria hingegen weit unter ihr liegt, so ist es klar, dass die Pars membranacea urethrae weder eine Dammfascie per-

forirt, noch einer derselben unmittelbar anliegt, sondern ganz und gar in den Bereich des musculösen Beckenantheiles fällt und von diesem fixirt und regiert wird. 2) Das Symphysenstück der Fascie endigt unter dem Lig. arcuatum mit einem halbmondförmigen Bande. 3) Das Beckenstück stellt die Fortsetzung und das Ende der Fascia perinei profunda dar. Das Beckenstück ist theilweise Beckenfascie und überkleidet demnach die obere Fläche des Musc. transversus perinei profundus und ist vorn Umhüllungsmaterial der Prostata.

Insbesondere der Beachtung würdig ist das Symphysenstück der Fascia perinei profunda, weil es den einzigen Theil sämmtlicher Perinealfascien repräsentirt, welcher zur Pars membranacea in einer näheren Beziehung steht. Bei Einführung eines Katheters stellt sie beim Passiren des Katheterschnabels an der Symphysenebene zunächst Schwierigkeiten in den Weg. Die Fig. III. hätte keine Einbusse erfahren, wenn die ganze Schamfuge in ihrer natürlichen Stellung mit nach abwärts gerichtetem Arcus pubis zur Darstellung gekommen wäre.

Histologie

bearbeitet von

Prof. Dr. WALDEYER in Strassburg.*)

I. Lehrbücher, Hülfsmittel, Untersuchungsmethoden.

A. Lehrbücher, Sammelwerke und Allgemeines.

(Hier sind auch die Lehrbücher etc. der Entwickelungsgeschichte und vergleichenden Anatomie aufgeführt.)

1) Barkow, H.C.L., Comparative Morphol. d. Menschen u. der menschenähnlichen Thiere. 1. Tbl. Mit 46 lith. Tafeln. Imp.-Fol. I. 92 S. m. eingedr. color. Holzschn. Greifswald. — 2) Beiträge zur Anatomie und Physiologie als Festgabe Carl Ludwig z. 15. Oct. 1874 gewidmet von seinen Schülern. 1. u. 2. Heft gr. 4. 232 u. 76 S. m. 14 lith. u. chromolith. Taf. Leipzig. — 2a) Bronn, Classen und Ordnungen des Thierreichs etc. fortgesetzt von Giebel (Säugethiere), Hoffmann (Amphibien) u. Hobrecht (Fische). Leipzig u. Heidelberg. (Hoffmann und Hubrecht geben sehr eingehende Darstellungen auch der mikroskopisch-anatomischen und genetischen Verhältnisse.) — 3) Carpenter, W. B., The microscope and its revelations. Fifth edition London. — 4) Davies, Th., The preparation and mounting of microscopic objects. Edited by G. Matthews. Second edition. London. — 5) Duncan, Griffith, Berkeley, Rupert, Jones, The micrographic dictionary. Third edit. p. 17—21. London. — 6) Edwards, H. Milne, Leçons sur la physiologie et l'anatomie comparée de l'homme et des animaux. Tome X. 2 part. Appareil de la locomotion. Paris.

p. 253—519. — 6a) Gegenbaur, C., Grundriss der vergleichenden Anatomie. Leipzig 1874 8. — 7) Frey, B., Grundzüge der Histologie zur Einleitung in das Studium derselben. 24 Vorlesgn. Mit 208 Holzschn. gr. 8. X, 287 S. Leipzig. — 8) Hager, Das Mikroskop und seine Anwendung. Ein Leitfaden bei mikroskop. Untersuchgn. für Apotheker, Aerzte, Medicinalbeamte, Schullehrer etc. 5. Aufl. Mit 184 in den Text gedr. Abbildgn. gr. 8. XI, 148 S. Ebd. 1876. — 9) Henle J., Handbuch der Eingeweidelehre des Menschen. II. Auflage. — (Enthält ausführliche Darstellungen der mikroskop. Anatomie der betreffenden Organe mit vielen neuen Angaben.) — 10) Kranse, C.F.Th., Handbuch der menschlichen Anatomie 3. Aufl. von Prof. W. Krause. 1. Bd. gr. 8. Hannover 1876. Inhalt: Allgemeine u. mikroskop. Anatomie. Durchaus nach eigenen Untersuchungen bearb. v. Professor W. Krause. Mit 302 Fig. in Holzschn. XIV, 581 S. (Eingehende Darstellung der allgemeinen und mikroskop. Anatomie mit vielen neuen Angaben und historischen und literarischen Nachweisen.) — 11) Klein, E., Burdon-Sanderson, J., Foster, M., Lauder Brunton, F., Handbook of the physiological laboratory. London. 1873. 2 Voll. (1 Text, 1 Atlas.) (Nachträglich citirt, da dem Ref. erst im vorigen Jahre bekannt geworden; hier sei erwähnt, dass E. Klein, p. 37, eine genaue Beschreibung der vom Ref. als „Plasmazellen" benannten Gebilde gibt; er nennt sie „granular corpuscles" und erwähnt ihrer aus der Zunge, dem intermusculären Bindegewebe und den Nervenscheiden des Frosches.) — 12) Merkel,

*) Für einzelne Theile des Berichtes hatte ich Herrn Prof. Dr. v. Mihalkovics (Budapest), Herrn Prosector Dr. Schiefferdecker (Rostock), Herrn Dr. Lorent und Herrn Stud. med. Nahmmacher (Assistenten am hiesigen anatomischen Institute), sowie Herrn Stud. med. Edinger zu Mitarbeitern. Die französischen Thesen konnten nicht mehr berücksichtigt werden, da sie beim Abschluss noch nicht eingelaufen waren.

Fr, Das Mikroskop und seine Anwendung. XIV. Band der „Naturkräfte, naturwissenschaftliche Bibliothek." München. 8. 324 S. — 12a) Nuhn, A., Lehrbuch der vergleichenden Anatomie. I. Heidelberg. — 13) Phin, J., Practical hints on the Selection and use of the microscope. Intended for beginners. New-York. — 14) Pagenatecher, Allgemeine Zoologie od. Grundgesetze d. thier. Bens u. Lebens. 1. Thl. Mit 33 Holzschn. gr. 8 VII, 347 S. Berlin. — 15) Ranvier, L., Traité technique d' Histologie. Paris. (Fascicules 1 à 3.) gr. 8. 480 pp. (Enthält auch eine Menge, z. Thl. neuer Angaben über allgemeine und mikroskopische Anatomie.) — 16) Rutherford, Outlines of practical Histology. London. — 17) Seleuka, Taschenbuch für zoologische Vorlesungen und Uebungen. gr. 16 85 S. Erlangen. — 18) Suffolk, W. T., Microscopical manipulation, with 49 engravings and seven Lithographs. London. — 19) Ward, A. M., Outlines of zoology and comparative anatomy. Dublin, 1874. 150 pp — 20) Wenzel, E, Anatom. Atlas über den makroskopischen und mikroskop. Ban d. Organe d. menschlichen Körpers etc. 1. Abth. Sinnesorgane 1. Hälfte. Dresden. — 21) Celakovsky, L., Ueber den Zusammenhang der verschiedenen Methoden morphologischer Forschung. „Lotos", 1874 October. - 22) Clémenceau, De la génération des éléments anatomiques précédé d'une Introduction par Ch. Robin. Paris. — 23) Sales-Girons, La Théorie positiviste de la génération de l'homme avant et après une note de M. le professeur Robin. La Revue méd. franc. et étrang. 13. Sept (Kritisches Raisonnement über einzelne Punkte des Clémenceau'schen Buches.) — 24) Derselbe, Ce qu' il en est de l'individualité des organes dans l'organisme, à propos d'expériences de circulation artificielle présentées au Congrès de Bruxelles. Ibid. 25. Oct. (Raisonnement.) — 25) Derselbe, Méditation sur la matière vivante organisée et encore amorphe sur la physiologie positiviste. Ibid. 20. Sept. (Im Original nachzulesen.) — 26) Huxley, Thom. H., Ueber die Theorie des Lebens und der Bewegung. Brit. med. Journ. Aug. 29. - 27) Kaiser, H., Das Wachsthumsgesetz. Pflüger's Arch f. die gesammte Physiologie XI. S 610. (Ein kurzer Auszug nicht wohl verständlich.) — 28) Ranvier, L., Leçon d'ouverture du cours d'anatomie générale au collège de France. Paris, 1876. (Behandelt die historische Entwickelung der allgemeinen Anatomie.) — 29) Sangalli, G., Vita ed organizazione. Memorie del R. istituto lombardo di scienze e lettere. Vol. XII. (Ser. III. Vol. III.) p 433. (Gelesen 1873. Februar.)

B. Mikroskop und Zubchör.

2) Bauer, K. I., Allgemeine Lehrsätze über die Bilder sphärischer Spiegel und Linsen. Poggendorff's Annal. No. 3. S. 464. (Zur Notiz; Nichts Neues.) — 3) Broun, J. A., On the power of the Eye and the microscope to see parallel Lines. Proc. royal Soc. Vol. XXIII. No. 163 p. 522. (Behandelt unter andern auch den Werth der Nobert'schen Probeplatten als Testobjecte; Verf. schlägt denselben gering an.) — 4) Caton, On a new form of microscope for physiological purposes. Liverpool medical Institution. Session 16th. October 1874. Quart. Journ. microsc. Sc. New. Ser. Vol. 15. No. 60. (Beschreibung einer Vorrichtung, um lebende Gewebe mikroskopisch zu untersuchen; dieselben werden mit warmer Salzlösung bespült, erhalten. Genauere Beschreibung dem Ref. nicht zugänglich.) — 5) Edwardes, Rev. D., On the unit of Linear Measurement. Monthly micr. Journ. Aug. p. 49. (Nichts Bemerkenswerthes.) — 6) Fripp, H. E., Translation of Professor Abbe's Paper on the Microscope. (Extract.) Monthly micr. Journ. p. 191. Oct. — 7) Gorham, J., New and expeditious method of micrometry. Quart. Journ. micr. Sc. New Ser. No. 57 p. 95 (Im Origin. einzusehen.) — 8) Hermann, L. (Zürich), Ueber schiefen Durchgang von Strahlenbündeln durch Linsen und über

eine darauf bezügliche Eigenschaft der Krystalllinse. Ann. der Phys. und Chemie von J. C. Poggendorf. 1874. No. 11. (Von wesentlich physiolog. Interesse.) — 9) Bayem and Nachet, New Apparatus for counting the Blood - Corpuscles. London med. Record No. 1. July, 15, p. 457. (Ref. verweist auf die mit Abbildungen ausgestattete Beschreibung.) — 10) Hickie, W. J., What are the characteristics of Frustulia Saxonica? Monthly micr. Journ. July p. 32. (Ref. verweist auf das Original.) — 11) Derselbe, Professor Hasert's new Objective. Ibid. pag. 260. (Kritik.) — 12) Hunt, J. Gibbons, Amplifiers for the microscope. Quart. Journ. micr. Sc. New Ser. No. 58 p. 173. v. a. Monthly microscop. Journ. June p. 280. (Demonstration eines „amplifier" von der biological and. microsc. section of the academy of natural Sc. of. Philadelphia. Jan. 4. Der Apparat ermöglicht weitere Fokalabstände bei starken Vergrösserungen; bewährt sich aber, wie es scheint, besonders nur für die bekannten Probeobjecte. Der vom Verf. angewendete bestand in einer Concav-Convex-Linse, welche, mit der Concavität dem Auge des Beobachters zugekehrt, durch eine Schraube beweglich, im Mikroskoprohr angebracht war.) — 13) Ingpen, J., On „Personal Equation" in Microscopy. Journal of the Queckett Club. March. (Auszüglich in Monthly microsc. Journ. No. 78 p. 243. June. Auszug macht nur auf die Wichtigkeit der Abhandlung aufmerksam.) — 13a) Keith, R., The slit as an aid in measuring angular aperture. Ibid. No. 84 p. 284. — 14) Kessler, Ueber Hartnack's neue Vierer-Objective. Dorpater med. Zeitschrift. 1. Heft, p. 69. (Besprechung und Demonstration derselben; sie zeichnen sich aus: 1) durch Verhinderung der Aberration, 2) durch grössere Lichtstärke mit Steigerung des Oeffnungswinkels.) — 15) Kitton, F. (Norwich), Number of Striae on the Diatoms on Möller's Probe-Platte. Monthly micr. Journ. Aug. (Im Orig. einzusehen.) — 16) Krebs, Ueber Reflexion des Lichts an der Vorder- und Hinterfläche einer Linse. Poggendorff's Annal. 1874 No 12. (Zur Notiz) — 17) Michels, J, The microscope and its misinterpretations. Monthly micr. Journ Aug p. 52. (Nichts Bemerkenswerthes.) — 18) Morehouse, G. W, Resolution of amphipleura pellucida by the 1/50 of Mr. Tolles. Ibid XI 1874 p. 159. — 19) Piffard, H. G., The compound microscope in the examination of Patients. Ibid. May. p. 222 — and Archives of Dermatology. (Kleines binoculares Mikroskop zur directen Inspection der Haut bei Hautkrankheiten etc.) — 20) Powell and Lealand's, ⅓th. new Immersion Objective. Ibid. July p. 32 und Octob p. 207 (Wird sehr gelobt; man habe einen grossen Fortschritt namentlich bezüglich der Correction damit erreicht. Weitere Fortschritte müsse man von einer Glassorte erwarten, welche dem Diamant an brechender Kraft gleichkomme, und hier wird auf ein nicht näher bezeichnetes Aluminium-Glas verwiesen, welches das zu leisten verspreche.) — 21) Royston-Pigott, A new form of achromatic condenser. Ibid. 1874. XI. p. 263. — 22) Derselbe, On the poduru scale. Proceed royol. soc. 1874. — 23) Derselbe, On the principles of testing object-glasses by miniature of illuminated objects examined under the microscope, especially of sun-lit mercurial globules; and on the Development of eidola or false images. Monthly micr. Journ April. p. 147. (Verf. bespricht ein Verfahren, mittelst kleiner Bilder von beliebigen Gegenständen, die man durch ein umgekehrt angeschraubtes Objectiv entwerfen lässt, Objective, die an einem darüber befindlichen Mikroskope in richtiger Stellung angebracht sind, zu prüfen Sehr gute Resultate sollen die Lampenlicht- oder Sonnenlicht-Bilder, die von kleinen Quecksilberkügelchen entworfen werden, geben.) - 24) Derselbe, On the Invisibility of minute refracting bodies caused by excess of aperture and upon the development of black aperture test-Bands and Diffraction rings. Ibid. Febr p. 55. — 25) Derselbe, On the identical characters of chromatic and spherical aberration. Ibid. Nov. p. 232 and 282. (Nichts Bemerkenswerthes) — 26) Slack, Houry, J., Notes on the use of Mr. Wenham's Reflex-Illuminator. Ibid. July. p. 5 (Verf. warnt vor dem Gebrauche des Illuminators bei Linsen mit grossem Oeffnungswinkel; er soll übrigens von besonders guter Wirkung sein bei Diatomeen, Insectenschuppen, kleinen Algen u. s. f.) — 27) Derselbe, On angle of aperture in relation to surface markings and accurate Vision. Ibid. June. p. 233 u. 268. Proc. royal microsc. Society May. Ferner: No. 80. Aug. 1875. (Diverse Correspondenz.) Dasselbe No. 81 Sept. p. 150 seqq. — 28) Smith, J. E, The illumination of difficult Test-objects. The use of Blue Glass. Ibid. p. 88. Febr. — 29) Derselbe, Measurements of the Möller Probe-Platte. Ibid. p. 240. June. (Ref. verweist auf das Original.) — 30) Derselbe, The use of a V-shaped Diaphragm. Ibid. June. p. 260. (Verf. empfiehlt in der Sitzung vom 21. Januar 1875 der „Memphis microsc. Soc. Tenessee U. S. A." den Gebrauch eines V-förmigen Diaphragma zur Lösung schwieriger Probeobjecte.) — 31) Sorby, H. C., On the connection between fluorescence and absorption. Ibid. April p. 161. (Zur Notiz.) — 32) Derselbe, On new and improved microscope spectrum apparatus and on its application to various branches of Research Ibid. May. p. 198. (Ist im Original einzusehen, da ein Auszug nicht gut gegeben werden kann; im Wesentlichen eine Beschreibung eines etwas vereinfachten Apparates.) — 33) Derselbe, On a new method of measuring the position of the bands in spectro. Ibid. Nov., Decemb. (Im Original einzusehen.) — 34) Stephenson, J. W., Measurement of angular aperture. Ibid. July. p. 3. (Muss im Original nachgesehen werden.) — 35) Stodder, Ch., On the misinterpretation of appearances under the Microscope. Philadelphia med. Times. May. 15. p. 519 — 36) Thuét, Cl, On a new Form object-Glass. Monthly micr. Journ. Nov. p. 259. No. 83 (Ist ohne die beigefügte Abbildung schwer verständlich) — 37) Tolles, R. B, On a modification of the „Slit" for testing angle. Ibid. p. 21. — 38) Watts, W. M., On a new form of micrometer for use in Spectroscopic analysis London, Edinburgh and Dublin Philos. mag. Aug. p. 81. (Zur Notiz.) — 39) Wells, Samuel, Wenham's Reflex Illuminator. Boston. Journ. of Chemistry. June. Monthly micr. Journ p. 30. July. (Lobt den Apparat sehr bei starker Vergrösserung — er verwendete 1/16 Powell and Lealand Objective und einen Amplificator, wobei er eine 8000malige Linearvergrösserung schätzt. — So will er Amphipleura pellucida leicht gelöst haben.) — 40) Wenham, F. H., On a method of obtaining oblique vision of surface structure, under the highest Powers of the microscope. Ibid. April. p. 156. (Wenham bringt die Objecte, Diatomeenschalen etc., zwischen zwei Gläser, die mit schräg abgeschliffenen Flächen aneinanderpassen; diese werden mit eben diesen schrägen Flächen durch Canadabalsam aneinander gekittet und in diesen Balsam also gleichzeitig die Diatomeen eingebettet. Die Gläser können eine hinreichende Dicke haben, dennoch wird man die zunächst der oberen überragenden Kante liegenden Objecte, da diese Kante ja äusserst fein zuläuft, mit starken Vergrösserungen sehen können. Man kann die Axenstrahlen des Objectivs benutzen, denn alle durch die Objecte tretenden Lichtstrahlen müssen schief durch sie hindurchfallen, wie Wenham an einer Figur erläutert) — 41) Whitell, A new Mode of Illuminating for High Powers. Ibid. p. 109. Sept. (Günstige Wirkung sehr schräg einfallender Sonnenstrahlen.) — 42) Woodward, J. J, Note on the markings of frustulia saxonica. Ibid. Dec. p. 274. (Im Original nachzusehen.)

Slack (27) bekämpft die Ansicht, dass es sich vor allem bei Herstellung leistungsfähiger Objectivsysteme um möglichst grosse Oeffnungswinkel handle; man könne darin des Guten auch zu viel thun. Sodann tritt er gegen die Behauptung Abbé's (Ber. 1873) auf, dass mit einer 800 fachen Linearvergrösserung die zuverlässige Leistungsfähigkeit unserer Mikroskope überhaupt aufhöre.

Er verweist in dieser Beziehung auf die neuen ¼ Systeme von Powell and Lealand, die alles übertreffen sollen, was bisher mit gleich vergrössernden Systemen geleistet sei.

Die Discussion in der Sitzung der Royal microsc. Soc. vom 5. Mai bewegte sich ebenfalls um dieses Thema. Interessant sind dabei die Aussprüche von Pigott, Wenham, Stewart und Slack über neuere englische, Hartnack'sche und Zeiss'sche Objectivsysteme. Pigott bemerkte, dass die schwächeren englischen Systeme keinen Vergleich mit den entsprechenden Zeiss'schen auszuhalten vermöchten; letztere seien in Bezug auf Centrirung und Ebnung des Gesichtsfeldes musterhaft gearbeitet, während die englischen Optiker diese Dinge sehr vernachlässigten. Auch die übrigen Theilnehmer an der Discussion stimmen dem Lobe der Zeiss'schen Systeme, wie auch der Hartnack'schen zu. Zeiss leiste mehr in der Ebnung des Gesichtsfeldes, der Penetration und im „working room", Hartnack's Linsen hätten ein schärferes Definitions-Vermögen (Stewart).

C. Zeichnen, Messen, Photographiren, Hülfsvorrichtungen.

1) van Ankum, H. J, Het aquarium der Boogeschool te Groningen. Tijdschrift der nederlandsche Dierkund. Vereeniging. 3 Aflev. 1874. p. 160. (Genaue Beschreibung einer einfachen Aquarium-Einrichtung, welche den meisten Bedürfnissen zu genügen scheint) — 2) Berthelot, Ueber die Kältemischungen. (S. in Dingler's polyt. Journ. S. 239.) — 3) Biscoe, A new section cutter. Quart. Journ. micr. Sc. 1874. p. 182. — 4) Dallinger, W. H., On a simple method of preparing lecture-illustrations of microscopic objects. Monthly micr. journ. XI. p. 73, 1874. — 5) Frazer, Persifor, A micropolariscope and Lantern. Proceedings of the Acad. of natur. Sciences of Philadelphia Febr. 2. (Auszüglich in Monthly micr. Journ. June. p. 264; Ref. verweist auf das Original.) — 6) Fritsch, G., Ueber eine neue Modification des Rivet'schen Mikrotoms. Archiv f. Anat. und Physiol. Jahrg. 1874. S. 442 (Verf. brachte einige Verbesserungen an dem Rivet'schen Mikrotom (in Deutschland unter dem Namen des Leyser'schen Mikrotoms bekannt) an; das so verbesserte Instrument, dessen Abbildung Taf. X. mitgetheilt wird, ist vom Mechanikus Bonsack, Berlin S, Prinzeustrasse 29 zu beziehen. Preis 20 Thlr. — Dr. Fickert, z. Z. Amanuensis am zoolog. Institute zu Strassburg, zeigte dem Ref. ein von Long in Breslau modificirtes Rivet'sches Mikrotom, welches durch die Firma F. W, Schiech, Berlin, Halle'sche Strasse 14, zu beziehen sein soll) — 7) Fleming, W. James, A modification of Dr. Rutherfords Freezing Mikrotome. Monthly micr. Journ. Aug. p. 79. s. a. The Lancet, June 19. — 8) Lawson Tait, Dr. Fleming's Section cutter The Lancet. July 3. and Journ. of anatomy by Humphry and Turner. (Die Modification besteht im Wesentlichen in der Anbringung einer mit Vulcanit überzogenen Handhabe, mittelst derer das Instrument während des Schneidens mit der linken Hand gehalten werden kann. Ausserdem befindet sich der Cylinder in der Mitte des Kältemischungsbehälters,

während er — wenigstens bei den älteren Rutherford'-
schen Instrumenten — unzweckmässig an einer Seite
liegt. Als Einbettungsmasse empfiehlt Verf. geschabte
Kartoffel, Muskelfleisch, Hirnsubstanz und ähnl. Das
Instrument ist zu beziehen von Hilliard, Renfield
Street, Glasgow. Lawson Tait beschreibt ein Instrument, solches in einer Eiskammer 12 Stunden bis zu
einer Woche die Gewebe in einem gefrorenen Zustande
erhalten soll; ihm scheint die Fleming'sche Handhabe
keine Verbesserung.) — 9) Golding-Bird, C. H., A
differential Warm-Stage. Quarterly Journ. micr. Sc.
No. 60. p. 372. (Verf. verwendet ausser Kupferdraht
als Zuleitungsmedium der Wärme auch noch Eisen und
und will dadurch einer zu raschen Ueberheizung des
Apparates vorbeugen. Dem Original ist ein Holzschnitt
beigefügt, der Alles leicht verständlich macht. Der
Apparat ist zu beziehen von Millikin, St. Thomas
Street, Southwark, London.) — 10) Hayem et Nachet,
Sur un nouveau procédé pour compter les globules du
sang. Journ. de pharmacie et de chimie par Bussy etc.
Juni p. 507. s. a. Compt. rend? LXXX. No. 16. (Ref.
verweist auf das Original.) — 11) Jones, W. W., An
instrument for Cleaning thin covering Glass. „Journal of
the Quekett Club.“ Monthly micr. Journ. Decbr.,
p. 292. (Im Original einzusehen.) — 12) Lawdowsky, M.,
Bemerkungen zur mikroskopischen Technik. Medicin.
Bote 1874. No. 37. (Russisch.) — 13) Luys, J.,
Technique photographique. Journ. de physiologie norm.
et pathol. p. 562. (Verf. empfiehlt das Photographiren
mikroskopischer Hirnpräparate, die vorher schwach in
Indigblau tingirt waren und in Canadabalsam einge-
schlossen sind. — Die vom Verf. mitgetheilte photogr.
Probe spricht aber nicht für seine Empfehlung. Ref.) —
14) Meidinger, H., Die Fortschritte in der künstlichen
Erzeugung von Kälte und Eis. Dingler's polyt Journ.
Bd. 217. S. 471. seqq. (Zur Notiz.) — 15) Moss,
E. L., A method for the microscopic examination of
Sea Water. Quart. Journ. micr. Sc. No. 60. p. 392.
(Ref. verweist auf das Original; nichts wesentlich Neues.)
— 16) Pin, Use of the microscope in Mineralogy
Cincinati med. news, September and Monthly microsc.
Journ. Nov, p. 257. (Angabe eines Verfahrens, um von
Mineralien dünne Schliffe zu verfertigen.) — 17) Ruther-
ford, W, On the freezing microtome. The journ. of
anatomy and physiol. Vol X. p. 178 (Entgegnung an
Lawson Tait; vgl. das Original, welches auch eine
Abbildung und Gebrauchsanweisung enthält.) — 18)
Schiefferdecker, P., Ueber ein neues Mikrotom nebst
Bemerkungen über einige neuere Instrumente dieser Art.
Arch. f. mikrosk Anat. XII. S 91. (Schiefferdecker's
Mikrotom ist nach dem von James Smith angewendeten
Principe construirt, wonach das Präparat beim Schneiden
fest stehen bleibt und die Schneideunterlage für das
aus freier Hand zu führende Messer gegen das Präparat
bewegt wird. Das Nähere ist im Originale einzusehen.
Ref., der das Instrument seit längerer Zeit in seinem
Institute gebraucht, kann dasselbe von allen ihm bekannten Mikrotomen für das einfachste und brauchbarste
erklären. Gewohnheit thut in solchen Dingen freilich
viel. Dabei zeichnet sich dieses Mikrotom durch seinen
mässigen Preis aus. Verf hat das Instrument in der
letzten Zeit noch mit einzelnen Verbesserungen versehen.
Mechaniker Majer, Strassburg, Krämergasse, liefert das
Instrument jetzt in drei Grössen. Das grösste Format
mit schwerem Bleifuss, Teller und Glocke sammt Messer
von 77 Ctm. Länge und 5 Ctm. Breite der Klinge, in
welchem z. B. noch ganze Hirne von Kaninchen, Katzen
und kleinen Hunden geschnitten werden können, zu
68 Mark.) — 18a) Schünemann, Ein mikroskopischer
Zeichnenapparat. Giebel's Zeitschr. für die gesammten
Naturwissensch. 1874. Bd. IX. S. 566. 28. Juni. (Anzeige.) Ausführliche Mittheilung im Juliheft derselben
Zeitschrift.) — 19) Talbot, R, Das Scioptikon. 3. Auflage. Berlin, 1876. — 20) Thoma, R., Beitrag zur
mikroskopischen Technik. Virchow's Arch. 65. S. 36. —

21) Vignal, Sur le microtome congelant de Rutherford.
Journ. de l'anat. et de la physiol. p. 482. (Mit Abbildung. S. den vorj. Bericht.)

Thoma (20) beschreibt drei Objectträger, einen
für die Froschzunge, den zweiten für das Mesenterium, den
dritten für die Schwimmhaut des Frosches eingerichtet,
welche eine dauernde Irrigation der zu beobachtenden Gewebe mit bestimmten Flüssigkeiten,
z. B. Kochsalzlösung, ermöglichen. Auch bieten dieselben noch verschiedene andere Vortheile. Diese Objectträger, deren genauere Beschreibung im Original eingesehen werden muss, sind beim Mechanicus R. Jung
in Heidelberg zu 25 Mark pro Stück zu beziehen.

Verf. macht bei dieser Gelegenheit darauf aufmerksam, dass das Epithel der Froschzunge zwar einschichtig sei, aber ein mehrschichtiges vortäuschen
könne dadurch, dass die Kerne und die grösste Menge
Protoplasmas in verschiedenen Zellen in verschiedener Höhe lägen. Er schlägt vor, solche Epithelien
als „einschichtige, aber mehrzeilige“ zu bezeichnen.

(Axel Key, Till den histologiska tekniken. Nord.
med. Ark. Bd. 7. H. 4

1) Modification der Stille'schen Scheere für
mikroskopischen Gebrauch. Nach dem Ersuchen
des Verf. hat der Instrumentmacher Stille in Stockholm
die kleine Scheere, die er vor mehreren Jahren construirt
hat, modificirt. Der Vortheil der Modification des Verf.
ist dieser, dass die unterste Branche der Schere ganz
ruhig liegt, was von grossem Nutzen ist, z. B wenn
man ein Stück eines Präparates, das schon auf das
Objectglas ausgebreitet ist, abschneiden will. Eine Abbildung macht die Construction der Schoore deutlich.
2) Das Doppelmesser Stille's. Verf. meint, dass,
ob auch das Rasirmesser das wichtigste Messer für die
Histologen sei, es doch Fälle gibt, wo das Doppelmesser
von grossem Werth ist, und nimmt an, dass die Miss-
gunst, in welcher dasselbe jetzt sei, seine Ursache darin
hat, dass die Constructionen nicht gut gewesen sind.
Von einem guten Doppelmesser muss man fordern:
dass zwischen den Blättern guter Parallelismus ist; dass
die Entfernung zwischen den Klingen während des
Schnittes unverändert bleibt; dass die Klingen so lang
und breit sind, dass ein grösseres Präparat auf denselben
ausgebreitet liegen kann; dass die Schnitte von dem
Messer leicht entfernt werden können, ohne dass die
Blätter ihre Stellung ändern, und dass das Messer bequem gereinigt werden kann. Verf. meint, dass das
Messer, welches er in Verbindung mit Stille construirt
hat, die genannten Eigenschaften besitzt. Das Messer,
welches abgebildet wird, ist ganz stählern und besteht
aus zwei Branchen, deren eine Hälfte Schaft, die
andere Klinge ist. Ein einfacher Mechanismus, welcher
leicht geöffnet werden kann, vereinigt die Schäfte an
einem Ende. Hinter den Klingen kreuzen sich die zwei
Blätter wie auf einer Compressionspincette. Die Klingen
sind stark elastisch und schliessen dadurch dicht an einander. Vermittelst einer Schraube können sie gegen
einander gestellt werden. Ein leichter Druck kann das
Messer öffnen.

H. Krohn (Kopenhagen).]

D. Chemische Proceduren, Härten, Färben, Einbetten etc.

1) Daeyer, A., Zur Geschichte des Eosins. Berichte
der deutschen chem. Gesellsch. 8. Jahrgang. S. 146. —
2) Beatty, George D., Double staining of Wood and
other Vegetable Sections. Monthly microsc. Jourd. Aug.
p. 57. (Empfiehlt Benzoleinschluss zur Conservirung von

Anilinfarben.) — 3) Cornil, V., Sur la dissociation du violet de méthylaniline et sa séparation en deux couleurs sous l'influence de certains tissus normaux et pathologiques, en particulier par les tissus en dégénérescence amyloïde. Compt. rend. T. 80. p. 1238. s. a. Gazette des hôpitaux. No. 61. p. 486. — 4) Dépierre, J., Ueber das Eosin. Dingler's polyt. Journ. Bd. 217. S. 706. (Zur Notiz.) — 5) Duval Jouve, J., Sur les moëlles à employer dans les travaux de microtomie. Bullet. de la société botanique de France. T. 21. 1874. Revue des sc. méd. IV. 720. — 6) Fischer, E., Eosin als Tinctionsmittel für mikroskopische Präparate. Arch. f. mikrosk. Anatomie. Bd. XII. S. 349. (Empfehlung des Eosins, namentlich in alkoholischer Lösung, besonders weil es Erhärtung und Färbung der Präparate in einem Act vorzunehmen gestattet.) — 7) Floischer, R., Die Bunge'sche Einbettungs-Methode. Virchow's Arch. 65. Band. S. 546. (Verfasser theilt mit, dass das von Bresgen beschriebene Einbettungsverfahren nicht von ihm, wie Bresgen angegeben, sondern von Dr. Bunge in Dorpat herrühre.) — 8) Golding Bird, H., imbedding in Elder Pith for cutting sections. Quart Journ. micr. Sc. Nro. 57. p. 23. (Verf. plaidirt warm für die Einbettungsmethode in Hollundermark im Wesentlichen nach dem von Ranvier, s. Traité technique d'Histologie. vorgeschlagenen Modus; auch empfiehlt er das von Véricq verfertigte Ranvier'sche Mikrotom. S. a. den Ber. f. 1874. I. Härten. Einbetten.) — 9) Hamilton, D. J., On Myelitis, being an experimental inquiry into the pathological appearances of the same. Quart Journ. micr. Sc. New Ser. No. 60. p. 335. (Zum Härten und Färben von Rückenmark empfiehlt Verf.: 1) Quer-Einschneiden des Markes nach Entfernung der Dura auf zolllange Distanzen. 2) Einlegen für 24 Stunden in eine Mischung von Chromsäure, Methylalkohol ℥ xx, Wasser ℥ x. Man löse die Chromsäure in Wasser und gebe dann den Alkohol zu. Die Erhärtung geschehe womöglich in einem Eisschranke bei 0°. Die Flüssigkeit muss jeden Tag erneuert werden. 3) Während der zweiten Woche erhärte man in Chromsäure, Methylalkohol ℥ x, Wasser ℥ xx. Man erneuere, sobald sich Niederschläge zeigen. 4) In der der dritten Woche nehme man: Chromsäure, Wasser ℥ xxx, erneuere jede Woche bis zur fünften oder sechsten; es sind dann die Stücke sehr gut schnittfähig. Bei grösseren Thieren nehme man die Lösung etwas stärker. Dünne Schnitte bringe man 5 - 10 Minuten in Carmin ℥ j. Liq. ammon. fort. ℥ j und Wasser ℥ iv. wasche sie dann in Essigsäure gtt. vi, Wasser ℥ iv, dann in reinem Wasser. Jetzt bringe man sie in Methylalkohol, Nelkenöl und schliesse sie ein in Dammarlack ℥ j. Chloroform ℥ j, Nelkenöl ℥ j.) — 10) Heckel, E., De quelques phénomènes de localisation des matières minérales et organiques chez les Mollusques, Gastéropodes et Céphalopodes. Compt. rend. T. LXXIX. p. 614. (Die von Heckel mitgetheilten Versuche sind vielleicht deshalb auch für den Histologen interessant, weil sich herausgestellt hat, dass bei Fütterung mit verschiedenen Mineralsalzen so wie mit Krapp, gewisse Organe und Gewebe der Mollusken sich mehr oder weniger intensiv färben. So z. B. färben sich die Ganglienzellen von Helix aspersa und Zonites algirus nach längerer Zumischung von neutralem essigsaurem Bleioxyd zum Futter (Getreidemehl) fast ganz schwarz (Bleisulfat). Krappfütterung färbt die Skeletknorpel der Cephalopoden intensiv roth, während die Kalkschale (Os sepiae z. B.) ganz ungefärbt bleibt. Möglicherweise sind diese Facta bei histologischen Untersuchungen zu verwerthen.) — 11) Huguenin, Gebrauch von Dahlia Anilin, um die Axencylinder des Marks zu färben. Correspondenz-Blatt für Schweizer Aerzte. No. 10. 1874. — 12) Jacquemin, Fixation des couleurs d'anilino. Ibid. p. 93. — 13) Jürgens, R, Eine neue Reaction auf Amyloidkörper. Virchow's Arch. 65. Band. S. 189. (J. kam unabhängig von Cornil zu demselben Resultate: er erhielt das „Jodviolett", eine aus Jod-

methyl und Anilin hergestellte Verbindung, aus der Anilinfarbenfabrik von De Nève in Berlin, so dass es schwer zu sagen ist, ob er genau denselben Farbstoff hatte, wie Cornil.) — 14) Keen, Ueber Anwendung des Chloral in der Anatomie. Pathologie und Chirurgie. Amer. Journal N. S. CXXXIX. S. 76, 150. — 15) de Laire, Nouveau procédé pour la préparation des matières colorantes bleues directement solubles dans l'eau. Moniteur scientif. Janv. p. 91. — 16) Moriggin, A. und Bompiani, A., Ueber die Isolirung der menschlichen Knochenkörperchen. Moleschott's Untersuchungen zur Naturlehre S. 483. (Man lege eine kleine frische Scherbe compacter Substanz vom Oberschenkel eines Erwachsenen in ein geschlossenes Gefäss, welches etwa 30 Ccm. folgender Mischung enthält: rohe Salpetersäure von 1400 spec. Gew. 5 Ccm., Salzsäure (1200) sp. G.) 10 Ccm, Wasser 10 Ccm.; man halte eine Temperatur von 20 bis 24° C.; die Körperchen isoliren sich binnen 30 Min. Langsamer, aber besser conservirend, wirken Salzsäure von 30 pCt. (3 Tage), 40 pCt. (2 Tage bis 28 Stunden), 50 pCt. (3 bis 10 Stunden). Die beste Aufbewahrungsflüssigkeit ist Liquor Pacini. — Bezüglich der Deutung der so isolirten Körperchen schliessen die Verff. an E Neumann sich an.) — 17) Pin, G., Leaves stained and mounted in „Deane's Gelatine". Quart. Journ. micr. Sc. No. 59 p. 330. (Empfiehlung von Deane's Gelatine als Einschlussmittel.) — 18) Poole, W. H, A double Staining with Haematoxylin and Aniline. Ibid. No. 60 p. 375. — 19) Pouchet et Le Goff, Sur la fixation du Carmin de cochenille dans les éléments anatomiques vivants. Gaz. méd. de Paris. No. 52 p. 649. (Nach Einführung feinen, in Wasser vertriebenen Carmins in Froschlymphsäcke sahen die Verff. denselben in körniger Form in den Leucocyten, bald aber zeigt sich das Bindegewebe und besonders dessen Zellen durch gelösten Carmin diffus gefärbt. Ungefärbt bleiben die Epithelien, die Linse, die Knochensubstanz, die Muskeln, Nerven und die Cornea, während die Sclera tingirt wird. Bemerkenswerth ist auch eine leichte Färbung der Aussenglieder der Retinastäbchen. Diese Erfahrungen widersprechen der älteren Gerlach'schen Annahme, dass lebende Gewebe nicht durch Carmin gefärbt würden. — Uebrigens ist die Färbung lebender Gewebe durch Carmin längst bekannt. Ref.) — 20) Rosenstiehl, A., Recherches sur les relations qui existent entre les différentes matières colorantes de la garance et le rôle qu'elles jouent dans la teinture. Ann. chim. et phys. Mars. p. 311. (S. auch Dingler, polyt. J. Bd. 214. Heft 6.) — 21) Derselbe, Recherches sur les matières colorantes de la garance. Compt rend. T. LXXIX. p. 680 u. 764. (Bei dem vielfachen Gebrauch, den bei histologischen und physiol. Untersuchungen von der Krappfärbung gemacht wird, glaubt Ref. auf diese Artikel hinweisen zu sollen.) — 22) Richardson, B. Wills, Intestinal glands of Mouse Quart. Journ. micr Sc. No. 57. p. 101 u. 102. (Histol. nichts Bemerkenswerthes: Verf. ersetzt, um Gewebe gleichzeitig für's Zerzupfen zu erweichen und zu färben, das Ammoniak der Carminlösung durch Kali.) — 23) Stirling, D., On a new method of preparing the skin for histological examination. Journ. of anat and physiol. Vol. X. p. 185. (1 Ccm. reine Salzsäure. 500 Ccm. Wasser von 3s Centigraden und 1 Grm. Pepsin werden zu einer Verdauungsflüssigkeit verarbeitet. Die Haut in Stücken über einen Glasdialysator gespannt, bei 38° C. 2 - 8 Stunden lang der Wirkung ausgesetzt, wird sehr durchsichtig und quillt stark auf. Sie kann dann in gewöhnlicher Weise gehärtet, geschnitten und gefärbt werden, und liefert gute Bilder, besonders vom Verlauf der elastischen Fasern) — 24) Woodman, B, On a natural method of mounting certain microscopic Specimens. Quart Journ. micr. Sc. No. 58 p. 200. (Empfiehlt Sputa, Harnsediments mit ihrem natürlichen Medium unter Zusatz concentrirter Carbolsäurelösung mittelst eines guten Lacks einzuschliessen; er habe auf diese Weise Präparate 14 Jahr ohne Veränderung aufbewahrt.) Man vergleiche auch: IV. 9—11. Untersuchung der Bornhaut, der Sehnen, Muskeln und Nerven. — VI. 6. Einbettungsmasse. — VI. 11, 13 Injection der Leberlymphgefässe; Verfahren zur Darstellung des interstitiellen Bindegewebes der Leber. Lösung von Asphalt in Chloroform als Injectionsmasse — VI. 25. Verfahren zur Untersuchung der Milz. VI. 46. Injection der Saftlücken des Diaphragmas. — VI. 47. Feuchte Kammer von Vórick. — VI. 4. Apparat zur Infusion von Farbstoffen ins Blut. — VIII A. 22 Isolirung von Ganglienzellen. — VIII. A. 27. Untersuchung mit Goldchlorid. (Loewit's Verfahren.) — VIII. A. 24. Mikrotom von W. Krause — VIII. A. 24. Untersuchung von Nervenfasern und Ganglienzellen — VIII. A. 33. Untersuchung mit Goldchlorid (Nesterowsky's Verfahren). — X. A. 13 Untersuchung der Zähne. — X. A. 16 Untersuchung der Leber mittelst Goldchlorid (Kupffer) — VIII. C. 2 Untersuchung des Centralnervensystems mittelst chromsaurer Salze und Silbernitrat (Golgi) — XIV. C. 6. Selbstinjection bei niederen Thieren. — Entw.'II. B. 6. Macerirungsflüssigkeit.

Cornil (3) fand, dass das Methylanilin-Violet und das von Lauth entdeckte sog. Pariserblau verschiedenen Geweben verschiedene Farbentöne mittheilen. Eine wässrige Lösung von Methylanilin färbt z. B. Holzfaser und Cellulose violett, lässt dagegen Amylum und Fett ungefärbt. Bindegewebsfasern färben sich leicht violett, elastische Fasern nehmen einen mehr gesättigten, violetten Farbenton an. Beim hyalinen Knorpel färbt sich die Grundsubstanz violett-roth, die Zellen und Knorpelkapseln violett-blau. In Glycerin halten sich die Farben nicht. Besonders empfiehlt Verf. diese Farbstoffe für amyloid entartete Organe; die geringsten Spuren amyloider Substanz färben sich roth, während die gesunden Gewebselemente mehr blau gefärbt erscheinen.

Poole (18) empfiehlt für die Färbung von Hirngewebe, da Hämatoxylin vorzugsweise die Zellkerne. Anilinblau das Protoplasma tingirt, eine Doppelfärbung mit beiden Substanzen. Er bringt die Schnitte zunächst 20—24 Stunden in eine nach Frey's Vorschrift (S. „das Mikroskop") bereitete Hämatoxylin-Alaunlösung, wäscht sie dann erst in verdünntem Alkohol und darauf in destillirtem Wasser gut aus, bis aller Alkohol entfernt ist. Dann werden sie für ¼ - ½ Minute in eine Anilinlösung gebracht, darauf wieder in Spiritus gewaschen und in der gewöhnlichen Weise in Dammarlack eingebettet. Die Anilinlösung muss soweit verdünnt sein, dass man leicht und klar durch dieselbe unterliegende Gegenstände sehen kann. (Verfasser vergisst nur zu sagen, in wie dicker Schicht er sich dabei die Lösung denkt.)

II. Elementare Gewebsbestandtheile, Zellenleben, Regeneration.

1) Alt, A., Beiträge zur Kenntniss der anatomischen Verhältnisse des Heilungsvorganges nach Iridectomie. Archiv für Augen- und Ohrenheilkunde. Bd. IV. S. 239. (Wenn über vorstehende Arbeit auch an einer anderen Stelle des Berichtes referirt werden wird, so will Ref. mit Rücksicht auf die darin besprochenen, histogenetischen Vorgänge: directe Heilung durch Verklebung der Wundränder der Iris, Hinüberwachsen des vorderen und hinteren Irisepithels über die Wundfläche bis zur Begegnung und Uebergehen in einander, ferner Bildung einer Art Glasmembran über dem Irisstumpf bei Kaninchen u. a., dieselbe hier ebenfalls citiren.) — 2) Armauni, Sulla trapiantazione degli epiteli. Il Mo-

vimento medico chirurgico 9—11. (Armanni fand, dass aus den bindegewebigen Hornhautkörperchen ächte Epithelzellen hervorgehen können, was von Durante am genannten Orte bestritten wird.) - 3) Auerbach, L., Zur Lehre von der Vermehrung der Zellkerne. Ibid. 1876. Nr. 1. — 4) Derselbe, Zelle und Zellkern, Bemerkungen zu Strassburger's Schrift: „Ueber Zellbildung und Zelltheilung". Beiträge zur Biologie der Pflanzen herausgegeben von Ferd. Cohn. Bd. II. Hft 1 1876. S. 1. — 5) Bert, P., Sur le mécanisme et les causes des changements de couleur chez le caméléon. Journ. de zool. par Gervais. T. IV. p. 488. s. auch Compt. rend. -- 6) Brodowski, W., Ueber den Ursprung sogenannter Riesenzellen und über Tuberkeln im Allgemeinen. Virch. Arch. 63. Band. S. 113. -- 7) Brunton und Fayrer, On the action of Crotalus-poison on microscopic life. Proceedings Royal Soc. No. 159 Monthly micr. Journ. June. p. 249. (Nach Brunton's und Fayrer's Untersuchungen beschleunigt Cobra - Gift zuerst die Flimmerbewegung, bringt sie aber dann bald zum Stillstand. Die Bewegung weisser Blutkörper scheint nach den vorliegenden Daten wenig beeinflusst worden zu sein. Aehnlich wie auf Flimmerhaare wirkt das Gift auf quergestreifte Froschmuskeln und Infusorien. Wenig angegriffen wurden die Flimmerhaare von Lamellibranchiern.) — 8) Bütschli, O., Vorläufige Mittheilung über Untersuchungen betreffend die ersten Entwickelungsvorgänge im befruchteten Ei von Nematoden und Schnecken. Zeitschr. f. wiss. Zool. 25 Bd. S. 201. — 9) Derselbe, Vorläufige Mittheilung einiger Resultate von Studien über die Conjugation der Infusorien und die Zelltheilung. Ibid. S. 426. — 10) De Vincentiis, C., Della struttura e genesi del calazion con osservazioni sulla origine epiteliale delle cellule giganti. Ann. di ottalmolog. anno V. Fasc. 1. (Verf. lässt Riesenzellen aus den Epithelzellen der Meibom'schen Drüsen hervorgehen.) — 11) Durante, F., Gli epiteliomi. Tesi di concorso per la cattedra di anatomia patologica nell' università di Catania. Roma. 90 pp. III Taff. — 12) Eimer, Th., Ueber amöboide Bewegungen des Kernkörperchens. Archiv f. mikr. Anatomie. Bd. XI. S. 325—328. — 13) Frommann, C., Zur Lehre von der Structur der Zellen. Jenaische Zeitschr. für Med. und Naturw. IX. Heft 3. — 14) Ganeau, Mémoire sur le protoplasma végétal. Compt. rend. T. 79. No. 8. 1874. p. 13. — 15) Gayat, J., De la non-régénération du cristallin chez l'homme et chez les lapins, Compt. rend p. 483. T 81. (Gayat spricht sich in präciser kurzer Fassung bestimmt dafür aus: 1) dass beim Menschen kein Fall von Linsenregeneration bekannt sei, und dass 2) auch bei Kaninchen keine Regeneration der Linse vorkomme, selbst, wenn die Kapsel erhalten sei. Die Linsenfaser-ähnlichen Massen, welche man einige Wochen nach der Extraction innerhalb der Kapsel finde, seien nichts anders als weiter entwickelte Reste zurückgebliebener Linsensubstanz, die sich nie ganz entfernen lasse.) — 16) Guaita, L., La formazione libera degli elementi. Annali universali. Febbr. — 17) Harting, P., Les chromatophores des embryons de Loligo vulgaris. Niederländisches Arch. für Zool. herausgegeben von C. K. Hoffmann. Bd. II. p. 8. — 19) Jacobson, Alex., Ueber das Vorkommen von Riesenzellen in gut granulirenden Wunden der Weichtheile beim Menschen. Virch. Arch. 65. Bd. S. 120. (Aus dem pathologischen Institute zu Berlin. Verf. beschreibt Riesenzellen aus gesunden Granulationen. Er hält sie für wahrscheinlich, dass dieselben hier auch anderwärts von Leucocyten abstammen, ohne jedoch die Möglichkeit einer andern Entstehung (Brodowsky, s. d. Ber., Wegner, Schüppel u. A.) bestreiten zu wollen) — 20) Kidd, P., Observations on spontaneous movement of nucleoli. Quart. Journ. microsc. Sc. New. Ser. April. p 133. (Aus dem Laboratorium von E. Klein, London.) — 21) Kupffer, C., Ueber Differenzirung

4*

des Protoplasma an den Zellen thierischer Gewebe. Vortrag im physiol. Ver. in Kiel. Schriften des naturwissenschaftlichen Vereins für Schleswig-Holstein. Heft III. — 22) Maggi, L., Uebergang der Cellulartheorie in die Plastidentheorie. Gazz. Lombard. 7. Ser. II. p. 10. — 23) Mayaci, W., Ueber eigenthümliche Vorgänge bei der Theilung der Kerne in Epithelzellen. Centralbl. für die med. Wissensch. No. 50. — 23a) Nüesch, J., Die Necrobiose in morphologischer Beziehung betrachtet. gr. 8. m. Holzschn. Schaffhausen — 24) Pfeffer, Ueber den Primordialschlauch. Botanische Zeitung. Oct. (Wo wässrige Lösungen in Berührung mit Protoplasma kämen, solle sich eine feine Membran — der Primordialschlauch — bilden. Diese Häutchenbildung kommt dadurch zu Stande, dass gewisse, im Protoplasma lösliche Eiweissstoffe in Wasser unlöslich seien. Die Häutchenbildung hält dann den weiteren Verkehr zwischen Wasser und diesen Eiweissstoffen ab.) — 25) Philipeaux, Note sur les résultats de l'extirpation complète d'un des membres antérieurs sur l'Axolotl et sur la salamandre aquatique. (Gaz. méd. de Paris 1874. p. 105. — 26) Derselbe, Expériences montrant que les mamelons extirpés sur de jeunes Cochons d'Inde ne se régénèrent point. Compt. rend. 8. Févr. p. 402. (Nach vollkommener Exstirpation der Brustwarzen bei jungen Meerschweinchen sab Verf., ungeachtet die Thiere trächtig wurden, die Brustdrüse und die Ductus galactophori sich entwickelten, niemals eine Regeneration der Warze. Er stützt damit aufs Neue den von ihm bekanntlich aufgestellten Satz, dass eine Regeneration von Organen nur dann vorkomme, wenn diese Organe nicht vollständig entfernt worden waren. S. das Ref. für No. 27.1 — 27) Derselbe, Expériences montrant que les mamelles enlevées sur de jeunes cochons d'Inde femelles ne se régénèrent point. Compt. rend. T. 81. p. 201. — 28) de Sinéty, Sur l'ablation des mamelles chez les Cobayes. Ibid. p. 244. — 29) Porta, L., Dell' innesto epidermico delle piaghe. Mem. del reale istituto lombardo. Vol. XIII 1874. p. 1. — 30) Sesumou, Untersuchungen über den temporären und dauernden Verschluss der Gefässlumina nach Unterbindung. Gekrönte Preisschrift der Breslauer med. Facultät. 1874. (Verf. betrachtet die Leucocyten als die Organisationselemente des Thrombus.) — 31) Riedel, B., Die Entwickelung der Narbe im Blutgefässe nach der Unterbindung. Deutsche Zeitschr. f. Chirurgie. VI. S. 459. (Ref. muss sich mit Rücksicht darauf, dass an einer anderen Stelle des Berichtes ein eingehenderes Referat gegeben wird, hier auf die histogenetische Notiz beschränken. Ref. die jungen Gewebselemente, welche nach Thrombosirung der Blutgefässe, die sog. Organisation des Thrombus und endlich den definitiven Verschluss des Gefässes bewirken, von einer Proliferation des Endothels ableitet. Eine Betheiligung der ursprünglichen Leucocyten des Thrombus (Virchow, C. O. Weber) oder eingewanderter Leucocyten (Bubnoff) vermochte er nicht nachzuweisen. Dagegen haben auch in manchen Fällen die tiefer in der Gefässwand liegenden Bindegewebszellen der Media und Adventitia, denen Tschaussoff und Dudukaloff die Hauptbetheiligung zuschrieben, einen Antheil an der Bildung des Verschlussgewebes. Es gelang nicht zu constatiren, ob auch die von Kölliker und Eberth beschriebenen, zwischen Endothel und Intima elastica gelegenen, grossen Zellen daran participiren. Das Fibrin nimmt sicher Theil, sondern wirkt eher hemmend.) — 32) Rollet, Alex., Ueber physiologische Regeneration der Epithelien. Sitzgsber. d. Vereins der Aerzte in Steiermark. XL S. 4. — 33) Rosenthal, E., Die Regeneration des Knochenmarkes in den Diaphysen. Moskauer med. Bote. 1873. No. 8 und 9 (Russisch). — 34) Sabatier, A., Sur les cils musculoides de la Moule commune. Compt. rend. T. 81 p. 1060. — 34a) Schulz, Herm., Ueber den Einfluss der Nervendurchschneidung

auf die Gewebe. gr. 8. 30 S. Königsberg 1874. — 35) Schwanninger, E., Ueber Transplantation und Implantation von Haaren. Diss. München. (Schwenninger implantirte auf granulirende Wunden in 7 Fällen mit Erfolg Haare mit den Wurzeln unter Beobachtung des Auftretens von Narbeninseln. Dieselben gingen von den Zellen der Wurzelscheiden aus. Bei einer Reihe von Kaninchen und Hunden implantirte er Haare mit den Wurzeln in die vordere Augenkammer und constatirte Anwachsung an die Iris oder Cornea unter Wucherung der Zellen der Wurzelscheide. Weiteres an einer anderen Stelle dieses Berichtes.) — 36) Sorby, H. C., On the colouring matter of Bonellia viridis. Quart. Journ. micr. Sc. No. 58 p. 166. (Von mehr physiologischem Interesse; behandelt vorzugsweise die spectroskopischen Eigenschaften des grünen Farbstoffes der Bonellia.) — 37) Strasburger, E., Ueber Zellbildung und Zelltheilung. Jena. 8, VII. Taf. 256 SS. — 38) Strawinski, W., Ueber das Schicksal des in das Blut von Thieren eingeführten Zinnobers. Arbeiten aus dem Laborat. der med. Facult. der Univers. Warschau. 1. Lief. Warschau. 1874. S. 177. (Russisch.) — 38a) Stricker, S., Die lebende Materie. Wiener Abendpost. 1873, No. 58 und 59. — 39) Tschistiakoff in „Botanische Zeitung", 1875, No. 1—7, ferner in „Pringsheim's Jahrbücher", Bd. X. (Verf. gibt den Thatsachen nach ähnliche Beschreibungen vom Theilungsprocesse der Kerne der Pflanzenzellen wie Strasburger, s. No. 37, möchte aber den gestreiften Körper nicht einfach als den alten Mutterkern ansehen, weshalb er ihn auch mit einem besonderen Namen, als „Pronucleus" bezeichnet.) — 40) Terrillon, Etude expérimentale sur la contusion du foie. Travaux du laboratoire d'histologie du collège de France. année 1875, p. 22. (Die Narbenbildung erfolgt von Leucocyten aus, nicht von Leberzellen; vgl. Ber. f. allg. Pathologie.) — 41) Thoma, R., Anatomische Untersuchungen über Lupus. Virchow's Arch. 65. Bd. S. 300. (Verf. beschreibt Riesenzellen in luposen Geweben, welche er als Metamorphosen lymphoider Elemente anfasst. S. Ber. f. pathol. Anat.) — 42) Uwersky, Al., Zur Frage über die traumatische Leberentzündung. Virchow's Arch. 63. Band, S. 189. (Die im Bericht über Pathologie referirte Arbeit muss auch hier erwähnt werden, da sie für die Lehre von der Neubildung des Bindegewebes von Interesse ist. Verf. lässt dasselbe wahrscheinlich aus farblosen Blutzellen hervorgehen und verneint jeden Antheil der Leberzellen an irgend welchen progressiven Processen (Eiterung, Neubildung. S. a. No. 40.) — 42a) Wengler, Rich., Ueber die Heilungsvorgänge nach Verletzung der vordern Linsenkapsel. gr. 8. 36 SS. Göttingen 1874. — 43) Ziegler, E., Experimentelle Untersuchungen über die Herkunft der Tuberkelelemente mit besonderer Berücksichtigung der Histogenese der Riesenzellen. Würzburg 8. 108 SS. 5 Taff. — Man vergleiche ferner: VII. 1. Contractilität und Doppelbrechung. — VIII. A. 4. Regeneration der Hornhautnerven. — VIII. A. 37. Amöboide Bewegungen an Ganglienzellen. — IX. B. 2. Amöboide Bewegungen der Chromatophoren von Cephalopoden. — IX. A. 9. Cuticularbildungen im Allgemeinen. Intercellularsubstanz, Zellenmembranen. — XII. A. 10. Bildungsweise der Membranae propriae. — XIV. A. 22. Allgemeines über Zelltheilung, Kerntheilung und Sprossung. — XIV. B. 17. Muskelzellen mit Cuticularbildungen. — XIV. D. 33, 34. Homologie der Gewebe und Keimblätter. — Entw. I. 40. Keru und Zelle. Kerntheilung etc. — Entw. I. 41. Bildung der Zona pellucida. — Entw. II. 8a. Vorgänge bei der Zell- und Kerntheilung. — Entw. III. C. Mollusken, 2, 3, 4, 5. Zell- und Kerntheilung bei den Mollusken. — Entw. II. A. 35 b. Kerntheilung bei Forelleneiern.

Frommann (13) macht weitere Angaben über feinere Structurverhältnisse verschiedener Zellen, namentlich der Blutzellen des Krebses und der Ganglienzellen, welche sich an seine früheren Mittheilungen (Untersuchungen über die normale und pathologische Anatomie des Rückenmarkes) anschliessen. Demzufolge müssen ausser Kern und Kernkörperchen noch ein System feiner Fadennetze, welche überall in den Knotenpunkten Körner tragen, und eine dieses Netzwerk ausfüllende, hellere Substanz angenommen werden. Diese körnerhaltigen Fadennetze durchsetzen auch die Kernmembran, dringen in das Innere des Kerns ein und treten mit den Kernkörperchen in Verbindung. Sie dringen nach aussen über den Bereich der Zelle hervor und treten in die Grundsubstanz ein. Verf. discutirt hier die Frage nach dem Verhalten des Zellprotoplasmas bei der Grundsubstanzbildung. Genauer gedenkt er freilich nur des Ossificationsprocesses, wo er eine Mittelstellung einzunehmen scheint. Wenigstens spricht er von Fällen, in denen Zellprotoplasma direct ins Grundsubstanz sich metamorphosirt, und von anderen, wo zuerst die Grundsubstanz durch einen Secretionsprocess gebildet werde, nachträglich aber auch die feinen Zellenfortsätze, die in der Grundsubstanz stecken, so wie ein Theil der Zellleiber selbst, in die Grundsubstanz aufgingen.

Bei den Blutkörperchen der Krebse beschreibt er eingehend Vacuolenbildungen aus den grösseren Körnern – welche Vacuolen sich bilden und auch wieder verschwinden —, Umbildungen grösserer Körner zu Fadennetzen mit kleineren Körnern, Bewegungen der Körner, welche er als Lebenserscheinungen der Zelle deutet. Man vgl. hier die Angaben Heitzmann's, s. Ber. f. 1873; Frommann bezieht sich auch auf die letzteren, ist aber in vielen Dingen offenbar der Vorläufer von Heitzmann gewesen.

Kupffer (21) fand bei Controlversuchen mit natürlicher Injection nach der Methode von Chronssczowsky dieselben Erscheinungen von rundlichen Portionen des Farbstoffes innerhalb der Leber-Zellen, durch äusserst feine, blaue Fädchen mit den nächsten intercellulären Gallencanälchen in Verbindung, wie bei der künstlichen Injection der Gallenwege. Ferner fand er namentlich bei Fröschen den Farbstoff auch angeordnet in feinen, netzförmigen Zügen innerhalb der Zellen, oder in gestreckten Zügen. Er formulirt das Hauptergebniss seiner Untersuchungen selbst: „Die Leberzelle des Frosches besteht, abgesehen vom Kern, aus zwei deutlich von einander unterscheidbaren Substanzen, einer hyalinen, der Masse nach überwiegenden Grundsubstanz, die der eigentliche Form bedingende Theil ist, und einer spärlichern, feinkörnig fibrillären, die in die erstere eingebettet ist." Als Härtungsmittel wurde ½ pCt. Osmiumsäure angewandt, welche dieselben Bilder lieferte als das frische Object. Die hyaline Substanz (Paraplasma, Kupffer) bleibt pellucid, leicht bräunlich, während die netzförmige, fibrilläre centrale Substanz (Protoplasma) dunkler gefärbt erscheint. Dabei tritt keine Schichtung auf. In der

netzförmig verzweigten Anordnung der Fäden geht der Hauptzug derselben von der das Blutgefäss tangirenden Oberfläche der Zelle zu der das Gallengängchen begrenzenden Kante. Namentlich schön zu sehen auf Querschnittsbildern. Die Protoplasmafäden dringen bis ins Lumen des Gallenganges vor. Schweifen Fädchen von diesem Hauptzuge ab, so verbinden sie sich als grossen polygonalen Maschen und gehören zu den feinsten, häufig ohne Körner. Der Kern liegt meist in der Centralmasse des Protoplasma, stets aber durch feine Fäden umsäumt, wenn er von der Masse abgerückt ist, so dass mit dem „Protoplasma" in Verbindung ist. In einzelnen Fällen umgiebt dieses den Kern in einer klumpigen, compacten Masse ohne Ausläufer.

An frischen Zellen (in Humor aqueus, 0,6 pCt. NaCl, Jodserum in der feuchten Kammer bei 20 bis 24° C.) konnte Verf. Bewegung an den Fäden beobachten, ähnlich der Protoplasma-Bewegung der Pflanzen. Nach ½ Stunde trat Tendenz zu centripetaler Contraction ein. Zellen in 10 pCt. NaCl 13–24 Stunden eingelegt, verkleinern ihre Dimensionen kaum merklich.

Im Kern erfolgt eine feste Abscheidung, das Protoplasma bleibt deutlich sichtbar, löst sich häufig vom Kern ab; das Protoplasma bleibt klar. Jetzt in wässriger Jodlösung gefärbt, wird das Protoplasma lebhaft gelb, Paraplasma und Kern bleiben fast ungefärbt. HCl 1 pro mille wirkt ebenfalls auf beide verschieden. Das Protoplasma widersteht länger und zerbröckelt schliesslich. Der Kern wird fein getrübt und scheidet mehrere, stark lichtbrechende Kornkörperchen aus.

Essigsäure trübt mit zunehmendem Concentrationsgrade mehr und mehr das Paraplasma. Durch Auswaschen mit Wasser wird das Protoplasma wieder sichtbar. Dies würde für Mucingehalt des Paraplasma sprechen, jedoch geht Verf. auf eine chem. Characterisirung nicht ein. Aus der Anordnung der Fäden etc. zieht er den Schluss, dass das „Protoplasma" der Leberzelle des Frosches die Stoffbewegung von der Blutbahn und Lymphbahn zur Secretbahn beherrsche, wie es namentlich die Ausscheidung des injicirten Farbstoffes vorwiegend in dem Protoplasma der Leberzelle darthue.

Als beste Methode empfiehlt Verf. Schnitte mit dem Doppelmesser am frischen Object. Verf. verwandte bei Anilinblau zur Fixation und Härtung 3pCt. Chromsäure-Lösung und kaltgesättigte Lösung von schwefelsaurem Natron ein.

Dieselben Verhältnisse zwischen Paraplasma und Protoplasma fand Kupffer an Dentinzellen. Er empfiehlt zur Untersuchung die Backzähne junger Kälber. In Beziehung auf die Zellen der Harncanäle möchte Verf. sich gegen die Existenz einer Kittsubstanz (Heidenhain) aussprechen, da die zahlreichen, unter sich und der Achse der Zellen parallelen Fortsätze gegen beide Enden, namentlich aber gegen das äussere (centrale, der Propria aufsitzende) Ende, welche die hyaline

Substanz durchsetzen, eine Spaltbarkeit dieser Substanz in longitudinale, stäbchenähnliche Stücke prädisponiren. Nach den Erfahrungen des Verf. findet sich der Farbstoff in den Zügen des Protoplasma, während Heidenhain es gerade in den Stäbchen (dem Paraplasma) Kupffer's sieht.

Bei Eintritt von Nervenfibrillen in die Drüsenzellen treten diese immer mit den Protoplasmafortsätzen zusammen, und fällt mit diesem Nachweis das Postulat eines intercellulären Terminalapparates fort.

Bei künstlichen Injectionen der Gallenwege läuft nun die Masse entweder längs der Protoplasmafädchen, oder der contractile Faden zieht sich vor der andringenden Masse zurück. Keinenfalls handelt es sich um die Füllung präformirter Canäle.

Anlässlich der Arbeit von Brandt (Archiv f. mikr. Anatomie Bd. X.) veröffentlicht Eimer (12) Beobachtungen über amöboide Bewegungen des Kernkörperchens im Ei von Silurus glanis, die er conform den von den andern Autoren gesehenen beschreibt und abbildet. Am Schlusse seiner Mittheilung spricht er sich über eine ihm von Auerbach missverständlich zugeschriebene Ansicht aus, nach der er dem Kerne ein „festes, mehrschaliges Gefüge" geben soll. Eimer hat den Ausdruck „Schalen" nur bildlich aufgefasst und findet nirgends angedeutet, dass er sie sich als fest dächte.

Kidd (20) beobachtete an den Kernkörperchen junger Epithelzellen aus der Mundhöhle des Frosches ähnliche amöboide Bewegungen, wie sie zuerst von v. La Valette, St. George, Balbiani und Metschnikoff, neuerdings von Auerbach, Brandt und Eimer (s. d. Ber.) an den Kernkörperchen anderer Zellen, namentlich von Eizellen Wirbelloser beobachtet wurden sind, s. Ber. f. 1873 u. 1874. Die Beobachtungen wurden bei einer Temperatur von 39° C. auf einem Stricker'schen Wärmetisch mit Hartnack X. angestellt.

Nach den Untersuchungen Hartings (17) liegen die Chromatophoren der Cephalopoden — untersucht wurden besonders Loligo-Embryonen — in kleinen Cavitäten, deren Grenzcontour ein zwar sehr feiner, aber bestimmter ist. Ob eine besondere Wandung vorhanden ist, will Verf. nicht entscheiden. Sternförmige Verlängerungen, mittelst deren die einzelnen Chromatophoren untereinander anastomosiren, ähnlich wie bei andern Thieren und wie Boll sie auch von den Cephalopoden beschrieben hat, existiren hier nicht.

Auch kann Verf. den Zusammenhang der von Harless und Boll beschriebenen, radiären kornhaltigen Fasern, welche wie Speichen jede Chromatophore umgeben, mit dieser selbst oder der Wandung des die Chromatophore bergenden Raumes nicht zugeben und bestreitet daher auch gegen Boll, dass diese Radiärfasern musculöser Natur wären und die Vergrösserung der Chromatophoren, welche bekanntlich in regelmässigem Spiel mit einer Verkleinerung abwechselt, als ein bezüglich der Chromatophoren rein passiver Act von der Contraction dieser Fasern

abhängig sei. Harting fasst vielmehr die Chromatophoren als amöboide Zellen auf, deren Contraction (Verkleinerung) die active Phase, deren Dilatation (Vergrösserung) die passive Phase ihrer rhythmischen Bewegung darstelle. Die radiären Fasern seien vielleicht nervöser Natur. Ist diese Vorstellung richtig, so scheinen kaum irgend welche Gebilde mehr geeignet, dieeinfache Protoplasmabewegung zu studiren, als diese Chromatophoren, worauf Barting ausdrücklich hinweist. Kerne konnte er in den Chromatophoren mit Sicherheit nicht nachweisen.

Sabatier (34) beschreibt an den Kiemen von Mytilus Scheiben, welche zwischen den Kiemenblättchen liegen und letztere mit einander verbinden. Diese Scheiben bewegen sich rhythmisch, indem sie sich in der Minute etwa 70 Mai contrahiren und wieder ausdehnen. Sie bestehen wieder aus Zellen, die mit dichtem Cilienbesatz versehen sind, und mittelst der Cilien ineinanderstecken. Auch die Cilien der isolirten Zellen zeigen diese rhythmische Bewegung. Verf. meint, dass hier Organe vorlägen, welche eine zwischen Cilien- und Muskelbewegung vermittelnde Rolle spielen.

Brodowski (6) betrachtet die Riesenzellen als hypertrophirte junge Blut- resp. Lymphgefässsprossen bez. Blutgefässkeime, die er auch zum Theil mit fertigen Gefässen im Zusammenhange sah, und von Gefässen ausinjiciren konnte. Er schlägt für diese Zellen einen bereits von Rouget, s. Bericht für 1874, gebrauchten Namen: „Angioblasten oder Angioplasten" vor. Die von Ranvier beschriebenen „cellules vasoformatives" erinnern ebenfalls an die Beschreibung Brodowski's s. Ber. f. 1874 No. 31. VI. Abth. I.

Unter Hinweis auf den nach der vorläufigen Publication des Verf.'s bereits im vorigen Jahre gegebenen Bericht, sei hier aus der nunmehr vorliegenden grösseren Mittheilung Ziegler's (43) Folgendes nachgetragen:

Ohne läugnen zu wollen, dass Riesenzellen auch unter Umständen aus Endothelien und anderen Zellen (s. z. B. Zielonko u. A. Bericht für 1873. Verf. bespricht die vorliegende Literatur ziemlich vollständig — es fehlt die Arbeit von B. Heidenhain, s. Ber. f. 1872, der in manchen Dingen schon dasselbe angenommen hat, wie Verf.) abstammen können, lässt Verf. dieselben in allen, von ihm untersuchten Fällen aus Leucocyten hervorgehen, und zwar in der Weise, dass ein bestimmter Leucocyt das Protoplasma benachbarter Leucocyten in sich aufnimmt, welche dadurch ganz oder theilweise zu Grunde gehen, während er selbst bedeutend an Grösse zunimmt. Gleichzeitig vermehrt sich der Kern dieses Leucocyten durch successive Theilung so lange, dass bis 40 und mehr Kerne entstehen. Die Riesenzellen haben daher einen unicellulären Ursprung (unter Beziehung auf ihre Kerne) so jedoch, dass sie Nahrungs- und Formmaterial von benachbarten Leucocyten in sich aufnehmen. Verf. parallelisirt diesen Process mit der Aufnahme von Farbstoffkörnchen durch Leucocyten, mit den bekannten Conjugationsvorgängen bei niederen Pflanzen und Thieren, mit den Angaben über das Wachsthum der Eizelle von den Granulosazellen aus u. A. Uebrigens giebt auch Verf. ein directes Verschmelzen von mehreren Zellen zu einer Zelle als möglich zu und erinnert an die Angaben von v. Rustizky, s. v. Ber. u. Klebs, nach welch' Letzterem (Arch. f. exper. Pathol. 1875) die ohne Reizung auswandernden Leucocyten im Schwanze der Froschlarven in die Substanz der sternförmigen Bindegewebszellen übergehen. Dass auch Epithelien in dieser Weise von farblosen Blutkörperchen sich ernähren, hält Verf. für möglich und bespricht die einschlägige Literatur, s. S. 76. (Ref. verweist hier auf seine diesbezüglichen Bemerkungen, Eierstock und Ei). Was die Bedeutung der Riesenzellen anlangt, so sieht Verf. in ihnen mit Wegener, Virchow Arch. 46 Band, aufgestapeltes Material, bereit jederzeit zur Bindegewebsbildung verwendet zu werden, betont aber mit besonderem Nachdrucke ihre Umbildung zu Gefässen. Verf. sah sie gewöhnlich unmittelbar an die Gefässwände sich anlegen, in der Fortsetzung von Gefässen, mit centralem Lumen, und beobachtete auch die schon von Langhaus gesehene Abspaltung von Spindelzellen. (Man vgl. die vasoformativen Zellen Ranvier's, s. Bericht f. 1874, und Brodowski's Angaben, No. 6 d. Bor., Ref.) Die Bedingungen zur Riesenzellenbildung sind nach Verf. überall da vorhanden, wo eine Anzahl von Zellen, namentlich Leucocyten, angehäuft ist, und die Ernährung derselben gerade so weit reicht, dass das Protoplasma nicht abstirbt, das letztere andererseits aber auch nicht zu rasch verwerthet wird. Den Angaben von Visconti (s. Ber.f. 1874) über die Riesenzellenbildung bei Sarcomen und Knochen tritt Ziegler direct entgegen. Auch die sog. epithelioiden (endothelioiden, Hering) Zellen des Tuberkels leitet Verf. von vergrösserten, einkernig gebliebenen Leucocyten ab, und meint, dass auch andere, besonders grosse und protoplasmareiche Zellen, wie die Plasmazellen des Ref., s. Ber. f. 1874, die Deciduazellen (Hering, Ercolani) in gleicher Weise ihren Ursprung nehmen. Sie entstehen überall da, wo aus irgend einem Grunde eine Verwerthung im Sinne einer eigentlichen Bindegewebsbildung hintangehalten wird, S. 72; bei den Plasmazellen handle es sich vielleicht auch um aufgestapeltes Material.

Das Reticulum bildet sich bei der Tuberkelanhäufung aus einer umgewandelten Rindenschicht der Zellen (Verdichtungsprocess), wobei zugleich eine Vermehrung der intracellularen Flüssigkeit und eine Verschmelzung der Verdichtungsschichten Hand in Hand geht. Die Kerne sind hierbei unbetheiligt; sie erscheinen später den Netzbalken nur aufgelagert.

Den früher von ihm selbst, Fol, Auerbach, Flemming zuerst wieder angeregten Studien über die Bedeutung der Kerne und deren Rolle bei der Zelltheilung lässt Bütschli (8, 9) nunmehr neue Beobachtungen folgen, welche die Korntheilung und deren Rolle bei der Zell-

vermehrung in ein ganz neues Licht stellen und uns eine Reihe wichtiger neuer Thatsachen kennen lehren. Verf. stellte seine Beobachtungen an bei Cuculianus elegans und anderen Nematoden, dann bei Schnecken, Räderthieren, Nephelis und an den Blastodermzellen eines Schmetterlings. Sie gewinnen an Bedeutung dadurch, dass gleichzeitig und unabhängig Strassburger bei Pflanzenzellen (s. w. u.) zu dem gleichen Resultate kam, und dasselbe auch an Ascidieneiern bestätigte. Bütschli hat einen Theil seiner Zeichnungen an Strassburger zur Veröffentlichung in dessen weiter unten referirtem Werke mitgetheilt, wo ausführlich über den Gegenstand berichtet worden ist. Bei der Wichtigkeit der Sache soll aber auch hier die Originalbeschreibung Bütschli's, wie sie derselbe von den Kernen der Hodenzellen bei Blatta germanica giebt, kurz angeführt werden.

Die Hodenzellen, aus denen die Spermatozoen entstehen, gehen zunächst durch einfachen Zerfall, der bis zur Herstellung einkerniger Körper fortschreitet, aus grossen vielkernigen Protoplasmamassen hervor; die so hergestellten, einkernigen Hodenzellen hat Verf. bereits früher — Zeitschr. f. wissensch. Zool. 21. Band, S. 402 — beschrieben und die „grosse Keimzellen" genannt. Diese „grossen Keimzellen" theilen sich nun weiter, und es zeigen sich dabei folgende Erscheinungen, die den am Cuculianusei zuerst vom Verf. beobachteten ähnlich sind: Jeder Kern formt sich zunächst zu einem spindelförmigen Körper um, bestehend aus einer äquatorialen Zone von dunklen, glänzenden Körnern (nach Ac-Behandlung) und feinen, von ihnen nach den Enden des Körpers laufenden Fäden (man vgl. weiter unten die gleichlautende Beschreibung Strassburger's). Dabei büsst der Kern einen Theil seines Volums durch Verlust einer beträchtlichen Menge von Kernsaft (Auerbach) ein; Verf. nimmt an dem Kern eine zarte Hülle an. Jetzt beginnt sich der Kern in der beschriebenen, äquatorialen Körnerzone zu theilen; die Körner rücken — wenn Ref. richtig verstanden hat, S. 428 — an die Polenden des spindelförmigen Körpers, sie werden dort zu den Kernkörpern der neuen Kerne (S. 429) (hier besteht eine Differenz zwischen Bütschli und Strassburger s. w. u.). Anfangs sind nun noch diese Körnerhaufen an den Polenden des ellipsoidischen Kerns durch die vorhin genannten Fäden mit einander verbunden, dann wird der Kern in der Mitte dünner, so dass die Fasern nach den Enden auseinanderlaufen. Es bildet sich dann „ein sehr kleiner und unscheinbarer, heller, von Flüssigkeit erfüllter Raum aus den dunklen Körnermassen (Nucleoli, Ref.) der Kernenden, der mehr und mehr wächst, während der Faserstrang, der die so aus den Enden hervorwachsenden Kerne verbindet, sich mehr und mehr verschmächtigt.

Die eigentliche Kernsubstanz ist nach Bütschli die eben erwähnte, helle Flüssigkeit, welche sich um die Polenden des alten Kerns bildet, wie auch aus dem Weiteren hervorgeht: „Sind auf solche Weise durch

diese Flüssigkeitsansammlung um die dunklen Körner
des ehemaligen spindelförmigen Körpers die jungen
Kerne der Tochterzellen schon nahezu oder vollständig
ausgebildet, so hängen dieselben nichts desto weniger
noch durch die Fasern, die man zuweilen deutlich
noch von den dunklen Körnern, jetzt Kernkörpern,
der jungen Kerne entspringen sieht, zusammen". Die
Einschnürung des Zellprotoplasmas zur Einleitung der
Zelltheilung beginnt, wenn der Kern die Gestalt des
oben beschriebenen, spindelförmigen Fadenkorbes angenommen hat; sie ist quer auf die Mitte der grossen
Kernaxe gerichtet. Verf. bespricht sie nicht ausführlicher, und giebt nur noch an, dass auch die Tochterzellen weiterhin noch durch die oft erwähnten Fasern
längere Zeit zusammenhängen, über deren Endschick-
sal Verf. keine thatsächlichen Angaben hat.

Bütschli theilt, wie man sieht, zum Theil die
Ansichten Auerbach's; so fand er auch die strah-
lenförmige Figur um beide Enden des verlängerten
Kernes, so dass die karyolytische Figur (im Ganzen)
entsteht, und deutet dieselbe in ähnlicher Weise, wie
Auerbach, nur bezieht er sie nicht auf die völlige
Auflösung des alten Kerns, sondern lässt sie auf einer
eigenthümlichen Modification desselben beruhen (s.
S. 430), aber er erweitert die Angaben des genannten
Forschers (s. Ber. f. 1873 u. 1874) in wesentlichen
Dingen, namentlich darin, dass nach seinen Beobachtungen hier kein Schwinden des alten Kerns, keine
vollständige Lösung desselben im Protoplasma eintritt.
Verf. erinnert auch mit Recht daran, wie die mannigfachen Angaben von sog. „Kernkörperfäden", Endigungen von Nerven in Kernen und Kernkörpern mit
Rücksicht auf diese Beobachtungen einer Revision zu
unterziehen seien. — Aehnliche Vorgänge sah, wenn
auch weniger deutlich, Bütschli bei der Theilung
der farblosen Blutzellen von Hühnerembryonen.

In der zweiten Abtheilung seiner Mittheilung bespricht Verf. die Conjugation der Infusorien. Der
Schwerpunkt seiner diesbezüglichen Angaben liegt
darin, dass er dabei an dem sog. Nucleolus der Infusorien dieselben Erscheinungen sah, wie an dem Kern
der vorhin in Rede stehenden Zellen (Eizellen, Hodenzellen etc.). Verf. schliesst daraus, dass man demnach die bei der Theilung des Nucleolus entstehenden
Fäden nicht als Spermatozoen ansehen dürfe und
dieser Nucleolus überhaupt kein männliches Keimorgan,
sondern einfach der wahre Kern der Infusorien sei.
Ueberhaupt sei die ganze bisherige Lehre von der geschlechtlichen Fortpflanzung der Infusorien, wie sie
durch Balbiani und Stein begründet wurde, nicht
stichhaltig, und schliesst sich Verf. in dieser Beziehung
den von Haeckel (s. den vorj. Ber.) und Claus
(Lehrb. d. Zool. 3. Aufl) ausgesprochenen Zweifeln
an. Wirkliche Eier und Samenfäden konnte Verf. bis
jetzt bei keinem Infusorium finden. Das, was Balbiani Eier genannt hat, sind Theilstücke des sog.
Nucleus, die aber nach der Conjugation einfach
ausgestossen werden, und die in dem umgebenden
Medium zerfallen. Die sog. Spermatozoen sind die vorhin
beschriebenen Kerntheilungsfäden. Die von Stein

bei Stylonichia beschriebenen Embryonen sind, wie
schon Balbiani und Metschnikoff (Letzterer
1864 bei Paramaecium aurelia) hervorgehoben haben,
parasitische Acineten. Verf. hat dies experimentell
nachgewiesen.

In einer Nachschrift vom Anfang Mai 1875 schildert nun Verf. hauptsächlich bei Stylonichia mytilus
die bei der Conjugation sich abspielenden Vorgänge
in folgender Weise: An der von Bütschli beobachteten Species waren 2 Nuclei und an jedem Nucleus
nur 1 Nucleolus vorhanden. Im Laufe der Conjugation
theilt sich zunächst jeder Nucleus in zwei Stücke, so
dass nun 4 Nuclei vorhanden sind, ebenso die beiden
Nucleoli, nachdem sie vorher die beschriebenen Veränderungen (zu den langen, fädigen Samenkapseln der
Autoren) durchgemacht haben. Die vier Nucleolus-
Theilstücke liegen in einer Längsreihe hinter den
Nucleus-Theilstücken. Der zweithinterste Theilnucleolus wandelt sich nun in den grossen, lichten Körper
um, aus welchem bei der späteren Theilung der conjugirten Individuen die neuen Nuclei der jungen Thiere
hervorgehen. Die zunächst diesem lichten Körper
(vorn und hinten) anliegenden Theilnucleoli bleiben
an ihm haften und werden zu den Nucleoli der jungen Thiere. Der vorderste Theilnucleolus wandelt
sich in einen dunklen Körper um, der den Theilnuclei
ähnlich ist, und wie diese ausgestossen wird und zu
Grunde geht.

Sonach wären sowohl die Nuclei, als auch die
Nucleoli ächte Kerne und das Wesen der Conjugation
dürfte (S. 441) „zu suchen sein in der gänzlichen oder
theilweisen Entfernung des alten und der Hervorbildung eines neuen Nucleus". (Man vergleiche hierzu
die fast gleichlautenden Angaben von Th. W. Engelmann, s. diesen Bericht, Generationslehre. Infusorien. Ref.)

Strassburger (37) bespricht die Vorgänge
der Zellbildung und Zelltheilung im Pflanzenreiche, so wie auch bei einzelnen Evertebraten (namentlich Ascidien). Seine Untersuchungen
stimmen am meisten mit den Angaben Bütschli's
vorhin überein.

Er unterscheidet bei den Pflanzen: 1) die freie
Zellbildung, 2) die Zelltheilung, 3) die
Vollzellbildung. Das, was Verf. mit dem Namen
der freien Zellbildung belegt, dürfte den meisten Zoo-
histologen unter dem Namen der „endogenen Zellbildung" bekannter sein. Er beschreibt diese endogene Zellbildung im Ei mehrerer Coniferen: Ephedra
altissima, Ginkgo biloba, Picea, aus dem Embryosacke
von Phaseolus multiflorus etc. bei verschiedenen Ascomyceten u. a. Es handelt sich hierbei um die Bildung mehrerer neuer Zellen im Protoplasma einer
älteren (Mutter-) Zelle, wobei die Kerne der jungen
(Tochter-) Zellen nicht aus dem Kerne der Mutterzelle, sondern unabhängig davon — frei — ihre
Entstehung nehmen, also nur eine endogene
Zellenzeugung mit freier Kernbildung, wie
man den Vorgang wohl am besten bezeichnen könnte.
(Ref.) Es ist das diejenige Form der Zell- und Kern-

bildung, die nach den neueren Beobachtungen, auch nach denen des Verf.'s bei Ascidieneiorn, bei den Thieren nach der Befruchtung am Ei auftritt, wo ebenfalls in den meisten Fällen die Eikorne (Keimbläschen) zu Grunde gehen und die Tochterkerne (Kerne der Furchungszellen) frei im Protoplasma der Eimutterzelle ihre Entstehung nehmen. Die Bezeichnungen für die verschiedenen Modi der Zellbildung aus vorhandenen Zellen sind noch wenig genau. So benennen die Botaniker (s. S. 17 bei Strassburger) als „Zelltheilung mit gleichzeitiger Bildung vieler Tochterzellen" denjenigen Vorgang, wo der gesammte Inhalt der Mutterzellen in die Bildung der Tochterzellen aufgegangen ist — z. B. bei der Schwärmsporenbildung mancher Ascomyceten —, als „freie Zellbildung" den Fall, wo dieser Inhalt nicht vollständig zur Tochterzellenbildung aufgebraucht wird. Diese Unterschiede sind offenbar, wie auch Strassburger angibt, nur schwer aufrecht zu erhalten.

Aus den von Strassburger bei den genannten Pflanzen gewonnenen Erfahrungen ergibt sich, dass die jungen Kerne zuerst als kleine Verdichtungen im Protoplasma der Mutterzelle auftreten — am besten zu verfolgen im Embryosack von Phaseolus multiflorus. — Um diese Kernanfänge tritt gleichzeitig eine helle Zone, die sich aussen gegen das umgebende Protoplasma durch eine etwas dichtere Schicht deutlich abgrenzt, auf. Diese hellen Zonen wachsen mit den Kernen; sie sind im Verhältniss zu letzteren kleiner in den dichteren Theilen des Protoplasmas; die sie constituirenden Theilchen (Körnchen) zeigen eine radiale Lagerung. Strassburger schliesst daraus, S. 207, 208, „dass bei der freien Zellbildung Kräfte im Spiele sind, die, von einer centralen Masse ausgehend, eine concentrische und radiale Gruppirung um dieselbe veranlassen." Die weiteren Betrachtungen des Verf.'s über diese Kräfte und deren Wirkungen, die sich nur in Vermuthungen ergeben, müssen wir dem Studium des Originales anheimgeben.

Sehr merkwürdig ist das, was Verf. über die Kernbildung bei der Furchung der Ascidieneier vorbringt. Er unterscheidet hier, wie auch bei den vegetabilischen Zellen — namentlich den Eizellen — die äussere, mehr helle, körnchenfreie Zone als „Hautschicht" von der körnigen Hauptmasse des Protoplasma. Aus dieser Hautschicht (Phallusia mamillata) gehen die neuen Kerne hervor, welche nach Schwund des Keimbläschens auftreten. Dieselbe verdickt sich an unbestimmten Stellen, die inneren Partien dieser Verdickungen stossen sich ab und wandern nach dem innern des Kies hin mit einer allmälig abnehmenden Geschwindigkeit. Die wandernde Kornmasse nimmt schliesslich eine centrale Lage ein, rundet sich ab, und das Protoplasma ordnet sich — bereits bei Beginn der Wanderung — radiär zur Kornmasse. Es können auch mehrere solcher Kornmassen sich zugleich von der Hautschicht ablösen und dann im Eiinneren zu einem einzigen Kerne verschmelzen. (Vergl. die Angaben Hertwig's und v. Beneden's,

s. diesen Ber. Generationslehre.) Verf. legt der centralen Lage des Kerns eine hohe mechanische Bedeutung bei (Gleichgewichtslage zur peripherischen Hautschicht, S. 210), erwähnt aber, dass die neutrale Lagerung nicht constant vorkomme, z. B. im Ei der Unke fehle (Götte). Man vergl. über diese Bildungsweise die Angaben Auerbach's (Ber. f. 1873, 74) und Bütschli's, mit welch' Letzterem Strassburger fast vollkommen übereinstimmt. (Siehe Bütschli's Abhandlung über Nematoden in Nova acta Ac. Caes. Leopold. Vol. XXXVI. p. 101 etc., welche Ref. noch nicht hat einsehen können, so wie No. 8, 9 d. Ber. und brieflichen Mittheilungen an Strassburger.)

Es würde damit, meint Strassburger, eine treffliche Uebereinstimmung zwischen Zellkern und Hautschicht der Zellen sehr nahe gelegt; andererseits scheine zwischen Hautschicht und Körnerschicht des Protoplasmas ein grösserer Gegensatz zu bestehen, als man gewöhnlich annehme. Die endogene Zellbildung mit freier Kernbildung bei den Pilzen anlangend, so bezieht sich Verf. vorzugsweise auf die bekannten Angaben de Bary's, Dippel's u. A. Besonders scheint die neuere Beschreibung Janczewski's, Bot. Ztg. 1871, S. 258, Ann. Sc. nat. 5 Sér. T. 15. p. 199, von der Sporenbildung bei Ascobulus furfuraceus, was die Hauptgesichtspunkte anlangt, mit dem oben Angeführten zu stimmen.

Was die Zelltheilung, oder genauer gesagt, da vorzugsweise von dieser die Rede ist, die Kerntheilung anlangt, so bestätigt auch hier Verf. vorzugsweise die Angaben Bütschli's und weist auf die Uebereinstimmung hin, welche hier bei diesen elementaren Vorgängen zwischen Thier- und Pflanzenreich besteht.

Bei Pflanzen: (Picea, Spirogyra, Cladophora, Ulothrix, Oedogonium, Saprolegnia, Iris (Oberhautzellen), Tradescantia (Haarzellen), Allium, Trapaeolum cucumis (Pollenmutterzellen), Psilotum, Equisetum etc. (Sporenmutterzellen) u. a.), sodann bei Evertebraten (Phallusia) sah Verf. zuerst den Zellkern sich vergrössern, dann zwei opponirte Stellen seiner Oberfläche sich ab und beginnen sich abzustossen, so, dass der ganze Zellkern in die Länge gezogen wird und eine spindelförmige (oder auch tonnenförmige Ref.) Gestalt erhält. Dann erscheinen Streifen, welche in sehr regelmässiger Anordnung von einem Pole zum andern verlaufen, sowohl im Inneren, als auch auf der Oberfläche der Kerne. Strassburger deutet das daher, dass die Substanztheilchen der Kernmasse eine senkrechte Lagerung zu beiden Kernpolen einnähmen. Dann sammelt sich eine von beiden Polen abgestossene Substanz in Form einer die Kernmitte durchsetzenden Scheibe, die aus einzelnen Körnchen oder kleinen Stäbchen besteht, im Aequator des Kerns an — „Kernplatte", Verf. Nunmehr vollzieht sich die Trennung des Kerns in zwei gleiche Hälften innerhalb dieser Kernplatte, so, dass ihre zu einander parallelen Seitenflächen auseinander zu weichen beginnen, während ein medianer

Theil der Platte zu fadenförmigen Strängen, „Kern-fäden", Verf., ausgedehnt wird, die schliesslich ganz auseinanderweichen. Verlängerung der Zellkerne, Bilder, die an aequatoriale Platten und Kernfäden erinnerten, fand Verf. auch in den Knorpelzellen aus der Ohrmuschel des Kalbes. Die Membran, welche Verf. dabei an diesen Knorpelzellen beschreibt, scheint die Grundkapselsubstanz zu sein, welche die Knorpelzellen des Netzknorpels umgibt. Vgl. S. 187.

Gleichzeitig mit diesen Vorgängen am Kern schwindet auch die ursprüngliche Anordnung des Proto-plasmas der Mutterzelle, indem dasselbe sich radial um die beiden Kernpole zu gruppiren beginnt. Bei den Ascidieneiern stellte Verf. fest, dass die Gestalt der ganzen ursprünglichen Eizelle erst dann sich zu ändern begann, wenn einerseits die radiären Proto-plasmastrahlen bis an die Eiperipherie sich ausge-breitet hatten, andererseits von beiden Kernpolen her im Eiaequator aneinanderstiessen. Dann erst, sagt Verf. S. 212, „hatte das Bestreben der beiden Hälften, sich kuglig abzurunden, eine Einschnürung in der Aequatorialebene zur Folge, die alsbald zur völligen Trennung der beiden Schwesterzellen sich ergänzte. Liegen die Kerne excentrisch, so geht die Einschnürung einseitig vor sich, indem sie an der den Kernen näher gelegenen Seite beginnt — vgl. Götte „Unke," Taf. Fig. 20—23."

Die „Kernfäden" spielen bei den pflanzlichen Zellen noch eine wichtige Rolle, indem in ihnen die „Hautschichtplatte" entsteht, in der die Trennung der Schwesterzellen später vor sich geht. Die Kern-fäden schwellen in der Aequatorialebene an, die ange-schwollenen Stellen vereinigen sich zu einer zu-sammenhängenden Platte — „Zellplatte," Verf. — die als Hautschichtplatte fungirt. In der Mitte der Zellplatte erfolgt nun alsbald eine Spaltung, diese führt jedoch nicht zur Trennung der Schwesterzellen, sondern es scheidet sich sofort „Cellulose" in den Spaltungsraum aus. Das Weitere über diesen, be-sonders die Phytologen interessirenden Vorgang, den Verf. besonders eingehend von Spirogyra und Ulothrix beschreibt,· so wie über abweichende Modi der Zell-theilung, wobei aber im Wesentlichen Alles dem vorhin Geschilderten gleichbleibt, muss im Original nachgesehen werden. Hier sei nur bemerkt: 1) dass nicht immer die verbreiterten Stellen der Kernfäden ausreichen, um eine zusammenhängende Hautschicht-platte zu bilden; da soll nach Verf. von beiden Kernen nach der Peripherie abgestossene Hautschicht-masse ergänzend eintreten; 2) dass nach diesen Schilderungen ein Vergleich der Hautschicht mit der durch Oberflächenspannung entstehenden, dichteren Häutchenschicht von Tropfen unmöglich erscheint, ebenso die alte Einschnürungstheorie, wonach die vorhandene alte Hautschicht bei Abtrennung neuer Zellen sich nach Innen einfalten sollte; 3) wenn auch bei thierischen Zellen sich scharf ausgeprägte Zellplatte gebildet wird, so, meint Verf., könne auch hier von keiner Einfaltung der Hautschicht die Rede sein, indem auch hier eine von beiden Theilkernen

abgestossene, neue Hautschichtmasse in der Aequa-torialebene in der Mutterzelle sich ansammle, und innerhalb dieser die Trennung erfolge.

Verf. sucht S. 224 die sog. freie Kernbildung, bez. freie Zellbildung mit der Entwickelung durch Theilung zu verknüpfen, indem er erstere als einen „abge-kürzten Entwickelungsvorgang" bezeichnet. Niemals habe er (S. 215) einen Kern in mehr als zwei Hälften gleichzeitig sich theilen gesehen (vgl. Lang's Kernfurchungen, Ref. Ber. f. 1874); sollen daher mehr neue Kerne, bez. „Zellen" gleichzeitig entstehen, so muss der alte Kern entweder aufgelöst, seine Substanz im Zellprotoplasma wieder vertheilt werden, oder es muss derselbe als unthätig bei Seite geschoben werden. Ersteres geschieht bei den meisten Pflanzen. Die neu auftretenden Kerne liegen dann vielfach so, wie sie liegen würden, wenn sie aus einer successiven Zweitheilung des alten Kernes hervor-gegangen wären (Abietineen-Ei mit 4 neuen Kernen; 3 neue Kerne treten im Cupressineen-Ei auf). Bei Ephedra finden wir eine solche regelmässige Lagerung nicht mehr; dies bildet den unmittelbaren Uebergang zur Vielzellbildung (Zellbildung, wobei der ganze Inhalt der Mutterzelle zur Tochterzellbil-dung aufgebraucht wird). Bei den Metaspermen wird der Mutterzellkern nicht gelöst, sondern unbe-nutzt zur Seite geschoben. Alle diese Vorgänge können aber im Sinne einer abgekürzten Entwicke-lung mit der einfachen Kern- oder Zelltheilung ver-bunden werden. Am schwierigsten ist hieran die „Knospung" der Kerne der Acineten zu knüpfen, (s. d. Ber. Hertwig), doch vermuthet Verf. S. 223, „dass die bei der Knospung sich ablösenden Theile durch dieselben Kräfte von der Mutterkernmasse ab-gestossen würden, als bei der Theilung beide Kern-hälften von einander, und dass die Knospen wie die Zellkerne die Gestaltung ihrer Zellen, der Schwärmer, veranlassen und beherrschen."

Als „Vollzellbildung" bezeichnet Verf. den-jenigen Vorgang, wobei der gesammte Inhalt einer alten Mutterzelle sich um einen Kern gruppirt, oder auch unter Beibehaltung des alten Kerns neu belebt wird, gewissermassen wieder jung wird. Diejenigen Fälle, wo nicht der ganze Inhalt hier verwendet wird, scheidet Verf. aus und rechnet sie zur „freien Zell-bildung". Solche Vollzellbildung kommt vor bei den Saprolegnien, dann bei der Spermatozoenbildung im Pflanzenreiche. Dass ein Gegensatz zwischen Voll-zellbildung und Theilung nicht besteht, geht daraus hervor, dass beiderlei Vorgänge einander ersetzen können.

Einzelnes noch anlangend, so vermag Strass-burger die Protoplasmacontractionen nicht als Haupt-bedingung der Zelltheilungsvorgänge anzusehen (siehe Auerbach, Max Schultze u. A.). Dagegen spielen wohl Dichtigkeitsschwankungen des Protoplasmas eine Rolle, insofern die Tochterzellen mit dichterem Proto-plasma der Mutterzelle kleiner ausfallen; im Allge-meinen geht bei der Zweitheilung auch eine Massen-annahme voraus. — Ebensowenig, wie die Contracti-

lität kann man die physikalischen Vorgänge der Tro-
pfenbildung für die Zelltheilung und Zellbildung verwerthen, wie es Hofmeister gethan hat. Am
meisten neigt Verf. zu der Ansicht Pringsheim's,
dass der Kern, oder ein seine Stelle vertretendes Centrum als ein Attractionscentrum wirksam sei.

Gegen die Ansicht Auerbach's, dass die Zellkerne ursprünglich gegenüber dem Protoplasma der
Zelle wie Flüssigkeitstropfen beschaffen seien, polemisirt Verf. auf das entschiedenste und betont wiederholt, dass dieselben aus einer homogenen, glashellen
Protoplasmamasse gebildet seien, die in ihrer Consistenz mit der Hautschicht der Zellen übereinstimmte.
Ihm scheint, S. 237, „in der Sonderung des Protoplasmas in Körnermasse, Hautschicht und Kern eine
Arbeitstheilung gegeben, so zwar, dass der Kern vornehmlich die moleculären Vorgänge der Zellbildung
beherrsche, die Hautschicht die Abgrenzung nach
aussen und die Körnerschicht die Ernährung über-
nehme.“ In Zellen ohne Zellkern (Cytoden) sammle
sich wohl jedesmal die Hautschicht, die zwischen der
Körnermasse sonst vertheilt sei, und die man als besonderen Zellenbestandtheil und nicht einfach als
Grundsubstanz des Protoplasmas ansehen müsse, in
den etwaigen neuen Bildungscentren an, ohne sich jedoch zum Kern zu individualisiren, hier ist also die
Arbeitstheilung noch nicht so weit vorgeschritten, wie
in den kernhaltigen Zellen. Ja, bei Haeckel's Prot-
amoeba primitiva ist noch nicht einmal eine Trennung
in Hautschicht und Körnermasse vorhanden. Vermehrung der Kernkörperchen durch Theilung hat Verf.
nie beobachtet.

Maysel (23) beschreibt aus dem sich regene-
rirenden Epithel von Froschhornhäuten
ähnliche Bilder von Kernen mit Streifen und
Körnerplatten (Kernscheiben), wie Bütschli
u. A. und zwar: 1) grosse, runde oder ovale Kerne,
2) grosse, spindelförmige Kerne mit Fasern und Kernscheiben, 3) Kerne von gleicher Grösse, aber mehr
ovaler Form, die an beiden zugespitzten Enden aus
zwei kleinen, schalenförmigen, mit ihren Hohlflächen
einander zugekehrten Gebilden bestehen, während der
übrige Theil von Fäden eingenommen wird. Er deutet diese Bilder als den Ausdruck von Theilungsvor-
gängen von Kernen derselben Art, wie sie (No. 8, 9
und 37 d. Ber.) von Bütschli und Strassburger
beschrieben worden sind. Uebrigens fand er solche
Kerne nur inmitten der bereits regenerirten Epithel-
schichten, während in den Randpartien des Rege-
nerationsfeldes die dort zahlreich auftretenden Kerne
„ohne Zweifel durch Differenzirung aus dem Protoplasma sich bilden liess“. Daneben erhalte man
häufig Bilder, die für eine Vermehrung dieser (frei
entstandenen) Kerne durch einfache Abschnürung
oder Knospenbildung zu sprechen scheinen. Auch
fand er daselbst multinucleäre Riesenzellen, deren
Kerne niemals körnige oder fasrige Bildungen sehen
liessen.

Auerbach (3, 4) sucht in einer rein sachlich und
massvoll gehaltenen Kritik des Strassburger'-

schen Werkes seine abweichenden Angaben mit den
Befunden Bütschli's, Strassburger's, Hertwig's (Generationslehre), Maysel's und Tschistiakoff's theils in Einklang zu bringen, theils als
durch jene Befunde vor der Hand nicht gefährdet zu
erweisen. Strassburger's Auffassung, als seien
die frei neugebildeten, jungen Zellkerne bei Pflanzen
nur verdichtete Protoplasmapartien (wie man es vielfach bekanntlich schon seit langem angenommen hat),
sei nicht hinreichend begründet. Die Bilder von Phaseolus multiflorus und Ephedra altissima, auf welche
Strassburger sich stütze, müssten anders aufgefasst werden, als Strassburger es gethan habe. Bei
Phaseolus z. B. seien das, was Strassburger für
Zellen ausgebe, Zellen, die vermeintlichen Kerne
aber die Nucleoli. Bei Ephedra habe er dagegen
als Kern ein Gebiet gedeutet, was mehr sei als ein
Kern, nämlich ein Protoplasmabezirk mit einem in
dessen Innerm entstehenden Kerne.

Der von allen genannten Autoren als ein in Theilung begriffener Mutterkern gedeutete, längsstreifige
Körper sei nicht der Kern, sondern der Mitteltheil
von Auerbach's sog. karyolytischer Figur, also —
s. Ber. f. 1874 — ein Product der Vermischung der
eigentlichen Kernsubstanz mit dem umgebenden Protoplasma. (Die Gründe, welche Verf. hierfür vorbringt, müssen in den Originalen eingesehen werden.)
Auerbach schlägt vor, diesen aus Protoplasma und
Kernsubstanz gemischten, mittleren Theil, da derselbe
wahrscheinlich noch zu weiterer Discussion gestellt
werden dürfte, der Kürze halber mit dem Namen „In-
ternucleus“ zu belegen, sowie aus demselben
Grunde seine karyolytische Figur „Karyolyma“ zu
nennen. Auerbach hält ferner daran fest, dass die
jungen Kerne nicht einfach durch Theilung eines Mutterkerns entstehen. Die Substanz des streifigen Inter-
nucleus gehe nämlich nicht in die Bildung des jungen
Kernes auf, sondern in das Zellprotoplasma über,
komme zum Theil sogar an die Peripherie der Tochterzellen zu liegen, wo sie bei Pflanzen die Cellulose-
membran ausscheiden helfe.

Durante (11) vertritt in der Einleitung zu
seiner Abhandlung über die Epitheliome den
vom Ref. festgehaltenen Standpunct, dass Epithelzellen nur aus Epithelzellen, Bindegewebszellen hervorgehen. Ausser auf die bekannten, embryologischen Erfahrungen stützt er sich dabei auf
Transplantationsversuche, die er mit verschiedenen
Epithel- und Drüsenzellen, so wie mit Endothelgewebs-
zellen angestellt hat. Von letzterem erhielt er stets junges
Bindegewebe, von Epithelien in allen erfolgreichen
Fällen nur wieder Epithelgewebe vom Character des
Rete mucosum der Epidermis.

Gualta (16) giebt eine ziemlich ausführliche
Zusammenstellung der in der neueren histologischen Literatur vorhandenen Angaben über freie
Zellenbildung und tritt dann selbst für die letztere ein. Er will bei den nach Cohnheim's Methode
angestellten Entzündungsversuchen nicht sowohl eine
Auswanderung als vielmehr eine freie Bildung der

Leukocyten in der Nachbarschaft der Gefässe beobachtet haben. Die Leukocyten sollen daselbst aus feinen Granulationen, die sich allmälig vergrössern, hervorgehen.

Philipeaux (27) kommt nach seinen, an 10 jungen Meerschweinchen angestellten Versuchen, gegenüber den Angaben de Sinéty's, zu dem Schlusse, dass die Milchdrüsen auch bei jungen Meerschweinchen sich nicht regeneriren, wenn dieselben nur total exstirpirt waren. Eines der so operirten Thiere warf später drei Junge; aber auch in diesem Falle war Nichts von einer Regeneration der Milchdrüsen wahrzunehmen. Die Jungen wurden am Leben erhalten. — Verf. stellt überhaupt nach seinen verschiedenen Erfahrungen (s. auch Nro. 25. 26, Exstirpation von Milzen, Fischflossen, Milchdrüsen etc.) den allgemeinen Satz auf, dass vollkommen entfernte, ganze Organe weder bei alten noch bei jungen Thieren sich regeneriren.

de Sinéty (28) giebt zu, dass er kleine Drüsenpartien vielleicht habe stehen lassen; die Art und Weise aber, wie Philipeaux operire, sei nicht mehr eine Exstirpation der Drüsensubstanz allein, sondern eine Exstirpation des ganzen Bodens, auf dem die Drüse zu existiren angewiesen sei. Die Fragestellung bei diesen Experimenten müsse daher eine andere sein, als bisher; er verspricht weitere Aufschlüsse.

III. Epithelien.

1) Martyn, S., On conjoined epithelium. Monthly micr. Journ. Aug. p. 59. (Verf. bestätigt, ohne seines Vorgängers Erwähnung zu thun, die Angaben Bizzozero's bezüglich der Verbindungsweise der Stachelund Riffzellen. S. Ber. f. 1872.) — 2) Petrone, A., Sulla struttura degli epitelii e su varii processi morbosi degli stessi. Movim. medico chirurgico No. 31, 32 e. 33. 1874. (Verfasser soll nach dem Referate Griffini's in „Ann. univers." (Giugno p. 508, welches über eine grosse Unklarheit der Mittheilung klagt, an verschiedenen Endothel- und Epithelzellen Fortsätze beschreiben, welche die Zellen untereinander verbinden.) — 3) Thoma, R., Beitrag zur Physiologie der Kittleisten des Epithels. Centralbl. f. d. med. Wissensch. No. 2. — 4) Valentin, G., Beiträge zur Mikroskopie. IV. Einige Eigenthümlichkeiten der Doppelbrechung der Horngewebe und der Knochenmasse. Arch. für mikroskop. Anat. Bd. XI. S. 661. — Man vergleiche ferner: II. 32. Regeneration der Epithelien. — VI. 3 - 6, 62, 63. Kittsubstanz der Epithelien; Verbindung der Epithelien mit Bindegewebszellen. Drüsenepithelien. — XIV. 25. Epithelien des Amphioxus.

Thoma (3) injicirte unter constantem Druck in die Vena mediana eines mittelgrossen Frosches innerhalb 2—4 Stunden 4—6 Ccm. Indigolösung unter gleichzeitiger Irrigation der Mundhöhle mit 1½ pCt. Chlornatrium. Nach 2—3 Stunden erscheint eine tiefblaue, netzförmige Zeichnung, entsprechend den Kittleisten des Epithels. Die Epithelzellen selbst bleiben ungefärbt.

Die Indigolösung wurde hergestellt durch Verdünnung einer gesättigten, filtrirten Lösung reinen indigschwefelsauren Natrons mit dem gleichen Volu-

men destillirten Wassers. (S. den Bericht über Blutgefässe.)

Nach Valentin (4) stimmen Platten von Rindshorn polariskopisch mit einer zweiachsigen, senkrecht auf eine der beiden Mittellinien geschultenen Platte überein, und besitzen meist einen grossen, bis zu 125° gehenden Achsenwinkel, der bei Nagelgewebe, Federkielen, Schildpatt bis zu 135° (Schätzung) gehen kann. Letztere Gewebe sind sehr schwach doppelbrechend, und deshalb ändern sich mit dem Fortschreiten von der Polarlinie nach dem Umkreise des Gesichtsfelds die Farben langsam.

Die Hornschuppen der Fische und Reptilien besitzen im Allgemeinen einen kleinen Achsenwinkel. Diese Schuppen wie einzelne Präparate anderer Horngewebe haben, hauptsächlich in Folge ihrer Schichtung, die Fähigkeit, die Polarisationsebene zu drehen. Sie zeigen auch Interferenzwirkungen.

Die Knochenschuppen von Polypterus und Lepidosteus brechen das Licht doppelt wie andere Knochensubstanz. Für die Polarisations-Erscheinungen am Knochen ist es gleichgültig, wie die Längsachse der Knochenkörperchen gelagert ist; besonders beweisen das mikroskopische Knochenmassen, welche kein Knochenkörperchen besitzen, und die doch den rothen Gypsgrund gleich andern Knochentheilen ändern. Auch die Knochenschuppen der genannten Ganoiden, in denen die Zahl der Körperchen von 1 bis 15 wechseln kann, eignen sich hierzu.

IV. Bindegewebe, elastisches Gewebe, Endothelien.

1) Ercolani, G. B.. Sulla struttura intima del tessuto tendinoso. Memorie dell' Accademia delle Scienze dell' Istituto di Bologna. 8 Aprile. — 2) Le tiotf, R. et Ramonat, Recherches sur les éléments cellulaires qui entrent dans la composition des tendons. Journ. de l'anat. et de la physiologie. No. 1. p. 16. — 3) Tourneux et Le Goff, Sur certains particularités de structure des tendons. Gaz. méd de Paris. No. 23. — 4) Herzog, Beitrag zur Kenntniss der Structur der Sehnen. Zeitschr. für Anat. u. Entwickelungsgeschichte. S. 290. — 5) Sachs, C., Die Nerven der Sehne. Arch. f. Anat. u. Physiol. S 402. — 6) Bueter, Autikritische Wanderungen auf dem Gebiete der jüngsten chirurgischen Tages-Literatur. Deutsche Zeitschrift für Chirurgie. VI. Hft. 3. S. 269. (Enthält unter anderem eine Kritik der Tillmanns'schen Arbeit über den Bau der Synovialhaut, s. den vor. Bericht, und eine Vertheidigung der Ansichten des Verf. gegen Tillmann's Einwürfe.) — 7) Rajewitsch, J., Ueber die Formelemente der Sehnen. Petersburger Doctordissert. 1874. (Russisch.) — 8) Spina, A., Weitere Beiträge zur Histologie der Sehnen. Oesterreich. med. Jahrb. Hft 3 S 346. — 9) Thin, G., On inflammation. Edinb. med. Journ. November. p. 394. — 10) Derselbe, On the anatomy of the connective tissues. Proceedings Roy. Soc. No. 158. — 11) Derselbe, On the traumatic inflammation of connective tissue. Ibid No. 160. — S. a. I. A. 11. Plasmazellen u A. — II. 40 42. 43. Neubildung von Bindegewebe aus Leucocyten. — V. 3. Vergleich zwischen Knochengewebe und fibrillärem Bindegewebe. — VII. Kittsubstanz der Endothelien. Subepitheliales Endothel Debove's. — VIII. A. 16. u. 31. Bindegewebe des Centralnervensystems. — XIII A. 26a. Zellen der Cornea. — XIII. B. a. 6. Gallertgewebe des Gehörorgans der Fische. —

XIV. D. 8. Bindegewebe von Chaetoderma. — Entw. II. 32. Gewebe der Nabelschnur.

Ercolani (1) giebt an, dass die Sehnenzellen nicht nackt zwischen den Sehnenfibrillenbündeln lägen, sondern untereinander durch eine homogene Substanz, die er „Sehnenplasma" (Plasma tendineo) zu nennen vorschlägt, zu Längssträngen verbunden seien. Jede Zelle sei gleichsam in ein Nest dieses Sehnenplasmas eingebettet, allseitig von dem letzteren umgeben, die die einzelnen Sehnenzellen umgebenden Plasmahöfe seien aber wieder unter sich zu einer continuirlichen Masse verschmolzen. Die Form der Sehnenzellen selbst sei vorwiegend eine rundliche (s. die Abbildungen). Auf Grund dieser Befunde — Verf. citirt noch ältere eigene Beobachtungen : „Sulla struttura normale e sulla alterazione patologica del tessuto fibroso. Bologna 1866" und einzelne Angaben von Ciaccio von den Sehnen der Maulwurfsschwänze und von de Goff und Ramonat, s. diesen Ber. folgende No., — spricht sich Ercolani sowohl gegen die Virchow'schen sternförmigen Sehnenkörper, als auch gegen die Beschreibungen aus, welche neuerdings Ranvier, Boll, Grünhagen, Bizzosero, Stefanini, Ref. u. A. von den Sehnenzellen gegeben haben, wie er auch die v. Recklinghausen'schen Saftlücken und Saftcanälchen nicht anerkennt. Er finde am besten das Sehnenplasma ausgeprägt in den Sehnen junger Vögel, in den Schwanzsehnen der Maulwürfe, in den Sehnen der Pferde, namentlich in dem sog. elastischen Organ (? Ref.). Für die Präparation soll man eine möglichst dünne Lamelle mit der Pincette abziehen, in concentrirter neutraler Carminlösung rasch färben, in destillirtem Wasser waschen und in Glycerin untersuchen. Das Sehnenplasma soll nach Ercolani von den Sehnenzellen aus entstehen, wie? wird nicht näher angegeben, und soll seinerseits wieder in die fibrilläre Substanz übergehen. Dasselbe soll auch die laminösen Umhüllungen für die einzelnen Sehnenbündel bilden.

Nach le Goff und Ramonat(2), welche im zoologischen Institut der „Ecole des hautes études" arbeiteten, entstehen die Sehnenzellen aus ursprünglich freien Kernen, welche um sich herum das Zellenprotoplasma bilden. Die Enden der Zellenleiber wieder sind die Bildungsstätten der Sehnenfibrillen, welche Verff. als „fibres lamineuses" bezeichnen. Ein Theil der Zellen bleibt zwischen den Sehnenbündeln liegen und nimmt in Folge fortdauernder Theilungsvorgänge die verschiedensten Formen an; diese Zellen aber füllen die interfasciculären Zwischenräume vollständig aus. Bei den Maulwurfsehnen beschreiben Verff. dieselbe amorphe Substanz wie Ercolani (s. No. 1); sie vergleichen dieselbe mit der amorphen Masse des Achillesknorpels bei Fröschen. — Bei einer Anzahl Thiere und gewissen Sehnen bleibt die Form der Zellen eine spindelförmige. —

Im Anschluss an die Entdeckung der Lymphgefässe der Sehnen durch Ludwig und Schweigger-Seidel hat Herzog (4) Einstich-Injectionen der Sehne mit Berlinerblau ausgeführt. Es gelang ihm, die Linien, welche in den Feldern zwischen den sternförmigen Lücken des Sehnenquerschnitts, den sog. Bindegewebskörperchen, zum Vorschein kommen, nicht nur zu füllen, sondern auch ihren Zusammenhang mit den oberflächlichen und tiefen Lymphgefässen der Sehne nachzuweisen. In das innere des von den so erhaltenen, blauen Linien umschlossenen Fibrillenbündels treten, niemals Lymphbahnen ein. Auch der sternförmige Vereinigungspunkt der Linien füllt sich. Längsschnitte der Sehnen zeigen, dass die Linien nur die Querschnitte grosser, sehr dünner, flacher Lymphräume sind, welche die Sehnenfibrillenbündel umgeben.

Sachs(5) hat an der Sehne des Musculus sterno-radialis (Cuvier) des Frosches nach Behandlung mit $\frac{1}{1000}$ Salzsäure den Eintritt eines Nerven in die Sehnensubstanz beobachtet. Man erkennt dann zahlreiche Theilungsstellen der Nervenfasern und plexusartige Verbindungen der Ramification. Nur noch der Musc. semitendinosus des Frosches zeigt diese Verhältnisse. Verf. beschreibt noch nervenhaltige Sehnen von Salamandra mac., vom Sperling, aus dem Mäuseschwanz und von jungen Katzen. Mittels Goldchloridkalium (1 : 10,000 Salzsäure) gelingt es, die Endausbreitung des Sehnennerven sichtbar zu machen.

Die markhaltigen Endzweige der Faser lösen sich in ein wirres Gestrüpp markloser Aestchen auf, die sich nach allen Richtungen mycelinumartig verfilzen. Seltener strahlen die Nerven pinselförmig in sehr feine, blasse Aestchen aus. Nie konnte eine Beziehung zu Sehnenzellen nachgewiesen werden.

In der Sternoradialissehne des Frosches kommt auch eine Nervenendigung mit Terminalkörperchen (Sehnenendkolben) vor. Die Hülle derselben, eine Fortsetzung des Perineuriums ein oder mehrerer Nervenfasern, zeigt scharf contourirte, ring- oder spiralförmige Zeichnungen. Die eintretenden Nervenfasern verlieren die Markscheiden und endigen in birnförmigen Bläschen.

Aus der Spina'schen (8) Mittheilung kann als Ergebniss hervorgehoben werden, dass die Sehnenzellen (ähnlich wie die Cornealkörperchen nach Rollett und Stricker) ein verzweigtes Netzwerk bilden, dessen Maschen von der fibrillären Grundsubstanz durchsetzt werden. Das von Löwe beschriebene Scheidensystem hält Verf. für unrichtig. Was er aber unter einer Zellhülle oder Zellkapsel bei den Sehnenzellen versteht, die er offenbar von der Kittsubstanz unterscheidet, ist Ref., ungeachtet Spina letzteren citirt als Bestätiger für die Annahme einer solchen Zellkapsel, nicht völlig klar geworden. Auch ist es incorrect ausgedrückt, wenn Verf. sagt, Ref. habe dargethan, dass die elastischen Streifen Boll's keine Kunstproducte seien; wenigstens könnte durch diese Fassung die Meinung entstehen, Ref. sei mit Boll bezüglich der elastischen Streifen einerlei Ansicht. Der Sache nach hat Ref. nur behauptet, die von Boll beschriebenen Bilder seien richtig, aber es handle sich dabei nicht um

elastische Streifen, sondern um die Kanten von
Flügelfortsätzen der Sehnenzellen.

Thin (9—11) stellt in kurzen Mittheilungen
folgende Angaben histologischen Inhalts zusammen: 1) Wenn man frische Cornea 24 Stunden lang in Humor aqueus oder Serum einschliesse (Verlacken mit Asphalt) oder 5—10 Tage
in einer 10pCt. Kochsalzlösung, so sehe man sehr
deutlich die verästelten Fortsätze und das Protoplasma
der Corneazellen. (Ist längst bekannt Ref.) 2) Man
sehe ferner bei Gold-Präparaten besondere feine,
dunkle Linien von Kern zu Kern zwischen den
einzelnen verästigten Corneazellen verlaufen. 3) Bei
denselben Verfahrungsweisen sehe man auch
sehr gut die vom Verf. — s. d. Ber. f. 1874. — beschriebenen platten, unverästelten Corneazellen, auch
die in der Sehne vorkommenden, platten Zellen könne
man sehr gut durch dieses Verfahren zur Anschauung
bringen. Verf. beschreibt hier drei diverse Formen:
α) grosse, platte Zellen, welche die Oberfläche der
Sehnen bedecken (Sehnenendothel Ref.); β) kleinere
viereckige Zellen, welche Verf. als Bekleidung der
tertiären und secundären Sehnenbündel beschreibt
(Ranvier's Zellen); γ) lange, platte, schmale Zellen
welche Verf. (s. Ber. f. 1874) als isolirbar in warmer
Kalilauge beschrieben hat, und welche die primären
Sehnenbündel bekleiden. An den Sehnenoberflächen
sowie zwischen den secundären und tertiären Bündeln
ist stets ein doppeltes Lager platter Zellen vorhanden,
welche durch eine dünne, homogene Substanzschicht
getrennt sind. Ebenso ist das Perimysium und das
Neurilemma gebaut. 4) Im Neurilem des N. ischiadicus vom Frosch unterscheidet Thin zwei verschiedene Arten von Zellen: 1) spindelförmige mit
langen Fortsätzen, 2) sternförmige mit zahlreichen
Fortsätzen (ausserdem die genannten platten Zellen).
Das Intercellulargewebe des Neurilems besteht aus
gleichmässigen platten, rippenähnlichen Bändern, deren
Durchmesser etwa dem eines menschlichen rothen
Blutkörpers gleichkommt, während wir in der
Haut und der Sehne Bündel feinster Fibrillen als
letzte Intercellularelemente haben; so auch in der
Cornea. Genau so wie Stücke der Primär-Bänder des
Neurilems sehen nach Verf. die Stäbchen der Frosch-
Retina aus, man sehe an beiden die vom Max
Schultze beschriebenen Querstreifen; die Neurilem-
bündel krümmten sich, wie die Retinastäbchen, und
Verf. fährt in der That (S. 3) fort: „from these facts
the author infers, that the rods and cones of the re-
tina are composed of fibrillary tissue in its simplest
form."

Dieselbe Untersuchungweise (Einschluss unter
Serum) sei auch günstig für die Erkenntniss gewisser
Structur-Verhältnisse der Muskeln und Nerven. An
ersteren sehe man die Cohnheim'schen Felder und
ein Netzwerk feiner Fäden, welches dieselben um-
stricke, an den letzteren das Zerfallen in kleinere
Stücke, welches Verf. auf die Ranvier'schen Schnürringe bezieht. Vgl. die Angaben von Lauterman,
Ber. f. 1874.

Aus der dritten Abhandlung Thin's (11) ist hervorzuheben, dass Verf. nunmehr dreierlei Arten
von Zellen in der Cornea beschreibt, 1) ver-
ästigte Zellen in den Saftlücken, 2) platte vierseitige
Zellen als Bekleidung der secundären und tertiären
Fibrillenbündel der Cornea, und 3) lange Ketten von
Spindelzellen zwischen den primären Fibrillenbündeln.
Diese könnten an Verticalschnitten durch die
Cornea, welche in Osmiumsäure gelegen habe, gut
gesehen werden; besser noch in Schnitten, welche
15—30 Minuten in ⅓ pCt. Goldchlorid behandelt und
dann in concentrirter Essigsäure 24 bis 48 Stunden
eingelackt waren. Diese Zellen verbinden sich nicht
mit den verästigten Zellen unter No. 1. Die Anordnung in secundäre und tertiäre Bündel in der
Cornea lässt sich erkennen an Fortsätzen, welche man
durch das vordere Epithel hindurch in die Cornea-
substanz verlaufen sieht.

Die sternförmigen Zellen nehmen nach entzündlichen Reizen ebenso wenig wie die platten, vierseitigen Zellen Theil an der Bildung neuer zelliger Elemente; Verf. beobachtete wohl Bilder, die auf den
ersten Blick auf eine Theilung der Kerne schliessen
liessen, doch keine weiteren Vorgänge, als solche
eines Zerfalls der Kerne in glänzende Partikel. Das
Protoplasma der sternförmigen Zellen zog sich aus
den Fortsätzen zum Centrum der Zellen zurück. Dagegen sah er eine beträchtliche Vermehrung des Protoplasma der Spindelzellenketten, deren Kerne er frei
austreten und (beim Kaninchen) zu rothen Blutkör-
porobea werden lässt. Dasselbe sagt er von den
Kernen der in der entzündeten Hornhaut vorfindlichen
Leucocyten (bei Kaninchen) und von Kernen der embryonalen Blutzellen bei Mäusefötus. Sehr eigenthümlich lauten auch Thin's Angaben über die
fötale, so wie die entzündliche Bildung neuer Capillargefässe. Die (vorhin erwähnten) Spindelzellen der
Cornea verbreiten sich (bei entzündlichen Reizungen),
die Kerne derselben theilen sich und werden zu rothen
Blutkörperchen, sie treten aus der Spindelzelle aus
in den Interfibrillarraum, in welchem die Spindelzellen liegen. In denselben Raum treten Plasma und
Blutkörperchen aus den benachbarten Gefässen aus
„and the circulation is established."

Die Wandung des neuen Blutgefässes soll nun,
wie Verf. vermuthet, von erhärtetem Fibrin gebildet werden, an dessen Innenfläche von Seiten der
farblosen Blutkörperchen dass Endothel hergestellt
werde.

[Axel Key und Retzius, Gust., Om Senornas
byggnad och saftbauor. Nordiskt medicinskt Arkiv.
Bd. 7. Heft 4.

Diese Abhandlung ist ein wortgetreues Wiedergeben
eines Theiles einer grösseren Arbeit, die im April 1875
den Preis der schwedischen medicinischen Gesellschaft
gewonnen hat. Nur am Schlusse der Abhandlung haben
die Verff. eine Entwickelung der durch Injectionen der
Sehnen bei dem Menschen und höheren Säugethieren erhaltenen Resultate hinzugefügt. Verff. haben besonders
die Schwanzsehnen der Nager untersucht, die für diese
Untersuchungen speciell geeignet sind, indem dieselben,

so zu sagen, einen Grundtypus des Sehnengewebes bilden, und sie beschreiben darum zuerst den Bau dieser Sehnen. Verff. haben dieselben durch verschiedene Methoden untersucht, z. B. durch Behandlung der frischen Sehnen mit einer neutralen oder sauren Carminauflösung, mit Essigsäure, mit Acidum pyrolignosum, mit Silber oder Chlorgold, durch Erhärten derselben in Müller's Flüssigkeit, Alkohol, Ueberosmiumsäure, durch Anilinfärbung u. s. w. Sie haben Injection durch Einstich in die Sehnen angewendet. Sie haben mit grossem Vortheil Sehnen, die mit Gummi arabicum und Glycerin imprägnirt waren, getrocknet und dadurch sehr feine und instructive Schnitte erhalten. Die Verff. geben eine kurze Beschreibung der feineren Structur der Sehnen, wie dieselbe bei jeder der genannten Methoden erscheint, und das Hauptresultat ist dieses: Im Schwanze der Nager breitet eine Anzahl longitudineller Sehnen sich in ein Geflecht aus, welches vom Bindegewebe um die Schwanzwirbel ausgeht, und, indem es sich dichotomisch theilt, Sehnen, Muskeln, Gefässe und Nerven umhüllt. Dieses Geflecht, das eine Art „äussere Scheide" um die Sehnen bildet, indem es eine oder mehrere Sehnen umhüllt, besteht aus Bündeln von Bindegewebe, die transversell oder ein wenig schräge auf die Längenachse der Sehnen laufen, in einander sich kreuzen und Zellen besitzen In diesem starken Geflechte sind die Sehnen lose eingelagert, noch dazu hat aber eine jede ihre „innere Scheide" (Peritenium, Verff.). Diese ist von einer grossen Anzahl sehr dünner Membranen, die in concentrischen Schichten geordnet, leicht von einander gesondert werden können, zusammengesetzt. Diese Membranen gleichen in Bezug auf ihren Bau sehr denjenigen Membranen, welche Verff. früher im subarachnoidalen Gewebe, im Perineurium u. s. w. nachgewiesen haben. Bei der Silberbehandlung erscheint in dieser Scheide, und zwar besonders in ihren inneren Theilen, eine Zeichnung, welche die Contouren grosser polygonaler Zellen, in mehreren Schichten liegend, wiedergibt, und aus den Häutchenzellen (Ninnceller) oder endothelialen Zellen, die die Membranen bekleiden, stammt. In diesen Scheiden liegen die Sehnenbündel. Auf der Oberfläche der letzteren sieht man bisweilen bei der Silberbehandlung die Contouren polygonaler Feldchen, in Längsreihen geordnet. Diese, wahrscheinlich mit dem subserösen Endothel einiger Verfasser analog, sind nichts als die oberflächlichsten Zellenreihen der Sehnen. Die Sehne selbst besteht aus sehr feinen, longitudinellen, parallelen und dicht gepackten Fibrillen und aus Zellen. Diese letzteren, welche so vielen, verschiedenen Erklärungen unterworfen worden sind, sind nach der Meinung der Verff. eigenthümliche Häutchenzellen, die mit zahlreichen, flügelförmigen Ausläufern versehen sind. Sie sind in longitudinelle Reihen geordnet und theilen die Fibrillen der Intercellularsubstanz in sehr kleine Bündel. Eine jede Zelle besteht aus einer dickeren, mehr protoplasmatischen, mittleren Partie, welche einen Kern enthält, und aus membranösen Ausläufern, die nach verschiedenen Seiten geben, sich dichotomisch theilen und mit Ausläufern von Zellen der Nachbarreihen anastomosiren. In den Theilungslinien findet man gewöhnlich Verstärkungsfasern, die elastischen Fasern ähnlich sind. Die Sehne ist so in verschiedenen Richtungen von den membranösen Ausläufern der Zellen durchwebt und in eine grosse Anzahl von Bündelchen getheilt, was namentlich auf Querschnitten sichtbar ist. Auf Längenschnitten sieht man die Zellen durch transverselle oder schräge Scheidelinien von einander getrennt, und ausserdem gehen ein oder mehrere, longitudinelle Kämme über die Oberfläche derselben; letztere sind die membranösen Ausläufer, und sie theilen das Bild in longitudinelle Felder. Der flache, abgerundete Kern liegt in einem oder am öftesten in zwei dieser Felder, gewöhnlich unter einem Kamme und immer dicht an einem der transversell verlaufenden Ränder der Zelle. Gewöhnlich liegen die Kerne von zwei Nachbarzellen dicht an einander, bisweilen jedoch in

den einander entsprechenden Enden der Zellen. In der Intermediärsubstanz trifft man hie und da die erwähnten Verstärkungsfasern. Auf einigen Stellen findet man in den Zellenreihen spindelförmige Körperchen mit körnigem Protoplasma, die drei oder mehreren Zellen entsprechen; man findet Uebergangsformen zwischen diesen Körperchen und den gewöhnlichen Zellen, und sie rühren wahrscheinlich von einem Ausläufer von Protoplasma her, das vielleicht durch irgend eine Irritation bewirkt ist. Durch Injectionen in die Schwanzsehnen dringt die Flüssigkeit in die innere Scheide, welche die Verff. Peritonium nennen, hinein, und breitet sich zwischen ihren zahlreichen Membranen aus, ganz wie in dem Perineurium der Nerven, und ausserdem dringt sie in die Membranen zwischen den einzelnen Bündeln (Endotenium), welche vom Peritenium ausgehen, hinein. Verff. erläutern auch die Verbindung zwischen Muskeln und Sehnen im Schwanze der Nager; die Muskelfasern werden flach, und man sieht sie zu feinen Blättern von sehniger Substanz umgebildet; an der Uebergangsstelle bleiben immer einige Kerne. Die Sehnen der Menschen und der höheren Säugethiere zeigen analoge Verhältnisse. Auch hier sind die Sehnen in Bündelchen getheilt, welche durch die Häutchenzellen, die in Reihen liegen und durch membranöse Ausläufer anastomosiren, abgetheilt werden; es ist aber dieser Unterschied von den Sehnen der Nager, dass vom Peritenium eine Masse endotenialer Membranen ausgeht, welche die Sehne in eine Menge von grösseren oder kleineren Bündeln theilen. Diese endotenialen Membranen, die von einer weit grösseren Bedeutung sind als die entsprechenden im Schwanze der Nager, sind aus doppelten Lamellen zusammengesetzt, welche Gefässe enthalten und mit Schichten von Häutchenzellen, die ihnen selbst angehören, versehen sind. Dieses wird am besten bei embryonalen Sehnen wahrgenommen. Die Zellen im Sehnengewebe des Menschen und der höheren Säugethiere bieten in Bezug auf ihre Form und die Lage der Kerne einige Verschiedenheiten von den Zellen des Schwanzes der Nager dar. Im Anhange von den Injectionen der Sehnen beim Menschen entwickeln Verff., wie die Injectionsflüssigkeit längs den Zellenreihen und ihren membranösen Ausläufern und längs den endotenialen Membranen bis zum Peritenium laufe, wo sie sowohl zwischen die Lamellen desselben sich ausbreite, als in wirkliche Lymphgefässe übergebe, welche längs den Sehnen mit den Blutgefässen zusammen verlaufen. Die Injectionsflüssigkeit dringt auch sehr leicht zwischen die angrenzenden Muskelbündel in ein Geflecht, von sehr feinen Membranen (Endomysium) gebildet, hinein. **M. Krebs** (Kopenhagen).]

V. Knorpel, Knochen, Ossificationsprocess.

1) **Aeby**, Carl, Zur Chemie der Knochen. Journ. f. prakt. Chemie, 1874, 15. Dcbr. (Bemerkungen über die chemischen Verhältnisse beim Ossificationsprocesse.) —2) **Baber**, Creswell, E., On the structure of hyaline cartilage. The journ. of anatomy and physiology. p. 112. Octob. (Verf. bestätigt die Angabe von Tillmanns, s. den vorj. Bericht, dass der hyaline Knorpel in seiner Grundsubstanz aus feinen Fibrillen und einer Kittsubstanz zusammengesetzt sei. Er empfiehlt zur Darstellung der Fibrillen besonders ⅓ und 10 pCt. Kochsalzlösung und Kalkwasser, unter Anwendung längerer Maceration und leichtem Druck auf die Oberfläche der Präparate. — Aus E. Klein's Laboratorium.) — 3) **Ebner**, V. von, Ueber den feineren Bau der Knochensubstanz, Wiener Sitzungsberichte. III. Abth Juliheft. — 4) **Embleton**, D. and Attbey, Th, On the skull and some other bones of Loxomma Allmanni. Ann. mag nat. hist vol. XIV. p 53. (Beschreibung der Knochen und Zähne eines fossilen Reptils) — 5) **Esch**, Ueber appositionelles Knochenwachsthum. Marburger Inaugural-Dissert. 1874.

— 6) E w e t s k y , Th. von, Entzündungsversuche am Knorpel. Centralbl. f. d. med. Wissensch. No. 16. (Als Object der Untersuchung diente E w e t s k y der Scleralknorpel des Frosches, den Verf. mechanisch und chemisch verschieden lange Zeit reizte. Er fand hierbei, dass beim Knorpel auf jede Reizung nur Degeneration der Zellen erfolgt, und dass die später eintretende Vermehrung der Zellen mehr als ein regenerativer Vorgang erscheint, bei welchem zu keiner Zeit eine Umwandlung der Knorpelzellen in Eiterkörperchen sich nachweisen lässt; es sollen hierüber noch weitere Mittheilungen erfolgen.) — 7) H a a b , O., Experimentelle Studien über pathologisches Längenwachsthum der Knochen. Ebendas. No 13. (Verf. fand bei Versuchen, die er am Knochen mit Stiften, Ringen und Plättchen anstellte, dass, wenn eine gereizte Tibia sich abnorm verlängerte oder verkürzte, auch das zugehörige Femur dieselben Veränderungen erfahre. Er bestätigt damit die früher von L a n g e n b e c k ausgesprochene Vermuthung, dass bei krankhaftem, übermässigem Wachsthum der Tibia auch die Fibula und das Femur abnorm verlängert werden.) — 8) H o f m a n n , E., Zur Kenntniss der Structur der Knochen. No. 19. (Calcinirte frische Knochen zerspringen an vielen Stellen mit einer überraschenden Gesetzmässigkeit, die offenbar in der Structur der betreffenden Knochen begründet ist. Besonders characteristisch ist dies bei den Gelenkflächen, bei denen die compacta in concentrisch geordneten, ring- oder bogenförmigen Sprüngen auseinanderweicht, und zwar bei den concaven immer; bei den convexen kann das Zerspringen auch in zierlichen, unregelmässigen Facetten geschehen, deren einzelne Plättchen auf den senkrecht zu ihnen ziehenden Spongiosabalken aufsitzen.) — 9) K ö l l n e r , Aug., Einige Beobachtungen über die inneren Wachsthumsverhältnisse der Tibia. Inaug. Diss. Jena. — 10) L a n g e r , C., Ueber das Gefässsystem der Röhrenknochen mit Beiträgen zur Kenntniss des Baues und der Entwicklung der Knochen. Denkschriften der Wiener Akademie. Juli. (S den Bericht R ü d i n g e r 's über descriptive Anatomie.) — 11) O g s t o n , A., On articular cartilage. Journal of anatomy and physiology vol. X. pag. 49—74. Mit 6 Taf. — 12) P e t r o n e , A., Sulla struttura normale e patologica della cartilagine. Communicazione preventiva. Auszüglich mitgetheilt in „Annali universali". Giugno. p. 507. (P e t r o n e beschreibt etwa in derselben Weise wie H e i t z m a n n (Ber. f. 1874) ein mit protoplasmatischen Fortsätzen gefülltes Saftcanalsystem im hyalinen Knorpel; dasselbe hänge mit dem Saftcanalsystem der Synovialmembran zusammen. Vergl. auch die kurze Notiz im Ber. f. 1874.) — 13) R a n v i e r , L., Des préparations du tissu osseux avec le bleu d'aniline insoluble dans l'eau et soluble dans l'alcool. Travaux du laboratoire d'histolog. du collège de France année 1875, p. 16. v. a. Journ. de la physiol norm et pathol. — 14) R e n a u t , J., Recherches anatomiques sur le tissu élastique des os. Travaux du laboratoire d'histologie du collège de France, année 1875, p. 148 v. a. ibid. (S. den vorj. Ber. S. 43.) — 15) R o b i n , Ch., Article: Moëlle des os, animale. Dict. encycl. des scienc méd. Paris, 1874. — 16) R o s e n t h a l , O., Ueber die Veränderungen des Knorpels vor der Verknöcherung. Dissert. Berlin., s. a Berliner med. Centralblatt No. 35. — 16a) S c h ö n e y , L., Ueber den Ossificationsprocess bei Vögeln und die Neubildung von rothen Blutkörperchen an der Ossificationsgrenze. Archiv für mikr. Anat. Bd. XII S 243 bis 254. Hierzu Tafel XL — 17) S c h u l i n , C., Ueber das Wachsthum der Röhrenknochen. Sitzungsber. der Gesellsch. f. Naturw. zu Marburg. No. 3. — 18) S t e i n b e r g , A., Untersuchungen über die Structur der Synovialhäute. St Petersburger Inauguraldiss. 1874. (Russisch.) — 19) S t e u d e n e r , Friedr., Beiträge zur Lehre von der Knochenentwickelung und dem Knochenwachsthum. Halle. Separatabdruck aus den Abhandlungen der naturforschenden Gesellschaft zu Halle. Bd. XIII. — 20) S t i e d a , L., Studien über die Entwicklung der

Knochen und des Knochengewebes. Archiv für mihr. Anat. Bd. XI. Heft 2. S. 235—265, mit 1 Tafel. — 21) D e r s e l b e , Einige Bemerkungen über die Bildung des Knochengewebes. Ebend. Heft 3. S. 557. — 22) S t r e l z o f f , J., Genetische und topographische Studien des Knochenwachsthums. Unters. aus dem pathol. Institut zu Zürich. Heft 2. — 23) D e r s e l b e , Ungleichmässiges Wachsthum als formbildendes Princip der Knochen. Eine Erwiderung an Herrn Prof. S t i e d a in Dorpat. Archiv für mihr. Anat. XII. S. 254. — 24) D e r s e l b e , Zur Frage über das Wachsthum der Knochen; eine Erwiderung an Herrn Prof. V i r c h o w Berl. klin Wochenschrift No. 34 u. 35 (Verf. sucht nachzuweisen, dass die von V i r c h o w (Jahresber. f. 1874. V. S. 44) zur Erklärung des normalen Knochenwachsthums herbeizogenen pathologischen Processe (speciell Rachitis) dafür nicht geeignet seien, und stellt den Bemerkungen V i r c h o w 's die durch seine eigenen Untersuchungen am normalen Knochen gewonnenen Resultate gegenüber.) - 25) T h i e r f e l d e r , Alb., Ueber die Bedeutung der provisorischen Knorpelverkalkung Archiv der Heilkunde S. 441. 16. Jahrgang. (Verf. geht von dem durch pathologische Erfahrungen gestützten Satze aus, dass Kalksalze überall in denjenigen Gewebspartien sich abzulagern pflegen, zu denen die Ernährungsflüssigkeit zwar noch gelangt, in denen aber eine sehr langsame Strömung stattfindet. Er weist nun auf Grund der E. N e u m a n n 'schen Beobachtung, dass jedes centrale Markraumgefäss oben eine Art Divertikel bilde, nach, dass die bei der provisorischen Knorpelverkalkung sich incrustirenden Theile unter den obigen Circulationsverhältnissen stehen.) — 26) T i z z o n i , I lembi periostei e lo sviluppo patologico del tessuto osseo nelle amputazioni. Riv. clin. No. 2, 3 e 6. — 27) U r a n o s o f f , Materialien zur Lehre von der Entwickelung des Knochens aus Knorpel. Moskauer Ioangural-Diss. 1872. (Russisch.) — 28) V r o l i k , A. J., Studien über die Verknöcherung und die Knochen des Schädels der Teleostei. Niederländisches Arch. f. Zool. Bd. I. Juni 1873. — 29) V i r c h o w , R., Ueber die Entstehung des Enchondroma und seine Beziehungen zu der Ecchondrosis und der Exostosis cartilaginea. Berliner akad. Sitzungsber. 6 Dec. S. 760. (S. den Bericht für pathol. Anat. — Hier muss hervorgehoben werden, 1) dass Verf. in der Umgegend der früheren ersten Kiemenspalte versprengte Knorpelinseln gefunden hat, und dass sich 2) öfter in den erwachsenen Knochen grössere, selbst makroskopisch sichtbare Knorpelreste enthalten.) — 30) V o g t , Ueber Wirkung der Milchsäure auf Knochenwachsthum. Berlin. Klin. Wochenschr. Nro. 34. (Verf. fand nach Injection von Milchsäure in die Markhöhle eine deutliche Dickerzunahme (um das dreifache) der Knochen; im Längenwachsthum blieben sie etwas zurück. Nach der Beschaffenheit der Knochen scheint es sich um eine wirkliche Hyperplasie des Knochengewebes zu handeln, nicht nur um vermehrte Kalkablagerung.) 31) W o l f f , J., Untersuchungen über die Entwickelung des Knochengewebes. Diss. Dorpat. — 32) D e r s e l b e , Ueber die Entwickelung des nicht präformirten Knochengewebes. Centralbl. f. d. med. Wissensch. S. 307. — 33) W o l f f , J., Einige Bemerkungen zum gegenwärtigen Stand der Knochenwachsthumsfrage. Virchow's Arch. 64. Band. S. 140. — 34) V i r c h o w , R., Nachschrift (zum vorstehend citirten Aufsatz). Ebendas. S. 144. (Wolff schlägt vor, um Missverständnisse zu vermeiden, beim Knochenwachsthum zu unterscheiden: 1) das äusserliche Wachsthum, i. e. das Wachsthum durch äusserliche Apposition vom Periost, bez. dem Epiphysenknorpel aus, einschliesslich der Resorptionsvorgänge am Periost und der Markhöhlenfläche (wo soll hier die Grenze sein? Ref.); 2) das expansive Wachsthum, i. e. innerliches Wachsthum durch Expansion und Interposition am fertigen Knochengewebe; 3) das Wachsthum mit beständigen Architektur-Umwälzungen, d. i. Appositions- und Resorptionsvorgänge an den spongiösen Knochenbälkchen von den Haversischen Canälchen und Räumen aus. Virchow bemerkt hierzu, dass Nro. 3 eigentlich gar nicht in den Bereich des Begriffes Wachsthum falle, sondern in die von ihm aufgestellte Kategorie der „Metaplasie". S. Virchow's Arch. V. Bd. „Ueber die Rachitis".) — 35) Virchow, Wegner, Wolff, Discussion über den Ossifications-Process. Sitzungsb. der Berliner med. Gesellsch. Berliner klin. Wochenschrift Nro. 6. — 36) Wegner, Georg, Ueber das normale und pathologische Wachsthum der Röhrenknochen. Virchow's Arch. Bd. 61. 1874. S. 44—77. — S. a. I. D. 16. Isolirung der Knochenkörperchen. — II. 13. Ossificationsprocess. — II. 33. Regeneration des Knochenmarks. — II. 37. Knorpelzellen aus der Ohrmuschel des Kalbes. — III. 4. Polarisationserscheinungen am Knochengewebe. — XIII. Ba. 8, 11. Tubenknorpel. — Entw. II. B. 28. Bau der Knochen und Ossification bei Teleostiern.

Um die Rolle, welche der Gelenkknorpel in den Erkrankungen der Gelenke spielt, besser würdigen zu können, untersuchte Ogaton (11) auch normalen Gelenkknorpel und kam dabei zu Resultaten, nach denen derselbe ausgedehntere Functionen hat, als bisher angenommen wurde. Nach Verf. ist der Gelenkknorpel nicht bloss ein passives Gewebe, das den Druck auf die Knochen abschwächen soll, sondern es erneuert sich beständig von selbst durch seine Zellen von einem centralen Wachsthumsfocus aus und zwar nach zwei Richtungen hin. Der Gelenkfläche zu werden die Knorpelzellen schmaler und bilden eine breite Lage, die durch die Bewegungen des Gelenkes aufgerieben wird und die unmerklich in die Synovialzellen übergeht; dem Knochen zu gehen sie in Markgewebe über, das — zuerst ohne Zusammenhang mit dem Gefässsysteme — an seiner Peripherie verknöchert. Diese fortwährende neue Knochenbildung vom Gelenkknorpel aus ist nach Verf. ein Ersatz für die durch Druck auf das Gelenkende des Knochens verloren gegangene Knochensubstanz. Von den Untersuchungen über den Gelenkknorpel bei Fungus articuli und Arthritis deformans wollen wir hier nur hervorheben, dass Ogaton bei letzterer Knorpelzellen direct in Knochenzellen übergehen sah, ohne dass sie vorher in Markzellen verwandelt waren.

Ebner (3) hat seine dankenswerthen Untersuchungen über den feineren Bau der Knochensubstanz fortgesetzt und einer vorläufigen Mittheilung vom Februar 1875 (abgedruckt in diesem Jahresberichte für 1874, V., S. 41) eine ausführliche, mit Abbildungen versehene Arbeit folgen lassen. Da jene Mittheilung aber nur einen Theil der Arbeit resumirt, so sind noch viele sehr interessante Daten hinzuzufügen. Zunächst sei erwähnt, dass die Knochenfibrillen durch salzsäurehaltige Kochsalzlösung (über das Verfahren cf. S. 10 und 11) viel deutlicher gemacht und Stücke von ihnen isolirt werden können. Dann hat Verfasser, durch viele Aehnlichkeiten der Knochenfibrillen auf ihre Verwandtschaft mit den Bindegewebsfibrillen aufmerksam gemacht, nachgewiesen, dass auch sie leimgebend und nicht verkalkt sind, und dass sie durch eine Kittsubstanz, welche die Knochenerde enthält, zusammengehalten werden. Er fand nämlich, wenn

er dünne, polirte Knochenschliffe auf dem Platinbleche veraschte, oder wenn er sie auskochte, in denselben dünne, lufterfüllte Röhren, die den Fibrillen entsprachen. Die Polarisationserscheinungen so behandelter Schliffe liefern den Beweis dafür, dass die an unveränderten Schliffen auftretenden Erscheinungen wesentlich von den Fibrillen abhängen. Die organische Grundlage der Kittsubstanz bleibt als durchsichtiger Rest zurück, wenn man ausgekochte oder veraschte Schliffe mit sehr verdünnter HCl lösung behandelt.

Seine Ansicht über die lamellöse Structur der Knochengrundsubstanz fasst Verfasser selbst jetzt so zusammen: „Die Knochenfibrillen bilden zunächst Bündel von etwa 3 μ Durchmesser, welche in einfacher Lage oder nur wenige übereinander durch zahlreiche, spitzwinklige Anastomosen eine dicht gewebte Platte mit kleinen rhombischen Maschen — primäre Lamellen — darstellen. Die einzelnen Lamellen hängen durch schief abtretende Bündel unter einander zusammen. Folgen mehrere primäre Lamellen mit gleicher Faserrichtung aufeinander, so kommt es zur Bildung verschieden dicker, secundärer Lamellen, und die lamellöse Structur tritt an Schnitten und Schliffen um so deutlicher hervor, je mehr an aufeinanderfolgenden Schichten die Faserrichtung wechselt." — Die Knochenkörperchen liegen, wo secondäre Lamellen vorhanden sind, im Allgemeinen überall zwischen den primären Lamellen und zwar stets mit ihrem langen Durchmesser dem Hauptzuge der Fibrillenbündel parallel. Wo nur primäre Lamellen sind, liegen sie entweder in einer, die sie gleichsam spalten, oder zwischen zweien, deren Faserung so verschieden sein kann, dass sie auf einer Seite von Faserzügen begrenzt sind, die sich mit ihrer Längsachse kreuzen. Die Knochencanälchen bohren sich ausnahmslos durch die Kittsubstanz, liegen also immer zwischen Fibrillenbündeln.

Die Sharpey'schen Fasern, von denen Verf. nachweist, dass sie nicht elastisch sind, bestehen auch aus leimgebenden Fibrillen, wie die übrige Knochengrundsubstanz, besitzen aber nicht einmal verkalkte Kittsubstanz; sie gehen aus Lamellen hervor und durchsetzen sie, gerade wie die Knochencanälchen. Die wirklichen elastischen Fasern, die Verf. nur bei Knochen Erwachsener gefunden hat, zeigen an den wenigen Stellen, wo sie im Knochen vorkommen, einen Verlauf, der im Allgemeinen mit dem Zuge der Lamellen übereinstimmt.

Sehr wichtig sind die Ergebnisse in Bezug auf die Frage vom Knochenwachsthum, zu denen Verf. durch das Studium fertiger, erwachsener Knochen gekommen ist. Er ging dabei von den bekannten Linien aus, welche die einzelnen Lamellensysteme von einander abgrenzen und schlägt für sie den Namen „Kittlinien" vor, weil an ihnen der Zusammenhang der einzelnen Felder nur durch eine Kittschichte hergestellt wird. Das Verhalten dieser Kittlinien, die auf Quer- und Längsschnitten zu sehen sind, und die also Flächen entsprechen, kann sich v. Ebner nicht andern, als durch die Resorptions- und Appositionstheorie erklären. Auf der einen Seite dieser Linien liegen Lamellen, oft auch Knochenkörper und Knochencanäle, die geradezu abgeschnitten erscheinen, auf der anderen dagegen zeigt sich ein eigenthümliches Verhalten. Die Lamellen des angrenzenden Feldes stossen nicht direct an die abgeschnittene, scharfe Linie des ersten Feldes, sondern es bleibt ein mehr oder weniger breiter, heller Saum frei, in dem sich die Knochenfibrillen aufgefasert verlieren; die Knochenkörperchen, die hier nicht so regelmässig gestellt sind, lassen diesen Saum ganz frei, und ihre Ausläufer biegen, wenn sie an denselben kommen, um und bilden Schlingen. (Dieses Verhalten ist auch schon von Ranvier beschrieben, s. diesen Bericht.) Dieses letztere Knochenfeld hält Ebner für das jüngere, weil allemal die Havers'schen Lamellen in dieser Weise an die Kittlinien stossen und von den Gefässcanälen aus doch neues Knochengewebe gebildet wird. Die Kittlinien sind nach ihm also die Grenzen zwischen neuem und altem Knochengewebe. Wenn man nun zwei Knochenfelder an einer Kittlinie aneinander reiht, so sieht man an den abgeschnittenen älteren Lamellen eine buchtige Linie mit kleinen, rundlichen Erhabenheiten und Vertiefungen, denen die des hellen Saumes entsprechen, wie das Auge der Matrice einer Letter. Diese Buchten hält Ebner für Howship'sche Lacunen und die Kittlinien deshalb für Grenzen zwischen Resorptions- und Appositionsflächen, so dass also der erwachsene Knochen aus lauter kleinen Stückchen zusammengesetzt ist, die durch Resorptions- und Appositionsflächen begrenzt sind.

Die Untersuchungen, welche Verf. über den Bau des Knochengewebes bei Kindern anstellte, haben ihn in dieser Ansicht bestärkt. Auch hier fand er die leimgebende Fibrille als Grundlage der Knochensubstanz, aber die Fibrillen sind beim Foetus und Neugeborenen anders angeordnet. Die Grundlage der perichondralen Knochenbalken bildet ein Netzwerk von gröberen Faserbündeln, der Wurzelstock Gegenbaur's (vgl. auch J. Wolff, s. diesen Ber.); deutliche Lamellen, wenigstens solche mit regelmässig wechselnder, longitudinaler und circulärer Faserung, sind nirgends entwickelt, und Resorptionslinien sind nur in der Umgebung der Markhöhle und an den endochondralen, verkalkten Knorpelbalken sichtbar. Der endochondrale Knochen besteht aus parallelfaserigem, undeutlich geschichtetem Gewebe. Vergleicht man diese Structur — die aber schon bei einem dreijährigen Kinde nicht mehr vorhanden war — mit der des Knochens eines Erwachsenen, so wird man mit Verf. nothwendig zu der Annahme einer Apposition und Résorption gezwungen.

Beim Säugethierknochen ist nach Ebner im wesentlichen dieselbe Structur vorhanden wie am menschlichen Knochen; bei Vogelknochen (es wurden Huhn und Taube untersucht) fand er aber fast nirgends Lamellenbildung, sondern hier besteht das Knochengewebe wesentlich nur aus parallelfaserigen Fibrillen, die zu Bündeln von c. 3 μ Durchmesser zusammen-

treten, welche stets unter sehr spitzem Winkel nach allen Seiten hin gleichmässig mit einander verwebt sind. Dem entsprechend sind auch die Knochenkörperchen unregelmässig vertheilt. (Nichtparallelfaseriges Knochengewebe findet sich nur in der unmittelbaren Umgebung der Havers'schen Canäle, wo sich sogar Ansätze zur Lamellenbildung zeigen, und in der an die Markhöhle grenzenden Partie der Diaphyse, wo sich flächenartig angeordnete, häufig anastomosirende Faserzüge zeigen. Die Kittlinien sind auch beim Vogelknochen vorhanden.)

Ueber die verknöcherten Vogelsehnen stimmt Ebner in seinen Beobachtungen mit Lieberkühn überein, nur giebt er davon eine andere Darstellung. Nach ihm besteht die verknöcherte Vogelsehne aus zwei Gewebsarten, die in einander übergehen: theils aus dem gewöhnlichen, parallelfaserigen Knochengewebe der Vögel, das um die Havers'schen Canäle herumgelagert ist, theils aus einem eigenthümlichen Gewebe, das er „sehnenartiges Knochengewebe" nennt, und das die Zwischenräume zwischen der die Havers'schen Canäle umgebenden Knochensubstanz ausfüllt. Es sind diese dicke Faserbündel, die häufig eine Zusammensetzung aus feinen Bündeln erkennen lassen, und die durch weite Zwischenräume, in denen einschneidende Faserzüge und Knochenkörperchen ähnliche Bildungen zu erkennen sind, getrennt werden. Aber es findet hier keine deutliche Eintheilung in primäre, secundäre und tertiäre Bündel statt.

Das Knochengewebe der Trachealringe der Vögel, von denen Gegenbaur und Lieberkühn behaupteten, dass es durch metaplastische Ossification des Hyalinknorpels entstanden sei, ist nach Ebner auch von parallelfaserigem Gefüge und unter Resorption des Knorpels von den Gefässen aus angelagert.

Am Zahnbein hat Ebner dieselben unverkalkten, einaxig positiv doppeltbrechenden Fibrillen nachgewiesen wie beim Knochen; die Zahncanälchen stehen zu den Fasern in derselben Beziehung, wie die Ausläufer der Knochenkörperchen zu den Fasern des lamellösen Knochens.

Nach diesen Untersuchungen stellt Verf. folgende neue Definition des Begriffes des (fertigen) Knochengewebes auf:

„Das Knochengewebe besteht aus leimgebenden Fibrillen, die durch eine starre, die sogenannte Knochenerde enthaltende Kittsubstanz verbunden werden, in welcher verschieden gestaltete, anastomosirende Hohlräume eingegraben sein können, die Zellen oder Zellenausläufer enthalten." (Man beachte die vollkommene Uebereinstimmung, welche zwischen dieser Auffassung des Knochengewebes und der Lehre vom Baue der weichen Bindesubstanzen herrscht, wenn für letztere das v. Recklinghausen'sche Saftcanalsystem acceptirt wird; vergl. darüber die Bemerkungen des Ref. im Handbuch der Augenheilkunde von Graefe und Saemisch, Art. Cornea. Die dort ausgesprochene Ansicht hat durch die v. Ebner'schen Untersuchungen eine feste Stütze erhalten. Ref.) Auch müssen nach v. Ebner, je nach der Art der Anordnung der Fibrillen, verschiedene Formen des Knochengewebes unterschieden werden, von denen er, soweit seine bisherigen Untersuchungen reichten, 3 fixirt: das geflechtartige, das parallelfaserige und das lamellöse Knochengewebe. Wenn Uebergänge derselben untereinander oder mit Bindegewebe vorkommen, so sind diese nach Verf. nur als räumliche, nicht als genetische aufzufassen. Am Schlusse seiner Abhandlung meint Ebner, dass das zur Kritik des interstitiellen Knochenwachsthums herbeigezogene Verfahren, die Abstände der Knochenkörperchen zu messen, keine sichere Basis biete, weil die Lage der Knochenkörperchen durch die verschiedene Form des Knochengewebes bedingt werde und dieser Punkt bisher nicht in Betracht gezogen sei.

Ranvier (13) theilt einige interessante Facta bezüglich des Verhaltens der Knochenkörperchen und der Sharpey'schen Fasern mit (vgl. auch die Arbeit von v. Ebner No. 3): 1) findet er in jedem Haversischen System eine Reihe ganz schmaler, abgeplatteter Körperchen, welche er als „atrophische" bezeichnet und „confluents lacunaires des os" nennt; 2) kehrt der grösste Theil der Ausläufer der an der Grenze eines Haversischen Systems befindlichen Körperchen an der Grenze dieses Systems umbiegend wieder in den Bereich des letzteren zurück; nur sehr wenige Ausläufer anastomosiren mit den Ausläufern der intermediären Substanz. Somit erscheinen die Haversischen Systeme als selbstständige Bildungen, gewissermassen als „primäre Knochen", wie denn nach Ranvier's Nachweise z. B. bei Fröschen die langen Röhrenknochen nur ein einziges Haversisches System repräsentiren; 3) die Sharpey'schen Fasern finden sich nur in der intermediären Substanz, ein Factum, welches um so mehr Bedeutung beansprucht, als damit die Theorie des interstitiellen Wachsthums, wie sie Wolff aufstellt, unvereinbar ist. Die Knochenkörperchen haben mit den Sharpey'schen Fasern nichts zu thun.

Das Präparationsverfahren Ranvier's ist Folgendes: Ganz frische Knochen werden 1 Jahr lang in Wasser macerirt; sie müssen vollkommen fettlos sein. Die Schliffe werden in gewöhnlicher Weise verfertigt, dann getrocknet und die Flächen, um allen Schliffschlamm aus den Canälchen zu entfernen, mit dem Skalpell leicht abgekratzt. Sie kommen dann für 2 Stunden in eine concentrirte alkoholische Lösung von Anilinblau, wobei man bis zum vollständigen Verdunsten die Lösung im Wasserbade abdampft. Man polirt die Schliffe und schliesst sie dann nach Abwaschen in einer Salzlösung von 2 : 100 in gleichen Theilen Glycerin und Kochsalzlösung ein. Die Salzlösung dient zur Fixirung der Anilinfarbe.

Rosenthal (16) untersuchte in Löwe's Laboratorium in Berlin die Verknöcherungsgrenzen an verschiedenen embryonalen Extremitätenknochen, um die Veränderungen des Knorpels, besonders dessen Schichtung zu studiren. Vortheilhaft zeigte sich dazu das Schulterblatt in toto untersucht. Verf. kam zu dem Schlusse,

dass die Zahl der Schichten nicht in jedem Knorpel dieselbe ist, dass diese sogar an denselben Knochen je nach der Schnittführung zwischen 3—6 wechseln kann. Als Ursache wird theils die Schnittführung, theils die mehr weniger ausgebildete Breite der Uebergangszonen zwischen den typischen Schichten angegeben. Solche constante Schichten sind nur drei vorhanden, nämlich: 1) Die „kalkführende" Zone, enthält die zuerst von Waldeyer beschriebenen Netze (von v. Brunn „elastische Netzfasern" genannt. Die Fasern sollen nach R. nicht nur an postfötalen Knochen, wie es v. Brunn angab, sondern an Knochen aller Altersstadien zu finden sein). 2) Die Schichte mit den in Längsreihen geordneten Knorpelzellen. 3) Unregelmässig gestellte Knorpelzellen. Die Zahl dieser drei, immer vorhandenen Schichten kann bis zu zehn zunehmen, so an Schnitten, wo die diaphysäre Verknöcherungsgrenze mit der epiphysären zusammenfällt.

Beachtenswerth ist die Beobachtung R.'s über die regelmässige Anordnung der Knorpelzellen, die am Rande des Knorpels eine andere ist, als in der Mitte. Die Zellen am Seitenrande des Knorpels sind in Bögen geordnet, welche gegen die Epiphysenkern convergiren, während die der Mitte fast geradlinig in Längsreihen liegen. Die Knorpelzellen in nächster Umgebung des Epiphysenkerns bilden Kreise, jene etwas weiter davon Ellipsen, und so zeigt jeder Knorpel eine ganz regelmässige Architectur, welche für ihn ebenso typisch zu sein scheint, wie die Architectur der Spongiosa für den betreffenden Knochen.

Schöney (16a), der an Hühnern und Tauben verschiedenen Alters den Ossificationsprocess untersuchte, nimmt mit Heitzmann (cf. Ber. f. 1873) an, dass in der Knorpelgrundsubstanz ein Netz lebender Materie sei, das sämmtliche Knorpelzellen zu einer ununterbrochenen Colonie vereinige. Er schliesst aus seinen Beobachtungen, dass nicht nur die Knorpelzellen, sondern auch die lebende Materie der Grundsubstanz direct an der Markbildung theilnehme, und zwar entstehen aus letzterer Hämatoblasten. Der Knochen bildet sich dann, indem ein Theil der Osteoblasten sich in Knochengrundsubstanz umwandelt; „lebende Materie" enthält diese bei Vogelknochen nach Verf. nicht. Aus den Hämatoblasten an der Ossificationsgrenze, die Schöney gegen die Einwürfe Neumann's vertheidigt, entstehen rothe Blutkörperchen; diese Neubildung findet aber nur bei jungen Thieren statt.

Schulin (17) verfertigte Schnitte von Oberarmknochen embryonaler und neugeborener Kaninchen in sagittaler und querer Richtung. Die entsprechenden Stellen lagen derart, dass man überall nur ein appositionelles Wachsthum annehmen konnte. Dafür sprach auch die Verringerung der Zahl der Granulationsräume und die unveränderte Erhaltung der Knorpelreste. (Eine Wiedergabe der Zeichnungen des Verf.'s wäre erwünscht; sie würde das Verständniss der Sache wesentlich erleichtern;

durch einen kurzen Auszug ist das kaum möglich zu erreichen. Ref.)

Zu den Vertretern der Appositions- und Resorptionstheorie gehört auch Steudener (19). Die Resultate seiner Arbeit sind bereits am 15. Juli 1874 in der naturforschenden Gesellschaft zu Halle vorgetragen, die Arbeit selbst konnte erst später veröffentlicht werden. Verf. hat nach der von Strelzoff angegebenen Methode (Doppelfärbung mit Carmin und Hämatoxylin) untersucht und die von Letzterem angegebenen Bezeichnungen beibehalten; Untersuchungsobjecte waren fast nur menschliche Embryonen (von der neunten Woche an), nur nebenbei Knochen von Säugethierembryonen, und zwar untersuchte Steudener nur die kleinen Knochen der Extremitäten, die grösseren Röhrenknochen, die Rippen, das Schulterblatt und den Unterkiefer. — Die ersten Entwicklungsstadien der cylindrischen Knochen (Phalangen empfohlen) beschreibt Verf. wie Strelzoff, nur hat er gefunden, dass die Grundschicht des perichondralen Knochens an bestimmten Stellen perforirt wird, dann erst dringen Blutgefässe in den Verkalkungspunkt ein, und er sieht hierin die Anlage der Foramina nutritia. In der Frage über die Proliferation der Knorpelzellen und die Entstehung der Osteoblasten aus denselben spricht sich Verf. gegen v. Brunn etc. aus, die Knorpelzellen fallen nach ihm einem moleculären Zerfall anheim, die Osteoblasten stammen aus den Markzellen. Die Erklärung, welche Strelzoff für die Bildung der Markhöhle giebt, ist nach Steudener nicht ausreichend. Nach Strelzoff müsste, da sich die mittleren Markräume besonders erweitern und dadurch die seitlichen in die endochondrale Grundschicht drängen, diese letztere erheblich dicker werden, ebenso müsste auch der Ring der endochondralen Grundschicht erweitert werden. Messungen ergaben aber, dass dies nicht der Fall ist (ebenso Heuberger, s. vor. Ber.). Ferner weist Verf. nach, dass die Abstände der Knochenkörperchen in jüngeren Knochenbälkchen weiter sind als in älteren. Strelzoff hat das Gegentheil gefunden, indem er die Knochensubstanz zwischen den Knochenkörperchen mass; er übersah dabei, dass die Knochenkörper in älteren Knochenbalken kleiner werden, weil sie einen Theil ihres Protoplasma zu Knochengrundsubstanz verändern. Steudener mass deshalb den Abstand der Centren der Knochenkörper und kam so zu dem umgekehrten Resultate. (Für Strelzoff ist dagegen J. Wolff aus Moskau, s. diesen Ber., der noch genauere Mittheilungen hierüber folgen lassen will.) Die Thatsachen, dass die Bildung der Markhöhle auch auf das Gebiet des perichondralen Knochens übergeht, dass an Strelzoff's aplastischen Stellen (wo der perichondrale Knochen ganz fehlt) in früheren Stadien immer eine die Verknöcherungsstelle überragende Lamelle perichondralen Knochens gefunden wird (cf. Kölliker, vor. Ber.), dass bei den aplastischen Stellen häufig die endochondrale Grundschicht und ein Stück des endochondralen Knochens fehlen, so dass die Markräume offen gegen das Periost münden,

glaubt Verf. nur durch äussere und innere Resorption erklären zu können.

Die platten Knochen, welche aus Knorpel entstehen, entwickeln sich ganz so wie die cylindrischen, nur sind die Vorgänge durch die Gestalt etwas modificirt. Die Entwicklung der Rippen geht nach Steudener folgendermassen vor sich: Der Verkalkungspunkt liegt excentrisch der Wirbelsäule zu, auch hier bildet sich zuerst peri- und endochondraler Knochen; später wird die an der Innenseite liegende Schicht des peri- und ein Theil des endochondralen Knochens resorbirt, so dass eine Stelle nur von perichondralem Knochen gebildet wird. Auf Längsschnitten zeigen die Rippen dann eine asymmetrische Figur, die beiden Kegel des endochondralen Knochens sind durch eine mit dem Alter zunehmende Schicht perichondralen Knochens getrennt. Auch dies spricht für Resorption. Aehnlich entwickelt sich das Schulterblatt; die Knochenbildung geht aus von einem linsenförmigen Verkalkungspunkte im Körper der Scapula, auch hier entsteht zuerst peri- und endochondraler Knochen, schliesslich aber werden der obere Theil des Körpers und die Spina nur aus perichondralen Knochen gebildet.

Dem Meckel'schen Knorpel schreibt Verf. bei der Entwicklung des Unterkiefers mit Stieda gar keine Betheiligung zu; ebenso hat er sich nicht davon überzeugen können, dass der Alveolar- und der Gelenkfortsatz aus einer einzigen knorpeligen Anlage entstehen, wie Strelzoff meint. Nach ihm erscheint der Alveolarfortsatz aus bindegewebiger Anlage zu stammen.

Auch beim Unterkiefer ist dieselbe Erscheinung wie bei den Rippen etc.: Resorption des peri- und endochondralen Knochens an der Innenseite des Gelenkfortsatzes, Apposition perichondralen Knochens an der Aussenseite. Von der metaplastischen Ossification hat sich Steudener ebenfalls nicht überzeugen können. Bemerkenswerth ist noch, dass Verf. bei Scapula und Unterkiefer grössere Strecken verkalkter Knorpelgrundsubstanz in endochondralem Knochen eingeschlossen sah. Diese Bilder gewähren manchmal den Anschein, als ob an der inneren Wand einer Knorpelhöhle Knochen gebildet würde und die Knorpelzellen zu Knochenzellen würden. Stärkere Vergrösserungen zeigten aber, dass die in den Knorpelhöhlen liegenden Zellen eingewanderte Markzellen seien.

Das postembryonale Knochenwachsthum geht genau wie das embryonale vor sich, und stützt sich Verf. hier auf die von Maass, Lieberkühn, Wegner und Bidder angestellten Experimente.

Als Organe des Resorption hat Verf. ausnahmslos die Osteoklasten gefunden, die Howship'schen Lacunen seien ihre Effecte.

Stieda (20) stellte auf Anlass der wichtigen Angaben Strelzoff's (s. Ber. f. 1873) erneute Untersuchungen des Verknöcherungsmodus des Unterkiefers und der Scapula an, denen er ein Referat der Arbeiten von Lovén (1863) und

Uranossow (187?), welche in Deutschland unbekannt geblieben waren, vorausschickt. Verf. nahm Embryonen von der Katze, Maus, Kaninchen und Schwein, bei der Scapula auch vom Schaf; seine Ergebnisse führten ihn zu einem der Ansicht Streizoff's widersprechenden Resultat. Nach ihm entsteht der knöcherne Unterkiefer in seinen ersten Anfängen, unabhängig vom Meckel'schen Knorpel, durch aus dem embryonalen Bildungsgewebe stammende Osteoblasten, und zwar erscheint zuerst eine senkrechte Knochenlamelle lateral vom Meckel'schen Knorpel. (Aus dieser entstehn der Angulus maxillae und die beiden Fortsätze des Unterkiefers.) Später bildet sich eine mediale Knochenlamelle, näher dem Knorpel zu, welche im weiteren Verlaufe der Entstehung mit der lateralen zu einer offenen Rinne verwächst. Wo die mediale Lamelle mit dem Meckel'schen Knorpel zusammenstösst, geht dieser durch „Atrophie" zu Grunde. Verf. versteht unter Atrophie des Knorpels die bei der Knochenbildung in knorpeliger Grundlage auftretenden Erscheinungen: Aufnahme von Kalksalzen, Eindringen von Bildungsgewebe etc., endgültig nimmt also der Meckel'sche Knorpel an der Bildung des Unterkiefers auch Theil, aber nicht metaplastisch, sondern neoplastisch. Ausser ihm treten an einzelnen Stellen des Unterkiefers noch verschiedene andere Knorpelmassen, „accessorische Knorpelkerne" auf, die sich aber ebenso verhalten wie der Meckel'sche Knorpel.

Ebenso spricht sich Stieda auch in Betreff der Scapula gegen Strelzoff aus; Corpus und Spina scapulae sind nach ihm ursprünglich knorpelig präformirt, aber der Knochen bildet sich auch neoplastisch. Am Schlusse seiner Abhandlung tritt Stieda für die Resorptions- und Appositionstheorie ein, er sucht nachzuweisen, dass die Gegengründe Streizoff's unhaltbar seien.

Eine „Erwiderung" Strelzoff's (23) hierauf, sowie die darauf bezüglichen „Bemerkungen" von Stieda (21) müssen im Original nachgelesen werden, da ihr Inhalt wesentlich kritisch und polemisch ist.

Julius Wolff aus Moskau (31, 32) ist durch seine Untersuchungen über den Ossificationsprocess zu der Ansicht gelangt, dass es nur eine Art der Knochengewebsbildung, die aus embryonalem Bindegewebe, gäbe. In der vorliegenden Abhandlung beschreibt er nur die intermembranöse und periostale Knochenbildung und kommt dabei zu folgenden Ergebnissen, die Ref. nach dem Résumé des Verf. kurz wiedergibt:

1) Die bindegewebige Grundlage der Knochensubstanz — die osteogene Substanz H. Müller's — stimmt vollständig überein mit dem formlosen, embryonalen Bindegewebe, sie geht nach aussen allmälig in fibrilläres Bindegewebe über, so dass man keine verschiedenen Schichten unterscheiden darf.

2) Bei der Knochenbildung — sowohl aus Bindegewebe, als aus Knorpel — giebt es vorbereitende Processe, die in Erweiterung und Neubildung von Ge-

fässen, und Vergrösserung und Vermehrung der Zellen (die faserige Intercellularsubstanz nimmt dabei ab) bestehen; wahrscheinlich wandern dabei weisse Blutkörperchen aus. Die obenerwähnten Zellen werden die Osteoblasten, und deshalb schlägt Verf. auch für letztere den Namen „Bildungszellen" vor.

3) Dadurch, dass die Gefässe in das Bindegewebe hineinwachsen, werden die Fasern desselben auseinandergedrängt, und es entsteht ein Fasergerüst, das zunächst den Bildungszellen, dann, nachdem es verkalkt ist, der ersten Knochensubstanz zur Stütze dient. Die Faserbündel, resp. die Knochenbalken werden durch einzelne stärkere Fasern zusammen gehalten, die zu dem fibrillären, oberflächlichen Bindegewebe gehen, es sind dies die Sharpey'schen Fasern („Stütz- oder Verbindungsfasern").

4) Die Knochengrundsubstanz entsteht durch eine partielle Differenzirung des Protoplasma der Bildungszellen und Sclerosirung ihrer zartfaserigen Zwischensubstanz (cf. Bericht von 1875, V. Ebner No. 6 und 6a, und Tillmanns No. 4).

5) Die Sclerosirung, die Verf. als eine chemische Aufnahme von Kalksalzen auffasst, wird durch die Osteoblasten nur vermittelt, sie selbst sind kein Depôt für die Kalksalze; die zartfaserige Intercellularsubstanz nimmt dabei bedeutend an Umfang zu.

6) Durch die Thätigkeit der benachbarten Bildungszellen und den Druck der erweiterten Gefässe, werden die der neuen Knochengrundsubstanz am nächsten liegenden „Bildungszellen" als Knochenzellen in dieselbe eingeschlossen.

7) Auch diese Knochenzellen bilden noch durch Differenzirung ihres Protoplasma neue Knochengrundsubstanz, ebenso vermehren sie sich auch durch Theilung. Verf. hat gefunden, dass bei älteren Knochentheilen auf demselben Raume mehr Grundsubstanz und weniger Zellen seien als bei jüngeren, und verspricht darüber noch Weiteres (cf. Steudener, No. 19).

8) Die Knochenlücken und Knochencanälchen sind bei der Einschliessung der „Bildungszellen" zu Knochenzellen um dieselben und ihre Fortsätze vorgebildet, und werden von den Zellkörpern und ihren Ausläufern ausgefüllt; letztere wachsen nicht aus.

9) Die durch Knochen isolirbaren (elastischen?) Schichten der Knochengrundsubstanz, welche den Knochenzellen anliegen, sind besonders dichte Theile der Knochengrundsubstanz, die aus den Zellen und ihren Ausläufern hervorgegangen sind und vollkommen analog den Knorpelkapseln (?).

10) Die specifische Anordnung der Knochenkörperchen um die Gefässe und die Lamellenbildung beruhen auf einer zeitweise unterbrochenen Einschliessung der Knochenzellen in die Grundsubstanz, die durch einen abwechselnd stärkeren oder geringeren Druck der Gefässe bedingt ist (?). Durch den Druck von den Gefässen aus sind auch die Knochenkörper abgeplattet.

11) Das Knochengewebe baut sich in bindegewe-

biger Grundlage als lamellöses Netzwerk auf, das ein System von anastomosirenden Canälen um die Gefässe herum bildet.

12) In den knorpelig vorgebildeten Knochen entsteht die Knochensubstanz auch aus Bildungszellen, die mit den Gefässen in die verkalkte Knorpelgrundsubstanz eindringen. Die verkalkten Knorpelbalken haben dabei dieselbe Function, wie die verkalkten Bindegewebsfasern. Somit bildet sich also nach Verf. das Knochengewebe überall auf dieselbe Weise aus dem embryonalen Bindegewebe um die Gefässe herum.

Verf. hat auch Unterkiefer und Scapula von Menschen und Säugethierembryonen untersucht, aber keine directe Umwandlung von Knorpel- in Knochengewebe gefunden.

Ref. holt hiermit kurz eine Arbeit von Wegner (36) über Knochenwachsthum nach, die in den letzten Bericht nicht aufgenommen worden ist. Der vorliegende erste Theil dieser Arbeit über das normale Wachsthum der Röhrenknochen ist „eine experimentelle Kritik, die Wiederholung aller einschlägigen, bisher gemachten Versuche und Darstellung zum Theil neuer, dahin gehöriger Elemente." Verf. kommt darin zu dem Resultat, dass im fertigen Knochen ein interstitielles (intercellulares oder cellulares) Wachsthum nicht existire, sondern dass die vorliegenden Beobachtungen und Erfahrungen alle dafür sprechen, dass das Wachsthum des fertigen Knochens nur auf dem Wege der Apposition und Resorption erfolgt. Wegner widerlegt zuerst die indirecten Beweise, welche für die interstitielle Expansion sprechen: die Resorptionsvorgänge seien überall sicht- und demonstrirbar, der Wechsel in der Gestalt des Unterkiefers, das Wandern der Knochenvorsprünge, der Muskelansätze und pathologischer Bildungen (Exostosen und paraarticulärer Callus), endlich das Stabilbleiben der Architectur des Knochens — alles sei vereinbar mit Appositions- und Resorptionstheorie. Den directen, positiven Angaben für die interstitielle Expansion, den Experimenten J. Wolff's, stellt er eine grosse Anzahl eigener gegenüber, die ihm gerade entgegengesetzte Resultate gegeben haben. Die alten, von Duhamel und Flourens angegebenen Experimente werden von ihm durch viele Versuche bestätigt, er führt die Krappfütterung ins Feld und glaubt in der Phosphorfütterung einen neuen stringenten Beweis für das Wachsthum durch combinirte Apposition und Resorption gefunden zu haben.

VI. Blut, Lymphe, Chylus, Gefässe, Gefässdrüsen, seröse Räume.

A. Vertebraten.

1) Adamkiewicz, Ueber die Behandlung von Gefässen mit Silbernitratlösungen. Berl. Kl. Wochenschr. No. 29. 1874. — 2) Derselbe, A., Kittschichten in den Wandungen der Gefässe. Arch. für mikr. Anat. Bd. XI. S. 232—285 mit Abbild. — 3) Arnold, Jul., Ueber das Verhalten der Wandungen der Blutgefässe bei der Emigration weisser Blutkörper. Virchow's Archiv Bd. 62. — 4) Derselbe, Ueber das Verhalten des Indigcarmins in den lebenden Geweben. Centralbl. No. 51.

— 5) Derselbe, Ueber die Kittsubstanz der Epithelien. Anatomischer Theil. Virchow's Archiv 64. Band. — 6) Derselbe, Ueber die Kittsubstanz der Endothelien. Ebendas. 66. Band. — 7) Bassi, G., Della trasformazione dei globuli rossi del sangue in bianchi. Bologna. 8. 5 pp. 1 lith. Tafel. — 8) Bercbon, E. et Périer, L., Note sur les globules du sang chez le foetus. Bordeaux médical. p. 123 et 237. (Verff. glauben, dass die rothen Blutkörperchen menschlicher Fötus und Neugeborener ein kleineres Durchschnittsmaass haben, als die rothen Körperchen erwachsener Menschen. Dabei nehmen sie aber als Durchschnittsmaass 0,0083 Mm. für den Erwachsenen an, was jedenfalls nach den bekannten, sehr genauen Messungen Welcker's, denen auch Woodward (s. diesen Ber.) zustimmt (0,0077 Mm.), zu hoch gegriffen ist. Sie fanden in einem Falle unter 86 gemessenen 26 Körperchen von 0,0093 (5 Stück), 0,0091 (2), 0,0087 (19) als über ihrer Mittelgrösse stehend, 21 Körperchen ungefähr der Mittelgrösse entsprechend, 39 von 0,0062—0,0031 herabgehend. In einem zweiten Falle erhielten sie ähnliche Ziffern. Dabei ist nicht zu vergessen, dass nach den Welcker'schen Messungen die Zahl der unter der Mittelgrösse stehenden Körperchen grösser ist, als die Zahl der dieselbe überschreitenden. Jedenfalls dürften die Befunde der Verff. keine practische Verwendung in gerichtlich medic. Beziehung erlauben.) — 9) Berlinerblau, Fanny, Ueber den directen Uebergang von Arterien in Venen. Dissertation. Bern. 16 SS. 1 Tafel. 8. s. Arch. für Anat. u. Physiol. — 10) Bregen, M., Ueber die Musculatur der grösseren Arterien, insbesondere ihrer Tunica adventitia. Virchow's Arch. 65. Bd. S. 246. — 11) Budge, Albrecht, Neue Mittheilungen über die Lymphgefässe der Leber. Arbeiten der physiol. Anstalt zu Leipzig. Sitzungsber. der math.-physiol. Classe der Kgl. Sächs. Gesellsch. d. Wissensch. 27. Bd. S. 161. — 12) Exner, Ueber die Lymphwege des Ovariums, zum Theil nach Untersuchungen von Dr. A. Backel aus Boston. Wien. akad. Sitzgsber. Bd. 70. Abth. III. (Einstichsinjectionen in Ovarien von Kaninchen und neugeborenen Menschen füllen sehr leicht die Lymphgefässe im Hilus des Ovariums. — Verff. bedienten sich löslichen Berliner Blaus oder Berliner Blaus mit wenig Leim versetzt, und stachen in die Längsrichtung des Organs ein. — Die Masse folgte überall, ohne in besondere Bahnen eingeschlossen zu sein, den Bindegewebszügen, vorzugsweise dem mehr lockeren Bindegewebe.) — 13) Fleischl, E., Von der Lymphe und den Lymphgefässen der Leber. Arbeiten aus der physiologischen Anstalt zu Leipzig. IX. Jahrgang. 1874. Leipzig. 8. 24. 8. s. Sitzungsbericht der math.-physikal. Classe der Königl. Sächs. Gesellsch. der Wissensch. zu Leipzig. 8. 42. 26. Band. — 14) Foà, P., Ueber die Beziehungen der Blut- und Lymphgefässe zum Saftcanalsystem. Virchow's Archiv. 65. Band. 8. 284. — 15) Derselbe, Sul Rapporto delle cavità plasmatiche del tessuto connettivo coi vasi sanguini e linfatici (Istituto patologico di Strassburgo) Rivista clinica di Bologna. Oct. Nov. — 16) Gerisch, L., Ueber das Verhalten des indigschwefelsauren Natrons zu den Geweben des lebenden Körpers. Centralblatt No. 48. — 17) Giovanni, A. de, Patti concernenti la contrattilità dei vasi capillari sanguigni. Rivista clin. di Bologna. Marzo. (Nichts Neues.) — 18) Gulliver, G., Measurements of the red blood-corpuscles of Batrachians. Proc. zool. Soc. London. 1873. p. 162. — 19) Derselbe, The largest apyrenaematous blood-corpuscles. Monthly micr. journ. XIII. p. 25. (Unter den Säugethieren besitzen die grössten Blutkörper: beide Elephantenarten, das 2zehige Faulthier und das Wallross.) — 20) Hoffmann, Th., die Lungenlymphgefässe von Rana temporaria. Diss. Dorpat. 8. 54 SS. 1 T. 21) Holmgren, F., Methode zur Beobachtung des Kreislaufs in der Froschlunge. Beitr. zur Anat. u. Phys. Festgabe an C. Ludwig. Leipzig. — 22) Hoyer, J., Direc- ter Uebergang von Arterien in Venen. Tagebl. der Leipziger Naturf. Ges. vom Jahre 1872 und der Breslauer Naturforschervers. vom Jahre 1874 — s. a. Denkschriften der Warschauer ärztl. Gesellschaft redigirt von Nawrocki. 1873. Hft. 1. (Polnisch.) — 23) Jolyet, Zur vergl. Physiologie d. Blutes der eierlegenden Wirbelthiere. (Soc. de biol.) Gaz. de Par. 30. p. 381. — 24) Klebs, E., Ueber Lymphangiectasie. Prager Vierteljahrsschr. 125 Band. S. 155. (Verf. glaubt sich gegen eine ausgiebige Communication der Recklinghausen'schen Saftlücken mit den Lymphgefässen aussprechen zu müssen; er sieht vielmehr die Lymphbahn auch als eine geschlossene an, in der allerdings Poren vorhanden sein können.) — 25) Klein, E., Observations on the Structure of the Spleen. Quart. Journ. microsc. Sc. p. 363. October. — 26) Derselbe, The anatomy of the lymphatic system. Part II. The Lung. London. (S. den Bericht für 1874. Respirationsorg.) — 27) Knies, M., Die Resorption von Blut in der vorderen Augenkammer. Virchow's Arch. 62. Band. S. 537. (Aus dem physiol. Laboratorium zu Heidelberg.) — 28) Derselbe, Zur Lehre von den Flüssigkeitsströmungen im lebenden Auge und in den Geweben überhaupt. Ibid. 65. Bd. S. 401. — 29) Köster, A., Ueber chronische Entzündung, fibröse und sarcomatöse Neubildung. Sitzungsber. der niederrh. Gesellsch. f. Natur- und Heilkunde in Bonn 21. Juni. (Verf. weist unter anderm nach, dass in den entzündlich neugebildeten Geweben die Saftcanälchen jeglicher Form mit den Blutgefässen in weit offener Verbindung stehen.) — 30) Derselbe, Ueber Endarteriitis und Arteriitis. Sitzungsber. der niederrh. Ges. f. Natur- und Hlk. in Bonn. 20. December. (Im Gehirn sind minimal kleine Arterien noch mit Vasa vasorum versehen.) — 31) Derselbe, Ueber die Structur der Gefässwände und die Entzündung der Venen. ibid. 15. März. (In Arterien und Venen ist die Muscularis mit einem reichlichen, dem Faserverlauf parallelen Spaltsystem durchsetzt, das mit den Vasa nutritia und den umliegenden Lymphgefässen in Verbindung steht. Die Vasa nutritia reichen an den Venen und Arterien viel weiter, als man gewöhnlich anzunehmen pflegt. Die Capillarverzweigung derselben geht immer bis zur Intima hinein, in grösseren Arterien und Venen mitunter auch in die Intima hinein.) — 32) Kolaczek, Bacterien im normalen Blute. Centralblatt für Chirurgie. No. 13. (Kolaczek fand bei erneuerten sorgfältigen Untersuchungen, dass stets im normalen Blute, so wie im normalen Harn Bacterien vorkommen. Er erörtert genau die Gründe, welche eine Einwanderung der Bacterien während der Herstellung der Präparate vollkommen unannehmbar erscheinen lassen, so dass man — wie Ref. meint, mit vollkommenem Recht — die stete Gegenwart dieser Bildungen im normalen menschlichen Organismus annehmen darf. — 33) Küttner, Beitrag zu den Kreislaufsverhältnissen in der Froschlunge. Virchow's Arch. 61. Band. (S. den Bericht für 1874. Physiol.) — 34) Derselbe, Die Abscheidung des indigschwefelsauren Natron in den Geweben der Lunge. Centralbl. f. d. med. Wissensch. No. 41. — 35) Lange, O., Ueber die Entstehung der blutkörperchenhaltigen Zellen und die Metamorphosen des Blutes im Lymphsack des Frosches. Virchow's Arch. 65. Bd. S. 27. (Verf. beschreibt zunächst die bekannten Metamorphosen, welche rothe Blutkörper in serösen Säcken erleiden. Die Entstehung der blutkörperchenhaltigen Zellen ist nach ihm eine dreifach variirende: 1) Nehmen einzelne Leucocyten ein oder mehrere rothe Blutkörperchen oder Bruchstücke von solchen auf. 2) Fliesst ein Haufen Leucocyten zu einem gigantocellulären Körper zusammen, um dem einzelne rothe Körperchen aufgenommen werden. 3) Ballon sich eine Anzahl rother Blutkörperchen zusammen; die peripheren Theile dieses Conglomerates werden entfärbt, und entsteht so das Bild einer blutkörperchenhaltigen Zelle (vergl. J. Arnold, Ber. f. 1873). Der Arbeit ist ein Literatur-Verzeichniss beigegeben.) — 36) Leboucq,

H., Sur le developpement des capillaires et des globules sanguins chez l'embryon (Communication préalable). Extrait du bulletin de la societé de médicine de Gand. — 37) Legros, Ch., Expériences sur les modifications que subit le sang dans l'humeur vitrée. Journ. de l'anat. et de la physiol. p. 643. (Nichts wesentlich Neues.) — 38) Lovén, Chr., Ueber den Gewebssaft u. dessen Verhalt. z. d. Blut- u. Lymphgefässen. Hygiea XXXVI. 2. S. 80. — 39) Lubimoff, A., Note sur le développement des vaisseaux de nouvelle formation dans la paralysie générale progressive. Arch. de physiol. norm. et pathol. 1874. p. 884. — 40) Malassez, De quelques variations de la richesse globulaire chez l'homme sain. Soc. de biol. 1874. Octob. Gaz. méd. de Paris No. 46. 1874. (S. den.vorj. Ber.) — 41) Malassez et Picard, Recherches sur le sang de la rate. Gaz. méd de Paris. Mars p. 138. — 42) Dieselben, Recherches sur les fonctions de la rate. Compt. rend. T. 81. p. 984 (Neue, mit allen Cautelen angestellte Experimente bestätigten durchaus die früheren Resultate der Vorf. S. Ber. f. 1874.) — 43) Malinia, Ueber die Erkennung des menschlichen und thierischen Blutes in trockenen Flecken in gerichtlich-medicinischer Beziehung. Virchow's Arch Bd 65. S. 528. (S. den Ber. für gerichtl. Medicin.) — 44) Moriggia, Legge und Sciamanna, Ueber den Durchtritt der farblosen Blutkörperchen durch die Blutgefässwandungen, die Contractilität der Gefässe und einige, auf den Kreislauf bezügliche Einzelheiten. Moleschott's Untersuchungen. XI. 5. S. 470. (S. den Ber. für 1874. Hier sei aus dem, hauptsächlich physiologische und pathologische Fragen behandelnden Aufsatze hervorgehoben: 1) dass es bei mässigem Druck leicht gelingt, farblose, wie farbige Froschblutkörper durch Papierfilter oder Mesenteriumblätter hindurchzutreiben. Auch lassen sich sehr leicht Säugethierblutkörperchen durch die Darmwand von Fröschen hindurchbringen, ohne dass irgend welche Läsionen eintreten; 2) zur directen Beobachtung des Durchtritts durch die Gefässwand empfehlen die Verff. die Untersuchung bei Lampenlicht; 3) amöboide Bewegungen sehe man am besten an den farblosen Körperchen aus frischen Vesicatorblasen.) — 45) Pritchard, Bloodcrystals of Rat. Monthly micr. Journ. June. p. 274. (Tödtet man eine Ratte durch Aetherinbalation, so bilden sich in jedem, mit Wasser unter dem Objectglase eingedeckten Blutstropfen Hämoglobinkrystalle.) — 46) Rajewski, A., Ueber Resorption am menschlichen Zwerchfell bei verschiedenen Zuständen. (Aus dem pathologischen Institute zu Strassburg.) Virchow's Archiv. 64. S. 168. — 47) Ranvier, L., Recherches sur les éléments du sang. Travaus du laborat. d'histologie du collège de France, année 1875. p. 1. v. a. Journ. de physiol. norm. et patholog. — 48) Richardson, Jos. G., Note on the Diagnosis of Blood Stains. Monthly micr. Journ May. p. 218. (Vertheidigung seiner früheren Angaben (s. Ber. für 1874) gegen Woodward's Einwände, s. w. u.) — 49) Riedel, B., Die perivasculären Lymphräume im Centralnervensystem und der Retina. Archiv für mihr. Anst. Bd. XI. S. 272—281. — 50) Rommelaere, De la déformation des globules rouges du sang. Bruxelles, 47 pp. 1874. (Beschreibt amöboide Bewegungen rother Blutkörperchen.) — 51) Sappey, Ph., Du système lymphatique. Gaz. des hôpitaux. 24 Déc. 1874, 14 Janv. et 2 Févr. (S. den vorj. Ber.) — 52) Schmidt, A., Ueber die Beziehung der Faserstoffgerinnung zu den körperlichen Elementen des Blutes. Arch. für die gesammte Physiol. XI. S. 291 u. 515. (Enthält bezüglich der Angaben über die Bildung rother Blutkörperchen bei Erwachsenen einen kurzen Auszug aus der Semmer'schen Dissertation, welche im Laboratorium A. Schmidt's entstanden ist. S. Ber. für 1874.) — 53) Derselbe, Ueber eine Uebergangsform zwischen rothen und farblosen Blutkörperchen. Dorpater med. Zeitschr. Bd. VI. S. 61. (S. No. 52.) — 54) Schmidt, H. D. (New Orleans), On the development of the smaller Blood-vessels in the human embryn. Monthly micr. Journ. Jan. p. 1. — 55) Schumkow, J., Ueber die Lymphgefässe des Pericardiums. Arch. für Physiol. VIII S. 611. — 56) Skworzow, J., Zur Histologie des Herzens und seiner Bällen. Ebendas. S. 612. — 57) Tarchanoff, J., De l'influence du curare sur la sécrétion de la lymphe et l'émigration des globules blancs du sang. Gaz. méd. de Paris No. 1. (Nach Tarchanoff bewirkt das Curara eine beträchtliche Dilatation der kleinen Gefässe, und wirkt befördernd auf die Auswanderung der farblosen Körperchen ein. Für das Weitere vergl. das Original.) — 58) Derselbe, Des prétendus canaux qui seraient communiquer les vaisseaux sanguins et lymphatiques. Travaux du laboratoire d'histologie du collège de France, année 1875. p. 95. v. a Journ. de la physiol. norm. et patholog. — v. a. Gaz. méd. de Paris. No. 13 p. 157. (Verf. wiederholte die Versuche von J. Arnold über Diapedesis, s. den vorj. Ber.; es gelang ihm aber niemals, ein regelmässiges Saftcanalsystem, noch von den Blutgefässen aus, noch von den Lymphgefässen aus, zu füllen. Er stellt deshalb eine Communication der Blut- und Lymphbahnen mittelst eines solchen Saftlückensystems in Abrede.) — 59) Derselbe, Note sur l'effet de l'électrisation du sang des têtards sur les mouvements des granulations vitellines contenues dans les globules rouges. Travaux du laborat. d'histol. du collège de France, année 1875 v. a. Journ. de physiol. norm. et patholog. (Electrische Ströme auf die noch mit Dotterkörnchen vollgepfropften rothen Blutkörperchen der Froschlarven geleitet, verursachen eine Bewegung der Dotterkörnchen in der Richtung des Stromes, so dass sie sich an einem Pole der Blutzellen aufhäufen; kehrt man den Strom um, so wandern sie an den andern Pol. Verf. meint, dass dies freie Wanderungsvermögen der Dotterkörnchen im Innern der embryonalen Blutzellen gegen die Annahme spreche, als besässen letztere bereits ein schwammähnliches Stroma. Ferner beweise dieses Factum das Vorkommen rein mechanischer Wirkungen electrischer Ströme in thierischen Geweben.) — 60) Derselbe et Swaen, A., Des globules blancs dans le sang des vaisseaux de la rate. Compt. rend. Janv. p. 125. — v. a. Arch. de physiol. norm. et pathol. p. 324. — 61) Tschaussow, M., Communication zwischen Arterien und Venen mittelst Stämmchen. Med. Bote. 1874. No. 15. (Russisch.) — 62) Thoma, R., Beitrag zur Physiologie der Kittleisten des Epithels. Centralbl. für die med. Wissensch. 2. — 63) Derselbe, Ueber die Kittsubstanz der Epithelien. Physiologischer Theil. Arch. f. pathol. Anat. 64. Bd. — 64) Walley, Comparative anatomy of the arterial cerebral circulation in animals and the human subject etc. Edinb. med. journ. August. The obstetrical. journ. Sept. p 376. — 65) Woodward, J. J., On the similarity between the red Blood-corpuscles of Man and those of certain other Mammals, especially the Dog; considered in connection with the Diagnosis of Blood-Stains in Criminal Cases. Monthly micr. Journ. p. 65. Febr. (Werthvoll in forensischer Beziehung; enthält neue Maassangaben über Säugethier-Blutkörperchen, die im Wesentlichen mit den Welcker'schen Zahlen übereinstimmen.) — S. a. I. D. 19. Injection von Carmin bei lebenden Fröschen. — II 6. Riesenzellen als Gefässanlagen. — II. 8. 9. Theilung farbloser Blutzellen bei Hühnerembryonen. — II. 30. 31. Thrombosen und Narbenbildungen in Blutgefässen. — IV. 9—11. Entstehen von rothen Blutkörperchen aus den Kernen von Bornhautzellen, Entstehung von Blutgefässen. — VIII. A. 18. Gefässnerven. — XL 3. Lungengefässe. XI. 6. Gefässsystem der Lamellibranchiaten. — XII A 17. Lymphgefässe des Eierstockes. — XII. A. 7. 12. Lymphgefässe der Brustdrüse und der Gl. thyreoidea. — XIII. A. 5. Gefässsystem des Auges. — XIII. A. 22. Lymphatisches Gewebe der Conjunctiva. — XIII. B. a. 7. Blutgefässe des inneren Gehörapparates. — XIV. D 10—14. Blut und Blutgefässe der Nemertinen. — XIV. F. 3. Gefässe

des Tunicatenmantels. — XIV. H. 25. Gefässe und Herz von Amphioxus. — Entw. II. 33. Gefässe und Saftlöcken der Nabelschnur.

Ranvier (47) weist nach, dass die gelegentlich von Leydig und Jones besprochenen Kernkörperchen der rothen Blutzellen der Amphibien ein normales Vorkommniss sind. Sie lassen sich leicht mittelst des vom Verf. angegebenen, diluirten Alkohols nachweisen, aber auch mit einer guten Immersionslinse im frischen Zustande sehen. Ihre Masse, 1 μ beim grünen Frosch, bis 2 μ bei Proteus, scheinen im Verhältniss der Grösse der Blutkörperchen zu stehen. Mitunter finden sich mehrere Kernkörperchen. — Bezüglich der vielumstrittenen Membranen der rothen Blutkörperchen präcisirt Verf. seine im vor. Bericht wiedergegebene Angabe dahin, dass eine membranartige, doppelt contonrirte Schicht aussen an den Körperchen vorhanden sei; dieselbe sei aber von einer weichen, zähen Consistenz, so dass nach Einrissen, wie sie z. B. von dem austretenden Kern (Amphibien) erzeugt werden, die Oeffnungen sich, ohne eine Spur zu hinterlassen, wieder schliessen. Dass eine solche besondere Schicht re vera existire, beweist der Verf. durch die nach Behandlung mit ⅓ Alkohol eintretende Färbung mit schwefelsaurem Rosanilin (Kosin ist ebenfalls sehr geeignet, Ref.). — Ausserdem beschreibt er den Theilungsvorgang der weissen Blutkörperchen beim Axolotl, das er in einer von Vérick construirten, feuchten Kammer beobachtete. Verf. glaubt, den activen Protoplasmabewegungen den Hauptantheil bei diesem Vorgange anschreiben zu müssen; der Kern, obgleich er sich zuerst theilt, solle sich doch nur passiv verhalten. Die Beschreibung stimmt in vielen Stücken mit der von Stricker, Studien des Instituts für experimentelle Pathologie in Wien. 1869. I., s. Virchow-Hirsch Jahresber. f. 1869. S. 227,228, welche dem Verf. nicht bekannt gewesen zu sein scheint — sie bezieht sich übrigens auf gereizte Gewebe — überein. — Verf. beschreibt ferner die übrigens bekannten, mannigfachen und bizarren Formen der Kerne der Leucocyten.

Die nach der Methode von Malassez vorgenommenen Zählungen Tarchanoff's und Swaen's (60) ergaben: 1) kein constantes Verhältniss in der Zahl der weissen Körperchen der Körperarterien und Venen überhaupt; 2) kein constantes Verhältniss in der Zahl der weissen Körperchen der Milzvene und Milzarterie, jedenfalls keine Vermehrung im Milzvenenblute, wie Vierordt, Funke und Hirt es angegeben haben; 3) eine beträchtliche Verminderung im Milzvenenblute nach Durchschneidung der Milznerven (wobei bekanntlich ein enormer Milztumor eintritt). Wie diese Verminderung zu erklären sei — drei Erklärungsmodi liegen vor: a) Umwandlung der weissen Körperchen in rothe in der Milz, dafür sprechen die Zählungen von Malassez und Picard, s. Ber. f. 1874, b) Untergang, c) Anhäufung der weissen Körperchen in der Milz — wollen die Verff. zur Zeit nicht entscheiden.

Bassi (7) vertheidigt aufs neue die fast vergessene Ansicht von Rindfleisch, dass rothe Blutkörperchen sich in farblose umwandeln könnten, und dass dieses im Organismus auch häufig geschehe, z. B. bei Entzündungs- und Eiterungsprocessen. Unter anderen führt er als Beweise für seine Ansicht an, dass die rothen Blutkörperchen aus dem Leibe von Blutegeln nach Härtung in Alkohol sich mit Carmin tingiren, was sonst nur das Protoplasma der weissen Blutkörperchen thue. Ferner sah er an Präparaten einer Fettleber granulirte, grosse Körperchen, die vollkommen farblosen Blutkörperchen glichen, sich aber nicht mit Carmin imbibirten, hierdurch also wieder an rothe Blutkörper erinnerten. Uebrigens können auch andere Zellen sich unter pathologischen Verhältnissen zu lymphoiden Zellen umbilden. Auch die Riesenzellen im Miliartuberkel und im Granulationsgewebe führt Verf. auf lymphoid umgewandelte, verschmolzene rothe Blutkörper zurück. Er will dabei aber die Entstehung rother Körper aus lymphoiden Zellen nicht bestreiten.

Durch Behandlung frischer Arterien und Venen mit salpetersaurem Silber fand Adamkiewicz (1,2), dass unter der Endothelzeichnung noch andere Silberlinien auftraten, die erstere fast rechtwinklig kreuzen. Diese Linien liegen, wie er sich durch Zerzupfen überzeugte, zwischen Elastica, resp. dem diese bei den Venen vertretenden, zarten Netze, und Media; sie sind von mannigfaltiger Configuration und bilden unvollkommene, regellose Maschen. Verf. glaubt sie für albuminös halten zu dürfen, weil sie sich trotz ihrer grossen Resistenz gegen Säuren in Ammoniak und unterschwefligsaurem Natron leicht lösen, und meint, es seien Niederschläge in einer eiweisshaltigen Schicht, die als Kitt die elastische Membran mit der Media verklebt. Die Bedeutung eines protoplasmatischen Keimlagers, wie er sie mit Tourneux und Bizzozero für dieses Subendothellager annimmt, schreibt er dieser Kittschichte nicht zu.

Das Hauptresultat der Arbeit Bresgen's (10) ist der fast constante Nachweis einer in der Adventitia der Arterien (von der Aorta an bis zu einer gewissen Grösse herab) vorhandenen Längsmusculatur. Einzelne Längsbündel traten auch in der Media auf, aber nicht bei allen Gefässen, constant fanden sie sich nur in der Aorta thoracica und abdom.; hier traf Verf. auch schräg gerichtete Bündel. Verf. untersuchte besonders die AA. Iliacas communes und deren nächste Verzweigungen, dann die Mesent. sup., Renalis und Spermat. interna., Mes. inf. lienalis und gastroduodenalis. Bei den letzteren drei Gefässen liess sich jedoch keine Längsmusculatur nachweisen.

Verf. empfiehlt besonders die Färbung ganzer Arterienstücke in Haematoxylin. Als Einbettungsmasse bediente er sich einer ihm von Dr. R. Fleischer (siehe übrigens den Ber. I, D. 7) empfohlenen Composition: Frisches, zu zerschnittenes Hühnereiweiss, von den Chalazien befreit, 24 Ccm. in einem weiten Reagenzglase mit 2,5 Ccm. 10 pCt. Sodalösung geschüttelt. Diese Mischung vorsichtig in 9 Ccm. guten geschmolzenen Talges geschüttelt, 2—3 Mal umgeschüttelt. Die Präparate werden

in Papierkästchen auf Stückchen alter Einbettungsmassen befestigt und mit der Talg-Eiweissmischung übergossen. Sobald die Masse erkaltet ist, wird das Ganze auf 24 Stunden in absol. Alkohol gebracht, dann wird das Papier entfernt, und nach wenigen Tagen weiterer Erhärtung in Alkohol ist die Masse schnittfähig. Einbettung der Schnitte nach Alkohol- und Nelkenöl-Behandlung in Canada-Balsam.

Frl. Berlinerblau (9) kommt nach ihren, im anatomischen Institute zu Bern angestellten Untersuchungen zu dem Resultate, dass ein directer Uebergang von Arterien in Venen in der menschlichen Haut, ein sog. derivativer Kreislauf im Sinne Sucquet's, nicht existire. Die Injectionen wurden genau nach Sucquet's Vorschrift mit einer durch Russ geschwärzten, alkoholischen Schellacklösung vorgenommen. Dagegen ergaben Injectionen von Kaninchenohren mit zinnoberhaltiger Leimmasse ein positives, die Hoyer'schen Angaben vollkommen bestätigendes Ergebniss. Diese bisher in diesem Bericht unberücksichtigt gebliebenen Untersuchungen Hoyer's (22), welche hier nun nachträglich zusammengestellt werden sollen, lieferten übrigens für viele Körpertheile ein die Angaben Sucquet's bestätigendes Ergebniss. Bei Thieren (Hund, Katze, Kaninchen) sah Hoyer, ausser am Ohr, noch directe Uebergänge im Markcanal des Nagelgliedes der Extremitäten, im Knorpel der Nasenspitze, in den Lippenrändern, der Schwanzspitze, dem Penis, bez. Clitoris. Bei Kindern sah Verf. solche Uebergänge in den mittleren Hautschichten der Nagelglieder, der Finger und Zehen, so wie an der Wurzel des Penis an sämmtlichen Schwellkörpern. Verf. empfiehlt eine mit Zinnober oder besser noch mit alkohol. Anilinlösung gefärbte alkoh. Schellacklösung. Dieselbe gestattet sehr gut die Anfertigung von Corrosionspräparaten. (Ref. hat die schönen Hoyer'schen Präparate z. Thl. selbst einzusehen Gelegenheit gehabt und kann darnach den Angaben des Verf.'s vollkommen zustimmen.

Indem wir den physiologischen Theil der Arbeit Fleischl's (13), welcher den von C. Ludwig entdeckten, leichten Uebertritt von Galle in die Lymphbahnen behandelt, dem betreffenden Referate überlassen, führen wir bezüglich des anatomischen Theiles folgendes an: Fleischl weist 1) nach, dass die Lymphbahnen der Leber auch längs der Venae hepaticae zu den Lymphbahnen des Zwerchfells verlaufen, mit denen sie communiciren. Wir hätten also ausser den längstbekannten Wegen der portalen Lymphgefässe hier noch eine zweite ergänzende Strombahn. 2) Sah er bei Injectionen der Leberlymphgefässe die von Mac Gillavry beschriebenen (von Hering bekanntlich bestrittenen) perivasculären Bahnen auftreten. 3) Weist er durch eine im Original nachzusehende Präparationsweise ein — in seinen gröberen Zügen bereits von Asp gesehenes — von den Lebervenenadventitien ausgehendes, äusserst zartes Bindegewebsnetz nach, welches durch das ganze Innere der Leberläppchen sich erstreckt und in seinen Maschenräumen die Leberzellen trägt. Den Zusammenhang dieses Netzes mit

7

den von Henle beschriebenen, zwischen den Capillaren ausgespannten Fäden konnte Verf. bis jetzt nicht nachweisen. Es ist aber sehr wahrscheinlich, dass ein solcher existirt. 4) Bestätigt Verf. die Ansicht derer, welche den feinsten, intralobulären Gallencapillaren eigene Wandungen anschreiben. (S. die Arbeit von Peszke, d. vorigen Bericht.) 4) Eine Verbindung der beiden oben erwähnten Lymphbahnen der Leber durch gröbere Stämme existirt nicht; dieselbe dürfte also wohl nur durch die perivasculären Bahnen vermittelt werden, da man die eine Bahn von der andern aus füllen kann, und dabei perivasculäre Räume injicirt sieht, wie namentlich auch Albrecht Budge (11) positiv nachweist. Letzterer empfiehlt nach Hyrtl's und Leopold's Vorgange Einstichinjectionen in die Wandungen der Venae hepaticae, von deren Innenfläche aus. Es gelang ihm auf diese Weise ein dreifaches Netz feiner vasculärer Lymphgefässe in den Wandungen der Venae hepaticae zu füllen, welches mit den übrigen Lymphwegen communicirte. Die perivasculären Bahnen konnte er nämlich ebenfalls, wie oben bemerkt, auf diesem Wege, so wie von den Gallengängen aus — wie bereits Fleischl zeigte — injiciren. Fernerhin wies er ein perilobuläres, die Leberläppchen korbartig umflechtendes Lymphgefässnetz nach, welches sich durch subperitoneale und interlobuläre Einstichsinjectionen füllen liess. Bekannt ist das schon von Fr. Arnold gefundene, peritoneale Lymphnetz. Das von demselben Autor angenommene, subperitoneale Netz dürfte mit den perilobulären Lymphgefässen zusammenfallen.

Die Verff. bedienten sich zu ihren Injectionen des reinen löslichen Berlinerblaus, oder einer von Fleischl empfohlenen, concentrirten Lösung von Asphalt in Chloroform, der man vor dem Gebrauche nach voraufgegangener Filtration noch ¼ Chloroform zusetzt.

Makroskopisch fand Th. Hoffmann (20) bei Kana temporaria (wesentlich durch Silberinjection) 3 grössere Lymphgefässe, 2 längs der grossen Lungenarterie, eines isolirt an der Basis der medianen Hauptleiste. Die Lymphgefässe begleiten ausschliesslich die Arterien. Sie bilden ein Netzwerk um die Alveolen (intervalveoläre Satellitengefässe), umspinnen mit ihren Zweigen die zwischenliegende Arterie, geben aber auch Aeste ab, welche über die Alveole hin zum entgegengesetzten Interalveolargefäss streben. Die Blutgefässe liegen der Innenfläche der Alveolen stets näher. Einscheidungen von Blutgefässen in Lymphräume, wie sie Wywodzoff von der Hundelunge beschreibt, sah Verf. nicht; er schliesst sich hier an Langer's Angaben bezüglich der Darmlymphgefässe des Frosches an. Ein Unterschied zwischen Lymphcapillaren und gröberen Lymphgefässen ist an der Froschlunge nicht zu constatiren: vielmehr stellen alle Lymphbahnen sich als sehr weite Gänge vom Bau der Capillaren heraus; Verf. fand an ihnen nur ein „rudimentäres" Endothel, wenigstens gelang es ihm nicht, eine vollkommene Silberzeichnung zu erhalten. Er bestätigt ferner Arnold's Stomata und Stigmata, welche er häufig reihenweis angeordnet sah. Auch will er zweimal von den Lymphgefässen aus Saftcanälchen injicirt haben.

Die Ansicht von Axel Key und Retzius, dass zwischen Gefässwand und Adventitia im Centralnervensystem ein vollständiger Lymphraum bestehe, hat eine neue Stütze in Riedel (49) gefunden. Er sah nämlich, dass zwischen den Adventitien der Capillaren im Gehirn und Rückenmark — nach ihm sind hier alle Gefässe mit einer Adventitialscheide umgeben, die sich aus Endothelien zusammensetzt — selbstständige Anastomosen bestehen, in denen dieselben gelben Körner enthalten sind, welche auch zwischen Media und Adventitia liegen. Verf. schliesst daraus, dass diese Anastomosen durchgängig sind, und hält deshalb die Gefässadventitia für die Wandung eines selbstständigen Lymphgefässes, das dann auch, wie die an deren Lymphgefässe, gänzlich mit Endothelien ausgekleidet sein muss.

In der Retina fand Riedel, wie Schwalbe (cf. Bericht für 1874) Lymphscheiden nur an den Venen und Capillaren ; auch hier existirten die Anastomosen zwischen den die Capillaren umgebenden Scheiden.

Die oben erwähnten, gelblichen Körperchen, die sich auf Osmiumzusatz schwarz färben, und von denen einige bei Anwendung von Essigsäure einen Kern zeigen, wurden in den (circa 50—60) untersuchten Gehirnen der verschiedensten Säugethiere bei einem gewissen Alter nie vermisst. Bei Fleischfressern sind sie im Allgemeinen stärker und grobkörniger als bei Pflanzenfressern, auch treten sie bei ersteren frühzeitiger auf. Mit dem Ernährungszustande des Individuums stehen sie in keinem Zusammenhange, wohl aber scheint ein Parallelismus zwischen der Grösse der einzelnen Körner und ihrer Menge und anscheinend gleichen Moleculen in den Ganglienzellen zu bestehen. Sobald diese in den Ganglienzellen aufgetreten waren, sah man auch die gelben Körner in den Lymphscheiden, waren dagegen wenige dieser Molecule in den Ganglienzellen, wie bei der Retina und bei Fischen, so waren auch in den Lymphscheiden entsprechend geringe Mengen derselben. Da man diese Körper in der Cerebospinalflüssigkeit wieder findet, scheint es eine der Aufgaben der Lymphscheiden zu sein, sie aus den Ganglien fortzuschaffen.

Ueber den Lymphraum, den His zwischen Adventitialscheide und Gehirnsubstanz annimmt, spricht sich Riedel nicht bestimmt aus; Räume, durch die Lymphe passiren kann, müssen nach ihm hier jedenfalls vorhanden sein, vorausgesetzt, dass die hier vorkommenden, rundlichen Körperchen wirklich identisch mit Lymphkörperchen sind. Eine freie Communication aller dieser Lymphräume anzunehmen, ist bei dem Wandervermögen der Lymphkörper nicht nöthig.

In Anschluss an seine früheren Arbeiten (s. Ber. für 1873 u. 74.) untersuchte Arnold (3) das Verhalten der Gefässwände bei der Auswanderung weisser Blutkörperchen, ob dieselben durch die Stigmata oder auch durch die Endothelplatten austreten könnten.

Die am Mesenterium, Zunge und Harnblase von Fröschen angestellten Versuche ergaben das Resultat, dass die weissen Blutkörper an den Kittleisten resp. den Stigmata austreten.

Die Auswanderung wurde angeregt durch Reizung (Froschzunge nach Substanzverlust, Harnblase nach injection schwacher Silberlösung) und den Versuchsthieren durch längere Zeit Zinnoberemulsionen eingespritzt.

Nach 24 Stunden Tödten der Thiere durch Verbluten und injection der Blutbahnen mit Silberlösungen 1 : 2000—3000 vom Bulbus aortae aus. Untersuchung in ⅓ pCt. NaCl oder Carminfärbung und Glycerineinbettung.

An den Stellen, wo weisse Blutkörper ausgetreten, ist die Endothelzeichnung weniger scharf, die Kittleisten erscheinen breiter oder als Körnerreihen, in diesen sind Stigmata in grösserer Zahl als an normalen Gefässen. An der Gefässwand trifft man weisse Blutkörper in allen Phasen des Durchtretens, oft auch nur mittels eines Fortsatzes fest anhaftend. Manchmal werden weisse und rothe Blutkörper an demselben Stigma theils innerhalb, theils ausserhalb des Gefässes getroffen.

Eine Durchwanderung durch die Endothelplatte hat Arnold nie wahrgenommen, eine scheinbare, reihenweise Aneinanderlagerung der Blutkörperchen ausser dem Gefäss ist stets erst durch nachträgliche Locomotion hervorgerufen.

Aus der Anhäufung von Zinnoberkörnchen theils an den Stigmata, theils reihenweis geordnet an der Gefässwand schliesst Arnold „dass bei den vorwiegend mit Auswanderung farbloser Blutkörper verbundenen Kreislaufstörungen auch andere körperliche Elemente durch die Gefässwände und zwar wahrscheinlich gleichfalls an der Stelle der Stigmata und Kittleisten durchtreten." Den Nachweis, dass unter denselben obigen Verhältnissen Lösungen und colloide Substanzen ebenfalls auf die gleiche Weise austreten, lieferte Arnold durch injection mit Silberlösung und mit durch Berlinerblau gefärbte Leim- oder Gummimassen.

Die ausgewanderten weissen Blutkörperchen wandern, wie bereits Thoma u. A. gezeigt, in die Lymphbahnen über, die Zinnoberkörnchen bleiben im Saftcanalsystem und gelangen in die Lymphbahnen nur, wenn dieselben in grösster Nähe gelegen sind. Die ausgetretenen colloiden Injectionsmassen zeigen, dass die Configuration der erfüllbaren Spaltsysteme eine verschiedene ist nach dem Character der im Gewebe abgelaufenen Circulationsstörung.

Schliesslich vergleicht Arnold die Aehnlichkeit der Vorgänge bei der Diapedese und der Auswanderung farbloser Blutkörper und bemerkt die bei beiden verschiedene Erscheinungsform der Stigmata, welche bei der einen gross, bei der andern punktförmig sich darstellen.

Die Versuche von J. Arnold und Thoma (62, 63) haben gezeigt, dass von dem Blut- und Lymphgefässsystem aus, sowohl durch künstliche wie durch natürliche Injection mittelst Einführung von Indigcarmin in die Gefässräume oder serösen Säcke, die **Kittsubstanzen der Epithel- und Endothelzellen sich mit den betreffenden Injectionsmassen imprägniren lassen.** Die Verf. constatirten diese Befunde an den verschiedensten Epithelien und Endothelien vom Frosch — s. w. auch die Versuche von Küttner (33) an Hunden. — Auch muss hinzugefügt werden, dass nebenbei auch noch eine Füllung der nächstbenachbarten Saftcanäle eintrat,

und dass also die intraepithelialen und intraendothelialen Kittsubstanzen, welche die Verff. im frischen Zustande als lichte, zähweiche Massen sich vorstellen, zunächst mit dem Inhalte der Saftcanälchen communiciren würden.

Verff. machen auf die Wichtigkeit dieser Thatsachen für die Frage nach dem Wege der Ernährungsflüssigkeiten für die Epithelien, nach der Bedeutung der Kittsubstanzen, die also nicht ausschliesslich als verbindende und stützende Massen anzusehen seien, so wie nach dem Wege der aus den Gefässen ein- und austretenden Flüssigkeiten und corpusculären Elemente aufmerksam. Letzteres anlangend, so meint J. Arnold nunmehr, die von ihm sog. Stigmata der Gefässwände seien nichts anders als etwas grössere Anhäufung der Kittsubstanz. Dass solche mit einer gewissen Regelmässigkeit vorkommen, lehren ihn aber auch seine neuen Versuche; nur müsse man nicht an wirklich präformirte Oeffnungen denken. Es hat also in der That v. Recklinghausen Recht, wenn er diese prätendirten Stomata der Gefässe immer mit Misstrauen betrachtet hat, ebenso Purves, Alferow (s. den vor. Bericht) und Ranvier's Schule überhaupt, wie solche, besonders für den Durchtritt körperlicher Elemente bestimmte Einrichtungen in Abrede stellten. Wir wissen nunmehr, dass überall die weiche Verbindungsmasse zwischen den Epithelzellen und Endothelzellen vollauf genügt, um Flüssigkeiten, so wie Körperchen aus- und einpassiren zu lassen. Bekanntlich haben wir ja seit langem zahlreiche Einzelerfahrungen und Angaben, welche dahin zielen, und welche zum grossen Theil von Arnold und Thoma auch angegeben worden sind. Besonders muss hier aber auf die im vor. Bericht erwähnten Angaben v. Wittich's, welche jetzt von Küttner (33) bestätigt und erweitert wurden, zurückgegriffen werden, indem damit sich ergab, dass nicht bloss durch Gefässe, sondern auch von unverletzten Schleimhäuten aus Farbstoffe rasch in die Lymphbahnen des Körpers übergeführt werden. Arnold und Thoma gebührt das Verdienst, durch zusammenhängende Untersuchungsreihen mit verschiedenen Methoden den Nachweis einer hier für den ganzen Organismus geltenden, wichtigen Einrichtung gegeben zu haben.

Thoma's Verfahren einer natürlichen Injection, durch welches er die Abscheidung von Indigcarmin innerhalb der Kittsubstanz der Epithelien zuerst darthat, ist Folgendes:

Man bereitet sich eine Lösung von reinem, indigschwefelsaurem Natron durch Verdünnen einer gesättigten und filtrirten wässrigen Indigolösung mit gleichem Volumina destillirten Wassers. Diese injicirt man bei constantem Druck von etwa 15—20 Ccm. Wassers in der Weise in die Vena abdominalis mediana des Frosches, dass im Verlaufe von 2—4 Stunden einem mittelgrossen Exemplar von Rana temporaria oder esculenta etwa 4 - 6 Ccm. Indigolösung einverleibt werden, jede dritte Minute 0,1 Ccm. einer 0,2 pCt. Lösung. Gleichzeitig irrigirt man die Zunge, resp. die Gaumenschleimhaut mit einer Lösung von 1½ pCt. Chlornatrium. Es erfolgt durch diese irrigation, wie Thoma früher gezeigt hat (s. d. vor. Bericht), eine starke Erweiterung der Gefässe, besonders der Arterien der betreffenden

Schleimhaut, welche verbunden ist mit einer starken Beschleunigung des Blutstromes in der Ausdehnung des irrigirten Bezirkes. Die mikroskopische Beobachtung erweist das Blut des Versuchsthieres schwach blau gefärbt. Nach kurzer Zeit wird auch das Bindegewebe der Zunge schwach blau, während Muskelfasern und Epithel keine merkliche Färbung erkennen lassen.

Erst im Verlaufe von 2–3 Stunden beginnt, bei fortdauernder Infusion und Irrigation, eine tiefblaue Färbung der Kittleisten des Epithels in Gestalt einer feinen, regelmässigen, netzförmigen Zeichnung hervorzutreten, welche schon bei schwacher Vergrösserung ganz deutlich wahrnehmbar ist.

Die Blaufärbung der Kittleisten nimmt rasch an Intensität zu, während die Epithelzellen selbst farblos bleiben und nur die blassblaue Farbe des unterliegenden Bindegewebes hindurchschimmern lassen.

An Einzelheiten sei aus Arnold's (41) erster Abhandlung noch Nachstehendes angefügt. Die Kittsubstanzen befinden sich auch subepithelial in dünner Schicht zwischen Epithel und Bindegewebe mit Ausnahme der Stellen, wo die Epithelzellen ihr bindegewebiges Substrat berühren. Die Kittsubstanzen sollen mit dem Inhalte der Saftlücken zusammenhängen (s. d. Angaben von Watney, vor. Ber. Ref.). Arnold führt hierauf die Behauptungen zurück, dass die Epithelzellen durch Fortsätze mit tiefer gelegenen, bindegewebigen Elementen (Zellen oder Fasern) zusammenhängen. Es sei das eine Täuschung, hervorgebracht durch Fäden geronnener Kittsubstanz, welche sich bis in das Saftcanalsystem hinein erstreckten und andererseits mit den Epithelzellen zusammenhängen. Die intraalveolären, feinen Drüsengänge, die intraalveoläre Gerüst, die Verdickungsleisten der Membrana propria der Drüsenalveolen seien sämmtlich auf die Kittsubstanz der Drüsenepithelien zu beziehen. Ein subepitheliales Endothel, wie es Dobove beschrieben hat (Ber. f. 1873 u. 74.), konnte J. Arnold nicht finden. Beiläufig noch die Notiz, dass Arnold in Uebereinstimmung mit Hoyer auf der obern und untern Fläche der Froschzunge ein einschichtiges Epithel wimpernder, conischer Zellen fand, die oft mit langen Fortsätzen versehen und dachziegelförmig über einander gelagert waren. An der unteren Zungenfläche ist nicht überall Wimperung vorhanden.

Thoma fand den blauen Farbstoff auch im Innern von Becherzellen. Seinen Versuchen zufolge soll die Abscheidung des indigschwefelsauren Natrons in die Kittsubstanz abhängig sein 1) von einem gewissen Procentgehalte des Blutes und der Gewebssäfte an indigschwefelsaurem Natron, und 2) soll dieser Procentgehalt grösser oder kleiner sein, je nach dem Salzgehalte des Epithels, und zwar in der Weise, dass mit sinkendem Salzgehalte des Epithels immer grössere Mengen des blauen Farbstoffes im Blute und den Geweben enthalten sein müssen zum Zustandekommen der Abscheidung.

Küttner (33) experimentirte unter J. Arnold's Leitung an Hunden und modificirte die v. Wittich'-schen Versuche dahin, dass er die lebenden Thiere eine nahezu saturirte Lösung des Farbstoffes bis zur Erstickung aspiriren liess; dann wurden sofort die Lungen von der Trachea aus mit Alkohol gefüllt. Darnach fand sich der Farbstoff zwischen den Epithelzellen der Bronchien und Alveolen, und war von hier aus in die Spalträume der Gewebe und Blutgefässe gedrungen, die untereinander und mit dem Pleuraendothel zusammenhängen.

J. Arnold selbst (4) und Leo Gerlach (16) geben kurze weitere Mittheilungen über das Verhalten des indigschwefelsauren Natrons nach Einverleibung in den Organismus, wobei sie, wie es scheint, dasselbe Verfahren einschlugen (Einbringen grösserer Mengen des Farbstoffes für längere Zeit in die serösen Körperhöhlen und in die Lymphsäcke). Arnold infundirte auch Stunden lang in das Blut mittelst eines besonderen Infusions-Apparates, wofür man die unter No. 4 aufgeführte Abhandlung einsehen wolle. L. Gerlach enthäutete die Thiere nach Beendigung des Versuches, trocknete sie sorgfältig ab und brachte sie in Alkohol absol., der in einer Stunde erneuert werden muss. Die mikroskopische Untersuchung kann am nächsten Tage vorgenommen werden. — Indigcarmin wurde von beiden Forschern gefunden 1) in den Knorpelzellen. J. Arnold sagt, dass der grösste Theil des Farbstoffes gewöhnlich „pericellulär" liege; auch in der Grundsubstanz habe er wiederholt punktförmige und streifige Ablagerungen gesehen. Gerlach sah letzteres nicht; 2) in den Bindegewebszellen. — Arnold fand im Perichondrium des Scleralknorpels ein Netz blauer Linien; ferner fand er den Farbstoff zwischen den Zellen des glatten Muskelgewebes, sowie innerhalb der Sarcolemmschläuche der quergestreiften Muskeln. Gerlach sah auch die farblosen Blutkörperchen gefärbt. Dagegen vermisste er den Farbstoff in den Knochenzellen und in der Knochengrundsubstanz, so wie in den Nervenzellen. Einmal fand er Nervenfasern (aus dem Septum atriorum) gefärbt.

Foa's (14, 15) aus dem Strassburger pathologisch-anatomischen Institute hervorgegangene Arbeit bringt neue Beiträge zur Lehre vom Saftcanalsystem, wodurch die Angaben v. Recklinghausen's und J. Arnold's bestätigt und erweitert, so wie die Grundlosigkeit der Zweifel Tarchanoff's (s. d. Ber.) dargethan werden. An Fröschen, welche in verschiedener Weise hergerichtet wurden, liessen sich bei ganz leichtem Drucke die Saftcanälchen von den Blutgefässen aus sowohl mit gelöstem Berlinerblau so wie mit aufgeschwemmten Farbstoffen füllen. Um allen Einwänden zu entgehen, vermied Verf. die Procedur Arnold's, vorher eine künstliche Aufstauung des Blutes in den Gefässen zur Erweiterung etwaiger Stigmata und Stomata eintreten zu lassen. Hatte man die Thiere curarisirt, so gelang die Injection regulärer Saftcanälchen-Netze, die mit solchen Lücken, in denen Pigmentzellen lagen, communicirten, unter ganz geringem Drucke. Stigmata und Stomata als präformirte Durchtrittsstellen hat man nicht nöthig anzunehmen, und konnten solche als reguläre Bildungen auch nicht nachgewiesen werden. Die körnigen oder gelösten Farbstoffe passiren ohne Weiteres die weiche Kittsubstanz, natürlich am leichtesten an jenen Stellen, an denen ein Saftcanälchen unmittelbar an die Kittsubstanz stösst.

Träufelt man Flüssigkeiten mit aufgeschwemmten Pigmentkörnchen auf Endothelhäute, so haften die Körnchen nach einiger Zeit in den Kittsubstanzen, und man erhält durch dieses Verfahren ähnliche Bilder wie nach der Silberimprägnation. Ist diese Imprägnation lange dauernd, so dringen die Farbstoffkörnchen ohne Weiteres mittelst des Diffusionsstromes, der sich zwischen dem flüssigen Inhalte der Saftlücken und der aufgeträufelten Flüssigkeit etablirt, in die Saftlücken ein, wie es Verf. am Diaphragma, bei Muskeln und Nervenfasern in der Cutis und Hornhaut — nach vorheriger Ablösung des Epithels — sah, ein schwerwiegender Beweis gegen die Behauptung Leber's, dass die Saftcanälchen wahrscheinlich nicht dem Durchgange von Flüssigkeiten dienten (s. d. d. Ber.) Die von Arnold an den Gefässen des Frosches beschriebenen Buckel kommen auch unter ganz normalen Verhältnissen vor. — Den Endothelbelag an der Wand der Cisterna lymphatica der Frösche beschreibt Foa gradeso, wie Alferow und Tourneux, s. d. vor. Ber., als einen continuirlichen.

Rajewski (46) giebt die Resultate seiner Untersuchungen selbst mit folgenden Sätzen wieder. 1) Das normale menschliche Diaphragma hat die Fähigkeit, Flüssigkeiten und darin suspendirte Partikelchen aufzusaugen. 2) Das menschliche Zwerchfell erlangt, wenn es durch entzündliche Processe verändert ist, eine grössere Fähigkeit, Flüssigkeiten, die mit ihm in Berührung kommen, seine Bahnen passiren zu lassen. 3) An solchen Diaphragmen gelingt die Injection des Saftcanalsystems unter dem minimalsten Drucke. So hergestellte Präparate beweisen die Communication des Saftcanalsystemes mit den Lymphcapillaren, und dass die Saftcanälchen nicht beliebige Räume und Spalten sind, sondern besondere, im lockeren Bindegewebe eingegrabene Canälchen. 4) Entfernung des Endothels der Serosa auf natürlichem oder künstlichem Wege eröffnet neue Bahnen für den Durchgang der Flüssigkeiten, nämlich diejenigen Saftcanälchen, welche an der freien Oberfläche der Serosa beginnen.

Ferner beschreibt Verf. das Saftcanalsystem des Fettgewebes, welches ihm mit Tusche-Emulsionen zu injiciren gelungen ist.

Die Diaphragmen wurden behufs der Selbstinjection ohne alle Spannung über eine Trichteröffnung gelegt, so dass die Bauchfläche nach dem inneren des Trichters gekehrt war. Das so angebrachte Diaphragma wurde entweder auf einen Teller mit 0,75 Kochsalzlösung gestellt, oder es wurde der Trichter mit seiner Röhre an ein Stativ geklemmt und ein Glas Wasser untergesetzt, um die freie Fläche des Diaphragma feucht zu erhalten. Die Injectionsflüssigkeiten (Milch mit Wasser verdünnt oder Emulsion von Tusche in ¼ pCt. Salzwasser) wurden durch die enge Trichteröffnung eingegeben, aber nur in so geringer Menge, dass ihr Druck 3 Mm. Wasser nicht überstieg. Die Procedur dauerte 3—24 Stunden; die Untersuchung geschah in Glycerin + Essigsäure ana.

Bei den Versuchen von Kules (27, 28) färbten

sich nach Injection von Blutlaugensalzlösung in die vordere Kammer die Zellen des Descemet'schen Endothels, und zwischen ihnen zeigten sich helle, rundliche Stellen, welche Verf. für Stomata erklärt; die Grundsubstanz der Cornea scheint diffus gefärbt, wie es auch Leber bei seinen Versuchen fand, dasselbe geschieht auch bei Injection von löslicher Stärke, hier werden übrigens auch die Hornhautzellen gefärbt.

Nach Injection von Blut gingen binnen 48 Stunden die rothen und farblosen Blutkörperchen gewöhnlicher Form zu Grunde; man sieht um diese Zeit fast nur blassgelbe Körper von runder, biconcaver, schwach höckriger Form mit 1—3 Kernen (Bundeblut), aber auch ohne solche. Daneben um die Hälfte oder zwei Drittel kleinere, runde und biconcave Körperchen oft in Abschnürung begriffen; am zahlreichsten waren kleine, stark zackige, dunklere Körperchen und scharf contourirte Tröpfchen von gelber Farbe.

Verf. nimmt als sicher an, dass eine Auflösung rother Blutkörper stattfinde. Bestimmte Ansichten über die Entstehung der eben geschilderten Zellenformen will er vorerst nicht aussprechen. — Eine zweite Versuchsreihe, wobei Blutlaugensalzlösungen in die Glaskörpersubstanz injicirt wurden, führte zu nachstehenden Resultaten: Die Flüssigkeitsströmung im Bulbus geht in der Richtung von hinten nach vorn, indem nach vorn die Färbung mittelst der Berlinerblaureaction zunahm; in der Glaskörpersubstanz, wie in der Corneagrundsubstanz war sie diffus. Starke Blaufärbung zeigte der Petit'sche Canal und die Linsenkapsel in der tellerförmigen Grube und am Rande. Die Linsensubstanz war schwach diffus gefärbt; mitunter sah man vereinzelte ungefärbte Linsenfasern mit blauen Ueberzügen, woraus Verf. schliesst, dass auch in der Linse der Flüssigkeitsstrom sich wesentlich in der Zwischensubstanz fortbewegt, wofür auch eine Färbung des hinteren Linsensternes sprach. Im Corpus ciliare war wesentlich die Intercellularsubstanz blau, besonders eine Stelle in der Nähe des Fontana'schen Raumes. Der Humor aqueus enthielt nur geringe Spuren des Salzes; an der Cornea war meist gar nichts zu sehen, mitunter eine schwache Färbung des Descemetiana und der hinteren Lamellen. Constant fand sich eine ringförmig am Cornealrande verlaufende, blaue Linie, welche einer Kittleiste zwischen zwei Endothelzellenreihen der Descemetiana entsprach. Meridionalschnitte ergaben, dass hier die blaue Färbung in scharfer Linie die Descemetia durchsetzte, dann rechtwinklig nach hinten in das eigentliche Scleralgewebe umbog und hier in einem schalenförmigen Spaltraume liegend (aber nicht dem Porichoroidealraume entsprechend) hinter dem Aequator bulbi allmälig verschwand. Niemals fand sich das bei directer Injection in die vordere Kammer. Eine besondere Bahn für diese Färbung konnte Verf. nicht nachweisen; bei schwarzen Kaninchen ist, ungefähr der Stelle entsprechend, ein Pigmentring in der Bolero-Cornealgrenze vorhanden. Die Eintrittstelle liegt mitunter im Fontana'schen Raum, mitunter vor demselben noch im äquatorialen Bereiche der Augenkammer.

Verf. nimmt sonach 2 Wege für den Abfluss an: einmal (s. die erstere Abhandlung) von der vorderen Kammer aus durch die Kittleisten des Endothels, die Descemetiana und durch die Hornhautgrundsubstanz zum subconjunctivalen Gewebe; 2) durch das Corpus ciliare zu dem ebenbeschriebenen Spaltraume. Die Wichtigkeit einer Function der vordern Kammer ist hieraus ersichtlich. Verf. betont als allgemeines Ergebniss seiner Versuche unter Hinweis auf die Arbeiten von Leber, Arnold, Thoma und L. Gerlach, die Leitung der Flüssigkeit durch die epithelialen und endothelialen Kittsubstanzen. (Hier könnte man auch die Resultate von Exner bei der Einstichinjection der Ovarien anführen Ref.) Die Flüssigkeit durchdringt die Grundsubstanz ebenso, wie Kochsalzlösung z. B. eine Leimgallerte durchdringt. Verf. hält diese, man möchte sagen, feinsten Flüssigkeitswege für diejenigen, welche der eigentlichen Ernährung in letzter Instanz dienen. Er nimmt dabei auch einen Strom in den Spalträumen der Gewebe, welche er als Anfänge der Lymphgefässe ansieht, — den Ausdruck „Saftlücken" „und Saftcanälchen" gebraucht er nicht — an, doch seien diese Spalträume nicht als eigentliche Ernährungsbahnen, sondern als Abzugscanäle für raschere Abfuhr anzusehen.

Klein (25) bestätigt zunächst das reichliche Vorkommen glatter Muskelfasern in kleineren Bündeln, sowohl in der Kapsel als auch in den Trabekeln der Milz, bei Hunden, wo die Trabekel fast ganz aus starken Muskelbündeln bestehen, Affen und Menschen, vergl. die ebenfalls positiven Angaben von Kölliker (für Thiermilzen), Kyber und W. Müller. Bei dem Menschen sind die Bündel der Kapsel weniger zahlreich, meist nur da vorhanden, wo die Trabekeln sich abzweigen; letztere, sowohl die grösseren als auch die kleineren, enthalten aber stets zahlreiche Bündel glatter Muskelfasern, welche bekanntlich in der menschlichen Milz bisher von Gerlach, Gray, Stinstra, Henle und Kölliker vermisst wurden. (Ref. kann diese Angaben des Verf. nach eigenen, schon vor Jahren angefertigten Milzpräparaten vollauf bestätigen. Henle Eingeweidelehre 2. Aufl. läugnet übrigens die Muskeln in den Trabekeln nicht.) Bezüglich des Gefässverlaufes ist Klein Anhänger der Annahme einer intermediären, wandungslosen Blutbahn, wie sie auch von W. Müller und Frey constatirt wurde (und vom Ref. ebenfalls angenommen wird).

Statt des bisher von allen Autoren angegebenen Reticulums aus feinen anastomosirenden Fasern — neben welchen bekanntlich Kyber, s. Ber. f. 1873, noch eine weiche „Intercellularsubstanz" statuirt hat — nimmt Verf. ein honigwabenähnliches, aus anastomosirenden Lamellen bestehendes, cavernöses Blätterfachwerk als Grundlage des Milzgerüstes, sowohl in der rothen Pulpa, als auch in dem Arterien-

scheidenparenchym (Malpighi'schen Körperchen) an. Was man bisher als Fasern beschrieben hat, sollen die Kantenansichten der miteinander anastomosirenden Blätter des lamellösen Fachwerkes sein. Diese Lamellen enthalten mitunter in regelmässiger Anordnung Kerne verschiedener Form, so dass sie aus platten endothelialen Zellen zu bestehen scheinen. (Vgl. die Angaben von Axel Key und Retzius, so wie von Löwe über die Structur des Bindegewebes, ferner von Bizzozero über den Bau des Lymphdrüsenreticulums.)

Besonders hervorgehoben werden muss die Angabe des Verf.'s, dass von diesen [anastomosirenden Lamellen — Klein nennt dieses Fachwerk stets die „Matrix" der Milz — sich zahlreiche, kernhaltige Knospen abschnüren, die oft einzeln sitzen, vielfach aber auch in riesenzellenähnlichen Haufen zusammenhaften. Diese Knospen bestehen aus Protoplasma mit bez. ein- oder mehreren Kernen; ist ihre Abschnürung vollendet, so fallen sie frei in die Wabenräume und bilden so junge Milzzellen, bez. farblose Blutkörperchen. Die bekannten, kernhaltigen Hervorragungen der Milzvene sieht Verf. ebenfalls als solche Knospen an. Demnach würde das Milzgerüst eine Brutstätte für zahlreiche Leucocyten und Riesenzellen sein.

Dass die Aufnahme rother Blutkörperchen in die Milzzellen mit nachfolgender Destruction und Pigmentschollen-Bildung eine häufige Erscheinung sei, bestreitet Verf.; viel öfter sehe man rothe Blutkörper in die Lamellen des Milzgerüstes eingeschlossen, und die Pigmentbildung eben da vor sich gehen.

Als Untersuchungsverfahren empfiehlt Verf. 1) die successive Härtung kleiner Stücke menschl. Milz anfangs in ¼ pCt. (6—8 Tage), dann ½ pCt (einige Tage), dann ¾ pCt. Chromsäure mit nachfolgender Alkoholbehandlung; 2) Auswaschen der Milz durch eine Injection von ½ pCt. Chlornatriumlösung unter langsam steigendem Druck von 60—160 Mm. Hg., bis die Flüssigkeit farblos aus der Vena herausströmt. Dann injection von 1/10 pCt. Osmiumsäure 20—30 Minuten lang unter langsam steigendem Druck von 60—180 Mm. Hg. Man kann auch statt der Osmiumlösung Müller'sche Flüssigkeit injiciren. — Die Milz kommt dann 12—14 Tage in Müller'sche Flüssigkeit, dann in Alkohol. Als Tinctionsmittel benützte Verf. mit besonderem Vortheil das Hämatoxylin.

Schmidt (54) beschreibt von den Eihäuten junger menschlicher Embryonen einen doppelten Modus der Bildung von Capillargefässen, welchen er den „cellulären" und den „fibrillären" Bildungsmodus bezeichnet. Bei den ersteren, welcher der frühere zu sein scheint, bilden sich nach Verf. von den mit in der Wandung der Nabelblase, welche Verf. zu seinen Untersuchungen benützte, liegenden Kernen durch Sprossung je eine oder mehrere blasenförmige Zellen, welche reihenweise zu den jungen Gefässen verschmelzen. Die Zellmembran wird zur Gefässwand. Bei der zweiten Art bilden sich um freie Gewebskerne herum durch successive Anlagerung körniger Massen aus deren Polen spindelförmige, lange Protoplasmakörper; diese verschmelzen mit einander zu langen Röhren der Art, dass sich eine an die andere, sie dachziegelförmig zum Theil deckend, anlegt, und alle untereinander zu einer Röhrenwand verschmelzen.

Die Capillargefässe entwickeln sich nach Le-bonoq'a Untersuchungen (36) bei Sängern ähnlich, wie es Ranvier angegeben hat (s. vorj. Bericht S. 53), aus länglichen, perlschnurartig aneindergereihten, theilweise verzweigten Zellen, den sog. vasoformativen Zeiten, wie sie Ranvier nennt. Gleichzeitig mit der Gefässanlage bilden sich die Blutkörperchen intracellulär und zwar durch Theilung der wandständigen Kerne der vasoformativen Zellen. Ueber die Herkunft letzterer wird die Vermuthung aufgestellt, dass sie vielleicht ausgewanderte weisse Blutkörperchen sind. Sehr vortheilhaft zur Erkenntniss dieser Verhältnisse soll Haematoxylinfärbung sein, welche die in Abschnürung begriffenen, rothen Blutkörperchen anders färbt, als die wandständigen Kerne des Gefässes. Als Untersuchungsobject werden die Blutgefässe der Cutis empfohlen.

B. Evertebraten.

1) Foster, M. and Dew-Smith, The heart of the Snail. Proceedings royal Soc. No. 160. Monthly micr. Journ July. p. 24. (Verff. fanden das Schneckenherz aus faserförmig angeordneten Protoplasmamassen bestehend; sie konnten weder im Herzen selbst Nerven oder Ganglien finden, noch sahen sie Nervenfasern von aussen herantreten. Wir hätten es also im Schneckenherzen mit einer vollkommen nervenlosen — aber contractilen Protoplasmamasse zu thun.) — 2) Kollmann, J., Der Kreislauf des Blutes bei den Lamellibranchiern, den Aplysien und Cephalopoden. Zeitschr. f. wiss. Zool. 26. Band. S. 87. — 3) Lacaze-Dutbiers, H., do, Note sur l'origine des vaisseaux de la tunique chez les Ascidies simples. Compt. rend. 15 mars. — 4) Perrier, Edm., Recherches sur l'appareil circulatoire des oursins. Arch. de zool. expérim. et générale. T. IV. p. 605.

Kollmann (2) stellt die Resultate seiner Untersuchung mit folgenden Worten zusammen: Aplysia besitzt nur ein arterielles Körperherz, bestehend aus Vorhof und Kammer. — Die aus dem Herzen entspringenden Gefässe verbreiten sich durch Theilung zu einem allseitig geschlossenen System feiner Röhren. Das Blut diffundirt in die Gewebslücken und von ihnen aus in die Leibeshöhle. Durch die natürliche Spannung der Körpermusculatur wird das Blut nach einer Oeffnung hingedrängt, welche sich in der oberen hinteren Körperwand befindet. Diese führt in ein Kiemengefäss, Vas branchiale afferens, das sich in der Kieme verbreitet; seine Zweige sind jedoch ebenfalls geschlossen. Durch Filtration dringt das Blut in das Vas branchiale efferens, das wieder mit dem Vorhof zusammenhängt. Verbindungen irgend welcher Art zwischen Vorhof und Lacunen existiren nicht; nirgends ein directer Uebergang eines Gefässsystemes in das andere.

Bei den Lamellibranchiern öffnen sich die aus der einfachen Herzkammer hervorgehenden Gefässe zunächst in Capillaren, diese in interstitielle Gewebslücken; von hier aus gelangt das Blut in die Venen, die sich zum Truncus venosus vereinigen, dessen Fortsetzung der Sinus Bojani ist. Die Triebkraft wird auch hier durch die Spannung der Körpermusculatur

gegeben. Vom Bojanus'schen Organ geht das Blut durch die Gefässfalten und Wandungen des Organs, dann durch die Vasa branchialia affer. zu dem vollständigen Capillarnetz der Kiemen über, und von hier durch die Vasa branch. eff zu den beiden Vorhöfen. Die letzteren nehmen auch einen Theil des aus dem Mantel zurückkehrenden Blutes auf (aus jenem Abschnitt, der nicht mit den Kiemen und dem Körper verwachsen ist). Unco und Anodonta können den Hohlraum des Bojanus'schen Organs durch das Athemloch mit Wasser füllen. Die im Herzbeutel befindliche Flüssigkeit, welche aus dem rothbraunen Körper und dem mit Kiemen und Fuss verwachsenen Theile des Mantels stammt, kann nach der Bojanus'schen Vorhöhle abfliessen. Hier mischt sich also Wasser und venös-lymphatische Flüssigkeit, und diese kann sammt den Ausscheidungen im Bojanus'schen Körper ausgestossen werden. Bei den vom Verf. untersuchten Acephalen kann willkürlich Wasser direct in das Blut durch eine Oeffnung im Fusse aufgenommen werden, ebenso bei Mactra.

Bei den Cephalopoden ist der Kreislauf nirgends unterbrochen, das Blut tritt an bestimmten Stellen in sinuöse Erweiterungen der Gefässe, nirgends aber in wandungslose Lacunen. Die Octopoden besitzen 2 den Bojanus'schen Organen der Lamellibranchier verwandte Säcke (Harnblasen), in welchen die Venonanfänge in Wasser flottiren, das zu- und abgeführt werden kann. Eine directe Wasseraufnahme ins Blut ist sehr unwahrscheinlich.

Nach Lacaze-Dutbiers (3) entsteht der Cellulose-Mantel der Tunicaten als ein anfangs homogenes Secret des Ectoderms. In diese homogene Masse wachsen später Vorsprünge des Ectoderms hinein, welche die Unebenheiten der Körperoberfläche der erwachsenen Thiere bedingen (Verf. untersuchte Molguliden-Embryonen). Auch die Blutgefässe und Blutkörperchen entwickeln sich vom Ectoderm (!) aus in diesen Vorsprüngen. Verf. glaubt mit diesem Nachweise eine Schwierigkeit beseitigt zu haben, welche sich der Zuweisung der Ascidien zu den Mollusken bisher entgegenstellte, indem man nunmehr den homogenen Mantel der Tunicaten und die Schale der Mollusken parallelisiren könne.

Die klar und interessant geschriebene Arbeit Perrier's (4) gibt über die Circulationsverhältnisse der Seeigel bestimmte Aufschlüsse, welche von den bisherigen Angaben fast durchweg abweichen. Man muss bei den Seeigeln unterscheiden: 1) das sog. „Herz" der Autoren; 2) den Wassergefässapparat; 3) den Blutgefäss- oder besser wohl „Darmgefässapparat"; 4) den Intestinalsipho (Perrier) und endlich 5) das flüssige Contentum der Leibeshöhle. Perrier findet nun: a) dass das bisher als „Herz" angesprochene Organ diesen Namen mit Unrecht führt, es steht weder in sicher nachweisbarer Communication mit einem Blutgefäss oder Wassergefäss, noch hat es Muskelfasern, noch zeigt es Contractionen. Das Organ hat vielmehr den Bau einer Drüse, und geht in einen kurzen Ausführungsgang über, welcher in einen Spaltraum führt, der unmittelbar unter der Madreporenplatte gelegen ist, zwischen dieser und der inneren Schalenhaut. In diesen selben Raum scheint übrigens auch der Steincanal auszumünden, ohne indessen mit dem sog. Herzen eine nähere Beziehung zu haben. In der Nachbarschaft liegen noch andere drüsige Organe, von ähnlichem Bau und gleicher Mündung. Verf. hält sie für Excretionsorgane, deren Secret in die erwähnte Spalte und von da ab durch die Madreporenplatte entleert werde. Verf. schlägt für die Drüse den Namen der „ovoiden Drüse" vor. Der Wassergefässapparat beginnt mit dem Steincanal. Die Madreporenplatte dient hier als Filter, um bei Aufnahme, bei Abgabe der Flüssigkeit körperliche Elemente möglichst zurückzuhalten. Bekanntlich geht der Steincanal in das oesophageale Ringgefäss über, und von diesem entspringen Gefässe zu den Poli'schen Blasen, zum Laternenapparat etc. und die Ambulacralgefässe. Letztere stehen, wie bekannt, mit den hiesigen, sog. inneren Kiemen, mit den Ambulacralfüsschen, deren Erection sie bei der Füllung bewirken, in Verbindung, indem aber am aboralen Pole blind, da, wo die Ocellarplatten liegen. Das blinde Ende stösst unmittelbar an die äussere Körpermembran. Beiläufig sei bemerkt, dass Verf. hier ebenso wenig Augen wie Fühler (A. Agassiz) auffinden konnte.

Verf. meint, dass in diesem Gefässsystem, welches eine mit vielen lymphoiden Körperchen versehene Flüssigkeit enthält, eine Circulation wesentlich durch die Flimmerbewegung hergestellt werde. Es versehe wesentlich locomotorische und respiratorische Functionen. Die inneren Kiemenblasen seien ebenso viel Pumpwerke, welche die Flüssigkeit in die Ambulacralfüsschen hineintreibe. Würden die letzteren entleert, so füllen sich die Kiemenblasen, da aber die Leibeshöhle voller Flüssigkeit stocke, ein Ausweichen wegen der harten Schale schwer möglich sei, so fungire die Verbindung des Steincanales mit der Madreporenplatte als eine Art Sicherheitsventil.

Das Darmgefässsystem bildet wesentlich einen resorbirenden Apparat. Es besteht: 1) aus dem Oesophageal- oder Verbindungsgefässe; 2) aus den beiden Darmgefässen, dem inneren und äusseren; 3) aus einem reichentwickelten Capillarnetz, durch welches beide Darmgefässe im Connex stehen und 4) aus dem von Perrier entdeckten sog. „Collateralgefässe." Das Verbindungsgefäss liegt längs des Oesophagus und stellt eine Verbindung zwischen dem Oesophagealringe, also dem Wassergefässapparate, und dem inneren Darmgefässe her. Die Disposition beider Darmgefässe ist bekannt; als beschränken sich, wie Verf. hervorhebt, auf die erste Darmkrümmung, den „Chylificationsdarm," wie man ihn nennen könnte. Das Vas collaterale ist ein bisher übersehenes, bogenförmig frei durch die Leibeshöhle verlaufendes Gefäss, welches durch seine beiden Enden, so wie durch eine Anzahl intermediärer Verbindungsgefässe mit dem äusseren Darmgefässe zusammenhängt, also nur einen

Appendix desselben darstellt. Verf. meint, dass dieser Abschnitt des Gefässsystems, der wesentlich auf den Chylusdarm beschränkt ist, der Resorption diene und seinen Inhalt am oesophagealen Gefässringe in das Wassergefässsystem entleere. Sämmtliche Darmgefässe sind in hohem Grade contractil. Weitere Gefässe im engern Sinne gibt es nicht, Schale und Geschlechtsorgane sind gefässlos; es existirt weder ein oraler noch analer Gefässring; das, was man als letzteren angesehen hat, sind die Ausführungsgänge des Geschlechtsapparates.

Der Intestinalsipho ist ein am inneren Rande des Chylus-Darms verlaufender Schlauch, welcher den Oesophagus mit dem 2. Darmabschnitte direct verbindet. Verf. meint, dass hiermit eine Vorrichtung gegeben sei, um Wasser aus dem Oesophagus direct durch den Enddarm zu entleeren, ohne dass dasselbe den Chylusdarm zu passiren brauche. Der 2. Darmabschnitt solle dann auch als Respirationsorgan fungiren. Eine directe Communication der Körperflüssigkeit mit irgend einem Gefässabschnitte oder mit der Aussenwelt konnte Verf. nicht nachweisen; er meint, dass die Erneuerung dieser Flüssigkeit einfach auf dem Diffusionswege vor sich gehe, und spiele hierbei wohl der 2. Darmabschnitt eine Hauptrolle.

VII. Muskelgewebe.

1) Engelmann, Th. W., Contractilität und Doppelbrechung. Arch. für Physiologie. XI. S. 432. — 2) Frédéricq, L., Génération et structure du tissu musculaire. Bruxelles. 4. p. 134. 6 Taff. Mém. couronné de l'université de Gand. — 3) Kalberla, E., Ueber die Endigungsweise der Nerven in den quergestreiften Muskeln der Amphibien. Diss. Freiburg i. B. Arch. f. wissensch. Zoolog. Bd. XXIV. — 4) Kaufmann, C., Ueber die Contraction der Muskelfaser. Diss. Gött. 1873. 23 SS. (S. den vor. Bericht.) — 5) Meyer, E. (Celle), Ueber rothe und blasse quergestreifte Muskeln. Arch. für Anat. u. Physiol. S. 217. (Verf. bestätigt in der von W. Krause's Leitung angestellten Untersuchung die von Ranvier (s. d. vorj. Bericht) gemachten anatomischen und physiologischen Angaben über die rothen und blassen Muskeln des Kaninchens, auf welche beiden Muskelvarietäten übrigens bereits W. Krause in seiner „Anatomie des Kaninchens" aufmerksam gemacht hatte. Er fand auch beim Meerschweinchen ähnliche frappante Unterschiede zwischen Adductor und Semitendinosus, beim Hasen war ein solcher kaum bemerkbar. In der Erklärung dieses Vorkommens weicht Verf. aber wesentlich von Ranvier ab; indem er davon ausgeht, dass überall die sehr thätigen Muskeln lebhafter gefärbt sein sollen, als die mehr ruhenden, glaubt er, dass hierdurch die Unterschiede der Färbung bedingt werden, und weist unter andern auf die Muskeln unserer Haushühner hin. Die physiologische Verschiedenheit, welche der Semitendinosus des Kaninchens gegenüber dem andern Muskeln zeigt, erklärt sich aus der beständig hockenden Stellung des Thieres, zu deren Erhaltung der Muskel fortwährend in Anspruch genommen ist, und also gar nicht mehr als willkürlicher, sondern mehr als unwillkürlicher Muskel fungirt.) — 6) Ranvier, L., Mode d'union des muscles avec les tendons. (Gaz. des hôpitaux. No. 61. p. 486. — 7) Ronjon, A., Note sur les derniers éléments, auxquels on puisse parvenir par l'analyse histologique des muscles striés. Compt. rend. T. 81. p. 375. (Nach Ronjon

haben die letzten körperlichen Elemente der quergestreitten Muskelfasern die Gestalt sehr kleiner Scheiben, welche den abwechselnd hellen und dunklen Stellen einer einzelnen Muskelfibrille entsprechen. Verf. isolirte diese „Elementarscheibchen", wie man sie nennen könnte, durch nachstehende Proceduren, denen man eine gewisse Gewaltsamkeit nicht absprechen kann: Gekochte Muskelfasern werden mehrere Monate hindurch, nach vorheriger Behandlung mit Schwefelsäure (deren Stärke Verf. nicht angibt) in einer ziemlich concentrirten, alkoholischen Jodlösung macerirt. Von diesem Verfahren sagt aber Verf. selber: „On a beaucoup de peine cependant, à produire ce mode de segmentation". Ein anderes Verfahren ist das Kochen der Fasern bei hoher Temperatur in Fetten oder Harzen, Auswaschen mit Schwefelkohlenstoff und Alkohol, und Behandeln mit Schwefelsäure (welche Concentration?) und dann mit Kalilauge unter gelindem Zerren oder Drücken. Von dem Erfolge dieses Verfahrens, welches die „Disques transversaux" erscheinen lasse, heisst es aber wiederum: „La préparation finit par devenir très-transparente et d'une observation pénible." (Wohl möglich! Ref.) — 8) Simroth, H., Zur Kenntniss des Bewegungsapparates der Infusionsthiere. Arch. f. mikr. Anat. Bd. XII. S. 51. — 9) Samkowy, H., Ueber den Einfluss verschiedener Temperaturgrade auf die physiologischen Eigenschaften der Nerven und Muskeln. Diss. Berlin. 8. 30 SS. (S. den vor. Bericht.) — 8. a. IV. 9—11. Feinerer Bau der Muskeln. — VIII. A. 27. Nerven der glatten Muskelfasern. — VIII. A. 42. Bemerkung über Muskelnervenenden. — XIV. B. 17. Muskeln mit Cuticularbildungen. — XIV. D. 10—14. Muskeln der Nemertinen. — XIV. E. 3. Muskeln der Arguliden; ihre Entwickelung. — XIV. H. 25. Muskeln von Amphioxus.

Engelmann (1) gibt uns eine interessante Untersuchungsreihe über die Polarisationserscheinungen contractiler Gewebe. Beobachtet wurden: die Muskelsubstanz von Hydra und von Hydractinia, Infusorien (Stiel der Vorticellen, die sog. Muskelfibrillen von Stentor u. A. — bezüglich der letteren konnte Verf. ebenso wie Simroth, s. d. Ber., die Auffassung Lieberkühn's bestätigen), Flimmerhaare und Spermatozöen, bei denen bereits Valentin Doppelbrechung erkannte, das contractile Protoplasma von Actinosphaerium Eichhornii und endlich junge, in der Entwicklung begriffene, quergestreifte Muskelfasern. Verf. gelangt zu dem Schlusse, S. 460: „Contractilität, wo und in welcher Form sie auftreten möge, ist gebunden an die Gegenwart doppelbrechender, positiv einaxiger Theilchen, deren optische Axe mit der Richtung der Verkürzung zusammenfällt." Hieran knüpft Engelmann eine Reihe weiterer Betrachtungen: 1) Macht er mit Rücksicht auf seine früheren Untersuchungen, s. Ber. f. 1874, darauf aufmerksam, dass auch nicht contractile, einaxig positive Gewebselemente, z. B. Bindegewebsfasern, Zellhäute, Cuticulae, bei der Imbibition in der Richtung der optischen Axe sich zu verkürzen scheinen. 2) Die isotropen Schichten sind nicht contractil, sie sind aber reizbar und reizleitend; reizleitende Substanz muss aber auch in den anisotropen Scheiben vorhanden sein. Man kann sich den quergestreiften Inhalt einer Muskelfaser sich vorstellen als bestehend aus einer in der Längsrichtung der Faser durchlaufenden, isotropen, reizbaren und reizleitenden Grundsubstanz, in welche

in regelmässigen Abständen contractile Theilchen (Disdiaklastengruppen) eingebettet wären; diese isotrope Grundsubstanz wäre physiologisch von der Axencylindersubstanz nicht wesentlich verschieden. Verf. macht auch auf optische und chemische Aehnlichkeiten aufmerksam. (Die Vorstellungen des Verf.'s werden, wie man sieht, durch die histologischen Angaben Gerlach's, s. Ber. f. 1874, gestützt. Ref.) Weiteres siehe im Original.

Frédéricq (2) schliesst sich in seiner sorgfältigen und ausführlichen Arbeit über den Bau und die Entwickelung des Muskelgewebes, was die Elemente der quergestreiften Muskelfasern anlangt, an G. Wagener u. A. an, indem er die Fibrille als letztes und wesentlichstes Formelement ansieht. Die Fibrillen sind (auch in den Thoraxmuskeln der Insecten) zu den Kölliker'schen Muskelsäulchen zunächst verbunden. Zwischen ihnen befindet sich bei den Thoraxmuskeln der Insecten ein mehr flüssiges Bindemittel, bei den übrigen quergestreiften Muskelfasern ein netzförmig verzweigtes Protoplasma, in dessen Knotenpunkten Kerne eingelagert sind (Muskelkörperchen der Autoren). Das Ganze ist durch das Sarcolemma zusammengehalten, eine structurlose Membran, welche sich auf die Sehnenbündel fortsetzt (gegen Weismann).

Den feineren Bau der einzelnen Muskelfibrille fand Verf. — namentlich bei Arthropoden — fast genau so, wie ihn Engelmann beschrieben hat, s. d. Ber. f. 1873. Gegen die Schaefer'schen Muskelstäbchen, sowie gegen die Wagener'sche Auffassung der Fibrille als aus mehr gleichartigen Abtheilungen zusammengesetzt, gegen Heppner's und Rouget's Deutungen spricht Verf. sich entschieden aus, nähert sich dagegen W. Krause, insofern er den zwischen zwei Zwischenscheiben (Engelmann), disc intermédiaire, Grundmembranen (Krause), gelegenen Abschnitt der Fibrille als Formelement derselben ansieht. Freilich möchte er die Zwischenscheibe nicht als eine Membran auffassen, nimmt auch keine Seitenmembranen an; er lässt jedoch die Zwischenscheiben bei der Contraction der Muskeln inactiv bleiben, so dass sie immer eine Art unthätiger Grenzschicht zwischen den thätigen Fibrillenelementen darstellen würden. Den Contractionsvorgang selbst beschreibt er im Wesentlichen ebenso wie Merkel, s. d. Ber. f. 1872. Gestützt auf die Vorgänge bei der Contraction und die Untersuchung im polarisirten Licht nimmt er als letztes Element der quer, contractilen, anisotropen Substanz die Brücke'schen Disdiaklasten an.

Bezüglich der Entwickelung der quergestreiften Muskelfasern betont Verf. als das Wesentlichste, dass die Entwickelung der Fibrillen genau so verlaufe, wie die der Fibrillen der Bindesubstanz. Es sei also falsch, eine quergestreifte Muskelfaser aus einer einzigen Zelle hervorgehen zu lassen (Ausnahmen bilden die Herzmuskelelemente). Anfangs sei ein vielkerniges, zusammenhängendes Protoplasma vorhanden (Riesenzellen, G. Wagener); aus diesem bildeten sich, zunächst an der Oberfläche, durch die formative Thätigkeit des Protoplasmas, genau so, wie es Max Schnitze, s. Ber. f. 1872, für die Fibrillen des Bindegewebes aufgestellt hat, die Muskelfibrillen; das Protoplasma selbst mit den Kernen persistirt zwischen den Fibrillen als Muskelkörperchen. Es findet daher eine der Entwickelung des fibrillären Bindegewebes durchaus conforme Entwickelung des Muskelgewebes statt; die Muskelfibrillen sind vollkommen gleichwerthig den Bindegewebsfibrillen, die Muskelzellen den Bindegewebszellen. Verf. stützt das, ausser durch embryologische Gründe — er zieht mit Recht auch noch die Entstehung beider Gewebe im mittleren Keimblatte heran — auch durch die von v. Wittich, Zenker, dem Ref. n. A. gemachten Mittheilungen über die Regeneration der Muskeln (Neumann's Arbeiten sind weniger berücksichtigt worden), so wie durch das Verhalten des Muskels zur Sehne, wo er, wenn auch mit Weismann (S. 11) eine Trennung zwischen Muskel und Sehne zugebend, dennoch das Sarcolemm auf die Sehne übergehen lässt und (S. 12) von Kernen spricht, die (an der Trennungsfläche gelegen) halb der Muskelfaser, halb der Sehne angehörten.

Die Angaben des Verf.'s über die glatten Muskelfasern sind nur kurz; hervorzuheben ist, dass Verf. — freilich, wie Ref. meint, ohne genügende Beweise — eine fibrilläre Textur der contractilen Substanz der Fasern annimmt. Man könne daher, sagt Verf., die glatten Fasern auch nicht als einfache contractile Zellen ansehen, sondern als Gebilde, die aus Zellen hervorgegangen seien, indem letztere die contractilen Fibrillen an der Peripherie producirt hätten, wobei ein Rest des Protoplasmas mit dem Kern in der Mitte zurückgeblieben sei.

Die Abhandlung gibt eine sehr vollständige Literaturbesprechung, sowie ein bequem geordnetes Verzeichniss derselben; die Abbildungen sind leider kaum brauchbar.

Ranvier (6) bringt frisch getödtete Frösche in Wasser von 55°, wobei eine grosse Menge Muskelfasern in ihrer Sarcolemmascheide sich zurückziehen; man sieht alsdann, dass das Sarcolemma sich continuirlich um das spindelförmige Ende der Muskelsubstanz herumgeht, aber mit den trichterförmig an das Sarcolemma sich ansetzenden Sehnenfasern verschmolzen ist. Wenn man also mit Weismann eine Kittsubstanz annehmen will, was übrigens zur Erklärung des festen Zusammenhanges nicht nöthig ist, so müsste eine solche einmal zwischen Muskelsubstanz und Sarcolemm, und dann zwischen letzterem und der Sehnensubstanz vorhanden sein. Zwischen Muskelsubstanz und Sarcolemm zeigt sich nach obiger Procedur eine Substanz, welche mit Jod Glycogenreaction gibt, und sich auch an den Seiten der Faser hinauferstreckt.

Kalberla (3) fand bei seinen Untersuchungen (Triton cristatus und taeniatus, Salamandra maculosa, Bombinator, Rana escul., Bufo viridis) folgendes typische Verhalten: Die Nervenfaser tritt (sei sie getheilt oder ungetheilt) an den Muskel, erfährt

eine Einschnürung, verliert dabei ihr Mark und tritt an derselben Stelle durch das Sarcolemm; hier liegt mit alleiniger Ausnahme von Trit. taeniat. ein Kern. Der nun das Sarcolemm getretene Achsencylinder endet nun entweder einfach oder in mehrere Endfasern getheilt, mit feiner Spitze (entgegen Kühne's Angabe, dass sie kolbig abgerundet seien) auf der quergestreiften Substanz des Muskels. Die granulirte Masse Engelmann's wurde nie beobachtet, sie beruht nach Verf. auf der von Engelmann angewandten Methode. Im Verlauf der Endfaser finden sich an derselben Kerne, um welche die Endfaser scharfbegränzt herumgeht. Dieselben sind nach Verf. accessorisch, und hält er sie mit Engelmann für persistirende Kerne der Zellsubstanz, aus welcher sich die intermusculären Theile des Nerven entwickelt haben.

Die von Arndt beschriebenen Nervenhügel erster etc. Ordnung sind nach Kalberla dem Bindegewebe zuzuschreiben, welches die Muskelfasern umspinnt, indem Haufen von Zellen mit krümligen Körnern in den Maschen angehäuft liegen, und zwar gerade häufig an den Eintrittsstellen der Nerven; leere Capillaren und zarte Bindegewebestränge liefern dann die von Arndt gezeichneten Bilder.

Simroth (8) liefert in einer eingehenden Untersuchung den Nachweis, dass nicht die erhabenen Streifen der Infusorien, wie O. Schmidt, Kölliker und Stein es wollten, sondern die in den Thälern zwischen den Streifen gelegene Substanz die contractile ist, und in physiologischer Hinsicht den Namen von „Muskelfasern" verdient (Lieberkühn; s. z. Engelmann No. 1). Bezüglich der Excurse über den Begriff der „Muskelfaser" im Thierreich und andere allgemeine Erörterungen über die Auffassung des Infusorienkörpers ist das Original einzusehen. Verf. untersuchte besonders Stentoren und Spirostomum ambiguum.

VIII. Nervengewebe und Nervensystem.

1) Arndt, R., Was sind Pacini'sche Körperchen? Virchow's Arch. S. 131, 65. Band. — 2) Arnstein und Goniaew, Ueber die Nerven des Verdauungscanals. Arch. f. Phys. VIII. S. 614. — 3) Babuchin, Ueber den Bau der electr. Organe beim Zitterwels. Centralblatt f. d. med. Wissensch. No. 9, 10, 11. — 4) Bogoslovsky, Gr., Ueber Regeneration der terminalen Hornhautnerven. (Aus dem Zürcher pathologischen Institut.) Virchow's Arch. 65. Bd. S. 359. — 5) Calembrun-Mercure, L., Sulla terminazione dei nervi nella cornea. Giornale dell' Accad. di med. Torino. (Auszug in Ann. univers.) — 6) Ciaccio, G. V., Intorno all' intima tessitura dell' organo elettrico della torpedine. Rivista di Sc. med. e natur. XIII. Fasc. X. — 7) Derselbe, Della somiglianza tra la piastra elettrica e l'eccito motoria della torpedine, e di alcune differenze du mostrano nella struttura laro i segmenti interanulari delle fibri nervie che vanno all' organo elettrico della stessa. Rendiconto dell' Academia delle Scienze dell' Istituto di Bologna. 11. Nov. (S. den Bericht für 1874.) — 8) Deecke, Th., On the perivascular spaces in the nervous centres. Americ. Journ. of Insanity. Vol. XXX. Jan. to April 1874. — 9) Dittmar, C., Ueber die Lage des sog. Gefässcentrums in der Medulla oblongata. Ber. der sächs. Akad. d. Wiss. für 1873 (1874). — 10) Eckhard, C., Ueber die trophische Wurzel des Nervus trigeminus.

Verhandlung der Wanderversammlung südwestdeutscher irrenärzte zu Heppenheim. Allg. Zeitschr. f .Psychiatrie 32. Bd. Heft 5. S. 536. (Beschreibt dasselbe wie Merkel, s. Ber. f. 1874 S. 62 No. 19; an dem dem Ref. bis jetzt allein angängigen Orte wird Merkel's Arbeit nicht erwähnt.) — 11) Derselbe, Ueber die Centren der Gefässnerven. Beiträge zur Anatomie und Physiologie. 1874. VII. — 12) Derselbe, Ueber den Verlauf der Nervi erigentes innerhalb des Rückenmarkes und Gehirnes. Ebendas. 1873 (für No. 11 und 12 s. den Ber. f. Physiologie). — 13) Flechsig, P., Weiteres zur Zerlegung des centralen Nervensystems auf Grund der Entwicklung. Centralblatt f. d. med. Wiss. No. 40. — 14) Fleischl, E., Ueber die Beschaffenheit des Axencylinders. Beiträge zur Anatomie und Physiologie. Festgabe an C. Ludwig. Leipzig. S. 51. — 15) Frey, A., Casuistischer Beitrag zur Lehre von der Hirnfaserung. Arch. f. Psychiatrie. Bd. VI. S. 327. (Zur Notiz; wird an einer andern Stelle des Berichtes referirt werden.) — 16) Fritsch, G., Bericht über eine wissenschaftliche Expedition nach Kleinasien. Berl. akad. Monatsberichte S. 508. — 17) Genersich, A., Adalék az ember hasi cgyüttérzö fonatán levö Pacini-testek ép-is körbencztanábor (Beitrag zur normalen und pathologischen Histologie der menschlichen Pacini'schen Körperchen). Orvosi hetilap. No. 44, 45, 47. — 18) Gorniaew, K., Die Nerven des Nahrungsschlauches. Aus dem Laboratorium von Prof. Arnstein in Kasan. Arch. f. mikr. Anat. XI. S. 479. — 19) Hall, M, Ueber den Bau der Spinalganglien. Sitzungsber. d. Wien. Akad. III. Abth. — 20) Jantschitz, Iwan, Materialien zur Anatomie der Nerven des Pericardiums. Rudnew'sJourn. f. norm. u. pathol. Histol. etc. St. Petersburg 1874. S. 417. (Russisch.) — 21) Jobert, Des poils considérés comme agents tactiles chez l'homme. Gaz. méd. de Paris. p. 74. No. 6. Compt. rond. Janv. p. 274. — 22) Krauss, A., Adalék ar idegállemány virsgálatábor. (Beitrag zur Untersuchung der Nervensubstanz.) Orvosi hetilap. 1876, No. 4. (Empfiehlt zur leichten Isolirung von Nervenzellen verdünnte Aqua regia (4 Th. auf 1 Th. Aq. dest.), wobei die Zellen ihre Structur gut bewahren, auch noch gefärbt und in Glycerin zu dauernden Präparaten aufgehoben werden können.) — 23) Key, A., und Retzius, G., Till kännsdomen om subaraknoidalbalkarna. Nordisk. med. arkiv. Bd. VI. No. 7. 1874. — 24) Krause, W., Der Ventriculus terminalis des Rückenmarks. Archiv f. mikr. Anatomie. Band XI. S. 216—230. — 25) Lebedeff, Ueber den Verfolg der Rückenmarks - Vorderstränge zum Gehirn. Medicinsky Wiestnik. 1874. — 26) Lemoigne, A. ed Iuzani, G., Il fascio uncinato (Tractus peduncularis transversus Gudden) del cervello dei mammiferi. Rendiconti del Reale Istituto Lombardo di scienze e lettere. Luglio-Agosto 1874. p. 660. (Priorität-Reclamation gegen Gudden.) — 27) Loewit, M., Die Nerven der glatten Musculatur. Wiener akadem. Sitzungsbericht. 71. Band. 3. Abtheilung Aprilheft. S. 355. — 28a) Luys, J., Leçons sur la structure et les maladies du système nerveux, recueillies par J. Dave. Paris pp. 78. — 28) McCarthy, Jeremiah, Some Remarks on spinal Ganglia and Nerve-Fibres. Quart. Journ. of micr. Sc. Nr. 60. p. 377. — 29) Meynert, Th., Zur Mechanik des Gehirnbaues. Popul. Vortrag, Wien 1874. — 30) Derselbe, Ueber identische Regionen am Menschen- und Affengehirn. Tageblatt der Naturf.-Vers. in Wiesbaden 1874. S. a. Allgem. Zeitschr. f. Psychiatrie. 1874. S. 676. — 31) Mierzejewski, J., Etudes sur les lésions cérébrales dans la paralysie générale. Arch. de physiol. norm. et pathol. Mars-Avril. (Enthält Bemerkungen über die normalen Verhältnisse der Zwischensubstanz des centralen Nervensystems) — 32) Mojsisovics, A. v., Ueber die Nervenendigung in der Epidermis der Säuger. Wiener akadem. Sitzungsber. 71. Band. 3. Abth. — 33) Nesterowsky, Macarius, Ueber die Nerven der Leber. Virch. Arch. 63. Bd. S. 412. — 34) Oellacher,

J., Ueber einen Fall partieller Multiplicität des Rückenmarkes in einem viertägigen Hühnerembryo. Berichte des naturw.-medic. Vereins zu Innsbruck. B. IV. (An einem 4 Tage alten Hühnerembryo, bei dessen Bebrütung die Temperatur bedeutend schwankte, fand Oellacher das Medullarrohr im Dorsaltheil in mehrere Abtheilungen — bis zu fünf — gespalten. Vor und hinter den gespaltenen Stellen war das Medullarrohr normal.) — 35) Panach, Ad., Ueber gleichwerthige Regionen am Grosshirn der Carnivoren und der Primaten. Centralblatt ·f. d. medic. Wissensch. Nr. 38. (S. Bericht f. descriptive Anatomie) -- 36) Pflüger, E., Ueber die Phosphorescenz verwesender Organismen. Arch. für die gesammte Physiologie. XI. Band. S. 222. (S. Ber. für Physiologie.) — 37) Popoff, L., Ueber Veränderungen im Gehirn bei Abdominaltyphus und traumatischer Entzündung. (Aus .dem pathol. Inst. zu Strassburg.) Virchow's Arch. 63. Bd. S. 421. (S. den Ber. für Pathologie; hier sei darauf hingewiesen, dass Verf. 1) das Eindringen von Wanderkörpern in Ganglienzellen, und 2) das Eindringen körniger, in die Hirnsubstanz injicirter Farbstoffpartikel in die Ganglienzellen constatirt. Aus dem letzteren Umstands zieht er den Schluss, dass die Nervenzellen amöboider Bewegungen fähig seien.) — 38) Przewoski, E., Ueber ödematöse Schwellung Pacini'scher Körper. Virchow's Arch. 63. Bd. S. 363. — 39) Rauber, Ueber den Bau der Hirnnerven-Ganglien. Sitzungsber. der naturf. Gesellschaft zu Leipzig. Nr. 1. — 41) Rudanowsky, P., Ueber den Bau des Nervensystems. Pflüger's Arch. 8. 615. — 42) Ranvier, L., Sur les terminaisons nerveuses dans les lames électriques de la Torpille. Compt. rend. T. LXXXI p. 1276. — 43) Derselbe, Des tubes nerveux en T et de leurs relations avec les cellules ganglionnaires. Ebendas. p. 1274. — 44) Sachs, C., Physiologische und anatomische Untersuchungen über die sensiblen Nerven der Muskeln. Arch. f. Anat. u. Physiol. 1874. S. 175, 491 u. 645. — 45) Schaefer, Edw. Alb., The structure of the Pacinian corpuscles considered with reference to the homologies of the several parts composing them. Quart. Journ. microsc. Sc. new. Ser. April p. 135. — 46) Schiefferdecker, P., Asymmetrie der grauen Substanz des Rückenmarks. Arch. f. microsc. Anat. Bd. XII. Heft 1. S. 87. — 47) Stieda, L., Ueber den Bau des centralen Nervensystems der Amphibien und Reptilien. Zeitschr. f. wissensch. Zool. S. auch Separatabdruck. Leipzig. 8. 74 S. 3 Tafeln. — 48) Thanhoffer, L. v., Ueber den Bau der spinalen Ganglienzellen. Centralblatt f. d. medic. Wissensch. Nr. 20. (Beschreibt Theilungserscheinungen an den Spinalganglienzellen erwachsener Hunde, die er schon früher — freilich ohne dieselben publicirt zu haben — als andere Forscher gesehen haben will. Der Einspruch gegen Arndt sollte eigentlich Dietl gelten, doch scheinen Dietl's diesbezügliche Arbeiten (s. vorj. Bericht S. 64) Th. unbekannt geblieben zu sein. Ref.) — 49) Tigri, A., Ueber organische Muskelfasern im Nervensystem. Ann. univ. Gennajo 1874. p. 81. — 50) Tool, George L., Die Ranvier'schen Schnürringe markhaltiger Nervenfasern und ihr Verhältniss zu den Neurilemmkernen. Dissert. Zürich. 8. 17 S. 1 Taf. — 51) Tournoux, F. et Le Goff, R., Nexus et étranglements des tubes nerveux de la moëlla épinière. Journ. de l'anat. et de la physiol. p. 403. (Bestätigen die Ranvier'schen Schnürringe auch an den Nervenfasern der weissen Rückenmarkssubstanz mittelst Arg. nitricum. Eine Schwann'sche Scheide war hier nicht nachzuweisen.) — 52) Webber, The spinal chord seen with the Polariskope. Monthly microsc. Journ. Dec. p . 291. (Verf. theilt mit, dass die sog. granular corpucles des Rückenmarkes im Polarisationsmikroskop besondere Erscheinungen darbieten; näheres ist in der kurzen Notiz nicht enthalten.) — 53) Willigk, A., Nervenzellenanastomosen im Rückenmarke. Virchow's Arch. 64. Bd. S. 163. — S. a I. D. 9. Erhärtung des Rückenmarkes.

McCarthy (28) giebt interessante Aufschlüsse
über den feineren Bau der Spinalganglienzellen und Nervenfasern beim Hunde. Die
von verschiedenen Autoren seit Remak an der Innenseite der fibrösen Kapsel beschriebenen Kerne (vgl.
Fraentzel, Virchow's Archiv 1867, Arndt in
Max Schultze's Archiv 1874 u. A.) liegen einzeln
oder in Gruppen zusammen in einer sehr zartkörni-
gen, nahezu hyalinen Substanz, die wie eine hyaline
Kapsel die eigentliche Ganglienzelle umgiebt. Verf.
zeichnet zwischen Ganglienzelle und dieser Kapsel
einen beträchtlichen Zwischenraum, der aber nach
seinen ausdrücklichen Angaben nur ein Kunstproduct
sein soll. Er glaubt sich davon überzeugt zu haben,
dass die Kerne der hyalinen Scheide sich vermehren,
und meint, dass diese ganze Bildung vielleicht zu einer
etwaigen Regeneration der Ganglienzellen bestimmt
sei. Dass eine solche wohl stattfinden müsse, entnimmt er aus Bildern von Ganglienzellen mit geschrumpften und aufgequollenen Kernen, welche er
als Zeichen von Degeneration deutet.

Ferner bestätigt Verf. die Ranvier'schen Schnürringe und die von Lauterman bereits gesehene
Stäbchenstructur der Markscheide. Ref.
glaubt hier bemerken zu sollen, dass Lauterman's
Präparate in der That Aehnliches zeigen, wie Mc
Carthy es hier beschreibt und zeichnet, nur stehen
die stäbchenförmigen Bildungen in der Osmium-Prä-
paraton viel dichter. Dass die Lauterman'schen
und McCarthy'schen Stäbchen, die in der That
mehr den Heidenhain'schen Nierenstäbchen gleichen, nichts mit den von Stilling beschriebenen
Röhrchen zu thun haben, bemerkt McCarthy mit
vollem Recht. Die Lauterman'sche Bemerkung bezüglich der Stilling'schen Angaben erklärt sich einfach daraus, dass Lauterman zur Zeit, als er die
vorläufige Mittheilung schrieb, das Originalwerk Stilling's nicht zu Gebote stand.

Zum Beweise, dass diese Stäbchenstructur der
markhaltigen Nervenfasern kein Kunstproduct sei,
führt Verf. an: 1) die grosse Regelmässigkeit dieser
Bildungen, 2) die von Heidenhain mit demselben
Reagens (einf. chroms. Ammon.) an den Nierenepithelien erhaltenen Bilder, 3) die feinfibrilläre Structur
des Protoplasmas der Ganglienzellen, welche einen

Rückschluss auf die Verhältnisse am Nervenmark erlaube.

Verf. bringt die aus dem eben getödteten Thier
entnommenen Spinalganglien 3 Wochen lang in eine
2 proc. Lösung von Ammonium monochromat., während welcher Zeit die Lösung 2—3 mal erneuert wird.
Dann kommen sie für einige Tage in Methylalkohol.
Färbung mit Hämatoxylin, Einschluss in Canada-
Balsam.

Die Spinalganglien entwickeln sich nach
Bauber (39) vom Epiblasten in dem Winkel, den das
sich erhebende Medullarrohr mit dem äusseren Keimblatt bildet. Die Nervenwurzeln sind spätere Bildungen als die Rückenmarks- und Hirnganglien, und zwar
entwickeln sich ihre Axencylinder von der grauen
Substanz des Markes in die Ganglien hinein. Von den
Hirnnerven-Ganglien enthalten manche unipolare (Ganglion Oasseri, G. geniculi, Gg. glossopharyngei
und vagi) mit centrifugaler Faser versehene Zellen,
andere bipolare (G. acusticum), noch andere multipolare (Gg. ciliare, sphenopalatinum, oticum, linguale)
Zellen.

Ranvier (43) fand bei Kaninchen, die er durch
Verbluten getödtet hatte, nach Injection von einer
2 proc. Osmiumlösung in die Spinalganglien und das
Ganglion Gasseri, 24—48 stündigem Maceriren der
Ganglien in Jodserum und Zerzupfen, dass eine Menge
der Zellen unipolar erscheinen, und dass die einfachen Fortsätze der Ganglienzellen, anstatt, wie
man bisher angenommen hat, isolirt und selbstständig
entweder nach der Peripherie oder dem Centrum weiter
zu ziehen, nach kürzerem oder längerem Verlaufe sich
mit je einer Nervenfaser der hinteren Wurzel verbinden. Die Verbindungstelle ist durch einen Schnür-
ring bezeichnet, und indem beide Fasern, d. h. also
der Ganglienzellen-Ausläufer und die hintere Wurzel
aufeinander treffen, bilden sie ungefähr die Form eines
T. Verf. scheint alle Spinalganglienzellen des Kaninchens für unipolar zu halten. In einer Anmerkung
verweist er auf später zu veröffentlichende Beobachtungen über das Verhalten der bipolaren und multipolaren Spinalganglienzellen, welche bekanntlich bei
Fischen, bez. Säugethieren, vorkommen. Er meint
übrigens, dass zwischen unipolaren, bi- und multipolaren Zellen keine principiellen Differenzen obwalten.
Ob alle Ausläufer von Spinalganglienzellen sich in
der geschilderten Weise mit hinteren Wurzelfasern
verbinden, kann Verf. natürlich nicht entscheiden,
hält es aber für wahrscheinlich. Auf Grund von
Fällen, bei denen drei Aeste des Nerven-T von
gleicher Stärke erscheinen — gewöhnlich ist der Gang-
lienzellenfortsatz schwächer — glaubt Ranvier, dass
öfter erst mehrere Zellenfortsätze sich vereinigen, ehe
sie sich in eine Nervenfaser einsenken.

Tool (50) stellt sich in seiner, unter H. Frey's
Leitung ausgearbeiteten Inauguraldissertation bezüglich der Schnürringe der Nervenfasern entschieden auf Ranvier's Seite. Bei sämmtlichen Wir-
belthierklassen mit Ausnahme der Fische findet sich

(entgegen Lanterman's Angabe) nur je ein Kern zwischen 2 Schnürringen; bei den Knochenfischen (Ganoiden und Selachier konnte Verf. nicht untersuchen) sind deren mehrere vorhanden; es kann das jedoch nicht gegen die Ansicht Ranvier's sprechen, dass das interannulare Stück einer Zelle gleichwertig sei, da wir ja mehrkernige Zellen vielfach finden. Die von Lanterman, s. d. vor. Ber., beschriebenen Abtheilungen möchte Verf. vorläufig noch für Artefacte erklären. Dass beim Menschen Kerne im Neurilemm (d. h. Schwann'scher Scheide) vorkommen (Axel Key und Retzius), sei nicht zu bestätigen; die hier besprochenen Kerne liegen stets an der Innenseite der Schwann'schen Scheide, zwischen dieser und dem Nervenmarke.

Die Corpora restiformia bestehen nach Flechsig (13) aus zwei Theilen: 1) aus den vom Rayon der Oliven einstrahlenden Bündeln; 2) aus einem von Verf. als „directe Kleinhirnseitenstrangbahn" benannten System. Letzteres steigt im Pyramidenseitenstrang des Rückenmarks nach aussen und vorn, und wird nach abwärts allmälig so schwach, dass es in der Lendenanschwellung nur mehr aus einigen Fasern besteht. Goldbehandlung zeigt, dass die Fasern der „directen Kleinhirnseitenstrangbahn" aus den Clarke'schen Säulen entstehen und von hier quer in die Seitenstränge einstrahlen. Aus der Variabilität der Pyramidenkreuzung glaubt sich Verf. zum Schlusse berechtigt, dass alle Kreuzungen im centralen Nervensystem individuell mehr weniger variiren können, was in Bezug auf das Chiasma n. optici noch zu constatiren wäre.

Willigk (53) fand in 64 Schnitten von der Medulla obl. und dem Halstheil eines menschlichen (pathologisch veränderten) Rückenmarkes 7 mal Anastomosen grosser Ganglienzellen durch stärkere Fortsätze, der Art dass bei den meisten der Fälle ein etwaiger Theilungsvorgang auszuschliessen und ein fertiges, festes Verhältniss anzunehmen war. Er hält somit das noch von manchen Seiten bezweifelte Vorkommen ächter Ganglienzellenanastomosen dieser Art für gesichert. Verf. giebt an, dass Kölliker seine Präparate gesehen habe und .die obige Auffassung theile.

Der Ventriculus terminalis (24) kann nur als persistirender Rest des Sinus rhomboidalis des Säugethierrückenmarks (nicht etwa jenes der Vögel, der ja bekanntlich im Sacralmark liegt und bei geschlossenem Rohr durch eine massige Entwickelung embryonalen Bindegewebes in der Fiss. long. post. bedingt ist) betrachtet werden. Die Epithelbekleidung der Höhle und des ganzen Centralcanals ist dem Sinnesepithel (Stäbchen und Zapfen) der Retina homolog.

Zur Anfertigung der Schnitte diente ein eigens construirtes Mikrotom, über dessen Zusammensetzung das Nähere im Original einzusehen ist (S. 227). Zur Härtung des Rückenmarks fand Krause nebst gleichzeitigen Versuchen der übrigen Methoden die Müller'sche Lösung und nachherige Einwirkung einer 1 procentigen Chromsäure als die vortheilhafteste Methode, für das Uebrige s. d. Bericht für descriptive Anatomie.

Schieferdecker (46) fand, dass bei vollkommen gesundem Rückenmark, und ohne, dass man während des Lebens irgend eine functionelle Störung wahrnehmen kann, eine nicht unbeträchtliche Asymmetrie der beiden Hälften der grauen Substanz, sowohl der Form, als auch der Lage nach vorkommen kann. Es werden zwei solcher Beobachtungen mitgetheilt, die eine von einem Hunde, die andere vom Menschen. Die Asymmetrie beschränkte sich stets auf kleinere Abschnitte (höchstens 3 Nervenursprünge).

Fritsch (16) erwähnt zunächst, dass auch bei denjenigen Fischen, deren Augen auf einer Fläche stehen, die Augenaxen in der Gleichgewichtslage noch erheblich divergiren, so dass eine von ihm Anfangs beabsichtigte Untersuchung, ob den verschiedenen Stellungen der Augenaxen Abweichungen in den neutralen Theilen des Nervus opt. entsprechen, auf Schwierigkeiten stiess, die bisher kein sicheres Resultat erlangen liessen. Weiterhin bringt Verf. ein vorläufiges kleines Untersuchungsobject über die vergleichende Anatomie und Histulugie des Fischgehirns. Ref. ist bei der Kürze der Darstellung zum Theil genöthigt, um verständlich zu bleiben, die eigenen Worte des Verf. wiederzugeben.

Im Allgemeinen schliesst Verf. sich den älteren Deutungen des Fischgehirns v. Baer's und Gottsche's und der neueren Anffassung Stieda's gegen Miklucho-Maclay an. Das Vorderhirn umfasst den Riech- und Stirnlappen, es enthält im Verhältniss zu höheren Vertebraten nur eine geringe Zufuhr von Markfasern aus den Pedunculi cerebri. Es lassen sich jedoch solche Markfasern vom Vorderhirn durch das schmale Verbindungsstück zum Zwischenhirn (Thalamus opticus) verfolgen, so dass Verf. meint, es könnten auch vom Vorderhirn der Fische „unter Vermittelung gewisser Translationen" Bewegungsimpulse ausgelöst werden. Als Zwischenhirn deutet er nicht (wie Stieda) das genannte schmale Verbindungsstück, sondern die vordere Partie der sog. Lobi optici, die Joh. Müller bereits als Lobi ventriculi tertii bezeichnete. Die Rinde oder äussere Schicht dieses Zwischengehirns nimmt einen Theil der Fasern des Sehnerven auf, welche bekanntlich bei Säugethieren um die Pedunculi nach hinten ziehen als Tractus optici. Aehnlich bei den Fischen, wo man die oberen Theile der Pedunculi cerebri massenweise in die inneren Schichten des Zwischenhirns einstrahlen sieht, um welche also auch hier die aussen gelegenen Sehnervenfasern herumziehen. Diese Pedunculusfasern sollen ferner nach Verf. bündelweise, ähnlich der Corona radiata, nach oben und aussen verlaufen, und sich mit queren Faserzügen, die als Rudiment des Balkens — Genu corporis callosi — gedeutet werden, kreuzen. Auch eine Fornixanlage nimmt Verfasser an, indem sich aus dem Tuber cinereum ein paariger Wulst entwickelt, der nach hinten ziehe, dort in schwache, schnell sich verjüngende Platten auseinander weiche, und die (fälschlich) als Vierhügel bezeichneten Organe umgreife, wie die Cauda fornicis bei den Säugern die

Thalami. Es würde sich also bei den Fischen das unbedeckt bleibende Zwischenhirn ähnlich dem „Stammlappen" der höheren Thiere entwickelt haben. Mit obiger Deutung stimmt das Auftreten gangliöser Massen im Innern des Hohlraums dieses Hirntheils überein (Torus semicircularis und Tuberc. cordiforme, Haller); es sei möglich, meint Verf., im Torus semicircularis ein Rudiment des Corpus striatum zu erkennen.

Als Mittelhirn (Corpus quadrigem.) sieht Fritsch den vom Zwischenhirn nur unvollkommen getrennten (Cyprinoiden) oder ganz mit ihm verschmolzenen (Selachier) Hirntheil an, der sich unmittelbar an das Zwischenhirn anschliesst und fast überall von den mantelartig nach hinten ausgedehnten Lobi optici verdeckt ist. Bei vielen Knochenfischen entspricht das sog. Tuberculum opticum (Stieda's Valvula cerebelli) mit den angrenzenden Theilen deutlich dem Corpus quadrig., dessen hinteres Ende durch den leicht demonstrirbaren Trochlearis-Ursprung markirt ist. Dies verbiete ohne weiteres der Mikluchо-Maclay'schen Deutung anzustimmen, wonach das Corpus quadrigeminum der Fische erst hinter dem Trochlearis-Ursprung gesucht werden müsse.

Das Cerebellum fand Verf. überall deutlich, individuell jedoch sehr verschieden entwickelt. Owen's Versuch, es als Centrum der Bewegung zu deuten (da es bei den agilen Haien stark, bei den trägen Rochen wenig entwickelt wäre) sei verfehlt, weil bei manchen Rochen ein bedeutend entwickeltes Cerebellum vorkommt. Verf. stellt im Allgemeinen den Satz auf: „dass die virtuelle Bedeutung bestimmter Hirntheile in gewissen Grenzen unabhängig von ihrem relativen Umfange sei." — Den sogen. Trigeminus-Ast des electrischen Organs stellt er zum Vagus-Gebiet.

Für die mikroskopische Anatomie des Nachhirns und Rückenmarks bestätigt Verf. im Wesentlichen Stieda's Angaben gegen Owsjannikow's Schema. Er bekennt sich zu der Annahme, für die freilich positive Beweise beizubringen unmöglich sei, dass nur ein Theil der Wurzelfäden mit den Ganglienkörpern des Rückenmarkes in Beziehung trete, während die übrigen directe Verbindungen mit dem Hirn darstellten. Für die Olfactoriusfasern vermuthet Verf. eine ähnliche Kreuzung, wie sie nach Sander und Meynert beim Menschen besteht.

Die Optici kreuzen sich bei den Fischen wohl stets vollständig. Weiterhin verlaufen die äusseren Partien des Tractus in der Rindenschicht der Lobi optici, die inneren und mittleren treten in die centralen Theile des Zwischenhirns und des Tuber ein. Die in der Nähe der inneren Bündel verlaufende, weisse Commissur verbindet bilateral symmetrisch in den sog. Hypoaria (Lobi inferiores, Stieda, Corpora candicantia höherer Thiere) gelegene Gangliengruppen miteinander, zu welchen auch Opticusfasern verlaufen, die also auf diese Weise communiciren würden.

Für den Trochlearis stellte Verf. ebenfalls die

Kreuzung einer grösseren Faseranzahl fest (vgl. die gegentheiligen Ergebnisse Exner's, Ber. f. Physiologie). Eine solche Kreuzung der Fasern vor dem Austritte wie auch eine mediane Commissurverbindung der beidseitigen Ursprungskerne möchte Verf. als Regel für verschiedene andere Hirnnerven annehmen, z. B. beim Facialis. Sehr schwierig ist der Nachweis beim Trigeminus und beim Oculomotorius; bei letzterem laufen die vermuthlichen Commissurenfasern so sehr bogenförmig, dass ein sicherer Entscheid nicht möglich ist.

Einzelne histologische Data anlangend, so finden sich bei Fischen häufig grössere Ganglienzellen dicht unter dem Ependym (Lophius, IV. Ventr.; Haie, III. Ventr.). Diese Zellen, so wie die kleineren der Nervenwurzelkerne haben im Allgemeinen nur wenige Fortsätze (1 bis höchstens 4). Sehr grosse, reich ramificirte Zellen haben die Selachier in der Medulla obl. Ob immer nur ein Axencylinderfortsatz vorkomme, erscheint dem Verf. zweifelhaft. Endlich möchte er, gestützt auf die sich weit in die Tiefe verzweigenden Fortsätze der Epithelzellen der Ventrikel, ferner auf eine innige Verbindung der Verzweigungen der Protoplasmafortsätze der Ganglienzellen mit bindegewebigen Stützfasern, endlich auf die mächtige Ausbildung von Neuroglia in wichtigen Theilen mit wenigen, spärlichen Ganglienzellen oder nur mit Kernen, sich dafür aussprechen: „dass die herrschende Anschauung über eine rigoröse Trennung von sogenannten eigentlichen Nerven-Elementen und Bindegewebe für die Centralorgane kaum haltbar ist." S. 519. — Eine ausführlichere Mittheilung wird in Aussicht gestellt.

Aus der monographischen Darstellung Stieda's (47) über das centrale Nervensystem des Axolotl und der Schildkröte, können hier, aus Mangel an Raum, nur einzelne Punkte hervorgehoben werden:

I. Rückenmark des Axolotl. Die unterste Strecke des Rückenmarks beim Axolotl zeigt nur graue Substanz. Der Centralcanal ist von einem auffallend zellenreichen Gewebe umgeben. Die langen, einschichtigen Epithelzellen desselben reichen dorsalwärts bis zur Pia, von einem Verschmelzen mit Bindegewebs-Elementen sagt jedoch der Verf. nichts. Das letzte Ende des Rückenmarks im Schwanz besteht auf dem Querschnitt nur aus Epithelzellen des Centralcanals. Die granulirte Grundsubstanz der Ober- und Unterhörner fasst Stieda als das zu den Kernen gehörige Protoplasma von Zellen auf, welche nicht vollständig von einander gesondert sind. Im vorderen Abschnitte des Rückenmarks (auch bei Triton cristatus) finden sich 2 grosse Nervenfasern, ähnlich den Mauthner'schen Fasern der Knochenfische. — Dorsale Commissurenfasern konnte Verf. nicht auffinden. Die vorderen Wurzeln, so wie dem entsprechend die vordere Commissur, sind sehr schwach; die vorderen Wurzeln treten nicht in der Abgangsebene, sondern erst nach längerem oder kürzerem Verlauf an die Nervenzellen heran. Die hinteren Fasern gesellen sich zu den Längsfasern der Hinterstränge.

Gehirn des Axolotl. In der Deutung der einzelnen Hirntheile weicht Verf. von dem bei anderen Amphibien festgestellten nicht ab. Hervorzuheben ist, dass er das Zwischenhirn sowohl wie das Mittelhirn (Lobus opticus) für unpaare Bildungen erklärt; bezüglich des Mittelhirns sagt er, dass sich dieses Verhalten grade beim Axolotl deutlich erkennen lasse.

Der N. facialis senkt sich in das Ganglion Gasseri ein, und erscheint somit als Wurzel des Trigeminus, ist aber mit dem Acusticus, der sich direct zum Gehörorgan begibt, an seinem Ursprunge zu einem Stamme verbunden. Ebenso bilden Vagus, Glossopharyngeus und Accessorius einen Stamm, den N. vagus; was als Accessorius anzusprechen sei, unterscheidet Verf. nicht scharf. Die früheren Angaben von Calori, Fischer und Owen werden von Verf. in zahlreichen, im Original einzusehenden Details berichtigt.

In der Medulla oblongata schwindet die Substantia reticularis. Das Epithel sämmtlicher Hirnventrikel ist kegelförmig oder pyramidenförmig; die im Rückenmarkscanal dazwischen liegenden Spindelzellen schwinden. Ueberall folgt auf das Epithel eine Zone von „Kernen", von denen Verf. einen Theil „unzweifelhaft" für bindegewebig, einen andern „unzweifelhaft" für nervös erklärt. Bedenklich muss es aber erscheinen, wenn Verf. selbst sagt, dass es an charakteristischen Kennzeichen zur Unterscheidung von bindegewebigen und nervösen Theilen fehle. — Charakteristisch für das Axolotl-Gehirn ist, dass überall — auch in der Medulla oblongata — die Nervenzellen nicht in Gruppen, sondern gleichmässig angeordnet unmittelbar unter der Kernzone in der Peripherie der grauen Substanz liegen.

Die Zellensäulen des Rückenmarks lassen sich — flach ausgebreitet — durch die Medulla oblongata hindurch bis in das Gehirn hinein verfolgen. — Die Mauthner'schen Fasern sind hier ebenfalls vorhanden bis zur Facialiswurzel; sie kreuzen sich dann und entziehen sich der weiteren Beobachtung (bekanntlich hat sie Verf. bei Fischen bis zu grossen Nervenzellen verfolgt). Unterhalb des Sulcus finden sich gekreuzte Nervenfasern und gekreuzte Zellenfortsätze.

Bezüglich der Ursprünge der Hirnnerven wird auf das Original verwiesen.

Der Boden des 4ten Ventrikels entspricht Reissner's Pars commissuralis, d. h. der Varolsbrücke der höheren Thiere, seine Decke dem Kleinhirn. Statt der gekreuzten unteren Fasern tritt hier plötzlich eine aus einfachen queren Fasern bestehende Commissur (Varolsbrücke) auf. Verfasser bringt das Verschwinden der gekreuzten Fasern mit dem Umstande in Verbindung, dass hier keine vordern Nervenwurzeln mehr entspringen. Der Trochlearis kreuze sich dorsalwärts, der Oculomotorius mehr vorn. Das Cerebellum verhält sich wie das des Frosches.

Vom Zwischenhirn hat Verf. keine Nervenzellen gewöhnlicher Form mehr getroffen; sie hören mit dem Ursprungsstellen des Oculomotorius und Trigeminus in dem Mittelhirn auf. Nur im Vorderhirn (peripherer Theil) fand er „vereinzelt hier und da unzweifelhaft spindelförmige oder birnförmige Nervenzellen." Sonst zeigten sich überall nur Kerne in eine feingranulirte Grundsubstanz eingebettet. Darin liegt auch der Grund, dass Verf. mit Bestimmtheit einen Theil dieser Kerne für nervöse erklärt. Bezüglich der Hypophysis und Glandula pinealis verweist Ref. auf das Original.

Central-Nervensystem der Schildkröte. Verf. zählt mindestens 50 Nervenpaare (Bojanus 55). Die beiden ersten Halsnerven haben nur untere Wurzeln. — Die bindegewebige Hülle des Rückenmarks besteht aus zwei festen Lamellen, einer inneren (Pia) und einer äusseren (Dura), zwischen welchen beiden sich ein lockeres Gewebe (Arachnoidea) befindet. Verf. hält es für unnöthig, die Arachnoidea, wie es z. B. Bojanus thut, als besondere Haut zu beschreiben. Die Pia selbst zeigt wieder 2 Schichten, eine innere lamellöse und eine äussere, aus Fibrillenbündeln und langgestreckten Zellen gebildete. Von der Pia aus gehen Unmasse feiner Fäserchen (Stiftzellen, oder stiftförmige Fortsätze der Verf.'s) eine kleine Strecke weit in die nervöse Substanz hinein, ähnlich wie es F. E. Schulze vom kleinen Hirn beschrieben hat (Randfasern Schulze's), keinesfalls

dringen aber lamelläre, sich verzweigende Piafortsätze ein. Ausserdem findet sich in der weissen Substanz ein Netzwerk feiner Fäserchen und zarter Lamellen, welche die Nervenfasern mit Scheiden versehen. Eine Substantia reticularis (wie sie beim Frosch und Axolotl vorkommt) existirt hier nicht. — Grosse Nervenzellen (von 0,090 Länge bei 0,030 Mm. Breite) finden sich nur in der Intumescentia cervicalis und lumbalis, somit können besonders ausgezeichnete, motorische Zellen wenigstens an ihrer Grösse nicht erkannt werden. Sämmtliche unzweifelhafte Nervenzellen haben stets ein Kern der Grundsubstanz granulirt, ohne Kernkörperchen. Die Nervenzellen zeigen keine besonderen Gruppirungen. Die Verhältnisse der Nerven-, Spinalganglien und Commissuren bieten nichts besonders Charakteristisches. Bezüglich der makroskopischen Verhältnisse des Schildkrötenhirns ist zu bemerken, dass eine Varolsbrücke fehlt. Auch hier spricht Verf. nur von einem einzigen Lobus opticus. Eine Zirbel soll fehlen.

Die sog. Lamina terminalis ist die restirende vordere Wand des unpaarigen Vorderhirnventrikels, der als kleiner unpaarer Raum im Zwischenhirn bleibt, und aus dem 2 Foramina Monroi in die Hemisphärenventrikel führen.

Von Nervenkernen der Medulla oblongata (Nachhirn), welche hier sehr deutlich sind, beschreibt Verf. einen Nucleus basilaris hinten im hintern Winkel der IV. Ventrikels, reicht nach vorn bis zur Pars peduncularis; dann einen Nucleus centralis, aus einer oberen und unteren Abtheilung bestehend. Die obere Abtheilung liegt seitlich in der Wand des Ventrikels, die untere am Boden; sie entsprechen vielleicht dem Hypoglossus- und Accessoriuskern der Säuger; ferner einen Nucleus lateralis (hinten lateral von den Unterhörnern), Nucleus abducentis u. 2 Nuclei acustici. — Fibrae arciformes finden sich bei der Schildkröte ebenfalls. Bezüglich der Ursprünge der Hirnnerven s. das Original. — Im Hinterhirn findet sich der Trigeminuskern. Das Cerebellum stimmt bezüglich seines feineren Baues mit dem des Frosches überein. Im Mittelhirn haben wir den Trochleariskern und den Oculomotoriuskern. An Längsfasern sind zu bemerken die centralen und seitlichen Längsbündel; beide geben zum Zwischenhirn; die letzteren treten neu auf und bestehen vorzugsweise aus marklosen Fasern. Es besteht eine vollständige Kreuzung der Nn. trochleares. Die speciellen Data bezüglich des feineren Baues des Mittel-, Zwischen- und Vorderhirns sind im Original einzusehen.

Die im Laboratorium von du Bois-Reymond angestellten Untersuchungen von C. Sachs (44), über welche bereits im vorigen Bericht zum Theil referirt worden ist, liefern durch physiologisches Experiment und histologische Prüfung den genauen Nachweis von der Existenz besonderer sensibler Muskelnerven, denen Verf. das sogen. Muskelgefühl vindicirt. Was die histologischen Angaben betrifft, so resümirt Sachs seine Resultate in Folgendem (S. 676):

Die quergestreiften Muskeln aller Wirbelthiere besitzen sensible Fasern, welche durch Theilung aus relativ wenigen, markhaltigen Primärfasern hervorgehen. (Für den Sartorius des Frosches z. B. 2 markhaltige Primitivröhren, wie durch Waller'sche Durchschneidungsversuche der vorderen, bez. hinteren Wurzeln nachgewiesen wurde.) Die secondären und tertiären Zweige unterscheiden sich durch ihren weiten, isolirten Verlauf, durch die ramificatorische Art der Vermehrung von den motorischen Fasern, welche stets in Bündeln vereint sind und sich durch Theilung vermehren. Aus ihnen entstehen zarte, marklose, kernführende Fibrillen, welche nicht selten untereinander anastomosiren und zum Theil in den bindegewebigen Umhüllungen des Muskels, zum Theil an den Muskelfasern selbst mittelst unmessbar feiner Zweige endigen. Ein Eindringen dieser Fasern in die Muskelfaser hat Verf. nie gesehen. S. 669 beschreibt er das Verhalten zu den Muskelfasern genauer dahin, dass die feinen „Terminalfibrillen die Faser in Spiraltouren umwickeln und umstricken, ähnlich den Ranken von Weinreben oder Epheu." Endlich redet Verfasser noch den Ranvier'schen Schnürringen als regulären Bildungen das Wort. Er bediente sich zu seinen Untersuchungen vorzugsweise der Ueberosmiumsäure 1 : 100, zweitägige Behandlung, Zerzupfen in Glycerin. Ferner: frische Muskelchen auf 24 Stunden in 1 pCt. Essigsäure, abgespült, dann in eine ganz dünne Pikrinsäurelösung (1 Tropfen einer Lösung von 1 : 300 zu 7—8 Gramm Wasser), abgespült, eingebettet in Glycerin und Aqua dest. ana. Diese Präparate lassen sich gut aufbewahren; die Osmiumpräparate dunkeln zu sehr nach.

Loewit (27) unterscheidet mit Klebs und Arnold in der Blase des Frosches (die Untersuchungen beziehen sich auf Blase, Muscularis der Blutgefässe und des Darms von 6 verschiedenen Amphibienarten) 3 Nervennetze: den Grundplexus, das intermediäre Netz, das intermusculäre Netz. Was den ersten betrifft, so hat Verf. der von Klebs und Arnold gegebenen Beschreibung nichts weiter hinzuzufügen, sehr genau werden dagegen das intermediäre und intramusculäre Netz behandelt mit manchen Abweichungen von den früheren Forschern. Das Nähere hierüber muss im Originale nachgesehen werden. In dem intramusculären Netze unterscheidet Verf. Terminal- und Primitivfibrillen, von denen die ersteren noch aus mehreren der letzteren zusammengesetzt sind. Er kommt dann zu folgendem Resultate: „Die Nervenfibrille verläuft in der Kittsubstanz zwischen den zu Reihen geordneten Muskelzellen, parallel mit denselben; jeder Muskelzellenreihe kommt im Allgemeinen eine eigne Nervenfibrille zu. Ein Zusammenhang zwischen Nerv und Muskel ist auf jeden Fall vorhanden, muss aber nicht in der Länge der ganzen Reihe statt haben; wo letzteres aber nicht der Fall, da ist der Zusammenhang stets in der Gegend des Muskelkerns vorhanden. Wir haben somit diesen Theil als den physiologisch wichtigsten der Muskelzelle in Bezug auf die Innervation derselben zu bezeichnen; direct mit dem Kern hängt aber die Nervenendfibrille nie zusammen, sondern nur mit der Muskelsubstanz in der Nähe des Kerns. Von einer eigentlichen Nervenendigung in der glatten Musculatur kann also nach meinem Befinden ohne Weiteres nicht geredet werden".

Sodann meint Verfasser, dass wir es in der Blase nicht mit wirklichen Nervennetzen, sondern mit Plexus zu thun haben, und hält die Landowsky'sche Behauptung, dass die sensiblen Nerven der Blase in unipolaren Ganglienzellen endigten, für noch nicht erwiesen. Endlich giebt er eine neue Vergoldungsmethode an: Behandlung vor und nach der Vergoldung mit Ameisensäure. Das Genauere im Originale.

Die von Jobert (21) beschriebenen Nervenendigungen (s. Ber. f. 1874) finden sich auch beim Menschen, doch konnte er auch hier die Nerven nur bis zur sog. Glashaut der Haarbälge verfolgen. Am besten zeigten sie sich an den Cilien, an den Nasenflügel-, Wangen-, Lippen- und Kinnhaaren; hier jedoch weniger entwickelt. Verf. macerirt die Hautstücke in einer schwachen Essigsäuremischung, bringt sie dann in eine Lösung von Acid. hyper-osmicum 1 Grm. auf 200 Grm. destill. Wasser, wäscht aus mit ammoniakalischem Wasser, färbt mit Picrocarmin oder mit möglichst neutralem gewöhnlichen Carmin.

Untersuchungen von Mojsisovics (32) wurden angestellt an der Schnauze des Hausschweines vermittelst der Vergoldungsmethode (am Besten nach Hénoque). Das sehr reiche Cutisnervennetz entsendet seine Ausläufer theils in die sehr langen Papillen, theils direct in die Epidermis zwischen jene. Die in die Epidermis eingetretenen Nerven ziehen, meist in leichten Schlangenwindungen, gegen die Oberfläche, wobei sie sich verjüngen und varicös werden. Man beobachtet während dieses Verlaufs eine fortgesetzte dichotomische Theilung; erst im Stratum pellucidum werden die Theilungen selten: die varicösen Fäden laufen meist steil aufwärts bis dicht unter die Hornschicht, Anastomosen kommen hier nicht vor. Die Nerven endigen mit kölbchenartigen Endanschwellungen theils schon in den Rete Malpighii, theils an der äussersten Grenze des Strat. pellucid. Durch Maceration mit 35 procentiger Kalilauge an gelungenen Goldpräparaten wurde nach Schwund der zelligen Elemente das Zurückbleiben des vollständig intacten Nervenskelets bis zu den Endigungen hin beobachtet. An der nervösen Natur der Langerhans'schen Körper zweifelt Verf. Die Untersuchung der Tasthaare von der Schnauze des Maulwurfs und der Maus ergab ganz mit obigen übereinstimmende Resultate: die Nerven endigten mit kölbchenartigen Anschwellungen in der äusseren Wurzelscheide, am Beginne der inneren. So würden diese Verhältnisse dann genau übereinstimmen mit der von Cohnheim für die Cornea gefundenen. Verf. schreibt endlich den „Tastkörperchen" die eigentliche Tastempfindung zu; durch die von ihm gefundenen Endigungen lässt er die „Empfindlichkeit der Haut für jegliche Berührung fester Körper" vermitteln.

Goniaew (18) stellt zunächst fest (hauptsächlich bei Kaninchen), dass zwischen Meissner'schem und Auerbach'schem Plexus zahlreiche Anastomosen (Faseraustausch) stattfinden; er betrachtet daher, zumal auch in der feinern Structur im Wesentlichen volle Uebereinstimmung herrscht, beide Plexus als ein „physiologisches Ganzes". Bezüglich der feineren Structurverhältnisse stellt Verf. die Existenz einer netzförmigen Anordnung der Nervenfibrillen in den Ganglien und Strängen, einen sog. „Nervenfilz", in Abrede (gegen L. Gerlach). Die Ganglienzellen sind multipolar, selten unipolar, die grösseren Fortsätze zeigen deutlich fibrilläre Textur. Die Fasern haben sonach doppelten Ursprung: 1) indem die Zellenfortsätze der multipolaren Zellen nach verschiedener Richtung unter wiederholter Theilung ausstrahlen, und 2) indem die aus dem Fortsatze einer unipolaren Zelle eintretenden Fibrillen in einer Richtung weiter ziehen. Ob damit eine verschiedene physiolog. Leistung begründet sei, bleibt dahingestellt.

Im Frosch-Oesophagus beschreibt Verfasser a) ein feines, amyelines, subepitheliales Nervennetz, b) freie, amyeline Enden im Epithel; diese Enden können den Epitbelzellen unmittelbar anliegen (Contiguität), stehen aber nie in einem Continuitäts-Verhältnisse; c) myeline Fasern gehen gesondert zu den Oesophagusdrüsen, bilden später amyeline Netze um die Acini; niemals sah Verf. aber Nervenfäden in das Innere der Acini eintreten, also die Membrana propria durchbohren. In den Arterien des Frosch-Oesophagus sieht man sehr gut das His'sche adventitielle und das J. Arnold'sche musculäre Nervennetz; in den kleinen Venen ist das Netz nur einfach. Zwischen und an den Capillarschlingon ist ein amyelines Nervennetz ausgespannt; freie Enden an den Capillaren kommen nicht vor. Die Gefässnerven verlaufen hier wie im Froschmagen vollkommen isolirt. In letzterem fand Verf. bezüglich der Schleimhaut und des Epithels, wo die Nerven zwischen den verjüngten Enden der Cylinderzellen frei endeten, ähnliche Verhältnisse wie im Oesophagus. Die Trätschel'schen kolbenförmigen Endigungen konnte er nicht bestätigen. Hie und da hatte es den Anschein, als ob freie Nervenenden auch (nach Durchbohrung der Membrana propria) zwischen den Magendrüsenzellen vorkämen. Bezüglich der Endigung der Nerven in der Magenmusculatur kam G. zu keinem sicheren Resultate. — Arnstein fügt in einer Anmerkung hinzu, dass in den Schleimhäuten überhaupt freie Nervenenden nur innerhalb des Epithels vorkämen; in bindegewebigen Membranen und Substraten, so wie an Gefässen gäbe es nur Nervennetze, niemals freie Endigungen. Zum Studium dieser Netze empfiehlt A. die vordere Wand der Cisterna lymph. magna des Frosches. Verff. bedienten sich der Goldmethode.

Nesterowsky (33) behandelte feine Schnitte gefrorener Leber 20 — 25 Minuten mit 0,25 pCt. Goldlösung unter Ausschluss des Lichtes. Dann kommen die Schnitte in verdünntes Glycerin (1 auf 2 Thl. Wasser), welchem auf je 30 Grm. 2 Tropfen concentrirte Essigsäure zugefügt war. Als Untersuchungsflüssigkeit wurde Glycerin mit Wasser und mit Essigsäure oder Oxalsäure (1 pCt.) angesäuert gebraucht. Am besten brauchbar sind die Präparate zwischen dem 5. bis 15. Tage. Nach 2 stündiger Belichtung wurde jedem Präparat 1 Tropfen einer mit Schwefelwasserstoff gesättigten Ammoniaklösung zugesetzt; nach 24 stündiger Belichtung treten die Nerven deutlich hervor; nach 4 Tagen ändern sich die Präparate nicht mehr. Dieselben werden in Dammarlack eingeschlossen. Absoluter Alkohol darf nur 1—1,5 Minuten einwirken.

Verfasser konnte mit Hülfe dieses Verfahrens nur Gefässnerven in der Leber constatiren; die Nerven bilden um Gefässe ein gröberes und ein feinfasriges, engmaschiges Netz, welches letztere auch die Capillaren umspinnt. Ganglienzellen, so wie Nervenfasern im Sinne Pflüger's, welche mit den Leberzellen in Verbindung standen, wurden nicht gefunden. Schliesslich bespricht N. den Mac-Gillavry'schen Injectionsbefund nach Einspritzung von löslichem Berlinerblau in die Lymphgefässe; die dabei auftretenden, blaugefärbten Kerne seien ausgepresste Leucocyten.

Calembrun-Mercure (5) nimmt mit Cohnheim freie, mit kleinen Anschwellungen versehene Enden der Hornhautnerven an, welche bis zur oberflächlichsten Schicht des Epithels hinaufreichen; terminale Netze im Sinne Klein's vermag er nicht zu constatiren, ebensowenig Izanni's Körperchen (s. Ber. f. 1873), noch ächte gangliöse Anschwellungen. Dass die Nerven auch in den Hornhautzellen endigen, scheint ihm sehr wahrscheinlich, doch spricht Verf. sich hier nicht mit voller Bestimmtheit aus. Eine continuirliche Endotbelscheide in den Nervencanälen vermisst Verf., wie es scheint, ebenfalls.

Bogoslowsky (4) schabte Kaninchen mit scharfen Messern einen Bezirk des Hornhautepithels ab und behandelte nach vollendeter Regeneration die Hornhäute mit Goldchlorid oder Goldchloridkalium in der gewöhnlichen Weise. Schon 5 Tago nach der Ablösung des Epithels fand sich in dem neugebildeten Epithelstück eine vollkommene Regeneration der intraepithelialen Axenfibrillen. Verf. gelangt per exclusionem zu dem wohl annehmbaren Schlusse, dass hier die Regeneration durch einfache Sprossung von den noch vorhandenen Axenfibrillen erfolgt sei, wie es auch Billroth bei seinen Untersuchungen über Regenerationsvorgänge an Froschlarvenschwänzen (Wien. med. Jahrbücher XVIII. Band. IV. u. V. Heft. 1869) gefunden hatte.

Ranvier (42) bestreitet die Existenz der von M. Schultze, Külliker und Boll beschriebenen, feinen Nervennetze in den electrischen Organen von Torpedo marmorata. Er lässt die Nervenfasern in Endknöpfen „boutons terminaux" endigen, nachdem sie vorher sich wiederholt getheilt haben; die Endigungen selbst sind mit einem feinen und regelmässigen Granulationsgewebe bedeckt (couvertes d'un granulé fin et régulier). Verf. meint, dass an jeder Theilungsstelle einer Nervenfaser auch gleichzeitig eine Art Kreuzung der einzelnen Axenfibrillen vorhanden sei. Beiläufig bemerkt er, dass er die Endplatte der motorischen Nerven nicht für das Endorgan der letzteren halte. Es handle sich vielmehr um Gruppen von Kernen, angehäuft an der Eintrittstelle des Nerven in die Muskelfaser; die Nerven selbst zögen weiter in das Innere der Faser hinein. An den Nervenfasern des electrischen Organes kämen ähnliche Kerngruppen vor.

Die Pacini'schen Körperchen entwickeln sich nach Arndt (1) in der Form von Knospen aus den Adventitien der fötalen Blutgefässe, insbesondere der Arterien. Aus den die Gefässe begleitenden Nerven tritt alsbald eine Faser zu der später vom Gefäss sich abschnürenden Knospe heran und bleibt mit ihr in Verbindung als die Axenfaser. Die später in das Pacini'sche Körperchen eintretenden Gefässe, die jüngst von Przewoski besonders ausführlich beschrieben sind, stellen die übrigbleibende Verbindung mit dem Muttergefäss her.

Verf. sieht demnach die Pacini'schen Körperchen als eine Umbildung der Enden der Gefässnerven in der Gefässwand an und neigt dazu, sie als constant gewordene, ursprünglich pathologische Producte zu betrachten.

Genersich (17) fand einige Male 3—7 Mm. lange Pacini'sche Körperchen im Bindegewebe um den Kopftheil der Bauchspeicheldrüse. Zahlreiche Messungen ergaben, dass diese Gebilde mit dem Alter an Grösse regelmässig zunehmen, und zwar kommt dies nur auf Rechnung einer serösen Infiltration der äusseren Lamellensysteme. Jede Lamelle soll aus 2 Zellenlagen zusammengesetzt sein (sowie es Axel Key und Retzius schon im Arch. f. mikr. Anat. Bd. IX S. 365 beschrieben, s. auch Przewoski in diesem Bericht), zwischen welchen ein feinfaseriges Bindegewebe gelegen ist. Die Endknospe im Innenkolben besteht aus einer feingranulirten Masse, in welcher sich die Primitivfibrillen des Centralfadens auflösen; die Masse enthält regelmässig 2—3 helle, kernartige Gebilde, die Verf. als Vacuolen deutet. Am vortheilhaftesten zur Erkenntniss der feineren Structur soll die Behandlung in Müller's Lösung sein.

Przewoski (38) beschreibt anlässlich eines Fundes von ödematöser Schwellung Pacini'scher Körperchen ausführlich den feineren Bau derselben. Als neu ist hervorzuheben, 1) dass der sog. Innenkolben wesentlich denselben Bau besitzt wie der Aussenkolben, d. h. aus Lamellen (Kapseln, Verf.) besteht, die sich wiederum zusammensetzen aus einer mittleren fibrillären Lage und zwei deckenden Endothelschichten — nur sind die Lamellen hier viel dünner, die Fasern fast ganz reducirt — so dass die Zellen vorwiegen —, und 2) dass das mittlere Fasernetz in den Lamellen stets vorhanden und regelmässig ausgebildet ist. Am meisten stimmt Verf. mit Axel Key und Retzius, s. Arch. Bd. IX, überein, nur ergänzt er diese Autoren bezüglich des Baues der Innenkolben und der Faserschicht der einzelnen Lamellen. Die Axenfaser ist unmittelbar von einer hellen Flüssigkeit umgeben.

Schäfer (45) bestätigt zuerst die von Grandry entdeckte, fibrilläre Textur der Centralfaser der Pacini'schen Körperchen, giebt an, dass die Markscheide sich mitunter ziemlich weit in den Innenkolben hinein fortsetze, und dass, wie bekannt (Jacubowitsch, Ciaccio), ein Kern in der Endanschwellung zu sehen sei, falls diese eine beträchtliche Grösse besitze. Das von Albrecht Budge beschriebene, feine Netzwerk an dieser Stelle (s. Ber. f. 1873) hat Verf. bis jetzt nicht sehen können.

Der Innenkolben muss in zwei Lagen unterschieden werden, eine innere kernlose, homogene Schicht, welche die Centralfaser unmittelbar umgiebt — bei starker Vergrösserung erscheint diese Schicht fein längsgestreift mit concentrischer Anordnung auf dem Querschnitte — und eine äussere kernhaltige Schicht (s. auch Przewoski, No. 38).

Die Kapselschicht beschreibt Verf. wie Axel Key. Zu einer Lamelle der Kapsel rechnet er 1) eine äussere (Hoyer'sche) Endothellage, 2) eine innere (Hoyer'sche) Endothellage und 3) eine zwischen beiden Endothellagen befindliche, nach Behandlung mit

Goldchlorid geronnene Flüssigkeit. Zwischen den beiden Endothellagen sollen sich dann noch die von Ciaccio und Axel Key und Retzius beschriebenen Fibrillen befinden, die auf Durchschnitten wie feine Punkte erscheinen (s. auch Przewoski). Verf. empfiehlt hier Behandlung mehrere Tage hindurch in ½ pCt. Chromsäure-Lösung und feine Durchschnitte.

Die Kapselschicht ist nach ihm die Fortsetzung des Perineurium (Neurilemma der Autoren). Die Markscheide hört, wie oben bemerkt, ohne eigentliche Fortsetzung in das innere des Körperchens früher oder später auf, ebenso die Schwann'sche Scheide, die sich zwischen äusserer und innerer Schicht des Innenkolbens verliert; der Axencylinder setzt sich fort in die Centralfaser. Der Innenkolben ist in seiner inneren kernlosen Schicht die Fortsetzung der zarten Protoplasmahülle, welche an der Innenfläche der Schwann'schen Scheide zwischen dieser und der Marksubstanz gelegen ist, die äussere kernhaltige Schicht setzt sich in das unmittelbar aussen auf der Schwann'schen Scheide gelegene, kernhaltige, sog. Endoneurium fort.

Babuchin (3) hat in einer vorläufigen Mittheilung die Resultate seiner Untersuchungen über die electrischen Organe beim Zitterwels mitgetheilt und zwar, wie er ausdrücklich hervorhebt, ohne von der Arbeit Boll's über denselben Gegenstand Kenntniss genommen zu haben. Verf. hat seine Untersuchungen in Oberägypten selbst angestellt und hat daher den grossen Vorzug ganz frischen, lebendigen Materials gehabt, und er meint, dass man nur an ganz frischen Thieren, die noch starke electrische Schläge geben, die histologischen Verhältnisse des electrischen Organes gut sehen könne. So kam er auch zu dem Ergebniss, dass die von M. Schultze beschriebenen Querfasern, welche die bindegewebige Scheide der Nervenstammfaser umgeben, nicht existiren, sondern Kunstproducte sind. Ferner hat Verf. gefunden, dass die in die Substanz der Endplatten eingebetteten Kerne (M. Schultze), die Billhars für die Kerne seiner Nervenzellen hielt, die Kerne von Sternzellen mit vielen, nicht anastomosirenden Ausläufern sind. Diese Zellen liegen auch in dem Stiele der Endplatten; conservirt werden sie am besten durch Goldkalichlorid. Die Beschreibung von M. Schultze, mit welcher der Stiel, den er für nervös hält, die electrische Platte durchbohren und sich auf ihrer vorderen Fläche ausbreiten soll, ist nach Babuchin bei dem Zitterwels nie zutreffend. Er hat dieses Verhältniss hier nie gesehen; nach ihm bildet der electrische Endkörper ein untrennbares Ganze, das sammt dem Stiele von einer Membran umgeben ist, die Verfasser zu den cuticularen Bildungen rechnet. Da wo diese Membran die Platte bedeckt, ist sie mit feinen Härchen oder Stäbchen versehen, und gegen das Ende des Stieles zu wird sie immer dünner. Dass markhaltige Endfasern in den Stiel eindringen (M. Schultze), hat Babuchin ebenfalls nicht bestätigen können, wie ihm auch der Nachweis markloser Fasern in demselben nicht gelang. Er lässt deshalb auch das electrische Element aus einer nervösen und einer nicht nervösen Abtheilung bestehen und meint, die erstere müsse in derselben Art wirken wie die motorischen Endplatten, sei es mit, sei es ohne Electricität. Die Entwicklung der electrischen Organe beim Zitterwels konnte Verf. aus Mangel an Material nicht verfolgen, er vermuthet aber, dass sie sich beim Zitterwels auf dieselbe Weise entwickeln, wie die anderen electrischen und pseudoelectrischen Organe, die Nervi electrici bei Malapterurus seien als zu einer Faser reducirte Nervi laterales aufzufassen, und die electrischen Endkörper entwickelten sich aus denselben rothen Muskelfasern, welche bei andern Fischen und auch bei den Siluroiden auf beiden Seiten der Seitenlinie liegen.

B. Evertebraten.

1) Faivre, E., Recherches sur les fonctions du ganglion frontal chez le Dytiscus marginalis. Compt. rend. T. 80 p. 1332. (Von mehr physiolog. Interesse.) — 2) Fischer, P., Sur la disposition générale du système nerveux chez les Mollusques gastéropodes pulmonés stylommatophores, Compt. rend T. 81 p. 782. (Descriptiv.) — 3) Barting, P., Le système nerveux et les organes de sens d'une Eucope. Niederländ. Arch. für Zool. Bd. II Heft 3 p. 5. — S. a. Journ. de Zool. par Gervais. T. W. No. 3 p. 187. — 4) Hermann, E., Das Central-Nervensystem von Hirudo medicinalis. Gekrönte Preisschrift. München. gr. 4. 112 SS. 18 Taf. — 5) Hoorst, Het respiratie-ganglion van Limnaeus stagnalis en Planorbis corneus. Tijdschrift der nederl. Dierkund. Vereeniging. 1874, 3 Aflever. p. 157. (Verf. bestätigt die thatsächlichen Angaben von Lacaze-Duthiers, s. Ber. für 1872, möchte sich aber dessen Deutung der epithelialen Einstülpung nicht ohne Weiteres anschliessen; nur kurze Notiz.) — 6) Quatrefages, Phosphorescence des Invertébrés marins. Compt. rend. p. 229. Janv. (Quatrefages bespricht eine neue Arbeit Panceri's „Intorno alla luce che emana dai nervi delle elitra delle Polynoë", in welcher Letzterer nachweist, dass gewisse terminale Nervenzellen an den Elytren von Polynoë der Sitz der Leuchterscheinungen seien. Quatrefages erinnert an eigene ältere Beobachtungen über das Leuchten von Ophiuren, wo er dasselbe bei jeder Muskelcontraction hatte auftreten sehen.) — 7) Studer, H., Ueber Nervenendigungen bei Insecten. Mittheilungen der naturforschenden Gesellschaft in Bern 1873. No. 812—828 S. 97. Im Auszug in Giebel's Zeitschr. f. die ges. Naturwissenschaft. Neue Folge, Bd. X. S. 473. (Ref. macht auf folgende Punkte aufmerksam: 1) Die sensiblen Nerven scheinen von der ventralen Seite der Ganglien abzugeben; die gemischten Nerven empfangen Fasern von der ventralen und dorsalen Seite. 2) Die Fühler hält Verf. für Geruchsorgane. 3) An der Basis der Fiederhaare, welche in der Maut stehen, befindet sich ein körniges Polster, in welchem die Nerven endigen. 4) Bei den Borstenhaaren, welche in einer Art von Gelenkpfanne articuliren, tritt der Nerv zu dieser Pfanne; Näheres über die Endigung ist nicht angegeben. Angehängt sind Beobachtungen über das sog. gabelförmige erectile Organ einiger Schmetterlingslarven, Papilioniden u. A.) — 8) Trinchese, Salvatore, Organisation du cerveau des Eolides. Rend. acad. di Bologna. Febbr. Paul Gervais. Journ. de Zool. T. W. No. 4. p. 347. — 9) Villot, A., Sur le système nerveux périphérique des Nématoides marins. Compt. rend. 8. Févr. p. 400.

Der Randnerv Agassiz', Fritz Müller's und Häckel's ist bei den Medusenformen der Campanularia gelatinosa nach Harting (3) ausserordentlich leicht zu sehen. Er wölbt sich mit einer Art buckelförmiger Schlinge in die sog. Sinneskapseln vor, ohne dass Verf. jedoch eine bestimmte Endigungsweise zu finden vermochte. Verf. meint, die Bedeutung dieser Sinneskapseln sei noch völlig unerwiesen; vielleicht vermittelten sie Sinnesempfindungen, die den höhen Organismen durchaus fremd wären.

Der ausführlichen monographischen Bearbeitung des Central-Nervensystems von Hirudo medicinalis durch E. Hermann (4) entnehmen wir Folgendes: Der Centralnervenstrang des medic. Blutegels enthält 23 Ganglien (Kopf- und Schwanzganglion für je eins gerechnet); aus diesen Ganglien entspringen 59 Nervenpaare: zehn aus dem vordersten Ganglion (Gehirn oder Schlundring), acht aus dem letzten, eines aus dem vorletzten und je zwei aus den übrigen 20 Ganglien, ausserdem sind noch die von Brandt entdeckten sog. „accessorischen Kopfganglien" und das sympathische Nervensystem anzureihen.

Accessorischer Kopfganglien beschreibt Verf. drei paarige (I, II, III) und das unpaare „Kieferganglion". Die Ganglien (I, II und III hängen mit dem zweiten, dritten und vierten Hirnnervenpaare zusammen, der vierte Hirnnerv hängt mit allen drei Ganglien zusammen. Das Kieferganglion giebt drei Nerven ab, die zu den Kiefermuskeln gehen. Einen Zusammenhang dieser Ganglien mit sympathischen Geflechten konnte Verf. nicht nachweisen. Seine Darstellung weicht (S. 11) von der gangbaren, durch Brandt und Leydig vertretenen, in einigen Puncten ab. Das sympathische Nervensystem besteht aus einem über die ganze Magenwand verbreiteten, reichen Nervenplexus, in den zahlreiche einzelne Ganglienzellen eingestreut sind. Die Fortsätze der letzteren hängen theils untereinander zusammen, theils zweigen sie sich direct zu Nervenfäden für die Magenwand ab, theils treten sie zu einem in der ganzen Länge des Magenwand verlaufenden, medianen Nervenzweige zusammen. Die allgemein-histologischen Verhältnisse anlangend, so unterscheidet Verf. zwei Arten von Ganglienzellen: a) membranlose, entweder unipolare oder sehr charakteristische, multipolare Formen im Centralnervenstrange und 2) membranhaltige, uni-, bi- oder multipolare Zellen des sympathischen Nervensystems. Die von Harless, Lieberkühn, Frommann u. A. angegebenen Kern-, resp. Kernkörperchenfortsätze konnte Verf. nicht bestätigen, denn an frischen, lebenden Nervenzellen war ein fibrillärer Bau des Protoplasmas nicht nachzuweisen. (Max Schultze). Auch durch Behandlung mit Reagentien konnte er ein solches Structurverhältniss nicht mit Sicherheit erkennen. Bei den cerebrospinalen Ganglienzellen fehlt meist das Kernkörperchen, stets hat aber der Kern eine, bereits von Leydig gesehene, deutliche linsenförmige Verdickung seiner doppeltcontourirten Membran, die leicht mit einem ächten Nucleolus verwechselt werden kann. Dagegen haben die sympathischen Ganglienzellen gewöhnlich bis zu vier Kernkörperchen. Das Protoplasma sämmtlicher Ganglienzellen zeigt sich aus zwei verschiedenen Substanzen zusammengesetzt, einer mehr homogenen, welche die Hauptmasse ausmacht und allein in die Fortsätze übergeht, und einer grobkörnigen, in der Nähe des Kerns aufgehäuften Masse, jedoch wird der Kern selbst immer zunächst nur von der mehr homogenen Substanz umgeben. Ob diese Sonderung in zwei Substanzen mit den beiden, von Fleischl (Ueber die Wirkung der Borsäure auf frische Ganglienzellen, Wien. akad. Sitzungsber. 61. Bd. 2 Abth. 1870) an den Ganglienzellen des Frosches unterschiedenen Substanzen übereinstimmt, wagt Verf. nicht zu entscheiden. Wenigstens konnte er einen (von Fleischl be-

9*

schiebenen) näheren Zusammenhang des Kernes mit einer dieser Substanzen nicht constatiren.

In jedem der kleineren, viernervigen Ganglion liegen in der Medianlinie hintereinander zwei besondere, bisher unbeschriebene, grosse multipolare Zellen, welche Verf. als „mediane Zellen" bezeichnet. Sie haben je sechs stärkere, und an ihrer oberen Seite eine Anzahl feinere Fortsätze von bestimmtem Verlauf.

Ausserdem findet Verf. überall da, wo Nervenfasern innerhalb der Ganglien mit einander in Verbindung treten, kleine Anschwellungen, die von ihm sogenannten „Knotenpunkte", die sehr oft wie kleine multipolare Ganglienzellen aussehen (vergl. die Angaben des Ref. Zeitschr. für rat. Med. 1863). Verf. sagt über diese Bildungen S. 36: „ich kann diese kleinen Ver-bindungskörper den übrigen Ganglienzellen zwar nicht gleichstellen, halte für sie aber doch den Werth multi-polarer Zellen aufrecht, insofern, als ich sie als Ueber-gangselemente betrachte, welche die Verbindung zwischen den zur Peripherie ziehenden Fibrillen und den grossen Ganglienkörpern vermitteln".

Bei den sympathischen Ganglienzellen ist noch das Vorkommen „blasenförmiger Räume", Verf. S. 37, zu erwähnen, die weder als Kerne, noch als Fetttropfen be-zeichnet werden können. Verf. beobachtete sie „beim lebenden Thier", lässt sie demnach auch nicht als Arte-fecte gelten.

Bezüglich der Nervenfasern macht sich, wie bei den Ganglienzellen, auch in bemerkenswerther Unter-schied zwischen sympathischen und cerebrospinalen (Ref. will diese Bezeichnung der Kürze wegen gebrauchen) Fasern geltend. Die sympathischen Fasern zeigen sich stets einfach, nicht aus feineren Fibrillen zusammenge-setzt; alle cerebrospinalen Fasern bestehen aber aus den Axenfibrillen des Ref., deren Durchmesser Verf. auf 0,6—0,8 μ schätzt. Dieselben sind in den Commissuren, wie in den peripherischen Nerven, ohne eine besondere interfibrilläre Substanz in grösserer oder kleinerer Anzahl von einer gemeinsamen Scheide umgeben (Schwann'sche Scheide, Ref.) und bilden so die Nervenfasern. Inmitten der Commissuren findet sich eine grosse, centrale Gang-lienzelle. Faivre hatte die Stelle derselben bereits ge-kannt, ohne sie jedoch als Ganglienzelle zu deuten.

Was nun den Verlauf und Zusammenhang der Ner-ven und Ganglienzellen im Inneren der einzelnen Ganglien anlangt, so giebt Verf. zunächst eine detail-lirte Beschreibung der bindegewebigen Bestandtheile, für welche wir jedoch auf das Original verweisen müssen. Hier sei nur erwähnt, dass man eine äussere und eine innere, bindegewebige Kapsel unterscheiden muss. Die innere Kapsel hängt mit dem Neurilem der eintre-tenden Nervenfasern zusammen und umschliesst die im innern des Ganglions sich kreuzenden und verbindenden Fasermassen, die „Centralfasermasse" des Verf., indem sie dieselbe von den Ganglienzellen, die zwischen innerer und äusserer Kapsel wie eine Art Rindenschicht gelagert sind, vollständig abtrennt. Für den Eintritt von Ganglienzellenfortsätzen in das Innere der Central-fasermasse finden sich besondere Oeffnungen in der inneren Kapsel. Die Ganglienzellen sind durch binde-gewebige Septa wieder in einzelne Gruppen gebracht, und zwischen den einzelnen Ganglienzellen befindet sich noch eine „körnig-fibrilläre" Zwischensubstanz, über deren Natur sich Verf. aber nicht weiter ausspricht.

Was den Zusammenhang zwischen den Ganglien-zellenfortsätzen und Nervenfasern anlangt, so abstrahirt Hermann von der Leydig'schen Punctsubstanz, wie es scheint, aber auch von einem directen Uebergange von Ganglienzellenfortsätzen in Axenfibrillen peripheri-scher Nerven beim cerebrospinalen System. S. 87 und 88 freilich spricht Verf. von Nervenfibrillen, welche un-mittelbar aus Ganglienzellenfortsätzen hervorgingen. Es sollen diese Fibrillen aus den kleinen Zellen der mitt-leren ventralen Gruppe hervorgehen und in den sogen. „Hauptsträngen" verlaufen; er restringirt aber, S. 88,

sofort diese Behauptung damit, dass es nicht möglich sei, diese Fibrillen direct in periphere Nerven zu ver-folgen. Die übrigen Nervenfasern geben mit ihren ein-zelnen Fibrillen alle aus den sog. „Knotenpuncten", s. o. (d. h. kleinen, multipolaren Ganglienkörpern, Ref.), her-vor, in welche auch die Fortsätze der grossen Ganglien-zellen auslaufen.

Die Nervenfasern des sympathischen Systems sind directe Fortsätze der Nervenzellen. Es würd die Gren-zen des hier verwandbaren Raumes überschreiten, wenn noch die speciellen Angaben des Verf. über den Faser-verlauf hier aufgenommen werden sollten. Als allge-meines Endergebniss seiner Untersuchungen giebt Verf. S. 96 und 97 an: 1) dass eine einzelne Ganglienzellen-gruppe nicht als ein Complex verschiedenartiger, selbst-ständiger Zellen, sondern als eine Summe zusammen-gehöriger Ganglienkörper aufgefasst werden müsse; 2) dass die dorsalen und seitlichen ventralen Ganglien-zellengruppen wesentlich mit den vier peripherischen Nerven eines der viernervigen Ganglien des Bauchstranges in Verbindung stehen, also Centralstätten sind, mit denen nur der betreffenden Ganglion angehörige Körper-abschnitt in Verbindung tritt; 3) dass die mittleren ven-tralen Zellengruppen eines Ganglions besonders mit den Commissuren in Beziehung treten, also die Verbindung der einzelnen Ganglienbezirke unter sich vermitteln. „Diese letztgenannte Verbindung," fährt Verf. S. 97 fort, „kann jedoch immer nur zwischen zwei Ganglien in der Art stattfinden, dass die von einem Ganglion kommende Fibrille in einem anderen endigt, und zwar ist hauptsäch-lich zwischen dem unteren Schlundganglion, dem mittleren Ganglion und den letzten vermittelt, wie sich aus der stärkeren Entwickelung ihrer ventralen Gruppen ergiebt. Den Zusammenhang zwischen benachbarten Ganglien bilden die „Knotenpuncte" (s. o. die Zwischen-glieder." Querfaserzüge bringen den Connex zwischen beiden seitlichen Hälften zu Stande. Auch dient die vom Verf. beschriebene „mediane Zellenkette" (s. o.) solchen Commissurenzwecken.

Nach Villot's Angaben (9) besitzen die frei leben-den, marinen Nematoden (Küste von Roscoff) die-selbe Disposition der peripherischen Nerven, wie sie nach seinen Untersuchungen bei den Gordiaceen vor-kommen. Das heisst also, unter der Cuticula befindet sich ein Lager von Ganglienzellen, welche sich einerseits durch Ausläufer mit dem centralen Nervensystem in Ver-bindung setzen, andererseits aber peripherisch mit den Tasthorsten, Tastpapillen und dem Sehorgan zusammen hängen. Danach sind die Angaben von Marion, Ann. sc. nat. zool. 5. Sér. T. XIX. und Bütschli, Zur Kenntniss der frei lebenden Nematoden, insbesondere des Kieler Hafens, 1874 S. 8, zu ergänzen. Wenn Villot die Untersuchungen Duncan's über das Ner-vensystem der Actinien und seine eigenen Arbeiten über die Gordiaceen, s. d. Ber. f. 1874, herbeizieht, um dar-auf aufmerksam zu machen, dass analoge Dispositionen des Nervensystems bei den niederen Evertebraten eine allgemein verbreitete Erscheinung seien, so hätte er vor Allem die Arbeit Eimer's über Beroë nicht übersehen dürfen. S. den Ber. für 1873. Ref.

[H. Krohn. Om Fölenervernes Forlöb i Man-gelagspladeepithelierne. Med 2 Tavler. Diss. Kjöbenhavn.

Verf. hat versucht, sich eine Meinung davon zu bilden, was durch die Goldfärbungsmethoden in Be-zug auf das Verhältniss der Nerven zu den Platten-epithelien zu constatiren sei. Als Untersuchungsobject hat wesentlich das Kaninchen gedient, und die unter-suchten Localitäten sind Cornea, Epidermis, die Plat-tenepithelien des Verdauungsapparates, Conjunctiva und Vagina. In Bezug auf Cornea findet Verf. wesentlich dasselbe wie frühere Forscher, er schliesst sich zunächst an Hoyer an und verneint wie dieser und andere Cohnheim's präcorneale Endigungen. Was die Haut betrifft, stimmt Verf. mit Langerhans überein. Im Verdauungsapparate findet er im Epithelium der Lippen, des Gaumens, der Unterseite der Zunge, des Rachons und der Speiseröhre feine, unverästelte, von Gold gefärbte Fäden in grosser Menge, sie strahlen vorzüglich von den Papillen aus und endigen plötzlich dicht unter der Oberfläche. In den Pap. filiformes strahlt ein Büschel gefärbter Fäden von der Spitze der bindegewebigen Papillen in das Epithelium hinauf. In den Pap. fungiformes und vallatae werden die gefärbten Fäden in grosser Menge auf den Stellen, wo die Geschmacksknospen Platz haben, gefunden. Die Fäden laufen zwischen diesen Knospen gegen die Oberfläche. Auf den Stellen der genannten Papillen, wo keine Geschmacksknospen sind, werden die Fäden nur sparsam angetroffen. Im Epithelium der Conjunctiva palpebrarum und der Vagina findet Verf. dieselben Fäden. Wiefern die Fäden wirkliche Nerven sind, kann Verf. nicht bestimmt constatiren, die Hauptstütze für diese Anschauung ist die Analogie mit der Cornea. Was die letzten Endigungen betrifft, meint Verf., dass diese noch nicht bekannt sind. **E. Krebs (Kopenhagen).]**

IX. Integumentbildungen.

A. Vertebraten.

1) Feiertag, J., Ueber die Bildung der Haare. Diss. Dorpat. — 2) Franck, L., Schweissdrüsen im Strahle des Pferdes Zeitschrift für Thiermedicin. I. Bd. S. 68. (Vgl. d. Ref. über Veterinärmedicin.) — 3) Frazer, Human hair presenting a remarkable alternate transverse dark and white mottling. Quart. Journ. microse. Sc. No. 57 p. 100. (Ref. erinnert an den von Karsch, Inaug. Dissert. Greifswald, beschriebenen Fall.) — 4) Giebel, C., Ueber den Unterschied der Reh- und Ziegenhaare. Zeitschrift für die ges. Naturw. Bd. IX., 1874. S. 281. (Reh, Hirsch, Antilope haben brüchige und rauhe Haare, drehrund, ohne schuppige Oberfläche, fast ganz aus lufthaltigen Markzellen bestehend; Ziegenhaar elastisch, an einer Seite gerinnt, mit deutlich schuppiger Oberfläche und stark entwickelter Rindenschicht, deren platte Zellen sich durch Säuren isoliren lassen.) — 5) Heitzmann, Carl (Newyork), Ueber Structur und Functionen der menschlichen Haut. The Clinic VIII. 12. 13 March. — 6) Heynold, H., Beitrag zur Histologie und Genese des Nagels. Virchow's Archiv Bd. 65 S. 270. — 7) Hörschelmann, E, Anatomische Untersuchungen über die Schweissdrüsen des Menschen. Diss. Dorpat. — 8) Siedamgrotzki, Ueber die am After einiger Hausthiere vorkommenden Drüsen. Arch. für Thierheilkunde. Band 1. Heft 6. (S. das Ref. über Veterinärmedicin. Verf. bespricht besonders die Analdrüsen und Analbeutel der Hunde und Katzen.) — 9) Leydig, F., Ueber die allgemeinen Bedeckungen der Amphibien. Archiv für mikrosk. Anat. X.II. 2. S. 119. — S. a. I. D. 23. Methode der Untersuchung der Haut. — II. (Harting) Chromatophoren der Cephalopodenhaut. — VIII. A. 21. Nerven der Haarbälge. — VIII. A. 32. Nervenendigungen in der Haut und an Haarbälgen. — XIV. D 8. Haut von Chaetoderma. — XIV. H. 19. Haut von Hyrax capensis. — XIV. H. 25. Haut von Amphioxus. — XIV. H. 51. Haut von Euproctes.

In Bezug auf die Frage, ob die ersten Haaranlagen aus soliden Epithelzapfen bestehen (Kölliker), oder ob diesen circumscripte Zellenwucherungen der Cutis in Gestalt kleiner Höckerchen vorausgehen (Reissner, Götte), entscheidet sich Feiertag (1) dahin, dass nur die allerersten Epidermisfortsätze am Kopfe auf solchen Höckerchen entstehen, die späteren am Kopfe sowie alle Haarkeime der übrigen Körpergegenden jedoch ohne vorhergehende Erhebung der Cutis in diese eindringen. Die Entwickelung der bindegewebigen Haarpapille fällt nicht bei allen Thieren mit dem gleichen Stadium der Entwicklung des Haarkeimes zusammen. Die Papille ist meist völlig ausgebildet, sobald die Differenzirung der Haartheile vollendet ist. Diese geht so vor sich, dass gleich das Haar in ganzer Länge gebildet wird (Kölliker, Reissner), nicht so, dass zuerst der Schaft und nachträglich die Zwiebel sich anlegt (Götte). Verf. spricht bestimmter als Götte von den zwei differenten Lagen der inneren Scheide des noch nicht hervorgebrochenen Embryonalhaares. „Die innere Haarscheide erstreckt sich nur bis zur Mündung der Talgdrüsen, sobald jene gebildet sind; fehlen dieselben noch, so verliert sich die Scheide allmälig in die Zellen des Strat. corn. der Oberhaut." Verf. lehnt Remak's „hohle Epithelfortsätze" als erste Haaranlagen, Götte's „unklares" Zellenstadium vor der Differenzirung der Haartheile, sowie dessen vergängliche Fettbildung im oberen Drittheile der Haaranlage ab. In Bezug auf den periodischen und nicht periodischen Haarwechsel bei Thier und Mensch bestätigen Verf. die Resultate Stieda's. Das neue Haar bildet sich nach dem Schwunde der alten Papille auf einer neuen, die in einem von dem äusseren Wurzelscheidenepithel des alten Balges ausgehenden Fortsatze, dem secundären Haarkeime, entsteht. Die Bildung des neuen Haares in diesem Fortsatze gleicht vollkommen der embryonalen. Die Angaben Götte's über den Haarwechsel werden durchaus zurückgewiesen.

Die körnerhaltige Schicht zwischen Rete Malp. und Strat. lucidum findet sich nach Heynold (6) an der Haut aller Körpergegenden. Sie schlägt sich auch mit beiden Schichten der Epidermis (Rete und Hornt. corn.) in den hinteren und seitlichen Nagelfalz um und reicht hier mit der Hornschicht gerade bis in den äussersten Winkel des Falzes, während sich das Rete noch einmal in das Rete der Nagelmatrix und des Nagelbettes umschlägt. Die Hornschicht ist immer deutlich vom Nagel zu trennen. Unter dem freien Rand des Nagels schiebt sich mit der Hornschicht auch die Grenzschicht ein bis zum Nagelbett. An diesem sowie an der Nagelmatrix, soweit sie den Boden des Falzes bedeckt, fehlt die Grenzschicht. An letzterer Stelle findet ein allmäliges Uebergehen von Rete in Nagelsubstanz statt. Verf. schliesst, dass der Nagel nicht als Aequivalent des Strat. corn. aufzufassen sei, sondern eine eigenthümliche Umgestaltung das Rete repräsentire, und dass derselbe zum Theil auch vom Nagelbett gebildet werde.

Nach einer ausführlichen, historischen Darstellung der bisher erschienenen Literatur über die Schweissdrüsen gibt Hörschelmann (7) eine Beschreibung derselben von fast allen Körpergegenden, aus welcher hervorgeht, dass man zwei wesentlich verschiedene Arten von Schweissdrüsen anzunehmen hat, eine kleinere und eine grössere Form. Bei den kleinen, welche über den ganzen Körper, ausgenommen den Warzenhof, verbreitet sind, ist der secernirende Theil des Schlauchs (der Knäuel) während seines ganzen Verlaufes von gleicher Weite, bei den grossen besitzt er partielle Verengerungen und Erweiterungen. Nach der Form des Knäuels (ovoid, kuglig, länglich) und nach der Lage (in der Cutis oder im subcutanen Gewebe) lassen sich keine Unterscheidungen aufstellen. Die grossen Schweissdrüsen kommen nur an wenigen Stellen vor: an dem haartragenden Theile der Achselhöhle, in der Inguinalfalte, auf dem Warzenhofe in einem einfachen Ringe ⅓ Ctm. von dessen äusserem Rande und in einem elliptischen Ringe um die Analöffnung vertheilt, von denen diejenigen der Achselhöhle bereits von Heynold als besondere Formen, die der Analgegend von Gay als „Circumanaldrüsen" beschrieben sind. Ihnen schliessen sich zwei Sorten von Drüsen an, die Ohrenschmalzdrüsen, welche nur im knorpligen Theile des Gehörganges, besonders in dessen innerstem Abschnitte dicht gedrängt stehen, und andrerseits die sog. „Moll'schen" Schweissdrüsen des Augenlides. Die letzteren liegen den Cilien dicht an, zu 1—4 in der Dicke des Lides und sind die einzigen, an welchen der gewundene, sehr lange und weite, secernirende Schlauchtheil keinen Knäuel bildet; ihr relativ kurzer Ausführungsgang mündet oft in den Haarbalg, stets ohne Windungen in der Epidermis. Der Ausführungsgang der kleinen wie der grossen Drüsen betheiligt sich mehr oder minder auch an der Bildung des Knäuels; er ist bis auf seltene Ausnahmen enger als der secernirende Schlauch und verläuft geschlängelt durch die Cutis, am meisten in der Achselhöhle, am wenigsten an den kleinen Drüsen der Analgegend; er macht stets zwischen zwei Papillon und beginnt seine korkzieherförmigen Windungen beim Eintritt in das Rete. Muskeln besitzen nur hier und da die Ausführungsgänge der grossen Drüsen und zwar nur, soweit dieselben noch einschichtiges Epithel darbieten. Meist ist letzteres von Anfang an zweischichtig und wird gegen die Epidermis bis 4—5schichtig. Die innerste Epithellage trägt im Ausführungsgange stets einen hellen Saum, den der Verf. bis in das Stratum corneum hat verfolgen können. Die Drüsenknäuel selbst besitzen alle zwischen dem Epithel und der innersten homogenen Bindegewebshülle noch eine einfache Lage glatter Muskeln, die an den grossen Drüsen parallel, an den kleinen etwas schräg zur Längsachse des Canales liegen; diese Lage fehlt nur an den kleinen Drüsen der Scheitelhaut. Das Epithel der Knäuel ist stets einfach und polyedrisch, bald höher, bald niedriger, oft mit gezacktem Basalende und häufig nach dem Lumen mit einer Cuticula (Reynold) versehen; die

letztere fehlt an den grossen Achseldrüsen (gegen Heynold). Verf. hat an allen Regionen des Körpers Schweissdrüsen gefunden, wenn auch in beträchtlich verschiedener Anzahl. So besitzt auf 1 Quadr.-Ctm. die Streckseite des Oberschenkels und der Rücken 667, die Beugeseite des Oberschenkels, Hals und Vorderarm 775, der Oberarm 1010, die Vola manus 1111.

Leydig's umfassende Arbeit (9) bespricht: die Cuticula, die Epidermis und die Lederhaut sammt ihren Drüsen. Mangel an Raum und Zeit macht es dem Ref. unmöglich, die grosse Menge der vom Verf. mitgetheilten neuen Thatsachen einzeln aufzuführen, der reiche Inhalt der monographischen Publication soll jedoch kurz nach den Capitalüberschriften angegeben werden:

Zu den Cuticularbildungen der Batrachier rechnet Verf.: 1) cuticulare Häutchen, 2) Leistenbildungen an der gegenseitigen Umgrenzung der Zellen, 3) körnige, punktförmig erscheinende Skulpturen der feinsten Art, 4) höckerige und schrundige Skulpturen der Gliedmassen, 5) besondere, über einen grossen Theil des Körpers verbreitete Höcker, 6) die Larvenzähne der ungeschwänzten Batrachier. — Bezüglich der Auffassung des Begriffes der Cuticularbildungen sei mitgetheilt, dass Verf., der die Zellen nach jetzt allgemein acceptirter Fassung als hüllenlose Protoplasmaballen ansieht, S. 132 sich in folgender Weise ausspricht: „Eine Membran kann an der Zelle zu Wege kommen: 1) durch Erhärtung der Rindenschicht des Protoplasma (Dotterhaut des Insectoneies. Verf. Nova acta Leop. Vol. XXXIII.), 2) durch Abscheidung einer Substanz über die Grenze des Protoplasma hinaus. Alles, was auf die letztere Weise entweder rings um die Zelle, oder nur an einem Theil des Zellenkörpers hautartig sich absetzt, fällt unter den Begriff der Cuticularbildung. Was F. Eilhard Schulze als verhornte Zellen auffasste — s. Arch. f. mikrosk. An. 1869 — rechnet Verf. zu den Cuticularbildungen und polemisirt gegen Cartier, der zwar die Reliefbildungen der Hautzellen für cuticulare Dinge erklärt habe, nicht aber deren homogene Unterlage. Wie Verf. nun verhornte Zellen von cuticularen Massen unterscheidet, wird S. 136 erörtert, Ref. will aber lieber da auf das Original selbst verweisen, um nicht durch eine verkürzte Fassung Missverständnisse herbeizuführen.

Von der Epidermis bespricht Verf. 1) deren Trennung in eine Horn- und Schleimschicht, 2) die Hornhöcker, 3) die Beschaffenheit der einzelnen Zellen, wo unter andern einer körnig-längsstreifigen Zeichnung des Protoplasmas gedacht wird, 4) die Poren, 5) die Schleimzellen (Verf.) und Spaltzellen (Langerhans). Die von Letzterem beschriebene, feine, netzartige Beschaffenheit der Schleimzellenmembranen lässt Verf. von den angewandten Reagentien herrühren, 6) die Drüsenmündungen, 7) das epitheliale Pigment.

Die Darstellung der Lederhaut zerfällt in folgende Capitel: 1) Feinste Leisten. 2) Grössere Leisten der Cutisoberfläche. 3) Tastpapillen. Hier bemerkt

Verf., dass neuere Erfahrungen ihm darüber Zweifel geben, ob nicht das, was er früher, Arch. für mikrosk. Anat. VIII, als „Endkolben" beschrieben hatte, richtiger als Endganglienkugeln zu bezeichnen wäre. 4) Papillen ohne Tastkörperchen. 5) Papillen mit Drüsenöffnungen. 6) Blutcapillaren in Form von Papillon (grosse, einfache Capillarschlingen von nur spurweise vorhandenem Bindegewebe umgeben, bilden die Grundlage dieser bei Menopoma giganteum vorkommenden Papillen). 7) Hauthöcker, den Organen des 6. Sinnes entsprechend. 8) Die Organe des 6. Sinnes der Salamandrinen. Hier polemisirt Verf. aufs neue gegen die Angaben von F. E. Schulze und Langerhans, dass die betreffenden Organe von durchsichtigen Röhren umhüllt seien und ein Büschel langer Haare hervorstehen liessen. Die Röhre konnte er nicht bestätigen, und statt der langen Haare sah er nur kurze „Stiftchen". Die Organe des 6. Sinnes, wie Verf. sie zuerst aufgestellt hat, werden weiterhin (9) historisch und kritisch ausführlich besprochen. 10) Das Pigment, wobei auch die Frage nach dem Farbenwechsel eingehend erörtert wird. 11) Die Kalkablagerungen der Haut, so wie die Hautknochen der Reptilien. 12) Die Drüsen, wobei auch das Hautsecret und die Fussblätter der Geckotiden berücksichtigt werden. 14) Das Bindegewebe der Haut im Allgemeinen, sammt den Lymphräumen. Die vom Verf. gegebenen Rückblicke enthalten ausser einer Zusammenstellung der Ergebnisse vergleichend - anatomische Detrachtungen und Verwerthung der gewonnenen Resultate für die Frage nach der höheren oder tieferen Stellung der einzelnen Arten in der Systemreihe.

B. Evertebraten.

1) Braun, Ueber die histologischen Vorgänge bei der Häutung von Astacus fluviatilis. Arbeiten aus dem zoot. zool. Inst. zu Würzburg. II. Bd. — 2) Keller, C., Structur der Haut der Cephalopoden. Berichte der St. Gallischen naturw. Gesellschaft. 1873. S. 452—472. Auszüglich in C. Giebel's Zeitschr. für die ges. Naturw. 1874. N. F., Bd. X S. 385. (Aus der Abhandlung Keller's sei hier bemerkt: 1) Epithelium, einfache Lage mit Becherzellen. 2) Bindegewebeschicht, bei den verschiedenen Arten von verschiedenem Bau. 3) Chromatophorenschicht. Die Chromatophoren sind kernhaltige Zellen; ihren Zusammenhang mit contractilen Elementen der Haut (Kölliker) oder Muskelfasern (Boll) stellt Verf. in Abrede, lässt ihre Formveränderungen vielmehr auf Eigenbewegungen beruhen (s. die gleichlautende Angabe Harting's II.). Einen Zusammenhang mit den zahlreichen, in der Haut vorhandenen Nervenfasern konnte er nicht nachweisen. 4) Flitternschicht; die ein Interferenzfarbenspiel bedingenden Flittern liegen theils zwischen, theils unter den Chromatophoren; sie enthalten einen Kern. 5) Eigentliche Cutis.) — 3) Lebert, H., Ueber den Werth und die Bereitung des Chitinskeletes der Arachniden für mikroskopische Studien. Wien. akad. Sitzungsber. 69. Bd. Abth. I. Mai. (Aus der nachträglich dem Ref. zugegangenen Abhandlung sei hier hervorgehoben, dass Verf. für die Maceration des Arachnidenskeletes eine 15 proc. kalte Kalilauge empfiehlt. Sorgfältiges Auswaschen in Wasser, Einschluss in Lack oder Priceglycerin. Verf. empfiehlt ausserdem Färbung in Hämatoxylin und Pikrocarmin oder in einer Mischung

beider. Die Abhandlung enthält ausserdem genaue Beschreibung und neues Detail über manche Skelettheile, namentlich über die Taster der männlichen Thiere.) — 4) Makintosh, H. W., Researches on the Structure of the Spines of the Diadematidae (Peters). Transact. royal Irish Acad. Vol. 25, No. 16. — 5) Derselbe, Section of Spine of Diadema setosum. Quart. Journ. micr. Sc. No. 57. (Nichts bemerkenswerthes.) — 6) Derselbe, Structure of Spines of Echinometra lucunter. ibid. p. 103. — 7) Derselbe, Structure of Spines of Centrostephanus longispinus. Ibid. p. 105. — 8) Derselbe, Structure of Spines of Stomopneustes variolaris. ibid. No. 58, p. 202. — 9) Derselbe, Structure of Spines of Echinothrix turcarum and E. calamaris. Ibid. p. 205. — 10) Derselbe, Structure of Spine of Asthenosoma varium Grube. Ibid. No. 59, p. 329. — 11) Derselbe, Structure of Spine of Parasalenia gratiosa, A. Agassiz. ibid. p. 332. — 12) Derselbe, Structure of Spine of Strongylocentrotus armiger, A. Agassiz. Ibid. No. 60, p. 410. — 13) Derselbe, Structure of Spine of Strougulocentrotus tuberculatus. ibid. p. 413. — 14) Derselbe, Structure of Spine of Hippodoë variegata, A. Agassiz. Ibid. p. 415. — 15) Porte, On Crystalline structure in Shrimp-shell. ibid. No. 58, p. 205. (Beschreibt eine krystallinische Structur gewisser Krabben - Schalen.) — 16) Derselbe, Observations as to the Appearence of Hexagonal Markings on Pulvilli of Flies feet. Ibid. No. 60, p. 409. (Die sechseckigen Felder sollen von den zusammengedrückten röhrenförmigen Härchen herrühren.)

X. Digestionsorgane nebst Anhangsgebilden.

A. Vertebraten.

1) Baume, R., Bemerkungen über die Entwickelung und den Bau des Säugethierzahnes. Deutsche Vierteljahrsschr. für Zahnheilk. XV. Jahrg. (Enthält Bemerkungen über die Art und Weise des Zahndurchbruchs, sonst nichts wesentlich Neues.) — 2) Biedermann, W., Untersuchungen über das Magenepithel. Sitzungsb. der k. Akad. der Wissensch. LXXI. Bd. III. Abth. — 3) Brümmer, J., Stachel- und Riffzellen in der Magenwand verschiedener Säugethiere. Centralblatt für die med. Wissensch. No 28. — 4) Buckingham, Charles F., Ueber die zweite Zahnung und ihre Begleiterscheinungen. Boston med. and surg. Journ. Oct 28. — 5) Campani, Plusieurs cas de dents de première dentition permanentes. L'art dentaire. Août. p. 1111. (Zur Notiz.) — 6) Cordes, Ueber Entwickelung von Zähnen vor der Geburt. L'Union 77. p. 6. — 7) Cressy, N., Synopsis of Lecture on the Dentition of Domestic animals. Twelfth annual report of the Massachusetts agricultural College. Boston. January. (Uebersichtliche Zusammenfassung.) — 8) Deutsch, M., Ueber Anatomie der Gallenblase. Diss. Berlin 8. 31 SS. — 9) D'Echeraz. Dritte Zahnung im 73. Lebensjahre. Gaz. des hôp. 119. — 10) Emery, C., Ueber den feineren Bau der Giftdrüse der Naja haje. Archiv für mikr. Anat. Bd. XI. S. 561. (Verf. giebt eine genaue histologische Schilderung der Drüse, für welche Ref. auf das Original verweisen muss; er gelangt zu der Ansicht, dass nur der hintere Theil als eigentliche Giftdrüse, bez. Giftbehälter, fungire, während der vordere eine accessorische Schleimdrüse darstelle. Vergl. hier die Arbeit Leydig's über die Kopfdrüsen der Ophidier. Ber. für 1874.) — 11) Gervais, P. et Gervais, H., Structure de l'intestin grêle chez le Rhinocéros. Journ. de zool. T. IV. No. 6. — 12) Heidenhain, R., Beiträge zur Kenntniss des Pancreas. Pflüger's Archiv Bd. X S. 557. Mit 1 Taf. — 13) Hollaender, De dentium ex ordine Rodentium structura penitiori. Halae Sax. 1873. (Habilitationsschrift.) — 14) Kupffer, C., Ueber Sternzellen der Leber. Arch. für mikr. Anat. Bd. XII. S 353

— 15) Lorge, Victor, Ueber die Schleimhaut des Gaumensegels bei den Hausthieren. Journ. de Bruxelles. p. 454. Nov. 1874. — 16) Maitet, A., Ueber Entwickelung von Zähnen vor der Geburt. L'Union. 69. — 16a) Mac Gillavry, Th. II., De snytanden van Mus Decumanus. Proeve eener ontwikkelingsgeschiedenis van het tandglazuur. Verslagen en Mededeelingen der koninklyke Akademie van Wetenschapen, Afdeeling Natuurkunde, 2do Reeks, Deel IX. Amsterdam. S. a Arch. neerlandaises. T. X. Livr. 4. p 337. — 17) Magitot, E. et Legros, Ch, Greffes de follicules dentaires et de leurs organes constitutifs isolement. Compt. rend. 1874. T. 78. No. 6. 18) Robin, Ch, Note sur la constitution des conduits excréteurs en général. Journ. de l'anat. et de la physiol. No. 4 p 432. — 19) Sahlertz, Du système dentaire et du remplacement des dents chez le Hérisson. Journ. de zool. 1873. p. 275. — 20) Scheff, J., Ueber die sogen. dritte Dentition. Anzeiger der Gesellsch. der Aerzte in Wien. No. 13. S. 57. (S. den vorj. Ber.) — 21) Schütz, Das Fibroma papillare des Schlundes beim Rinde, nebst einleitenden Bemerkungen über die Anatomie der Schlundschleimhaut dieses Thieres. Arch. für Thierheilk. S. 66. (Zur Notiz.) — 22) Thanhoffer, L., A zsir elsö utja. (Die ersten Wege des Fettes.) Orvosi hetilap. 1876. No. 4. (Im Stroma der Darmzotten liegt ein Saftcanalsystem, dessen Wände von Endothelzellen bedeckt sind. Eine ähnliche Zellbekleidung soll die äussere Fläche der Zotten und das centrale Chylusgefäss besitzen. Die Saftcanäle sind einerseits direct mit den Membranen (? Ref.) der Zottenepithelien, andererseits mit dem centralen Chylusgefäss in offener Verbindung, wodurch die ersten Wege des Fettes genügend vorgeschrieben sind.) — 23) Toldt, C. u. Zuckerkandl, E., Ueber die Form- und Texturveränderungen der menschlichen Leber während des Wachsthums. Wiener akad. Sitzungsber. Math. natw. Klasse. Novbr. No. XXIII. — 24) Tomes, C. S., Structure and development of the Teeth in Ophidia. Proceedings Royal Soc. No. 157. Auszüglich in Monthly micr. Journ. June p. 248. — 25) Derselbe, On the development of Teeth in Mammals, Reptiles an Fishes. Proceedings Royal Soc. No. 160. Auszüglich ibid. June. p. 252. — 26) Derselbe, On the development of the Teeth of the newt, frog, slowworm and green lizard and on the structure and development of the teeth of ophidia. London philos. transact. P. I. p. 285. (S. den vorjähr. Ber.) — 27) Derselbe, On the development of the Teeth of Fishes (Elasmobranchii and Teleostei). Proceed. royal Soc. Vol. XXIII. No. 160. — 28) Zeissl, M., Ueber eine eigenthümliche Schicht im Magen der Katze. Sitzungsber. der k. Akad. der Wissensch. LXXII. Bd. III. Abth. Juni. — S. a. II. 17. Feinerer Bau der Leberzellen. — II. 40, 42 Wundheilung in der Leber. — V. 3. Fibrillen in der Grundsubstanz des Bindegewebes. — VI. 11, 13 Lymphbahnen und Bindegewebe der Leber; eigene Wandungen der Gallencapillaren. — VI. 5, 6. Epithel der Froschzunge. — VIII. A. 2, 18. Nerven des Verdauungstractus. — VIII. A. 33. Nerven der Leber. — XIV. D. S. Digestionsapparat von Chaetoderma. — XIV. D. 9. Magenepithel von Vortex Lemani: Aufnahme der Nahrung durch dasselbe. — XIV. F. Verdauungstractus von Branchipus. XI. II. 19 Digestionstract von Hyrax. — XIV. II. 25. Verdauungsorgane von Amphioxus.

Mac Gillavry (16a) stellt, S. 19, 20, die hauptsächlichsten Resultate seiner Untersuchungen in nachstehenden Sätzen zusammen, welche Ref. in freier Uebersetzung wiedergibt:

1)Das innere Epithel (des Schmelzorgans) besteht aus zweierlei Zellformen: a) ächten inneren Epithelzellen, b) eigenthümlichen nackten Protoplasmazellen, (gommateurs, s. d. französischen Text), welche vom Stratum intermedium aus zwischen die sub a genannten Zellen eingeschoben werden; diese Zellen sind ebenfalls cylindrisch und haben grosse, ovale Kerne. Beiderlei Arten von Zellen wandeln sich auf verschiedene Weise zu Schmelzprismen von verschiedener Gestalt um.

2) Die beiden verschiedenen Gestalten von Schmelzprismen kommen aber nur in der inneren Lage des Zahnschmelzes vor; die einen sind glatt; sie entstehen durch Verkalkung der ächten Schmelzepithelzellen. Die anderen sind von quergestreiftem Aussehen und aus kleinen, rundlichen Segmenten zusammengesetzt; sie entstehen aus den zwischengeschobenen Elementen des Stratum intermedium in folgender Weise: Die verkalken nacheinander Segmente dieser Zellen (Protoplasmazellen, Mac Gillavry), die später glashell und kugelrund werden, später abgeplattet erscheinen; dann verschmelzen sie mit den im selben Niveau gelegenen, verkalkten Nachbarsegmenten.

3) Jedes nachfolgende Segment dieser Protoplasmazellen wird, da beim Wachsthum des Zahns das Schmelzorgan sich schneller vorwärtsbewegt als der Zahn selbst, weiter vorwärts abgesetzt als das vorhergehende Segment.

4) Die äusseren Lagen des Schmelzes werden nur durch solche segmentweise Verkalkung von den Protoplasmazellen aus gebildet; die Querstreifen der Schmelzprismen lassen sich auf diese Weise erklären.

5) Nach vollendeter Bildung des Schmelzes bilden die Protoplasmazellen verkalkende Dockel, welche zusammen verschmelzen und die Cuticula dentis herstellen.

Verf. untersuchte vorzugsweise die Schneidezähne von Mus decumanus, bei neugeborenen und erwachsenen Thieren. Er empfiehlt besonders dünne Medianschliffe, dann Schnitte durch entkalkte Zähne (Pikrinsäure, oder die von O. Hertwig, s. Ber. f. 1874, empfohlene Mischung von Salzsäure mit Alkohol). Zur Isolirung der Cuticula nehme man 1 pCt. Chromsäure. Für die Epithelzellen des Schmelzorgans bewähren sich 1 pCt. Kochsalz- und 1 pCt. Osmiumlösung. Um Schnitte aufzubewahren, eröffne man mit feinen Oeffnungen die Pulpahöhle an 3—4 Stellen, lege den Zahn 24 Stunden in 1 pCt. Osmiumsäure, entkalke in 1 pCt. Chromsäure, bringe dann in Alkohol und schneide aus letzterem.

In gleicher Weise wie bei den Reptilien und Säugern (s. Nro. 28 und den vorj. Bericht) findet Tomes (27) die Zahnbildung bei Selachiern und Knochenfischen. Auch hier beginnt der Process mit einer Epitheleinwucherung, wodurch ein Schmelzorgan nebst Schmelzzellen hergestellt wird, mag nun auf dem fertigen Zahne Schmelz vorhanden sein oder nicht. Das Dentin bildet sich von einer dem Schmelzkeim entgegenwachsenden Papille aus. Ebenso wie Hertwig, s. Ber. f. 1874, betont Verf. die Homologie der Zähne und der Hartgebilde der Haut bei den Selachiern. Es erscheint ihm wahrscheinlich, dass die Schmelzprismen aus einer directen Verkalkung der Schmelzzellen hervorgehen. Ueber das Zahnsäckchen äussert er sich in ganz derselben Weise, wie Ref. es vor Jahren gethan, d. h. ein Zahnsäckchen als eine besondere Bildung gibt es nicht, sondern es handle sich nur um eine Verdichtung des umgebenden Bindegewebes und um eine secundäre Bildung; es kann auch ganz fehlen.

Biedermann (2) hat die Magenepithelien einer Reihe von Thieren: Rana esc. und temp. Bombinator ign., Pelobates fuscus, Bufo vulg., Triton crist., Salamandra mac., Cyprinus carpio, Gobius vulg., Hund, Katze, Meerschweinchen und Kaninchen einer eingehenden Untersuchung unterworfen und kam dabei zu dem Schluss, dass die Grenze des Epithels nach dem Lumen des Magens nie durch eine Membran abgeschlossen ist. Vielmehr ist der Vordertheil jeder Zelle von einem hellglänzenden, rundlichen oder ovalen Pfropf ausgefüllt, der in der Zellmembran wie ein Ei im Eierbecher ruht und nach unten an den protoplasmatischen Theil der Zelle grenzt. Dieser letztere färbt sich durch Carmin, nicht durch Anilinblau, während der Pfropf das umgekehrte Verhalten zeigt. Verfasser glaubt nicht mit Heidenhain und Ebstein, dass es sich hier um einen schleimig metamorphosirten Zellinhalt handle, sondern sieht in den Pfröpfen eher etwas mit den Cuticularbildungen des Darmepithels Verwandtes, besonders da es mittels 1 pCt. Osmiumsäure und darauffolgender Glycerinbehandlung mitunter gelang, Streifung in den „Pfröpfen" zu erkennen, die er den Porencanälen der Darmepithelzellen vergleicht. Mit diesen Magenepithelzellen gleichwerthig, wenn auch morphologisch von ihnen verschieden, sind die von Heidenhain im Magen von Rana esculenta entdeckten Schleimzellen. Die Magenepithelien eines hungernden und eines verdauenden Thieres unterscheiden sich nur durch eine Volumszunahme der Pfröpfe im letzteren Falle.

Schliesslich spricht Verf. noch die Vermuthung aus, dass die Magenepithelien doch die Schleimabsonderung vermitteln möchten, wenn ihm auch die Art dieses Vorgangs nicht klar ist. Auch könnten sie „möglicherweise" der Resorption gewisser Nahrungsbestandtheile dienen.

Die beiden Fische, die Biedermann untersucht hat, sollen alle die geschilderten Verhältnisse nicht zeigen, sondern ein im mit dem Darmepithel identisches Magenepithel besitzen.

Stachel- und Riffzellen können nach Brümmer (3) auch unter Gebilden des Mesoderms gefunden werden, so im verhornten Epithel des Muskelmagens mehrerer Säuger — Delphin, Wanderratte, Wasserratte, Feldmaus —, dann in den verschiedenen Theilen des Rindermagens und im linken Theil des Pferdemagens. Die Ausbildung dieser Zellen steht im Verhältniss zum Verhornungsprocess des Epithels, so sind sie am schönsten zu finden im Muskelmagen des Delphins, dann in den vogelklauenartigen Gebilden des Magens der Wiederkäuer. Ihre Anwesenheit scheint zum Zerkleinern der Nahrungsmittel vortheilhaft zu sein. (Es ist übrigens bekannt, dass die Grenze des Cylinderepithels im Magen gegen das ösophageale

Stachelzellenepithel bei verschiedenen Thieren sehr wechselt; s. u. a. die Dissert. von Rabe vor. Ber. X., No. 17. Raf.)

Zeissl (28) fand auf Querschnitten der Magenwand der Hauskatze zwischen Ringfaserschicht der submucösen Muskulatur und dem kernreichen Gewebe unmittelbar unter den Fundis der Drüsen einen 0,023 Mm. breiten, lichten Streifen. Derselbe fand sich von der Cardia bis zum Pylorus, dagegen nicht im Oesophagus und Tract. intest. Er fehlt beim Menschen, Rind, Hund und Kaninchen. Verf. stellt denselben auf Grund der Reactionen gegen Salpetersäure und Chlorkali, Essigsäure etc. zu der Bindegewebsgruppe. Als einziges Formelement wurden kleine Kerngebilde wahrgenommen, die im Gewebe eingelagert waren, kleiner als Bindewebskörper. Nach Verf. ist seine Grenzschicht identisch mit der hyalinen Schicht, welche Langer bei Hecht, Hucho und Forelle beschreibt (s. Ber. f. 1870, Lymphgefässe).

P. und H. Gervais (11) bestätigen im Wesentlichen die Angabe von Mayer (Bonn), Acta Leopoldina 1854, dass die grossen solten- oder papillenähnlichen Vorsprünge aus dem Dünndarm des Rhinoceros nicht den ächten Darmzotten der übrigen Säuger, sondern den Kerckring'schen Falten zu vergleichen seien; im obern Abschnitte zeigen sich nach Uebergänge von den zottigen zu lappigen und längeren, faltigen Bildungen. Sie geben ferner eine genauere mikroskopische Beschreibung der Dünndarmwand, aus der hier hervorgehoben sein mag: 1) die starke Ausbildung einer Subserosa; 2) zwei durch eine Bindegewebslage unterbrochene, äussere longitudinale Muskelschichten nebst einer sehr starken Ringfaserschicht; 3) eine auffallend mächtig entwickelte Submucosa. Die Mucosa erscheint schmal. Die ächten Zotten sind klein und bekleiden sowohl die Oberfläche der grösseren Vorsprünge als auch die dazwischen liegenden Darmpartien. Lieberkühn'sche Drüsen fanden die Verf. nur hier, nicht auf den genannten grösseren Vorsprüngen. Untersucht wurden: Rh. indicus und sumatrensis.

In ähnlicher Weise wie früher die Speicheldrüsen, die Labdrüsen und die Nieren behandelt Heidenhain in der vorliegenden Abhandlung (12) das Pancreas, indem er durch methodische Verknüpfung der histologischen und chemisch-physiologischen Beobachtungsweise Aufschluss über den Secretionsvorgang zu gewinnen sucht. In diesem Berichte können wir nur auf die histologischen Ergebnisse der Untersuchung eingehen.

Die drei von Langerhans, s. Inauguraldiss. Beiträge zur microscopischen Anatomie der Bauchspeicheldrüse, Berlin 1869, an den Secretionszellen des Pancreas beschriebenen Zonen reducirt Verf. auf zwei, indem er eine besondere Kernzone aufzustellen nicht für nöthig erachtet, dagegen eine im Allgemeinen homogene Aussenzone, die sich in Carmin und Hamatoxylin lebhaft färbt, und eine körnige, sich nicht färbende Innenzone der Pancreaszellen bestätigt. Sehr beachtenswerth ist nun die Thatsache, dass die körnige Innenzone während des Hungerzustandes breit, die homogene Aussenzone schmal ist. Nach Ablauf der thätigsten Secretionsperiode des Pancreas aber erscheint die Innenzone sehr reducirt, die Aussenzone vergrössert. Dabei hat die Grösse der Zellen im Allgemeinen abgenommen, und diese Abnahme scheint ausschliesslich auf Kosten der Innenzone geschehen zu sein. Im Ruhezustande schwellen dann die Zellen wieder an, erst vergrössert sich die Aussenzone, dann die Innenzone wieder auf Kosten der Aussenzone, so dass sich das ursprüngliche Verhältniss wieder herstellt. Man darf daher wohl schliessen, dass sich die Pancreasfermente — für das sog. Pancreatin hat Verf. den Nachweis noch im Speciellen versucht — auf Kosten eines Theiles der Drüsenzellen selbst bilden und zwar, dass zunächst Bestandtheile der Innenzone dazu verwendet werden, die dann von der Aussenzone wieder zu ersetzen sind. Das weitere über diese Verhältnisse mag im physiologischen Theile dieses Berichtes eingesehen werden.

Ausserdem beschreibt Verf. noch eine eigenthümliche Streifung der Aussenzone, die sich in parallel gelagerte Körner der Innenzone fortsetzt (5 pCt. neutr. chroms. Amm. oder 1,5—2 p. mille Ueberosmiumsäure). Die Streifen sind oft mit ganz feinen Varicositäten versehen und isoliren sich nach längerer Maceration. Mit den vom Verf. an bestimmten Nierenepithelien gefundenen Stäbchen, s. Ber. f. 1874, sind sie aber nicht zu verwechseln, da letztere viel resistenter sind. Auch die Kerne der Pancreaszellen verändern sich während der verschiedenen Secretionszustände: in der thätigen Drüse (auch beim Magen und in den Speicheldrüsen) kommen stets runde Kerne mit deutlichen Kernkörperchen vor, in der ruhenden sind ovale, eckige, verzerrte Kerne häufig.

Werden Schnitte, die man mit dem Doppelmesser aus frischer Lebersubstanz gewonnen hat, in 0,6 pCt. Kochsalzlösung abgespült, oder (besser noch) ½ Stunde in 0,05 pCt. Chromsäurelösung behandelt, dann in die Gerlach'sche Goldchloridlösung (1 Goldchlorid, 1 Salzsäure, 10000 Wasser) übertragen, worin sie im Dunkeln bis zur rothen, bez. rothvioletten Färbung verweilen, und dann in angesäuertem Glycerin untersucht, so sieht man nach Kupffer (14), dass sich zwischen den Leberzellen noch eine grosse Menge sternzackiger, tief schwarz gefärbter Protoplasmakörper befinden, welche sehr regelmässig vertheilt sind. Dieselben schliessen sich meist den Capillargefässen an. Von den Zellen des interstitiellen Bindegewebes unterscheiden sie sich ganz scharf. Vorläufig möchte Verf. sie zu den „perivasculären Zellen" des Ref. stellen, mit welcher Deutung Letzterer vollkommen übereinstimmen kann. Denn die Sternzellen färben sich, wie aus Präparaten, welche Stud. med. Ehrlich im Freiburger physiologischen Institute herstellte und dem Ref. vorgelegt hat, sehr intensiv in Dahlia-Anilin, welcher Farbstoff, wie es nach Ehrlich's weiter fortgesetzten Untersuchungen scheint, eine besondere Verwandtschaft zu den Plasmazellen, bez. perivasculären Zellen hat. Bezüglich des Bindegewebes der Leber bestätigt Kupffer die Angaben Henle's und Fleischl's. Doch giebt es in der Anordnung der feinen Netzzüge verschiedene Typen. Beim Menschen folgen sie den Gefässen, bei

der Ratte, der Maus, dem Hunde emancipirt sich ein grosser Theil der bindegewebigen Faserzüge von den letzteren und schlägt eigene Wege ein, und zwar von der Vena centralis aus vorherrschend radiär (Radiärfasern der Leber). Zur Darstellung dieses Gerüstes empfiehlt Verf. die in Goldchlorid nach obiger Weise tingirten Schnitte mit Nickeloxydammoniak zu behandeln. Man sättige käufliches Ammoniak, das mit der gleichen Menge Wasser verdünnt ist, mit frisch gefälltem, ausgewaschenem Nickeloxyd, bringe die gut abgespülten, in Goldchlorid tingirten Schnitte auf ein paar Stunden in sicher verstöpselte Probirgläschen mit der Nickellösung, und untersuche auch die Schnitte in dieser Lösung. Die Leberzellen lösen sich auf, Gefässe und Bindegewebe bleiben erhalten; auch die Sternzellen erhalten sich länger. Verf. meint, dass Nesterowsky (No. VIII.) die bindegewebigen Radiärfasern für Nervenfasern gehalten habe, eine Ansicht, die er auch eine Zeit lang getheilt habe.

Toldt und Zuckerkandl (23) theilen die Resultate ihrer Untersuchung in folgenden Worten mit:

1) Während der Zeit des Wachsthums stellt sich an verschiedenen Orten der Leber ein Schwund des Parenchyms ein, welcher zum Theil durch mechanische Einwirkung nachbarlicher Organe erklärt werden kann. Es kömmt am linken Leberlappen zur Bildung eines von uns so genannten häutigen Anhangs, der betreffs seiner Form und Grösse in sehr weiten Grenzen variirt, und in welchem noch häufig Residuen von Leberparenchym in Form von mehr oder minder grossen Plaques anzutreffen sind. Ebenso beobachtet man ein Schwinden der Lebersubstanz in jener Brücke, welche den Sulcus longitudinalis sinister zum Theile in einen Canal verwandelt, ferner um die untere Hohlader herum, in der Gallenblasengegend, und endlich auch an der Basis von zapfenförmigen Parenchymfortsätzen der Leber. In letzterem Falle kommt es zur Bildung der sogenannten accessorischen Lebern.

2) An den Stellen, wo das Lebergewebe schwindet, sinkt die Leberkapsel zusammen, und zwischen ihren Blättern erhalten sich grössere Blutgefässe und Gallengänge mit ihren Verzweigungen. Auf diese Art erklärt sich die Schwierigkeit das Vorkommen der Vasa aberrantia. Wenn seit Ferrein beschrieben wurde, dass in dem Ligamentum triangulare sinistrum der Leber Vasa aberrantia vorkommen, so hat man übersehen, dass sie in der That nicht in diesem, sondern in dem häutig gewordenen Theile des linken Leberlappens ihren Sitz haben. Die Verschmelzung des häutigen Anhanges mit dem Ligamentum triangulare sinistrum hat zu dieser irrigen Anschauung Veranlassung gegeben. Mit dem Nachweise, dass in dem Ligamentum triangulare sinistrum selbst keine Vasa aberrantia vorkommen, entfällt das Dunkel, in welches bisher ihre Entwickelung und Bedeutung war.

3) In dem Ligamentum suspensorium hepatis erhebt sich mitunter bei Kindern die Lebersubstanz zu einem parenchymatösen Kamm, der von der Höhe bis zu 1 Ctm, welcher während des Wachsthums der Leber verschwindet.

4) Der Schwund des Lebergewebes ist von charakteristischen, histologischen Veränderungen begleitet.

5) Das Blutgefässsystem der Leber entfaltet sich erst allmälig zu seiner bleibenden typischen Form. Damit in Zusammenhang steht das Verhalten der Leberinselchen (Läppchen). Dieselben vermehren sich während der Wachsthumsperiode in der Weise, dass sich die kleinen Venenstämmchen (Innenvenen) sich mehrfach verästigen, während gleichzeitig die den neuen Venenästchen ent-

sprechenden Parenchymgebiete durch das fortschreitende Vorwachsen der Pfortaderzweige nach und nach umgrenzt werden. So kommt es zunächst zur Bildung von lappigen Leberinselchen, welche gewissermassen Uebergangsformen darstellen. Die bereits abgegrenzten Leberinselchen nehmen weiters noch an Grösse zu.

6) Während der Foetalperiode betheiligen sich zweierlei Zellformen an dem Aufbau des Lebergewebes: einerseits polyedrische Zellen, welche im Wesentlichen den Leberzellen des ausgewachsenen Organes gleich sind, andererseits aber kleinere, kugelige, mit characteristischen Kernen versehene Zellen, welche in verschiedener Weise zwischen die ersteren eingelagert sind, und als Jugendformen der Leberzellen betrachtet werden müssen.

7) Die menschliche Leber zeigt während des Foetallebens und in der ersten Kindheit einen entschieden schlauchförmigen Bau. Die Umordnung des Gewebes zu der bleibenden Form geht sehr allmälig vor sich, beginnt jedoch schon im ersten Lebensjahre.

Die Dissertation von Deutsch (8) (aus dem pathologischen Institut zu Berlin) ergänzt in einzelnen Puncten die über die Lymphgefässe der Gallenblase vorhandenen Angaben. Das bekannte Lymphgefässnetz der Mucosa schildert Verf. als breitmaschig, unregelmässig und mit Ausbuchtungen versehen. Diese Lymphgefässe sollen mit denen der Serosa communiciren, und endlich mit denen der Leber sich vereinigen. Auf eine genauere Schilderung des Verlaufes dieser zur Leber tretenden Gefässe (vgl. die Angaben Sappey's in dessen Lehrbuche) geht Verf. nicht ein. Er fand an allen von ihm beobachteten Lymphbahnen, welche er mittelst der Chrzonszcewsky'schen Methode durch Carmininjection in die Bauchhöhle füllte, eigene Wandungen. — Beim Kaninchen ist die A. cystica kaum stärker als jeder der drei anderen Arterienäste, welche von der Leber her zur Gallenblase vordringen. Beim Meerschweinchen ist die A. cystica wieder das Hauptgefäss.

Robin (18) trennt die Ausführungsgänge der Speicheldrüsen, Milchdrüse, des Pancreas und der Leber bezüglich ihrer Structurverhältnisse von denen des Hoden, der Ovarien, der Niere und der Lunge. Die ersteren — die sog. Ausführungsgänge im engeren Sinne — hätten keine Schleimhaut. Unter dem Epithel befinde sich überall ein netzförmig angeordnetes, an elastischen Fasern reiches Bindegewebe ohne Drüsen, höchstens mit grubigen Vertiefungen.

B. Evertebraten.

1) Chandelon, Th., Recherches sur un annexe du tube digestif des Tuniciers. Bulletin Académie royal de Belgique. Mai. Journal de Zool. T. IV. Nro. 4. p. 364. — 2) Gartenauer, H., Ueber den Darmcanal einiger einheimischer Gasteropoden. Aus dem zoologischen Institut zu Strassburg. Dissert. inaug. — 3) Kupffer, C., Die Speicheldrüsen von Poriplaneta (Blatta) orientalis und ihr Nervenendapparat. Festgabe an C. Ludwig. Leipzig. 1. Thl. S. 18. — 4) Plateau, F., Recherches sur les phénomènes de la digestion chez les Insectes. Mém. de l'Académie royale de Belgique. 1874. v. a. Journ. de Zool. T. IV. Nro. 3. p. 195. (Auszug; enthält histologische Notizen.) — 5) Schacko, G., Radula und Kiefer des genus Acme. Jahrbücher der deutschen Malakozoolog. Gesellschaft. Red. v. Dr. W. Kobelt. April. S. 137. (Enthält mikroskopische Beschreibungen der genannten Theile.)

Gartenauer (2) hat von den Landpulmonaten Helix, Arion und Limax, von den Wasserpulmonaten Planorbis und Limnaea auf den Bau ihres Darmcanals untersucht.

Bei den ersteren folgt auf den mit reichen Längsfalten versehenen Oesophagus und Magen ein Blindsack, der zwei stark gewulstete Wälle so angeordnet enthält, dass sie die Secrete der beiden Leberausführgänge von einander trennen und gesondert, das eine nach dem Magen, das andere nach dem Mitteldarm abfliessen lassen. Netzförmige Faltenbildung findet sich da, wo der Darm in die Athemhöhle eintritt, und da, wo er dieselbe verlässt. Bei Planorbis und Limnaea finden sich wesentlich Längsfalten im Darm und Magen.

Im Wesentlichen ist der Darm aus einer äusseren Muskellage und einer inneren Epithellage gebildet. Die Muskelfasern bestehen aus einer „feinkörnigen oder homogenen, stark lichtbrechenden Masse". Die ganze Muskelschicht theilt sich in eine innere Längs- und äussere Kreismuskellage.

Die Epithelbekleidung besteht aus Cylinderzellen mit und ohne Flimmerhaare, aber immer von einer Cuticula bedeckt. Bei den Winterthieren, die keine Nahrung zu sich nehmen, ist diese Cuticula breiter und ihre Strichelung deutlicher. In den Zellen werden Fettkörnchen öfter gefunden. Besonders mächtig ist die Cuticula im Kaumagen der Süsswasserpulmonaten entwickelt, wo sie sich als starke Membran in toto von den Zellen abziehen lässt. Flimmerung findet sich im ganzen Tractus der Landpulmonaten, bei Paludina wird sie im Vorderdarm und Mitteldarm spärlicher und fehlt ganz im Vorderdarm der Süsswasserpulmonaten. Becherzellen finden sich überall im Mitteldarm. Das Epithel der Darmauskleidung wird während des Winterschlafes von den Landpulmonaten und Limnaea abgestossen und erneuert sich durch freie Zellbildung. Vor der Eintrittsstelle des Mitteldarms in die Lungenhöhle stülpt sich das Darmepithel zu einem System schlauchförmiger Drüsen ein. Es verliert in diesen seine Flimmerung, wird kürzer und wandelt die spindelförmigen Kerne zu runden um. Das bindegewebige Reticulum des Darms wird von den Ausläufern blasser sternförmiger Zellen gebildet. Ausserdem fand Verf. auch das bereits von Semper beschriebene „zellige Bindegewebe" wieder.

Die Blutflüssigkeit umspült den Darm theils in Gefässen, theils in Lacunen.

Aus den interessanten Angaben Kupffer's (3) über den Bau und die Nervenendigung in den Speicheldrüsen von Blatta orientalis entnehmen wir Folgendes: Die Drüse des Insektes besteht aus 20—30 primären Läppchen, die jeglicher Hülle entbehren. Zwischen diesen, sowie zwischen die Läppchen zweiter und dritter Ordnung verlaufen die Drüsengänge, Nerven und Tracheen. Was zunächst die Drüsengänge betrifft, so sind diese aussen von einer structurlosen Membr. propria umhüllt, der ein einschichtiges Cylinderepithel aufsitzt; die Cylinderzellen zeigen einen deutlich stäbchenartigen Bau und erweisen sich mit concentrirter Kalilösung von zweierlei Zusammensetzung: im oberen, über dem Kern liegenden Theil sind sie mit den bekannten Stäbchen besetzt, im basalen Theil liegt eine helle

Substanz, die eine cuticularsaumähnliche, feine Strichelung zeigt. Nach Innen von den Zellen folgt eine das Lumen des Rohres begrenzende, chitinisirte Cuticularschicht. Die homogene Membr. propria geht mit den Seitenzweigen des Ausführungsganges unmittelbar in die Membr. propria der Drüsenend-läppchen (Acini) über, und es treten auch die Cylinder-zellen, niederer werdend, in die Acini hinein, hören dann aber plötzlich auf, und bloss die das Lumen be-grenzende Cuticularröhre des Ganges setzt sich in seine Canälchen fort, die radiär und successive zwischen den Drüsenzellen zur Peripherie des Acinus ziehen; hier enden sie mit eigenthümlichen, retorten-förmigen Kapseln. Solche Kapseln finden sich bloss an den peripher gelegenen Zellen, und scheinen diese aus einer dichteren Substanz zu bestehen, wie die centralen; ausserdem unterscheiden sie sich von jenen durch den excentrisch gelegenen Kern. Die erwähn-ten Kapseln repräsentiren also die ersten Anfänge der Drüsengänge, sie liegen zweigetheilt an je zwei peripheren Zellen, die hierdurch zu einander in einer innigeren Beziehung stehen als zu den übrigen Zellen. Die Kapseln besitzen eine verdickte, feingestrichelte Wand, als die direkte Fortsetzung des Chitinröhrchens. Die Kapselwand scheint jedoch, nach mikrochemischen Reactionen zu urtheilen, eher eine Eiweisssubstanz zu sein; für Flüssigkeiten ist sie jedenfalls sehr per-meabel und mag darum bei der Absonderung des Secretes eine active Rolle spielen. Was endlich die Nerven der Speicheldrüsen betrifft, so findet man schon bei den Insekten das merkwürdige Verhalten, dass diese von zwei verschiedenen Quellen her-kommen, nämlich vom Eingeweidenervensystem und von der Bauchganglienkette, doch konnte hinsicht-lich der Nervenendigung kein Unterschied zwischen beiden Arten constatirt werden; nur erhalten die Epithelien der Gänge keine Zweige von Eingeweide-nervon. Die Nerven schliessen sich an den Stamm des Ausführungsganges und gelangen nach mehr-facher Theilung zu den Acinis, wo sie unzwei-felhaft in den peripheren Drüsenzellen en-digen. Die Verbindung ist eine derartige, dass mehrere Fibrillen an je eine Zelle herantreten, sich in deren inneres hineinsenken, wo sie auch Theilungen eingehen können, und dort mit einem in der Innere der Zelle ausfüllenden, gitterähnlichen Netze (mit 0,002 Mm. weiten Maschen), sich verbinden. Die gewöhn-lich für granulär gehaltene Structur der Zellen führt nun Verf. auf dieses Netz zurück, das sich auch mit dem excentrisch gelegenen Zellkern verbinden soll. Die Maschen des Netzes werden in der nächsten Um-gebung der beschriebenen retortenförmigen Körper enger, und es treten davon Fortsätze in deren Wand hinein, ähnlich den Fortsätzen der Eiepithelien in die Poren der Zona pellucida. Verf. enthält sich vor der Hand der Deutung dieses Gerüstes als eines ner-vösen, obgleich er ausdrücklich betont, dass sich die Nervenendäste damit verbinden; in den Lücken des Netzes liegt die zähe, mit den vitalen Eigenschaften des Zellprotoplasmas begabte Substanz.

XI. Respirationsorgane, Schilddrüse.

1) Aufrecht, E., Ueber das Epithel der Lungen-alveolen. Centralblatt f. d. med. Wissensch. No. 22. S. 341. — 2) Bigelow, H., Ueber d. Corpora caver-nosa d. Nasenmuscheln. Boston med. and surg. Journ. p. 489. — 3) Brown, H., Have the lungs on their ultimate Alveoli squamous epithelium? Lancet. Nohr. 7. 1874 (Nichts Neues.) — 3a) Cohnheim, J., und Litten M., Ueber die Folgen der Embolie der Lungen-arterien. Virch. 65. Bd. S. 99. — 4) Collins, E., W., On accessory lobes of the human lungs. Transact. royal Irish Academy. Vol. 25. p. VII. 1874. (Enthält auch embryologische Notizen.) — 5) Jobert, Recherches sur l'appareil respiratoire et le mode de respiration de certains Crustacés brachyures (Crabes terrestres). Compt. rend. T. 81. p. 1198. (Nachweis einer Luftrespiration mittelst der Kiemenkammer.) — 6) Posner, C., Ueber den Bau der Najadenkieme. Ein Beitrag zur vergleichenden Histologie und Morphologie der Lamelli-branchiaten. Diss. Berl. Arch. f. mikr. Anatomie. Bd. XI. — S. a. VI. 20. Lungen-Lymphgefässe von Rana temp. — VI. 26. Lungen-Lymphgefässe; feinerer Bau der Lunge. — XIV. G. 36. Beziehungen der Schilddrüse zur Hypobranchialrinne der Tunicaten.

Aufrecht (1) findet die Epithelzellen der Lungenalveolen nicht durch eine amorphe Kitt-substanz mit einander verbunden, sondern einzeln in die Maschen eines feinen, elastischen Fasernetzes ein-gelagert, in dessen Knotenpuncten man Kerne wahr-nimmt. Dieses Fasernetz liegt der eigentlichen Alve-olenwand als gesonderte Bildung auf.

Cohnheim und Litten (3a) weisen durch das Selbstinjectionsverfahren mit chromsaurem Bleioxyd nach, dass die arteriellen Verästelungen der Pulmonalis nirgends mit einander anasto-mosiren, also ächte „Endarterien" (Cohnheim) sind. Für Selbstinjectionen, bei denen es darauf ankommt, auch das Capillargebiet vollständig zu füllen, empfehlen die Verf. eine Lösung von wasserlöslichem giftfreien Anilinblau (1 : 600—800) in ½ pCt. Salzwasser. Ein Theil der Farbstoffes wird in den Gefässen ausgefällt. Mittelst des Selbstinjectionsverfahrens konnten die Verfasser auch darthun, dass selbst nach Unterbindung einer A. pulmonalis die betreffende A. bronchialis dem Lungenparenchym gar kein Blut zuführt. (Im Origi-nal, S. 109, befindet sich hier ein offenbarer Druck-fehler, der in doppelter Weise corrigirt werden kann: es könnte heissen: „nicht die geringsten Quantitäten" oder „nur geringe Quantitäten", Ref. glaubt mit der obigen Fassung das Richtige getroffen zu haben.)

Posner (6) untersuchte anfangs unter Leitung von Max Schultze, nach dessen Tode unter Leuckart die Histologie und Morphologie der Lamello-branchiaten-Kiemen. Als beste Härtungsmethode er-gab sich ihm ein ca. 24stündiges Einwirken einer ½—1 procent. Osmiumsäurelösung. Auf Querschnitten der Kiemen (von Anodonta und Unio) erkennt man oben und unten eine Begränzung durch die mit Flimmerepithel ge-krönten, wellenförmigen Reihen der Kiemenleisten, in der Mitte den Interlamellarraum, durch Septa in die sogen. Kiemenfächer getrennt. Aus letzteren geben zur Ober-fläche, zwischen den „Kiemenleisten" ausmündend, die „Wassercanäle", welche nicht immer senkrecht zur Ebene der Kiem-- stehen. Ausgekleidet sind diese vom Flimmerepithel. Das eigentliche Kiemengewebe enthält nun unregelmässige Lücken, von leiterartigen Binde-

gewebsbalken durchzogen, in welchen das Blut inter-
fibrillös verläuft. (Fleming „intrafibrillär". Ueber
Bindesubstanz und Gefässwandung bei Mollusken. s. Ber.
für 1871.)

Ausser diesen lacunären Räumen liegen noch oberhalb jedes Septums eine Arterie und darüber eine Vene,
ächte Blutgefässe. Nach Posner ist nun die auf Grund
von bald unterbrochenen Injectionen in die Arterie erhaltene Gefässfüllung der höheren Schicht der Lamelle
venös, der tieferen arteriell, wiewohl beide vollkommen
communiciren. Es handelt sich nicht um ein' geschlossenes (Langer), sondern um ein lacunäres
Gefässsystem.

Nach Posner strömt das Körpervenenblut, nachdem
es sich in Venensinus gesammelt hat, und von da den
wundernetzartigen Kreislauf durch das Bojanus'sche Organ zurückgelegt hat, in die grossen, längs der Kiemenbasis verlaufenden Kiemenarterien; von hier aus gehen
rechtwinklig Zweige in die Lamellen hinein, die letzten
Ausläufer des ächten Gefässsystems, aus ihnen strömt
das Blut durch zahlreiche Spalten in die interfibrillären
Lückenräume des Kiemengewebes, um sich, nachdem es
so mit einer bedeutenden respiratorischen Oberfläche in
Berührung gekommen ist, wieder in grosse, ächte. venöse Gefässe zu sammeln und durch sie erst in die grossen
Kiemenvenen, und von da ins Atrium geführt zu werden; ein Theil des arteriell gewordenen Blutes aber
schlägt einen andern Weg ein, indem es zunächst die
Larger'schen Stäbchencanäle durchfliesst; diese selbst
münden in ein mit den Kiemenvenen in directem Zusammenhange stehendes, parenchymatöses Netz an der
Kiemenbasis (S. 161.

Das intravasculäre Gewebe wird dargestellt durch
zarte Bindegewebsbalken, die am Rande der Septa sämmtlich communiciren, in den Septen selbst laufen parallel
dem Rande helle, fibrilläre Streifen, von einem Septum
zum andern ziehend (elastischer oder auch musculöser
Natur?). Ein Endothelbelag auf den intravasculären
Bindegewebsbalken wurde nirgends gesehen.

Das Gewebe der Kiemenleisten ist homogen, von
schleimig gallertiger Consistenz. Das Kiemenskelet besteht aus arkadenförmigen Chitinstäben. In jede Kiemen-
leiste tritt je ein Schenkel der benachbarten Arkaden.
An diese Stäbe setzen sich Muskelfasern, welche sich
diagonal durchkreuzen in der Nähe der Insertionspunkte,
während der Verlauf derselben im Uebrigen parallel ist.

Das Flimmerepithel ist theils en cubisches, theils
flaches mit deutlicher, dicker Cuticula. An der Höhe der
Leiste schiebt sich je eine Zelle ein, deren Cuticular-
saum nur an einer Stelle durchbohrt ist und die Flimmerhaare in einem geschlossenen Bündel austreten lässt.

Auf Grund von Untersuchungen mehrerer mariner
Formen fand Posner, dass im eigentlichen Bau durchaus kein Unterschied von dem Typus der Najadenkiemen
stattfinde Die Vergleichung ergab, dass die wesentliche
Differenz in dem Umstande lag, dass die Kiemenleisten
nicht mehr in einer Fläche liegen, indem Faltenbildungen der Oberfläche der Kieme eintreten. Im Wellenthal
dieser Faltenbildung entsteht ein complicirteres Chitin-
skelet, endlich kommt es zur Durchbrechung des Wellen-
thales, zu einem Auseinanderfallen seines, aus paarigen
Theilen zusammengesetzten Chitinskeletes; zu einem
fadenförmigen Zerfall der Kieme. Zu unterscheiden sind
dabei die primären Kiemenleisten (Anodonta) und die
secundären, welche einer ganzen Zahl über einem Inter-
septalraum liegenden solcher primären Leisten aequivalent sind.

Als niedrigste Entwickelungsform nimmt Verf. die
plattenförmigen Kiemen der Najaden an, als höchste
Differenzirung einerseits die der Pectiniden, andererseits
in etwas aberranter Richtung die von Mytilus.

Anhang: Schilddrüse.

1) Berger, P., Zur Anatomie, Physiologie u. Patho-

logie d. Schilddrüse. Arch géner. Oct. — 2) Poincaré,
Note sur l'innervation de la glande thyroide. Journ. de
l'anat. et de la physiologie. No. 5. p. 477. — 3)
Lücke, A., Krankheiten der Schilddrüse. Cap. I. u. II.
Handbuch der allgem. und speciellen Chirurgie von
Pitha und Billroth. III. tste Abth. 6te Lief. (Enthält
eine genaue Darstellung der descriptiven und mikrosk.
Anatomie der Gl. thyreoidea.)

Poincaré (2) beschreibt aus der Schilddrüse
ein die Acini umspinnendes, ausserordentlich reiches
Nervennetzwerk mit zahllosen, eingesprengten Ganglienzellen und meint, dass in der Glandula thyreoidea
selbst eigene Nervenfasern ihren Ursprung nehmen,
da dieselben in der Drüse an Masse und Zahl weitaus
die eintretenden Fasern überwiegen. Zur Darstellung
empfiehlt er Maceration des Gewebes in Wasser mit
Essigsäure angesäuert und leichte Fuchsinfärbung.

XII. Harn- und Geschlechtsorgane.

A. Vertebraten.

1) Bris, De la mamelle et de l'allaitement. Gaz.
des Hôpit. 106. — 1a) Chatin, J., Note sur les appendices Wéberiens du Castor. Ann. sc. nat. VI. Sér. T. 5
et 6. Art. No. 10. Zoologie. (Der Uterus masculinus des
Bibers ist von beträchtlicher Grösse, und seine beiden
Börner laufen in zwei schmale Canäle aus, die vollkommen der weiblichen Tube gleichen und in unmittelbarer Nachbarschaft der Geschlechtsdrüse. (des Hoden)
enden. Ob hier eine Art Morans diaboli vorhanden sei,
wird nicht erwähnt, überhaupt nichts Näheres über die
Endigungsweise und den feineren Bau angegeben.
Immerhin ist dieser Fund zur Bestätigung der über den
sog. Uterus mascul. acceptirten Ansicht von Interesse.) —
2) Coyne, Sur les lacunes lymphatiques de la glande
mammaire. Soc. de biolog. 21. Nov. 1874. (Nicht eingesehen. Ref.) — 3) Creighton, Report of a further
anatomical research towards the aetiology of Cancer.
Reports of the medical officer of the privy Council. p. 125.
— 4) Gegenbaur, C., Zur genaueren Kenntniss der
Zitzen der Säugethiere. Morphol. Jahrb. I. S. 266. —
4a) Grunau, H., Ueber das Flimmerepithel auf dem
Bauchfelle des weiblichen Frosches und über den Ei-
leiterbau insbesondere. Dissert. Königsberg. — 5)
Harvey, R. J., Ueber die Zwischensubstanz des Bodens.
Berliner med. Centralblatt No. 30. — 6) Jäger, G.,
Die Milchdrüsen der Säugethiere. Ausland 1874. No. 32.
— 7) Langhans, Die Lymphgefässe der Brustdrüsen und
ihre Beziehungen zum Krebse. Arch. für. Gynäkologie
VII. S. 181. — 8) Leopold, G., Description of the
lymphatics of the unimpregnated breast. Transact. Obst.
soc. Lond. Vol. XVI. p. 136. (S. den Ber. f. 1873;
Uebersetzung des deutschen Originales.) — 9) Meyer, F.,
Beitrag zur Anatomie des Urogenital - Systems der
Selachier und Amphibien. Sitzungsber. der naturf. Ge-
sellschaft zu Leipzig. II. Jahrg. S. 38. — 10) Müller, W.,
Das Urogenitalsystem des Amphioxus und der Cyclo-
stomen. Jenaische Zeitschr. für Naturwissenschaft. Heft 1.
S. 94. — 10a) Derselbe, Ueber die Persistenz der
Urniere bei Myxine glutinosa. Jenaische Zeitschr. Bd. 7.
— 11) Neumann, E., Ueber die Beziehungen des Flimmer-
epithels der Bauchhöhle zum Eileiterepithel beim Frosche.
Anhang: Die Drüsen der Froscheileiter. Archiv für
mikrosk. Anat. XI. S. 354. — 12) Nawalichin, J.,
Ueber das Lymphgefässsystem der Glaud. thyreoid. und
der Brustdrüse. Pflüger's Arch. VIII. S. 613. — 13)
Puech, A., Les mamelles et leurs anomalies etc.
Paris. 1876. S. — 14) Pye, W., Ueber Entwicklung und Bau der Niere. Journ. of anat. and physiolog.
p. 272. May. — 15) Rolph, W., Ueber die sog. Nieren des
Amphioxus und das Lig. denticulatum (J. Müller) des

Kiemenkorbes. Sitzungsber. der naturf. Ges. zu Leipzig.
S. 85. (S. den nächsten Bericht.) — 16) Robin, Ch.
et Gudist, Sur la constitution des muqueuses de
l'utérus male, des canaux déférents et des trompes de
Fallope. Journ. de l'anat. et de la physiologie. No. 1 u. 2.
(Detaillirte Beschreibung, welche im Original nachzusehen ist.) — 17) Schwartz, A., Zur Frage nach den
Lymphgefässen des Eierstockes. Diss. St. Petersburg 1874.
(S. auch Rudnew's Journ. 1874.) — 18) Sernoff, D.,
Entwickelung der Samencanälchen des Hodens etc. Moskauer med. Bote (Russisch.) — 19) Sertoli, E., Sulla
struttura dei canalicoli seminiferi del testicolo studiata
in rapporto allo sviluppo dei nemaspermi. Seconda
communicazione preventiva. Gazzetta med. lombard.
Dicembr. p. 401. — 20) Sinéty, de, Sur l'epithelium
de l'uterus. Gazette méd. de Paris No. 22. p. 268.
(Bestätigt die Angabe von Friedländer bezüglich des
Vorkommens von Becherzellen im Cervix uteri auch für den
Uterus Erwachsener. Die Becherzellen finden sich in den sog.
Cervicaldrüsen. Flimmerepithel fand Verf. weder bei Kindern
(bis zum 7. Jahre) noch bei jungen Meerschweinchen. —
21) Derselbe, Recherches sur la mamelle des enfants
nouveaunés. Arch de physiol. norm. et pathol. No. 3
et 4. v. a. Gaz méd. de Paris. No. 17. p. 198. (Verf.
stellt durch die Beobachtung am Lebenden, sowie durch
die anatomische Untersuchung fest, dass die bekannte
Milchabsonderung der Neugeborenen in allen Dingen der
Milchsecretion einer Säugenden gleiche, und dass auch
ächte Acini bei Neugeborenen vorhanden wären. (Gegen
Langer.) Es handle sich also nicht bloss um die Production einer milchähnlichen Flüssigkeit, veranlasst
durch Lösung und Ausstossung von mehr oder minder
veränderten Epithelzellen aus den sich rasch entwickelnden Ausführungsgängen, welche Meinung nach Verf.
Kölliker und Milne-Edwards zu vertreten scheinen,
sondern um eine ächte Milchproduction.) — 22) Williams, J., The mucous membrane of the body of the
uterus. The obstetr. Journ. Novbr. p. 496. — 23) Derselbe, On the structure of the mucous membrane of
the uterus and its periodical changes. Ibidem. Febr.
— 24) Zahn, F. W., Ueber Präputialsteine. Virchow's
Archiv. 62. Bd. (Verf. macht auf das häufige Vorkommen der von Schweigger-Seidel am Penis und der
Clitoris von Föten und Neugeborenen zuerst beschriebenen Epidermisperlen aufmerksam, welches durchaus als nor-
normaler Befund angesehen werden könne. Uebrigens fänden
sich solche Epidermisperlen auch noch bei älteren Leuten,
wenn eine Verklebung der Epithelflächen vorhanden sei.) —
S a. II. 8, 9. Boden von Blatta germanica, Eibildung bei
niederen Thieren. — II. 17. Epithelzellen der Harncanälchen. — VI. 10. Lymphbahnen des Ovariums. —
VIII. A. 12. Nervi erigentes. — X. A. 20. Ausführungsgänge der Harn- und Geschlechtsorgane. — XIV. C. 2,
3. Geschlechtsorgane von Echiniden. — XIV. C. 7. Geschlechtsorgane von Comatula. — XIV. D. 4. Geschlechtsorgane von Amphibdella Torpedinis (Vermes). — XIV.
D. 8. Geschlechtsorgane von Chaetoderma. — XIV. D.
23. Boden und Eierstöcke von Gastrotricha. — XIV. D.
33, 34, 41. Geschlechtsorgane von Loxosoma. — XIV.
E. 3. Geschlechtsorgane von Arguliden. — XIV. E. 30.
Geschlechtsorgane von Branchipus. — XIV. H. 25. Geschlechtsorgane von Amphioxus. — XIV. H. 44. Urogenitalorgane der Vertebraten. — XIV. II. 46. Urogenitalorgane der Amphibien. — Entw. I. 15. Ovarien von
Cynips. — Entw. I. 18. Graaf'sche Follikel und Corpus
lut. vom Kaninchen. — Entw. I. 34, 78. Bau des Eierstockes. — Entw. I. 83. Geschlechtsorgane der Aale. —
Entw. I. 73. Ovarien von Selachiern. — Entw. I. 39.
Fötale Eierstöcke.

W. Müller (10) stellte zunächst, durch Injection
von Farbstoffen, Einbringen des lebenden Thiers in
gefärbtes Seewasser und anderes fest, dass in der That
Joh. Müller's Angabe einer normalen Communica-

tion des Kiemensackes mit der sog. Bauchhöhle des
Amphioxus richtig ist (gegen Stieda's Negation).
Zum Urogenitalsystem des Amphioxus ge-
hören dreierlei Gebilde: 1) die segmentweise angeordneten Eierstöcke, bez. Hoden; 2) das Nierenepithel-
feld (Ref.) der sog. Bauchhöhle; 3) der Bauchcanal.
Diese 3 Gebilde haben indessen genetisch nichts gemein. Die Eierstöcke bez. Hoden sind bei 10 Mm.
langen Thieren, den jüngsten, welche Verf. besass,
noch nicht nachweisbar. Bei Exemplaren von 17 Mm.
sah sie Verf. zuerst in Form ovoider Zellenhaufen,
welche subperitoneal auf beiden Seiten alternirend,
gerade vor der Vereinigungsstelle der Rumpf- und
Bauchmusculatur gelegen waren. Diese Körper besassen ausser dem continuirlich über sie hinweggehen-
den Bauchfell noch einen dünnen, bindegewebigen
Ueberzug. In der Mitte der ventralen Fläche findet
sich ein Gefäss. Bei den späteren weiblichen Thieren
bilden sich zunächst die am meisten peripher gelegenen Zellen zu Eizellen um. Die reifen Eizellen zeigen
eine radiär gestreifte Zona, Keimbläschen, Keimfleck,
gelblich körnigen Dotter, welcher von einer dünnen
Protoplasmaschicht umschlossen wird. Die radiär gestreifte Zona (Testa) lässt Verfasser aus Epithelzellen
hervorgeben, deren Kern geschwunden sei; woher
diese Epithelzellen stammen, wird nicht näher angegeben, ebenso wenig erhalten wir Aufschluss darüber,
woher die jüngsten Eieranlagen ihren Ursprung nehmen.
Die Zellen der Hodensegmente, welche sich bei ganz
jungen Individuen bis etwa zu 20 Mm. Länge von den
Ovarialanlagen nicht unterscheiden lassen, gruppiren
sich später zu kleinen Schläuchen, an denen sich eine
sehr dünne Bindegewebsmembran ausbildet. In der
Rinde verlaufen die Schläuche leicht gewunden; im
Mark ordnen sie sich zu conischen, büschelförmigen
Massen, die in ein kurzes Vas deferens zusammenfliessen, welches gewöhnlich an einer eingebuchteten
Stelle der medialen Fläche jedes Segments etwas
hinter deren Mitte mündet. [Diese ganze Anordnung
erinnert offenbar an die Semper'schen Segmentaltrichter; die Zeichnungen, welche Verf. von dem sog.
Hilus der Geschlechtsdrüsen giebt, an den Semper'-
schen Vorkeim. Ref.)

Als Nierenäquivalent deutet W. Müller einige
Epithelstreifen, welche an der ventralen Fläche des
Bauchfells — jederseits drei — in der Nähe des Porus
abdominalis beginnen, dort später mit einander verschmelzen und sich nach vorwärts in der Gegend der
Leber verlieren. Das Epithel dieser Streifen ist ein
deutlich cylindrisches, im Gegensatze zu den
flachen, polygonalen Zellen der übrigen Bauchhöhle.
Dieses cylindrische Epithel findet sich schon bei 10 Mm.
langen Exemplaren.

Die von J. Müller als Nieren angesprochenen
Körperchen erklärt Verf. für parasitäre Bildungen.
Der Bauchcanal bildet sich aus zwei einander allmälig entgegenwachsenden Falten; er öffnet sich
einmal am Porus abdominalis und dann vorn in der
Nähe des Mundes. Die Geschlechtsproducte werden
durch den Porus abdominalis entleert; die Eier können

ihrer Grösse wegen keinen andern Weg nehmen. Sie können dann allerdings in den Bauchcanal gelangen und dessen vordere Oeffnung passiren, woher sich Kowalewsky's Angabe erklärt, dass die Eier durch den Mund entleert würden.

Bezüglich des Urogenitalsystems von Myxine ergänzt Verf. die Angaben J. Müller's durch Nachstehendes: Das Ureterepithel zeigt 2 Formen von Zellen, in einer Schicht wechselnd gelagert: lange cylindrische Zellen von 0,07 Höhe und kurze von nur 0,027. Sämmtliche Zellen erscheinen streifig und pigmentirt, die langen stärker als die kurzen.

Dicht am Epithel liegt eine dünne Membrana propria, welche Verf. (ebenso auch bei den Harncanälchen und Eifollikeln) von einer Verdichtung der innersten Bindegewebslagen ableitet. Das Epithel der kurzen Harncanälchen ist gleichmässig hoch, nirgends Cilien. Die Harncanälchen enden in eine Kapsel, in welcher ein Glomerulus steckt; letzterer, so wie die Innenfläche der Kapsel sind mit einer continuirlichen Epithelschicht überzogen. Die Vasa efferentia lösen sich in ein die Harncanälchen und den Ureter umspinnendes Capillarnetz auf, aus welchem die Venen hervorgehen; Arterien und Venen entsprechen wie die Kapseln, bez. Harncanälchen den Muskelsegmenten. Alles arterielle Blut, was zu der Niere gelangt, passirt zuvor die Glomeruli.

Vom Niveau der Gallenblase ab verengern sich beide Ureteren, und zeigen weiterhin constant 2 kleine Erweiterungen, welche mit Concrementen erfüllt sind und grauweiss erscheinen; am Ende dieser Strecke geht mitunter noch ein kurzes Canälchen zu einer kleinen, statt des Glomerulus ein Concrement führenden Kapsel ab. Bei älteren Thieren verliert sich nun weiter nach vorn der Ureter in einen sich der weiteren Untersuchung entziehenden Strang. Bei jüngeren Thieren setzt sich derselbe weiter fort und steht in Verbindung mit den von J. Müller als Nebennieren bezeichneten Gebilden. Diese bestehen ebenfalls aus Canälchen, die von der dorsalen und lateralen Wand des vorderen, ventralen Ureterabschnittes entspringen, gerade oder gewunden verlaufen, und schliesslich offen in die Pericardialhöhle — diese steht bei Myxine bekanntlich mit der Leibeshöhle in offener Verbindung — münden; die feinen, punktförmigen Oeffnungen sieht man bereits bei mässiger Loupenvergrösserung; bei stärkerer Vergrösserung erscheinen sie als kleine Trichter. Das nicht flimmernde Epithel der Gänge geht in das Epithel des Pericards über. Vom dorsalen Theile dieser Strecke des Urnierenganges gehen eine geringe Zahl Glomeruli führende Ausbuchtungen ab, welche gegen das Lumen der Harncanälchen vorspringen. Die Arterien treten zu den Glomeruli, die Venen münden in die Hohlvene. Die ersten Entwickelungsstufen in der Anlage der Geschlechtsdrüsen bei Myxine fehlen. Was Verf. über die Entwickelung der Geschlechtsdrüsen von Petromyzon sagt, ist im höchsten Grade wichtig. Hier findet sich ein Keimepithel, als ein verdickter Abschnitt des Peritonealepithels, an der Stelle der späteren Geschlechtsdrüsen als erste Anlage. Wei-

terhin dringen von der bindegewebigen Unterlage — ähnlich also wie Ref. es vom Menschen beschrieben hat — Septa in das Epithel vor und schliessen dasselbe in einzelne follikelgleiche Haufen ab. Dieser Vorgang ist ganz derselbe beim Hoden wie beim Eierstock. Später erst entwickelt sich eine centrale Zelle jedes Follikels im Ovarium zum Ei und verdrängt die übrigen als Follikelepithel an die bindegewebige Wand. Beim Hoden sondern sich die Zellen in ein kubisches Follikelepithel und in mehr rundlich bleibende Centralzellen. Verf. hat kein Stadium mit Spermabildung untersucht. Samen- und Eileiter fehlen bekanntlich (Rathke) wie bei Myxine. Von einer Verbindung der Geschlechtsdrüsen mit dem Urnierengange giebt W. Müller nichts an.

Die ausgebildeten Eier von Myxine haben Follikel mit 2 bindegewebigen Hüllen; aus der inneren dieser Hüllen bildet sich eine dicke Membrana propria, dann folgt das an beiden Eipolen mehrschichtige Follikelepithel. Einer der Pole von mehr weisslicher Farbe zeigt eine Mikropyle; demselben gegenüber liegt stets ganz oberflächlich das Keimbläschen. Die Dotterkörnchen bestehen aus einer dicken Hülle, welche die eigentliche Dottersubstanz einschliesst. — Die Furchung bei Myxine ist eine partielle; bei Petromyzon bekanntlich eine totale. — Die Hodenfollikel verhalten sich bei Myxine wie bei Petromyzon; bei Myxine sah Verf. in den centralen, rundlichen Zellen ellipsoidische Körnchen ähnlich Spermatozoenköpfchen. (Es wäre dies ein bezüglich der Controverse über die Entwickelung der Spermatozoen wichtiges Factum. Ref.)

Bei Embryonen von Petromyzon fand Verf. als frühestes Stadium des Harnapparates dicht hinter dem vorderen Herzende in der seitlichen Wand der Peritonealhöhle jederseits eine runde Oeffnung, welche in einen noch kurzen, nach rückwärts verlaufenden Gang (Urnierengang) führte. Später zeigt sich jederseits ein drüsiger Körper im vorderen Bereiche des Urnierenganges, aus gewundenen Canälchen bestehend, welche an je 4 Stellen mit trichterförmigen Oeffnungen in die Peritonealhöhle mündeten und auch mit dem Urnierengange sich verbanden. Letzterer war dann schon bis zu seiner Mündung in das Darmende vorgerückt. Das Epithel der trichterförmigen Mündungen flimmert, und der drüsige Körper hat an seiner medialen Fläche einen grossen Glomerulus. — Die hinter dem drüsigen Körper gelegene Strecke des Ureters zeigte anfangs noch keine Harncanälchen. Dieselben entwickeln erst viel später — wie, giebt Verf. nicht näher an —, und zwar haben sie im ventralen Abschnitte der sog. Urnierenfalte weitere Lumina als im dorsalen. Unmittelbar vor dem Uebergange in die Kapseln flimmert das Canälchenepithel. Von segmentalen Oeffnungen spricht Verf. an diesem Bezirk des Harnapparates nicht. Um diese Periode der Entwickelung sind noch keine Geschlechtsdrüsenanlagen wahrzunehmen.

Verf. bezeichnet den hier beschriebenen, drüsigen Körper der Petromyzonten, der sich später bis auf geringe Reste (die Mündungstrichter und den Glomeruius) zurückbildet, als „Proren, Vorniere", und homologisirt ihn mit den J. Müller'schen Nebennieren der Myxinoiden. — Vgl. hier die Arbeit Semper's, welcher bereits die hier referirten Angaben zu Gunsten seiner Auffassung des Urogenitalsystems zu verwerthen gesucht hat.

Fritz Meyer (9) bestätigt zunächst bei Acanthias die von Semper, s. Ber. f. 1874, bei den Selachiern entdeckten Segmentaltrichter, gibt aber über den Verlauf der von diesen Trichtern abgehenden Segmentalcanäle eine total abweichende Beschreibung. Während nach Semper, l. c., die flimmernden Segmentalcanäle sich mit den Malpighischen Körperchen der Niere und durch diese mit dem Harnleiter (Leydig'schen Gange) verbinden, münden sie nach Fr. Meyer, jeder für sich, in unregelmässig gestaltete, linsengrosse Körper ein, die Verf. als „lymphdrüsenartige Organe" bezeichnet; dieselben sind von gelblichweisser Farbe, dringen oft 0,15 Mm. zwischen die Harncanälchen ein und bestehen aus sehr zartem, reticulären Bindegewebe mit vielen Lymphkörperchen. Wenn Verf. von den Trichtern aus injicirte, so drang die Masse (Berlinerblau) stets in diese Organe ein; bei weiterem Vorwärtstreiben gelangte sie zwischen die Harncanälchen, welche Verf. von einem Endothel überzogen fand. Durch Injectionen vom Harnleiter aus konnte niemals Masse, weder in die lymphdrüsenartigen Organe, noch in die Segmentalcanäle gebracht werden. (Wie nun die Segmentalcanäle in den betreffenden lymphoiden Organen enden, geht aus der Darstellung des Verfassers auch nicht hervor. Ref.) Verf. macht weiterhin noch auf die Widersprüche aufmerksam, welche sich zwischen den bezüglichen Angaben über die Segmentalorgane der Selachier bei Semper, Balfour und Al. Schultz finden. (S. d. Ber. f. 1874.)

Bei den Amphibien haben zuerst W. Müller, Jen. Zeitschr. 9. Band, Heft 1, s. d. Ber., und A. Götte in die Bauchhöhle mündende, flimmernde Canäle der sog. Vornieren der Froschlarven beschrieben. Fr. Meyer hat nun diese Canäle an den Nieren aller erwachsener Amphibien (Rana temp., R. escul., Hyla arborea, Bomb. igneus, Bufo cin., Triton pal. und Proteus wurden vom Verf. untersucht) nachweisen können. Besonders geeignet sei Rana temporaria. Die Oeffnungen finden sich jedoch in einer auffallend grossen Zahl, so z. B. zählte Verf. bei einem Männchen von Rana temporaria 390 Oeffnungen auf beiden Nieren, ausserdem stehen die Oeffnungen regellos. „Die Endothelzellen werden, sagt Verf., in der Nähe der Oeffnungen plötzlich kleiner, so dass die Oeffnungen von einem Kranze kleiner Endothelzellen umgeben und dadurch leicht wahrzunehmen sind. Diese kleinen Endothelzellen dringen noch in die Mündung vor und gehen hier in das Flimmerepithel der Canäle über." Die Wimperung sieht man gut an frischen Präparaten, während die Cilien selbst an Silberpräparaten, nach denen obige Schilderung entworfen ist, nicht wahrzunehmen sind. Verf. konnte einzelne Canäle bis zu 0,25 Mm. Tiefe verfol-

gen, und fand bei manchen am Ende viele Lymphkörper. Ueber ihre Endigung konnte Verf. bis jetzt noch nichts ermitteln. Merkwürdig ist auch die von ihm berichtete Thatsache, dass die Zahl der Wimperöffnungen mit dem Alter der Thiere zunimmt. Eine Larve (R. temp.) mit entwickelten Hinterbeinen hatte 10, ein 3 Ctm. langes Exemplar 22, ein 3,8 Ctm. langes 65 Stomata. Verf. macht schliesslich die sehr begreifliche Bemerkung, dass es vorläufig noch sehr zweifelhaft sei, ob die Amphibienflimmertrichter wirklich den Segmentalorganen der Haifische homolog seien. (Ref. kennt diese Wimpertrichter der Amphibien ebenfalls nach Untersuchungen, welche in diesem Frühjahre stud. v. Korybutt - Daszkiewicz in seinem Institute angestellt hat; dieselben sind nichts anderes als die längst bekannten Stomata, welche die Bauchhöhle mit den retroperitonealen, lymphatischen Räumen in Verbindung setzen; der grösste Theil derselben muss wenigstens so angesehen werden. Eine vergleichend anatom. Deutung dieser interessanten Gebilde soll hiermit selbstverständlich nicht ausgesprochen sein.) Fr. Meyer fügt noch die Bemerkung hinzu, dass der Müller'sche Gang der männlichen Anuren gerade so wie beim Weibchen erst 1—2 Linien vor der Cloake mit dem Harnleiter zusammenfliesst, und dass der Fettkörper wahrscheinlich in naher Beziehung zu der Bildung der Keimproducte stehe, denn derselbe schwinde bei allen Species erst kurz vor der Laichzeit.

Harvey (5) beschreibt die bekannten Zwischensubstanzzellen der Hoden als meist bipolare, aber auch multipolare Körper mit langen Fortsätzen; er fasst sie zwar als Anhang zum Blutgefässsystem auf, hält sie aber für den Ganglienzellen äquivalente, nervöse Bildungen (vasomotorische Apparate). Präparationsweise: Härtung der Hoden in doppeltchroms. Ammoniak, dann längere Behandlung in schwacher Lösung von Goldchloridnatrium.

Bertoli (19) vertheidigt seine im Jahre 1871 gemachten Angaben gegen die entgegenstehenden Beobachtungen von v. Ebner, Mihalkovics, Neumann, Blomberg u. A. nach neueren Untersuchungen am Rattenhoden. Bei der Ratte findet die Entwicklung der Spermatozoen nicht gleichzeitig statt, so dass man alle Uebergänge verfolgen kann. Im Innern der Canäle unterscheidet S. 4 Formen von Zellen: die Keimzellen, die Samenzellen, die Nematoblasten und die verästelten Zellen (Cellule ramificate). Die Keimzellen haben an der Peripherie des Canales und bilden hier das sogen. Stratum germinativum; sie haben spärliches Protoplasma und einen grossen Kern, mit Körnern im Innern. Viele haben zwei Kerne und zeigen Zeichen einer Vermehrung derselben durch Theilung. Diese Keimzellen entstehen aus sternförmigen Zellen von homogenem, wenig transparenten Protoplasma, welche dicht an der innern Wand des Canales liegen, sich theilen und so die Keimzellen bilden. Sie haben nach S. nichts zu thun mit dem sogen. Keimnetz v. Ebner's, welches vielmehr durch die vereinigten Ausläufer der ramificirten Zellen entsteht.

Die „Samenzellen" (runde Hodenzellen der Autoren) finden sich namentlich an den Stellen des Samencanales, wo sich die ersten Stadien der Entwicklung der Samenfäden zeigen, und bilden sie concentrische Lagen zwischen den ramificirten Zellen. Sie entstehen durch fortgesetzte Theilung aus den Keimzellen und bilden sich ihrerseits wieder zu Nematoblasten um. Die Nematoblasten bilden direct die Spermafäden. S. unterscheidet „einfache" mit nur einem Kern und „zusammengesetzte" mit mehreren Kernen. Sie sind nicht von einer Membran umgeben, sondern von einer weichen, colloiden Masse, dem Ueberrest des Protoplasma der Keimzellen, und dieser dient nach S. zum Transport der fertigen Samenfäden.

Als erste Entwicklungserscheinung der Samenfäden beobachtete S. das Verschwinden des Kernkörperchens und Auftreten eines kleinen Körperchens neben dem Kern im Zellprotoplasma. Verf. kann nicht angeben, ob dieses der ausgetretene Nucleolus sei oder nicht. Im nächsten Stadium findet sich in den sphärischen Nematoblasten ein feines Fädchen, welches sich entweder scharf abgesetzt oder konisch verjüngt an die Zelle ansetzt. Unter günstigen Bedingungen sah Verf. diese Fäden Bewegungen ausführen, welche die daran haftende Zelle mit bewegten. In weiteren Stadien legt sich der Kern der Zelle an die Seite des Nematoblasten, entgegengesetzt der Insertion des Fadens, und ragt über die Peripherie der Zelle vor. Das Protoplasma verlängert sich. Das extranucleäre Körperchen verschwindet, der Kern nimmt eine ovale Form an und sendet am freien Pole einen Fortsatz aus, welcher sich hakenförmig krümmt (Kopf des späteren Samenfadens). Dieser selbe Vorgang findet sich auch bei den „zusammengesetzten" Nematoblasten.

Die ramificirten Zellen anlangend, so besteht Verf. auf den Angaben seiner früher Publication. Sie bilden nach ihm das Drüsenepithel der Samencanäle (Epitelio gliandolare).

Denselben Vorgang wie bei der Ratte fand Verf. beim Pferde, Esel, Schaf, Hund, Kaninchen und Meerschweinchen. Bei letzteren stammt die Kappe des Samenfadens aus einem Theile des Kerns der Nematoblasten.

Bertoli lässt also, wie auch Merkel, wenn wir die Hauptsachen kurz zusammenfassen, die Samenbildungszellen als „selbständige Elemente" von den runden Hodenzellen abstammen; die Spermatoblasten v. Ebner's erkennt er nicht als samenbildende Elemente an, sondern betrachtet sie, ebenfalls im Sinne Merkel's, als Stützgebilde unter der Form ramificirter Epithelzellen. Der Bildung der Samenfäden geht ein mehrfacher Theilungsvorgang voraus; ihre Köpfe entstehen aus dem Kern. (Vgl. dagegen z. B. die Angaben von Langerhans bei Amphioxus XIV.)

Williams (22) gibt dem Streite darüber, ob die ganze Schleimhaut oder nur ein Theil derselben bei der Menstruation abgestossen werde — s. No. 9, XII. d. vor. Ber. — eine neue Wendung durch die Behauptung, dass man bisher den Umfang der Uterinschleimhaut, der Submucosa und der Muskelschichten des Organs falsch aufgefasst habe. Der grösste Theil der Uterusmusculatur sei nichts anderes, als eine colossal entwickelte Muscularis mucosae; es folge dann eine ächte Submucosa, zwischen den bisher einheitlich aufgefassten Muskelschichten des Uterus gelegen, nach aussen davon komme noch eine aus Ring- und Längsfasern gebildete Muskelschicht, welche erst der eigentlichen Muscularis, z. B. des Darmtractus, homolog sei; dann folge das Peritoneum. Die Muskelzüge des Lig. latum gehörten der äusseren (eigentlichen) Muscularis an. Der Uterus habe also in der That eine ächte Submucosa, aber sie liege anderswo, als da, wo man sie bisher gesucht habe, und zwar genau so, wie z. B. am Darm, d. h. zwischen Muscularis mucosae und eigentlicher Muskelhaut. Sie enthält hier, wie überall, die gröberen Gefässverzweigungen und ist identisch mit dem, was sonst wohl als Gefässschicht des Uterus (Stratum vasculare Kreitzer, Ref., s. Ber. f. 1873) beschrieben worden ist. Bei Thieren, z. B. beim Schaf, enthält diese Schicht neben den Gefässen noch eine deutliche Bindegewebslage, beim Menschen ist sie fast ausschliesslich auf die Gefässe reducirt. Nebenbei weist Verf. die abweichenden Ansichten Underhill's und Engelmann's über Ovulation und Menstruation ab. (S. Ber. über Generationslehre.)

Die unter Nro. 3 citirte Arbeit giebt als Einleitung zu einer Untersuchung über die Entwickelung des Brustdrüsenkrebses eine ausführliche Erörterung über den Bau der normalen Brustdrüse, deren Entwickelung behufs Einleitung der Milchsecretion, deren Rückbildung nach Cessirung der Lactation, sowie endlich Bemerkungen über ihre fötale Entwickelung. Hervorgehoben sei hier, dass Verf. die Secretion der Milch auf eine Zerstörung (Auflösung) von Zellenmaterial zurückführt, welche mit Vacuolenbildung einhergehe. Dieselbe Vacuolenbildung beobachte man auch bei der regressiven Metamorphose. Während der Lactation finde eine beständige Erneuerung, bez. Vermehrung der Epithelzellen der Acini statt; Verf. vergleicht hier die Zellenvermehrung im Rete Malpighii, welche er durch Theilung vor sich gehen lässt, doch giebt er nicht an, ob eine einfache Zellentheilung auch beim Milchdrüsenepithel vorkomme. Weiterhin (S. 134, 135) vergleicht er die Vacuolenbildung in den Zellen mit der endogenen Zellenzeugung; Ref. muss aber bekennen, dass ihm hier aus der Darstellung des Verf. das tertium comparationis nicht ersichtlich geworden ist.

Als Abfallsproducte bei der Rückbildung der Drüse führt Verfasser auf: 1) lymphoide, runde Zellen; 2) grosse, gelbe, körnige Zellen. Beiderlei Arten von Zellen sollen nach ihm Umwandlungsformen von Epithelzellen sein, welche theils durch die Ausführungsgänge fortgeschafft werden, theils aber auch aus den Acini in das interacinäre Bindegewebe gelangen und von dort aus in die regionären Lymphdrüsen fortgeschwemmt werden. In den letzteren sollen jene grossen, gelben Zellen häufig zu finden sein und sich daselbst schliesslich auch unter Verlust ihres Pigments zu lymphoiden Elementen umformen. Verf. bringt mit diesen Processen einen Theil der während der Schwangerschaft vorhandenen Leucocytose und der Pigmentirungen in Verbindung. Bezüglich der ersten Entwickelung (bei Thieren untersucht) giebt er an, dass die ersten Spuren der Drüse in Form epithelähnlicher, den Elementen der Nebenniere gleichender Zellen aufträten, welche zu kleinen Häufchen in den tieferen Cutisschichten eingebettet wären. Ein Theil dieser Zellenhäufchen wandle sich zur Drüsensubstanz, der andere Theil zum umgebenden Fettgewebe um. Von einer epithelialen Entstehung der Drüsenzellen, wie sie Remak und Kölliker angeben, sagt Verf. nichts.

Im Anschlusse an die pro 1872 referirte Abhandlung von Huss und Gegenbaur, giebt Letzterer (4) weitere Untersuchungen über den Bau der Zitzen und ihre morphologische Bedeutung. Verf. untersuchte die Zitzenbildung von einer Didelphys-Art. Die Anlage der späteren Mammartasche erscheint hier zuerst als eine weithalsige Epidermiseinsenkung, und zwar des gesammten Rete Malpighii; in dieser Form stellt der Grund der Tasche das vom Verf. früher, s. Ber. f. 1872, sogen. „Drüsenfeld“ dar. Das Drüsenfeld erhebt sich später zu einer Zitze, die also vom Grunde der Mammartasche ausgeht. In der Zitze von Didelphys nudicauda (? Verf.) fanden sich 8 mit Cylinderepithel ausgekleidete Ausführungsgänge; um dieselben concentrisch streichende Bindegewebszüge, zwischen ihnen Blutgefässe und Lymphspalten nebst grösseren und kleineren Bündeln glatter Muskelfasern in verschiedener Gruppirung, immer mit vorwiegender Längsrichtung netzförmig verbunden. Von den vier vorhandenen Zitzen waren nur 3 gut entwickelt; 2 Junge fanden sich im Beutel.

Der morphologische Werth der Mammartasche liegt darin, dass sie eine Vergleichung des äusseren Lactationsapparates der Vertebraten ermöglicht; vergl. den Ber. f. 1872. Bemerkenswerth ist hier besonders das Verhalten der Murinen, bei denen Verf. in vorliegender Abhandlung dieselben Verhältnisse wie bei den Beutelthieren nachweist, d. h. Mammartaschen mit Zitzen, die aus dem Grunde der Mammartaschen sich erheben. Auffallend ist hier, dass nur ein einziger Ausführungsgang in der Zitze existirt; in dieser Beziehung ist also bei den Murinen eine erhebliche Reduction vorgegangen, während dagegen beim Menschen die Mammartasche reducirt ist, und zwar zur Areola.

Langhans (7) injicirte mittelst des Einstichs-Verfahrens ein reichliches Netzwerk periacinöser Lymphgefässe, so wie ein ebenfalls gut entwickeltes Netz von Lymphgefässen um die Ausführungsgänge und die Sinus lactei herum. Die einzelnen grösseren Gänge haben ein eigenes Lymphgefässgebiet. Die grösseren Lymphgefässe der Drüse selbst liegen, wie bekannt, in den lockeren, retroglandulären Bindegewebe, sie scheinen klappenlos zu sein. Die Lymphgefässe der Warze verhalten sich wie die der äusseren Haut.

Eine leichte und ausgiebige Communication zwischen den „Spalträumen und Lacunen“ des interlobulären und intralobulären Bindegewebes mit den ächten Lymphgefässen soll nach Verf. nicht existiren, wenigstens ist die Füllung der interlobulär laufenden Lymphbahnen von den Lacunen aus keineswegs leicht.

Von einem regelmässigen Saftcanalsysteme spricht Verf. nicht.

Neumann's (11) Untersuchungen — (vergl. auch die Arbeit von Grauan (4a) — ergaben:

1) Das kurzcylindrische Epithel, welches ursprünglich in gleicher Weise Bauchhöhlen- und Tubenanlagen (beim Frosch) auskleidet, nimmt im weiteren Verlaufe in beiden genannten Theilen eine verschiedene Entwickelungsrichtung; während es sich in der Bauchhöhle allmälig abflacht und zu einer platten, endothelialen Zellschicht gestaltet, gewinnt es in der Tube den Character eines ächten Schleimhautepithels und wird theilweise flimmernd.

2) Das abgeplattete Endothel der Bauchhöhle nimmt später, zur Zeit der Geschlechtsreife, ebenfalls zum grossen Theile (so weit es dem physiologischen Zwecke der Eibeförderung entspricht) eine mit dem Epithel des vordersten Tubenabschnittes übereinstimmende Beschaffenheit an und wird zu einem Flimmerepithel.

3) Eine genetische Verschiedenheit zwischen peritonealem Flimmerepithel und Endothel im Sinne Waldeyer's (s. Eierstock und Ei.) existirt nicht; beide sind vielmehr, wie es auch Kapff (Ber. für 1873) behauptet und Romiti (Ber. f. 1873) als möglich zugegeben hat, genetisch völlig identisch. — Verf. möchte somit der von His angebahnten, principiellen Trennung von Epithelien und Endothelien nicht zustimmen. Bezüglich der Drüsen der Froschtube constatirte Neumann die interessante Thatsache, dass deren zottige Auskleidung ganz aus Becherzellen besteht. — Flimmerepithel konnte Neumann auch an der Leberserosa des weiblichen Frosches und bei Triton cristatus nachweisen; dasselbe ist aber auch hier mit flimmerlosen Zellen untermischt. Ein endotheliales Zellenstratum unter dem epithelialen, wie Ref. es früher (l. c. s.) vermuthungsweise angenommen hatte, fand sich nicht. (Man vgl. übrigens die Angaben Dobove's, Ref., welche zwar nicht diese Localität betreffen, aber ein subepitheliales Endothel an vielen Stellen signalisiren.) — Das Flimmerepithel in den Tuben selbst beschränkt sich auf deren Längsfalten. Die grosse Quellungsfähigkeit der Eileiter beruht auf dem colloiden Inhalte der Drüsenzellen, welcher in Zupfpräparaten in Form kleiner, kugliger Körper austritt.

[Kondratowicz, Beitrag zur Histologie des schwangeren Uterus. Denkschriften der Warschauer Gesellschaft der Aerzte. 3. Heft S. 259.]

Verf. beginnt die Darstellung seiner Untersuchungen mit denjenigen Thieren, bei denen das Verhältniss der Frucht zur Uterusschleimhaut sowie deren Veränderungen am einfachsten sich gestaltet, in einer im Original nachzusehenden Reihenfolge.

Wir heben nur jene Punkte hervor, in welchen die Ansichten des Verf. von denen anderer Autoren differiren oder überhaupt etwas Neues darbieten.

Beim Schweine weist der Verf. auf die Vertheilung und den Bau der Drüsen hin, die durchaus verschieden sind von denen anderer Thiere, die Wiederkäuer ausgenommen. Dieselben bilden äusserst lange Röhrchen, die mit einschichtigem, cylinderförmigen Epithel bekleidet sind, sich zuweilen dichotomisch theilen, horizontal zur Schleimhautoberfläche liegen und sich mannigfach kreuzen, an vereinzelten Punkten an der Oberfläche münden, indem sie schief zur Oberfläche hinlaufen. Die von Reichert angeführten, structurlosen, homogenen, subepithelialen Membranen der Schleimhaut bezeichnet Verf. auf Grund von Injectionspräparaten als eine äusserst dichte, vasculäre Schichte.

Während der Gravidität wird die Schleimhaut wegen der diffusen Form der Placenta auf ihrer ganzen Oberfläche gleichförmig verändert. Es bilden sich auf ihr Hervorragungen und leistenförmige Vorsprünge, den Zotten und Kerkring'schen Falten der Darmschleimhaut ähnlich, so dass die Schleimhaut ein sammetähnliches Aussehen bekommt. Es finden sich jedoch vereinzelt glatte Stellen von ungefähr 1 Mm. Durchmesser. Diesen Stellen entsprechen die Mündungen der Drüsen, in welche die Chorionzotten nicht hineinwachsen, wie es Reichert behauptet.

Entsprechend diesen Stellen besitzen die Eihäute hanfkerngrosse, knopfförmige Verdickungen, die aus faserigem Bindegewebe bestehen und mit Plattenepithel überkleidet sind. Mit Rücksicht nun darauf, dass die Drüsen während der Gravidität vergrössert sind und einen körnigen, halbdurchsichtigen Inhalt besitzen, was im normalen Zustande nicht vorkommt, und dass die erwähnten, knopfförmigen Verdickungen der Eihaut genau den Drüsenmündungen entsprechen, spricht der Verf. die Meinung aus, dass diese Verdickungen gleichsam eine Art von Pfröpfen bilden, die den Inhalt der Drüsen zurückhalten, der den Zusammenhang zwischen dem Eie und der Gebärmutter lockern könnte. Diese Verdickungen üben einen gewissen Druck auf die Schleimhaut aus, was die vertieften Stellen der Schleimhaut und das plattere Epithel beweisen.

Endlich führt der Verf. eine Besonderheit auf, die er zum ersten Male beim Schweine, nachher auch bei anderen Thieren, namentlich beim Hunde, Kaninchen und bei der Katze beobachtet. Bei diesen Thieren gibt es zwei gesonderte Fruchtwasser. Das eine befindet sich in der Amnionhöhle und umgibt unmittelbar den Embryo, das andere befindet sich zwischen dem Amnion und der Allantois. Diese zwei Häute liegen nicht aneinander, die Stelle ausgenommen, wo sich die Nabelstranggefässe verzweigen und zur Placenta übergehen. Die Amnionhaut vom Nabelring an bildet die Scheide des Nabelstranges, sobald jedoch der Nabelstrang in mehrere Zweige zerfällt, hebt sich die Amnionhaut ab und bildet den Sack, in dem der Embryo liegt, sie überkleidet demnach die Placenta nicht. Die Flüssigkeitsmenge zwischen der Allantois und dem Amniota übertrifft bedeutend die Flüssigkeitsmenge in der Amnionhöhle.

Bei der Geburt wird von der Schleimhaut nichts mit ausgestossen.

Bei der Kuh besitzen nach dem Verf. die sogenannten Carunkeln in den halbkugeligen Hervorragungen an der Uterusschleimhaut keine Drüsen, ähnlich wie es Bischoff vom Reh behauptet, und die Drüsen nehmen keinen Antheil an der Bildung der Placenta, an der nur die Carunkeln der Schleimhaut sich betheiligen. Die Placenta materna und foetalis lassen sich ganz genau von einander lostrennen, ohne jedwede Beschädigung, entgegen der Ansicht Birnbaum's, dass die Vereinigung der Chorionzotten mit dem mütterlichen Theil der Placenta so fest sei, dass sie sich ohne Zerreissung nicht trennen lassen. Der mütterliche Theil der Placenta ist derart mit Oeffnungen durchsäet, dass er ein honigwabenartiges Aussehen besitzt.

Die auf der inneren Amnionoberfläche bei der Kuh befindlichen, gelblich-weisslichen, halb durchsichtigen, 2-3 Mm. dicken Platten, die Claude-Bernard als Drüsenorgane betrachtet, bestehen aus Zellen, die ganz den Charakter verhornter Epidermiszellen besitzen und gefässlos sind. Mit Birnbaum spricht ihnen der Verf.

die Bedeutung accessorischer, zeitweiser Drüsenorgane ab. Die Uterusschleimhaut der Hunde besitzt nach Verf. nur eine Art von Drüsen. Die Ansicht mehrerer Autoren, die zwei Arten von Drüsen unterscheiden, beruht wahrscheinlich auf optischer Täuschung, wie näher ausgeführt wird.

Dass diese zweite Art von Drüsen auch nicht während der Brunst sich bildet, dafür spricht der Umstand, dass eine derartige Drüsen-Neubildung bei keinem anderen Thiere sich vorfindet, und nicht anzunehmen ist, dass der Hund allein eine Ausnahme bilde. Weder beim Bunde noch bei anderen Thieren gelang es dem Verf., ein Flimmerepithel in den Drüsen zu ermitteln, wie es Friedländer beim Hunde fand.

Ebenso wie beim Schweine und Kaninchen existirt auch beim Hunde und bei der Katze die sog. Decidua reflexa nicht.

Ausser den blindsackförmigen Drüsenenden finden sich unter der Placenta auch von bindegewebigen Balken begrenzte und mit Cylinder-Epithel bekleidete Bäume vor, welche wahrscheinlich aus erweiterten Drüsenenden entstanden sind. Bei der Katze existiren derartige Räume nicht, der an der Bildung der Placenta betheiligte Schleimhauttheil wird saftiger, weicher, gefässreicher und drüsenärmer dadurch, dass mit der Ausdehnung des Uterus auch die Schleimhaut auseinandergezerrt wird, so dass die Drüsen sich von einander entfernen.

Bei der Geburt wird die an der Bildung der Placenta theilnehmende Schleimhautpartie theilweise abgestossen, und es verbleiben nur diejenigen Schichten, die man noch während der Gravidität unter der Placenta beobachtet. Entgegen Milne Edward's, dass der grössere Theil der Placenta materna während der Geburt sich nicht ablöst, sowie auch, dass in der Placenta zahlreiche Venensinus sich vorfinden, betrachtet der Verf. für eine irrthümliche, welche Ansicht auch Eschricht und Kölliker theilen. In der hügelartigen Verdickung der Uterusschleimhaut des Kaninchens, auf welcher sich die Placenta entwickelt, und welche sich durch besonders reiche Vermehrung der Bindegewebskörperchen und Vascularisation auszeichnet, kommen in späterem Verlaufe Zellen vor, welche den sog. Deciduazellen in der menschlichen Uterusschleimhaut ziemlich ähnlich sind, nach und nach die Bindegewebszellen verdrängen, so dass diese Verdickung fast ganz aus diesen epithelioiden Zellen zu steht. Diese Zellen erscheinen zuerst um die Gefässe herum, eine ziemlich dicke Schicht bildend. Mit dem Dickerwerden dieser Schichte werden die Gefässwände desto dünner, ihr Lumen breiter, so dass schliesslich innerhalb des aus diesen epithelioiden Zellen bestehenden Gewebes bluterfüllte Räume sich vorfinden. Später entwickeln sich aus diesen Zellen protoplasmatische Auswüchse, durch deren Anastomosirung eine Art von Netz entsteht, in dessen Maschen das Blut gelangt und das Gewebe ein cavernöses Aussehen bekommt. Etwas Aehnliches erwähnt Mauthner, welcher angibt, dass das Blut zwischen den protoplasmatischen Fortsätzen der Zellen kreist, die er als das Epithel der Chorionzotten betrachtet. Verf. beobachtete dies jedoch in sehr frühen Schwangerschaftsperioden, wenn die Chorionzotten noch nicht zu der Tiefe gelangten, in welcher die Schnitte angelegt waren. Derlei Bilder gewähren die tieferen Schichten der erweiterten Schleimhautverdickung. In der oberen Schichte findet man weit von einander liegende Drüsen. Die sich neubildenden Gefässe gelangen aus der Tiefe zu den blindsackförmigen Drüsenenden, werden auf einmal breiter, und bilden um die Drüsenenden herum Bluträume, die mit den erwähnten epithelioiden Zellen umgeben sind. Ueber das nähere Verhältniss der Drüsen zu diesen Bluträumen kann der Verf. jetzt noch nichts Bestimmtes angeben Die erwähnten, epithelioiden Zellen entstehen nach Verf. wahrscheinlich aus Bindegewebszellen, da anfangs an dieser Stelle gewöhnliches Bindegewebe sich vorfindet, dessen Zellen sich stark vermehren

11*

und sich aus spindelförmigen in runde umgestalten. Der Verf. stimmt der Ansicht Reichert's bei, dass diese Zellen eine wichtige Rolle bei der Neubildung spielen.

Bezüglich des Meerschweinchens macht der Verf. auf die ungewöhnliche Form der Epithelzellen der Uterusschleimhaut in der Nähe der Placentarstelle aufmerksam, eine Form, die man anderswo nicht beobachtet. Die Epithelzellen besitzen nämlich eine unregelmässige, am öftesten birnförmige Gestalt, sehr lange Ausläufer, mittelst denen sie an der Unterlage festsitzen.

Von den Edentaten beschreibt der Verf. ausführlich den bisher noch nicht beschriebenen, schwangeren Uterus des Chaloepus didactylus und Bradypus tridactylus, welcher letztere nur makroskopisch von Carus untersucht wurde. Die sehr ausführlichen, interessanten Beschreibungen sind im Original näher nachzulesen.

Bei den Affen lenkt Verf. die Aufmerksamkeit auf die Aehnlichkeit der Schleimhautveränderungen mit denen beim Menschen, urgirt die Anwesenheit der Decidua reflexa als einer Membran, die aus einem Theil der Uterusschleimhaut geformt wird und das ganze Ei überkleiden würde. Die Eihäute liegen unmittelbar auf der Schleimhautoberfläche des Uterus, und die unter den Eihäuten gegen den Uterus zu gelegene Epithelschichte bezeichnet Verf. als die unmittelbare Fortsetzung des Schleimhautepithels des Collum uteri und des unteren Uterusabschnittes.

Bezüglich des Baues der Uterusschleimhaut des Menschen betont Verf. den Umstand, dass die Abgrenzung der Schleimhaut von der eigentlichen musculösen Uteruswand keine scharfe ist, so dass selbst zwischen den Uterusdrüsen hie und da Muskelbündel angetroffen werden. Ferner lenkt Verf. die Aufmerksamkeit auf die Variabilität des Baues der Uterusschleimhaut in Folge der so verbreiteten, pathologischen Veränderungen.

So beobachtet man in manchen Fällen, dass die Uterusschleimhaut äusserst reich ist an runden Zellen, die farblosen Blutkörperchen ähnlich sind, oder ein mehr granulationsähnliches Gewebe darstellt, so dass dieselbe weder einen Epithelüberzug noch Drüsen besitzt und die ganze Oberfläche durch Zellen begrenzt ist, die den Granulationszellen ähnlich sind.

In Betreff der Decidua reflexa gelangt Verf. zu dem Resultate, dass dieselbe als eine selbstständige, die Frucht bekleidende Membran bis zum Ende der Schwangerschaft nicht existirt, dass dieselbe aller Wahrscheinlichkeit nach nur temporär ist und im Anfange der Gravidität zur Fixirung des Bios an einer bestimmten Stelle der Schleimhautoberfläche dient, und dass im weiteren Verlaufe der Schwangerschaft die Eihäute der Schleimhautoberfläche unmittelbar anliegen. Die Decidua-Zellen Virchow's oder Epitheloidalzellen Friedländer's erklärt Verf. als Abkömmlinge der Bindegewebszellen. An den Umhüllungen der Abortiveier, an denen Theile mit abgestossenen Uterusschleimhaut sich vorfinden, findet sich nämlich nach Verf. sehr oft Uebergangsformen von den runden, spindelförmigen zu den polygonalen Zellen. Was endlich den Zustand der Uterusschleimhaut während und nach der Geburt betrifft, so erklärt Verf., dass bei normalem Geburtsact die Drüsenschichte nur ausnahmsweise an der Placentarstelle zurückbleibt, da an dieser Stelle das Placentargewebe unmittelbar auf der Muskelschicht des Uterus liegt. Oettinger (Krakau).]

B. Evertebraten.

1) Bertkau, Ueber den Generationsapparat der Araneiden. Archiv für Naturgeschichte. Heft 2. S. 285. 1 Taf. — 2) Brocchi, Recherches sur les organes génitaux males des crustacés décapodes. Ann. Sc. natur. Zoologie. IV. Sér. T. II. No. 3 à 6 p. 1. (Sehr ausführliche, wesentlich descriptiv-anatomische Arbeit. Histologisch und embryologisch sei auf Folgendes in Kürze hingewiesen. Die sogenannten „Samenblasen", d. h. die bekannten bläschenförmigen, von der Innenfläche des männlichen Genitalcanals entspringenden Körperchen, in denen die Samenelemente liegen, finden sich nicht bloss im Hoden, sondern auch im sog. Vas deferens und bei einigen Arten, z. B. bei Scyllaris arctus (Decapoda macrura, Languatiden) sogar in dem sogenannten Peniscanal. Verf. hält ferner gegen Spermatophoren fest. — Das Vas deferens unterscheidet sich von den eigentlichen Hodencanälchen wesentlich durch das Auftreten von Muskelschichten, einer inneren longitudinalen und einer äusseren circulären. Eine ächte Copulation mit Einführung des Samens in das Innere des weiblichen Genitalrohres soll bei Brachyuren vorhanden sein, während sie bei den Macruren nicht vorkommt. Für weitere Einzelheiten, z. B. die Beschreibung der Formen von Spermatozoen, verweist Ref. auf das Original.) — 3) Claus, C., Die Schalendrüse der Daphnien. Zeitschrift für wissensch. Zool. 25. Band. S. 365. (Verf. giebt eine genaue Beschreibung der Schalendrüse von verschiedenen Daphnien, sowie eine Vergleichung mit dem homologen Gebilde der Branchiopoden. Er stimmt der Deutung Weissmann's für Leptodora, s. den vor. Bericht, zu, dass hier ein der Niere zu vergleichendes Excretionsorgan vorliege. Die Stäbchenstructur konnte er bislang bei Sida und Daphnia nicht klar sehen.) — 4) Nitsche, H., Ueber die Geschlechtsorgane von Branchipus Grubii (von Dybowsky). Zeitschrift f. wiss. Zool. 3. Supplementheft zum 25. Bande. S. 281. — 5) Packard, A. S. jun., On an undescribed Organ in Limulus, supposed to be Renal in its Nature. Ann. mag. nat. hist. Vol. 15. p. 255. April No. 88. (Verf. beschreibt ein paariges, drüsiges Organ, das er für ein Homologon der „grünen Drüse" der Decapoden und für eine Niere erklärt, ohne jedoch zur Zeit über bestimmte Beweise zu verfügen. Eine kurze histologische Beschreibung, welche aber keine sichere Aufklärung liefert, ist beigegeben.)

Bertkau (1) beschreibt ausführlich den Geschlechtsapparat der Araneiden in makroskopischer wie mikroskopischer Beziehung und knüpft daran auf sorgfältiger Beobachtung basirende, biologische Notizen (über die Zeit der Reifung, Begattung u. s. f.). Als neu mag folgendes hervorgehoben werden: Hoden und Eierstöcke zeigen eine äussere, kernhaltige Bindegewebsmembran. Das Epithel der Hodenschläuche ist zweifacher Art: granulirte Zellen, deren Kerne nicht immer deutlich werden, und hellere grössere Zellen. Die Spermatozoen sind am häufigsten stiftförmig, mit oder ohne Schwanzanhang. An Körper unterscheidet man Kopf und Mittelstück. Kuglige Spermatozoen haben: Tetragnatha, Pachygnatha, Meta, Pholcus und Oletera.

Die kugligen haben eine der Molecularbewegung ähnliche Bewegung, die stiftförmigen verhalten sich im Hoden still, in den Tastern und Samentaschen rotiren sie lebhaft, ohne jedoch ihren Ort zu verändern. Spermatophorenähnliche Bildungen fand Verf. bei Segestria.

Die Taster haben als Aufnahmegebilde für die Spermatozoen an ihrer Innenseite ein kugliges Organ, das in eine lange, nach aufwärts gekrümmte Spitze ausläuft. Im Grunde der Kugel entspringt ein in verschiedener Weise gewundener Canal, der das Sperma aufnimmt, und auf der Spitze mündet; bei den einzelnen Arten zeigen sich manche Varianten. Die einfachsten Verhältnisse zeigt Segestria. Verf. nennt die Kugel den „Träger", den Canal den „Samenbehälter."

Das Epithel der Ovarialschläuche zeigt oft distincte Zellen, bei andern Arten tritt es unter der Form eines Syncytiums auf. Im ersteren Falle entwickelt sich das Ei aus einer einfach wachsenden Keimepithelzelle, im zweiten Falle wächst ebenso ein Kern aus der zunächst liegenden Partie des Syncytiums zum Ei heran. Die Membran tritt am Ei erst zur Zeit seiner Reife auf.

Epithelzellen, wahrscheinlich vom Keimepithel abstammend, findet man nur in dem Stiele, welcher die durch das wachsende Ei erzeugte, folliculäre Ausstülpung der Ovarialschlauchwand mit dem ursprünglichen Schlauchlumen verbindet (Ebenso die älteren Angaben von v. Wittich u. A.) In der bindegewebigen Follikelwand finden sich keine Kerne. Ueber die Bildung der Dottermolekel und der Dotterkerne ännsert Verf. nur Vermuthungen. Bezüglich der genauen Beschreibung des Receptaculum seminis sei auf das Original verwiesen.

Nitsche's (4) Mittheilungen bestätigen im Grossen und Ganzen die Angaben von Buchholz, findet er 1) den Blindsack am Ausführungsgange nicht, 2) beschreibt er genauer die von Buchholz bereits gezeichnete Nebendrüse, welche genau der Nebendrüse des Weibchen entspricht und wie diese als Beindrüse (Spangenberg XIV.) aufzufassen ist, und weicht in der Deutung ab, insofern er den vom 3. bis I. Abdominalsegment gelegenen Hodentheil bereits als Ausführungsgang betrachtet. Auch fand er die Oeffnung des Samenganges oben und innen von der Basis der Penisklaue. Die Samenfadenbildung fasst N. folgendermassen auf: In den grossen ovalen, mit vielen Kernkörperchen versehenen Epithelzellen des Hodens entstehen durch endogene Zellbildung unter gleichzeitiger Persistenz des Kernes der Mutterzellen eine Generation von Tochterzellen, die Samenbildungszellen. Die Samenbildungszellen theilen sich dann; die Producte dieser Theilung sind die eigentlichen Samenzellen. Letzteren Bildungsvorgang hat freilich Verf. nicht direct beobachtet. Sonach wären die Samenzellen nicht Tochter-, sondern Enkelzellen der Hodenepithelien. Hierin liegt eine Abweichung von Hallez' Beobachtungen bei höheren Crusteen, s. Ber. f. 1874. (Tochterzellen.) — Vergleiche auch die Angaben von Sertoli bei Säugethierboden (A. 19.).

Bezüglich der von Spangenberg bei Branchipus staguale gegebenen Beschreibung des Eierstocks weicht N insofern ab, als er bei Br. Grubii keine Muskelhülle fand. Wie Spangenberg bei Br. stagnalis entdeckt hat, findet sich auch an einer Wand des mit Epithel ausgekleideten Eierstocksschlauches ein besonderer Zellenstrang, aus dessen Zellen durch Wachsthum und Bildung von Dotterelementen die Eier hervorgehen; es wird also nicht etwa eine beliebige Epithelzelle des Schlauches zum Ei. Ein Theil der Zellen des Stranges fungirt aber auch nur als Dotterbildungszellen (Einährsellen Ludwig, s. Ber. f. 1874) Als Vorläufer der Strangzellen weist Nitsche aber weiterhin ganz kleine, spindelförmige Zellen nach, welche den ganzen untern Theil des Keimstranges bilden und unter einander nicht scharf abgegrenzt sind.

XIII. Sinnesapparate.

A. Sehorgan.

1) Beauregard, H., Ueber die Kreuzungsweise der Sehnerven bei den Vögeln. (Soc. de biolog.) Gaz. de Par. 44. p. 553. — 2) Czerny, Zur Anatomie der Meibom'schen Drüsen. Mon. Bl. f. Augenheilk. XII. 8. 422. — 3) Ciaccio, G. V., Osservazioni intorno alla membrana del Descemet e al suo endotelio con una descrizione anatomica dell' occhio della talpa europaea. Memorie dell' Accademia delle Scienze dell' Istituto di Bologna Ser. III. Tomo V. — 4) Ewetzky, Th. v., Ueber das Endothel der Membrana Descemetii. Unters. aus dem pathol. Institut zu Zürich, herausgeg. von Eberth Heft 3. — 5) Pano, Le système vasculaire de l'oeil. Journ. de méd. et de chir. pract. (Anatomisch u. histologisch nichts Neues.) — 6) Pienzai, Sur la membrane oculaire dite peigne des oiseaux. Gazette méd. de Paris. No. 39. — 7) Flesch, Ueber die Zapfenschicht der Schlangenretina Mitth. der Würzb. physik. med. Gesellschaft. 1874. — 8) Gudden, v., Ueber die Kreuzung

der Nervenfasern im Chissma nervor. opticor. Arch. für Ophthalm. 21. 3 Abth. 8. 199. (Neuer Beweis nach einem Experiment an einem Bunde für die im vorj. Ber. ref. Ansicht d. Vf. — Eine ältere Arbeit des Verf.'s über denselben Gegenstand, welche hier noch nachträglich erwähnt sein mag, findet sich im Correspondenzbl. der Schweizer Aerzte vom 15. Dec. 1872.) — 9) Henle, J., Ueber die Linsenfasern. Nachrichten von der Königl. Gesellschaft der Wissenschaften u. der G. A. Universität zu Göttigen. No. 21. 1. Sept. — 10) Hirschberg, J., Zur Semidecussation der Sehnervenfasern im Chiasma des Menschen. Virch. Arch 65. S 116. (Mittheilung eines klinischen Falles, der für Semidecussation spricht.) — 11) Königstein, L., Das Verhältniss der Nerven zu den Hornhautkörperchen. Wiener akad. Sitzungsber. Abth. III. Bd. 71. S. 297. — 12) Krause, W., Die Nerven der A. centralis retinae, sowie über eine Fovea centralis beim Frosche. Archiv f. Anat. und Physiol. — 13) Leuckart, R., Organologie des Auges. Handbuch der Augenheilkunde red. von Graefe und Saemisch. Bd. II. S. 145 - 301. (Dieser sorgfältig ausgearbeitete Artikel enthält die vergleichende Anatomie des Sehorgans der Wirbel- und wirbellosen Thiere.) — 14) Lober u. Krükow, Studien über den Flüssigkeitswechsel im Auge. Arch. f. Ophth. XX. 2. — 15) Lober, Th., Die Circulations- und Ernährungsverhältnisse des Auges. Handbuch der gesammten Augenheilkunde von Graefe und Saemisch. 2. Band. 1. Hälfte. Leipzig. S. 302 - 392. — 16) Lieberkühn, Tageblatt der Naturforscher - Versammlung in Wiesbaden. 1873. · 17) Longworth, L. R., Ueber die Endkolben der Conjunctiva. Archiv f. mikrosk. Anat. XI. S. 653. — 18) Macdonald, J. D., On the anatomy of the border of the posterior elastic lamina of the cornea, in relation to the fibrous tissue of the Ligamentum Iridis pectinatum. Quart. Journ. micr. Sc. New. Ser. Vol. 59. p 226. (Im Wesentlichen nur Bekanntes; hervorgehoben sei, dass Verf. die Irisfortsätze beim Schaf die Membrana Descemetiana durchbohren und an dren Vorderfläche einen reichen Faserplexus bilden lässt. Die seit dem Erscheinen von Kölliker's mikrosk. Anatomie über den betreffenden Gegenstand veröffentlichten Arbeiten scheint Verf. nicht berücksichtigt zu haben.) — 19) Meyerowitz, Th., Mikroskopische Untersuchungen über die normalen Hornhautzellen und deren Veränderungen bei der traumatischen Keratitis. Diss. inaug. Königsberg. — 20) Miobel, J., Die histologische Structur des Iristroma. Academisches Programm. Erlangen. S. 36. 2 Tafeln. — 21) Morano, Fr., Stomata of the Pigmentschicht der Retina. Centralblatt für die med. Wissensch. No. 5. — 22) Derselbe, Du lymphôme de la conjonctive oculaire. Ann. d'oculistique T. 74. 11. Sér. T. 4. p. 195. (Auszug nach der grösseren Arbeit des Verf.'s in den Annali di ottamologia vom Jahre 1874, welche Ref. nicht mehr einsehen konnte.) — 23) Nicati, W., Entrecroisement des fibres nerveuses dans la papille de l'oeil de la grenouille. Gaz. méd. de Paris. 6 mars. — 24) Derselbe, Recherches sur le mode de distribution des fibres nerveuses dans les vaisseaux et dans la rétine. Travaux du laboratoire d'histologie du collège de France année. 1875 p. 139. v. a. Journ. de physiol. norm. et pathol. — 25) Nuel, J. P., u. Bosch, Fr., Untersuchungen über den Ciliarmuskel des Vogelauges. Verslagen en Mededeelingen der Koninkl. Akademie von Wetenschapen. Afdeeling Natuurk. VIII. Deel. 2. St. — 26) Poncet, F., Recherches critiques et histologiques sur la terminaison des nerfs dans la conjonctive. Travaux du laboratoire d'histologie du collège de France année 1875. p. 163. v. a. Journ. de physiol. norm. et pathol. 26a) Priestley, J., Note on certain peculiar cells of the cornea described by Thin. Journ. of anatomy and physiology. p. 108. Octob (Aus E. Klein's Laboratorium, Brown-Institution. Verf. kommt zu dem Schlusse, dass Thin bei seinen Kali-Präparaten der Cornea durch veränderte und nicht vollständig entfernte Epithelzellen des vorderen Epithels zur Annahme der von ihm beschriebenen, platten Cornealzellen in der Substanz der Cornea selbst gebracht worden sei. Niemals konnte Priestley solche platte Zellen aus einer Cornea-Grundsubstanz erhalten. Thin's Cornealzellen seien also ein Täuschungsobject. — Ref. bemerkt, dass Alexander (New-York) bei gleichen Untersuchungen im Strassburger anatom. Institut (1874) zu denselben Resultaten kam, wie Priestley.) — 27) Reich, M., Ueber Sehnervenkreuzung. Russisches Militärärztliches Journal. (Nach dem vom Verf. selbst besorgten Referate im Centralblatt für die med. Wissenschaft. No. 29 stimmt er Gudden's Ansicht zu.) — 28) Derselbe, Zur Histologie der Conjunctiva des Menschen. Graefe's Archiv für Ophthalmologie 21. Band. Abth. 1. S. 1. — 28a) Robin et Cadiat, Note sur la structure du sac lacrymal et de ses conduits. Journ. de l'anatomie et de la physiologie p. 487. (Robin u. Cadiat geben eine detaillirte Darstellung der mikrosk. Anatomie der Thränenwege beim Menschen und Hunde, welche von den Darstellungen Henle's im Wesentlichen nicht abweicht. Verf. verwerfen eine besondere Basalschicht und läugnen eine innigere Verbindung zwischen Mucosa und Periost im Ductus nasolacrymalis; beide Schichten seien deutlich zu trennen. Der kleineren Einzelheiten wegen sei auf das Original verwiesen.) — 29) Sattler, H., Ueber einige neue Beobachtungen in der Anatomie der Aderhaut. Klin. Monatsbl. für Augenheilkunde. S. 392. (Verf. beschreibt ein neues kernhaltiges Endothelhäutchen unterhalb der Membrana choriocapillaris, an Stelle des Tapetum cellulosum gelegen, wo dieses fehlt. An Stelle des Tapetum fibrosum findet sich, beim Menschen z. B., ein reiches elastisches Netz, in welchem die Venen eingebettet sind. Diese beiden Bildungen würden sonach als Homologa der betreffenden Tapeta zu deuten sein.) — 30) Schmidt-Rimpler, Die Macula lutea anatomisch und ophthalmoskopisch. Archiv für Ophthalmologie 21. Bd. Abth III. und Sitzungsberichte der Gesellsch. zur Beförderung der gesammten Naturwissenschaften zu Marburg. No. 3. (S. den Bericht für Ophthalmologie. Hier sei erwähnt, dass, übereinstimmend mit dem ophthalmoskopischen Befunde, die Macula lutea am frischen eröffneten Auge nicht gelb, sondern dunkelbraun erscheint (sie hebt sich, wie Verf. sagt, durch eine dunklere, braunrothe Farbennüance aus ihrer Umgebung hervor, eine Angabe, deren Richtigkeit Ref. bestätigen kann.) Die gelbe Farbe ist eine Leichenerscheinung. Der dunklere Ton bei dem frischen Object beruht darauf, dass die in der That gelbliche Färbung der Elemente der Macula, so lange die Netzhaut durchsichtig ist, dem durchscheinenden Choriodealpigment eine dunklere Nuancirung gibt; trübt sich die Netzhaut, so tritt dann erst die gelbe Eigenfarbe der Macula hervor.) — 31) Sous, G., Anatomie de la cornée. Courbes. Le Bordeaux médical. p. 230. (So weit dem Ref vorgelegen, rein historisches Resumé.) — 32) v. Thanhofter, L., Beiträge zur Physiologie und Histologie der Hornhaut des Auges Virchow's Archiv. Bd. 63. (Ist eine Reproducirung des im Ungarischen im vorigen Jahre erschienenen, ähnlich betitelten Artikels. s. vorj. Bericht S. 90.) — 33) Thin, G., Ueber den Bau der Hornhaut. Virch. Archiv. 64. Band. S. 186. (Reclamation gegen v. Thanhoffer.) — 34) Waib, H., Ueber die traumatische Hornhautentzündung. Virchow's Archiv. 64. Bd. S. 113. — 35) Waldeyer, W., Ueber die Endkolben der Conjunctiva. Tageblatt der Versammlung der deutschen Naturforscher und Aerzte zu Breslau, 17—24. Sept. 1874. — 36) Warlomont, Le muscle ciliaire. Dict. des sc. méd. — 37) Woinow, Hirschberg, Donders, Schmidt-Rimpler etc., Discussion über die Decussatio optica. Klinische Monatsbl. für Augenheilk. S. 424. — S. a. II. 1. Heilungsvorgänge bei Iriswunden. — II. 15. Regeneration der Linsensubstanz. — II. 42 a. Heilungsvorgänge nach Verletzung der Linsenkapsel. — IV. 9—11 Retinastäbchen. — VI. 27.

Lymphbahnen und Flüssigkeitsströmungen im Bulbus. — VI. 49. Lymphgefässe der Retina. — VI B. 4. Augen der Seeigel. — VIII. A. 4. Regeneration der Hornhautnerven. — VIII. A. 5. Hornhautnerven. — VIII. A. 16. Augenstellung bei Fischen. — IX. A. 7. Moll'sche Drüsen der Augenlider. — KIII. B. β. 7. Sehorgan der Hirudineen. — XIV. H. 25. 19a. Sehorgane vom Amphioxus.

Morano (22) giebt nach dem Berichte Haltenhoff's in den Ann. d'oculistique eine sehr ausführliche Beschreibung des lymphatischen Conjunctivagewebes bei Säugethieren und dem Menschen. Das Hauptresultat seiner Arbeit ist, dass sowohl die lymphatischen Follikel als auch das diffuse lymphatische Gewebe der Conjunctiva normale Bildungen seien. Beim Menschen vermisste er, wie auch Ref., ausgebildete lymphatische Follikel; er spricht hier nur von einem der diffusen lymphatischen Infiltration ähnlichen Gewebe.

Das Reticulum der Follikel bei den Thieren bildet sich aus grossen, protoplasmareichen, zum Theil vielkernigen Sternzellen. Die Bildung der Follikel beginnt bei Hunden und Katzen von der 2. Woche nach der Geburt an, zur selben Zeit, wann sich das Capillarnetz der Mucosa herstellt. Am Ende der 3. Woche sind sie bereits mit gewöhnlichem Bindegewebe kapselartig umgeben.

Reich (28) bestätigt bezüglich des Epithels der Conjunctiva tarsi und fornicis in den meisten Punkten die Angaben des Ref. (a. den vorj. Bericht). Abweichungen und Zusätze finden sich in Folgendem. 1) Sind die obersten Zellen der Pars fornicis nicht kurze, sondern sehr hohe Cylinderzellen. 2) Gehen die cylindrischen Zellen in lange, z. Thl. getheilte Fortsätze über, welche Verf. am Fornix zuweilen in kleine Leistchen einer von ihm beschriebenen Basalmembran zwischen Epithel und Bindegewebe übergehen sah. An der Conjunctiva tarsi sah er diese Uebergänge nicht. — Bezüglich der Becherzellen der Conjunctiva (Stieda, Ref.) hält Verf. seine Einwände, s. Ber. f. 1874, S. 87, No. 2, aufrecht, dass sie beim Menschen keine normale Bildungen darstellten. Thieraugen scheint Verf. hierauf nicht untersucht zu haben.

Wo sie vorkommen, können dieselben aus den Cylinderzellen, aber auch aus anderen Zellen (z. B. an der Conjunctiva bulbi) entstehen. An der Conjunctiva tarsi entstehen sie stets aus den Cylinderzellen (gegen Ciaccio, der sie aus den mittleren Zellen sich bilden liess). — Weiterhin hält Verf. die Existenz von Papillen in der Conjunctiva tarsi und von ächten tubulösen Drüsen im Sinne Henle's und Ciaccio's aufrecht; von letzteren beschreibt er und bildet er ganz lang ausgezogene und verzweigte Formen ab. Ueber das lymphatische Gewebe der menschlichen Conjunctiva äussert sich Reich wie Morano und Ref. (s. No. 22).

Longworth (17), Waldeyer (36) und Poncet (26) bestätigen übereinstimmend nach Osmiumpräparaten die Krause'schen Endkolben in der Conjunctiva; Waldeyer nimmt bei dieser Ge-

legenheit seine früher ausgesprochenen Zweifel an
der Existenz dieser Körperchen in der Conjunctiva
zurück. Er und Longworth finden ausserdem, dass
die Endkolben des Menschen innerhalb ihrer Hülle
aus grossen Zellen sich zusammensetzen, die man als
terminale Nervenzellen deuten müsse, da die eintretenden Nervenfasern in ihnen endigen. Somit würden
sich, die Richtigkeit der Merkel'schen Angaben zugestanden, die menschlichen Endkolben den Tastkörperchen, die Endkolben der Kalbsconjunctiva den
Vater'schen Körperchen an die Seite stellen.

Poncet erwähnt von feineren Structurverhält-
nissen nichts, sondern bestätigt lediglich bezüglich
der ächten Endkolben die Angaben W. Krause's
und Ciaccio's. Die „Fiocchetti nervosi" des Letzteren konnten weder Poncet noch Longworth
finden.

Ciacolo (3) nimmt mit Tamamscheff an,
dass die Descemet'sche Membran aus feinen Fibrillen zusammengefügt ist; diese Fibrillen sind durch
eine eigenthümliche, ziemlich feste Kittsubstanz untereinander vereinigt. In dieser so construirten Membran
finden sich, wie Verf. namentlich an Silberpräparaten
menschlicher Augen sah, kleine Lücken und Canälchen, die mit feinen Stomata zwischen den Endothelzellen der Descemet'schen Haut in die vordere
Kammer ausmünden und andererseits auch mit dem
Saftlückensysteme der Hornhaut in Verbindung stehen.
Da nun letzteres, wie Ciaccio conform den Angaben
des Ref. u. A. annimmt, sich in die Lymphbahnen
der Conjunctiva öffnet, so tritt auch auf diesem Wege
der Humor aqueus zum Lymphsystem in Beziehung.
(Siehe die Angaben von Leber und Knies, d. Ber.)
Nach Einwirkung entzündlicher Reize könne man,
wie Verf. an der Froschcornea fand, auch hie und da
Lymphkörperchen in den Lücken der Membrana De-
scemetii liegen sehen.

Den Zellen des Descemetischen Endothels schreibt
Verf. eine bedeutende Bewegungsfähigkeit zu, die
sich auch auf deren Kern erstreckt. So sind die sternförmigen Contouren und Fortsätze, welche man mitunter an den Endothelzellen sieht, als Ausdruck verschiedener Bewegungsphasen zu erklären. (S. Nro. 4.)
Auch fand er in dem Protoplasma der Zellen feine
fibrilläre Bildungen, die er für normale Bestandtheile
zu halten geneigt ist.

Angefügt ist der Abhandlung eine kurze Beschreibung nebst Abbildung eines Durchschnittes des Auges
vom Maulwurf. Es ergibt sich daraus, dass dasselbe
in vielen Stücken, namentlich was die Structur der
Linse anlangt, auf einem embryonalen Stadium zurückgeblieben ist.

Für die Behandlung der Descemet'schen Membran empfiehlt Verf. die Canterisirung der vorderen
Hornhautfläche in situ mit Arg. nitric. in Substanz unmittelbar nach dem Tode. Der Bulbus wird dann
etwa nach 12—24 Stunden entfernt, die Hornhaut
ausgeschnitten, dem Lichte ausgesetzt und in angesäuertem Glycerin untersucht.

v. Kwetsky (4) beschreibt die Endothel-

zellen der M. Descemetii als mit zahlreichen,
untereinander anastomosirenden Fortsätzen versehen,
ähnlich wie sie bereits Ref. und Ciaccio, s. d. Ber.
(3) und Ber. f. 1874, abgebildet haben. An den Endothelzellen nimmt er mit Löwe und Tournoux
eine kernlose Platte und darunter gelegene, protoplasmatische, kernhaltige Körper an, beides sei aber
bei der M. Descemetii nicht zu trennen. Auch die
fixen Hornhautzellen beschreibt er ähnlich, stellt sie
also mit den Endothelien in eine Reihe. Weiterhin
schildert er die Regeneration des Endothels der vorderen Kammer, wobei er die Kerne durch einen
Sprossungsvorgang aus den alten Kernen hervorgehen lässt; die Kernkörperchen bilden sich in den
Sprossen frei. Glimmer- und Glasplättchen, welche
in die vordere Kammer eingeführt worden waren,
zeigten sich mit ein- und vielkernigen, platten Zellen
überzogen, die Verf. vom Irisgewebe herstammen lässt.
Alle regenerative Neubildung von Bindegewebe bezieht er auf die fixen Bindegewebszellen.

Königstein (11) behandelt Hornhäute von
Fröschen und Säugethieren mit Goldchlorid; ist eine
gute Goldwirkung eingetreten, so werden dieselben
in einer Mischung käuflicher Salzsäure mit gleichen
Theilen Wasser und etwas Glycerin etwa 24 Stunden
macerirt, bis die Hornhäute beim Ergreifen mit der
Pincette anfangen, leicht zu zerreissen. Man erhält
dann trefflich isolirte, vergoldete Hornhautzellen mit
äusserst zahlreichen, feinen Ausläufern. Beim
Frosch sah Verf. ferner ein directes Ueber-
gehen der bekannten, feinen, varicösen
Axenfibrillen der Cornea in die Fortsätze
der Zellen, konnte sich dagegen von einem
Zusammenhange der Fasern mit Kern bezw.
Kernkörper oder mit den Descemet'schen
Endothelzellen nicht überzeugen.

Waldeyer (35) bediente sich auf die Empfehlung der Carminfärbung der Hornhautzellen
seitens Lieberkühn's (16) nachstehender Procedur:
In die Hornhaut eines lebenden Thieres wird in situ
mittelst Einstich einer reinen Spritze eine frisch bereitete, möglichst neutrale Carminlösung eingespritzt.
Man sieht dann die injicirten Stellen Monate lang gefärbt. Nur die Hornhautzellen beherbergen den Farbstoff. Verf. constatirte so (bei Kaninchen) vereinzelte
mehrkernige, fixe Hornhautzellen, er sah Spindel- und
Sternformen, konnte sich aber nicht von der Existenz
eines continuirlichen Netzwerkes überzeugen.

Leber (15) giebt die Beschreibung der Blutgefässe des Augapfels in Graefe und Saemisch's Augenheilkunde im Grossen und Ganzen
gleichlautend, wie früher in Stricker's Handbuch,
so dass wir uns eines eingehenden Referates enthalten
können. Beiläufig möge hier nur erwähnt sein, dass er
seine frühere Behauptung, die Lücken des Lgt. pectinatum seien mit dem Schlemm'schen Canale in keiner
offenen Verbindung, auch gegen Waldeyer (s. dasselbe Werk, 1. Bd., S. 229) aufrecht erhält, und beruft sich als besonders beweiskräftig auf den Versuch
der Einspritzung einer Mischung von Carmin und

Berlinerblau in die vordere Augenkammer, wo bloss das leicht diffundirende Carmin in die vordern Ciliarvenen abfliesst, während das Berlinerblau zurückgehalten wird. Ferner führen wir an, dass L. hinsichtlich der Ernährung der Hornhaut, ob die Circulation der Gewebsflüssigkeit in einem präformirten Saftcanalsystem oder bloss durch Diffusion stattfindet, sich mehr der letzteren Alternative zuneigt. Den von Waldeyer beschriebenen Versuch — positive Bilder nach einer gewissen Behandlung von Eisenvitriol und Ferridcyankalium (s. dasselbe Werk, 1. Bd., S. 181) nachmachend, bekam L. nur die gewöhnlichen negativen Bilder, folglich schien nur eine einfache Diffusion stattzufinden. „Nicht diffundirende Flüssigkeiten, wie Alkannin-Terpenthinöl oder Hg liessen sich weder bei niedrigem, noch sehr hohem Druck durch die Hornhaut pressen, auch nicht wenn die Membr. Descemetii und das Epithel entfernt und die Oberfläche vielfach eingeritzt war". (Ursache konnte auch die Compression des zartwandigen Saftcanalsystems sein. Vergl. die Versuche von Foa und Knies, diesen Ber. Ref.)

Michel (20) untersuchte das Irisstroma des Menschen und mehrerer Wirbelthiere (Kaninchen, Schaf, Schwein, Vögel), um unter anderm festzustellen, ob die Zellen der sog. Bruch'schen Begrenzungsschicht muskulös sind oder nicht. Das Resultat ergab, dass in dieser Hinsicht kein allgemeines Urtheil gefällt werden kann, indem die starren, scharf contourirten und regelmässig spindelförmigen Zellen beim Menschen und Kaninchen die muskulöse Natur wahrscheinlich machen, während bei den übrigen untersuchten Thieren an deren Stelle ähnlich gestaltete Zellen liegen, die aber durch ihren Pigmentgehalt von jenen wesentlich verschieden sind. Beim Menschen und Kaninchen konnte Verf. Jerophoof's und Merkel's Angabe (s. betr. Artikel in der Augenheilkunde v. Oracfe und Saemisch), dass die Fasern des Dilatator nach aussen in einen ringförmigen Plexus umbiegen, nicht constatiren; mit dem Sphincter hängt der Dilatator auch nicht zusammen. Die übrigen Verhältnisse der Iris betreffend, scheinen folgende Punkte erwähnenswerth: Die menschliche Iris enthält 3 formreiche Pigmentzellen (Stromazellen, M.), bald sternförmig, bald langgestreckt, manche mit mehreren (vier bis fünf) Kernen und meist mit zahlreichen Fortsätzen versehen; an den Fortsätzen alterniren dünnere und breitere Stellen, und enthalten die letzteren kleine Vacuolen. Diese Fortsätze anastomosiren meist miteinander, weshalb Verf. das Ganze als ein protoplasmatisches Zellnetzwerk auffasst, in welchem lebhafte vitale Vorgänge stattzufinden scheinen. Ausser den Stromazellen findet man im spärlichen fibrillären Zwischengewebe Protoplasmaklumpen mit 1—2 Kernen, forner Protoplasmabalken, Lymphkörperchen und Uebergangsformen von Lymphkörperchen zu den beschriebenen Stromazellen. Letztere Zellen fehlen in der Iris des Kaninchens, und ist statt dessen hier das feinfibrilläre Bindegewebe stark entwickelt, dessen Bündel,

in zwei Lagen angeordnet, sich unter rechtem Winkel kreuzen, wodurch eine schachbrettartige Zeichnung entsteht; in diesem Bindegewebe liegen Zellplatten und bei nichtalbinotischen Kaninchen Pigmentzellen, die sich von den Stromazellen durch spärliche Ausläufer und wenig Anastomosen unterscheiden. Die Gefässe und Nerven in der menschlichen Iris sind von einer starken, aus parallelen Fibrillen bestehenden Adventitia begleitet; Venen und Capillaren sind durchgehends von Endothelscheiden umgeben. Markhaltige Nerven kommen nur in der Ciliarzone und auch hier spärlich vor. Endlich wäre noch anzuführen, dass Verf. bei allen untersuchten Thieren die vordere Irisfläche von Endothel belegt fand. Gute Härtungen liefert die Einspritzung von 1 pCt. Ueberosmiumsäure in die vordere Augenkammer.

Nicati (23, 24) fand beim Frosch, Fisch und Vogel eine complete Kreuzung der Sehnervenfasern beim Eintritt des N. opticus in die Retina. Die Papille dieser Thiere ist bekanntlich länglich. Macht man einen Schnitt senkrecht auf die lange Axe der Papille, so sieht man die Sehnervenfasern, in einzelne Bündel geordnet, in der Weise in die Faserschicht der Retina ausstrahlen, dass ein Bündel nach der rechten Seite, das folgende nach links, das folgende wieder nach rechts ausstrahlt u. s. f. Diese Verhältnisse sind bekanntlich, wenn auch in etwas anderer Weise, von Langerhans bei Petromyzon und von Schwalbe beim Vogel beschrieben worden. Bei den Säugethieren mit rundlicher Papille kommen wohl Anastomosen der Faserbündel (Henle), jedoch keine Kreuzungen vor. Verf. beschreibt auch genauer (24) den Verlauf der Nervenfasern in der Froschretina.

Morano (21) fand in der Pigmentschicht der Froschretina Stomata, von den Rändern 2—4 nebeneinanderliegender Epithelzellen gebildet. In einzelnen Fällen war das Stoma nur von einer Epithelzelle bedingt, und lag dann in der Nähe des Kerns. Im inneren enthielten die Löcher klappenartige Vorsprünge, reich an Protoplasma und mit mehreren Kernen versehen. Bei Säugern waren die Stomata nicht constant zu finden.

In 3 procentiger Essigsäure macerirte Sehnerven von Menschen zeigen nach W. Krause (12), dass die Centralgefässe und ihre in der Axe der N. opticus verlaufenden Aeste von einem ganglösen Plexus umsponnen werden. Die Nervenstämmchen messen einige Mm. hinter der Sclera nur 0,02 Mm. und bestehen an dieser Stelle aus 1—2 doppeltcontourirten und 10—12 blassen Nervenfasern. Sie lassen sich bis zur Papilla nervi optici verfolgen und stammen aus dem Ganglion ciliare. In Folge dieses Befundes schlägt Verf. vor, Versuche mit Exstirpation und Reizung dieses Ganglion unter gleichzeitiger Zuhülfenahme des Augenspiegels anzustellen.

Ferner fand Verf. an 24 Stunden lang mit 0,2 procentiger Osmiumsäure behandelten Augen vom Frosch eine Fovea centralis: eine kleine, im Hintergrunde des Auges befindliche Stelle, wo nur Zapfen sitzen.

Henle (9) bemerkt, dass nur die Zähnchen der Fischlinsenfasern nach Art der Zähnelungen der platten Schädelknochen dicht anliegend in einander greifen. Die Fischlinsenfasern sind aber auch nicht sechsseitig prismatisch, sondern gleichförmig platt. Die Zacken der Säugethierlinsenfasern, die von den zugeschärften Rändern der sechsseitigen Faserprismen ausgehen, ragen einander entgegen, ohne sich gegenseitig zu erreichen. Diese Zacken fehlen den oberflächlichen Fasern. In den tieferen Schichten finden sich aber, wie Verf. weiter fand, ausser den bisher allein bekannten Zähnchen, an den stumpfen Kanten des Prismas (den Querschnitt gedacht) je 2 Reihen äusserst zarter, kegelförmig zugespitzter Härchen, die nach verschiedenen Seiten gerichtet sind. Sie dienen dazu, die unmittelbare Berührung der Linsenfasern zu verhindern, so dass zwischen den Fasern ein System interfibrillärer Lücken (freilich in anderm Sinne als v. Becker sie beschrieben hat, Arch. f. Ophth. IX. Abth. 1. S. 1) übrigbleibt, welche Ernährungsflüssigkeit führen. Auf die Gerinnung dieser also nur im Centrum vorhandenen Flüssigkeit führt Verf. die postmortale Trübung des Linsenkerns zurück.

B. Gehörorgan.

α. Vertebraten.

1) Bornhardt, A., Zur Frage über die Function der Bogengänge des Ohrlabyrinths. Centralbl. für die med. Wissensch. No. 21. (Aus dem Institute Professor Cyon's in St. Petersburg.) (Alle bis jetzt beschriebenen Bewegungserscheinungen nach Durchschneidung der Bogengänge sollen Folgen der Operationseingriffe sein. Der Inhalt der Bogengänge scheint eher für die Leitung von Schwebungen, als für fortschreitende Bewegungen geeignet zu sein. S. den Bericht für Physiologie.) — 2) Ercolani, G. B., Note anatomiche sull' arecchio esterno e sul timpano negli Uccelli. Annuario della Societa dei Naturalisti di Modena. Serie II. Anno IX. Fasc. 3. (Reclamation zu Gunsten Galvani's in Betreff des in Vergessenheit gerathenee Antivestibulum. Nachweis einer Communication des inneren Ohres mit den Luftzellen der Mandibula, sowie eines venös-arteriellen Plexus im äusseren Gehörgang, welcher die Ohrenschmalzdrüsen vertreten soll; da diese selbst ebenfalls vorhanden, so empfangen sie die Gefässe vom Plexus.) — 3) Gerlach, Zur Morphologie der Tuba Eustachii. Sitzungsber. der phys.-med. Societät zu Erlangen. März. — 4) Lawdovsky, M., Histologie des nervösen Endapparates der Gehörschnecke. St. Petersburg, 1874. 314 SS. (Russisch; im nächsten Jahre wird vom Verf. eine abgekürzte Darstellung, zum Theil auf erneute Untersuchungen begründet, im Archiv für mikr. Anat. erscheinen.) — 5) Mayer, Alfred M., Researches in acoustics. London, Edinburgh and Dublin philosoph. Magaz. May. p. 352. p. 428 etc. (Fortsetzung; s. den vorj. Ber.) — 6) Retzius, G., Anatomische Untersuchungen. Erste Lieferung: Das Gehörlabyrinth der Knochenfische. Stockholm, 1872. 5 Tafeln. 4. 76 SS. (Nachträglich referirt.) — 6a) Derselbe, Recherches anatomiques sur l'appareil auditif des poissons osseux. Journ. de zool. par Gervais. T. IV. No. 3 (Nur kurze Mittheilung der Resultate.) — 7) Sapolini, G., Sulla irrigazione arteriosa centrale dell' organo acustico. Annali univ. di medicina. Settemb. 1874. con tre figure. (Descriptiv anatomisch.) — 8) Urbantschitsch, V., Ein Beitrag zur Lehre über den Bau des Tubenknorpels

beim Menschen. Oesterr. med. Jahrbb. Heft 3. S. 295. (Bei Neugeborenen ist die Grundsubstanz structurlos, später körnig oder gestreift; die Knorpelzellen sind anfangs dicht gelagert, später an der medialen, wie lateralen Platte inselförmig gruppirt. — Es ist das nichts, als die bekannten Altersveränderungen vieler Knorpel. Ref.) — 9) Utz, C., Zur Histologie der häutigen Bogengänge. München. 4. 26 SS. 2 Taf. S. a. Monatsschr. für Ohrenheilk. No. L (S Ber. für descriptive Anatomie.) — 10) Wiedersheim, R., Der Aquaeductus vestibuli von Phyllodactylus europaeus. Vorl. Mittheil. Verhandlungen der Würzburger phys.-med. Gesellsch. Juli. (S. den Bericht für descriptive Anatomie.) — 11) Zuckerkandl, E., Anatomische Notiz über die Tuba Eustachiana eines Elephas indicus. Monatsschr. für Ohrenheilk. von Voltolini etc. IX. Jahrg No. 9. S. 106. (Bezüglich der histologischen Structur erwähnt Verf., dass im Tubenknorpel sowohl hyaline, als auch faserknorplige Partien angetroffen werden. Auch verkalkte Partien kommen vor. Ob auch Netzknorpel vorkomme, erwähnt Z. nicht.)

Gerlach (3) fand in dem knorpligen Abschnitt der Tubenschleimhaut eines halbjährigen Kindes zahlreiche, conglobirte Balgdrüsen, die er nach Analogie der Namen Rachenmandel etc. mit dem Namen „Tubenmandel" belegt. Zwischen und unter den Bälgen liegen die Schleimdrüsen, deren Ausführungsgänge theilweise in die Hohlräume der Balgdrüsen münden.

Von der sorgfältigen Beschreibung Retzius' (6) über das Gehörlabyrinth der Knochenfische referiren wir mit Weglassung des descriptiv anatomischen Theils nur die histologischen Verhältnisse. Zur Untersuchung dienten Esox lucius, Perca fluviatilis, Pleuronectes flesus, Muraena anguilla, Abramis brama, am eingehendsten wird das Hechtlabyrinth beschrieben. Das Gehörlabyrinth dieser Fische liegt bekanntlich frei in der Schädelhöhle, vom Gehirn bloss durch die harte Hirnhaut getrennt, und ist umgeben von einem gallertigen Bindegewebe, ein Homologon jenes Gewebes, welches bei Wirbelthieren höherer Ordnung das membranöse Labyrinth im Embryonalzustand umhüllt. Dieses perilymphatische Bindegewebe, wie es Verf. nennt, ist beim Hecht farblos, durchsichtig, von einer klaren Flüssigkeit durchdrungen, und besteht aus zweierlei geformten Bestandtheilen, die mit einander nicht zusammenhängen scheinen; aus einem von Balken und Membranen zusammengesetzten Gerüst mit Blutgefässen, dann aus einem die Lücken dieses Gerüstes ausfüllenden, spongiösen Gewebe, bestehend aus einem Netzwerk von feinen, ziemlich starren und gleichdicken Fasern. Bei den meisten übrigen Fischen liegt in den Lücken des Gerüstes reichlich entwickeltes Fett. Mit der Wand des membranösen Labyrinthes hängt das Gerüst nur dort fester zusammen, wo Blutgefässe in dasselbe ein- und austreten.

Die Wand des Labyrinthes besteht aus einer hyalinen Grundsubstanz mit eingestreuten Spindelzellen (Spindelknorpel). Folgende Theile bilden das Labyrinth: Der Sacculus, bei den meisten Knochenfischen mit einer der Schnecke der höhern Thiere entsprechenden Ausbuchtung (Cysticula, Lagena); beim Brachsen communicirt die Lagena sogar durch eine Art von

Canalis reuniens (Canalis lagenaria) mit dem Sacculus. Der Hecht besitzt keine ausgestülpte Lagena, sondern bloss eine nervenreiche Stelle an der Wand des Sacculus. Der Sacculus liegt dem Utriculus entweder nur einfach an, oder communicirt bei andern Arten durch eine Oeffnung mit demselben. Der Utriculus ist mit den Ampullen und den 3 Bogengängen, und zwar mit dem sagittalen und frontalen Bogengang durch Vermittlung des a. g. Sinns superior in Verbindung. Besonders nennenswerth ist ein von der obern inneren Wand des Sacculus ausgehender, membranöser Canal, der mit der pigmentirten Dura innig zusammenhängt; möglicherweise ist es der Aquaeductus vestibuli.

Die Nerven treten an 8 Stellen zum Labyrinth heran, nämlich zu den 3 Cristae acusticae der Ampullen, dann zur Macula utriculi, zur Macula sacculi, ferner zu drei der Schnecke entsprechenden Stellen, nämlich zu einer in der Lagena (Papilla lagenae; beim Hecht liegt diese Stelle mit dem übrigen Theil des Sacculus in einem Continuum), und zwei Stellen im Utriculus (Papillae partis basilaris cochleae; letztere rechnet R. darum zur Schnecke und hält sie für homolog mit der Pars basilaris bei den übrigen Wirbelthieren, weil sie von Aeston des N. cochlearis versehen werden. An allen diesen Stellen findet Verf. zweierlei Arten von Zellen: 1) hohe cylindrische, im untern Theil mit grossem ovalen Kern, am freien Ende mit einem fein ausgezogenen Haar versehene Gebilde, die die eigentlichen Hörzellen sein sollen; dann fadenförmige Zellen mit ovalem Kern und gleicher Höhe, wie die Hörzellen, die Verf. mit dem Namen der Epithelzellen (Stütz- oder Isolirungszellen) belegt. Der untere Theil der Hörzellen ist abgerundet, selten in einen kurzen Faden auslaufend; ein Zusammenhang mit Nervenfibrillen konnte nicht constatirt werden. Der unter dem Kern liegende Theil der Zelle ist fein granulirt, der obere gelblich, glänzend; ins Innere der Zelle konnte das Hörhaar nicht verfolgt werden. Das Hörhaar ist bandartig abgeplattet und besteht aus vielen, feinen Stäbchen, die in Ueberosmiumsäure leicht zerfasern. Jede Hörzelle ist von einem Kranze der Fadenzellen umsäumt. Das Epithel selbst liegt einem kernähnlichen Bindegewebe auf, das von Blutgefässen und markhaltigen Nervenfasern durchzogen wird; die Nervenfasern dringen unter dichotomischer Theilung in das Epithel ein (die von Rüdinger beschriebenen Anastomosen — Stricker's Handbuch S. 903 — stellt Verf. in Abrede), steigen bis zur Hälfte der Höhe der Zellen auf, biegen dann in horizontaler Richtung um und verlieren dann erst ihr Mark; ihre Enden konnten mit den Hörzellen nicht in Zusammenhang dargestellt werden.

Die geschilderte Beschreibung zeigt zur Genüge, dass R. hinsichtlich des Nervenepithels zu einer entgegengesetzten Meinung gekommen ist, als M. Schultze. Dieser hatte bekanntlich die Fadenzellen für jene Gebilde erklärt, mit welchen die Nerven möglicherweise zusammenhängen, die übrigen Zellen aber (Cylinder- und Basalzellen) für nicht nervös bezeichnet. Dem gegenüber hält R. die Cylinderzellen für die nervösen Epithelien, die Fadenzellen aber für gewöhnliche Stütz- oder Isolationsgebilde. Auch für die übrigen Vertebraten hält Verfasser an dieser Ansicht fest (worüber er das Nähere in: Nordiskt medicinskt Arkiv. 3. Bd., 3. Heft, September 1871, publicirte), und folgert daraus, dass es eine allgemeine Eigenthümlichkeit des Gehörorgans zu sein scheint, dass überall dort, wo sich Fasern des Hörnerven verbreiten (also auch im Corti'schen Organ), zweierlei Arten von Zellen vorkommen, nämlich indifferente Epithelien und mit Haaren versehene Hörzellen.

Noch Folgendes ist erwähnenswerth: Ins Epithel des Planum semilunatum treten keine Nervenfasern ein; das Epithel ist hier einfach cylindrisch. Die Otolithen bestehen aus feinen Stäben (Bacilli, Kniger) und zeigen an zerquetschten Stücken eine vom Centrum ausgehende, radiäre, dichte Streifung, besetzt mit quer darüber liegenden, aber concentrisch zur Mitte des Steines verlaufenden Bändern, wahrscheinlich herrührend von der Ablagerung der Kalksalze. Die Cupula terminalis soll nach R. aus dicht beisammen liegenden, wellenförmig nach oben verlaufenden Fasern zusammengesetzt sein; die obere Fläche der Cupula deckt eine dünne, undeutlich feinkörnige, homogene Lage von einer Art Häutchen; in den untern Theil der Cupula ragen die Hörhaare hinein, scheinen aber mit den Fasern der Cupula nicht zusammenzuhängen. Zur Demonstration der Nerven wird Ueberosmiumsäure empfohlen; es soll aber nicht das herauspräparirte Labyrinth hineingelegt werden, sondern der halbe Kopf mit intacter Dura nach Entfernung der Haut und Muskeln; hierdurch wird die im andern Falle nachfolgende Schrumpfung der zarten Gebilde vermieden.

β. Evertebraten.

1) Bar, C., Zur Streitfrage über den Gehörsinn und das Stimmorgan bei den Insecten. Aus dem Französischen übersetzt von Taschenberg. Giebel's Zeitschr. für die gesammten Naturwissensch. Neue Folge. 1874. Bd. X. (Von mehr physiologischem Inhalt.) — 1a) Claus, C., Das Gehörorgan der Heteropoden. Archiv für mikr. Anat. XII. Bd. p. 103. — 2) Graber, V., Ueber die Gehörorgane der Geradflügler. Steiermärkische naturwissensch. Mittheil. 1874. S. 22—31. — 3) Harting, P., Notices zoologiques etc. Niederländ. Archiv für Zool. Bd. II. Heft 3. Mai. S. 5. II. „Les otolithes de Cyanea et de Chrysaora". (Die Otolithen bestehen ausser den Kalksalzen aus einer organischen Masse, welche den Krystallen an Volumen gleichkommt: ihr Mineralbestandtheil scheint Kalkphosphat, nicht Kalkcarbonat zu sein) — 4) Mayer, Alfred M., Experiments on the supposed auditory apparatus of the „Culex mosquito". London. Edinb. and Dublin Philos. Mag. Ser. 4. V. 15 p. 349. (Mayer stellte in ähnlicher Weise wie Hensen bei Crustaceen, Experimente an männlichen Mücken an. Er fand, dass auf gewisse Stimmgabeltöne nur bestimmte Fibren der Antennen in Schwingungen gerathen, und hält dafür, dass die Antennen Tonempfindungen vermitteln. Ueber die weitere, lange bereits fortgesetzten Beobachtungen des Verf. vgl. das Citat im Ber. für 1874.) — 5) Schmidt, Oscar, Die Gehörorgane der Heuschrecken. Archiv für mikr. Anat. XI. Bd. S. 195. — 6) Ranke, J., Das Gehörorgan und der Gehörvorgang bei Pterotrachea. Zeitschr.

für wissensch. Zool. XXV. Bd. I. Suppl. S. 77. — 7) Derselbe, Beiträge zu der Lehre von den Uebergangs-sinnesorganen: Das Gehörorgan der Acridier und das Sehorgan der Hirudineen. Ebendas. XXV. Bd. S. 142.

An den zur Untersuchung feinerer Verhältnisse sehr gut geeigneten, durchsichtigen Pterotrach'ea-arten hat Ranke (6) den feineren Bau des Gehörorgans zu erforschen gesucht. Die schon von Boll 1871 beobachteten, rhythmischen Bewegungen der in das Innere dieses Organs ragenden Hörhaare hält er für theilweise erst beim Absterben entstehend. Doch giebt er eine Art der Bewegung dieser Haare zu, die aber nicht rhythmisch oder aus inneren Ursachen entstehe, sondern nur als Wirkung eines stärkeren Schalles erfolgt. Verf. hat nach der ganzen inneren Oberfläche des fast mathematisch kugelförmigen Gehörorgans etwa 50 Büschel solcher Cilien gezählt. Hinsichtlich des Polsters, auf dem die Cilien sitzen, stimmt Ranke wesentlich mit der schon von Boll gegebenen, genauen Darstellung desselben überein. Der Hörnerv löst sich sofort nach seinem Zutritt an das Gehörorgan in eine Unzahl feinster Fasern auf, welche von diesem Puncte aus meridianförmig über die ganze Gehörblase ausstrahlen. Der kleinste Theil dieser Fasern tritt zu den Polstern der Hörhaare, der bei weitem grösste zieht nach dem der Eintrittsstelle des Nerven gegenüberliegenden Pol, wo er zu einem Gebilde tritt, das Ranke als das eigentliche „acustische Organ" bezeichnet. Es ist dies eine Verdickung der inneren Blasenwand, welche durch fünf sehr grosse Zellen gebildet wird, die an dem nach dem Lumen zugekehrten Rande eine Krone feiner, stark lichtbrechender Stifte tragen (Hörstäbe). Diese Stifte senden in die Zelle Fortsätze, die sich mit dem von der Zellbasis her eintretenden Nerven verbinden. Die Schallwellen treffen nun das acust. Organ entweder direct, (Fortpflanzung derselben durch die Blasenwand oder die Endolymphe), oder es wird durch die Bewegungen der Hörhaare, die auf stärkeren Schallreiz eintreten, der Otolith gegen das acustische Organ geschleudert. Zu den Hörhaaren hat Verf. feine Muskelfasern von aussen tretend gesehen.

Das acustische Organ ist kreisrund; den Ring, den die zu seinen einzelnen Zellen tretenden Nervenfasern um dasselbe bilden, nennt Ranke das „Ring-ganglion".

Ein ähnliches Ringganglion hat Verf. auch im Ohr der Cephalopoden gefunden. Hier sind zahlreiche Ganglienzellen in den Ring eingeschaltet.

Verf. spricht sich daher für die völlige Uebereinstimmung im Bau beider sonst. Organe aus. Nur ist in der „Mittelplatte" und im Zellenring des Ringganglion der Cephalopoden die Zahl der Hörstäbe tragenden Zellen grösser als bei Pterotrachea. Bei den Octopoden gelang es auch, eine verschiedene Länge der Hörstäbe untereinander zu constatiren. Hörhaare kommen im Cephalopodenohre nicht vor. Die Function, die sie bei Pterotrachea erfüllen, ist hier einer leichtschwingenden, mit dem Otolithen verwachsenen Membran

zugetheilt. Geräth diese in Bewegung, so wird der Otolith gegen die Hörstäbe angestossen.

Fast gleichzeitig mit Ranke hat Claus (1a) das Gehörorgan der Pterotrachea untersucht.

Was die Nichtbetheiligung der Hörcilien am Vorgange des Hörens betrifft, so stimmt er ganz mit R. überein. Auch er hat das acust. Organ gesehen und verlegt in dasselbe die Schallperceptionen. Nur hinsichtlich des Baues dieses Organs ist er zu anderen Resultaten gekommen. Während R. dies von nur einer Mittelzelle und vier radiär liegenden Aussenzellen gebildet sieht, sagt Claus: „Die 4 Aussenzellen als stäbchentragende Hörzellen existiren überhaupt nicht; was als solche beschrieben worden, erklärt sich aus einer Confundirung peripher Theile der „Stütz-zellen" mit Härchengruppen benachbarter Hörzellenkreise." Die peripheren Hörzellen, kleine, stäbchentragende Zellen, bilden, 70—80 an Zahl, einen Ring um die Mittelzelle, und diesen Ring hat Ranke eben als Ringganglion angesprochen, indem er ihre Härchenkronen übersah. Die Zahl der Härchen ist eine viel grössere, als die der in die Zelle tretenden Nervenfibrillen.

O. Schmidt (5) untersuchte die Gehörorgane der Acridier und Locustinen, die untereinander keine wahre Homologie zeigen, um einen Beitrag zur Beantwortung der Frage zu liefern, inwieweit die histologischen Elemente ihre Uebereinstimmung in den verschiedenen Classen entweder der gleichen Abstammung, oder den plastischen Einflüssen äusserer Agentien auf die indifferente, protoplasmatische Grundlage verdanken. Es galt also zu untersuchen, wie weit bei den beiden verschiedenen Gattungen aus gleichem Material, unter dem Einfluss der acustischen Bedürfnisse und der geschlechtlichen Zuchtwahl, Aehnliches hervorgebracht worden ist.

1) Acridier: Der Ring, welcher das Trommelfell umgiebt, ist nach unten durch die gewöhnliche Chitinbedeckung geschlossen; nur zwischen den zwei Schenkeln liegt das Stigma. Das Trommelfell besteht, abgesehen von der Matrix, aus einer feingestreiften, untern Schicht und einer darüber liegenden, areolär angeordneten Zellmasse, die in einem pigmentirten Maschennetze liegt. Am dicksten ist das Trommelfell da, wo der Gehörnerv vorbeizieht, an der Basis des Halsringes des Trommelbogens. Die „Hornvorsprünge" des Trommelfells entstehen als Einstülpungen von aussen; es der „Kegel" mit dem Seitenjoch (Leydig's Vereinigungshöcker). Neben ihm liegt eine flache, nach aussen gewölbte Grube. Von diesen beiden, zusammenhängenden Organen geht ein langer, hohler Fortsatz, der sich oben zu einer Kapsel erweitert, nach dem Centrum des Trommelfells. In ihn tritt ein starker Ast aus dem Ganglion des Hörnerven und schwillt dann zu einem kleinen Ganglion (Zwischenganglion) an. Jenseits desselben zieht er weiter zu der Kapsel, wo er in einem complicirt gebauten Ganglion endigt, welche von der Fläche des Trommelfells feinste Nervenfädchen zuziehen. Das Ganglion ist also nicht das periphere Ende des Hörnerven. Diese Enden bleiben vielmehr noch unbekannt. Verf. ist nicht geneigt, die Tracheenblase als einen wesentlichen Bestandtheil des Gehörorgans aufzufassen.

2) Locustinen: Schmidt giebt zunächst eine

Reihe von Schnitten und Flächenbildern des Gehörorgans mehrerer Arten. Am Trommelfell ist nur die
innere, der Trachea angehörige Schicht überall gleichmässig dick, die äussere (vom Hautskelet) nimmt von
oben nach unten an Dicke ab. In die Tracheenblase,
auf welcher der Hörapparat liegt, senkt sich von oben
eine sie theilende Scheidewand, der von unten eine ähnliche bis zur Vereinigung entgegenwächst. Die so entstandene Mittelplatte nennt Schmidt den „Steg". Mit
dem Hörganglion hängt direct die Reihe der dichtge-
drängten „Hörstifte" und ihrer Nebenorgane zusammen.
Die Querfächer, welche als Fortsetzungen des chitinösen
Neurilemms zwischen die einzelnen Stifte gehen, fehlen
im oberen Theil der Hörleiste. Durch diese Fächer sind
die Stifte völlig von einander isolirt. Der einzelne Stift
wird schützend gedeckt von 4 Zellen: 1 Deckzelle,
2 Seitenzellen und 1 Basalzelle.

Die Deckzelle bedeckt in Form eines vierseitigen
Polsters den Kopf des Stiftes. ihre Membran hat mit
der Hülle des Stiftes nichts zu thun. (Opp. Hensen.)
Die paarigen, grossen Seitenzellen erfüllen den Raum
zwischen Trachea und Deckzelle zu beiden Seiten des
Stiftes. An ihrer Stelle können auch mehrere blasige,
kleinere Zellen stehen. Bezüglich des Verlaufs des Hörnerven neben der Leiste und des seitlichen Zusammen-
hangs der Stifte mit diesem Nerven stimmt Verf. ganz
mit Hensen überein und weicht nur in den Details ab.
Die Hörstifte bestehen aus einer festen Bülle und einer
feinen Faser, die aus einem im Dach der Bülle liegenden Knöpfchen hervorgehend, zum N. acusticus zieht.
Stift und Knöpfchen gehen wahrscheinlich aus einer
Zelle hervor. Die Basalzelle ist im directen Zusammenhang mit dem feinen Nervenfäserchen (Chorda Bensen's).
Schmidt nennt sie daher „Basalganglienzelle";
die seitlich von der Hörleiste liegenden, in den Verlauf
der zum grossen Hörganglion ziehenden Nerven inter-
polirten Ganglienzellen: „Seitenganglienzellen".

Aus diesen Beobachtungen folgert Verf., dass die
Gehörapparate der Acridier und Locustinen sich nur
in den allgemeinsten Umrissen vergleichen lassen.
Sie sind beide unabhängig von einander hervorgegangen aus der bei den Gliederthieren zur Hervorbringung von Gehörapparaten so günstigen Körperbeschaf-
fenheit. Sie können nicht als eine Modification der
Hörhaare der übrigen Arthropoden angesehen werden,
sondern sind nur aus demselben Material, wie diese
am anderen Ort entstandene Gebilde, zu denen noch
Tonapparate kommen, welche durch die geschlechtliche Zuchtwahl erlangt werden.

Eine directe Homologie, wie Hensen sie anzunehmen geneigt ist, existirt unter den Gehörapparaten
der Insekten nicht.

Im Gegensatze zu Schmidt will Hauke (7) das
Gehörorgan der Acridier, wie Hensen, in eine
Reihe einstellen, die von den Hörhaaren der Crustaceen allmälig zu dem complicirten Gehörapparat der
Säugethiere ansteigt. Hinsichtlich des feineren Baues
des Acridierohres stimmt er im Wesentlichen mit
Leydig und v. Siebold überein. Im Hörganglion
unterscheidet er eine Schicht von Stäbchen (Siebold's Hörstäbchen), von Körnern und von Ganglienzellen (meist bipolar Natur). Je ein Stäbchenaus-
läufer verbindet sich mit einem Korn der Körnerschicht, das andererseits wieder mit den Ganglienzellen zusammenhängt. Zu diesen tritt je eine Acus-
ticusfaser. Die Stäbchen sind spröde und nicht
nervöser Natur. Erst in der Nähe der Körner-

zellen gleichen ihre Ausläufer Nerven. Indem die
Stäbchen an das Trommelfell anstossen, leiten sie die
Schallschwingungen direct dem Hörnerven zu. Die
Gleichheit der acustischen Endapparate in mechanischer Beziehung macht es sehr wahrscheinlich, dass
das Gehörorgan nur quantitativ verschiedene Schallempfindungen empfängt. Dies „einfache Gehörorgan"
hat sich von den dem Tastsinn dienenden Sinnesorganen noch wenig differenzirt. Noch weniger verschieden von den dem Tast- und Geschmackssinn
dienenden Organen sind die sogenannten Augenbecher des Blutegels. Ja, wahrscheinlich dienen
diese sogar den drei Sinnesempfindungen gleichzeitig,
oder es sind vielmehr, wie Verf. sagt, bei den nie-
dersten Thieren, denen noch specifische Sinnesorgane
fehlen, alle Sinnesempfindungen durch ein Gemein-
gefühl ersetzt, aus dem sich die specifischen Empfindungen ebenso differenziren, wie die eigentlichen
Sinnesorgane aus den mehreren Sinneswahrnehmungen
zugleich dienenden Apparaten. Den anatomischen Bau
dieser „Augenbecher" hat Verf. ganz übereinstimmend mit den von Leydig gemachten Angaben gefunden. Ueber einer flächenhaften Ausbreitung des
Ganglion opticum, in welcher mosaikartig den Zapfen
der Retina vergleichbare Nervenendorgane angeordnet
stehen, befindet sich, aus durchsichtigen Massen gebildet, ein solider Glaskörper, der nach aussen durch
eine halbkugelige, als Cornea und Linse zugleich wirkende Fläche begrenzt wird. Hört die Contraction der
umgebenden Muskeln auf, so wird dies „Auge" durch
Zurücktreten der die Cornea bildenden, hervor-
gepressten Glaskörperkugeln becherförmig, und dient in
dieser Gestalt vielleicht ganz anderen Sinnesenergien.
Eine Reihe hübscher physiologischer Versuche, die
Verf. angestellt hat, sprechen dafür.

C. Die übrigen Sinnesorgane.

1) v. Brunn, A., Untersuchungen über das Riech-
epithel. Archiv f. mikr. Anat. Bd. XI. S. 468—478 —
2) Golgi, Camillo, Sulla fine struttura dei bulbi
olfactorii. Reggio Emilia. — 3) Wolff, O. J. B., Das
Riechorgan der Biene nebst einer Beschreibung des Re-
spirationswerkes der Hymenopteren, des Saugrüssels und
Geschmacksorganes der Blumenwespen, einer vergleichenden Beobachtung der Riechhaut verschiedener Ader-
flüglerfamilien und Erläuterungen zur Geruchs- und
Geschmacksphysiologie überhaupt. Mit 8 Tafeln. Nova
acta Acad. Caes. Leop. T. XXXVIII. Nro. 11. Dresden.
S. 251. (Im Original einzusehen.) — 4) Hoffmann, A.,
Ueber die Verbreitung der Geschmacksknospen beim
Menschen. Virchow's Archiv LXII. — 5) Winther, G.,
Udvendige smakspapiller hos Gobius niger. Naturhisto-
risk tidskrift. ved Schiödte. III. R. 9 Band, p. 181. —
— 6) Jobert (Dijon), Des poils considérés comme
agents tactiles chez l'homme. Gazette méd. de Paris.
Nro. 6.— 7) Derselbe, Recherches sur les organes tactiles de l'homme. Compt. rend. Janv. p. 274. — 8)
Merkel, Fr., Ueber die Endigung der sensiblen Nerven
in der Haut. Göttinger Nachrichten. 24. Febr. Nro. 5.
S. 123. — 9) Derselbe, Tastzellen und Tastkörperchen
bei den Hausthieren und beim Menschen. Arch. f. mikrosk. Anat. XI. S. 636. — 10) Malbranc, Bemerkung,
betreffend die Sinnesorgane der Seitenlinie der Amphibien. Centralblatt f. die med. Wissensch. Nro. 1. —
11) Derselbe, Von der Seitenlinie und ihren Sinnes-

organen bei den Amphibien. Zeitschr. f. wissenschaftl. Zool. 25. Band. — 12) Simroth, H., Vorläufige Mittheilung, betreffend eine Arbeit über die Sinnesorgane der einheimischen Weichthiere. Zeitschr. f. wissensch. Zool. XXV. Bd. 2. Suppl. — 13) Derselbe, Ueber die Sinneswerkzeuge unserer einheimischen Weichthiere. ibid. XXVI. Band. S. 227. — S. a. VI. B. 4. Fühler der Seeigel. — VIII. A. 1. 17. 38. 45. Pacini'sche Körperchen. — VIII. A. 21. 32. Tasthaare. — VIII. B. 3. Sinnesorgane von Eucope (Coelenteraten). — IX. A. 7. Ohrenschmalzdrüsen. — IX. A. 9. Organe des sechsten Sinnes bei Salamandrinen. — XIV. E. 3. Sinnesorgane der Arguliden. — XIV. E. 30. Sinnesorgane von Branchipus. — XIV. H. 25. Sinnesorgane von Amphioxus, „Fühlzellen".

v. Brunn (1) giebt nähere Angaben über die von ihm schon im vorigen Jahre beschriebene (s. vorj. Ber. S. 97) Membr. limitans olfactoria und bereichert zugleich unsere Kenntnisse von den Zellen der Riechschleimhaut. Die erwähnte Membran bedeckt bei Säugethieren (bei Frosch und Salamander konnte sie nicht nachgewiesen werden, obgleich auch hier ein feiner Saum an der Basis der frei vorstehenden Riechhärchen zu erkennen war) die freie Fläche der Riechschleimhaut, und liegt den Zellen „wie ein erstarrter Guss" auf. Die peripheren Fortsätze der Riechzellen stecken in Löchern dieser Membran, ragen aber über deren freie Fläche nicht vor. Am leichtesten lässt sich die Membran durch eine dreitägige Maceration in schwacher Ueberosmiumsäurelösung (0,1—0,05 pCt.) isoliren. — Hinsichtlich der Zellen der Riechschleimhaut schliesst sich v. Brunn ganz den Ansichten von M. Schultze an, dass die Riechzellen nämlich nach Form und Function von den Cylinderzellen ganz verschieden seien. Die Riechzellen sind schlanke Spindeln, mit birnförmigem Körper, der vom homogenen Kern fast vollständig ausgefüllt ist; ihr peripherer Fortsatz steckt in der Membr. limitans, der centrale ist fein varicös und reisst sehr leicht ab. Die Cylinderzellen haben einen schlanken Kern und nischenförmige Vertiefungen für die Riechzellenkörper; ihr unterer Theil ist mit Unregelmässigkeiten, blattförmigen Fortsätzen etc. versehen, die mit benachbarten ähnlichen Fortsätzen vielfach anastomosiren. Dieser untere Theil soll das protoplasmatische Netz Exner's vorgetäuscht haben.

Das Pigment liegt in den Cylinderzellen und ist entweder körnig (Hund, Katze, Frosch, Salamander) oder diffus (Schaf, Kaninchen). Die Cylinderzellen dienen nur als Stütze für die Sinneszellen.

Golgi (2) härtete die zu seinen Untersuchungen benutzten Gehirne verschiedener Säuger in doppelchromsauren Ammoniak oder Kali und tauchte dieselben dann in eine Lösung von Silbernitrat. Er benutzte Müller'sche Lösung und stieg gradatim von 8 : 3 Tagen mit dem Gehalt an doppelchromsaurem Kali bis zu 3¼ und 4 pCt. Grössere Bulbi olfact. wurden zerschnitten gehärtet. In der wärmeren Jahreszeit dauerte die Erhärtungszeit 30—40 Tage, in der kalten 3 - 4 Monate. Die gehärteten Stücke wurden darauf eingelegt in eine Silbernitratlösung von 0,5 — 1,0 pCt. Letztere muss erneuert werden, sobald sie eine blassgelbe Farbe annimmt (nach 12—20 Stunden). Die Zeitdauer der Silberwirkung variirt; im Sommer ca. 24 Stunden, im Winter 48 und mehr im Minimum. Doch können die Stücke bis zu Monaten darin bleiben und nehmen dadurch eine sehr gute Schnittconsistenz an. Zur Conservirung dient Alkohol. Die Schnitte kommen in Dammarlack oder Canadabalsam, doch sind die Präparate sehr vergänglich, dunkeln im Licht nach und halten sich im günstigsten Falle nur ein Jahr. Verf. erzielte mittels dieser Methode Schwarzfärbung der Nervenfasern und Ganglienzellen je nach der Dauer der Einwirkung.

Im Gegensatz zu Benir, Clarke und Meynert

nimmt G. 3 Schichten im Bulbus an; 1. ein feines Stratum externum von weisslich grauer Substanz, 2. ein mittleres von grauer Substanz mit zahlreichen, ramificirten Ganglienzellen und wenig interstitiellem Gewebe, 3. ein inneres Stratum von weisser Substanz, vorwiegend von Nervenfaserbündeln gebildet, welche aus dem Tractus entspringen.

Ein grosser Theil der Fasern, welche aus dem Tractus stammen, bilden, ehe sie mit den Ganglienzellen sich vereinigen; anderseits ramificiren sich die Axencylinderfortsätze der Ganglienzellen zahlreich, sodass nach G. die aus dem Gehirn stammenden Fasern des Tractus nicht mit einer, sondern mit mehreren Zellen in Verbindung treten. Aber auch die peripheren Fasern bilden ein Netzwerk in den Glomeruli olfactorii, so dass sie auch dadurch indirect mit den Fasern des Tractus in Verbindung stehen. Ein directer Uebergang von Axencylinderfortsatz in eine Faser vermag Verf. nicht absolut in Abrede zu stellen.

Die Detailangaben über Faserverlauf und Netzbildung der Zellfortsätze sind im Original einzusehen.

A. Hoffmann (4) hat im anat. Institute zu Basel die topograph. Anordnung der Geschmacksknospen beim Menschen mit besonderer Berücksichtigung der Frage nach den anatomischen Localitäten der Geschmacksempfindung untersucht. Er fand die Knospen nicht nur in den Furchen der Papillae circumvallatae, sondern auch auf der freien Oberfläche derselben, doch hier nur vereinzelt. In geringerer Zahl finden sie sich auf allen Papillae fungiformes und in den Falten der Papillae foliatae. Nicht ganz regelmässig geordnet werden auch auf vielen grösseren Papillon des weichen Gaumens, hauptsächlich oberhalb der Uvula, Geschmacksknospen angetroffen. Bei Embryonen und Neugebornen sind Knospen auf der Oberfläche der Papillon viel häufiger und leichter zu finden als beim Erwachsenen, wo sie meist durch Epithelwucherungen ersetzt sind. Auf der Epiglottis Geschmacksorgane nachzuweisen, gelang nie, und Verf. möchte daher gegen W. Krause die Nachgeschmacksempfindungen nicht hierher, sondern eher in die von ihm gefundenen Knospen des Pallatum molle verlegen. Die histol. Angaben über den Bau der Knospen bieten nichts wesentlich Neues. Zahlreiche Zählungen ergaben, dass ein besonderer Unterschied in der Menge der Geschmacksknospen auf den Pap. fung. der verschiedenen Zungengegenden sich nicht constatiren lässt.

Jobert (6, 7) fand an den Cilien, so wie an zahlreichen Haaren des Kinnes, der Lippen, der Wangen und Nasenflügel, eine reichliche Nervenverzweigung. Die Nerven ziehen markhaltig zum Haarfollikel, verlieren dann ihre Markscheide und dringen als feinste, varicöse Axenfibrillen bis zur Glashaut vor, wo sie in kleinen Anschwellungen (Renflements hyalins) endigen. Nicht alle Gesichtshaare, weder bei Thieren noch bei Menschen lassen derartige Nervenendigungen erkennen;

diejenigen Haare, welche sie besitzen, sieht Verf. als „Tasthaare" an.

Merkel (8, 9), lässt wie Langerhans die Wagner-Meissner'schen Tastkörperchen aus hellen Zellen bestehen, doch soll der eintretende Nerv nicht mit kleinen Knospen zwischen den Zellen enden, wie es Langerhans angibt, sondern sich in marklose Aeste theilen, die direct mit den Zellen zusammenhängen, welche sich somit als terminale Ganglienzellen erweisen würden. Ausser dieser zusammengesetzteren Art von Tastkörperchen giebt es auch einfache Formen, besonders gut bei Vögeln (an Entenzungen) zu sehen, die nur aus wenigen, meist zwei Zellen bestehen; Auch vereinzelt kommen solche mit Nerven zusammenhängende Zellen, „Tastzellen" Verf., vor. Bei Vögeln liegen die Tastzellen in der Cutis, bei Säugethieren dagegen in den tiefsten Lagen der Schleimschichte. Die Tastzellen der Vögel haben die Gestalt einer halben Note, deren Stiel den schwarz gefärbten Nerven vorstellt. Beim Menschen finden sich solche Tastzellen ebenfalls reichlich in der tiefern Lage des Rete.

Die wichtigen Befunde Merkel's eröffnen die Möglichkeit einer vergleichenden Darstellung der sensibeln Nervenendigungsformen, wie sie Merkel selbst in seiner ausführlicheren Arbeit zu geben versucht. Wir würden, da der Bau der Vater-Pacini'schen Körperchen sich wesentlich unterscheidet, zwei Arten terminaler Körper haben, einmal die Tastzellen und deren Agglomeratkörper, d. h. die einfacheren und zusammengesetzten Tastkörper (hierzu würden auch die Endkolben des Menschen gehören, vgl. die Arbeit von Longworth d. Ber. XIII. A.) und dann die Vater-Pacini'schen Körperchen, wozu die Endkolben des Rindes zu zählen wären.

Hierzu kämen dann als eine ganz andere Art von Nervenendigung die terminalen Netze, wie sich solche mit Goldbehandlung unzweifelhaft darstellen lassen. Ob diese zwei Arten von Nervenendigungen vielleicht mit der Tast- und Temperaturempfindung in Zusammenhang zu bringen sind, ist vorderhand nicht zu entscheiden.

(Den Tastzellen Merkel's entsprechen wohl auch die „Fühlzellen" von Langerhans bei Amphioxus s. XIV. Ref.).

Malbranc (10, 11) zeigt, dass die Organe der Seitenlinie sehr wahrscheinlich bei allen Amphibienlarven und den im Wasser lebenden Urodelen: 1. am Kopf, 2. entlang dem Verlaufe aller 3 Rami lat. vagi sich finden. Solche 3 Reihen findet man bei Siredon, Proteus, Menopoma, Cryptobranchus, Triton, Salamandrina, bei den Larven von Salamandra und ungeschwänzten Batrachiern. Die Detailbeschreibung ist im Original einzusehen. Eine Umwandlung dieser Sinnesorgane in Drüsen bei den Landbewohnern (Leydig) nimmt Verf. nicht an, da sie zu gleicher Zeit mit Drüsen bei den letztgenannten Thieren vorhanden sind. Die Organe sind für das Wasserleben bestimmt und gehen bei landbewohnenden Amphibien zu Grunde. Verf. vermuthet, dass die Vertheilung der Seitenorgane der Segmentation des Leibes angepasst ist.

Die Nervi laterales vagi der Amphibien sind im Gebiet des Rumpfes die Sinnesnerven für das Seitenorgansystem.

Ueber Vertheilung und Verlauf dieser Nerven bei Perennibranchiaten schliesst sich Verf. vollständig an die Angaben von Fischer (Anat. Abhandlungen über die Perennibranchiaten und Derotremen etc.) an. Auch die Derotremen besitzen 3 Rami lat. vagi. Bei den Tritonen überdauern das Larvenleben zugleich mit den Seitenorganlinien auch die Seitennerven, beim Salamander schwinden nach der Metamorphose die Seitenorgane vollständig, und gleichzeitig werden die Hautäste des Vagus bis auf den Parotisast vom R. pharyngeus reducirt. Ein Lateralnervensystem ohne Existenz von Seitenorganen findet sich nur bei den erwachsenen Batrachiern, allerdings mit bedeutenden Regressionen. Die Nerven zum Kopftheil des Seitenorgansystems stammen wahrscheinlich alle vom Trigeminus ab. Verf. glaubt, dass die Gesammtheit der zu den Seitenorganen tretenden Nerven gemeinsamen Ursprungs sei und einen specifischen Sinnesnerven darstelle.

Hinsichtlich des mikroskopischen Baues der Seitenorgane schliesst sich Malbranc für Larven ganz den Angaben von E. Schultze und Langerhans an. Die Seitenorgane erwachsener Amphibien gleichen im Wesentlichen den Larvenorganen. Verf. hat ihren feineren Bau bei Perennibranchiaten, Derotremen, Salamandrinen und Batrachiern untersucht. Es sind immer nur Variationen desselben Bildes, die in engen Schranken vorgeben und sich als accommodative auffassen lassen. Die histologischen Details weichen nicht sehr von den älteren Angaben ab und sind im Original einzusehen. Verf. hält die „Poren" der Salamander gegen Leydig als echte Seitenorgane fest und trennt die Seitenorgane auch streng von den „Schmeckbechern".

Die Vermehrung der Seitenorgane geschieht durch Theilung von den Seitenorganrosetten aus. Letztere sind rosettenförmig beisammenstehende Gruppen unfertiger Organe, die sich in allen Abtheilungen der Amphibien finden. Wie die Seitenorgane beim Uebergange ihres Trägers zum Landleben schwinden, hat Verf. nicht eruiren können.

Die Mittheilungen Simroth's (12, 13) geben wir fast wörtlich nach seiner eigenen vorläufigen Publication (12). Die Flemming'schen Sinneszellen der Haut geben zusammen mit den Ganglienzellen der Landschneckenfühler nicht aus dem Epithel, sondern aus embryonalen Kernen hervor, welche vom Blutstrom eingeführt werden.

Auge: Der gewöhnliche Begriff der Cornea wird hinfällig, da die Augen der Süsswasserpulmonaten dem Epithel nicht anliegen. Homologie des Linsenmantels der Landpulmonaten mit Linsenmantel und Glaskörper der Prosobranchier, des Cyclostoma und der Planorbis. Bei Helix findet sich bisweilen ein System secundärer Linsen, welche erst eine wirkliche Bildperception ermöglichen. Dadurch wird ein Vervollkommnungsstadium bezeichnet, worin sich dieses Auge noch jetzt befindet.

Ohr: Der Najadenacusticus entspringt vom oberen Schlundganglion. Das Ohr liegt in spongiöses Gewebe eingebettet. Die Polsterzellen der Heteropoden finden sich auch bei Cyclas.

Die Landschnecken besitzen im Anfang ihres Darmcanals eine besondere Geschmackshöhle, welche auf das Semper'sche Geruchsorgan zurückzuführen scheint. Die Schleimdrüsen gehen aus den Bindegewebszellen des Unterhautgewebes hervor und durchbrechen das Mundepithel ohne Benutzung der Becherzellen.

Ref. muss sich bei dem ihm verhältnissmässig knapp zugemessenen Raume leider damit begnügen, durch diese kurze Wiedergabe der eigenen auszüglichen Mittheilung des Verf.s auf den reichen Inhalt der ausführlichen, mit vielen Tafeln belegten Publication Simroth's hinzuweisen. Dieselbe enthält ausser den obigen Punkten eine Menge thatsächlich neuen Details, sowie vergleichender Betrachtungen. Bezüglich der letzteren sei hier nur noch hervorgehoben, dass Verfasser, S. 331, darauf dringt, man solle zur Anbahnung eines allgemeineren Verständnisses der Sinnesorgane von der herkömmlichen Trennung in einen Tast-, Geruchs-, Geschmackssinn etc. absehen, und vielmehr die Sinne in solche eintheilen, deren Endorgane durch chemische und solche, deren Endorgane durch mechanische (physikalische) Reize afficirt würden. Von diesem Gesichtspunkte aus würde auch eine vergleichende physiologische Beurtheilung der Sinneswerkzeuge niederer Thiere möglich werden.

XIV. Descriptive und vergleichende Anatomie bez. Histologie einzelner Species.

A. Protozoa.

1) Allmann, G. J., Recent Progress in our Knowledge of the Ciliate Infusoria. Monthly micr. Journ. Oct. (Zusammenstellung neuerer Forschungen, welche grösstentheils im Jahresberichte schon berücksichtigt sind.) — 2) Archer, Nuclei in two Heliozoan Rhizopoda. Quart. Journ. micr. Sc. New Ser. No. 59. p. 331. (Sichtbarmachung der Kerne (Centralkapseln) durch Carminfärbung bei Heterophrys Fockii und Raphidiophrys viridis Archer.) — 3) Derselbe, Heterophrys marina Hertwig u. Lesser, exhibited from fresh water; and on the proposed gonna Uramoeba, Leidy. Quart. Journ. micr. Sc. New Ser. Vol. 5½. p. 202. (Kritische Bemerkungen über die genannten Rhizopodengenera.) — 4) Derselbe, Bacterium rubescens. Quart. Journ. microsc. Sc. New. Ser. No. 58. (Nichts von Belang.) — 5) Derselbe, On Chlamydophora labyrinthuloides, nov. gen. et sp., a new freshwater sarcodic organism. Quart. Journ. microsc. Sc. New Ser. No. 58. April. p. 107. — 6) Barker, J., Vaginicola-form, unidentified, shown. Quart. Journ. micr. Sc. New Ser. No. 59. p. 332. (Demonstration einer vielleicht neuen Species von Vaginicola.) — 7) Béchamp, Ueber Microzymen und Bacterien. (Ac. des sc.) Gaz. de Paris. 16 p. 192. — 8) Bessels, E., Haeckelina gigantea. Ein Protist aus der Gruppe der Monothalamien. Jen. Zeitschrift für Naturwissensch. IX. — 9) Bornemann, jun., L. G., Ueber die Foraminiferengattung Involutina. Mit 2 Taf. gr. 8. 40 SS. — 10) Carpenter, W. B., Remarks on Professor Wyville Thomson's preliminary notes on the nature of the Sea-bottom procured by the soundings of H. M. S. „Challenger." Proceed. Roy. Soc. 4. Febr. Ann. mag. nat. hist. Vol. 15 p. 286. April. No. 88. (Bespricht die Frage nach dem Vorkommen der „Globigerina" und der Beschaffenheit des Meeresschlammes. Ref. verweist auf das Original, s. auch Quart. Journ. micr. Sc. New Ser. No. 57. p. 65.) — 11) Carter, H. J., Relation of the Canal-System to the Tubulation in the foraminifera, with reference to Dr. Dawson's „Dawn of Life." Ann. mag. nat. hist. IV. Ser. No. 96. p. 420. Dec. (Bezieht sich grossentheils auf Eozoon canadense.) — 12) Cienkowski, L., Ueber einige Rhizopoden und verwandte Organismen. Arch. f. mikr. An. XII. S. 15. (Untersuchung eines Süsswasserplasmodium, welches Algen aussaugt und sich dann encystirt. — Hertwig-Lesser's Leptophrys cinerascens ist wahrscheinlich mit Vampyrella vorax identisch. — Zwei neue nackte Rhizopoden: Arachmila impatiens und Gymnophrys cometa werden beschrieben; beide sind kernlos; desgleichen ein neues Heliozoon, Ciliophrys infusionum; bei dieser Form verwandelt sich der ganze Körper in einen ovoiden Schwärmer. — Hertwig's Zoosporen bei Microgromia werden bestätigt; die von Hertwig und Lesser beschriebenen Ruhezustände einiger Monothalamien fand Verf. bei Chlamydophrys ebenfalls. Die Colonien entstehen hier durch Vermittelung der Pseudopodienplatte.

— Zwei neue amphistome Monothalamien: Diplophrys stercorea in Pferdeexcrementen und Micrometes paludosa.) — 13) Schulze, F. Eilhard, Rhizopodenstudien (IV. u. V.) Arch. für mikrosk. Anat. XI. S. 329 und 583. (In der Fortsetzung seiner Rhizopodenstudien beschreibt Verf. folgende Arten: Quadrula symmetrica F. E. Sch. (Difflugia symmetrica Wallich), Pseudochlamys patella Clap. et Lachm, Hyalosphenia lata nov. spec., Cochliopodium pellucidum Hertw. et Lesser, Pelomyxa palustria Greeff, Plakopus ruber nov. gen. et spec. mit membranförmigen Pseudopodien, Mastigamoeba aspera nov. gen. et spec., mit Pseudopodien und einer Geissel ausgestattet, ähnlich wie allein Carter es von einer Form: Amoeba monociliata, Süsswasser bei Bombay, Ann. mag. nat. hist. 1864, beschrieben hat. S. 592 beschreibt Verf. dann, was an dieser Stelle besonders hervorzuheben ist, den Theilungsvorgang von Amoeba polypodia Max Sch. Erst theilte sich der Kern — Erscheinungen, wie sie Bütschli, Strassburger u. A. bei Kerntheilungen beobachtet haben, werden bei der Beschreibung nicht erwähnt; — die grosse Vacuole verblieb bei dem einen Theilstück; dann theile sich in ähnlicher Weise der Sarkodeleib; die grosse Vacuole des einen Tochterthieres verkleinerte sich etwas, in dem anderen Thiere traten mehrere neue kleine Vacuolen auf. Die Kerntheilung beanspruchte 1,5, die Körpertheilung 8,5 Minuten. Man vergleiche die ähnlichen Angaben Greeff's von Amoeba terricola, Arch. f. mikr. Anat. II.) — 14) Claus, C., Bemerkungen zur Lehre von der Einzelligkeit der Infusorien. Verhandlungen der k. k. zool.-bot. Gesellschaft in Wien 1874. — 15) Cohn, F., Bacterien, die kleinste levende Wezens. Populair-wetenschappelijke voordracht. Vertaald en van aanteekeningen voorzien door J. F. Snelleman. Rotterdam. (Uebersetzung.) — 16) Dallinger, W. H. and Drysdale, On the Existence of Flagella in Bacterium termo. Monthly micr. Journ. No. 81. p. 105. Sept. — 17) Dieselben, Further researches into the Life history of the Monads. Monthly microsc. Journ. May. p. 185. — 18) Eberth, C. J., Untersuchungen über Bacterien. I. Bacterien im Schweiss. Virchow's Archiv 62. S. 504. (S. das Referat über allg. Pathologie.) — 19) Edwards, Mead A., Different diatoms on the same Stipes. Quart. Journ. micr. Sc. New. Ser. No. 57. (Zur Notiz.) — 20) Fischer, M. P., Note sur un type particulier de Rhizopodes (Astrorhiza). Journ. de zool. par Gervais. T. IV. p. 503. (Ref. verweist auf das Original.) — 21) Heim, Otto, Ueber Monas prodigiosus und den von ihr erzeugten Farbstoff. Arch. der Pharmacie. Januar. S. 19. — 22) Hertwig, Rich., Beiträge zur Kenntniss der Acineten. gr. 8. 64 SS. mit 2 color. Steintaf. in qu. gr. 4. Leipzig. — 22a) Derselbe, Ueber Podophrya gemmipara nebst Bemerkungen zum Bau und zur systematischen Stellung der Acineten. Morpholog. Jahrb. I. S. 20 ff. — 23) Hickie, W. J., On Dr. Schumann's Formulae for Distom-lines. Monthly micr. Journ. No. 79. July. (Für Diatomeen-Liebhaber.) — 24) Bollis, W. A., Ueber das Wesen der Bacterien. Lancet. II. 21. 1874. — 25) Hudson, C. T., On Cephalosiphon and a New Infusorion. Monthly micr. Journ. Octob. No. 82. p. 165. (Von mehr sexologischem interesse; das neue, in zarten Röhren eingeschlossene Infusorium tauft Verf.: Archimedes remex, mit „Chaetospira?" dazu.) — 26) Huxley, Th. H., On the genus Bathybius. „The nature." Quart. Journ. microsc. Sc. New Ser. Vol. 15. No. 60. p. 390. — 27) Wallich, G. C., On the true nature of the so called Bathybius etc. Ann. mag. nat. hist. IV. Ser. No. 95. Nov. p. 322. — 28) Jackson, Hatchett Wm., On a new peritrichous Infusorian (Cyclochaeta spongillae). Quart. Journ. microsc Sc. New. Ser. No. 59. p. 243. (Jackson beschreibt ein von ihm zur Pamilo der Urceolarina (Stein) gestelltes, neues Infusorium unter den Namen: Cyclochaeta spongillae. (Der Name bezieht sich auf die kreisförmig gestellten

Borsten (setae) und den Wohnsitz des Thieres an Spongilla fluviatilis.) Man zählt 16 kreisförmig gestellte Setae zwischen den Cilien an der ovalen Fläche des Discus, die spiraion Mundcilien fehlen. (Unterschied von den beiden verwandten Arten: Urceolaria und Trichodina.) Die Mundöffnung findet sich an der Stelle, wo der Discus mit der Mundöffnung sich vereinigt. Am Ringe 37 buckelförmige Haken und Radien.) — 29) Klebs, E., Beiträge zur Kenntniss der pathogenen Schistomyceten. Archiv für experiment. Pathologie. — 30) Tiegel, E., Entgegnung an Herrn Prof. Klebs. Virchow's Arch. 63. Band. S. 564. (Im Orig. einzus. u. Ber f. allg. Pathol.) — 31) Klein, E., Note on a Pink-coloured Spirillum (Spirilium rosaceum). Quart. Journ. micr. Sc. Vol. 15. Nro. 60. p. 381. (Verf. beschreibt eine Spirilleucolonie von rosenrother Färbung, welche sich auf menschlicher Fäcalsubstanz entwickelt hatte. Der Farbstoff haftete an den Spirillen-Individuen selber. In der Cohn'schen Nährflüssigkeit verlor sich der in Wasser und Alkohol unlösliche Farbstoff. Spirillum tenue F. Cohn hält Verf. für identisch mit Spirichaete plicatilis.) — 32) Leidy, Mr. Archer's Opinion of the American Ouramoeba. Proc. of the Philadelph. Acad. of Sciences. April 20. — 33) Derselbe, A curious Rhizopod: Biomyxa vagans. Ibid. S. a. Monthly micr. Journ. Nr. 80. p. 87. Aug. (Verf. verficht sein Genus „Ouramoeba" als ein gutes, gegen Archer's Bedenken (s. Nro. 3), der es unzweifelhaft früher gesehen, aber als „Amoeba villosa" beschrieben hatte. Leidy stellt zwei Arten auf: O. vorax und O. botulicauda. Die „Biomyxa" beschreibt Verf. als eine Rhizopodenform, welche den netzförmig verbundenen Pseudopodien einer Gromia gliche, wenn man diese sich von ihrem zugehörigen Körper getrennt dächte.) — 34) Derselbe, New Species of Rhizopods. Silliman's American Journal. January. (Beschreibt unter dem Namen: „Amoeba sabulosa" ein neues Genus, welches er zu Grooff's Pelomyxa stellt. Ferner eine Amoeba zonalis an einer Spirogyra; weiterhin aus feuchtem Moose eine neue Gromia, G. terricola.) — 35) Derselbe, On the mode in which Amoeba swallows its Food. Proc. acad. Nat. Sc. Philad. 1874 p 143. Ann. mag. nat. hist. March. p. 232. (Verf. beobachtete, dass zwei Pseudopodien einer Amöbe, welche ein Infusorium gefasst hatten, mit einander verschmolzen, so dass das Inf. wie in einem Ringe steckte, dann sog sich von allen Seiten eine dünne Ectosarkschicht über die Beute herüber.) — 36) Leidy and Verrill, Observations on some Marine Rhizopods. Auszüglich in Monthly micr. Journ. Nro. 79. July. p. 26. (Ref. verweist auf das Original.) — 37) Lösch, F., Massenhafte Entwickelung von Amöben im Dickdarm. Virchow's Arch. 65. Bd. S. 196. (Verf. beschreibt die Amoebe unter dem Namen „A. coli". Sie soll den Jugendzuständen von A. princeps Auerbach am meisten ähnlich sein. S. den Ber. f. Parasitologie.) — 38) Marchand, F., Ein Fall von Infusorien im Typhus-Stuhl. Virchow's Arch. 64. Band. S. 293. (S. Ber. über Parasitologie.) — 39) O'Meara, E., Diatoms from a freshwater Deposit found in Vancouver's Island. Quart. Journ. micr. Sc. New Ser Vol. 15. Nro. 60. p. 409. — 40) Derselbe, Navicula Barkeriana n. s. exhibited and described. Ibid. p. 410. (Zur Notiz.) — 41) Derselbe, Navicula subcincta. Ibid. p. 414. — 42) Derselbe, Navicula undulata distinguished from N. distans. Ibid. p. 416. — 43) Derselbe, Diatoms from Silt on Timber from Demerara. Quart. Journ. micr. Sc. New. Ser. Nro. 59. p. 333. (Kurze Notiz.) — 44) Orsini, Fr., J. microfiti ed i microzoi della chimica organica. Noto. Zammitt. br. 8. — 45) Rüttig, A., Ueber Parasiten im Froschblut. Inauguraldiss. Berlin. (Nach dem Referate Orth's im Centralbl. f. die med. Wissensch., Nr. 49, scheint Verf. die älteren Beobachtungen dieses, als Trypanosoma sanguinis längst erwähnten, aber noch nicht genauer untersuchten Thierchens nicht gekannt zu haben. Der Name rührt von Gruby her: Ray Lankester

beschrieb es unter dem Namen „Undulina" im Quart. Journ. micr. Sc. Oct. 1871. S. auch Ber. f. 1874. Abth. I. S. 102. Ref.) — 46) Schneider, A., Contributions à l'histoire des Grégarines des Invertébrés de Paris et de Roscoff. Archives de Zool. expérimentale et générale par Lacaze-Duthiers. p. 493. seqq. — 47) Derselbe, Note sur la Psorospermie oviforme du Poulpe. Ibid. p. XI. — 48) Derselbe, Note sur les Psorospermies oviformes des véritables grégarines. Ibid. p. XIV. — 49) Thomson, C. Wyville, Preliminary notes on the nature of the Sea-bottom procured by the Soundings of H. M. S. „Challenger" during her Cruise in the Southern Sea in the early part of the year 1874. Proceed. royal Soc. Vol. XXIII. Nr. 156. p. 32 Nov. 19. 1874. (Enthält kurze Beschreibung und Abbildungen niederer Seethiere, namentlich Foraminiferen, Radiolarien und Rhizopoden, insbesondere mit Bezug auf deren Verbreitung.) — 50) Wallich, G. C., The Amoeban Actinophryan, and Difflugian Rhizopods. Monthly micr. Journ. May. p. 210. (Prioritätsreclamation gegen Leydy.) — 51) Derselbe, G. C., Researches into the history of the Rhizopods. Ann. mag. nat. hist. IV. Ser. Vol. 15. p. 370. (Prioritäts-Reclamation gegen Leidy's neueste Publicationen, bezüglich der Ouramoeba etc.) — 52) Derselbe, On the true nature of the so-called „Bathybius" and its alleged function in the nutrition of the protozoa. London. S. 8. auch Nro. 27. — 53) Wood, W. W., An animal-like Diatom. The nature. Oct. 14. Monthly micr. Journ. Nr. 83. Nov. p. 255. (Verf. beschreibt eine von ihm Navicula (?) getaufte Species, welche eine gelatinöse Hülle und davon ausgehende, lange Fortsätze, ebenfalls aus weicher Masse bestehend, zeigt)

Huxley (26) theilt eine interessante briefliche Notiz Wyville Thomson's von der Challenger Expedition mit, derzufolge es Thomson während der ganzen Fahrt noch nicht gelungen sei, den von Huxley beschriebenen Bathybius in frischem Zustande aufzufinden. Thomson meint, und Huxley findet mit anerkennenswerther Selbstverläugnung dessen Zweifel an der Existenz eines lebendigen Bathybius gerechtfertigt, dass es sich bei diesem fraglichen Dinge nicht um ein organisirtes Lebewesen, sondern um ein durch Alkohol im Meerwasser hervorgerufenes Präcipitat von Kalksulfat gehandelt haben möge.

Thomson's Brief enthält ferner interessante Mittheilungen über die Sarkode-Bewegungen der Globigerina und über das Vorkommen von Foraminiferen und Radiolarien mit Kalk- und Kieselskeleten. Die Kieselskelete und Radiolarien kommen in den grössten Meerestiefen vor, die Kalkskelete und Foraminiferenformen in geringerer Tiefe. Bei der enormen Tiefe von 4574 Faden im stillen Ocean fand man einen wahren Radiolarien-Schlamm als Meeresboden. Weiter nach der Tiefe hin treten auch manche neue Arten auf, die sich in seichterem Wasser nicht finden.

Wallich (27) recapitulirt mit sichtlichem Bebagen seine früher bereits an vielen Orten geäusserten Zweifel gegen die Anerkennung des Huxley'schen Bathybius und warnt mit Recht vor zu raschen Urtheilen in diesen Dingen. Ref. muss des Weiteren wegen auf das Original verweisen.

Dallinger und Drysdale (16) wollen bei Bacterium termo ähnlich wie F. Cohn bei Spirillum volutans an jedem Ende der beiden verbundenen Stäbchen äusserst feine Geisselfäden, die sich stetig bewegten, gesehen haben. Sie bedienten sich des neuen ¼ Objectivs von Powell and Lealand, welches sie sehr empfehlen.

Mit Hinweis auf das im Bericht für 1873 und 1874 bereits Enthaltene sei bemerkt, dass Dallinger und Drysdale (17) bei einer neuen Monadenform einen ähnlichen Entwickelungsgang beschreiben, wie früher; sie nennen diese Monade nach ihrer Form „die kelchförmige". (Die früher von ihnen beschriebenen waren: Cercomonas, dann „the springing monad", weiter the hooked monad, the uniflagellate monad, und die „biflagellate monad".) Ferner sei bemerkt, dass unter dem Deckglas die verschiedenen Monadenformen sich meist in bestimmten Zonen anhäufen derart, dass immer die gleichen Arten in einer Zone beisammenliegen. Endlich verwerthen die Verff. die von ihnen experimentell geprüfte Thatsache, dass die Sporen (Keime) gewisser Monaden eine Temperatur von 121—178 ° C. überdauern können, gegen die zahlreichen Abiogenesis-Versuche mit scheinbar positivem Resultat, bei denen die Erhitzung der betreffenden Lösungen nicht über diese Temperaturgrenze hinaus gesteigert worden war.

Archer (5) beschreibt einen höchst merkwürdigen rhizopodenähnlichen Organismus aus Süsswassertümpeln, der in manchen Stücken den Cienkowski'schen Labyrinthuleen ähnelt. Vorläufig stellt er ihn als eigenes Genus und eigene Species auf. Im Jugendzustande kommt die kernlose Protoplasmamasse endoparasitisch in Pflanzenzellen vor (Sphagnum z. B.). Man unterscheidet in derselben eine helle, protoplasmatische Grundsubstanz und spindelförmige, verschiedenfarbige Körper („spindles" Verf.). Später bildet sich eine starke, aus vielen Lamellen bestehende Hülle, aus deren Oeffnungen die Protoplasmamasse in vielen, miteinander labyrinthisch verschlungenen Fäden vordringt, die nunmehr bläulich gefärbten Spindeln einschliessend. Näheres vermag Verf. über Stellung und Entwickelung dieses Lebewesens zur Zeit noch nicht anzugeben. Verf. ergiebt sich weiterhin noch in eine genauere Besprechung der Cienkowski'schen Angaben über die Labyrinthuleen, über welche jedoch das Original zu consultiren ist.

Bessels (8) fand seine Haeckelina gigantea in Form von 3—10 Mm. grossen, mit Sand beklebten Klümpchen in 12 Fuss Tiefe an der Küste von Connecticut. Die Sandform der Haeckelina ist eine biconvexe Linse mit einer Anzahl (4—15) von Fortsätzen (2—5 Mm. lang) versehen, die theilweise nackt, von verschiedener Form und oft verästelt sind. An ihrer Basis sind dieselben von Röhren eingeschlossen, welche am Rande der das ganze Thier umhüllenden Schale ihren Ursprung nehmen. Die Schale ist einkammerig und gibt, was die sie zusammensetzenden Substanzen anbetrifft, gleich den Röhrenwürmern ein treues Bild des Bodens, auf dem der Organismus lebt, und ist in Folge dessen auch sehr verschieden hart. Die Kittsubstanz ist in verdünnten Säuren (10 pCt. Salz- od. Salpetersäure) und Alkalien (8 pCt. Kalilauge) leicht löslich.

Die Fortsätze sind von bedeutender Dicke, dunkelbraun, sehr weich und biegsam, zeigen weder bei electrischer noch bei mechanischer Reizung Contractilität und können nicht zurückgezogen werden. Von den freien Enden derselben (und nur allein von diesen Fortsätzen) werden die Pseudopodien ausgesendet (aus einer hellen, den dunklen Fortsätzen umgebenden Zone), die bald grade, bald wellenförmig geschlängelt sind, bald durch Anastomosen Inseln bilden können, und Körnchenströmung zeigen. Dieselben

dienen unter anderem der Locomotion. Ausserdem gibt es noch zwischen den Armen Protoplasmanetze, die nicht eingezogen werden, wenn man den Arm reizt, wie die Pseudopodien. Wie diese letztern, umschliessen auch sie Diatomeen und andere kleine Organismen, die den Haeckelinen zur Nahrung dienen. Im Inneren der von der Schale umschlossenen Thiere findet man weit weniger von solchen Nahrungsresten als in den Armen, so dass es scheint, als „ob hier schon eine Differenzirung vorliege, als hätten die Arme die Nahrungsaufnahme und Weiterbeförderung der nährenden Säfte übernommen".

Die genauere Beschreibung des eigentlichen Körper des Thieres bildenden Protoplasmas, sowie der in diesem enthaltenen Körper ist im Originale nachzusehen.

Als Jugendzustände werden amöbenartige Protoplasmaklümpchen von dunkelbrauner Farbe und 0,20 bis 0,25 Mm. Durchmesser beschrieben. Das kleinste, mit Schale beobachtete Exemplar mass 2,5 Mm. ohne Arme. Der Schalenbildung lässt Verf. einen Ruhezustand des Thieres vorausgehen, während dessen sich das Protoplasma wahrscheinlich in Ecto- und Entosark differenzirt. Auch wenn bei der Beobachtung ein Stück von den Protoplasmanetzen abgerissen wurde, war dieses als Individuum lebens- und bewegungsfähig, doch wurde während 5 Tagen kein Wachsthum wahrgenommen.

Bei vorsichtigem Fischen wurden oft Haeckelina-Colonien bis zu 10 Individuen heraufgebracht, deren Arme sich nie kreuzten, sondern immer unmittelbar zusammenhingen; der Meeresboden scheint daher an diesen Stellen ganz von der Haeckelina überschwemmt zu sein (wie von Bathybius) und diese sich hauptsächlich durch Sprossung (am Ende eines sehr lang gewordenen Armes entsteht ein neues Individuum) zu vermehren. Uebrigens war der ganze Sand, der mit den Haeckelinen heraufgebracht wurde, von zahllosen Protoplasmanetzen durchzogen, so dass die Sandkörner aneinander klebten. Die Haeckelina ist ausser im Blak-Island-Sand noch von Prof. Verrill in der Nähe von Portland an der Küste Maine's gefunden worden.

Schneider (46) führt zunächst bei der anatomischen Beschreibung der Gregarinen, welche mit grosser Genauigkeit gegeben wird, eine Reihe neuer Namen ein: Er unterscheidet an den Polycystinen, welche drei Segmente besitzen (d. h. den bewaffneten Polycystinen) das Epimeron (Epimérite), Protomeron (Protomérite) und das Deutomeron (Deutomérite). Man müsse aber unter Epimeron nicht bloss die sog. „Anhänge" „Appendices" wie Borsten, Haken etc. verstehen, sondern diese Appendices werden immer von einem kleinen Körpersegment getragen, in dessen Bildung alle gleich aufzuführenden Körpergewebe mit eintreten. Dieses vorderste Körpersegment ist das Epimeron. Es muss aber bemerkt werden, dass die bewaffneten Polycystiden in 2 verschiedenen Lebenszuständen existiren, einmal als festgeheftete, und dann als freilebende Wesen. So lange sie jung sind, sind sie festgeheftet; später verlieren sie die Fixationsanhänge (Clepsidrina), entweder nur diese, oder das ganze, diese Anhänge tragende Segment, das Epimeron, zugleich mit, wie z. B. Actinocephaeus Dujardini oder Hoplorhynchus oligocanthus. Sie leben dann als freie Gregarinen weiter, und es ist keineswegs richtig, dass dieser Verlust der Bewaffnung, bes. des Epimeron, allemal der Conjugation kurz voraufgehe; der freie Zustand dauert oft länger als der fixirte. — Somit haben wir auch unter den freilebenden Gregarinen noch solche mit drei Segmenten. Verf. unterscheidet die Gregarinen, welche ihren vollkommenen Bewaffnungsapparat noch besitzen, als Cephalinen, von den Sporadinen, d. h. denjenigen, welche ihn abgeworfen haben. Einzelne Polycystiden, wie Bothriopsis, Dufouria besitzen niemals mehr als 2 Segmente. Für die nur 1 Segment aufweisenden Monocystiden sind keine neuen Angaben vorhanden.

An Gewebsbestandtheilen jedes Segmentes unterscheidet Schneider: 1) die äussere Körperwand (Epicyton), 2) eine unmittelbar nach Innen daranstossende, homogene Schicht, Sarcocyton, 3) eine nicht immer vorhandene, im Sarcocyton liegende Fibrillenschicht (Couche striée), 4) das Körperparenchym, mit Nucleus und Nucleolus (einem oder mehreren). Der Nucleus findet sich bekanntlich stets im Deutomeron. Das Körperparenchym (Zellprotoplasma, wenn man die Gregarinen als Zellen ansieht) besteht aus einer weichen homogenen Masse, Metaplasma Schneider, in welchem körniges Material mehr oder weniger dicht eingebettet ist. Hierzu kämen nun noch die Septa zwischen den Segmenten der Polycystiden und die vorhin bereits erwähnten Appendices. Das Epicyton zeigt meist eine Ornamentik in Form von Längs- oder Schrägstreifen. Man muss diese Streifen von der Conche striée, welche quere Streifen aufweist, wohl unterscheiden. Dass die Streifen der Couche striée contractilen Fibrillen entsprechen, wie E. van Beneden meint, s. Ber. f. 1873, kann Verf. nicht gelten lassen. Das Metaplasma kann oft in der Nähe der Oberfläche körnchenfrei erscheinen und könnte dann mit dem Sarcocyton verwechselt werden. Beiderlei Dinge sind aber streng auseinander zu halten. Die Septa bestehen entweder aus dem Epicyton + Sarcocyton oder aus dem Epicyton allein. — Kernkörperchen werden nicht in allen Fällen vorgefunden.

Bezüglich der Lehre von der Encystirung und Sporenbildung (Verf. schlägt vor, die Reproductionskörper der Gregarinen, welche Henle mit Navicellen verglich, Frantzius Pseudonavicellen und Lieberkühn endlich Psorospermien nannte, mit dem indifferenten Namen „Sporen" zu bezeichnen) der Gregarinen sei hervorgehoben: 1) dass eine dichte, d. h. sexuelle Conjugation vorkommt gegen E. van Beneden, welcher sie in Abrede stellt; 2) dass Verf. eine Proliferation der Cysten, wie sie E. van Beneden bei seiner Gregarina gigantea beschreibt, bis jetzt nicht gesehen hat.

Bezüglich der Detailbeobachtung der sog. mosaikförmigen Sporenbildung bei Clepsidrina verweist Ref. auf das Original. Verf. beschreibt eingehend die verschiedenen Formen der Sporen, die er sowohl auf eine

Verschmelzung derselben, Spores concrètes, als auch auf einen Polymorphismus zurückführt. Der Grösse nach unterscheidet er Makro- und Mikrosporen. Sie zeigen sämmtlich noch verschiedene Inhaltskörper, wie Kerne, bei Adelea ovata ferner zwei Körperchen an einem der Pole gelegen, welche den Kern umfassen; bei Monocystis Lumbrici, Dufouria, Urospora und Gonospora, finden sich derartige Körperchen in grösserer Zahl. Verf. hatte sie früher als „Organes polaires" bezeichnet, führt sie aber, ihrer Gestalt halber, jetzt unter der Bezeichnung „Corpora falciformia" ein. Ausserdem beschreibt Verf. noch einen besonderen kernähnlichen Körper als „Nucleus de reliquat". Er gibt ihm diesen Namen, weil er das Ueberbleibsel des körnigen Sporeninhaltes darstellt, nachdem sich die Corpora falciformia in der Spore gebildet haben. Auf diese Corpora falciformia muss bezüglich der Entwickelung der Gregarinen das grösste Gewicht gelegt werden; bei Monocystis finden sich gewöhnlich 6—8. Sie zeigen hier und bei Gonospora, Dufouria, Monocystis nach Behandlung mit Osmium einen deutlichen Kern, der bei andern Species vermisst wird. Verf. meint nun zu der Annahme berechtigt zu sein, dass bei allen Species, bei denen sich in der Spore die Corpora falciformia bilden (Gonospora, Urospora, Dufouria, Monocystis), diese Corpora falciformia die jungen Gregarinen darstellten, die direct zu den reifen Formen auswachsen sollen. Im Anschluss an die Beobachtungen von Kloss und Eimer, Ber. 1872, hält es Schneider nicht für unmöglich, dass noch ein amöboides Zwischenstadium zwischen die Corpora falciformia und ausgebildete Gregarine sich einschiebe, kann aber keine Beobachtung für sich anführen. Bei den übrigen Species finden sich keine Corpora falciformia. Für diese führt S. Beobachtungen an, die zum Theil denen E. van Beneden's bei Gregarina gigantea nahe kommen. Seiner Meinung nach würden dann die Corpora falciformia den Pseudofilarien v. Beneden's bei den beiden Reihen der Gregarinen entsprechen, der Monerenzustand v. Beneden's (s. Ber. 1873) aber, z. B. bei Gonospora, Monocystis etc., fehlen. Eigenthümlich klingt bei den wenigen Facta, die Verf. anführt, die Kritik, mit welcher er über Lieberkühn's bekannte Abhandlungen den Stab bricht. Verf. stellt die Gregarinen mit Entschiedenheit zum Thierreich, und hier zu den Protozoen. Bezüglich der Artbeschreibung siehe das Original.

Unter der Bezeichnung: „Benedenia octopiana" beschreibt Verf. in Nro. 47. eine eiförmige Psorospermie aus den äusseren Wandungen des Darmcanales von Octopus, welche sich in Allem an die von Eimer und Kloss (s. d. Letzteren, Ueber Parasiten in der Niere von Helix, Abhdl. der Senkenb. Naturf. Ges. zu Frankfurt a. M. Bd. I. 1855) bearbeiteten Species anschliesst. (Schneider belegt diese beiden Species mit den Namen: Eimeria falciformis und Klossia hellcina.) Den Uebergang der Cospascula falciformia in amöbenähnliche Wesen, wie Kloss und Eimer ihn übereinstimmend angeben, gelang ihm nicht zu sehen.

Die in vielfacher Beziehung werthvolle Arbeit

R. Hertwig's (22) sucht in der genauen Darstellung der Organisations- und Lebensverhältnisse einer unter andern auch durch ihre Grösse günstigen Art von Acineten für diese in manchen Dingen noch unklare Thierabtheilung mehr Licht zu gewinnen.

Bezüglich der Darstellung des Baues können wir hier nur kurz hervorheben, dass an Skeletheilen Verf. unterscheidet: 1) den Stiel mit feiner Quer- und Längsstreifung, 2) die „Skeletmembran", eine feine, cuticulare Bildung, die kaum einen doppelten Contour erkennen lässt, bei starken Vergrösserungen aber wie aus feinsten Stäbchen zusammengesetzt erscheint. Unter dieser Membran folgt keine weitere Hülle, sondern unmittelbar das nackte Protoplasma. Verf. hält die „Schalen" der Haeckel'schen Autacineten und diese membranöse Hülle von Podophrya für homologe Bildungen. Bei der Knospung (Podophrya) setzt sich die Skeletmembran auf die jungen Knospen fort. Im Allgemeinen würde man bezüglich der Schalenbildung bei den Acineten zu unterscheiden haben: 1) nackte Formen (Podophrya fixa, Actinophrys Sol, Stein), 2) skelettragende Formen und zwar α) mit weicher, biegsamer, allseitig geschlossener Bülle (Podophrya gemmipara) und β) mit festerer, an einer Stelle mit Oeffnung versehener Kapsel (Autacineten); α und β wären aber nur graduell verschiedene Cuticularbildungen.

Der Weichkörper von P. gemmipara ist stark körnig getrübt, bräunlich gefärbt und führt einen im Jugendzustande hufeisenförmigen Kern, so wie eine verschiedene Anzahl nicht bestimmt gelagerter Vacuolen. Der Kern wird durch Anwendung der Schweigger-Seidel'schen sauren Carminlösung besonders deutlich. Sämmtliche Fortsätze der Acineten bezeichnet Verf. zunächst mit dem generellen Namen: Tentakeln und unterscheidet bei diesen wieder (ihrer Function nach) die langen, stachlichen Formen als „Fangfäden" von den kürzeren, mit einer kleinen Endscheibe versehenen, den „Saugröhrchen". Die Tentakeln schildert Verf. als Röhren, mit contractilen Wandungen, welche die Körperhülle durchbohren und ins Innere des Körpers bis nahe zum Mittelpunkt desselben vordringen. Somit können die Acineten-Tentakeln, wie es bisher von den Meisten geschehen ist, nicht mit den gewöhnlichen Pseudopodien der Rhizopoden in eine Kategorie gestellt werden, sondern müssen als höher differenzirte Bildungen, wie Claparède und Lachmann es aufgefasst haben, angesehen werden.

Der Nucleus der Acineten stimmt in optischem und und mikrochemischem Verhalten mit der Nucleolarsubstanz und der Kernmembran des Keimbläschens und des Rhizopoden-Nucleus überein. Von besonderer Wichtigkeit ist nun sein Verhalten bei der Fortpflanzung der Podophrya, deren Darstellung den Angelpunkt der Hertwig'schen Arbeit bildet. Die Fortpflanzung geschieht nämlich durch eine Anzahl Sprossen an derjenigen Körperfläche, welche dem Stiele entgegengesetzt ist. Gleichzeitig mit dem Zellprotoplasma sprosst aber auch der anfangs hufeisenförmige Kern, und jede Kernsprosse setzt sich in die entsprechende Protoplasmasprosse fort, um dort alsbald eine Hufeisenform anzunehmen. So lösen sich dann die jungen Individuen, welche eine holotriche Bewimperung zeigen, ab und nehmen ihren Kern vom Mutterthier mit, um zunächst als Schwärmorganismen eine Zeitlang frei zu leben und sich dann zu fixiren. Verf. giebt hier auf eine interessante, nähere Discussion des Verhältnisses der Theilung' zur Sprossung, des Kerns zur Zelle und andere brennende Fragen der allgemeinen Anatomie ein, derentwegen wir aber auf das Original verweisen müssen. Wir sei hervorgehoben, dass Verf., wie nach diesen Beobachtungen vollkommen klar erscheint, in der Sprossung nur eine Modification der gewöhnlichen Zelltheilung sieht, und dass er die Bil-

dung „innerer" Schwärmer bei den Acineten auch auf denselben Sprossungsact zurückführt, der hierbei nur gewissermassen endogen verläuft. Ein principieller Unterschied bestehe nicht. Auerbach gegenüber läugnet er, dass eine Neubildung eines ganzen Zellenindividuums einzig und allein vom Kern aus vor sich gehen könne. Auch eine Encystirung kommt vor: dieselbe stellt sich aber nur als eine Schutzwehr gegen veränderte äussere Lebensbedingungen heraus.

Die systematische Stellung der Acineten nimmt Verf. bei den Infusorien an, mit denen sie wahrscheinlich aus einer gemeinsamen, holotrichen Stammform hervorgegangen seien. Für die Lehre von der Einzelligkeit der Infusorien tritt er mit Entschiedenheit ein.

B. Coelenteraten.

1) Allman, G. J., Report on the Hydroida collected during the expeditions of H. M. S., Porcupine. Transact. Zool. Soc. London. T. VIII. p. 469. — 2) Derselbe, The genetic succession of Zooids in the Hydroida. Transact Royal Edinb. Soc. Vol. XXVI. 1872. — 3) Derselbe, Some account of Kleinenberg's researches on the anatomy and development of Hydra. Quart. Journ. micr. Sc. 1874. Vol. XIV. p. 1. — 4) Derselbe, On the structure and Development of Myriothela. Proc. royal. Soc. Febr. 11. Vol. XXIII. Ann. mag. nat. hist. Vol. 15. p. 297 (April No. 88). — 5) Bowerbank, J. S., A monograph of the siliceofibrous Sponges. P. III London. — 6) Carter, H. J., Notes introductory to the study and classification of the Spongida. Ann. mag. nat. hist. IV. Ser. Vol. 16. p. 1, 40, 126 seq. (Im Wesentlichen eine systematische Zusammenstellung früherer Publicationen des Verf.) — 6a) Derselbe, On the genus Rossella (a Hexactinellid Sponge) with the descriptions of three species. Ann. mag. nat. hist. No. 86. Febr. (Mit Beschreibung der mikroskopischen Formen der Spicula.) — 7) Claus, C., Die Gattung Monophyes Cl. und ihr Abkömmling Diplophya. S. Claus, Schriften zool. Inhalts. I. Wien, 1874. — 8) Duncan, M., A description of the Madreporaria dredged up. during the Expeditions of H. M. S. Porcupine. Transact. Zool. Soc. London, T. VIII. p. 163. — 9) Fischer, P., Recherches sur les Actinies des côtes Océaniques de France. Nouvelles archives du Muséum d'histoire naturelle de Paris. T. X. fasc. 4 p. 193. 1874. (Mit vereinzelten histologischen und entwickelungsgeschichtlichen Daten; grösstentheils zoographisch.) — 10) Haeckel, E., Arabische Korallen. Ein Ausflug nach den Korallenbänken des rothen Meeres und ein Blick in das Leben der Korallenthiere. Populäre Vorlesung mit wissenschaftlichen Erläuterungen. Berlin, 1876. — 11) Higgin, Thomas, On a new Sponge of the genus Luffaria, from Yucatan, in the Liverpool Free Museum. Ann. mag. nat. hist. IV. Ser. Vol. 16. p. 223. Sept. (Mit histologischen Notizen.) — 12) Derselbe, On two Hexactinelliid Sponges from the Philippine Islands in the Liverpool free Museum. With remarks by H. J. Carter. Ann. mag. nat. hist. IV. Ser. Vol. 15. No. 90. p. 377. (Enthält auch histologische Notizen.) — 13) Meyer, A. B., On Hyalonema cebuense. Ibid. Vol. 16. p. 76. (Prioritätsreclamation zu voriger Nummer.) — 14) Jentink, Spongilla fluviatilis; Hydra viridis. Tijdsch. der Nederl. Dierkund. Vereenig. I. 1874, p. 44. (Kurze Mittheilungen aus den Sitzungsberichten; Nichts wesentlich Neues.) — 15) Kirchenpauer, C., Grönländische Hydroiden und Bryozoen. Reisewerk über die zweite deutsche Nordpolfahrt. Leipzig, 1874. 8. 412. (Zur Notiz; systematische Aufzählung.) — 16) Kölliker, A., Die Pennatulide Umbellula und zwei neue Typen der Alcyonarien. Festschr. Würzburg. — 17) Korotneff, A. de, Sur l'anatomie et l'histologie de la Lucernaire. Compt. rend. T. 81. p. 827. Nov. 8. (Aus dem Laboratorium zu Roscoff. Erwähnenswerth erscheint die Angabe, dass am Peristom Muskelzellen vorhanden seien, die an einer Seitenfläche zugleich eine Cuticularbildung

13*

zeigen, so dass man also hier in der That auf ein „Epi-
thélium musculeux" hingewiesen wird. — Die Nessel-
organe sind in Zellen gelagert, welche an der einen
Seite eine Borste führen, an der anderen Seite in einen
Fortsatz übergehen, der eine bi- oder multipolare Zelle
durchsetzt, um in einem Stiel zu enden, der sich mit der
sog. Membrana propria der Körperwand verbindet. Die
Geschlechtsproducte — Verf. spricht übrigens nur von
den Eiern — stammen vom Entoderm ab.) — 18)
Lindahl, T., Om Pennatulidslägtet „Umbellula". Kongl.
Svenska Akademiens Handlingar, Bandet XIII. No. 3.
10. Febr. 1874. (Ausführliche Abhandlung.) — 19)
Ludwig, H., Ueber das Höttchen'sche Auge der Actinien. Nachrichten von der K. Ges. der Wissensch und
der G. A. Universität zu Göttingen. No. 18, S. 491. —
20) Marshall, W., Untersuchungen über Hexactinel-
liden. Zeitschrift für wissensch. Zool. 2. Supplementheft zum 25. Bande S. 142. (Betrifft besonders die
Skeletheile, welche einer sehr ausführlichen, mit trefflichen Zeichnungen begleiteten Bearbeitung unterworfen
sind. Vorzugsweise werden berücksichtigt: Hyalonema,
Euplectella, Holtenia, Semperella, Sympagella, Scle-
rothamnus, Periphragella, Eurete, Stelletta, Callites,
Geodia u. a., zum Theil auch fossile Arten. Ein
näherer Auszug kann hier nicht gegeben werden.)
— 21) Moseley, B. N., On the structure
and relations of Alcyonarian „Heliopora coerulea"
with some account of the anatomy of a species of Sarco-
phyton; Notes on the structure of Species of the genera
Millepora, Pocillopora and Stylaster; and Remarks on
the affinities of certain Palaeozoic Corals. Proc. royal.
Soc. Vol. XXIV. No. 164. p. 59. November. (Von der
Challenger Expedition. Verf. bespricht den feineren Bau
der in der Ueberschrift genannten Species und zeigt,
dass Heliopora von den übrigen lebenden Anthozoen im
Bau seines Coenenchyms total abweiche, da dasselbe
aus langen, rechtwinklig zur Oberfläche gestellten Röhren aufgebaut sei. Dagegen fänden sich grosse Aehnlichkeiten mit fossilen Formen, namentlich der Heliopora
Quenstedt's. Wegen der weiteren Details und der
systematischen Stellung der beschriebenen Species muss
Ref. auf das Original verweisen.) — 22) Sars, G. O.,
Contribution à la connaissance des Hydroidea de Norwège. Mem. de la soc. de Sciences de Christiania 1873 —
23) Schulze, F. E., Coelenteraten, Ergebnisse der
Nordseefahrt vom 21. Juli bis 9. Sept. 1872. Jahresbericht der Commission zur Untersuchung der deutschen
Meere. Kiel 1874. — 24) Sorby, H. C., On the chro-
matological relations of Spongilla fluviatilis. Quart.
Journ. microsc. Sc. New Ser. Nro. 57. January. (Bespricht die Eigenschaften der bei den Schwämmen vorkommenden Farbstoffe, namentlich in ihren Beziehungen
zum Chlorophyll.) — 25) Tournoux, Ueber das Gewebe
der Medusen. Soc. de biolog. Gaz. de Par. 50. p. 630.
1874. — 26) v. Willemoes-Suhm, R., Notes on
some young stages of Umbellularia and its geogra-
phical distribution. Ann. mag. nat. hist IV Ser. Vol. 15.
p. 312. May. Nro. 89. (Beschreibt eine Reihe jüngerer
Stadien dieser interessanten Pennatulidengattung ts. Ber.
f. 1874) und giebt Abbildungen.)

Myriothela zeigt nach Allman (4) folgende
Schichten: Entoderm, fibrilläre Zwischenschicht,
Ectoderm. Vom Entoderm sei bemerkt, dass die
Zellen Cilien tragen und mit einer dünnen Schicht homogenen Protoplasmas überzogen sind, welches Pseudopodien aussendet. Die Cilien seien nichts als bestimmt geformte Pseudopodien. (Vgl. Elmer's Aufsatz über Spermatozoenbewegung. Ber. f. 1874.)

Die fibrilläre Zwischenschicht besteht aus der Reichert'schen Stützlamelle und einer Lage longitudinaler Muskelfasern.

Vom Ectoderm beschreibt Verf. eine äussere
und innere Lage; aus der letzteren dieselben verästelten Zellenformen, wie Kleinenberg, Ber. f. 1873,
bei Hydra, doch vermochte Verf. den Zusammenhang
mit den Muskelfasern nicht zu sehen.

Besonders beachtenswerth ist die Structur der
Tentakel. Hier treten an Stelle der eben beschriebenen, inneren Ectodermschicht stäbchenförmige Zellen,
ähnlich Sinneszellen auf; von diesen aus ziehen zahlreiche, starke, fadenförmige Fortsätze radiär zur Oberfläche hin und enden hier in eiförmigen Körpern, die
an ihrem distalen Ende einen griffelförmigen Fortsatz
tragen und im Innern eine ovoide Kapsel führen; in
der Kapsel wieder sieht man einen 2—3fach gewundenen Strang, der auf Druck mitunter aus der Kapsel
heraustritt. Verf. ist geneigt, diese Bildung für eigenthümliche Sinnesorgane zu halten, die hier also zum
ersten Male bei dem Trophosoma eines Hydroidpolypen beschrieben wären.

Die Trophosomata tragen sowohl männliche als
weibliche Geschlechtsproducte; beide entwickeln sich
vom Entoderm aus. (Vgl. von Beneden's Angaben, Ber. f. 1874, und H. Fol. dies. Ber.)

Wenn die Eier reif sind, werden sie ausgestossen
und von besonderen Organen, „Claspers" nennt sie
Verf., festgehalten; hier muss dann auch die Befruchtung erfolgen; Verf. vergleicht deshalb die „Claspers"
mit dem Hectocotylus der Kraken, ohne jedoch etwas
Näheres über die Art der Befruchtung anzugeben.
Die kurzen Notizen über die erste Embryonal-Ent-
wicklung enthalten nichts Neues.

In der bekannten Arbeit von Schneider und
Rötteken: Ueber den Bau der Actinien und
Corallen, Sitzungsber. der Oberhess. Gesellsch. f.
Natur- und Heilkunde. Giessen, 8. März 1871, in wel-
cher die Verff. zuerst gegen das Milne-Edwards'sche
Wachsthumsgesetz der Polypen Einspruch erhoben
haben, hatte Rötteken die sog. Bonrses margi-
nales der Actinien (Actinia mesembryanthemum
Goss'e) für Augen erklärt und diesen Gebilden
einen ziemlich complicirten, an eine höhere Or-
ganisation sich anlehnendenBau angeschrieben.
Ludwig (19) weist nun nach, dass die Deutung Rötteken's unrichtig ist; er hält die
Bonrses marginales für unentwickelte Tentakel.

Auch die neuerdings von Duncan, s. Ber. f.
1874, weiter ausgeführte Beschreibung eines reichen
peripheren Nervensystems bei den Actinien, glaubt Verf.
nicht anerkennen zu können. Er beschreibt bei dieser
Gelegenheit das äussere Körperepithel der Actinien
etwas genauer; dasselbe hat eine Höhe von 0,08 bis
0,12 Mm. und wird aus gleichhohen, am untern Ende
fadenförmigen Cylinderzellen zusammengesetzt. Zwischen diesen Zellen liegen zahlreiche Nesselkapselbil-
dungszellen, in denen die Nesselkapseln sich unabhängig vom Kerne bilden.

C. Echinodermen.

1) Agassiz, A., Revision of the Echini. Illustrated
Catalogue of the museum of comparative zoology at

Harvard College. In four parts. Cambridge Mass. 1872
bis 1874. — 2) van Ankum, Geslachtsorgane en
kalklichaampjes by Echinodermata. Tijdschr. der Nederl.
Dierkund. Vereeniging. 1874. 3 Aflev. p. 152. (Kurze
Notizen über den Bau der Geschlechtsorgane und einige
merkwürdige Kalkkörperchen von Echinometra lucunter
Ag. S. a. ibid. p. 188) — 3) Derselbe, Mededeelingen omtrent de vergroeing van de generatie-organen by
Echinus en eenige verwandte Geslachten. Ibid. p. 176.
(Verf. glaubt, in der bei einigen Echinidenarten von ihm
gefundenen Verschmelzung der Ovarien, bez. Hoden,
einen Hinweis auf eine beginnende grössere Centralisation
der einzelnen Antimeren, bez. auf eine allmälige Umformung der ganzen Art erblicken zu sollen) — 4) Ludwig, H., Tbyonidium occidentale n. sp. Arbeiten aus
dem zool.-zoot. Institute zu Würzburg. II. Bd. — 5)
Derselbe, Beiträge zur Kenntniss der Holothurien.
Ebend. Bd. II. (Gehört wohl zu No. 4.) — 6) Selenka, Mededeelingen over de ontwikkeling van het
watervaatstelsel en van de lichaamsholte by Bipinnariën.
Tijdschr. der Nederl. Dierkund. Vereen. I. 1874. p. 30.
(Kurze Mittheilung in den Sitzungsberichten; Verf. erzielte eine Selbstinjection durch Einsetzen der Thiere in
ein bacterienhaltiges Gefäss, oder in Wasser, welches fein
verriebene chinesische Tusche enthielt.) — 7) Semper,
C., Brief observations on the anatomy of Comatula.
With an addendum by W. B. Carpenter. Ann. mag.
nat. hist. IV. Ser. Vol. 16 No. 93. Sept. p. 202. —
8) Derselbe, Kurze anatomische Bemerkungen über
Comatula Arbeiten aus dem zool.-zoot. Institute zu
Würzburg. Bd I. 1874.

Semper und Carpenter (7) haben gleichzeitig
und unabhängig von einander den Nachweis geführt,
dass der von Joh. Müller (Bau des Pentacrinus caput
medusae, Abhdl. der Berl. Academie 1841) als Nerv
gedeutete, in den Armen verlaufende Strang mit den
Ovarien zusammenhänge, und halten dafür, dass
dieser Strang eine Art Rachis darstelle. (Perrier, s.
Ber. f. 1873, erwähnt noch nichts dergleichen.)
Semper berichtigt bei dieser Gelegenheit die Angabe
Perrier's, als sei der eine der beiden von J. Müller
in den Armen der Crinoiden beschriebene Canäle kein
Gefäss. Perrier erkennt an dieser Stelle ebenfalls
einen Canal, die Fortsetzung der Leibeshöhle, an, hat
aber offenbar an dem deutschen Ausdruck: „Gefäss"
Anstoss genommen, daher seine Verneinung; thatsächlich stimmt er mit Müller überein. Bezüglich
des Nervensystems der Comatula giebt Semper
keine bestimmte Auskunft; er meint, dass entweder
ein mitten im Kalkskelet liegender, seit längerer Zeit
bereits bekannter Strang, oder aber ein von Perrier,
s. Ber. f. 1873, entdeckter, über dem Tentacularcanal
gelegenes Band nervöser Natur sein könnten. Carpenter hält dieses Perrier'sche Band für ein Gefäss, und zwar für den ächten Tentacularcanal, da der
unmittelbar darunter liegende Tentacularcanal J. Müller's nicht mit den Tentakeln zusammenhänge und
auch in den tentakellosen, oralen Pinnulae gefunden
werde. Dagegen sei der mitten im Axenskelet gelegene Strang nervös. Nach Semper und Carpenter
entfernen sich die Crinoideo in vielen Dingen weit
von den Echinodermen und könnten mit Fug als hoch
entwickelte Polypen aufgefasst werden.

D. Würmer.

1) Borell, G., Zur Trichinose. — 2) Virchow, R.,
Zusatz zur vorstehenden Mittheilung. Virchow's Arch.
65 Bd. S. 399. (Borell fand im Blute von Raben
parasitische Nematoden, welche er für Trichinen erklärt.
Virchow berichtigt diese Angabe insofern, als er nachweist, dass es sich nicht um Trichinen, sondern um
andere parasitische Nematoden handelt, deren Art aber
aus Mangel an frischem Material noch nicht festgestellt
werden konnte.) — 3) Bütschli, O., Beiträge zur
Kenntniss der freilebenden Nematoden. Nova acta Acad.
Caes. Leopold. XXXVI. 1873. — 4) Derselbe, Zur
Kenntniss der freilebenden Nematoden, insbesondere der
des Kieler Hafens. Abhandlung der Senkenbergischen
Gesellsch. Frankfurt a. M. 1874. — 4a) Chatin, J.,
Etudes sur des Helminthes nouveaux ou peu connus.
Ann. Sc. nat. VI sér. Zool. T. I. No. 2 à 4. Art. 5.
(Enthält unter Anderem eine genauere histologische Beschreibung namentlich des Geschlechtsapparates von Am-
phibdella Torpedinis (Kiemen von Torpedo marmorata.)
— b) Ercolani, G. B., Observations helminthologiques.
1. La Dimorphisme chez les Nématoides. 2. Sur le Filaria immitis et sur une nouvelle espèce de Distome du
Chien. Mem. acad. sc. Istituto di Bologna. 3 série.
T. V. — 6) Giacomini, C., Sul Cysticercus cel-
lulosae hominis e sulla Taenia mediocanellata. Rendiconti della R. accad. di medic. di Torino. 1874.
24. Luglio. — 7) Graff, L., Neue Mittheilungen über
Turbellarien. Zeitschr. für wissenschaftl. Zoolog. XXV.
Bd. 407. (Graff giebt weitere Mittheilungen über seine
Untersuchungen der Turbellarien, deren vorläufiger Abschluss durch Mangel an Material bedingt ist. Dieselben
erstrecken sich auf Microstomum lineare, Stenostomum
leucops, die neue Species: Prostomum banaticum, Mesostomum montanum, Mesostomum banaticum, Planaria
quadriculata und enthalten vorwiegend histologische Details. In Bezug auf die „stäbchenförmigen Körper"
kommt Graff zu dem Resultat: Alle in die Kategorie der
stäbchenförmigen Körper gehörigen Gebilde sind homolog
und haben sich, verschiedenen Functionen entsprechend,
verschieden differenzirt Die einen sind auf dem ursprünglichen indifferenten Zustande verblieben, andere
haben sich durch Entwickelung eines Nesselfadens im
Innern zu Nesselorganen weitergebildet, wieder andere
(Monxcelis truncatus, Ulianin) sind durch Entwickelung
starrer Borsten an ihrem freien Ende zu Taststäben geworden. Zur Untersuchung empfiehlt Verf. Fuchsinlö-
sung. Bei Microstomum lineare beschreibt Verf. die
beobachteten Theilungsvorgänge.) — 8) Derselbe,
Anatomie des Chaetoderma nitidulum (Loven). Ztschr.
für wissensch. Zool. XXVI. Bd. S 166 — 9) Derselbe, Ueber die systematische Stellung des Vortex
Lemani, Du Plessis. Ebend. Bd. XXV. Suppl. S. 235.
(Graff kommt auf Grund eingehender anatomischer
Untersuchung des Vortex Lemani zu dem Resultat, dass
es sich hier weder um Vortex, noch überhaupt um eine
Rhabdocoele handelt, sondern um eine Planarie, die er
Planaria Lemani nennt. Die anat. Einzelheiten sind im
Original einzusehen. An dieser Stelle hervorzuheben ist,
dass Verf. die Magenepithelien mit freiem Protoplasma-
rand in das Lumen des Magens ragen sah und aus der
Füllung des einzelnen Zelltheiles mit Fetttropfen, sowie
aus amoeb'den Bewegungen des Zellprotoplasma dersel-
ben auf eine Nahrungsaufnahme durch Umfliessen der
Speisetheile -- wie bei den Amoeben — schliesst.) —
10) Hubrecht, A. A. W., Aantekeningen over de anatomie, histologie en ontwikkelingsgeschiedenis van eenige
Nemertines. Utrecht. 1874. — 11) Derselbe, Untersuchungen über Nemertinen aus dem Golf von Neapel.
Niederländ. Archiv für Zool. Bd. II. Heft 3. — 12)
Derselbe, Some Remarks about the minute anatomy
of mediterranean nemerteans. Quart. Journ. micr Sc.
New. Ser No. 59. p. 249. — 13) M'Intosh, in British

Annelids, Part. I. published by the Roy. Society. 1873 und 1874. — 14) Derselbe, On Amphiporus spectabilis and other nemerteans. Quart Journ. micr. Sc. New. Ser. No. 59. p. 277. — 15) Hudson, C. T., On the Discovery of some new male Rotifers. Ibidem. Vol. 15. No. 60. p. 402. (Männchen von Lacinularia socialis und Floscularia campanulata werden beschrieben mit einzelnen histologischen Angaben.) — 16) Derselbe, On some male Rotifers. Monthly micr. Journ Febr. 1. Vol. XIII. p. 45. — 17) Derselbe, On a new Melicerta. Ibidem. No. 83. Nov. p. 225. (Kurze Beschreibung mit Abbildung.) — 18) Leidy, Filaria in the Housefly. Ibidem. No. 78. June. p. 253. (Verf. beschreibt neuerdings die von Carter in Indien entdeckte „Filaria muscae" aus dem Fliegenrüssel.) — 19) Derselbe, On some parasitic Worms. Proc. acad. Nat. Scienc. 14, 17. Silliman's Journ. of Sc. and arts. June. p. 478. (Einige neue Arten von Filaria und Taenia vom Wombat und anderen australischen Species.) — 20) Lewis, T. R., On nematode haematozoa in the dog. Quart. Journ. micr. Sc. New Ser. No. 59. p. 268. (Beschreibung von Nematoden, die der Filaria sanguinolenta Rudolphi am meisten gleichen, aus verschiedenen Körpertheilen von Hunden.) — 21) Linstow, O. v, Beobachtungen an neuen und bekannten Helminthen. Arch. für Naturgesch. red. von Troschel. 41. Jahrg. II. Heft. S. 183. (Verf. beschreibt Einzelheiten von bekannten Helminthen und mehrere neue Species von Nematoden und Trematoden, welche im Original nachzusehen sind. Von mehr zoologischem Interesse.) — 22) Löw, Fr., Tylenchus millefolii, n. sp. a new Gall-producing Anguillulide. Ann. mag. nat. hist. IV. Ser. Vol. 15. p. 342. (Das Original in Verhandlungen der kk. zool.-botanischen Gesellschaft in Wien. Bd. 24. (1874.) S. 17—24. Beschreibt genau eine neue Species von Anguilluliden. die zu hundert in kleinen Gallen auf Achillea millefolium leben; von mehr zoolog. Interesse.) — 22a) Long, R., Das Wissenswertheste über die Geschichte und den Lebensgang der Trichina spiralis nach den Arbeiten v. Hilton, Owen, Farre etc., sowie üb. die pract. Handhabung der im deutschen Reiche gesetzlich angeordneten Fleischschau. gr. 8. S. 9 Breslau. — 23) Ludwig, H., Ueber die Ordnung Gastrotricha Metschn. Zeitschr. für wissensch. Zool. 26. Bd. S. 193. — 24) Man, J. G., de, Geocentrophora sphyrocephala N. Gen. n. sp. eene landbewohnende Rhabdocoele. Tijdschrift de Nederl. dierkund. Vereeniging. II. Deel 2to After. p. 62. (Enthält histologische Notizen.) — 25) Derselbe, Onderzoekingen over vry in de Aarde levende Nematoden. Ibid. p. 79. (Hauptsächlich Systematik; jedoch auch histologisches Detail.) — 26) Derselbe, Eerste bydrage tot de kennis der nederlandsche Zoetwater - Turbellarien, benevons eene beschrijving van nieuwe Soorten. Tijdschr. der nederl. Dierkund. Vereenig. 1874. Aflev. II. p. 108. (Meist Systematik; nur vereinzelte histolog. Bemerkungen, dereutwegen Ref. auf das Original verweist.) — 27) Marion, A. F., Sur les annélides du Golfe de Marseille. Compt. rend. 1874. T. 79. — 28) Derselbe, Sur les espèces méditerranéennes du genre Eusyllis. Compt. rend. 22. Févr. p. 498. — 29) Derselbe, Révision des Nématoïdes du golfe de Marseille. Ibid. p. 499. — 29a) Derselbe, Ueber eine neue Art des Genus Lasiomytus, Lasiomytus Bierstedti, ferner: Thoracostoma setigerum. Ann. sc. nat. VI. Sér. XIV. 1. 1874. Zool. (Anatomische und histologische Beschreibung.) — 30) Derselbe et Bobretzky, N., Étude des annélides du Golfe de Marseille. Ann. Sc. nat. VI Sér. T. II No 1 u. 2 Zoologie. p. 1. prem. art. (Meist Beschreibung einzelner Species; hie und da finden sich vereinzelte histologische und phylogenetische Bemerkungen; am ausführlichsten beim Genus: „Saccocirrus",namentlich bezüglich des Nervensystems, der Geschlechtsorgane und deren Beziehungen zu den Segmentalorganen.) — 31) Moseley, H. N., On the structure and Development of Peripatus capensis. London

Philos. Transact. Vol. 164. p. 2. (Ausführliche Mittheilung der bereits im Bericht für 1874 berücksichtigten Untersuchung.) — 32) Derselbe, On the anatomy and histology of the Land-Planarians of Ceylon, with some account of their Habits, and a description of two new Species, and with Notes on the anatomy of some european aquatic Species. London Philos. Transact. 1874 p. 105. (Ausführlichere Mittheilung der bereits im Ber. f. 1873 kurz referirten Untersuchungen) — 32a) Derselbe, On Pelagonemertes Rollestonii. Ann. mag. nat. hist. IV. 8 Vol. 15. No. 57. March. p. 165. — 32b) Derselbe, On a young specimen of Pelagonemertes Rollestonii. Ibid. Vol. 16. No. 96. Decbr. p. 377. (Beschreibung zweier weiblicher Exemplare eines pelagischen Nemertinen, eines erwachsenen und eines jungen, welcher aber durch seine Form und seinen dendrocölen Darmcanal wieder den Planarien nahesteht, und somit eine interessante Zwischenform bildet. Verf. schlägt vor, ihn als Repräsentanten einer neuen Familie der Nemertinen, der „Pelagonemertidae" H. N. M. anzusehen, welche er mit folgenden Worten charakterisirt: Animal pelagic in habit. Body gelatinous, hyaline broad and flattened. Proboscis unarmed. Ciliated sacs absent. Special sense organs absent. Digestive tract dendrocoelous. Es ist möglich, dass das von Lesson, Voyage de la Coquille, Zoologie. Paris. 1830. p. 254 beschriebene „Pterosoma plana" mit Pelagonemertes identisch ist, oder ihm nahe steht.) — 33) Nitsche, H., Ueber Bau und Knospung von Loxosoma Kefersteinii, Claparède. Zeitschrift f. wiss. Zool. 25. S. 451. — 34) Derselbe, Beiträge zur Kenntniss der Bryozoen. Ibid. 3tes Supplementheft zum 25. Bando. S. 343. — 35) Fugenstecher, H. A., Echinoderes Sieboldii. Zeitschrift für wiss. Zoolog. 25. Bd., 1 Suppl. S 117. (Verf. möchte Echinoderes eine Zwischenstellung zwischen Anneliden und Arthropoden einräumen; der vorstülpbare Kopftheil und dem Hakenkranz erinnere an die Räderthiere, man müsse nur keine so grossen Unterschiede zwischen starken Haargebilden, die durch ihre Unterlage bewegt werden, und Wimpern machen.) — 36) Peirce, C. Newlin, Observations ou Stephanoceros. Proceed. of the Philad. Acad. of Scienc. April. Auszüglich in Monthly micr. Journ. No. 79. July. p. 28. (Hat unter anderen die Angabe, dass das Thier am 1 iten Tage der Beobachtung seine alte Schale verlasse, kurze Frist nackt an einem benachbarten Gegenstand angeheftet gewesen, dann eine neue Schale um sich hor gebildet habe.) — 37) Perrier, E, Der Bewegungsapparat der Buccalvalven bei den Cucullanen. (Im Ausz. in C. G. Giebel's Ztschr. für die gesammten Naturw. IX. Bd. S. 557. Ann. Sc. nat. VI. Sér. No. 11. 1874. Zool. — 38) Derselbe, Sur les Vera de terre des iles Philippines et de la Cochinchine. Compt. rend T. 81. p. 1043 29. Nov. (Systematik.) — 39) Derselbe, Sur un nouveau genre indigène de Lombriciens terrestres (Pontodrilus Marionis). Compt. rend 79. p. 1582. — 40) Derselbe, Sur le Tubifex umbellifer Ray-Lankester. Arch. de zool. génér. et expérim. T. IV. No. 1. p. VI. (fand diese merkwürdige, von C. Kessler im Onega See entdeckte und von diesem zu Saenuris oder Naidina gestellte, von Ray Lankester als ein Tubifex erkannte Species in einem Bassin des Jardin des plantes. Er beschreibt genau die eigenthümlichen Borstenformen, welche dieses Thier auszeichnen, in Uebereinstimmung mit Ray-Lankester.) — 41) Schmidt, Oscar, Die Gattung Loxosoma. Arch. f. mikrosk. Anat. XII. S. 1. — 42) Semper, C., Trochospbaera aequatorialis, a spherical Rotifer found in the Philippine Islands. Month. micr. Journ. Nov. No. 83. p. 237. — 43) Théel, Hjalmar, Etudes sur les Géphyriens incrmes des mers de la Scandinavie, du Spitzberg et du Grönland.; Journ. de Zool. par P. (iervais. T. IV. p 475. (Enthält auch histologische Notizen.) — 44) Derselbe, Recherches sur le phascolion Stroubii. Ibid. T. IV. No. 4. p. 318. (Aus dem Sitzungsber der Königl. Schwedischen

Akademie. 10. Februar; enthält histologisches Detail.) —
45) Villot, A., Recherches sur les helminthes libres ou
parasites des cotes de la Bretagne. Archives de Zool.
expérim. et génér. par Lacaze-Duthiers. Nro. 3. p. 451.
(Von mehr zoolog. Interesse. Weitere Ausführung der
kürzeren Mitth. Compt. r. 15 mars et 26 avril.) — 46)
Welch, Francis H., Observations on the anatomy of
Taenia mediocanellata. Quart. Journ. microsc. Sc. New
Ser. Nro. 57. January. p. i.

Welch (46) liefert eine ziemlich eingehende, zoologische und histologische Beschreibung der Taenia
mediocanellata. Die neueren Arbeiten von Sommer
und Landois, Sommer (Taenia mediocanellata)
und Schiefferdecker scheint indessen Verf. nicht
gekannt zu haben. Zu erwähnen ist die genaue Beschreibung des Penis, dessen Canal bis zur Mündung
Flimmerepithel zeigt, und die freilich noch unsicher
gelassene Angabe, dass im sog. Kopfe ein Nerven-
ganglion vorkomme. Nach Verf. soll d. Taenia mediocanellata in England und einzelnen englischen Colonien (Malta z. B.) viel häufiger sein, als T. solium.

Hubrecht's Untersuchungen (10—12), welche in
Dohrn's zool. Station zu Neapel angestellt wurden,
ergaben ihm nachstehende, von ihm selbst S. 128 im
Niederl. Archiv für Zool. Bd. II. (Heft 3) formulirte
Hauptresultate:

1) Wie bei vielen Anneliden, treten bei den Nemertinen Dissepimente auf, fast ausschliesslich aus
Bindegewebsfasern bestehend, welche die Musculatur
durchsetzen und sich bis in die Haut erstrecken; sie
theilen die Leibeshöhle in gleiche Räume.

2) Jedes Metamer bei den Nemertinen besteht aus
einem Darmabschnitt mit 2 seitlichen Blindsäcken,
einem Bindegewebsdissepiment, einer doppelten Geschlechtsdrüse, welche sich, nach Spaltung eines jeden
Dissepiments in zwei Blätter, zwischen diesen entwickelt, zwei an der Rückenseite gelegenen Genital-
öffnungen, einem Querstämmchen des Blutgefäss-
systems und correspondirenden Abschnitten der drei
Längsstämme und der 2 Längsnerven.

3) Die Dissepimente treten, wie bei manchen Anneliden, als Träger der Querstämmchen und der Geschlechtsdrüsen auf.

4) Der mikroskopische Bau des Hautmuskel-
schlauches und Rüssels zeigt bemerkenswerthe Verschiedenheiten bei enoplen und anoplen Nemertinen.
(Bei den bewaffneten Nemertinen zeigt der Rüssel in
der Längsmuskelschicht 24 helle Flecke, die ebenso
vielen Pfeilern einer eigenthümlichen, homogenen Substanz entsprechen; diese fehlen den Anopla. Die
Enopla haben ausserdem 2 Hautmuskelschichten, die
Anopla drei (M'Intosh.)

5) Der Rüssel bewegt sich in einem von der Leibeshöhle durch eine eigene Wand vollständig getrennten Raume, der Rüsselscheide, welche mit einer
eigenthümlichen Flüssigkeit gefüllt ist.

6) Drüsenzellen mit Ausführungsporen werden vorgefunden: a) in den Hautschichten, b) in der Oesn-
phaguswand.

7) Der Bau der Stiletregion bei der Gattung Drepanophorus weicht bedeutend ab von der bisher für

alle bewaffnete Nemertinen als gültig betrachteten.
(S. 103.) Die Bewaffnung besteht aus einem schwarz-
braunen, gebogenen, zugespitzten Häkchen; letzteres
scheint auf einer krägenförmigen Erhebung des Rüssels zu ruhen; Zapfen und die eigenthümliche Musco-
latur der Stiletregion fehlen. Hinter dem Häkchen
findet sich eine grüne Flüssigkeit in einem taschen-
artigen Raum (wohl homolog der Gifttasche anderer
Nemertinen), von wo aus ein Canal zum Häkchen
führt. Am Vordertheile des Rüssels grössere Stäbchen-
papillen.

8) Bei Polia geniculata (delle Chinje) und Linens
longissimus (Sow.) kommen zu den typischen drei
Blutgefässstämmen noch eine Anzahl anderer Längs-
gefässe, die wahrscheinlich als Blutgefässe, vielleicht
aber auch als ein excretorischer Apparat oder als
ein Wassergefässsystem zu deuten sind.

9) Die rothen Blutkörperchen einiger
Nemertinen (Drepanophorus n. sp. Verf.) verdanken ihre Farbe dem Hämoglobin.

10) Ebenso ist Hämoglobin enthalten in
den rothgefärbten Hirnganglien einiger Arten
(Meckelia), welche dagegen eine farblose Blutflüssigkeit führen.

11) Deutliche Ganglienzellen von sehr verschiedener Grösse kommen allgemein vor. Sie bilden einen
dicken Beleg um das faserige, innere Gerüste, sowohl
des Centralknotens als der seitlichen Nervenstämme.

12) Die sog. Seitenorgane können in 2 Modificationen auftreten: entweder sind sie durch Stränge mit
dem Gehirn verbunden, oder sie bilden hintere Anschwellungen des oberen Ganglienpaares. In beiden
Fällen setzen sie sich auch zu den Kopfspalten in Beziehung.

13) Die zweite Modification findet sich besonders
deutlich bei denjenigen unbewaffneten Arten, die ein
Hämoglobin führendes Gehirn besitzen. Hier dürften
diese Organe als Gehirnrespirationsorgane (s. M'Intosh) zu deuten sein.

14) Die sub 1, 2, 3, 8, 9, 10 aufgeführten Befunde
scheinen auf eine Verwandtschaft der Nemertinen mit
den Anneliden hinzudeuten.

M'Intosh (13, 14) zieht den Drepanophorus rubrostriatus Hubrecht's mit Amphiporus spectabilis de Quatrefages zusammen
und giebt seiner seits eine detaillirte, in vielen Punkten
seine Vorgänger, Marion und Hubrecht, berichti-
gende Beschreibung.

Hautsystem. Die von Marion (28), Compt. rend.
Febr., beschriebene, structurlose Basalmembran ist
nach Verf. Nichts Neues; dagegen beschreibt er als neu
ein Längsband in der Mittellinie des Rückens zwischen
der Basalschicht und der äusseren (circulären) Muskelschicht, dessen Bedeutung Jüsseln nicht zu erüren war.
— Was Verf. über die Muskeln, die Rüssel und die
Rüsselscheide vorbringt, kann hier, als minutiöses Detail,
nicht aufgenommen werden. — Bezüglich des Gefässsystems bestätigt er im Wesentlichen die älteren Angaben von Quatrefages und Keferstein, sowie die
seiner Vorgänger Marion und Hubrecht. Marion
beschreibt rothe, ellipsoidische Blutkörperchen bei den
Nemertinen, deren Färbung mit der der menschlichen
Blutkörper übereinstimmen soll.

Das Nervensystem anlangend, so hält M'Intosh die Kopfsäcke (cephalic sacs, „Seitenorgane" Keferstein, „fossettes cephaliques" de Quatrefages) der Lineiden für besondere Sinnesorgane, stimmt also hier mit Hubrecht nicht überein, der in ihnen eine Art Respirationsapparat — sie sollen einen nach aussen führenden Canal besitzen — sieht; die von Letzterem beschriebene Nervenscheide habe er ebenfalls beobachtet. — Bei Besprechung der Geschlechtsorgane erwähnt Verf. von Amphiporus hastatus das Vorkommen einer Menge von Röhren, die mit kernhaltigen Zellen erfüllt seien; dieselben erstrecken sich von jeder Seite der Rüsselscheide bis zu einer Spalte der longitudinalen Musculatur, etwas oberhalb des Nervenstammes; auch an der Bauchseite finden sich ähnliche Röhren, die Verf. für Eierschläuche ansprechen möchte, sich aber noch mit grosser Reserve ausspricht. Im Uebrigen bespricht Verf. ziemlich eingehend die einschlägige Publication von Moseley (Phil. Transact 1874 Land-Planacans of Ceylon) und von Willemoes-Suhm (Ann. nat. hist. June. 1874).

Wir müssen es uns hier aus Mangel an Zeit und Raum versagen, auf eine Wiedergabe der von Ludwig (23) beigebrachten histologischen Details der Gastrotrichen einzugehen. Nur sei hervorgehoben, dass Verf. die bisher vermissten Hoden der Gattungen Ichthydium larus und Ichthydium podura auffand als quergestelltes, kleines Organ, welches dem hintersten Theile des Darmes kurz vor der Afteröffnung von unten aufgelagert ist und denselben seitlich eine kurze Strecke weit umgreift. Die Samenfäden sind sehr klein und erscheinen als glänzende, kleine Kügelchen, an denen Verf. einen Schwanzanhang nicht zu erkennen vermochte. Diese männlichen Individuen besitzen aber auch alle ein rudimentäres Ovarium. Verf. schliesst, dass die Gastrotrichen Zwitter seien, bei denen die Geschlechtsdrüsen nacheinander in Function treten, zuerst die Hoden und dann die Ovarien. Freilich könnte auch ein Gonochorismus bestehen; die Männchen besässen dann auch radimentäre Ovarien.

Aus den ersten Entwickelungsstufen der Eier, welche Verf. eingehend beschreibt, sei hier bemerkt, dass ein Schwinden des Keimbläschens bei den ersten vier Furchungskugeln vor der Theilung stricte beobachtet wurde. Wie aber die neuen Kerne entstehen, hat Verf. nicht beobachtet. Bezüglich der systematischen Stellung der Thiere stimmt Ludwig Metschnikoff zu, der sie als zweite Ordnung: „Gastrotrichs" den Rotatorien einreiht; sieht in ihnen aber conform einer von Ehlers geäusserten Meinung Uebergangsformen zwischen diesen und den freilebenden Nematoden.

O. Schmidt (41) fand die von Keferstein, Claparède und Kowalevsky beobachtete Gattung Loxosoma, von der es Verf. zweifelhaft lässt, ob sie zu den Bryozoen gestellt werden muss, in Tausenden von Exemplaren in den Canälen von verschiedenen Spongien-Gattungen, Euspongia nitens und Cacospongia scalaris, zu Neapel. Verf. beschreibt ausser dem Keferstein'schen Loxosoma singulare (auf Capitella rubicunda) noch zwei neue Arten als L. Raja (0,12 Mm. Länge, Fuss schlank, scharf abgesetzt, Rumpfscheibe im unteren Theile sehr verbreitet.

Zwölf Tentakeln.) und L. cochlear. (0,12 Mm. Länge, schmal, acht Tentakeln).

Die von Kowalevsky als seitliche Sprossen gedeuteten Bildungen erkannte Verf. als wirkliche Eier, die sich im Körper des Muttertiers entwickeln und die seitlichen Körperbedeckungen hervordrängen. Diese Eier entwickeln sich ohne Metamorphose zu jungen Loxosomen. Daneben bestätigt nun O. Schmidt auch die zweite Art von Eientwickelung, wobei aus den Eiern schwärmende, mit Flimmern versehene Larven hervorgehen, die in der Kopfscheibe zuerst vortreten; wie sie zum Ausschlüpfen gelangen, beobachtete Verf. nicht. Wir hätten hier somit aus den Eiern desselben Eierstockes zwei verschiedene Entwickelungsweisen, und zwar trifft man bald nur die eine, bald aber auch beiderlei Brut bei einem und demselben Individuum an. — Die Thiere sind sämmtlich Zwitter.

Die Befruchtung findet im Eierstocke statt; die Furchung ist eine totale. Schon sehr früh unterscheidet man die Keimblatt-Anlage, indem 2 centrale Zellen das innere Keimblatt (Hypoblast) darstellen, welches von 8-10 Epiblastzellen ringförmig umgeben wird. Sooach ist, sagt Verf. S. 8, die Rolle, welche diese Zellen bei der ganzen künftigen Entwickelung zu spielen haben, schon frühzeitig definitiv vertheilt. Aus den beiden Centralzellen wird Darmcanal, incl. Leber und Tentakeln. Aus den 2 untersten Zellen (des Epiblast) entsteht der Drüsenapparat des Stieles. Alles übrige geht aus den übrigen Zellen des äusseren Keimblattes hervor. Streng genommen kann man also kaum von einer Furchung, als einem bloss indifferenten Process der Zellenvermehrung reden, da mit den Anfängen derselben schon die Keimanlage gegeben. (Vgl. die Angaben E. van Beneden's über die Entwickelung des Kaninchen-Eies, diesen Bericht. Ref.)

Das mittlere Keimblatt entsteht durch einen Umschlag, bez. Einwanderung der Randzellen des äussern Blattes zwischen Hypoblast und Epiblast hinein, wobei die beiden untersten Stieldrüsenzellen im Centrum liegen bleiben. Bezüglich der Angaben des Verf. über die Anatomie und systematische Stellung des Thieres s. d. Original.

Nitsche (33, 34) fasst die seitlichen, sog. Knospen von Loxosoma als ächte Knospen auf, die nach ihm ausschliesslich aus dem Ectoderm des Muttertiers hervorgingen. Damit wäre die sehr merkwürdige und wichtige Thatsache festgestellt, dass einfache Ectodermbildungen eines Muttertiers direct in Entoderm-, Mesoderm- und Ectodermbildung des Tochtertiers übergehen könnten. Die Auffassung O. Schmidt's s. d. Ber. No. 4, dass es sich hier nicht um Knospenbildung, sondern um eine geschlechtliche Fortpflanzung aus Eiern handle, kann Nitsche nicht theilen und zwar aus folgenden Gründen: 1) Viele im Herbst gesammelte Loxosomen ohne entwickelte Genitalien zeigten zahlreiche Seitensprösslinge. 2) Schon an den am Muttertier noch festsitzenden, älteren Tochterknospen findet man bereits wieder Enkelknospen; an diesen älteren Knospen sind aber Genitalorgane noch gar nicht entwickelt. 3) Giebt Verf. an, dass er genau den Uebergang der zelligen Elemente und der Cuticula der Mutterthiere in die entsprechenden Theile der Knospe beobachtet habe. N. meint, Schmidt sei dadurch zu seiner Annahme gekommen, dass er an den Knospen eine vollkommen gesetzmässige Schichtung in drei Keimblätter gefunden, und dadurch, conform den bisherigen Vorstellungen, auf eine Entwicklung aus Eiern zurückgeschlossen habe.

Auf Grund dieser Erfahrungen bespricht Verf. in einem Anhange die Frage von der Homologie der Keimblätter der Metazoen, nach der Häckel'schen Auffassung, welche er ebensowenig wie Salensky, Claus, Metschnikoff und Semper anerkennen kann, und auf welche auch die ganze Häckel'sche Gastraeatheorie basirt ist.

Von der Definition Gegenbaur's: „dass Körpertheile von morphologischer Uebereinstimmung als Homologa" anzusehen seien, ausgehend, meint Verf., dass in diesem allgemeinen Sinne genommen die Keimblätter allerdings homolog seien, aber auch die einzelnen Keimblätter desselben Thieres untereinander, wie z. B. das Entoderm und Ectoderm der Hydra unter sich, da jedes eine der beiden Hauptschichten darstelle, aus denen der Leib des Thieres zusammengesetzt sei.

Im engeren Sinne aber seien die Keimblätter nicht homolog, sie zeigten keine „specielle Homologie" im Sinne Gegenbaur's, oder man müsste annehmen, dass alle Furchungskugeln gleichwerthig seien, denn dann würde die Keimblätter eine gleiche Abstammung haben. Nun sei aber eine solche Gleichwerthigkeit der Furchungskugeln bei den meisten Thieren wohl nicht vorhanden (vgl. die Angaben E. van Beneden's Ref., s. d. Ber.). Häckel fehle darin, dass er die Homologie der Keimblätter darnach beurtheile, dass aus ihnen Gleiches entstehe, nicht darnach „ob sie gleich entständen." (Uebrigens wird die Ungleichwerthigkeit der einzelnen Furchungskugeln auch wohl nur ex post zu erschliessen sein, und Verf. spricht S. 394 selbst wieder von einer „Indifferenz der Furchungskugeln." Ref.)

Der Nachweis, dass dieselben Organe aus denselben primitiven Keimblättern entstehen, zeige lediglich, dass wesentlich gleich gelagerte Organe aus gleich gelagerten Embryonalanlagen hervorgehen. Durch die Homologisirung der primären Keimblätter werde eine Gewebsgruppe genetisch zerrissen, welche ein histologisches Ganze bilde, die Bindesubstanzgruppe (?Ref.). Es komme wesentlich darauf an, zu untersuchen, ob die einzelnen Gewebe sich stets aus dem gleichen Keimblatte bildeten, wie es Kleinenberg in seiner Monographie über Hydra schon scharf formulirt hat. Sei die Homologie der Gewebe eine wahre, beweisbare Thatsache, so müsse sich zeigen lassen, dass nach Ablauf des Stadiums der indifferenten Furchungskugeln und der Keimblattbildung jedem Gewebe einzeln ein eigenthümlicher, histologischer Ent-

wickelungsgang vorgeschrieben sei, und zwar müsse das bei allen Arten der Neubildung der Fall sein, der pathologischen, der regenerativen und der Neubildung durch Wachsthum. Für die pathologische Neubildung tendire die moderne Auffassung dahin, eine solche Gewebs-Homologie zuzulassen, für die regenerative seien bislang noch nicht hinreichende Erfahrungen vorhanden, namentlich nicht bezüglich der Regeneration ganzer Organe bei Thieren. (Was die Regeneration einzelner Gewebe bei höheren Thieren anlangt, so muss Ref. nach zahlreichen, schon seit Jahren in dieser Richtung angestellten, eigenen Untersuchungen und nach den neuesten Publicationen über die Regeneration von Epithelien, Muskeln und Nerven aussagen, dass hier, um einen kurzen Ausdruck zu gebrauchen, überall homologe Regeneration stattfindet.) Nitsche weist hin auf die Arbeiten von Ehlers über die Neubildung des Kopfendes von Diopatra fragilis, welche eine homologe Regeneration, und auf die von Perrier über Comatula (s. Ber. f. 1873), welche eine heterologe Regeneration annehme. Die Arbeiten von Kowalevsky und Lütken über Asteriden und Ophiuriden behandeln die histogenetische Seite der Frage nicht. Die Fortpflanzung durch Theilung könne hier bei der dritten Kategorie der Neubildung, „der Fortpflanzung durch Wachsthumsproducte", „multicelluläre Fortpflanzung" (Verf.) selbstverständlich nicht in Betracht kommen. Um so wichtiger sei aber die Knospung. Letztere sei dadurch characterisirt, „dass zum Zweck der Neubildung des Descendenten an dem bestehen bleibenden Mutterthier ein Wachsthum eines beschränkten multicellulären Körpertheils beginnt, das sich direct in den knappen Rahmen der Organe des Mutterthiers hineinpasst" S. 395. Für viele Fälle sei nun eine „homologe Knospung" (Ref.) thatsächlich nachgewiesen, indem Entoderm von Entoderm, Ectoderm vom Ectoderm u. s. f. absprosst, z. B. bei den Hydroidpolypen und Medusen, bei Amauroecium Kowalevsky. Werthvoll sind hier besonders die Fälle sogen. innerer Knospung, bei der also die Lagevehältnisse des Descendenten in Beziehung zum Stammthier verändert sind, namentlich die innere Knospung der Medusen (Metschnikoff) und die Knospung der Bryozoen. Hier stellt Verf. ausser der vorhin schon hervorgehobenen, sehr bemerkenswerthen, ausschliesslichen Ectodermknospung der Loxosoma noch hin die von Metschnikoff nachgewiesene Entstehung des Nervencentrums, aus der auch das Epithel des Darmcanals hervorgeht, wie es auch von Kowalevsky für Didemnium und Amauroecium gezeigt worden ist. Demnach möchte Verf. sich der Häckel'schen Lehre von der speciellen Homologie der Metazoen-Keimblätter nicht anschliessen, wenigstens bedürfe dieselbe noch weiterer Beweise und Umgestaltungen. „Die Keimblätter seien nicht anzusehen als mit besonderen, histologischen Prädispositionen ausgestattete Zellenschichten, sondern lediglich als die flächenhaft ausgebreiteten Elemente, aus denen die den Metazoënkörper zusammensetzenden, in einander geschachtelten Röhren sich bilden, Röhren, aus denen wieder durch Faltenbildung und Concrescenz, sowie durch Spaltung die Organe des definitiven Thieres hervorgingen. In bei weitem den meisten Fällen seien die gleichen Organe der verschiedenen Thiere gleich gelagert zur äusseren Oberfläche. Diese gleiche Lagerung bedinge, dass auch bei den verschiedensten Thieren die einzelnen Gewebe aus denselben Keimblättern hervorgingen. Wo sie fehle, sei auch der Nachweis der gleichen Entstehung der betreffenden Organe nicht zu führen, z. B. bei den Genitalien. (Ref. macht hier darauf aufmerksam, dass noch über die Entstehung der einzelnen Keimblätter, ihre Zahl und andere ähnliche Grundfragen, sowohl bei Wirbellosen, wie Wirbelthieren die tiefgehendsten Differenzen bestehen; so lange diese nicht gelöst sind, kann auch in andern Dingen keine Einigung erwartet werden.)

Der weitere Inhalt der Arbeit Nitsche's betrifft die Knospung der Polypide der phylactolämen Süsswasserbryozoen und den Bau und die Knospung von Loxosoma Kefersteinii; bezüglich der hier mitgetheilten, zahlreichen Details muss Ref. auf das Original verweisen. Nur sei hier noch mitgetheilt, dass er die Bryozoen als „Doppelthiere" auffasst, bestehend aus einem Individuum, dem Cystid, und dessen darin eingeschachtelten Descendenten, dem „Polypid". Hierin weicht also seine Auffassung von den Angaben Repiachoff's, s. d. Ber., ab. Ueber die systematische Stellung von Loxosoma stimmt Verf. ebenfalls nicht mit O. Schmidt überein, da er die Aehnlichkeit mit Padicellina hinreichend gross findet, um das Thier mit Entschiedenheit zu den Bryozoen zu stellen.

Aus der Arbeit von Graff (8) soll hier nur das histologisch Wichtige hervorgehoben werden.

Die äussere Haut besteht aus einem dem Hautmuskelschlauche unmittelbar aufsitzenden Cylinderepithel, über das sich eine glashelle, stachelbesetzte Cuticula zieht. Die Stacheln tragen im Innern einen Kern aus kohlensaurem Kalk. An der Rüsselspitze scheinen die Cylinderzellen sich in einzellige Drüsen umzuwandeln. Unter der Haut liegt eine Ringfaserschicht von an verschiedenen Körperstellen wechselnder Dicke. Die Längsmuskeln liegen im Wesentlichen in 2 obere und 2 untere Bündel getrennt unter der Ringsmusculatur. Dies Verhältniss wird hie und da, z. B. durch die Einlagerung der Rüsselmusculatur, verändert. In der Rüsselgegend ziehen von der Haut zur Längsmusculatur radiale Muskelzüge (Erweiterer des Mundes). Histologisch bestehen sie aus einer äusseren fibrillären, und einer inneren kernhaltigen Substanz.

Das Epithel des Nahrungsrohres ist ein einschichtiges Cylinderepithel, das im Oesophagus eine Cuticula trägt. Die Magenepithelien tragen in ihrem, nach dem Lumen des Darmes offenen Theil einen schleimigen Pfropf, der sich aus einer becherförmigen Vertiefung der Zelle lösen kann. Vom Magenende bis zum After erstreckt sich Flimmerepithel. Magen sowohl als Darm und der demselben aufliegende Oviduct werden nach der Leibeshöhle zu von einem grossen, stark pigmenthaltigen Cylinderepithel bekleidet.

Die aus dem „oberen Gehirnganglion" beiderseits doppelt entspringenden Nerven laufen, zur Bauchseite herabsteigend, nach hinten, wo der eine Seite verschmelzen und so zwei Längsstämme entstehen, die sich wieder, zum Rücken aufsteigend, zu dem zweilappigen Kiemenganglion vereinen. Das „Gehirnganglion" zeigt eine feinkörnige Marksubstanz, von einer äusseren Schicht kleiner Zellen umgeben. Ebenzo Kiemenganglion und Nervenstämme, welche letztere noch eine bindegewebige Scheide besitzen.

Die ganze Leibeshöhle ist von einem horizontalen, bindegewebigen Septum durchzogen. Bindegewebe überzieht auch den Darm, bildet den Eileiter und stellt eine Menge netzförmiger Fasern, welche die ganze Leibeshöhle durchziehen, her. Eine Erweiterung des Eileiters stellt den Uterus dar. Dieser ist innen ganz von dem netzförmigen Dotterstock durchzogen, der aus einem „proliferirenden Bindegewebe" bestehen soll. Die aus diesem hervortretenden Dotterzellen vereinigen sich mit runden Zellen, die dem Bindegewebsnetze der vorderen Leibeshöhle entstammen, den Keimzellen zu Eiern.

Den ganzen Leib durchziehen zwei Kiemensäcke, die sich hinten zu einer Cavität vereinigen, in welche Ausstülpungen der oberen Wand, die eigentlichen Kiemen, hineinragen, deren Kiemenblättchen mit Flimmerepithel besetzt sind.

E. Arthropoden.

1) Claus, C., Ueber Sabelliphilus Sarsii und das Männchen desselben. Zeitschr. für wissensch. Zoologie. 26. Band. S. 161. (Anatomische Beschreibung.) — 2) Derselbe, Die Familie der Halocypriden, s. Schriften zool. Inhalts. I. Wien. 1874. — 3) Derselbe, Ueber Entwickelung, Organisation und systematische Stellung der Arguliden. Zeitschr. f. wissensch. Zool. 25. Bd. S 217 — 4) Derselbe, Neue Beiträge zur Kenntniss parasitischer Copepoden nebst Bemerkungen über das System derselben. Zeitschr. f. wissensch. Zool. 25. Bd. S. 327. (S. das Original.) — 5) Donnadieu, Recherches sur le Tétranyques. Revue scientif. V. aoné. 2. série. No. 13. 25. Sept. (Auszug.) — 6) Dybowsky, B. N., Beiträge zur näheren Kenntniss der in dem Baikal-See vorkommenden niederen Krebse aus der Gruppe der Gammariden. Mit 3 color. u. 11 schwarzen (lith.) Taf. gr. 4. (190 S) St. Petersburg 1874. (Berlin.) — 7) Fickert, C., Myriopoden u. Araneiden vom Kamme des Riesengebirges. Ein Beitrag zur Faunistik der subalpinen Region Schlesiens. Mit einer lith. Taf. gr. 8. (48 SS.) Breslau, Maruschke u. Berendt. — 8) Forel, A., Les fourmis de la Suisse. 4. 2 pl. 455 SS. Zürich 1874. (Enthält neben hauptsächlich zoologischen, systematischen und physiol. Beobachtungen auch Untersuchungen über die Anatomie der Ameisen.) — 9) Derselbe, Le phylloxera vastatrix dans la suisse occid. Bullet de la soc. vaudoise des Sc. nat. Vol. VIII. p 649. — 9a) Hoek, P. P. C., Eerste Bijdrage tot de Kennis der Cirripeden der Nederlandsche Fauna. Tijdschr. der Nederlandsche Dierkund. Vereenig. Aflev I. p. 16. (Enthält einzelne histologische und phylogenetische Bemerkungen, derentwegen Ref. jedoch auf das Original verweisen muss.) — 10) Kossmann, R., Die Ansprüche des Dr. Dohrn und Lösung des Rhizocephalen-Problems. Arbeiten aus dem zool.-zoot. Institute zu Würzburg. Bd. II. — 11) Künckel, J., Les Lépidoplètes à trompe perforante, destructeurs des oranges (Ophideres). Compt. rend. T. 81, p. 397. — 12) Darwin, Francis, On the structure of the proboscis of Ophideres fullonica, an Orange-sucking moths. Quart. Journ. microsc. Sc. Vol. 15. New Ser. No. 60, p. 384. (Beschreibung von australischen Lepidopteren (Ophideres fullonica, salaminia, imperator u. A.) mit wesentl. Mundtheilen. Die Abhandlung von Francis Darwin gibt sehr gut ausgeführte Abbildungen dieser interessanten Rüsselbildung.) — 13) Slack, Henry, J., Perforating Proboscis moths. Monthly microscop. Journ. Nov. p. 235. — 14) Künckel d'Herculais, J., Recherches sur l'organisation et le développement des Volucelles, insectes diptères de la famille des Pyrphides. I. partie. Paris. — 15) Kramer, P., Beiträge zur Naturgeschichte der Hydrachniden. Archiv für Naturgesch. herausg. von Troschel. 41. Jahrg. 3. Heft. S. 263 (Enthält zahlreiche sorgfältige Beobachtungen über die Histologie der Haut, d. Verdauungstractus etc.) — 16) M'Lachlan,

A monographic Revision and Synopsis of the „Trichoptera" of the European Fauna. London. van Voorst. Berlin, Friedländer. 1874—1875. 8. (Zur Notiz.) — 17) Lebert, H., Hydrachnides du Lac Léman. Bulletin de la Soc. vaudoise des Sc. naturelles. T. XIII. No. 72. 1874. Lausanne. (Beschreibung einer neuen Art „Campognatha Foreli" mit mikroskopisch-anatomischen Notizen, sowie Angaben über zweckmässige Präparationsweise der Hydrachniden) — 18) Macalister, A., On two new Species of Pentastoma. Proc. royal. Irish Acad. Dublin. Vol. IL Ser. IL No. 1, pag. 62. — 19) Marion, A. F., Recherches sur les animaux inférieurs du golfe de Marseille (deuxième memoire). Ann. sc. nat. 6. série. T. I. p. 1. Zool. (Enthält 1) Beschreibung mehrerer in der Kiemenhöhle von Salpen (Salpa maxima) schmarotzender Amphipoden: Vibilia Jeangerardii und Lycaea pulex. 2) Untersuchungen über das Genus Borlasia, besonders über Borlasia Kefersteinii. Von mehr zool. Interesse.) — 20) Mayer, P., Anatomie von Pyrrhocoris apterus L. Arch. für Anat. und Physiologie. S. 309. (Fortsetzung und Schluss der bereits in vor. Ber. kurz erwähnten, sehr genauen und ausführlichen Arbeit.)— 21) Mégnin, Sur certains détails anatomiques que présentant l'espèce „Sarcoptes scabiei" et ses nombreuses variétés Compt. rend. T. 81. p. 1059. (Nichts Wesentliches.) — 22) Derselbe, Sur l'organisation des Acariens de la famille des Gamasides; caractères qui prouvent qu'ils constituent une transition naturelle entre les insectes hexapodes et les Arachnides. Compt. rend. T. 81. p. 1135. 6. Decemb. (Besprechung äusserer Formeigenthümlichkeiten; Ref. muss auf das Original verweisen.) - 23) Mulsant et Rey, Histoire naturelle des Coléoptères de France. Suite. Paris 1874. 8. — 24) Ritzema Bos, J., Mededeelingen angaande Daphniden en Lernaeopoda. Tijdschr. der Nederl. Dierk. Verenig. 1874. 2 Afleter. p. 79 ff. (Kurze Notizen, betreffend die Geschlechtsverhältnisse dieser Thiere.) — 25) Sars, G. O., Sur le développement post-embryonnaire du Bomard. Mém. Soc. sc. Christiania 1874. — 26) Derselbe, Observations sur quelques Phyllopodes de Norwège. Mém. de la Soc. des Sc. de Christiania 1873. — 27) Schnetzler, J. J., Sur la phylloxera vastatrix. Bullet. de la soc. vaudoise des sc. natur. Vol. VIII. Lausanne. p. 649. — 28) Semper, C., On the Embryogeny of the Rhizocephala. Ann. mag. nat. hist. IV Ser. Nro 85. (Vol. 15.) Jan. p 83. (Berichtigung einer Angabe von Giard, in dessen Arbeit über die Embryologie der Rhizocephalen.) — 29) Smith, S. J., The Crustaceans of the Caves of Kentucky and Indiana. Silliman's Journ. of Sc. and arts. June. p. 476 (Kurze Notiz über diverse Species, namentlich Crangonyx vitreus und andere.) — 30) Spangenberg, Fr., Zur Kenntniss von Branchipus stagnalis. Zeitschr. für wissensch. Zool. 25. Bd. l. Supplement. S. 1. — 31) Tribolet, M. de, Sur un Crustacé décapode macroure. Bullet. de la société vaudoise des sc. nat. Lausanne. Vol. XIII. p. 657. — 32) Wood-Mason, J., On a gigantic stridulating spider. Proc. As. Soc. Bengal. Nov. S. a. Ann. mag. nat. hist. IV Ser. Vol 17. Nro. 97. p. 9C. (Unter dem Namen „Mygale stridulans" beschreibt Wood-Mason eine grosse Spinne, welche an den Maxillen eine Anzahl sehr harter und elastischer Chitinstäbchen trägt, an denen durch Streichen mit den Tastern, dem scheerenähnlichen vordersten Glied, welche starke Stacheln tragen, ein eigenthümliches Geräusch hervorgebracht werden kann.)

Wir müssen uns beschränken, aus der ausführlichen Arbeit von Claus (3) über die Arguliden einige besondere histologisch bemerkenswerthe Puncte hervorzuheben. Kerntheilung und Theilung der Blutkörperchen beobachtete Verf. (S. 233) an den Larven. Die Muskelfasern sind einkernig (wie Augenmuskeln der Daphniden) aber auch mehrkernig; die mehrzelligen Bündel geben bei Argulus durch Theilung und Vermehrung des Kerns aus den einzelligen hervor. - Auf der Dorsalseite am Hinterende des Gehirns findet sich der dreiblättrige, pigmentirte Anhang, den Verf. als Aequivalent des unpaaren Entomostrakenauges deutet. Die grossen paarigen Augen zeigen ganz den Bau der Insectenaugen. Gehör- und Geruchsorgane scheinen zu fehlen. Tasthärchen finden sich mit Nerven direct zusammenhängend, wie sie Verf. bereits, z. B. „Copepoden", Leipzig, 1863, S. 53 und 54, beschrieben hat, dagegen an manchen Stellen. — Der von Leydig als Giftdrüse, später als Homologon der grünen Drüse von Astacus gedeutete Körper entspricht der „Schalendrüse" der Crustaceen. Verf. beschreibt ferner eingehend die zahlreichen Hautdrüsen und den Athmungs- und Circulationsapparat. Die Schwanzflosse ist als „Nebenherz" zu betrachten. Das Ovarium (unpaar) liegt im Thorax unsymmetrisch über dem Darm und reicht bis zur Schwanzflosse hinab; die paarigen Boden liegen in den Seitentheilen der Schwanzflosse. Sehr bemerkenswerth ist die Existenz von Dotterkörnern und einer dicken Schale des Argulaseies, ohne dass weder Dotterbildungszellen noch Follikelzellen vorhanden sind; die Schale muss somit als „ein Absonderungsproduct, eine Differenzirung des Protoplasmas der Eizelle. S. 272—273, betrachtet werden. Bezüglich des übrigen reichen Inhaltes der Monographie muss auf das Original verwiesen werden.

Aus der eingehenden Untersuchung Spangenberg's (30) (von Siebold's Laboratorium) heben wir hervor: 1) die Existenz einer Larvenhaut bei Branchipus; 2) die genaue Darstellung der Entwicklung der definitiven Leibesform aus der Naupliusform; 3) die Beschreibung von 2 zelligen Drüsen am Innenabschnitte des Grundlappens der Beine (Beindrüsen); auch die von Claus als Sinnesorgane gedeuteten Anhangsgebilde der Bauchganglien (2 lappige Körper) erklärt Verf. für Drüsen; 4) die ausführlichen Angaben über die Nervenendigung in den Tastfäden und Tastborsten; an der Basis der Borsten befinden sich drei Zellen; die seitlichen beiden sollen die Matrixzellen der Borste sein, die mittlere mit den Nerven zusammenhängen (Larven); 5) das von Claus genauer beschriebene, unpaare Auge lässt deutlich zwei Hälften erkennen; 6) den Darmcanal anlangend, so entstehen Munddarm und Afterdarm durch Einstülpung von aussen, der Mitteldarm isolirt aus dem Darmdrüsenblatte. Mund und Enddarm entbehren eine zelligen Epithelbekleidung; Verf. beschreibt als innerste Lage eine „Intima", über deren Bau jedoch nichts Näheres mitgetheilt wird; 7) von den Zellen der Antennendrüsen beschreibt Verf. eine ähnliche Streifung, wie sie Heidenhain an den Nierenepithelien der Vortebraten beobachtet hat. Die Schalendrüse wird eingehend beschrieben; sie steht in einem compensatorischen Verhältnisse zur Antennendrüse, indem sie wächst, während die letztere sich zurückbildet. In dem Vergleich der Schalen- und Antennendrüsen mit den Schleifendrüsen der Anneliden schliesst S. sich

14*

Leydig an und zieht auch die vorhin erwähnten Beindrüsen hierher; 8) die Anlagen der Geschlechtsdrüsen sind bei beiden Geschlechtern gleich; die äusseren Genitalorgane sind umgewandelte Beinpaare; die Scheide beim Weibchen entsteht aus einer äusseren Einstülpung. Eine Mikropyle wurde an den Eiern nicht gefunden. Die von v. Siebold bei Artemia salina beschriebene, schalenbildende Nebendrüse des Uterus ist den Beindrüsen homolog zu erachten; 9) die Furchung findet innerhalb des Uterus statt und ist eine totale; die ersten 4 Furchungskugeln sind gleich gross. Bezüglich der detaillirten weiteren Beschreibung der beiderseitigen Genitalorgane muss auf das Original verwiesen werden.

F. Mollusken.

1) Dybowski, W., Die Gasteropoden-Fauna des Baikal Sees. Mém. de l'Acad. imper. de St. Petersb. VII. Ser. T. XXII. No. 8 (Wesentlich descriptiven Inhaltes.) — 2) Fischer, P., Sur l'anatomie des Noritopsis. Journal de Conchyliologie. III. Sér. T. XV. No. 3. p. 197. (Ohne histologische Angaben.) — 3) Gervais, P., Remarques au sujet des grands Céphalopodes décabrachidés constituant le genre Architeuthis. Journ. de Zoolog. T. IV. No. 2. (Mittheilung einiger betreffenden Angaben aus älterer und neuerer Zeit.) — 4) Craff, L., Stylina comatulicola, ein neuer Schmarotzer der Comatula mediterranea. Vorl. Mitth. Zeitschr. für w. Zool. 1 Suppl. zum 25. Bande, S. 124. — 5) Lea, Isaac. Observations on the genus Unio, together with description of new species of the family Unionidae. Proceedings of the Philadelph. Soc. of Sc. Vol. III. 1874. 4. — 6) More, A. G., Gigantic Squid on the West Coast of Ireland. Ann. mag. nat. history. IV. Ser. No. 92 Aug. p. 123. (Fischer brachten an der Westküste Irlands einen ungeheuren Cephalopoden auf, dem sie die Arme und einen Theil des Kopfes abbieben; der Leib versank in die See. Die nach Dublin gebrachten Stücke liessen auf die ungeheure Grösse schliessen; so werden z. B. die Tentakeln aus den vorhandenen Resten auf 30 Fuss Länge geschätzt. Nach der Stellung der Saugnäpfe scheint die Form von der aus Amerika beschriebenen Megalotenthis Harveyi verschieden zu sein. More ist geneigt, sie zu dem Architeuthis dux von Steenstrup zu stellen.) — 7) Pagenstecher, H. A., Zoologische Miscellen I. Zur Kenntniss von Lophocercus Sieboldii Krohn. Verhandlungen des Heidelberger naturh.-med. Vereins. Neue Serie. Hft. 1. S. 1. — 7a) Pfeiffer, Ludw., Monographia Heliceorum viventium. Sistens descriptiones systematicas criticas omnium hujus familiae generum et specierum hodie cognitarum. Vol. VII. Fasc. gr. 8. p. 1—160. Leipzig. — 8) Sicard, Il., Recherches anatomiques et histologiques sur le Zonites algirus. Ann. Sc. nat. IV. Sér. Zool. T. 1. No. 2 à 4. p. 1 ff. (Gute und sehr ausführliche Beschreibung. Die Literatur ist allerdings, wenigstens was neuere Publicationen anlangt, nicht ausreichend berücksichtigt worden.) — 9) Steenstrup, J., Sur l'Hémisepius, genre nouveau de la famille des Sépiens, avec quelques remarques sur les espèces du genre Sépia en général. Compt. rend. T. 81. p. 567. Oct. 4. — 10) Derselbe, Hemisepius, en ny Slaegt of Sepia. Blaeksprutternes familie etc. Kjobenhavn. 1874. 4. (Von mehr zoologischem Interesse.) — 10a) Troschel, F. Il., Dass Gebiss der Schnecken zur Begründung e. natürlichen Classification untersucht. 2 Bd. 4. Lfg. Mit 4 Kpfrtaf. gr. 4. S. 133—180 m. 4 Bl. Tafelerklärgn. Berlin. — 11) Vayssiere, A., Observations sur l'anatomie du Glaucus. Ann. Sc natur. IV. Sér. T 1. No. 3 à 4. 7 Art. (Enthält keine histo-

logischen Notizen; dogegen eine genaue descriptive Anatomie des Nervensystems.) — 12) Verrill, A. E., Notice of the occurrence of another gigantic Cephalopod (Architenthis) on the coast of Newfoundland, in December. 1874. Americ. Journal. of Sc. and art. Sept. Vol. X. No. 57. p 213. (Den vorliegenden Nachrichten zu Folge — das Thier wurde von den Fischern zerstückt und von deren Hunden gefressen — sollen die Arme 26 Fuss, der Körper 10 Fuss, der Schwanz ein Drittel der Körperlänge gemessen haben.) — 12a) Derselbe, Brief contributions to Zoology from the Museum of Yale College. No. 31. — The Gigantic Cephalopods of the North Atlantic. Silliman's Journ. of Sc. and Arts March. Vol. IX. p. 177. (Fortsetzung. Siehe Bericht für 1874.)

G. Tunicaten.

1) Fol, Ueber die Schleimdrüse oder den Endostyl der Tunicaten. Morphol. Jahrbuch, herausg. von Gegenbaur. S. 222. — 2) Untersuchungen über die Tunicaten des adriatischen Meeres. Denkschriften der Wiener Akademie. 34. Bd. Abth. II, S. 1 und 107. — 3) Kupffer, C., Tunicata. VII. Abtheilung des Jahresberichtes der Commission zur wissenschaftlichen Untersuchung der deutschen Meere in Kiel für die Jahre 1872, 1873. Kiel. (Enthält ausser der Beschreibung und Systematisirung der 23 in der Nord- und Ostsee gefundenen Ascidien-Arten mehrere entwickelungsgeschichtliche und histologische, sowie anatomische Data. Bei Cynthien fand sich öfter eine zweite, direct nach aussen mündende Kiemenöffnung, welches sich als eine Hemmungsbildung erklärt, da nach Krohn, Kowalevsky und Fol ursprünglich zwei blindsackförmige Epiblasteinstülpungen vorhanden sind. Aehnliches sah Verf. bei Phall. mentula, Ph. conchilega und Ciona canina und intestinalis. Die Endostylseite betrachtet K. mit den meisten neueren Autoren, entgegen der Nomenclatur der Engländer, als die ventrale. Die Ingestions- oder Kiemenöffnung bestimmt das vordere Ende. Er unterscheidet den „Gesammtkörper" von dem aus der Tunica ausgeschälten „Innenkörper". Die sog. Gefässcanäle in der Tunica sind stets den Stolonen homologe Bildungen, d. h. Ausstülpungen der Epidermis + der gefässhaltigen Hautmuskelschicht (vgl. die Angaben von Lacaze-Duthiers VI). Auf den Tentakelwall folgt eine kleine, mit Papillen besetzte Ringzone, die Zona praebranchialis des Verf., die Flimmergrube ist noch in deren Bereich gelegen. Dieselbe bildet einen hufeisenförmig gekrümmten Graben, welcher die (präsumtiven) Geruchszellen enthält; das umgekehrte Feld trägt das Epithel der Zona praebr. Bezüglich der sog. Endostyls folgt Verf. nunmehr den neueren Beschreibungen O. Hertwig's, B. Fol's und W. Müller's; a. den Bericht. Ein eigentlicher Endostyl findet sich nicht, sondern nur eine mehr oder minder geschlossene Furche, die Hypobranchialfurche W. Müller's. Auch der von W. Müller als Endostyl gedeutete, festere Bindegewebsstreifen ist nicht constant. Die Rinne hält er mit Fol und W. Müller für ein secretorisches Gebilde. Als „Wasserraum" wird der Raum zwischen Hautmuskelschlauch und Kiemensack bezeichnet; eine als Cloake zu benennende besondere Abtheilung dieses Raumes ist nicht immer abgrenzbar. Die Wände des Wasserraumes sind mit platten Epithelzellen bekleidet, welche in den Kiemenspalten an das Kiemenepithel stossen und an der Cloakenöffnung an die Epidermis sich anschliessen. Bei Ciona findet sich ausser dem Wasserraume noch eine ächte Leibeshöhle mit Endothel ausgekleidet, visceralem und parietalem, in der Geschlechtsorgane, das Herz und der Nahrungscanal mit Ausnahme des Enddarmes liegen: dieses Cölom communicirt mit dem Wasserraume durch eine enge Oeffnung. Die polypösen, in den Wasserraum hineinragenden Gebilde belegt Verf., soweit nicht Geschlechtsproducte in ihnen entstehen, mit dem Namen:

„Endocarpen". Dieselben haben einen areolären Bau, von zahlreichen Bluträumen herrührend.) — 4) Todaro, F., Sopra lo sviluppo e l'anatomia delle Salpe. Roma. Atti della Reale Academia dei Lincii. Tome II. Serie II. — 5) Ussow, M., Untersuchungen über den Bau und die Entwickelung der Tunicaten. Arbeiten der St. Petersburger Gesellsch. der Naturforscher. Band V 1874.

Fol (1) giebt eine genaue Beschreibung des so viel discutirten Endostyls der Tunicaten. Die Rachenwand zeigt an der Ventralseite eine tiefe Rinne, deren Epithelbekleidung in mannigfacher Weise modificirt ist. Von innen nach aussen gehend unterscheidet F. 1) am Eingange eine Schicht flimmernden, nicht sehr hohen Cylinderepithels (Wimperstreif). Durch eine vielfach gefaltete, mit Plattenepithel bedeckte Membran, den „innern Zwischenstreif", hängt dieser mit den eigentlichen Drüsenelementen, mit den Cylinderepithelzellen der Rinnenauskleidung zusammen. Nach den dreierlei verschiedenen Formen der Zelle, die sich hier voneinander getrennt durch zwei weitere „Zwischenstreifen" folgen, unterscheidet F. den inneren, den mittleren und den äusseren Drüsenwulst.

Die langen, birnförmigen Zellen des äusseren Wulstes bilden den Boden der Rinne, und nicht selten sieht man von ihnen eine feine Schleimfäden nach oben ziehen. Der so hervortretende Schleim wird durch die zwei Rinnen, welche von der Drüse nach oben zur Wimpergrube ziehen, aufwärts geführt und bildet so am Vorderende des Thieres einen trichterförmigen Vorhang (Salpa), oder zieht sich in lange Fransen aus (Doliolum). An der Neuralseite angelangt, schlägt sich dieser ausgebreitete und mit Nahrungstheilchen beladene Schleim zu einem Faden zusammen, dessen unteres Ende in den Schlund sich hineinzieht und diesem so die Nahrung zuführt. Bei Salpa verläuft der Faden längs der Rinne und wird von dieser getragen. Gestützt auf diesen Befund hält Fol die Flimmerrinne nicht für einen Ernährungsabschnitt des Kiemenkorbes, sondern für eine Drüse. Die Nahrungsaufnahme findet gleichzeitig mit der Athmung im ganzen Kiemenkorbe statt. Ein stabförmiges Organ, einen Endostyl, konnte F. in der bezüglichen Körpergegend nicht finden.

Die Salpen sind nach Todaro (4) sämmtlich lebendig gebärend, die Embryonen entwickeln sich in einer doppelten Form: 1) unabhängige Einzelindividuen, 2) in Ketten zusammenhängende. Das Ei der Salpen entwickelt sich im unparen Ovarium, und hat eine nach den Species von 0,060—0,065 Mm. im verticalen Durchmesser wechselnde Grösse. Es zeigt ein helles Protoplasma, manchmal fein granulirt, ohne Dotterhaut und ein grosses Keimbläschen mit mehreren Keimflecken. Dasselbe liegt in dem Oviduct in einer hellen Flüssigkeit, welche Bewegungen des sich theilenden Bios gestattet. Der Ovisac besteht aus einer elastischen, äusserst feinen Membran, ausgekleidet mit kleinen, kernhaltigen Zellen. An denselben schliesst sich der Oviduct, entgegen den Beobachtungen Vogt's, nach Verf. ein Canal mit denselben Wandungen, wie der Ovisac. Er mündet in den Respirationshöhle, gestattet wohl den Zoospermien Eintritt zum Ei, aber diesem selbst, wegen zu kleinen Lumens, nicht den Austritt. Der Uterus zeigt einen Stiel (fälschlich von Vogt und Müller als Eingangscanal aufgefasst),

zwei Ligamente zur Befestigung an der Wand der Respirationshöhle; einen Körper, einen sehr kurzen Hals und eine Oeffnung, durch die einzig und allein der Uterus nach Aussen communicirt.

Die histiologische Zusammensetzung des Uterus, die Entwickelung seiner drei Schichten und die Veränderungen unmittelbar nach Aufnahme des Bios sind im Original nachzusehen.

In Bezug auf die Befruchtung vermag Verf. den Angaben Krohn's nichts hinzuzufügen. Im wesentlichen Widerspruch steht T. dagegen mit den Angaben Kowalevsy's über die ersten Fuchungsvorgänge. Verf. hat namentlich an Salpa primata, dann S. virgola, bicaudata, maxima etc gearbeitet. In jungen Individuen einer kleinen Kette von Salpa primata, kaum vom Stolo getrennt, fand T. den Dotter bereits völlig getheilt. Das Ei zeigte noch im Ganzen die ovale Form, aber mit einer leichten seitlichen Impression. An dieser Stelle waren die Furchungszellen kleine, kernhaltige Zellen von stark granulirtem Protoplasma, während der ganze übrige Theil von grossen, helleren, weniger granulirten, kornhaltigen Zellen gebildet war. Verf. bezieht dies auf den Beginn und rascheren Fortschritt der Theilung von einer bestimmten Stelle aus, analog den Vorgängen am Batrachten.

In einem weiteren Stadium sah T. nahe den kleinen Zellen eine Spalte auftreten (Segmentationshöhle Baer), die kleineren Zellen selbst bilden eine einzige Zelllage, welche die Keimhöhle begrenzt, und stellen das Blastoderm vor, während die grossen hellen Zellen als „centrale Keimmasse", centrale Dottermasse bezeichnet. Das Ei macht während dieser Entwickelung im Ovisac eine Drehung um 90 Grade. Nach Bildung der Keimhöhle verkürzt sich der Oviduct, und das Ei tritt in die Uterinhöhle, während der Ovisac und Oviduct völlig und spurlos verschwindet. Bei seiner Ankunft im Uterus übertrifft das Ei um das Dreifache die Grösse das oben beschriebene Stadium mit Keimhöhle. Der im Uterus gegen das Orificium hin gelegene Pol des Eies liefert das Ganglion cerebrale (nervöser Pol), der am Fundus die haematogene Anlage (Blutpol, polo sanguigno), die Keimhöhle Baer's hat ihre grösste Ausdehnung erreicht, das Blastoderm hat das ganze Ei umzogen, die centrale Dottermasse ebenfalls durch Theilung der Elemente vergrössert, liegt im Centrum symmetrisch zur Verticalache und zeichnet sich deutlich durch gelblichere Farbe vor der andern aus. Die beiden Keimmassen hängen nur an einer engen Stelle am nervösen Pol zusammen, im Uebrigen sind sie völlig durch die Keimhöhle getrennt. An der Oberfläche des Blastodermes erhebt sich am Aequator eine circuläre Verdickung, Circulus blastodermicus oder germinativus, von welcher aus gegen den „Blutpol" eine Membran auswächst, welche sich umschlagend der Uterinwand ausskleidet bis zum Circ. blastoderm. und sich demgemäss scheidet in „Portio directa und retracta". Die zwischen beiden Schenkeln der Portio directa gelegene Höhle ist die Placentarhöhle, indem sich sofort eine Communication mit den zwei Blutgefässen des Fundus uteri der Mutter bildet. Gegen das Orificium uteri hin bildet sich ebenfalls eine auskleidende Membran vom Circulus blastoderm. aus, welche eine Höhlung, die Amnioshöhle, umschliesst. In der Portio directa der Placentarmembran, „Membrana germoblastica", entwickeln sich später die Corpora oviformia, aus welchen sich die aggregirten Individuen hervorbilden.

Bei den solitären Embryonen entsteht am nervösen Pol (Area germinativa) eine lebhafte Zelltheilung. Die resultirenden Zellen sind cylindrisch, dunkel granulirt, mit graösern Kernen. Sie sind angeordnet in zwei Lagen, einer äusseren, welche bis zum Circulus blastodermicus reicht, und einer inneren, welche sich in die Membrana blastodermica zum anderen Pol hin fortsetzt. Diese beiden bilden noch das Ectoderm. An der Bildung der primären Darmhöhle nimmt nur die innere Lage des Ectoderms Theil, indem sie sich in die centrale Dottermasse einstülpt, dabei zieht sich die obere Lage etwas nach innen und bildet einen Sulcus (S. dorsalis), ohne irgend wie bei der Bildung der Darmhöhle betheiligt zu sein. Die Theile der centralen Dottermasse werden durch die Einstülpung nach aussen gedrängt, es bildet sich eine Spalte, welche begrenzt ist von den Elementen der inneren Lage des Ectoderms in einer einfachen Zelllage, welche alle Charakteristica der Ectodermzellen bewahrt. Die primäre Darmhöhle hat die Form eines umgekehrten T. Der verticale Ast wird durch einen engen Canal gebildet (Einstülpungscanal, Todaro). Der horizontale erweitert sich nach beiden Seiten und bildet die eigentliche primäre Darmhöhle. Die unter derselben gelegenen Theile der Dottermasse bewirken eine Art von Horvorragung oder Einstülpung in die Darmhöhle, welche raach wächst und die nutritiven Elemente für die Darmhöhle liefert („Tuberculum vitellinum"). Auch am Blastoderm des „Blutpoles" der Embryonalanlage hat sich eine doppelte Lage von Zellen gebildet, von deren äusserer Lage sich eine solide Vorragung gegen die Placentarhöhle, aus welcher sich später das embryonale Blut entwickelt. (Tuberculum haematogeneum.)

Das Mesoderm entwickelt sich aus den Elementen der centralen Dottermasse, welche allmälig aus dem indifferenten Zustand in eine Cylinderform übergehen. Neben dem Invaginationshals der primären Darmhöhle bildet sich aus Elementen des Mesoderms eine Scheibe, welche nur äusserst kurze Zeit besteht; dieselbe liegt unter der Anlage des Cerebralganglions und stellt ein Homologon der Chorda dar. Die Motivirung dieser Auffassung s. im Original. — Gleichzeitig vermehren sich die Zellen der beiden Strata des Blastoderms am „Blutpol", das innere Stratum umgiebt die Segmentationshöhle, während das aeussere gegen die Placentarhöhle vorrückt und das Tuberc. haematogeneum mit sich nimmt. Die Zellen beider Lagen und die des Tuberculums vermehren sich dabei rasch, formen sich in eine granulöse Masse um und nehmen eine bündelförmige Anordnung an. Zwischen beiden concentrischen Faserzügen bilden sich kleine, verästelte Fasern aus. Aus der inneren dieser concentrischen Schichten entstehen, wahrscheinlich auch aus den ramificirten Faserzügen, Elemente mit einem oder mehreren Nuclei, welche gegen die Segmentationshöhle wandern, sich unterwegs durch Theilung vermehren und endlich an der Bildung des Mesoderm theilnehmen, indem sie die ganze Segmentationshöhle ausfüllen. In den äusseren der concentrischen Schichten bilden sich die gelben Körper (Sars' Dotterkugeln), welche keinen Theil nehmen an der Embryonalbildung, sondern in den Placentarraum gelangen, von den Gefässen der Mutter aufgenommen werden und dort zerfallen. Innerhalb der Zellen, welche das Entoderm umgeben, tritt durch Zellproliferation eine Spaltung auf, unter Bildung einer allgemeinen Körperhöhle (Coelom). Die unmittelbar am Entoderm gelegene Lage der cylindrischen Mesodermzellen (innere Wand des Coelom) liefert das Stratum musculo-fibrosum internum, s. intestinale, die andere das Stratum musculo-fibrosum externum s. cutaeum. Später verschwindet die Höhle des Coelom wieder und die beiden Strata verschmelzen zur Muskelschicht. Aus den Zellen, die aus der granulösen Substanz des Blastoderms und Tubercul. haematogeneum entstanden sind, bildet sich die fibrilläre Bindesubstanz und in dieser die Blutgefässe.

Ganglien und Nerven stammen aus der inneren Schicht des Ectoderm.

Die Tunica externa erscheint zuerst als homogene Schicht auf dem Ectoderm; wird dieselbe dicker, so hat sie mehr fibrillären Charakter und enthält zahlreiche Zellen, während die erwachsenen Thiere mehr eine homogene Masse zeigen. Mit dem Wachsthum des Embryo wird die Placenta kleiner, und die Tunica externa überzieht die Oberfläche der Placenta und hüllt den ganzen Embryo ein, so dass derselbe ausser Contact mit der Uterinwand selbst ist. Die Tunica entsteht aus den Zellen der oberen Lage des Ectoderms und ist nach Todaro (mit Semper) eine rein epidermoidale Bildung.

Ob die erste Anlage des centralen Ganglion aus dem inneren Stratum, der Sinnesplatte, entspringe oder der äusseren Zelllage des Ectoderm, vermag Verfasser nicht anzugeben. Anfangs solide, wird sie später bläschenförmig, um endlich wieder solide zu werden, unter Scheidung in eine centrale, mehr granulöse Substanz und eine corticale, ramificirte Ganglienzellen enthaltend. Die näheren Vorgänge, sowie die Lageveränderung siehe im Original. Bemerkenswerth ist, dass am elften Nervenpaare (Leukart) am Ursprungs je ein kleines Ganglion vorhanden ist. Die Nervenfasern selbst stellen Bündel von Nervenprimitivfibrillen dar. Im Verlaufe bilden die Nervenbündel plexusartige Anastomosen, während die Endplexus von den „Primitivfibrillen gebildet werden. Ob die Vogt beschriebenen, nervösen Endkolben nicht vielleicht Bindegewebskörper sind, vermag Verf. nicht zu entscheiden. Am Muskel lösen sich die Nerven pinselförmig auf, einzelne Fibrillen bilden einen Plexus auf den Muskelfasern. Bestimmtes wurde nicht eruirt. Die weiteren Details über diese Punkte und über die Sinnesorgane sind im Original einzusehen, desgleichen die ausführlichen Angaben über die Entwickelung und anatomischen Verhältnisse der Respirationshöhle der Eingeweide, der Kiemen, des Endostyl und der Fossa ciliata, des Herzens und der Gefässe, der Muskulatur.

Bei der Blutbildung der Salpa pinnata unterscheidet T. 3 gesonderte Perioden: In der ersten bildet sich die Haemolymphe und die ersten morphologischen Bestandtheile des Blutes aus Zellen des Mesoderms, zweitens Bildung der Blutkörper aus dem Tuberculum haematogeneum der Placenta, drittens Bildung derselben aus den Blutdrüsen des nahezu ausgewachsenen Embryo.

Von den beiden aus den Blastoderm hervorgegangenen embryonalen Häuten verfällt das Amnion dem regressiven Processe, während das Membrana germoblastica durch formativen Process die Germoblasten erzeugt. Diese sind eiförmige Körper, häufig mit einer Art Follikelepithel, und bestehen aus einem granulösen Protoplasma von mehr oder weniger ovaler Form von 0,015 bis 0,024 Mm. Grösse, meist mit mehreren Kernen. Dieselben gelangen in die Gefässe des Embryo und ins Herz und werden von demselben der Glandula germinativa zugeführt Die näheren Details und die Umbildung der Membrana germoblastica s. im Original S. 46—49. Die Glandula germinativa (Todaro) (weisser Nucleus, Porskal, Dotter, Meyen, Elaeoblast, Krohn u. Vogt, Eschricht u. Sars) bildet sich aus dem Mesoderm an der Bauchfläche, zeigt sehr bald einen lacunären Bau, und tritt durch einen hinteren und einen vorderen Gefässstamm mit dem Herzen in Verbindung. Die entwickelte „Keimdrüse" zeigt zwei Abtheilungen, die eine, lacunäre, nimmt die aus dem Herzen kommenden Germoblasten auf, welche hier einem lebhaften Theilungsprocess unterliegen, resp. denselben beenden; und einen eigentlich drüsigen Theil, analog der Marksubstanz der Lymphdrüsen der Säuger gebaut, die in ihm enthaltenen netzförmigen Canäle haben einen Durchmesser von 0,018 bis 0,045 Mm.; zwischen diesen liegen intermediäre Lacuoen. Die „Keimdrüse" besteht nur bis zur Bildung des Stolo prolifer; ihre Rückbildung beginnt mit dem Aufhören der Bildung der Germoblasten aus der Placenta und Membrana germoblastica. Differenzen im Bau bestehen bei den verschiedenen Species.

Um die Zeit, wenn die ersten Germoblasten in die „Keimdrüse" gelangen, bildet sich nach T. an der innern Wand der Kiemenhöhle zwischen dem hintern Ende des Endostyl und der linken Hälfte der vorderen Pericardialwand eine Ausbuchtung in Form einer epithelialen Papille, bestehend aus Entoderm und Ectoderm als erste Anlage des Stolo prolifer. In den Raum zwischen Ecto- und Entoderm dringt ein Germoblast, theilt sich und bildet einen Zellhaufen, welchen ein mittleres Stratum am Stolo zwischen Ento- und Ectoderm liefert. Durch Einschnürungen von dem den Stolo bedeckenden Ectoderm wird derselbe in Segmente abgetheilt, jedes Segment ist wieder durch 4 kreuzweis gestellte Anhäufungen der mittleren Zellschicht und der zwischen denselben liegenden Furchen in 4 Abtheilungen geschieden. In der Wand dieser Furchen verlaufen Fortsetzungen der beiden Gefässstämme des Embryo. Entgegen den Angaben von Eschricht, Huxley, Vogt, Leukart entwickeln sich die Kettenindividuen nach Todaro dergestalt, dass von den 4 Zellenhäufungen jodes Segmentes des Stolo zwei je einen Embryo liefern, die dazwischen liegenden anderen Anhäufungen vertreten die Stelle embryonaler Organe. Zunächst wachsen die 4 Vorragungen eines Segmentes durch innere Zellvermehrung und trennen sich dabei von einander, indem sich zwischen der inneren und äusseren Zellschicht lacunäre Räume bilden. In den Anschwellungen bildet sich eine rasch wiederverschwindende Segmentationshöhle; diejenigen zwei, welche später zu Embryonen sich entwickeln, zeigen einen raschen Fortschritt der Theilungsprocesse und sind daran bereits kenntlich (Tubercula blastodermica). Aus dem einen der seitlichen Knoten bilden sich, wie es scheint, die granulösen Zellen, welche das erste Nährmaterial den Embryonen zuführen; der andere wird zu dem von C. Vogt als „Stoloblast" bezeichneten Organ, welches die Haematoblasten der Kettenembryonen liefert. Mithin würden die obern und nutern Anschwellungen das formative Material des Embryo, das Protoplasma, die seitlichen das Nährmaterial, Deutoplasma, liefern (Todaro) Das zweite Stadium der Kettenentwickelung ist ausgezeichnet durch die Bildung zweier Gefässcanäle, welche parallel dem Respirationscanal des Stolo die ganze Länge desselben durchziehen, indem das Blut in die lacunären Räume zwischen den 4 Knoten des Stolosegmentes eindringt, die innere Zelllage gegen den Respirationscanal vordrängt, und so die seitlichen Zellenhäufungen isolirt, welche nun am Ectoderm des Stolo angeheftet bleiben, gleichsam suspendirt in den beiden blutführenden Canälen.

An der Embryonalentwicklung der beiden blastodermalen Anschwellungen nimmt nur die mittlere Zelllage d. Stolo Theil. Die Keimhöhle in denselben schwindet sehr bald, und die Blastoderme haben eine längliche, eingekrümmte Form angenommen mit einem keulenförmigen oberen Ende, während das untere schwanzartig verjüngt erscheint. Der concave Raum stellt die primitive Darmhöhle dar, geschlossen von dem schwanzartig dünnen, von einer einzeiligen Lage gebildeten, nach Innen gekrümmten, untern Ende. Dabei zeigt sich, wenn auch noch nicht völlig genau, eine Sonderung der Zellen in zwei Schichten, Ectoderm und Entoderm. Das obern Ende d. Embryonalanlage krümmt sich nach Aussen und begränzt auf solche Weise den Sulcus dorsalis, welcher völlig geschlossen, später die cerebrale Blase darstellt. Im weiteren Stadium zeigen sich am Embryo die 3 Keimblätter, doch mit dem Unterschiede, dass das Ectoderm aus einer einfachen Zelllage gebildet wird, wie bei den Selachier, Reptilien und Vögeln; während es bei den Einzelsalpen aus zwei Lagen besteht (Horn- und Sinnesblatt), wie bei Batrachiern und Knochenfischen. Eine Ausstülpung am unteren Embryonalende bildet der erste Anlage der definitiven Darmhöhle, während der Rest der vom Canalis umbilical. durchzogenen, primitiven Darmhöhle das Respirationscavum darstellt. Im Mesoderm bilden sich die ersten Anlagen der Vesicula cardiaca der Hoden und später des Eierstockes.

Aus dem Canal. umbilicalis bildet sich später die Rinne.

Das mittlere Keimblatt liefert die Nerven, Gefässe und Muskeln. Nur den aggregirten Individuen kommen Hoden und Ovarien zu; die Befruchtung ist eine wechselseitige — die Details der Entwickelung sind im Original einzusehen. —

Der Generationswechsel bei den Salpen ist nach Todaro so aufzufassen, dass nach dem sexuellem Acte der Befruchtung ausser dem Einzelsalpenembryo auch die Embryonen der Ketten herzuleiten seien aus der Befruchtung des Eies, indem sie secundär aus Zellen bestehen. welche vom Orte der Entstehung zur Entwickelung in die Tuba germinativa gelangen, welche letztere getragen ist von der bereits erwachsenen, ersten Einzelbrut. Das formative Material der Ketten ist geliefert vom Material, welches aus der Membrana germoblastica herrührt, mithin wie die Einzelsalpe abzuleiten von dem ersten segmentirten Ei, also keine eigentliche Sprossenbildung.

Verf. polemisirt schliesslich gegen die Ansicht Dohrn's (s. diesen Ber. Phylogenie), als seien die Salpen als degenerirte niedere Vertebratenformen aufzufassen; sie bildeten vielmehr die Wurzel des Vertebratenbaumes.

H. Vertebraten.

1) Aeby, Ch., Ueber das Kiefergerüst der Vögel. Archiv f. Anat. und Physiol. von Reichert und du Bois Reymond. 1873. — 2) Alix, E., Remarques à propos de la communication de M. Martins sur la comparaison du membre antérieur des Monotrèmes avec celui des oiseaux et des reptiles. Compt. rend. T. 78. p. 360. — 3) Derselbe, Sur la signification des os du bassin des crocodiles. P. Gervais Journ. de zool. T. III. — 4) Derselbe, Sur l'absence de véritables apophyses articulaires aux vertèbres des poissons osseux. Ibid. p. 20. — 5) Derselbe, Mém. sur l'ostéologie et la myologie du Nothura major. Ibid. p. 167. — 6) Derselbe, Essai sur l'appareil locomoteur des oiseaux. Paris. 1874. p. 583. — 7) Derselbe, Sur la détermination du muscle long supinateur chez les oiseaux. P. Gervais Journ. de zoolog. p. 21. 1874. — 8) Anderson, J., On the osteology and dentition of Hylomys. Transact. Zool. Soc. London. T. VIII. p. 453. — 9) Boll, F., Ein historischer Beitrag zur Kenntniss von Torpedo. Archiv für Anat. und Physiol. von Reichert und du Bois-Reymond. 1874. 8. 152. — 10) Balfour, F. M., On the origin and history of the urinogenital Organs of Vertebrates. The Journal of anatomy and Physiology. Vol X. p. I. Oct. p. 17. u. 201. — 11) Born, G., Die sechste Zehe der Anuren. Morpholog. Jahrbuch von Gegenbaur. S. 435. — 12) Bruch, Vergleichende Osteologie des Rheinlachses. 2te Ausgabe Mainz. V. v. Zabern. 1873. — 13) Burmeister, H., Studien an Megatherium americanum. Archiv für Anat. und Physiol. 1873. S. 626. — 14) Chudzinski, Th., Nouvelles observations sur le système musculaire du nègre. Revue d'anthrop. par Broca. 1873. T. III. p. 21. — 15) Dareste, C., Résumé d'une monographie des poissons anguilliformes. Archiv de zool. expérim. et génér. T. IV. No. 1. p. 215. (Von mehr zool. Interesse.) — 15a) Durand, de Gros, Lettres sur le transformisme. Ostéologie comparée du bras. Gaz. méd. Paris, 3 u. 10. Octob. — 16) Emery, Studii anatomici sulla Vipera Redil. Memorie della Società di sc. natur. T. III. — 17) Flower, W. H., On the recent Ziphioid Whales, with a description of the skeleton of Berardius arnouxi. Transact. zool. Soc. London. T. VIII. p. 203. — 18) Derselbe, On Risso's Dolphin. (Grampus griseus.) Transact. zool. Soc. London. T. VIII. p. 1. — 19) George, Monographie anatomique des mammiferes du genre Daman. Ann. sc. natur. VI. Sér. Zool. T. I. No. 5 et 6. art. 9. (Enthält eine ausführliche Anatomie der Lamoungia (Ill.) verbunden mit genauen historischen Nachweisungen, Bemerkungen über die Lebensweise dieser Thiere und einer Erläuterung ihrer Stellung im System. Verf. entscheidet sich auf Grund der zahlreichen Eigenthümlichkeiten, welche dem Genus Hyrax zukommen, eine eigene Abtheilung der Mammiferen aus seinen Gliedern zu machen, wie es auch Illiger wohl die meisten Zoologen thun. Histologische Untersuchungen theilt Verf. mit über die Tonsillen, die Papillen der

Mundhöhle, den Bau des Oesophagus, des Magens (letzterer entspricht bezüglich der Ausdehnung der papillentragenden Schleimhaut dem des Pferdes) des Dünndarms, ferner über den Bau der Haut. Hier wäre als eine bemerkenswerthe Eigenthümlichkeit zu notiren, dass die Knäueldrüsen wie bei den Monotremen auf den Spitzen der Papillen und nicht zwischen den Basen derselben sich öffnen.) — 19a) Hasse, C., Zur Anatomie des Amphioxus lanceolatus. Morphol. Jahrbuch 1. S. 282. — 20) Huxley, Th. H., Preliminary note upon the Brain and Skull of Amphioxus lanceolatus. Proceedings royal Soc. Dec 17. 1874. s. a. Ann. mag. nat. hist. 4 Ser. Vol. 15. No. 87. p. 225. March. — 21) Jackson, Hatchett W. and Clarke, W. Bruce, The brain and cranial nerves of Echinorhinus spinosus, with notes on the other viscera. The Journ. of anatomy and physiology. Vol. X. p. 75. Octob. (Aus dem anatomischen Institute zu Oxford. Enthält eine genaue vergleichend anatomische Beschreibung des Hirns und der Kopfnerven, sowie Bemerkungen über den Bau der Geschlechtsorgane dieses seltenen Selachiers.) — 22) Knox, D. N., Ueber den Schultergürtel der Vögel, ihre Morphologie und Entwickelung. Glasgow med. Journ. N. S VII. 4. p. 487. Oct. — 23) Lessona, M., Nota intorno alla ipapofisi della talpa. Atti della R. accademia delle Sc. di Torino. T. X. 1874—75. p. 483. — 24) Lankester, E. Ray, On some new points in the structure of Amphioxus, and their Bearing on the Morphologie of Vertebrata. Quart. Journ. microsc. Sc. New. Ser. No. 59. p. 257. — 25) Langerhans, P., Zur Anatomie des Amphioxus lanceolatus. Arch. für mikroskopische Anatomie. Bd. XII. S. 290. — 25a) Lucae, J. Ch. G., Die Robbe u. die Otter (Phoca vitulina und Lutra vulgaris) in ihrem Knochen- und Muskel-Skelet. Eine morpholog. Studie. Mit 32 Taf. gr. 4. XI. S. 230. Frankfurt a. M. — 26) Martins, Ch., Note sur l'ostéologie des membres antérieurs de l'Ornithorhynque et de l'Echidne, comparée à celle des membres correspondants dans les reptiles, les oiseaux et les mammifères. Ann. sc. nat. Sér V. T. XIX. Compt. rend. T. 78. p. 107. — 27) Merkel, Fr., Bemerkungen zu Joseph's „morphologischen Studien am Kopfskelet des Menschen und der Wirbelthiere". Virch. Archiv 59. Band S. 297. — 28) Joseph, G., Erwiderung auf Herrn Prof. Fr. Merkel's Bemerkungen etc. Ibid. S. 525. — 29) Mivart, G., On the axial Skeleton of the ostrich (Struthio camelus). Transact. zool. Soc. London. T. VIII. p. 385. — 30) Macalister, A., On the presence of a lacrymo-jugal suture in a Human Skull and on its comparative anatomy. Proc. royal Irish Acad. Dublin. Vol. II. Ser. II. p. 58. — 31) Derselbe, On a few points in the cranial osteology of Sloth's. Ibid. Vol. II. Ser. II. p. 139 —. 32) Derselbe, Report on the anatomy of Insectivorous Edentates. Transact. royal Irish Arad. Vol 25. No. 14. — 33) Derselbe, On some points of Birds myology. Proc. royal Irish Acad. Vol. II. Ser. II. p. 56. — 34) Mackintosh, Notes on the myology of the Coatimoundi (Nasua narica u. N. fusca) and common Martin (Martes foina). Proc. royal Irish Acad. Vol. II. Ser. II. p. 48. — 35) Derselbe, On the muscular anatomy of Choloepus didactylus. Ibid. p. 66. — 36) Müller, W., Ueber die Hypobranchialrinne der Tunicaten und deren Vorhandensein bei Amphioxus und den Cyklostomen. Jen. Zeitschrift f. Med. u. Naturw. VII. Bd. 1873. — 37) Murie, J., Researches upon the anatomy of pinnipedia. III Descriptive anatomy of the Sea-lion (Otaria jubata). Transact. Soc. London. VIII. p. 501. — 38) Derselbe, On the form and the Structure of the Manatee. (Manatus americanus.) Transact. zool. Soc. London. T. VIII p. 127. — 39) Derselbe, On the organisation of the Coaing Whale, Globiocephalus melas. Ibid. p. 333. — 40) Owen, R., On the osteology of the Marsupialia. Modifications of the Skeleton in the Species of Phascolomys. Transact. zool. Soc. London

T. VIII. p. 345. — 41) Derselbe, On Dinornis, P. XVII, containing a Description of the Sternum and pelvis with on attempted Restoration of Aptornis defossor. Ibid. T. VIII. p. 119 ff. T. IX. p. 253. 1872—1875. — 42) Putnam, F. W., Notes on the Genus Myxine and Bdellostoma. Proceed. Bost. Soc. nat. hist. Boston. 1874. Vol. XVI. — 43) Rolph, W., Untersuchungen über den Bau des Amphioxus lanceolatus. Sitzungsber. der naturf. Gesellsch. zu Leipsig. II. Jahrgang. No. 1. S. 9 Sitzung vom 29. Januar. — 44) Semper, C., Das Urogenital-System der Plagiostomen und seine Bedeutung für das der übrigen Wirbelthiere. Arbeiten aus dem zool.-zootom. Institut in Würzburg. II. Bd. 3. u. 4. Heft. Würzburg. Stabel. 8. 195 bis 508. T. X—XXII. (Vergl. auch zwei vorläufige Mittheilungen desselben Verf. im Centralbl. f die med. Wissensch. No. 12 (s. d. vor. Ber.) u. No. 29.) — 45) Solger, B., Ueber zwei im Bereiche des Visceralskeletes von Chimaera monstrosa vorkommende, noch unbeschriebene Knorpelstückchen. Morphol. Jahrbuch Bd. I. S. 219. (Das eine liegt in der zwischen Kieferbogen und Hyoidstück befindlichen Membran. dicht hinter und unter dem Kiefergelenk, und ist wahrscheinlich den Spritzlochknorpeln (Gegenbaur) zuzurechnen; das andere liegt paarig vor dem Mittelstücke des Unterkiefers und gehört wohl zum System der Labialknorpel. Bei den Plagiostomen findet ein solcher Knorpel sich nicht; bei Callorhynchus (Holocephalen) soll nach J. Müller an ähnlicher Stelle ein grosser unpaarer Knorpel vorhanden sein.) — 46) Spengel, Die Segmentalorgane der Amphibien. Vorläufige Mittheilung. Verhandl. d. phys.-med. Gesellsch. zu Würzburg. Bd. X. — 47) Steele, Structure of tail of basking shark. Quart. Journ. microsc. Sc. New Ser. No. 12 (s. d. vor. Ber.) p. 105. — 48) Struthers, S., An account of rudimentary finger muscles, found in a toothed whale (Hyperoodon bidens). The journ. of anat. and physiol. by Humphry and Turner. VIII. p. 114. — 49) Vaillant, L., Sur le développement des spinules dans la peau du Gobius niger. L. Compt. rend. T. 81. p. 157. (liegen Bandelot's Ber. für 1874) und mit Mandl nimmt Verf. an, dass sich die Schuppendornen bei Gobius aus einem besonderen Blasteme auf einer Papille wie die Zähne entwickelten. während die Schuppenlamelle eine andere Entwickelung, unabhängig davon, nähme und mehr den bindegewebigen Grundlage der Haut angehöre. Die Schuppen von Gobius würden sonach ein Mittelglied zwischen den Placoidschuppen der Selachier und den glatten Schuppen der Aale, Bleunoiden u. a. darstellen.) — 49a) Vetter. Untersuchungen zur vergleichenden Anatomie der Kiemen- und Kiefermusculatur der Fische. Jens. 1874. 1. Thl. — 50) Wurm (Teinach), Chemische und anatomisch-physiologische Thatsachen zur Naturgeschichte des Auerhahns. Württembergische naturw. Jahreshefte. 31. Jahrg. 1. u. 2. Heft, S. 61. (Behandelt den vom Verf. entdeckten rothen Farbstoff: Tetroerythin, der das körniges, in Chloroform lösliches Pigment in den tieferen Epidermiszellen der sog. „Rose" gelegen ist; 2) einen vom Verf. (nach Meckel) wieder beschriebenen, bis 25 Mm. langen Fortsatz: Proc. articularis (G. Jaeger). am Unterkiefer, der beim Balzen des Hahnes den Gehörgang comprimiren soll; 3) Hornplatten vom Schnabel männlicher Auerhähne, welche von letzteren durch eine Art Mauserungsprocess abgeworfen werden.) — 51) Wiedersheim, R., Bemerkungen zur Anatomie des Euproctes Rusconii. Annali del Mus. Civ. di St. Nat. di Genova. Vol. VII. (Histologisch ist der Monographie von Wiedersheim nur die Haut des Euproctes berücksichtigt. Von aussen nach innen folgen sich hier: 1) eine glashelle Cuticularschicht, aus einem einschichtigen, polygonalen Plattenepithel bestehend; 2) Epidermis, polygonale Zellen mit fein granulirtem Kern; 3) eine mächtige, hautdrüsenführende Pigmentschicht. Die Mündungsstelle jedes Drüsenganges wird durch eine mit zwei wulstigen Lippen versehene Epidermiszelle dargestellt

Der ganze Körper des Euproctes ist mit kleinen Knötchen überzogen, die nur durch Wucherung der Epidermis gebildet sind. Verf. stellt sie in Parallele mit den Höckern, die auf dem Rücken des Froschweibchens vorkommen und nach Leydig zum Festhalten bei der Begattung für das Männchen dienen.) — 52) Derselbe, Studien über die Anatomie der Amphibien. Sitzungsber. d. physikalisch-med. Gesellschaft zu Würzburg. 5. Febr. — 53) Derselbe, Zur Anatomie und Physiologie des Phyllodactylus europaeus mit besonderer Berücksichtigung des Aquäductus vestibuli der Ascalaboten im Allgemeinen. Zugleich als zweiter Beitrag zur Inselfauna des Mittelmeeres. Morphologisches Jahrb. I. S. 495. (Siehe Ber. I. descriptive Anatomie.) — 54) Derselbe, Salamandrina perspicillata und Geotriton fuscus. Versuch einer vergleichenden Anatomie der Salamandrinen mit besonderer Berücksichtigung der Skelet- Verhältnisse. Würzburg und Genua. gr. 8. 207 SS. 17 Taff. — 55) Wood-Mason, J., On the occurrence of a supraorbital chain of bones in the Arboricolae. Ann. mag. nat. hist Vol. 16. p. 145. Aug. (Die von Ritchen Parker bei Tinamus robustus u. variegatus, dann bei Psophia crepitans beschriebenen Supraorbital-Knöchelchen findet Verf. auch bei Arboricola (Ostindien), und zwar bei A. torqueola, atrogularis, rufogularis und intermedia. Die Temporal-Grube bei Arboricola ist nicht geschlossen, da der Proc. zygom. des Squamosum nur rudimentär entwickelt ist) — S. a.: I. D. 10. Verhalten der Gewebe der Mollusken gegen injicirte Farbstoffe. — II. 34. Cilien von Mytilus. — II. 36. Farbstoff von Bonellia viridis. — VI. B. 1) Herz der Gasteropoden. — VI. B. 2) Kreislaufverhältnisse der Mollusken. — VI. B. 3) Mantel und Gefässe der Ascidien. — VI. B. 4) Kreislauf der Echiniden. Mangel der Augen und Fühler. Besondere drüsige Apparate derselben. — VII. 8. Musculatur und Körperbau der Infusorien. — VII. B. 1. Ganglien von Dyticus marginalis. — VIII. B. 2. 5. 8. Nervensystem der Gasteropoden. — VIII. B. 3. Nervensystem und Sinnesorgane von Eucope (Coelenteraten). — VIII. B. 4. Nervensystem von Hirudo medicinalis. — VIII. B. 7. Nervensystem der Insecten. — VIII. B. 9. Nervensystem mariner Nematoden. — IX. B. 1. Integument von Astacus. — IX. B. 2. Integument der Cephalopoden. — IX. A. 9. Integument der Batrachier. — IX. B. 4—14. Integumentalgebilde von Echinodermen. — X. B. 3. Darmcanal der Gasteropoden. — XI. 5. Respirationsorgane der Crustaceen. — XI. 6. Circulationsapparat der Lamellibranchier. — XII. B. 1. Geschlechtsorgane der Araneiden. — XII. B. 2. Geschlechtsorgane der Decapoden. — XIV. B. 15. Beschreibung von Bryozoen. — XIV. E. 19. Untersuchung von Borlasia (zu XIV. D.) — XIV. B. 36. Hypobranchialrinne der Tunicaten. — Entw. II. 20. Einzelligkeit der Infusorien. — Entw. III. 14. Protozoe auf Muschelschalen lebend. — V. 4. Knochen und Zähne von Loxomma Alimanul (Reptilien). — V. 28. Teleostier-Schädel. — VIII. A 16. Teleostier-Hirn. — VIII. A. 30. 33. Identische Regionen am Menschen- und Affenhirn (Meynert). — IX A. 9. Vergleichende Anatomie der Hautsysteme der Batrachier. — XII. A. 9 Urogenitalsystem der Selachier und Amphibien. — XII. A. 10, 15. Urogenitalsystem des Amphioxus und der Cyklostomen. — XIII. Ba. 2. Gehörorgan der Vögel. — XIII. Ba. 10. Aquaeductus vestibuli von Phyllodactylus europaeus. — XIII. Bβ. 7 Vergleichende Anatomie der Sinnesorgane. — XIII. C. 3. Vergleichende Anatomie des Geruchsorgans der Hymenopteren. — XIII. C. 10, 11. Seitenorgane der Amphibien. — *XIII. C. 12, 13 Sinnesorgane der Mollusken. — Entw. II. B. 24. Anatomie von Coecilia. — Entw. II. C. Tunicaten. Nervensystem und Sinnesorgane von Tunicaten.

Nach Baxley's (20) Untersuchungen stimmt das Verhalten des Kopfes und der Nerven von Amphioxus durchaus mit dem Wirbelthiertypus

und am nächsten mit dem von Myxine und dem Larvenzustande von Petromyzon, dem Ammocoetes, überein. Huxley geht davon aus, dass die Mundhöhle des Amphioxus homolog sei der Buccalcavität des Ammocoetes und der Myxinoiden; ebenso die Kiemenkammern bei beiden Species. Bei Amphioxus nun, wie bei den Myxinoiden, findet sich eine Art Velum palati, welches die Mundhöhle von der Kiemenhöhle scheidet. Bei Ammocoetes findet sich ein Zungenbeinbogen, der bisher übersehen wurde, und mit dem das Velum palati in Verbindung steht. Nimmt man diese Homologien als feststehend an, so folgt weiter Nachstehendes: Bei Amphioxus gehen 7 Nerven vor der Stelle des Velum vom Centralnervensystem ab; der achte entspricht genau dem lateralen Rande des Velum; dieser achte Nerv kommt zwischen dem sechsten und siebenten Myocomma zum Vorschein. Jedes Myocomma setzt Huxley gleich einem Urwirbel.

Bei Ammocoetes und den Myxinoiden entspricht die Anheftungsstelle des Velum der Gehörkapsel. Somit würden beim Amphioxus die 8 Nerven den Schädelnerven der höheren Thiere entsprechen, welche praeauditorial gelegen sind, d. h. also diejenige Partie des Amphioxuskörpers zwischen dem Augenflecke und dem achten Nerven entspräche der Schädelpartie von Petromyzon z. B., welche zwischen dem N. opticus und dem N. acusticus gelegen ist. Da man nun bei Amphioxus die Urwirbel nach den Myocommata bestimmen kann, so müsste wiederum umgekehrt die Regio praeauditorialis von Petromyzon etc. mindestens 6 Urwirbeln entsprechen, von denen aber jegliche Spur selbst bei den Embryonen (der höheren Vertebraten) verloren gegangen ist. Huxley meint, dass das dritte, vierte, fünfte und sechste Nervenpaar der höheren Vertebraten den acht ersten Nervenpaaren von Amphioxus gleichzusetzen seien.

Schwieriger ist die Entscheidung darüber, wie viel Myocommata, bez. Nerven des Amphioxus dem postauditorialen oder parachordalen Schädelabschnitte der höheren Wirbelthiere entsprechen. Huxley geht hier wieder von der Homologie der Kiemenböhlen des Amphioxus und der höheren Vertebraten als etwas Gegebenem aus. Nun wissen wir aber, dass bei dem dem Amphioxus zunächst stehenden Vertebraten nicht mehr als sieben Paar Kiemenbögen vorhanden sind, die jeder einem Urwirbelsegment entsprechen würden; höchstens also können wir noch bis zum fünfzehnten Myocomma beim Amphioxus einen Schädeltheil rechnen.

Huxley steht nicht an, beim Amphioxus also 14 Urwirbelsegmente als zum Schädel gehörig anzunehmen, die dann also auch bei den höheren Wirbelthieren, wenigstens bei den nächsten Verwandten des Amphioxus, gegeben sein müssten. Hier sind sie aber nur durch Muskeln und Nerven vertreten, da man weder die Gehörkapseln noch die Schädelbalken als Wirbelstücke ansehen kann.

Das vorderste Ende des Centralnervensystems beim Amphioxus entspricht nach Huxley der Lamina terminalis des von ihm sog. Thalamencephalon der

15

höheren Vertebraten; Hemisphären und Lobi olfactorii bilden sich nicht aus; diese bilden also einen späteren Erwerb (vgl. übrigens die Angaben von Langerhans, w. unten). Ein Gehörorgan konnte Huxley nicht auffinden. Dagegen ist es ihm gelungen (nach einer dem Ref. nicht zugegangenen Mittheilung an die Linnean Soc.), die Urnieren des Amphioxus nachzuweisen. Da Amphioxus nach Huxley also Schädel und Urnieren besitzt, so ist es also nicht richtig, wie es Semper will, ihn aus der Wirbelthierreihe zu streichen, oder ihn in eine Classe „Acrania" zu verweisen (Haeckel) und ihn so von den Fischen zu trennen. (Ref. verweist bei diesem höchst wichtigen Thema, das übrigens durch diese Angaben des hochverdienten Verf.'s keineswegs als abgeschlossen betrachtet werden kann, ausdrücklich noch auf das Original.)

Durch die fast gleichzeitig und unabhängig von einander publicirten Arbeiten von Ray Lankester (24) und Rolph (43) (Rolph's Mittheilung datirt vom 29. Januar 1875, Lankester's Aufsatz steht im Juliheft des Quart. Journ.; seine Untersuchungen datiren vom December 1874 — März 1875) ist die morphologische Auffassung der in vergleichend anatom. Beziehung wesentlichsten Theile des Amphioxus in ein neues Stadium getreten. Der Kernpunkt ihrer Darstellung ist der, dass man fortan das, was von den meisten früheren Autoren als seröse Körperhöhle („Cölom", homolog dem Cölom der Würmer, bezw. der Pleuroperitonealhöhle der Vertebraten) angesehen wurde, in zwei Theile zu scheiden hat. Der grössere dieser beiden Theile, welcher hauptsächlich den Kiemenkorb (Pharynx) umgiebt und mit letzterem, wie schon mit Recht Joh. Müller angab, durch zahlreiche spaltförmige Oeffnungen in der Pharyngealwand communicirt, ist homolog der Kiemenhöhle der Fische z. B., bez. der Tunicaten, bez. von Froschlarven, also ein epithelialer Raum. Nach Lankester's und Rolph's Beschreibung zerfällt er in 2 Abtheilungen, eine postorale, welche mit dem Pharynx beginnt und mit dem Abdominalporus (Atrialporus oder Atrioporus, Lankester) endet, und eine über den Abdominalporus bis zum Anus hinaus sich erstreckende, blindsackig endende Abtheilung. Letztere ist im Lumen sehr reducirt und durch das in dieser Körperregion gut entwickelte Cölom auf die eine (rechte) Seite gedrängt. Lankester vergleicht die sog. Mundhöhle mit diesem Raum und bezeichnet letzteren als postorales Atrium oder Epicoelom, erstere als praeorales Atrium. Der Pharynx mündet mit einer schlitzförmigen Oeffnung in das praeorale Atrium, die wahre Mundöffnung (Lankester). Ausserdem aber (Lankester) zeigt sich noch jederseits neben der Mundöffnung eine seitliche Oeffnung, die seit G. Müller von Niemandem weiter beachtet zu sein scheint. S. w. u.

Zwischen der Pharynxwand und der Wand der Kiemenhöhle (Epicoelom) erstrecken sich nach Lankester zahlreiche, quere Septa, welche die Kiemen-spalten (Pharyngeal - Spaltöffnungen) zwischen sich fassen (Pharyngo-Pleural-Septa); sie erreichen nicht immer die laterale Wand der Kiemenhöhle (vgl. die Beschreibung von Stieda). Lankester beschreibt sie als Falten, die von den Stäbchen des Pharynx ausgehen und einen Lymphraum, der mit dem ächten Cölom communicirt, zwischen sich fassen. Die zwischen diesen Septa übrigbleibenden Räume benennt Lankester als „pharyngopleurale Zwischenräume".

Das ächte Cölom, welches Stieda zuerst richtig gezeichnet und gedeutet, aber von der Kiemenhöhle nicht getrennt hat, stellt nach den Beschreibungen Rolph's, der dasselbe viel eingehender behandelt als Lankester, einen sehr verwickelten Raum dar. Zunächst gehören hierhin die beiden dorsal und seitwärts den Darmcanal umfassenden, bereits von Stieda als Peritonealhöhle bezeichneten Cavitäten, dann die ebenerwähnten Räume in den Pharyngealseptis. Am Pharynx ist das Cölom weiterhin vorhanden in Form zweier schmaler Räume in der Mittellinie ober- und unterhalb des Organs. (Man vgl. die von Rolph gegebene Fig.) Ferner finden sich Aussackungen des Cöloms innerhalb der Epipleura, d. h. der seitlichen Wand der Kiemenhöhle; in diesem Theile des Cöloms entwickeln sich die Geschlechtsproducte; besonders ausgedehnt sind diese Räume hinter dem Atrioporus (Porus abd. Autt.). Ferner findet sich ein kleiner Theil des Cöloms nach Rolph's Beschreibung an der untern Wand des Pharynx, unterhalb eines Organs, welches Rolph nach W. Müller (s. w. unten) als Endostyl, und eine darüber befindliche, flimmernde Rinne als Flimmerrinne deutet — physiologisch möchte er diese letztere Bildung als Geschmacksorgan ansehen und stützt das auf den Befund eigenthümlicher, becherförmiger Zellen, wie sie Leydig bei Fischen, neuerdings Buguion, s. Ber. f. 1874, bei den Perennibranchiaten nachgewiesen hat. Ausgezeichnet ist der atriale Raum durch eine grösstentheils pigmentirte Epithelbekleidung.

Die in dem faltenförmigen Fortsetzungen der Epipleura, der sog. „Metapleura" gelegenen Räume die „Seitencanäle", welche von Häckel (Anthropogenie) als primitive Nierengänge angesehen worden sind, und deren Existenz Huxley nicht anerkennen will, sind, wie auch Stieda, W. Müller und Rolph meinen, Lymphräume, sie stehen nach Lankester mit keinem anderen Raume in Verbindung. Stieda's ventrale Canäle, die auch Rolph abbildet und kurz bespricht, S. 22, hält Lankester für Artefacte. Eine besondere Bedeutung will er auch den longitudinalen Binnen, bez. Falten an der Bauchfläche nicht beilegen. Wenn das Coelom (und in Folge dessen auch der Kiemenkorb) durch die massenhafte Entwickelung der Geschlechtsproducte stark ausgedehnt sind, können nach Lankester sowohl diese Bauchfalten, bez. Bauchgruben, verstreichen als auch die metapleuralen Lymphräume (Seitencanäle) durch Aneinanderlagerung der Wände verschwinden. Umgekehrt können bei leerem Bauch und namentlich an stark bei der Härtung geschrumpften Exemplaren die beiden Metapleurae bis zur Berührung in der ventralen Mittellinie sich nähern und so einen artificiellen Subventralcanal vortäuschen.

Für ein den Nieren der höheren Vertebraten homologes Organ erklärt Lankester zwei symmetrische mit pigmentirtem Epithel ausgekleidete Canäle, welche dem pharyngodorsalen Coelom entlang laufen, in dessen Lumen sie vorspringen, sie sollen nach hinten in die atriale Kammer münden, nach vorn sehr eng werden, möglicher Weise geschlossen sein. (Im Text bei Lankester, p. 261, ist Folgendes zu lesen: As far as J have yet been able to ascertain, this canal is open at each end, posteriorly communicating with the atrial chamber, anteriorly considerably contracted and possibly closed.! Ref.)

Häkel, hat wie bemerkt, die Seitencanäle als Nieren gedeutet, Rolph, Langerhans und W. Müller erkennen in faltenförmigen, mit grossen cylindrischen, blassen Zellen bekleideten, ins Lumen der Kiemenhöhle gerichteten Vorsprüngen, welche auf den Bauchmuskeln, sowie auf der Unterseite der Geschlechtsorgane vor dem Atrioporus gelegen sind, die Nieren.

Die von J. Müller beschriebenen, von Niemandem später wieder bestätigten seitlichen Oeffnungen (s. oben) welche das Septum zwischen praeoralem und postoralem Atrium (d. h. zwischen Mundhöhle und Kiemenhöhle) durchbohren, und nach Lankester Pharynx und praeorales Atrium in Verbindung setzen — Müller liess sie fälschlich in die Seitencanäle führen erkennt Lankester an und und nennt sie „Zungenbeinspalten" „Hyoidean apertures." Er vergleicht sie mit einer ähnlichen Oeffnung bei Petromyzon Planeri, auf welche (s. oben) bereits Huxley, indem er Amphioxus mit Petromyzon vergleicht, hinweist.

Schliesslich erklärt Lankester, dass nach dieser Feststellung der Bedeutung der verschiedenen Leibescavitäten des Amphioxus, kein Zweifel mehr bleiben könne, dass das Coelom der Würmer, des Amphioxus und der höheren Vertebraten homologe Bildungen seien und zieht damit die umgekehrte Folgerung, welche Huxley (s. w. unten Phylogenie) ausgesprochen hat. Weiterhin zieht er folgende Schlüsse:

Die Vorfahren der Vertebraten, von denen Amphioxus einen degenerirten (vgl. die Ansicht Dohrn's, Phylogenie) Rest darstelle, hätten Epipleuren besessen, welche ebenso wie beim Amphioxus, vgl. die Angaben Kowalevsky's zur Entwickelungsgeschichte des Amphioxus, welche Rolph wiedergiebt, durch Ventralschluss ein Epicoelom (Kiemenhöhle) entwickelt hätten. Bei den jetzt lebenden, höheren Vertebraten sei das Epicoelom durch Verwachsung der Epipleura mit der Somatopleura (parietalen Seitenplatte) obliterirt. Nur bei den Selachiern ist auf frühen Entwickelungsstufen, vgl. die Angaben Balfour's Ber. f. 1874, eine dem Amphioxus gleiche Bildung erhalten.

Bei den Selachiern sind nun die primitiven Ductus excretorii, d. h. die Wolff'schen Gänge, wie Lankester nach Balfour's Angaben deducirt, ursprüng-

lich durch Einstülpung des Epicoeloms entstanden, d. h. also, sie oder vielmehr ihr Epithelbelag stammt in letzter Instanz vom Epiblasten ab, wie sie ja auch beim Amphioxus in das Epicoelom (Kiomenhöhle) münden, und wahrscheinlich am andern Ende — Ref. findet, dass hier die Angaben Lankester's, p. 241, unbestimmt lauten — in das ächte Coelom (Pharyngodorsalraum, s. oben) münden. Da nun bei den Selachiern (und höheren Vertebraten) das Epicoelom obliterirt, so führen hier die primitiven Ductus excretorii (Wolff'schen Gänge) mit der einen Oeffnung (der epicoelomen) direct nach aussen (Homologon des Atrioporus? Ref.), die andre Oeffnung findet sich auch hier (vielfach) in die Pleuroperitonealhöhle. Ilter wird die Entwickelungsgeschichte der Cyclostomen, meint Verf., noch die besten Aufschlüsse geben.

Mag hier zunächst eingeschaltet werden, dass die Meinung, der Raum, in welchen der Atrioporus mündet, sei eine Kiemenhöhle, nicht neu ist. Vor Allem ist hier Kowalevsky zu nennen, dessen entwickelungsgeschichtlicher Nachweis, den auch Rolph heranzieht, vorzugsweise zu dieser Auffassung die Berechtigung giebt. Darnach entsteht die Kiemenhöhle so, dass an jeder Seitenwand des Körpers eine Längsfalte sich bildet; beide Längsfalten (Epipleuren, Lankester) wachsen nach abwärts, dann in der Mittellinie des Bauches einander entgegen und verwachsen bis auf eine kleine Stelle, den Atrioporus. So wird natürlich um Coelom und Darm ein epithelialer (epiblastischer) Raum hergestellt, die Kiemenhöhle oder das Epicoelom. J. Müller und Quatrefages haben gewusst, dass der Pharynx mit dem Raume, den wir jetzt als Kiemenhöhle bezeichnen, communicirt, Gegenbaur bezeichnet den Porus abdominalis direct als Porus branchialis und nennt den Raum Athemhöhle; gleicher Ansicht sind Haeckel und Huxley, Niemand hat aber die scharfe Trennung zwischen Leibeshöhle (Coelom) und Kiemenhöhle so exact ausgesprochen, wie Rolph und Lankester. Es will übrigens dem Ref. bedünken, als wenn Stieda's Abbildung und die von ihm zuerst gegebene Deutung des dorsopharyngealen Raumes als Stück der Leibeshöhle, wenn er selbst auch bei der älteren Ansicht beharrt, ein gutes Theil zur hier discutirten und wohl unzweifelhaft richtigen Auffassung beigetragen hätten.

Bei der Wichtigkeit der Sache sei es gestattet, noch die vergleichend anatomischen Bemerkungen Rolph's am Schlusse seiner Arbeit hier herzusetzen:

„Der bis jetzt fast allgemein als Leibeshöhle angesehene Raum ist die Athemhöhle oder Kiemenhöhle des Amphioxus. Er ist ein durch Wucherung seitlicher Falten abgeschlossener Aussenraum, und er ist homolog der in ganz gleicher Weise entstandenen Kiemenhöhle der Froschlarven, der Kiemenhöhle der Symbranchii, der der durch Kiemendeckel abgeschlossenen Kiemenhöhle der meisten Fische, dem Peritboracalraume der Ascidien. Der Porus (abd.) aber entspricht der Mündung dieses Raumes, die nun paarig oder unpaar, median oder unsymmetrisch sein kann, die auch in der Form und Lage variirt. Bei den Ascidien liegt sie in der sog. Closke, bei den Fischen in der Halsgegend, wo sie durch den

vom Operculum oder der Membrana branchiostega freige-
lassenen, bald grösseren, bald kleineren spaltförmigen
Schlitz repräsentirt wird. Der Porus des Amphioxus ist
ein ächter Porus branchialis, und darf nicht mit den
Pori abdominales der Fische zusammengeworfen werden."
Rolph zieht nun auch die Mantelhöhle der Mollusken
und die Kiemenhöhle der Dekapoden hierher, als Räume,
die durch Wucherung von Hautfalten entstanden sind.
Er fährt dann fort:

„Meine Auffassung befindet sich daher im strikten
Gegensatz zu der von Huxley (s. weiter unten) dargelegten Ansicht. Huxley, die Aehnlichkeit der Athemhöhle des Amphioxus und der Froschlarven wohl erken-
nend, kann sich von dem Gedanken, dass dieselbe bei
ersterem Thiere zugleich Leibeshöhle sei, so wenig los-
sagen, dass er lieber auch die Athembhöle der letzteren
Thiere als Leibeshöhlenabschnitt ansieht; und in Würdigung der grossen Bedeutung, welche die Entwickelung
der Organe des Amphioxus für die Erkenntniss des Baues
der Wirbelthiere überhaupt hat, kommt er dann zu seinen Schlüssen (S. 26 bei Rolph): Bei allen höheren
Thieren entstehe die Pleuroperitonealhöhle (Periviceral-
höhle, Huxley) durch Spaltung des Mesoblast, die sich
jedoch nicht weiter nach vorn erstrecke, als bis zu dem
letzten Kiemenbogen. Nun bilde sich bei den meisten
Fischen ein Fortsatz des Integumentes, der nach hinten
die Kiemenspalte umfasse; und beim Fisch werde diese
Opercularmembran so gross, dass sie die ganzen Kiemen
umschliesse und nur noch linkerseits eine Oeffnung, den
Porus branchialis, frei lasse. Dieser so abgeschlossene
Hohlraum sei der Kiemenhöhle des Amphioxus homolog,
wie Huxley mit Recht behauptet; doch sei diese Kiemenhöhle — und Huxley berücksichtigt hier die von
Kowalevsky eruirten, embryologischen Facta nicht in
der richtigen Weise — das Coelom des Amphioxus.
Nun schliesst Huxley, von diesem Axiom ausgehend,
rückwärts, dass auffallender Weise bei den Froschlarven
die Leibeshöhle (Coelom) vorn durch Ueberwachsung
einer Falte des Hautblattes gebildet werde, hinten aber
durch die Spaltung des Mesoblasten. Ersterer Vorgang
sei es nun, der beim Amphioxus das ganze Coelom bilde.
Huxley wirft sogar die Frage auf, ob nicht Pericardium
und Peritoneum, entsprechend dem Perithoracalsacke der
Ascidien, aus dem Epiblasten hervorgehen möchten, und
gelangt zuletzt, consequenter Weise, zu der Annahme,
dass die Leibeshöhle der Vertebraten eine „virtuelle (!)
Einstülpung des Epiblasten" sei, dass also eine wirkliche
Homologie bestehe zwischen dem Porus branchialis des
Amphioxus und den Pori abdominales der Selachier
einerseits, andererseits aber auch dem Porus branchialis
der Froschlarven."

Zu richtigerem Resultate, meint Rolph wohl mit
Recht, würde Huxley gekommen sein, wenn er umgekehrt verfahren wäre und den fraglichen Hohlraum des
Lanzettfisches, eben wegen seiner Aehnlichkeit mit der
Kiemenhöhle der Froschlarven, als Kiemenhöhle angesprochen hatte. Nur die Grössenverhältnisse sind hier
abweichend. Bei den meisten Fischen ist der Kiemenabschnitt sehr kurz und somit auch die Kiemenhöhle
wenig umfänglich, während die Leibeshöhle einen gewaltigen Raum repräsentirt. Bei den Froschlarven ist
der Kiemenabschnitt im Verhältniss viel länger. Die
Kiemenhöhle dehnt sich bis zum Vorderextremi-
tätengürtel aus. Amphioxus zeigt das Extrem nach dieser
Richtung hin, wobei das Coelom entsprechend reducirt
wird.

Einzelnes noch anlangend, so stimmt Rolph bezüglich der Beschreibung der Chorda W. Müller bei, mit
dem auch die Auffassung von v. Mihalkovics (s. Ontogenie) am meisten harmonirt. Nur meint Rolph in dem
zarten Gewebe an der dorsalen und ventralen (ebenso
W. Müller, v. Mihalcovics und Lankester) Fläche
der Kossmann'schen Pseudochorda keine Zellen, sondern
nur ein zartes, reticuläres Gewebe erkennen zu können;
nur an einigen Bildern habe er den Eindruck kleiner,

bläschenförmiger Zellen gewonnen. Eine Chordascheide,
wie Rossmann will, sei dessen Pseudochorda auf keinen
Fall. Die Kossmann'schen „Brücken" seien die von
W. Müller und Stieda beschriebenen „Schlitze" der
Chordascheide, durch welche Fasern austreten, welche
denen des obengenannten „reticulären" Gewebes gleichen
und mit ihnen, so wie mit bindegewebigen Fasern, die
aus dem Centralnervensystem kommen, in Verbindung
stehen.

Die Bauchmuskeln bestehen aus quergelegten Fasern,
welche sich zu zwei, symmetrisch zur Raphe gelegenen,
breiten Muskelbäudern vereinigen; sie gehen nur (gegen
Stieda's Darstellung, der sie bis zum After reichen
lässt) bis zum Porus. Sie sind quergestreift (Stieda,
Marcusen). Längsfasern kommen, wie Stieda richtig
angibt, nicht vor.

Verf. findet keine Homologien der Bauchmuskulatur
des Amphioxus bei den höheren Vertebraten; sie seien
dem Amphioxus eigenthümliche, durch Anpassung erworbene Organe.

Die Durchgängigkeit des Kiemenkorbes zur Kiemenhöhle behauptet Rolph, wie Lankester, gegen
Stieda.

Die in das Innere des Kiemenkorbes hineinragenden
Blättchen fasst Rolph als Kiemenblättchen auf, während
Gegenbaur bekanntlich dem Lanzettfisch solche Organe abspricht. Das hinter dem Porus gelegene Divertikel der Kiemenhöhle beschreibt Rolph ähnlich wie
Lankester. Von den Harnorganen, dem Endostyl und
der Flimmerrinne war bereits oben die Rede.

Rolph vermuthet, dass das Keimepithel des Amphioxus aus eingestülpten und später abgeschnürten
Schläuchen des Kiemenhöhlenepithels, also vom Epiblast
abstamme. Die Geschlechtsproducte lässt er aus dem
Porus austreten (Quatrefages). Bezüglich der Seitencanäle bestätigt er Stieda's Angaben, kann aber keinen
Schwellkörper an der von W. Müller beschriebenen
„Bauchrinne" finden, wie sie Letzterer angenommen
hatte. Lankester meint, dass die Eier und Samenkörperchen sehr wohl durch die Oeffnungen des Pharynx
von der Kiemenhöhle aus in den Pharynx hineingelangen
und aus dem Munde dann, wie Kowalevsky behauptet
hatte, entleert würden. In den Mund würden sie am
ersten durch die beiden seitlichen, J. Müller'schen
Oeffnungen, „hyoideaen apertures", Lankester, gelangen
können.

Rolph liefert schliesslich noch eine genaue Beschreibung des Porus abdominalis, und erwähnt ein drüsiges
Gebilde, welches er in die Mundhöhle münden sah, und
für das von Leuckart u. A. beschriebene Larvenorgan
(paarig) ansieht. Dasselbe liegt (unpaar) links unter
der Chorda, zwischen dem Epithel der Mundhöhle und
der von der Chorda nach unten ausstrahlenden Bindegewebslamelle.

Die Musculatur des Amphioxus besteht, wie
Langerhans (25), ältere Untersuchungen theils bestätigend, theils erweiternd, feststellte, aus quergestreiften, sarcolemmalosen Platten in den Seitenmus-
keln, den Bauchmuskeln, den Muskeln des Mundes
und des Mundsegels. Interessant ist der Hinweis
des Verf's, dass diese Muskelform bei den Cyclostomen sich noch im ganzen Gebiete der Seitenmus-
keln findet, daneben aber schon rundliche Primitivbündel mit körnigem Axenstrang (Fische) und Primitivbündel der gewöhnlichen Form bei den Vertebraten
auftreten. Die Platten der Mundmuskeln des Amphioxus schliessen sich andererseits an die glatten
Muskeln und an die Herzmuskeln der Kaltblüter an.

Spinalganglien fehlen (mit Owsjannikow
gegen Stieda), peripherische Ganglienzellen kommen,

wie auch Stieda angibt, nur im Bereiche des I. und II. Hirnnerven der Autoren vor. Es ist nicht zulässig, mit Stieda immer je zwei aufeinander folgende Spinalnerven als Homologon eines zweiwurzligen Spinalnerven der anderen Vertebraten aufzufassen, da jeder Nerv sich vollkommen selbständig, ohne Verbindung mit seinem Nachbar einzugehen, verzweigt und auch für sich ein ganzes Segment versorgt.

Bemerkenswerth ist der Nachweis des bisher übersehenen Bulbus olfactorius (gegen Huxley, s. oben). Derselbe liegt als ganz kurzer Strang links oberhalb des Auges und hat an seiner Basis eine kleine, mit dem Hirnventrikel communicirende Höhlung, so dass man diesen Theil als Bulbus olfactorius und die von ihm zur Riechgrube abtretenden Aestchen als Nn. olfactorii ansprechen muss. Demgemäss muss auch nur der vordere, mit Ventrikel versehene Abschnitt des Centralnervensystems als Homologon des ganzen Hirns bis zum Anfang der Med. oblongata incl. aufgefasst werden. Ueber den Anfang des Rückenmarkes vermag Verf. nichts Bestimmtes zu sagen.

. Die peripherischen Nerven verästeln sich einfach baumförmig, ohne jegliche Anastomosen; nur an den Lippen findet sich ein Plexus gröberer Nerven, kein Marcusen'scher feiner Endplexus.

Die motorischen Nerven beginnen ihre Verästelung erst mit dem Eintritt in die Muskulatur, und zwar verzweigen sie sich da büschelförmig, die Hautnerven verzweigen sich mehr dendritisch; die kleinsten Aestchen zeigen nach kurzem Verlaufe eine kleine Anschwellung, von der dann 1—2 feine Endflächen auslaufen. Verf. empfiehlt für den Nachweis dieser Verhältnisse 3 tägiges Einlegen frischer Thiere in 20 pCt. Salpetersäure und 24 ständiges Auswässern.

In der Haut unterscheidet Verf. entgegen den Angaben von Reichert, abgesehen vom Epithel, eine Lederhaut und ein subcutanes Gewebe; in der Beschreibung des Canalsystems dieses letzteren stimmt er mit Stieda überein. Bezüglich dessen, was zur Cutis und was zur Tela subcutanea gehöre, tholit er die Ansicht von Owsjannikow. Von Bauchcanälen findet er jederseits wie W. Müller mehrere, meist 3—5.

Entgegen den Angaben Kowalevsky's fand Verf. bereits bei der Gastrula nur Geissel-, kein Flimmerepithel; später verlieren sich, wie es scheint, auch die Geisselhaare völlig. Genauer als seine Vorgänger, Reichert, Kowalevsky und Owsjannikow beschreibt er die Endigung der Hautnerven, indem er nachweist, dass zwischen den gewöhnlichen, nicht geisselnden, cylindrischen Epithelzellen der Haut und auch der Mundcirren in ziemlich regelmässiger Anordnung eigenthümliche Zellen vorkommen, von schmaler Gestalt und mit oblongem Kern, der grösser ist als bei andern Epithelzellen; sie entbehren der Cuticula, tragen aber oben ein langes, starres Haar, und hängen unten mit je einem der vorhin erwähnten Endflächen der Nerven continuirlich zusammen. Wir hätten hier also besondere einfache Sinneszellen des Integuments;

Verf. erinnert an die gleichen (allerdings mit mehreren Haaren versehenen) einfachen Hautsinneszellen bei Petromyzon (s. Ber. f. 1873), die Endigung von Nerven in einfachen Zellen der Tasthaarbälge (Sertoli), was Verf. hier beiläufig bestätigt, und schlägt vor, diese einfachen Sinneszellen des oberen Keimblattes als „Fühlzellen" zu bezeichnen. (Vgl. Merkel's Tastzellen, diesen Ber.) Dieselben dürften in der ganzen Vertebratenreihe als homologe Bildungen anzusehen sein, ebenso wie die weitverbreiteten „Riechzellen". — Die Abwesenheit jeglichen feineren Nervenplexus bei Amphioxus fordere zur Vorsicht bezüglich der Nervenplexus bei den höheren Vertebraten auf. — In der Riechgrube glaubt Verfasser ebenfalls zwischen eigentlichen Riechzellen mit starren Haaren und gewöhnlichen Geisselzellen unterscheiden zu müssen. Deutlich lässt sich an den Geisselzellen der Mundcirren unterscheiden, dass jede Geissel die feine Cuticula durchsetzt und tief in das Protoplasma der Zellen eindringt. In der Mundhöhle findet sich, abgesehen von der Stelle des J. Müller'schen Räderorgans und dem Volum, kein continuirliches Wimperkleid mehr. Sehr zu beachten ist das Vorkommen von becherförmigen Organen, ähnlich den Schmeckbechern, am Volum; allerdings gelang es Verf. nicht, zugehörige Nerven aufzufinden.

Bei der Kiemenhöhle folgt Langerhans im Ganzen der Beschreibung Joh. Müller's. Das untere Längsband nennt er mit W. Müller l. c. die „Hypobranchialrinne", und theilt die Auffassung W. Müller's, dass hier das Homologon der gleichen Bildung bei den Tunicaten gegeben sei, die obere: „Hyperbranchialrinne". Das Verhalten der Kiemenstäbchen zu den Längsbändern muss im Original nachgelesen werden, da dasselbe ,in kurzem Auszuge nicht klar wiedergegeben werden kann, ebenso verweist Ref. bezüglich der detaillirten Beschreibung des Kiemenkorbes auf die Originalarbeit. Wie J. Müller und W. Müller tritt Verf. für die Communication der Kiemenhöhle mit der sog. Bauchhöhle ein; bezüglich der Deutung der letzteren (s. vorhin) möchte er der Rolph'schen Ansicht zur Zeit noch nicht unbedingt zustimmen, wenigstens nicht ohne erneute embryologische Begründung. Das Epithelium des Kiemenkorbs ist (gegen Stieda und W. Müller) überall einschichtig. Becherförmige Sinnesorgane in der Hypobranchialrinne, wie sie Rolph beschreibt, waren nicht aufzufinden.

Von der Beschreibung des Darms ist hervorzuheben: 1) der Nachweis eines hellen Saumes an der einen Seite des Enddarms (Stück der ächten Leibeshöhle Rolph), 2) der Nachweis einer aus eigenthümlichen hellen Zellen bestehenden Muscularis, 3) ein reiches subepitheliales Capillarnetz.

Bezüglich der Nieren stellt sich Verf. auf Seite J. Müller's; er weist nach, dass die von unserm Altmeister gesehenen, drüsigen Körperchen in der That existiren, dass sie aber einfache Verdickungen des Peritonealepithels (Kiemensackepithels, Rolph) sind, an denen man zweierlei Zellen, kleine Geisselzellen mit sternförmiger Oberfläche und grössere, hiasige

Elemente, welche immer Concremente enthalten, unterscheidet — beiläufig bemerkt, die einzige Stütze, welche man hat, diese Dinge als Nieren anzusprechen. W. Müller hat also Unrecht, wenn er (s. diesen Bericht) die Joh. Müller'schen Körperchen einfach als Parasiten deutet, stimmt dagegen mit Langerhaus überein, wenn auch er streifenförmige Verdickungen des Peritonealepithels für die Nieren erklärt. Ihm hat wohl, wie L. meint, ein Fall vorgelegen, in dem die J. Müller'schen Wülste besonders regelmässig angeordnet waren.

Was die Geschlechtsdrüsen anbelangt, so stimmt für die jüngeren Stadien Verf. fast durchweg mit W. Müller's Darstellung überein, weicht dagegen im Nachstehenden erheblich ab. Er fand die Eier nur bis zu 0,2 Mm. Grösse (W. Müller bis zu 0,9 Mm.). Eine Rinden- und Marksubstanz mit Canalbildungen, so wie ein freimündendes Vas deferens sah Verf. nicht, weist dagegen eine Tunica muscularis nach, worauf sich vielleicht die W. Müller'schen Faserzellen in der Marksubstanz beziehen. Zweierlei Zellen sah Verf. in den Hodenbläschen nicht, vielmehr entwickelten sich sämmtliche Zellen zu „Spermatoblasten", d. h. zu Zellen von rundlicher Form, in denen mehrere Samenfäden in einer Zelle entstehen. Zunächst bilden sich in den Zellen mehrere rundliche, glänzende Körperchen, dann theilt sich der Kern und die Zellen in so viel Stücke, als glänzende Körperchen vorhanden sind; jedes Körperchen wächst zu einem Spermatozoenkopfe aus; wie die kleinen Fäden sich bilden, giebt Verf. nicht näher an. Kerne und Zellenprotoplasma atrophiren, aber noch an ejaculirtem Sperma fanden sich Reste der Zellenkerne vor, die an Grösse den Spermatozoenknöpfen fast gleich kamen.

Woher die ersten Anfänge der Eier oder der Hodenschlauchzellen stammen, giebt Verf. ebensowenig, wie W. Müller an — die kleinsten Thiere, welche Verf. untersuchte, massen 10 und 11 Mm. —. Die Eizellen entwickeln sich aus ganz gleich beschaffenen Drüsensäckchen, wie die Samenzellen, aber durch einfaches Anwachsen der einzelnen Inhaltszellen, wobei keine Theilung stattfindet; auch sie enthalten dieselben glänzenden Körperchen, wie die Spermatoblasten, sie schwinden aber allmälig, während der Kern sich mehr und mehr vergrössert und zum deutlich erkennbaren Keimbläschen wird. Die innere Hülle der Drüsenblasen, welche aus platten, oder spindligen Zellen besteht — vgl. die Abbildungen — wird natürlich von den einzelnen Eizellen vorgestülpt, so dass später jedes einzelne Ei seinen besonderen Hüllzellenüberzug bekommt, mit dem es auch in die Leibeshöhle austritt. Verfasser bezeichnet diesen Hüllzellenüberzug ohne Weiteres als „Follikelepithel." An reifen Eiern findet sich unterhalb desselben noch eine zarte Membran ohne weitere Structur.

Wenn Verf. ebenso wie Semper und Götte für die Selachier, bez. Batrachier, so für Amphioxus zu dem höchst wichtigen Schlusse gelangt, dass eine directe Homologie zwischen Ei und Spermatoblast existire (es ist hier noch auf eine Beob-

achtung aufmerksam zu machen, dass nämlich bei einem Weibchen in denselben Blasen mit den Eiern auch einzelne kleine Zellen mit Spermatozoenschwänzen gefunden wurden), so ist Ref. weit entfernt, bessern Deutungen, als sie ihm seiner Zeit möglich waren, opposition quand même zu machen. Uebrigens möchte Ref. sich hier die Bemerkung gestatten, dass man erst dann mit der Sicherheit, wie Langerhans es thut, von einer Homologie der Sexualproducte beim Amphioxus wird sprechen können, wenn auch die ersten Entwickelungszustände aufgeklärt sein werden. Weiterhin muss er, wie bereits im vorigen Bericht, betonen, dass in der von ihm aufgestellten Lehre vom Keimepithel die Grundzüge einer Homologie zwischen weiblichen und männlichen Geschlechtsproducten gegeben sind; nur ist nach der Darstellung des Ref. die Homologie bei den höheren Vertebraten eine entferntere. Den Hermaphroditismus der Keimdrüsenanlagen bei den höheren Thieren wird man wohl oder übel bestehen lassen müssen, denn der ist kein morphologischer, sondern ein physiologischer Begriff.

Schliesslich ist, das Gefässsystem anlangend, hervorzuheben, dass das ventrale Kiemengefäss, die Kiemenarterie, vor der ersten Kiemenspalte eine herzartige Erweiterung bildet. Das Herz setzt sich rechts direct in einen Aortenbogen und von diesem in die rechte Aorta fort; die beiden Aorten Stieda's bestätigt Verf.; die linke hat anscheinend keine Beziehungen zum Herzen. Die grösseren Gefässe haben eine einfache Lage glatter Musculatur. Die bisher vermisste Capillaren beobachtete, wie erwähnt, Verf. mit Sicherheit am Darmtractus, am Boden und in der Leber.

Unter Hinweis auf den Bulbus olfactorius, die Riechgrube, das segmentale Verhalten der Geschlechtsdrüsen, betont Verf. gegen Semper die Wirbelthiernatur des Amphioxus, und weist namentlich auf die mannigfachen Beziehungen zu den Cyclostomen hin (Musculatur, Bau der peripheren Ganglien, Riechgrube, Wimperbekleidung des Darmtractus und des Peritoneums, die freilich bei Petromyzon discontinuirlich sind). Merkwürdig bleibt der Umstand, dass alle Wimperzellen Geisselzellen sind; nur das Koker'sche Epithel im Ohr der Neunaugen gehört noch dahin. Verf. hebt hier mit Recht die Wichtigkeit der vergleichend histologischen Betrachtung für morphologische Fragen hervor.

Abweichend von allen anderen Autoren sieht Hasse (19a) zwei flache Epithelgruben im Bereiche des als N. opticus bezeichneten 2. Nervenpaares, am vorderen Ende der Chorda über der Mundöffnung gelegen, welche sich durch dunklere Pigmentirung auszeichnen, als die Augen von Amphioxus an. Zwischen den dunkler pigmentirten Zellen kommen hellere Zellformen vor, die kegelförmige, stark lichtbrechende, cuticulare Erhebungen an der freien Fläche trugen. Hin und wieder trifft man in der Nähe noch andere Pigmentflecke, die als Nebenaugen zu bezeichnen wären. Die Augen des Amphioxus würden also sich mehr den Verhältnissen bei den niederen

Thieren, in specie den Würmern, anschliessen. (In einer Nachschrift zu No. 25. bestreitet Langerhans die von Hasse jenen Pigmentflecken gegebene Deutung, er sucht, wie W. Müller, das Homologon des Auges in den bekannten Pigmentflecken des Gehirns.)

Als Hypobranchialrinne bezeichnet W. Müller (36) den gegen die Kiemenhöhle offenen Halbcanal, welcher bei allen Tunicaten längs der ventralen Fläche der Athmungshöhle vom Mund in der Richtung gegen den Oesophagus sich erstreckt. Unterhalb derselben verläuft ein dichterer Bindegewebsstreif, in diesem die ventralen Kiemengefässe (Huxley's Endostyl). Derselbe ist (entgegen Leuckart) solid. Der Halbcanal ist bei allen Tunicaten von zwei Leisten begrenzt. Die laterale Fläche derselben und die mediale verhalten sich verschieden. Auf letzterer kann man flimmernde und secernirende Epithelstrecken unterscheiden. Auf der lateralen ein schwer erkennbares, niedriges, kernhaltiges Epithel. Die Zellen auf der Kante der Leisten nehmen plötzlich eine cylindrische Gestalt an, hier deutliche Cuticularsäume. Auf dem Boden der Halbrinne findet sich ein engerer Streifen Flimmerepithel mit sehr langen Wimpern.

Die ganze Epithelbekleidung ruht auf einer zarten Bindesubstanz, welche die Gefässe führt und häufig von Pigmentzellen durchsetzt ist.

Bei Amphioxus erhebt sich unterhalb des Endes der Kiemenhöhle der Boden zu zwei schmalen Leisten, welche, lateralwärts gerichtet, sich in der Mittellinie zu einer flachen Rinne vereinigen. In dem bindegewebigen Gerüst ist beiderseits ein sich an beiden Enden zuspitzender Chitinstreif eingelagert. Das untere Ende, in Zipfel gespalten, kreuzt sich mit dem der anderen Seite.

In Bezug auf die Epithelbekleidung liegen dieselben Verhältnisse wie bei den Tunicaten vor.

Bei Petromyzonten kommt die Hypobranchialrinne nur im Larvenzustande vor am Boden der Mundhöhle unter den vorderen vier Kiemensäckchenpaaren, schwindet im ausgewachsenen Zustande zum Theil; der bleibende Rest wird zur Schilddrüse. In der letzteren würden wir also ein Homologon der Hypobranchialrinne der Tunicaten und des Amphioxus zu suchen haben. Die genauere Beschreibung siehe im Original. Die ausführliche Darstellung verspricht Verf. in einer Arbeit über den Bau und Verwandtschaft des Amphioxus.

Aus der nunmehr vorliegenden, ausführlichen Arbeit Semper's (44) sind dem eingehenden Referate des vorigen Berichtes nachstehende Ergänzungen anzufügen:

In den vorläufigen Mittheilungen nennt Semper den zuerst von allen Anlagen des Urogenitalapparates entstehenden Längscanal wiederholt noch „Müller'scher Gang". Diese Bezeichnung verwirft er jetzt ausdrücklich, s. S. 310, indem er dieselbe früher von Balfour acceptirte Deutung zurückweist und folgende Verhältnisse feststellt: Zunächst entsteht von allen Theilen des Urogenitalapparates ein anfangs solider Sprossen aus dem Vereinigungswinkel

der visceralen und parietalen Seitenplatte, der weiterhin in Form eines ebenfalls soliden Zellenstranges zwischen Epiblast und Mesoblast nach hinten wächst. Dieser Zellenstrang wird später hohl, und bekommt an seinem vorderen Ende eine mit der Bauchhöhle communicirende Oeffnung (den später bleibenden Tubentrichter), nach hinten tritt er mit dem Cloakenraum in Verbindung (s. darüber weiter unten). Diese Darstellung hat Verf. den Angaben Balfour's entlehnt, da ihm selbst keine hinreichend jungen Entwickelungsstadien zu Gebote standen; er scheint diese Angaben als correct ansehen zu wollen, namentlich denjenigen gegenüber, welche eine Hohleinstülpung annehmen. (Alex Schultz für die Rochen, Romiti für das Hühnchen, Rosenberg für die Teleostier.)

Dieser somit zunächst als solide Anlage auftretende Gang wird von Semper jetzt nicht mehr als Oviduct, bezw. Müller'scher Gang gedeutet, sondern als „primärer Urnierengang" bezeichnet. Er sei weder dem Müller'schen Gange, noch dem Wolff'schen Gange der Amnioten als homolog zu erachten, da beiderlei Gänge erst secundär aus ihm hervorbildeten. Bei den Weibchen liegen diese Verhältnisse am klarsten vor. Hier spaltet sich zunächst — die Einzelnheiten müssen im Original nachgesehen werden — mehr ventralwärts ein secundärer Gang ab, der stets mit dem vordersten Trichterende in Verbindung bleibt und den Oviduct, bez. Müller'schen Gang darstellt. Ferner spaltet sich am unteren Abschnitte und mehr dorsalwärts der Ureter ab, was übrig bleibt, stellt den sog. Leydig'schen Gang dar, der mit dem vorderen Abschnitte der Niere, der von Hyrtl sog. Leydig'schen Drüse, in Verbindung bleibt und später auch (durch die Vascula efferentia) mit dem Hoden in Communication tritt und also als Vas deferens auscheidet.

Dieser Leydig'sche Gang (Vas deferens beim Männchen) ist auch bei den Weibchen vorhanden und hier meist mit dem Ureter verbunden. Bei den Männchen vollzieht sich alles in gleicher Weise, nur entwickelt sich bei den meisten (Chimaera ausgenommen) kein ordentlich ausgebildeter Müller'scher Gang, so dass hier die Verhältnisse nicht so klar vorliegen; nur das vorderste Ende des letzteren mit dem Tubentrichter ist (Narcine brasiliensis macht eine Ausnahme) bei allen wenigstens rudimentär vorhanden. Der zuerst entstehende Gang der Plagiostomen — Ref. würde den Namen „Urogenitalgang" vorsehen — ist also morphologisch ein Ding für sich, weder ein Müller'scher noch ein Wolff'scher Gang in der jetzigen Bedeutung des Wortes, sondern eine primäre Anlage, welche erst als secundäre Gebilde den Oviduct, den Ureter und das Vas deferens (Müller'scher Gang, Wolff'scher Gang und Ureter) aus sich hervorgehen lässt.

Mit dem primären Urogenitalgange verbinden sich nun auch, bevor noch die Sonderung in die drei definitiven Gänge vor sich gegangen ist, die vom Verf. entdeckten Segmentalgänge, welche die Anlagen der Leidyg'schen Drüse, der bleibenden Niere und der Vasa efferentia testis, des Hodennetzes und der Ductuli recti bei den Plagiostomen abgeben. Gestützt auf die Angaben von Götte, F. Meier, Spengel und die (dem Ref. noch nicht bekannt gewordenen) Untersuchungen Brann's in des Verf. Laboratorium, steht Semper nicht an, auch bei den Batrachiern und bei den Amnioten eine segmentale Entstehung dieser Bildungen — auch der bleibenden Niere — anzunehmen. Die Homologie zwischen den Urogenitalorganen der Plagiostomen und denen der übrigen Vertebraten sucht Verf. in nachstehender Weise, s. S. 451 ff., herzustellen.

Bei allen Wirbelthieren trete zuerst ein einfacher (primärer) Urnierengang auf, welcher bei den Anamnia entweder lange Zeit (Amphibien, Plagiostomen), oder nur kurze Zeit (Knochenfische) einen Trichter am vorderen Ende trage, bei den Amnioten aber vorn blind geschlossen sei (dies scheint dem Ref. eine nicht zu vernachlässigende Differenz). Mit ihm verbinden sich isolirte Segmentalorgane, welche paarweise in den Segmenten der Leibeshöhle durch Einstülpung des Peritonealepithels in das Mesoderm hinein entstehen: sie erscheinen mit der allmäligen Ausbildung der Urwirbel successiv von vorn nach hinten, so dass zwischen dem Auftreten des ersten derselben und des letzten, sowie zwischen dem Erscheinen des Urnierenganges und des ersten Segmentalorgans Zeitintervalle liegen.

Diese können bei den verschiedenen Thieren verschieden gross sein. — Bei den Plagiostomen sind sie am kleinsten; alles entwickle sich hier in ununterbrochener Reihenfolge, so dass die Niere eines 2 Ctm. langen Embryo alle wesentlichen Theile der gesammten Wirbelthiere, so namentlich die Leydig'sche Drüse und die eigentliche Niere, bereits umfasse.

Bei den Amnioten bestehe ein grösseres Zeitintervall zwischen dem Auftreten der vordersten und hintersten Segmentalgänge, bezw. Segmentalorgane; somit zerfalle deren Niere in zwei getrennte Abschnitte, die Urniere (Wolff'scher Körper) den vordersten Segmentalgängen entstammend, und die bleibende Niere, aus den hinteren Gängen hervorgehend. Die Urniere der Amnioten sei das Homologon der Leydig'schen Drüse der Plagiostomen, die bleibende Niere der Amnioten entspreche dem hinteren, ebenfalls vorzugsweise als bleibendes Harnorgan functionirenden Nierenabschnitte der Plagiostomen. (Hier muss eingeschaltet werden, dass namentlich bei den Weibchen der Plagiostomen eine scharfe Trennung zwischen Leydig'scher Drüse und bleibender Niere nicht bestehe. Ferner sei hervorgehoben, dass die von Ref. nachgewiesenen, sich verschieden verhaltenden Abschnitte der Urniere der Amnioten, an deren Existenz kein Zweifel sein kann, Paradidymis bez. Paroophoron, und Epididymis bez. Epoophoron, bei ihrer Deutung eine sie völlig erklärende Berücksichtigung noch nicht gefunden haben.)

Verf. fügt hinzu, dass die bleibende Niere der Amnioten durch die Entstehung der Barnleiter und der Sammelröhren aus dem primären Urnierengange heraus — als solchen erkennt er sonach den Wolff'schen Gang der Autoren an — (Kupffer's Nierencanal) gewisse Unterschiede gegenüber der damit homologisirten bleibenden Niere der Plagiostomen darbiete, denn Sammelröhren, welche aus dem primären Urnierengange hervorgegangen seien, fehlten der Plagiostomenniere. — (Inzwischen sind von Alex. Schultz, a. d. Ber., solche Sammelröhren für Torpedo nachgewiesen worden, Semper freilich will weder in Wort und Bild bei Schultz einen Beweis dafür finden können.) Für die Homologie der bleibenden Niere der Amnioten und der Anamnia spricht nach Verf. die Thatsache, dass nach Kopffer's,

Thayssen's, Riedel's u. A. Untersuchungen die Rindencanälchen der Amniotenniere aus einer gesonderten Anlage hervorgehen. Hierzu kommen neue Untersuchungen Brann's, s. o., über die Entwickelung der Reptilienniere, aus denen nach Semper's Mittheilung hervorgeht, dass hier die Rindencanälchen in segmentalen Abschnitten und wahrscheinlich vom Keimepithel her entstehen, vgl. weiter unten Balfour, segmentale Entstehung der Urnieren bei Vögeln. (Ref. erinnert daran, dass Remak's, Kölliker's, Toldt's und seine eigenen Beobachtungen diesen Angaben widersprechen.)

Bei den Amphibien und Knochenfischen wird ein anderes Zeitintervall vergrössert, nämlich dasjenige, welches zwischen dem primären Urnierengange und dem ersten Segmentalorgane liegt, das heisst also, es besteht der primäre Urnierengang lange Zeit ohne Segmentalorgane, ohne Urniere — die Kaulquappen haben während der ganzen Zeit des ersten Larvenstadiums keine Urnieren, wohl aber den primären Urnierengang. — Die Bildung der Segmentalorgane und ihre Umbildung zur Urniere, sowie die Verbindung derselben mit dem Urnierengange vollzieht sich aber später, vgl. die Untersuchungen Götte's, a. d. v. Ber., ganz so wie bei den Plagiostomen, und wie der vordere Nierenabschnitt der Amnioten es zeigt. Bei den Amphibien enthält die Niere zweifellos die beiden typischen Abtheilungen (Leydig'sche Drüse und eigentliche Niere); bei den Knochenfischen bleibt dieser Punkt einstweilen unaufgeklärt. Doch sei es wahrscheinlich, dass bei ihnen mitunter recht weitgehende Reductionen derselben eintreten vermögen (S. 453), wie ja auch bei den Amnioten die Leydig'sche Drüse mehr oder minder vollständig und rasch verkümmere.

Bei allen diesen Thieren (Amphibien und Knochenfischen), bei denen ein grosses Zeitintervall zwischen primärem Urnierengange und dem Auftreten des ersten Segmentalorganes besteht, bilde sich am primären Urnierengange eine eigenthümliche Modification aus, die sog. Müller'sche Drüse der Amphibien (rudimentäre Bildung) und die wohl ausgebildete, sog. Kopfniere der meisten Knochenfische, Cyclostomen und wahrscheinlich auch der Ganoiden und Dipnoi. Diese Bildungen fehlen den Plagiostomen sowie einzelnen Teleostiern.

Der primäre Urnierengang (Urogenitalgang) bleibt als solcher bei den Knochenfischen, Cyclostomen und Dipnoi bestehen; bei den ersteren ist er, wie erwähnt, am vorderen Ende (soweit die wenig zahlreichen Untersuchungen ein Urtheil gestatten, fügt Verf. hinzu) immer geschlossen; bei den Cyclostomen geht das ursprünglich einfache Trichterloch — wahrscheinlich in gleicher Weise wie bei der Unke nach Götte — in die mehrfachen, sich in den Herzbeutel öffnenden Trichter oder Spalten über. (So auch Balfour [s. o.], welcher sich wesentlich auf die Angaben W. Müller's, a. d. Bericht XII., stützt.) Bei den Ganoiden theile sich (wahrscheinlich! Verf.) der primäre Urnierengang bei beiden Geschlechtern gleichmässig nur in seiner vorderen Hälfte in die zwei Canäle, hinten bleibe er ungetheilt; es erscheine hier also die Tube mit ihrem Trichter als ein Anhängsel des Harnleiters.

Bei den Amphibien trete in beiden Geschlechtern die Trennung des primären Urnierenganges in Tube und Leydig'schen Gang (resp. Harnleiter) ein; bei den Weibchen werde nach Spengel, s. w. unten, diese Trennung, entgegen der bisherigen falschen Annahme, vollständig, bei den Männchen dagegen nicht, denn bei diesen setzt sich immer die Tube vor der Cloake an den Leydig'schen Gang (Harnsamenleiter) an. Bei den Coecilien haben wir wieder bei beiden Geschlechtern vollständige Trennung, bei den Urodelen sei es ähnlich wie bei den Ganoiden.

Bei den Amnioten endlich trete die vollständige Trennung des Müller'schen Ganges vom primären Urnierengange in beiden Geschlechtern so ungemein rasch ein, dass es schwer sei, hier die Homologie zwischen ihnen und den Amnnia zu erweisen. Es sei daher zu empfehlen, hier auch ferner noch die Bezeichnungen Müller'scher und Wolff'scher Gang festzuhalten, aber auch auf die Amniota zu beschränken, denn von einer vollständigen Homologie zwischen ihnen und den entsprechenden Canälen bei den Anamnia könne keine Rede sein.

Die Beziehungen des Harnapparates zu den Genitaldrüsen in der Vertebratenreihe sind dreierlei Art: 1) geht der Müller'sche Gang (ursprünglich also dem Harnapparat angehörig) in den Eileiter über; 2) der Leydig'sche Gang, bezw. Wolff'sche Gang in den Samenleiter; 3) bildet sich in beiden Geschlechtern (bei vielen Knochenfischen, Cyclostomen, Dipnoi und vielleicht auch den Ganoiden?) ein morphologisch übereinstimmender Ausführungsgang der Genitaldrüsen aus, der wahrscheinlich dem Hodencentralcanal der Plagiostomen homolog ist (s. S. 445.).

Dieser letztere Fall kommt nur da vor, wo der primäre Urnierengang ganz ungetheilt bleibt und eine Verbindung des Geschlechtstheiles der Urniere mit dem Hoden nie eintritt.

Was die Ausmündung der Canäle bei den Plagiostomen anlangt, auf welche vorhin verwiesen wurde, so vereinigen sich, S. 279, die Leydig'schen Gänge und Ureteren bei den Weibchen zu einem einzigen, in der Mittellinie verlaufenden, in der Gloake meist auf einer Harnpapille einmündenden Harnleiter. Rechts und links münden die Oviducte mittelst der bei jungen Thieren meist verschlossenen (Hymen), weiblichen Geschlechtsöffnung. Bei Männchen münden Harnleiter und Samenleiter meist isolirt von einander in einem Sinus urogenitalis, dessen einfache Oeffnung vielfach auf einer ziemlich weit in die Gloake vorspringenden Penispapille angebracht ist. Da, wo der (problematische) untere Abschnitt des Müller'schen Ganges als Uterus masc. bestehen bleibt, mündet dieser gleichfalls in den Sinus urogenitalis ein.

Bezüglich der Entwickelung der Geschlechtsorgane und der Deutung ihrer Bestandtheile ist bereits im vorigen Bericht das Wesentliche gesagt worden. Semper nimmt demnach mit Langerhans und Götte eine morphologische Identität der männlichen und weiblichen Keimzellen, eine Homologie von Ei-. und Samenbildungszellen an.

Bezüglich der feineren Vorgänge bei der Samenfädenbildung muss nur noch ergänzend registrirt werden, dass die in den jungen Hodenampullen anfangs vorhandenen, vom Keimepithel abstammenden Epithelzellen anfangs schmalkernig sind. Diese schmalkernigen Zellen wandeln sich aber bald in grössere, helle Zellen mit runden, körnigen Kernen um, welche Kerne an das centrale Ende der Zelle rücken, während die Zellen eine langcylindrische Form annehmen. Die Kerne lassen nun, wie Verf. zu erweisen sucht, durch Sprossung nach und nach unter entsprechender Vergrösserung der Zellen eine Menge Tochterkerne aus sich hervorgehen, welche sich alle in der Zelle, zu Anfang regelmässig reihenweise, anhäufen; bis zu 60 Kerne sollen so von einem Mutterkern sich successive abschnüren. Später, wenn bereits ;viele Kerne abgeschnürt sind, tritt auch am peripherischen, der Follikelwand zugekehrten Ende

der grossen, vielkernigen Zellen ein eigenthümlicher Kern auf, den Verf. den „Deckzellenkern" nennt, und dessen Ursprung er nicht eruiren konnte. (Wenn Verf. hier auch stets von einer „Deckzelle" spricht, so muss Ref. bekennen, dass er in den Abbildungen vergebens nach einer Grenze zwischen dieser mit dem Deckzellenkern versehenen Zellenpartie und dem übrigen Theile der vielkernigen Zellen gesucht hat.) Jeder Tochterkern umgiebt sich mit einer gewissen Menge Protoplasma, und somit sind nunmehr endogen in einer grossen Mutterzelle (die ursprünglich eine Ampullenepithelzelle war) eine Menge kleiner Tochterzellen entstanden. Diese kleinen Tochterzellen nennt Verf. Spermatoblasten oder noch Spermatoblastzellen. (Es stimmt das nicht mit dem, was bei den übrigen Vertebraten „Spermatoblast" genannt wird, Ref.) Aus diesen kleinen Spermatoblasten gehen nun die Samenfäden hervor, indem die Kerne sich zu den Köpfen umbilden und die Schwanzfäden aus dem Protoplasma vorwachsen. Somit bildet sich in jeder grossen Mutterzelle ein ganzes Bündel (parallel geordneter) Samenfäden. Neben diesem Bündel erscheint später noch ein eigenthümlicher, glänzender, kernähnlicher Körper. — Bezüglich anderer zahlreicher Details über die Eibildung, für die Vorf. im Wesentlichen mit Ludwig, a. d. vor. Bericht, übereinstimmt, über den feineren Bau der Urogonitalorgane, der streng segmentalen Entstehung und Anordnung der Nebennieren etc., muss Ref. aus Rücksicht für den ihm freistehenden Raum auf das Original verweisen.

Balfour (10) welcher sich bereits in der Entdeckung der Segmentalorgane mit Semper, dessen Publication übrigens die frühere ist, begegnete, kommt abermals mit Letzterem in der Verwerthung dieser Entdeckung für die Deutung des Urogenital-Systems der Vertebraten zusammen. Im Grossen und Ganzen stimmen Beide überein, nur sind Semper's Untersuchungen weit mehr ausgedehnt, wie denn Balfour auf die Details der Entwickelung der Harn- und Geschlechtsorgane hier gar nicht eingeht, andererseits geht Balfour aber in manchen Deutungen weiter als Semper. So z. B. steht er nicht an, eine vollkommene Homologie zwischen der Amniota und Anamnia hinsichtlich der Geschlechtsorgane anzunehmen, welche Semper ablehnt. Bezüglich der Deutung des Geschlechtsganges der Knochenfische kommt Verf. zu gar keinem entschiedenen Resultate, vgl. seine z. B. einander widersprechenden Ansichten, S. 30, 34 ff., während Semper ihn auf vereinigte Segmentaltrichter, d. h. speciell auf den sog. Centralcanal des Bodens der Selachier zurückführt. Abweichungen und Ergänzungen von Semper sind in Folgendem gegeben: 1) Fasst Balfour, und Ref. möchte hier unbedingt zustimmen, den Urogenitalgang (primitiven Urnierengang), welchen er „Segmentalduct" nennt, als einen metamorphosirten, vordersten Segmentaltrichter bez. Segmentalgang auf. Den Hauptbeweis sieht er darin, dass an diesem Gange bei Amphibien, Cyklostomen und Knochenfischen sich ähnliche Kanäl bilden, wie an den ächten folgenden Segmental-Tubes. Diese Knäuel bleiben bei den Amphibien bekanntlich rudimentär, bei den Knochenfischen und Cyklostomen bilden sie die Kopfnieren. (Semper hat sich über diese Organe nicht so bestimmt ausgesprochen.) 2) Die Segmentaltubes (Segmentalgänge Semper's) entstehen als anfangs solide Bildungen, während Semper sie als Hohleinstülpungen vom Keimepithel her entstehen lässt. (Hier ist zu bemerken, dass bezüglich der anfangs soliden Entstehung des Urogenitalganges Semper sich an Balfour anschliesst, dass Balfour beim Hühnchen (gegen Romiti, dem Ref. jetzt zustimmen möchte) nach Präparaten von Sedgwick ebenfalls eine solide erste Entstehung des Wolff'schen Ganges annimmt, während er eine Hohleinstülpung bei den Amphibien (Götte), Knochenfischen(Rosenberg) Cyklostomen (W. Müller) anerkennt.) 3) Lässt Balfour jetzt auch beim Hühnchen nach eigenen und seines Schülers Sedgwick's Untersuchungen — entgegen seinen ersten eigenen Angaben und denen aller früheren — den Wolff'schen Körper beim Hühnchen aus anfangs isolirten Segmental-Anlagen, unabhängig vom Wolff'schen Gange entstehen. Die Vereinigung mit letzterem erfolgt später. 4) Die zahlreichen Wimper-Oeffnungen der Amphibien erklärt Balfour (gestützt auf Götte und W. Müller) entstanden durch Theilung weniger ursprünglicher Trichteröffnungen, er berichtigt hiermit seine abweichenden früheren Angaben. (Vgl. hier die Angaben von Spengel, Meier und Semper.) 5) Der wesentliche Grund einer Trennung des ursprünglich einfachen Urogenitalganges in einen Müller'schen Gang und Harnsamenleiter sei in der Uebernahme der Eileitung durch den primitiven Gang zu suchen. 6) Abdominalpori hat Verf. (s. die Nachschrift) jetzt bei Acanthias und Raja batis gefunden. Im Uebrigen vgl. das Referat über das Semper'sche Werk.

Spengel (46) hat die Segmentalorgane in allen Gruppen der Amphibien nachzuweisen gesucht. Bei einer Coecilienlarve bestand die Niere aus einer Anzahl von einander isolirter Knäuel, die nach Lage und Zahl den Wirbeln vollkommen entsprechen. Jeder besteht aus einem flimmernden, offenen Trichter, dessen Stiel sich mit dem einzigen Malpighischen Körperchen des Knäuels verbindet. Die grössere Anzahl von Trichtern und Glomerulis in der Niere des erwachsenen Thieres vereinigt sich zu einem Sammelgang, der das Secret des ganzen Segmentknäuels in den Wolff'schen Gang leitet. Dies Verhalten ist ein secundäres, beim erwachsenen Männchen lässt sich sogar der primäre Trichter und Glomerulus noch nachweisen.

Bei den Urodelen hat eine Vermehrung der Nierenanlagen in der Weise stattgefunden, dass auf je ein Körpersegment bald zwei, bald drei, bald vier Nierensegmente gebildet werden.

Geschlechtstheil und eigentlicher Nierentheil bestehen beide anfänglich aus isolirten Knäueln, deren jeder mit einem Trichter und einem Malpighischen

Körperchen versehen ist und für sich in den Urnierengang mündet. Nur am Geschlechtstheil bleibt dieser Zustand dauernd. Im Drüsentheil findet überall eine secundäre Vermehrung der primären Anlagen statt.

Bei den Anuren verhält sich die ganze Niere wie der hintere Nierenabschnitt der Urodelen, überall Malpighische statt (etwa 360 Trichter, s. die Abhandlung von F. Meyer, dies. Ber. XII.) Die Ausführungsgänge des Hodens vereinen sich zu einem am medialen Nierenrande gelegenen Längscanal. Doch treten die aus diesem entspringenden Vasa efferentia nicht mit den Malpighischen Körperchen in Verbindung.

Bei Tritonlarven erfolgt die Bildung des Wolff'schen und des Müller'schen Ganges durch eine von vorn nach hinten fortschreitende Spaltung des primären Urnierenganges, wie es Semper für die Haie nachgewiesen hat.

Wir geben im Nachfolgenden die Resultate der Untersuchungen Wiedersheim's (52) nach dem kurzen Berichte des Verf. selbst, der keinen weiteren Auszug zulässt. Während man bisher nur die sogenannten Parotiden als Repräsentanten von schlauchförmigen Drüsen am Schädel der Amphibien gekannt hatte, sieht man bei gewissen Urodelen (Chioglossa Insit., Plethodon glut., Batrachoseps atten. und den verschiedensten Spelerpes-Arten) ein weit verbreitetes, labyrinthisch verzweigtes Drüsensystem von demselben Charakter sich über einen grossen Theil des Schädels erstrecken. Die Hauptmasse der schlangenförmig gewundenen Schläuche kommt auf die Oberfläche des Vorderkopfes zu liegen, und zwar zu Gruppen vereinigt, die man nach Analogie der Drüsen des Ophidierschädels als Glandula supramaxillaris, rostralis, frontalis etc. unterscheiden kann. Andere Partien finden sich am Diaphragma oris und wieder andere kommen in die Augenhöhle zu liegen, wo sie theils im Sinne der ersten Anlage einer Harder'schen — theils derjenigen von Meibom'schen Drüsen gedeutet werden müssen. Letztere finden sich, wenn auch mit den mannigfachsten Modicationen, bei sämmtlichen Batrachiern selbst bei den Ichthyoden, denen W. auch ein subepitheliales Gangliennetz zurückzuführen geneigt ist. An den Zellen der Ausführungsgänge lassen sich deutliche Knospungsvorgänge beobachten. Was die physiologisch-chemische Seite der in Frage stehenden Organe betrifft, so hat die Kieferdrüse mit den auf der Schädeloberfläche gelegenen Organen manches gemein, während sie in andern wesentlichen Punkten zu differiren scheint. — Weitere Mittheilungen betrafen das Skeletsystem des sardinischen Discoglossus pictus, der ein merkwürdiges Mistum compositum von Frosch, Kröte und Molch repräsentirt. Wie der Schädel und die Wirbelsäule von Spelerpes fuscus (Geotriton) zu den Ichthyoden und das Skelet von Salamandrina persp. zu den Ophidiern hinleitet, so schlägt D. die Brücke zwischen den beiden Hauptgruppen der Anuren. Dafür spricht die Wirbelsäule, der Tarsus, der Schädelbau im Allgemeinen. Wohl abgegliederte Rippen, sowie die noch den Amblystomen eigenthümliche Zahnstellung erinnern dagegen an den Urodelentypus. Die meisten Anknüpfungspunkte ergeben sich bei Bombinator ignens, so unter Anderem die opisthocoelen Wirbel.

Die werthvolle Abhandlung Wiedersheim's (54) sucht auf vergleichend-anatomischem Wege die Position der Amphibien in der Thierreihe zu klären, indem Verf. zwei Formen gründlich beschreibt, von denen die eine — Salamandrina perspicillata — eine Reihe der unzweideutigsten Uebergänge, namentlich im Skeletbau, zu den Reptilien aufweist, die andere — Geotriton fuscus — obgleich in manchen Dingen wieder den höheren Urodelen nahe stehend, vielfach wichtige Beziehungen zu den Perennibranchiaten erkennen lässt, und somit die Brücke zu den niederen Wirbelthieren bauen hilft. Es würde also der phylogenetische Entwickelungsgang von den Fischen durch die Dipnoer und Perennibranchiaten zu den Tritonen und von diesen durch die Salamandrinen zu den Reptilien, und zwar zunächst zu den Ophidiern, fortschreiten, während sich die noch lebenden Anuren, die Gymnophionen, und die uns bekannten, ⌐fossilen Lurche mehr als abgezweigte Seitenstämme ausweisen.

Die wichtigsten Verwandtschaftspunkte zwischen Salamandrina perspicillata und den Reptilien liegen im Baue des Schädels, der sehr von den übrigen Urodelen abweicht und nur in den Tritonen wieder Aehnlichkeiten findet. Verf. bezeichnet S. 92 als die wesentlichsten Dinge: 1) Den beinahe völligen Schwund des Primordialschädels. 2) Die erste Anlage eines Türkensattels (auch bei Triton helveticus vorhanden). 3) Starke orbitale Fortsätze des Stirn- und Scheitelbeins (wie bei vielen Reptilien, namentlich Ophidiern). 4) Eine einmal angetroffene Verbindung (s. S.54 und 55) eines Stückes des Parasphenoids mit dem Alisphenoid. (Das Alisphenoid ist mit dem Petroso-occipitale verwachsen und das Pterygoid sitzt diesem fest auf.) 5) Ein nach abwärts gekrümmter Fortsatz (Proc. uncinatus) vorn am Frontale, der sich unten an das Parasphenoid anlegt und dadurch das Cavum cranii von abschliessen hilft. (Aehnliches bei Tritonen und Ophidiern; die Praefrontalia bei Emys, Crocodilus und Alligator verhalten sich ebenso.) 6) Der stark entwickelte Zungenbeinkörper mit den grossen, in die Zunge eingebetteten Hörnern (Emydea, Vögel).

Einzelheiten des Baues von Salamandrina persp. anlangend, so sei noch Folgendes hervorgehoben: 1) die Verbindung zwischen Frontale und Tympanicum (durch den Proc. postfrontalis Wdb. des Frontale und den Proc. ant. des Tympanicum; s. S. 58). Auch bei Tritonen vorhanden; s. bes. Leydig: Molche der würtemberg. Fauna; 2) die mächtige Entwickelung des Tympanicum (S. 66); 3) die Betheiligung des Praefrontale (Fronto-lacrymale Wdb.) an der Begrenzung der Orbita — auch bei Triton belvet. und taeniatus —, welches Gegenbaur (Grundzüge) für eine Eigenthümlichkeit der Reptilien erklärt hatte; 4) das Vorkommen eines Canalis incisivus bei den einheimischen Tritonen, S. 75 (bisher nur bis zu den Reptilien bekannt). Wiedersheim glaubt, dass ein Can. incis. allen Urodelen mit unpaarem intermaxillare zukomme; 5) eine Communicationsöffnung zwischen Cavum nasale und intermaxillare (S. 80), bis jetzt nur bei Salam. perspicill. gefunden; 6) das Gürtelbain (Os en ceinture) der Anuren erklärt Verf. mit

Meckel und Duges für ein Ethmoideum; 7) histologisch ist für die Knochen der Salamandrina zu bemerken, dass sie sehr grosse Knochenkörperchen mit langen strahligen Ausläufern, aber keine Havers'schen Canäle besitzt (wie überhaupt bei den Amphibien); 8) bei Salamandra maculata fand Verf. den ersten Caudalwirbel, mit dem Sacralwirbel verwachsen ähnlich wie bei Menopoma, wo der Sacralwirbel auch aus mehreren Abschnitten besteht; 9) bei Salamandrina schieben sich wie bei Crotalus, beim Alligator und auch bei einzelnen Vögeln (Phoenicopterus) die Dornen der hintern Wirbel in einen Ausschnitt des vorderen Dorns hinein (S. 119); 10) die Cartilago ypsiloides (am Becken) fehlt bei Geotriton, kommt aber der Salamandrina zu; 11) bei Salamandrina finden sich eine reichliche Menge quergestreifter Muskelfasern zwischen den glatten Fasern des Pharynx und Oesophagus (Leydig spricht bei allen Amphibien und Reptilien nur von glatten Muskelfasern an dieser Localität); 12) die Niere von Salamandrina ist in ein vorderes und hinteres Stück zerfallen, wie bei den Cheloniern, Sauriern und Ophidiern angedeutet ist. Der hintere Nierenabschnitt erinnert ganz und gar an die Niere der Ascalaboten (S. 158).

Geotriton fuscus schliesst sich, wie bemerkt, in vielen Stücken wieder an die Perennibranchiaten an. Der Tympanofrontalbogen fehlt, ebenso ein eigenes Praefrontale (Perennibranchiaten), der Oberkiefer behält eine knorplige Grundlage, die Vorderwand der Augenhöhle ist knorplig, Tympanicum und Quadratum sind nur gering entwickelt; das Pterygoid und Alisphenoid bilden eine mit einander verbundene Knorpelmasse, an der das erstere wie ein spitzer Knorpelfortsatz auftritt, überhaupt erhält sich ein grosser Theil des knorpligen Primordialcraniums. Vomer und Palatinum sind getrennt, was nach Hoffmann (s. Bronn's Klassen und Ordnungen: Amphibien) den Anuren allein zukommen sollte. Wiedersheim findet dasselbe noch bei Plethodon glutinosus (Nordamerika), Pectoglossa persimilis (Siam) und Triton ensatus (Californien). Die hinteren Zungenbeinhörner verbinden sich mit dem Quadratum (Perennibr. und Anuren) S. 175.

Ferner sind die Wirbel von Geotriton nach dem amphicoelen Typus gebaut (S. 127); die ganze Wirbelsäule enthält viel Knorpelelemente, ist zart, die Rippen hören früh auf, die Querfortsätze sind sehr lang und sind durch eine lange Knorpelzone mit den Rippen verbunden, Verhältnisse, die ganz und gar an die Perennibranchiaten und Derotremen, z. Thl. auch an die Anuren erinnern. Proc. uncinati, wie sie bei Salamandrina vorkommen, fehlen hier den Rippen.

Bezüglich der Extremitäten mag hier noch hervorgehoben werden, dass Geotriton 8 Carpalknochen besitzt wie die Perennibranchiaten, während die übrigen Tritonen und Salamandrinen nur während des Larvenlebens 8 Carpalknochen haben, die später zu 7, bei Triton cristatus gar zu 6 verschmelzen.

Im Bereiche des Parasphenoids finden sich dichtgedrängte Zähne. Dieselben sind an ihrer Basis durch eine lockere cementale Knochenmasse vereinigt, die aber mit dem Parasphenoid selbst in gar keinem Zusammenhange steht. Durch diesen Befund werden die Angaben O. Hertwig's, s. d. vor. Bericht, für Geotriton wenigstens, nicht unterstützt. Bei Salamandra

16*

attenuata sind nach Rathke, den Wiedersheim citirt, die Verhältnisse ebenso wie bei Geotriton.

Endlich sei noch erwähnt, dass Verf. bei Geotriton an der Cloake eine Drüsenmasse gefunden hat, die er der Prostata und den Cowper'schen Drüsen homologisirt, S. 172, und dass Geotriton wohl die grössten Samenfäden unter allen Vertebraten besitzt (650 bis 700 μ.), wohl nur übertroffen von Cypris ovum, dessen Spermatozoen nach Zenker (Arch. f. Naturgesch. XX.) die Länge von ⅓—1 Linie erreichen. Wegen der ausführlichen Beschreibung des Zungenbeinapparates und seiner Musculatur muss auf das Original verwiesen werden.

Born (11) nimmt nach einer durch methodische Schnittserien an einer Anzahl einheimischer Anuren-Arten ausgeführten Untersuchung wieder für die ältere Meckel-Cuvier'sche Deutung Partei, dass die am Tibialrande bei Anuren gelegenen Knorpelstückchen (Knochen, Pelobates) — Verf. weist deren bis 4 hinter einander gegliedert gelegene nach — als eine rudimentäre sechste Zehe aufzufassen seien. Bekanntlich hatte Dugès, der die Knorpel nur unvollständig kannte, sie als verdrängte Cuneiformia I. und H., Gegenbaur als nicht typische, sondern als den Anuren eigenthümliche, erworbene Stücke gedeutet. Verf. zeigt, conform seiner Annahme, dass zum M. I. der Auren ein anderes Carpale als Träger gehört, als bisher angenommen wurde, und erinnert an die noch bedeutendere Radienzahl, welche sich bei

den Enaliosauriern findet. Bezüglich der Ansicht, welche Verf. von der Rückführung seines sechsstrahligen Anuren-Tarsus auf Gegenbaur's Archipterygium äussert, sei auf das Original verwiesen.

1. Allgemeines, Uebersichtswerke.

1) Agassiz, A., Illustrated catalogue of the museum of comparative Zoology, at Harvard College. No. VII. and VIII. Zoological results of the Hassler expedition. I. Echini, Crinoids and Corals. Cambridge University press. 1874. 4. — 2) Forel, F. A. et du Plessis, Esquisse de la faune profonde du Lac Léman. Bulletin de la société vaudoise des Sc. naturelles. Lausanne 1874. Vol. XIII. p. 46. — 2a) Monnier, D., Larves d'Insectes. Ibid. p. 60. — 2b) Lebert, H., Hydrachniden. Ibid. p. 61. — 2c) Vernet, H., Entomostracés. Ibid. p. 94. — 2d) Brot, A., Mollusques. Ibid. p. 109. — 2e) du Plessis, Turbellariés. — 2f) Forel, C. Vogt et Schnetzler, Feutre organique. ibid. p. 144 ff. — 2g) Clessio, Pisidiums. Ibid. p. 147. — 3) Harting, P., Zoologische Aanteekeningen gedurende een verblijf te Scheveningen. Tijdsch. der nedorl. Dierkund. Vereenig. 1874. 3. Aflever. p. 197. — 4) Ussow, Zoologico-Embryological Investigations. Ann. mag. nat. hist. IV. Ser. Vol. 15. No. 86. Februar. (Uebersetzung aus Troschel's Arch.) — 5) Verrill, A. E., Brief contributions to zoology from the Museum of Yale College. No. 33. Results of dredging expeditions of the new England coast in 1874. Amer. Journ. of Sc. and arts. Vol. X. No. 55. July p. 36 and Sept. p. 196. (Kurze Aufzählung der gewonnenen Species von Everebraten.)

Entwickelungsgeschichte

bearbeitet von

Prof. Dr. WALDEYER in Strassburg.

1. Generationslehre, Allgemeines, Samen, Ei.

1) André, J., Sur la préparation du micropyle dans la coque des oeufs de truite. Journ. de l'anat. et de la physiologie par Robin. Nro. 2. p. 197. (Verf. theilt einige interessante Versuche mit, um zu beweisen, dass der Mikropylencanal beim Lachsei der einzig durchgängige Weg ist, die sog. Porencanäle der Zona pellucida aber nicht einmal Flüssigkeiten durchlassen. Die Eier wurden in zwei Hälften getheilt und mit der Convexität nach unten schwimmen gelassen, die mit der Mikropyle versehenen Hälften sanken bald unter, die andern nicht. Brachte man Carminsolution oder Goldchlorid in die schwimmenden Hälften, so überzeugte man sich ebenfalls, dass die Farbstoffe nur durch die Mikropyle drangen. Das Gleiche zeigte sich, wenn man die Eihälften auf die gefärbten Flüssigkeit schwimmen liess.) — 2) Arsenjoff, N. Sr., Einige Beobachtungen über die Entwickelung der Eier in den Eierstöcken von

Torpedo und Raja quadrimaculata. Nachrichten der kais. Ges. der Freunde der Naturerkenntniss etc. zu Moskau. XIV. Bd. 1874. — 3) Balbiani, Sur le développement des spermatozoides. Gaz. méd. de Paris. Nro. 4. (Soc. de Biologie.) — 4) Derselbe, Sur l'évolution de l'oeuf avant la fécondation. nouvelle théorie de la Parthénogenèse. Rapport académique de Milne Edwards. Montpellier médical. T. XXXIV. Févr. — 5) Barth, H. v., Die Frage der Urzeugung nach ihrem jetzigen Stand. Ausland. 1874. Nro. 1, 2, 3. — 6) Bastian, Charlton, The microscopic germ theory of Disease. Monthly micr. Journ. Nr. 80 und 81. Aug. and Sept. (Enthält auch Bemerkungen über Gährungsprocesse.) — 7) Beale, Lionel S., On the origin of life. Monthly microsc. Journ. Nro. 80. Aug. p. 81. (Verf. sucht durch eine Reihe theoretischer Erwägungen den Satz zu begründen, den er am Schlusse hinstellt: „The production from non-living matter of any living form, however simple, must be regarded as most improbable.") —

8) Béchamp, Joseph, Sur les Mikrozymas et leurs fonctions aux différents âges d'un même être. Montpellier méd. Septemb. p. 273. S. auch Thèse inaug. de Montpellier und Compt. rend. T. 81. p. 226. (Bestätigt zunächst die Angaben seines Vaters und Estor's bezüglich der sog. Mikrozymas-Granulationen und erweitert dieselben dahin, dass nicht nur die Mikrozymas-Granulationen verschiedener Organe verschieden wirken, sondern auch die Mikrozymas aus verschiedenen Lebensaltersstufen einer und derselben Species sich verschieden verhalten. Das Nähere ist im Original einzusehen.) — 9) Derselbe, Sur les microzymas et les bactéries. Montpellier méd. T. 34. Avril. p. 335 etc. (Vertheidigung der von Béchamp und Estor aufgestellten Microzymas-Theorie, unter Berücksichtigung der Arbeit Servel's und der Bemerkungen Balard's; s. Ber. für 1874. S. 119.) — 10) Gayon, Réponse à deux communications de M. Béchamp relatives aux altérations spontanées des oeufs. Compt. rend. T. LXXX. p. 674. — 11) v. Bedriaga, J., Ueber die Begattung des Macropodus venustus. Zool. Garten. S. 93. — 12) Beigel, Berm., Ueber Ovulation und Menstruation. Wien. med. Wochenschr. XXV. 31. — 13) Bennett, A. W., Some account of modern researches into the nature of yeast. Quart. Journ. micr. Sc. New Ser Nro. 58. (Zur Notiz.) — 14) Bergeron, Albert, Sur la présence et la formation des vibrions dans le pus des abcès. Compt. rend. 15. Févr. p. 430. (Verf. fand Bacterien in heissen Abscessen Erwachsener, niemals aber in kalten Abscessen, oder in heissen Abscessen bei Kindern, obgleich er dasselbe Untersuchungsverfahren anwendete. Er scheint annehmen zu wollen, obgleich er es nicht direct ausspricht, dass die Bacterien in den Abscessen durch Generatio aequivoca entständen. Wegen der praktischen Bemerkungen wird auf das Original verwiesen.) — 15) Bertkau, Mittheilungen über die histiol. Zusammensetzung der Ovarien von Cynips, quercus folii L. etc. Verhandl. niederrh. Gesellsch. Bonn. XXXI. 1874. — 16) v. Eischoff, Ueber Ovulation und Menstruation. Wiener medic. Wochenschrift. XXV. 22—24 — 17) Bütschli, O., Zur Kenntniss der Fortpflanzung bei Arcella vulgaris. Archiv für mikroskop. Anat. Bd. XI. S. 459.— 18) Call, E. L. und Exner, S., Zur Kenntniss des Graaf'schen Follikels und des Corpus luteum beim Kaninchen. Wiener akad. Sitzungsber. Abth. III. Bd. 71. S. 321. — 19) Cantelo, W. J., Ueber künstliche Brut von Bühnern und anderem Geflügel. Uebersetzt von R. Oettel. Weimar. 1874. — 20) Rey, E., Spirituslampe mit continuirlichem Zufluss zur Heizung von Brutmaschinen. Zool. Garten. S. 205. 1874. — 21) Krantz, J. H., Pract. Anleitung zur künstlichen Ausbrütung der Bier. 2. Aufl. Berlin. 1874. — 22) Derselbe, Brütapparate. Gefiederte Welt. 1874. S. 395.— 23) Carbonnier, P. et Quatrefages, Nidification du poisson arc-en-ciel de l'Inde. Compt. rend T. 81. p. 1136. 3. Dec. (Interessante Schilderung des Nestbaues, der Eierablage und der Brutpflege von Colisa(?) indica.) — 24) Celakowsky, C., Ueber die verschiedenen Formen und die Bedeutung der Generationswechsels bei den Pflanzen. Sitzungsber. der königl. böhmischen Gesellsch. der Wissensch. zu Prag. 6. Mai 1874. — 25) Cohen, H. M., Das Gesetz der Befruchtung und Vererbung, begründet auf die physiologische Bedeutung der Ovula und Spermatozoon. Nördlingen. — 26) Dareste, C., Sur la reproduction des Anguilles. Compt. rend. T. LXXXI. p. 159. — 27) Duval, J., Nouveaux faits concernant la mutabilité des germes microscopiques. Rôle passif des êtres casés sons le nom de ferments. Journ. de Pharm. et de chimie par Bussy etc. Janv. p. 25 (S. den Ber. f. 1874 und 1873, Fortsetzung der dort referirten Untersuchungen.) — 28) Engelmann, Ueber das Verhalten der Uterinschleimhaut bei der Menstruation. American Journal of Obstetrics. May. p 39 und 40. (Der Originaltitel der Abhandlung kann nicht gegeben werden. Nach dem Citat, Obstetr. Journ. of

Great Britain and Ireland, Nr. 32, Novemb., p. 503, bekämpft Engelmann die Ansichten von J. Williams, s. den vorigen Bericht. XII. 9., S. 87, dass sich die gesammte Uterinschleimhaut abstosse, sowie die Angaben bezüglich des Eiaustrittes; s. den Ber.) — 29) Fanzago, Ueber die Eierübertragung bei Hippocampus. Atti della Società Veneto-Trentina di sc. natur. in Padova. 1874. III. S. 163. — 30) Fatio, V., Sur le mode différent du développement des nageoires pectorales. Arch. des Sciences de la Bibliothèque universelle de Genève. Janv. v. a. Journ. de Zool. par Gervais T IV. Nro. 3. p. 215. (Enthält eine genaue Beschreibung nebst Bemerkungen über die etwaigen Beziehungen dieser Einrichtungen zum Fortpflanzungsgeschäft.) — 31) Flemming, W., Zur Kenntniss der Anodonta complanata. Zgl. Nachrichtsblatt der deutschen malakozool. Gesellschaft. No. 5 u. 6. (Die Eier und Embryonen dieser von einigen Seiten angezweifelten Art — die Flemming'schen Exemplare sind von Dr. W. Kobelt bestimmt worden — zeigen erhebliche Abweichungen von den übrigen Anodonta-Arten: 1) der Mikropylenstiel ist viel weiter und zeigt an seiner Basis einen glänzenden Ring (Einstülpung des Eihautrandes); 2) der Dotter ist bei weitem heller; 3) der Kiemenlaich ist weisslich gefärbt, rührt her von der Dickschaligkeit der jungen Muschelkeime und der geringen Entwickelung ihres Byssus.) — 32) Flowers, S. B., Die Art des Eindringens der Spermatozoen in den Uterus. Philad. med. and surg. Reporter. XXXI 19. p. 498. Dec. 1874. — 33) Fol, II., On the primary origin of the Sexual Products. Ann. mag. nat. hist. IV. Ser. Vol. 16. No. 93. Sept. p. 157. S. a. Bibliothèque universelle de Genève. Arch. des sc. physiog. et naturelles. 15 Juin. p. 104. — 34) Foulis, J., On the development of the ova and structure of the orary in man and other mammalia. Transact. royal soc. of Edinburgh. Vol. XXVII. p. 345. V. a. Edinburgh med. Journal. September. p. 265. und Brit. med. Journ. June 26. No. 756. — 35) Gayon, Sur les altérations spontanées des oeufs. Compt. rend. T. 80. p. 1096. — 36) Béchamp, A., Remarques concernant une note de M. Gayon sur les altérations spontanées des oeufs. Ibid. p. 1359. (Nichts Wesentliches.) — 37) Gulliver, G., Spermatozoa of Petromyzon. Proceedings of the zool. soc. of London. April 20. Quart. Journ. micr. soc. New Ser. Vol. 15. No. 60. p. 394. (Die Samenfäden von Petromyzon marinus zeichnen sich durch ihre ausserordentliche Kleinheit aus: 1/4000 engl. Zoll Länge bei 1/40000 Zoll Dicke; die von P. Pianori messen 1/2000 auf 1/30000.) — 38) Hanf, P. Blasius, Beiträge zur Fortpflanzungsgeschichte des Kukuks. Festgabe der naturwissensch. Vereins für Steiermark zur 48. deutschen Naturforscherversammlung. Graz. S. 159. — 39. Haussmann, Zur intrauterinen Entwickelung der Graaf'schen Follikel. Centralbl. für die medic. Wiss. No. 32. — 40) Hertwig, Oscar, Beiträge zur Kenntniss der Bildung, Befruchtung und Theilung des thierischen Eies. Morpholog. Jahrbuch von Gegenbaur, Bd. I. (Dissertatio Jenensis pro venia legendi.) 4 Taf. — 41) Harting, P., Notices zoologiques faites pendant un séjour à Scheveningue, du 29 Juin au 29 Juillet 1874. Niederländisches Archiv für Zoologie, redig. von C. R. Hoffmann. Bd. II. Heft 3. Mai. S. 1. I. Oeufs de Cyanea. — 41a) Hepburn, D., Correlation of growth between the teeth and the hair. The monthly review of dental surgery. 1874. July. (Verf. macht auf verschiedene Fälle aufmerksam, wo bei starker Haarentwickelung mangelhafte Entwickelung von Zähnen vorhanden war.) — 42) Hollick, Fred., Der Ursprung des Lebens oder der Hergang der Befruchtung. I. Die Befruchtung. II. Künstliche Befruchtung. III. Hervorbringung des einen oder des anderen Geschlechts nach Willen. IV. Angeborene Eigenschaften und Veredlung der Race. Auf Grund der neuesten Entdeckungen. Mit Abbildungen. Zusammengestellt und herausgegeben von Jos. Müller. 8. 116 SS Mainz. — 43) Huizinga, Zur Abiogenesisfrage. IV. Artikel. Pflüger's Arch. für die gesammte Physiol. X. S. 62. — 44) Lankester, Ray E., An experiment on the destructive effect of heat upon the life of Bacteria and their germs. Nature. Vol. IX. — 45) Leuckart, R., De ovulis apium inanibus et abortivis. Lipsiae, 1874. — 46) Derselbe, Ueber taube und abortive Bieneneier. Archiv für Naturgeschichte. 41. Jahrg. Heft 1. (Dzierzon u. v. Berlepsch hatten behauptet (nach Entdeckung der Parthenogenesis), es könne keine Bieneneier geben. v. Siebold und Claus haben dann Fälle mitgetheilt, bei denen sie auf krankhafte Eierstöcke gestossen zu sein glauben bei Bienenköniginnen, deren Eier, obgleich von normalem äusseren Aussehen, nach der Ablage immer verdorrten. Die Eier selbst scheinen die Verff. in den meisten Fällen nicht untersucht zu haben. Leuckart beschreibt nun auch solche Fälle von degenerirten Eierstöcken und tauben Eiern, aber auch 3 andere, sehr merkwürdige Fälle, in denen bei mikroskopischer Untersuchung die betreffende Bienenkönigin durchaus gesund erschien, in den Eiern sich auch ein completer Embryo entwickelt hatte, derselbe aber in keinem Falle, auch in anderen Stöcken nicht, zum Ausschlüpfen kam.) — 47) Lorin, Aperçu général de l'Hérédité et des ses lois. Paris. — 48) Lortet, Sur un poisson du lac de Tibériade, le „Chromis paterfamilias" qui incube ses oeufs dans la cavité buccale. Compt. rend. T. 81. p. 1196. (Der „Chromis paterfam." lebt im See Tiberias in der Nähe der Stätte des alten Capharnaum (Ain-Tin). Das Wasser hat dort eine Temperatur von 24 Grad C. in Folge zahlreicher warmer Quellen. Das Männchen aspirirt die Eier mit dem Munde, von wo aus sie zwischen die Kiemen gelangen, wo die Embryonen ausschlüpfen. Die Embryonen halten sich dann noch längere Zeit in der Mundhöhle ihres Brütvaters auf. Das Weitere im Original einzusehen.) — 49) Marchand, J. H., Recherches statistiques sur la cause de la sexualité dans la race humaine Lima. Impr. de l'état. — 50) Mayerhofer, C., Ueber den gelben Körper und die Ueberwanderung des Eies. Wiener medicinische Wochenschrift. XXV. 28—29. — 5¹) Morriggia, A., Effetti del muco acido genitale della donna sui nemaspermi. Roma, coltipi del Salviucci. 4. — 52) Derselbe, Sulla fecondazione artificiale negli animali. Roma. 4. — 52a) Moebius, M., Ueber merkwürdige Eiertaschen eines Nordseewurmes. Schriften des naturw. Vereins für Schleswig-Holstein. Bd. 1. Febr. 1874. — 52b) Nathusius, W. v., Speciesunterscheidung von t'orvus corone und Corvus cornix etc. Journ. f. Ornithol. 1874. (Enthält Bemerkungen über die Entwickelung der Eischalen und deren Bau.) — 53) Neumann, E., Untersuchungen über die Entwickelung der Spermatozoiden. Archiv für mikr. Anat. Bd. XI. S. 292-324. — 54) Nitsche, H., Ueber die Eintheilung der Fortpflanzungsarten im Thierreich und die Bedeutung der Befruchtung. Sitzungsber. der naturforsch. Gesellschaft zu Leipzig. II. Jahrgang. S. 88. — 55) Ouimus, Ueber die Keimung der Protoorganismen. (Ac. des sc.) (iaz. de Par. 32. p. 405 — 56) Derselbe, Sur la production des bactéries dans un liquide spécial. (iaz. méd. de Paris. p. 111. Févr. 27· Séance du 13 févr. de la Société de Biologie. (Mischung von 1 Liter Wasser, 5 Grm. Kali carbonic., 6 Grm. Amm. phosphoric., 3 Grm. Ammoniac. caustic. und einer zerschnittenen Citrone wird 2 Stunden gekocht. Später hat die Luft durch Baumwollenfilter Zutritt. Nach 3 - 4 Tagen entwickeln sich Bacterien.) — 57) Ollier, Larrey, Bouillaud, Gosselin, Pasteur, Trécul, Discussion über Bacterien und deren Entstehung. Compt. rend. Janv. 11. p. 81—95. — 58) Panceri, Ueber einen Abortus einer Mauleselin. (Citirt nach Troschel's Jahresbericht. Ueber die Säugethiere für 1874. S. 70. Eine Mauleselin, die wahrscheinlich von einem Eselhengste befruchtet war, gebar einen männlichen Fötus von 7—8 Monaten.) —

59) Pasteur, L., Nouvelles observations sur la nature de la fermentation alcoolique. Journ. de pharmacie et de chimie par Bussy etc. Avril. p. 273. IV. Sér. T. 21. S. a. Compt. rend. 22. Févr. p. 452. — 60) Pasteur, Gosselin, Colin etc., Discussion sur la fermentation, la putréfaction etc. Bull. de l'acad. de médecine. No. 7. 8. 9. 12. 13 etc. (Nichts wesentlich Neues.) — 61) v. Patruban, Zur Lehre von der Ortulation. Anzeiger der Gesellsch. der Aerzte zu Wien. No. 12. S. 53 u. No. 17. S. 79. — 62) Perrier, Ed., Note sur l'accouplement des Lombrics. Arch. de zool. expérim. et génér. T. IV. No. 1. p. XIII. (Bei Lumbricus foetidus Sav. bildet sich während des Begattungsactes nach den Beobachtungen des Verfassers eine Art Haut, welche beide Thiere wie mit einem Ringe zusammenhält, an der Stelle des Gürtels. Diese Haut entsteht wahrscheinlich aus einem erhärtenden Secret. Die männlichen und weiblichen, nunmehr innerhalb dieses Ringes gelegenen Geschlechtsöffnungen decken einander nicht, der in den vom Ringe umschlossenen Raume ejaculirte Same wandert in die Oeffnungen der Borsae copulat. ein.) — 63) Poulet, A., Les fermentations organiques. Gaz. hébdom. 5. Févr. (Nichts Neues.) — 64) Putzeys, F., Ueber die Abiogenesis Huixinga's. Pflüger's Arch. für die gesammte Physiologie XL S. 387. — 65) Ribot, Th., Heredity, a psychological study of its Phenomena, Laws, Causes and Consequences. from the french. London. — 66) Richard, D., Histoire de la génération chez l'homme et chez la femme. (Populär.) — 67) Robin, Ch., Sur la nature des fermentations en tant que phénomènes nutritifs désassimilateurs des plantes. Gazette hébdomad. de méd. et de chirurg. No. 27. 28. 30. — 67a) Derselbe, Sur la nature des fermentations etc. Journ. de l'anatomie et de la physiologie. No. 4. (Verf. sucht zu erweisen, dass alle Organismen, welche (iährungsprocesse erregen, pflanzlicher Natur seien.) — 68) Romiti, D., Della peritonite nelle mestruati, e riflessioni scientifiche sulla mestruazione. Forlì. — 69) Schuetzler, J. B., Ueber den Einfluss des Lichtes auf die Entwickelung der Froschlarven. Bull. Soc. vaudoise des sc. nat. XIII. p. 273. 1874. (Die Larven entwickeln sich im Dunkeln langsamer und bleiben fast pigmentlos.) — 70) Derselbe, Ueber die Befruchtung von Triton alpestris. Ibid. XII. p. 440. (Wie oben. — Die Befruchtung ist eine innere. Vgl. Robin's Angaben über die Befruchtung der Urodelen. S. den vorj. Bericht.) — 71) Derselbe, On the action of Borax in Fermentation and Putrefaction. Ann. mag. nat. hist. Vol. 16. p. 148. Aug. S. a Ann. de Chimie et de Physique. April. p. 543 -549 und Compt. rend. T. LXXX. p. 469. (De l'action du borax dans la fermentation et la putréfaction.) — Ferner: Bullet de la société vaudoise des Sc. nat. Lausanne. Vol. XIII. p. 442. (Schnetzler empfiehlt, gestützt auf ältere Mittheilungen von Dumas (Revue des cours scientif. 1872), concentrirte Boraxlösung als antifermentativ und antiseptisch wirkendes Mittel. Fleisch etc. wurde Monate lang darin, ohne zu faulen, aufbewahrt. Es entwickelt sich, wenn Luft zutritt, ein eigenthümlicher, unangenehmer Geruch, aber der durchaus nicht faulig ist. Verf. weist auf diese Lösung als Conservirungsmittel für anatomische Piecen hin.) — 72) Schützenberger, P., Les fermentations. Paris. — 73) Schultz, Alexander, Zur Entwickelung des Selachier-Eies. Arch. f. mikrosk. Anatomie. Bd. XI. S. 569. — 74) Schumann, C., Ein Gährungsversuch. Ber. der deutschen chemischen Gesellschaft. 8. Jahrg. No. 1. S. 44. (Um den Satz M. Traube's, dass „das Protoplasma der Pflanzenzellen ein chemisches, die alkoholische Gährung des Zuckers bewirkendes Ferment sei oder ein solches enthalte, und dass seine Wirksamkeit nur deshalb an die Zelle geknüpft erscheine, weil bisher noch kein Mittel gefunden sei, es umzusetzen aus der Zelle zu isoliren", zu Ber. der deutsch chem. Gesellsch.

Bd. VII. S. 886, zu prüfen, brachte Verf. Sporen und Capillitium von Didymium leucopus (Myxomyceten) in reine Traubenzuckerlösung, erhielt aber keine Gährung. Er schliesst aus diesem negativen Experimente gegen Traube's Ansicht.) — 75) Traube, Moritz, Erwiderung auf die Bemerkungen des Hrn. O. Brefeld. Ber. der deutschen chem. Gesellsch. zu Berlin. 7. Jahrg. No. 19. S. 1756. (Hält den Angriffen Brefeld's gegenüber seine Angaben, die mit Pasteur stimmen, dass Hefe bei vollkommenem Sauerstoffabschluss weiter sich entwickeln könne, aufrecht.) — 76) Sedgwick, L. W., Spontaneous generation caperiments. Nature. p. 482. IX. — 77) Semper, C., Ueber die Götte'sche Discontinuitätslehre des organischen Lebens. Arbeiten aus dem zool. Institute zu Würzburg. II. Bd. — 78) de Sinéty, Sur quelques points de l'anatomie de l'ovaire et de l'utérus chez les nouveauxnés. Association française pour l'avancement des sciences. Séance du 21 août. Annales de Gynécologie par Pajot etc. T. IV, Sept. p. 224. — 79) Derselbe, Sur le développement des follicules de de Graaf dans l'ovaire des enfants nouveaunés. Gaz. méd. de Paris. Société de Biologie. Séance du 5. Juin. Ann. de Gynécologie. T. IV. Sept. p. 231. (de Sinéty erinnert an die Angaben des Ref. und Slavjansky's bezüglich des Vorkommens wohl ausgebildeter Eier und Follikel bei neugeborenen Mädchen, so wie an Merkel's Beobachtung, dass im Hoden neugeborener Knaben sich dieselben Zellen vorfinden, aus denen zur Pubertätsperiode die Spermatozoen sich bilden, endlich an die bekannte Thatsache der Milchbildung bez. Colostrumbildung in den Brustdrüsen Neugeborner, und weist auf den Zusammenhang hin. den diese Erscheinungen offenbar unter einander haben. Bezüglich der Milchbildung weist er nach, dass es sich dabei um dieselben Vorgänge handle, wie sie auch bei der normalen Milchproduction statt haben. S. Histologie XII.) — 80) Derselbe, Sur un cas d'ovulation chez une phthisique malgré la suppression prolongée de la menstruation. Société de Biologie, séance du 25. avril 1874. — 81) Budin, Observation d'une femme qui resta 16 années sans être réglée et eut 9 enfants dans cet intervalle. Progrès medical. p. 190. — 82) Stieda, L, Zur Naturgeschichte der mexikanischen Kiemenmolche. Sitzungsber. d. Dorpater Naturforschergesellschaft 20. März. (Im Wesentlichen eine Bestätigung der Angaben von Robin, bezüglich der inneren Befruchtung beim Axolotl.) — 83) Syrski, On the reproductive organs of Eels. Ann. mag. nat. hist, Vol. 15. p. 304 (April. No. 88). Wien. Stzgb. April 1874. Biblioth. univers. de Genève. Febr. 15. p 163. — 83a) Tyroler, Arnold, Casuisticher Beitrag zur Mechanik der Conception. Pest. med. chir. Presse X. 1. — 84) Underhill, Ch. E., Note on the uterine mucous membrane of a Woman who died immediatly after menstruation. Edinburgh. med. Journ. No. 242. Aug. p. 132. — 85) Versari, Camillo, Ueber die Ovulation und die Beziehung zur Menstruation. Il Raccoglitore med. XXXVII 35. p. 489. 1874. — 86) Villot, L, A science critique et la doctrine de l'évolution. Arch. de zool. expériment. et générale. T. IV. p. 233. (Kritisches Räsonnement bezüglich der Fragen über „Stoff", „Urzeugung" und „Transformismus".) — 87) Williams, J., Note on the Discharge of Ova, and its Relation in Point of Time to Menstruation. The obstetr. journ. of Great Britain and Ireland. No. 33. December. p. 620. (Verf. gelangt unter Mittheilung von 15 Fällen, in denen er bei plötzlichem Tode oder bei Ovariotomien genau untersucht hat, zu dem Schlusse, dass der Austritt des Eies aus den Follikeln für gewöhnlich vor dem Eintritte des menstruellen Blutflusses stattfinde. — Er erwähnt dabei der Angabe Reichert's, der nach der Untersuchung von 23 Fällen den Eiaustritt in die erste Zeit der Menstruation verlegt.) — S. a.: II. 8 und 9. Spermatozoenbildung bei Blatta und Fortpflanzung der

Infusorien. — XII. A. 10. Eier und Samen von Amphioxus und Cyklostomen. — XII. A. 18. 19. Samenentwickelung und Samencanälchen. — XII. B. 1. Samenkörper der Araneiden. — XII. B. 2. Samenkörper der Decapoden. — XII. B. 4. Entwickelung der Samenfäden von Branchipus. — XIV. A. 17. Ablogenesis. — XIV. A. 22. Theilungs- und Sprossungsvorgänge bei Acineten. — XIV. B. 17. Entwickelung der Eier von Lucernaria. — XIV. C. 7. Eier von Comatula. — XIV. D. 23. Geschlechtsproducte von Gastrotricha. — XIV. D. 33, 34, 41. Fortpflanzung von Loxosoma. — XIV. E. 3. Eibildung der Arguliden. — XIV. E. 30. Eibildung bei Branchipus. — XIV. H. 25. Ei und Sperma von Amphioxus; deren Homologie. — XIV. H. 44. Ei und Samenbildung der Selachier; Homologie von Ei und Sperma. — XIV. H. 54. Samenfäden von Geotriton. — Entw. II. 17. Theorie der Zeugung. — Entw. III. Arthropoden 1. 3. Eier von Phylloxera und Pulex. — Entw. II. C. Protozoen 2. Conjugation der Infusorien etc. — Entw. II. C. Protozoen. 4. Fortpflanzung von Troglodytes zoster. — Entw. II C. Coelenteraten G. 7. Alloeogenesis der Geryoniden. — Entw. II. C. Arthropoden 4. Eier von Insecten. — Entw. II. C. Arthropoden 10. Geschlechtsbedingende Verhältnisse bei den Lepidopteron. — Entw. II C. Arthropoden 12. Parthenogenetische Fortpflanzung von insectenlarven. — Entw. II. C. Mollusken 2. Ei von Anodonta. — Entw. II. C. Mollusken 3, 4. Ei der Pteropoden. — Entw. II. C. Mollusken 14. Eier von Mollusken. — Entw. II. C Mollusken 16. Eier von Cephalopoden. — Entw. II. C. Tunicaten 4. Ei der Pyrosomen.

Pasteur (59) hat seine Gährungsversuche mit Bierhefe unter allen Cautelen in Gefässen versucht, deren Flüssigkeit seinen Angaben nach (Controle mit Indigcarmin nach Schützenberger) keine oder doch nur ganz minimale Quantitäten freien Sauerstoffes enthielt. Die Gährung ging in solchen Flüssigkeiten in normaler Weise vor sich. Pasteur vertheidigt demgemäss seine Theorie der Aërobien und Anaërobien, von denen erstere als Fermente wirken, wenn sie freien Sauerstoff in ungenügender Quantität vorfinden, letztere Fermente sind, gegen die von Brefeld, s. Ber. f. 1874, und M. Traube gemachten Einwände.

Semper (77) wendet sich gegen Götte's Auffassung der Entwickelungsvorgänge, speciell gegen den Satz, dass das Ei nach Ausstossung der Keimbläschens leblos sei, mithin eine zeitweilige gänzliche Aufhebung der Continuität des Lebens im Ei eintrete. Gegen Götte's Verschmelzung zahlreicher Keimzellen zu den Eiern führt er das Entstehen der Eizelle bei Schlangen aus einer Parenchymzelle, ferner die Eierentwickelung bei Mollusken und Sipunculiden an, bei welchen letztern Wachsthumsvorgänge bei amöboider Bewegung frei innerhalb der Leibeshöhle beobachtet wurden, der Kern wird stets zum Keimbläschen.

In Bezug auf die Wirbelthiere verweist Verf. auf seine Arbeit über das Urogenitalsystem der Plagiostomen. Er fand bei der Eibildung nicht Verschmelzung der Eier (Götte), sondern gerade Theilung der Kerne eintreten. Bei Amphibien habe Spengel eine gleiche Entwickelung des Kies durch Wachsen einer einzigen Keimepithelzelle beobachtet. — Mithin sei auch für Wirbelthiere der Beweis erbracht, dass das Ei kein lebloses Drüsensecret (Götte), sondern eine lebende wachsende Zelle sei.

Ein bestimmt geformter Lebensträger (Götte) könne entweder gänzlich (Rhizopoden) oder nur in gewissen Perioden (Myxomyceten), in welchen die Organismen dennoch Lebenserscheinungen zeigen, fehlen.

Underhill's Untersuchungen (84) zeigten im

Gegensatze zu den Angaben von John Williams, Obstetr. Journ. March., welcher bei der Menstruation die Schleimhaut gänzlich verloren gehen lässt, so dass die nackte Muscularis zu Tage läge, dass ein gutes Stück der Mucosa erhalten bleibt. Nur das Epithel und die obersten Schichten der Propria fehlen, man findet aber stets noch eine deutliche zellen- und blutgefässreiche Bindegewebslage mit den unteren Enden der Drüsen, deren Epithel gut erhalten ist, auf der Muscularis liegend.

Die Hypothese Cohen's (25) geht dahin, dass im männlichen Organismus die Thätigkeit des cerebrospinalen, im weiblichen die des sympathischen Nerven-Systems überwiegt. Durch den Vater werden vorwiegend die cerebrospinalen Kräfte, durch das mütterliche Ei vorwiegend die sympathischen Kräfte und Eigenschaften der Frucht zugeführt und auf diese vererbt.

O. Hertwig (40) beschränkt sich in seiner hochinteressanten Habilitationsschrift auf die Eientwickelungs-, Befruchtungs- und ersten Furchungsvorgänge bei Toxopneustes lividus. Im Thatsächlichen stimmen seine Angaben am meisten mit Auerbach, s. den Ber. f. 1874, dann mit Bütschli und Strassburger, in einzelnen Dingen aber auch mit E. van Beneden (Ontogenie dies. Ber.) überein; in den Deutungen weicht er aber vielfach ab und stellt zum Theil ganz neue Gesichtspunkte auf.

Das unreife Eierstocksei von Toxopneustes hat ein sehr grosses, 53 μ. messendes Keimbläschen, an dem Verf. mit Auerbach, dessen Beschreibungen er im Wesentlichen bestätigt, die Kernmembran, den Kernsaft und die Kernsubstanz (die Nucleolarsubstanz Auerbach's), welche im Kernkörperchen repräsentirt ist, sodann die bekannten 2—3 Nebenkeimflecke (s. a. E. van Beneden) und endlich ein Netzwerk feiner, blasser Fäden, welche vom Keimfleck zur Membran des Keimbläschens ziehen, welche nur von Kleinenberg bei Hydra, s. Ber. f. 1872, beschrieben zu sein scheinen, unterscheidet. Dieses Netzwerk sah Hertwig auch an den Keimbläschen von Mäuseeiern. Ausserdem besitzen die Eier eine dicke, von radiären Canälen durchsetzte Gallerthülle.

Das unbefruchtete reife Ei aus dem Oviduct unterscheidet sich wesentlich von dem ebengeschilderten Objecte. Statt der Gallerthülle zeigt sich eine doppeltcontourirte Membran, und nach aussen davon eine Schleimschicht. Das Keimbläschen ist verschwunden; an dessen Stelle sieht man einen hellen, rundlichen Körper, der genau die Grösse des früheren Nucleolus hat = 13 μ.; Verf. nennt ihn den Eikern und stellt den Satz auf, dass der Eikern des reifen Eies nichts anderes sei, als der nach der Auflösung des Keimbläschens des unreifen Ovarialeies frei gewordene Nucleolus desselben. Vor der Auflösung tritt das Keimbläschen an die Dotteroberfläche, plattet sich daselbst zu einem linsenförmigen Körper ab, der den Dotter eindrückt, grade wie es van Beneden (l. c.) beschreibt; aber Hertwig differirt von v. Beneden wesentlich darin, dass er

alle Theile des Keimbläschens sich auflösen lässt mit Ausnahme des Nucleolus, und dass er nichts von austretenden Richtungsbläschen angibt. Letzterer Umstand erscheint bei der Constanz dieser Gebilde überhaupt auffallend. Verf. formulirt S. 11 seine Auffassung mit Folgendem:

„Zur Reifezeit des Eies erleidet das Keimbläschen eine regressive Metamorphose und wird durch Contractionen des Protoplasma an die Dotteroberfläche getrieben. Seine Membran löst sich auf, sein Inhalt zerfällt und wird zuletzt vom Dotter wieder resorbirt, der Keimfleck aber scheint unverändert erhalten zu bleiben, in die Dottermasse selbst hineinzugelangen und zum bleibenden Kern des reifen, befruchtungsfähigen Eies zu werden."

Verf. steht nicht an, auf Grund älterer Erfahrungen Anderer und einzelner eigener Beobachtungen an andern Species diese Vorstellung auf die gesammte Thierwelt zu übertragen.

Ueberraschend ist nun die Deutung, welche Hertwig den unmittelbar nach der Befruchtung auftretenden Erscheinungen — alle bis jetzt beschriebenen Vorgänge gehen unabhängig von der Foecundation vor sich — gibt. — Wenige Minuten nach der Vermischung der Eier mit dem Sperma tritt an der Eioberfläche eine kleine helle Stelle auf, um diese Stelle gruppiren sich die Dotterkörner in strahliger Figur. In dem hellen Fleck sieht man dann bald einen sich in Carmin ebenso wie der Eikern dunkel färbenden Körper von 4 μ. Grösse. Verf. sagt, dass er einige Male von diesem Körper ein feines Fädchen bis in den freien Raum zwischen Dotter und Eimembran habe verfolgen können. (Die Fig. 8 auf welche Verf. S. 34 verweist, zeigt das, wenigstens in dem Exemplare des Ref., nicht.) Mitunter treten auch mehrere helle Flecke auf. Nun bewegen sich die strahlige Figur mit ihrem kleinen Körper und der Eikern einander entgegen und verschmelzen unmittelbar vor Beginn der Furchung zu einem grössern Körper (15 μ.), den Verf. unter dem Namen „Furchungskern" als den Kern der ersten Furchungskugel ansieht. Wenngleich Verf. keine absolut sicheren Beobachtungen hat, so zweifelt er doch nicht daran, s. S. 38, dass der kleinere, kernähnliche Körper der Kopf, oder was dasselbe sagen will, der Kern eines Spermatozoon sei und nennt ihn deshalb den „Spermakern". S. die weitere Begründung S. 37 ff. Sonach käme die Befruchtung thatsächlich auf die Copulation zweier Kerne, eines männlichen und weiblichen heraus. (Streng genommen müsste man sagen: Copulation eines (männlichen) Kerns mit einem (weiblichen) Kernkörperchen. Ref.)

In einer Anmerkung, S. 40, knüpft Verf. hieran allgemeinere Betrachtungen an: Der vorübergehend hermaphroditische Zustand der Eizelle erinnere an ähnliche Verhältnisse bei den Infusorien, deren Nucleus und Nucleolus man besser als Kern und Nebenkern bezeichne. Diese beiden Körper liessen sich mit dem Eikern und Spermakern vergleichen, und wären somit die Infusorien als hermaphrodite einzellige Organismen aufzufassen. Sonach sei die Zurückführung der geschlechtlichen Differenzirung auf die beiden primären Keimblätter, wie E. v. Beneden gegeben hat, unzulässig. Schon die einfache Zelle enthalte die Fähigkeit zur geschlechtlichen Differenzirung (Zellenhermaphroditismus), in den meisten Fällen sei das aber auf zwei Zellen vertheilt (Zellengonochorismus).

Die thatsächlichen Angaben des Verfassers bezüglich der Eifurchung und der dabei stattfindenden Kerntheilung schliessen sich im Wesentlichen an die Beschreibungen von Auerbach, Bütschli u. Strassburger an. Bezüglich der Einzelheiten der Beschreibung verweist Ref. auf das Original, wo auch die neu eingeführten Bezeichnungen nachzusehen sind.

Von Strassburger und Bütschli weicht Verf. darin ab, dass er mit Auerbach die Tochterkerne im Stiele der bei der Theilung auftretenden, hantelförmigen Figur sich formiren lässt, während die ersteren ihn in die Mitte der Samenfigur verlegen. Gegen Auerbach nimmt er keine Auflösung, sondern eine ächte Theilung des Kerns bei dem in Rede stehenden Vorgange an. Das Genauere muss an der Hand der Figuren eingesehen werden. Hier sei nur noch hervorgehoben, dass Hertwig die Kerntheilung als völlig unabhängig von der Protoplasmatheilung ansieht, dem Kern vielmehr die active Rolle in erster Linie zuschreibt. Jeder Kernform, S. 66, entspreche eine bestimmte Anordnungsweise des Protoplasma; man müsse die Kerne als mit activen Kräften ausgerüstete, automatische Centren in den Zellen ansehen.

Interessant sind auch einzelne der Literaturangaben, die weniger beachtete Aussprüche, die sich auf ähnliches beziehen, wieder an das Licht gezogen haben.

Bütschli (17) bestätigt das Vorkommen einer ächten Conjugation bei Arcella vulgaris. Nach derselben entwickelten sich in der Schale (ob durch Abschnürung vom Mutterthier, konnte Verf. nicht entscheiden) 7—9 amöboide Körper, welche binnen kurzer Frist die Schale verliessen. Verf. vermuthet hier einen Fortpflanzungsprocess. Es sei noch bemerkt, dass nach Bildung der Fortpflanzungskörper die Grösse des Mutterthieres beträchtlich abgenommen hatte.

Balbiani (3) lässt die Spermatozoen aus den v. Ebner'schen Spermatoblasten sich entwickeln, meint aber, dass die runden Hodenzellen, welche nach Merkel in den Buchten der Spermatoblasten lägen zur Erzeugung der Samenfäden ebenfalls nothwendig wären. Es müsse eine Art Conjugation oder eine Berührung der Spermatoblastenlappen mit den runden Hodenzellen eintreten, dann bildeten sich erst die Spermatozoën aus den Spermatoblasten; die runden Hodenzellen furchten sich, lösten sich auf und bildeten die albuminöse Samenflüssigkeit. — Bei männlichen Maulthieren fand er Spermatoblasten und runde Zellen, erstere aber verkümmert.

Balbiani (4) betrachtet (s. auch die vor. No.) die runden Hodenzellen, die er „centrale Zellen" nennt, als ächte Eier (die Spermatoblasten nennt er parietale Zellen). Somit würden also zweierlei verschiedene Keimzellen im Hoden vorhanden sein, eine besondere Art von Hermaphroditismus. Bekanntlich hat Verf. Aehnliches bereits früher vom Eierstock beschrieben. Auch hier sieht er einen Gegensatz zwischen Eizelle und Follikelepithelzellen. Damit eine Eizelle entwickelungsfähig werde, muss sie erst mit einer der Follikelepithelzellen eine Art Conjuga-

tion eingehen. Diese Follikelepithelzelle tritt in die Eizelle ein und wandelt sich daselbst in die „Cellule embryogène" Balbiani's den „Balbiani'schen Kern" v. Bambeke's (s. Ber. f. 1874) um. Balbiani lässt von diesem kleinen Körper, der wohl vom Keimbläschen und Keimfleck unterschieden werden muss, alle Entwickelung ausgehen. Im Eierstock würde also das Ei die „Centralzelle", die Follikelepithelzellen die „Parietalzellen" repräsentiren. Hoden und Eierstock wären im Wesentlichen gleich gebaut. Vgl. die Angaben Semper's und Langerhans, d. vor. Ber. Der Unterschied zwischen beiderlei Drüsenproducten liegt darin, dass in den Hodenschläuchen die Centralzellen, wie die parietalen einen Sprossungsprocess vor und auch nach der Conjugation eingehen, während im Eierstock das nicht der Fall ist; aus der Verbindung einer Centralzelle mit einer parietalen Zelle geht nur immer ein Ei, dagegen im Hoden mehrere Samenfäden hervor.

Balbiani knüpft hieran eine Theorie der Parthenogenesis. An und für sich kann die Conjugation einer Centralzelle und einer Parietalzelle bereits einen entwickelungsfähigen Keim hervorbringen; ist der Anstoss zur Weiterentwickelung, der durch diese Conjugation gegeben ist, stark genug, so bedarf es keiner Befruchtung mehr, das Product der Conjugation, das Ei, entwickelt sich parthenogenetisch. Bei den höheren Thieren bedarf es zur vollständigen Entwickelung einer neuen Conjugation, eines neuen Impulses, der durch geschlechtliche Vermischung von Ei und Samenfaden gewonnen wird. Balbiani adoptirt die Ansicht Newport's, dass für gewöhnlich ein Samenfaden nicht genüge, um einen vollständigen Entwickelungsgang zum Ablauf zu bringen; die Entwickelung höre beim Eindringen nur eines Spermatozoen vorzeitig auf, bleibe abortiv.

Fol (33) prüfte an E. van Beneden, s. den vor. Bericht, für Hydractinia echinata und Clava squamata (Coelenteraten) eruirte und hypothetisch generalisirte Thatsache, dass die männlichen Geschlechtsproducte dem Ectoderm, die weiblichen dem Entoderm entstammen, an hermaphroditischen und anderen Mollusken. Ungeachtet er mit vieler Skepsis, und in der Erwartung, nichts dergleichen zu finden, an die Arbeit ging, fand er bei Creseis, bei Styliola (Pteropoda), bei Atlanta Peronii (Pteropoda) die so äusserst wichtigen Angaben v. Beneden's voilauf bestätigt. Das Ovarium stammt z. B. bei Creseis von den braunen Zellen, welche die Wandung des Saccus nutritivus bilden, also vom Entoderm. Diese braunen Zellen theilen sich je in eine äussere hellere und innere braune Zelle. Letztere bilden das definitive Epithel des Saccus nutritivus, erstere, die hellen Zellen, theilen sich weiter, und ihre Abkömmlinge wachsen direct zu Eiern heran. Bei jungen Creseis-Larven ist der Hode noch vom Ovarium getrennt, er stellt den von J. Müller entdeckten, an der Seite des Magens und am Ursprunge des Saccus nutrit. gelegenen, birnförmigen Körper dar. Fol fand nun, dass dieser birnförmige Körper aus den Ectodermzellen in der Gegend des Anus nach einwärts wuchert. Er ist eine der beiden Zellenwucherungen, welche man bei Cephalophorenlarven zur Seite des Anus findet, die beide aus dem Ectoderm entstammen, und von denen eine zur Niere wird. Aehnliche Befunde hatte Verf. bei Fritillaria (Appendicularia). Somit erscheint die E. van Beneden'sche Theorie in einem ganz anderen Lichte, da nunmehr aus 4 Abtheilungen des Thierreiches: Colenteraten, Mollusken, Ascidien und Vertebraten Thatsachen dafür sprechen. Dennoch will Fol sich nicht zu einer weiteren Generalisirung verstehen, und zur Zeit wohl noch mit Recht. (Vgl. die Bemerkungen des Ref. im Ber. f. 1874.)

Neumann (53) beschreibt die Samenbildung beim braunen Grasfrosch und der Ratte; ähnlich soll sie beim Hund, Kaninchen und Menschen sein. Verf. bestätigt im Grossen und Ganzen die Angaben von Ebner, hält also die sogen. Spermatoblasten für die Bildner der Samenfäden. Einige detaillirte Angaben des Verfassers mögen hier Platz greifen.

Bei Rana temporaria finden sich in den Samencanälchen zweierlei Arten von Zellen: erstens rundliche Zellen mit grossem Kern und grossen, glänzenden Kernkörperchen (entsprechen den runden Hodenzellen v. Ebner's), dann lange, spindelförmige Zellen mit ovalem Kern, in welchen die Spermatozoenbildung vorgeht (Spermatoblasten). Letztere reichen mit ihren schmalen, peripheren Enden bis an die Wandung der Samencanälchen heran, an welche sie sich etwas verbreitert anlegen; im entgegengesetzten freien, waisenförmig verdickten Ende dieser Zelle findet die Spermatozoenbildung statt, indem dieses Ende einfach durch Differenzirung (oder durch Prägung) und nachfolgende Zerspaltung in ein Bündel von Spermatozoen zerfällt. Beim Frosch ist also der Spermatoblast lappenlos. Die Spermatoblasten bilden sich nicht etwa aus den runden Hodenzellen, denn es finden sich keine Uebergangsformen zwischen beiden, und sind beim Frosch im Gegensatz zu den Säugern auch die runden Hodenzellen nebst den Spermatoblasten als Epithelien der Samencanälchen aufzufassen.

An den Spermatozoen des braunen Grasfrosches, welche gewöhnlich als nadelförmige Gebilde beschrieben werden, konnte N. die dreifache Gliederung erkennen (Zusatz von verdünntem Haematoxylin zum frischen Sperma). Das Mittelstück, das im Gegensatz zu Rana esculenta sehr stark entwickelt ist, färbt sich mit Haematoxylin intensiv blau, quillt zu einem walzenförmigen Körper auf und wird dadurch kürzer und geschlängelt. Verf. meint, dass das grosse Mittelstück den Zellkern, das kleine, häkchenartige Köpfchen aber den Rest des Protoplasmas der ursprünglichen Samenbildungszelle repräsentirt. Als Untersuchungsobject dienten Frösche, die sich in den ersten sonnigen Frühlingstagen begatteten; zur Isolirung Maceration in dünner Chromsäure oder Jodserum, oder Einlegen 24 Stunden lang in 1proc. Ueberosmiumsäure.

Von der Ratte berichtet Verf. über die Samenbildung Folgendes: An der Wand des Samencanälchens liegen grosse, polygonale Zellen (also kein Keimnetz v. Ebner), welche die Eigenthümlichkeit zeigen, dass um ihren Kern herum eine Partie dunklen Protoplasmas angehäuft ist, welches mit sternförmigen Zacken bis an die Peripherie der Zellen reicht. Zwischen den dunklen Zacken ist das Protoplasma der Zellen hell und wird bei Behandlung mit Nelkenöl so durchsichtig, dass es der Beachtung leicht entgeht und man bloss sternförmige, anastomosirende Zellen zu haben meint. Diese Täuschung macht Ebner's Keimnetz erklärlich. In den hellen Partien liegen die grobgranulirten Zellen (runden Hodenzellen) v. Ebner's hineingedrückt, „so dass sie nur durch eine sehr dünne Schicht des letzteren von der Tunica propria der Canälchen geschieden sind". Die vorhingenannten polygonalen Zellen an der Wand der Canälchen senden schlanke, 4—6 kantige, mit vorspringenden Zacken versehene Fortsätze nach Innen, und diese gehen in die bekannten Spermatoblastenlappen über. Verf. stellt die Ansicht auf, dass ein Theil der Lappen sich normaler Weise vom Mutterboden ablöst, um zu Grunde zu gehen, oder als selbstständige Zellen die weitere Umbildung zu Samenfäden durchzumachen. Diese Ansicht würde dann einen Uebergang zur alten Theorie von der Samenbildung vermitteln, respective die Angaben älterer Autoren erklärlich machen. Wie die Spermatoblasten sich entwickeln, und wie die Köpfe der zukünftigen Spermatozoen in den Lappen entstehen, konnte Verf. nicht eruiren, nur so viel liess sich feststellen, dass sie nicht durch Theilung des ursprünglichen Zellkernes entstehen.

Bemerkenswerth ist noch, dass N. die Spermatoblasten auch beim Menschen erkannte, wovon einige Abbildungen beigefügt sind; der obere Theil dieser Gebilde zeigt keine deutliche Zerspaltung in Lappen.

Es folgen hierauf einige Angaben über das Nebenhodenepithel. Verf. spricht sich gegen die übliche Angabe von der Mehrschichtigkeit dieses Epithels aus. Die schlanken Flimmerzellen reichen bis an die musculöse Wand, und es liegen kleine, runde Zellen in halbkreisförmigen Ausschnitten derselben. Letztere vergleicht N. mit den runden Zellen im Hoden, die schlanken Wimperzellen mit den Spermatoblasten. Der Vergleich wird auch dadurch gestärkt, dass die Cilien eine compacte Masse bilden, in welcher eine Differenzirung und Zerspaltung in einzelne Härchen nur in unvollkommener Weise zu Stande kommt. Auch functionell scheinen Nebenhodenepithel und Spermatoblasten in Beziehung zu stehen, indem das Nebenhodenepithel seine höchste Entwicklung zur Zeit der regsten Samenbildung erreicht. (Vergl. die Angaben von W. Krause, Allgemeine Anatomie.) Zum Schluss fügen wir noch bei, dass die Tunica propria der Samencanälchen bei der Ratte aus zwei Schichten besteht: einer inneren, aus Zellen zusammengesetzten Lage, und aus einer äussern, homogenen Glashaut.

Schultz (73) untersuchte die Eientwickelung von Torpedo oculata. Bezüglich der ersten

Anlage der Keimdrüsen sei bemerkt, dass dieselbe bei beiden Geschlechtern ganz gleich ist und im Bereich der vorderen Segmentalorganöffnungen erfolgt. Hier wandelt sich das anfangs indifferente Coelom-Epithel in das cylindrische Keimepithel um, die Bildung des Urnierenganges geht von der vordersten Segmentaleinstülpung aus und führt erst zur Bildung eines anfangs soliden Urnierenganges, der erst später von der Einstülpungsstelle aus hohl wird. Die Bildung der Urniere aus weiteren Segmentaleinstülpungen schildert Verf. im Wesentlichen wie Semper, s. den vorigen und diesjähr. Bericht, — die Bildung der Primordialfollikel und Eier wie Ref. und H. Ludwig, s. den vorjährigen Bericht. Weiterhin aber, für die Bildung des Chorion und das Verhalten des Follikelepithels, stimmen seine Angaben mit keiner der für die anderen Thiere bekannt gewordenen Weise überein.

An der Bildung der sog. Membrana granulosa nehmen nämlich eingewanderte, lymphoide Zellen und ursprünglich miteingeschlossene Keimepithelzellen zusammen Theil. Besonders die lymphoiden Zellen sollen an ihren centralen, dem Eiprotoplasma zugekehrten Enden eine dem Chorion gleichwerthige, vollkommen homogene Zona bilden. Das Eiprotoplasma steht mit dieser Zona in keiner Verbindung; die periphere Grenze erscheint dagegen fest verbunden mit den beiderlei Granulosaelementen und dabei sägeförmig gezackt; die lymphoiden Elemente der Granulosa entsprechen den Zähnen der Säge, die epithelialen den Lücken zwischen den Zähnen. Bei reifen Eiern sollen sich nun die homogene Schicht (Chorion) und die lymphoiden Zellen in Bindegewebe umwandeln, wobei die epithelialen Zellen (welche Verf. zum Unterschiede von den lymphoiden Zellen „Granulosa-Zellen" nennt) allmälig durch fettige Degeneration zu Grunde gehen. Die lymphoiden Zellen sammt homogener Schicht bleiben nur an einem Theile des Kies, da, wo die sog. Keimscheibe desselben, d. h. die Partie, welche stets die kleinsten Dotterkörnchen enthält, liegt.

Was die Dotterelemente (Dotterkörnchen und Dotterkugeln) anlangt, so geht aus der Darstellung des Verf. wohl nur das hervor, dass sie im Eiprotoplasma ohne nachweisbare Concurrenz des Follikelepithels (Granulosa) entstehen; woher sie aber abstammen, vermag Verf. indessen nicht anzugeben. Die feinmoleculäre Rindenschicht des Kies führt er auf einen Zerfall von Dotterelementen zurück. Ueberall durchsetzt das ursprüngliche Eiprotoplasma in radiären und netzförmigen Strängen die Dotterelemente. Das Keimbläschen schwindet schon bei 0,5 Mm. grossen Eiern. Die Eier kommen ohne Eihülle in den Eileiter und erhalten erst hier nach der Befruchtung ihre (secundären) Eihüllen.

Foulis (34) vertritt die Ansicht, dass die Epithelzellen der Graaf'schen Follikel nicht vom Keimepithel, sondern von den Bindegewebszellen des Eierstocksstromas abstammten; er stützt sich dabei vorzugsweise auf die grossen Verschiedenheiten, welche man zwischen den Keimepithelzellen und den Epithelzellen der jüngsten Graaf'schen Follikeln wahrnimmt. (Nach den jetzt vorliegenden Publicationen wären somit fast alle Möglichkeiten der Bildungsweise des Follikelepithels erschöpft: Keimepithel Ref., Epithel eigenthümlicher Zellenstränge, die wahrscheinlich vom Wolff'schen Gange abstammen, Kölliker, Stromazellen des Ovariums, Foulis, Wanderzellen, His.) — Die Keimepithelzellen vermehren sich nach Verf. durch Theilung, sowohl an der Oberfläche des Ovariums, als auch dann, wenn sie vom Ovarialstroma bereits umwachsen sind (Each imbedded germ epithelial corpuscle is potentially an ovum sagt Verf., diesen Theil der Angaben des Ref. bestätigend). Schlauchförmige Bildungen als Vorstufen der Graaf'schen Follikel stellt Foulis in Abrede; die Zona pellucida betrachtet er als erhärtete Aussenschicht der Eizellen. Einen principiellen Unterschied zwischen Keimepithel und Peritonealepithel könne man nicht annehmen.

In der Abhandlung von Cali und Exner (18) sind Zellen beschrieben, welche in der Membrana granulosa der Graaf'schen Follikels zu finden sind, und welche sich in vielen Stücken jungen Eiern analog verhalten; sie haben wie diese einen Discus oophorus, sind kugelrund u. s. w. Sind diese Zellen, wie es den Anschein hat, Eier, so hat man es hier mit einer nachträglichen Eibildung im erwachsenen Individuum zu thun.

Ferner enthält die Abhandlung den Nachweis, dass die Wucherungen, welche im Corpus luteum stattzufinden pflegen, bei diesen Thieren zu der Neubildung eines Gewebes führen, welches sich in keiner Weise von normaler Ovarialsubstanz unterscheidet. Es persistirt und fungirt wie diese letztere.

Reife Eierstocksfollikel findet man nach Haussmann (39) schon bei Neugeborenen — unter 46 Fällen 12 Mal beobachtet —, also viel früher als Slavjansky angab (Archives de physiologie 1874), der ihr frühestes Auftreten nicht vor den 7. Tag setzt. Die Zahl der Follikel eines Eierstockes schwankte zwischen 1—3, ihre Grösse von der eines Stecknadelkopfes bis zu mehr als 1 Ctm. Durchmesser. Bei Frühgeburten sollen sie nicht vorkommen. Bei keinem der untersuchten Fälle zeigte die Gebärmutterschleimhaut eine der Menstruation vergleichbare Veränderung, und es schliesst sich Verf. der Ansicht jener an, welche Ovulation und Menstruation für von einander vollkommen unabhängige Vorgänge halten. Die zu frühe Entwickelung einzelner Follikel scheint einen schädlichen Einfluss auf die Ausbildung der übrigen Primordialfollikel zu üben.

Die Eier von Cyanea Lamarckii und C. capillata zeigen nach Hartlog (41) eine der Zona pellucida der höheren Thiere vollkommen gleiche Membran, welche mit deutlichen, am peripheren Ende trichterförmig erweiterten Porencanälchen durchsetzt ist. Diese Membran soll nach Verf. eine ächte Membrana vitellina — kein Chorion im Sinne E. van Benedon's sein, da Follikel, von denen aus sie etwa gebildet worden wäre, hier fehlen. Somit ist dieser

17*

Fund von erheblichem Interesse, indem er zeigt, dass ächte Zellmembranen einen sehr complicirten Bau aufweisen können. Räthselhaft ist auch immer noch die Bedeutung dieser Porencanäle, da sie sich erst nach der Befruchtung vollkommen ausbilden.

Dareste (26) bestätigt zunächst die im vorigen Berichte referirten Angaben von Syrski, konnte aber ebensowenig wie Letzterer in dem als Hoden angesprochenen Organe Spermatozoen nachweisen. Er fügt hinzu, dass er die sog. Männchen stets, wie auch Syrski, kleiner und mit besonders grossen Augen ausgestattet gefunden habe, von derjenigen Varietät, welche von den Franzosco „anguille Pimperneau" genannt wird. Diese kleinen Pimperneau's seien aber nicht sämmtlich Männchen, sondern es seien auch Weibchen dabei. Die grossen, in die Flüsse aufsteigenden Exemplare seien sämmtlich steril bleibende Weibchen. Die Aale würden also, wie auch einige Karpfenarten, zwei Formen haben, eine kleinere bisexuale (Pimperneau) und eine grössere steril bleibende. Auch bei einer indischen Art, Anguilla marmorata, fand Verf. jene fraglichen Hoden.

II. Ontogenie.

A. Allgemeines, Keimblätter, Eihäute etc.

1) Ahlfeld, Zur Genese der Amnionzotten. Arch. f. Gynäkologie. VII. Hft. 3 S. 567. (Erwiderung an Dr. F. N. Winkler Polemik; s. Ber. f. 1874.) — 2) Derselbe, Ueber die Persistenz des Dotterstranges in der Nabelschnur. Arch. f. Gynäkologie IX. 2. — 3) Ahlfeld, Zini und Ruge in: Tageblatt der Naturforscher-Versammlung zu Graz. — 4) Sabine, Ueber den Bau der menschlichen Nabelschnur. Arch. f. Gynäkol. IX. — 5) Ahlfeld, Ueber unzeitig oder sehr frühzeitig geborene Früchte, die am Leben blieben. Arch. f. Gynäkol. VIII. S. 194. — 6) Derselbe, Demonstration zweier Präparate mit Persistenz eines Vas omphalomesaraicum. Arch. f. Gynäkologie VIII. S. 363. — 7) Aveling, J. H., On nidation in the human female. The obstets Journ. of Great Britain and Ireland. July 1874. Vol. II. No. 16. p. 209. — 8) Balfour, F. M., A comparison of the early stages in the Development of Vertebrates. Quart. Journ. micr. Sc. New. Ser. No. 59. July. p. 207. — 8a) Beneden, E. van, La maturation de l'oeuf, la fécondation, et les premières phases du développement embryonnaire des mammifères d'après des recherches faites chez le lapin. Communication préliminaire. Bruxelles. Bulletins de l'Académie royale de Belgique. F. XL 2. série. No. 12. — 9) Carter, Charles, Lebend geborener Foetus im sechsten Monat. Obsteis. transact. XVI. p. 226—253. — 10) Colasanti, G., L'influenza dell' abbassamento di temperatura sollo sviluppo dell' noso di gallina. Atti della R. Accademia dei Lincei. Ser. II. 2. — 11) Derselbe, Ueber den Einfluss der Kälte auf die Entwickelungsfähigkeit des Hühnereies. Reichert's und du Bois-Reymond's Arch. S. 447. (Hühnereier vertragen eine Kältemischung bis zu 10 Centigraden unter 0, ohne ihre Entwickelungsfähigkeit einzubüssen.) — 12) Ercolani, G. B., Della placenta nei mostri per inclusione e nei casi di gravidanza extrauterina nella donna e in alcuni animali. Memorie dell' Acrademia delle Scienze dell' Istituto di Bologna. Ser. III. Tom. V. 11. Marzo. (Verf. handelt in der vorliegenden Abhandlung von vor dem Vorkommen der Placenta bei Inclusionen, welches er auf Grund eigener Untersuchungen von Fällen, in denen die Existenz placentaähnlicher Massen beschrieben

wurde, für die parasitische Frucht in Abrede stellen möchte. Letztere werde immer durch Gefässverbindung mit dem Autositen ernährt. Untersuchungen über die Placenta bei Extrauterinschwangerschaften sollen später folgen.) — 13) Franck, L., Accessorische Placenten beim Rinde. Deutsche Zeitschr. f. Thiermedicin u. vgl. Pathologie. I. Bd. S. 70. (S. das Ref. ü. Veterinärmed.) — 14) Gerbe, M. Z., Du lieu où se forme la cicatricule. Journ. de l'anat. et de la physiologie No. 4. p 329. (Verf. gibt an, dass der Keim des Fischeies, vgl. auch Coste, Hist. génér. et part. du dével. etc. 1847. T. I. p. 107, sich erst von dem übrigen Dotter sondere, sich gleichsam aus ihm herausziehe, sobald das Ei ins Wasser komme; vorher könne man keine „Cicatricule" (Keim) am Knochenfischei unterscheiden. Die Bildung des Keimes erfolge nun stets der Mikropyle gegenüber. Man vgl. dagegen die längst bekannten Angaben anderer Autoren, z. B. bei His, Knochenfische. S. 4. Ber. f. 1873.) — 15) Gegenbaur, C., Einige Bemerkungen zu Götte's „Entwickelungsgeschichte der Unke als Grundlage einer vergleichenden Morphologie der Wirbelthiere." Morphol. Jahrb. I S. 239. (Kritische Besprechung.) — 16) His, W., Die Entwickelungsgeschichte der Unke etc. s. Zeitschr. f. Anatomie u. Entwickelungsgeschichte. I. S. 298. ff. (Desgleich.) — 17) Derselbe, Unsere Körperform und das physiologische Problem ihrer Entstehung. (17) Briefe an einen befreundeten Naturforscher. Leipzig. 18) Derselbe, Ueber die Bildung des Lachsembryo Untersuchsgber. der naturf. Gesellsch. zu Leipzig. I. 1874 (1875). S. 30. — 19) Derselbe, Untersuchungen über die Entwickelung von Knochenfischen, besonders über diejenige des Salmens. Zeitschr. f. Anatomie und Entwickelungsgesch. von His und Braune. I. S. 1. — 20) Derselbe, Der Keimwall des Hühnereies und die Entstehung der parablastischen Zellen. Ebendaselbst S. 274. — 21) Häckel, E., Die Gastrula u. die Eifurchung d. Thiere. Jen Zeitschr. f. Nat. IX. Bd. S. 402. — 22) Derselbe, Ziele und Wege der heutigen Entwickelungsgeschichte. Jen. Zeitschr. f. Nat. X. Bd. Suppl. (Polemik.) — 23) Hsintso, Ueber den feineren Bau der Decidua. Vorläufige Mittheilung. Aus dem Laboratorium d. geburtshülflichen Klinik d. St. Petersburger medicinischen Academie. Centralblatt für die med. Wissensch. No. 3. — 24) Hennig, C., Die weissen Blutkörperchen und die Deciduazellen. Arch. f. Gynaek. VI. 3 S. 508. — 25) Derselbe, Ueber die Eihüllen einiger Säugethiere. Sitzungsber. d. naturf. Gesellsch. zu Leipzig. I. (1874) 1875. S. 9. — 26) Derselbe, Ueber die Ursachen der spontanen Inversio uteri und über den Sitz der Placenta. Arch. für Gynäkologie. VII. S. 491. (S. Ber. für Gynäkologie.) — 27) Hensen, V., Beobachtungen über die Befruchtung und Entwickelung des Kaninchens und Meerschweinchens. — 28) Hoggan, G., The structure of the Decidua and formation of endothelium on the interior of a cyst-wall in cystic degeneration of the ovum, or rather chorion. Transact. of the obstetr. Soc. London Vol. XIV. (for the year 1874) p. 228. (Nichts Bemerkenswerthes in histologischer oder embryologischer Beziehung.) — 29) Kölliker, A., Ueber die erste Entwickelung von Säugethierembryonen. Verhandlungen der physikalisch-medic. Gesellschaft zu Würzburg. Band IX. — 30) Krause, W., Ueber die Allantois des Menschen. Arch. für Anat. und Physiologie. — 31) Langhaus, Th., Die Lösung der mütterlichen Eihäute. Archiv für Gynäkologie. VIII. Bd. Heft 2 — 32) Friedländer, C., Ueber die Innenfläche des Uterus post partum. Ibid. IX. Heft 1. — 33) Lawson Tait, Note on the anatomy of the umbilical cord. Proc. royal soc. Vol. XXII. No 163. p. 498. June. — 34) Lieberkühn, N., Ueber die Keimblase der Säugethiere. Sitzungsber., der Gesellsch. zur Beförderung der gesammten Naturwissenschaften zu Marburg. No. 5 und 6 (Juni, Juli). — 35) Moquin-Tandon, G., Sur le développement d'oeufs

de grenouille non fécondés. Compt- rend. T. 81 p. 409.
— 35a) Malm, A. H, Om den brednäbbade Kantnålens
(Siphonostoma typhle) utveckling och fortplanting. Lund,
1874. — 35b) Oellacher, G., Ueber eine im befruchteten Forellenkeime von den einzelnen Furchungsacten
zu beobachtende radiäre Structur des Protoplasmas.
Berichte des naturw. medic. Vereins zu Innsbruck. Bd. IV.
(Oellacher beschreibt an den Furchungszellen des Fo-
rellenkeimes ähnliche Erscheinungen, wie sie Flemming von der Teichmuschel angegeben hat. (Archiv f.
mihr. Anat. 1874, s. vor. Ber. S. 159.) Nachdem das
Keimbläschen nach der Befruchtung geschwunden ist,
tritt im Protoplasma von der Peripherie her vorschreitend eine radiäre Zeichnung auf, in deren Centrum der
neue Kern entsteht. Auch dieser Kern schwindet, und
es zeigt nun das Protoplasma eine doppelte radiäre Anordnung, in deren jedem Theil sich ein neuer Keim
entwickelt. Darauf folgt an der Grenze der beiden Ra-
diärsysteme die Dehiscenz des Kelmes in zwei Theile.
Derselbe Vorgang wiederholt sich bei jeder weiteren
Theilung in den Furchungszellen.) — 36) Onimus,
Sur l'influence du courant électrique sur le développement du frai de grenouilles. Gaz. méd. de Paris. 1874,
p. 234. — 37) Packard, Geburt eines lebenden Foetus
von 6 Monaten. Amer. Journ. of. Obstetr. VIII. 2,
p. 334. — 38) Raaber, A., Beiträge zur Keimblätter-Bil-
dung bei den Wirbelthieren. Sitzungsber. der naturf.
Gesellsch. zu Leipzig. No. 7. Juli. (S. den nächsten
Bericht und No. 39.) — 39) Derselbe, Embryonale
Anlage des Hühnchens III. Ursprung des Mesoderm.
Centralbl. f. d. med Wissensch. No. 17. — 40) Rocki-
tansky, Carl, jun., Die microscop. Zusammensetzung
der Lochien. Wien. med. Jahrb. II. S. 161. 1874. —
41) Schultz, A., Die embryonale Anlage der Selachier.
Centralbl. für die med. Wissensch. No 33. (S. den
nächsten Bericht, in welchem das Referat nach Erscheinen
der ausführlicheren Mittheilung aufgenommen werden wird.)
42) Sutugin, On the means of ascertaining the length
of gestation. Edinburgh. med. Journ. April. No. 238.
p. 869. (Siehe Bericht für Geburtshülfe.) — 43) Thury,
Action of light on the development of the young of
Frogs. Silliman's Journ. of Sci. and Arts, Vol. IX. March.
p. 230. (Aus L'Institut, Dec. 23. 1874.) — 44) Turner, W.,
On the Placentation of Seals (Halichoerus Grypbus).
Transact. royal Soc. Edinburgh. Vol. XXVII. — 45)
Derselbe, On the structure of the diffused the poly-
cotyledonary and the zonary forms of Placenta. The
journal of anatomy and physiology. Vol. X. p. 1. Oct.
v. a. The Lancet (I) p. 863, 898 and II. p. 112.
(June and July.) — 46) Derselbe, Note on the placentation of „Hyrax" Proceed. royal Soc. Vol. XXIV.
No. 165. p. 151. Decemb. (Bezüglich der Differenz
zwischen den englischen Autoren, Home, Owen,
Huxley, und den französischen, Milne Edwards
und Gsorge, über die Placenta von Hyrax
capensis stellt sich Turner nach sorgfältiger
Untersuchung eines ihm von Huxley übergebenen
Exemplares auf die Seite seiner Landsleute, und weist
nach, dass Hyrax zu den Animalia deciduata. Abtheilung
„Zonoplacentaria" gehört und nicht zu den Indeciduata
zu stellen ist, wie seiner Zeit H. Milne-Edwards
angegeben hatte. Am meisten stimmt Hyrax in dieser
Beziehung mit Felis überein, namentlich auch mit Berücksichtigung der grossen Allantoisblase. Ein Unterschied gegen Felis liegt in dem frühzeitigen Verschwinden des Nabelbläschens bei Hyrax, welches bekanntlich bei Felis während der Dauer der Trächtigkeit
persistirt.) — 47) Derselbe, Lectures on the comparative anatomy of the Placenta. First Series Edinburgh.

p. 124. — 48) Virchow, H., Ueber das
Epithel des Dottersackes im Hühnerembryo. Inauguraldissert. Berlin. (Das wesentlichste aus vorstehender
Arbeit ist im Bericht über die vorläufigen Mittheilungen
Kölliker's und des Verf. pro 1874, (s. Entwickelungsgeschichte S. 140 u. 141) wiedergegeben worden. Hier
sei nur bemerkt, dass Verf. eine gute Zusammenstellung
der bisherigen Ansichten über das Verhältniss der Keimblätter zum Ei in Keimscheibenrande gibt, die in mehr
als hinreichender Menge bereits vorhandenen Termini
technici (Keimrand, Keimwall, Randwulst, Keimwulst)
erläutert, seine Ansicht durch einige gute Abbildungen
unterstützt, und eine etwas eingehendere Erörterung der
Kölliker'schen Ansicht, dass das grosszellige Epithel
des Keimwulstes, bez. das Epithel des Dottersackes, das
embryonale Resorptionsorgan sei. Die Einwanderung von
Zellen in die Keimhaut (Stricker, Paremeschko)
stellt er in Abrede. Die vorliegende Abhandlung unterscheidet sich von der vorläufigen Mittheilung noch darin,
dass eine Erörterung darüber, ob die am Rande des
Hypoblasten im Keimwulst entstehenden Zellen aus
dem weissen Dotter, wie Verf. in der vorl. Mittheilung
mit Balfour angenommen hatte, unterblieben ist.) —
49) Wheeler, L., Ueber Beschaffenheit d. innern
Uterusfläche nach der Entbindung. Boston. med. and
surg. Journ. XCIII. 7. p. 177. — 50) Zweifel,
Untersuchungen über das Meconium. Arch. für Gynäkologie. VII 3. (Zweifel weist unter den von ihm auch
mikroskopisch genauer untersuchten Bestandtheilen des
Meconium Bilirubincrystalle (Hämatoidincrystalle)
und büschelförmige Crystalle nach, welche er für Stearinsäure halten möchte. Der übrige Inhalt der Arbeit ist
wesentlich chemisch.)

---

51) Hunking, C. D., Veränderungen im Central-
Nervensystem bei abnormen Bildungsvorgängen im Ei.
Oestr. Jahrbb. für Pädiatrie Bd. I. — 52) Szymkiewick,
Beiträge zur Lehre von den künstlichen Missbildungen
im Hühnereie. Wiener akad. Sitzungsber. 72. Bd.
III. Abth. Juli. (8. Ber. über Teratologie.) — 53) Oellacher, J., Ueber einen Fall partieller Multiplicität des
Rückenmarkes in einem viertägigen Hühnerembryo. Berichte des naturw. med. Vereins zu Innsbruck. Bd. IV.
S. 1. (S. wie oben.) — S. a. II. 8. 9. 37. Furchungsprocess
bei niederen Thieren. — XII. A. 10. Furchungsprocess
bei Myxine. — XIV. A. 22. Theilungs- u. Sprossungsvorgänge bei Acineten. — XIV. D. 23. Furchungsprocess
bei Gastrotricha. — XIV. D. 33. 34. 41. Homologie der
Keimblätter. — Entw. Evertebraten. Würmer 4. Herkunft des Mesoderms bei Cucullanus. — Entw. Evertebraten Würmer 8. Darmdrüsenblatt bei Arthropoden. —
Entw. Evertebraten. Mollusken 16. Furchungsprocess bei
Cephalopoden. — III. Phylogenie. 558. Keimblätter.

Häckel's (21) Arbeit bildet die Fortsetzung des im
VIII. Bande derselben Zeitschrift erschienenen Aufsatzes,
s. den vor. Bericht. Durch neue Arbeiten ist es ihm
jetzt gelungen, alle die auffallenden Verschiedenheiten in der Eifurchung und frühesten
Keimbildung der Thiere auf die primordiale Eifurchung und ihr Product, die
„Archigastrula" zurückzuführen. Mit Rücksicht auf die vier Hauptformen der Eifurchung unterscheidet er vier Formen der Bildung der ersten fünf
Keimesstufen.

A. Totale Furchung. Ovula holoblasta.		B. Partielle Furchung. Ovula meroblasta.	
a. Primordiale Furchung. O. archiblasta.	b. Inaequale Furchung. O. amphiblasta.	c. Discoidale Furchung. O. discoblasta.	d. Superficiale Furchung. O. periblasta.
I. Archimonerula. Das befruchtete Ei ist eine Cytode, in der Bildungsdotter und Nahrungsdotter nicht zu unterscheiden sind.	I. Amphimonerula. Cytode, die am animalen Pole Bildungsdotter, am vegetativen Nahrungsdotter besitzt, beide nicht scharf getrennt.	I. Discomonerula. Cytode, Bildungsdotter und Nahrungsdotter ebenso gelagert, aber scharf getrennt.	I. Perimonerula. Cytode, an der Peripherie Bildungsdotter, im Centrum Nahrungsdotter.
II. Archicytula. Zelle aus der Archimonerula, durch Kernneubildung entstanden.	II. Amphicytula. Zelle, ebenso aus der Amphimonerula entstanden.	II. Discocytula. Zelle, ebenso aus der Discomonerula entstanden.	II. Pericytula. Zelle, ebenso aus der Perimonerula entstanden.
III. Archimorula. Solide Masse, aus lauter gleichartigen Zellen gebildet.	III. Amphimorula. Rundliche Masse, aus Bildungszellen am animalen, Nahrungszellen am veget. Pole zusammengesetzt.	III. Discomorula. Flache Scheibe, aus gleichartigen Zellen, dem animalen Pole des Nahrungsdotters aufliegend.	III. Perimorula. Geschlossene Blase, aus einer Zellschicht, die den ganzen Nahrungsdotter umschliesst.
IV. Archiblastula. Hohle Blase, deren Wand aus einer Schicht gleichartiger Zellen besteht.	IV. Amphiblastula. Rundliche Blase, deren Wand am kleineren Pole aus kleinen Exodermzellen, am vegetativen aus grossen Entodermzellen besteht.	IV. Discoblastula. Rundliche Blase, deren kleinere Hemisphäre aus Furchungszellen besteht, die grössere aus dem ungefurchten Nahrungsdotter.	IV. Periblastula. Gleich der Perimorula.
V. Archigastrula. Ursprüngliche Gastrulaform mit leerem Urdarm, ohne Nahrungsdotter; primäre Keimblätter, einschichtig.	V. Amphigastrula. Glockenförmige Gastrula. Urdarm zum Theil mit gefurchtem Nahrungsdotter erfüllt.	V. Discogastrula. Scheibenförmige, ausgebreitete Gastrula, deren Urdarm ganz von Nahrungsdotter erfüllt ist.	V. Perigastrula. Blasenförmige Gastrula, deren Urdarm klein, deren grosse Furchungshöhle ganz von Nahrungsdotter erfüllt ist.

Von grosser Wichtigkeit für das Verständniss des Gastraeatheorie ist die Unterscheidung, die Häckel zwischen Palingenie und Cenogenie macht. Die palingenetischen Processe sind unmittelbar auf eine frühere Stammform zu beziehen und getreu durch Vererbung übertragen, wie z. B. die Bildung der zwei primären Keimblätter, der Chorda, des Primordialcraniums etc. in der Ontogenie der Amnioten.

Als cenogenetische Processe, welche keineswegs auf eine frühere selbständige Stammform zu beziehen, vielmehr durch Anpassung an die Bedingungen des Eilebens oder Embryolebens entstanden sind, müssen wir z. B. betrachten: die Bildung des Nahrungsdotters und der Eihüllen, des Amnion, der Allantois, Dotter- und Allantoiskreislauf; Nabelbildung, secundären Verschluss der Bauch- und Darmwand etc. Die Cenogenesis ist eine Entfernung der Keimform von der Stammform.

Diejenigen Organe, welche für die betreffenden Hauptgruppen (Stamm, Classe, Ordnung) besonders characteristisch und wichtig sind, treten in der Ontogenese dadurch in den Vordergrund, dass sie früher darin auftreten, als sie phylogenetisch erworben waren. (Heterochronie-cenogenetische Abänderung der palingenetischen Zeitfolge.) Organe von allgemeiner Bedeutung für alle Metazoen treten allmälig in den Hintergrund der Ontogenie (Urdarm). Unter Hetero-

toplen versteht Verf. die cenogetischen Abänderungen der palingenetischen Raumfolge, z. B. Zellwanderungen aus einem Keimblatt in ein anderes.

Die Archigastrula (s. Tab.) durch die primordiale Furchung entstehend, findet sich in der Ontogenie von Angehörigen sämmtlicher Metazoenstämme, (Gastrophysema, Sagitta, Spirobranchien, Branchiopoden, Amphioxus). Ursprünglich entsteht sie immer durch Einstülpung. Mit der Invagination des Blastula tritt die erste Axenbildung im Keim auf. Der Urmund scheint bei allen Metazoen am späteren aboralen Ende der Längsaxe zu liegen. Die Uebergangsstelle von Entoderm in Exoderm nennt H. den „Urmundrand" (Properistom). Von hier aus bilden sich die wichtigsten Mesodermproducte.

Durch eine continuirliche Reihe von Zwischenstufen ist mit der primordialen Furchung und Archigastrula die inaequale Furchung und Amphigastrula (s. Tab.) verbunden. Sie ist unter den Vertebraten sehr verbreitet (Frösche, Petromyzon, Placentalia (?)), findet sich aber auch bei allen anderen Metazoenstämmen. Schon vor Ablauf des Furchungsprocesses offenbart sich der Gegensatz zwischen animaler und vegetativer Sphäre des Eies, oft ist schon vor der Furchung der vegetative Theil des Eies durch Pigment- und Fettanhäufung kenntlich.

Die Amphigastrula entsteht aus der Amphiblastula entweder durch Einstülpung, Entobole, oder dadurch, dass die kleineren Ectodermzellen die voluminöse Masse der Entoderm- und Nahrungszellen umwachsen, Epibole. Bei der Einstülpung ist der sich einstülpende, vegetative Pol schon vorher durch die grösseren fett- und pigmenthaltigen, künftigen Entodermzellen kenntlich. Werden diese nicht ganz zur Darmbildung verbraucht, so dient der Rest als Nahrungsmaterial des Kies.

Diese „Proviantzellen" liegen bald nach innen von den Darmzellen (im Urdarm), bald nach aussen (in der Furchungshöhle). Bei Vertebraten, Mollusken und einigen höheren Arthropoden hat sich der Nahrungsdotter so stark entwickelt, dass der ihm anfliegende Bildungsdotter sehr zurück tritt. Indem sich aber der letztere von dem ersteren abhebt und sein verdickter Rand (Properistom) sich in die so entstandene Höhle umschlagend und einwachsend ein Entoderm bildet, kommt auch hier eine Gastrula „Discogastrula" (s. Tab.) zu Stande. Der Urmundrand umfasst die Dotterkugel, welche die ganze Urdarmhöhle ausfällt und weit aus der dadurch verstopften Urmund-Oeffnung herausragt.

Allmälig umwächst die Discogastrula den ganzen Nahrungsdotter. In der Nähe des Punktes, wo der Verschluss des Urmundes erfolgt, bildet sich später die bleibende Afteröffnung. Bei einer Gadusart (?), wo Verf. diese Verhältnisse beobachtet hat, entsteht in einem Meridian der Gastrula, nachdem diese ganz ausgebildet ist, die Axenplatte vom Urmundrande ausgehend. Hier entsteht vom Exoderm das Hautfaserblatt, vom Entoderm sich abspaltend das Darmfaserblatt. Amoeboidezellen des letzteren werden an Blut-, Pigment- und Bindegewebszellen. Als vermittelnde Glieder zwischen Amphiblastula- und Discoblastula-Eiern fasst H. die Fälle auf, wo bei einem discoblast. Eie die Oberfläche des Nahrungsdotters, Forchungszellen zum Aufbau des Embryo abgiebt. (s. Götte Hühnerei u. A.)

Bei den meisten Arthropoden umgiebt der Bildungsdotter den ganzen Nahrungsdotter. Seine Theilproducte bilden eine einschichtige Zellenlage um ihn (Perimorula), der Nahrungsdotter nimmt keinen Antheil am Theilungsprocesse. Stülpt sich nun an einer Stelle dies Epithel nach dem Nahrungsdotter zu ein, so entsteht eine Gastrula, die Paramorula (s. Tab.), die sich von der Archigastrula nur durch die ansehnliche Masse des die Furchungshöhle füllenden Nahrungsdotters unterscheidet. Das Properistom ist auch hier der Ausgangspunkt für die Bildung des Mesoderms. Diese Verhältnisse hat H. an den Eiern eines Peneus auf das Genaueste verfolgt. In den Hauptgruppen des Thierreiches finden sich die folgenden Verhältnisse der Gastrulabildung und Eifurchung:

Zoophyten: Die Archigastrula bei vielen niederen Zoophyten, Gastrophysema, Haliphysema, Spongien, Hydroide, Medusen, Corallen. Die Amphigastrula bei einigen Spongien, Medusen, Corallen, Siphonophoren und Ctenophoren.

Würmer: Die Archigastrula bei vielen niederen Würmern, Sagitta, Phoronis, Ascidien, vielen Nematoden u. s. w.; die Amphigastrula bei den meisten Würmern,

Acoelomiern, Anneliden u. s. w. Einen Uebergang zur discoidalen Furchung bietet Euanos.

Mollusken: Archigastrula nur bei wenig niederen Formen, Spirobranchier u. s. w ; bei den meisten bildet sich durch inaequale Furchung die Amphigastrula. Eine Discogastrula entsteht aus dem Cephalopodenei.

Echinodermen: Bei den meisten die Archigastrula. Nur bei wenigen (Cucumaria) Amphigastrula.

Arthropoden: Die Archigastrula findet sich nur bei einigen Branchiopoden und Pteromalinen (?). Discogastr. kommt bei einigen kleineren Crustaceen und Tracheaten vor, ebenso Amphigastrula. Die meisten Arthropoden haben aber die Perigastrulabildung zu eigen.

Vertebraten: Aus der primordialen Furchung und der Archigastrula (Amphioxus), hat sich phylogenetisch die inaequale Furchung und Amphigastrula entwickelt (Cyclostomen, Amphibien, Ganoiden, Marsupialien und Placentalien). Die inaequale Eifurchung der Placentalien fasst jedoch Verf. als eine besondere Modification auf, welche durch Verflüssigung und Rückbildung des Nahrungsdotters phylogenet. aus der discoidalen Furchung der Monotremen, überhaupt der Protamnien entstanden ist. Monotremen, Didelphen (?) Vögel, Reptilien, Teleostier und Selachier besitzen eine discoidale Furchung und Discogastrula, die durch Invagination entsteht.

Die fünf ersten ontogenet. Entwicklungsstufen entsprechen ebensoviel phylogenetischen Phasen. Die erste Stufe der Keimung, die Monerula, ist die ontog. Wiederholung der Organismenform, des Moneres. Indem das Keimbläschen schwindet, schlägt die Eizelle in die Cytode zurück. Aus ihr entsteht durch Kernneubildung die Cytula, die aus dem phylogenet. Amoebenstadium ererbt ist. Dem Theilungsproduct der Cytula, der Morula, entspricht phylog. das Synamoebium. Die verschiedenen Formen der Morula sind nur oenoget. Modificationen der Archimorula. Die verschiedenen Formen der Blastula führt Verf. alle auf die Archiblastula zurück. Eine eigentliche Blastula kommt da nicht vor, wo die Archigastrula nicht durch Invagination, sondern durch Delamination entstehen soll (einige Spongien und Hydroiden). Hier geht oenogetisch die Archimorula in die Archigastruia direct über. Ererbt ist die Archiblastula von der ausgestorbenen Stammform, Planaea, die mit den noch lebenden Flagellaten, namentlich den Volvocinen und Magosphaera verwandt gewesen sein wird.

Die fünfte ontogenetische Entwicklungsstufe ist die letzte, welche allen Metazoen ursprünglich gemeinsam ankommt. Die sich aus dem biogenetischen Grundgesetze ergebende gemeinsame Ahnenform nennt Häckel bekanntlich „Gastraea".

Die verschiedenen Modificationen der Gastrula sind so enge durch Zwischenstufen verbunden, dass sie sich leicht auf die Archigastrula zurückführen lassen. Der letzteren muss die Gastrula geglichen haben und muss auch, wie diese, durch Invagination aus der Planaea entstanden sein. Als wichtigste Causa efficiens des letzteren Vorgangs muss die Arbeitstheilung der Planaeazellen in locomotorische und nutritive Zellen bezeichnet werden. Die so entstehenden, locomot. und nutr. Hemisphären wurden durch Einstülpung der letzteren zum Ento- und Ectoderm. Hatte sich einmal die zur Nahrungsaufnahme vortheilhaftere, concave Oberfläche am nutritiven Pole hergestellt, so war der Anfang zur Bildung des Urdarms gegeben.

Balfour(8) versucht in einer hübschen, mit sehr instructiven schematischen Abbildungen versehenen Abhandlung die Homologien der ersten Entwickelungsstadien bei den Wirbelthieren festzustellen und vergleicht zu diesem Zwecke Amphioxus, die Batrachier, Selachier und Vögel. Wir können, da ohne die schematischen Abildungen der Gang seiner Darstellung nicht klar wiederzugeben ist, hier nur einige Puncto hervorheben. Bezüglich der Auffassung des Eies schliesst Verf. sich der Meinung Lankester's an, s. diesen Ber., stimmt dessen Autoblasten zu; ebenso vertritt er die Ansicht, dass die (Gastrula)- Invaginationsöffnung (Blastoporus, Ray Lankester), welchen Terminus Balfour acceptirt sich stets schliesse, bleibende Mund- und Afteröffnung bei allen Vertebraten secundäre Oeffnungen seien. Der Epiblast ist überall homolog, desgleichen Mesoblast und Hypoblast, welche beide aus einer gemeinsamen Anlage hervorgehen. Balfour spricht in seiner Abhandlung, recurrirend auf die Verhältnisse beim Amphioxus, sich immer so aus, als ob der Mesoblast aus dem Hypoblasten hervorgehe. (Corrector und den Thatsachen mehr entsprechend dürfte die auch vom Ref. vertretene, alte Remak'sche Auffassung sein, dass, wie eben gesagt, Hypoblast und Mesoblast aus einer anfangs gemeinsamen Anlage hervorgehen. Dass irgend welche Theile des Mesoblasten aus dem Epiblasten hervorgehen, oder gar der ganze Mesoblast aus dem Epiblasten sich entwickle, wie neuerdings Kölliker gelehrt hat, s. Ber. f. 1874, stellt Balfour bestimmt in Abrede. Zwischen der Entwickelung der Batrachier und . der des Amphioxus besteht kaum ein nennenswerther Unterschied. Die Selachier unterscheiden sich von den Batrachiern dadurch: 1) dass ihr Blastoporus nicht an derselben Stelle entsteht, wie bei diesen, 2) dass bei der Herstellung der Wände des Darmcanals Einfaltungen, Abschnürungen eine Rolle spielen und so ein Dottersack sich ausbildet, 3) dass der Mesoblast und somit auch die Leibeshöhle in 2 anfänglich vollkommen getrennten (antimeren) Stücken erscheint; vgl. den Ber. f. 1874, Selachier.) Die Chorda bildet sich direct aus dem Hypoblasten.

Die Entwickelung der Vögel möchte Verf. eher mit der des Amphioxus oder mit den Batrachiern, als mit der der Selachier in Verbindung bringen. Unterschiede zwischen den Vögeln und Selachiern ergeben sich in Folgendem: 1) Der Embryo liegt central in der Keimscheibe, in Folge dessen wächst der Epiblast gleichmässig von allen Seiten um den Dotter herum, eine Verbindung mit dem Hypoblasten an einer Stelle und (in Folge dessen) eine Communication der Darmhöhle mit dem Centralcanal des Nervensystemes tritt nicht ein. 2) Der Hypoblast soll nicht mit um den Dotter herumwachsen (? Ref.). 3) Die Segmentationshöhle wird ein Stück des Darmcanals; letztere bildet sich fast ausschliesslich durch Abschnürung. Verf. sucht zum Schluss es wahrscheinlich zu machen, dass bei den Vertebraten, ähnlich wie bei den Echinodermen, in den ursprünglichen Formen die

Leibeshöhle (Coelom, Häckel), Pleuroperitonealhöhle der Autoren) und die Darmrohrhöhle (Verdauungscanal) eine und dieselbe Cavität waren (vgl. den Aufsatz von Huxley (s. d. Bericht), welcher aber dahin neigt, epiblastische Elemente in die Leibeshöhle hineinzuversetzen). Bezüglich der Begründung dieser Ansicht muss auf das Original verwiesen werden.

His (17) wiederholt in kürzerer und zugleich für ein weiteres Publikum berechneter Fassung seine auf mechanischen Principien fussenden Anschauungen über die Entwickelungsgeschichte der Körperform, wie er sie bereits im Jahre 1868 in seinem bekannten grösseren Werke niedergelegt hat. Ref. verweist bezüglich des thatsächlichen Inhaltes auf den Bericht für 1868 und auf sein eigenes ausführliches Referat im Centralblatte für die medicinischen Wissenschaften. Es sei nur bemerkt, dass Verf. meistentheils in aller Strenge seinen damaligen Standpunct aufrechterhält, namentlich auch, was die Herkunft der von ihm sogen. parablastischen Elemente aus dem weissen Dotter anbetrifft (s. w. unten). In andern Puncten hat er kleine Aenderungen eingeführt; so z. B. scheint er seine Darstellung der Keimblätter nicht mehr ganz in derselben Fassung nehmen zu wollen, wie früher; man vergl. darüber das S. 38 ff. Gesagte. Für den früher von ihm eingeführten Ausdruck: "Parietalleiste" gebraucht His nunmehr die Bezeichnung: "Kieferleiste", — "die subgerminalen Fortsätze" als Auswüchse der Epiblasten werden ebenfalls nicht mehr betont.

Neu sind manche Puncto in der Darstellung des Wachsthums und der Gliederung des Gehirns; wenn auch das Meiste daraus vom Verf. bereits früher: S. Ueber die Gliederung des Gehirns, Verhandlung der Basler naturforschenden Gesellschaft, V. Band, 1869, kurz veröffentlicht worden war, so will Ref. doch noch ausdrücklich auf die vorliegende, durch zahlreiche Abbildungen erläuterte und erweiterte Darstellung verweisen. Besonderes Gewicht legt Verf. für die definitive Gestaltung des Gehirns auf das Vorhandensein der Brückenkrümmung. Das Einzelne ist ohne Abbildungen nur sehr schwer in Kürze wiederzugeben, und verweist Ref. daher auf das Original. Nur sei hervorgehoben, dass Verf. eingehender, als das bisher geschehen, auf den Unterschied hinweist, der zwischen den einzelnen Hirnfurchen, bez. Windungen insofern existirt, als eine Anzahl derselben: Fossa Sylvii, Fissura Hippocampi, F. collateralis, F. calcarina, auf wirklichen Einfaltungen der embryonalen Hirnwand beruhen, ihnen also an der andern Seite stets gleichlaufende Vorsprünge entsprechen, z. B. Streifenhügel, Fornix, Pes Hippocampi, Calcar avis etc. ("Primärfurchen" oder "Totalfurchen" Verf.), die bei weitem grössere Masse der Furchen und Windungen aber secundär durch besondere Entwicklung der grauen Rinde entsteht, so dass die Furchen nicht durch die ganze Wandungsdicke des Hirns durchgehen.

Weiterhin giebt Verf. einen kurzen geschichtlichen Ueberblick über die Theorien der Zeugung, als Auszug aus einer von ihm ebenfalls früher in extenso im Arch.

f. Anthropologie veröffentlichten, grösseren Studie. Er bekennt sich zu der in ihrer Grundlage bereits bei Aristoteles vorfindlichen Theorie „der übertragenen Bewegung" insofern die Spermatozoen eine bestimmte Form der Bewegung bei ihrem Eindringen in das Ei auf die erregungsfähige Substanz des letzteren übertragen. Der dadurch eingeleitete Bewegungsprocess spricht sich als „Wachsthum" aus. Wir müssen auch hier auf das Original verweisen.

Den Schluss der Abhandlung bilden Betrachtungen über die Descendenzlehre und deren Bedeutung für die Erklärung organischer Formen. Ohne die hohe Wichtigkeit der Descendenzlehre verkennen zu wollen, macht Verf. mit Recht darauf aufmerksam, dass letztere niemals eine „Erklärung" irgend einer organischen Form geben könne. Diese Erklärungen müssten vielmehr auf physiologischen Wege gesucht werden, d. h. streng genommen auf mechanischem Boden. Man habe sich also vor einer einseitigen Anwendung des Descendenzprincips bei der Ableitung organischer Formen und einer Ueberschätzung desselben zu hüten. Das der Grundgedanke des Verf. Die weitere Ausführung desselben, so wie die Besprechung der speciell gegen Haeckel gerichteten Polemik kann nicht Gegenstand eines Referates an dieser Stelle sein, wie auch Ref. nicht darauf eingehen kann, hier zu untersuchen, in wie weit die Beweisführung des Verf. zur Stütze seiner mechanischen Entwickelungslehre beim Hähnchen, bei den Knochenfischen u. A. eine glückliche ist, oder nicht.

Bis (18, 19) gibt eine Reihe neuer Daten über die Art des Wachsthums des Knochenfischembryo, wobei eine Reihe genauer Contourzeichnungen und plastischer Nachbildungen bei bestimmten Vergrösserungen zu Grunde gelegt sind.

Das Volum der Keimscheibe nimmt bis zum Auftreten der Keimschichten stetig zu, und zwar ergibt sich für die Furchungsperiode eine Zunahme der getrennten Keimmasse auf annähernd das Doppelte. Beim Beginn der Entwickelung berechnet sich das Volum der Keimscheibe zu rund 250 Cub. μ und würde betragen unter Berücksichtigung der eben erwähnten Massenzunahme:

Am Beginn des 3. Tages = 312,5 Cub. μ.
4. „   = 375,0
5. „   = 437,5
6. „   = 500,0

Die Zahl der Furchungskugeln, unter Berücksichtigung ihrer verschiedenen Grössenverhältnisse:

3. Tag = 1740 Stück,
4. „   = 7848 „
5. „   = 23219 „
6. „   = 61030 „

Berechnet man daraus den Zuwachs, beziehungsweise die Vermehrungscoëfficienten, so ergibt sich, dass der Furchungsprocess in seiner Intensität erst steigt, nach Kurzem sein Maximum erreicht und dann rasch wieder abfällt. Es ergibt sich ebenfalls daraus, wie langsam der Zellentheilungsprocess vor sich geht. Zur Zeit der grössten Intensität theilt sich jede Zelle etwa

alle 3 Stunden, vom 5 – 6 ten Tage an alle 18 Stunden einmal.

Dieselben Rechnungen auf die Vermehrung der Kernmasse angewendet, ergeben, dass dieselbe zwischen dem 3. – 4. Tage am bedeutendsten zunimmt. — Die Tabellen sind im Originale einzusehen. Bezüglich der Beschreibung der Furchungszellen hat Verf. keine neuen Angaben; er empfiehlt dieselben zum Studium der amöboiden Bewegungen ebenso, wie es Weil (1872) und Ref., s. Ber. f. 1873, bei Gelegenheit der Besprechung der Weil'schen Arbeit bereits gethan haben.

Vom 6ten Tage an beginnt die Bildung der Keimschichten (Götte), als deren erste die von Götte sog. „Deckschicht", welchen Namen Verf. adoptirt, erscheint; sie überschreitet den Aequator des Keimes und berührt somit an einer kleinen Stelle die Dotterrinde. Sie misst 2,2 Mm. bei einem Keimdurchmesser von 1,48 Mm. Die unmittelbar der Deckschicht anliegenden Zellen haben ein dichteres Gefüge; Verf. bezeichnet sie als den „Gewölbetheil", den Rest der Keimzellen als „Füllungsmasse". Die Bildung einer dünneren Mittelschicht und eines dickeren Randwulstes beschreibt Verf. wie Götte. Der Keim ist um diese Zeit gewölbt, später aber flucht er sich ab, ohne dabei erheblich an Ausdehnung gewonnen zu haben, die Deckschicht erscheint dann nicht mehr nach abwärts umgebogen, sondern sammt der anhaftenden Zellenmasse des Randwulstes am freien Keimrande endigend, also gegen früher aufgebogen. Verf. schliesst, dass 1) die verdünnte Mittelscheibe der Kuppel des ursprünglichen Gewölbes, 2) die obere Schicht des Randwulstes der äquatorialen und subäquatorialen Zone des Gewölbtheiles, und 3) die untere Schicht des Randwulstes der zur Seite gezogenen Füllungsmasse entspreche. Einzelne Zellen an der Decke und am Boden der Keimhöhle seien Reste der letzteren. — Die Ursache der Abflachung der gewölbten Scheibe sieht His in dem Nachgeben der als Widerlager des „Gewölbes" zu betrachtenden, äquatorialen und subäquatorialen Zellenmassen; dieses Nachgeben wird sich erklären, wenn man in diesen Massen, also im Randtheile des Keimes, die Zone des grössten Wachsthumes annimmt.

Bezüglich des ersten Auftretens des Embryo unter der Form eines platten, vom Randwulste ausgehenden Vorsprunges, bestätigt Verf. die älteren Angaben. Der Randwulst mit Embryonal-Anlage zusammen erscheint wie ein Ring, an dem eine blattförmige, kleine Vorragung zum Centrum des Ringes hin befestigt ist, oder, man könnte unter Berücksichtigung der dünnen Mitteltheiles der Keimscheibe sagen, wie eine halbkuglige Mütze, mit verdicktem Rande, von dem aus an einem Ende die Embryonalanlage vorspringt. Beim weiteren Wachsthume schiebt sich der Ring (oder die Mütze) immer mehr über das Ei herüber, und gleichzeitig wächst die Embryonalanlage in die Länge. So wie der verdeckte Ring über den Aequator des Eies hinübergekommen ist, wird er, da er sich der Circumferenz des Eies adaptirt, natürlich immer enger, und, am untern Eipole angekommen, bildet er nur noch eine ganz enge, ringförmige Oeffnung am Schwanze des mittlerweile in die Länge gewachsenen Embryo, das Dotterloch. An der Stelle des Ringes, von der aus die Embryonalanlage nach einwärts sich bildet, springt nach aussen ebenfalls ein bereits von Oellacher als Schwanzknospe bezeichneter Vorsprung vor, die „Randknospe" des Verf.

Alle diese Vorgänge werden durch eine Reihe sehr instructiver Abbildungen erläutert, und bittet Ref., die Detailschilderung an der Hand dieser nachsehen zu wollen.

Die Messungen ergeben, dass nach vollendeter Umwachsung des Eies die Masse des Embryo nur sehr wenig zugenommen hat (von 0,73 Cub. Mm. auf 0,78 Cub. Mm.). Also müsste die Bildung der formellen Körperanlage wesentlich auf Umgruppirung einer bereits vorhandenen materiellen basiren. Die Zunahme der Keimmasse ist dabei eine stetige und langsame. „Wenn nun auch, sagt Verf. S. 23, der Betrag des Wachsthum nur ein geringer ist, so müssen wir das Wachsthum doch als das alleinige, die Formung bedingende Agens ansehen. Wie aber das Wachsthum in der Keimscheibe vertheilt sein muss, um die geschilderten Formfolgen zu Wege zu bringen, darüber lässt sich zur Zeit nichts Sicheres sagen", s. S. 23 des Originals. Den Erklärungen Götte's über die Bildung des Randwulstes und des unteren Keimblattes durch Anstauung der Zellen am Rande und Umschlag, pflichtet Verf. nicht bei. Bezüglich der Masse über das spätere Wachsthum des Embryo muss auf das Original verwiesen werden.

Schliesslich beschreibt Verf. ausführlich die bereits von C. Vogt, Lereboullet, Kupffer, van Bambeke, Owsjannikow und Oellacher gekannten Zellen, welche nach dem Beginne der Furchung in der Dotterrinde auftreten. Einige der älteren Autoren stellen sie zur Bildung des Darmdrüsenblattes in Beziehung, Romiti, dessen Arbeit vom Verf. nicht erwähnt wird, s. den Bericht für 1874, S. 149, bringt sie zur Blutbildung in Beziehung. (Ref.) Verf. nennt sie, ohne für diesmal auf ihre Entstehung und Bedeutung näher einzugehen, „parablastische" oder „Nebenkeimzellen". Nur auf Folgendes macht er bezüglich ihrer Bildung aufmerksam. Sie könnten, da sie so sehr verschieden von den Furchungskugeln seien, wohl nicht als von diesen abstammend angesehen werden, wie Oellacher es thut; ausserdem seien in der Dotterrinde anfangs „grosse mit Kernen dicht gefüllte Kugeln" vorhanden. Ein Theil dieser Kerne zerfalle, ein anderer bleibe längere Zeit bestehen, und zugleich entwickle sich um dieselben in der Nähe des Keimes eine trübe, aus feinkörniger Dottermasse bestehende, sich in Carmin lebhafter färbende Zone, die am Anfang des dritten Tages als dünne, ringförmige Platte vorhanden ist. Der innere Rand ist verjüngt und schiebt sich auf kurze Strecken unter den Keim, der äussere endet zugeschärft. Ihre grösste Mächtigkeit erreicht sie 0,9 bis 1,9 Mm. vom Mittelpunkt der Keimscheibe. Sie

vergrössert sich später nicht viel mehr und wird bald von der Keimscheibe überwachsen. Diese Zone nennt Verf. den „Keimwall" und in ihr befinden sich später die Rindenkerne und die Nebenkeimzellen, letztere später oft zu Ketten an einander gereiht. Es lässt sich nun constatiren, dass da, wo im Keimwall die Parablastzellen auftreten, die Rindenkerne schwinden.

Wenn Verf. sich an dieser Stelle bezüglich der Fische, über die Herkunft der Nebenkeimzellen vorsichtig ausdrückt, hält er bezüglich des Hühnchens (20) seine früheren Angaben mit Entschiedenheit aufrecht. Er vertheidigt namentlich die Bemerkungen Kölliker's (s. d. vorj. Ber.) gegenüber den vollen Umfang seiner früheren Behauptungen bezüglich der Entstehung der von ihm sog. parablastischen Gewebesbestandtheile (Blut, Blutgefässe und Bindesubstanzen) aus Elementen des weissen Dotters beim Hühnchen, Knochenfisch, Katzenembryo und Natterembryo. Vom Randtheile der Keimscheibe wachsen (S. 275) während der ersten Zeit der Bebrütung protoplasmatische Fortsätze nach abwärts in die unmittelbar darunter gelegene, weisse Dottermasse hinein. Auf diese Weise werden die Dotterkugeln des Keimwalls — Verf. nennt sie jetzt „Keimwallkugeln" — nach und nach von einem Protoplasmanetz — interglobuläre Protoplasmamasse, Verf. — umgeben. Was vom weissen Dotter ausserhalb des Durchwachsungsgebietes verbleibt, fällt binnen Kurzem dem Zerfall anheim. In den Keimwallkugeln dagegen entstehen Zellen, theils einzeln, theils in Haufen. Sie treten zu gefässbildenden Netzen zusammen, und aus grösseren Haufen derselben entwickeln sich die Blutinseln. Verf. denkt sich, S. 284, dass die von ihm als „Dotterkerne" aufgefassten Gebilde innerhalb der Keimwallkugeln zerfielen, und aus diesen Zerfallsprodukten die neuen Kerne und das dieselben umgebende, neue Zellprotoplasma hervorgehe. Also hätten wir es hier mit einer Zellenbildung de novo und nicht mit einer morphologisch-continuirlichen Zellenbildung zu thun. (Man erinnere sich, dass Verf. die Dotterkugeln als Zellen ansieht.) Aus dem interglobulären Protoplasma bildet sich durch Sonderung desselben in einzelne Zellenterritorien das neuerdings von H. Virchow genauer beschriebene Dottersackepithel. Verf. empfiehlt die Untersuchung frischer Keimscheiben in 0,7 pCt. Kochsalzlösung und Färbung in Diamantfuchsin.

In einem Anhang theilt His mit, dass die von Ehrenberg als Magen gedeuteten Inhaltskörper von Nassula, Bursaria u. A. nichts anderes als kernhaltige Zellen von der Grösse und dem Aussehen farbloser Blutzellen seien, eine Thatsache, welche auf die Lehre von der Einzelligkeit der Infusorien ein merkwürdiges Licht werfen würde.

Lieberkühn (34) giebt uns eine Reihe interessanter Befunde der histologischen Verhältnisse ganz junger entwickelter Eier von Maulwürfen und Hunden, die er auch an Querschnitten, durch die embryonale Achse gelegt, untersuchte. Zunächst bestätigt er die Angaben Bischoff's (Hundeei), dass die jungen Keimblasen (Reichert's bläschenförmige Früchte) sich ausserordentlich schwer von der Schleimhaut des Uterus lösen lassen. Zur Lösung solcher Früchte empfiehlt Verf., den Uterus dicht neben einer von den Eiern herrührenden Anschwellung zu durchschneiden; es quillt dann, wie bekannt, die ganz durchsichtige Embryoblase hervor, bleibt aber mit ihrem Fruchthof noch eine Zeitlang fester in einer Delle des Uterus haften. Schliesslich löst sie sich auch hier, aber so, dass das Uterusepithel an der Zona pellucida, welche in diesem Entwickelungsstadium die Keimblase noch überkleidet (2 Mm. Durchmesser der letzteren) sitzen bleibt. An der Stelle des Fruchthofs zeigt die Eiblase eine kleine Erhabenheit.

Bezüglich des Verhältnisses vom Ei zum Uterus stellte Verf. fest (beim Maulwurf): Dass die Chorionzotten, conform den Angaben Kundrat's u. A. für den Menschen, nicht in die Uterindrüsen hineinwachsen, sondern sich eigene Wege in das sich entwickelnde Deciduagewebe hineinbohren. Das Epithel der Drüsen tritt in Form kleiner, weisslicher Flecken (am frischen Uterus) auf der Oberfläche hervor. Die Ursache der festen Adhärenz der noch mit der Zona umkleideten Eier liess sich nicht feststellen, da Verf. keine Spur von zottenartigen Vorsprüngen an der Zona finden konnte.

Querschnitte und Flächenansichten ergaben: 1) Dass der periphere Theil der Keimblase aus einer einfachen Schicht platter, kernhaltiger Zellen besteht; diese erscheinen in der Kantenansicht als langgezogene Spindeln, in deren Mitte sich der Kern mit Kernkörper umgeben von einem fast durchsichtigen Protoplasma befindet. Gegen den Fruchthof bildet sich eine scharfe Grenze dadurch, dass hier die Zellen viel dichter stehen. 2) Am Fruchthofe selbst beobachtete Verf. (bei Maulwurf-Embryonen, welche mit Müller's Flüssigkeit und dann mit Alkohol behandelt worden waren) nachstehende Stadien der Keimblattentwickelung: α) Ein diffuses, körnerhaltiges Protoplasma, in welchem Kern bei Kern liegt; letztere (die Kerne) fanden sich aber auch übereinander gelagert, zu einer Schichtung war es jedoch noch nicht gekommen. β) Zwei scharf abgegrenzte Lagen: die obere aus kleinen kugligen, neben- und übereinander liegenden Zellen, die untere aus einer einfachen Schicht platter Zellen bestehend. γ) Drei Zellenstrata: Ectoderm, Mesoderm und Entoderm. Das Ectoderm besteht aus radiär gestellten Zellen, wie bei Hühnerembryonen aus dem gleichen Entwickelungsstadium, das Mesoderm aus mehr kugeligen Zellen, das Entoderm aus denselben platten Zellen, wie vorhin beschrieben. In der hinteren Region des Fruchthofes sind Ectoderm und Mesoderm noch nicht scharf von einander abgegrenzt, aber, fährt Verf. fort, „gegen die dritte Schicht (das Ectoderm) hin werden die kugeligen Mesodermzellen ganz allmälig platter, so dass auch hier eine Abgrenzung noch nicht existirt. Wenn man voraussetzt, meint Verf. S. 63 l. c., dass zur Zeit, wo zwei Schichten bereits vorhanden sind, jede nur in sich

wächst, so wäre in der oberen die Anlage für das nachherige Ectoderm und Mesoderm. Es würde damit dieselbe Auffassung für das Blastoderm des Säugethiereies gegeben sein, zu welcher Kölliker und H. Virchow durch ihre Arbeiten über die Entwickelung der Keimblätter im Hühnerei gelangten." (Bekanntlich steht diese Auffassung im Widerspruch mit den Angaben Remak's, des Ref. u. A., z. B. van Beneden's 8a.)

Ferner fand Verf. bei noch nicht 2 Millimeter langen Fruchthöfen von Hundeembryonen eine tiefe Einsenkung des Ectoderms in das Mesoderm längs der Mittellinie, das Mesoderm zu beiden Seiten der dadurch hervorgebrachten Primitivrinne auffallend dick, am Boden derselben nur aus einer Zellenlage bestehend, das Entoderm einschichtig, von einer Chorda noch keine Spur.

Bei Maulwurfsembryonen von 1,5 Mm. fand sich noch keine Urwirbelsegmentirung, das Mesoderm war aber bereits in die beiden Seitenplatten gespalten; eine Fovea cardiaca fehlte noch. Das Rückenrohr war noch nicht geschlossen, dagegen wohl das Amnion, dessen Epithelschicht als unmittelbare Fortsetzung der Zellen des Centralnervenrohres erschien. Die Hauptplatte des Amnion war ebenfalls geschlossen und von der Epithelschicht scharf abgesetzt. Bei Embryonen aus viel späterer Zeit (Oberkieferbogen und Visceralbogen bereits entwickelt) klaffte das Centralnervenrohr im hinteren Theile des Embryo noch weit und befand sich in offener Communication mit der Amnioshöhle. Bei Maulwurfembryonen von 2 Mm. Länge waren eine Anzahl Urwirbel und eine Fovea cardiaca bereits angelegt.

Die Mittheilungen Hensen's (27), Kölliker's (29) und E. van Beneden's (8a) beschäftigen sich mit der Embryologie der Säugethiere. Am eingehendsten sprechen sich Hensen und v. Beneden aus, am meisten umgestaltend lauten die Angaben des Letzteren, welche zugleich am bestimmtesten formulirt erscheinen. Hensen giebt uns ausserdem eine Reihe interessanter Beobachtungen und Betrachtungen aus der Lehre von dem Zeugungsvorgange. Seine Untersuchungen datiren bereits seit einer längeren Reihe von Jahren.

Der Eintritt der Ovulation, nicht, wie Hensen meint, bei Meerschweinchen und Kaninchen S. 217, „nicht in einem sehr directen Zusammenhange mit der Brunst, d. h. der Turgescenz der Genitalien und der Erregung des Nervenapparates" ähnlich wie es Hausmann für das Pferd angegeben hatte. — Bezüglich der Lage des Eis bestätigt Verf. den Referenten, insofern er dieselbe ebenfalls eine in verschiedenen Follikeln verschieden erkannte. Die v. Barry'schen „Retinacula" seien brückenartige Stränge von Granulosazellen, welche bei der Bildung des Liquor folliculi zurückbleiben. Spindelförmige Discoszellen, wie sie Bischoff beschrieben hat, kommen besonders bei völliger Reife des Eies vor. — Die Ausscheidung von Flüssigkeit zwischen Zona und

Dotter, das Anstossen von Richtungsbläschen, die Contractionen des Dotters geschehen un ab häng ig von der Befruchtung, dasselbe fand auch van Beneden. Verf. sah auch die Richtungsbläschen, die ihm aus einer protop'asmaähnlichen Masse zu bestehen scheinen, sich contrahiren. Dieselben wurden später wasserklar, und wurden nicht mehr gesehen, als etwa 16 Furchungskugeln gebildet waren. Einmal, S. 237, notirt Verf. ein kernhaltiges Richtungsbläschen.

Dass die Eier durch äussere directe Einwirkung aus den Follikeln entleert würden (Contraction von His, Erection des Orariums, Rouget), scheint Verf. nicht wahrscheinlich, da nicht alle Eier zugleich entleert werden, vielmehr habe die alte Ansicht, dass die Ruptur durch Vermehrung des Follikelinhaltes herbeigeführt würde, am meisten für sich.

Die Zeit des Eintrittes der Ovulation nach der Cupula fand Verf. ungefähr als dieselbe, wie sie seit Bischoff's und Reichert's Beobachtungen bekannt ist; in der bekannten Differenz zwischen den letzteren beiden Forschern, ob die Copula einen fördernden Einfluss auf die Ovulation äussere, stellt er sich auf Seite Reichert's. Die starke Brunst verzögere den Austritt der Eier, die Copulation hebe, vielleich durch erschlaffende Wirkung, jene Hemmnisse auf.

Verf. beobachtete bei einem Meerschweinchen, dessen Eier auf den Fimbrien angetroffen warden, eine lebhafte Bewegung der letzteren, welche auf der Oberfläche des Eierstockes hin und her glitten; er hält diesen Vorgang für den normalen Mechanismus, um die Eier in die Tuben überzuführen. — Bezüglich der Schicksale unbefruchteter Eier ist auf die frühere Publication des Verf.'s. — Ber. f. 1869 — zu verweisen. Es scheint, als ob an solchen Eiern später zwei verschiedene Schichten an der Zona pellucida auftreten.

Für die Erklärung der Cupula selbst führt Verf. an, dass die Turgescens der Genitalien das Bedürfniss eines Reibens derselben erzeuge, beiden Theilen werde dieser Trieb aber nur dann gleichzeitig befriedigt werden können, wenn die beiderseitigen Genitalien sich berührten. Dass in den ersten Stunden nach der Begattung bei den Meerschweinen die Scheide mit einem festen Secret angefüllt sei, bestätigt Verf. Louckart und Bischoff gegenüber den von Reichert erhobenen Zweifeln. Der Same dringt bei Hunden sehr rasch in den Uterus, bei Kaninchen jedenfalls wie Verf. mit Coste findet, nicht bei der Begattung selbst, sondern erst später. Die Schnelligkeit der Samenfäden bei Meerschweinchen beläuft sich auf 1,2 Mm. per Minute, selten fand Verf. die Samenfäden auf den Eierstöcken.

Den Eintritt der Samenfäden in das Ei bezeichnet er im Gegensatze zu dem eigentlichen Befruchtungsvorgange als „Imprägnation". Kaninchen sind für die einschlägigen Beobachtungen am günstigsten, Verf. empfiehlt die Stelle der Eier in den Toben mit der Lupe aufzusuchen, dicht daneben die Tube quer zu durchschneiden und dann die Eier durch Streichen mit der Nadel oder dem Messerrücken aus

dem Tubenrohr zu entfernen, sie mit Kali bichromic. oder Osmiumdampf zu härten, dann mit oder ohne Carminfärbung mit scharfen Nadeln zu präpariren.

Eine Micropyle konnte Verf. nicht nachweisen. Ed. van Beneden spricht sich (gegen seine frühere Meinung) jetzt in derselben Weise aus. Hensen fand die Spermatozoen auch im Dotter, wie Newport bei Batrachiern und Weil bei Kaninchen. Er sah sie dort mit geschwollenen und körnig getrübten Kopfenden, woraus er auf eine endliche Auflösung der Samenfäden im Dotter schliessen möchte. Er befindet sich hier in starkem Gegensatze zu van Beneden, der die Samenfäden nur in der perilecithischen Flüssigkeit zwischen Zona und Dotter fand, meist mit den Köpfen hart am Dotter liegend, und in diesem Contact der Spermatozoenköpfe mit dem Dotter das Wesen der Befruchtung sieht „je crois donc que la fécondation consiste essentiellement dans la fusion de la substance spermatique avec la couche superficielle du globe vitellin" — (in der That ein etwas rascher und kühner Ausspruch. Ref. l Vgl. übrigens die Angaben von R. Hertwig). — Beide Beobachter sprechen von den lebhaften Bewegungen der Samenfäden, durch welche sogar Bewegungen der Dotterkugeln veranlasst würden. Hensen meint, dass die Samenfäden im innern des Dotters aufgelöst würden und sich mit dem letzteren mischten, und dass damit der Zustand der Befruchtung herbeigeführt würde, ähnlich also wie bereits früher Pringsheim, Meissner u. A. die Sache gefasst haben.

Die Befruchtung trennt Verf. scharf vom Begriffe der geschlechtlichen „Zeugung". Letztere ist die „Neubildung der Individuen aus dem Ei". Die Parthenogenesis lehrt bündig, dass beiderlei Begriffe von einander zu trennen seien, wenngleich in gewissen Fällen die Zeugung mit der Befruchtung zusammenhängt. Bezüglich der weiteren Betrachtungen über dieses „uralte ewige Räthsel", was dem Ref. auch damit keineswegs gelöst erscheint, muss auf das Original verwiesen werden.

Verf. discutirt die Theorien von O. Jäger (s. Zeitschr. f. w. Zool, XV. Band), Götte (Entwickelungsgesch. d. Unke, s. den nächsten Bericht), E. van Beneden's ectodermale und endodermale Entstehung der beiderseitigen Geschlechtsproducte (s. d. vor. Ber.) und die Angaben von His, s. d. Ber., und schliesst S. 259 mit folgenden Sätzen: 1) die Befruchtung des Eies ist ein Vorgang für sich, der nicht unmittelbar mit der Weiterentwicklung desselben zusammenhängt; 2) der Grundvorgang ist die Verschmelzung zweier, bis dahin getrennter Complexe organischer Substanzen. Sind diese Substanzen aus sehr vollkommen ähnlichen oder auch aus sehr verschiedenen Säften entstanden, so hat der Vorgang nur unvollkommen oder gar nicht den beabsichtigten Erfolg. Der allgemeine Erfolg ist die Erhaltung der Species, welche durch die geschlechtlich erzeugten Individuen sowohl vor zu beträchtlichen Variationen, als auch in sehr verschiedener Art, vor Todesursachen geschützt wird. Der specielle Erfolg ist die Fernhaltung der Todesursachen vom Keim und dessen Producten. Dieser Erfolg manifestirt sich in den einzelnen Fällen in verschiedener Weise. – Bezüglich des Verhaltens der Keimbläschen giebt uns Verf. nur vereinzelte Notizen, die nichts Neues bieten.

Entwicklung des Kaninchens. Ungeachtet die Mittheilungen des Verfassers noch eine Fortsetzung erfahren sollen, müssen hier doch in Rücksicht auf die gleichzeitigen Publicationen Lieberkühn's, van Beneden's und die unmittelbar folgende Kölliker's und auf die Wichtigkeit der Sache, die vorliegenden Data mitgetheilt werden. — Irgend welchen Einstülpungsprocess, eine Gastrulabildung, wie etwa beim Ei des Amphioxus, hat Verf. nicht beobachtet, ebenso wenig konnte er die von Bischoff angegebene Wiederverschmelzung der Furchungskugeln bestätigen. Die Zona pellucida der Eiweisshülle schlägt Verf. vor, als „Prochorion" zu bezeichnen; dasselbe lässt sich noch am 20sten Tage nach der Befruchtung als feines Häutchen nachweisen; die von Bischoff beschriebenen Zotten des Prochorion fand Verf. ebenso wenig wie Lieberkühn; er erklärt sie für Auflagerungen homogener Massen.

Den Furchungsprocess beschreibt Benson nicht genauer; hier findet sich offenbar eine Lücke in seinen Beobachtungen, die durch E. van Beneden's Angaben, s. unten, ergänzt wird. Er beginnt sofort mit dem Stadium der „Keimblase", welche er beschreibt als eine Blase, bestehend aus einer einzigen Lage von Zellen als Wandung und dem „Rest der Dottermasse" als Inhalt. Nunmehr komme es zur Bildung einer Keimhöhle in Form einer Spalte zwischen dem äusseren Zellenlager und dem Rest der „Dottermasse". Was dieser „Rest der Dottermasse" eigentlich sei, wird vom Verf. nicht scharf und bestimmt ausgesprochen; es scheint, als ob er ihn für die central gelegenen Furchungszellen halte, welche nicht in die Bildung der Keimhaut aufgingen, sondern als innere Schicht an einer Seite des Eies liegen blieben, wo die von Anfang an zweischichtige Keimscheibe entstehe, S. 262. Jedenfalls gebraucht er wiederholt daneben die alte Bezeichnung „Dottermassenrest", welcher wieder nicht auf eine histol. Structur hindeutet. (Es mag übrigens bemerkt werden, dass Bischoff selbst, Kölliker und Coste diesen sog. Dotterrest als „Furchungskugeln" ansehen. Kölliker aber (Entw. S. 35) betrachtete diese Furchungskugeln noch nicht als Zellen, und diese unbestimmte Auffassung der Dinge zieht sich bis auf den heutigen Tag durch alle Publicationen über das Säugethierei hindurch. Kölliker spricht die Betheiligung des „Dotterrestes" an der Bildung der Keimscheibe nur als Hypothese aus; Remak spricht sich für das Kaninchen geradezu dagegen aus. Ref.) Abgesehen von dieser Unbestimmtheit, in welcher wir über die Natur des „Dotterrestes" bleiben, spricht sich Verf. aber bestimmter als Bischoff darüber aus, dass die Keimscheibe mit dem „Dotterreste" zu thun habe. Es heisst S. 262: „Die durch eine wohlabgerundete Umgrenzung, Dicke und

geringere Durchsichtigkeit characterisirte Keimscheibe entwickelt sich langsam aus Vorstadien, die mit dem ins Innere des Eies vorspringenden „Dotterreste" beginnen und etwa durch den Namen „Keimhügel" von der vollendeten Keimscheibe unterschieden werden können. Wenn das Ei die Grösse eines halben Millimeter und darüber erreicht hat, zeigt es sich in einem Quadranten, innen von einer Lage etwas undurchsichtiger Zellen ausgekleidet, welche so vertheilt liegen, dass sie im Centrum dicht und zum Theil mehrschichtig lagern, nach der Peripherie zu dagegen mehr und mehr verstreut auftreten". Das Centrum dieses Keimhügels ist nun nach Verfasser der Ort der künftigen Keimscheibe. Die innere Zelllage besteht aus netzförmig zusammenhängenden Zellen. Im Thatsächlichen harmoniren die Angaben Henson's mit denen v. Beneden's, s. w. u.; die Deutungen des Letzteren lauten aber viel bestimmter. Das geht unter Anderem z. B. auch aus Sätzen hervor, wie folgender bei Henson, S. 263: „Als ziemlich allgemeines Verhalten finden wir wohl nur, dass die Zellen des unteren Keimblattes sich unmittelbarer aus den Furchungskugeln entwickeln, wie diejenigen des Äussern". Ref. gesteht, dass er sich keine rechte Vorstellung davon machen kann, wie eine mehr oder weniger unmittelbare Entwickung von Zellen aus den Furchungskugeln sich vollziehen möchte, da die Furchungskugeln unzweifelhaft Zellen sind, und vermisst auch in den Angaben des Verf. eine nähere Begründung für diese Ansicht.

Die weiteren Angaben Henson's besagen zunächst, dass die Zellen des äusseren Keimblattes cylindrisch und (daher? Verf.) trüber würden (124 St. altes Ei), dass die beiden Blätter der Keimscheibe in der Mitte verwachsen seien, und dass das innere Keimblatt durch successives Anwachsen und Weiterwachsen von ramificirten Zeilen des Ei ebenfalls zu umschliessen beginne, wie es Bischoff angegeben hat. In der Keimscheibe nimmt Verf., conform den bisherigen Vorstellungen an, dass die Vermehrung der Zellen und damit das Wachsthum der Keimscheibe vor sich gehe durch fortgesetztes Dickerwerden und Theilungen der einzelnen Zellen. Bei der Umwachsung des Eies walte dagegen ein anderer Process ob. Die Zellen des inneren Keimblattes sendeten Ausläufer ab, welche centrifugal vordrängen. In den verschmelzenden Ausläufermassen entständen alsdann neue Zellencentren, in welcher Art, habe Verf. nicht studirt. Jedenfalls liege zunächst ein Zellennetzwerk vor, das sich mit der Zeit so verdichte und zusammendrücke, dass daraus das Bild eines Zellenstratums entstehe.

Henson macht bezüglich der Umwandlung der Keimscheibe in den Embryo die äusserst wichtige Angabe und kommt damit auf die vor nunmehr 40 Jahren bereits geäusserte Ansicht von Baer's zurück, dass die Keimscheibe und der spätere Embryo identisch seien, mit andern Worten also, dass die ganze Keimscheibe zum Embryo wurde. Man habe also nach Vollendung der Keimscheibe 1) den Embryo

oder die Keimscheibe, bestehend aus dem Keimschei-
bentheile des äusseren Blattes und aus dem ganzen
inneren Blatte; 2) den accessorischen Eitheil, d. h.
die nur aus dem äusseren Keimblatte gebildete, einschichtige Keimblase. Alle späteren accessorischen Theile: mittleres Keimblatt, Amnios
und Chorion, der ganze Dottersack und
die Allantois seien vom Embryo gebildete
Theile. Verf. sah ebensowenig, wie Lieberkühn,
eine Area pellucida, von der Bischoff spricht. Die
Keimscheibe wächst nun sehr rasch, binnen 24 Stunden über 4 Mm.; dann tritt die Urwirbelbildung ein.
Dabei geht sie von der anfangs runden in die ovaie
Form über. Im hinteren Abschnitte der Keimscheibe
tritt als runder Streif der Primitivstreif auf; nach
des Verf.'s Zeichnungen geht derselbe kaum über die
Mitte der Embryonalanlage hinaus und endet vorn mit
einer scheibenförmigen Bildung, die Hensen als
„Knoten" bezeichnet. Vom Knoten aus läuft eine
Rinne bis an den Vorderrand der Keimscheibe, welche
als die „primäre Medullarrinne" benannt wird.
Uebrigens findet sich auch im Primitivstreifen eine
kleine, wenig markirte Rinne, die, wie der Primitivstreif selber, später schwindet. Wenigstens geht aus
den Zeichnungen und Beschreibungen des Verf.'s, soweit sie bis jetzt vorliegen, eine successive Verkleinerung dieser Bildung, ähnlich den bekannten Dur-
sy'schen Angaben für das Hühnchen, hervor. Ob die
Verwachsung der beiden Keimscheiben von deren
Mitte aus auch in das Gebiet des Primitivstreifens
herübergreife, darüber hat Verf. keine bestimmten
Erfahrungen.

Bezüglich der Entstehung des mittleren Keimblattes haben wir die thatsächlichen Angaben, dass
dasselbe am hinteren Umfange der Keimscheibe (siehe
den in Fig. 19 gezeichneten Längsschnitt) zuerst als
eine Anhäufung rundlicher Zellen auftrete (Länge der
ganzen Keimscheibe 0,894 Mm.).

Woher nun aber diese Zellen abstammen, geht —
für den Ref. wenigstens — aus des Verf.'s Angaben
nicht mit voller Bestimmtheit hervor. Ref. zieht es
daher vor, des Verf.'s eigene Worte anzuführen:
S. 270:

„Die Entstehung des mittleren Keimblattes geht nach
meinen Beobachtungen, die natürlich zunächst nur für
das Kaninchen gelten, wie folgt, vor sich. In dem vorderen Theil der Keimscheibe (Fig. 20 A) fehlt es völlig.
Seitlich, in der Nähe des Primitivstreifs, verlängern sich
die Zellen des äussern Keimblattes und bekommen, wie
ich an einer Zeichnung, die ich leider zurückbehalten
habe, sehe, zwei Kerne übereinander. Es gewinnt daher das Ansehen, als wenn das Blatt mehrschichtig werden wollte. In der Mittellinie zeigt sich dagegen der
Contour des oberen Blattes so verwischt (Fig. 20 B., C.),
dass selbst der feinste Schnitt nichts davon erkennen
lässt, sondern ein Uebergang in die ramificirten, ein
wenig intensiver Carmin absorbirenden Zellen so vor
sich geht, dass eine sichere, allseitige Begrenzung der
hier liegenden Zellen nicht zu gewinnen ist. Dagegen
findet sich zwischen ihnen ein inniger, wahrscheinlich
durch dicke Ausläufer vermittelter Uebergang. Aber
auch das innere Keimblatt geht in den Verwachsungs-
process mit ein, nur ist dies schwieriger nachzuweisen.
Die Zellen werden bald sehr platt, und man glaubt,

wenn gleich stets unsicher, eine Grenze gegen das
mittlere Blatt ziehen zu können. Versucht man jedoch
das Blatt abzutrennen, so bemerkt man, dass es in der
Mitte des Querschnitts sehr fest anhaftet und bei gewaltsamer Trennung entweder zerreisst oder Zellen des
mittleren Blattes ausreisst, wie dies in Fig. 35 geschah.
Bei älteren Keimscheiben ist die Verwachsung dieses
Blattes nur ganz local, nämlich auf den Knoten beschränkt."

Kölliker's Mittheilungen (29) weichen in
manchen Dingen von den Anschauungen Hensen's
ab, in andern bestätigen sie dieselbe. Ref. ist gezwungen, bei der knappen Formulirung, welche ihnen
Verf. selbst gegeben hat, die eigenen Worte desselben
zu reproduciren, mit den Aenderungen jedoch, welche
ein späterer Zusatz des Verf.'s bezüglich der Chorda
nöthig gemacht hat:

1. Die Keimblase, wie sie aus dem gefurchten
Dotter hervorgeht, besteht aus einer vollkommen geschlossenen, äusseren, einschichtigen Lage (dem Ectoderma) und einer inneren, einschichtigen, scheibenförmigen Platte, die der äusseren Blase da anliegt, wo
später der Fruchthof sich bildet. Diese Platte ist die
Anlage des inneren Keimblattes (des Entoderms).

2. Diese Anlage des inneren Blattes geht aus den
zur Bildung des äusseren Blattes der Keimblase nicht
verwendeten, inneren Reste der Furchungskugeln hervor, der zu einer Scheibe sich ausbreitet und an einer
Stelle dem äusseren Blatte sich anlegt.

3. Während diese scheibenförmige Anlage des
inneren Keimblattes in der Fläche weiter wuchert und
nach und nach ein vollständiges inneres Blatt der
Keimblase erzeugt, entsteht an der Stelle, wo die Anlage des inneren Blattes sich befand, der Fruchthof in
Form eines kreisförmigen, undurchsichtigen Fleckes der
Keimblase. Dieses Bild wird einzig und allein bedingt
durch eine Wucherung der Zellen des äusseren Keimblattes, welche, wachsend und sich vermehrend, an
dieser Stelle höher, schmäler und zahlreicher werden,
ohne ihre Anordnung in einer einfachen Schicht aufzugeben, wogegen die Elemente des inneren Blattes
am Fruchthofe keine nennenswerthe Veränderung
zeigen.

4. Dem Gesagten zufolge ist das Primitivorgan,
von dem die Entwicklung des Säugethieres ausgeht,
keine invaginirte, einschichtige Blase, keine Gastrula
im Sinne Häckel's, sondern eine doppelblättrige, ganz
geschlossene Blase. Dasselbe muss ich noch nach
meinen Erfahrungen für das Hühnchen behaupten, bei
dem das Homologon der Keimblase der Säugethiere die
am 6. Tage von dem Ectoderm und Entoderm gebildete, den Nahrungsdotter umschliessende Blase ist.
Bevor diese ächte Keimblase des Hühnchens gebildet
ist, ist das Primitivorgan desselben eine doppelschich-
tige Scheibe, die Keimhaut, welche in keiner Weise
mit einer Blase verglichen werden kann, wie Rauber
dies versucht hat.

5. Die erste Spur des Kaninchenembryo erscheint
am hinteren, spitzeren Ende des birnförmig gewordenen
Fruchthofes in Gestalt einer rundlichen, kleinen Verdickung. Diese bildet sich allmälig, nach vorn sich

ausbreitend, zu einem länglichen Streifen mit einer Rinne, dem Primitivstreifen und der Primitivrinne, um, und vor diesem Streifen erscheint dann, wie beim Hühnchen, die Rückenfurche mit den Rückenwülsten.

6. Wie beim Hühnchen verdankt der Primitivstreifen von seinem ersten Auftreten an seine Entstehung einer Wucherung des Ectoderma in die Tiefe, aus welcher nach und nach das mittlere Keimblatt hervorgeht, indem diese Wucherung allmälig nach allen Seiten über den Primitivstreifen hinauswächst.

7. Ist einmal die Rückenfurche und das Mesoderma gegeben, so geht die weitere Entwickelung der Körperform im Wesentlichen wie beim Hühnchen vor sich und ist nur folgendes hervorzuheben.

8. Die Medullarplatte am Kopfe oder die Anlage des Gehirns erscheint als eine breite, auch von der Fläche erkennbare, schaufelförmige Platte mit einer tiefen, schmalen Rinne in der Mitte, die noch als flache Platte sich gliedert und verhältnissmässig spät zum Uirnrohre sich schliesst, nachdem schon lange Urwirbel entstanden sind.

9. Der Primitivstreifen erhält sich nur kurze Zeit, nachdem die Rückenfurche und die Embryonalanlage entstanden ist.

10. Die Herzanlage entsteht sehr früh bei Embryonen mit 3—5 Urwirbeln und ist an Flächenbildern in eigenthümlicher Weise zu beiden Seiten des Kopfes am äussersten Rande der Parietalzone des Embryo in Gestalt zweier Röhren zu erkennen, die jede in einen länglichen Hohlraum, die Parietalhöhle, eingeschlossen sind. Langsam wachsen mit der nach der Ventralseite sich krümmenden Parietalzone des Embryo diese doppelten Herzanlagen einander entgegen und kommen erst bei Embryonen mit etwa 11 Urwirbeln in der Mitte der Brustwand zur Vereinigung. An Querschnitten sieht man leicht, dass jede Herzhälfte in einem besonderen Spaltraume der Seitenplatten entsteht und aus einem Endothelrohre und einer dicken Umhüllung der Darmfaserplatte sich bildet.

11. Die Chorda entsteht aus dem Mesoderm, ist schon früh vorhanden, aber sehr schwer sichtbar.

12. Die ersten Gefässe sind nichts als solide Zellenstränge im Mesoderma und ihre centralen Zellen die ersten Blutzellen. Den Angaben Götte's über die Blutbildung bei Säugethierembryonen scheint eine Verwechslung mit einer besonderen, noch von Niemand erwähnten Verdickung der äusseren Keimschicht oder des Ectoderma des Kaninchens im Bereiche der Area opaca zu Grunde zu liegen, welche später zu einem Theile der serösen Hülle wird und an der Verbindung der Allantois-Placenta mit dem Uterus sich betheiligt.

13. Die Allantois bildet sich, wie Längsschnitte erkennen lassen, bei Kaninchen genau so wie beim Hühnchen nach Gasser, nur ist die bei ihrer Entstehung betheiligte Wucherung des Mesoderma ungemein viel grösser. Die Venae umbilicales sind früh weit und als grosse Canäle im Rande der seitlichen Leibeswände zu finden.

14. Die primitive Augenblase und die Gehörblase

entstehen wie beim Hühnchen, ebenso die Mundöffnung.

15. Das Herz ist an seinem Vorhofstheile nicht nur hinten durch das Mesocardium posterius mit der Darmwand, sondern auch seitlich durch zwei Mesocardia lateralia mit der Seitenwand der Parietalhöhle, hier der seitlichen Leibeswand, verwachsen, wodurch die Parietalhöhle in dieser Gegend, abweichend vom Hühnchen, in drei Räume, zwei hintere und einen vorderen, geschieden wird, von denen die ersteren mit den zwei primitiven Bauchhöhlen in Verbindung stehen. Am Vorhofe finden sich äusserlich Zotten.

16. Das Amnion schliesst sich früh in der Mitte des Rückens. Die Kopfscheide desselben besteht nur aus dem Hornblatte und ebenso die Kopfkappe nur aus dem Darmdrüsenblatte. Mithin fehlt hier, wie beim Hühnchen nach His, das mittlere Keimblatt.

17. Der Urnierengang ist ursprünglich ein solider Strang und entsteht durch Abschnürung aus dem Mesoderma. Die Urniere bildet sich aus einer Wucherung der Mittelplatte, in der eine gegen die Peritonealhöhle sich öffnende Höhlung (Trichter, Semper) nicht gesehen wurde. Beim Hühnerembryo habe ich dagegen bestimmte Andeutungen solcher Trichter gesehen, die später sich schlossen, sobald die Urnierenanlage ganz von der Mittelplatte sich abschnürte.

Im Ganzen bestätigt somit ein Theil meiner Erfahrungen viele wichtigen, schon von Henson gemachte Angaben (doppelte Herzanlage, erste Anlage des Embryo am hinteren Ende der Area u. s. w.), und stimmen auch die im Sommer 1875 gleichzeitig mit meinen Untersuchungen gewonnenen Ergebnisse von Lieberkühn, deren Veröffentlichung in den im November dieses Jahres erschienenen Sitzungsberichten der Marburger Gesellschaft enthalten ist, so weit sie gehen, mit den meinen überein.

Eine wichtige Ergänzung zu den Arbeiten Lieberkühn's, Bensen's und Kölliker's bilden die freilich bis jetzt nur in einer vorläufigen Mittheilung vorliegenden Untersuchungen v. Beneden's (8a), die ebenfalls Kaninchen betroffen; nicht nur, dass seine Angaben überall mit grösster Bestimmtheit ausgesprochen werden, er giebt auch eine Darstellung einer Gastrulaform des Säugethier-Embryos, welche vollkommen neu ist, und von den bezüglichen Angaben Götte's durchaus abweicht. Auch geht er näher auf die Verhältnisse des Keimbläschens und der Zelltheilung ein, wobei er allerdings öfter gezwungen ist, gegen frühere Angaben (s. Bericht für 1873) zurückzunehmen oder zu modificiren. Wir müssen auch hier oft wörtlich dem Verf. folgen.

Im Keimbläschen der Kaninchen werden unterschieden: 1) der Nucleolus, 2) eine klare Flüssigkeit, 3) eine granulirte Substanz, das „Nucionplasma", öfters in Form eines Netzwerkes vorhanden (s. Flemming, 14. dieses Berichts), 4) 2—3 kleine, rundliche Körperchen, die Nebennucleolen, Nebenkernkörperchen Flemming's. Bei reifen Eiern rückt das Keimbläschen an die Eioberfläche, plattet sich, eng der Zona pellucida anliegend, ab. Zu gleicher Zeit scheidet sich der Eidotter in eine helle Rinden- und in eine dunklere Markzone (Centralzone). Die helle Rindenschicht (Dotterprotoplasma frei von Dotterkörnchen) häuft sich besonders um das Keimbläschen an und bildet mit diesem einen linsenförmigen Körper, die „Keimlinse" (Ref.) (Lentille cicatriculaire, Verf.). Diese Keimlinse drückt an ihrer Stelle die Centralzone ein. Weiterhin tritt auch das Kernkörperchen an die Oberfläche des Keimbläschens, legt sich hart an dessen Membran, da, wo diese die Zona berührt, plattet sich ab und verlöthet sich mit der Keimbläschenmembran (so glaubt wenigstens Ref. den Verf. verstehen zu müssen). Für dieses platte Kernkörperchen glaubt Verf. auch einen neuen Namen: „Plaque nucléolaire" vorschlagen zu müssen. Die Keimbläschenmembran soll sich dann überall da, wo es an die homogene Rindenschicht angrenzt, verdünnen, und Verf. meint: „il est probable que la substance qui constituait cette membrane, est attirée vers la plaque nucléolaire et qu'elle finit par s'y confondre avec la substance de l'ancien nucléole." Aus dem Nucleoplasma und den Pseudonucleoli leitet Verf. einen Haufen granulirter Substanz im innern der Keimblase her, das sog. „Corpus nucleoplasmaticum" (Corps nucléo-plasmique). Die klare Keimbläschenflüssigkeit soll sich, wahrscheinlich in Folge einer Zerreissung der Keimbläschenmembran, mit dem „Protoplasma cicatriculaire", d. h. der homogenen Masse der Lentille cicatriculaire verbinden. Aus der Plaque nucléolaire soll weiterhin, wahrscheinlich durch ihre Contractilität (Verf. erinnert an die von Auerbach u. A. beobachtete Contractilität der Kernkörperchen) ein verschieden geformter (ellipsoidisch, linsen- od. mützenförmig) Körper hervorbilden, „Corps nucléolaire" (Corpus nucleolare). Nunmehr verschwinden alle diese Theile, indem einige derselben, und zwar das Corpus nucleolare und das Corpus nucleoplasmaticum, als die bekannten Richtungsbläschen ausgestossen werden, die Keimlinsenmasse aber, indem sie eine granulirte Beschaffenheit annimmt, mit der Rindenschicht des Eies verschmilzt. Die Richtungsbläschen sind von einander verschieden, und Verf. hat die beachtenswerthe Angabe, dass das eine derselben, welches auf das Corpus nucleolare zurückzubeziehen ist, sich in Pikrocarmin färbt, das andere nicht.

Im selben Moment, wo das Keimbläschen auf diese Weise untergeht, beginnt unter amöboiden Bewegungungen die bekannte Retraction der Dotterkugel, während gleichzeitig die perilecithische Flüssigkeit (Liquide perivitellin, Verf.) hervortritt. In dieser Flüssigkeit finden sich die Richtungsbläschen. Der Dotter nimmt nunmehr wieder seine runde Form an, die Scheidung in eine Rinden- und Centralzone ist nicht mehr zu erkennen, das Ei ist in das Stadium einer Cytode (Moneralaform Haeckel's) eingetreten.

Alle diese Vorgänge sind unabhängig von der Befruchtung (vergl. auch die Angaben Hensen's). Sie sind Erscheinungen, welche mit der Reifung des

Eies zusammenhängen. Im Eileiter fand Verf. niemals Eier mit Keimbläschen; er glaubt daher, dass diese Processe bereits im Eierstocke ablaufen; die Eiweissschicht in den Tuben bildet sich auch um unbefruchtete Eier.

Bezüglich des Verhaltens der Spermatozoen zum Ei ist das Wesentlichste bereits in dem Referate über Hensen's Arbeit mitgetheilt worden.

Die Neubildung des Kerns in der Monerula vollzieht sich bald nach der Befruchtung und stimmt der vom Verf. beschriebene Bildungsmodus am meisten mit den Angaben Auerbach's überein (Bericht für 1874). Zuvörderst theile sich die Dottersubstanz in drei Schichten, eine oberflächliche, fast homogene intermediäre, stark granulirte und centrale, fein granulirte Masse (8½ bis 10½ Stunden nach dem Onlus). Dann entstehe in der oberflächlichen Schicht ein Körper (eine Vacuole, einer klaren Vacuole, der Pronucleus periphericus, der sich im Osmium gran färbt, während seine Umgebung braun wird. Dieser peripherische Pronucleus lässt bald in seinem Inneren mehrere, stark lichtbrechende Körperchen erkennen und sinkt dann in die tieferen Dotterschichten ein, einem Pronucleus centralis entgegen, welcher inzwischen in der centralen, fein granulirten Dottersubstanz aus dem Zusammenfliessen von 2—3 kleinen, hellen Körperchen entstanden ist.

Der Pronucleus centralis ist beträchtlich grösser, als der peripherische Vorkern, zeigt auch meist unregelmässige Vorsprünge. Beide Pronuclei kommen in der centralen Masse zusammen; dabei zeigte in den beobachteten Fällen die periphere eine regelmässig contourirte, sphärische Gestalt, der centrale war halbmond- oder mützenförmig, manchmal lappig, einmal erschien er zweigetheilt. Gegen Osmium und Pikrocarmin verhalten sich beide Pronuclei gleich. Weiterhin vergrössert sich der periphere Vorkern, während der centrale sich verkleinert; ob die Vergrösserung des ersteren auf Kosten des letzteren geschieht, konnte van Beneden nicht entscheiden. Weiterhin sieht man nur einen Kern, bestehend aus einer klaren Masse ohne Kernkörperchen, von sehr scharfen Contouren und unregelmässiger Form; in wie weit eine Verschmelzung beider Vorkerne dabei stattgefunden hatte, liess sich nicht sagen; Verf. fand dieses Stadium an Eiern aus der Mitte und dem unteren Abschnitte des Ovidoct. Das Protoplasma des Dotters zeigte dabei radiäre Streifung. Verf. spricht die Hypothese aus, dass der periphere Vorkern von der Substanz der Samenfäden abstammen dürfte, während der centrale von der Eimasse gebildet sei. (Man wolle die Uebereinstimmung beachten, welche sich mit den Angaben R. Hertwig's für Toxopneustes, s. d. B., besteht, Ref.) Beiläufig wird mitgetheilt, dass Verf. bereits 1868 u. 1871 bei verschiedenen Verspermillionen ähnliche Bilder erhalten habe. Auch finde bei diesen Thieren wahrscheinlich die Begattung im Herbst statt, die Befruchtung viel später, die Entwickelung erst im nächsten Frühjahr.

Wann die Eier im Uterus angelangt (zwischen

dem zweiten und dritten Tage), ist bereits das Gastrula-Stadium vorüber, und haben wir schon einen aus 2 Keimblättern bestehenden Embryo vor uns. Die erste Theilung des Dotters vollzieht sich ganz unter demselben Bilde, wie es Auerbach von den Nematoden beschrieben hat; wir sehen die karyolytische Figur und die Vacuolen, welche aber van Beneden nicht für neugebildete Dinge, sondern für Fragmente des primären Kerns anspricht. Sobald die Zweitheilung vollendet ist, sieht man in jedem Theilstück abermals 2 Pronuclei, den „Pronucleus dérivé" und den „Pronucleus engendré". Der erstere stammt vom Kern der Monerula, der andere von der klaren Protoplasmasubstanz, welche sich bei der Bildung der karyolytischen Figur um den spindelförmig gewordenen ersten Kern ansammelt. Der „Pronucleus dérivé" vergrössert sich auf Kosten des Pronucleus engendré, den er nach und nach vollkommen absorbirt. Verf. beschreibt denselben Modus der Kernbildung noch bei 8 Furchungskugeln. Die beiden ersten Furchungskugeln sind ungleich, aus der grösseren stammt das Ectoderm (Globe ectodermique) aus der kleineren das Endoderm (Globe endodermique). Die weitere Theilung erfolgt so, dass wir weiterhin 4, dann 8, dann 12, dann 16, 24 Kugeln zählen; von da ab ist eine genaue Zählung nicht mehr ausführbar.

Das Wichtigste ist aber das Verhalten der Abkömmlinge der beiden ersten Furchungskugeln; die Abkömmlinge der grösseren Ectodermkugel bilden sich rascher, als die der Endodermkugel, d. h. die Ectodermkugel eilt der Endodermkugel in der Theilung voran, und immer halten sich dabei ihre Producte getrennt. Die Theilstücke der Ectodermkugel formiren im weiteren Verlaufe eine Art Helm oder Kappe, welche den Producten der Endodermkugel aufsitzt. Die unteren Ränder der Endodermkappe wachsen dann immer weiter vor, bis nur noch eine kleine Oeffnung als Zugang zu den Producten der Endodermkugel übrig bleibt. Verf. spricht diesen Vorgang als epibolische Gastrulabildung an, und homologisirt diese kleine Zugangsöffnung dem Blastoporus (Ray Lankester, s. d. Ber. Evertebraten). Die Ectodermzellen haben eine unregelmässig cubische Gestalt, aussen und innen convex, plan an ihren Seitenflächen. Die den Blastoporus zunächst begrenzenden Zellen sind sehr platt und schmiegen sich innig an die zunächst liegenden Endodermzellen mit convexen Flächen. Nach successiver Behandlung in Osmium und später in Müller'scher Flüssigkeit bleiben die Ectodermzellen klar, leicht gebräunt, zeigen sämmtlich einen runden Kern mit mehreren Kernkörperchen. Das granulirte Protoplasma häuft sich an der äusseren Peripherie der Zellen an; die zum Endoderm schauende Partie bleibt hell.

Die Endodermzellen sind polyedrisch, grösser als die Ectodermzellen, sie bräunen sich stark in Osmium, und hängen fest aneinander, so dass man sie nach 7—8 tägiger Behandlung mit Müller'scher Flüssigkeit als eine zusammenhängende Masse isoliren

kann. Ectoderm und Endoderm trennen sich dagegen leicht von einander.

Verf. nennt eine so während des Ablaufs der Furchung gebildete Gastrula eine Metagastrula. Er stellt die Metagastrula der Säugethiere in unmittelbare Nähe der Gastrula der Batrachier, Ganoiden und Cyklostomen. Eine Morula-Phase soll bei den Säugethierentwickelung fehlen.

Die Metagastrula bildet sich gegen das Ende des dritten Tages, wenn das Eichen in den Uterus gelangt, in die bekannte Keimblasenform der Säugethiere um. Zunächst schliesst sich durch vollständige Verwachsung des Ectoderms der Blastoporus, die Endodermzellen sind vollkommen vom blasigen Ectoderm umgeben. Dann entsteht eine Spalte ringsum zwischen Endoderm und Entoderm, welche sich mit Flüssigkeit füllt, nur an der Stelle des Blastoporus adhärirt mit etwa 3 oder 4 Zellen das Endoderm dem Ectoderm. Die Spalte wächst rasch und bildet sich bald zu einem grossen, mit Flüssigkeit gefüllten Raume aus, dabei vermehren sich die Zellen des Ectoderm durch Theilung und platten sich dabei immer mehr ab, ihre Kerne sind von einem fetthaltigen Körnerhaufen umgeben, sonst sind sie klar. Die Endodermzellen haben kaum zugenommen, sie bilden mit Zunahme der Keimblasencavität eine abgeplatteten, linsenförmigen Zellenhaufen, der an der Stelle des früheren Blastoporus dem Ectoderm adhärirt, diese Masse der Endodermzellen ist Bischoff's „Haufen Dotterkugeln" oder „Dotterrest". Hier ist also die Keimblase mehrschichtig und zwar besteht sie: 1) aus dem einschichtigen Ectoderm, und 2) aus dem Haufen der Endodermzellen. Diese Stelle, die Keimscheibe der Autoren, bezeichnet van Beneden als Gastrodiscus. Alle übrigen Partien der Keimblase bestehen nur aus dem einschichtigen Ectoderm (Portion monodermique de la vesicule blastodermique). — Es ist klar, dass die Höhlung der Keimblase weder der Furchungshöhle von Baer's nach der Rusconischen Höhle der Batrachier entspricht. Verf. nennt sie „Cavité blastodermique."

Für das Studium der weiteren Vorgänge empfiehlt Verf. besonders die Behandlung mit Argent. nitricum. Man muss dabei die Keimblase aufschneiden und flach ausbreiten. Zunächst verflacht sich der Haufen der Endodermzellen und breitet sich weiter aus, so dass der Gastrodiscus vergrössert erscheine. In der Region des Gastrodiscus bräunen sich weder die Zellen des Ectoderms, noch des Endoderms in dem Silbersalz, was in der monodermalen Portion des Keimblattes geschieht; sonach hebt sich im Silberpräparaten der Gastrodiscus wie eine helle Scheibe ab. Die Zellen des Ectoderms sind noch immer ganz platt, nur ihre Kernregionen springen nach innen vor. Im Centrum des Gastrodiscus ist das Endoderm zweischichtig; seine Zellen sind hier klein und rund, dichter gelagert, sie grenzen sich nicht deutlich in Silber ab, färben sich aber lebhaft in Picrocarmin und führen grosse, runde Kerne. Die peripherischen Parlien des Gastrodiscus haben aber nur ein einschichtiges Endoderm aus zerstreut liegenden Zellen, welche vom Verf. als „amöboid" bezeichnet werden. Er meint, dass diese aus der centralen Partie allmälig auswandern und so die peripherischen Partien des Endoderms entstehen.

Gegen die 120.-130. Stunde sind wichtige Veränderungen, welche auf die Sonderung eines mittleren und dritten Keimblattes (Mesoblast und Hypoblast) hinauslaufen, eingetreten. Im Centrum des Gastrodiscus nämlich formt sich die tiefste Lage der Endodermzellen zu platten Zellen, ähnlich den Endothelzellen der Lymphgefässe um, diese einfache Zellenlage geht an den peripheren Partien continuirlich in jene eben beschriebene, einfache Schicht zerstreuter amöboider Zellen über, welche jetzt auch diese Formen zeigen (vgl. die Angaben von Hensen); sie bildet den Hypoblasten, das Darmdrüsenblatt Remak's. Dabei bleiben aber im Centrum des Gastrodiskus zwischen dieser tiefsten Lage von Endodermzellen und dem Ectoderm einige Zellenlagen über, welche aus Zellen von der ursprünglich rundlichen Form zusammengesetzt sind; diese Zellen bilden den Mesoblasten.

„Le feuillet moyen est un reste de cellules non modifiées d'endoderme" sagt Verf. S. 42. (Thatsächlich stimmt dies mit dem Bildungsmodus der Keimblätter, wie ihn Romak und Ref. für das Hühnchen angegeben haben, überein. Man bemerke die grossen einschneidenden Differenzen, welche sich bei Bensen und namentlich bei Kölliker finden. Bei Hensen sind die Ectodermzellen um diese Zeit bereits cylindrisch; van Beneden berichtet nichts von einer Verwachsung der Keimblätter. Ob man so deuten darf, wie v. Beneden es thut, indem er die ganze untere Keimschicht (Götte) von vorn herein als Endoderm, später aber nur die tiefste Lage als solches, den Rest als Mesoderm bezeichnet, ist sehr discutabel.)

Verf. nennt nunmehr die mittlere Partie Région tridermique, dann folgt eine Région bidermique, und weiter eine Région monodermique der Keimblase. Der Säugethierembryo legt sich nach dem Vorstehenden also in der Gegend des früheren Blastoporus an. Für den 6. Tag ist nur eine Verdickung des Mesoderms zu notiren, die Gegend der dreischichtigen und zweischichtigen Keimblase haben sich auf Kosten der einschichtigen Partin mehr und mehr ausgedehnt. Es soll am 7. bis 8. Tage noch keine Spur eines Primitivstreifens vorhanden sein (siehe die abweichenden Angaben Hensen's). Zotten fand van Beneden ebenso wenig wie Rensen und Lieberkühn. Hiermit enden die Mittheilungen über die Embryonalentwickelung.

Verf. bespricht in einem weiteren Capitel die Vorgänge bei der Theilung der Embryonalzellen des Ectoderms und Endoderms. Seine Beschreibung stimmt im Wesentlichen mit dem überein, was Bütschli und Strassburger (s. diesen Bericht) über die Furchungskerne angegeben haben. Verf. und Mayzel (s. No. II., Histologie d. Berichts) sind sonach die Ersten, welche die boregten Phänomene auch ausserhalb des Furchungsvorganges beobachtet haben. Verf. führt einige neue Namen ein. Der Kern soll vor Beginn der Theilung, sobald er sich verlängert, zwei verschiedene Substanzen zeigen, den „Sac nucléaire" von klarer Beschaffenheit, der sich nicht färbt und an beiden Polen des Mutterkerns anhäuft, und die „Essence nucléaire" von körniger Beschaffenheit, (identisch mit Bütschli's äquatorialer Körnerzone, Strassburger's Kornplatte). Diese Platte färbt sich lebhaft in Hämatoxylin und Pikrocarmin. Die Fäden treten erst bei der Theilung auf, welche in der Kornplatte erfolgt, sie verbinden beide Hälften der Kornplatte, Disques nucléaires, mit einander. Auch die Zelle betheiligt sich bei dem Theilungsvorgange; um die Kernpole treten die strahligen Figuren auf, welche Auerbach, Fol u. A. beschrieben haben; die klare Substanz, welche sich hier im Zellprotoplasma zeigt, möchte Verf. für dasselbe erklären, was er bei der Theilung des Dotters als Nucléus engeudré beschrieben hat. Die Disques nucléaires (Kornplattenhälften) wandern später zu den beiden Polzellen des alten Kerns hin, und kommen hier in Verbindung mit dem fraglichen Pronucleus engendré. Dann zeigt der Zellkörper eine Einschnürung, die aber nicht auf den nunmehr bandförmigen Kern übergreift. Dann treten (auf Argent. nitricum) in der Mitte des Kernbandes geschwärzte Punkte auf. Hier trennt sich dann der Kern und die Zelle in 2 Stücke. Die Theilstücke der intermediären Partie des alten Kerns verschmelzen mit der Rindenzone der jungen Theilzellen; die klare Substanz an den alten Kernpolen verschmilzt, indem sie granulös wird, mit den Zellencentren; die Disques nucléaires (polaires) bilden die jungen Kerne, welche sich noch vergrössern, indem sie von der klaren Masse ihrer Umgebung (Sac nucléaire? Ref.) in sich aufnehmen.

Rauber (39) hat zwei schon im vorjährigen Berichte (Entwickelungsgeschichte II. A. No. 13, S. 141) referirten Artikeln über: Embryonale Anlage des Hühnchens einen dritten folgen lassen, über den Ursprung des Mesoderms, dem wir folgendes Thatsächliche entnehmen. Bei den Knochenfischen, Frosch und Neunauge, bleibt das Entoderm bei der Gastrulabildung offen. — Das Mesoderm des Hühnchens zerfällt in die diametral gelegene, Ectoderm und Entoderm verbindende, der Fläche nach dreieckige Axenplatte, in die lateralwärts anstossenden Muskelplatten und die seitlich von der letzteren gelegene Zone der Bindesubstanz und des Blutes. Was den Ursprung der Muskelplatten betrifft, so schliesst sich Rauber an diejenigen an, welche die animale Musculatur vom Ectoderm, die vegetative vom Entoderm ableiten. Die Bindesubstanz verhält sich in ähnlicher Weise zum Muskelblatt, wie das Hornblatt zur Medullarplatte. Auch am Mesoderm zeigt es sich, dass der Keim nicht bloss der Tiefe nach, sondern auch der Breite nach in Bezirke verschiedener Dignität sich abgrenzt.

W. Krause (30) beschreibt einen Embryo vom Menschen aus der Mitte oder dem Ende der vierten Schwangerschaftswoche mit bläschenförmiger Allantois und widerlegt dadurch His' Behauptung, s. „Unsere Körperform." Leipzig, dass die Allantois beim Menschen nie in Blasenform sichtbar sei; er meint ferner, die blasenförmige Allantois sei vielleicht von einigen früheren Beobachtern mit dem Nabelbläschen verwechselt worden.

Moquin-Tandon (35) theilt mit, dass auch unbefruchtete Froscheier (R. esculenta) die ersten Phasen des Furchungsprocesses durchlaufen; über das Stadium der Maulbeerform kamen die Eier aber nicht hinaus.

Wir erhalten von Turner (44, 45) ausser einer gründlichen Beschreibung der Placentarbildung von Balichoerus eine Zusammenstellung der Resultate seiner früheren und neueren Arbeiten über die Placentarbildung bei Thieren mit diffuser Placenta, mit Gürtelplacenta und den Polycotyledoniern.

Verf. erörtert zunächst die Lehre vom primären und secundären Chorion, und nimmt dabei noch die Zotten des primären Chorion an (s. dagegen E. v. Beneden und Hensen, d. Ber.). Bei den Ruminantia, Cetacea, Pachydermata, bei Manis und anderen bleibt die Allantois als Sack bestehen, während ihr Hohlraum beim Menschen, bei den Affen, den Nagern und Fledermäusen verödet. Die äussern Formen anlangend, von denen Verf. eine Uebersicht giebt, so erstreckt sich der Eihautsack bei einzelnen Wiederkäuern und bei Orca gladiator in beide Uterushörner hinein, auch wenn nur ein Fötus in dem einen Horn vorhanden ist. Diffus über die ganze Eihautoberfläche ausgedehnte Chorionzotten finden wir bei den Solidungula, den Cetaceen, Manis, dem Tapir, Hippopotamus, Rhinoceros, den Camelidae und Tragulidae. Von Zotten frei erscheinen hier nur diejenigen Stellen, an denen dem Chorion keine Uterinschleimhaut gegenüber liegt, so die dem Ostium tubarium und Orificium uteri correspondirenden Partien des Chorions, welche sich als kahle Flecke markiren. Verf. citirt hier eigene Beobachtungen und die Angaben von Rolleston, John Anderson und Sharpey. Beim Schweine finden sich, wie bereits v. Baer gezeigt hat, die beiden langen Allantoiszipfel frei von Zotten. Doch rechnet man dessen Placenta noch in diese Abtheilung. Bemerkenswerth sind hier die kleinen Flecke, welche durch schwach oder gar nicht vascularisirte Stellen hervorgebracht werden. Weiterhin erörtert Turner die makroskopischen Verhältnisse der polycotyledonen Placenta der Wiederkäuer und die der Gürtelplacenta bei den Carnivoren, Pinnipediern, Byrax und den Elephanten. Bei Manis und bei den Lemuriden (nach A. Milne Edwards) und bei den Faulthieren (Turner, siehe die früheren Berichte) umfasst die Placenta glockenförmig die eine Hälfte der Eiblase. Die letzte Form, die discoidale, findet sich bekanntlich bei den Menschen, Affen, Insectivoren, Nagern und Chiropteren.

Die Zotten des Chorions selbst haben sehr mannigfaltige Formen; bei einzelnen Species erscheinen sie als einfache Vorsprünge, bei andern mehr verästelt, selbst vollkommen dendritisch reich verzweigt; fadenförmig beim Pferd, sind sie mehr bandartig platt bei der Katze. – Die Chorion-Capillaren theilt Verf. in intravillöse und extravillöse, beiderlei Gefässe hängen aber zusammen.

Aus den Bemerkungen Turner's über die Verhältnisse des nicht schwangern Uterus sei hervorgehoben, dass die Schleimhaut beim Kängurüh ausserordentlich stark ist, etwa drei Mal so dick als die Muskelhaut. Die von Sharpey und Bischoff aufgestellten Unterschiede zwischen kürzeren und längeren Uterindrüsen billigt Verf. nicht.

Die nach Eintritt des befruchteten Eies in den Uterus dort vor sich gehenden Veränderungen bestehen in Folgendem: Formänderung und Wucherung der Epithelzellen; enormes Wachsthum des subepithelialen Gewebes, besonders der runden und spindelförmigen Zellen, welche dasselbe auch bereits im nichtschwangern Zustande reichlich zeigt. Vergrösserung und weiteres Auseinanderrücken der Uterindrüsen. Starke Vascularisation des Gewebes. Auftreten zahlreicher, anfangs kleiner, blinder Gruben in der Schleimhaut, welche aber mit den Uterindrüsen Nichts zu thun haben. Es können zufällig Uterindrüsen in diese Gruben münden, aber die Entstehung derselben ist ganz unabhängig von den Drüsen. In diese Gruben senken sich die Zotten hinein, nicht aber in die Uterindrüsen. Beim weitern Wachsthum der Placenta entsprechen Gruben (Crypts, Verf.) und Zotten einander. Bleiben die Zotten einfach, so ist die Trennung zwischen mütterlichem und fötalem Theil der Placenta leicht zu bewerkstelligen; sie wird schwer und ohne Zerreissung der Gewebe gar nicht auszuführen, wenn die Zotten sich reich verzweigen und gar unter einander verwachsen. Hier dringen dann schliesslich die Zotten bis durch die ganze Tiefe des mütterlichen Gewebes vor und letzteres reicht bis zum Chorion. Paradigmen der einfacheren Formen sind Schwein und Pferd, der letzteren Form die Katze, von deren Placenta Turner eine eingehende Schilderung gibt. Ausserdem kommen noch mehr oder minder reiche Faltenbildungen der Schleimhaut vor, von denen eine genaue Beschreibung vorliegt.

Schon Eschricht erwähnt dieser Crypten unter dem Namen „Cellulae".

Ueberall finden sich bei den in Rede stehenden Placentarformen geschlossene Gefässe; bei Katzen, Hunden und namentlich bei Füchsen treten aber bereits sinusartige Erweiterungen auf, welche den Uebergang zu der discoidalen Placenta vermitteln. Eigenthümlich ist das Verhalten bei Halichoerus, wo die Zotten an der Peripherie jedes Läppchens des mütterlichen Gewebes reichliche Anastomosen zeigen; sonst ähnelt die Placenta der Pinnipedier der der Hunde. Die grossen Decidua-Zellen der menschlichen Placenta sind nichts anderes als die modificirten Zellen der Cryptenwände. Der Hohlraum der Crypten ist bei der

hier besprochenen Placentarform stets mit Epithel ausgekleidet, welches z. B. beim Fuchs immer cylindrisch
bleibt.

Verf. hält die Definition, dass man Placenta deci-
dualis eine solche nennen müsse, bei der vasculari-
sirtes mütterliches Gewebe mit ausgestossen werde,
für zu enge; man müsse hierher auch alle diejenigen
Formen zählen, bei denen (z. B. Schaf, Rind) das
mütterliche Epithel der Crypten mit entfernt werde.
Es reien dann nur graduelle Verschiedenheiten vorhanden. So werde z. B. bei den Katzen fast die ganze
mütterliche Placenta mit abgestossen, ähnlich wie beim
Menschen. Ein principieller Unterschied bestehe übrigens auch für die indecidualen Placenten des Schweines, des Pferdes etc. nicht, hier würde ja später, allerdings aber nach Abgang der Placenta, auch noch Ute-
rinepithel abgestossen.

Von der Bedeutung der Uterindrüsen sagt Verf.
nichts Bestimmtes; er meint nur, dass sie zweifellos
bei manchen Thieren eine Rolle bei der Ernährung
des Foetus spielten; die sog. Uterinmilch betrachtet er
als ein Product der Crypten.

Langhans (31) verlegt die Ebene, in welcher
die Nachgeburt sich von der Uterinfläche
löst, in die nach Friedländer's Entdeckung
restirende Drüsenschicht, und zwar in die
oberen Abschnitte derselben, welche besonders erweitert zu sein pflegen und ampulläre Räume mit dünnen
Septis dazwischen darstellen. Es könne einmal hier
die Trennung besonders leicht erfolgen, und dann
komme eine eigentliche Veränderung in den dünnen Septa zu Stande; der grösste Theil der freiliegen-
den Uterinfläche erweise sich auf diese Weise unmittelbar nach Lösung der Secundinae mit Epithel bedeckt.
Auch die Aussenfläche der abgegangenen Eihäute müsse
auf diese Weise mit Epithelresten bedeckt sein und
eine feine Maschenzeichnung in Folge der Septareste
darbieten, was in der That der Fall sei; von einer
Lösung in Folge von Verfettung sei keine Rede.

Friedländer (32) weist auf die unbedeutende
Differenz hin, welche zwischen seinen früheren und
Langhans' Angaben bestehe; er hält aber an seinen
älteren Behauptungen auf Grund erneuter Untersuchungen fest, und meint, die Trennungsfläche liege
dicht oberhalb der Drüsenschicht in der
von ihm sog. Grosszellenschicht; das sei
wenigstens die Regel.

Heintz u (23) hat nachgewiesen, dass die Decidua serotina aus einem Netze feiner, sich kreuzen-
der Fasern bestehe, in dessen Maschen den Fasern an-
und aufliegende, verschieden geformte Zellen, mit
feinkörnigem Protoplasma und grossen Kernen liegen.
Die verschieden grossen Gefässe der Decidua, welche
aus einer einfachen Endothellage bestanden, waren
unmittelbar von diesem Netze umgeben. Verf. gelangte
zu diesen Resultaten durch Einstichinjectionen mit
einem fein ausgezogenen Glasröhrchen und durch Injection der Placenta von der Nabelschnurvene aus; bei
letzterem Verfahren injicirte er zuerst 0,5 pCt. Kochsalzlösung und dann Osmiumsäurelösung von 2 pCt.

Lawson Tait (33) versucht die spiraligen Drehungen der Nabelschnur auf die Art der Implantation der Schnur in die Haut, sowie auf das Verhältniss der Capillaren zur Vene zurückzuführen, wie? ist
dem Ref. aus der kurzen Mittheilung nicht recht klar
geworden. — Die Zellen des äusseren Belages sind am
placentaren Ende kleiner und weniger regelmässig angeordnet, als am fötalen; zwischen den Zellen befinden
sich durch Silberbehandlung nachweisbare Stomata vera
und spuria. — Das Grundgewebe der Nabelschnur beschreibt Verf. im Wesentlichen wie Köster; wenn man
das Saftlückensystem injicire, so erscheine dasselbe in
drei säulenartigen Zügen angeordnet. Fortsätze der in
den Saftlücken enthaltenen Zellen in die Saftcanälchen
hinein läugnet Verf., sowie eine Communication des
Saftcanalsystems mit den Blutgefässen. Auch fand er
keine Nerven in der Nabelschnur. Die Injectionen des
Saftcanalsystems dringen weder in den Fötus noch in die
Placenta ein, so dass an beiden Grenzgebieten eine feste
compacte Scheidewand angenommen werden muss, welche
nur von den grösseren Gefässen durchbrochen wird.

In der Nähe der fötalen Insertion beschreibt Verf.
einen grösseren sinuösen Blutbehälter, der mit den kleinen, von der Bauchwand eintretenden Arterien zusammenzuhängen scheint. Man kann vom Fötus aus
Capillaren in der Nabelschnur auf lange Strecken hin
injiciren.

Die Muskelfasern der Gefässe sollen in doppelten
Spiraltouren angeordnet sein; den Arterien soll ein inneres Endothel fehlen. Die Ernährung der Nabelschnur
lässt Verf. von den Capillaren und weiterhin durch die
Stomata des äusseren Zellenbelags vor sich gehen
und schreibt demnach dem Liquor amnii ernährende
Functionen zu.

Ahlfeld, Zinl, Roge und Sabine (2—4)
haben unabhängig von einander die Persistenz
eines epithelialen Ganges in der menschlichen Nabelschnur nachgewiesen. Ahlfeld
deutet ihn mit Schultze, der wahrscheinlich früher
bereits Reste diese Ganges gesehen hat, als Ductus
vitello-intestinalis; die übrigen Beobachter (so wie
Ref.) möchten ihn als Allantoisgang ansehen.

[Bentzen, Bidrag til Ledbulernes Udviklingshistorie.
Nord. med. Arkiv. Bd. 7. H. 4.

Man nimmt gewöhnlich an, dass die soliden,
intermediären Schichten, die auf einem frühen Stadium die verschiedenen Skeletknorpel trennen und
aus indifferenten Zellen bestehen, später binschwinden,
indem unter dem Verlaufe der Entwickelung sowohl
die Zellen als die Intercellularsubstanz zu einer schleimigen Flüssigkeit, welche die so gebildeten Gelenkhöhlen füllt, umgebildet werden. Verf. versuchte
nachzuweisen, dass diese Zellendegeneration nicht
statt finde, wenigstens nicht, was die Extremitäten
betrifft. Aus seinen Untersuchungen geht hervor:
1) dass die indifferenten Zellen allmälig, und indem
sie bestimmte Phasen durchlaufen, sich zu flachen
Zellen entwickeln, welche Endothelzellen gleichen
und sich in Schichten zwischen den Enden der Knorpel ordnen; 2) dass allmälig kleine Spalten zwischen
den genannten Schichten erscheinen, die nach und
nach zu einer grösseren Höhle zusammenfliessen.
　　　　　　　　　　　　　　　M. Krabs (Kopenhagen).]

B. Specielle Ontogenie der Vertebraten.

1) Balfour, F. M., On the development of elasmo-

branch fishes. Journ. of anatomy and physiol. Vol. X. p. 377. (Anfang einer Monographie, über deren vorläufige Mittheilung bereits im vor. Jahre ausführlich berichtet ist; etwaige Nachträge sollen gegeben werden, sobald die Publication abgeschlossen ist.) — 2) Derselbe, On the development of the spinal nerves in Elasmobranch fishes. Proceed. royal Soc. Nro. 165. — 3) Bergmeister, O., Beitrag zur vergleichenden Embryologie des Coloboms. Wiener akad. Sitzungsbericht. Bd. 71. Abth. III Aprilheft. (Aus dem Institute Ph Schenk's in Wien.) — 4) Bogaard, J. A, Persistentie der Müller'schen gangen bij een volwassen man. Verslagen en mededeelingen der koninklyke Akad. van Wetenschapen. Afdeeling. Natuurk. II. Reeks. IX. 2de Stuck. p. 266. (S. den Ber. f. Missbildungen.) — 5) Cartier, O., Beiträge zur Entwickelungsgeschichte der Wirbelsäule. Zeitschr. f. wissensch. Zoologie. 25. Band. 1. Supplement. S. 65. — 6) Calberla, E., Ueber die Entwickelung der quergestreiften Muskeln und Nerven der Amphibien und Reptilien. Aus dem physiologischen Institut in Heidelberg. Archiv f. mikrosk. Anat. Bd. XI. S. 442–458. Mit 2 Tafeln. — 7) Dohrn, Ueber Entwickelung des Hymens. Sitzungsber. d. Gesellsch. zur Beförderung d. ges. Naturw. Nr. 3. — 8) Ehrlich, F., Ueber den peripheren Theil der Urwirbel. Arch. f. mikr Anat. Bd. X. S. 266. Aus dem Institute von Ph. Schenk in Wien. (Es besteht ein wesentlicher Unterschied zwischen den Leistungen des peripheren und des centralen Theiles der Urwirbel. Aus dem peripheren Theil sollen nämlich ausser dem subcutanen Bindegewebe alle Fascien und intermusculären Bindegewebszüge des Rückens entstehen, während der mediale Abschnitt die Muskeln liefert.) — 9) Eichhorst, H., Ueber die Entwickelung des menschlichen Rückenmarkes und seiner Formelemente. Virch. Archiv. 64. S. 425. — 10) Fellner, L., Beitrag zur Lehre von der Entwickelung der Cloake. Wiener akad Sitzungsb. B. 71. Abth. III. Aprilheft. Aus Ph. Schenk's Institut. — 11) Gonbaux, A., Etudes sur le trou de Botal et le canal artériel chez les animaux domestiques. Journ. de l'anatom. et de la physiologie. Nr. 5 et 6. (Ausführliche Beschreibung des Verhaltens des Foramen ovale und Ductus Botalli, der Zeit ihrer normalen Obliteration und Fälle von Persistenz ihrer Lumina bei Hausthieren.) — 12) Guddon, B. v., Experimental-Untersuchungen über das Schädelwachsthum. Mit 11 Taf. in Lichtdr. hoch 4. VII. 48 S. München 1874. cart. (Siehe d. Bericht über descriptive Anatomie.) — 13) His, W., Ueber die Entwickelung der Grosshirnhemisphären. Sitzungsb. der naturf. Ges. zu Leipzig 1. 1874. S. 39. (S. Ontogenie. A.) — 14) Huxley, Th. H., Ueber die Entwickelung der Columella noris bei den Amphibien. Report of the 14 meeting of the British Assoc. for the adv. of sc. Belfast. p. 141 1874. — 15 Kessler, L., Ueber die Entwickelung der Linsenkapsel. Dorpater med. Zeitschr. Bd. VI. 1. S 70. (Verf. nimmt, entgegen den Angaben von Sernoff, Lieberkühn, Arnold u. A., an, dass die Linsenkapsel nicht aus dem mittleren Keimblatte entstehe, sondern aus einem reines Ausscheidungsproduct der epithelialen Linsenzellen sei.) — 16) Mans, W, Entwickelungsgeschichte des menschlichen Auges. Handbuch der gesammten Augenheilkunde, redig. von Graefe und Saemisch. Leipzig. Bd, II S. 1–57. — 17) Mibalkovics, V. v., Wirbelsaite mit Hirnanhang. Archiv für mikr. Anat. Bd. XI. S. 389–441. — 18) Derselbe, Ein Beitrag zur ersten Anlage der Augenlinse. Archiv f. mikr. Anat Bd. XI. S. 379–388. — 19) Moreau, C., Recherches sur la structure de la cordo dorsale de l'Amphioxus. Bulletin de l'Academie royale de Belgique. 2. Série. T. 39. Nro. 3 Mats. — 20) Parker, W. Kitchen, On the structure and development of the Skull in the Batrachia. Proc. royal Soc. Vol. XXIV. Nro. 165. p. 136. — 21) Huxley, On Menobranchus. Proceed. Zool. Soc. 1874. p. 186. (Dem Ref. nur im kurzen Auszuge bekannt geworden, der kein genaues Referat

zulässt. Parker berichtigt im Wesentlichen einige Irrthümer, die in seiner früheren Abhandlung über den Batrachier - Schädel, Philos. Transact 1871, enthalten waren, und schliesst sich jetzt durchaus der Auffassung Huxley's an. Besonders ausführlich beschreibt er das Kiefersuspensorium.) - 22) Parker, W. Kitchen, On the structure and development of the Skull in the Pig. London Phil. transact. 1874. (Weitere Ausführung des bereits 1873 referirten.) — 23) Peters, W., Ueber die Entwickelung der Coecilien und besonders der Coecilia compressicauda Dum. et Bibr. Monatsb. der Berl. Akad. Jan. 1874. — 24) Derselbe, Ueber die Entwickelung der Coecilien. Monatsbericht der Berl Akademie. 1874. S. 48 u 1875 S. 48. (Nachweis ässerer blasenförmiger Kiemen bei den Embryonen von Coecilia crassicauda, welche aber bei andern Species, z. B bei C. oxyura von A. Duméril (Mém. Soc. Sc. nat. Cherbourg IX) und K. Möbius bei Coecilia rostrata nicht gefunden wurden; demnach scheint die Entwickelung der verschiedenen Coecilia, ebenso wie die der Batrachia anura, in verschiedener Weise vor sich zu gehen. Weiterhin wird eine genauere Beschreibung namentlich des Gefässsystems gegeben, welche im Original einzusehen ist.) — 25) Pierret, Archives de physiol. normale et pathol. par Brown-Séquard etc 1873. — 26) Derselbe, Gaz. méd. de Paris. 1874. p. 71. — 27) Pouchet, ibid. (Enthalten Bemerkungen über die Entwickelung des Rückenmarkes.) — 28) Derselbe, Du développement du squelette des poissons osseux. Journ. de l'anat. et de la physiol. p. 288. (Noch unvollständig; Verf. bespricht bis jetzt: 1) Haut; 2) Bau der Knochensubstanz; 3) den Knorpel; 4) die Entwickelung des Knorpels bei den Selachiern; 5) die Ossification; 6 die Entwickelung der Wirbelsäule, insbesondere die Entwickelung der Chorda bei Syngnathus.) — 29, Rauber, A., Ueber die fötalen Krümmungen der Wirbelsäule. Sitzungsber. der naturf. Gesellschaft zu Leipzig. I. 1874. S. 21. — 30) Reichert, C.B., Beiträge zur vergleichenden Anatomie des Säugethierschädels mit Bezug auf normale und anomale Hörnerbildung. 2 Tbl. Bau der Schädelkapsel bei Wiederkäuern mit Hörnerbildung. Berl. Monatsberichte. S. 521. (Daselbst nur der Titel.) — 31) Rolph, W., Mittheilungen über den Bau der Chorda des Amphioxus. Sitzungsberichte der naturforschenden Gesellschaft zu Leipzig. Nr. 5. — 32) Rosciszewski, S. v., Zur Kenntniss der Dignathie. Virchow's Archiv. 64. Bd. S. 540. (S Ber. für Teratologie; hier ist zu erwähnen, dass Verf. die Mundspalte mit einer Visceralspalte vergleicht.) — 33 Rosenberg, E., Ueber die Entwickelung der Wirbelsäule und das Centrale carpi des Menschen. Morphologisches Jahrbuch von Gegenbaur. I. Bd. I. Heft. S. 83 - 197. — 34) Rouget, Ch., Mémoire sur le développement des nerfs chez les larves de Batraciens. Arch. de physiolog. norm et pathol. No. 6. p. 801. — 35) Schenk, S. L., Die Kiemenfäden der Knorpelfische während der Entwickelung. Wien akad. Sitzungsber 71. Band. — 36) Schneider, A., Ueber die Entwickelungsgeschichte von Petromyzon. Sitzungsb. der oberhess. Gesellsch. f. Natur- und Heilk. Giessen 1873. — 37) Wilder, Ueber das Os scapholunare der Hunde. Proc. amer. Assoc. for the advanc. of Science. Portland. p. 301. 1874. (Verfasser stellt fest, dass das Os scapholunare aus drei Knochen verschmelze.) — 38) Wilder, Burt G, On a foetal Manatee and Cetaceau, with remarks upon the affinities and ancestry of the Sirenia. Americ. journ. of Scienc. and arts. Vol. X. Nro. 56. August. p. 105. (Wilder beschreibt einen Embryo von Manatus australis von 0 055 Meter Länge, und einen gleichlangen Cetaceen-Embryo, den er für den kleinsten Wal-Fötus hält, der in der Literatur erwähnt sei. Die Species des Wal-Fötus ist nicht genau bestimmt — wahrscheinlich „Megaptera". Die Beschreibung bezieht sich nur auf die äussere Form und ist hier nur zu bemerken, dass der Manatus-Embryo den Embryonen unserer Perissodactylen sehr ähnlich sieht,

worin Verf. eine Stütze für die Ansicht derer erblickt,
welche die Sirenia zu den Ungulaten stellen.) —
39) Würzburg, A., Beitrag zur Bildungsgeschichte der
Iris und der Retina beim Kaninchen. Vorl. Mittheilung.
Centralblatt für die med. Wissenschaften. Nro. 48. —
S. a. VI. (verschiedene Nummern). Entwickelung der
Blutkörperchen und der Blutgefässe. — VIII. A. 39.
Entwickelung der Spinalganglien. — XII. A. 3. Entwickelung der Milchdrüsen. — XII. A. 10. Entwickelung
des Urogenitalapparates von Amphioxus und der Cyklostomen. — X. A. 14. Entwickelung der Niere. — XII.
A. 18. Entwickelung der Samencanälchen. — XIII. A. 22.
Entwickelung des lymphatischen Gewebes der Conjunc-
tiva. — XIV. B. 36. Entwickelung der Schilddrüse bei
Petromyzonten. — XIV. B. 49. Entwickelung der Schuppendornen von Gobius. — Entw. I. 73. Entwickelung
der Ovarien von Torpedo.

v. Mihalcovics (17) bespricht die Entwickelung des Hirnanhanges und der Wirbelsaite in derselben Abhandlung. Manche Eigenthümlichkeiten der Wirbelsaite führen ihn zu dem
Schluss, dass die Chordazellen in letzter Instanz nur
epitheliale Herkunft haben, die möglicherweise durch
Vermittlung des Axenstranges aus dem Epiblasten in
die Elemente des Mesoblast's hineingerathen sind.
Balfour's Ansicht (s. vorj. Ber. S. 144), dass die
Chorda bei Selachiern aus dem Darmdrüsenblatt abstammt, weist Verf., wenigstens für höhere Wirbelthiere, entschieden zurück. Für die Epithelnatur
spricht besonders das isolirte Verhalten der Chorda
gegen die übrigen Gebilde des mittleren Keimblattes,
und soll die sog. cuticulare Chordascheide der Autoren
keine Cuticula, sondern eine Bindegewebsbildung
sein, wie solche sich überall an der Grenze zwischen
Epithelien und Bindegewebe bildet (wie die Grundmembranen). Die Scheide entsteht durch Aneinanderlagerung und Aufhellung platter Bindegewebszellen. Die Chordazellen selbst gehen später in den
Wirbelkörpern spurlos zu Grunde und betheiligen
sich bei Sängern am Aufbau der Wirbel gar nicht.
Alle Verhältnisse der Chorda sprechen zu Gunsten der
Annahme, dass sie nur ein Erbstück und für höhere
Wirbelthiere keine Bedeutung mehr hat.

Beachtenswerth sind die Verhältnisse der Chorda
an der Schädelbasis, weil sie manche Anhaltspunkte
zur Beurtheilung der Schädelwirbel bieten. Die
Chorda erstreckt sich nie bis zum vordern Ende des
Körpers, sondern endet dahinter zugespitzt in der
Schädelbasis, etwas vor der Grenze zwischen Vorder-
und Mittelhirn. Hieraus schliesst Verf., dass gleich
ursprünglich ein Spheno-ethmoidaltheil der Schädelbasis vorhanden sein muss, nur ist dieser Theil anfangs sehr kurz im Verhältniss zum Spheno-Occipitaltheil. Nach der Abschnürung des Hypophysensäckchens endet die Chorda mit einer bogenförmigen
Krümmung im mittleren Schädelbalken an der hintern Wand des Hypophysensäckchens fein zugespitzt.
Wenn die Knorpelbildung im Spheno-occipitaltheil
der Schädelbasis beginnt, bildet sich dieser zumeist
über der Chorda, und endet dann die Wirbelsaite bei
Kaninchenembryonen von 2 Ctm. Länge nach einigen wellenförmigen Biegungen im Perichondrium der
Sattellehne sanft abgerundet.

Noch später beschreibt die Chorda hier eine S-
artige Biegung und schwillt in der Mitte zu einer
scheibenförmigen Verdickung an; ihr vorderes Ende
hat sich nun vom Perichondrium der Sattellehne zurückgezogen und endet in dessen Knorpel mit einer
feinen Spitze; der hintere Theil der chorda wird im
Verknöcherungskern des Grundbeines bald unkennt-
lich. Ausnahmsweise fand M. bei Kaninchenembryonen zwei solche scheibenförmige Verdickungen, und
da diese an Stellen der Intervertebralscheiben entsprechen, betrachtet er solche Fälle für Atavismus,
als eine Andeutung, dass der Chordale Theil der
Schädelbasis aus mehr als zwei Wirbeln hervorgegangen ist. — Hinsichtlich der Deutung des schor-
dalen, d. h. Spheno-Ethmoidaltheils der Schädelbasis,
schliesst sich Verf. der Ansicht Gegenbaur's an,
dass dieser ein späterer Erwerb und nicht aus der
Concrescenz von Wirbeln hervorgegangen ist.

Die Entwicklung des Hirnanhanges schildert M.
bei Kaninchenembryonen ebenso, wie Goette bei
Batrachiern, und führt hier seine vorläufige Mittheilung vom vorigen Jahr (Centralbl. 1874, No. 20, s.
den vorj. Bericht S. 150) weiter aus. Das Epithel
des Hirnanhanges stammt also nicht vom Hypoblasten,
wie es bis jetzt nach Rathke fast allgemein angenommen wurde, sondern aus dem äusseren Keimblatt,
und zwar aus jenem Theile, der in dem Winkel an
der Anheftungsstelle der Rachenhaut an die Schädelbasis liegt. Frühere Forscher fehlten darin, dass sie
den sehr frühen Durchbruch der Rachenhaut nicht be-
achteten und den mit der Ausbildung der Kopfbeuge
in die Tiefe gerathenen Hypophysenwinkel mit dem
blinden Ende des Vorderdarms identificirten. Die
Rachenhaut wird durch das rückwärtsrückende Herz
gedehnt — was nach dem Verf. einen bedeutenden
Einfluss auf die Ausbildung der Kopfbeuge ausübt,
— und in Folge dieser Dehnung reisst die Rachenhaut durch. Nun sind zwei, vom Epithel bedeckte,
blinde Buchten an der Schädelbasis vorhanden: vor
dem Zipfel der durchgerissenen Rachenhaut die Hypo-
physentasche, dahinter das blinde Ende des Kopfdarms. Ist das aus dem Epiblasten stammende Hy-
popbysensäckchen einmal abgeschnürt, so beginnt
aus dessen Epithel unter Mitwirkung der umgebenden, zahlreichen Gefässe die Bildung der Drüsenschläuche. Hierbei findet der eigenthümliche Unterschied zwischen Vögeln und Sängern statt, dass bei
Vögeln die Schläuche von beiden Wänden des Säckchens hervorwuchern, während bei Sängern zuerst
ein solider Fortsatz von der unteren Seite des Säckchens nach vorn wächst, und von diesem, sowie von
der vordern Wand des Säckchens die Bildung der
Schläuche ausgeht; die hintere Wand ist dabei unbetheiligt. Der Ausführungsgang des Säckchens geht
bei der Verschmelzung des Spheno-Occipitalknorpels
mit dem Spheno-Ethmoidalknorpel zu Grunde. Da
die Hypophyse sich aus dem Epithel der Mundbucht,
also aus einem Epithel entwickelt, welches die Spei-
chel- und andern Drüsen des Kopfdarms liefert, ferner
in ihrer Bildung ganz den Bau einer gewöhnlichen

tubulösen Drüse nachahmt, stellt Verf. die Vermuthung hin, die Hypophyse möge ursprünglich eine Drüse gewesen sein, die sich mit der Ausbildung des Spheno-Ethmoidaltheils des Schädels herangebildet hat, dann aber in Folge der massigen Ausbildung des Spheno-Ethmoidaltheils der Schädelbasis und Obliteration ihres Ausführungsganges in andere Verhältnisse kam, zugleich ihre ursprüngliche physiologische Function aufgab.

Von der Chorda des Amphioxus sagt v. Mihalcovics: Die Ansicht Kossmann's (s. vorj. Bericht, S. 148), dass jene schon von W. Müller beschriebenen Zellen an der dorsalen Seite der Chorda die eigentliche Chorda repräsentirten, während alles übrige Pseudochorda wäre, ist ohne Zugrundnahme embryologischer Untersuchungen, verfrüht. Diese Zellen sind nicht platt, und liegen nicht continuirlich nebeneinander, wie sie Kossmann abbildet, sondern zerstreut und besitzen Fortsätze, vermittelst welcher sie mit den Fibrillen der Scheiben zusammenhängen. Aehnliche Zellen liegen auch an der ventralen Seite des Organs (gegen Kossmann), wie es schon W. Müller beschrieb (s. die gleichlautenden Angaben von Moreau und Rolph in diesem Bericht). Die Chordascheide hält Verf. für eine Bindegewebsbildung (wie Moreau), gegen W. Müller, weil einzelne ihrer Fasern in die Rückenplatten ausstrahlen. An der Aussenfläche der concentrischen Fasern beschreibt Verf. der Länge nach verlaufende Fasern, die er der sceletogenen Chordascheide anderer Wirbelthiere vergleicht. An der dorsalen und ventralen Seite des Organes verdicken sich die Fasern zu einem der Länge nach verlaufenden Bande.

Bis jetzt schien ein fundamentaler Unterschied zwischen der Chorda des Amphioxus und jener der übrigen Wirbelthiere zu bestehen. Dieser Unterschied ist durch die Untersuchungen Moreau's (19), der im Institute Prof. van Beneden's Gelegenheit hatte, noch ganz junge Exemplare dieses Thieres zu erhalten, gehoben. M. fand bei solchen auf jedem Schnitte 2—4 ovale Kerne zwischen den Chordascheiben, umgeben von wenig Protoplasma, das er als Rest jener Zellen deutet, welche im embryonalen Zustande zum Aufbau der Chorda dienten. Bei älteren Exemplaren sind diese zellenartigen Gebilde nicht mehr zu finden. Die schmalen Spalträume zwischen den Scheiben erfüllt eine homogene Flüssigkeit. Die Scheiben selbst bestehen aus sehr feinen, querliegenden Fibrillen, die mit Fibrillen benachbarter Scheiben nicht anastomosiren; die Scheiben hängen überhaupt nur vermittelst ihrer oberen Ränder miteinander zusammen. Da die Reste der chordabildenden Zellen zwischen den Scheiben zu finden sind, können die Scheiben selbst nicht directe Umbildungen, sondern nur ein Product jener Zellen, eine Art Intercellularsubstanz sein.

Die Chordascheide besteht nach M. aus einer doppelten Lage fibrillärer Substanz, bedeckt nach Aussen von einer Lage platter Endothelzellen. Auch auf der inneren Seite der Scheide liegen solche Zellen (ob

der epithelartigen Schicht der übrigen Wirbelthiere gleichwerthig, will Verf. nicht entscheiden), die mit dem Alter ihre Charactere verlieren, während jene äusseren durch das ganze Leben erhalten bleiben. Rechts und links gehen nämlich die Zellen an der Innenfläche der Scheide zu Grunde, eben und mitten aber, wo sie in den halbmondförmigen Ausschnitten der Scheiben liegen, erhalten sie sich fortwährend und bekommen auch Fortsätze, die sich nachher in Fibrillen umwandeln. Diese Zellenlagen sind schon von W. Müller beschrieben (Jena'sche Zeitschr. Bd. VI.), die obere Lage wurde sogar von Kossmann (s. vorj. Bericht S. 148) fälschlich für die wahre Chorda erklärt, während alles übrige nur Chordascheide sein sollte. Die Zellen im oberen und unteren Ausschnitt verwandeln sich mit der Zeit ganz in Fibrillen, so dass man dort bei erwachsenen Thieren nur ein Netzwerk findet, das zur Befestigung der Scheiben dient; nur einzelne Zellen behalten ihre Kerne. Ferner beschreibt Verf. beiderseits des oberen Abschnittes der Chorda in der Substanz der Scheide selbst blind endigende Canäle (die angeblichen Porencanäle W. Müller's), welche bloss den Zellfortsätzen zu ausgedehnterem Ansatzpunkte dienen sollen.

Auch Rolph (31) findet wie Moreau (s. diesen Bericht) Zellen zwischen den Querscheiben der Amphioxuschorda und zwar bis zu 12 und mehr (Moreau nur 2—4) auf jedem Querschnitt. Rolph geht dadurch einen Schritt weiter, dass er diese Zellen auch an älteren Thieren erkannte; sie besitzen ein äusserst stark lichtbrechendes Kernkörperchen und sehr schwach granulirtes Protoplasma. Es scheint somit jeder Zweifel geschwunden, dass, da die Chorda des Amphioxus aus diesen Zellen als Intercellularsubstanz hervorgegangen ist, dass sie der Wirbelsaite der übrigen Wirbelthiere homolog, und nicht etwa in jenen, am dorsalen Abschnitt der Chorda gelegenen Zellen zu suchen ist, wie es Kossmann sagah. Letztere Zellen vergleicht Verf., so wie Moreau, einem adenoiden Gewebe, dessen Lücken zur Circulation der Ernährungsflüssigkeit dienen, die dorsal gelegenen Zellen sind verästelt, zumeist birnförmig, sie greifen in Abständen von je 4—5 Muskelsegmenten zwischen die Scheiben ganz hindurch, füllen also in solchen Abständen den Querschnitt der Chorda ganz aus.

Nach Cartier (15) findet bei den Plagiostomen kein besonderes intervertebrales Wachsthum der Chorda statt; der intervertebrale Knorpel wächst nur nicht so stark nach einwärts als der vertebrale, so dass die intervertebrale Chorda relativ stärker bleibt. Die Chorda selbst und die zellenlose Chordascheide spielen bei der Bildung der Wirbelsäule nur eine unbedeutende Rolle. Das Wachsthum, die Ausbildung und Abgliederung der einzelnen Wirbel hängt wesentlich mit der Ausbildung der Seitenrumpfmuskeln zusammen. Umgekehrt ist es bei den Teleostiern. Hier wächst die Chorda innerhalb der einzelnen Wirbel zu einer knotenförmigen

Anschwellung heran, intervertebral behält sie ihren früheren Durchmesser. Die erste Knochenablagerung findet in der zellenlosen Chordascheide statt. Später vergrössert sich die Chorda auch intervertebral, und dadurch erhält der knöcherne Wirbelbohlcylinder einen vordern und hintern, kegelmantelförmigen Ansatz. Anfangs bestehen die Wirbelverbindungen nur aus der Chordascheide, was sich bekanntlich (Lig. intervertebrale internum) bei manchen Species auch noch später erhält. Das perichondrale Bindegewebe liefert nur die Anlagen für die Vergrösserung der Wirbel. Die osteoide Substanz bei der ersten Chordaverknöcherung bildet sich an der Stelle der Elastica externa. Die Elastica interna verknöchert nicht; sie schwindet später.

Bei den Amphibien (Salamandrinen) liegt die erste knöcherne Spange wieder ausserhalb der Chordascheide im perichordalen Bindegewebe, und steht im Zusammenhange mit den Seitenrumpfmuskeln; eine innere Chordascheide ist, abweichend von den Angaben Gegenbaur's, stets vorhanden (Salamandrinen).

Bei den Reptilien sind ebenso, wie beim Frosch, die Wirbelkörper knorplig angelegt, die Wirbel verknöchern aussen und im innern, wobei die Chorda vollständig schwindet. Bezüglich weiterer Detailangaben sei auf das Original verwiesen.

Die Abhandlung Rosenberg's (33) enthält manches werthvolle Detail über die Entwicklung der menschlichen Wirbelsäule und ist ausgezeichnet durch eine Fülle von vergleichend anatomischen Betrachtungen, welche zu erweisen suchen, dass die einzelnen Abschnitte der Wirbelsäule distalwärts vorschreitend eine Umformung erfahren haben, durch welche die letzten Dorsalwirbel in lumbale, diese in sacrale, die sacralen endlich in candale übergeführt worden sind. Hinsichtlich des vergleichend anatomischen Theiles muss selbstverständlich auf das Original verwiesen werden (vgl. auch den Bericht für descriptive Anatomie), und soll hier nur der embryologischen Verhältnisse Erwähnung geschehen.

Was zunächst die Brustwirbelsäule betrifft, so war wegen des bekannten 13. Rippenpaares, und weil manche Primaten sogar mehr als 13 rippentragende Wirbel besitzen, nach einer etwaigen Anlage dieser Rippen zu suchen. Die Untersuchung ergab das überraschende Resultat, dass ein 13. Rippenpaar in Form eines ventralwärts gekrümmten, stabförmigen Knorpelstückes constant angelegt wird, welcher mit seinem vertebralen Ende dem Wirbelbogen aufsitzt und mit seiner dorsalen Fläche den Querfortsatz des Wirbels berührt, die Richtung derselben bildet mit dem Querfortsatz der übrigen Wirbel die für eine Rippe charakteristische Winkelstellung. Die Rippenanlage reducirt sich dann vom vertebralen Ende aus und geht in ein indifferentes Gewebe über, das mit dem Querfortsatz des 20. Wirbels verschmilzt. Aehnliche, nur etwas schwächere Rippenanlagen waren in einem Falle auch an den übrigen Lendenwirbeln nachweisbar, so dass es gerechtfertigt scheint, die Querfortsätze der Lenden-

wirbel im Allgemeinen nicht den Querfortsätzen der Brustwirbel homonym zu betrachten, da sie aus dem Querfortsatz + einer Rippenanlage bestehen; darum wäre für sie die Bezeichnung eines „Seitenfortsatzes" empfehlenswerther. Fälle, wo ein 13. Rippenpaar vorhanden ist, gehören in den Bereich des Atavismus und bekunden Zustände, durch welche der letzte Brustwirbel allmälig in den 1. Lendenwirbel überführt wird. Jene Uebergangsformen, wo die eine Hälfte bereits die Beschaffenheit eines Lendenwirbels angenommen hat, während die andere eine rudimentäre Rippe trägt, nennt R. „Dorsolumbalwirbel." — Es lässt sich erwarten, dass mit der Zeit auch das 12. Rippenpaar reducirt wird (Zukunftsbildung), wie das theilweise durch deren grosse Variationsbreite (2 bis 21 Ctm.) schon angedeutet ist.

Für die Sacralwirbel deducirt Verf., dass, während die letzten Lumbalwirbel allmälig in die Bildung des proximalen Theiles des Sacrum eingehen, eine gleiche Zahl von Wirbeln aus dem distalen Theil austritt und zu Caudalwirbeln wird. Demgemäss können die hinteren Sacralwirbel nicht als accessorische betrachtet werden, da sie ja die älteren sind. Diesem Umformungsprocess entsprechend, muss angenommen werden, dass der Plexus sacralis proximalwärts vorrückt, respective mit dem Vorrücken der Sacralwirbel in die Zusammensetzung des Kreuzbeingeflechtes proximalwärts gelegene Spinalnerven eintreten, während die distalen das Geflecht verlassen. — Auch hier müssen die Uebergangsformen von Lumbal- zu Sacralwirbeln (Lumbosacralwirbel) als atavistische Zustände bezeichnet werden, und sind solche Formen hauptsächlich am 25., seltener am 24. Wirbel ausgesprochen.

Die Maximalzahl der gefundenen Steisswirbel betrug beim menschlichen Embryo sechs. Der s. g. schwanzförmige Vorsprung (Steissböcker, Ecker) ist aber nicht etwa durch die Caudalwirbel bedingt, da die letzten dieser Wirbel, selbst wenn alle sechs angelegt sind, höchstens in die Basis des Vorsprunges liegen, der Steissböcker selbst aber aus indifferentem Bildungsgewebe besteht. Dieses Verhältnisses wegen, besonders aber weil der Vorsprung später durch weiteres Auswachsen des hinteren Leibesendes im Embryo aufgenommen wird, kann der Steissböcker nicht als rudimentärer Schwanz betrachtet werden. Die Chorda durchzieht den Böcker bis an dessen Spitze und beschreibt darin einige Schlangenkrümmungen, woraus geschlossen werden muss, dass hier einst ein segmentreicherer Abschnitt der Wirbelsäule gelegen hat, nach dessen theilweisem Schwund die rückgebliebene Chorda sich den Verhältnissen accomodiren musste, — hieher die Aufknäuelung. Die Anlage der letzten Caudalwirbel findet stets doppelt zu beiden Seiten der Chorda statt; werden solche (der 34. und 35.) in den erwachsenen Zustand übergeführt, dann ist die doppelte Anlage durch eine erhaltene mediane Einschnürung angedeutet.

Zu erwähnen ist noch, dass Verf. bei einem Embryo am schwanzförmigen Vorsprung des hinteren Leibesendes einen kleinen zapfenähnlichen Fortsatz beobachtet hat, der aus dichtem Bindegewebe bestand und vom Hornblatt überzogen war, das Medullarrohr reichte an der dorsalen Seite des Vorsprunges bis an den Fortsatz heran. Da der Zapfen aus oben erörterten Gründen kein Homologon eines rudimentären Schwanzes sein kann, führt Verf. als Ursache zu dessen Entwicklung das raschere Längenwachsthum des Medullarrohres an, welches bei früheren Formen eine grössere Länge haben musste, als jetzt.

Zum Schluss reproduciren wir die wichtige Folgerung des Verf.'s (S. 171): „Die jetzigen Dorsalwirbel des Menschen erscheinen als Bestandtheile eines Abschnittes der Wirbelsäule, der als der conservative zu bezeichnen ist, die Wirbel vom 20. bis zum 24. haben von dem in den Dorsalwirbeln erhalten gebliebenen Zustande aus nur eine Umformung erfahren und erscheinen als Lumbalwirbel, die Wirbel vom 25. bis zum 29. sind ausser dieser noch einer zweiten Umgestaltung, die ihnen die Form von Sacralwirbeln gegeben, unterworfen gewesen, und die Wirbel vom 30. bis zum 35. haben eine dreimalige Metamorphose durchgemacht und stellen sich, nachdem sie die sacrale Beschaffenheit aufgegeben, soweit sie noch erhalten bleiben, als Caudalwirbel in ihrer vierten Form dar."

Der zweite Abschnitt der Abhandlung Rosenberg's befasst sich mit der Entwicklung des Os centrale carpi beim Menschen. Verf. erhielt Untersuchungsresultate, welche eine selbständige Anlage dieses Knochens im Sinne der Lehre von Gegenbaur (Carpus und Tarsus, Lpzg. 1864) bestätigen. Es tritt das Centrale auch nachher in keine Beziehung zu den übrigen Carpusknochen, namentlich nicht zum Capitatum, wie es Cuvier wollte, oder zum Naviculare, mit dem es nach Henke und Reyher verschmelzen soll (Wien. akad. Sitzungsb. Bd. 70, Abth. III. Juliheft), sondern die Knorpelanlage geht allmälig zu Grunde. In den frühesten Stadien zeigt sich die Knorpelanlage des Centrale als ein annähernd cylindrisches Gebilde, das vom Naviculare, Trapezium, Trapezoides und Capitatum umlagert wird. Die höchste Ausbildung zeigt sie an Extremitäten von 7—8 Mm. Länge (von Beginn der Achselfalte bis zur Spitze des 3. Fingers); von hier an tritt ein allmäliger Schwund derselben ein und zwar beginnt dieser am volaren Ende der Knorpelanlage, und wird dementsprechend der entstandene Raum durch die Verdickung des Naviculare ausgefüllt. Hieran anknüpfend, macht Verf. auf die ungleiche Länge des volaren Abschnittes des Naviculare der Erwachsenen aufmerksam, was zeigen soll, dass die beim Embryo zu beobachtenden, verschiedenen Stadien der Verdickung persistent bleiben können. Die seltenen Fälle der Ossa centralia bei Erwachsenen zeigen nur die spätere Form der Anlage, d. h. das volare Ende, das beim Embryo früher reducirt wurde, ist an jenen nicht erhalten.

Nach Calberla (6) entstehen die quergestreiften Muskelfasern der Anuren, Salamandrinen und Ophidier (untersucht wurden Rana esc., Bombin. ign.,

Triton cristat., Salamandra macul., Tropidonotus natrix, Coronella laevis) aus einer Summe von Muskelbildungszellen (Primitivzellen), in denen sich eine Anzahl feinster Fibrillen ausscheidet. Von den Kernen der Muskelbildungszellen, die sich theilen, stellen die grösseren die Muskelkörperchen dar, und entspricht dann ein Kern einer Anzahl Fibrillen, die kleineren hellglänzenden stehen einmal in Beziehung zur Sarcolemmabildung, und zweitens stellen sie mit dem sie umgebenden Protoplasma das Bildungsmaterial des intramusculären Nervenendes dar. Dieses entwickelt sich an Ort und Stelle und tritt jedenfalls vor Bildung des Sarcolemmaschlauches mit dem extramusculären Nervenende in Verbindung.

Interessant sind die Versuche, die Verf. über die Wirkung des Speichels in Bezug auf die Maceration angestellt hat; er fand dabei, dass es nur die Salze sind, welche diesen Einfluss ausüben, und hat sich Salzlösungen hergestellt von demselben Salzgehalte, wie der Speichel, in die er CO_2 bis zur Sättigung einleitete, welche zusammen mit Müller'scher Flüssigkeit oder einer $2\frac{1}{2}$ proc. Lösung von einfach chromsaurem Ammonia noch bessere Resultate gaben, als die bekannte Czerny'sche Mischung.

Aus der Arbeit von Eichhorst (9) sind folgende Punkte hervorzuheben: 1) Die gelatinöse Substanz der Hinterhörner zeichnet sich in ihrem Verhalten gegen Tinctionsmittel schon im 3ten Fötalmonate aus (gegen Lubimoff). Die graue Substanz besteht um diese Zeit aus den sog. (indifferenten) granulirten Bildungszellen und ihrer frisch, fast homogen erscheinenden Zwischensubstanz, so wie bereits aus vereinzelten, fertigen Ganglienzellen und Zellen, welche man als Entwicklungsstufen von solchen ansehen muss; letztere sind fast doppelt so gross als die Ganglienzellen, haben ein homogenes Aussehen und nur ein Körperchen, was man als Kernkörperchen ansprechen muss. Zwischen ihnen und den Bildungszellen kommen wieder allmälige Uebergänge vor. Die Fortsätze der Ganglienzellen treten erst spät auf, und scheint zunächst nur ein einziger Fortsatz hervorzuwachsen, so dass als die jüngsten Formen unipolare Zellen auftreten.

Die Längsstreifung zeigt sich erst mit dem 5ten Monate. Kern- und Kernkörperchenfortsätze sah Verf. nicht. Erst im 9ten bis 10ten Monat sieht man die Protoplasmafortsätze so reich verästelt wie im späteren Leben. 2) Gegen Tinctionsflüssigkeiten, z. B. das saure Carmin Schweiger-Seidel's sowie gegen Osmiumsäure, zeigen die Ganglienzellen in den verschiedenen Phasen ihrer Entwickelung ein verschiedenes Verhalten; das Nähere ist im Original einzusehen. 3) Die Ganglienzellen erscheinen zunächst in den Vorderhörnern und am frühesten in der vordersten Spitze; der 4te Monat ist hier für die Untersuchung ihrer Entwickelung am günstigsten. In den Hinterhörnern stösst man erst in der 2ten Hälfte des 7ten Monats auf Ganglienzellen. Am spätesten erscheinen die Zellen der Clarke'schen Säulen. (2te Hälfte des 8ten Monats.) Bezüglich einer Eintheilung der Ganglienzellen in bestimmte natürliche Gruppen liefert die Entwickelungsgeschichte keine Anhaltspunkte.

Die Abweichungen der Angaben des Verf.'s von der Darstellung seiner Vorgänger (Besser und Arndt lassen die ursprünglichen Bildungszellen sich in die Ganglienzellenkerne umwandeln, die Zwischensubstanz lagere sich als Zellen darum, Boll beschreibt von Anfang an besonders geformte Zellen als Anlage der Ganglienzellen, hätte also nach Verf. die ersten Anlagen nicht gesehen) ergeben sich leicht; im Wesentlichen stimmen sie mit den älteren Angaben von Remak und Jastrowitz überein. Nur bleibt Eichhorst in einem wesentlichen Punkte immer unbestimmt, indem er bald dieselben Dinge als Kerne, bald als Zellen bezeichnet; bei solchen Ungenauigkeiten im Ausdruck ist es unmöglich klar zu sehen, was eigentlich gemeint ist, und wie man sich einen Entwickelungsmodus vorstellt. Man vergleiche als Beleg nur den Satz: S. 428, 429. „Am meisten gleichen diese Kerne dem Aussehen farbloser Blutkörperchen, deren Grösse sie auch im Allgemeinen besitzen. Sie stellen diejenigen Elemente dar, aus denen sich im weiteren Verlauf nach der einen Richtung hin Bindegewebszellen und Blutgefässe, nach der andern Nervenzellen entwickeln und können demnach als eigentliche Bildungszellen im weitesten Sinne des Wortes angesehen werden." So wird noch öfter für diese sog. Bildungszellen bald der Ausdruck „Kerno" bald der Ausdruck „Zellen" promiscue gebraucht. Angesichts der neueren Publicationen über die Bedeutung der Zellenkerne und ihr Verhalten bei der Vermehrung der Zellen, wäre es sehr erwünscht, wenn die Autoren sich über diese Dinge entweder präcis aussprechen, oder wenigstens angeben möchten, dass sie es im gegebenen Falle nicht hätten entscheiden können, ob das vorliegende Object den morphologischen Werth einer Zelle oder eines Kernes habe.

Eine Vermehrung der Nervenzellen durch Theilung bezeichnet Verf. als sehr unwahrscheinlich; einmal sah er eine directe Anastomose zweier Ganglienzellen (s. Willigk in diesem Ber.).

4) Bezüglich der makroskopischen Entwickelungsverhältnisse der weissen Substanz bestätigt Verf. im Wesentlichen die früheren Angaben. Von Flechsig weicht er darin ab, dass er die Goll'schen Keilstränge zwar auch im 5ten Monat (wie Flechsig), aber später als die benachbarten Theile markweiss werden sah. Die ersten Spuren der Markscheidenbildung bemerkte er gegen das Ende des dritten Monates, aber erst mit dem 4ten Monat tritt das Aussehen derselben charakteristisch hervor.

Histogenetisch erscheint der Markmantel zuerst als grauer Saum um die bereits früher angelegten Axencylinder, darin treten dann später einzelne fettglänzende Granula auf, die nach und nach zur homogenen Markmasse zusammenfliessen. Verf. leitet die Anlage der Markscheide von der die einzelnen Fasern trennenden Zwischensubstanz ab, welche sich nach Ausbildung der Axencylinder mantelartig um diese herumlegt. Der Verfettung der anfangs grauen Markscheide geht das Auftreten zahlreicher Fettkörnchenzellen voraus, welche Verf. für eingewanderte Elemente hält, und von denen er glaubt, dass sie ihre Fettgranula in die primäre Markscheide deponiren. (Vgl. die Angaben von Boll, s. Ber. f. 1872.)

Bezüglich der Entwickelung der Axencylinder befindet sich der Berichterstatter in Folge des steten, unterschiedslosen Gebrauches der Ausdrücke „Kern" und „Zelle" in demselben schwierigen Lage, wie bei der Frage nach der Entwickelung der Ganglienzellen. Das wunderbarste ist hier aber die Art und Weise, wie über Boll's Angaben (s. Ber. f. 1872 referirt wird. Ungeachtet Boll ausdrücklich erklärt, dass die Kerne und Kernkörperchen nichts mit der Bildung der jungen Axencylinder zu thun hätten, ungeachtet die Boll'sche Darstellung, S. 118. ff. seines Werkes, vollkommen unzweideutig ist und zum Ueberfluss die Abbildungen genau stimmen, gibt Eichhorst an, Boll lasse diese jungen Axenfasern durch Auswachsen spindelförmiger Kerne sich entwickeln (!)

Ziehen wir die Abbildungen von Eichhorst zu Rathe, so hat er thatsächlich offenbar dasselbe gesehen, wie Boll. „Bildungszellen", von derselben Beschaffenheit wie die, aus denen die Ganglienzellen hervorgehen, wachsen spindelförmig aus, und treten mit den bipolaren Fortsätzen ihres Anfangs nur in geringer Menge vor-

handenen (aber in den Figuren deutlich abgebildeten) Zellprotoplasma zu varikösen Fasern zusammen; jede variköse Anschwellung führt einen Kern, den Kern der ursprünglichen Bildungszelle. Eichhorst drückt sich hier also bestimmter aus, als Boll, der es unentschieden lässt, ob die Axenfasern durch Auswachsen einer Zelle, oder durch Zusammenwachsen mehrerer Zellen entstehen. Weiterhin werden die Kerne der jungen Axenfasern wieder frei, und liegen den Fasern selbst dann nur seitlich an, worauf dann die Umhüllung der Axenfasern mit der Markscheide in der oben angegebenen Weise erfolgt.

Ueber die späteren Schicksale der „freigewordenen" Kerne sagt nun Verf. S. 460 Folgendes: „Es ist bei der Betrachtung über die Entwickelung der Nervenfaser erwähnt worden, dass die jungen Fasern in einer gewöhnlich feinkörnig erscheinenden Substanz eingebettet sind, welche letztere theilweise verfettet und sich um die Nervenfasern als Markscheide herumlegt. Zwischen je zwei benachbarten Fasern bleibt eine Zone interfibrillärer Molecularsubstanz bestehen und in „denselben" (soll wohl heissen „dieselbe" Ref.) kommen in weiten Abständen jene Kerne zu liegen, die sich von den ausgebildeten Axencylindern losgelöst haben, ursprünglich aber ihre Genese einleiteten". (Was heisst, „eine Genese einleiten"? Ref.) Dann führt Verf. wieder wörtlich fort: „Aus diesem Grunde sind die freigewordenen kernartigen Elemente als die ersten Bindegewebszellen anzusehen."

5) Bezüglich der Frage, ob auch Nervenfasern der weissen Rückenmarkssubstanz aus ausgewachsenen Ganglienzellenfortsätzen entstehen (Annahme von Bidder und Kupffer) will Eichhorst keinen bestimmten Entscheid treffen, jedenfalls hält er daran, und mit Recht, fest, dass sicherlich eine grosse Menge von Nervenfasern sich ganz unabhängig von Ganglienzellenfortsätzen anlegen, und meint, dass die Zahl der so entstandenen Nervenfasern so bedeutend sei, dass einzig und allein Dickenzunahme das spätere Wachsthum der weissen Substanz vollauf erkläre, eine Neubildung von Fasern Seitens der Ganglienzellen nicht nöthig wäre. Somit müsste man annehmen, dass die Ganglienzellenfortsätze sich erst später mit den Nervenfasern durch Zusammenwachsen in Verbindung setzten.

6) Was die Bildung der Blutgefässe anlangt, so hat Verf. ihre früheste Entstehung nicht beobachtet. Für ihre weitere Entwickelung stimmen seine Angaben mit den bekannten Darstellungen überein. Die Elemente, aus denen junge Gefässe sich anlegen, sind auch hier dieselben „Bildungszellen" sowie directe Sprossen der Gefässwände. Die weisse Substanz ist im 3ten Monat und Anfang des vierten noch sehr gefässarm, während die graue bereits ein reiches Capillarnetz zeigt; die lebhafteste Gefässentwickelung in der weissen Substanz geht während des vierten Monats vor sich. — Genaue Angaben macht Verf. über die Entwickelung der Virchow-Robin'schen Lymphscheiden; die His'schen Räume sind nach ihm auch nur Kunstproducte.

Die Lymphscheidenentwickelung beginnt in der grauen Substanz im fünften Monat, etwas später als in der weissen, überall zunächst um die grösseren Gefässe; die grösseren Gefässe der Längsfurchen haben Lymphscheiden schon im dritten Monate. An die nackten Gefässwände legen sich zunächst Rundzellen an, welche später elliptisch auswachsen und an beiden Enden längere Fortsätze aussschicken, mit denen sie sich einander entgegen- und verwachsen, dabei liegen sie anfangs dicht der Gefässwand an, auch noch im achten Monat sieht man die Lymphscheiden an vielen Stellen der Gefässwand dicht anliegen, scheinbar dann die Lymphspalten keineswegs frei functioniren; vielleicht tritt der um diese Zeit noch relativ weite Centralkanal stellvertretend für die Lymphleitung ein.

7) Das Bindegewebe der weissen Substanz besteht entwickelungsgeschichtlich aus Zellen und Intercellular-

substanz, mit welcher Angabe Verf. der Ansicht Kölliker's entgegentritt, dass die Neuroglia der weissen Substanz ausschliesslich aus verästelten Zellen bestehe. Die
Intercellularsubstanz ist der Rest der zwischen den jungen Nervenfasern nach Bildung des Markes übrigbleib-
henden Substanz; die Zellen — hier gebraucht Verf.
wieder einmal die Ausdrücke „Kern" und „Zelle" vollkommen unterschiedlos, so dass als Resultat (vergl.
S. 460 61) als unwiderleglich herauskommt, dass die farblosen Blutkörperchen Kerne seien — stammen aus zwei
Quellen, einmal gehören dahin Zellen, deren Kerne die
freigewordenen Kerne der Bildungszellen der Nervenfasern darstellen, wie oben wörtlich nach Verf. berichtet
wurde; das Protoplasma dieser Kerne muss, nach den
Beschreibungen des Verf.'s, S. 460, als aus der Intercellularsubstanz hervorgehend angesehen werden; die
zweite Quelle sind die einwandernden, farblosen Blutzellen. Am reichlichsten findet diese Einwanderung im
vierten Monate statt; sie dauert bis zur Geburt. Diese
eingewanderten Zellen — Verf. nennt sie „embryonale
Gliazellen" — unterscheiden sirh von den Zellen der ersteren Art, indem diese nur kurze und spärliche Fortsätze
(kaum vier) zeigen und „ein eigenthümlich ungeschick-
tes, steifes Aussehen besitzen" (S. 460). Erst die einwandernden embryonalen Gliazellen drücken der Neuroglia das charakteristische Gepräge auf. Zuvörderst gehen
sie aber eine Metamorphose in Fettkörnchenzellen ein,
aber nur in der weissen Substanz, und zwar vom
vierten Monate ab; den Höhepunkt erreicht die Bildung
der Fettkörnchenzellen im fünften Monat. Zuerst und
am zahlreichsten finden sie sich in den Hintersträngen,
dann in den Vordersträngen (fünfter Monat), dann in den
Seitensträngen (sechster Monat); in den hinteren Theilen
der letzteren bleiben sie bis zum zehnten Monat
bestehen. Die Herkunft der Fetttröpfchen in den
ausgewanderten Leucocyten bleibt noch ein dunkler
Punct: in den Blutgefässen sieht man keine Fetttröpfchen; die Fettkörnchenbildung tritt erst nach der Emigration ein. Diese Fettkörnchen werden nun von den
embryonalen Gliazellen wieder an die Markscheiden abgegeben und damit deren Bildung erst vervollständigt;
Verf. bestätigt in dieser Beziehung die Angaben von
Jastrowitz und Boll; nur meint er, dass Jastrowitz zu weit gegangen sei, wenn er fast alle Fälle der
Virchow'schen congenitalen Myelitis auf solche embryonale Entwickelungsvorgänge zurückführe. — Nach Abgabe der Fettkörnchen wandeln sich dann die embryonalen Gliazellen durch das Austreiben zahlreicher Fortsätze in die definitiven reifen Formen um (Spinnenzellen). Eine Gliazelle kann zwischen ihren Fortsätzen
mehrere Ganglienzellen einschliessen. Dabei tritt die
homogene (Walther) Intercellularsubstanz relativ bedeutend gegen die Zellenfortsätze zurück, so dass sich
das Verhältniss beider geradezu umkehrt; erst nach der
Geburt gelangen die Gliazellen zur vollendeten Entwickelung.

Anders verläuft die Bildung der Neuroglia der grauen
Substanz. Alle Neuroglia entwickelt sich hier aus den
„Bildungszellen" des Verf.'s, einwandernde Gliazellen
kommen nicht vor. Die Intercellularsubstanz, anfangs
so spärlich, dass die „Kerne" sich beet berühren, wird
später sehr reichlich, während die von den „Kernen"
ausgehende Fortsatzbildung spärlich bleibt; auch tritt
keine Fettkörnchenbildung ein.

Alles zusammengefasst, so müssen wir als Meinung des
Verf.'s hinstellen, dass aus den Elementen, welche er als
„Bildungszellen" bezeichnet und den homogenen Intercellularsubstanz alle Elemente des Rückenmarks: Ganglienzellen, Nervenfasern, Blut- und Lymphgefässe, sowie ein Theil der Neuroglia hervorgehet, ein anderer Theil
derselben, und zwar die Hauptmasse der Neuroglia der
weissen Substanz, sowie das Fett der Markscheide bildet
sich aus eingewanderten Leucocyten.

8) Die Bemerkungen des Verf.'s über die Entwickelung des Centralcanals, seines Epithels und Ependym-
fadens bieten nichts wesentlich Neues; hier sei kurz erwähnt, dass zwischen den Epithelzellen sich einzelne
mit einem Stäbchenaufsatz befinden, der an die Retinastäbchen erinnert, und dass die Anlage des Ependym-
fadens anfangs vier bis fünf Schichten von Zellen
mit grossen Kernen und nur spärlichem Protoplasmaleib,
der nach der grauen Substanz hin einen kurzen Fortsatz
absendet, besteht.

9) Vom fünften Monat an wird das Rückenmark
durchschnittlich um 1 Ctm. in jedem Monat länger; das
stärkste Längenwachsthum fällt zwischen den dritten und
vierten Monat. Die Längenausdehnung ist übrigens bei
den einzelnen Individuen für gleiche Zeiträume oft sehr
verschieden, die Dicken- und Breitenmaasse bieten con-
stantere Ziffern. Am Dorsal- und Lendenmark konnte
Verf. (entgegen den Angaben Kölliker's für das erwachsene Mark) die Goll'schen Keilstränge bei Embryonen nicht erkennen.

Nach Balfour (2), dessen Präparate Ref. einzusehen Gelegenheit hatte, entstehen die vorderen
und hinteren Spinalnervenwurzeln als von
einander anfangs vollkommen isolirte, aus Epiblastzellen bestehende Auswüchse des Rückenmarksrohrs.
Zuvörderst entwickeln sich die hinteren Wurzeln, und
zwar in der Weise, dass sich jederseits von der dorsalen Spitze des jungen Spinalmarkes ein in der
ganzen Länge desselben continuirlicher Auswuchs bildet; von diesem aus entspringen eine den einzelnen
Muskelplatten entsprechende Anzahl Fortsätze, welche
an der Seite des Marks nach abwärts wachsen; dann
löst sich die continuirliche Verbindung des ersten
Auswuchses mit dem Rückenmarke, so dass nur an
den Stellen, welche einer Nervenwurzel entsprechen,
diese Verbindung erhalten bleibt. Somit stellen nun
die hinteren Wurzeln einzelne Paare dar, welche aber
jederseits durch eine continuirliche Längscommissur
verbunden sind. Verf. hält diese Commissur für homolog mit der früher von ihm beschriebenen Commissur der Vaguswurzeln, s. d. vor. Ber. Durch histologische Veränderungen sondert sich dann Wurzel, Nerv
und Ganglion von einander. Aehnliche Verhältnisse
findet man bei den hinteren Wurzeln der Hirnnerven,
wie Verf. wenigstens für einzelne sicher angiebt. Die
vorderen Wurzeln erscheinen, an Zahl den Muskelplatten entsprechend, als conische Auswüchse von den
ventralen Ecken des Marks her etwas später als die
hinteren; sie liegen nicht gerade vertical unter den
letzteren.

Unter Bezugnahme auf das ausführliche Referat
des vorigen Jahres (S. 160 d. Ber.) nach der vorläufigen Mittheilung Rouget's (34) ist aus dessen ausführlicher Abhandlung nur noch Folgendes hervorzuheben:
1) Die jüngsten Stufen der Batrachiernerven sind
Axenfibrillen (Primitivfibrillen); sie sind in letzter
Instanz als Zellenfortsätze aufzufassen. Je mehr der
Körper wächst, desto mehr verlängern sich diese
Zellenfortsätze, dabei behalten sie nur in ihren jüngsten mehr peripheren Abschnitten ihren Character als variköse Axenfibrillen, die mehr centralwärts
zur Ursprungs-Ganglienzelle gelegenen Theile wandeln
sich durch Wachsthum und Theilung in reich verzweigte Nervenfasern, Nervenfaserbündel etc. um.
2) Aus der Axenfibrille entstehen die Axencylinder

20*

durch Theilung und nachträgliche Verschmelzung der dadurch zahlreicher gewordenen Axenfibrillen in ein Fibrillenbündel, d. h. den Axencylinder. 3) Von Anfang an sind die Fibrillen mit einer dünnen Protoplasmaschicht bekleidet; in dieser entstehen autogen die Kerne der Nervenfasern (an der Innenseite der Schwann'schen Scheide gelegen), die also mit Unrecht zur Schwann'schen Scheide gezählt werden; sie vermehren sich mit dem weiteren Wachsthum. Die Protoplasmaschicht erfüllt auch den Dienst der Axenfibrillenkittsubstanz. Die Schwann'sche Scheide entsteht nach Art einer Cuticula (s. d. vor. Ber.) aus diesem Protoplasma, und Verf. parallelisirt sie den Zellmembranen. Eine Entstehung von Nervenfasern aus Zellenfortsätzen, welche mit einander verschmelzen, stellt Verf. auf das Entschiedenste in Abrede. — Eine Unterbrechung der Markscheide an den Ranvier'schen Schnürringen nimmt Rouget nicht an. — Das Perineurium lässt er von Wanderzellen ausgebildet werden, welche sich später aussen an die jungen Nervenfasern anlegen.

Manz' (16) Artikel enthält zunächst eine Zusammenstellung von bekannten Beobachtungen über die Entwicklung des menschlichen Auges. Von eigenen Beobachtungen wäre zunächst zu erwähnen, dass Verf. auch beim menschlichen Embryo am Rande der Hornhaut ein ringförmig verlaufendes Blutgefäss fand, von welchem Zweige auf die vordere Hornhautfläche abgingen. Die Cornea selbst zeigt schon sehr früh eine lamellöse Structur und lässt sie in Blätter spalten, welche aus einer hellen, hier und da eine fibrilläre Streifung zeigenden Intercellularsubstanz und zahlreichen, grossen Zellen, mit ovoidem Kern und vielen Fortsätzen bestehen. Die Choroidea besitzt im Embryo mehr fibrilläres Gewebe, als im Erwachsenen, das elastische Netz ist aber weniger ausgebildet und die Grundsubstanz mehr homogen. Die Bildung der Sehnervenfasern geschieht durch Auswachsen der Zellen in 2 opponirte Fortsätze und war einigemal ein Zusammenhang von zwei hintereinanderliegenden Zellen durch solche Fortsätze zu erkennen. Hinsichtlich der Bildung der Fovea centralis hält Verf. nach einer eigenen Beobachtung die alte Ansicht, dass diese der oberste, nicht geschlossene Theil der Augenspalte sei, für die richtige.

An der Bildung der Säugethierlinse (Kaninchen, Rind) nehmen nach v. Mihalcovics (18) beide Schichten des äusseren Keimblattes Antheil, und zwar bildet das Sinnesblatt das napfförmig eingesunkene Linsengrübchen, während zu gleicher Zeit die Zellen des Hornblattes im Grunde des Grübchens mehr (beim Rind) oder weniger (Kaninchenembryo) wuchern. Dies erklärt die Angaben anderer Autoren über die solide Anlage der Augenlinse (Arnold, s. vor. Bericht, S. 153). Die Linse selbst wird jedoch nur von den Zellen des Sinnesblattes geliefert; die von der abgeschnürten Linse eingeschlossenen Hornzellen zerfallen und gehen zu Grunde. Dem Wesen nach ist also die Bildung der Säugethierlinse dieselbe, wie die der Vögel, wo die Hornzellen nicht wuchern,

die Linse folglich gleich in Form eines Hohlbläschens angelegt wird. Auch bei Lachsembryonen ist der Vorgang ein ähnlicher; es wuchern nämlich die Zellen des Hornblattes in Form eines soliden Zapfens in das verdickte Epithel des Sinnesblattes hinein.

Aus der unter L. Löwe's Leitung entstandenen Arbeit Würzburg's (39) sei hervorgehoben, dass Verf. die Angaben Kessler's über die Entwickelung der Iris, des Corp. ciliare und der Retina bestätigt. — Eine Membrana limit. int. der Retina scheint sich erst spät zu entwickeln, wenigstens findet sie sich bei 6 Ctm. langen Kaninchen-Embryonen noch nicht. Verf. bedient sich aber des Namens „Membrana limitans hyaloidea". Bezüglich der hinteren Linsenkapsel spricht W. sich wie Lieberkühn und J. Arnold aus; die Zonula Zinnii führt er auf den Glaskörper zurück, und zwar auf einen im Querschnitt dreieckigen, stachelförmigen Vorsprung desselben nach der Stelle hin, wo vorn die Retina-Anlage sich plötzlich verdünnt. Die Membrana Descemetii geht auf die Vorderfläche der Linse über. Es ist aber Ref. schwer geworden zu folgen, wenn Verf. unmittelbar darauf schreibt: Zwischen Linsenepithel und vorderer Kammer befindet sich also um diese Zeit nur eine einzige Haut, die Pupillarmembran, begrenzt vorn durch die umgeschlagene M. Descemetii, und nach hinten durch die vordere Linsenkapsel". Die Glaskörpergefässe communiciren mit denen der Pupillarmembran und mit den Vasa choriocapillaria. Eine chorioidale Partie der Cornea ist bei Kaninchen kaum wahrzunehmen. Das hintere Irispigment zeigt später an seinem innersten Abschnitte eine knopfförmige Verdickung und besteht aus mehrschichtigem, aus deutlich gesonderten Zellen zusammengesetztem Epithel. — Bei 6 Ctm. langen Embryonen zeigt die Retina bereits ihre sämmtlichen Schichten. Bezüglich des hier vorgebrachten Details, welches jedoch nicht viel Neues liefert, verweist Ref. auf das Original.

Der Processus falciformis der Knorpelfische (Squalus acanthias, Mustelus vulgaris und Torpedo marmorata) wird nach Bergmeister (3) ganz in derselben Weise angelegt, wie das Pecten im Vogelauge. Es dringen nämlich durch die Augenblasenspalte rundliche Zellen des mittleren Keimblattes in Form einer Leiste in das innere der secundären Augenblase und bilden dort den embryonalen Sichelfortsatz. Das Abweichende vom Pecten besteht darin, dass dieser Zellenfortsatz später bis an die Linse heranwächst, und längs seiner Basis die Umschlagsränder der Augenblase sich in Form zweier Falten erheben; der an den Sichelfortsatz unmittelbar anliegende Theil der Falte formt sich, sowie das äussere Blatt der secundären Augenblase, dem es eigentlich angehört, zu Pigmentepithel um. Ein ferneres abweichendes Verhalten vom Pecten ist dadurch gegeben, dass, während letzteres durch die Einwachsung der Opticusfasern von den Elementen des mittleren Keimblattes ganz abgesondert wird, bei Knorpelfischen der Zusammenhang des Sichelfortsatzes mit der Chorioidea erhalten bleibt; der Sehnerv benützt blos den weitesten medianwärts gelegenen Theil der Augenspalte zu seiner Ausstrahlung in die Netzhaut.

Bei Forellenembryonen vereinigen sich nach Fellner (10) die Wolff'schen Gänge vor der Einmündung in die Cloake zu einem gemeinsamen, etwas weiteren Gang. Dieser verbindet sich mit dem Endabschnitt des Darmcanals zu dem länglich birnförmigen, mit der Basis gegen die Chorda gerichteten Cloakenraum. Es besteht also die Cloake aus zwei Theilen: einem weiteren dorsalen (Regio urogenitalis) und einem engeren ventralen (Regio intestinalis) Abschnitt; an der Verbindungslinie beider Regionen liegt die Grenze, wo das etwas niedere Cylinderepithel des Mesoblasts (der Wolff'schen Gänge) mit den höheren Zellen des Hippoblasts (d. h. des Darmcanals) zusammentrifft; eine Vermischung der beiderlei Zellen findet nicht statt. Bei Knorpelfischen (Torpedo marmorata, Mustelus vulgaris) ist das Bild der Querschnitte darum etwas complicirter, weil die Wolff'schen und Müller'schen Gänge an einer kleinen papillenartigen Erhöhung gesondert in die Cloake einmünden.

Nach Dohrn (7) ist die Verschmelzung der Müller'schen Gänge beim Menschen mit der 9. Woche vollständig zu Stande gekommen. Der Genitalschlauch erfährt bis zur 15. Woche keine makroskopische Veränderung ausser einer Verlängerung und Krümmung nach Vorn. In der 15.—16. Woche beginnt die Anlage der Vaginalportion.

In der 19. Woche wird die Hymenalklappe erkennbar, ausgehend von der hintern Wand des Introitus vaginae; ihr entgegen rückt von der vorderen Wand weiter oben ein schwächerer Fortsatz.

In der Entwicklung des Hymen unterscheidet Dohrn 3 Stadien: 1) das Zusammenlegen der Vaginalwände in ihrem untern Abschnitt, 2) das der Papillarwucherung (Hymen fimbriatus, Luschka), 3) die Entstehung des Vorsprungs an der hinteren Vaginalwand und die folgende Ausbildung einer ringförmigen Klappe.

C. Specielle Ontogenie der Evertebraten.

α) Protozoen.

1) Balbiani, Sur la génération séxuelle des Vorticelliens. Compt. rend. T. 81, p. 676. Oct. 18. (Verf. vertheidigt seine bekannte Darstellung von der geschlechtlichen Fortpflanzung der Infusorien auch für die Vorticellinen gegen die bekannten Angaben Stein's. Die neuen Untersuchungen von Everts und Greeff, s. d. Ber., erwähnt Balbiani nicht. Bei den Vorticellinen vollziehe sich der Process im Wesentlichen ebenso, wie bei den übrigen Infusorien. Auch sie führten einen Nucleus und einen Nucleolus. Der Nucleus beider conjugirten Individuen zerfalle in Eier, der Nucleolus des kleineren (Stein's Mikrogonidie) aber allein entwickele Spermatozoen, die dann nach der Verschmelzung der Individuen die Eier befruchteten. 8. die folgende Nummer.) — 2) Engelmann, Th. W., Ueber Entwickelung und Fortpflanzung von Infusorien. Morphol. Jahrb. Bd. I. S. 673. — 3) Fullagar, James, On the Development of Actinophrys Sol. Proceed. of the Quekett microscopical club. Sept. 24. Auszüglich in Monthly microsc. Journ. Dec. Nro. 84. p 305. (Der kurze Auszug ergab für Ref. nichts, was einer Wiedergabe bedurft hätte.) — 4) Gabriel, B., Der Entwickelungscyklus von Troglodytes zoster. Morphol. Jahrb., herausgegeben von Gegenbaur. Bd. I. (Zugleich Breslauer Habilitationsschrift.) — 5) Schneider, A., Sur un appareil de dissémination des Gregarina et Stylorhynchus phase remarquable de la sporulation dans ce dernier genre. Compt. rend. 15. Févr. p. 432.

Nach Engelmann (2) finden sich Jugendzustände von Opalina ranarum im Darme von Froschlarven, als kleine, klare Oysten, die das bewim-

perte Thier schon enthalten. Nach seinem Austritt zeigt es sich einer einkernigen, flimmernden Zelle ganz entsprechend. Nach und nach spalten sich die Kerne, nie das Protoplasma, zu einer Menge klarer Bläschen, indem das Thier bedeutend an Grösse zunimmt. Diese Bläschen sind dieselben, welche Leydig schon als Kerne in Anspruch genommen hatte. Die reifen Formen finden sich bekanntlich im Darm erwachsener Frösche. Bei Vorticella microstoma beschreibt Verf. eine Vermehrung durch echte Knospenbildung des Mutterthieres. Auch der Nucleus der Knospe entsteht im Gegensatz zu den Angaben von Claparède, Lachmann und Stein durch Abschnürung vom Kern des Mutterthieres. Die schwärmende Knospe setzt sich mit ihrem aboralen Ende an eine andere Vorticelle fest. Während sie mit ihr verschmilzt, spalten sich der Nucleus der Knospe, wie der des Trägers in kleine, kernähnliche Bläschen. Die Knospen von Vorticella microstoma entsprechen also den Mikrogonidien der stockbildenden Vorticellinen. Die Embryonalkugeln bei den Infusorien hält Verf. im Gegensatz zu seiner früheren Ansicht (Stylonychia) für Parasiten. Er trägt alle Beweise aus der Literatur für die Parasitentheorie zusammen und berichtet selbst auf das Genaueste eine Beobachtung, wo er einen der sogenannten „Embryonen" von Vorticella microstoma nach dem Verlassen des Mutterthieres in ein anderes eindringen sah. Er verlor dabei die Cilien und lag schliesslich als zartes, scharfbegrenztes Kügelchen mit contractiler Vacuole unter der Cuticula im Wimperorgan. Eine unüberwindliche Schwierigkeit für die Embryonalhypothese findet er in der Thatsache, dass „Embryonalentwicklung" und gewöhnliche Theilung gleichzeitig in demselben Individuum vorkommen können.

Die scheinbar gegen die Auffassung der Embryonen als Parasiten sprechende Kernveränderung bei Stylonychia mytilus hält Verf. für pathologischer Natur, hervorgerufen eben durch das Einwandern der Parasiten.

Die Untersuchungen des Verf. über die Conjugation und ihre Folgen führen ihn zu völlig neuen Resultaten, welche um so werthvoller sind, als sie mit den gleichzeitigen Untersuchungen Bütschli's, Histol. II. 9. d. Ber., im Wesentlichen übereinstimmen. Es ist nicht möglich, in kurzem Berichte die von Verf. geschilderten, der Conjugation folgenden Vorgänge genau wiederzugeben. Er hat seine Untersuchungen auf Vertreter aller 3 Hauptgruppen ausgedehnt und kommt zu folgenden Schlüssen: Die Conjugation der Infus. leitet nicht zu einer Fortpflanzung durch Eier „Embryonalkugeln" oder andere Keime, sondern zu einer Reorganisation der conjugirten Individuen. Diese äussert sich besonders deutlich im Zerfall und Wiederaufbau des Nucleus. Eine totale Verjüngung des ganzen Körpers zeigen die Euplotinen und Oxytrichinen, bei welchen während der Conjugation im Rahmen des alten Individuums ein neues angelegt wird.

Der Nucleus spielt nie die Rolle eines keimbereitenden Organs oder eines Keimes, er ist das Homologon des Zellkerns. Da, wo aber ein Nucleolus vorkommt, hat eine Differenzirung des Zellkerns stattgefunden, die als geschlechtliche bezeichnet werden muss. Der gegenseitige Austausch der Nucleolussegmente während der Conjugation, die an Spermatozoenbildungen erinnern, die Structurveränderungen der Nucleolussubstanz und andere Thatsachen lassen Verf. im Nucleolus ein männliches Geschlechtselement sehen, dem gegenüber der sich mehr passiv verhaltende Nucleus als weibliches Geschlechtselement aufzufassen wäre.

Es wäre so eine Art geschlechtlicher Arbeitstheilung innerhalb einer einzigen Zelle gegeben. Infusorien mit Nucleus und Nucleolus sind also Hermaphroditen, ihre Conjugation geschlechtliche Vereinigung. Stylonychia, Euplotes, Paramecium sind dauernd Hermaphroditen, Stentor, Spirostomum, Trachelius ovum nur periodische. Die höchste Form der Differenzirung sieht Verf. in der Entwicklung der Mikrogonidien, welche die knospenförmige Conjugation vorbereitet. Die umherschwärmenden Mikrogonidien entsprechen nach ihrem Benehmen den männlichen Individuen. Sie geben durch ihre Conjugation mit den festsitzenden Formen (Weibchen) den Anstoss zu weiteren Processen. Wenn beide zerfallende Nuclei sich vereinigt haben, findet aus der Masse der Aufbau eines neuen statt.

Die Vorticellinen sind also gewöhnlich geschlechtslos, werden aber zeitweise geschlechtlich.

Bei den stockbildenden Vorticellinen versucht Verf. analoge Verhältnisse nachzuweisen.

Von Gabriel (4) erhalten wir eine interessante Untersuchung über die Entwickelung eines vom Verf. neu entdeckten, beschalten Erdrhizopoden, Troglodytes zoster — so benannt wegen einer gürtelförmigen Körnchenzone in der Körpermitte. Nach der Conjugation, welche mittelst der an der Schalenöffnung austretenden Pseudopodien vollzogen wird, trennen sich die beiden Individuen wieder. Das Pseudopodienspiel wird träger, dagegen tritt eine besonders lebhafte Dispersion der in der ringförmigen Zone liegenden Körnchen ein, welche sich mit einem letzten Dispersionsacte im ganzen Körper vertheilen. Das Thier stellt nun eine gleichmässig körnige, runde, bewegungslose Masse dar. Der Kern, welcher stets am aboralen Pole liegt, bleibt erhalten. Bald darauf treten in der ruhenden Masse kleine Körperchen auf, welche in schnellen Bewegungen die Leibessubstanz umherfahren, bis auch sie wieder in derselben verschwinden. Verf. denkt an eine Analogie dieser „Befruchtungskörperchen" mit Samenkörperchen, ohne beiderlei Bildungen jedoch direct als gleichwertige ansprechen zu wollen. Nunmehr schwindet auch der Kern. Die Masse des Thieres, die „Keimmasse", lässt darauf zahlreiche, kleine Körnchen sehen, die ihr ein chagrinirtes Aussehen geben, sie beginnt in der Art eines Furchungsprocesses zu zerfallen, die Furchungskugeln sind aber nicht etwa die Anlagen junger Organismen, sondern diese sind in den eben erwähnten „Chagrinkörnchen" gegeben. Letztere werden näm-

lich unter Zerfall der Furchungsballen frei, bewegen sich, wachsen und bekommen eine kleine Körnchenmasse in ihrem Inneren, so wie eine winzige Vacuole, welche Verf. als „Stigma" bezeichnet; diese mit nur einem Stigma bezeichneten, kleinen Wesen, „Monostigmata" tummeln sich umher, und verschmelzen endlich zu je zweien miteinander, zu den sog. „Diplostigmaformen"; dabei bekommt das eine Monostigma eine Art zapfenförmigen Fortsatz, der sich in eine entsprechende Aushöhlung des Gespans hineinlegt, schliesslich aber vollkommen verschmilzt. Nunmehr sammeln sich die immer mehr vermehrten Körnchen in einer Gürtelzone an, ein neuer Kern erscheint, ähnlich wie es Auerbach geschildert hat, in klarer Tropfenform, 2 grössere Vacuolen bilden sich je an einer Seite aus; die Bildung der Schale, so wie das Austreten der Pseudopodien an der sog. Troglodytes. Verf. sieht in dieser Fortpflanzungsweise eine Zwischenform der geschlechtlichen und ungeschlechtlichen Zeugung. Wegen der theoretischen Erwägungen, zu welchen die Arbeit reichen Anlass bietet, muss jedoch auf das Original verwiesen werden.

Schneider (5) beschreibt bei den Genera: Gregarina und Stylorhynchus, eine Besonderheiten der Fortpflanzung nach der Encystirung. (Es sei vorweg bemerkt, dass er die gewöhnlich mit dem Ausdrucke Pseudonavicellen etc. bezeichneten Entwickelungszustände der Gregarinen kurzweg als „Sporen" bezeichnet.) Bei Gregarina nun treten mit der Sporenbildung eigenthümliche Röhren auf, die mit der Basis der Encystirungswand, mit dem spitzen Ende dem Centrum der Cyste zugewendet sind. Später tritt eine Art Erection und Austritt dieser „Sporoducten" durch die Cystenwand ein und durch sie entleeren sich die Sporen. Bei Stylorhynchus geht der Sporenbildung eine Art oberflächliche Furchung des Cysteninhaltes voraus; aus den Furchungskugeln bilden sich dann spindelförmige Körper, die eine Zeit lang sich lebhaft bewegen, dann in Ruhe kommen und nun erst die echten Sporen entwickeln. Der ungefurchte, centrale Theil des Cysteninhaltes encystirt sich nun aufs neue (Pseudocyste Verf.), dehnt sich später aus und bringt so die ursprüngliche Encystirungsmembran zum Platzen, so dass die Sporen frei werden. S. auch Histologie XIV. Protozoen.

β) Coelenteraten.

1) Gerbe, M. Z., Développement et métamorphoses de la Coryna squamata. Journ. de l'anatomie et de la physiol. No. 5. p. 441. (Der Details wegen verweist Ref. auf das Original; hier sei nur erwähnt, dass, was Verf. betont, die Entwickelungsverhältnisse von Coryne (Hydromedusen) sich im Wesentlichen gleich denen der Anthozoen stellen, somit eine Vermittelungsform zwischen beiden Klassen gegeben ist.) — 2) Kowalevsky, A., Contributions à l'histoire du développement des actinies, traduit du russe par A. F. Giard. Revue des sciences naturelles. T. W. Juin. Ferner in Journal de zoolog. par E. Gervais. T. W. No. 4 p. 303. — 3) Metschnikoff, E., On the Development of the Calcispongiae. Ann. mag. nat. hist. IV. Ser. Vol. 16. p. 41. (Uebersetzt aus der Zeitschrift für wissensch. Zool. 24. Band. S. den Ber. für 1874.) — 4) Schmidt, Oscar, Zur Orientirung über die Entwickelung der Spongien. Zeitschr. für w. Zool. XXV Bd. S. 127. (2. Supplementheft.) — 5) Schulze, F. E., Ueber den Bau und die Entwickelung von Sycandra raphanus Hkl. Zeitschr. für

wiss. Zool. XXV. Band. 3. Supplementheft. — 6) Derselbe, Ueber die Cuninen - Knospenähren im Magen der Geryonien im Festgabe des naturwissenschaftl. Vereins für Steiermark zur 48. Versammlung deutscher Naturforscher u Aerzte. S. 125. — Uljanin, Ueber die Knospung der Cuninen im Magen der Geryoniden. Troschel's Archiv. Jahrg. 41. S. 333.

Die dem Ref. nur in der Uebersetzung bekannt gewordenen Untersuchungen Kowalevsky's (2) (angestellt an einer der Actinia mesembryanthemum nabestehenden Art) geben von einem unmittelbar auf die Furchung folgenden Stadium aus. Die Embryonen haben dann eine Blastulaform (Haeckel), indem sie aus einer Blase bestehen, deren Wandung eine einschichtige Flimmerzellenlage bildet. Die Höhlung der Blase ist die Segmentationshöhle. Dann folgt das Gastrulastadium mit Bildung eines flimmernden Entodermalblattes durch Invagination, wobei die Segmentationshöhle vollkommen schwindet und nur in Form einer Spalte zwischen beiden Keimblättern noch sichtbar ist. Die Larve zeigt um diese Zeit eine grosse Aehnlichkeit mit den gleichen Stadien von Cerianthus, Aurelia, Sagitta, Phoronis und Amphioxus, wie sie Kowalevsky ebenfalls beschrieben hat.

Von jetzt ab verläuft die Entwickelung nach dem bei den Cölenteraten vorhandenen, eigenthümlichen Typus, nach welchem die eigentliche Magenhöhle und die Mosenterialfalten sich bilden. Zunächst treten 2 stets wachsende, einfache Endodermfalten (das Ectoderm nimmt nicht Theil, was bekanntlich Lacaze-Duthiers für die Koralien behauptet hatte) auf, welche von dem Rande der Invaginationsöffnung bis zur unteren Hälfte der Larvenhöble hinabreichen, die Falten (die ersten Mesenterialfalten) nähern sich einander fast bis zur Berührung. Dann folgt die bereits von Busch beschriebene Einstülpung der gesammten Körperwand (Ectoderm + Endoderm) von der Gastrula-Invaginationsöffnung aus in die Larvenhöble hinein. In Folge dessen entsteht von hier aus ein in die ursprüngliche Larvenhöhle (Invaginationsöffnung) hineinragender, kurzer, an beiden Enden offener Canal, die Anlage des Magens. Der innere Rand der beiden ersten Mesenterialfalten erscheint bereits etwas verdickt; diese Verdickungen sind den Filamenten von Cerianthus z. B. homolog. Unter fortwährendem Wachsthum und tieferer Einstülpung des Magens bilden sich nun in dem frei gebliebenen Theile der Larvenhöble neue Mesenterialfalten aus, auf jeder Seite je 2 zwischen den beiden ersten, so dass das 2. Stadium 6 Falten aufweist. Die neuen Falten bilden an ihren Rändern Fransen. Es folgt dann ein Stadium mit 8 Falten, und während dieser Periode zeigt sich die erste Bildung des Fusses am aboralen Körperende, charakterisirt durch Verlust der Cilien und reichliche Bildung von Muskelfasern an der betreffenden Stelle. Die Mesenterialfalten nehmen an Zahl zu, aber vor jetzt an keineswegs in regelmässiger Weise. In ihnen entstehen Muskelfasern und, zum Endoderm hin, zwischen Muskeln und Endoderm eine Art Membrana propria. Aus welchem Keimblatte die Muskeln entstehen, giebt Verf. nicht an. Weiterhin entstehen die Tentakeln als kleine Vorsprünge des verdickten Randes der nunmehrigen definitiven Mundöffnung, dem Raume zwischen 2 Mesenterialfalten entsprechend, und zwar zunächst 8 an der Zahl, conform den 8 Räumen zwischen den ersten 8 Mesenterialfalten: die Larven haben um diese Zeit einen Durchmesser von 2—3 Linien.

Sehr beachtenswerth ist die Angabe des Verf.'s, dass er bei andern Actinien (A. aurantiaca Grube und A. parasitica) keine Furchungshöhle fand, sondern nach beendeter Segmentation einen Zellenhaufen, in dem an einer Stelle ein Grübchen sich einsenkt. Alle Zellen waren mit Nebendotterelementen gefüllt. Es scheint Verf., dass hier das Endoderm nicht auf dem Wege der Einstülpung von einer Blastula aus entsteht, sondern

sich wie bei den Polypen bilde. Demnach würden die Embryonen der Actinica sich also nach 2 Typen anlegen.

Bei Sycandra raph. und Sycandra glabra besteht nach Schmidt (4) die eine Hälfte der Flimmerlarve aus lang gestreckten, mit einer Geissel versehenen Cylinderzellen, die andere aus Körnerballen. Die letztere Hälfte überragt sichtlich die ertere, welche eine pigmenterfüllte Höhlung besitzt. Mit dem Körnerballenpol heftet sich die Larve an; die Cylinderzellen verlieren dabei ihre Geissel. Einstülpung oder Entodermbildung wurde nicht beobachtet. Ebensowenig fand Verf. die Larve von Ascetta elathrus zweischichtig. Doch liegt hier der aus Geisselzellen gebildeten Blasenwand innen ein Zellhaufe an, aus dem vielleicht ein Entoderm hervorgeht. Von Kieselschwämmen hat Verf. Reniera, Esperia und Amorphina beobachtet. Bei keinem dieser Schwämme hat er Samenfäden gefunden. Die Embryonen bestehen aus scharf contourirten Körnern, welche entweder in eine ganz klare oder eine dunkle, viscöse Masse eingebettet sind. Leibeshöhle und Entoderm sind bei dem heranwachsenden Embryo nicht zu beobachten, wenn man nicht das unter den Geisselzellen liegende ungeformte Material als Entoderm bezeichnen will. Auch nach dem Festsetzen der Larve wird keine Einstülpung beobachtet. Ebenso wenig kann man bei der Flimmerlarve von Amorphina zu irgend einer Zeit ein Entoderm finden. Hier findet sich unter dem Ectoderm eine Schicht contractiler, quergelagerter, spindelförmiger Zellen. Der übrige Körper ist von den skeletbildenden „Parenchymzellen" erfüllt.

Bei Reniera und Amorphina dringen später die Kalknadeln in das zum Syncytium gewordene Ectoderm. Die Bildung dieser Theile fügt für sich nach Schmidt dem Keimblätterschema absolut nicht. Bei zerfallenden Renieren gehen die Geisselzellen in in einen amoeboiden Zustand über. Ueber dem Nadelnetz kann, wenn einzelne Plasmakugeln erhalten sind, ein neuer Schwamm aufleben. Verf. beschreibt noch die sehr einfache Knospung bei einem Suberites.

Ueber den Bau und Entwicklung der viel untersuchten Sycandra raphanus liegt auch von E. Schulze (5) eine eingehende Untersuchung vor, welche aber von O. Schmidt's Resultaten abweichende Ergebnisse lieferte. Verf. fand, im Gegensatze zu Haeckel, diesen Schwamm nicht aus zwei, sondern aus drei Gewebsschichten aufgebaut; nämlich über dem Syncytium (Ectoderm Heckl) noch eine Lage Plattenepithelien, dann folgt die das Kalkskelet bildende Gewebsschicht mit sternförmigen und amoeboiden Zellen in hyaliner Grundsubstanz (Mesoderm, Schulze) und drittens die einschichtige Geisselzellenlage des Entoderms. Er rechnet daher die Kalkschwämme, wie die nahe verwandten Coelenteraten zu den dreiblättrigen Thieren, da er die Gallertscheibe der Quallen u. A. dem Mesoderm homolog hält. (Ueber den Bau von Syncoryne Sarsii und Sarsia bulosa. 1873. S. 31, s. d. vor. Ber.) Hinsichtlich des Baues und der Structur der Eier stimmt Verf. vollständig mit Häckel überein. Nur liegen sie nicht, wie Hekl anglebt, zwischen den Geisselzellen des Entoderms, sondern immer im Mesoderm, wo sie durch eine continuirliche Uebergangsreihe mit den erwähnten, amoeboiden, kleinen Körperchen verbunden sind. Ob sie auch im Mesoderm entstehen, oder eingewandert sind, lässt Verf. unentschieden.

Die Einleitung zur Entwicklung des neuen Organismus aus dem Ei besteht in dem Verschwinden des Eikerns. Verf. beschreibt dann, genau seinen Präparaten folgend, den Furchungsprocess. Gegen Häckel's Beobachtungen weicht er darin ab, dass er in dem Achtzellenstadium nicht eine central gelegene Zelle mit umgebendem Zellringe, sondern stets nur einen einfachen Zellkranz fand. Wenn 16 Zellen vorhanden sind, sind diese immer in zwei parallelen Ringen angeordnet. Schon in diesem Stadium tritt die von Metschnikoff gesehene Furchungshöhle auf, die Häckel nicht erwähnt. Sie entsteht durch das Zusammenneigen der polaren Zellenden und ist noch an den zwei, sich gegenüberliegenden Polen des Furchungskörpers offen.

Wenn die eine einschichtige Blase vorstellende Larve sich löst, besteht sie in der einen Hälfte aus Geisselzellen, in der andern aus grossen, dunkelkörnigen Zellen und ist etwa eiförmig. Dann stülpen sich die dunklen Zellen nach den Geisselzellen hin ein und legen sich an sie an. Die Furchungshöhle ist verschwunden. (Gastrula). Verf. kann also nicht die Enstehung der beiden Keimblätter auf eine Differenzirung zwischen dem superficiellen und dem centralen Theil einer soliden Zellkugel (Haeckel) zurückführen, wobei die Gastrulaöffnung als Durchbruch der ursprünglich geschlossenen Höhle entstände. Der Urmund entsteht nach ihm hier als Einstülpung der flimmerlosen Entodermzellenlage. Später verlieren, wie Verf. sich an zwei älteren Larven überzeugte, die Ectodermzellen ihre Geissel und flachen sich bedeutend ab. Zwischen Ectoderm und Entoderm scheidet sich eine dünne Lage hyaliner Substanz aus, in welcher wahrscheinlich zuerst die Kalkspicula angelegt werden.

Das Vorkommen von Knospenähren im Magen der Geryonien ist von den verschiedensten Untersuchern so verschieden gedeutet worden, dass F. E. Schulze (6) nochmals die Frage antwirft: Sind diese Aehren von den Geryonien selbst gezeugt oder nicht? Bei dieser Gelegenheit theilt Verf. auch andere wichtige Ergebnisse seiner Untersuchungen über den Bau und die Entwickelung der Geryonien mit. Zur Untersuchung diente G. fungiformis (Hkl.). Die subumbrellare Wandung des Gastrovascularsystems besteht hier aus: 1) Entoderm (Cylinderzellen); 2) glasheller Stützlamelle, eine Fortsetzung der Scheibengallertmasse; 3) circulären Muskelfasern, und 4) Zellen des Ectoderms. Schulze lässt nun die Eier aus den Zellen des Ectoderms entstehen, während Häckel früher dieselben vom Entoderm ableitete. An der schmalen, bandförmigen Mittelzone des Genitalblätter finden sich Anhäufungen von stark lichtbrechenden, kugligen Kernen, in denen Schulze einen Boden zu erblicken glaubt. Geryonia fungif. müsste demnach als der einzige bekannte Zwitter unter den Quallen angesehen werden. Die Eier von Geryonia werden sich zweifellos wie die

nahe verwandten der Carminaria (Metschnikoff) entwickeln, also aus ihnen nach Ablauf einer nicht unbedeutenden Metamorphose wieder geschlechtlich sich vermehrende Thiere derselben Form entstehen.

An den verschiedensten Stellen des Magens finden sich die bekannten Knospenähren. Ihr Axentheil ist hohl und grenzt sich das Epithel der Aehre scharf gegen das durchaus andersartige Epithel des Geryoniamagens ab. Am Axenschlauch entstehen durch Ausstülpung aller seiner Wanduugsschichten Cylinder, die, früh nach vorn durchbrechend, die schon mit einem Munde versehene Anlage der späteren Qualle bilden. Der mittlere Theil des Cylinders bildet, sich verbreiternd, den Schirm, dem die Tentakel entsprossen, und schliesslich löst sich die junge Qualle von dem dünnen Basaltheile der ehemaligen Knospe und schwimmt davon.

Die so entstandene Art ist Cunina rhododactyla (?). Schulze fasst die Knospenähre als den Stolo prolifer eines unbekannten Cuniuenembryo auf, der sich im Magen der Geryonie festsetze. Er glaubt nicht, wie die anderen Autoren, hier eine Heterogonie (Alloeogenesis, Haeckel), sondern einen Epizoismus vor sich zu haben.

Die vorstehenden Untersuchungen F. E. Schulze's werden durch Uljanin (7) ergänzt. Er fand nämlich die von ersterem hypothetisch angenommene, freilebende Cuninalarve sowohl in der See, als im Magen von Carmarina, wo sie sich festsetzt. Sie zeigt die Gastrulaform. Mit dem Wachsthum vermehren sich dann die Zellen, sowohl des Ectoderms, wie des Entoderms. In Folge eines viel rascheren Wachsthums des ersteren spaltet sich das letztere in zwei Schichten, zwischen denen dann die Körperhöhle die sich bildenden Embryos sichtbar wird. Bald sprossen im Umkreise der Mundöffnung die kurzen tentakelartigen Auswüchse, mit denen sich der junge Polyp in der Garmarina festsetzt. Er wächst rasch in die Länge und zeigt bald, mit einer Menge Knospen besetzt, das bekannte Bild der Cuninaähre.

γ. Echinodermen.

1) Lacaze-Duthiers, H. de, Sur une forme nouvelle et simple du proembryon des Echinodermes. Compt. rend. 1874. T. 78. p. 24. — 2) Packard jun., A. S., Mode of Development in Echinoderms. American naturalist. April. (Im Monthly micr. Journ. Nro. 78. p. 253, June, findet sich ein ganz ungenügender Auszug.)

δ) Würmer.

1) Barrois, J., On the general phenomena of the Embryogeny of the Nemertians. Ann. mag. nat. hist. Vol. 15. p.301. April. Nro.88. (S. Compt. rend. 25. Jan.) — 2) Derselbe, Des phénomènes généraux de l'embryogénie des Nemertiens. Compt. rend. Janv. p. 270. — 3) Derselbe, Des formes larvaires des Bryozoaires. Compt. rend. T. 81. p. 288, 443, 904, 1134. — 4) Bütschli, O., Zur Entwickelungsgeschichte des Cucullanus elegans Zed. Zeitschrift f. wissensch. Zool. 26. Bd. Heft 1. S. 103. — 5) Hubrecht, A. W., Ueber die Entwickelung von Nemertinea (?). Quart. Journ. micr. Sc. New Ser. Nro. 57. p. 82. (Ref. citirt nach dem kurzen Auszugs des englischen Journals, worin auch angegeben steht, dass Verf. bei Borlasia olivacea die Gastrulaform constatirt habe. Das Original soll in holländischer Sprache als These in Utrecht erschienen sein.) — 6) Korotnieff, A. A., Die Knospenbildung bei Paludicella. 2 Taf. Nachrichten der kais. Gesellsch. der Freunde der Naturkenntniss etc. Moskau. Bd. X. 1874. (Russisch.) — 7) Nitsche, H., Untersuchungen über die Knospung der Süsswasserbryozoen, insbesondere der Alcyonella. Sitzungsber. der naturf. Gesellschaft zu Leipzig I. Jahrgang. 1874. — 8) Repiachoff, W., Zur Entwickelungsgeschichte der Tendra zostericola. Zeitschr. f. wiss. Zool. 25. Bd. S. 129. (Verf. bespricht

vorzugsweise die Bildung der Tentakel, der Polypide und die Larvenformen, welche Cyphonautes nahe stehen. Die Cellules treillissées Nordmann's, welcher das Thier zuerst beschrieb, sind die Ovicellen. Die Darstellung des Verf. ist der Auffassung Reichert's, dass die Polypide besondere Individuen seien, nicht günstig.) — 9) Derselbe, Zur Naturgeschichte der chilostomen Seebryozoen. ibid. 26. Bd. S. 139. (Die Untersuchungen des Verf. führen zu dem Schlusse, dass die Polypide der Bryozoen keine „Personen" seien, dass sie vielmehr als Verdauungsorgane betrachtet werden müssten; ihre äussere Schicht sei mit dem Muskelblatte anderer Thierembryonen zu parallelisiren. Die durch Histiolyse aus dem zu Grunde gehenden, älteren Polypiden entstehenden „braunen Körper" werden in die neu sich bildenden Polypide aufgenommen. Verf. vergleicht diesen Vorgang mit der Aufnahme des Nahrungsdotters in den Darm anderer Thierembryonen. So stellt sich uns der periodische Verlust und Wiederersatz der Polypide zwar als eine eigenthümliche, keineswegs aber unvermittelte Thatsache dar. Bezüglich mehrerer anderer Details sei auf das Original verwiesen.) — 10) Selenka, E., Eifurchung und Larvenbildung von Phascolosoma elongatum Keferst. Zeitschr. f. wiss. Zool. 25. Bd. S. 442. (Die Entwickelungsvorgänge verlaufen ähnlich, wie bei den chätopoden Anneliden.) — 11) Villot, A., Sur les migrations et les métamorphoses des Trématodes endoparasites marins. Compt. rend. T. 81. p. 475. (Distomum leptosomum Creplin (?) und Distomum brachysomum Creplin (?) — Verf. bürgt nicht für die identität der Arten — welche bei Tringa alpina (Scolopacidae) im Darm geschlechtsreif werden, leben im Jugendzustande (Cercarien), das erstere bei Scrobicularia tenuis (Mollusken), das zweite bei Anthura gracilis Leach (Crustaceen). Bezüglich einiger weiteren vorläufigen Mittheilungen ist das Original einzusehen.)

Aehnlich wie Dieck (s. Ber. für 1874), aber bei einer anderen Species, fand Barrois (1, 2) in der zoolog. Station zu Wimereux (Direction von Prof. Giard) ein Zwischenstadium in der Nemertinenentwickelung zwischen der Pilidiumform und der von Desor beschriebenen Larve. Bei Nemertes communis findet sich nämlich kein freies pelagisches Larvenleben; die ganze Entwickelung wird im Ei durchlaufen, so dass eine fertige Nemertesform das Ei verlässt. Nichts desto weniger bemerkt man bei der Entwickelung im Ei eine, wenn auch modificirte, Pilidiumform. Die Modificationen — Vereinfachungen, weil ein freies pelagisches Leben fehlt — sind 1) Es entwickelt sich nur die wimpernde Gastrula ohne die charakteristischen Anhänge der pelagischen Pilidiumform. 2) Die sog. Scheiben, welche im Innern der Gastrula den Nemertinenkörper durch ihre Verschmelzung bilden, sind keine Hohlkörper mehr, sondern solide Massen, und somit fällt eine Larvenhülle, das sog. Amnion, fort. Wir haben also hier eine interessante, abgekürzte Entwickelung, welche ein neues Uebergangsstadium in der Embryologie der Nemertinen schafft.

Das Wichtigste aus der gedrängten Mittheilung von Barrois (3) über die Bryozoen-Entwickelung ist die Angabe, dass man bereits im Stadium der 32 Furchungskugeln entscheiden könne, welche von diesen zu den verschiedenen Organen sich umwandeln. Die 32 Furchungskugeln theilen sich in 16 dorsale kleinere und 4 grosse ventrale, central gelegene, die

von 12 peripherischen ventralen Zellen umgeben sind. Die letzteren bilden den Cilienkranz der Bryozoenlarve, die 4 centralen, bauchständigen Zellen die Bauchwand, und von ihnen aus (nach wiederholter Theilung) bildet sich durch Einstülpung der Nahrungscanal, die übrigen Zellen liefern die dorsalen Partien. Bei einer ersten Gruppe der Bryozoen folgt auf das Gastrulastadium die Bildung einer glockenförmigen Larvenform, deren hintere Abtheilung sich einschnürt. Bei den Entoprocten (Loxosoma und Pedicellina) bildet sich eine epibolische Gastrula aus, von abgestutzt kegelförmiger Gestalt, woran bald darauf eine Abtheilung in 3 Segmente auftritt: Lippen-Segment, mittleres und hinteres Segment. Am Lippen-Segment bildet sich das Flimmerband und 2 seitliche Anhänge, von denen der eine zum Anus wird. Das mittlere Segment liefert den grössten Theil der Haut und des Darmcanals, das hintere verkümmert bis auf einen kleinen Anhang.

Bei der Gruppe der Cyclostomeen (Crisceen, Horneren und Idmoneen) constatirte Barrois eine ächte entobolische Gastrula; durch die Entobolie entsteht der Darmtractus. Die nächstfolgende Larvenform dieser Gruppe zeigt in der Mitte einen ringsumlaufenden, vorspringenden Cilienwulst, der eine vordere Abtheilung (Partie buccale) von einer hinteren, stark aufgetriebenen (fortement bombée) trennt. Der Cilienwulst umwächst später wie ein Mantel die hintere Abtheilung.

Im Ganzen unterscheidet also Verf. 3 Hauptlarvenformen: eine glockenförmige, eine abgestutzt kegelförmige und eine Form mit stark kugelig vorgetriebener, hinterer Partie. Die letztere Form, welche den Brachyopodenlarven ähnelt, betrachtet er als die Grundform. Für das Weitere muss Ref. auf das Original verweisen.

Die interessante Mittheilung Bütschli's (4) lehrt uns, dass die Entwickelung von Cucullanus elegans, also eines Nematoden, der Entwickelung von Lumbricus, wie sie aus den Schilderungen von Kowalevsky bekannt ist, sehr ähnlich verläuft. Nach Beendigung der Furchung haben wir eine aus Ectoderm und Entoderm bestehende, zweischichtige, zellige Platte; die Furchungshöhle ist nur durch den engen Spalt zwischen den beiden Blättern repräsentirt. Es folgt dann (vermehrtes Wachsthum des Ectoderms) ein epibolisches Gastrulastadium, Verf. schildert es als durch Zusammenkrümmung der doppelschichtigen Platte entstanden. Die Gastrulaöffnung (Prostoma) bleibt als definitive Mundöffnung erhalten. Bald darauf differenziren sich die Zellen des vorderen Abschnittes der Entodermröhre (Oesophagus) von den eigentlichen Darmdrüsenzellen durch Form und Grösse, indem sie kleiner bleiben und ein dunkleres Aussehen darbieten, und es entsteht das Mesoderm aus den vordersten Entodermzellen; dabei ist der der Einkrümmungsseite des Embryo zugewendete Theil des Mesoderm stets dem anderen Seite voraus. — Gelegentlich theilt Verf. seine Auffassung der systematischen Stellung von Sagitta mit, welche man näher zu den Anneliden, als zu den Nematoden, stellen müsse, vielleicht sogar in die Nachbarschaft der Echinodermen oder Tunicaten.

a. Arthropoden.

1) Balbiani, Les phylloxeras sexués et l'oeuf d'hiver. Compt. rend. T. 81. p. 581. Oct. 4. — 2) Derselbe, Sur l'existence d'une génération sexuée hypogée chez lo Phylloxera vastatrix. Compt. rend. 1874. T. 79. p. 991. — 3) Derselbe, Sur l'embryogénie de la Puce. Compt. rend. T. 81. p. 901. 15. Nov. (Kurze Notizen, in denen über die Keimblattlehre nichts enthalten, da das Ei von pulex felis, welches Verf. untersuchte, sich für Durchschnitte nicht eignet. Wir heben folgendes hervor: Am Ei findet sich ein' Chorion und eine Membrana vitellina. An jedem Eipole zeigen sich zahlreiche Mikropylenöffnungen, vorn 45—50, hinten 25—30; die Samenfäden scheinen nur durch die vorderen Oeffnungen einzudringen. Am hinteren Pole findet eine Art Invagination der Keimscheibe statt, so dass mit Rücksicht hierauf die Puliciden zwischen den Dipteren und Hemipteren stehen (letztere zeigen eine solche Invagination des grössten Theiles der Keimscheibe in den Dotter, während bei den Dipteren dieselbe ganz ausserhalb des Dotters liegt.) — Die Geschlechtsorgane zeigen sich bereits sehr früh angelegt als kleine Zellenhaufen an der inneren Fläche des Abdomens, unmittelbar unter dem hinteren Rande des Dotters. — Besonders beachtenswerth ist das Auftreten rudimentärer Thoraxgliedmassen, welche bekanntlich bei der Larve wieder verloren gehen. Die äussere Eihaut bricht am Kopfende durch, zieht sich auf dem Rücken zusammen und gelangt schliesslich in den Dottersack. Für die Durchbohrung der Eihäute bildet sich am Kopfe eine scharfrandige, hornige Lamelle, welche Verf. ähnlich am Cephalothorax der Phalangiden bereits beschrieben hat.) — 4) Brandt, A., Zur Kenntniss der weibl. Sexualdrüsen der Insecten. (Vorl. Mitth.) Mélang. biolog. du Bullet. de l'académie des sc. de St. Petersburg. T. IX. März. — 5) Burmeister, H., Observations of a light-giving coleopterous Larva. Journ. of Linnean Soc. Zool. Vol. XI. 1873. — 6) Dewitz, H., Ueber Bau und Entwickelung des Stachels und der Legescheide einiger Hymenopteren und der grünen Heuschrecke. Zeitschrift für wissensch. Zool. 25. Band. S. 175. s. a. Inauguraldissert. Königsberg. 1874. (Verf. bestätigt die von Packard gegen die ältere Ansicht von Lacaze-Duthiers zuerst aufgestellte Ansicht, im Wesentlichen mit Ouljanin und Kräpelin, s. Ber. f. 1873 und 1874 — dass die Stachel- und Legescheidensapparate der Hymenopteren und Heuschrecken aus sechs warzenförmigen Imaginalscheiben hervorgehen, von denen 4 dem vorletzten, 2 dem drittletzten Leibesringe angehören. Verf. zählt 13 metacephale Segmente bei den Insecten.) — 7) Dohrn, A., Notizen zur Kenntniss der Insectenentwickelung. Zeitschr. f. wissensch. Zool. 26. Bd. S. 112. — 8) Ganin, M., Ueber das Darmdrüsenblatt der Arthropoden. Warschauer Universitäts-Nachrichten 1874. 1. (Russisch.) — 9) Gentry, K. G., Observations of change in structure of a Larva of Dryocampa imperialis. Proceed. Philad. Acad. of nat. sc. 1873. — 10) Derselbe, Influence of nutrition on sex among the Lepidoptera. Ibid. p. 281. — 11) Giard, A., Note sur une Larve de Diptère du Genre Cutereba. Arch. de zool. expor. par B. de Lacaze-Duthiers III. 1874. p. III. — 12) Grimm, Sur la parthenogenèse chez les nymphes. Horae soc. entomolog. Rossicae. T. IX. — 13) Harold, Die Larve der Leptinotarsa multilineata. Berl. entomol. Zeitschr. 1874. S. 444. — 14) Laboulbène, A., Note sur une nymphe d'insecte coléoptère incluse dans la peau durcie et pupiforme de la larve trouvée à Cannes au mois de mars 1870. Ann. société entomol. de France. 5 sér. 1874. Vol. IV. p. 45.

— 15) Lichtenstein, Observations faites sur les divers Phylloxeras. Compt. rend. T. 80. p. 1223. (Bemerkungen über die Fortpflanzungsweise der Phylloxeren; nur kurze Notizen.) 16) Derselbe, Sur les migrations du Phylloxera du chêne. Ibid. p. 1302. (Ref. verweist auf das Original.) — 17) Derselbe, Rectification à une Note précédente, concernant l'espèce de Phylloxera observée à Vienne par Kollar. Compt. rend. Févr. p. 386. — 18) Derselbe, Notes pour servir à l'histoire du genre Phylloxera. Compt. rend. 27. Sept. T. 81. p. 527. (Gibt die Entwickelungs- und Lebensweise von Ph. coccinea und Ph. quercus. Beide Species bewohnen im Laufe eines Entwickelungscyclus 2 verschiedene Eichenarten. Ref. verweist auf das Original.) — 19) Megnin, Sur les métamorphoses des acariens de la famille des Sarcoptides et de cells des Gamasidae. Compt. rend. 1874. T. 78. p. 1657. — 20) Metschnikoff, E., Embryologisches über Geophilus. Zeitschr. für wiss. Zool. 25. Band. S. 313. (8. das Original.) — 21) Müller, F., Beiträge zur Kenntniss der Termiten. IV. Die Larven von Calotermes rugosus. Jenaische Zeitschr. für Naturwiss. IX. S. 241. — 22) Packard, jun. A. S., The development of the nervous system in Limulus. American naturalist. July. (Dem Ref. nur aus dem kurzen ungenügenden Auszuge im Moathly micr. Journ. Sept. No 81. p. 141, bekannt geworden.) — 23) Perris, E., Note sur les métamorphoses du Brachycerus albidentatus. Ann. soc. entomol. de France. 1874. V. Sér. Vol. IV. p. 125. — 24) Sars, G. O., Dimorphic Development and Alternation of Generations in the Cladocera. Ann. mag. nat. hist. IV. Ser. Vol. 15. p. 373. — (Das Original: „Om an dimorph Udvikling samt Generationsvexel hos „Leptodora". Forbandlinger Vidensk. — Selsk. Christiania for for 1873. p. 15.) — 25) Derselbe, Cumacea from the West Indies and the South Atlantic. Svenska Vetenskaps-Akademiens Handlingar, Bandet XI. Stockholm 1873. — 26) Derselbe, Om Hummerens postembryonale Udvikling. Christiania. Vidensk. Selsk. Forhandl. 1874. — 27) Schiödte, J. C., De metamorphosi Eleutheratorum observatt. Naturhist. Tidskr. udg. af Schiödte 3 R. 9. Bd. 1874. p. 227. — 28) Derselbe, Note sur les organs de stridulation des larves de coléoptères. Ann. soc. entomol. de France. V. Sér. T. IV. 1874. — 29) Stuxberg, A., Karcinologiska jakttagelser. Ofvers. K. Svenske Vetensk. Akad. Forhandl. 1873. 9. Stockholm. 1874. p 1. — 30) Taschenberg jun., Ueber die Metamorphose von Sitaris humeralis und Metoecus paradoxus. Zeitschrift für die ges. Naturw. von Giebel Neue Folge 1874. Bd. X 478. (Nur kurze Bemerkungen.) — 31) Thevenet, J., Note sur les métamorphoses de la Corticaria Pharaonis. Ann. soc. entomol. de France. 1874. V. Sér. T. IV. p. 427. — 32) Uljanin, Sur le Développement des Podurelles. — 32a) Derselbe, Untersuchen über die Entwickelung der Physopoden. Nachr. der kais. Gesellsch. d. Freunde der Naturw. etc zu Moskau 1874. Bd X. — 33) Willemoes-Suhm, On the Development of Lepas fascicularis and the Archizoëa of Cirripedia. — 34) Derselbe, Preliminary Remarks on the Development of some Pelagic Decapods. Proc. royal Soc. Vol. XXIV. No. 165. p. 129. u. p. 132. Decemb.

Willemoes-Suhm (33) giebt die sehr werthvolle Beschreibung der Entwickelung einer Lepas-Art aus den Japanischen Gewässern (Lepas fascicularis) von dem Eistadium an bis zur Umformung in die parasitische Form, welche an todten Vellelae lebt. Die Eier unterliegen einer unregelmässigen Furchung nach dem Typus, welchen Haeckel (d. Ber.) jüngst als „superficialis" beschrieben hat. Die Samenkörper sind einfache, haarförmige

Fäden. Die Entwickelung der Naupliusform im Ei gleicht der von Buchholz bei Bolanus improvisus beschriebenen. Der Nauplius gehört zu jenen merkwürdigen Formen, welche Dohrn vorläufig als „Archizoëa" bezeichnet hat. Auf dieses Nauplius-Stadium folgt ein Cypris-Stadium; die cyprisförmigen Larven heften sich an abgestorbene Velleias fest und metamorphosiren sich dort zu Lepas fascicularis. Wegen der Details und der Entwickelung von Amphion, Sergestes und Leucifer (No. 34) muss Ref. auf das Original verweisen.

Die nachträglich nach dem Auszuge in den Ann. mag. nat. hist. hier referirte Arbeit von G. O. Sars (24) zeigt, dass bei Leptodora (vgl. die Arbeit von Weissmann, Ber. f. 1874) ein bemerkenswerther Dimorphismus in so fern besteht, als die aus den Wintereiern ausgeschlüpften Thiere eine ganz andere Form haben, als die Producto der Sommereier. Die Winterthiere sind ganz unvollkommen und haben eine lange, postembryonale Metamorphose zu durchlaufen. Sie zeigen keine Segmentation, haben nur ein einfaches Auge, rudimentäre Extremitäten und 2 lange, mit Cilien versehene Anhänge, welche den Mandibularpalpen anderer Crustaceen homolog sein sollen.

Nachdem Boiteau, Weinbergsbesitzer zu Villegouge bei Libourne, die Beobachtung gemacht hatte, (vgl. die Zeitung „L'intérêt public" de Libourne. 2., 9. et 16 Sept.), dass die geflügelten Phylloxera-Weibchen (Ph. vastatrix) ihre Eier an der Unterseite der Blätter längs der Blattnerven, in deren Winkel, oder auch in den Blattflaum, ferner auch unter die Rebenrinden ablegen, was bisher allen Beobachtern entgangen war, gelang es bald Balbiani (1) mit liberalster Unterstützung Boiteau's, in dessen Weinbergen nicht nur die Beobachtung Boiteau's zu bestätigen, sondern auch die Entwickelung dieser Eier selbst zu verfolgen, was früher nur unvollständig hatte geschehen können. Bereits früher hatte Balbiani festgestellt, dass die geflügelten Weibchen auf ungeschlechtlichem Wege durch obige parthenogenetische Eier eine Brut geschlechtlich differenzirter Thiere, aber mit nur mangelhaft entwickelten Verdauungsorganen hervorbringen, deren weiteres Verhalten aber nur unvollständig bekannt war. Jetzt, wo Balbiani jene Eier in allen Stadien sich entwickeln lassen konnte, fand er bald Folgendes: Jene Geschlechtsthiere mit den mangelhaft entwickelten Verdauungsorganen begeben sich alle unter die Rinde der Rebstöcke, verlassen also die Blätter, falls etwa dort die Eier der geflügelten Weibchen, aus denen sie ausschlüpfen, abgelegt sein sollten. Die Männchen, welche schon beim Ausschlüpfen aus dem Eie reife Spermatozoen führen, befruchten dort die Weibchen, und alsbald legen letztere die bisher unbekannt gebliebenen „befruchteten Eier" unter der Rebenrinde ab. Diese haben eine längliche, nahezu cylindrische Form mit einer Art Schwanzanhang; sie messen 0,28 Mm. Länge bei 0,13 Mm. Breite. Schon am Tage nach der Eiablage beginnt die Furchung und Keimblatt-

bildung, ähnlich wie bei den Blattläusen; aber die Embryonalentwickelung geht nicht viel weiter. Erst im Frühjahr schlüpfen bei Phylloxera quercus, wie Balbiani früher schon nachgewiesen hatte, s. Ber. f. 1874, die Embryonen aus, und es ist sehr wahrscheinlich, dass es sich bei Phylloxera vastatrix ähnlich verhält, dass Balbiani also in diesen Eiern ebenfalls die „Wintereier" von Ph. vastatrix entdeckt hätte. Die aus diesen Eiern schlüpfenden Embryonen würden dann die gefährliche, ungeflügelte Brut darstellen, welche an den Rebenwurzeln schmarotzt, und sich dort in colossaler Menge parthenogenetisch vermehrt. Sonach kann man viererlei Arten von Eiern bei Ph. vastatrix unterscheiden. 1) Die Eier der an den Wurzeln schmarotzenden, ungeflügelten Insecten. 2) Die Eier der geflügelten Insecten, aus denen Männchen hervorgehen. 3) Die Eier der geflügelten Insecten, aus denen Weibchen hervorgehen und 4) die befruchteten Eier. Die Ablage von 2 und 3 wurde, wie bemerkt, kürzlich von Boiteau entdeckt, No. 4 von Balbiani gefunden.

Balbiani macht auf die praktische Wichtigkeit dieser Funde aufmerksam, indem alles darauf ankomme, diese Wintereier, deren Ablagerung unter die Rinde man nun kenne, zu zerstören. Denn es sei bekannt, dass ohne eingeschobene geschlechtliche Fortpflanzung, die Parthenogenesis nicht lange Stand halte.

Auf Grund von Untersuchungen an einigen zwanzig Insectenarten kam Brandt (4) zu folgenden Resultaten:

1. Die Eiröhren entstehen nicht als blinde Schläuche im Innern der Genitalanlage, sondern als locale äussere Wucherungen der Genitalanlage. Diese besteht ursprünglich bloss aus runden, heilen Embryonalzellen mit amöboid sich bewegenden Kernen. Zwischen diesen Zellen tritt in den Anlagen der Eiröhren später Intercellularsubstanz auf.

2. Fasst Verf., entsprechend den herrschenden Ansichten, die Epithelzellen der Eiröhren als directe Nachkommen der Embryonalzellen, die Dotterbildungszellen morphologisch als gleichwerthig den Eiern auf. Dagegen hält er weder die Eier noch die Dotterbildungszellen für einfache Zellen. Nach seiner Ansicht entsprechen die Keimbläschen der Eier, die Kerne der Dotterbläschen schon an sich Zellen n. zwar den Epithelzellen homologen Descendenten der Embryonalzellen. Den sogen. Dotter der Eier und das Protoplasma der Dotterbildungszellen betrachtet er als secundäre Auflagerung, homolog der sich in der Eiröhre bildenden Intercellularsubstanz.

3) Bei viviparen Aphiden verschwindet der „Keimfleck" nicht, ist nur weniger bemerkbar, weil er durch seine zunehmende, amöboide Beweglichkeit eine irreguläre verschwommene Gestalt annimmt. Das „Keimbläschen" proliferirt unter Abnahme des Dotters. Die Descendenten, alle mit amöboidem „Keimfleck", sammeln sich an der Peripherie als Blastodermzellen, nicht bloss als Kerne. Ein Keimhautblastem wurde nicht aufgefunden.

4. Bei männlichen Larven von Perla bipunctata und cephalotis wurde ein radimentäres Ovarium nachgewiesen, je nach dem Alter der Larven auf verschiedener Entwicklungsstufe. Der Inhalt der Eiröhre bei den älteren befand sich im Zustande fettiger Degeneration.

Dohrn (7) fasst die von Weissmann, ihm selbst und Kowalevsky im Dotter der Insectenembryonen gefundenen Zellen, von denen Letzterer behauptete, dass sie später zu Grunde gingen, als wanderungsfähige Elemente auf, aus denen sich die Blutkörperchen und die Zellen des Fettkörpers hervorbilden sollen.

Aus der Entwickelungsgeschichte von Gryllotalpa, welche Species Verf. für embryologische Untersuchungen der Kerfthiere besonders empfiehlt, wird die Entwickelung des Rückengefässes besprochen, dasselbe geht „durch eine Art Faltenbildung aus der Hautmuskelplatte hervor." Das Detail dieses Vorganges muss im Original nachgesehen werden, da dasselbe in kurzem Auszuge nicht verständlich wiederzugeben ist. — Weiterhin fand Verf. bei Gryllotalpa denselben Bildungsgang der Malpighischen Gofässe (aus dem Epithel des Hinterdarms als Ausstülpung, also vom Ectoderm) und die ectodermale Bildung der Speicheldrüsen und Tracheen, wie sie Bütschli bei der Biene entdeckt hat. Auch die Ovarien leitet Dohrn vom Hinterdarm ab. Ref. setzt die bezügliche Stelle her, da es ihm nicht ganz klar geworden ist, inwieweit Verf. dabei eine Betheiligung des Hinterdarmepithels zugeben will. Es heisst: S. 138: „An einem anderen Exemplar gelang es mir dann zu constatiren, dass dieser Körper (das Ovarium) als Wucherung zwischen der Einmündung der Malpighischen Gefässe dem Hinterdarm aufsass, und zwar mit ziemlich breiter Basis. Ebenso, wie die Feststellung der ursprünglichen Abkunft der Malpighischen Gefässe ist es auch, wie mir scheint, von Wichtigkeit, annehmen zu dürfen, dass die eigentlichen Fortpflanzungsdrüsen von dem Hinterdarm abstammen, eine Ansicht, die unterstützt wird durch die Angaben Ganin's über die Abkunft der Geschlechtsdrüsen bei Ichneumoniden".

Als wichtigstes Resultat der Arbeit Fr. Müller's (21) über die Calotermes-Larven sei hier hervorgehoben, dass die von Gegenbaur aufgestellte Ansicht, die Insectenflügel seien aus „Tracheenkiemen" entstanden, nicht aufrecht erhalten werden könne. Die flügelförmigen Fortsätze der jüngsten Larve entbehren grade der Tracheen vollständig.

Die Insectenflügel entstehen vielmehr aus seitlichen Fortsätzen der Rückenplatten der betreffenden Leibesringe. „Aehnliche Fortsätze treten in grosser Zahl und Mannigfaltigkeit bei den Krustern auf, den ganzen Leib oder Theile derselben schildförmig deckend oder schalenartig umschliessend. Falls also, was allerdings noch des Beweises bedarf, die Insecten von Krustern abstammen, würde man die Flügel der ersteren als den Seitentheilen des Rückenschildes

der letzteren entsprechende Bildungen ansehen dürfen". S. 253.

Mollusken.

1) Fack, Entwickelung von Ancylus fluviatilis. Schriften des naturwissensch. Vereins für Schleswig-Holstein. 1874. I. S. 209. — 2) Flemming, W., Studien in der Entwickelungsgeschichte der Najaden. Sitz.-Ber. der k. Akad. der Wissensch. Bd. LXXI. III. Abth. Febr. — 3) Fol, H., Sur le developpement des piéropodes. Compt. rend. p. 196. — 4) Derselbe, Etudes sur le developpement des mollusques. Premier mém. „Sur le développement des ptéropodes". Arch. de zool. expér. et génér. T. IV. p. 1. — 5) Derselbe, Sur le développement des hétéropodes. Ibid. T. 81. p. 472. — 6) Derselbe, Sur le développement des gastéropodes pulmonés. Ibid. Sept. 27. T. 81. p. 523. — 7) Derselbe, Reponse à une réclamation de M. E. Ray-Lankester. Archives de zool. expérim. et génér. par Lacaze-Duthiers. p XXXIII. (Polemik.) — 8) Giard, A, On the Embryogeny of „Lamellaria perspicua" (Gasteropoda, Sigaretidae). Ann. mag. nat. hist. IV. Ser. No. 92. p. 119. Aug — Compt. rend. 22 Mars. p. 736. (Ref. verweist auf das Original) — 9) Hogg, Jabes, Rotation of Embryo-Lymnaeus. Quart. Journ. micr. Sc. New. Ser No. 57. p. 63. (Prioritätsreclamation gegen Ray-Lankester) — 10) Ihering, v., Ueber die Entwickelungsgeschichte der Najaden. Sitzungsber. der Naturf.-Gesellsch. zu Leipzig. 1874. S. 3. — 11) Derselbe, Ueber die Entwickelungsgeschichte von Helix. Jen. Zeitschr. für Nat. IX. Bd. S. 298. — 12) Derselbe, Ueber die Ontogenie von Cyclas und die Homologie der Keimblätter bei den Mollusken. Zeitschr. für wissensch. Zool. XXVI. — 13) Kowalevsky, A., Untersuchungen über die Entwickelung der Brachiopoden. Nachrichten der kaisorl. Gesellsch. der Freunde der Naturkenntnisse etc. zu Moskau. Bd. XIV. 1874 (Russ.) — 14) Lankester, E. Ray, On the invaginate planula or diploblastic phase of paludina vivipara. Quart Journ. micr Sc. New Ser. No. 58. p. 159. — 15) Derselbe, Contributions to the developmental history of the mollusca. London Phil. Transact. p. 1. (Separatabdruck.) (Ausführliche, mit zahlreichen Abbildungen belegte Mittheilung der Untersuchungen des Verf.'s, über welche den Hauptzügen nach bereits in den früheren Berichten und unter No. 14 referirt ist.) — 16) Derselbe, Observations on the development of the cephalopoda. Quart. Journ micr. Sc. New. Ser. No. 57. p. 37. — 17) Derselbe, Réclamation. Arch. de zool. expérimentale et générale. T. IV. p. 1. (Bemerkungen bezüglich der im vorigen Berichte referirten Notiz B. Fol's, s. S. 163 des Berichts, No. 7; Lankester vertheidigt sich gegen mehrere ihn betreffende Angaben Fol's.) — 18) Rabl, C., Die Ontogenie der Süsswasserpulmonaten. Jenaische Zeitschr. für Naturwissenschaft. IX. Bd. S. 195

Wir geben die Resultate der Arbeit Flemming's (2) nach dem kurzen Referate im Wiener Sitzungsberichte, S. 34, fast wörtlich und unter Hinweis auf den vorigen Bericht, Evertebr. Mollusken, S. 159, wieder:

Der Keim der Najaden ist vor der Theilung kernlos und tholli sich im Cytodenstadium; dasselbe thun der Regel nach die neuen weiteren Segmente, sicher bis zum etwa 20 zelligen Stadium, wahrscheinlich noch weiter.

Vor diesen Theilungen ist stets eine dicentrische Radienfigur mit körnerloser Mitte in der Cytode vorhanden. In derselben stellt die Tinction einen stark färbbaren, zwischen den Strahlencentren gelegenen Mittelkörper, und zwei schwächer färbbare in den Centren dar. Die übrige Substanz der heilen Figur wird nicht merklich tingirt. Bei den Radienfiguren, die auch anderweitig in neuester Zeit mehrfach constatirt sind, handelt es sich gewiss um die gleichen Processe, wie bei Auerbach's kürzlich publicirten Befunden am Wurmei; doch sieht Verf. noch keine Nöthigung, diese Structurverhältnisse mit Auerbach bloss als einen Ausdruck des Kernüberganges anzusehen.

Die ersten Theilungen des Keims noch bis zum 20zelligen Stadium verlaufen bei Anodonta mit einer augenfälligen morphologischen Ungleichmässigkeit, d. h. es ist die Ungleichheit der Segmente — die hier wie überall vorhanden sein muss — auch in Form und Grösse derselben grob ausgesprochen.

Specielle Ergebnisse für die Entwicklung der Lamellibranchiaten: Die ersten beiden Segmente sind hier (wie wahrscheinlich mehr oder weniger bei allen Muscheln) sehr ungleich gross, das eine (Obertheil) behält grobe Dotterkörner, das andere (Untertheil) verliert sie.

Das Erstere ist kein blosser „Nahrungsdotter" (Forel), sondern betheiligt sich am weiteren Aufbau des Untertheiles (welches nebst diesen Attributen weiter das Ectoderm liefert) durch Zellenabschnürung an einem bestimmten (vorderen) Pole, der dem Richtungskörper opponirt ist. Diese Stelle wird zu einer verdichten Partie der Leibeswand, die den Axentheil darstellt und das Flimmerepithel des rudimentären Volums, sowie wahrscheinlich das Nervensystem liefert.

Die Furchung zeigt, abgesehen von einzelnen Punkten, die grössten Homologien mit dem früher von Lovén an Cardium und Crenella Beobachteten. Der Obertheil entspricht seinem anfänglichen Verhalten nach offenbar dem „centralen Theil" Lovén's.

Die spätere Bestimmung dieses Theils ist aber bei den Najaden unzweifelhaft eine andere, als sie ihr anderswo von Lovén u. a. früheren Untersuchern zugetheilt wird. Sie liefert hier nicht, wie es in jenen Fällen beschrieben wurde, die Anlage innerer Organe und namentlich des Darmcanals, ist also kein Entoderm; sondern sie betheiligt sich — und zwar vielleicht nur nutritiv, nicht formativ — nur an der Anlage der Schalenzellen, der Byssusdrüse, vielleicht des Muskels. Die Darmanlage kann mit ihr nicht in Beziehung gebracht werden. Hiezu stimmen, aber bis jetzt allein von Allen, die neuen Beobachtungen von Ganin bei Cyclas. Es muss entweder angenommen werden, dass die Najaden und Cycladen gegenüber anderen Bivalven eine ganz abweichende Entwicklung haben, oder dass jene früheren Befunde sich noch in anderer Weise aufklären lassen.

Der Keim der Najaden hat — gegenüber allen früheren Angaben — schon von den ersten Stadien ab eine ausgeprägte Blasenform (Keimhöhle = Coelom). Die vom Untertheil gelieferte Unterwand dieser Blase wird grösstentheils Ectoderm, ausgenommen eine Zellengruppe in der Mitte der Unterwand, deren Ort durch den Sitz des Richtungskörpers bezeichnet wird und welche das (wahrscheinliche) Entoderm liefert. Sie rückt nach vorn und stülpt sich taschenförmig ein. Diese Befunde stimmen wieder gut zu Ganin's Angaben über Cyclas, sonst haben sie in der Literatur der Muschelentwicklung keine Analogie.

Die vor dieser (hypothetischen) Entodermtasche sich ausbildende Verdickung des Ectoderms, der Vorderwulst (Fusswulst Leuckart, Anlage der beiden „Gruben" am Vorderende) kann als Anlage des Nervensystems betrachtet werden. Sie bildet weder ein besonderes „Räderorgan", noch hat sie mit der Kiemenanlage etwas zu thun (Forel); die Wimpern stehen nicht auf ihr, sondern auf den Zellen vor und über ihr. Wimpern kommen nur an dieser Stelle der Keimoberfläche vor, dieselbe lässt sich als Velumrudiment ansehen.

Die Bilateralscheidung in zwei Muschelhälften erfolgt nicht, wie alle Autoren annehmen, durch Spaltung eines compacten „Dotters", welcher nie existirt, sondern durch Längseinstülpung der unteren Keimblasenwand, deren Continuität nirgends getrennt wird.

Diese Einstülpung kann aber kaum als Gastrulabildung aufgefasst werden. Die Andeutung einer solchen lässt sich vielmehr suchen in der geringfügigen Einbuchtung der oben als Endoterm gedeuteten Zellenplatte.

Die Schale entsteht aus dem dunkelkörnigen Obertheil. Eine Ueberwachsung desselben durch Zellen des Untertheils erfolgt, aber erst kurz vor dem Rotationsstadium, partiell, am Vorderende des Keims. Ob sie je total wird, und ob demnach die Schale vom Obertheil direct oder von überwachsenden Zellen des Untertheils gebildet wird, ist bei Anodonta nicht zu entscheiden.

Die Muskelfasern der Larve zeigen deutlich eine Längsfibrillenstructur, wie sie Forel behauptete, doch sind sie nicht röhrenförmig, und es werden die Fibrillen nicht, wie F. glaubte, zu selbständigen Muskelfasern.

Fol (3, 4) giebt die Resultate seiner Untersuchungen über die Entwickelung der Pteropoden in folgender Weise:

1) Das reife Ei der Pteropoden ist eine einfache Zelle, ohne Membran und Kern. Es besteht aus einem formativen (protoplasmatischen) Antheil und aus einem nutritiven Theile, den Verf. wieder aus einem protoplasmatischen Netzwerke, in dessen Maschen die „Globules nutritifs" (Dotterelemente) eingelagert seien, zusammengesetzt sein lässt (vgl. die Angaben von Balfour, Ber. f. 1874; besser rechnete man wohl das Protoplasmanetz noch zum formativen Theile des Eies. Ref.).

Im Inneren des formativen Protoplasmas zeigt sich eine sternförmige Anordnung der Protoplasmakörnchen, welche sich auch noch auf die Dotterelemente der Pars nutritiva fortsetzt.

Nach Austritt der sog. Globules polaires erscheint im Centrum der sternförmigen Figur ein Kern, und die sternförmige Figur schwindet mit dem Wachsen des Kerns. Vor jeder Furchung schwinden wieder die Kerne, statt jedes Kerns treten wieder 2 Sternbildungen auf, zwischen denen die Theilung erfolgt, dann entsteht wieder ein Kern in jedem Theilsterne u. s. f. (Vgl. die Angaben Fol's im Ber. f. 1873, Furchung des Geryonideneies, und von Auerbach, Ber. f. 1874, s. auch II. Histologie dieses Ber.)

Als Endresultat der Furchung zeigen sich, ähnlich wie bei den Gasteropoden (s. G), ein nutritiver Antheil, bestehend aus 3 grossen Furchungskugeln, und ein formativer, aus kleineren Furchungskugeln bestehend, welche bald um die 3 grossen Kugeln herumwachsen, indem sie das Entoderm bilden. Eine 4te, nunmehr im Centrum befindliche grössere, rein aus formativem Protoplasma bestehende Furchungskugel theilt sich weiter, und ihre Theilproducte legen sich an das Ectoderm an. (Untere Hälfte der Larve.) Das Ectoderm wächst an dem Berührungspunkte der 3 nutritiven grossen Furchungskugeln zusammen; dieser Punkt ist nach Fol der ovale Larvenpol.

2) Der Nahrungscanal bildet sich durch eine einfache Differenzirung in der Masse der centralen nutritiven Zellen. Es entsteht so eine allseitig geschlossene Höhle im Innern des Keims von dreilappiger Gestalt;

der mittlere Raum wird zum Darmrohr, die beiden seitlichen stellen die beiden sog. Dottersäcke oder Ernährungssäcke der Larve dar. Die Zellen der Wand des mittleren Raumes sind klein, die der Dottersäcke gross, keilförmig und enthalten viel Dotterelemente. Mund und Oesophagus entstehen aus einer Hohleinstülpung des Ectoderms, welche sich in den Darmcanal (Magen) öffnet. Die Radula erscheint als Divertikel der Mundeinstülpung. (Verf. betont die grosse Uebereinstimmung dieser Verhältnisse mit den gleichen Vorgängen bei den Rotiferen.)

3) Wir übergehen die kurzen Angaben des Verf. über die Bildung der Cilienbänder des Fusses und der Flossen, welche Nichts Neues bieten und erwähnen, dass die Mantelhöhle sich ebenfalls aus einer ectodermalen Einstülpung, die stets an der rechten Seite des Anus gelegen ist, entwickelt.

4) Die Pteropodenlarven besitzen zwei contractile Sinus, am Fuss und in der Rückengegend, welche jedoch mit den Sinus der Limaceen-Embryonen nicht correspondiren. Der Sinus cephalicus der Limaceen entspricht der ganzen mittleren Partie des Segels und der ganzen Rückenpartie der Pteropodenlarven; der Sinus podalis findet sich am Ende des Fusses bei den Limaceen und nicht an der Basis, wie bei den Pteropoden.

5) Die Niere geht vom Ectoderm aus, das Herz vom Mesoderm — bezüglich dessen Bildung Verf. nichts sagt. Die äussere Oeffnung des Nierencanals befindet sich anfangs nach aussen vom Herzen und später im Pericardium, sobald letzteres gebildet ist. Der Nierenschlauch pulsirt anfangs eben so schnell wie das Herz. Aorta und übrige Arterien entstammen dem Mesoderm.

6) Die Magenwandung differenzirt sich bald in eine äussere musculöse und innere Schleimhautlage, aus der 5 Hornzähne hervorgehen. Die Dottersäcke schwinden später; sie können (bei den Styliolaceen und den Creseiden) wohl vorübergehend als Leber fungiren; die definitive Leber entsteht aber aus kleinen Divertikeln der Magenwand.

7) Die Otocysten bilden sich aus einer localen Verdoppelung (Verdickung) des Ectoderms, während sie bei den Limaceen und Cephalopoden aus einer Hohleinstülpung des letzteren hervorgehen. Hier bestehen sie aber aus kleinen Zellen, während die Ectodermzellen der Pteropoden zur Zeit der Ohrensackbildung noch grosse Körper darstellen. Vielleicht ist diese verschiedene Grösse der Zellen nicht ohne Einfluss auf den verschiedenen Bildungsmodus. Der Otolith entsteht in der Wand des Sackes, wie? wird nicht näher angegeben.

8) Die Nervenmasse des Kopfes bildet sich aus einer zweifachen Ectodermeinstülpung; die Bildung der unterhalb des Oesophagus gelegenen Ganglien konnte Verf. nicht verfolgen.

9) Fol beschreibt ferner die von Lankester, s. d. Ber. f. 1874, bei anderen Mollusken erwähnte, ectodermale Einstülpung der „Schalendrüse", welche der Schalenbildung voraus geht. Da sie mit der Bildung

der Schale nichts zu thun hat und später wieder schwindet, so muss sie wohl als eine Art Erbstück betrachtet werden (vgl. die Angaben von Lankester, s. d. Ber. Ref.).

10) Die Geschlechtsproducte stammen vom Ectoderm ab. Siehe jedoch darüber die spätere Publication des Verf., welche der grösseren Arbeit in Lacaze's Archiv auch als Supplement angefügt ist.

Weiterhin gibt uns Fol (5) in den Compt. rend. einen kurzen Abriss der Entwickelungsgeschichte des Genus Firoloides, den wir fast in seinem ganzen Umfange folgen lassen:

Die Furchung geht bei den Heteropoden in derselben Weise vor sich wie bei den Pteropoden, nur sind die vier ersten Furchungskugeln von genau gleicher Grösse und bestehen in gleichem Verhältnisse aus Bildungsdotter (Protoplasma, Fol) und Nahrungsdotter (Protolecith, Fol). Die Kerntheilung oder vielmehr Kernneubildung erfolgt unter denselben Erscheinungen, wie sie Verf. zuerst bei den Geryoniden beschrieben hat. (Vgl. die Angaben des Ber. f. 1873, dann die Beobachtung Bütschli's, Strassburger's, Auerbach's u. A. Ber. f. 1874 und d. Ber.) Nach Ablauf der Furchung besteht der Embryo aus einem Zellenhaufen mit einer centralen Höhle (Furchungshöhle). Die Zellen der einen Seite sind grösser und reicher an Protolecith (Pars nutritiva); die andere Seite mit kleineren Zellen nennt Verf. „Pars formativa". Erstere invaginirt sich in die letztere, so entsteht eine Gastrulaform; die Gastrulahöhle wird Vorderdarmhöhle, die Invaginationsöffnung die primitive und, wie wir gleich hinzufügen können, die bleibende Mundöffnung. Diese letztere befindet sich zu dieser Zeit gerade den Richtungskörperchen gegenüber. Diese Stellung ändert sich übrigens nach und nach, indem die eine Seite, Bauchseite des Embryo, rascher wächst als die entgegengesetzte, die Rückenseite. Die Partie des ventralen Ectoderms, welche in der Nachbarschaft des Mundes gelegen ist, wuchert besonders stark und bildet den Fuss. Zwischen dem Fuss und den Richtungsbläschen entsteht durch Invagination des Ectoderms die „Schaleneinstülpung", „invagination préconchylienne", s. Ber. f. 1874.

Das Velum zeigt sich zuerst als Flimmerring, der zwischen Schaleneinstülpung und Richtungsbläschen hindurchläuft. Von den Ectodermzellen aus, welche das Centrum des Velum einnehmen, bilden sich die Hirnganglien, die Tentakeln und die Augen, die also am formativen Pol des Embryo entstehen.

Das Ende des Vorderdarms steht durch einen feinen, wimpernden Canal mit dem Dottersack (Cavität des Entoderms) in Verbindung, durch welchen der Protolecith in die Verdauungscavität gelangt. Die Elemente des Protoleciths werden hier von den Zellen des Entoderms aufgenommen und erscheinen im Inneren dieser Zellen als glänzende Körnchen: Deutolecith, Verf. Weiter heisst es: „Ce n'est toutefois qu'à la partie ventrale de l'ectoderme qu'a lieu cet emmagasinage de substance nutritive, le reste du feuillet conservant son caractère de cellules embryonnaires. A sa partie aborale, il fournit un prolongement creux qui va se sonder à l'ectoderme au dessous du pied pour former l'**intestin** et l'**anus**."

In der Höhle der „Schaleneinstülpung" bildet sich ein zähes, bräunliches Secret, welches sich zu einer dünnen Schale ausbreitet und zur **Spitze der spätern Schain** wird. Die **Gehörkapseln** entstehen aus einer Einstülpung des Ectoderms, an den Seiten der Fussbasis.

Der ventrale Theil des Entoderms bildet einen dotterhaltigen Sack, den „sac nourricier" (Dottersack); derselbe lagert in der Schalenspitze. Der Dottersack bleibt in Communication mit dem Darmlumen. Nach dem Ausschlüpfen der Larve löst sich der in den Wänden des Dottersacks enthaltene Deutolecith ab und gelangt in den Magen, um der Larve als Ernährungsmaterial zu dienen. Der Dottersack selbst nimmt eine lappige Form an und wandelt sich direct zur **Leber** um.

Der **Musculus retractor** bildet sich vom Entoderm aus. Die **Kiemenhöhlen** entstehen durch eine Einstülpung des Ectoderms zwischen Schalenrand und Hals der Larve an der Rückenseite, hinter dem Anus, welcher zur Rechten bleibt. Die „**Schleimdrüse**" ist ein Einstülpungsproduct des Ectoderms von der Mitte der oberen Fläche des Fusses ausgehend.

Wie bei den **Heteropoden** und **Pteropoden** fand **Fol** (6) auch bei den **Pulmonaten eine sog. totale Furchung**. Die oberen Furchungszellen am sog. „Bildungspole" (Pole formatif), demselben, an dem das Richtungsbläschen erscheint, sind klein und arm an Dotterelementen, die unteren, am sog. „Nahrungspole" (Pole nutritif) dagegen gross und reich an Dotterelementen.

Sämmtliche Zellen bilden nach der Furchung eine **Keimblase** (Blastosphaera). Die Zellen des Bildungspoles invaginiren sich dann in die Furchungshöhle (Hohlraum der Keimblase), auf das Blastulastadium ein entobolisches Gastrulastadium folgt. Der **Blastoporus**, anfänglich am nutritiven Pol gelegen, (Ray Lankester, s. w. unten) wird aber nicht zur **Analöffnung**, wie **Lankester** behauptet hat, sondern stellt die primitive Mundöffnung dar.

Später findet eine gegenseitige Verschiebung der beiden Pole statt, indem die ventrale Partie des Embryo sich rascher entwickelt. Der von **Ihering** als Segelradiment gedeutete Vorsprung an der Dorsalfläche des Mundes hat nach **Fol** nichts mit einem Segel zu thun, vielleicht ist derselbe mit einem ähnlichen Vorsprung, den **Verf.** bei den Pteropoden fand, in Zusammenhang zu bringen.

In Folge eines Ergusses von Flüssigkeit zwischen Ectoderm und Entoderm bildet sich eine erst später wieder verschwindende, blasenförmige Abhebung des Ectoderms am formativen Pole (s. **Rabl**, weiter unten), über deren Bedeutung Verf. keine näheren Angaben macht.

Die Bildung des Darmcanals ist dieselbe wie bei

den Heteropoden; Verf. widerspricht der Angabe von **Rabl**, als ob in dem Lumen des embryonalen Vordauungstractus ein compactes, zelliges Gewebe vorhanden sei; es befinde sich nur das Eiweiss des Eies darin. Die Anlage des Oesophagus und des Radula-Sackes bilden sich von dem Blastoporus aus durch weitere Einstülpung des Ectoderms in denselben hinein; vom Oesophagus aus bilden sich ebenfalls durch Ausstülpung seines Wandepithels (Ectoderm) die Speicheldrüsen. Die **Leber** entsteht aus den am meisten dotterhaltigen Entoderm-Zellen der Wand des Nahrungscanals (Sac nourricier), wie bei den Pteropoden und Heteropoden. Sie bildet sich also nicht aus Mesodermzellen, wie **Lankester** es angegeben hat.

Anus und **Darmcanal** entstehen wie bei den Heteropoden.

Die rudimentäre Segelanlage erscheint unter der Form eines Wimperbandes, welches sich vom Munde bis zur erwähnten dorsalen Ectodermblase erstreckt. Bei Helix finden sich zwei halbmondförmige Wimperwülste, welche vom Munde bis zur Schalengrube verlaufen.

Die **Urnieren-Anlagen** bilden sich vom Ectoderm aus symmetrisch an beiden Seiten unterhalb des Segels an dessen hinterem Drittel; sie wachsen später nach vorn. Das vorderste Ende öffnet sich bei den Wasserpulmonaten in Form eines Wimpertrichters in die Leibeshöhle (Cavité du corps) etwas oberhalb des Mundes. Verf. vergleicht dieses Verhalten mit den Segmentalorganen gewisser Würmer.

Er meint, **Rabl** (nicht **Rahl**, wie constant gedruckt steht) habe sein Ganglion oesophageum mit den Urnieren verwechselt; auch **Ganin** müsse nach seiner Beschreibung die Urnieren-Anlagen gesehen, aber nicht richtig gedeutet haben. Das, was **Ray-Lankester** für Hirnganglienanlagen genommen habe, sei nur eine Bindegewebsanlage. Uebrigens leitet Verf. ebenfalls die Ganglienanlagen vom **Ectoderm** ab, nur entständen sie viel später, als **Lankester** angegeben habe; bei Ancylus und Planorbis aus einer Verdickung des Ectoderms, bei den Landpulmonaten aus einer deutlichen Einstülpung desselben. In gleicher Weise vom Ectoderm aus bilden sich die Augen an der obern Partie der Fühler, die Otocysten an den Seiten der Fussbasis.

Bei den Landpulmonaten bildet sich im Fusse ein blasenförmiger Hohlraum aus, der sich abwechselnd mit der früher erwähnten, dorsalen Blase zusammenzieht. Bei Helix findet sich rechterseits ein ächtes Larvenherz, wie bei den Vorderkiemern, welches noch lange nach vollendeter Bildung des definitiven Herzens in Thätigkeit bleibt. Letzteres erscheint als eine Höhlung im Mesoderm. Die definitiven Nieren entwickeln sich wie bei den Pteropoden und communiciren mit der Pericardialhöhle durch einen wimpernden Canal.

In einer sehr genauen, eingehenden Arbeit bespricht v. **Ihering** (11) die wichtigsten Punkte aus der **Entwicklungsgeschichte der Helicinen**. Die Eier werden im Uterus nicht, wie bisher angenommen, vom **Receptaculum seminis** aus befruchtet,

sondern von einem viel weiter oben am Oviduct gelegenen Organ, der Vesicula seminalis her. Diese
letztere sieht Verf. bei den Zwitterschnecken als den
männlichen, das Receptaculum seminis als den weiblichen Samenbehälter an. Bei der Furchung treten
gleich nach dem Verschwinden des Keimbläschens
1—3 Richtungsbläschen auf. Sowie 4 Furchungskugeln vorhanden sind, beginnt eine derselben sich
rascher zu theilen, und ihre Theilproducte, platte Zellen,
umwachsen bald die aus den 3 andern Kugeln hervorgegangenen Zellen, so ein Ectoderm um das Entoderm
bildend. Dass später auch eine Mesodermbildung stattfindet, erwähnt Verf. nur beiläufig. Das Entoderm
liefert Darm und Leber. Vom Ectoderm stülpt sich
die Mundanlage ein, und über ihr entsteht ein flimmern-
der, lappenartiger Fortsatz, das rudimentäre Velum. Zu beiden Seiten legen sich die Urnieren an.
Am aboralen Pole entsteht in Form einer schildförmi-
gen Verdickung die Mantelanlage, und an der dem
Velum entgegengesetzten Seite tritt ein Kiel auf, aus
dem Fuss und Schwanzblase hervorgehen. Herz, Niere
und Geschlechtsorgane entstammen dem Mesoderm.
Das Velum geht bald wieder zu Grunde und besitzt zu
keiner Zeit physiologischen Werth. Sehr früh schon
entsteht im Mantel die Schale. In der Deutung der
contractilen Schwanzblase als Athmungsorgan des
Embryo stimmt Verf. mit Gegenbaur überein. Schon
ganz frühe zieht ein starker Gefässstamm zu dieser
Blase. Alle Ganglien entstehen durch „locale" Wucherung des äusseren Keimblattes.
Hinsichtlich der Bildung der unter dem Schlund gelegenen Ganglienmasse ist Verf. zu ganz andern Resultaten gekommen, als die bisherigen Untersucher.
In die Bildung dieses „Visceropedalganglions" gehen
sieben einzelne Ganglien ein. Die grössten dieser
Ganglien sind die Fussganglien, auf sie folgen, eng
mit ihnen verbunden, beiderseits ein G. commissurale,
ein G. palliale und im Scheitel dieses Ganglienbogens
das unpaare G. genitale. Diese Bauchganglienkette der Pulmonaten hält Ihering für homolog der Bauchganglienkette der goglio-
derten Würmer. Das Fussganglion ist eine den
Mollusken characteristische Neubildung, erklärbar durch
die Ausbildung des Fusses. Das sympathische Nervensystem reducirt sich auf die Buccalganglien. Beim
Geschlechtsapparate hält Verf. Flagellum, Pfeilsack
und Glandulae mucosae, welch' letztere den Liebes-
pfeil bilden, für später differenzirte Neubildungen.

v. Ihering (12) fand bei Cyclas cornea eine
inaequale Furchung, in derselben Weise verlaufend wie bei den Najaden (Flemming, s. d. Ber.).
Die grossen Zellen bilden einen soliden, kugeligen Baufen, welcher von den kleinen Zellen umwachsen wird. Dabei kommt es nicht zur Bildung
einer Gastrula, da die centrale Höhle erst entsteht,
nachdem der innere Zellbaufen bereits von den kleinen
Zellen umwachsen ist. Durch Auswachsen eines
stumpfen Fortsatzes der centralen Höhle gegen das
Ectoderm kommt es zum Durchbruch nach aussen.
Das Entoderm besteht aus grossen Zellen mit grossem

Kern und langen, nach dem Lumen gekehrten Cilien,
diese sind bereits vor dem Durchbruch des Oesophagus
vorhanden. Das Ectoderm besteht aus einer oberen,
einschichtigen, cilientragenden Zellreihe und einem aus
grösseren Zellen bestehenden, unteren Theil (Fuss-
anlage). Später treten auch hier Cilien auf. Das
Mesoderm entsteht durch Theilung der Zellen des
oberen Abschnittes in unregelmässiger Weise, doch
kommt es nicht zur Bildung eines zusammenhängenden
Blattes. Später, nachdem die Leber bereits angelegt,
spaltet sich das Mesoderm in ein inneres (Darmfaserblatt) und ein äusseres Blatt (Anlage der Muskeln,
Bindegewebe, Niere, Gefässe). Das Cerebralganglion
entsteht nicht durch Einstülpung, sondern durch Abspaltung einer Ectodermzelle, die Pedalganglion aus
dem Mesoderm.

Aus dem primären Entoderm entsteht der
gesammte Darmtractus. Ein Wassergefässsystem besteht, entgegen den Angaben Leydig's, nicht, die
von L. dafür gehaltenen Gebilde sind Furchen auf dem
Epithel des Fusses.

Bei der Vergleichung des Entwicklungsmodus der
Platycochliden (Opisthobranchier, Pulmonaten, Pteropoden und Cephalopoden) und der Lamellibranchiaten
kommt Verf. zu dem Schluss, dass der Typus der Ontogenie dahin sich präcisiren lasse: „dass die Furchung
eine inaequale sei und die kleinen formativen Zellen
die grossen nutritiven umwachsen und von den so gebildeten, beiden primären Keimblättern wesentlich
nur das äussere sich an dem Aufbau des Körpers betheiligt, indess das primäre Entoderm ganz oder
grossentheils der Resorption anheimfällt. Derselbe
Entwicklungsmodus scheint bei den Turbellarien, von
denen die Platycochliden abzuleiten sind, allgemein
verbreitet zu sein. Dagegen sprechen alle bis jetzt
bekannt gewordenen Beobachtungen über die Ontogenie
der Lamellibranchier dafür, dass bei ihnen zwar
die Furchung und die Keimblätteranlage in gleicher
Weise wie bei den Platycochliden verläuft, aber das
primäre Entoderm nie resorbirt wird, sondern
den gesammten Darmtractus mit seinen Annexen
liefert."

Schliesslich bespricht Verf. noch seine Auffassung
der Stellung der Mollusken in der Häckel'schen
Gastraeatheorie und schlägt für die bei Cyclas beschriebene Embryonalform die Bezeichnung Leposphaera
vor, welche er, wie folgt, definirt: „Die Leposphaera
wird aus zwei concentrischen Zellschichten gebildet,
von denen die äussere oder das primäre Ectoderm
die innere oder das primäre Entoderm umgiebt,
wie die Schale einer Nuss den Kern einschliesst. Der
bleibende Mund entsteht im Ectoderm der Leposphaera, der Oesophagus entweder vom Munde aus, wie
bei den Gasteropoden, oder vom primären Entoderm
aus, wie bei den Lamellibranchiern.

Die weitere Ausführung, sowie die Würdigung der
einschlägigen Angaben von Ganin, Ray-Lankester, Fol, Rabl sind im Original einzusehen.

Ausftabl's (18) unter der Leitung von Haeckel
entstandener Arbeit heben wir Folgendes her-

vor: Auf die Eifurchung der Süsswasserpulmo-
asten succediren als erste Formphasen: die Morula,
die Blastophaera und eine Achte embolische Gastrula.
Das Mesoderm glaubt Verf. vom Exoderm ableiten zu
müssen. Unmittelbar nach Ausbildung der Gastrula
sieht man eine blasenförmige Vorstülpung des Exoderms, welche später durch Mesoderm- und Entodermzellen ausgefüllt sind. Der Embryo wird durch
diese Vorstülpung einer dreigliedrigen
Wurmlarve ähnlich.

Das Prostom wird vollkommen geschlossen,
hat also weder mit der definitiven Mund- noch Afteröffnung etwas zu thun. Der definitive Mund tritt als
eine seitlich gelegene Exoderm-Vertiefung auf, von
dessen hinterer und oberer Partie sich später die Radula in Form eines Divertikels anlegt; die Radula-
und Oberkiefer-Hartgebilde sind demnach Exoderm-
Ausscheidungen. Die Afteröffnung entsteht in derselben Weise der Mundöffnung etwa gegenüber, aber
anfangs genau median.

Die Gastrulacavität (Urdarmhöhle) wird vom wuchernden Entoderm ganz ausgefüllt; diese Entoderm-
masse differenzirt sich später in eine kleinzellige, centrale Partie, deren Zellen vermehrungsfähig bleiben,
und in eine grosszellige Rinde, deren Zellen nicht vermehrungsfähig sind und zur Ernährung des Ganzen
dienen; sie sind gewissermassen todte Zellen. Verf.
bezeichnet diese periphere Entodermschicht als Nahrungsdotter. Die secundäre (definitive) Darmhöhle
entsteht nun durch centrale Spaltbildung inmitten der
kleinen, centralen Entodermzellen und stellt sich anfangs als eine allseitig geschlossene Höhle dar, die
weder mit der Mund- noch Aftereinstülpung communicirt. Die begrenzenden Entodermzellen werden
cylindrisch und spalten sich in 2 Lagen, deren innerste
als Darmepithelblatt, deren äusserste als Darmfaserblatt fungirt. Somit wären dann 4 Keimblätter vorhanden, ganz nach dem von His für das Hühnchen
aufgestellten Plane. Oesophagus und Enddarm sind
Auswüchse der secundären Darmhöhle; sie treten
später durch Entgegenwachsen, bez. Resorption der
Scheidewand mit der Mund- bes. Aftereinstülpung in
Communication.

Das Exoderm besteht anfangs aus gleichartigen
Flimmerzellen. In der Umgebung des Afters bildet
sich eine ovale Verdickung des Exoderms aus, welche
mit wulstigem Flimmerrande nach vorn wächst und
den Mantel bildet; dadurch, dass der Mantel sich vom
übrigen Körper abhebt, bildet sich die Mantelhöhle.
Vorn vor der Mundöffnung entsteht ein erhabener
Streifen von Flimmerzellen, welcher Streifen von
beiden Seiten her zum Rücken verläuft, wo er sich
allmälig verliert; Verf. bezeichnet diesen Streifen als
rudimentäres Velum.

Die beiden Knoten des oberen Schlundganglion
entstehen gesondert von einander als Exoderminein-
stülpungen; sie verwachsen erst später. Weiterhin
entstehen die Fussganglien, aber nicht aus Einstülpungen, sondern aus Verdickungen des Exoderms.

Die Bildung des Visceralganglions hat Verf. nicht
verfolgt.

Von den Sinnesorganen finden wir zuerst die
Fühler, bestehend aus einer mesodermalen Axe und
exodermalen Rinde; das Auge ist eine Exodermbil-
dung, Fühler und Auge bilden sich innerhalb des
Velumbereiches.

Das Gehörbläschen, ebenfalls von exodermaler
Herkunft, liegt ausserhalb des Velum. Die Otolithen
treten als Niederschläge auf (Gegenbaur). Aus dem
Mesoderm leitet Verf. das Corium, die Körpermuskeln,
die Muskeln des Mundes und Afters ab. Das Coelom
tritt durch Ablösung des Mesoderms vom Nahrungsdotter ins Dasein, die Coelomepithelien sind also Mesodermzellen.

Die Leber soll sich aus beiden Entodermblättern
bilden, der Nahrungsdotter geht morphologisch nicht
in ihre Bildung ein; die Leberzellen stammen vorzugsweise vom Epithelblatt des Endoderms. Das Herz erscheint zuerst als ein Zellenhaufen, den Verf. („wahrscheinlich") vom Darmfaserblatte ableitet; der Aorton-
stiel ist ein Theil des Herzens; für die übrigen Gefässe finden sich keine sicheren Angaben.

Bemerkenswerth ist das Vorkommen von Kalkcon-
crementen im Fuss, welches an Skeletformationen
erinnert. Die Schale ist ein Secret des Mantel-
exoderms.

Die unpaare Niere entsteht als Exoderminstül-
pung am Mantelrande in der Nähe des Afters, zeigt
sich beim Ausschlüpfen des Embryo als ein 0,6 Mm.
langer Schlauch, der in schlangenförmigen Windungen
den Körper durchzieht, und an dem man deutlich
einen ausführenden und secernirenden Theil unterscheidet. Vornieren sah Verf. nicht mit Bestimmtheit; es wird auf zwei Einstülpungen hingewiesen,
die sich Tafel VIII, Fig. 20, mit vg bezeichnet finden
sollen, aber vom Ref. daselbst und auch in der Tafel-
erklärung vergeblich gesucht wurden. Eine Schalendrüse existirt nicht; Ray Lankester soll den After
irrthümlich so gedeutet haben.

Die Genitalien entstehen erst spät nach dem Ausschlüpfen. Die Zwitterdrüse entwickelt sich
„ganz unzweifelhaft" aus einem der inneren Keimblätter; Verf. bringt aber keinerlei directe Beobachtung vor. Ueber die Bildung der äusseren Theile des
Sexualapparates giebt Verf. als „sehr wahrscheinlich"
an, dass sie aus dem Exoderm als Einstülpung hervorgehen, vgl. S. 220. Bezüglich der phylogenetischen
Reflexionen muss das Original eingesehen werden.
Hier sei nur hervorgehoben, dass die oberen Schlund-
nervenknoten den oberen Schlundknoten der Würmer
direct homolog sind; die unteren sind von den Mollusken erworben. Die paarige Vorniere muss den
Schleifencanälen homologisirt werden; die bleibende
Niere ist ein aus dem Haartdrüse hervorgegangenes,
erworbenes Stück. Das Herz kann einem Abschnitte
des Rückengefässes der Würmer gleichgestellt werden.
Verf. weist ferner auf die oben erwähnte Wurmlarven-
form und das Kalkskelet des Fusses hin. Dass auch

der Nahrungsdotter aus Zellen besteht, spricht für Götte's Lehre, dass es überall nur eine totale, keine partielle Furchung giebt.

In der kurzen Mittheilung Lankester's (14) erläutert derselbe zunächst eine Reihe von ihm als nothwendig erachteter, neuer Termini technici, welche meist schon im Ber. f. 1874 besprochen worden sind. Hier ist noch nachzutragen, dass sich die epibolische und embolische Invagination folgendermassen unterscheiden. Bei der epibolischen Invagination findet die Furchung der invaginirten Masse erst nach der Invagination statt, bei der embolischen Invagination sind die sich invaginirenden Gebilde bereits ausgebildete Zellen. Lankester betont weiterhin wieder besonders, dass der ganze Dotter mit Bildungsmaterial (Protoplasma) durchzogen sei; man könne also den nach Ablauf der Furchung ungefurcht übrigbleibenden Theil des Dotters nicht einfach als Nahrungsdotter bezeichnen; es stecke auch in diesem noch Bildungsdotter. Er schlägt daher vor, diesen übrig bleibenden Dottertheil als „Restdotter" oder „Dotterrest" „residual yelk" zu bezeichnen.

Ferner müsse die Invaginationsöffnung mit einem besonderen indifferenten Namen belegt werden; Verf. schlägt dafür „Blastoporus" vor. Es sei ihm zweifelhaft geworden, ob sich diese Oeffnung überhaupt zu einer bleibenden Bildung bei irgend einer Species gestalte. Bei Paludina werde der Anus daraus; es sei aber möglich, dass auch hier der eigentliche Blastoporus auf kurze Zeit geschlossen werde und der Anus nur an derselben Stelle entstehe. Wegen der übrigen, rein hypothetischen Bemerkungen über die Entstehung des Coeloms im Anschlusse an Huxley's neuesten Classificationsversuch (s. d. Ber.) sei auf das Original verwiesen.

Lankester (16) nimmt zunächst einen von ihm in seinen beiden ersten Publicationen, Ann. mag. nat. hist. 1873 und Proceed. royal Soc. 1874, enthaltenen Irrthum zurück, dass der primitive Mund sich schliesse und ein bleibender secundärer vorhanden sei. Seine weiteren Angaben beziehen sich fast ausschliesslich auf Loligo. I. Eierstocks - Ei. Verf. beschreibt eine doppelte Kapsel (Follikelwand Ref.) Die innere Theca (aus Epithelium bestehend) wächst zum Binnenraume in Falten vor; d. h. von diesem Epithelium aus wird ein eiweissreiches Secret fortdauernd abgeschieden und dem Eie zugemischt, Zellen des Epitheliums selbst wuchern in die Eimasse hinein. Das innere Epithel atrophirt später, wenn das Ei reif ist.

Furchungs - Process: Wenn das reife Ei den Calyx des Ovariums verlässt, ist es mit einer zarten Haut (Chorion, Verf.) umgeben; es lässt auf seiner Oberfläche das Arrangement der Falten der inneren Kapsel erkennen, welche, wie Verf. meint, Einfluss auf die Gestaltung der ersten Furchungselemente ausüben. Im Oviduct komme Eiweiss und Schale hinzu, und es schwindet hier das in Kierstocks-eiern stets noch vorhandene Keimbläschen. Das Oviduct-Ei soll dann bestehen: 1) aus einer nahezu

homogenen Masse körniger Elemente und 2) einer geringen Menge intergranulären Plasmas. Die Granula (körnigen Elemente) hält Verf. für modificirte Zellen des (inneren) Follikelepithels, das Plasma sei hauptsächlich „formative material".

Die Entwickelung beginnt nun damit, dass dieses „formative material" sich von den „Granules," den körnigen Elementen, trennt und sich furcht; bei dieser Furchung, resp. Trennung, wird immer ein gewisser Theil der körnigen Elemente mit in den Process der Furchung hineingezogen, so dass die Trennung beider Eibestandtheile also keine durchgreifende ist. Eine in der Nähe des schmalen Eipoles sich absondernde Plasmamasse zeigt für gewöhnlich keinen Kern, sonst zeigen alle Furchungskugeln später Kerne, wenngleich sie für eine gewisse Zeit kernlos erscheinen können. Der Furchungsprocess geht gewöhnlich nicht so regelmässig vor sich, wie ihn Kölliker gezeichnet hat.

Erste Bildung der Keimhaut. Nach Beendigung des Furchungsprocesses findet sich an dem einen Eipole eine kappenförmige Masse von Furchungskörpern, d. h. kernhaltigen, grossen, klaren Zellen, welche Verf. mit dem Namen „Klastoplasten" bezeichnet. Die am Rande der Kappe gelegenen „Klastoplasten" sind nicht scharf von der übrigen Eimasse, dem Dotter, geschieden; sie wachsen, indem sie allmälig den Rest des im Dotter noch vertheilt steckenden, formativen Materials (Plasmas) in sich aufnehmen, gleichsam anziehen (eine Fortsetzung des schon zu Anfang eingeleiteten Reparationsprocesses der beiden Eibestandtheile) und, wenn sie eine gewisse Grösse erreicht haben, sich theilen. So entstehen immer am Rande neue Klastoplasten, und die Kappe umwächst den Dotter. Weiterhin aber entstehen dicht unterhalb der Klastoplastenkappe in der Dottermasse selbst, oder auch etwas tiefer in der letzteren, eigenthümliche Körper, welche Verf. als „Autoplasten" bezeichnet. Anfangs hat er dieselben, an Angaben von Oellacher sich anlehnend, für Vacuolen gehalten; er hält sie jetzt, wenn sie ausgewachsen sind, offenbar für Zellen, indem er von Schrumpfen derselben auf Essigsäure-Zusatz spricht, und sie dann Kern und Kernkörperchen zeigen lässt; auch seine Abbildungen zeigen sie als vollendete Zellen von verschiedener, zum Theil sternähnlicher Form, mit anastomosirenden Fortsätzen, Kern und Kernkörperchen. Sie sollen aus kleinsten Granulis im Dotter allmälig heranwachsen und lange Zeit genau so aussehen, wie die Kerne der Klastoplasten. Woher ihr Zellleib und ihre Kernkörperchen kommen, gibt übrigens Verf. in dieser kurzen Notiz nicht an. Ihre Entstehung denkt er sich jedoch im Wesentlichen gleich der der Klastoplasten, d. h. aus dem formativen Material des Eies (Plasma, offenbar dasselbe, was „Bildungsdotter" Reichert, Hauptdotter His, Ref. u. A. besagen will). Nur denkt er sich (vgl. die ähnliche Auffassung Balfour's, s. Ber. f. 1874) diesen Bildungsdotter durch das ganze Ei vertheilt, mit dem Nahrungsdotter (homogeneous mass of granular elements) vermengt. Wie erwähnt, scheidet sich nach der Befruchtung zunächst eine grössere Masse Bildungsdotter aus, und diese fällt dem Furchungsprocesse anheim (vgl. analoge Beobtungen von Ed. v. Beneden an Arthropodeneiern, (s. Bericht f. 1873 „L' oeuf etc.). Es bleibt aber immer noch eine gewisse Masse Bildungsdotter im Ei stecken; am Rande der Klastoplastenkappe wachsen daraus, wie eben bemerkt, neue Klastoplasten heran, in der Tiefe des Dotters die etwas abweichend geformten „Autoplasten". Dabei ernährt sich der Bildungsdotter, der ursprünglich von dem „Primordialei Ref." (original egg-cell Verf.) und den Spermatozoen herstammt, stets weiter vom Nahrungsdotter, und dieser stammt direct vom Follikelepithel, wie oben erörtert. Die Autoplasten liefern 1) eine tiefere Lage der Körpersubstanz selbst, welche, wird nicht näher angegeben; 2) die contractilen Elemente der Dottersackwand. Der Schalensack (? Ref., pen sac) entsteht durch das ringförmige Aufwärtswachsen einer wallartigen Erhebung des Mantels, deren Ränder sich dann bis zur Berührung nähern und einen sackförmigen Raum abschliessen. Rudimente dieser Bildung finden sich auch bei Octopus und Argonauta.

Nahrungscanal: Besondere Schwierigkeiten macht der Darmcanal. Zunächst stellt Verf. fest, dass Mund, Pharynx mit Speicheldrüsen und Oesophagus durch eine Einstülpung des Epiblasten entstehen. Ferner entwickle sich der Enddarm aus einer Höhle, die in einem kleinen Vorsprunge, dem „Anal-Tuberkel", zwischen beiden „Gill-budeln" gelegen, entstehe. Verf. giebt an, dass er diese Höhle nicht durch Einstülpung aus dem Epiblasten habe hervorgehen sehen. Sie wächst zum übrigen Darmrohr aus, und liefert auch die Leber als symmetrische Divertikelbildung. Sie umwächst den Dotter, ist aber von demselben durch ein einfaches Blatt spindelförmiger, dünner Zellen getrennt, welches also die untere Begrenzung des Darmcanals bildet und in das Epithel des Dotters übergeht. Seitliche und obere Wände des Darmcanals sind von ganz anders geformten, mehr cylindrischen Zellen begrenzt, an welche nach oben direct ein gut ausgebildeter Mesoblast stösst, darauf folgt der Epiblast. Wir erhalten über die Bildung dieser Keimblätter keine nähere Auskunft. Welche dieser beiden Zellenformen gehört nun dem Hypoblasten an? Erinnert man sich an die bekannten Verhältnisse bei den Vertebraten, so müsste der Darmcanal auf dieser Stufe gegen den Dotter nicht durch eine Zellenreihe nach unten abgeschlossen sein, sondern eine nach unten offene Halbrinne bilden, deren Zellauskleidung der Hypoblast wäre, der dann auch in das Dottersackepithel sich fortsetzte. Verf. bildet nur einen Schnitt ab (Fig. 7), der ein solches Bild zeigt, und an dem denn auch die cylindrischen Zellen der Darmrinne peripherisch in die spindelförmigen übergehen, beide zusammen den Hypoblasten bildend. Doch will Verf. hier sich noch nicht bestimmt aussprechen.

Blut- und Lymphsystem. Alles hierher gehörige entsteht durch Spaltungsprocesse im Mesoblasten.

Die Ohrkapseln entstehen durch Invagination vom Epiblasten aus. Vom Auge ist bereits im vorigen Bericht die Rede gewesen. Es ergiebt sich, dass das primitive Cephalopoden-Auge und das secundäre Vertebratenauge, namentlich Retina und Linse, übereinstimmen.

Weisser Körper. Sehr bemerkenswerth sind die Angaben des Verf.'s über den sog. weissen, unter dem Auge der Cephalopoden gelegenen Körper. Früher hatte Verf. eine unter dem Auge entstehende Epiblasteinwucherung für die Anlage von Nervenganglien gehalten; jetzt sah er den sog. weissen Körper daraus hervorgehen, berichtigt sich aber jetzt auch dahin, dass dieser Körper aus dem Mesoblasten abstamme. Letzterer schwindet später auf Kosten des sich enorm entwickelnden Opticus-Ganglion zu einer rudimentären, undifferenzirten Zellmasse. Verf. homologisirt aber diese Masse mit dem superoesophagealen Ganglion der Mollusken, welches auf dieselbe Weise an derselben Stelle entstände; es würde also einmal dieses Ganglion bei den Cephalopoden auf Kosten des Opticusganglion rudimentär werden und andererseits hier das Beispiel von der Entwicklung eines Ganglion im Mesoblast vorliegen. Nach Verf. sind diese Facta Specialfälle allgemeiner Entwickelungsgesetze. Das erste fällt unter das allgemeine Princip der „Transference or attraction of nutrition" — Ref. wagt nicht zu übersetzen — das andere unter das Princip „der Tendenz der Organe zur directen Entwickelung", Verf. selbst drückt sich folgendermassen aus:

„J believe to be in accordance with the general law which relegates to „mesoblast" various structures originally either epiblastic or hypoblastic, when the tendency to direct development can be served. Thus the notochord of Vertebrates, perhaps originally hypoblastic. (? Ref.) has become mesoblastic, as hav also Wolffian and Müllerian ducts". (? Ref.)

---

1) Agassiz, A., Embryologie des Ctenophores. Memoirs of the American Academy of arts and sciences. T. X. Nro. 3, 4, 5 pl. Cambridge, 1874. — 2) Giard, A., Note sur l'embryogénie des Tuniciers du groupe des Luciae. Compt. rend. T. 81. p. 1214. — 3) Derselbe, Note sur quelques points de l'embryologie des ascidies. Association française pour l'avancement des Sciences. Congrès de Lille. 1874. — 4) Kowalevsky, A., Ueber die Entwickelungsgeschichte der Pyrosoma. Archiv für mikrosk. Anat. XI. S. 597. — 5) Derselbe, Sur le bourgeonnement du Perophora Listeri. Mém. Acad. St. Pétersbourg. 1874. In einer Uebersetzung von Giard: Revue des sc. nat. Montpellier. 1874. Sept.) — 6) Reichert, C. B., Ueber eine neue, durch strahlige Elemente gestützte Flossenbildung längs der Rücken- und Bauchseite des Schwanzes bei den Ascidienlarven (Botryllus violaceus). Berl. akad. Monatsberichte. S. 421. — 7) Ussow, M., Zoologisch-embryologische Untersuchungen. Die Mantelthiere. Arch. für Naturgeschichte. 41. Jahrgang. Heft I. S. 1. 8. a. II. 8. 9. Conjugation der Infusorien. — XIV. A. 8, 12, 13. 17, 22, 46. Gregarinen. (Fortpflanzung von

Giard (2) trennt von den Didemnien (Ascidiae
compos.) eine Gruppe unter dem Namen der „Diplo-
somidae" ab, zu denen er zählt: Diplosoma, Pseu-
dodidemnum (mit vielen Arten unter Anderen: Did.
gelatin. Milne Edw., Leptoclinum gel. und Lisso-
clinum Verill) und Astellium. Die Entwickelungsgeschichte dieser Gattungen lässt sie nahe an die
Pyrosomen heranrücken, vgl. No. 4, die - als die frei
lebenden Formen erscheinen, während die Diplosо-
midae den sessilen Typus repräsentiren. Verf. hebt
besonders hervor: dass die grosse Cloakenblase
der Diplosomidenlarven morphologisch dem Cyathoid
der Pyrosomenembryonen entspreche. Die letzteren
zeigen eine verkürzte Entwickelung, schwanzlose
Embryonen, denen die Sinnesorgane fehlen. Die sessilen Diplosomiden haben geschwänzte Larven mit gut
entwickelten Seh- und Hörorganen, also ähnliche
Unterschiede wie sie Verf. bei anderen freilebenden
und sessilen verwandten Ascidien früher beschrieben
hat (Arch. de Lacaze-Duthiers T. I. et II.) Die Diplosomiden und Pyrosomen würden somit die Savigny'sche Gruppe der „Luciae" bilden und unter sich
in demselben Verhältnisse stehen, wie die Siphonophoren und Hydroidpolypen bei den Nesselquallen.

Kowalevsky's (4) im Anschluss an seine Beobachtungen über die Knospung der Ascidien, s. Ber.
f. 1874, veröffentlichten Beobachtungen bezüglich der
Entwickelung von Pyrosoma bestätigen, was
die Knospungsvorgänge anlangt, im Wesentlichen die
Angaben Huxley's (On the anatomy and development of Pyrosoma. Transact. Linn. Soc. London, Vol.
XXIII. 1860). Es zeigt sich hierbei eine grosse Aehnlichkeit mit den andern Ascidien, z. B. Didemnium
und Amoroecium. Nur bilden bei Pyrosoma die Anlagen der Perithoracalröhren anfangs solide Zellenmassen, während sie bei allen andern untersuchten
Ascidien als Ausstülpungen des primitiven Kiemensackes auftreten. Verf. hält übrigens die Möglichkeit
aufrecht, dass auch bei Pyrosoma die ersten Anlagen
des Perithoracalraums Ausstülpungen des Darms darstellten, die nur schnell sich abschnürten. So weit er bis
jetzt sah, musste er die Perithoracalröhren sowie das
Nervenrohr der Knospen auf das mittlere Blatt zurückführen.

Die Entwicklung aus dem Ei anlangend, so giebt
Verf. zuvörderst eine eingehende Schilderung des
Eies selbst. Das Follikelepithel ist stets platt, nie
cylindrisch, wie Huxley es zeichnet. Die Testazellen
leitet er hier, wie bei den Ascidien, entgegen
Kupffer, Metschnikoff und Semper, von den
Follikelepithelzellen ab. Er bestätigt R. Hertwig's
Angabe, dass die Testazellen keinen Antheil an der
Mantelbildung nehmen. Wie auch bei andern Thieren

zufällig Follikelepithelzellen am reifen Ei haften bleiben, so geschehe das hier constant; vielleicht hätten
diese (Testa-)Zellen bei den Ascidien noch eine physiologische Bedeutung, für die Athmung des Eies oder
etwas ähnliches. Sie sollen bei Pyrosoma sammt dem
Dotter von der Keimscheibe umwachsen und als
Nahrungsmaterial oder als Blutkörperchen verbraucht
werden. In der Flächenansicht der sich entwickelnden Keimscheibe bilden sie einen den Keim hufeisenförmig hervorhebt, genau auf den Bildungsdotter. Verf.

Die Pyrosomen - Eier sind meroblastisch; der
Furchungsprocess, welcher ganz wie bei den Knochenfischen abläuft, beschränkt sich, wie Verf. ausdrücklich hervorhebt, genau auf den Bildungsdotter. Verf.
verfolgte den Process bis zum Morulastadium. Die
erste Entstehung der Keimblätter vermochte er nicht
zu constatiren, er vermuthet nur, dass eine einfache
Sonderung der Morulazellenmasse in 2 primäre Keimblätter eintritt. Das obere Blatt schien ihm in der
Mitte, das untere an beiden Seitenpartien mehrschichtig zu sein. Woher das mittlere Blatt, dessen
Zellen zuerst unter der Gestalt spindelförmiger Elemente zwischen den beiden primären Keimblättern
auftreten, stammt, vermag Verf. nicht anzugeben.

Vom oberen Blatte, und zwar durch Einstülpungs-
vorgänge (wie bei den Vertebraten), stammen ab:
1) die beiden Perithoracalröhren, die sich später am
vordern Körperende vereinigen, und 2) das Central-
Nervensystem. Die Rinne desselben schliesst sich
vorn zur Röhre ab, während sie hinten offen bleibt;
aus dieser offenbleibenden Partie geht die Flimmergrube hervor. Das Darmrohr schliesst sich dadurch
ab, dass die Ränder des unteren Keimblattes sich
umschlagen und einander bis zur Verschmelzung entgegenwachsen. Eine eigentliche Gastrulabildung, wie
sie Verf. von den Ascidien beschrieben hat, findet
aber nicht statt. Der Endostyl entsteht aus einer
zum Dotter hingerichteten Faltenbildung des Darm-
blattes, so ergeben es wenigstens die Zeichnungen des
Verf. Das Pericardium bildet sich zuerst in Form
einer Blase, an deren unteren (Dotter-) Seite aus
das Herz als kleine, in den Binnenraum der Pericar-
dialblase sich vorwölbende Einstülpung entsteht. Die
gemeinsame vordere Mündung der Perithoracalröhren
geht später in die gemeinsame Cloake des Pyrosomen-
stockes über.

Der Theil der Keimscheibe, welcher vor dem
Endostyl gelegen ist, bildet das „Cyathozooid"
Huxley's. Schon bald nach dessen Anlage schnürte
sich davon der hintere Theil als Ascidizooid ab. Es
entsteht, S. 619., so gewissermassen eine Theilung der
Keimscheibe, wobei aus den beiden Hälften morphologisch verschiedene Individuenarten entstehen:
Cyathozooid und Ascidizooid. Das letztere theilt sich
sehr früh wieder in vier Ascidizooide, welche die
vier ersten Pyrosomenindividuen der jungen Colonie
darstellen. Zwischen den Pyrosomen und Salpen besteht dabei der Unterschied, dass bei den letzteren
die Bildung des Stolo (den Ascidizooiden vergleich-

bar) langsamer vor sich geht, als die der Amme (dem Cysthozooid vergleichbar). Die Salpenamme wird zum frei lebenden Thier, und nur während ihrer letzten Lebensperiode entfaltet sich ihre Kette. Bei der Pyrosoma geht es umgekehrt, insofern die Amme sehr früh bereits fast vollkommen schwindet. — Für das weitere Detail der Cyathozooidentwickelung muss auf das Original verwiesen werden.

Ussow (7) erklärt das Central-Nervensystem der Tunicaten für analog und homolog dem Centraltheile des Nervensystems der niederen Wirbelthiere. Ein Schlundring ist bei den vom Verf. untersuchten Arten nicht vorhanden. Das Centralganglion liegt immer an der Rückenfläche der Thiere. Bei Appendicularia flabellum zeigen sich an dem centralen Ganglion drei Theile: 1) ein oberer kegelförmiger mit 3 Nervenpaaren; 2) ein mittlerer, kugelförmiger mit den ihm aufsitzenden Ohrbläschen, und 3) ein unterer keilförmiger, mit zwei paarigen und einem unpaaren Nerven, der gleichsam die Fortsetzung des Ganglion bildet und bis zum Ende des Ruderschwanzes sich erstreckt. — Verf. giebt eine nähere Beschreibung des Umbildungsprocesses des Central-Nervensystems aus der embryonalen in die bleibende Form. Von Sinnesorganen unterscheidet Verf.: 1) Tastnervenapparate, und zwar: α) einfache. d. h. peripherische Ganglienzellen entsenden Ausläufer, die sich mit den Epithelzellen des inneren Mantels verbinden; β) zusammengesetzte. d. h. stäbchenförmige, spitzzulaufende Fortsätze peripherischer Ganglienzellen (Salpidae, Doliolidae, an den Lippen und einigen anderen Theilen des inneren Mantels); 2) Riechorgane, d. h. die Flimmergruben, deren man z. B. bei Ascidia mamill. bis 200 zählt. Sie entwickeln sich aus einer Einsenkung der Epithelschicht des inneren Mantels; 3) Gehörorgane; 4) Sehorgane. (Ueber beide bringt Verf. nichts wesentlich Neues.) Die Ocelli der Ascidien sollen den Augen niederer Krebse und Würmer entsprechen, die zusammengesetzten Augen der Salpen den Sehorganen der Arthropoden homolog sein. Das mit einer Linse versehene Auge der Pyrosoma gleicht den Augen der Mollusken.

Bezüglich des äusseren Mantels wiederholt Verf. im Wesentlichen die inzwischen bereits durch Semper entkräfteten Angaben von Kupffer und Kowalevsky, dass der Mantel aus den sog. Testazellen sich entwickele, die er ebenfalls wie Kowalevsky und Kupffer interpretirt. Gegen die Auffassung Hertwig's, s. den vor. Ber., als ob der äussere Mantel sich zuerst als Secretionsproduct der Epidermoidzellen des innern Mantels darstelle, spricht Verf. sich aus, ohne weitere Gründe vorzubringen. Ziemlich ausführlich behandelt er die Blutgefässvertheilung; Ref. muss sich jedoch begnügen, hier auf das Original zu verweisen. Die sog. streifenförmigen Organe der Salpen und die paarigen, kugelförmigen Organe der Pyrosomen (das Savigny'sche Ovarium) hält Verf. für eine Masse vereinigter Blutgefässe. Ein besonderes Lymphgefässsystem sollen die Tunicaten nicht besitzen. Den inneren Mantel der Ascidien nennt er „Hautmuskelschlauch", bestehend aus Muskelbündeln und verschiedenartig sich kreuzenden Bindegewebsfasern. Zu den Nebenorganen des Verdauungsapparates, über den Verf. sonst nichts Genaueres angiebt, rechnet er ein bei Asc. can., intest, und Cynthia microcosmos, dann bei Clavellina lepadiformis gefundenes Organ, welches aus vielen, mit Cylinderepithel ausgekleideten Schläuchen besteht und bald unter (Ascid. und Clavellina), bald über dem Centralganglion liegt (Clavellina). Diese drüsigen Schläuche münden mit einem Ausführungsgange in eine der zunächst gelegenen Flimmergruben.

Verf schliesst sich bezüglich der Stellung der Tunicaten an O. Schmidt an, der bekanntlich dieselben als eine besondere Classe unter dem Namen der „Urwirbelthiere" hingestellt hat.

III. Phylogenie. Descendenzlehre und Allgemeines.

1) Agassiz, Alex., Critique de la gastraea-théorie. Memoirs of the American Academy of Arts and Scienc. Vol. X. No. 3. 1874. — 2) Agassiz, Louis, Der Schöpfungsplan. Vorlesungen über die natürl. Grundlagen der Verwandtschaft unter den Thieren. Deutsche Uebersetzung, durchgesehen und eingeführt von C. G. Giebel. Mit 50 Holzschn. Im Text. gr. 8. XII. 185 SS. Leipzig. — 3) Brandt, J. F., Die fossilen und subfossilen Cetaceen Europas. Mém. de l'acad. de St. Pétersbourg. 1873. XX. No. 1. (Zur Notiz; sehr ausführliche kritische Abhandlung mit Berücksichtigung der lebenden Arten und der phylogenetischen Verhältnisse.) — 4a) Bianconi, J. Jos., La théorie darwinienne et la création dite indépendante. Lettre a M. Ch. Darwin. Bologna. 1874. 8. 343 pp. - 4b) Celakovsky, C., Die verschiedenen Formen und die Bedeutung des Generationswechsels der Pflanzen. Sitzungsber. der Prager naturf. Gesellsch. 1874. März. (Zusammenstellung.) — 5) Campana, Recherches d'anatomie, de physiologie et d'organogénie pour la détermination des lois de la genèse et de l'évolution des espèces animales. Paris. — 6) Caspari, O., Philosophie und Transmutationslehre. Ausland. 1874. No. 32. — 7) Chebik, Fr., Die Frage nach der Entstehung der Arten. Berlin, 1873, 1874. — 8) Darwin, Charles, Die Abstammung des Menschen und die geschlechtl. Zuchtwahl. Aus d. Englischen übersetzt von J. V. Carus. 2. Bd. 3. Auflage. Stuttgart. — 9) Dobson, G E., Conspectus of the suborders, families, and genera of chiroptera arranged according to their natural affinities. Ann. mag. nat. hist. IV. Ser. No. 95. Vol. 16. p. 345. (Versucht eine auf phylogenetischer Grundlage aufgebaute Classification der Chiropteren, die in ei zwei, von einer ausgestorbenen Classe (Palaeochiroptera) abgezweigte Typen, die der Vespertilionidae und Emballonuridae, bringt. Interessant ist unter Anderem die mikroskopische Verschiedenheit der Haare beider Typen, von denen Verf. eine Abbildung giebt. Ref. muss den Weiteren halber auf das Original verweisen.) — 10) Dohrn, Anton, Der Ursprung der Wirbelthiere und das Princip des Functionswechsels. Genealog. Skizzen. Leipzig. 11) Itryer, C. R. (Ontario), The law of embryonic development in animals and plants. American naturalist. July. (Bekämpft den Satz, dass embryonale Formen höherer Thiere nur Wiederholungen niederer Thierformen seien.) — 12) Dupny, E., Transmission des altérations artificielles a deux générations. Gaz. méd. No. 33. — 13) Fechner, Einige Ideen zur Schöpfungs- und Entwickelungsgeschichte der Organismen. Leipzig. 1874. 8. — 14) Fischer, P., Sur la présence, dans les mers actuelles, d'un type de sarcodaires des terrains secondaires. Compt. rend. T. 81. p. 1131. 6. Decemb. (Die von Quenstedt — Petrefactenkunde. T. 30. Fig. 36 — unter dem Namen „Dendrina" beschriebenen, röhrenförmigen Bildungen an Belemniten fand Verf. auch an verschiedenen Meermuschelschalen der Jetztwelt, und schliesst daraus auf die Existenz eines den Rhizopodea (Foraminiferen) verwandten Geschöpfes, welches diese Bildungen zu Wege bringe und noch jetzt existire. Ref. verweist des Weiteren wegen auf das Original.) — 15a) Flower, W. H., On palaeontological evidence of gradual modification of animal forms. Proceed. royal institution of Great Britain. Vol VII. p. II. No. 59. January. 1874. p. 94. — 15b) Derselbe, Structure anatomique et affinités du chevrotain porte-musc. Journ. de zoolog. par Gervais T. IV. No. 5. p. 409. Auszug aus dem grösseren englischen Original in den Proceed. zool. soc. London. p. 159. (Ref. kann bei dem ihm hier für diesen Theil des Berichtes nur übrig bleibenden, beschränkten Raum des interessanten und gründlichen Arbeit nur die Hauptresultate mittheilen, die dahin gipfeln, dass Moschus moschiferus zu den Ruminantia vera und nicht

zu den Traguliden, Tylopoden oder Suiden gestellt werden müsse. Placenta segregata wie bei den Rindern, linke Art. brachialis aus einem Trunc. anonym. und nicht gesondert aus der Aorta entspringend, halbmondförm. Proc. odont., einfache Paukenhöhle mit glatter Innenfläche, Blättermagen, rudimentäre, laterale Metacarpalia und Metatarsalia. Besonderer äusserer Malleolarknochen. Zähne wie bei den Cervidae. Letzteren steht das Moschusthier am nächsten.) — 16) Fraser, R., and Dewar, A., The origin of creation, or the science of matter and force. London, 1874. — 17) Gaudry, A., Sur la découverte de batraciens proprements dits dans le terrain primaire. Compt. rend. 15 Févr. (Verf. beschreibt unter dem Namen „Salamandra petrolei" fossile Batrachier, deren Reste neuerdings in permischen Formationen gefunden wurden.) — 18) Derselbe, Sur quelques indices de l'existence d'édentés au commencement de l'époque miocène. Ibid. T. 81. p. 1036. 29 Nov. (Zur Notiz.) — 19) Gegenbaur, C., Die Stellung und Bedeutung der Morphologie. Morphol. Jahrb. I. S. 1. — 20) Gerhard, Paul, Der arste Mensch, seine Entstehung, Beschaffenheit und Bestimmung oder die monistische Weltanschauung der Darwinianer im Gegensatz zur culturhistorisch-christlichen. Breslau. — 21) Gervais, P., Remarques au sujet du chien domestique. Journ. de zool. T. IV. No. 1. p. 1. (Nach Gervais stammen die verschiedenen Hunderacen nicht von einem „Urhunde" ab, sondern sind als domesticirte Varietäten verschiedener Arten der Familie der Caniden anzusehen.) — 22) Giard, A., Les controverses transformistes: L'embryogénie des ascidies et l'origine des vertébrés. Revue scientifique. IV. année. II. ser. No. 2. — 23) Derselbe u. Barrois, J., Note sur un Chaetosoma et un Sagitta suivie de quelques réflexions sur la convergence des types par la vie pélagique. Revue des scienc. nat. de Montpellier. T. III. (Auszügl. in Paul Gervais' Journal de zoolog. No. 5. p. 436.) — 24) Giard, A., On the position of Sagitta and on the convergence of types by pelagic life. Ann. mag. nat. hist. IV. Ser. Vol. 16, No. 92. Aug. p. 81. (V. a. Revue des Sciences naturelles. Tome III. Mars.) — 25) Godron, D., Des races végétales qui doivent leur origine à une monstruosité. 8. 11 pp. Montpellier. Auszug aus der Revue des sciences nat. Juin 1873. — 26) Gordon, D. A., De l'hybridité dans le genre sorbier. 8. 15 pp. mit Tafeln. Montpellier. Auszug aus der Revue des sciences naturelles. 1874. — 27) Asa Gray, Do Varieties wear out, or tend to wear out? Amer. Journ. of Sc. and Arts by Silliman. Febr. p. 109. (Nichts Wesentliches.) — 28) Haeckel, E., Natürliche Schöpfungsgeschichte. 6. verbesserte Aufl. — 29) Hartmann, Ed. v., Wahrheit und Irrthum im Darwinismus. Eine krit. Darstellung der organ. Entwicklungsgesch. Berlin. — 30) Huber, Jos., Zur Kritik moderner Schöpfungslehren mit besonderer Rücksicht auf Haeckel's natürl. Schöpfungsgeschichte. München. — 31) Huxley, Th., On the Classification of the animal Kingdom. Proc. Linnean Soc. Dec. 4. 1874. Quarl. Journ. micr. Sc. New Ser. No 57. p. 52. — 32) Jaeger, G., In Sachen Darwin's, insbesondere contra Wigand. Stuttgart. 1874. — 33) Kossmann, Robby, Bericht über eine im Auftrage der königl. Akademie der Wissenschaften zu Berlin ausgeführte Reise in die Küstengebiete des rothen Meeres zur Erforschung der dortigen Fauna v. Wirbellosen. — War Göthe ein Mitbegründer der Descendenztheorie? gr. 8. 26 S. Heidelberg. — 34) Lankester, E. Ray, Ueber die systematische Stellung der Bryozoen. Quarterly Journ. microsc. Sc. 1874. T. XIV. p. 77. (Die Bryozoen sollen durch das Genus Rhabdopleura mit den Mollusken verbunden sein; mit den Bryozoen hängen die Brachiopoden zusammen. Bei den Bryozoen fehle die Mantelfalte und die Kopfgegend sei verkümmert, Verf. legt jedoch darauf kein Gewicht. Das Epistom der Süsswasserbryozoen entspreche dem

Fusse der Mollusken.) — 35) Lanen, Sur la faune et la flore de l'île Kerguélen. Compt rend. T. 80. p. 1224. (Alle Vögel von Kerguelen mit Ausnahme von Chionis alba, sind Palmipèdes. Die Insectenfauna ist sehr schwach vertreten; Verf. sah weder Hymenopteren noch Hemipteren. Reptilien und Batrachier fehlen gänzlich. In den Seen existirt nur ein einziger Fisch, zu den Morrhua-Arten gehörig. Auch nur ein einziges Landsäugethier (Sorea) ist vorhanden. Die Wassersäugethiere, früher sehr zahlreich, sind in Folge der Jagd sehr reducirt worden.) — 36) Leuckart, R., Die Zoophyten. Ein Beitrag zur Geschichte der Zoologie. Arch. f. Naturgesch. 41. Bd. S. 70. (Genaue historische Darlegung der verschiedenen Bedeutungen des von Aristoteles zuerst gebrauchten Namens „Zoophyta". Verwahrung gegen Haeckel's Vorschlag, die durch Leuckart eingekreiste und benannte Gruppe der Coelenteraten wieder „Zoophyta" zu benennen.) — 37) Locher-Wild, Ueber Familien-Anlage und Erblichkeit. Zürich. 1874. — 38) Macario, M., Le transformisme (théorie de Ch. Darwin). 8. 57 pp. Nizza. 1874. — 39) Marsh, O C., Sur les Odontornithes. Journ. de Zool. par P. Gervais. T. IV. p. 494. — 40) Derselbe, On the Odontornithes, or Birds with Teeth. The americ. journ. of Sc. and arts by Dana and Silliman. Vol. X. No. 59. p. 403. (Zusammenstellung der bis jetzt bekannten Funde mit Abbildungen.) — 41) Marshall, W., Beobachtungen über den Vogelschwanz. Niederländ. Arch. f. Zool. I. p. 194. 1873. (Phylogenetische Unters. über die Beziehungen von Archaeopteryx zu den lebenden Vögeln.) — 42) Mégnin, Sur l'organisation et la classification naturelle des Acariens de la famille des Gamasides (P. Gerv.). Compt. rend. T. 80. p. 1335. (Arten-Bestimmung; Aufstellung einer genauen analytischen Tabelle zur Definition der einzelnen Arten.) — 43) Martins, (Montpellier), La création du monde organisé d'après les naturalistes de la nouvelle Ecole. (Nachträglich citirt.) — 44) Michelis, F., Haeckelogonie. Ein akadem. Protest gegen Haeckel's „Anthropogonie". gr. 8. 74 SS Bonn. — 45) Milne-Edwards, Alph., Observations sur l'époque de la disparition de la faune ancienne de l'île Rodrigues. (Bezieht sich auf die ausgestorbene Vogelfauna; die Species: Erythromachus Legnati, Ardea megacephala, Athene murivora und Necropsittacus rodericanus sollen in den Jahren 1730—1760, und zwar durch die Jagd vertilgt worden sein.) — 46) Moquin-Tandon, O., De quelques applications de l'embryologie à la classification méthodique des animaux. Ann. sc. natur. Zool. VI. Sér. T. II. (Zusammenstellung der neueren vergleichend-embryologischen Arbeiten nebst einer Kritik der Haeckel'schen Gastraea-Theorie, die im Wesentlichen zu denselben Beanstandungen führt, wie sie von Salonsky, s. Ber. f. 1874, ausgesprochen sind.) — 47) Morselli, Enrico, Sulla disposizione delle linee papillari nella mano e nel pede dei Cercopithecus mona. Annuario della Societa dei naturalisti, Modena. Bd. VIII. 1874. Heft 2. — 48) Müller, W., Ueber die Stammesentwickelung des Sehorganes der Wirbelthiere. Leipzig. — 49) Nandin, Ch., Des espèces affines, et la théorie de l'évolution. 8. 33 pp. Paris. 1874. Auszug aus dem Bulletin de la société botanique de France. — 50) Ribot, Heredity a Psychological study of its phenomena, Laws, causes and consequences. Translated from the french. London. — 51) Romanes, Natural Selection and Dysteleology. Nature IX. p. 361. — 51a) Derselbe, Rudimentary organs. Ibid. p. 440. — 51b) Derselbe, Disuse as a reducing cause in species. Ibid. X. p. 164. — 52) Rossi, D C., Le Darwinisme et les générations spontanées, ou réponse aux réfutations de M. P. Flourens, de Quatrefages, Léon Simon, Chauvel etc. suivie d'une lettre de M. le Dir. Pouchet. Paris. — 53) Salensky, W., Observations on Haeckel's Gastraea Theory. Ann. mag. nat. hist. Vol. 15. Fourth

Series. No. 85 p. l. Jan. (S. den Bericht f. 1874.) — 54) Schmankewitsch, W. J., Ueber das Verhältniss der Artemia salina Milne Edw. zur Artem. Mühlhausenii Milne Edw. u. dem Genus Branchipus Schaeff. Zeitschr. f. w. Zool. 1. Suppl. 25. Bd. S. 103. (Verf. fand, dass bei Veränderungen des Salzgehaltes des Wassers, wie sie auch ohne künstliche Zuthat in der Natur vorkommen, die Artemia salina in die Artemia Mühlhausenii übergeht. Man kann auch bei künstlicher Züchtung mehrerer Artemia-Generationen Formen erhalten, welche neun fusslose Segmente, also das Hauptkennzeichen der Gattung Branchipus, aufweisen.) — 55a) Schmidt, O., Fechner's Ideen zur Schöpfungs- und Entwickelungsgeschichte. Ausland. 1874 No. 8. — 55b) Seeley, H. G., Ressemblences between the Bones of Typical living Reptiles and the Bones of other animals. Journ. Linn. Soc. XII. 1874. — 56) Seidlitz, G., Die Darwin'sche Thorie. Elf Vorlesungen über die Entstehung der Thiere und Pflanzen durch Naturzüchtung. 2. vermehrte Auflage. Leipzig. 240 SS Text. 45 SS Anmerkungen. (Enthält ein sehr ausführliches Literaturverzeichniss und zeichnet sich durch klare bestimmte Darstellung aus.) — 57) Semper, C., Kritische Gänge. III. Die Keimblätter-Theorie und die Genealogie der Thiere. Arbeiten aus dem zool.-zootom. Institute zu Würzburg. Bd. I. — 58) Derselbe, Die Stammesverwandtschaft der Wirbelthiere und Wirbellosen. Arbeiten aus dem zool. Institute zu Würzburg. Bd. II. — 59) Derselbe, Der Haeckelismus in der Zoologie. Populärer Vortrag. Hamburg. II. Aufl. 1876. — 60) v. Siebold, Ueber das Anpassungsvermögen der mit Lungen athmenden Süsswasser-Mollusken. Vortrag. Sitzungsber. der mathemat.-phys. Classe in München. Febr. — 61) Spengel, J. W., die Fortschritte des Darwinismus. Nr. 2. 1873—1874. 8. 80 SS. Leipzig. Mayer. — 62) Trautschold, Die langlebigen und die unsterblichen Formen der Thierwelt. Bullet. de la Société impér. des naturalistes de Moscou. 1874. No. 1. — 63) Tubino. Darwin y Haeckel. Antecedentes de la teoria de Darwin. Revista de antropologia. Madrid Mai 1874. — 64) Valroge, H. de, La genèse des Espèces. Etudes. Paris. Didier, 1873. 8°. — 65) Volkmann, A. W., Zur Entwickelung der Organismen. Sitzungsber. der naturforschenden Ges. in Halle vom Jahre 1874. Halle. — 66) Weissmann, A., Studien zur Descendenztheorie. I Ueber den Saison-Dimorphismus d. Schmetterlinge. Leipzig. — 66a) Derselbe, Ueber die Umwandlung des mexicanischen Axolotl in ein Amblystoma. — 67) Vincelot, Abbé, Essai d'une réfutation des théories darwiniennes sur l'origine de l'homme 8°. 37 pp. Angers. — 68) Wagner, Moritz, Neueste Beiträge zu den Streitfragen der Entwickelungslehre. Allgem. Zeitung 1873 No 92, 93, 94, 301, 302, 317, 318, 319, 320. — 69) Derselbe, The Darwinian Theory and the law of the Migration of organismes. Translated from the Germany by James. L. Laird. London 1873. 8°. — 70) Wigand, A., Der Darwinismus und die Naturforschung Newton's u. Cuvier's. Braunschweig. 1874. — 71) Woodward, B., Die neuen Beiträge zur Frage der Verbindungsglieder zwischen Vögeln und Reptilien. Auszug nach dem Original des Quarterly Journ. of the geological Soc. London. Vol. 30, p. 1. No 117, p. 8 in Giebel's Zeitschr. für die gesammten Naturwissensch. Neue Folge. Bd. X. S. 158. (Uebersichtliche Zusammenstellung der neuern Funde: Archaeopteryx macrura Owen, ichthyornis dispar Marsh, Odontopteryx toliapica Owen (s. Ber für 1873), Campsognathus longipes A. Wagner, Megalataurus etc.) — 72) Woodward, On new facts bearing on the inquiry concerning forms intermediate between Birds and Reptiles. Fuart. Journ. Geol Soc. London. XXX. 1874. — S. a.: XII. 9) Segmentalorgane der Amphibien. — XIV. B. 21. Aehnlichkeit von Heliopora (Coelenteraten) mit fossilen Formen. — XV. C. 2 Umformungen von Echiniden. — XIV. D. 38, 34. Haeckel's

Gastraea-Theorie und die Homologie der Keimblätter. — XIV. B. 10, 44. Urogenitalsystem der Vertebraten — XIV. H. 11. 6te Zehe der Anuren. — XIV. H. 14. Myologie von Nagern. — XIV. H. 20, 24, 25, 36, 43. Phylogenetische Stellung von Amphioxus, der Cyclostomen und Tunicaten. — XIV. H. 46. Segmentalorgane der Amphibien. — Entw. I. 86. Transformismus. — Entw. II. A. 8. Homologie der Keimblätter. — Entw. II. A. 17. Kritik der Haeckel'schen Gastraea-Theorie. — Entw. II. A. 21. Gastraea-Theorie. — Entw. II. B. 33. Wirbelsäule und Os ceutrale carpi des Menschen. — Entw. II. C. Coelenter. 4, 5. Entwickelung der Schwämme; Gastrula. — Entw. II. C. Würmer 4. Systematische Stellung von Sagitta. — Entw. II. C. Arthropoden 21. Abstammung der Insecten von den Krustern. — Entw. II. C. Mollusken 12. 18. Stammesgeschichte der Mollusken. — Entw. II. C Tunicaten 2. Verwandtschaftsbeziehungen der einzelnen Tunicatengruppen.

Dohrn (10) definirt S. 60 das Princip des Functionswechsels mit folgenden Worten: „Durch Aufeinanderfolge von Functionen, deren Träger ein und dasselbe Organ bleibt, geschieht eine Umgestaltung des Organs. Jede Function ist eine Resultante aus mehreren Componenten, deren eine die Haupt- oder Primärfunction bildet, während die andern Neben- oder Secundärfunctionen darstellen. Das Sinken der Hauptfunction und die Steigerung einer Nebenfunction ändert die Gesammtfunction; die Nebenfunction wird allmälig zur Hauptfunction, die Gesammtfunction wird eine andere, und die Folge des ganzen Processes ist die Umgestaltung des Organs."

Unter Zugrundelegung dieses Princips (welches im Wesentlichen doch wohl auf dasselbe hinausläuft, was wir „Anpassung" nennen. Ref.) versucht Verf. den Nachweis zu führen, dass der Vertebratenstamm nicht von den Ascidien, sondern von den Anneliden abzuleiten sei.

Die nächsten Vorfahren der Vertebraten seien freilich ausgestorben, und fossile Reste derselben dürften auch bei dem Mangel eines festen Binnenskeletes kaum mehr gefunden werden. Feststehende Thatsachen kann Verf. zur Zeit auch nur wenige beibringen; so bleibt der Speculation hier noch ein bedenklich weiter Raum. Dohrn stützt seine Ableitung der Hauptsache nach auf folgende Hypothesen und Thatsachen: 1) Auf die Annahme, dass bei den Urwirbelthieren ursprünglich eine andere Mundöffnung vorhanden gewesen sei. Dieselbe habe in der Rautengrube gelegen, zwischen den Crura cerebelli. Eine ösophagusartige Einstülpung senkte sich, S. 3, von dieser Stelle aus gegen den Mitteldarm. Diese Mundöffnung und der von ihr ausgehende Oesophagus waren homolog mit den gleichen Organen der heutigen Arthropoden und Anneliden. So bekommen wir auch das Homologon eines Schlundringes bei den Wirbelthieren. Gründe für diese Hypothese findet Verf. a) in der späten embryonalen Entstehung der jetzigen Wirbelthiermundöffnung, b) in der Lageveränderung derselben — sie rückt später bei den höheren Vertebraten nach vorn. Den jetzigen Mund sieht Verf., und wohl mit Recht, als eine Kiemenspalte an, die sich erst später auf dem Wege des Functionswechsels zum Munde umgeformt babe. 2) Auf die Annahme, dass die Kiemenspalten Segmental-Organe wären (S. 10). 3) Dass sich auch bei den jetzigen Wirbelthieren noch Reste von Segmentalorganen erkennen lassen — hier zieht Verf. die Angaben von Semper, Balfour und Schultz über die Entwickelung des Urogenitalsystems der Selachier, s. den vorj. Bericht, an. Auch in den Nasengruben und in der Afteröffnung der Vertebraten vermuthet Verf. Segmentalspalten. 4) Auf die Annahme, dass bei den Anneliden-Vorfahren unserer Vertebraten an allen Segmenten Kiemen mit knorpeligen Kiemenbogen und Knorpelskelet vorhanden waren. Aus umgewandelten Kiemen mit deren Knorpelskelet möchte Verfasser ableiten: a) die Extremitäten der Wirbelthiere, b) die Rippen, c) das Begattungsorgan (Penis), bez. Clitoris. Die nähere Auseinandersetzung über diese Verhältnisse ist im Original nachzusehen. Das Primärskelet der Wirbelthiere wäre demnach nicht in dem jetzt so genannten Axenskelete, bez. der Chorda, zu suchen, sondern in den ventralen Bogenbildungen. Für die Chorda vermuthet Dohrn das Homologon in den sog. „riesigen Fasern" des Bauchmarkes einiger Anneliden, oder in dem Leydig'schen Bauchstrange der Schmetterlinge. Derselbe dient zum Ansatze von Musculatur, die auch zum Nervensystem in Beziehung tritt. Man könne so, meint Verf., den Anfang der Chordabildung von dieser Musculatur ableiten (S. 27).

Sehr beachtenswerth erscheint die Darlegung des Verf. bezüglich der Auffassung des Cyklostomen, des Amphioxus und der Ascidien, welche er sämmtlich für rückgebildete Wirbelthiere erklärt. Ueberhaupt giebt er der „Degeneration" von erreichten höheren Stufen aus, einen sehr weiten Spielraum für die Erklärung einer sehr grossen Reihe von Thierformen.

Er acceptirt damit für die Auffassung des gesammten Thierreiches im Wesentlichen einen Gedanken Buell's (Jena) „Schöpfung des Menschen", der besagt, dass das Thierreich aus einem perfectibeln Grundstamm bestände, der auf den Menschen zustrebe, während auf diesem Wege von allen Punkten aus ein Abfall, eine Degeneration stattfände, welcher die übrigen existirenden Geschöpfe ihr Dasein verdankten (S. XI. der Einleitung).

Speciell die Cyclostomen anlangend, so weist er auf deren parasitische Lebensweise hin, auf die Formen des Kopfskeletes, der Sinnesorgane, Mangel der Extremitäten u. a. m., die sich viel besser als Rückbildungszustände erklären lassen, als in anderer Weise. Ferner ist hier zu erwähnen: die Asymmetrie der Kiemenspalten mehrerer Myxinoiden, das Vorhandensein von Fettzellgewebe an Stelle der Lig. longit. sup. und einige entwickelungsgeschichtliche Thatsachen, welche im Original nachzulesen sind. Die Ammocoetes-Larve ist nur deshalb von Petromyzon unterschieden, weil sie im Schlamm lebt. Man könnte fast erwarten, sagt Verf. S. 48, dass Petromyzon einstmalen geschlechtsreif werde als Ammocoetes und eine Ammocoetes-Nachkommenschaft erzeuge (Oecidomycen-Fortpflanzung). Aus solcher Weitererzeugung von rückgebildeten Formen und weiterer Degeneration

derselben leitet Verf. dann auch den Amphioxus (Hinweis auf dessen Lebensweise) und die Ascidien, bei denen die Festhaftung des Thieres noch hinzukommt, ab. Den Porus abd. betrachtet er als Rest einer äusseren Kiemenspalte. Die Entwickelungsweise des Amphioxus (mit Cilien versehene Larve) betrachtet Verf. als Neuerwerb.

Bei den Ascidien homologisirt Verf. die sog. Mundöffnung mit dem Nasengange der Myxinoiden, und zwar nach dem Princip des Functionswechsels. Die alte Mundöffnung (S. 58) ging zu Grunde, als die Cyclostomen-Nachkommen sich nicht mehr an Fische behufs der Blutsaugung, sondern an leblose Körper anhefteten, aber die ursprünglichen Lippen blieben erhalten (Saugnäpfe der Ascidienlarven). Das Wasser wurde nun, wie schon bei den Cyclostomen, in Folge ihrer Festsaugung durch die Kiemenöffnungen und auch durch den Nasengang aufgenommen. Die Egestionsöffnung der Ascidien ist nach Verf. homolog dem Porus abd. von Amphioxus.

Giard (24) bespricht den Einfluss, welchen ein pelagisches Leben auf die betreffenden Organismen hat, und welcher, ähnlich wie der Parasitismus, eine Convergenz verschiedener Typen zu Wege bringe. Als Folgen pelagischer Existenz sieht er vorzugsweise an: 1) Grosse Durchsichtigkeit des Körpers. 2) Besondere Entwickelung gewisser Sinnesapparate, namentlich des Auges und der Gehörwerkzeuge. 3) Eine Reduction des Nahrungscanales. 4) Bedeutende Entwickelung von Geschlechtsproducten. 5) Phosphorescens. 6) Leben in Colonien.

Sagitta betrachtet er als den Repräsentanten einer besonderen Abtheilung (Chätognatha, s. auch Gegenbaur) und stellt diese an den Anfang der Abtheilung der Anneliden. Er meint, dass die Chätognathen von den Anneliden sich abgezweigt, und durch pelagisches Leben ihre besondere Form angenommen hätten.

Eine wissenschaftliche Classification sämmtlicher Bionten, meint Huxley (31) mit Recht, sei nur auf phylogenetischer und ontogenetischer Grundlage aufzubauen. Da uns aber bislang die phylogenetischen und auch die ontogenetischen Thatsachen für eine hinreichend breite Grundlage fehlen, versucht Verf. eine vorläufige Classification, welche sich möglichst an die genannten Principien (und die auf gleicher Unterlage fussende Classification Haeckel's — s. Gastraea-Theorie) anlehnt, ohne jedoch eine vollständige Kenntniss derselben vorauszusetzen. Wir bringen die Huxley'schen Angaben in nachstehende Tabelle:

Zur Abtheilung der Epicoela giebt Verf. nachstehende Erläuterungen:

A. Protozoa (Lebewesen, welche nicht in mehrere Cytoden oder Zellen differenzirt sind).
a) Monera (kernlos);
b) Endoplastica (kernhaltig). (Infusoria ciliata und flagellata — Noctiluca z. B.)
B. Metazoa (Lebewesen, die aus mehreren Zellen zusammengesetzt sind).
a) Agastraeaeda (Ref.). Metazoen ohne Darmcanal:

hierher: Acanthocephalen und Cestoiden. (Können aber auch als durch Parasitismus reducirte Gastraeada aufgefasst werden.)
  b) Gastraeada (Haeckel); Metazoen mit Darmcanal.
Die Gastraeada zerfallen wieder in die:
  1) Polystomata (Darmcanal mit zahlreichen Einführungsöffnungen), (Spongien) und die
  2) Monostomata (nur eine Einführungsöffnung am Darmcanal). (Sämmtliche übrigen Gastraeaden.)
Die Monostomata gliedern sich in die
  α) Archaeostomata. (Die primitive Mundöffnung bleibt.)
  β) Deuterostomata. (Die primitive Mundöffnung wird nicht zur bleibenden Mundöffnung.)
Zu den Archaeostomata gehören:
  1) Coelenterata;
  2) Scolecimorpha. (Turbellaria, Nematoidea, Trematoda, Hirudinea, Oligochaeta, und wahrscheinlich auch die Rotifera und Gephyrea.)
Die Deuterostomata besitzen sämmtlich eine Perivisceralhöhle (seröse Körperhöhle, Coelom, Haeckel). Nach der Entwickelung und Bedeutung dieser Perivisceralhöhle zerfallen die Deuterostomata in:
  1) Enterocoela. Die Periviseralhöhle bildet sich von Divertikeln des Darmcanals (also vom Entoderm, Ref.) aus: Echinodermata (Alex. Agassiz und Metschnikoff, s. Ber. f. 1874), Sagitta (Kowalevsky), Balanoglossus (Metschnikoff). Es liegt hierin eine gewisse Verwandtschaft mit den Coelenteraten begründet. Huxley fügt hinzu, dass auch die Dendrocölen, Turbellarier und Trematoden als ächte Coelenteraten anzusehen wären.
  2) Schizocoela. Die Periviseralhöhle bildet sich durch Spaltung des Mesoblasten: Annelida polychaeta. Mollusca, Arthropoda. (Die Mollusken betrachtet Huxley als oligomere Modification der Anneliden.)
  3) Epicoela. Die Periviseralhöhle entsteht durch eine Einstülpung oder einen andern Process vom Epiblasten aus: Tunicata, Amphioxus, Vertebrata?

Die Kiemenhöhle der Tunicaten (atrial cavity) fasst er als Perivisceral-Cavität auf, und entsteht diese dann allerdings vom Epiblasten. Die beim Amphioxus als Pleuroperitonealraum bisher aufgefasste Höhle, welche sich durch die Porus abdominalis nach aussen öffnet, und in welche der Kiemenkorb mit zahlreichen Spalten mündet, entwickelt sich (Kowalevsky) in analoger Weise, indem 2 Platten von den Seiten des Körpers nach abwärts wachsen, und sich in der ventralen Mittellinie vereinigen, nur am sog. Porus abd. eine Oeffnung lassend. So entsteht um den Kiemenkorb die als Pleuroperitonealraum bekannte Cavität. (Vgl. übrigens die Angaben von Rolph, s. diesen Bericht.) Huxley erwähnt der von Rolph als ächte Leibeshöhle angesehenen Cavitäten nicht, ungeachtet auch Stieda dafür ächter ihrer gedenken. Rolph stimmt mit Huxley insofern überein, als er die sog. Pleuroperitonealhöhle der Autoren beim Amphioxus als Homologon der Kiemenhöhle der Tunicaten erachtet. Die von Stieda, s. Ber. f. 1874, beschriebenen Gruben am Bauche nimmt Verf. für ein Homologon des Wolff'schen Körpers, der hier noch nicht zum Rohr geschlossen sei.

Bezüglich der Spuren ähnlicher Bildungen, wie

die Leibeshöhle des Amphioxus bei den höheren Vertebraten, erinnert Huxley an den Kiemendeckel der Holocephalen, Ganoiden, Teleostier und Amphibien (Froschlarven). Schliesslich meint Verf., es sei nachzusehen, ob nicht die anscheinende Bildung der Leibeshöhle durch Spaltung des Mesoblasten bei den höheren Vertebraten anders zu deuten wäre, und ob in der Auskleidung dieser Höhle nicht die Epiblast vertreten wäre. (Ref. erinnert bei dieser wichtigen, sich immer mehr zuspitzenden-Frage vor allen an Pflüger's Werk über den Eierstock, in welchem bereits der Versuch gemacht ist, die Peritonealhöhle als Drüsenraum aufzufassen, und an seine eigenen Bemerkungen über diese Angelegenheit (Eierstock und Ei, Ableitung des Keimepithels vom Mesoblasten) und an Romiti's Aufsatz über die Entwickelung des Wolff'schen Ganges. S. Arch. f. mikrosk. Anat. Band X.)

Die Brachiopoden und Bryozoen haben im vorstehenden System noch keinen Platz gefunden; Verf. lässt es unentschieden, ob sie zu den Schizocoela oder zu den Enterocoela gehören.

Ueber den von Semper (58) entworfenen, monophyletischen Stammbaum der Thierwelt, dem die Segmentalorgane zu Hauptgrundlage dienen, muss auf das Original verwiesen werden.

Anschliessend an die Arbeiten Forel's (Bulletin de la Soc. vaudoise d. scienc. nat. 1869, 1874) beobachtete v. Siebold (60) Limnaeus-Arten in grossen Tiefen, sowohl in Schweizer Seen, als auch in Aquarien bei geringer Tiefe, aber mit reichlicher Luftzufuhr, welche niemals an die Oberfläche zum Athmen aufsteigen. Eine Erklärung für dieses Verhalten findet er in den reichen Luftgehalt des umgebenden Tiefseemediums durch rasch einfallende Ströme, Quellen etc. Diese Tiefsee-Exemplare können sofort in Aquarien zu reiner Luftathmung zurückkehren (Forel; directe Anpassung Haeckel). Durch Ziehung der Parallelen mit den Landkrabben und Aalen kommt v. Siebold zu einer gewissen Modification von Rütimeyer's „balipetaler Tendenz" in dem Entwickelungsgange der Thierwelt.

Volkmann (165) weist auf die Schwierigkeiten hin, welche der einseitigen Durchführung des Principes der natural selection erwachsen, wenn man erwägt: a) Die large Dauer, welche verflossen sein muss, bis ein Organ auf diesem Wege erworben sein kann. So lange z. B. Extremitäten nicht gut ausgebildet sind, können sie nichts nützen, sind vielleicht dem betreffenden Individuum nur hinderlich. b) Das Typisch-Constante bei den einzelnen Thierklassen, welches vielfach mit dem, was dem Leben Halt gibt, nicht zusammenfällt, z. B. die 7 Halswirbel der Vertebraten und vieles Andere. Weder durch die natürliche Zuchtwahl, noch durch die Vererbung lassen sich solche Dinge befriedigend erklären. c) Die Differenz der Geschlechter. d) Die Erscheinungen der Correlation. e) Die Thatsachen, welche auf die Wirksamkeit idealer Zwecke in der Gesammt-Welt hinweisen. Verf. ist nicht Gegner der Descendenztheorie und weist die Annahme einer discreten Schöpfung der einzelnen Arten ab; er möchte aber die Darwin'schen Principien nicht als ausschliesslich wirksame Factoren gelten lassen und sucht, S. 9, „Die Hauptursache aller organischer Entwickelung in dem Walten einer intelligenten Macht, welche nach Zwecken handelt, welche für d m Process des Werdens die Bedingungen wählt und passend zusammenstellt."

Weissmann (66) zeigt, dass es bei den saisondimorphen Schmetterlingen sich um zwei verschiedene Gestalten handelt, unter welchen eine und dieselbe Art auftritt, und von welchen es sich wahrscheinlich nachweisen lässt, dass die eine die phyletisch ältere, die andere die jüngere ist. Die jüngere Sommerform sei durch allmälige Erwärmung des Klimas aus der in einer früheren zoologischen Epoche allein vorhandenen Winterform hervorgegangen; aber diese, die primäre Form, habe darum nicht aufgehört zu existiren, sondern wechsle heute noch in jedem Jahr als Winterform mit der secundären, der Sommerform, ab. Aehnlich beurtheilt der Verf. die vielbesprochene Umwandlung des Axolotl in ein Amblystoma, nach eigenen und von Frl. v. Chauvin angestellten Züchtungsversuchen. Diejenigen Amblystomen, l. c. S. 312, welche sich in der Gefangen-

schaft aus Siredon mexicanus seu pisciformis, sowie aus dem Pariser Axolotl in einzelnen Fällen entwickelt haben, seien keine Fortschritts-, sondern Rückschlagsformen; die Axolotl, welche heute die Seen von Mexiko bevölkern, seien eine geologische (oder besser: zoologische) Epoche früher bereits Amblystomen gewesen, sie seien aber durch Veränderungen in ihren Lebensbedingungen wieder auf die frühere Stufe der Perennibranchiaten zurückgesunken.

Ref. muss sich leider begnügen, mit diesen kurzen, dem Verf. entlehnten Worten das Resultat der beiden höchst werthvollen Abhandlungen hier bezeichnet zu haben, hält es aber für seine Pflicht, auch die Nichtfachgenossen auf den reichen und interessanten Inhalt der beiden Schriften speciell aufmerksam zu machen.

Physiologische Chemie

bearbeitet von

Prof. Dr. E. SALKOWSKI in Berlin.

Lehrbücher, Allgemeines.

1) Hoppe-Seyler, F., Handbuch der physiologisch- und pathologisch-chemischen Analyse. 4te Auflage — 2) Hofmann, Carl. B., Lehrbuch der Zoochemie, erstes Heft S. 144 S. Wien. — 3) Vierordt, Carl, Die quantitative Spectralanalyse in ihrer Anwendung auf Physiologie. Physik, Chemie und Technologie. Folio. 125 S. Tübingen.

Das Buch von Vierordt (3) zerfällt in 4 Abschnitte (I. Die Farbstoffabsorption der Knochenkohle. II. Die Farbstoffabsorption verschiedener fester Körper. III. Physiologische und pathologische Spectralanalysen. IV. Zur Technik und Methodik der quantitativen Spectralanalyse.), die eine Fülle neuer Beobachtungen und neuer Anwendungsweisen der Spectralanalysen zu den verschiedensten Zwecken enthalten. Abschnitt III. behandelt: 1) Die Farbstoffimbibition thierischer Gewebe, 2) neue Spectralbeobachtungen über das Blut von Säugethieren, 3) der Hämoglobingehalt des Menschenblutes gemessen an sehr kleinen Blutmengen, 4) das Absorptionsspectrum der Flüssigkeit von Cystenkröpfen (Methämoglobinspectrum), 5) die Absorptionsspectra blauer Gallenpigmente, 6) das Absorptionsspectrum des carmoisinrothen Gallenpigments, 7) vergleichende Photometrie der Absorptionsspectren sämmtlicher Gallenfarbstoffe, 8) Absorptionsspectren normaler Menschenharne, 9) Absorptionsspectren von Harnen kranker Menschen, 10) Absorptionsspectrum des Icterusharnes, 11) Spectren einiger

Säugethierharne, 12) Spectren von Harnen bei stufenweiser Fällung der Pigmente, 13) Spectren einiger pathologischer seröser Transsudate, 14) Spectrum der Hydrocelenflüssigkeit, 15) Spectrum der Faeces.

II. Ueber einige Bestandtheile der Luft, der Nahrungsmittel und des Körpers.

1) Pettenkofer, Max v., Ueber ein Reagens zur Unterscheidung der freien Kohlensäure im Trinkwasser von der an Basen gebundenen Zeitschr. f. Biol. Bd. XI. S. 308—311. — 2) Engel, R., Sur les caractères du glycocolle. Compt. rend. Tom LXXX. No. 17. — 3) Derselbe, Recherches sur la taurine. ibid. No. 22. — 4) Tiemann, F., Ueber Vanillinsäure. Ber. d. d. chem. G. Bd. VIII. S. 509. — 5) Tiemann, F. und Reimer, Carl, Ueber Zuckervanillinsäure, ein neues Glucosid Ebendas. S. 515. — 6) Fudakowski, B., Vorl. Mitth., betreffend 2 aus dem Milchzucker entstehende Zuckerarten. Ebendas. S. 599. (Nichts wesentlich Neues. Ref.) — 7) Kühne, W., Ueber Indol aus Eiweiss. Ebendas. S. 206. — 8) Nencki, M. v., Ueber die Bildung des Indol aus Eiweiss. Ebendas. S. 336. - 9) Derselbe, Ueber das Indol. Ebendas. S. 722. — 9a: Derselbe, Ueber die Dampfdichte des Indols. Ebendas. S 1517. — 10) Chittenden, N. H., Ueber Glycogen und Glycocoll in den Muskelgewebe des Pecten irradians. Anal. d. Chemie. Bd. 178. S. 266 bis 275. — 11) Griess, Peter, Neue Synthese des Betain. Ber. d. d. chem. Gesellsch. VIII. S. 1406. — 12) Jaffe, M., Ueber die Urocaninsäure, ein neues. Gesellsch. VIII. S. 811. — 13) Musculus et de Mering, Sur un nouveau corps qu'on trouve dans l'urine après ingestion d'hydrate de chloral. Compt rend. Tom

LXXX. No. 19. – 14) Schmiedeberg u. Harnack, Constitution und Darstellung des Muscarins. Med. Centralbl. No. 36. – 15) Harnack, Erich, Untersuchungen über Fliegenpilzalkaloide. Zeitschr. für exp. Path. Bd IV. S. 168 – 16) Kreussler, U., Ueber das Verhalten des Rohrzuckers unter dem Einfluss des Lichtes. Ber. d. d. chem. Ges. VIII. S. 93. – 17) Künemann, Gotth., Ueber das Vorkommen von crystallisirendem Zucker in den gekeimten Cerealien etc. Ebendas. S. 202. – 18) Derselbe, Untersuchung der ungekeimten Gerste auf Zucker und Dextrin. Ebendas S. 387. – 19) Girard, Aimé, Note sur un dérivé par hydratation de la cellulose. Compt. rend. Tom. LXXXI. p 1105. 20) Méhu, C , Sur la densité de la cholesterine. Journ. de l'anat. et de la phys. p. 103. – 21) Heynsius, Ueber Cholecyanin und Choletelin. Pflüg. Arch. Bd. X. S. 246–250. – 21a) Liebermann, Leo, Ueber Choletelin und Hydrobilirubin. Pflüg. Archiv Bd. XI. S. 181–90. – 22) Hofmann, Franz, Ueber die Reaction der Fette und die quantitative Bestimmung der Fettsäuren in den Fetten. 8. A. aus der Festschr. zu Ludwig's Jubil. – 23) Seegen, S., Reducirende Wirkung von Zucker und Harnsäure in der Kälte. Med. Centralbl. No. 21. – 24) Liebermann, Leo, Ueber Paralbumin. Zeitschr. f exp. Path. Bd. III. S. 436. – 25) Adamkiewics, Farbenreactionen des Albumins. Ebendas. S. 412–424. – 25a) Derselbe, Neue Reaction auf Albuminate und Peptone. Ber. d. d. chem. Ges. VIII. S. 161. – 26) Heynsius, A., Ueber das Albumin und seine Verbindungen. Pflüg. Arch. Bd. XI. S. 624. – 27) Derselbe, Sur les combinaisons albumineuses du sérum du sang et du blanc de l'oeuf de poule. Nederl. Arch. f. Geneesk. – 28) Huizinga, Zur Darstellung des dialysirten Eiweiss. Pflüg. Arch. Bd. XI. S. 392–403. – 29) Winogradoff, Ueber Darstellung und Eigenschaften salzfreier Eiweisslösungen. – 30) Schützenberger, P., Recherches sur les matières albuminoides. Compt. rend Tom LXXX. No. 4 und LXXXI p. 1108–1110. – 31) Husson, P., Sur quelques reactions de l'hémoglobine. Ibid. Tom LXXX. No. 11. – 32) Cazeneuve, Recherches sur l'hématine. Journ. de l'anat. et de la phys. p. 26. – 33) Comaille, Note sur le dosage de la cofeine et de la solubilité de cette substance. Compt. rend. Tom LXXXI. p. 817. – 34) Nasse, O., Untersuchungen über die ungeformten Fermente. Pflüg. Arch. Bd. 138–166. – 35) Marksort E., und Hüfner, G., Ueber ungeformte Fermente und ihre Wirkungen. Vierte Abhandlung. Ueber den Einfluss der Zeit etc. auf die Menge des vom Emulsin zersetzten Amygdalin. Journ. f. pr. Ch. N. F. XI. S. 194–209. – 36) v. Gorup-Besanez, Weitere Beobachtungen über diastatische und peptonbildende Fermente im Pflanzenreich. Ber. d. d. chem. Ges. VIII. S. 1510. – 37) Zulkowsky, R. und König, E., Ueber den Character einiger ungeformter Fermente. Wien Sitzungsber. 1. Abtheil. LXXI. S. 453–469. – 38) Donath, Ed., Ueber den invertirenden Bestandtheil der Hefe. Ber. d. d. chem. Gesellsch. VIII. S. 113. – 39) Bender, O., Das Gas der Aepfel. Ebend. S. 112. – 40) Lechartier et Bellamy, De la fermentation des fruits. Compt. rend. T. LXXXI. p. 1127. – 41) Schumann, Carl, Ein Gährungsversuch. Ber. der d. d. chem. Gesellsch. VIII. S. 44–47. – 42) Brefeld, Oscar, Ueber einige Reagentien auf freien Sauerstoff etc. Ebend. VIII. S. 421–430. – 43) Traube, M., Ueber das Verhalten der Alcoholhefe in sauerstofffreien Medien. Ebend. VIII. S. 1384–1400. (In Betreff dieser beiden Abhandlungen wesentlich polemischen Inhaltes muss auf das Original verwiesen werden.) – 44) Binz, C., Der hemmende Einfluss einiger Pflanzenbasen auf organische Oxydationsvorgänge. Ebend. VIII. S 32. – 45) Schär, Ed., Zur Verständigung. Ebend. S. 140. – 46) Müntz, Recherches sur les fonctions des champignons. Compt. rend. T. LXXX. p. 170–181. – 46) Derselbe, Sur les ferments chimiques et physiologiques. Ibid. LXXX.

No. 19. – 47) Bert, P., De l'action de l'air comprimé sur les fermentations. Ibid. T. LXXX. p. 1579. – 48) Dahlem, P., Die chemische Ursache der Umsetzung der Stärke in Zucker etc. Arch. für Anat. und Physiol. 1874. 8. 744. – 49) Baudrimont, A., Expériences et observations relatives à la fermentation visqueuse. Compt. rend. LXXX. No. 19. – 50) Meusel, Ed., Nitritbildung durch Bacterien. Ber. d. d. chem. Gesellsch. VIII. S. 1214. – 51) Traube, M., Berichtigung. Ebd. S. 1408. – 52) Mensel, Ed., Erwiderung auf die Berichtigung Traube's. Ebend 1653. – 54) Béchamp. J., Des microxymas et de leur fonctions aux différents âges d'un même être. Compt. rend. LXXXI. p. 226–229. – 54) Popoff, Leo, Ueber die Sumpfgasgährung. Pflüg. Arch. Bd. X. S 113-147. – 55) Böhm, Joseph, Ueber die Gährungsgase von Sumpf- und Wasserpflanzen. Wien. Sitzungsb. 1. Abth. LXXI. S. 481–511. – 56) Hoppe-Seyler, F., Ueber die Processe der Gährung und ihre Beziehungen zum Leben des Organismus. Pflüg. Arch. Bd. XII. S. 1–18. – 57) Luchsinger, B., Experimentelle Hemmung einer Fermentwirkung. Ebend. Bd. XI. S. 503–508. – 58) Rajewski, Ueber das Vorkommen von Alcohol im Organismus. Ebend. Bd. XI. S. 122–128. – 59) Brücke, E., Ueber eine neue Art, die Böttger'sche Zuckerprobe anzustellen. Wien. Sitzungsb. der Akad. der Wissensch. Bd LXXII. 3. Abth. – 60) Béchamp, J., De la recherche du glucose et des dextrines dans les liquides fermentés. Montpellier méd. Avril. – 61) Heynsius, A., Ueber die quantitative Bestimmung des Eiweiss in thierischen Flüssigkeiten. Pflüg. Archiv. Bd. X. S. 239–246. – 62) Stutzer, A., Ueber die Rohfaser der Gramineen. Inaug.-Dissert. Göttingen. – 63) Mayer, Adolf, Sauerstoffausscheidung aus Pflanzentheilen. Ber. d. d. chem. Gesellsch. VIII. S. 1080. – 64) Böhm, Joseph, Ueber den vegetabilischen Nährwerth der Kalksalze. Wiener Sitzungsber. 1. Abth. Bd LXXI. S. 287–304. – 65) Emmerling, Adolf, Beiträge zur Kenntniss der chemischen Vorgänge in der Pflanze. Habilitationsschrift. Kiel, 1874. – 66) Bilger, A., Zur Kenntniss der Mineralbestandtheile der Echinodermen und Tunicaten. Pflüg. Arch. Bd. X. S. 212–215. – 67) Bergeron et L'Höte, L., Sur la présence du cuivre dans l'organisme. Compt. rend. T. LXXX. No. 4. – 68) Galippe, Dosage volumetrique du cuivre. Gaz. méd. No. 29. – 69) Champion et Pellet, De la décomposition de la liqueur de Fehling. Compt. rend. T. LXXX. p. 181. – 70) Vierordt, K., Physiologische Spectralanalysen. Zeitschr. für Biol. Bd. XI. S. 187–197. – 71) Jaffe, M., Ueber die Entstehung des Indigo's im Thierkörper. Centralbl. für med. Wissensch. No 39. – 72) Maly, R., Ueber die Einwirkung von Brom auf Bilirubin. Sitzungsber. der W. Acad. der Wissensch. Bd. LXXII. Abth. III. Octoberheft. – 73) Paschutin, Victor, Recherches sur quelques espèces de décompositions putrides. Arch. de physiol. No. 6. p. 773 bis 800. – 74) Schmidt, A., Weitere Untersuchungen des Blutserum etc. Pflüg. Arch. Bd. XI. S. 1–52.

Zur Unterscheidung freier CO_2 im Trinkwasser von der an Basen gebundenen empfiehlt Pettenkofer (1) Rosolsäure. Man löst 1 Th. Rosolsäure in 500 Th. Alcohol und neutralisirt diese Lösung mit etwas Aetzbaryt bis zur beginnenden röthlichen Färbung. Von dieser Lösung setzt man etwa ½Ccm. zu 50Ccm. des zu prüfenden Wassers. Enthält dasselbe freie Kohlensäure, so wird die Mischung farblos oder gelblich; enthält es dagegen nur doppeltkohlensaure Salze, so wird sie roth. Ein so geröthetes Wasser wird entfärbt, wenn man die Exspirationsluft hindurchbläst. In gewöhnlichem Trinkwasser fand P. keine freie CO_2.

23*

Zu den bekannten Reactionen des Glycocoll — Auflösung von Kupferoxyd und Reduction von Quecksilberoxydnitrat — fügt Engel (2) zwei neue hinzu: 1) Glycocoll giebt mit Eisenchlorid eine intensiv rothe Färbung; dieselbe verschwindet bei Säurezusatz, lässt sich jedoch durch vorsichtiges Neutralisiren wieder hervorrufen. 2) Setzt man zu der Lösung des Glycocoll einen Tropfen Phenol und alsdann unterchlorigsaures Natron, so erhält man nach einigen Augenblicken eine schön blaue Färbung. Das Glycocoll wirkt also in diesem Fall ebenso, wie Ammoniak und Anilin.

Derselbe hat (3), ausgehend von den Reactionen, welche das Taurin als Amidosäure characterisiren, versucht, Salzverbindungen desselben und die Verbindung mit Cyanamid darzustellen. Salze von Taurin sind nicht bekannt, doch weist seine Löslichkeit in ammoniakalischem Alcohol auf eine gewisse Verwandtschaft desselben zu Basen hin. Erwärmt man eine Lösung von Taurin mit frisch gefälltem Quecksilberoxyd, so verschwindet die gelbe Farbe desselben sehr schnell, und es entsteht eine weisse, sehr schwer lösliche Verbindung. Dieselbe ist:

$$\left.\begin{array}{l} CH_2\ NH_2 - CH_2\ SO_3 \\ CH_2\ NH_2 - CH_2\ SO_3 \end{array}\right\} Hg + HgO.$$

Sie ist sehr beständig und lässt sich ohne Zersetzung bis 140° erhitzen. Aus einer Mischung von Taurinlösung und Cyanamid erhielt Verf. nach dreimonatlichem Stehen einen kreatinartigen Körper, bis jetzt jedoch nur in geringer Menge.

Durch Oxydation von Coniferin in alkalischer Lösung (1 Th. Coniferin, 30—40 Wasser, vermischt mit einer Lösung von 2—3 Th. Kaliumpermang. in 60—90 Wasser), Ansäuern und Ausschütteln mit Aether ist es Tiemann (4) gelungen, Vanillinsäure von der Formel $C_8\ H_8\ O_4$ darzustellen. Durch Erhitzen mit Salzsäure im zugeschmolzenen Rohr wird sie in Chlormethyl und Protocatechusäure zerlegt. Dieselbe entsteht auch beim Schmelzen mit Kalihydrat. Die Vanillinsäure ist demnach Monomethylprotocatechusäure. In Gemeinschaft mit Reimer stellte Derselbe (5) fest, dass die Vanillinsäure nicht das erste Product der Oxydation ist, sondern dass dabei Zuckervanillinsäure entsteht, welche erst bei der darauf folgenden Operation des Ansäuerns etc. in Traubenzucker und Vanillinsäure gespalten wird. Dieselbe ist eine gut characterisirte Säure; die Spaltung erfolgt ebenso wie durch Säure auch durch Emulsin. Aehnlich sind auch die Erscheinungen beim Salicin — auch hier bildet sich zunächst ein neues Glucosid, doch gelang die Reindarstellung desselben bisher noch nicht.

W. Kühne hat (7) durch Erhitzen von verschiedenen Eiweisskörpern mit dem achtfachen Gewicht Kalihydrat reichliche Mengen von Indol erhalten. Bei der Pancreasverdauung bildete sich kein Indol, wenn dieselbe mit reinem Pancreasferment angestellt und für vollständige Fernhaltung von Bacterien gesorgt wurde. Dagegen tritt es auf, bei Verwendung des ganzen Pancreas, in dem sich regelmässig Bacterien finden, sowie auch bei Versäuerung von besonderen Vorsichtsmassregeln. Das Indol ist somit ein Product der Fäulniss, wenn man in die Definition dieser die Mitwirkung von Bacterien aufnimmt. Die Entstehung von Indol im Darmcanal ist trotzdem nicht auffallend, weil derselbe stets Bacterien enthält.

Nencki (8) beschreibt die Darstellung vom Indol aus Eiweiss mit Hülfe der Pancreasverdauung und theilt die Resultate seiner Untersuchungen über das Indol selbst mit (9 u. 10).

Zur Darstellung des Indol's unterwirft man etwa 300 Grm. käufliches Albumin mit $4\frac{1}{2}$ Ltr. Wasser und einem Rinderpancreas der Verdauung bei 40—45°, 60—70 Stunden lang; säuert mit Essigsäure an und destillirt $\frac{2}{3}$ ab. Das Destillat wird alkalisch gemacht und mit Aether geschüttelt, in den das Indol übergeht. Beim Abdestilliren des Aethers bleibt Indol zurück. Ausser Indol konnte N. von flüchtigen Producten noch Valeriansäure nachweisen. Durch Oxydation von in Wasser suspendirtem Indol mit Ozon werden kleine Mengen indigoblau erhalten. Versetzt man das erwähnte Destillat mit verdünnter rauchender Salpetersäure, so entsteht ein prächtig rother Niederschlag, den N. als salpetersaures Nitrosoindol erkannte. Aus demselben konnte N. eine Reihe von Derivaten darstellen, die ihm die Formel $C_{14}\ H_{14}\ N_2$ wahrscheinlich machten, als die Baeyer'sche $C_8\ H_7\ N$. Es gelang N. dann aber, die Dampfdichte des Indols zu bestimmen, die auf die ältere Formel zurückführte. Die Derivate erhalten dem entsprechend eine etwas andere Formulirung; es muss in dieser Beziehung auf das Original verwiesen werden.

Chittenden fand (10) in dem Mittelmuskel der essbaren Kammmuschel und zwar bei der Species Pecten irradians ansehnliche Mengen Glycogen (1,98 — 2,43 pCt.) und auch nicht unbeträchtliche Mengen Glycocoll, das bisher überhaupt noch nicht als solches im Thierkörper gefunden wurde. Die Mengen betrugen 0,39 — 0,46 — 0,68, — 0,71 pCt.

Eine höchst interessante Synthese des Betain's (Oxyneurin) theilt (11) Griess mit. Das Betain kann als Trimethylglycocoll betrachtet werden; von dieser Ansicht ausgehend, versuchte G. es durch Einwirkung von Jodmethyl auf alkalische Glycocollösung darzustellen. Der Versuch gelang in der That, eine Mischung von Glycocoll, Jodmethyl, Methylalkohol und Kalilauge erwärmt sich von selbst unter Bildung von Betain.

Jaffe hat (11) die Untersuchung des aus Hundeharn erhaltenen Körpers $C_6\ H_6\ N_2 + 2H_2O$ fortgesetzt, den er jetzt Urocaninsäure nennt. Derselbe schmilzt bei 212° unter stürmischer Entwicklung von Kohlensäure. Der Rückstand stellt eine starke, in kaltem Wasser schwerlösliche Base dar, die jedoch so viel ihre Verbindungen mit Säuren krystallisirt erhalten werden konnte. Das Platindoppelsalz scheidet sich bei Zusatz von Platinchlorid zu salzsaurer Lösung als anfangs amorphes, bald krystallinisch werdendes, schweres, rothes Pulver aus. Die Analysen desselben führten für das Urocanin zu der Formel C_{11} $H_{10} N_4 O$. Es entsteht aus der Urocaninsäure durch Abspaltung von O_2 und H_2O: $C_{12} H_{12} N_4 O_4 =$ $C_{11} H_{10} N_4 O + CO_2 + H_2O$. Die Säure verhält sich somit ganz analog der Kynurinsäure, welche sich gleichfalls nach Schmiedeberg und Schnitzen beim Erhitzen unter Abgabe von CO_2 in Kynurin umwandelt.

Musculus und v. Mering haben (13) in dem nach Gebrauch von Chloralhydrat entleerten Harn eine neue chlorhaltige Säure gefunden. Dieselbe geht in Aether-Alkohol über, wenn man den Harn eindampft, mit Salzsäure stark ansäuert und dann mit Aether schüttelt. Sie bildet sternförmig gruppirte Nadeln von der Formel $C_7 H_{12} Cl_3 O_4$. Das Kalium- und Baryumsalz wurden gleichfalls krystallinisch erhalten. Der Chloralharn dreht die Polarisationsebene nach links und reducirt Kupferoxyd. Diese Eigenschaften hängen von dem Gehalt an dieser Säure ab. Die specifische Drehung des Kaliumsalzes beträgt 60°. Die Säure reducirt alkalische Kupferlösung, Wismuthoxyd und Silberoxyd; sie bräunt sich beim Kochen mit Kalilauge, entwickelt dabei Caramelgeruch und giebt ihr Chlor ab. Eine ähnliche Substanz scheint sich nach Gebrauch vom Crotonchloral zu finden. Auch nach dem Einnehmen von Morphium zeigt der Harn Linksdrehung.

Von den hochinteressanten Arbeiten Schmiedeberg's und Harnack's (15 u. 16) über Muscarin kann an dieser Stelle nur ein Theil berücksichtigt werden. Das Muscarin des Fliegenpilzes ist darnach isomer mit dem Betain (Oxyneurin), von dem es sich jedoch durch seine stark alkalische Reaction und die specifische typische Wirkung unterscheidet. Ausser dem Muscarin enthält der Fliegenpilz noch eine 2te Base, das Amanitin, die durch Oxydation in Muscarin übergeht. Das Amanitin ist isomer dem Cholin, geht jedoch bei der Oxydation nicht, wie dieses, in Oxyneurin, sondern in das isomere Muscarin über. Das aus Eidotter gewonnene Neurin ist nicht identisch mit Cholin, sondern mit der neuen Base, dem Amanitin, es liefert bei der Oxydation nicht Oxyneurin, sondern das giftige Muscarin. Man erhält dieses, indem man das Neurin mit Salpetersäure neutralisirt, zur Syrupconsistenz eindampft, concentrirte Salpetersäure zusetzt und damit einige Stunden auf dem Wasserbad stehen lässt, bis die Entwicklung der salpetrigen Säure aufgehört hat. Durch Neutralisiren mit kohlensaurem Natron, Eindampfen und Extraction mit absolutem Alkohol geht das salpetersaure Muscarin in den alkoholischen Auszug über, aus dem es durch Ueberführung in das Goldsalz leicht völlig rein erhalten werden kann. Seine Wirkungen stimmen mit den Fliegenpilzmuscarin überein.

Kreussler konnte (16) die Angabe von Raoult, dass Rohzucker unter dem Einfluss des Sonnenlichtes in Invertzucker übergehe, nicht bestätigen, vorausgesetzt dass die Luft in den zugeschmolzenen Röhren vollständig ausgeschlossen war. Auch nach 11 Monate dauernder Belichtung gab die Zuckerlösung

keine Spur von Reaction bei der Trommer'schen Probe. Wurde beim Zuschmelzen eine Quantität Luft in die Röhre gelassen, so tritt allerdings Inversion ein, aber nicht allein in den belichteten Röhren, sondern auch in den im Dunkeln aufbewahrten, in den ersteren allerdings stärker. In allen diesen Fällen waren die Lösungen durch starke Pilzentwicklung getrübt, während sie bei vollständigem Ausschluss von Luft klar geblieben waren.

Kühnemann (17 u. 18) fand in der angekeimten Gerste krystallisirten, rechtsdrehenden Zucker, welcher keine Kupferreduction gab, sich überhaupt wie Rohrzucker verhielt. Beim Erwärmen mit Säure ging er in reducirenden Invertzucker über. In der gekeimten Gerste findet sich ausser diesem Zucker noch ein unkrystallisirbarer, der Kupferlösung reducirt. Dextrin fand sich weder im Malz noch in frischer Gerste. Die Resultate sind mit grossen Mengen Material gewonnen. Betreffs der von der gewöhnlichen abweichenden Untersuchungsmethode vergl. d. Original.

Girard hat (19) die eigenthümliche Veränderung untersucht, welche Cellulose erleidet, wenn sie Spuren von Säure enthaltend, bei gelinder Wärme getrocknet wird, und die namentlich in einer ausserordentlich leichten Brüchigkeit besteht. Ausser auf dem angeführten Wege kann man diese Modification auch durch Behandlung mit stärkerer Säure darstellen, so, indem man gereinigte Baumwolle 12 Stunden in Schwefelsäure von 45° Beaumé eintaucht, die Säure durch Waschen entfernt und dann trocknet, das so erhaltene, äusserst leicht zerreibliche Product hat die Formel $C_{12} H_{11} O_{11}$, steht also in der Mitte zwischen Cellulose und Zucker und wird von Girard Hydrocellulose genannt. Mehrere Tage bei 50° gehalten, färbt sich die Hydrocellulose gelb, ihr Gehalt an Kohlenstoff nimmt ab, der an Sauerstoff zu. Wäscht man sie alsdann mit Wasser, so geht in dieses eine Kupferoxyd reducirende Substanz über. Der Rückstand hat die Zusammensetzung von Hydrocellulose beibehalten. Mit einer Lösung von kohlensaurem Kali von 1 pCt. erhitzt, löst sich die Cellulose auf.

Das specifische Gewicht des Cholesterins wird in einigen Lehrbüchern als niedriger, wie 1,0 angegeben, doch beobachtet man häufig in Exsudaten, Cholesterinkrystalle am Boden des Gefässes. Méhu (20) macht darauf aufmerksam, dass diese Beobachtungen nicht übereinstimmen. In der That fand er das spec. Gew. des Cholesterin $= 1,046 - 1,047$. In Lösungen von Magnesiumsulfat vom spec. Gew. 1,050 schwimmt es oben, in solchen von 1040 senkt es sich.

Heynsius (21) legt seinen Standpunkt in der Frage über die Identität des Hydrobilirubin und Choletelin dar. H. hält daran fest, dass man durch Behandlung einer Cholecyaninlösung mit schwachen Oxydationsmitteln einen Farbstoff erhalte, welcher in allen Eigenschaften durchaus mit Urobilin übereinstimmt. Ebenso giebt er zu, dass man Urobilin erhalte durch Behandlung von Bilirubin mit Natrium-amalgam. H. zweifelt nicht daran, dass diese beiden

Körper identisch sind, wenn auch Maly Unterschiede in der Elementarzusammensetzung gefunden hat. Er hält diese Unterschiede deshalb nicht für beweiskräftig, weil man keine Garantie für die Reinheit der Präparate hat. Trotz des verschiedenen Ursprungs sei die Identität nicht unerklärlich, da es sich in beiden Fällen um Spaltungsprocesse handeln könne, die neben der Oxydation resp. Reduction verlaufen.

Um diese Angabe zu prüfen, stellte Liebermann (21a) im Laboratorium von Maly zunächst die Menge des aus dem Bilirubin durch Behandlung mit Natriumamalgam entstehenden Urobilin fest. 0,5157 Bilirubin lieferte 0,43 Hydrobilirubin, 83 pCt. In dem Waschwasser blieb ein Theil gelöst, der auf colorimetrischem Wege zu 0,0626 Grm. gefunden wurde; im Ganzen wurde also erhalten 0,4926 = 95,1 pCt. der angewendeten Menge. Ebenso wurde aus Bilirubin durch Behandlung mit salpetriger Säure in alkoholischer Lösung 72,1 pCt. Choletelin erhalten. Die Uebereinstimmung ist zwar keine so gute, von dem Auftreten eines characterisirten Spaltproductes in erheblicherer Menge ist aber nicht die Rede. Es gelang L. weiterhin, Choletelin durch Behandlung mit Natriumamalgam in Hydrobilirubin überzuführen, sowie aus Hydrobilirubin in Schwefelsäure gelöst, durch Einwirkung von Salpeter Choletelin zu erhalten. Berücksichtigt man die grossen Unterschiede der Zusammensetzung sowie die Spectraleigenschaften, so muss diese Frage wohl als definitiv gelöst angesehen werde.

Fr. Hofmann (22) hat Untersuchungen über den Gehalt der neutralen Körperfette an freien fetten Säuren angestellt. Es handelt sich hierbei zunächst um eine Methode, die Gegenwart der freien Säuren im Fett zu erkennen. Der gewöhnlich zur Prüfung der Reaction angewendete Lacmusfarbstoff ist in diesem Fall unbrauchbar, weil er nur in Wasser, die höheren Säuren der Gruppe $C_n H_{2n} O_2$, sowie die Oelsäure dagegen nur in Alkohol oder Aether löslich ist. Die Gemeinsamkeit des Lösungsmittels ist aber Bedingung für den Eintritt der Reaction. Verf. führt für diese nicht gerade unbekannte, aber doch zu wenig beachtete Thatsache eine Reihe auffallender Beispiele an. Eine alcoholische Lösung von Oxalsäure röthet blaues Lacmuspapier nicht, die Röthung tritt erst dann ein, wenn der Alkohol verdunstet ist und das Papier Wasser angezogen hat. Das Gleiche gilt für die fetten Säuren, die, wenn auch in der Regel als in Wasser unlöslich bezeichnet, doch noch in der minimalen Menge löslich sind, um eine saure Reaction zu geben. Am wenigsten scheint dies von der Oelsäure zu gelten, von der die Lehrbücher allgemein angeben, dass sie neutral reagire; die Angabe erklärt sich höchst einfach durch die Unlöslichkeit derselben in Wasser. Wendet man in Alkohol lösliche Farbstoffe an, welche durch Säuren leicht verändert werden, so zeigen alle diese Säuren eine starke saure Reaction. Als solche Farbstoffe wählte Verf. 1) einen alkoholischen Auszug von Curcuma, die bei Gegenwart von Alkali braun wird, 2) alkoholische Lösung von Rosolsäure, 2—3 Grm. auf 1 Liter Alkohol, die Lösung ist fast farblos, wird

auf Alkalizusatz rosa, 3) alkoholischen Alkannaauszug. Die Lösung ist roth und wird durch Alkali blau. Die Empfindlichkeit der beiden letzteren ist sehr gross. Um ein Fett auf seine Reaction zu prüfen, löst man es in Aether und setzt einige Tropfen einer mit einer Spur Alkali versetzten Rosolsäurelösung oder Alkannalösung (Auszug der Alkannawurzel, Anchusa tinctoria) hinzu: im Fall das Fett sauer reagirt, wird die Mischung farblos, resp. im 2. Fall roth. — Die quantitative Bestimmung der fetten Säuren gestaltet sich sehr einfach, wenn man eine alkoholische Lösung von Natron anwendet. Man bereitet sie am besten jedesmal frisch, indem man wässrige Natronlösung mit Alkohol mischt. Das Fett, resp. die fette Säure wird abgewogen, in Aether gelöst und mit Farbstoff versetzt. Lässt man jetzt die alkoholische Natronlösung aus einer Bürette zufliessen, so markirt sich sehr scharf der Punkt, wo die Reaction eben alkalisch wird. Oelsäure in Quantitäten von $\frac{1}{2}$ bis 1 Grm. dem Versuch unterworfen, verbrauchte genau die Menge Alkali bis zum Eintritt der alkalischen Reaction, die die Formel des neutralen Salzes angiebt (1 Ccm. der Natronlösung entsprach 2,4 Milligr. Schwefelsäure). Dieses Titrirverfahren ermöglicht auch weit genauer die Feststellung der Reinheit der Substanz, als die bei fetten Säuren bekanntlich nicht sehr sichere Schmelzpunktbestimmung. Die Bestimmung des Säuregehaltes in neutralen Fetten erfolgt in derselben Weise, nur muss hier die angewendete Fettmenge sehr viel grösser gewählt werden. Den geringsten Säuregehalt zeigt frisch ausgeschmolzenes Fett aus dem Unterhautbindegewebe. Fett von einer fettreichen, menschlichen Leiche, bei 60—70° ausgeschmolzen, enthielt in 100 Th. nur 0,003 Säure als Schwefelsäure ausgedrückt; ein anderes 0,062; im Laufe eines Jahres stieg bei Aufbewahrung im geschlossenen Gefäss der Gehalt auf 0,135. Grösser war stets der Säuregehalt der Leberfettes. 100 Th. desselben enthielten im Maximum 1,448 freie Säure als Schwefelsäure ausgedrückt, entsprechend etwa 10 Th. Stearinsäure. In einer Tabelle sind die Säurebestimmungen von Fetten des Handels zusammengestellt, vgl. hierüber das Original. Controlversuche, in denen neutrale Fette mit abgewogenen Mengen fetter Säuren versetzt und dann titrirt wurden, zeigten die grosse Genauigkeit der Methode. Schliesslich führt Verf. noch einige neue, mittelst dieser Methode festgestellte Beobachtungen an: 1) Der Säuregehalt von Fett nimmt beim Erhitzen auf 100° zu. Olivenöl von einem Säuregehalt von 0,25 Schwefelsäure zeigte nach 6 tägigem Erhitzen eine solche von 0,872. Beim Erhitzen auf 220° nahm der Säuregehalt auffallend Weise nicht zu, sondern ab — vermuthlich in Folge der Verflüchtigung der gebildeten fetten Säuren. (Auch wohl durch Rückbildung von Neutralfett. Ref.) 2) Mischt man fette Säuren mit Glycerin und erhitzt, so tritt allmälig Fettbildung ein. Der Gang dieses Processes lässt sich durch die allmälige Abnahme der freien Säure genau verfolgen. Nach 22 stündigem Erhitzen bei 150° enthielt das Gemisch nur noch 3,05 pCt. freie Stearinsäure. 3) Der Gehalt eines Fettes an freier Säure ist von grossem Einfluss für die Bildung einer Emulsion durch die Anwesenheit von kohlensaurem Natron. Fette mit einem Säuregehalt von 0,6 Schwefelsäure und darüber bilden gute Emulsionen mit kohlensaurem Natron.

Liebermann (24) konnte aus einer Cyste der seitlichen Halsgegend, wahrscheinlich Struma-Cyste, deren Inhalt durch Punction entleert war, einen Eiweisskörper darstellen, welcher in allen Reactionen mit dem sog. Paralbumin der Ovarialcysten übereinstimmte. Zur Darstellung wurde die Flüssigkeit, die übrigens keine fadenziehende Beschaffenheit besass, mit Essigsäure genau neutralisirt und dann mit Alkohol gefällt, der Nacht über darüber stehen blieb. Der faserige, mit Alkohol gewaschene Niederschlag löste sich im Wasser beim Digeriren auf, die Lösung zeigte namentlich die characteristische Fällung bei Essigsäurezusatz und Auflösung in einem geringen Ueberschuss desselben. Ein Theil der erhaltenen Lösung wurde mit Alkohol gefällt und dann damit gekocht; auch dieser Niederschlag löste sich wiederum in Wasser und gab die Reactionen des Paralbumins. L. kommt danach zu dem Schluss, dass das Paralbumin nicht characteristisch für Ovarialcysten ist und die von Ploz isolirte Substanz vielleicht ein Pepton, wofür auch ihre Elementarzusammensetzung spricht.

Adamkiewicz kommt (25) auf die Farbenreactionen des Albumins zurück (s. d. Ber. f. 1874). Den Grund für die Verschiedenheit der erzeugten Farbennüancen findet Verf. in der stärkeren oder geringeren Wasserentziehung durch die Schwefelsäure. Der geringsten Wasserentziehung entspricht die grüne Färbung, der stärksten die violette; zwischen beiden liegen der Reihe nach Gelb, Orange und Roth. Je mehr sich die Lösungen in ihrer Farbe dem Violet nähern, um so mehr verliert die Substanz den Character eines Eiweisskörpers, um so geringer wird die Fällung durch Aether. Die Farben können in der angegebenen Reihenfolge in einander übergeführt werden, nicht aber in der umgekehrten. Die Intensität der Farbe hängt von dem Concentrationsgrade der Albuminlösung ab, so dass man aus derselben die Menge des in ihr enthaltenen Albumins ableiten kann. Bei passender Verdünnung zeigen alle diese farbigen Lösungen den Absorptionsstreifen des Urobilin; alle zeigen ferner sehr schöne Fluorescenz. Als wichtiger Factor ist die beim Zumischen der Schwefelsäure stattfindende Erwärmung zu betrachten; richtet man den Versuch so ein, dass diese gering ist, so treten auch die Farben nur schwach auf. Die ähnlichen Farben, die Cholesterin mit Schwefelsäure unter bestimmten Bedingungen giebt, zeigen eine Reihe von Abweichungen; gemeinschaftlich ist denselben nur die Fluorescenz. Ausser den eigentlichen Albumin-Substanzen geben dieselben Färbungen noch Peptone und Ferment-Substanzen. Da sie schon bei sehr geringen Mengen Albumin auftreten, lassen sich die Färbungen mit Eisessig und Schwefelsäure als Reactionen auf Albumin verwerthen. Verf. weist schliesslich auf die Analogien dieser Fär-

bungen mit den durch Pigmentbacterien aus Eiweiss producirten hin.

Heynsius (20) fasst die Resultate seiner Untersuchungen über das Albumin in Pflüger's Arch. in folgender Weise zusammen: 1) Serum und Eieralbumin geben Verbindungen mit Salzen von alkalischen Erden, mit Alkalien, mit Säuren, 2) die Verbindung mit Salzen der alkalischen Erden ist löslich im Wasser, die Lösung coagulirt beim Erhitzen; enthält die Lösung gleichzeitig Salze (Kochsalz), so ist stärkere Erhitzung zur Gerinnung erforderlich; 3) die Alkalialbuminate unterscheiden sich nach der Stärke der Alkalilösung, ihrer Temperatur und der Dauer der Einwirkung. Starke Alkalien lösen das Albumin, führen es jedoch bald in die coagulirte Form über; schwächere lösen es ebenfalls, die Umwandlung in die coagulirte Form geschieht jedoch erst bei längerer Einwirkung. Sehr geringe Mengen bilden sogar beim Sieden nicht die coagulirte Form; 4) die Acidalbumine unterscheiden sich gleichfalls nach der Concentration der Säure, der Dauer der Einwirkung und der Temperatur. Auch die Säuren führen das Eiweiss bald in die coagulirte Form über, und es gelten dafür dieselben Sätze, wie beim Alkali; 5) die Wirkung der Alkalien und Säuren wird durch neutrale Salze behindert; bei einem höheren Salzgehalt ist eine grössere Menge Alkali resp. Säure zur Erzielung einer bestimmten Wirkung erforderlich. Genuine salzhaltige Eiweisslösungen bilden daher beim Sieden ein Alkali-Albuminat, aus dem das Albumin durch Säure in löslicher Form abgeschieden wird; 6) das Serum- und Eieralbumin sind in freiem Zustand im Wasser unlöslich.

Alex. Schmidt kommt (74) auf die Darstellung und Eigenschaften des dialysirten Eiweiss zurück. Verf. macht zunächst die sehr überraschende Mittheilung, dass das von ihm benutzte, sog. englische Pergamentpapier kein eigentliches Pergamentpapier ist, sondern nur eine mit besonderer Sorgfalt hergestellte Sorte gewöhnlichen, mit Alaun und Leim geleimten Schreibpapiers. 100 Grm. des Papiers geben an kochendes Wasser im Mittel 4,11 Grm. Leim, 0,64 Kalialaun und 0,79 andere lösliche Salze ab. Sehr viel geringer sind die Quantitäten von Leim und Alaun, welche bei gewöhnlicher Temperatur in die alkalisch reagirenden Eiweisslösungen oder die Diffusate übertreten, so dass diese Verunreinigungen gar nicht in Betracht kommen. S. zieht es jedoch vor, das de la Rue'sche-Papier durch Extraction mit verdünnter Salzsäure und Wasser zu reinigen und dann wieder zu leimen; hierzu genügt kurzes Verweilen in einer einprocentigen Leimlösung. Weiterhin giebt S. die von ihm befolgte Methode zur Bestimmung des Eiweiss im Blutserum etc. an. Das Serum wird neutralisirt, mit dem 10fachen Vol. starken Alkohols gefällt, 24 Stunden stehen gelassen, dann gekocht, abfiltrirt, das Coagulum mit einem Gemisch von 10 Thl. Alkohol und 1 Thl. Wasser, dann mit absolutem Alkohol, endlich mit Aether gewaschen. Die löslichen Salze, die in der Flüssigkeit waren, bleiben dabei ge-

löst, das Coagulum enthält nur die unlöslichen Erdphosphate. — Die Quantität des durch das Papier
hindurchtretenden Eiweiss ist nicht unbeträchtlich.
Dauert die Dialyse zwei bis drei Tage, so kann bei
häufigem Wechsel des Wassers der grössere Theil des
Eiweiss in das Diffusat übergehen.

Dialysirt man verdünntes Serum oder Lösungen
von Hühnereiweiss, so tritt zuerst ein Stadium ein, in
dem die Lösung beim Kochen nicht mehr gerinnt --
sie reagirt indessen alkalisch und enthält noch Spuren
von Salzen. Im weitern Verlauf der Dialyse wird die
Reaction neutral. Die Lösung ist alsdann frei von
löslichen Salzen und hinterlässt beim Verbrennen nur
Erdphosphate. Unterwirft man eine angesäuerte Lösung der Dialyse, so bleibt sie noch eine Zeit lang
gerinnungsfähig, wenn auch schon alle Salze aus ihr
entfernt sind, und zwar so lange, bis auch die letzte
Spur Säure ausgetreten ist. Die Menge der im Eiweiss
noch enthaltenen Erdphosphate nimmt mit der Dauer
der Dialyse fortdauernd ab und zwar nicht nur absolut, sondern auch relativ zur Menge des Eiweiss, bis
sie schliesslich nur noch 0,194 pCt. des Eiweiss beträgt. Der gelöste Zustand des Eiweiss hängt also
weder von dem Alkaligehalt, noch von dem Gehalt an
Erdphosphaten ab, — das Eiweiss ist vielmehr ein an
sich im Wasser löslicher Körper. Die Erdphosphate
treten in das Diffusat über in Verbindung mit einem
stickstoffhaltigen, organischen Körper und bleiben auch
nach Entfernung des ins Diffusat übergegangenen
Eiweiss in Lösung.

Huizinga beschreibt (28) zunächst eine neue
Vorrichtung für dialytische Versuche. Verf.
schneidet sich aus Hartgummiplatten von 5 Mm. Dicke
Rahmen von wenigstens 1 Ctm. Breite aus und be-
klebt diese auf beiden Seiten mit dünnem Pergamentpapier. Zur Befestigung des angefeuchteten Papiers
auf dem Rahmen dient mit Kaliumbrichomat votsetz-
ter Leim, welcher durch Einwirkung des Tageslichtes
(auch diffusen) unlöslich wird. H. verwendet eine
Mischung von 10 Grm. Gelatine, 50 Wasser, 0,5
chromsaurem Kali. Man erhält so gewissermassen sehr
platte Fläschchen oder Tröge (Cuvetten), deren beide
grössten Flächen aus Pergamentpapier gebildet sind,
während drei aus Hartgummi bestehen, eine fehlt.
Der ganze kleine Apparat wird, wenn er fertig geklebt
ist, einige Stunden dem hellen Tageslicht ausgesetzt
und alsdann zur Prüfung der Dichtigkeit mit Wasser
gefüllt, das nicht herausquellen darf. Durch Einlegen
in Wasser wird das überschüssige chromsaure Kali
entfernt. Die Vortheile dieses Apparates bestehen in
der Vergrösserung der diffundirenden Fläche, der
Möglichkeit, ihn ganz frei aufzuhängen, und in dem
Umstand, dass etwa entstehende Niederschläge zu
Boden sinken und die Dialyse nicht merklich hindern.
Verf. beschleunigt weiterhin die Diffusion noch dadurch, dass er für fortdauernde, selbstthätige Erneuerung des Wassers sorgt. Dies geschieht mit Hülfe
einer im Original nachzusehenden Hebervorrichtung.
Eiweisslösungen, in diesem Apparat der Dialyse unterworfen, zeigten nach 48 Stunden die von Aronstein

und Schmidt angegebenen Eigenschaften salzfreier
Eiweisslösungen, allein sie waren nicht vollständig
aschenfrei. Beim Einäschern im Platintiegel hinterliess
das Albumin 0,35 — 0,56 pCt. Asche, die in Wasser
unlöslich war. Bei Zusatz sehr verdünnter Essigsäure
erlangte diese Eiweisslösung ihre Coagulirbarkeit durch
Hitze wieder. Die Grösse des hierzu erforderten Zusatzes steht in keinem directen Verhältniss zur Menge
des Eiweiss, ein Zusatz von mehr Essigsäure hebt die
Coagulirbarkeit beim Erhitzen wieder auf. — Das
durch Dialyse gereinigte Eiweiss zeigte einen deutlich
süssen Geschmack. — Verf. empfiehlt schliesslich
Chromatleim zum Einschliessen mikroskopischer Präparate; er bedient sich hierzu folgender Mischung:
10 Grm. Leim, 100 Wasser, 10 Ccm. Glycerin, 1 Grm.
Kali bichromic.

Die im Laboratorium des Ref. gemachten Beobachtungen Winogradoff's (29), die mittelst der
gewöhnlichen Diffusionsapparate, zum Theil jedoch
auch im strömenden Wasser angestellt sind, zeigen in
manchen Puncten eine sehr bemerkenswerthe Uebereinstimmung mit denen H.'s. Auch in diesen Versuchen zeigten die durch Dialyse gereinigten Eiweisslösungen das von Schmidt angegebene Verhalten, aber
sie waren nicht aschenfrei. Durch Essigsäurezusatz und
Erhitzen zum Kochen konnte sämmtliches Albumin
daraus abgeschieden werden. Auch in den besonders
sorgfältig ausgeführten Versuchen betrug der Aschengehalt, auf trockenes Albumin bezogen, immer noch
1,32 pCt. — 1,29 pCt. — 0,81 pCt., Werthe, die
allerdings etwas höher sind, wie die von Huizinga.
Der Aschengehalt ist stets einerseits im Eiweisscoagulum, andererseits im Filtrat davon bestimmt; natürlich
decken sich diese Bestimmungen nicht mit den Bezeichnungen „unlösliche" und „lösliche" Salze, da
auch sog. unlösliche Salze beim Coaguliren vom Eiweiss in das Filtrat übergehen. Regelmässig ging ein
beträchtlicher Theil des Eiweiss in das Diffusat über.
Das angewendete Papier war meistens das von
Schmidt eingeführte, uneigentlich Pergamentpapier
benannte. Gewöhnliches deutsches Papier zeigte übrigens keinen wesentlichen Unterschied in seiner Wirksamkeit.

Schützenberger (30) bespricht in einer Reihe
von an die Academie in Paris gerichteten Mittheilungen die Einwirkung des Aetzbaryt auf Albumin. Coagulirtes Albumin mit der doppelten Quantität krystallisirtem Aetzbaryt und einer hinreichenden Quantität Wasser (1 Ltr. auf 100 Grm. trocknes
Eiweiss) erhitzt löst sich auf, entwickelt Ammoniak
und Kohlensäure. Die Ammoniakentwicklung, anfangs
stark, wird allmälig schwächer und hört schliesslich
auf; 100 Grm. Albumin liefern so 1,7 Grm. NH_3;
auf je 2 NH_3 bilden sich ein CO_2, also dieselben
Mengeverhältnisse, wie sie der Harnstoff bildet. Erhitzt man statt bei 100" bei 140—150, so werden 4,1
NH_3 und 24 Grm. kohlensaurer Baryt abgespalten.
Ausser dem Carbonat enthält der Barytniederschlag
noch oxalsauren und schwefligsauren Baryt. Die von
dem Niederschlag abfiltrirte Lösung lässt sich durch

Kohlensäure nicht vollständig von Baryt befreien, hierzu ist vielmehr ein Zusatz von Schwefelsäure erforderlich. Die von schwefelsaurem Baryt abfiltrirte Flüssigkeit erstarrt nach hinreichendem Abdampfen allmälig fast vollständig zu einer krystallinischen Masse; dieselbe besteht aus einem Gemisch von Amidosäure und hat die summarische Zusammensetzung

$$C_{47} H_{130} N_{14} O_{32}.$$

Erhitzt man coagulirtes Albumin mit verdünnter Schwefelsäure (1:10) einige Zeit, so zerfällt es in einen in Wasser unlöslichen und einen darin löslichen Antheil. Letzterer ist durch salpetersaures Quecksilberoxyd fällbar. Der Niederschlag durch Schwefelwasserstoff zersetzt, liefert ein amorphes Product von der Zusammensetzung $C_{5_{11}} H_{8_{15}} N_{1_{4_{15}}}$ (O. nicht angegeben). Dieser amorphe Körper giebt mit Barythydrat erhitzt, Ammoniak und Baryumcarbonat in denselben relativen Mengenverhältnissen wie der Harnstoff. Es sei hier noch die übersichtliche Darstellung der Resultate von Schützenberger selbst mitgetheilt, welche namentlich über die Zusammensetzung des Gemisches von Amidosäure nähere Auskunft giebt.

1) Alle Eiweisssubstanzen bei 150 bis 200° mit Aetzbaryt erhitzt liefern: Ammoniak, Oxalsäure und Kohlensäure. Die Menge des Ammoniak schwankt für die verschiedenen Eiweissorten von 3,5 bis 4,5 pCt., ist für dieselbe Art indessen constant; die Menge der Säuren ist schwankend: manche Arten liefern nur wenig Kohlensäure, andere gleiche Mengen der Säuren. 2) Das Filtrat vom oxalsauren und kohlensauren Baryt durch Erhitzen vom Ammoniak und durch CO₂ -Strom vom überschüssigen Baryt befreit, enthält Baryt in Lösung, der durch Schwefelsäure gefällt wird. Die Menge des schwefelsauren Baryt beträgt 15 für 100 des Eiweisskörpers. 3) Die Lösung, vom schwefelsauren Baryt abfiltrirt und destillirt, giebt Essigsäure und einen Rückstand, der aus einem Gemisch von Amidosäuren besteht. Die Analyse desselben führt zu der ungefähren Formel C_{67} H_{130} N_{14} O_{32}. Dieses Gemisch besteht aus 3 Reihen von Verbindungen: 1) solchen von der Reihe C_n H_{2n+1} NO_2 und zwar herrscht darin vor $n = 6, 5, 4$; eine Spur von 7 u. 3. 2) Reihe C_n H_{2n-1} O_2 — Acrylsäurereihe $n = 6, 5, 4$ 3) Reihe C_n H_{2n-1} O_4 Asparaginsäurenreihe $n = 5$ u. 4. Die Zersetzung des Eiweiss erfolgt unter Aufnahme von soviel Mol. H_2O, als Stickstoff-Atome im Eiweiss enthalten sind. Die ganze Zersetzung drückt Schützenberger durch folgende Formel aus:

$$C_{72} H_{114} N_{18} O_{22} S + 18 H_2 O$$
$$= CO_2 + C_2 H_2 O_4 + C_2 H_4 O_2 + 4NH_3 + S + C_{67} H_{132} N_{14} O_{22}$$

Husson beschreibt (31) die Verbindungen des Haematins mit Jodwasserstoff und Bromwasserstoff, die der Verbindung mit HCl ganz analog sind und wie diese durch Erhitzen von Blut mit Eisessig erhalten werden mit dem Unterschied, dass man statt Kochsalz Jodnatrium resp. Bromnatrium zu dem Gemisch hinzusetzt. Analysen dieser Verbindungen hat Verf. nicht ausgeführt. Ausserdem macht H. noch Angaben über das Verhalten des Blutes beim Erhitzen mit borsaurem Natron und Eisessig, Natrium- und Ammoniumsulfid, Cyankalium, Ferrocyankalium, Cyanquecksilber, namentlich über verschiedene, dabei auftretende mikroskopische Crystallbildungen. Aus

faulendem, verdünntem Blut sollen sich nach Zusatz von Bromkalium grosse Krystalle von bromwasserstoffsaurem Haematin bilden. Auch die Angaben über essigsaures, oxalsaures Haematin, sowie über die Verbindungen mit einer ganzen Reihe anderer Säuren erscheinen bei dem Mangel aller Analysen sehr unsicher, vielleicht handelte es sich in allen Fällen nur um Haemin.

Cazeneuve (32) beschreibt zunächst ein neues Verfahren zur Darstellung von Haematin: man wäscht Blutkörperchen in der bekannten Weise mit Kochsalzlösung von 3 pCt., schüttelt den feuchten Brei mit dem doppelten Volumen Aether von 56° (welcher Skala? Ref.) zur Auflösung der Blutkörperchen und Coagulation des aufgelösten Haemoglobin (damit diese eintritt, muss der Aether alcoholhaltig sein; C. rechnet darauf, dass der gewöhnlich angewendete ca. 25—30 pCt. Alcohol enthält, was für deutsche Verhältnisse wohl nicht zutrifft). Das Coagulum wird mit Aether extrahirt, der im Liter 20 Grm. Oxalsäure enthält (1 Ltr. auf 1 Ltr. angewendetes Blut), das Haematin geht dabei vollständig in Lösung; durch vorsichtigen Zusatz von ammoniakhaltigem Aether kann es wieder gefällt werden. Der Niederschlag wird nach 24 Stunden gesammelt, mit Aether, Alcohol, Wasser gewaschen. Die Angaben über die Eigenschaften des so erhaltenen Productes stimmen mit denen Hoppe's über das Haematin überein — hervorzuheben ist, dass nach Verf. durch Fällung einer wässrig ammoniakalischen Lösung mit Säure ein ammoniakhaltiges Product erhalten wird, welches das Ammoniak erst beim Erhitzen auf 130° abgiebt. Schüttelt man das so erhaltene, noch feuchte Haematin mit salzsäurehaltigem Aether, so entsteht zuerst eine braune Lösung, aus der sich bald braune Krystalle abscheiden von salzsaurem Haematin: doch ist es schwierig, auf diesem Wege das Haematin vollständig in die salzsaure Verbindung überzuführen. Man verfährt zur Darstellung derselben zweckmässig in folgender Weise: 50 Ccm. der gewöhnlichen Haematinlösung versetzt man mit 5 Tropfen Aether, der mit Salzsäuregas gesättigt ist, und giesst die Mischung, ohne umzurühren, auf 200 Ccm. Wasser, das sich in einem Kolben befindet. An der Berührungszone beider Flüssigkeiten bilden sich allmälig — in 24 Stunden — Krystalle von salzsaurem Haematin. Das bromwasserstoffsaure Haematin ist dem salzsauren in seinen Eigenschaften durchaus gleichend. Zur Darstellung löst man frisch gefälltes Haematin in HBr haltigem Aether und giesst diese Lösung auf Wasser. Dasselbe gilt für die Verbindung mit Jodwasserstoffsäure, nur ist dieselbe schwieriger zu erhalten, weil der jodwasserstoffhaltige Aether sehr zersetzlich ist. Alle Versuche, Verbindungen des Haematin mit organischen Säuren darzustellen, waren vergeblich (vgl. damit die Angaben von Husson (31)).

Das von Comaille (33) empfohlene Verfahren zur Bestimmung des Coffeingehalt des Kaffee's ist folgendes: 5 Grm. feingepulverter Kaffee wird mit 1 Grm. Magnesia usta gemischt, 24 Stunden stehen gelassen, dann auf dem Wasserbad getrocknet. Die Masse, die dabei eine grüne Farbe annimmt, wird gepulvert, gesiebt und mit Chloroform am Rückflusslichte ausgekocht (100 Grm.), alsdann filtrirt, das Chloroform abdestillirt: aus der rückständigen Masse von Fetten und Coffein wird das letztere unter Zusatz von gestossenem Glas durch Auskochen mit Wasser extrahirt; die Lösung hinterlässt beim Verdampfen reines crystallisirtes Coffein. Durch die verschiedenen Angaben über die Löslichkeitsverhältnisse wurde Verf. zu einigen Löslichkeitsbestimmungen veranlasst, von denen Ref. die für Wasser, Alcohol absol., Aether und Chloroform wiedergiebt.

Es lösen 100 Th.

	bei 15—17°		
Wasser	1,35	45,55	bei 65°
Alkohol	0,61	3,12	(siedend)
Aether	0,0437	0,454	(do.)
Chloroform	12,97	19,02	(do.)

(Die Extraction mit Chloroform ist zu dem gleichem Zweck von Aubert empfohlen. Ref.)

Nasse (34) ging bei seinen Untersuchungen über die ungeformten Fermente von der zuerst von du Bois-Reymond ausgesprochenen Thatsache aus, dass die Salze der Alkalien die Säuerung des Muskels hindern, er stellte sich die Aufgabe, die Wirksamkeit verschiedener Salze in dieser Hinsicht festzustellen, ursprünglich in der Idee, dass dieselbe abhängig sein würde von den Anziehungsvermögen der Salze für Wasser. Als Maass für dieses betrachtet Verf. die Dampfspannung der Lösung, die für eine Reihe von Salzen durch Wüllner festgestellt ist. Durch Kochsalzlösung entblutete Froschmuskeln wurden mit dem betreffenden Salz verrieben, noch weiter mit Salzlösung verdünnt, filtrirt, das Filtrat mit Lacmus blau gefärbt und nun der Eintritt der spontanen Säuerung beobachtet. Die Versuche zeigten die erwartete Gesetzmässigkeit nicht, wohl aber Differenzen, die zu genaueren Untersuchungen aufforderten. N. wählte hierzu indesse andere Fermentationsvorgänge und zwar zunächst die Einwirkung von Speichel auf Amylum. Bei Anwendung von Kochsalzlösung fiel die Zuckerbildung bei einem gewissen Gehalt an NaCl (3,85 pCt.) stärker aus, als ohne Kochsalz, bei höherem Gehalt schwächer. Die Invertirung von Rohrzucker durch verdünnte Schwefelsäure wurde durch verschiedene Salze in verschiedenen Concentrationen nur gehemmt, durch keines gefördert. Ausgedehntere Versuche wurden angestellt mit der Inversion des Rohrzuckers durch das invertirende Ferment der Hefe — mit Speichel, Pancreasferment und Diastase in ihrer Einwirkung auf Amylum. Die angewendeten Salze sind Sulfate, Nitrate und Chloride des Kalium, Natrium und Ammonium. Bei der Inversion des Rohrzuckers wurden auch die Salze der alkalischen Erden untersucht. Das gemeinsame Resultat lässt sich etwa folgendermassen formuliren: 1) Die Salze haben einen nachweisbaren Einfluss auf die Menge des Formentationsproductes, bald nach der positiven, bald nach der negativen Seite. 2) Für die Art des Einflusses, ob positiv oder negativ und die Grösse desselben, sind bestimmend: a) die Natur des Salzes, b) seine Concentration, c) die Art der Fermentation. Ein und dasselbe Salz kann bald hemmend, bald befördernd wirken. Im Allgemeinen wirken die Ammoniaksalze am stärksten befördernd, das Chlorkalium am stärksten hemmend. Die grösste Wirkung ergab sich bei der Inversion von Zucker durch Hefeferment: schwefelsaures Ammoniak (8,33 pCt.) steigerte die Wirkung von 100 auf 306. Da die Wirkung der Salze verschieden ist bei verschiedenen Vorgängen, so geht daraus hervor, dass die Fermente selbst dadurch beeinflusst werden. Eine Wiederholung der Versuche an Muskeln mit 4 procentigen Salzlösungen ergab jetzt, dass einige Salze die Säuerung verzögern, andere dagegen befördern. Hemmend wirkten: Na_2SO_4, $NaNO_3$, NaCl und KCl., befördernd KNO_3 und K_2SO_4. Versuche mit Alkaloiden bei denselben Fermentationsprocessen zeigen, dass auch hier nicht nur Hemmung sondern auch Beförderung des Processes vorkommt. Besonders wirksam waren Conium, Morphium und Veratrin in Lösungen von 1 pCt. Das invertirende Ferment der Hefe wurde am stärksten von den Alkaloiden beeinflusst. Die Eigenschaft der Fermente, in ganz bestimmter Weise auf zugesetzte fremdartige Substanzen zu reagiren, bietet ein Mittel, die verschiedenen zuckerbildenden Fermente von einander zu unterscheiden.

Hüfner (35) hat in einer in Gemeinschaft mit Markwort ausgeführten Untersuchung als Massstab für die Grösse des Fermentationsvorganges die bei der Einwirkung von Emulsin auf Amygdalin gebildete Menge Zucker benutzt und auf diesem Wege den Einfluss verschiedener Momente in dieser Hinsicht festgestellt. Die Intensität des Processes wächst proportional der Zeit und proportional der Temperatur bis etwa 50–51°, nimmt dann wieder ab. Diese Abnahme hängt von der Einwirkung der Temperatur auf die Fermentlösung selbst ab. Wird diese, nämlich die Emulsinlösung vor der Mischung mit Amygdalin einige Zeit auf 60° erwärmt, so bleibt sie noch wirksam. Die Wirksamkeit nimmt ab bei 70°, sie wird vernichtet bei 90°. — Mit zunehmender Concentration der Lösung des Emulsin steigt die Grösse des Umsatzes — ebenso mit wachsender Concentration der Amygdalinlösung, jedoch nimmt dieselbe ab, wenn die Amygdalinlösung mehr, wie 6 procentig ist. Bei der Einwirkung von Diastase auf Stärke beschränkt nach älteren Versuchen von Schwarzer auch ein zu grosser Zusatz von Diastase die Zuckerbildung. (Leider sind die angewendeten Mengen sehr klein, die Werthe für den Zucker daher sehr niedrig, sodass die Unterschiede in der Menge desselben oft nicht scharf hervortreten. Ref.)

Im weiteren Verfolg seiner früheren Untersuchungen hat v. Gorup-Besanez (36) peptonbildende Fermente in den Samen von Cannabis indica, Linum usitatissimum und in der gekeimten Gerste und zwar sog. gelbem Darrmalz gefunden; fermentfrei erwiesen sich Lupinensamen und Secale cornutum. Durch wieder-

holte Fällung der Glycerinauszüge mit ätherhaltigem
Alkohol wurde das Wickenferment schneeweiss erhalten. Es war indessen nicht möglich, dasselbe von
einem bedeutenden Aschengehalt zu befreien, eine Bestimmung ergab ein Gehalt von 7,76 pCt. Die Stickstoffbestimmung ergab bemerkenswerther Weise nur
4,3 pCt. Die verdauende Wirkung wurde durch die
Einwirkung des Fermentes auf gequollenes Fibrin
festgestellt, die Lösung gab die Reactionen des
Peptons.

Zalkowsky und König (37) haben aus den
mit Wasser und Glycerin bewirkten Auszügen aus
Malz, Runkelrüben, Möhren und Hefe durch Aether
eine Substanz gefällt, deren Auftreten bei der Fabrication des Zuckers schon seit einiger Zeit bekannt ist;
sie führt hier den Namen froschlaichartige Gallerte
und scheint aus Zellenprotoplasma zu bestehen. Die
Verf. entdeckten an dieser Substanz, die in Wasser
nur aufquillt, sich nicht eigentlich löst, fermentative
Eigenschaften, wenigstens bei der aus Malz und aus
Hefe dargestellten Substanz; die erstere führt Stärkemehl in Zucker über, die letztere Rohzucker in Invertzucker über. Die Verf. sehen diese Substanz als
das Ferment selbst an. Ref. glaubt, dass die Anschauung schwerlich richtig sein kann, — wahrscheinlich handelt es sich nur um geringe Mengen von Ferment, welche von der ausfallenden Substanz mitge-
rissen werden.

Donath (38) macht einige Angaben über den
invertirenden Bestandtheil der Hefe. Er erhielt denselben — von ihm Invertin genannt — durch
Extraction der mit Alkohol ausgezogenen und dann
getrockneten Hefe mit Wasser. Beim Schütteln des
wässrigen Auszuges mit Aether schied sich eine froschlaichartige Masse ab, die mit Wasser gewaschen und
in Alkohol getropft wurde. So schieden sich weisse
Flocken ab, welche nach dem Trocknen im Vacuum eine
weisse, pulverförmige Masse darstellten. Das Invertin
ist in Wasser nicht löslich, sondern nur quellend; es
invertirt Rohzucker schon bei gewöhnlicher Temperatur in 10—15 Minuten, ist ohne Wirkung auf Amylum und Dextrin. Die Substanz giebt die Million'sche
Reaction, die von Adamkiewics (siehe oben 25)
dagegen nicht. Die Analyse zeigte erhebliche Abweichungen vom Eiweiss, C 40,48 und 40,53 pCt., H 6,88
und 6,38, N 9,47 und 9,86 pCt.

Bender (39) fand das beim Auspressen,
so wie beim Sieden von Aepfeln austretende Gas
reich an CO_2 und N und fast frei von Sauerstoff. Eine
Analyse ergab 40,2 pCt. CO_2, 0,43 O, 59,37 N; in
in einem andern Falle wurden 31,07 CO_2 und 68,93 N
gefunden. Aus 4 Aepfeln wurden c. 100 Ccm. Gas erhalten. Die Angabe von Lechartier und Belamy
schien dem Verf. unbekannt geblieben zu sein. Diese
Autoren haben (40) ihre Untersuchungen über die
Fermentation der Früchte festgesetzt. Sie zeigen
zunächst, dass Birnen derselben Sorte und in demselben Zustand der Reife untersucht, bezogen auf 1 Grm.
der Substanz, dieselbe Menge Gas liefern, nämlich 6,0
— 6,4 — 6,38 Ccm. In verschiedenen Stadien dem

Versuch unterzogen, geben sie wechselnde Mengen
Gas, umsoweniger, je älter sie sind, weil dann die
Gasentwicklung schon zum Theil abgelaufen ist. Unreife Früchte entwickeln von einem bestimmten Stadium ab mehr Gas, wie reife. Nicht nur Früchte
zeigen CO_2-Entwicklung, sondern auch Blätter.

M. Traube war bezüglich der alkoholischen
Gährung zu der Ansicht gekommen, dass das Protoplasma der Pflanzenzellen ein chemisches, die alko-
lische Gährung des Zuckers bewirkendes Ferment ist,
oder ein solches enthält (vgl. d. Ber. f. 1874). Carl
Schumann (41) ist der Ansicht, dass in diesem Fall
auch das freie Protoplasma der Myxomyceten im
Stande sein müsste, alkoholische Gährung hervorzurufen. Der mit aller Vorsicht unter Verwendung von
Didymium leucopus angestellte Versuch hatte einen
durchaus negativen Erfolg, trotzdem die Sporen der
Myxomyceten normal ausgetreten waren, die Traubenzuckerlösung also ein für dieselben geeignetes Medium
darstellte. Es trat keine Spur von CO_2-Entwicklung
und Alkoholbildung ein.

Gegenüber den Angaben von Schär (vergleiche den Bericht für 1874) beschreibt Binz
(44) genau seine Versuchsanordnung, welche die
Hemmung der Oxydation durch Chinin nachweist. Schwefelsaure Indigolösung wird soweit mit
Wasser verdünnt, dass sie im Reagensglas ganz durchsichtig, aber noch dunkelblau erscheint, mit kohlensaurem Natron alkalisch gemacht und mit etwas Blut
versetzt: ein Tropfen auf 10 Ccm. der Indigolösung.
9 Ccm. dieser Flüssigkeit werden alsdann mit 1 Ccm. einer
1 proc. Chininlösung (salzsaures) und 5 Tropfen ozoni-
sirtem Terpentinöl versetzt und gut durchgeschüttelt.
Beim Controlversuch bleibt nur das Chinin fort. Das
Controlpräparat wird schnell dunkelgrün und schliesslich gelb unter Oxydation des Indigos; das andere
wird auch oxydirt, jedoch viel langsamer. Das Chinin
verhindert somit die Oxydation des Indigo unter den
im Blut herrschenden Bedingungen. Ebenso wirkt
salzsaures Cinchonin und die Morphinsalze; ganz oder
fast wirkungslos sind schwefelsaures Atropin und salpetersaures Strychnin. Statt des Blutes lässt sich auch
Haemoglobin anwenden. Auch mit Guajakharz lässt
sich die Beschränkung der Oxydation bei Gegenwart von
Chinin zeigen. Sch. (45) muss zugeben, dass die Angaben B.'s in der That vollständig richtig seien, jedoch
nur für alkalische Reaction gelten; in neutraler oder
saurer Lösung trete dagegen das umgekehrte Resultat ein.

Durch ältere Untersuchungen ist festgestellt, dass
Pilze in sauerstoffhaltiger Luft CO_2 bilden und auch
nach Verbrauch des O fortfahren, auf Kosten ihrer
eigenen Substanz CO_2 zu bilden; dagegen ist die Production von Wasserstoff zweifelhaft. Müntz (46) liess
einen Luftstrom über Champignons streichen
(Agaric. camp.), alsdann durch eine Reihe von Röhren
zur Absorption von Kohlensäure und Wasser, endlich
über glühendes Kupferoxyd. In den vorgelegten
Apparaten fand weder eine Aufnahme von Wasser,
noch von Kohlensäure statt, es hatte sich also weder

24*

Wasserstoff noch Kohlenwasserstoff gebildet. Ersetzte er die Luft durch Stickstoff, so war die Bildung von Wasserstoff sowohl auf dem angebenen Wege, wie eudiometrisch nachweisbar; bei letzterem Versuch befanden sich die Pilze in einer CO_2 Atmosphäre. Im ersterem Falle bei Gegenwart von Sauerstoff haben die Pilze also ihre gewöhnliche Rolle gespielt, im letzteren bei Mangel an Sauerstoff hat eine innere Verbrennung stattgefunden. Als Material derselben betrachtete M. den in Agar. camp. vorkommenden Mannit, dessen Spaltung in CO_2, H und Alkohol unter gewissen Verhältnissen von Berthelot festgestellt ist. War diese Voraussetzung richtig, so musste bei den Pilzen auch Alkoholbildung stattfinden. Dieser Nachweis gelang in der That. Andererseits musste der Wasserstoff fehlen bei Pilzen, die keinen Mannit enthalten; auch diese Voraussetzung bestätigte sich. Alle niederen Pilze zerlegen nach M. bei Ausschluss von Sauerstoff Zucker in Alkohol und CO_2, wie es für Penicillium und Mucor mucedo schon nachgewiesen ist. Verf. erwartete nun, wenn er Hefe mit Zuckerlösung unter fortwährendem Durchströmen der Luft gähren liess, mehr CO_2 zu finden, als dem gespaltenen Zucker entsprach, doch bestätigte sich diese Voraussetzung nicht. Nach Ansicht des Ref. ist ein solcher Erfolg auch gar nicht zu erwarten, da sich die Hefe bei der Gährung unter normalen Verhältnissen ja nicht vermindert, die Masse der organischen Substanz nicht abnimmt, sondern zunimmt.

Müntz hat ferner (46) im Chloroform ein Mittel gefunden zur Unterscheidung organisirter und gelöster Formente. 200 Ccm. Harn mit 2 Ccm. Chloroform versetzt, bleibt 2 Monate unverändert; Rohrzucker, mit Käse gemischt, geht nicht in Milchsäuregährung über, wenn man etwas Chloroform hinzufügt; Fleisch, Gelatine, Stärkemehl mit Wasser halten sich unverändert bei Gegenwart von Chloroform; ebenso verhindert dasselbe die alkoholische Gährung. M. fügt als fünftes Beispiel noch hinzu, dass Milch mit Chloroform versetzt (5 Ccm. auf 200 Milch) nicht gerinnt; er betrachtet die Milchgerinnung gleichfalls als von Organismen abhängig. Die Bildung von Zucker im Malz, die Spaltung von Amygdalin durch Emulsin, die Sacharification der Stärke durch Speichel, die Bildung des Senföl werden durch das Chloroform nicht gehindert oder irgendwie beeinflusst. Setzt man zu einer Rohrzuckerlösung Hefe und Chloroform, so wird der Zucker invertirt, dagegen tritt keine alkoholische Gährung ein. M. beabsichtigt, dieses Verhältniss für das Studium der Frage, ob die Septicämie von organisirten Fermenten abhängig sei, zu verwerthen.

Bert hat früher nachgewiesen, dass Sauerstoff von einer gewissen Tension alles organische Leben vernichtet. Er hat jetzt weiter beobachtet (47), dass dadurch auch alle Fermentationsprocesse verzögert resp. verhindert werden, die von organisirten Fermenten abhängen. Fleisch in Sauerstoff aufbewahrt von 44 Mal grösserer Spannung, als er in der Luft enthalten (Gasgemenge von 88 pCt. Sauerstoff auf's 10 fache verdichtet), fault nicht und zeigt keinerlei Veränderung, abgesehen von einer gelblichen Färbung. Der Sauerstoff wird nicht absorbirt, während im Controlversuch ein Stück Fleisch von etwa 45 Grm. Gewicht im Laufe von 20 Tagen 3500 Ccm. Sauerstoff gewöhnlicher Spannung absorbirt und sich am Ende des Versuches in voller Fäulniss befand. Wenn man das so conservirte Fleisch in Luft von gewöhnlicher Spannung bringt, jedoch mit Vorsichtsmaassregeln, welche das Hineingelangen von atmosphärischem Staub verhindern, so hält es sich unbegrenzt lange. Das gleiche Resultat ergeben Versuche mit Eiern, Harn, Wein, feuchtem Brod, Stärkekleister, Erdbeeren, Kirschen. Milch faulte gleichfalls nicht, dagegen trat Gerinnung ein. (Letztere Erscheinung leitet B. davon ab, dass die comprimirte Luft eine gewisse Zeit zur Einwirkung brauche; Ref. erinnert dem gegenüber daran, dass die Milchgerinnung auch ohne Mitwirkung körperlicher Elemente eintritt, abhängig von einem in ihr präformirten, gelösten Ferment.) Auf die nicht organisirten Fermente hat der Sauerstoff keinerlei Einwirkung; vielmehr lassen sich Fermentlösungen dadurch beliebig lange conserviren, da der comprimirte Sauerstoff alle Fäulnissvorgänge ausschliesst. Untersucht wurden in dieser Hinsicht: Speichel, Pancreassaft, Diastase, Pepsin, Myrosin, Emulsin und das invertirende Ferment der Bierhefe. M. macht darauf aufmerksam, dass dieser principielle Unterschied ein neues Hülfsmittel zur Entscheidung der Frage darbiete, in wie weit körperliche Elemente bei einer Reihe infectiöser Krankheiten betheiligt sind. Eine daran sich schliessende Bemerkung von Tréoul bringt nichts Neues.

Dahlem stellt (48) eine neue Gährungstheorie auf. Hefe und andere Gährungsorganismen sollen die Fähigkeit haben, Sauerstoff aufzunehmen und damit Wasserstoffsuperoxyd zu bilden. Dieses bewirke dann die fermentativen Zersetzungen.

Baadrimont (49) hatte Gelegenheit, einen Zucker zu untersuchen, dessen Lösung nach 24 ständigem Stehen viscid wurde. Nach 48 Stunden wurde die Lösung mit Alkohol versetzt, der einen weissen Niederschlag bewirkte. In der alkoholischen Lösung war ausser dem Zucker nichts nachweisbar. Der Niederschlag enthielt 5,5 pCt. Stickstoff und 0,5 pCt. Asche, der Hauptsache nach in Säuren löslich.

Mensel (50) zeigt durch Versuche, dass Bacterien im Stande sind, Nitrate zu Nitriten zu reduciren, und dass diese Wirkung bei Zusatz fäulnisswidriger Mittel ausbleibt. Brunnenwasser, das frisch nur Nitrat und kein Ammoniak enthielt, gab nach 4 tägigem Stehen Reaction auf salpetrige Säure. M. weist auf die Fähigkeit der Bacterien hin, den Sauerstoff aus einer festen Verbindung zu entnehmen.

M. Traube (51) reclamirt diesen Ausspruch für sich.

Mensel (52) erklärt, in Traube's Schriften nichts derart gefunden zu haben und theilt ausserdem mit, dass bei der Einwirkung der Bacterien auf Traubenzucker und Nitrate eine durch Bleiessig fällbare Säure entsteht, welche salpetrige Säure in Freiheit setzt.

(Ref. kann nicht umhin, zu bemerken, dass ihm die Reduction von Nitraten durch Fäulnissbacterien seit vielen Jahren bekannt ist, und er sie stets als eine allgemeine bekannte That-sache betrachtet hat, die sich in vollster Uebereinstimmung mit den zahlreichen bekannten Reductionswirkungen von Fäulnissgemischen befindet (vgl. hierüber weiter unten Hoppe-Seyler (55). Die Thatsache ist, soweit dem Ref. erinnerlich, von Schönbein festgestellt.)

Béchamp beschreibt (53) die Isolirung von Mikrozymen aus Muskelfleisch; dasselbe wird feingebackt, mit Wasser und verdünnter Salzsäure extrahirt; der gut ausgewaschene Rückstand verflüssigt Stärkemehl und führt es in Zucker über, er enthält mikroskopisch untersucht, freie und zusammenhängende Mikrozymen. Zur Feststellung der Wirksamkeit der Gewebe, in ihrer Abhängigkeit von dem Alter des Thieres, benutzte B. die Ueberführung von Stärke in Traubenzucker und von Rohrzucker in Invertzucker. Die Organe werden dem frisch getödteten Thiere entnommen, mit Kreosotwasser gewaschen und dann bei 30—40° mit den Lösungen digerirt. Alle Gewebe des Erwachsenen wirken energisch auf Stärke, schwach auf Rohrzucker, ausgenommen ist nur das Gehirn, das sehr schwache Wirkungen äussert. Mitunter geht der Rohrzucker in schleimige Gährung über. Die Gewebe des Fötus wirken sehr schwach — ihre Wirksamkeit steigt mit zunehmendem Alter — in der Flüssigkeit entwickeln sich erst spät Bacterien. Ausgenommen ist nur das Gehirn, dieses wirkt beim Fötus gerade energischer auf Stärke und Zucker ein, wie beim Erwachsenen.

Popoff hat (54) im Laboratorium von Hoppe-Seyler die Sumpfgasgährung untersucht und zu entscheiden gesucht: 1) welche Gase dabei entstehen, 2) welche Körper dabei unter Bildung von Gasen zersetzt werden, 3) was die Ursache dieser Zersetzung ist. Als Material diente Schlamm aus der Ill, von solchen Stellen gesammelt, wo Abzugscanäle in dieselbe einmünden, welche den Strassenschmutz in den Fluss führen. Die Masse hatte Breiconsistenz, eine schmutziggraue Farbe und einen eigenthümlichen, oft fäcalen Geruch. Zum Ablauf der Gährung dienten Kolben, die mit Gasleitungsröhren versehen waren und in umgekehrter Stellung erhalten wurden. Die Glasröhren mündeten über Quecksilber in Gasmessröhren. Die Gasentwickelung ist ziemlich träge — am Anfang findet dabei gleichzeitig Absorption des im Kolben mit eingeschlossenen Sauerstoffs statt, sodass zunächst kein Gas übertrat. Die Kolben blieben zunächst $3\frac{1}{4}$ Wochen sich selbst überlassen; während dieser Zeit wurden 7 Gasproben analysirt. Die Zusammensetzung war folgende:

	CO$_2$	CH$_4$	O	N
1.	11,75	2,48	4,71	81,06
2.	12,62	5,68		81,70
3.	34,99	29,03	0	35,98
4.	55,81	42,54	0	1,65
5.	56,00	42,70	0	1,30
6.	45,9	54,1	0	0
7.	43,3	56,6	0	0,1

Der Sauerstoff ist in dem erhaltenen Gasgemisch schon zu einer Zeit verschwunden, wo dasselbe noch eine erhebliche Quantität Stickstoff enthält, er ist also nicht einfach ausgetrieben, sondern zum Theil absorbirt. Mit dem Verschwinden der Luft nähert sich die Quantität der CO$_2$ und des Sumpfgases dem Aequivalentverhältniss 1 : 1. H$_2$S war nicht im Gas nachweisbar. — Das Prävaliren der Cellulose in den Schlammmassen legte von vornherein die Vermuthung nahe, dass diese selbst oder ein nahes Umwandlungsproduct derselben es sei, das Zersetzung unterliegt, und dass diese Zersetzung unter der Einwirkung eines organisirten Fermentes erfolge. Die microscopische Untersuchung zeigte in der That Cellulose als Hauptbestandtheil der Schlammmassen und diese vollständig durchsetzt mit microscopischen Organismen: Micrococcen von verschiedenen Farben, namentlich Micrococcus prodigiosus Cohn — Monas prodig. Ehrenberg, ausserdem Bacter. Termo, Sarcino und einige Diatomsen. Die gefärbten Micrococcen vermehrten sich während der Gährung, sodass lebhafte Färbungen in dem Kolben auftraten. Die Gährung ist, wie die Alkoholgährung, mit nachweisbarer Temperaturzunahme verbunden: das Maximum der Temperaturzunahme betrug 0,9 bis 1°. Die Aussentemperatur ist von grossem Einfluss auf den Verlauf der Gährung. Die Intensität derselben steigt mit zunehmender Temperatur, erreicht ihr Maximum etwa bei 40°, nimmt dann wieder ab, um bei 5^{bn} zu erlöschen. Die Zusammensetzung des entwickelten Gases wird bei höherer Temperatur sehr schnell dieselbe, wie bei niederer Temperatur erst nach langer Zeit. — Versuche über den Einfluss verschiedener Substanzen auf den Verlauf der Gährung ergaben, dass Cyankalium, Chinin, chlorsaures Kali, Chloroform, Atropin und Curare die Gährung verzögerten und zwar in der angegebenen Reihenfolge, nur das Strychnin schien in kleinen Dosen die Gasentwicklung zu beschleunigen. — P. stellte nun Versuche mit verschiedenen Substanzen an, um zu versuchen, ob sie der Sumpfgasgährung unterliegen. Negativ war das Resultat bei Traubenzucker, Fleisch, zersehnittenen Kartoffeln, dagegen bildeten Heu und Ochsenmageninhalt auch ohne Hinzufügung von Ferment Sumpfgas. Am reinsten verläuft der Process bei reiner Cellulose, über diese Versuche sind ohne Zweifel die interessantesten. Schwedisches Filtrirpapier wurde mit Brunnenwasser in Kolben gebracht und eine minimale Menge rother Micrococcen zugesetzt, die sich bei einem der früheren Gährungsversuche entwickelt hatten. Nach einigen Tagen färbte sich das Papier an einzelnen Punkten röthlich, die Färbung nahm allmälig an Ausbreitung zu. Gleichzeitig trat an einzelnen Punkten grünliche Färbung auf, welche schliesslich über die rothe vorherrschte. Einige Tage nach Beginn des Versuches trat Gasentwicklung ein, wengleich etwas träge. Das Gas zeigte zwar nicht dieselbe Zusammensetzung, wie bei reinem Schlamm, es enthielt stets noch rückständigen Stickstoff, enthielt jedoch beträchtliche Mengen CH$_4$. Als Beispiel sei hier die letzte Analyse S. 140 angeführt:

CO_2 34,07 pCt.
CH_4 37,12 „
H 1,06 „
N 27,75 „

Die Bildung von H ist auf die nebenherlaufende Buttersäuregährung zu beziehen. Ganz dieselben Erscheinungen wurden bei Lösungen von Gummi arabicum beobachtet. Ameisensaurer Kalk lieferte nur Wasserstoff neben geringen Mengen CO_2; resultatlos war der Versuch mit essigsaurem Kalk, essigsaurem Ammoniak, oxalsaurem Ammoniak und weinsaurem Kalk. Die Ameisensäure wird bei der Gährung in Wasserstoff und Kohlensäure gespalten. Die Quelle des Sumpfgases in der Natur und im Darmcanal ist also ohne Zweifel die Cellulose.

Der Ausgangspunkt einer Arbeit von Joseph Böhm ist gleichfalls die Frage nach der Entstehung des Sumpfgases in Sümpfen (55). Zahlreiche Arten von Land-, Sumpf- und Wasserpflanzen wurden längere Zeit hindurch unter Wasser gehalten und die entwickelten Gase analysirt. Die Resultate sind am Ende der Arbeit vom Verf. in einigen Sätzen zusammengefasst:

1) Alle untersuchten Landpflanzen und viele Sumpfpflanzen erleiden unter Wasser bei Luftabschluss und ohne Zusatz eines Fermentes die Buttersäuregährung — entwickeln CO_2 und H.

2) Die meisten Wasser- und viele Sumpfpflanzen entwickeln unter gleichen Bedingungen Sumpfgas. In diesem Fall geht der Entbindung von Grubengas häufig Buttersäuregährung voraus.

3) Die Sumpfgasentwickelung unterbleibt, wenn die Pflanzen gekocht waren; es tritt dann nur Buttersäuregährung ein. Werden sie alsdann aber in einem offenen Gefässe gewaschen, so entwickeln sie wiederum Sumpfgas.

4) Die Flüssigkeit, in der sich die Pflanzen befinden, reagirt nach längerer Zeit alkalisch und enthält Ammoniak.

5) Bei längerer Versuchsdauer tritt eine relative Zunahme des Kohlenstoffs in den Versuchspflanzen ein.

Hoppe-Seyler bespricht (56) in ausführlicher Weise die Processe der Gährungen und ihre Beziehungen zum Leben der Organismen. Es liegt zunächst die erste Abhandlung darüber vor. Die alte Anschauung, dass die im Körper ablaufenden Processe im Wesentlichen Oxydationsvorgänge seien, hat gegenüber den Untersuchungen von Voit über die Eiweisszersetzung im Körper, sowie zahlreichen Erfahrungen aus der neueren Zeit über das Vorkommen von einfachen Spaltungs- oder Reductionsvorgängen (die Bildung von Gallenfarbstoff aus Urobilin, von Benzoesäure aus Chinasäure, von Bernsteinsäure aus Asparagin u. s. w.), sowie über das Vorkommen leicht oxydabler Substanzen — Brenzcatechin — im Harn nicht mehr Stand halten können. Diese Thatsachen erscheinen aber erklärlich, wenn man in den Organen des Thierkörpers den Verlauf von Processen annimmt, in welchen unter Einwirkung des Wassers organische Stoffe verändert und gespalten werden in

analoger Weise, wie bei der Fäulniss. Verf. giebt nun zur näheren Erläuterung zunächst eine Uebersicht über die fermentativen Vorgänge überhaupt.

I. Fermentative Umwandlungen von Anhydriden in Hydrate.

A. Die Fermentwirkung entspricht der Wirkung verdünnter Säuren in der Siedhitze.

1) Umwandlung von Amylum in Dextrin und Zucker, Glycogen in Traubenzucker; geschieht auch durch Wasser allein bei c. 170°.

2) Uebergang von Rohrzucker in Traubenzucker und Fruchtzucker.

3) Spaltung der Glucoside durch Emulsin: des Salicin, des Helicin — Glucosides der Salicylsäure — des Arbutin in Zucker, Hydrochinon und Methylhydrochinon — des Coniferin und Glucosides der Vanillinsäure — des Amygdalin. Allen diesen Zersetzungen ist gemeinschaftlich, dass ausser der Wasseraufnahme 1) Zucker und zwar, wie es scheint, stets Traubenzucker entsteht und 2) eine oder mehrere aromatische Verbindungen. Die dem Benzolkern angefügten Gruppen CH_2, OH oder COH oder C_2 H_3 können oxydirt werden, ohne dass dadurch die Art der Emulsinwirkung geändert wird. So kann das Coniferin in die Zuckervanillinsäure übergeführt werden, ohne dass dadurch die Spaltung eine Veränderung erleidet; im ersten Fall erfolgt die Spaltung in Zucker und Coniferylalkohol — in letzteren in Zucker und Vanillinsäure. Das Emulsin lässt sich für diese Spaltungen nicht durch diastatisches Ferment ersetzen.

4) Spaltung organischer Schwefelverbindungen der Cruciferen in Zucker, Senföle und Schwefelsäure durch Myrosin. Diese Spaltung, bei welcher die Mitwirkung von Wasser nachgewiesen ist, kann mit geringerer Aenderung der Producte auch durch verdünnte Säuren und Alkalien herbeigeführt werden.

5) Bildung von Pepton aus Eiweiss durch Pepsin in schwach saurer Lösung. Die Mitwirkung von Wasser ist dieselbe, wie bei 4. Die Spaltung kann auch durch Wasser von 170—180°, durch Kochen mit Säuren und Alkalien und durch Fäulniss bewirkt werden.

B. Die Fermentwirkung entspricht der Wirkung von Alkalien in der Siedetemperatur.

1) Auflösung gemischter Aether, Fette u. s. w. in Säure und Alkohol durch Fäulnissfermente.

2) Spaltung von Säureamid in Säure und Ammoniak (Harnstoff) Hippursäure in Glycocoll und Benzoësäure, Taurocholsäure in Taurin und Cholsäure.

3) Die Zersetzungen von Eiweiss, Leim, Chondrin etc. durch Fäulniss. Das angebliche fettspaltende Ferment im Pancreassaft ist bisher nicht isolirt. Faulende Stoffe enthalten ein Ferment, das Fette bei Gegenwart von $CaCO_3$ und hinreichender Temperatur schnell spaltet.

II. Fermentative Umwandlung durch Wanderung von Sauerstoffatomen nach dem einen Ende des Molecüls bei gleichzeitiger Reduction der anderen Seite desselben. Hierher gehört die Alkohol-, Milch- Buttersäuregährung, die Gährungen des Glycerins, der Aepfel- und Weinsäure, die gesammten Fäulniss-processe. Die Aufnahme von Wasser erscheint zur Bildung der Endproducte unnöthig, ist indessen doch wohl stets vorhanden und zugleich die Ursache der Wanderung des Sauerstoffs von dem Wasserstoff an die Kohlenstoffatome, welche für diese grosse Klasse von Processen das eigentlich Characteristische darstellt. Grade diese Processe hat man mit dem Leben niederer Organismen identificirt. Unzweifelhaft produciren dieselben Fermente, aber das Ferment ist von ihnen trennbar, so gut wie die Fermente der höhern Thiere und Pflanzen. — Lässt man Blutfibrin faulen und bringt es dann in eine Flasche mit Wasser und Ueberschuss an Aether, so geht die Fäulniss weiter. Es bildet sich Globulin, Pepton und Leucin etc., Tyros, Indol. Auch frisches, ausgewaschenes Fibrin erleidet diese Veränderung, jedoch sehr langsam.

Die Processe dieser zweiten Hauptcategorie sind bisher wenig untersucht. Ein sehr lehrreiches Beispiel für dieselben ist die Gährung des ameisensauren Kalks unter dem Einfluss von Cloakenschlamm. Eine 4 proc. Lösung von ameisensaurem Kalk entwickelte dabei Kohlensäure und Wasserstoff im Verhältniss von 1:2 und die Zerlegung des ameisensauren Kalks entspricht der Gleichung $(CH_2O_2)_2\ Ca + 2H_2O = (CO_2H)_2\ Ca + 2H_4 = CO_3Ca + H_2O + CO_2 + 2H_2$. Der Process besteht also in einer Anfügung von OH an C in Stelle von H. Ebenso wie der Cloakenschlamm, wenngleich langsam, wirkt faulendes Fibrin. Auch essigsaurer Kalk wird bei der Fäulniss zersetzt — es entwickeln sich dabei CO_2 und CH_4 in dem Verhältniss 1:2. Die Homologen der Ameisensäure und Essigsäure unterliegen dieser Zersetzung nicht, dagegen tritt sie wieder ein, wenn dieselben beim Carboxyl noch CH_2OH enthalten. — Der Vorgang der Fäulniss des ameisensauren Kalk zeigt, dass als erstes Moment der ganzen Umsetzung die Uebertragung von O an C an Stelle von H ist; man muss daraus schliessen, dass alle Reductionen in faulenden Flüssigkeiten secundäre Processe sind, hervorgerufen durch den Wasserstoff in statu nascendi. Erfolgt die Fäulniss bei Gegenwart von Sauerstoff, so unterbleibt nicht allein die Entwickelung an freiem H, sondern es treten Oxydationsprocesse ein, die nach Verf. in nichts Anderem ihren Grund haben könne, als in der Zerreissung des Sauerstoffmolocüls durch nascirenden Wasserstoff. Der Sauerstoff im Atomzustand müsse kräftig oxydirende Wirkungen ausüben. So würde der Stoffwechsel als eine Kette von Processen anzusehen sein, deren erster analog der Fäulniss verläuft; bei Gegenwart von Sauerstoff entstehen dann Oxydationsproducte, an denen die Fermente neue Angriffspunkte finden zur weiteren Auflösung durch Eintritt von Wasser und Uebergang von Sauerstoff an den Kohlenstoff.

Lachsinger hat (57) die Beobachtung gemacht, dass nach subcutanen Glycerininjectionen Haemoglobin in gelöster Form im Harn auftritt. Da nach den Versuchen von Tiegel die Auflösung von Blutkörperchen mit Freiwerden von zuckerbildendem Ferment verbunden ist, erwartete L. Zucker im Harn,

fand ihn aber nicht. L. schloss daraus, dass die Einführung von Glycerin gleichzeitig hemmend auf den Vorgang der Zuckerbildung wirken müsse. War diese Voraussetzung richtig, so musste auch der Diabetes bei der Piqûre und Curarevergiftung ausbleiben, wenn man gleichzeitig Glycerin einführte. Die Versuche bestätigten diese Voraussetzung. Der Diabetesstich an Thieren mit subcutaner Glycerinjection und Haemoglobinurie blieb unwirksam, und umgekehrt konnte durch Einspritzung von Glycerin an diabetisch gemachten Thieren der Zucker zum Verschwinden gebracht werden unter Auftreten von Haemoglobinurie. Die Leber zeigte stets noch einen beträchtlichen Glycogengehalt, 0,78 — 1,12 Grm. Ganz ebenso verlief der der Curarediabetes. Tödtet man ein „Glycerinthier", und lässt es 10 Minuten bei 30—35° liegen, so findet man nach dieser Zeit noch einen beträchtlichen Glycogengehalt (0,97 Grm.), das Glycerin hemmt also auch die postmortale Formentirung des Glycogens. Die eingespritzte Glycerinmenge betrug stets 30 Ccm. und zwar 12 Glycerin und 18 Wasser.

Rajewsky (58) versuchte, den Verbleib eingeführten Alkohols festzustellen, und bediente sich zum Nachweis von Alkohol in der Destillaten der betreffenden Gewebe Anfangs der Lieben'schen Jodoformreaction. Er stellte aber bald heraus, dass die Destillate aller Gewebe und Organe auch im normalen Zustand Jodoform geben. Das Destillat aus einer grösseren Menge Pferdefleisch, wiederholt rectificirt, bildet an der Luft Aldehyd; es scheint also Alkohol in den Geweben präformirt zu sein, oder sich bei der Destillation zu bilden.

Die Böttger'sche Zuckerprobe mit bas. salpetersaurem Wismuth hat (66) vor der Trommer'schen den Vorzug, dass bei ihr nicht, wie bei jener, durch die Gegenwart von Harnsäure und Kreatinin Zucker vorgetäuscht werden kann, dagegen ist die Bildung von Schwefelwismuth in manchen Fällen möglich, namentlich bei Anwesenheit kleiner Mengen von Blut, Eiweiss, Eiter etc. Brücke empfiehlt (59) diese Substanzen vorher durch Jodkaliumwismuthlösung auszufällen. Man verfährt folgendermassen: Frisch gefälltes, basisch salpetersaures Wismuth wird in heisser Jodkaliumlösung unter Zusatz von Salzsäure aufgelöst, der Harn wird mit Salzsäure angesäuert und mit dem Reagens ausgefällt, filtrirt. Das Filtrat geprüft, ob Zusatz des Reagens und von Salzsäure noch Fällung giebt und, wenn das nicht der Fall ist, mit Kalilauge übersättigt, wobei sich in jedem Fall ein weisser, flockiger Niederschlag von Wismuthoxydhydrat abscheidet; man erhitzt nun denselben zum Kochen. Eintritt einer Grau- oder Schwarzfärbung zeigt die Gegenwart von Zucker an. Ist der durch die Kalilauge entstehende, weisse Niederschlag sehr reichlich, so thut man gut, die Flüssigkeit vor dem Erhitzen in ein anderes Glas zu giessen und nur wenig von dem Niederschlag mitzunehmen. Mit Wasser verdünntes Blut, sowie Hühnereiweiss gibt bei Anwendung dieses Verfahrens eine geringe Schwärzung; dieselbe rührt in der That von Zucker her, denn wenn man coagulirtes Albumin auswäscht, in Kalilauge löst und nun ebenso behandelt, so tritt die Reaction nicht mehr ein. Ob das erhaltene schwarze Pulver Wismuth oder Schwefelwismuth ist, ist übrigens durch einen Versuch leicht zu entscheiden. Zu diesem Zweck sammelt man das Pulver auf einen kleinen glatten Filter, wäscht es aus und übergiesst das Papier in einer Glasdose mit Salzsäure; ist Schwefelwismuth vorhanden, so entwickelt sich Schwefelwasserstoff, der ein mit Bleilösung befeuchtetes, an der Innenseite des Deckels klebendes Stückchen Filtrirpapier bräunt.

Als Unterschied des Zuckers von Harnsäure wird angegeben, dass Zucker die Reduction des Kupferoxyd schon in der Kälte bewirkt, Harnsäure erst beim Erwärmen. Seegen hat sich nun überzeugt (23), dass Zucker die Reduction in der Kälte nur bei einigermassen starken Lösungen bewirkt, — Lösungen von 0,1 pCt. geben keine Ausscheidung von Oxydul mehr, und dass auch Harnsäure in der Kälte reducirend wirkt. Es entsteht dabei ein weisser Niederschlag von harnsauremKupferoxydul. Flüssigkeiten, welcheZucker, daneben jedoch Eiweisskörper oder nahestehende Substanzen enthalten, geben bei der Trommor'schen Probe häufig zwar eine Verfärbung, aber keine Abscheidung von Oxydul. J. Béchamp findet (60), dass diese Eigenschaft namentlich den in fauliger Zersetzung befindlichenEiweisssubstanzen zukommt, und empfiehlt, im Fall die Reduction in der angegebenen Weise verläuft, die Flüssigkeit mit Essigsäure anzusäuern, es scheidet sich dann das in der alkalischen Flüssigkeit gelöste Albumin aus und reinst das Kupferoxydul mit — man erhält einen gelben oder rothen Niederschlag.

Heynsius (61) hat früher empfohlen, zur Prüfung auf Eiweiss die betreffende Flüssigkeit mit Essigsäure und Kochsalzlösung zu versetzen und alsdann zu erhitzen: das Eiweiss wird dabei so vollständig abgeschieden, dass im Filtrat nichts mehr dann nachweisbar ist. H. vermuthete, dass man nach diesem Verfahren das Eiweiss auch quantitativ werde bestimmen können. Diese Vermuthung hat sich jedoch nicht bestätigt: das salzhaltige Albumin löst sich beim Auswaschen zum Theil auf und ist im Filtrat nachweisbar. Steigert man die zugesetzte Salzmenge, so steigt auch der Verlust an Eiweiss. (Die von H. dafür angegebenen Zahlen liegen übrigens sehr nahe aneinander. — Die Differenzen betragen meistens nur wenige Milligrm. Ref.) Ebenso giebt die Methode von Scherer und Berzelius nach Heynsius zu niedrige Zahlen, wie auch Liborius gefunden hat. Für die beste Bestimmungsmethode hält H. die Fällung der genau neutralisirten Flüssigkeit mit Alkohol; der Alkohol fällt allerdings stets Salze mit, diese müssen in dem gewogenen Eiweiss durch Veraschen bestimmt und in Abzug gebracht werden. Für manche Flüssigkeiten, z. B. Harn, ist eine solche Correction aber unstatthaft, da durch den Alkohol auch organische Substanzen niedergeschlagen werden, die nicht Eiweiss sind. H. empfiehlt in diesem Falle die Reinigung der Flüssigkeit durch Dialyse und Bestimmung des Trockenrückstandes. Auch das so er-

haltene Eiweiss enthält noch etwas Asche, nach Heynsius 2 pCt. Bei Lösungen von Serumeiweiss, Hühnereiweiss, Paraglobulin in Kochsalzlösung ergab sich so ein etwas höherer Gehalt an Eiweiss, als bei Ausfällung durch Kochsalz und Essigsäure unter den günstigsten Bedingungen. Verf. ist der Ansicht, dass auch im Harn der Trockenrückstand als Eiweiss berechnet werden kann, dass alle in ihm enthaltenen Substanzen ausser Eiweiss diffundiren.

Stutzer (62) hat die Rohfasern der Gramineen untersucht, hauptsächlich von dem Gesichtspunkt aus, ob in denselben aromatische Substanzen präformirt seien — eine Frage, die bedeutungsvoll geworden ist, seit Meissner und Shepard die Bildung von Hippursäure aus denselben bei Filtrirung nachgewiesen haben. Verf. liess eine Reihe von Reagentien auf die Rohfaser einwirken und untersuchte die dabei erhaltenen Lösungen. Durch Einwirkung von Salpetersäure wurde vorwiegend Oxalsäure erhalten, daneben Spuren von Bernsteinsäure und Korksäure. Nach dem Kochen mit verdünnter Schwefelsäure war Traubenzucker in der Lösung nachweisbar und mit Wahrscheinlichkeit Levulinsäure. Bei der Oxydation mitchromsaurem Kali und Schwefelsäure konnte kein Spaltungsproduct erhalten werden. Benzolderivate konnten somit nicht nachgewiesen werden.

Ausgehend von alten Angaben, nach welchem die Blätter gewisser Crassulaceen nach einer Dunkelperiode sauer schmecken, den sauren Geschmack aber verlieren, wenn man sie eine Zeit lang dem Licht aussetzt, hat Adolpf Mayer (63) untersucht, ob diese Pflanzen bei der Belichtung auch ohne Gegenwart von CO_2 Sauerstoff ausscheiden und in der That dabei eine Sauerstoffausscheidung nachweisen können, während im Dunkeln Sauerstoff aufgenommen wird. Auch einige andere Pflanzen zeigten diese Erscheinung. Gleichzeitig mit der Ausscheidung von Sauerstoff findet eine Neubildung von Stärkemehl auf Kosten von Säuren statt, diese können somit von manchen Pflanzen zu Kohlehydraten reducirt werden.

Böhm legte sich (64) die Frage vor, ob in den Cotyledonen der Samen neben dem organischen Nährstoffe so viel unorganische Salze enthalten sind, wie die Zellen erfordern, die aus den organischen Nährstoffen gebildet werden können. Diese Frage war einfach durch Cultur von Samen — es diente dazu die Feuerbohne, Phaseolus multiflorus — in destillirtem Wasser zu beantworten, mit der Vorsicht, dass die Pflanzen im Halbdunkel gehalten wurden, so dass eine Neubildung organischer Substanz nicht aus Kohlensäure, sondern nur aus der Reservenahrung stattfinden konnte. Die Keimlinge starben ohne Ausnahme ab, bevor noch die Stärke in den Cotyledonen verbraucht war, während die in Salzlösung gezogenen gediehen. Auch die keimende Pflanze bedarf somit eines Zuschusses von Salzen. Durch Versuche mit verschiedenen Salzen gelangte Verf. zu dem Resultat, dass diese Wirkung den Kalksalzen ankommt und der Kalk durch keine andere Base ersetzt werden kann, auch nicht durch Magnesia. Die weiteren Details sind zu speciell von pflanzenphysiologischem Interesse, um hier berücksichtigt werden zu können.

Der experimentelle Theil der Habilitationsschrift von Emmerling (65) beschäftigt sich mit der Zersetzung der salpetersauren Salze in der Pflanze von dem Gesichtspunct, dass die Pflanzen den Stickstoff überwiegend in Form von salpetersauren Salzen aufnehmen, zur Ueberführung des Stickstoffs in organische Verbindungen (Eiweiss) daher nothwendig die Salpetersäure in Freiheit gesetzt werden muss. Als nächstliegendes Agens hierfür betrachtet Verf. die Oxalsäure, die in den Pflanzen reichlich gebildet wird. Verf. untersuchte daher 1) die Einwirkung von Oxalsäure auf salpetersauren Kalk, 2) auf die salpetersauren Salze der Alkalien.

1) Die Versuchsanordnung bestand darin, dass Oxalsäure und Kalk in äquivalenten Mengen in grosser Verdünnung auf einander einwirkten. Der gebildete oxalsaure Kalk wurde abfiltrirt und nach Ueberführung in Aetzkalk durch heftiges Glühen gewogen. Die Reaction findet noch in sehr grosser Verdünnung statt, ihre Grenze liegt danach bei 28 Grm. Kalk auf 1000 Liter Wasser. Die Umsetzung ist stets unvollständig, beträgt jedoch selbst bei starken Verdünnungen noch 70—80 pCt. des vorhandenen Kalksalzes; die Menge des Niederschlages nimmt mit der Zeit zu. Ein Ueberschuss des Kalksalzes sowohl, wie ein Ueberschuss an Oxalsäure beschleunigt die Ausscheidung des oxalsauren Kalkes und macht sie selbst aus sehr verdünnten Lösungen nahezu vollständig. Ein Zusatz von Salpetersäure vermindert natürlich die Menge des ausgefällten oxalsauren Kalkes, diese Wirkung wird schwächer, wenn sich gleichzeitig Oxalsäure überschüssig in der Flüssigkeit befindet. Die gleichzeitige Gegenwart salpetersaurer Salze der Alkalien ist ohne wesentlichen Einfluss auf die Menge des gebildeten oxalsauren Kalkes; auch die Temperatur hat keinen erheblichen Einfluss.

2) Die zersetzende Einwirkung der Oxalsäure auf die salpetersauren Salze der Alkalien wurde auf dem Wege der Schichtendiffusion, nach Graham, ohne trennende Membran untersucht. Die angewendete analytische Methode ist im Original nachzusehen. Als Resultat ergab sich, dass sowohl Kali als Natronsalpeter durch äquivalente Mengen Oxalsäure unter Freiwerden von Salpetersäure zersetzt werden.

Bilger fand (66) als Mineralbestandtheile bei den Tunicaten: schwefelsauren und phosphorsauren Kalk, kleine Mengen Kieselsäure, Spuren von Kochsalz und Eisen, und zwar wurden diese Aschenbestandtheile durch Ausziehen der Thiere mit verdünnter Salzsäure erhalten. In der Holothurienhaut fand sich schwefelsaurer Kalk reichlich, ausserdem Chlornatrium, Natriumsulfat, Kieselsäure, Kalk- und Magnesiumcarbonat, Calciumphosphat, Eisenoxyd. Die Menge der Asche war 4,41 — 4,64 — 5,549 pCt. Bemerkenswerth ist der grosse Gehalt an Natrium und Calciumsulfat.

Bergeron und L'Hote (67) haben mit allen

erforderlichen Cautelen (Vermeidung aller kupferhaltigen Geräthe) Leber und Nieren von im Ganzen 14 Leichen auf Kupfer untersucht. Es wurden dazu 800—1000 Grm. der Organe verkohlt, mit Salpetersäure extrahirt und die Lösung mit H_2S behandelt. Zur annähernden Bestimmung der Menge diente eine colorimetrische Methode. Das Resultat ist folgendes: Bei zwei Individuen von 17 Jahren Kupfer nachweisbar, aber nicht zu bestimmen, bei 11 von 26—58 Jahren die Menge schwankend von 0,7—1 Mgrm.; bei einem 78 Jahr alten 1,5 Mgrm. Das Kupfer gelangt mit der Nahrung in den Körper.

Champion und Pellet (69) besprechen die möglichen Fehler bei der Bestimmung des Traubenzuckers mit Fehling'scher Lösung. Sie heben namentlich hervor: die Zersetzung der Lösung für sich beim Kochen, namentlich bei starker Verdünnung, und die Bildung eines reducirenden Körpers aus Rohrzucker, wenn solcher zugegen ist. Sie bedienen sich einer von Possoz angegebenen Lösung und bestimmen das ausgeschiedene Kupferoxydul, indem sie es in Salzsäure lösen, oxydiren und mit Zinnchlorür titriren.

Vierordt theilt (70) in Fortsetzung seiner Spectraluntersuchungen das spectroscopische Verhalten der Indigoblauschwefelsäure, des Indigoblau und die Beobachtung des Haemoglobinspectrum beim lebenden Menschen mit. 1) Die Indigoblauschwefelsäure absorbirt das äusserste Roth demnach am wenigsten, den Spectralbezirk $C65D — C90D$ am stärksten, $78x$ stärker als die Region A-a. Von $C90D$ sinkt die Absorption wieder continuirlich bis zum violetten Ende des Spectrums. 2) Das Indigoblau konnte nicht in Form einer Lösung, sondern nur in feinster Suspension angewendet werden; zu diesem Zweck wurde reines Indigoblau mit Eisenvitriol und Kalk reducirt und die stark verdünnte Lösung durch den Zutritt der Luft wieder gebläut. Zur Untersuchung diente eine „Lösung“, die in 100 Ccm. 0,000015047 Indigoblau enthielt. Trotzdem es sich nicht um eine eigentliche Lösung handelt, ist das Indigoblau so fein vertheilt, dass die Flüssigkeit klar erscheint und auch durch die mikroskopische Untersuchung feste Partikelchen nicht entdeckt werden können; jedoch erscheint die Farbe einer Lösung von Indigoblauschwefelsäure bei gleichem Gehalt gesättigter und reiner blau. Das Spectrum zeigt in den einzelnen Regionen nur sehr geringe Unterschiede der Lichtabsorption; an der Stelle des Maximum (im Roth) ist die Absorption 3 Mal grösser, als an der Stelle des Minimum (bei G). Das Indigoblau zeigt also sehr erhebliche Unterschiede von der Indigoblauschwefelsäure.

Indigoblau:	Indigoblauschwefelsäure:
Maximale Absorptionsdifferenz etwas über das 3fache.	Max. Absorptionsdifferenz 78 fach.
Stelle geringster Absorption im Blau.	Stelle geringster Absorption im Roth.
2 Absorptionsbänder. Das stärkste Band im Both.	1 Absorptionsband im Orange.

Unter VIII. beschreibt Verf. das Verfahren, ein Haemoglobinspectrum am Lebenden zu erhalten, das wohl schon allgemeiner bekannt ist. Es besteht darin, zwei Finger fest an einander zu drücken und die Grenzlinie beider vor den Spalt des Spectralapparates zu bringen, der am besten directes Sonnenlicht erhält. Interessant ist die Beobachtung, dass bei Umschnürung der Finger mit Kautschukringen der Streifen des reducirten Haemoglobin auftritt.

Jaffe wendet sich (71) gegen eine Angabe von Wolfberg, dass der Indicangehalt des Harns beim Gebrauch von Salicylsäure annehme. J. hat Versuche an 9 Personen mit c. 100 Grm. Salicylsäure und 4 Hunden angestellt; die grösste beim Gebrauch der Salicylsäure entleerte Menge Indigo (beim Menschen) betrug 15 Milligr. und erreicht noch nicht das in der Norm beobachtete Maximum. Der Harn hatte häufig eine grünliche Färbung, welche an die bei Carbolsäuregebrauch auftretende Färbung erinnert, jedenfalls mit Indigo nichts zu thun hat. Die von W. gegebene Erklärung für die Vermehrung des Indigo's erweist J. als nicht stichhaltig. Als Quelle des Indicans ist bis jetzt nur das im Darmcanal gebildete Indol nachgewiesen, das reichliche Vorkommen von Indican im Harn der Pflanzenfresser macht es indessen wahrscheinlich, dass noch andere Quellen für dasselbe existiren.

Maly hat sich überzeugt (72), dass die bei der Einwirkung von Brom auf Bilirubin entstehenden, gefärbten Producte nicht durch Oxydation entstehen, wie man bei der grossen Aehnlichkeit der Einwirkung des Broms mit der der salpetrigen Säure gewiss geneigt ist, anzunehmen, sondern Bromverbindungen des Bilirubin darstellen. Zu einem Körper von constanter Zusammensetzung gelangte M. durch folgendes Verfahren: Bilirubin (etwa 1 Grm.) wird mit alkoholfreiem Chloroform verrieben, in eine Kölbchen gebracht und allmälig eine Lösung von Brom in Chloroform hinzugetropft. Das Bilirubin verschwindet dabei, allmälig und an den Wänden des Kolbers setzt sich ein dunkelblauer Farbstoff in netzförmiger Vertheilung an. Der Kolben wird mit Wasser mehrmals ausgespült, alsdann der Farbstoff durch Alkohol in Lösung gebracht, die Lösung in Wasser gegossen, wobei sich blaue Flocken ausscheiden. Der so erhaltene Körper, über Schwefelsäure getrocknet — bei höherer Temperatur gibt er H. Br. ab — hat die Zusammensetzung $C_{32} H_{33} Br_3 N_4 O_{11}$ ist also Tribrombilirubin, wenn man die Formel das Bilirubin verdoppelt, was nach den bisherigen Erfahrungen durchaus zulässig erscheint. 2 quantitative Versuche bestätigten, dass das Bilirubin in der That bei dieser Reaction 3 At. Brom aufnimmt. — Das Tribrombilirubin löst sich nicht in Wasser, leicht mit dunkelblauer Farbe in Alkohol aber, wenig in Schwefelkohlenstoff und Benzol. Zusatz von Säure erhöht die Intensität der Farbe. Alkalien lösen es gleichfalls, beim Erwärmen tritt Zersetzung ein unter Bildung von Brommetall und Biliverdin, das aus der alkalischen Lösung durch Ansäuern ausgefällt wird. — Bringt man zu der blauen, wässerig-alkoholischen Brombilirubinlösung Natriumamalgam, so wird die Flüssigkeit bald dunkelroth, dann immer heller, endlich gelb und enthält nun Hydrobilirubin. Erwärmt man die blaue Lösung mit etwas Salpetersäure, so tritt Brom aus und ist durch Silberlösung nachweisbar. — Bei Verwendung von Aether statt Chloroform zur Darstellung von Brombilirubin gelang es einmal, dasselbe krystallisirt zu erhalten. Es erschien mikroskopisch in der Form der Hämin krystalle.

Paschutin (73) ist der Ansicht, dass das normale Vorkommen der Buttersäuregährung im Darmcanal nicht sicher feststeht, und lässt Versuche über den Einfluss verschiedener Momente, die im Darmcanal in Betracht kommen auf die Buttersäuregährung angestellt. Als Material diente ein frisches Gemisch von 5 Grm. milchsaurem Kalk oder Natron in 100 Ccm. Wasser und 2 Grm. Käse in 100 Ccm. Wasser verrieben. Dieses Gemisch wurde mit der zu prüfenden Flüssigkeit und zur Controle mit derselben Menge destillirten Wassers versetzt. Als Maassstab für die Intensität der Gährung diente die Menge der entwickelten Kohlensäure. Speichel- und natürlicher Magensaft waren ohne Einfluss. Salzsäure verzögert die Gährung bei einer Concentration um 0,05 pCt., hindert sie bei 0,15 pCt. Die verzögernde Wirkung freier Milchsäure beginnt bei 0,15 pCt.; ein Gehalt von 0,45 pCt. hindert die Gährung. Auch milchsaure Alkalien wirken bei 0,18 pCt. schon störend. — Ein Gehalt an Galle oder gallensauren Salzen wirkt sehr störend auf die Gährung, schon bei 1 bis 2 Galle auf 100 Flüssigkeit. P. meint danach, dass die Buttersäuregährung im Darm nur bei Abschluss der Galle von diesem stattfinden könne. Bei Mischungen der Ausgangsflüssigkeit mit einem wässerigen Auszug von Rinderpancreas zeigte sich Gasentwickelung, die vorwiegend aus Kohlensäure bestand; dieselbe ist jedoch nicht nothwendig auf Buttersäuregährung zu beziehen, ante sie trat auch ein, als der milchsaure Kalk ganz aus der Mischung fortgelassen wurde (vgl. Kunkel und Hüfner im Ber. f. 1874). Im Anschluss daran stellte P. Gährungsversuche mit den Auszügen verschiedener Organe und Gewebe an; das ermittelte Gas ist wechselnd in Menge und Zusammensetzung, stets prävalirt die Kohlensäure; betreffs der näheren Details vergl. das Original.

N. Grehant u. E. Modrzejewski, Ueber Zersetzung von Albuminstoffen im luftleeren Raume. Pamietnik tow. lek. warsz. — Denkschr. d. warsch. ärztl. Gesellschaft. 1. u. 11. Heft. S. 167—197.

Im Claude - Bernard'schen physiologischen Laboratorium stellten die Verf. eine Reihe von Experimenten an, deren Beschreibung und Resultate in der angeführten Arbeit geliefert und durch lithographirte Zeichnungen nebst einer vergleichenden Tabelle illustrirt werden. Der Aufsatz enthält I. Die Beschreibung der angewandten Apparate und Untersuchungsmethoden. II. Die in 3 Gruppen gegliederten Experimente nebst einer vergleichenden Tabelle ihrer Resultate. III. Einen Gesammtüberblick nebst Schlussfolgerungen.

Bezüglich des sinnreich constrairten und von Alvorgniot ausgeführten Apparates und der übrigen Details der mühseligen, mehrmonatlichen Untersuchungen muss auf das Original verwiesen werden. Hier sei nur erwähnt, dass die erste Gruppe 8 Experimente umfasst, zur Feststellung der Thatsache der Gasbildung aus dem seiner normalen Gase beraubten Bluts. Untersuchungsobjecte waren: 1) Venenblut von einem mit Curare vergifteten Hunde, 2) Blutplasma von einem Ochsen, 3) Arterienblut von einem wegen einer eiternden Halswunde fiebernden Hunde, 4) Hühnerei-Eiweiss, 5) Paraglobulin aus Ochsenblut gewonnen, 6) Buttermilch, 7) Pferde-Venenblut, 8) Hühnerei-Eiweiss.

Die 2. Gruppe bilden 5 Experimente (9tes bis 13tes), welche den Einfluss des Wärmegrades des angewandten Wasserbades auf die Gasentwickelung nachzuweisen bestimmt waren. Versuchsobject war Ochsenblutplasma bei verschiedenen Temperaturgraden: $+ 19^\circ$ C., $+ 40^\circ$ C., $+ 75^\circ$ C. und Hühnerei-Eiweiss zuerst bei 40° C., dann bei 19° C. Zur dritten Gruppe gehören 6 Experimente (14tes bis 19tes), welche den Einfluss von Bacterien- und Vibrionen-Entwickelung, sowie von manchen Giften und antiseptischen Mitteln auf die Gasbildung aufzuklären hatten. Es wurden hierzu nur solche giftige und antiseptische Substanzen gewählt, welche das Eiweiss entweder gar nicht oder nur theilweise coaguliren. Experimentirt wurde zuerst mit einem frischen Arterienblute von einer gesunden Hündin, dann mit Blutplasma, welchem am 6. Tage eine Jod- und Jodkali-Lösung, und nach 3 Tagen eine concentrirte Silbernitrat-Lösung beigemengt wurde, ferner Blutplasma mit Quecksilber-Cyanür, Blut mit Kohlenoxyd, reines und mit Meerwasser vermengtes Hühnerei-Eiweiss.

Die letzten Schlussfolgerungen lauten:

1) Blut, Blutplasma, Buttermilch, beziehungsweise die darin enthaltenen Albuminstoffe entwickeln nach Auspumpung der normalen Gase, im luftleeren Raume einem bis 40° C. erwärmten Wasserbade ausgesetzt, Kohlensäure, Wasserstoff, Schwefelwasserstoff und Stickstoff.

2) Diese Erscheinung ist von Zersetzungs-Processen abhängig, und geht am besten bei einer Erwärmung der Flüssigkeit bis zu 40° C. von Statten.

3) Die Gasbildung wird von Bacterien- und Vibrionen-Entwickelung begleitet.

4) Die neugebildeten Gase entwickeln sich in grosser Menge und durch eine lange Zeitdauer.

5) Bacterien und Vibrionen üben keinen Einfluss auf die Gasmenge aus.

6) Die Gasbildung kann durch Temperatur-Erniedrigung, sowie durch giftige (Quecksilber-Cyanür) und antiseptische (Meersalz-) Substanzen gehemmt werden.

Zuletzt wird noch auf die practische Nutzanwendung dieser Ergebnisse in Hinsicht auf öffentliche Hygiene hingedeutet, indem die reichliche Gasentwickelung aus thierischen Eiweisssubstanzen die hochgradige Luftverderbniss unter gewissen Umständen leicht erklärlich macht.

Oettinger (Krakau).

III. Blut, Seröse Transsudate, Lymphe, Eiter.

1) Gautier, A., De la coagulation du sang. Ber. d. d. chem. Gesellsch Bd. III. S. 700. (Referat.) — 2) Mathieu, E. et Urbain, V., Réponse aux objections de M. A. Gautier, rélatives au rôle de l'acide carboni que de la coagulation spontanée du sang. Compt. rend. Tom. LXXXI. No 8. — 3) Glénard, F., Des causes de la coagulation spontanée du sang ou son issue de l'organisme. Ibid. No. 2 und Gaz. des hop. N. 133. — 4) Mathieu, E. et Urbain, V., Remarques concernant une Note de M. F. Glénard sur la coagulation spontanée du sang en déhors de l'organisme. Ibid. No. 13. — 5) Glénard, F., Sur le rôle de l'acide carbonique dans le phénoméne de la coagulation spontanée du sang. Ibid. No. 20. — 6) Oré, De l'influence des acides sur la coagulation du sang. Compt. rend. LXXXI. No. 19. — 7) Derselbe, De l'action qu'exercent les acides phosphoriques monohydraté et tribydraté sur la coagulation du sang. Ibid. No. 21. — 8) Schmidt, Alex., Ueber die Beziehung der Faserstoffgerinnung zu den körperlichen Elementen des Blutes. Pflüg. Arch. Bd. XI. S. 291—370 u. 515—577. — 9) Hammarsten, Olof, Untersuchungen über die Faserstoffgerinnung. Nov. act. soc. scient. Upsal. Ser. III. Vol. XX. 1. als S. A. 4. 130 pp. — 10) Deutschmann, R., Beiträge zur Kenntniss des Blutfaserstoffes. Pflüg. Arch. Bd. XI. S. 509—515. — 11) Malassez et Picard, Recherches sur le sang de la rate. Gaz. méd. de Paris. No. 13 u. 15. — 12) Dieselben, Recherches sur la fonction de la rate. Compt. rend. Tom. LXXXI. No. 21. — 13) Dieselben, Sur les fonctions de la rate; diminution de la quantité du fer par la paralysie. Gaz. méd. de Paris. No. 49. — 14) Tarchanoff, Jean et Swaen, A., Des globules blancs dans le sang des vaisseaux de la rate. Arch. de phys. norm. et path. p. 824. — 15) Nicati, W. et Tarchanoff, J, Recherches sur les variations du nombre des globules blancs dans le sang veineux de l'oreille du lapin sous l'influence de la section du sympathique, de la compression des veines et des excitations inflammatoires. Ibid. p. 515. — 16) Malassez, L., Recherches sur quelques variations que présente la masse totale du sang. Ibid. p. 26. — 17) Stoeger und Hermann, Ein Beitrag zur Kenntniss des Haemoglobins. Pflüg. Arch. Bd. X. S. 86. — 18) Rajewsky, Zur Frage über die quantitative Bestimmung des Haemoglobins. Pflüg. Arch. Bd. XII. S. 70. — 19) Bert, P., De la quantité d'oxygène que peut absorber le sang aux divers pressions barométriques. Compt. rend. LXXX. No. 12. — 20) Abelea, M., Der physiologische Zuckergehalt des Blutes. Oestr. med. Jahrb. S. 269. — 21) Ewald, C. A., Nachweis von Zucker im Blut eines gesunden Menschen. Berl. Klin. Wochenschr. No. 51 u. 52. — 22) Cantani, Arnold, Ueber den diabetischen Blutzucker. Molleschott's Unters. z. N. Bd. XI. S. 443. — 23) Hensen, Ueber die Zusammensetzung einer als Chylus aufzufassenden Entleerung aus den Lymphgefässen eines Knaben. Pflüg. Arch. Bd. X. S. 94. — 24) Gautier, A., Réponse à la dernière note de MM. Mathieu et Urbain. Compt. rend. Tom. LXXXI. No. 20.

Gautier theilt (1) mit, dass Blut, mit so viel Kochsalzlösung versetzt, dass sein Gehalt davon 4 pCt. beträgt, nicht gerinnt. Durch Filtration erhält man ein farbloses Plasma, welches gerinnt, wenn man es mit dem 3fachen Vol. Wasser versetzt. Das kochsalzhaltige Plasma kann im Vacuum eingetrocknet und der Rückstand auf 100° erhitzt werden, ohne dass er seine Löslichkeit einbüsst; wird diese Lösung hinreichend verdünnt, so tritt Coagulation ein. Durchleiten von CO_2 bewirkt in dem kochsalzhaltigen Plasma keine Gerinnung, wie man nach Mathieu und Urbain erwarten sollte. Die genannten Autoren weisen zur Erklärung dieses Widerspruchs (2) auf die geringere Löslichkeit von CO_2 in Kochsalzlösung, sowie auf die von G. angewendete, niedrige Temperatur 8—10° C. hin, welche die Gerinnung verzögert. Globulin soll gleichfalls durch Kohlensäure nicht gefällt werden, wenn man der Flüssigkeit eine gewisse Menge Kochsalz hinzusetzt. Ebenso wird Kalkwasser mit $\frac{2}{3}$ seines Volumens concentrirter Kochsalzlösung versetzt nach M. und U. durch CO_2 nicht gefällt.

Glénard weist darauf hin (3), dass Blut in abgebundenen Gefässstücken aufbewahrt, lange flüssig bleibt und eher eintrocknet als gerinnt. Gase irgendwelcher Art sind nicht im Stande, eine Gerinnung herbeizuführen. Als Ursache derselben betrachtet G. die Berührung mit fremden Körpern; dasselbe Blut, das in dem natürlichen Oefäss flüssig bleibt, gerinnt, sobald es aus diesem entfernt wird.

Mathieu und Urbain wenden (4) gegen Glénard ein, dass eine einfache Ligatur an einem lebenden Gefässe eine Coagulation bewirkt, und dass man die Arterie auch durch ein Stück Darm ersetzen könne, ohne dass Gerinnung eintrete. Das Ausbleiben der Gerinnung beruhe darauf, dass die Kohlensäure durch die Gefässwand hinausdiffundire; die Gerinnung trete ein, wenn man das Gefässstück in Oel tauche und so den Austritt von Kohlensäure verhindern. Bringt man das Gefässstück in Kohlensäure, so bilden sich vollständig ausgebildete Gerinnsel in $\frac{3}{4}$ Stunden. Dass die Gerinnung immerhin langsam eintritt, beziehen die Verf. auf das langsame Durchtreten der Kohlensäure von aussen nach innen und auf die Aufnahme von Kohlensäure durch die Blutkörperchen (1 Ref.), durch welche ihre gerinnende Wirkung aufgehoben wird.

Glénard beschreibt nun (5) dagegen eine Versuchsanordnung, welche keine derartigen Einwände mehr zulässt. Die Jugularvene eines Esels wird an zwei Stellen unterbunden, das betreffende Stück herausgeschnitten und senkrecht aufgehängt, dabei senken sich die Blutkörperchen, und man kann sie mittelst einer Ligatur von der unteren befindlichen Plasma trennen. Man eröffnet nun das untere, abgebundene Stück des Gefässes, lässt die Blutkörperchen ausfliessen und spült mit Wasser nach; alsdann füllt man diesen unteren Abschnitt mit Kohlensäure, schliesst die untere Ligatur wieder und öffnet die mittlere; das Plasma befindet sich jetzt in einem mit CO_2 erfüllten Raum, und trotzdem tritt keine Gerinnung ein — sie erfolgt ab sehr bald, wenn man das Plasma aus der Vene entfernt.

Gautier weist (24) in seiner Entgegnung gegen M. und U. nach, dass die Menge CO_2, welche nach den eigenen Versuchen von M. und U. von dem gesal-

zenen Plasma aufgenommen worden ist, vollkommen ausreiche, um nach früherer Angabe des Verfassers die Gerinnung herbeizuführen.

Oré findet (6), dass man Hunden grössere Mengen verdünnter Säuren-und Alkohol in die Venen einspritzen kann, ohne dass andere Symptome, als vorübergehende Athembeschwerden eintreten, namentlich ohne Eintritt von Coagulation im Blute. Die eingespritzten Säuremengen waren 20,25 Grm. Essig mit Wasser verdünnt, 45 Grm. Schwefelsäure von c. 4,2 pCt., 100 Grm. Phosphorsäure von 5 pCt., 120 Grm. Salpetersäure von c. 3,4 pCt., Salzsäure in derselben Menge. Von Alkohol konnten 75 Grm. (mit 16,5 Grm. Alkohol) eingespritzt werden. Nach Oré's Ansicht eröffnet sich dadurch eine weite Perspective für die Therapie.

In einer 2ten Mittheilung (7) bespricht Oré die Unterschiede in der Wirkung der ein- und 3basischen Phosphorsäure auf das Blut; die Versuche sind auf Grund der Bemerkung von Domas und Chevreul angestellt, dass die einbasische Phosphorsäure sofort coagulirt, während die 3basische ohne Wirkung ist. O. gelangt zu folgenden Schlüssen: die einbasische Phosphorsäure coagulirt Blut ausserhalb des Körpers sofort, die 3basische ist ohne Wirkung; bei Injection der Säure ins Blut tritt dagegen keine Gerinnung ein, weder bei der einen, noch bei der andern. Die Injection ist ohne Einfluss auf die Zahl, die Farbe und die Form der Blutkörperchen; bisweilen sind einige Blutkörperchen in die Länge gezogen und gezackt.

Alex. Schmidt (8) hat in zwei umfangreichen Abhandlungen seine weiteren neuen Untersuchungen über die Gerinnung des Blutes niedergelegt: Die erste beschäftigt sich mit dem Vorgang der Gerinnung selbst, die 2te mit den Beziehungen der körperlichen Elemente des Blutes zur Gerinnung. — Die künstliche Bildung von Fibrin aus seinen beiden Generatoren (und dem Fibrinferment, welches in der Regel der fibrinoplastischen Substanz anhaftet), pflegt nur dann zu gelingen, wenn eine der beiden Substanzen in ihrer natürlichen Lösung angewendet wird, bleibt dagegen häufig aus, wenn man beide Substanzen in schwacher Natronlauge löst und diese Lösungen vermischt. S. fand nun, dass die Gegenwart von neutralen Salzen zur Fibringerinnung erforderlich ist, gerade so, wie zur Gerinnung des Eiweiss in höherer Temperatur. Entfernt man aus 2 Flüssigkeiten, welche, zusammengemischt, Faserstoff geben, die löslichen Salze durch Dialyse, bringt die dabei entstandenen Niederschläge von fibrinbildenden Substanzen durch einen minimalen Zusatz von Natronlauge in Lösung und mischt nun die beiden Flüssigkeiten, so tritt eine Fibrinbildung nicht ein. Setzt man aber ausserdem noch eines der Diffusate, stark eingedampft, hinzu, so scheidet sich Fibrin aus. Denselben Effect erreicht man durch Kochsalzlösung in der Menge, dass der Gehalt der Flüssigkeit daran 0,8—1 pCt. beträgt. Zur Bildung von Fibrin ist also ein gewisser relativer Salzgehalt erforderlich, und so erklärt es sich auch, dass

Körperflüssigkeiten nach dem Verdünnen mit Wasser weniger Fibrin geben. Pericardialflüssigkeit gab 0,132 pCt. Fibrin, mit dem gleichen Vol. Wasser verdünnt dagegen nur 0,083 pCt. Pferdeblutplasma gab für sich 0,726 pCt., mit ½ Vol. Wasser 0,689 — mit dem gleichen Vol. Wasser 0,617. Verdünnt man mit 10—12 Vol. Wasser, so erfolgt nur sehr langsam eine ganz unbedeutende Faserstoffausscheidung; bringt man nun durch Kochsalzzusatz die Flüssigkeit auf 1 pCt. Kochsalzgehalt, so erhält man die normale Menge. Auch einige Salze wirken, wie bereits bekannt, verzögernd auf die Fibrinausscheidung: durch Zusatz von 1 Vol. Lösung von schwefelsaurer Magnesia (25 pCt.) zu 3—4 Vol. Blut oder Plasma gelingt es, die Gerinnung vollständig aufzuheben; Kochsalzlösung paralysirt diesen Einfluss theilweise. Bei der Dialyse fibringebender Flüssigkeiten scheiden sich die wirksamen Substanzen vollständig in unlöslicher Form aus, so dass die Filtrate unter Kochsalzzusatz kein Fibrin geben, wohl aber die in schwacher Natronlauge gelösten Filterrückstände.

Verf. geht sodann auf die Frage ein, wie man sich Lösungen verschafft, welche nur einen der drei Factoren der Fibrinbildung enthalten. 1) Das Fibrinferment. Das früher bereits angegebene Verfahren (Fällung mit Alkohol) ist in einem Punkt zu corrigiren: man muss den Alkohol sehr lange — 3 bis 4 Monate — auf das Eiweisscoagulum einwirken lassen; thut man das nicht, so enthält die Fermentlösung auch fibrinoplastische Substanz, kann also in Flüssigkeiten Gerinnung bewirken, die nur Fibrinogen enthalten. 2) Fibrinogene Substanz. Körperflüssigkeiten, die nur fibrinogene Substanz enthalten, sind häufiger, als S. früher angegeben hat; namentlich gehört hierher die Pericardialflüssigkeit des Pferdes und die Hydrocelenflüssigkeit. 3) Die fibrinoplastische Substanz stellt man am besten aus dem Albumen des Hühnereies dar, welches nur höchst selten Spuren von Ferment enthält. Entfernt man aus demselben die Salze durch rasches Dialysiren, so scheidet sich die fibrinoplastische Substanz leicht in unlöslicher Form aus; sie wird mit Wasser gewaschen und in Substanz oder gelöst verwendet. Hat man sich diese 3 Substanzen verschafft, so kann man sich von der Nothwendigkeit aller 3 zur Gerinnung leicht überzeugen, die Gerinnung erfolgt bei neutraler, schwach alkalischer und schwach saurer Reaction, eine merklich saure Reaction verhindert sie ganz. Die Menge des erhaltenen Fibrin hängt von der Temperatur ab, die physikalischen Eigenschaften desselben (namentlich) von der Schnelligkeit der Ausscheidung; ist diese sehr langsam, so sind die Gerinnsel locker, zerfallen leicht und lösen sich auch meistens im Lauf von 24 Stunden wieder auf, so dass sie der Beobachtung ganz entgehen können. Ein weiterer Abschnitt handelt von der Abhängigkeit der Fibrinmenge von der Menge der zugesetzten fibrinoplastischen Substanz. Zu gleichen Mengen Transsudat oder Blutplasma — wenn nöthig, noch durch Filtriren bei 0° von farblosen Blutkörperchen befreit — wurden wechselnde Mengen rein ausgefällter, fibrinoplasti-

scher Substanz in fester Form oder in Natron gelöst, hinzugesetzt, der entstandene Faserstoff nach 24 Stunden abfiltrirt, mit Wasser, Alkohol, Aether gewaschen, getrocknet und gewogen. Zur Beförderung der Gerinnung wurde in den späteren Versuchen eine kleine Menge gelöster, amorpher Blutfarbstoff hinzugesetzt. Es zeigte sich, dass bis zu einer gewissen Grenze hin die Menge des Fibrins mit der Menge der zugesetzten fibrinoplastischen Substanz stieg, jedoch nicht direct proportional derselben. Setzt man zu viel fibrinoplastische Substanz hinzu, so tritt keine ordentliche Gerinnung mehr ein. Als Beispiel sei Versuch II angeführt; es handelt sich um Hydroceleflüssigkeit, frei von fibrinoplastischer Substanz.

Zugesetzte fibrinoplastische (f) Substz.	Erhaltenes Fibrin (F).	F/f.
1. 0,462	0,087	0,19
2. 0,924	0,098	0,11
3. 1,386	0,106	0,08
4. 1,848	0,116	0,06

Der Zusatz von Haemoglobin beschleunigt die Ausscheidung des Fibrins, trägt jedoch nichts zur Vermehrung der Menge bei. Lösungen von Fibrinferment, in die Vena jugular. des lebenden Thieres gespritzt, bewirken keine Gerinnung, trotzdem das Blut in der ersten Zeit erhebliche Mengen Ferment nachweisbar enthält und dasselbe in 24 Stunden noch nicht ganz verschwunden war. Daraus geht hervor, dass der lebende Organismus das Fibrinferment allmälig zerstört, seine Wirkungen aber, so lange es besteht, auf irgend eine Weise paralysirt. Die Seiten 336—369 werden von Entgegnungen gegen Eichwald, Gorup-Besanez und Heynsius eingenommen, betreffs deren auf das Original verwiesen werden mag. In der zweiten Abhandlung bespricht Schmidt die Beziehung der körperlichen Elemente des Blutes zur Gerinnung.

1. Ueber die Abstammung des Fibrinfermentes.

Es lässt sich leicht zeigen, dass die rothen Blutkörperchen nichts mit dem Fibrinferment zu thun haben: 1) gibt es Flüssigkeiten, welche, ohne rothe Blutkörperchen zu enthalten, nach ihrer Entfernung aus dem Körper gerinnen; aus dem Serum lässt sich durch Fällung mit Alkohol etc. Fermentlösung darstellen; 2) Pferdeblutplasma, von den gesenkten rothen Blutkörperchen abgegossen, enthält im Moment der Trennung von den Blutkörperchen nur Spuren von Fibrinferment, gerinnt trotzdem bei gewöhnlicher Temperatur und giebt fermenthaltiges Serum; 3) verwendet man zur Darstellung des Fibrinfermentes „gesenktes" defibrinirtes Pferdeblut, so erhält man aus den unteren, vorwiegend aus Blutkörperchen bestehenden Schichten schwächer wirkende Lösungen, wie aus den obern. Bei nicht defibrinirtem Blut ist aus der untern blutkörperchenreichen Schicht überhaupt keine wirksame Fermentlösung darzustellen. — Die Quellen des Fibrinferments sind die farblosen Blutkörperchen: es entsteht aus diesen nach Entfernung des Blutes aus dem Körper und tritt in die Flüssigkeit über. Der Nachweis dafür lässt sich durch Filtration des Plasma führen. Fängt man Pferdeblut in einem in Eis stehenden Cylinder auf, lässt die Blutkörperchen absitzen und filtrirt das Plasma, wenn seine Temperatur auf 0^0 gesunken ist, durch mehrfach zusammengelegtes Filtrirpapier in einem Raum von 0^0, so erhält man ein völlig klares und körperchenfreies, meist etwas röthlich gefärbtes Filtrat, welches nur eine äusserst geringe Neigung zur Faserstoffbildung zeigt. Setzt man je eine Probe filtrirten und nichtfiltrirten Plasma der Zimmertemperatur aus, so gerinnt die erstere viel später, wie die letztere, und ausserdem ist die Gerinnung sehr langsam beendigt. Ein vollständiges Ausbleiben der Gerinnung ist deshalb nicht zu erwarten, weil die farblosen Blutkörperchen sofort nach ihrer Entfernung aus dem Körper anfangen, Ferment zu bilden und dieser Process nicht momentan durch Abkühlung unterdrückt werden kann. Der Fermentgehalt der filtrirten Flüssigkeit bleibt beim Stehen ungeändert, während der der nicht filtrirten fortdauernd zunimmt. Dieser Unterschied zwischen filtrirtem und nicht filtrirtem Plasma lässt sich ziemlich vollständig beseitigen, wenn man das Plasma vor der Filtration einige Minuten auf $10-20^0$ erwärmt und dann erst abkühlt. Der Filterrückstand, mit Wasser gewaschen, löst sich in schwach alkalischer Flüssigkeit auf und stellt eine schwach opalisirende Lösung von fibrinoplastischer Substanz dar, welcher nur Spuren von Ferment anhängen. Diesen Beobachtungen entsprechend, gerinnen Transsudate, welche durch farblose Elemente getrübt erscheinen, regelmässig, während ganz klare Transsudate keine Neigung zur spontanen Gerinnung zeigen, diese aber eintritt bei Zusatz von Ferment. Die Abhängigkeit der Gerinnung von den farblosen Blutkörperchen lässt sich auch dadurch zeigen, dass man Plasma mit ungleichen Mengen suspendirter farbloser Blutkörperchen versetzt. Die mit der grösseren Menge versetzte Probe gerinnt weit schneller, wie die andere. — Nimmt man 2 Proben desselben Plasma und überlässt die eine sich selbst, während man in der andern wiederholt die farblosen Blutkörperchen gleichmässig vertheilt, so gerinnt zuerst die gesenkte Schicht in der ersten Probe, dann die 2te Probe und endlich, jedoch viel später, auch die über dem Gerinnsel stehende Flüssigkeit. Dieser Versuch zeigt, dass der Impuls zur Gerinnung in der That von den Lymphkörperchen ausgeht. Die gerinnungsbeschleunigende Wirkung des nicht krystallisirten Blutfarbstoffs tritt um so eclatanter hervor, je schwächer die Lösung an Ferment ist, je langsamer sie also an sich ohne den Zusatz von Blutfarbstoff gerinnt. Lösungen von krystallisirtem Blutfarbstoff üben keine beschleunigende Wirkung aus.

2. Ueber die Abstammung der fibrinoplastischen Substanz.

Filtrirt man Plasma, wäscht den Rückstand mit Wasser aus und behandelt ihn dann mit schwach alkalisch reagirendem Wasser, so erhält man ein Filtrat, das beträchtliche Mengen fibrinoplastischer

Substanz in Lösung erhält. Der Filterrückstand besteht nur aus farblosen Blutkörperchen, aus denen somit die fibrinoplastische Substanz aufgelöst ist. Der Einwand, dass der Filterrückstand ausgeschiedene fibrinoplastische Substanz enthalte, deren Löslichkeit bei 0^0 gering sei, wird durch das Lösungsvermögen des filtrirten Plasma für hinzugefügte fibrinoplastische Substanz widerlegt. Allerdings scheiden sich aus dem Plasma feine Körnchen aus, dieselben bestehen aber nicht aus fibrinoplastischer Substanz, sondern sind Trümmer von zu Grunde gegangenen, farblosen Blutkörperchen. Dieselben sind stets dem Faserstoff beigemischt, anfangs noch deutlich als solche erkennbar, in den späteren Stadien der Gerinnung aber mehr und mehr verschwindend. Die farblosen Blutkörperchen resp. ihre Zerfallsproducte tragen somit zum Gewicht des Faserstoffs bei. Diese Thatsache lässt sich erweisen durch die Bestimmung des Faserstoffgehaltes im filtrirten Plasma: man wird nie ein vollständiges, von fibrinoplastischer Substanz freies Filtrat erwarten dürfen, weil das Zerfallen von Blutkörperchen sich nie vollständig ausschliessen lässt, jedoch erhält man in filtrirtem Plasma nur 0,35—0,45 pCt. Fibrin, in dem nicht filtrirten 0,5—0,7 pCt. Die Ausbeute von Fibrin im filtrirten Plasma lässt sich steigern, wenn man aus den farblosen Elementen eine Lösung von fibrinoplastischer Substanz herstellt und sie dem filtrirten Plasma hinzufügt. Der Unterschied in den Mengen des gelieferten Fibrins wird noch weit grösser, wenn das Plasma vor der Filtration mit dem 12—15 fachen Volum Wasser vermischt wurde. Auch in diesem Fall wurde durch Zusatz fibrinoplastischer Substanz die Faserstoffmenge wieder erhöht. — Bei 0^0 hält sich das mit dem 10—15 fachen Volumen Wasser verdünnte Plasma unbegrenzt lange flüssig; die farblosen Blutkörperchen senken sich rasch, sodass die darüber stehende Flüssigkeit nach 24 Stunden abgegossen und die Blutkörperchen durch erneutes Aufgiessen von kaltem Wasser gereinigt werden können. Mischt man sie nach dem Auswaschen oder besser noch die aus dem schwach alkalischen Filtrat durch Kohlensäure oder Essigsäure gefällte, in wenig Wasser suspendirte, fibrinoplastische Substanz mit einer fibrinogenen Flüssigkeit, so erfolgt eine äusserst langsame Gerinnung, während nur Spuren von Ferment vorhanden sind. Es fragt sich, ob die farblosen Blutzellen auch fibrinogene Substanz enthalten. Diese Frage ist für das Säugethierblut zu verneinen: löst man die ausgewaschenen Zellen in schwachem Alkali und setzt auch noch Fibrinferment hinzu, so tritt doch nie eine Gerinnung ein; dagegen zeigt die aus den Zellen des Vögel- und Amphibienblutes gewonnene Lösung allerdings stets eine spontane Gerinnung. — Der Faserstoff des Amphibienblutes zeichnet sich durch seine grössere Löslichkeit in Natron und Essigsäure aus, wird jedoch durch Waschen mit Wasser schwerer löslich. Froschblut gerinnt sehr schnell, wird denn aber im Verlauf von 4—6 Stunden wieder vollständig flüssig, indem das Fibrin sich in dem alkalisch reagirenden Serum auflöst. Lässt man in dem defibrinirten

Blut die Blutkörperchen sich senken und giesst das Serum ab, so erhält man durch Wasserzusatz und Auflösung der Blutkörperchen eine neue Gerinnung, welche sich gleichfalls in einigen Stunden wieder löst. Die Blutkörperchen des Frosches enthalten also unzweifelhaft auch fibrinogene Substanz, ebenso die der Vögel. Ob dieselbe aus den farblosen oder rothen Blutkörperchen stammt, bleibt zweifelhaft; die Annahme, dass auch bei dem Säugethierblut ähnliche Verhältnisse für die rothen Blutkörperchen bestehen, lässt sich nicht bestimmt widerlegen, ebensowenig aber beweisen.

Zu sehr interessanten Ergebnissen ist Hammarsten bei seinen Untersuchungen über die Faserstoffgerinnung gelangt. Verf. theilt das umfangreiche Material unter 2 Hauptabschnitten mit: I. Entsteht der Faserstoff durch chemische Vereinigung zweier Eiweissstoffe, des Fibrinogens und der fibrinoplastischen Substanz? II. In welcher Weise kann die unzweifelhafte Einwirkung des Paraglobulins auf die Faserstoffgerinnung erklärt werden? Beide Fragen werden in einer Reihe von Paragraphen behandelt, eine Eintheilung, der sich Ref. der Uebersichtlichkeit wegen anschliesst. § 1. Einleitung. Gegen die Schmidt'sche Theorie der Faserstoffgerinnung lassen sich eine Reihe von Bedenken a priori erheben, die von anderer Seite auch schon geltend gemacht sind, auf die Verf. daher nicht näher eingeht. Zum Studium der Gerinnung wählte H. zuerst Hydrocelenflüssigkeit, da sie nach den Angaben von Schmidt als häufigsten paraglobulinfrei angetroffen wird. Es wurden im Ganzen 31 derartige Flüssigkeiten untersucht; von diesen gerannen 6 innerhalb der ersten 24 Stunden, 6 andere im Verlauf einiger Tage — nur eine derselben enthielt nachweisbar Spuren von Blut — 19 gerannen nicht spontan, 10 derselben gerannen nach Zusatz von Ferment allein, 5 nach Zusatz von Ferment und fibrinoplastischer Substanz, in 4 Flüssigkeiten konnte überhaupt keine Gerinnung herbeigeführt werden. Diese Beobachtungen stimmen mit denen Schmidt's über die Hydrocelenflüssigkeit wenig überein; die Differenz ist wohl auf die wechselnde Zusammensetzung derselben zurückzuführen. § 2. Ueber die Einwirkung des Chlorcalcium auf die Faserstoffgerinnung. H. hat früher gefunden, dass die Anwesenheit von phosphorsaurem Kalk eine wesentliche Bedingung für die Gerinnung einer milchzuckerfreien Caseinlösung durch Lab ist, und kam dadurch auf die Vermuthung, dass auch bei der Fibringerinnung Kalksalze eine Rolle spielen könnten. Um die Menge des Kalkphosphates in der Hydrocelenflüssigkeit zu vermehren, schien bei dem constanten Gehalt an Alkalien ein Zusatz von $CaCl_2$ am einfachsten. Zur Controle diente dieselbe, nicht mit $CaCl_2$ versetzte Flüssigkeit. Die Gerinnung wurde durch Zusatz von Fibrinferment herbeigeführt. Der Einfluss des Chlorcalcium zeigte sich in zweifacher Weise: 1) wird die Gerinnung wesentlich beschleunigt und 2) die Menge des ausgeschiedenen Fibrin bedeutend vermehrt, wie Wägungen desselben mit Berücksichtigung der Asche ergaben. Die aus gleichen Mengen Hydrocelenflüssigkeit erhaltene Menge Fibrin mögen durch einzelne Zahlen belegt werden.

Zusatz von $CaCl_2$		Erhaltene Fibrinmenge
I.	{ 0	0,05
	{ 0,276 pCt.	0,089
II.	{ 0	0,027
	{ 0,253 pCt.	0,057
III.	{ 0	0,00
	{ 0,082	0,020
	{ 0,328	0,047

Es giebt danach Hydrocelenflüssigkeiten, welche ohne Zusatz von $CaCl_2$ nicht gerinnen, auf welche also der Zusatz von Chlorcalcium ebenso einwirkt, wie der Zusatz von fibrinoplastischer Substanz. In einzelnen Versuchen konnte ein Einfluss des Chlorcalcium nicht bemerkt werden. In 3 Flüssigkeiten wurde durch Chlorcalcium-Zusatz die Menge des ausgeschiedenen Fibrin nicht vermehrt, in diesen Fällen zeigte sich aber auch der Zusatz fibrinoplastischer Substanz unwirksam; einen Fall derart, in dem fibrinoplast. Subst. wirksam war, $CaCl_2$ dagegen nicht, hat H. überhaupt nicht beobachtet. Das Chlorcalcium kann daher eine fibrinoplastische Substanz genannt werden. Es drängte sich zunächst die Frage auf, ob auch anderen Substanzen, namentlich aus der Klasse der Eiweisskörper, diese Eigenschaft zukommt. § 3. Ueber die Einwirkung des Caseins auf die Faserstoffgerinnung. — Zur Darstellung von Casein wurde Milch mit 9 Vol. Wasser verdünnt, mit Essigsäure gefällt, gewaschen, in verdünnter Natronlauge gelöst — die trübe, milchartige Flüssigkeit mehrmals filtrirt, wieder mit Essigsäure gefällt u. s. f. Das Casein wird in Wasser suspendirt, der Hydrocelenflüssigkeit zugesetzt: ein Einfluss derselben auf die Gerinnung war nicht wahrzunehmen. Doch sind diese Versuche nicht beweisend, da vielleicht die gelöste Form Bedingung der Wirksamkeit ist. In dieser Idee versuchte Verf., das Casein in paraglobulinfreiem Serum zu lösen. Pferdeblutserum wurde mit 9 Vol. Wasser verdünnt, durch Zusatz von Essigsäure das Paraglobulin gefällt, nach 24 Stunden die Flüssigkeit abgegossen und klar filtrirt, durch Zusatz einer weiteren kleinen Essigsäuremenge auf etwa restirenden Gehalt an Paraglobulin (= fibrinoplastische Substanz) geprüft. Wenn das Zehntelserum hierbei klar blieb, wurde es mit der alkalischen Caseinlösung versetzt und alsdann dieses durch Zusatz von Essigsäure gefällt. Der so gewonnene Niederschlag, der sich in Berührung mit der Luft in eine klebrige, selbst syropös zerfliessende Masse verwandelt, ist in NaCl — Lösung (1—7 pCt.) leicht löslich und giebt damit eine klare Lösung. Dass es sich trotzdem um Casein handelte, zeigte der Versuch mit Lab in der neutralen Lösung: es trat dabei Gerinnung ein. Dieses Casein wirkte ebenso, wie Paraglobulin: es beschleunigte die Gerinnung und vermehrte die Menge des Fibrins. Da das reine Casein diese Wirkung nicht hat, so ist es wohl sehr wahrscheinlich, dass bei der angegebenen Behandlung das Casein mit gewissen Serumbestandtheilen verunreinigt wird. Die Ersetzbarkeit des Paraglobulins durch Chlorcalcium und durch Casein schliessen nach

Verf. die Möglichkeit vollständig aus, dass das Fibrin aus der Verbindung von 2 Eiweisskörpern hervorgeht. § 4. Ueber die Einwirkung der Neutralisation auf die Faserstoffgerinnung. — Schmidt selbst hat schon angegeben, dass die Menge des Fibrins cet. par. mit Zunahme der Alkalescenz abnimmt. H. konnte auch nachweisen, dass bei Neutralisation der stets alkalisch

			a) nicht neutralisirt.	b) neutralisirt
I.	Pleuraflüssigkeit	170 Cc. + 50 Cc. Ferm.	0,019 Grm. Fibrin.	0.073
II.	Hydroceleflüssigkeit	100 Cc. + 100 Ferment.	0,020 —	0,076
III.	do.	70 Cc. + 30 Ferment.	0,00 —	0,049
IV.	do.	80 Cc. + 60 Ferment.	0,074	0,09
V.	do.	50 Cc. + 25 —	0,01 —	0,037

Die weitere Erforschung des Vorganges der Gerinnung hing offenbar von der Untersuchung reiner Materialien ab, Verf. suchte daher zuerst Fibrinogen in grösserer Menge rein darzustellen. § 5. Ueber eine neue Methode zur Reindarstellung des Fibrinogen aus dem Blutplasma. Das Verfahren von H. schliesst sich an das von Eichwald zur Darstellung von löslichem Fibrin angegebene an und ist im Wesentlichen folgendes:

Pferdeblut wird in Gefässen aufgefangen, die zu ⅓ mit concentrirter Lösung von schwefelsaurer Magnesia gefüllt sind, sodass in der Mischung 1 Vol. Salzlösung auf 4 Vol. Blut enthalten sind, längere Zeit (1 oder mehrere Tage) an einem kühlen Ort stehen gelassen, alsdann durch mit Spruc. NaCl-Lösung befeuchtete Faltenfilter filtrirt. Das klare, mitunter etwas röthlich gefärbte Filtrat versetzt man mit dem gleichen Vol. gesättigter NaCl-Lösung, filtrirt den entstehenden feinflockigen Niederschlag ab und bringt ihn noch feucht in 6 proc. NaCl-Lösung, worin er sich klar auflöst. Aus dieser Lösung wird die fibrinogene Substanz wiederum durch gesättigte NaCl-Lösung gefällt und dieses Verfahren noch mehrmals wiederholt; man erhält schliesslich eine ca. 1 proc. NaCl enthaltende, wässrige Lösung von Fibrinogen. Diese Lösung gerinnt spontan nicht, dagegen auf Zusatz des Schmidt'schen Fibrinfermentes. Diese Gerinnung erfolgt sehr langsam, wenn man vorher CO₂ durch die Fibrinogenlösung geleitet hat, die Kohlensäure hat also einen unzweifelhaft hemmenden Einfluss. Von grosser Wichtigkeit war es, nachzuweisen, dass die so dargestellte Fibrinogenlösung kein Paraglobulin enthielt. Dieser Nachweis liess sich führen durch das Verhalten dieser Lösung beim Eintragen von gepulvertem Kochsalz. Lösungen von Paraglobulin werden dadurch nie vollständig gefällt, es ist vielmehr stets im Filtrat Eiweiss nachzuweisen. Die erwähnte Fibrinogenlösung wird nun in der That durch Eintragen von Kochsalz vollständig gefällt, sodass im Filtrat durch Kochen nach Zusatz von Essigsäure kein Eiweiss nachzuweisen ist. Wird die Lösung dagegen vorher mit Paraglobulin versetzt und dann ebenso behandelt, so ist im Filtrat Eiweiss nachweisbar. Daraus folgt, dass die Fibrinogenlösung kein Paraglobulin enthält. §. 6. Der experimentelle Beweis, dass der Faserstoff nicht durch eine chemische Verbindung von Paraglobulin und Fibrinogen entsteht. Zur Sicherstellung dieser Thatsache fehlte noch: 1) der Nachweis, dass die an-

reagirenden Hydrocelenflüssigkeit die Gerinnung schneller eintritt und die Menge des Fibrins zunimmt. In einzelnen Hydrocelenflüssigkeiten, welche nach Zusatz von Fermentlösung überhaupt keine Gerinnung zeigten, trat diese ein, wenn die Flüssigkeit vorher neutralisirt war. Die bei den Versuchen erhaltenen Zahlen sind folgende:

gewendete Fermentlösung kein Paraglobulin enthält, 2) dass das entstehende Product wirklich Fibrin ist. Die Fermentlösung war nach der Schmidt'schen Angabe dargestellt, das Coagulum hatte 3 Wochen unter Alkohol absol. gestanden. In dieser Lösung entsteht allerdings durch CO₂ ein Niederschlag, der aber vom Paraglobulin abweicht (vgl. hierüber oben Schmidt(1)), und auch eine von diesem Niederschlag abfiltrirte und von CO₂ befreite Fermentlösung ist wirksam. Für die Identität der Gerinnung mit Fibringerinnung spricht der ganze Verlauf der Gerinnung und das Verhalten des Fibrins, worüber das Original zu vergleichen. - Für das Entsehen von Fibrin sind also nur 2 Stoffe nöthig: ein Eiweisskörper, das Fibrinogen, und ein noch nicht näher bekannter, fermentartiger Stoff. §. 7. Versuche mit reinen Fibrinogenlösungen, nebst einigen Betrachtungen über die Löslichkeit des Faserstoffs in Salzen und Alkalien bei Anwesenheit von einem fibrinlösenden, fermentartigen Stoff. Die Möglichkeit, reine Fibrinogenlösungen herzustellen, gestattet, einen für die Schmidt'sche Anschauung sehr wichtigen Versuch anzustellen. Nach Schmidt wird bei genügendem Gehalt an Paraglobulin sämmtliches Fibrinogen zur Bildung von Fibrin verbraucht, die Menge desselben muss unter diesen Verhältnissen somit grösser sein, wie die Menge des angewandten Fibrinogens. Die Ausführung dieses Versuches stösst indessen auf sehr grosse Schwierigkeiten. Die Hauptschwierigkeit liegt darin, dass das Fibrin sich nicht selten nach der Ausscheidung wieder auflöst, mitunter fast vollständig. Diese Wiederauflösung wurde namentlich in den mit Paraglobulin versetzten Proben beobachtet. Es müssen also mit dem Paraglobulin gleichzeitig aus dem Blutserum fibrinlösende Substanzen gefällt werden, welche sich auch durch wiederholte Reinigung desselben nicht entfernen lassen. Man muss deshalb, um vergleichbare Resultate zu erhalten, möglichst schnell operiren und das Serum von dem Fibrin abgiessen, sobald die Gerinnung vollständig eingetreten ist. Von Einfluss auf die Wiederauflösbarkeit des Fibrins ist auch die Darstellung der fibrinogenen Substanz: je häufiger dieselbe durch Auflösen und Wiederfällung durch Na Cl gereinigt war, desto unbeständiger erwies sich das aus ihr erhaltene Fibrin; durch sehr häufige Wiederholung dieser Operation verliert sogar schliesslich die fibrinogene Substanz gänzlich die Fähigkeit, Fibrin zu bilden. Um vergleichbare Resultate zu bekommen, muss man deshalb ein und dieselbe Fibrinogenlösung anwenden und die Reinigung nicht mehr wie höchstens 3 Mal wiederholen. Was die Gewichtsbestimmung betrifft, so wurde die des Fibrins in der gewöhnlichen Weise ausgeführt — das Fibrin erwies sich aschefrei — eine Veraschung war also nicht erforderlich. Die Menge des Paraglobulin und des Fibrinogens wurde einfach in der Weise bestimmt, dass abgemessene Mengen der Lösung eingetrocknet, der Aschengehalt bestimmt und dieser in Abzug gebracht wurde. Diese Methode fasst auf 2 Voraussetzungen: 1) dass der Aschengehalt sich mit hinreichender Sicherheit bestimmen lässt, und 2) dass die angewendeten Lösungen keine andere organische Substanz enthalten, als Paraglobulin, resp. Fibrinogen — eine Voraussetzung, die namentlich für das letztere besonders zu prüfen war. Die Aschenbestimmung geschah unter Zusatz von Baryumhydrat. Das nach der

Einäscherung zurückbleibende Baryumcarbonat wog etwas mehr, als dem angesetzten Barythydrat entsprach. Dieses Pins wurde den Salzen der Lösung hinzuaddirt. Was die Reinheit des Fibrinogens betrifft, so wurde früher schon gezeigt, dass die Lösung desselben weder Paraglobulin, noch Serumeiweiss enthält, sondern ausschliesslich Fibrinogen und zwar als neutral reagirende Alkaliverbindung. Trocknet man nämlich die Lösung ein, so kann man durch Auswaschen die löslichen Salze ziemlich entfernen, und diese Salzlösung reagirt neutral; verkohlt man jetzt den Rückstand und zieht wieder mit Wasser aus, so reagirt die Lösung alkalisch. Fette konnten in dem Fibrinogen nicht nachgewiesen werden, und die etwaige Verunreinigung mit Extractivstoffen des Blutes kommt offenbar nicht in Betracht. Die vom Verf. als fehlerfrei betrachteten Versuche sind in einer Tabelle zusammengestellt, die Ref. vollständig wiedergiebt:

No. des Versuchs.	Zusammensetzung der Flüssigkeit.	Menge des Paraglobulin.	Gehalt an Ca Cl₂	Gehalt an Fibrinogen in Grms.	Ausgeschiedenes Fibrin in Grms.	Fibrin in pCt. des Fibrinogen.	Gerinnungszeit.
1.	a) 45 Cc. Fibrinogenlösung. 15 Cc. CaCl₂-Lösung. 30 Cc. Fermentlösung.	0,00	0,8 pCt.	0,447	0,372	83,2 pCt.	Anfang nach 40 Minuten, Ende nach 22 Stunden.
	b) 45 Cc. Fibrinogen. 15 Cc. Paraglobulin in CaCl₂ 30 Cc. Ferment.	0,450	0,8 pCt.	0,447	0,413	92,4 pCt.	Anfang nach 7 Minuten, Ende nach 2 Stunden.
	a) 60 Cc. Fibrinogen. 20 Cc. CaCl₂ 60 Cc. Ferment.	0,00	0,47	0,852	0,550	64,5	Anfang nach 20 Minuten, Ende nach 2 Stunden.
	b) 60 Cc. Fibrinogen. 20 Cc. Paraglobulin in CaCl₂ 30 Cc Ferment.	0,460	0,47	0,852	0,561	65,8	Anfang nach 2 Minuten, Ende nach 15 Minuten.

II. Wie ist die Einwirkung des Paraglobulin auf die Faserstoffgerinnung zu erklären?

§. 1. Ueber die Einwirkung der Alkalien und der neutralen Salze auf die Faserstoffgerinnung. Manche Hydrocelenflüssigkeiten gerinnen auf Zusatz von Fibrinferment nicht, dagegen nach Zusatz von Säure oder CaCl₂ ausser dem Fermentzusatz, sie scheinen danach Substanzen zu enthalten, welche der Gerinnung hinderlich sind. Stellt man aus solchen Flüssigkeiten nach der früher beschriebenen Methode Fibrinogen dar, so giebt dieses die Gerinnung in normaler Weise. Als gerinnungshemmende Momente

kommt zunächst der Alkaligehalt und der Salzgehalt der Hydrocelenflüssigkeit in Betracht, und zwar müssen diese auf das Gerinnungsferment oder auf das Fibrinogen oder endlich auf das entstehende Fibrin Einfluss haben. Da ein Zusatz von Alkali oder Salzen nicht allein auf die Gerinnungsgeschwindigkeit, sondern auch auf die Menge des ausgeschiedenen Fibrin einwirkt, so muss auch eine Einwirkung von Alkali und Balzen auf das Fibrinogen resp. das Fibrin stattfinden. Indessen auch das Fibrinogen wird durch die kleine, in Betracht kommende Menge von Alkali und Salzen nicht untauglich gemacht zur Gerinnung; die Abnahme der Fibrinmenge kann also nur auf der Löslich-

keit desselben in Alkali und Salzen beruhen. §. 2.
Ueber die Löslichkeit des Fibrins in Alkalien bei Abwesenheit von einem besonderen, das Fibrin verunreinigenden, fibrinlösenden, fermentartigen Stoffe. Aus
seinen neutralen Lösungen einmal ausgeschiedenes
und ausgewaschenes Fibrin ist in Alkalien unlöslich,
das aus alkalischen Lösungen dagegen ausgeschiedene
hat ein etwas anderes Aussehen, es ist mehr gallertig
und löst sich beim Stehen allmälig wieder auf. Von
derselben neutralen Fibrinogenlösung wurde, nach Zusatz von Fermentlösung, die eine Hälfte mit etwas
frisch verdünnter Natronlauge versetzt, während die
andere ohne Zusatz blieb. Die letztere gerann nach
30 Minuten, die erstere erst nach 3—4 Stunden. Nach
Veriant von 31 Stunden war der ausgeschiedene Faserstoff der letzteren unverändert geblieben, wogegen er
sich in dem ersteren Fall vollständig bis auf einige
Flocken wieder aufgelöst hatte. Das Fibrin der neutralen Flüssigkeit löste sich, ausgewaschen, in Alkali
nicht auf. §. 3. Ueber die Wiederauflösung resp.
die verhinderte Ausscheidung des Faserstoffs, bei Anwesenheit von paraglobulinfreiem Serum etc.

Aus dem Fibrin bildet sich bei der Wiederauflösung ein paraglobulinartiger Körper, welcher mit
dem Paraglobulin alle Löslichkeitsverhältnisse theilt
und auch Gerinnung in Fibrinogenlösungen bewirkt.
Zur Anstellung dieses Versuches verfuhr H. folgendermaassen: 200 Ccm. Pferdeblutserum wurden mit
1789 Ccm. Wasser und 11 Ccm. einer 5,7procentigen
Essigsäure versetzt und wiederholt filtrirt, bis das
Filtrat vollkommen klar war. 1000 Ccm. desselben
— entsprechend 100 Ccm. Serum — wurden unter fort-
dauerndem Umrühren einer starken Kälte ausgesetzt,
nachdem vorher so viel Natronlauge zugesetzt war,
als der Essigsäure entsprach. Es gelang so, 1000 Ccm.
im Laufe von 1½ Stunden auf 50 Ccm. zu reduciren,
entsprechend 100 Ccm. Serum. Von dieser Flüssigkeit wurden nun 2 Mischungen hergestellt: A. enthielt 25 Ccm. des concentrirten Serum und 25 Ccm.
Fibrinogenlösung, B. 25 Ccm. Fibrinfermentlösung
und 25 Ccm. Fibrinogenlösung. Die Gerinnung trat
in A. nach 13, in B. nach 30 Minuten ein und war anscheinend nach 21 Stunden beendigt. Nach 30 Stunden war in A. der grössere Theil des Fibrins wieder
gelöst, in B. war eine Abnahme des Fibrins nicht
wahrnehmbar. Das Fibrin von A. wog 0,023 Grm.,
von B. 0,102 Grm.; im Serum des Fibrins konnte
eine neue Ausscheidung von Fibrin nicht bewirkt
werden. Das Serum von B. gab nach dem Verdünnen
und starken Einleiten von CO_2 nur einen sehr geringen, feinflockigen Niederschlag, von A. dagegen einen
reichlichen, flockigen Niederschlag. Derselbe hatte die
Eigenschaften von Paraglobulin und bewirkte in Fibrinogenlösungen Gerinnung. Ein zweiter Versuch
hatte ein ganz analoges Resultat. Eine Wiederauflösung des Fibrins resp. verminderte Ausscheidung
wurde niemals bei Zusatz von geronnenem Serum beobachtet, sondern stets nur dann, wenn vorher das
Paraglobulin daraus entfernt war, das Alkali des Serums also gewissermaassen frei, wenigstens nicht an

Paraglobulin gebunden, in der Flüssigkeit enthalten
war. §. 4. Ueder die Löslichkeit des Fibrins in
neutralen Salzen bei Abwesenheit von einem das Fibrin verunreinigenden, fibrinlösenden, fermentartigen
Stoff. Der aus reinen neutralen Lösungen von Fibrinogen dargestellte Faserstoff ist in Lösungen neutraler
Salze ebenso unlöslich, wie der aus Blut gewonnene,
dagegen kann bekanntlich durch die Gegenwart von
Salzen in gerinnungsfähigen Flüssigkeiten die Ausscheidung von Fibrin verhindert oder auf ein Minimum reducirt werden. Versetzt man solche Flüssigkeiten (z. B. 10 Ccm. Fibrinogenlösung, 10 Ccm.
10procentiger Lösung von $CaCl_2$, und 10 Ccm. Fermentlösung) mit den gleichen Vol. concentrirter Kochsalzlösung oder dem mehrfachen Volumen Wasser, so
scheidet sich sehr schnell Fibrin aus, jetzt unlöslich
in Salzen und Alkalien. Die Salze halten also einfach das Fibrin in Lösung, während sie seine Entstehung selbst nicht hindern. Durch einen besonderen
Versuch lässt sich zeigen, dass das Fibrin nicht etwa
erst im Moment der Verdünnung mit Wasser entsteht.
Man kann diese Modification passend mit dem Namen
„lösliches Fibrin“ bezeichnen, ein Name, der schon
von Eichwald angewendet worden ist, ohne dass
sich indessen Verf. der Deutung von Elobwald anschliesst, dass das Fibrin im Blut schon präformirt
ist und sich nur unter gewissen Verhältnissen ausscheidet. Dieses lösliche Fibrin ist offenbar auch der
Körper, den Denis in Händen gehabt und Heynsius und v. d. Horst aus dem Stroma der Blutkörperchen dargestellt haben. §. 5. Ein Versuch, die
Wirkungsweise des Paraglobulins bei der Gerinnung
u. s. w. zu erklären.

Die Hydrocelenflüssigkeit zeigte nach einigen Beobachtungen eine Alkalescenz von 0,09 bis 0,11 pCt.
Na_2O — fast genau soviel, wie Alex. Schmidt für
das Pferdeblutplasma gefunden hatte. Ein solcher
Gehalt an Alkali kann bei einer fibrinogenarmen
Flüssigkeit die Ausscheidung von Fibrin vollständig
verhindern. Auch die Salze, deren Menge in der Hydrocelenflüssigkeit ca. 0,7—0,9 pCt. beträgt, können
bei der kleinen Menge Fibrin, um die es sich handelt,
sehr wohl einen erheblichen Theil, ja selbst Alles in
Lösung halten, der Einfluss eines nicht sehr hohen
Gehaltes an NaCl in dieser Richtung ist leicht experimentell festzustellen, indem man eine Hydrocelenflüssigkeit in 2 Theile theilt, beide Theile mit einer gleichen
Menge Fermentlösung versetzt, die eine ausserdem
aber noch mit soviel NaCl, dass das Plus dann ca.
0,9 pCt. beträgt.

In dieser Flüssigkeit tritt keine Gerinnung ein.
Weniger geeignet, diesen Einfluss der Salze zu zeigen,
ist die Verdünnung mit Wasser, denn dadurch wird
zugleich die Einwirkung des Fermentes abgeschwächt
(in Folge starker Verdünnung). Wenn die Alkalien
und Salze einen derartigen Einfluss ausüben, ist es
klar, dass ein Zusatz einer Substanz, welche Alkali
oder Salz für sich in Anspruch nimmt, die Menge des
Fibrins vermehren muss. So wächst dieselbe durch
Neutralisation des Alkalis durch eine Säure — stets

wird indessen ein Theil des Fibrins durch das jetzt entstandene Salz in Lösung gehalten, und es kann sogar der Grenzfall eintreten, dass gar kein Fibrin zur Ausscheidung kommt. Die Wirkung des Chlorcalcium beruht wahrscheinlich darauf, dass sich kohlensaurer Kalk und Chloralkalien bilden, die störende Alkalescens also fortfällt. Der Umstand, dass die Menge des Faserstoffes mit der des angesetzten Paraglobulin steigt, kann nun einfach in der Weise erklärt werden, dass dasselbe das Alkali und die Salze für sich in Beschlag nimmt. Ausserdem wirkt dasselbe aber auch vermöge des ihm stets anhaftenden Gehaltes an Ferment. Die Menge des Fermentes soll zwar nach Schmidt nur auf die Schnelligkeit der Gerinnung Einfluss haben, nicht auf die Menge des Fibrins, allein je schneller die Gerinnung vollständig wird, um so eher können sich die fibrinlösenden Momente geltend machen. Sehr bemerkenswerth, wiewohl schwer zu erklären ist die schon von Schmidt gemachte Beobachtung, dass starke Concentration der Flüssigkeit gleichfalls ein Hinderniss für die Gerinnung ist: so wurde der Beginn der Gerinnung in einem Fall durch Zusatz von 5pCt. Zucker von 3 Stunden auf 68 hinausgeschoben. In ähnlicher Weise, wie das Paraglobulin, wirkt das durch Serumbestandtheile verunreinigte Casein. Verf. vermuthet, dass diese Verunreinigung nichts anderes, wie Lecithin sein möchte. Dafür spricht, dass auch Vitellin die Gerinnung sehr beschleunigt.

Im § 6. untersucht Verf., ob sich die von Schmidt angegebenen Beobachtungen durch seine (des Verf.'s) Anschauung erklären lassen. — Wenn man nach Schmidt Serum durch anhaltendes Einleiten von CO₂, vollständig von Paraglobulin befreit, so bewirkt es, auf das frühere Volum reducirt, in Hydrocelenflüssigkeit keine Gerinnung mehr, wohl aber, wenn man das ausgefällte Paraglobulin vorher wieder in Serum aufgelöst hatte. Verf. findet diese Angabe zutreffend für fibrinogenarme Transsudate, nicht aber für concentrirte Lösungen von fibrinogener Substanz. In solchen bewirke auch das paraglobulinfreie Serum, vermöge seines Fermentgehaltes, Gerinnung. Der Grund, warum diese in fibrinogenarmen Flüssigkeiten nicht eintritt, liegt wiederum in dem Gehalt der von Paraglobulin befreiten Flüssigkeit an freiem Alkali. Dasselbe sei zu sagen über die folgende Beobachtung von Schmidt. Wenn man Pferdeblutplasma durch eine Kältemischung flüssig erhält und daraus das Paraglobulin durch CO₂, vollständig ausfällt, dann auf das frühere Vol. reducirt, so gerinnt die Flüssigkeit nicht spontan, wohl aber bei Zusatz von defibrinirtem Blut. H. ist der Ansicht, dass das Ausbleiben der Gerinnung in diesem Fall vom Mangel an Ferment abhängt, vielleicht aber gleichzeitig auch von dem Anwachsen des Alkalis bei Verminderung des Fibrinogens, das theilweise mit dem Paraglobulin mit niedergerissen wird. Gegen die Angabe von Schmidt, dass das Fibrinogen mit wechselnden Mengen Paraglobulin zu Fibrin zusammentreten könne, wendet Verfasser ein, dass die Verbindung 2 einander so nahestehender Körper zu einem neuen schon an

sich sehr unwahrscheinlich sei, noch mehr aber das Zusammentreten in wechselnden Proportionen nach welchen es nicht ein, sondern eine ganze Reihe von Fibrinen geben würde. Ebenso schwer verständlich ist, warum auch bei einem sehr geringen Zusatz von Paraglobulin doch stets ein Theil nach der Gerinnung in der Flüssigkeit zurückbleibt, wie Schmidt angiebt, während diese Thatsache leicht verständlich ist, wenn das Paraglobulin sich nicht mit dem Fibrinogen verbindet. Die Thatsache, dass ein Zusatz von Paraglobulin in Hydrocelenflüssigkeit einen sehr viel grösseren Zuwachs von Fibrin bewirkt, wie in Blutplasma, erklärt sich einfach daraus, dass die Hydrocelenflüssigkeit sehr viel ärmer an Fibrinogen ist, wie das Blutplasma, die Menge der fibrinlösenden Substanzen aber, welche bei Zusatz einer bestimmten Menge Paraglobulin eliminirt werde, durch einen absoluten Werth repräsentirt werde. Der relative Zuwachs kann danach bald sehr gross, bald unerheblich erscheinen. Von den Schlussbemerkungen sei noch hervorgehoben, dass bei Verwendung reiner Fibrinogenlösungen nach Eintritt der Gerinnung im Serum stets ein leichtlöslicher Eiweisskörper gefunden wird, die Abscheidung von Fibrin könnte danach als Spaltungsvorgang erscheinen. Verf. stellt weitere Untersuchungen darüber in Aussicht.

Mallassez und Picard haben früher gezeigt, dass der Gehalt des Milzvenenblutes an Blutkörperchen bei Durchschneidung der Milznerven steigt. Sie haben jetzt (11. 12. 13.) die Nerven nur partiell durchschnitten und untersucht, ob sich Unterschiede zwischen dem innervirten und gelähmten Bezirke feststellen lassen. Sie fanden zunächst das durch blosse Einschnitte in die Milz erhaltene Blut reicher an Blutkörperchen, wenn es aus einer gelähmten, als wenn es aus einer innervirten Partie stammte. Ausgedrückt für 1 Grm. Milzsubstanz ist die Zahl der Blutkörperchen in den gelähmten Partien gleichfalls grösser. Um zu entscheiden, ob die Vermehrung der Blutkörperchen von einer Concentration des Blutes durch Transsudation oder von wirklicher Neubildung abhänge, unterbanden die Verff. den Hilus der Milz mit Ausnahme der Nerven, welche zu einer der Hälften der Milz gehen. Auch hierbei war das Resultat dasselbe; in der gelähmten Partie fanden sich mehr Blutkörperchen. Endlich haben M. und P. noch den Eisengehalt gelähmter und nicht gelähmter Partien den Milz untersucht; sie fanden ihn im letzteren Fall geringer, trotz der grösseren Zahl von Blutkörperchen. (Es scheint sich hier um entblutetes Milzgewebe zu handeln, denn die Verff. sagen, dass in dem Milzgewebe angehäufte Eisen sei somit zur Bildung von Blutkörperchen verwendet — bestimmt angegeben ist es nicht. Ref.)

Tarchanoff und Swaen haben (14) Untersuchungen über den Gehalt des Milzblutes an weissen Blutkörperchen angestellt und vorher einige Zählungen an Blut aus anderen Gefässbezirken ausgeführt.

In einem Cbkmill. Blut fanden sich Blutkörperchen (farblose) beim Kaninchen: Ohrenarterie 4300, Ohrvena gleichfalls 4300; beim Hund: Art. thyreoidea inf. 11,900, Vena jugul. externa 8600, nach Durchschneidung des Vagosympathicus 10,700; bei einem anderen Hund fand sich: Ast der A. cruralis 4600, Vena cruralis 8900, Art. tibial. 12,500, Vena cruralis 13,200, nach Unterbindung der Art. cruralis stieg der Gehalt auf 18,700. Bei einem Hunde enthielt ein Zweig der Vena cruralis 8200, nach Durchschneidung des N. ischiadicus 14,100.

Die Zahlen lassen keine Gesetzmässigkeit erkennen, nur der Gehalt an weissen Blutkörperchen im Blut des linken Herzens scheint regelmässig höher zu sein, wie im rechten: es ergeben sich 6400 gegen 4600; 2700 gegen 1500. Das Blut der Milzvene fanden die Verff., entgegen der gewöhnlichen Annahme, nicht reicher an farblosen Blutkörperchen, eher sogar ärmer. Nach Durchschneidung der Milznerven nimmt die Zahl im venösen Blut noch weiter ab; ebenso sinkt auch der Gehalt des venösen Körperblutes an weissen Blutkörperchen.

Tarchanoff und Nicati theilen Versuche mit (15) über den Gehalt des Blutes der Ohrgefässe an weissen Blutkörperchen unter verschiedenen Verhältnissen. Sie fanden: starke Abnahme nach Durchschneidung des Sympathicus (die Differenz mit dem gesunden Ohr verschwindet beim Ueberziehen des Ohres mit Pirniss), Verminderung bei Compression der Venen mit nachfolgender Vermehrung, starke Zunahme bei Entzündung des Ohres (Aetzen mit Kalihydrat — Einführen von Holzstückchen, Injection von Kochsalzlösung unter die Haut).

Malassez hat (16) ausgedehntere Versuche über den Gehalt des Blutes an Blutkörperchen unter verschiedenen Verhältnissen angestellt. Was zunächst die Blutkörperchencapacität (Zahl der Blutkörperchen, bezogen auf 1 Grm. Thier) in den verschiedenen Species der Wirbelthiere betrifft, so ist sie am grössten bei den Säugethieren, dann folgen: Vögel, Knochenfische, Knorpelfische, indessen finden sich einige Ausnahmen. Die höchste Zahl ergiebt sich unter den untersuchten Thieren für die Fledermaus, 630 Millionen, die niedrigste für den Axolotl, 1,4 Millionen. Die Zahl der Blutkörperchen in einem CMillm. Blut sinkt gleichfalls in derselben Richtung, doch laufen beide Curven nicht parallel. Die Beobachtung über den Einfluss des Alters, des Ernährungszustandes etc. s. im Original.

Digerirt man ausgewaschenes Fibrin auf dem Wasserbad mit Natronlauge von 0,05 pCt., so geht nach Deutschmann (10) ein grösserer oder geringorer Theil desselben in Lösung; die Zeit, resp. die Vollständigkeit, in welcher dieses geschieht, hängt von der Thierspecies ab, von der das Fibrin dargestellt ist. Die alkalische Lösung der Fibringehalt derselben betrug meistens 0,6 — 0,9 pCt. — lässt sich bis zu einer nur noch geringen Alkalescenz mit Mineralsäuren versetzen, ohne dass eine Ausscheidung von Fibrin erfolgt, diese tritt aber ein bei vollständiger Neutralisation. Ebenso erfolgt die Ausscheidung, wenn man die nur noch schwach alkalische Lösung mit dem Natron oder Ammoniaksalz der Milchsäure, Buttersäure, Valeriansäure, Ameisensäure oder Essigsäure

versetzt, und zwar häufig in derselben Weise, wie bei der spontanen Gerinnung des Blutes, so dass das ausgeschiedene Fibrin die Form des Gefässes, in dem es entstanden, wiedergiebt. Die Ausfällung des Fibrins erfolgt schon bei gewöhnlicher Temperatur, besser aber bei 40"; am besten wirkt das essigsaure Ammoniak in Lösungen von 0,25 pCt. Ammoniakgehalt. Da die Alkalescenz des Blutes mit der Entfernung aus dem Körper stetig abnimmt und sich hierbei wahrscheinlich Fettsäuren oder Milchsäure bilden, so ist es nach der Ansicht des Verf. wohl möglich, dass diese Salze bei der normalen Blutgerinnung eine Rolle spielen. Für diese Vermuthung spricht die Thatsache, dass Blut, in einem Gefässe aufgefangen, das etwas Essigsäure oder essigsaures Ammoniak enthält, schneller gerinnt, wie Blut ohne solchen Zusatz. Die Reaction des Serum war dabei in allen Fällen alkalisch.

Nach den Beobachtungen von Lothar Meyer, Pflüger und Zuntz kann man aus mit Säure versetztem Blut den Sauerstoff des Haemoglobins nur zum kleinsten Theil durch Auspumpen erhalten. Die Ursache dieser Erscheinung liegt in der Zersetzung des Haemoglobin; sie zeigte sich ebenso, als arterielles Blut in einen Kolben mit heissem Wasser (80 — 90") geleitet wurde, der mit dem Vacuum in Verbindung stand: es wurde nur etwa ⅓ des Sauerstoffs durch Auspumpen erhalten. Man muss annehmen, dass eines der Spaltungsproducte den Sauerstoff für sich in Beschlag nimmt. Es fragte sich nun, ob nur der Sauerstoff dieses Verhalten zeige oder auch andere Gase, die mit dem Haemoglobin Verbindungen bilden. Zur Entscheidung dieser Frage wurde in demselben Kolben mit Kohlenoxyd und in einem Versuch mit Stickoxyd gesättigtes Blut geleitet. Von dem ersteren wurde nur 1,7, resp. 1,8 Volum pCt. Kohlenoxyd erhalten, von dem letzteren 4,9 Volum pCt. Stickoxyd. Auch diese Gase werden also bei der schnellen Zersetzung des Haemoglobin von den Spaltungsproducten gebunden.

Rajewski verglich (18) zuerst in einer grossen Reihe von Einzelversuchen die colorimetrische Methode zur Haemoglobinbestimmung mit der von Preyer angegebenen. Die erstere zeigte sich der zweiten überlegen. Der Fehler in den Einzelbeobachtungen betrug bei demselben Blut bei der ersten 0,42 pCt.; bei der letzteren 0,73 pCt.; ausserdem aber kommen auch gröbere Fehler vor, abhängig davon, dass das Auge des Beobachters leicht ermüdet. Die colorimetrische Methode hat nur den Nachtheil, dass man zu derselben stets reines Haemoglobin braucht. Verf. suchte nach einem Ersatz für dasselbe und fand denselben in der für histologische Zwecke viel gebrauchten Pikrocarminlösung. Man vergleicht also eine Pikrocarminlösung mit einer Haemoglobinlösung von bekanntem Gehalt und benutzt diese Lösung dann für die einzelnen Bestimmungen. Die Resultate waren sehr befriedigend, ebenso genau, wie bei Benutzung von Haemoglobinlösung. Die Lösung hielt sich 4 Monate unverändert. Verf. nahm dann statt der Gefässe mit planparallelen Wänden hohle Prismen, die gegen einander verschoben werden konnten, und benutzte dieselben in eigenthümlicher Weise für die Preyer'sche Methode, vorüber das Nähere im Original nachzusehen. Die Methode von Brozett erwies sich nicht hinreichend genau und auch sehr umständlich.

Bert hat (19) Versuche darüber angestellt, in welcher Weise die Absorption von Sauerstoff durch das Blut vom Druck und der Temperatur abhängt. Es diente dazu defibrinirtes Hundeblut in Glas- oder Metallrecipienten, das eine halbe Stunde durch einen Wassermotor energisch mit verdünnter oder verdichteter Luft geschüttelt wurde. Die Proben wurden bei 100° mit der Gaspumpe entgast.

1) Verminderung des Drucks. Die früheren Untersuchungen des Verf. haben gezeigt, dass das Blut eines Thieres, welches man der Einwirkung mehr und mehr verdünnter Luft unterwirft, an Sauerstoff verarmt und zuletzt ziemlich schnell. Diese Beobachtung steht scheinbar in Widerspruch mit der Angabe von Fernet, dass die Absorption des Sauerstoffs unabhängig vom Druck erfolge, entsprechend der Thatsache, dass der Sauerstoff im Blut chemisch gebunden ist. Verf. wiederholte zunächst die Versuche von Fernet, steigerte aber die Verdünnung bis auf 20 Mgrm. Quecksilber, während Fernet nur bis auf 647 Mgrm. gegangen war. Der Sauerstoffgehalt des Blutes blieb ziemlich constant, bis die Druckverminderung $\frac{1}{4}$ Atmosphäre betrug; erst von hier ab ergab sich ein schnelleres Sinken. Dieser Versuch war indessen bei 16° angestellt; als er bei 40° angestellt wurde, nahm der Sauerstoffgehalt schon viel schneller ab, die Curve näherte sich somit der bei den Versuchen am lebenden Thiere erhaltenen. Wenn sie nicht vollständig mit dieser übereinstimmt, so ist der Grund dafür darin zu suchen, dass die Berührung des Blutes mit der Luft nicht innig genug ist, um die dem Druck entsprechende Sättigung des Blutes mit Sauerstoff herbeizuführen.

2) Steigerung des Drucks. 100 Ccm. Blut mit Luft geschüttelt, enthielten 14,0 Ccm. Sauerstoff, mit Luft von 6 Atmosphären geschüttelt 19,20, mit 12 Atm. 26 Ccm. O, mit 18 Atm. 31,1 Ccm. O. Der Ueberschuss des aufgenommenen Sauerstoffs gehorcht also einfach dem Henry-Dalton'schen Gesetz.

Ungeachtet der vielen Arbeiten, welche über den physiologischen Zuckergehalt des ganzen Blutes und verschiedener Gefässprovinzen bereits vorliegen, verdient die Arbeit von Abeles (20) über diesen Gegenstand eine ganz besondere Beachtung, da sie denselben mit aller bisher erreichbaren, wissenschaftlichen Genauigkeit behandelt. Sie ist in den Laboratorien von Stricker und E. Ludwig in Wien ausgeführt. Mit Uebergehung der historischen Daten schliesst sich Ref. der vom Verf. gegebenen Zusammenfassung der Resultate an. Es ist durch die Untersuchungen des Verf. festgestellt, dass im Blut unter normalen Verhältnissen eine Substanz enthalten ist, die alle Reactionen des Traubenzuckers zeigt: sie redacirt Kupferoxyd, bas. salpeters. Wismuth zu metallischem Wismuth; entwickelt mit Hefe versetzt Kohlensäure, dreht

die Polarisationsebene nach rechts, und giebt mit Kali eine Verbindung, die sich als Zuckerkali erweist. Was die quantitativen Verhältnisse betrifft, so versuchte Verf. zuerst die Bestimmung durch Gährung. Das durch Aderlass erhaltene Blut vom Hund oder Menschen — meistens c. 200 Ccm. — wurde in der gleichen Menge Wasser aufgefangen, defibrinirt, coagulirt, eingedampft und 2 Mal mit Alkohol extrahirt, der beim Verdampfen des letzten Alkoholextractes bleibende Rückstand im Wasser gelöst und filtrirt. Diese Flüssigkeit wurde mit gewaschener Hefe in Gährung versetzt und die Kohlensäure durch die Gewichtszunahme des mit dem Gährungsapparat verbundenen Liebig'schen Kaliapparats bestimmt. Es war jedoch nie eine vollständige Vergährung des Zuckers zu erreichen, ebensowenig wie bei reinem Traubenzucker. — Die Ursache dieser Erscheinung sieht Verf. in dem Mangel an Salzen und stickstoffhaltigem Nährmaterial für die Hefezellen, und der Versuch bestätigte dies in der That. — Die Zahlen haben also keinen absoluten Werth, zeigen aber doch, dass es sich in der That nicht um Spuren von Zucker handelt, sondern um greifbare Mengen. Die Werthe betrugen für Aderlassblut vom Menschen 0,024 pCt. Zucker, für den Hund ist das Minimum 0,008 pCt., das Maximum 0,049 pCt. Verf. verliess diese Methode und wandte in der Folge das Fehling'sche Verfahren an; da dasselbe, wie bekannt, oft sehr unsicher ist, wurde die Menge des ausgeschiedenen Kupferoxydul durch Wägung bestimmt; das Oxydul wurde dann der Filtration wieder in Oxyd übergeführt, und so gewogen 220 Th. Kupferoxyd = 100 Zucker. Der Zuckergehalt des Carotisblutes betrug danach im Mittel von 10 Analysen 0,049 pCt. (Maximum 0,083 pCt., Minimum 0,029 pCt.), der des rechten Herzens 0,054 pCt. (Maximum 0,076, Minimum 0,035). Das Blut wurde dabei mit einem Catheter dem rechten Ventrikel entnommen und dafür gesorgt, dass das Ausströmen aus der Carotis und dem Catheter gleichzeitig unterbrochen wurde. Ein Vergleich des Blutes des rechten Herzens, der Vena cava ascend. und der Pfortader ergab für alle 3 Blutarten fast genau denselben mittleren Zuckergehalt, nämlich 0,053—0,054 — 0,053 pCt., so dass man also mit Bestimmtheit eine Zuckerbildung in der Leber ausschliessen kann. Sehr bemerkenswerth ist auch der Zuckergehalt des Pferdeblutes, der sonst von allen Autoren als ein Minimum angegeben wird (nur Naunyn giebt 0,015—0,09 pCt. Zucker in der Pfortader an). Zwei Versuche, die Verf. an Hunden anstellte, um die Angabe von Bock und Hoffmann zu prüfen, dass nach Ausschaltung der Leber aus der Circulation der Zucker aus dem Blute verschwinde, hatten ein ganz entgegengesetztes Resultat. Das Blut des rechten Herzens enthielt einmal 0,72, das 2. Mal 0,040 pCt. Zucker. Jedenfalls stammt der Zucker des Blutes nicht allein aus den Lebervenen.

Ewald hatte Gelegenheit (21), einen durch Trauma entstandenen Bluterguss in die Brusthöhle bei einem gesunden Manne, c. 500 Ccm. betragend, zu untersuchen. Das coagulirte und eingedampfte Blut gab eine unzweifelhafte Zuckerreaction, es zeigte ausserdem Rechtsdrehung und alkoholische Gährung, so dass der Nachweis von Zucker als gesichert angesehen werden kann. Der Zucker scheint im Blut zu verschwinden, wenn man dasselbe längere Zeit stehen lässt (bevor Fäulniss eintritt). Durch Untersuchung des Harns nach Piqûre, Curare, Amylnitrit und Milchsäure überzeugte sich Verf., dass es sich in diesen Fällen in der That um Zucker handelt, dagegen gab die nach Nitrobenzol auftretende Substanz keine alkoholische Gährung, und drehte nach links, wie Mering schon beobachtet hatte.

Cantani (22) macht die sehr auffällige Mittheilung, dass der im Blut von Diabetikern enthaltene Zucker alle übrigen Eigenschaften des Traubenzuckers zeige, aber optisch inactiv sei. Die genauere Untersuchung wurde von 8 Fällen gemacht — die 4 ersten jeder für sich, die 4 letzten vereinigt. In letzterem Falle wurde eine Lösung hergestellt, die nach der Titrirung 1,5 pCt. Zucker enthielt — sie drehte die Polarisationsebene nicht, während der Harn starke Drehung bewirkte. Zusatz von Schwefelsäure änderte nichts daran (Invertzucker dreht bekanntlich links, nicht rechts, wie das Original sagt. Ref.).

Hensen (23) hatte Gelegenheit, grössere Mengen von chylöser Lymphe zu untersuchen. Dieselbe stammte aus einer Fistelöffnung am Praeputium eines 10jährigen Knaben (Brasilianer); die Fistelöffnung führte in einen sondirbaren Gang, der sich nach der Wurzel des Penis verfolgen liess. Die Flüssigkeit war in der Regel durch Blutkörperchen schwach rosenroth gefärbt (dieselben setzten sich in 12—36 Stunden ab und konnten so von der Flüssigkeit getrennt werden), enthielt weiche Gerinnsel, sparsame Lymphkörperchen und war gleichmässig mit staubförmigen Körnchen angefüllt, wie Chylus, von alkalischer Reaction, schwachem Geruch, der an Pancreasverdauungsgemische erinnerte. Es wurden im Ganzen 19 quantitative Analysen angestellt, die sich beziehen auf die Bestimmung von Wasser, organische Substanz, Salze, Eiweiss, Wasserextract, Alkoholextract, Fett und Cholesterin. Die beiden letzteren Körper sind in einzelnen Fällen getrennt. Die Menge der entleerten Flüssigkeit ist sehr wechselnd, z. Th. abhängig von Verengerungen der Ausflussöffnung, z. Th. von dem sonstigen Verhalten des Knaben. Das Maximum in 24 Stunden betrug 99 Grm. Ebenso wechselnd ist die Zusammensetzung. Der Wassergehalt schwankt zwischen 91 und 96,3 pCt.

	Maximum.	Minimum.	Mittel.
Wasser	96,3	91	
Eiweiss	3,9	1,7	3,15
Fett	3,69	0,28	
Cholesterin	0,102	0,018	
Unorg. Bestandth.	1,09	0,643	0,768

Die Schwankungen im Fettgehalt hängen zum Theil von dem Fettgehalt der Nahrung ab. Die Menge des Cholesterins ist nicht immer proportional dem Fettgehalt. Das Alkoholextract der eingedampften Flüssigkeit enthielt Zucker und Natronsalze fetter

Säuren. Das Wasserextract ist sehr reich an Stickstoff, es konnte in demselben, entsprechend den Angaben von Grohe, ein sacharificirendes Ferment nachgewiesen werden.

Bemerkenswerth ist die Menge des Eisens. Nach möglichster Entfernung der Blutkörperchen betrug das Eisen noch 0,53 pCt. der Gesammtasche. H. ist der Ansicht, dass das Eisen jedenfalls nicht an einen Farbstoff gebunden war. Aehnliche Angaben sind schon früher gemacht; so gibt Emmert an, dass das Eisen im Chylus nach längerem Stehen desselben direct nachweisbar sei; Rees, dass das coagulirte, ganz weisse Eiweiss Eisenoxyd enthalte.

Hammarsten, O., Undersökningar öfver fibrinbildningen. Upsala läkaref. förh. 10de Bd. p. 435—454. (Enthält nur einen Auszug aus der grösseren, in deutscher Sprache verfassten Abhandlung: Untersuchungen über die Faserstoffgerinnung. Upsala in Nova acta regiae societatis scientiarum Upsalensis. Ser. III. Vol. X. 1.)

IV. Milch.

1) Schmidt, Alex., Weitere Untersuchungen des Blutserum, des Eiereiweiss und der Milch durch Dialyse mittelst geleimten Papiers. Pflüg. Arch. Bd. XI. S. 1 bis 56. — 2) Nencki, M. v., Ueber den Stickstoff und Eiweissgehalt der Frauen- und Kuhmilch. Ber. der d. chem. Gesellsch. Bd. VIII. S. 1046. — 3) Liebermann, Leo, Ueber den Stickstoff- und Eiweissgehalt der Frauen- und Kuhmilch. Sitzungsber. der Wiener Acad. Bd. LXXII. Abth. II. Juniheft. — 4) Derselbe, Beiträge zur Frage der Stickstoffbestimmung in den Albuminaten. — 5) Langgaard, Alex. Vergleichende Untersuchungen über Frauen-, Kuh- und Stutenmilch. Virch. Arch Bd. 65. — 6) Kahler, O., Untersuchung der Milch von Frauen während der Inunctionscur. Prag. Vierteljahrsschr. — 7) Lebert, Die Milch und das Nestle'sche Milchpulver als Nahrungsmittel während der ersten Kindheit und in späteren Lebensaltern. Deutsche Zeitschr. für prakt. Med. No. 24. — 8) Genser, Th. v., Untersuchung des Secrets der Brustdrüse an einem neugeborenen Kinde. Jahrb. für Kinderheilk. N. F. Bd. IX. S. 100.

Schmidt (1) fügt seinen früheren Mittheilungen über die Bestandtheile der Milch noch hinzu, dass die Säuerung der Milchdiffusate auch bei Verwendung von alaunfreiem Papier eintritt, also nicht von der Gegenwart von Alaun abhängt, dass sie aber in manchen Fällen überhaupt ausbleibt. Ein gewisser Antheil der Diffusate unterliegt der Säuerung regelmässig nicht; sammelt man nämlich nach Entfernung aller löslichen Salze und des Milchzuckers die nun erhaltenen Diffulate gesondert, so enthält die jetzt auftretende Flüssigkeit nur gewisse organische Substanzen neben Erdphosphaten und zeigt keine Neigung zum Sauerwerden. Ebenso, wie das Albumin, tritt auch das Casein zum Theil durch das Papier hindurch. Sehr eigenthümlich verhält sich die durch Dialyse gereinigte Milch zu Lab. Anfangs nämlich steigt die Gerinnungsfähigkeit der Milch durch Lab, d. h. die Gerinnung tritt bei niedrigerer Temperatur ein, und zwar ist die Ursache dieser Erscheinung die Entfernung der Alkalisalze, welche der Gerinnung entgegenwirken. Bei weiterem Fortschreiten der Dialyse dagegen wird die Milch ganz unfähig, durch Lab zu gerinnen — es muss also bei der Dialyse ein Körper austreten, welcher die Labgerinnung vermittelt. Die Gerinnbarkeit durch Lab kann wieder hergestellt werden durch Zusatz von Diffusat zu Milch, jedoch wirken in dieser Hinsicht nur die Diffusate von während der Dialyse sauer gewordenen Milch — eine spontane Säuerung des Diffusates reicht hierzu nicht aus.

Veranlasst durch die schwankenden Angaben über den Eiweissgehalt der Milch, namentlich die auffallende Angabe von Brunner, dass die Milch bei der directen N-Bestimmung nach Dumas 2,3—4,8 Mal mehr N giebt, als ihrem Eiweissgehalt entspricht, hat v. Nencki (2) im Verein mit Lachenal einige vergleichende Untersuchungen hierüber angestellt. Frauenmilch wurde in 8 Proben untersucht; es zeigten sich hierbei recht erhebliche Differenzen zwischen der Eiweissbestimmung (es ist hier darunter Eiweiss + Casein zu verstehen) und dem aus dem N-Gehalt berechneten Eiweiss. Im Mittel wurden durch die Eiweissbestimmung erhalten 1,41 pCt., nach der N-Bestimmung 2,53 pCt. Die Bestimmung des Eiweiss + Casein in der Frauenmilch ist übrigens, wie Verf. angiebt, kaum ohne Fehler ausführbar. Die Kuhmilch gab gute Uebereinstimmung. Die direct gefundenen Zahlen waren 3,20 bis 3,12, die nach der N-Bestimmung berechneten resp. 3,14—3,14. Früher waren von Nencki die Zahlen 3,94 und 3,85 gefunden.

Auch für Liebermann (3) ist die erwähnte auffallende Angabe von Brunner die nächste Veranlassung gewesen, die verschiedenen Methoden zur Eiweissbestimmung in der Milch einer vergleichenden Prüfung zu unterziehen, bei welcher jedesmal in den schliesslich als Eiweiss gewogenen Substanzen der Stickstoffgehalt nach Dumas oder mit Natronkalk bestimmt wurde. Was zunächst die Brunner'sche Methode betrifft, so erhält man in der That weniger N aus dem gewogenen Eiweiss, als aus der Milch direct, wenn auch die Differenz bei weitem nicht so erheblich ist, wie B. angiebt: sie betrug für Frauenmilch 14,73 und 31,13 pCt. des N-gehaltes, für Kuhmilch 33,0 und 40,05 pCt. Die Hoppe-Seyler'sche Methode gab gleichfalls ein Deficit und zwar ungefähr ebenso gross, wie die Brunner'sche: 14,71 bis 33,75 pCt. Dagegen stimmte die Haidlen'sche Methode vollständig mit der directen Bestimmung überein, d. h. das mit der Milch eingetrocknete Gypspulver giebt nach dem Behandeln mit Wasser, Alkohol und Aether ebenso viel N, wie eine gleiche Menge Gesammtmilch. Die Ursache für das Deficit der beiden ersten Methoden liegt in der unvollständigen Fällung des Eiweiss. Die Filtrate geben mit Tanninlösung flockige Niederschläge; aus diesen lässt sich das Tannin durch fortgesetzte Behandlung mit heissem Alkohol entfernen, und man erhält dann einen mit getrocknetem Eiweiss in äusserem Ansehen übereinstimmenden Körper, der auch dieselbe Elementarzusammensetzung hat. Liebermann versuchte nun ferner das Gesammteiweiss der Milch durch Tannin zu fällen, das schon von Girgensohn zu diesem Zweck benutzt ist. 20 Grm. Tannin

in 400 Ccm. Alkohol und 40 Ccm. Essigsäure auf 1 Liter verdünnt. 20 Ccm. Milch mit 40 Ccm. Wasser und 5 Ccm. einer 18procentigen Kochsalzlösung vermischt, werden allmälig mit kleinen Mengen Tanninlösung versetzt, bis keine weitere Fällung zu bemerken ist. Man lässt einige Stunden stehen, prüft nochmals mit Tanninlösung, filtrirt und wäscht mit kaltem Wasser aus. (Will man das Tannin ganz entfernen, so muss man den Niederschlag mit heissem Alkohol waschen. Für den Zweck der N-Bestimmung ist dieses jedoch nicht erforderlich und nicht anzurathen, da leicht etwas Eiweiss durch das Filter geht.) Bestimmt man den N in diesem Niederschlag, so findet man ihn übereinstimmend mit dem N-Gehalt der eingetrockneten Milch. Die zahlreichen Zahlenbelege sind im Original nachzusehen.

Bei dieser Arbeit sind im Ganzen 9 Parallelbestimmungen des N-Gehaltes nach Dumas und Will. Varrentrapp ausgeführt: sie ergaben ausnahmslos ein erhebliches Deficit für die Will. Varrentrapp'sche Methode: der Fehler beträgt durchschnittlich 33 pCt.; das Ergebniss stimmt somit mit dem von Seegen und Nowak erhaltenen überein.

Langgaard (5) bestätigt zunächst die Angaben von Biedert über das verschiedene Verhalten von menschlicher und Kuhmilch, sowie des daraus dargestellten Casein zu verschiedenen Reagentien. L. hatte ferner schon früher beobachtet, dass im Comys Casein in Form äusserst feiner Flocken enthalten ist, und hat darauf hin Stutenmilch näher untersucht. Die Stutenmilch ist von alkalischer Reaction, die sich lange — 2 bis 3 Tage — hält, allmälig aber in saure Reaction übergeht. Die Milch gestaltet dabei nicht, wie Kuhmilch, zu einer gelatinösen Masse, sondern das Casein scheidet sich in feinen Flocken aus. Verdünnte Säuren fällen das Casein gleichfalls, jedoch ist es im geringsten Ueberschuss sehr leicht löslich, nur bei Milchsäure schwerer. Alkohol und Tannin fällen das Casein vollständig. Das Casein der Kuhmilch fällt dagegen auf Säurezusatz in dicken Flocken aus, die sich im Ueberschusse nur sehr schwierig lösen. Zur Darstellung des Caseins diente die Fällung mit Alkohol und Entfettung mit Aether, wie es Biedert für die Frauenmilch angewendet hat. Man erhält so ein feines, lockeres, leicht gelbliches Pulver, das bezüglich seiner Löslichkeit in Wasser dem menschlichen Casein nachsteht, sich jedoch bedeutend leichter, wie das Kuhcasein löst. Die wässrige Lösung ist leicht opalisirend, schäumt beim Schütteln und reagirt neutral. Das trockene Casein wird fast ebenso schnell verdaut, wie das menschliche Casein. L. weist auf die Möglichkeit hin, conservirte Präparate aus Stutenmilch herzustellen.

Kahler (6) vermochte in der Milch von 2 Frauen mit Inunctionscur kein Quecksilber nachzuweisen, während der Nachweis kleiner zugesetzter Quecksilbermengen sehr leicht gelang. Untersucht wurde in einem Fall 640, im andern 580 Ccm. Milch. Die Methode war die von Schneider angegebene, electrolytische. K. macht darauf aufmerksam, dass es nothwendig ist, die

galvanische Batterie in einem andern Zimmer aufzustellen, da sonst äusserst leicht eine Verunreinigung
der Untersuchungsflüssigkeit mit Quecksilber erfolgen
kann. K. hält daher einen dritten Fall, in dem diese
Vorsichtsmassregel versäumt wurde und sich Quecksilber vorfand, für nicht beweiskräftig.

Von der Abhandlung Lebert's (7) über die Milch
und das Nestle'sche Milchpulver können hier
nur die analytischen Daten berücksichtigt werden.
Die Zahlen, die Verf. für die Vergleichung der verschiedenen Milchsorten bezüglich ihres Nährwerthes
benutzt, sind zum grossen Theil einer Revision dringend bedürftig, der Gehalt an Eiweisskörpern ist durchgängig zu hoch angenommen, wie aus den oben referirten Arbeiten hervorgeht. Den Salzgehalt der
menschlichen Milch findet Lebert zu niedrig, eine
Annahme, die Ref. nicht zugeben kann. Den offenbar
sehr wichtigen Unterschied in dem Verhalten der Caseins
der menschlichen und Kuhmilch berücksichtigt L.
nicht. Das Nestle'sche Milchpulver, das Verf. warm
empfiehlt, enthält 93,1 pCt. organische Substanz,
1,95 Asche und 4,94 Wasser. Der Stickstoffgehalt
beträgt 2,14 pCt. Man verwendet zweckmässig 20 Grm.
Pulver auf 100 Wasser für die ersten Monate, später
mehr. Ausser für Säuglinge empfiehlt sich das Milchpulver auch für ältere Kinder und Reconvalescenten,
sowie bei manchen Magenaffectionen.

Th. v. Geuser (8) hat die sog. „Hexenmilch", in
einem Fall von etwas reichlicherer Secretion, untersucht. Die zur Verfügung stehende Menge — circa
3 Grm. — stammte von einem vierzehntägigen, gut
genährten Säugling (Mädchen); sie war stark alkalisch,
enthielt Milchkügelchen und Colostrumkörperchen.
Die Analyse (betreffs des Ganges vergl. das Original)
ergab:

Casein	5,57
Albumin	4,90
Milchzucker	9,56
Butter	14,56
Salze	8,26
Feste Bestandtheile	42,95
Wasser	957,05.

Das specifische Gewicht betrug 1,01986.

Hervorzuheben ist der relativ grosse Gehalt von
Albumin neben Casein und bei den Aschebestand-
theilen das Vorkommen von Eisen.

[Hammarsten, O., Om lösligtoch olösligt kasein i
mjolken. Upsala läkaref. förh. Bd. 11. p. 97—107.

Selmi hat bekanntlich in dem Ber. d. d. chemischen Gesellschaft 7. 1463 die Gegenwart zweier verschiedener Arten von Casein in der Milch behauptet
und überdies unter dem Namen „Gelactine" einen
neuen, in der Milch vorhandenen Eiweissstoff aufgestellt. Das „unlösliche" Casein Selmi's bleibt beim
Filtriren der Milch auf dem Filter, wird durch Labferment vollständig coagulirt, kann aber durch Wasserzusatz gelöst werden. Das „lösliche" Casein Selmi's geht dahingegen beim Filtriren der Milch durch
das Filter, kann im Filtrat nicht durch Lab coagulirt

werden, wird aber durch Zusatz von 1 Vol. absolutem
Alcohol zu 4 Vol. Filtrat ausgeschieden. Durch
Kochen des Filtrats wird das „lösliche" Casein Selmi's zugleich mit dem Serumeiweiss (Selmi's
„Gelactine") ausgeschieden. H. hat aber schon
durch seine früheren Versuche nachgewiesen,
dass bei der Bereitung milchzuckerfreier Caseinlösungen mittelst Zusatz von NaCl zur Milch, die
Caseinlösungen anfangs rasch, nach und nach aber
immer langsamer filtriren, und dass dabei des Reichthum an des Filtrats an Casein und an Kalksalzen
immer mehr abnimmt. Er vermuthete, dass dieses
theils vom Zusammenbacken des Fetts herrührte,
theils davon abhänge, dass das Casein nicht in wirklicher Lösung, sondern nur in stark aufgequollenem
Zustande in den Caseinlösungen, resp. in der Milch
vorhanden sei. Auch beim Filtriren der Milch in der
Kälte durch mehrere Lagen Filtrirpapier ging die
Milch anfangs unverändert durch das Filter, darauf
wurde aber das Filtrat mehr durchscheinend, ärmer
an Fett und an Casein, und zuletzt erhielt man ein
neutrales oder schwach alkalisches Filtrat, welches an
Casein und Kalkphosphat so arm war, dass es nicht
oder nur höchst unvollständig durch Lab coagulirte,
während die auf dem Filter zurückgebliebene Flüssigkeit an Casein und Kalkphosphat sehr reich war und
sehr schnell und vollständig durch Labferment coagulirte. In so weit stimmen die Beobachtungen Selmi's
also mit den früheren Beobachtungen H's gut überein,
während aber Hammarsten dieses Verhalten
dadurch erklärt hat, dass der Wasserreichthum
des Filtrats vermehrt, der Reichthum des-
desselben an Kalksalzen, namentlich an phosphorsaurem Kalk und Casein dahingegen vermindert wird,
während die auf dem Filter zurückbleibende Masse an
Wasser ärmer, an Kalksalzen und Casein aber reicher
wird, hat Selmi die Annahme zweier verschiedener
Caseinarten auf dasselbe begründet. Gegen diese Annahme macht nun H. zunächst geltend, dass das lösliche
Casein, Selmi, falls es existirte, beim Coaguliren der
Milch durch Labferment in das Filtrat übergehen
müsste und aus diesem durch Neutralisiren fällbar
sein müsste. Der Versuch lehrt aber, dass das nach
Coaguliren der Milch durch Labferment erhaltene Filtrat keine Spur des von Selmi angenommenen „löslichen Caseins" enthält. Schon hierdurch wird es
höchst wahrscheinlich, dass die Nichtfällbarkeit des
Filtrats durch Labferment, auf welche Selmi die Aufstellung seines „löslichen Caseins" stützte, einfach
davon abhängt, dass der Wassergehalt desselben so
stark vermehrt, der Gehalt an Kalksalzen und Casein
aber so stark vermindert ist, dass die Ausscheidung
eines Coagulums durch das Labferment dadurch verhindert wird. H. hat durch seine Untersuchung nachgewiesen, dass die Ausfällung des Käsestoffs oder die
eigentliche Coagulation durch die genannten äusseren
Umstände verhindert werden kann, obgleich der wesentliche chemische Process, welcher die Käsebildung
characterisirt, bereits erfolgt ist. — Da es H. bekanntlich gelungen ist, durch Säure gefälltes Casein nach

Lösung derselben in Kalkwasser und nach Neutralisiren derselben durch Phosphorsäure mittels Labferment zu coaguliren, so konnte er die Frage mittels dieser Methode zur definitiven Entscheidung bringen. Nach Selmi's Angabe dargestelltes, durch Labferment nicht coagulables Milchserum wurde durch Säure gefällt, das Präcipitat wurde mit Wasser ausgewaschen und fein zerrieben; darauf wurde das Wasser durch Alkohol und der Alkohol durch Aether verdrängt; dann wurde unter der Luftpumpe im Vacuo und endlich während ganz kurzer Zeit bei 100° C. getrocknet. Eine abgewogene Menge dieser Substanz wurde. in einer gemessenen Menge Kalkwasser gelöst und die Lösung mit 0,5procentiger Phosphorsäure neutralisirt. Die so erhaltene Lösung coagulirte nicht durch Kochen, sie gerann aber fast augenblicklich mit Labferment bei 38° C., und der hierdurch ausgeschiedene Käsestoff unterschied sich in keiner Weise von dem aus Casein bereiteten. In der Flüssigkeit, aus welcher das Casein auf diese Weise durch Labferment ausgeschieden war, konnte keine Spur von Casein nachgewiesen werden. Hierdurch war es also bewiesen, dass das durch Neutralisieren aus dem durch Labferment nicht coagulirbaren Serum ausgefällte Casein ganz gewöhnliches coagulables Casein war, und dass die Aufstellung von Selmi's „löslichem,“ „durch Lab nicht coagulirbarem Casein“ ganz unberechtigt war.

Bezüglich des von Selmi aufgestellten „Gelactins“ (nicht zu verwechseln mit dem von Hünefeld 1826 als Bezeichnung für gewöhnliches Casein vorgeschlagenen „Galactina“ und auch nicht mit dem „Galactin“ Morins, womit dieser einen leimgebenden Eiweisskörper bezeichnete, den er in der Milch zu finden glaubte) bemerkt H., dass die Gründe für die Aufstellung dieser vermeintlichen Eiweissmodification äusserst schwach sind. Selmi fällt das Casein mit ½ Vol. absolutem Alkohol und fällt dann durch Vermischen des Filtrats mit ⅔ Vol. Alkohol einen Eiweisskörper, den er „Gelactin“ nennt. Dieses unterscheidet sich von gewöhnlichem Eiweiss nur dadurch, dass die Lösung desselben schon bei 50° unklar und erst bei 95 bis 100° in Flocken ausgeschieden wird. Es ist klar, dass beim Fällen des Eiweisstoffs durch Alkohol auch Salze und andere Stoffe gefällt werden müssen, wo es sich leicht erklärt, dass die Temperatur, bei welcher die Trübung und Ausscheidung beim Erhitzen eintritt, verändert wird. Das „Gelactine“ Selmi's ist daher, wenigstens vorläufig, nur als mit Salzen und anderen Milchbestandtheilen verunreinigtes Serumalbumin (Lactalbumin) zu betrachten.

Die schwierige Frage über die Existenz des von Millon und Comaille aufgestellten „Lactoprotein“ wagt H. noch nicht endgültig zu entscheiden, ebenso wenig als die Frage, ob die Milchkügelchen von einer besonderen und eigenthümlichen Caseinhülle umgeben sind. Uebrigens aber meint er, dass in der Milch bisher nur 2 verschiedene Eiweisskörper nachgewiesen sind, nämlich Casein und Serumalbumin. Verf. wiederholt seine Warnung vor den Bestrebungen bei

physiologisch-chemischen Untersuchungen über die Eiweissstoffe in übereilter Weise, auf einzelne Reactionen hin, zu stark zu differenziren, und hebt die Nothwendigkeit hervor, den Einfluss der äusseren Umstände, der Verunreinigungen u. s. w. auf die Reactionen gehörig zu berücksichtigen.

P. L. Panum.]

V. Gewebe und Organe.

1) Scolosuboff, Sur la localisation de l'arsénic dans les tissus à la suite de l'usage des arsénicaux. Arch. de phys. norm. et path. p. 653. — 2) König, Zur Frage der Substitution des Kalks in den Knochen. Zeitschr. für Biol. Bd. XI. — 3) Wittich, v., Zur Statik des Leberglycogens. Medic. Centralbl. No. 8. — 4) Derselbe, Ueber den Glycogengehalt der Leber nach Unterbindung des Ductus choledochus. Ebendas. No. 19. — 5) Luchsinger, B., Experimentelle und kritische Beiträge zur Physiologie und Pathologie des Glycogens. Inaug.-Dissert. Zürich. 8. 93 SS. — 6) Ebstein, Wilh., und Müller, Jul., Ueber den Einfluss der Säuren und Alcalien auf das Leberferment. Ber. d. d. chem. Ges. Bd. VIII. S. 679. — 7) Socoloff, N., Ein Beitrag zur Kenntniss der Lebersecretion. Pflüg. Arch. Bd. XI. S. 161—177. — 8) Munk, Imm., Ueber die Harnstoffbildung in der Leber etc. Ebend. Bd. XI. S. 41. — 9) Konkol-Yasnopolsky, Ueber die Fermentation der Leber und Bildung von Indol. Ebendas. Bd. XII. S. 78 86. — 10) Naunyn, B., Beiträge zur Lehre vom Diabetes. Arch. für exp. Pathol. Bd. III. S. 85 104 u. 157—171. — 11) Thudichum, On the chemical statics of the brain. The Lancet. p. 410. (Th. beschreibt circa 11 neue organische Substanzen aus dem Gehirn, u. A. Kephalin, Kephaloidin, Oxykephalin, Peroxykephalin, Amidokephalin etc.) — 12) Grübler, Ueber die krystallisirenden Bestandtheile des Lungensaftes. Ber. der sächs. Acad. der Wissensch. Math.-phys. Classe. — 13) Pekelharing, Sur le dosage de l'urée dans le sang et. les tissus. Arch. Neerland. T. X. S. A. 35 pp.

Scolosuboff (1) hat die Localisation des Arsenik bei acuter und chronischer Vergiftung von Hunden und Kaninchen untersucht. Die angewendete Methode war kurz folgende: Die Muskeln etc. wurden zuerst mit Salpetersäure von 1,4 sp. G. erhitzt, der zur Entwicklung von schwefliger Säure erhitzt, tropfenweise Salpetersäure hinzugesetzt, schliesslich leicht verkohlt und mit heissem Wasser ausgezogen. Aus dieser Lösung wurde der Arsenik mit Schwefelwasserstoff gefällt, das Schwefelarsen in Arsensäure übergeführt, in den Marsh'schen Apparat gebracht und der erhaltene Arsenig gewogen. Es ergab sich, dass sowohl bei der chronischen, wie acuten Vergiftung die Centralorgane des Nervensystems weit reicher an Arsen sind, wie die (gelähmten) Muskeln und auch, wie die Leber. Setzt man die in frischer Muskelsubstanz enthaltene Arsenmenge = 1, so war in einem Fall beim Hund die Arsenmenge der Leber 10,8, des Gehirns 36,5, des Rückenmarkes 37,3. Die absolute Menge des metallischen Arsen betrug für 100 Grm. frisches Rückenmark 9,33 Milligr. Die von den Thieren vertragenen Arsenmengen waren sehr erheblich, bis zu 0,1 pro Tag.

König (2) wendet sich gegen die Einwürfe von Weiske, betreffend den Uebergang von Strontian in die Knochen (s. den vorj. Jahresber.). Das verabreichte Futter müsse als kalkarm bezeichnet werden, da es auf 100 Grm. nur 0,16 Kalk enthielt, Wiesenheu dagegen 0,85 Grm. Ferner hält K. die Trennung des Strontian vom Kalk durch Behandlung der salpetersauren Salze mit Aetheralkohol aufrecht und weist darauf hin, dass er den salpetersauren Strontian spectralanalytisch auf die Verunreinigung durch Kalksalz geprüft habe. In den Knochen der mit Strontian gefütterten Kaninchen ist jedenfalls Strontian enthalten gewesen. Dass die Strontian-Kaninchen früher, wie die Magnesia-Kaninchen zu Grunde gehen, hat vielleicht darin seinen Grund, dass die Strontiansalze auf die Dauer doch giftig wirken.

Wittich (3) erinnert daran, dass die Versuche von G. Heidenhain (s. d. vorj. Ber.) auf der Annahme basiren, dass die Vertheilung des Glycogens in der ganzen Leber eine gleichmässige sei, so dass man aus der Untersuchung eines Leberstückes auf den Glycogengehalt der ganzen Leber in demselben Zeitpunkt schliessen kann. v. W. findet, dass diese Annahme schon durch die vielfachen Erfahrungen unwahrscheinlich gemacht werde, nach denen einzelne Abschnitte drüsiger Organe zeitweilig stärker functioniren, wie andere. v. Wittich stellte einige Versuche derart an, dass er bei nicht hungernden Kaninchen den linken Leberlappen excidirte und auf Glycogen verarbeitete, nach c. 10 Minuten den Rest der Leber in Arbeit nahm. Die Glycogenbestimmung geschah durch Zerkochen der Leber in Kalilauge und Fällen mit Brücke'scher Lösung. Es ergaben sich so folgende Procentgehalte. a. erstes Stück, b. Rest der Leber:

	a.	b.
I.	2,3	1,6 pCt.
II.	4,2	3,9 -
III.	5,2	4,3 -

Bei einem sehr jungen Thiere betrug der Gehalt in a. 23 pCt., in b. 10 pCt. Auch unter Heidenhain's Beobachtungen finden sich 4 derartige Fälle. Ist nun regelmässig der Glycogengehalt des restirenden Stückes kleiner, so erhalten dadurch die nach Einspritzung von Zucker in die Vena mesenterica erhaltenen Werthe eine weit höhere Bedeutung. W. ist indessen nach diesen Beobachtungen noch nicht der Ansicht, dass die Abnahme des Glycogens in dem restirenden Stück ein regelmässiger Vorgang ist, er ist vielmehr geneigt, die Differenz auf eine ungleichmässige Vertheilung des Glycogens in der Leber zurückzuführen. (In diesem Falle wäre indessen wohl zu erwarten, dass auch einmal der umgekehrte Fall eintrete. Ref.)

v. Wittich hat ferner (4) bei Tauben und Kaninchen den Ductus choledochus unterbunden und den Glycogengehalt der Leber nach dieser Operation bestimmt. Die Thiere starben in den nächsten 24 Stunden. Da es nicht möglich war, die Leber im Momente des Todes zu untersuchen, so wurde die Leber zerkleinert, 2 Stunden mit sehr verdünnter Schwefelsäure gekocht und mit Fehling'scher Lösung titrirt. Der Zuckergehalt ergab sich so bei Kaninchen zu 0,04 und 0,052 pCt., bei Tauben zu kaum bestimmbaren Mengen, während ein Versuch ebenso an einer gesunden, frisch getödteten Taube 1,1 pCt. gab. Die Tauben entleeren nach der Operation einen sehr wässerigen Harn, der Gallenfarbstoffe, Albumin, Harnsäure und ausser der Harnsäure noch einen Kupferoxyd reducirenden Körper (Zucker) enthält. Der Harn der Kaninchen, in spärlicher Menge entleert, enthält Blutfarbstoff, Albumin, Gallenfarbstoff und Zucker.

Die ausführliche Abhandlung von Luchsinger(6) kann hier nur soweit berücksichtigt werden, als die Versuchsresultate nicht schon früher vom Verf. veröffentlicht worden sind. — Der Glycogengehalt der Leber wird durch anhaltenden Hunger auf ein Minimum reducirt, doch muss nach Luchsinger die Hungerzeit bei Kaninchen mindestens 4—6 Tage dauern. Bei einem kräftigen, mit Kartoffeln und Weizen gut gefütterten Kaninchen, das ab und zu noch Zuckergenuss erhalten hatte, fand L. nach zweitägigem Hungern noch 0,513 Glycogen. (L. bemängelt aus diesem Grunde auch die Versuche von Salomon, bei denen die Hungerzeit nur 2½—3 Tage betrug. Dieser Einwurf erscheint dem Ref. ungerechtfertigt. Die Verhältnisse liegen offenbar ganz anders für ein auf einen möglichst hohen Glycogenstand gebrachtes Thier und ein nicht besonders genährtes. Zu den Versuchen von S. wurden meistens frisch vom Markt gekaufte Thiere verwendet. Dieselben sind hier durchschnittlich in keinem guten Ernährungszustand. Dies geht daraus hervor, dass die Kaninchen, bei denen 4tägiges Hungern versucht wurde, fast alle starben, oder aber, wenn das auch nicht geschah, in einen so elenden Zustand geriethen, dass sie zu Versuchen offenbar nicht zu verwerthen waren. Es sind seitdem noch öfters in unserem Laboratorium Glycogenbestimmungen gemacht worden, ohne niemals die Zahl 0,15 Grm. erreichten. Nichtsdestoweniger bin ich übrigens mit Luchsinger der Ansicht, dass das eine Resultat Salomon's von 0,25 Glycogen nach Mannitfütterung die Glycogenbildung aus diesem nicht beweist. Ref.) — Aus der Leber von Hunden verschwindet das Glycogen erst nach 14—21 tägigem Hungern. Sehr reich an Glycogen ist, wie bekannt, die Leber der Winterfrösche; L. fand Mitte November 0,32 und 0,27 Grm; Ende December 0,19 und 0,22 Grm., es verschwindet hier erst gegen das Frühjahr. Aus den Muskeln verschwindet das Glycogen schneller, wie aus der Leber; die Muskeln des erwähnten, 2 Tage hungernden Kaninchens enthielten kein Glycogen mehr. Dasselbe, d. h. schnelleres Verschwinden, wie in der Leber, gilt auch für Hunde, Katzen, Tauben, Frösche; nur beim Huhn findet sich das umgekehrte Verhältniss, wie schon Weiss beobachtet hat. — Aus dem Abschnitt über die Zunahme des Glycogens nach Einführung bestimmter Substanzen ist Folgendes hervorzuheben:

nach Glycerineinspritzungen findet sich auch in den Muskeln Glycogen, wenn auch nicht constant; die Muskeln eines Hinterschenkels enthielten 0,26 Grm. — Auf Vorschlag von Hormann versuchte L. die Durchströmung der Leber eines jungen Hundes ausserhalb des Körpers mit zuckerhaltigem Blut in der Hoffnung, dass auch unter diesen Verhältnissen sich Glycogen bilden würde. Diese Glycogenbildung würde direct den Uebergang von Zucker in das Anhydrid, das Glycogen beweisen. Die Versuche gelangen L. bis jetzt nicht in vollständig beweisender Form, indessen kann man sie doch eher als positiv wie negativ bezeichnen. In einem Falle fanden sich in der vorher, voraussichtlich glycogenfreien Leber 0,327 Grm. Glycogen. In einem andern Falle wurde vor der Durchströmung ein Leberlappen zur Glycogenbestimmung verwendet; in diesem fand sich 0,6 pCt., in der durchströmten Leber 1,3 pCt.

Ebstein und Müller haben (6) Versuche über den Einfluss der Säuren und Alkalien auf das Leberferment angestellt. Die Verf. fanden, dass bei der Aufbewahrung von Leberbrei in Carbolsäurlösung der Uebergang des Glycogen in Zucker ungehindert vor sich ging, solche Mischungen aber nicht faulten, somit sehr geeignet waren, den Einfluss verschiedener Substanzen auf diese Fermentation festzustellen. Danach sind Salze ohne Einfluss auf dieselbe, Alkalien verlangsamen sie, Säuren hemmen sie völlig oder verlangsamen sie sehr bedeutend. Der Glycogengehalt eines 3 Tage in verdünnter Schwefelsäure (1:100) aufbewahrten Leberbreies war noch derselbe wie in der frischen Leber. In einem solchen Gemisch erfolgt die Umwandlung in Zucker, wenn man die Säure absättigt, wiewohl langsam. Die verdünnten Säuren zerstören das Leberferment nicht, wohl aber beeinträchtigen sie bei langer Einwirkung die Energie desselben. Durch Trocknen der fein zertheilten Leber, Extraction mit Glycerin, Fällung mit Alcohol und nochmalige Auflösung der Fällung in Glycerin erhielten die Verff. eine Fermentlösung, welche meistens innerhalb 24 Stunden Glycogen in wässeriger Lösung umsetzte. Auch in diesen Lösungen verhindert resp. verzögert Säurezusatz die Umsetzung. Danach lag, wie die Verff. sagen, die Vermuthung nahe, dass auch die Kohlensäure die Umsetzung des Glycogens in Zucker hindere, dass somit auch die Kohlensäure des venösen Blutes der Leber intra vitam die Umsetzung des Glycogens in Zucker verhindere, die aber eintrete, sobald bei Herausnahme der Leber das Hinderniss fortfalle. Die Versuche hatten bis jetzt keine entscheidenden Resultate.

Huppert und Schiff sind durch ihre Versuche zu der Ansicht gekommen, dass nach Injection gallensaurer Salze ins Blut ein Theil derselben durch die Leber wieder abgeschieden werde, und dass diese. Wiederausscheidung durch die Leber auch für die vom Darmcanal aus resorbirte Galle gilt. Socoloff hat (7) diese Frage nochmals an einem Hunde mit Gallenfistel geprüft, dem eine Lösung von glycocholsaurem oder hyoglycocholsaurem Natron ins Blut ge-

spritzt wurde. Nach den Einspritzungen stieg die Menge der secernirten Galle, ihr Procentgehalt an gallensauren Salzen (in Alkohol löslicher Antheil) nahm indessen ab, und es konnte ausserdem keine Glycocholsäure in der entleerten Galle nachgewiesen werden.

Nach Einspritzung von 0,8 Grm. hyoglycocholsaurem Natron in 40 Ccm. Wasser in die Vena jugolaris gestaltete sich die Gallenausscheidung folgendermaassen:

Vor der Injection wurde ausgeschieden in je 30 Minuten:

Galle	Gallensaure Salze (in Alcohol löslich)
1. 8,165 Grm. mit	12,73 pCt.
2. 3,042 - - -	10,60 -
3. 2,397 - -	11,43 -
4. 1,667 - -	8,85 -

Nach der Injection:

1. 1,232 Grm. Galle mit 6,9 pCt. gallensauren Salzen
2. 4,769 - - - - 5,07 - - -
3. 3,836 - - - - 3,78 - - -
4. 4,25 - - - - 2,16 - - -

Ebensowenig konnte eine Vermehrung nach Einführung in den Magen beobachtet werden. Wo also eine Steigerung der Secretion eintrat, handelte es sich nur um Vermehrung der Wasserausscheidung. Dieselbe ist indessen auf die Gallenbestandtheile zurückzuführen, da eine Einspritzung von Wasser nicht in diesem Sinne wirkt, ebensowenig, wie Verf. noch feststellte, eine Einspritzung von Kochsalzlösung in die Vene.

Munk (8) hat vergleichende Untersuchungen des Harnstoffgehaltes in Blut und Leber desselben Thieres angestellt. Der Harnstoff wurde aus dem Blut, resp. Leberextract zuerst durch Fällung mit Liebig'scher Lösung abgeschieden. Dieser Niederschlag wurde mit H_2S zersetzt und im Filtrat alsdann nach der Bunsen'schen Methode der Harnstoff bestimmt. Die Leber wurde mit Alkohol verrieben, das Blut damit gefällt. Die erhaltenen Zahlen sind folgende:

	Blut	Leber	
Hund I.	0,053 pCt.	0,039 pCt.	
- II.	0,032 -	0,046 -	
- III.	0,024 -	0,020 -	— kleiner Hund, 2 Tage
- IV.	0,041 -	0,030 -	vorher Blutentzieh.

Bei Versuch IV. waren die Extractivstoffe aus der Flüssigkeit durch Fällen mit Bleiessig entfernt. In allen Fällen war der Harnstoffgehalt der Leber geringer, wie der des Blutes, es liegt also kein Grund vor, die Leber als Stätte der Harnstoffbildung anzusehen. Eines besonderen Nachweises bedurfte es noch, dass nicht auch andere Substanzen durch ammoniakalische Chlorbaryumlösung zersetzt wurden, die Harnstoffzahl somit zu hoch ausfiel. Eine Reihe von Substanzen liess sich ausschliessen, weil sie in der zur Zersetzung unterworfenen Flüssigkeit nicht enthalten sein konnten. Nur das Kreatinin kommt hier in Betracht, doch ist seine Menge im Blut sehr gering, sodass man es für normale Verhältnisse kaum zu berücksichtigen braucht;

27*

anders in Fällen, wo Harnstoffbestimmungen in urämischen Zuständen ausgeführt werden sollen. Verf. empfiehlt, alsdann das Kreatinin im alkoholischen Auszug durch Chlorzink zu fällen und das Filtrat zu Harnstoffbestimmungen zu verwenden.

Koukol-Yasnopolsky(9) brachte Leber und Muskeln vom Kaninchen in Wachs von 105°, über den dann noch Terpenthin gegossen wurde. Nach 14 bis 20 Tagen zeigten sich bei der Untersuchung die Organe übelriechend, erweicht, zerreisslich und offenbar faulend. Als Zersetzungsproducte konnten bei der Leber Tyrosin und Pepton, bei den Muskeln Pepton, Indol, wenig Tyrosin und Spuren von Essigsäure nachgewiesen werden. In der Leber und den Muskeln fanden sich reichlich Bacterien, deren Keime somit schon in den Organen präformirt gewesen sein müssen. Diese Beobachtungen stimmen mit denen Tiegel's überein, welche gleichfalls zu dem Resultat führten, dass wenigstens sehr häufig die Keime schon präformirt in den Geweben sind; es erhalten dadurch auch die vielen Beobachtungen von Béchamp über die Fermentation in den Geweben und die ihr zu Grunde liegenden Mikrozymen Bestätigung. — An grösseren Mengen von Leberbrei wurden die Zersetzungsproducte bei der Fäulniss unter Abschluss der Luft näher untersucht, ohne auf die Ausschliessung von Keimen besondere Rücksicht zu nehmen. Die Producte sind im Wesentlichen dieselben, wie bei der Fäulniss unter Luftzutritt: Kohlensäure; Leucin, Tyrosin, Pepton, in einem Versuch Indol. Die Menge des unzersetzten Eiweiss war sehr gering: in einem Fall nur 1,75 Grm. trocken von ca. 1 Kilo frischer Leber. Die Fette waren vollständig zersetzt: Palmitinsäure und Stearinsäure wurden gefunden, das Glycerin dagegen nicht. Die Mengen der gebildeten flüchtigen, fetten Säuren war stets nur gering. Asparaginsäure und Glutaminsäure fanden sich nicht; sie sind wahrscheinlich unter Austritt von Ammoniak zu Leucinsäure und Brenzweinsäure geworden. — Was die Indolbildung betrifft, so tritt dieselbe in dem wässerigen Auszug von Pancreas bei 38-40° in 4-5 Tagen ein, bei Zusatz von Alkali schon nach 12-18 Stunden. Auch die Auszüge aus anderen Organen — Nieren, Leber, Muskeln — geben, alkalisch gemacht, nach einigen Tagen Indol, das bei fortgesetzter Fäulniss wieder zu verschwinden scheint. Ebenso entsteht nach den Versuchen des Verf. Indol beim Erhitzen von Fibrin mit Wasser auf 180° neben Tyrosin.

Naunyn (10) fasst in einer schon am Ende des Jahres 1874 erschienenen Arbeit über Diabetes die Resultate, die seine Schüler in Dissertationen veröffentlicht haben, zusammen und bringt ausserdem einige neue physiologische Untersuchungen über vorliegenden Gegenstand; nur die letzteren seien hier berücksichtigt. Um festzustellen, ob im Pfortaderblut nach reichlicher Fütterung mit Amylaceen Dextrin enthalten sei, fütterte N. grössere Hunde mit Amylaceen, spritzte ihnen dann zwei Stunden nach der Mahlzeit Curare in die Vena jugularis, und entnahm das Blut aus der Pfortader durch Einstich. Es wurde in Alkohol oder kochendes Wasser gegossen. Nach Entfernung des Eiweiss wird das Filtrat in zwei Theile getheilt, in deren einen Portion der Zucker sofort titrirt, in der andern nach Digestion mit Speichel. Auf diesem Wege erhielt N. folgende Zahlen:

	Zuckergehalt direct	nach Digestion	also Dextrin
I.	0,017 pCt.	0,068 pCt.	0,951 pCt.
II.	0,025 -	0,06 -	0,035 -
III.	0,07 -	0,1 -	0,03 -
IV.	0,09 -	0,2 -	0,11 -

Die Bildung von Glycogen aus Leim hält N. für durch die Versuche von Salomon noch nicht bewiesen, weil S. die Thiere nicht lange genug habe hungern lassen. (Ref. muss in Uebereinstimmung mit Sal. bei der Behauptung bleiben, dass die mitgetheilten Zahlen dafür durchaus beweisend sind. Mengen von 0,5-1,152 Grm. Glycogen kommen bei Kaninchen, die sich unter gewöhnlichen Ernährungsverhältnissen befanden, auch nach nur 2 bis 2½ tägigem Hungern nicht vor.) N. fütterte Hühner mit ausgekochtem Pferdefleisch unter Zusatz von Chlornatrium und phosphorsaurem Kali. In den ersten Tagen nach dieser Fütterung wird die Leber glycogenfrei, setzt man die Fütterung aber fort, so findet sich wiederum Glycogen.

Dauer der Fütterung.	Glycogen in Muskeln.	Leber.	in Leber als Zucker ber.
6 Tage	0,72 pCt.	0,02 pCt.	
8 -	—	0,24 -	0,3 pCt.
14 -	0,34 -	0,6 -	"
14 -	0,4 -	1,03 -	
21 -	0,7 -	0,46 -	
28 -	—	0,77 -	0,75 -
35 -	0,66 -	0,6 -	
35 -	—	—	1,0 -
42 -	—	3,5 -	1,5 -

Gegen die Ansicht Hoppe's, dass die Glycogenbildung die Function jugendlicher Zellen sei, wendet N. ein, dass der Eiter kein Glycogen enthalte; auch die Beobachtungen Cl. Bernard's über die fötale Glycogenie glaubt N. anders deuten zu müssen. Beim erwachsenen Thier enthalten nur die Muskeln, ausser der Leber, Glycogen in nennenswerther Menge. Ihr Glycogengehalt steht in keinem so directen Zusammenhang mit der Nahrungsentziehung und Amylaceenfütterung, wie bei der Leber. Vom Glycogen der Hühnermuskeln hält es für zweifelhaft, ob es überhaupt mit dem Leberglycogen zu identificiren sei; seine Lösungen färben sich mit Jod nicht braunroth, sondern violett. Versuche über die Secretion der Galle bei Diabetischen bei Kaninchen ergaben eine Abnahme ihrer Menge und ihrer Concentration. Die Galle enthielt Zucker, der aber auch in normaler Galle nicht ganz fehlte.

Ausgehend von der Beobachtung von J. J. Müller, dass Blut beim Durchleiten durch Lungen ausserhalb des Körpers sauerstoffärmer und CO_2 reicher wird, versuchte Grübler (12) die dabei entstehenden Substanzen aufzufinden und nahm zu dem Zweck zunächst eine erneute Untersuchung des Lungengewebes vor. Die Lungen von Hunden wurden fein zerhackt, mit kaltem Wasser extrahirt, das Extract vom Eiweiss befreit, eingedampft, mit Bleizucker, das Filtrat mit Bleiessig gefällt und das Filtrat von diesem Niederschlag von Blei befreit und weiter verarbeitet. 1) Im Bleizuckerniederschlag fand sich Phosphorsäure, Salzsäure, Kalk, Ammoniak, unbestimmte eiweissähnliche Stoffe; 2) im Bleiessigniederschlag: Harnsäure, Guanin, Inosit, Xanthin und Hypoxanthin zweifelhaft, unbestimmbare andere Substanzen; 3) aus der restirenden Flüssigkeit wurden Leucin und Alkalisalze erhalten, sowie ein kieselsaures, eisen- und natronhaltiges Albuminat, ferner leimähnliche Substanzen. Taurin fand sich nicht. — Drei Lungen wurden ganz frisch in Alkohol zerkleinert. In dem eingeengten alkoholischen Auszug liessen sich phosphorhaltiges Fett (Lecithin) und Leucin erkennen. Tyrosin und Taurin fanden sich nicht.

Pekelharing hat (13) eine kritische Untersuchung über die Bestimmung des Harnstoffs im Blut und in den Geweben ausgeführt.

1. Bestimmung als salpetersaurer Harnstoff.

Nach einer Besprechung der Arbeiten von Picard, Oppler, Soubeiran, Voit, Meissner, Gscheidlen u. A. auf diesem Gebiete, beschreibt Verf. die anfangs von ihm befolgte Methode. Das Blut wurde durch Erhitzen coagulirt, filtrirt, mit Bleiessig gefällt, wiederum filtrirt und enthielt, das Filtrat auf das Volumen des ursprünglichen Blutes reducirt. Die stark saure und nöthigenfalls noch mit Essigsäure angesäuerte Flüssigkeit wurde, nach dem Vorgange Meissner's, mit salpetersaurem Quecksilberoxyd (der zur Bestimmung des Harnstoffs gebräuchlichen Lösung) versetzt, von dem entstehenden Niederschlag abfiltrirt und nun bis zum Eintreten der Endreaction salpetersaures Quecksilberoxyd hinzugefügt. Der beim Alkalisiren der ganzen Flüssigkeit entstehende, gelb gefärbte Niederschlag wurde zur Darstellung des salpetersauren Harnstoff verwendet. Er wurde zu dem Zweck bis zum Verschwinden der alkalischen Reaction gewaschen, mit Schwefelwasserstoff zerlegt und das Filtrat eingedampft. Dabei trat nun regelmässig Braunfärbung ein in Folge der Einwirkung der in der Flüssigkeit enthaltenen, freien Salpetersäure — besonders machte sich dieser Uebelstand bei der Leber bemerkbar. Um ihn zu beseitigen, neutralisirte P. das Filtrat vom Schwefelquecksilber, fällte nochmals mit Bleiessig etc., alsdann wiederum mit Quecksilberlösung. Der entstehende Niederschlag wurde wiederum durch $H_2 S$ zersetzt, das Filtrat neutralisirt, eingedampft, mit Alkohol extrahirt, der alkoholische Auszug verdunstet und mit Salpetersäure gefällt. Der salpetersaure Harnstoff wurde durch Wägung bestimmt, der oft vorhandene Aschengehalt in Abzug gebracht. Die Zahlen der Tabelle I. sind nach der ersten einfachern, die Zahlen von Tabelle II. nach der soeben beschriebenen Methode erhalten.

I.

	Harnstoff in 100 Grm. Blut	Leber
a. Hund	0,0227	—
b. do.	—	0,012
c. do.	—	0,016
d. do.	0,0335	0,009
e. Schwein	0,009	{0,013 {0,0104

II.

	Harnstoff in 100 Grm. Blut	Leber
Hund A.	0,0199 {0,022 {0,0266	—
Dasselbe Thier nach 5 tägig. Hungern	0,0066	0,0088
Hund B.	{0,0524 {0,0652	0,055
Hund C. 5 Stunden nach Nierenexstirpation	0,0385	0,0346
Schwein	0,018	—
do.	—	0,035?

Die Zahlen können nur als grobe Annäherungen betrachtet werden, denn 1) ist der salpetersaure Harnstoff in Salpetersäure beträchtlich löslich — Verf. theilt hierüber eigene Versuche mit, vgl. das Original, und 2) wird der salpetersaure Quecksilberoxydharnstoff-Niederschlag beim Waschen mit Wasser zersetzt, derart, dass Harnstoff in Lösung geht.

2. Die Bunsen'sche Methode.

Bei Anwendung der Bunsen'schen Methode stiess Verf. auf die Schwierigkeit, dass die Glasröhren von der ammoniakalischen Chlorbaryumlösung unter Bildung von Baryumsilicat angegriffen wurden und dieses dann, in Salzsäure löslich, ein Plus an schwefelsaurem Baryt lieferte. In einem Fall wurde so z. B. beim einfachen Erhitzen einer mit einigen Tropfen Ammoniak versetzten Chlorbaryumlösung 7 Milligr. kieselsaurer Baryt erhalten und ausserdem noch 15 Milligr. schwefelsaurer Baryt. Diese Zersetzung war noch stärker, wenn die Röhren in horizontaler Lage erhitzt wurden und nicht, wie Verf. gewöhnlich that, in verticaler. Um diesen Uebelstand zu vermeiden, nahm Verf. die Erhitzung in einem unten geschlossenen Platinrohr von c. 70 Ccm. Capacität vor. Dieses wurde alsdann in eine Glasröhre hineingeschoben und letztere zugeschmolzen. Statt des Zusatzes von Ammoniak bediente sich Verf. bei den folgenden Versuchen eines Zusatzes von 5 Ccm. Normalnatronlauge zu 1 Liter Chlorbaryumlösung: in solchen Lösungen bildet sich nicht so leicht kohlensaurer Baryt durch Einwirkung der Kohlensäure der Umgebung, namentlich, wenn die äussere Glasröhre hinreichend lang genommen wurde, sodass die Flammengase beim Zuschmelzen nicht viel auf die Lösung einwirken konnten. Als Ursache eines kleinen Verlustes an kohlensaurem Baryt erkannte Verf. die partielle Zersetzung desselben durch Einwirkung des gebildeten Chlorammonium. Er liess sich sehr verringern, wenn das während der Erhitzung im obern Theil der Röhre entstandene Destillat, das kohlensaures Ammoniak enthielt, in die Platinröhre zurückgegossen wurde. Drei Controlbestimmungen ergaben gute Uebereinstimmung;

es wurden angewendet 0,0508 Grm. – 0,1015 – 0,0611 Grm. Harnstoff, und wiedergefunden 0,0519 – 0,0983 – 0,0594. Es handelte sich nun darum, aus dem Blut resp. den Geweben eine Flüssigkeit herzustellen, welche ausser Harnstoff keinen anderen Körper enthält. Zu diesem Zweck ging Verf. in derselben Weise zu Werk, wie früher zur Bestimmung des Harnstoffs als salpetersauer. Das Filtrat vom Schwefelquecksilber wurde mit Chlorbaryum gesättigt, mit Natronlauge alkalisch gemacht etc. Der Nachweis, dass in diesem Filtrat in der That nur Harnstoff und kein anderer, durch alkalische Chlorbaryumlösung zersetzbarer Körper enthalten ist, lässt sich ganz streng natürlich nicht führen – dazu wäre es nothwendig, die Flüssigkeit von allem darin enthaltenen Harnstoff zu befreien. Die nach der Bunsen'schen Methode für den Harnstoff erhaltenen Zahlen sind durchgängig etwas höher, wie nach der ersten Methode. Erheblich ist diese Differenz in der Leber eines hungernden Thieres. Man wird dadurch zu der Vermuthung geführt, dass die Leber im hungernden Thier neben, Harnstoff diesem nahestehende Substanzen enthält, die auf die alkalische Chlorbaryumlösung in derselben Weise einwirken, wie Harnstoff.

VI. Verdauung und verdauende Secrete.

1) Leven, Gaz de l'intestin. Gaz. des Hop. No. 22. — 2) Derselbe, Des gaz de l'intestin grêle et de l'estomac. Gaz. méd. de Paris. No. 8. — 3) Derselbe, Des mouvements de l'estomac. Gaz. méd. de Paris. No. 49 und Gaz. hébdom No. 47. — 4) Rabuteau, Recherches sur la composition chimique de la suc gastrique. Compt. rend. LXXX No. 1 und Gaz. méd. de Paris. No. 3. — 5) Grützner, P., Neue Untersuchungen über die Bildung und Ausscheidung des Pepsins. 8. Breslau. — 6) Klemensiewicz, Rudolf, Ueber den Succus pyloricus. Sitzungsber d Wien. Arad. d. W. Bd. LXXI. Abth. III. Märzheft. — 7) Finkler, Ueber verschiedene Pepsinwirkungen. Pflüg. Arch. Bd. XI. S. 372. — 8) Hüfner, G., Untersuchungen über ungeformte Fermente III. Journ f pr. Ch. N. F. Bd. XI. S. 43–56. — 9) Crolas, Note sur la pancréatine. Lyon méd. No. 40 — 10) Knieriem, W. v., Asparaginsäure, ein Product der künstlichen Verdauung von Kleber durch die Pancreasdrüse. Zeitschr. f. Biol. Bd. XI S. 197. — 11) Boritsch, A., Ueber die zersetzende Einwirkung des pancreatischen Glycerinauszuges auf Essigsäureäther. Centralbl. f. d. med. W. No. 28. — 12) Heidenhain, Beiträge zur Kenntniss des Pancreas. Pflüg. Arch. Bd. XI. S. 557 bis 633. — 13) Moleschott, Jacob, Ueber die Einwirkung der ·Galle und ihre wichtigsten Bestandtheile auf Peptone. Molesch. Unters. zur Naturlehre. Bd. XI. S. 504–521. — 14) Feltz et Bitter, Action sur l'économie des dérivés des acides biliaires etc. Journ. de l'anat. et de la phys. No. 2· — 15) Rutherford, Will. and Vignal, Experiments on the biliary secretion of the dog. British med. Journ. December December-heft. — 16) Socoloff, N., Beiträge zur Kenntniss der menschlichen Galle. Pflüg. Arch. Bd. XII. S. 54–63. — 17) Külz, E., Ueber eine Versuchsform Schiff's, welche die Resorption von Gallensäure beweisen soll. — 18) Derselbe, Zur Pettenkofer'schen Gallensäureprobe. Centralbl. f. d. med. W. No. 31. — 19) Fleischl, Ernst, Eine Modification der Gallenfarbstoffprobe. Centralbl. f. d. med. W. No. 31. — 20) Markwald, M., Ueber Verdauung und Resorption im Dickdarm des Menschen. Virch. Arch. Bd. LXIV. S. 505.

— 21) Zweifel, Untersuchungen über das Meconium. Arch. f. Gynäcol. VII. S. 474–491. — 22) Harz, C. O., Beiträge zur Kenntniss der Pflanzenbezoare des Pferdes und Rindes. Deutsche Zeitschr. f. Thierm. Bd. I. S 393–407.

Leven (1 und 2) theilt einige Analysen von Gas aus dem Darmcanal mit, bei denen übrigens nur auf Sauerstoff, Kohlensäure und Stickstoff Rücksicht genommen ist. Im Dünndarm eines seit 48 Stunden hungernden Hundes fanden sich 17 Ccm. Gas. Dasselbe enthielt 81,2 Vol.-pCt. N, 6,4 CO_2, 12,4 O. Nach Fleischfütterung 5 Ccm. Gas im Dünndarm, 3,4 im Magen. Zusammensetzung des Dünndarmgases 84 N, 12 CO_2, 4 O. Fast ebenso gross war die Gasmenge bei Indigestion, durch Fütterung mit Kohl und Schmalz producirt. Die Zusammensetzung: 82 N, 18 O. Selbst grosse Mengen in den Darm eingeführter Luft, 2500Ccm., werden in einer Stunde resorbirt. Der Meteorismus bei Peritonitis etc. hängt also mit Lähmung oder lähmungsartiger Schwäche der Darmmusculatur zusammen.

Rabuteau (4) hat Untersuchungen über die Säure des Magensaftes bei Hunden gemacht. Zur Gewinnung desselben giebt R. dem nüchternen Hund einige Sehnen, tödtet ihn nach $\frac{3}{4}$ Stunden, unterbindet den Magen am Pylorus und der Cardia, entleert den Inhalt und filtrirt die Flüssigkeit. Dieser Magensaft löst frischgefälltes, amorphes Chinin reichlich auf. Dampft man die Lösung zur Trockne und zieht mit Amylalkohol aus, so geht salzsaures Chinin in Lösung und bleibt beim Verdampfen zurück. Man löst es in Wasser und titrirt die Lösung mit salpetersaurem Silber von bekanntem Gehalt. Man erhält so 3 p.M. Salzsäure im Magensaft, dieselbe Zahl, die Schmidt angegeben hat. Milchsäure ist in dem Magensaft nicht enthalten. Dampft man ihn ein, zieht mit Alkohol aus, verdunstet diesen, säuert mit Schwefelsäure an, und schüttelt mit Aether, so geht keine Milchsäure in den Aether über.

Grützner (5) theilt seine weitere Untersuchungen auf dem Gebiete der Magenverdauung mit.

I. Ueber die Bestimmung des Pepsins. Verf. macht hier noch einige genauere Angaben über die schon von ihm beschriebene, colorimetrische Methode (s. d. vorj. Ber.). Er empfiehlt, eine Reihe gleicher Reagenzgläser mit Carminlösung zu füllen und diese zum Vergleich zu benutzen. Man löst zur Herstellung der Vergleichslösungen Carmin in Ammoniak und verdünnt mit Glycerin bis zu 0,1 pCt. Carmin. Von dieser Lösung mischt man 0,1 mit 19,9 Ccm. Wasser, 0,2 mit 19,8 Ccm. bis 1 Ccm. mit 19 Ccm. Man kann die Färbung der Flüssigkeit durch Auflösung des gefärbten Fibrin natürlich nur so lange als Maassstab für die Verdauungsfähigkeit der Flüssigkeit betrachten, als noch etwas Fibrin ungelöst bleibt — auch eine schwächere Pepsinlösung wird bei langer Einwirkung alles Fibrin lösen, die Beobachtung der Zeit der Einwirkung darf daher nicht vernachlässigt werden. — Hieran schliesst sich die kritische und experimentelle Behandlung der Frage, ob das Pepsin während der Verdauung verbraucht wird. In Betreff des ersten Punktes muss auf das Original verwiesen werden. Seine Versuche hat Verf. in der Weise angestellt, dass relativ grosse Mengen von Salzsäure und Pepsin mit wechselnden Mengen Fibrin versetzt wurde; es zeigte sich dabei regelmässig, dass grössere Mengen Fibrin mehr Zeit zur Lösung brauchten, wie kleinere, wenigstens gilt dieses von nicht zu concentrirten Pepsinlösungen. In anderen Versuchen liess Verf. Pepsinlösungen verschieden lange auf Pepsin einwirken und stellte dann den Gehalt der Flüssigkeit an Pepsin auf colorimetrischem Wege fest, dabei zeigte regelmässig der Pepsingehalt um so geringer, je länger vorher die Einwirkung auf Pepsin gedauert hatte. Daraus folgt also, dass bei der Verdauung Pepsin verbraucht wird.

II. Der Pepsingehalt des Magens in seinen verschiedenen physiologischen Zuständen. 1) Die Schiff-sche Pepsinladung. Schiff hat bekanntlich die Behauptung aufgestellt, dass gewisse Substanzen, z. B. Dextrin, bei Einbringung in den Magen oder director Einführung in das Blut im Stande sind, die Menge des Pepsins in der Magenschleimhaut ausserordentlich zu vermehren: die Magendrüsen mit Pepsin zu laden. Diese Angaben konnten von keiner Seite bestätigt werden. Verf. findet den Fehler, den Schiff begangen, darin, dass Sch. mit zu kleinen Mengen angesäuerten Wassers extrahirt hat; dabei gehen sehr wechselnde Mengen Pepsin in Lösung, die in keinem bestimmten Verhältniss zu dem in der That in der Schleimhaut enthaltenen Pepsin stehen, gerade pepsinarme Schleimhäute scheinen ihr Pepsin leicht abzugeben. Ausserdem wirken manche Substanzen, ins Blut eingeführt, derart verändernd auf die Magenschleimhaut ein, dass sie ihr Pepsin leichter abgiebt. Zu diesen Substanzen gehört nach G. das Kochsalz und auch das Dextrin. Man kann also bei Anwendung der von Schiff befolgten Methode zu ähnlichen Resultaten, wie dieser, gelangen, ohne dass deshalb seine Schlussfolgerungen richtig wären. 2) Der Pepsingehalt in verschiedenen physiologischen Zuständen. Zur Untersuchung wurde die abgespülte und dann von der Muscularis getrennte Mucosa auf Fliesspapier getrocknet; beim Ablösen vom Papier bleibt die Submucosa grösstentheils auf dem Papier haften. Die getrocknete Mucosa wurde zerkleinert und über Schwefelsäure aufbewahrt. Von diesem Präparat wurde 0,1 Grm. 8 Tage lang mit ca. 8 Ccm. Glycerin digerirt, dann nach Abgiessen des Glycerins 20 Stunden mit ebensoviel Salzsäure von 0,1 pCt. Ven den so erhaltenen Extracten wurde 0,1 Ccm. mit 15 Ccm. Salzsäure von 0,1 pCt. und Fibrin versetzt (nur wo es sich um den Pylorus handelte, kam 0,5 Ccm. Auszug in Anwendung). Die mikroskopische Untersuchung der betreffenden Magenschleimhaut geschah nach Härtung in Alkohol; die Schnitte wurden meistens mit Carmin, Picrocarmin oder Anilinblau gefärbt. Die Untersuchung erstreckt sich auf den Magen von Hund, Schwein, Kaninchen, Katze. Die erhaltenen Resultate sind folgende: 1) der

Pepsingehalt der Magenschleimhaut ist ein wechselnder, 2) er ändert sich mit der verschiedenen Beschaffenheit der Hauptzellen; sind diese hell und gross, so enthalten sie viel Pepsin; sind sie geschrumpft und getrübt, wenig: eine mittlere Grösse und Trübung entspricht auch einem mittleren Pepsingehalt, 3) was für die Hauptzellen des Fundus gilt, gilt ebenso auch für die Drüsenzellen des Pylorus; grosse helle Zellen bedeuten reichen Gehalt an Pepsin etc., 4) die Trübung der Hauptzellen ist Kennzeichen für die Pepsinabscheidung, Hellwerden und namentlich Vergrösserung für die Pepsinbereitung. Was die Abhängigkeit der Pepsinbildung von der Nahrungsaufnahme betrifft, so ergiebt sich bei Hunden für den Pylorustheil Folgendes: Der Pepsingehalt steigt von dem Moment der Nahrungsaufnahme bis gegen die 9te Stunde, sinkt dann langsam bis zur 30sten, steigt sehr langsam bis zur 40sten und erhält sich dann auf dieser Höhe. Der Fundus giebt bei Einführung von Nahrungsmitteln nach längerem Fasten sehr rasch eine grosse Menge Pepsin ab bis etwa zur 9ten Stunde. Um diese Zeit fällt also der Minimalgehalt des Fundus mit dem Maximalgehalt des Pylorus zusammen. Von diesem Zeitpunkt an steigt sein Gehalt etwa bis zur 30sten Stunde nach der Nahrungsaufnahme und hält sich auf dieser Höhe noch 15 bis 20 Stunden. Dauert das Fasten länger (60 bis 70 Stunden), so tritt eine spontane Secretion ein, der Pepsingehalt des Fundus sinkt. Aehnlich sind die Verhältnisse bei Katzen, nur dass die erste Periode statt 9 etwa 18 Stunden dauert, und nicht viel abweichend auch bei Schweinen. Bei Kaninchen sind in Folge der fortdauernden Anfüllung des Magens die Stadien der Secretion nicht deutlich ausgesprochen.

III. Die Pepsinabsonderung beobachtet an Hunden mit Magenfisteln. Im nüchternen Zustand findet eine Secretion kaum statt: aus der Fistel entleert sich in der Regel eine alkalisch reagirende Flüssigkeit – verschluckter Speichel; nur ausnahmsweise ist Pepsin darin enthalten. Führt man stark reizende, unverdauliche Stoffe in den Magen ein, so tritt profuse Secretion eines sehr wirksamen Magensaftes ein, der bald, wenigstens in 1–2 Stunden, erheblich an Wirksamkeit verliert. 6–7 Stunden nach der Einführung steigert sich der Pepsingehalt noch einmal. Aehnlich sind auch die Verhältnisse bei Einführung von Speisen. Die Steigerung der Pepsinmenge in der 6ten bis 7ten Stunde ist auf die Thätigkeit des Pylorustheiles zurückzuführen. Anders gestalten sich die Verhältnisse, wenn Speisen in einen nicht völlig leeren Magen eingeführt werden, wie es unter gewöhnlichen Verhältnissen in der Regel geschieht. Die Pepsinmengen, welche von einem Magen 12–14 Stunden nach reichlicher Nahrungsaufnahme bei Einführung neuer Speisen abgegeben werden, sind viel geringer, als nach vorhergegangenem längeren Fasten. Bei einem Thiere, das durch Einführung von Kieselsteinen in den Magen einen intensiven, einige Wochen dauernden Katarrh acquirirt hatte, war die Secretion continuirlich und wurde von Nahrungsaufnahme nicht oder nur wenig beeinflusst. – Der abgesonderte Saft war trüb, zäh, nicht immer von saurer

Reaction, mitunter neutral, ja selbst alkalisch; er enthielt indessen stets Pepsin, wenn auch mitunter äusserst wenig. Verf. empfiehlt auf Grund seiner Beobachtungen bei chronischem Magencatarrh immer nur wenig Nahrung auf einmal zu geben und bald nachher 30 bis 40 Ccm. einer 0,4 pCt. Salzsäure.

Abschnitt IV. handelt von der Betheiligung der Chloride an der Pepsinabsonderung. Wenn man einen abgewaschenen Pylorus mit Glycerin extrahirt, so erhält man gewöhnlich ein sehr schwaches Extract; behandelt man den Pylorus mit Kochsalzlösung, so ist der Auszug sehr viel wirksamer. Das Kochsalz spaltet also nach Verf. eine Verbindung, in der sich das Pepsin im Pylorus befindet. Wenn das Kochsalz auch im Organismus diese Wirkung hat, müssen pepsinreiche Schleimhäute mehr Kochsalz enthalten. In einer Reihe von Versuchen zeigte sich in der That der Kochsalzgehalt der getrockneten Schleimhäute schwankend von 0,62—1,5 pCt., und die hohen Gehalte fielen zusammen mit vergrösserten und hellen Hauptzellen. Spritzt man einem hungernden Hund reichlich Kochsalz in die Venen (10 Grm.), so scheidet er das Pepsin schneller aus, sodass eine Stunde nach Beginn des Versuches die Schleimhaut pepsinärmer ist, wie beim Controlthier. Diese Beobachtung stimmt mit der Braun's über die Steigerung der Secretion durch NaCl überein.

Klemensiewicz (6) versucht, die viel discutirte Frage, ob der Pylorustheil des Magens sich an der Pepsinabsonderung betheiligt, auf einem biher nicht betretenen Wege zu lösen. Er isolirte den Pylorustheil vom Fundus einerseits und Duodenum andererseits, vereinigte Fundus und Duodenum durch Suturen, eröffnete den Pylorustheil und vereinigte die Fistelöffnung mit der Hautwunde; es ist dieses dieselbe Methode, die Thiry mit Erfolg zur Isolirung eines Darmabschnittes angewendet hat. Die Vereinigung des Fundus mit dem Duodenum kam zu Stande, auch die Fistelöffnung hatte Bestand, allein die Thiere gingen regelmässig in etwa 6 Tagen an Peritonitis zu Grunde. Verf. musste also darauf verzichten, die Secretion längere Zeit hindurch zu beobachten und sich auf das in den ersten Tagen gelieferte Secret beschränken. Man könnte dagegen einwenden, dass das unter diesen Verhältnissen gelieferte Secret nicht als normal angesehen werden könne; allein in einigen Versuchen, bei denen auf die Erhaltung des Thieres von vorneherein verzichtet und auch am Fundus eine Fistel angelegt wurde, zeigte das gelieferte Secret die Eigenschaften von normalem Magensaft; man hat allen Grund anzunehmen, dass dies auch vom Pylorustheil gilt. Das so erhaltene Pylorus-Secret ist zähflüssig, gallertig, gelblich, in dünnen Schichten glasig durchscheinend, von deutlich alkalischer Reaction. Das spec. G. betrug 1,01—1,009; der Gehalt an festen Substanzen 2,049—1,878—1,65 pCt.; es enthält etwas Eiweiss. Das Secret ist bei seiner natürlichen Reaction ohne Einwirkung auf Fibrin, löst dieses, sowie gekochtes Hühnereiweiss aber mit Leichtigkeit, sobald man es ansäuert. Ausserdem löst das Secret die collagene Substanz der Sehnen und führt Stärke

in Zucker über. Das Pylorussecret des Magens enthält also Pepsin und ist sogar reicher daran, wie das Fundussecret. Der Pylorustheil des Magens setzt sich vom Fundus durch seine blassere Farbe bestimmt ab, die Grenze ist nicht geradlinig, sondern sanft geschlängelt. Labdrüsen sind im Pylorustheil nicht enthalten. Die Grenzlinie liegt bei kleinen Hunden an der oberen Curvatur 5, an der unteren 6 Centimeter vom Pylorus entfernt.

Finkler (7) beobachtete, dass bei der Verdauung von coagulirtem Hühnereiweiss mit käuflichem Pepsin sich stets Syntonin (Meissner's Parapepton) bildete, auch wenn die Digestion noch so lange fortgesetzt wurde. Das ausgewaschene Syntonin löste sich bei erneuter Digestion mit käuflichem Pepsin und Salzsäure nicht auf. Dagegen war die Syntoninbildung nur vorübergehend, als die Verdauungsflüssigkeit aus frischem Schweinemagen hergestellt wurde. Sobald alles Eiweiss gelöst war, konnte durch Neutralisiren kein Niederschlag in der Flüssigkeit erhalten werden.

Hüfner hat früher gefunden, dass bei der Pancreasverdauung Sauerstoff absorbirt wird und Kohlensäure entsteht; es fragt sich nun, ob dieser Vorgang in einem bestimmten Zusammenhang mit der Verdauung steht oder unabhängig davon verläuft. Zur Entscheidung dieser Frage hat Verf. (8) eine Reihe von Versuchen angestellt. 1) Ausgekochtes Fibrin wurde mit bacterienfreier Luft in einem Kolben eingeschlossen und 3 Wochen bei 40—50° digerirt. Das ausgepumpte Gas bestand aus 90,87 pCt. N und 9,13 CO_2. Sauerstoff war nicht darin enthalten, Fibrin absorbirt also an und für sich auch Sauerstoff. 2) Fibrin und Pancreasferment wurden in luftleer gepumpten Kolben digerirt; die Auflösung erfolgte ebenso gut, wie in den lufthaltigen, es entwickelten sich nur Spuren von CO_2. Die Absorption von O und Bildung von CO_2 steht also in keinem directen Zusammenhang mit der Verdauung. Kunkel hat abweichend von H. auch eine Bildung von Wasserstoff und Grubengas bei der Pancreasverdauung beobachtet. H. erhielt auch bei der Verdauung im luftleeren Kolben keine brennbaren Gase — wohl aber trat Wasserstoff, wie zu erwarten war, auf, als Fibrin mit Wasser und faulendem Käse digerirt wurde. Das Fibrin löste sich in ca. 4 Tagen auf. Das entwickelte Gas bestand nach Entfernung der CO_2 aus: 68,27 pCt. N und 31,73 H in Versuch I., 1,77 N und 98,23 H in Versuch II. Für die Entwicklung von H ist somit die Gegenwart von Bacterien nothwendig.

Crola (9) theilt ein von Defresne angegebenes Verfahren zur Herstellung von Pancreatin mit zum Zweck der therapeutischen Verwendung. Hammelpancreas wird zerrieben und 24 Stunden bei 45° mit Aether digerirt, von ungelösten Flocken abfiltrirt und die Flüssigkeit in einem Luftstrom bei 40° getrocknet. Man erhält so ein gelblichweisses Pulver, leicht löslich in Wasser, das Eiweiss verdaut.

Knieriem (10) hat sich unabhängig von Radziejewski und dem Ref. die Frage vorgelegt, ob bei der Auflösung von Eiweisssubstanzen durch die Wirkung des Pancreas ebenso wie bei der Behandlung mit Säuren Asparaginsäure auftritt. Als Eiweisskörper wählte Verf. Weizenkleber, da bisher nur aus diesem durch Behandlung mit Schwefelsäure Asparaginsäure erhalten worden ist. Vom Weizenkleber entsprechend 224 Grm. Trockensubstanz gingen bei zehnstündiger Digestion mit 4 Liter Wasser und dem fein zerschnittenen Pancreas eines grossen Hundes bei 40—45° 163,6 Grm. Trockensubstanz in Lösung. Die alkalische Flüssigkeit wurde zunächst durch Aufkochen unter Zusatz von Essigsäure von unverändertem Eiweiss befreit, alsdann eingedampft und mit 96 pCt. Alkohol gefällt. Das Filtrat von den Peptonen schied beim wiederholten Verdampfen allmälig c. 20 Grm. Leucin + Tyrosin aus. Das Filtrat hiervon wurde mit Kupferoxydhydrat längere Zeit gekocht, wobei erhebliche Mengen Kupfer in Lösung gingen. Aus der Lösung schieden sich allmälig hellblaue Nadeln von asparaginsaurem Kupfer aus; aus den Mutterlaugen wurde durch ein ziemlich umständliches Verfahren noch mehr davon erhalten. Die Krystallisationen wurden durch H_2S zersetzt und mit kohlensaurem Bleioxyd behandelt, die Lösung mit Alkohol versetzt. Der entstehende Niederschlag enthielt vorwiegend Asparaginsäure, in Lösung blieb Glutaminsäure, die in glänzenden Tetraedern erhalten wurde. Beide Säuren wurden durch Analysen festgestellt. Aus den Peptonen konnten keine krystallisirbaren Substanzen erhalten werden.

Heritsch (11) hat gefunden, dass Pancreasferment (Glycerinauszug) Essigäther, wahrscheinlich also zusammengesetzten Aether überhaupt, spalte. Die Spaltung ist in einer etwas eigenthümlichen Weise durch die Einwirkung des Gemisches auf Galle constatirt. Es wurden 4 Gemische digerirt: A) Galle mit Essigäther, B) Galle mit Glycerinauszug, C) Essigäther mit Glycerinauszug, D) Galle mit Essigäther und Glycerinauszug. Nur in D. entsteht ein merklicher Niederschlag; er besteht aus Mucin — Glycocholsäure war nicht sicher darin nachweisbar.

Heidenhain hat ausgedehnte Untersuchungen über die Pancreasverdauung angestellt (12) mit steter Berücksichtigung der histologischen Verhältnisse, ohne deren Wiedergabe hier abgesehen werden muss. Als die wesentlichsten Resultate können folgende bezeichnet werden: 1) Rein wässerige Pancreatinlösungen (Pancreatin = eiweisslösendes Ferment. Es dienten zu den Versuchen theils Glycerinauszüge der Drüse, theils Ferment hieraus mit Alkohol gefällt und in Wasser gelöst; als Eiweiss gut ausgewachsenes Blutfibrin) wirken auf Fibrin verhältnissmässig langsam ein, namentlich dauert es sehr lange, bis die letzten Reste von Fibrin verschwinden; die Wirkung steigert sich mit dem Fermentgehalt, doch bleibt die erforderliche Zeit immer ziemlich lang. 2) Die Wirkung wird sehr beschleunigt durch Zusatz von kohlensaurem Natron, das für sich allein nicht lösend wirkt. Das Maximum wird erreicht bei einem

Gehalt an kohlensaurem Natron von 0,9—1,2 pCt. (auf wasserfreie Substanz bezogen? Ref.). Will man verschiedene Fermentlösungen bezüglich ihrer Wirksamkeit vergleichen, so können bei so grossem Sodagehalt kleine Differenzen dem Beobachter leicht entgehen; man darf daher aus gleicher Lösungszeit noch nicht sofort auf gleichen Fermentgehalt schliessen, sondern muss die Fermentlösungen gleichmässig verdünnen und den Versuch wiederholen. Oft ergeben sich dann merkliche Differenzen, die bei der stärkeren Concentration des Fermentgehaltes nicht hervortraten. Der Grund dieser Beschleunigung liegt zum Theil darin, dass nach Kühne das Pancreatin den Faserstoff zunächst in ein in Salzlösungen lösliches Albuminat umwandelt; bei Abwesenheit von Salzen kann sich dieses Albuminat nicht lösen, vielmehr tritt alsdann die Lösung erst bei dem Uebergang desselben in Pepton ein. In der That kann man sich überzeugen, dass eine unter Beihülfe von kohlensaurem Natron erhaltene Lösung anfänglich viel unverändertes Albumin enthält. Indolgeruch tritt bei Gegenwart von kohlensaurem Natron viel früher ein. 3) Auch das Kochsalz übt eine beschleunigende Wirkung aus, die jedoch der des kohlensauren Natron an Intensität nachsteht. 4) Freie Säuren stören die Fermentwirkung, ätzende Alkalien befördern sie bei geringer Concentration, wirken jedoch störend bei grösserer Concentration. 5) Ein Zusatz von Galle wirkt nicht störend, sondern im Gegentheil befördernd; die Thatsache ist wichtig für den physiologischen Vorgang der Verdauung. 6) Peptone sind bei 2 pCt. Gehalt ohne Einfluss. 7) Eine Fermentlösung, die 24 Stunden bei 35° digerirt ist, wirkt schwächer, als die frische. Dasselbe geschieht, wenn das Pancreatin nicht in reinem Wasser, sondern in Sodalösung von 1 pCt. gelöst ist. 8) Aus der Drüse des frisch getödteten Hundes erhält man durch Glycerinextraction einen ganz unwirksamen, oder wenig wirksamen Auszug. Dieselbe Drüse — — die andere Hälfte — giebt aber einen sehr wirksamen Auszug, wenn sie vorher 24 Stunden gelegen hat. Die Aufbewahrung kann ersetzt werden durch Zerreiben der frischen Drüsen mit Essigsäure. Umgekehrt wird die Entstehung des Fermentes gehindert durch kohlensaures Natron. Wird eine frisch bereitete, wässrige Lösung, von welcher es zweifelhaft ist, ob sie Pancreatin enthält oder Zymogen (so nennt H. die supponirte Muttersubstanz des Pancreatins), nach Zusatz von 1,2 pCt. kohlensaurem Natron wirksamer, so enthält sie Pancreatin, verliert sie an Wirksamkeit, Zymogen. H. fasst die ermittelten Eigenschaften des Zymogen in folgender Weise zusammen:

1) Dasselbe ist löslich in concentrirtem Glycerin, ohne sich zu spalten. 2) Die Abspaltung von Pancreatin tritt ein a) in wässriger Lösung, schneller in der Wärme, langsamer bei gewöhnlicher Temperatur, b) bei Einwirkung von Säure. 3) Die Umsetzung wird erschwert durch die Gegenwart von Salzen — bei reichlichen Mengen derselben gehindert. Kleine Mengen von wirksamem Ferment finden sich auch in

der frischen Drüse, vielleicht abhängig von dem in den Ausführungsgängen enthaltenen Secret. 9) 14 bis 24 Stunden noch der Nahrungsaufnahme (Fleisch) ist das Pancreas reicher an Zymogen, als 5—12 Stunden nach derselben, bei längerer Nahrungsentziehung wird der Zymogengehalt wieder geringer, ohne das während der ersten Stunden der Verdauung bestehende Minimum zu erreichen. 10) Bei früheren Beobachtern traten die auf die Gegenwart des Zymogens zu beziehenden Erscheinungen deshalb nicht hervor, weil sie mit wässrigen Auszügen experimentirten, die sehr complicirte Bedingungen für den Uebergang des Zymogen im Ferment darbieten; es kommen namentlich in Betracht: der allmälige Uebergang von Zymogen in Ferment in der Lösung — die Behinderung dieses Ueberganges durch Alkalien und Salze—die Beschleunigung durch Säuren, endlich die allmälige Abschwächung der Wirksamkeit des Fermentes durch Erwärmen — alles dieses — vielleicht auch noch andere, vorläufig unbekannte Momente — wirkt derartig zusammen, dass sich das Endresultat garnicht mehr übersehen lässt. Ein besonderes Kapitel handelt von dem Secret der Pancreasdrüse. Desselbe bietet eine äusserst wechselnde Beschaffenheit, stellt bald eine zähe, fadenziehende Flüssigkeit dar, die sehr langsam secernirt wird, in der Kälte zu einer durchsichtigen, bei gelindem Erwärmen sich wieder verflüssigenden Gallerte gesteht, beim Kochen wie Hühnereiweiss fest wird, bei Essigsäurezusatz nur spärlich CO_2 entwickelt und über 10 pCt. feste Bestandtheile enthält, bald eine schnell secernirte, dünne Flüssigkeit, die sich in der Siedhitze nur leicht trübt, bei Essigsäurezusatz reichlich Kohlensäure entwickelt und nur 1—2 pCt. feste Bestandtheile enthält. Zwischen diesen beiden Extremen kommen alle denkbaren Uebergänge vor. Was den Einfluss des Nervensystems auf die Secretionsgrösse betrifft, so ist eine Beziehung der Medulla oblong. zu derselben nachweisbar. Bei curarisirten Thieren nimmt die Menge des Secretes bei Reizung der Medulla oblong. zu, die Wirkung tritt indessen häufig erst beim Aufhören des Reizes und auch nicht constant ein. Von welchem Moment der negative Erfolg abhängt, ist bis jetzt nicht zu übersehen. Bei Verstärkung der Secretion steigt nicht nur die Menge des ausgeschiedenen Wassers, sondern auch der festen Bestandtheile. So stieg z. B. die Secretion von 4,6623 Grm. in 13 Minuten mit 1,24 pCt. fester Substanz vor der Fütterung auf 5,0352 Grm. mit 2,00 pCt. nach der Fütterung, und ebenso nahm bei der Reizung der Medulla oblong. nicht allein die Menge des Secretes, sondern auch sein Procentgehalt zu. Das aus Fisteln gewonnene Pancreassecret löst Eiweiss leicht auf, enthält also Pancreatin, es fragte sich indessen, ob das Pancreatin nicht erst während des Versuches aus Zymogen entstanden sei. Um diese Frage zu entscheiden, wurde Pancreassecret direct in Glycerin aufgefangen und mit kohlensaurem Natron versetzt — auch diese Mischung war wirksam, somit enthält das Secret in der That freies Pancreatin

und kein Zymogen. Ebenso liess sich nachweisen, dass überhaupt kein Zymogen neben dem Pancreatin im Saft vorhanden war. Die Umsetzung des Zymogen in Pancreatin muss schon in der Drüsenzelle erfolgen, da das Secret alkalisch reagirt, in ihm somit die Bedingungen dem Uebergang entgegen sind; andererseits muss auch das gebildete Pancreatin sofort aus der Zelle austreten. Wenn man in Betracht zieht, dass sich die Ueberführung von Zymogen in Ferment durch Säure bewirken lässt, sowie, dass die Zellen des Pancreas nach Lieberkühn saure Reaction haben, so ist es denkbar, dass auch der normale Vorgang der Fermentbildung auf Säureentwicklung beruht.

Moleschott (13) hat das Verhalten von Galle zu Peptonen untersucht. Bekanntlich entsteht bei Zusatz von Galle zu Peptonlösung ein Niederschlag; derselbe löst sich indessen in durchschnittlich dem 4—5 fachen Volum Galle wieder auf, wie M. findet. An der Auflösung betheiligt sich das Mucin nicht: Verf. schliesst dieses aus dem Verhalten von Galle, die vorher zur Ausfällung des Mucins mit Salzsäure versetzt (dabei fällt mitunter auch Glycocholsäure! Ref.) und dann wieder neutralisirt und auf das frühere Vol. gebracht war. Von solcher Galle waren etwa 3,5 Vol. erforderlich, weit mehr jedoch, wenn die saure Reaction nicht vorher abgestumpft war. Auch krystallisirte Rindergalle in 8pCtiger Lösung bewirkt in Peptonlösung einen Niederschlag, und derselbe löst sich gleichfalls im Ueberschuss wieder auf. Das Pepton war aus Hühnereiweiss dargestellt, jedoch gilt von dem aus Fibrin erhaltenen dasselbe. Hundegalle scheint zur Wiederauflösung des erhaltenen Niederschlags weniger wirksam zu sein.

Feltz und Ritter (14) machen im weiteren Verfolg ihrer Untersuchungen folgende Angaben: 1) Cholsäure (Cholalsäure Strecker's) und Choloidinsäure äussern schwache Wirkungen; Dyslysin, in cholsaurem Natron gelöst, ist unwirksam. 2) Glycocoll und Taurin haben keine toxische Wirkungen; Harnstoffzunahme ist nach Glycocolleinspritzung (wieviel? Ref.) nicht beobachtet; nach Taurininjection soll auch beim Hunde mitunter unterschweflige Säure im Harn auftreten (wo sie vorher fehlte? Ref.), ja selbst Schwefelwasserstoff. (? Ref.) 3) Bilirubin 2 Grm. in alkalischer Lösung einem Hund eingespritzt, am folgenden Tage wiederum 2 Grm., am dritten Tage 3 Grm. Keine toxischen Erscheinungen, am dritten Tage leichte und vorübergehende Gelbfärbung der Conjunctiven, ausserdem nur andauernde Obstipation (?! Ref.). Das Bilirubin erschien schnell im Harn, zum Theil indessen verändert; einige Zeit nach der injection erschien der Harn noch stark gefärbt, gab jedoch mit Salpetersäure keine Gallenfarbstoffreaction. (Urobilin? Ref.) Die Injection anderer Gallenfarbstoffe hatte ähnliche Resultate. Die icterische Hautfärbung konnte durch Unterbindung der Ureteren verstärkt werden. 4) Ueber die Wirkungen des Cholesterins wurden folgende Versuche angestellt: 1) Bei einem Hund wird in den Ductus choledochus nach der Leber zu Eisenchlorid eingespritzt, alsdann unterbunden. Von 3 Hunden überlebte einer die Operation 3 Tage. Im venösen Blut desselben fand sich 3,96 p. M. Cholesterin — normal nur 0,8 bis 0,928; es ist somit bei behindertem Abfluss zur Anhäufung von Cholesterin im Blut gekommen. 2) Einem Hunde wurde eine ätherische Lösung von Cholestorin in die Cruralvene gespritzt (1 Ref.); derselbe starb (natürlich! Ref.) in wenigen Minuten an Lungenembolien. 3) Lösungen von Cholesterin in Seife konnten in Quantität von 30 Ccm. entsprechend 0,25 Cholesterin an mehreren Tagen hinter einander ohne ersichtlichen Nachtheil eingespritzt werden. Der eine Hund starb unabhängig von dem Versuch, der andere wurde ca. 7 Wochen später getödtet. In beiden Fällen fanden sich Lungeninfarcte mit Cholesterinkystallen.

Durch Versuche an Hunden mit Gallenfisteln hatten Gamgee und Rutherford früher gefunden, dass die Gallensecretion durch Drastica der verschiedensten Art stets herabgesetzt wird, sowohl was die Menge der festen Substanzen, als die Menge des Wassers betrifft. Rührig ist dann durch Versuche an curarisirten Thieren zu dem Resultat gelangt, dass die Abführmittel die Secretion steigern.

Rutherford(15) hält es für wichtig, diese Versuche zu wiederholen und hat diese Arbeit gemeinschaftlich mit Vignal ausgeführt. Zu dem Versuche diente ein Hund, die Versuchsanwendung war die gleiche wie bei Rührig, nur wurden nicht die Tropfen der Galle gezählt wie bei Röhrig, sondern die Galle gemessen, und alle Viertelstunde abgelesen. Die Hunde hatten 18 Stunden vor dem Versuch keine Nahrung erhalten. Die Zusammensetzung der so secernirten Galle war in dem Normalfall: Wasser 89,53, Gallensäure, Pigment, Cholesterin 8,73, Schleim 0,71, Asche 1,03. Die Zusammensetzung der in der ersten und späteren Stunden secernirten Galle ist fast völlig identisch. 3 Versuche mit Crotonöl gaben keine merkliche Steigerung der Secretion. Aus 7 Versuchen mit Resina podophylli ergab sich: 1) Steigerung der secernirten Gallenmenge, namentlich wenn es nicht abführend wirkte; in einem Fall, in dem diese Wirkung sehr ausgeprägt war, wurde die vermehrte Secretion nicht beobachtet, 2) die Steigerung der Secretion betrifft nicht allein den Wassergehalt, sondern auch die festen Substanzen, ja die procentische Zusammensetzung der Galle bleibt fast dieselbe. In gleicher Weise wirkte Aloe, gleichfalls ohne stark abführend zu wirken, doch war die secernirte Galle reicher an Wasser. Rhabarber zu 17 Grains in das Duodenum gebracht vermehrte die Secretion der Galle regelmässig, trotzdem in 2 Fällen starker Durchfall entstand. Senna wirkte in 3 Versuchen nur schwach auf die Gallensecretion, die Galle wurde wässriger. Das wässrige Extract von Colchicum vermehrt die Secretion energisch, doch betrifft die Vermehrung vorwiegend das Wasser. Taraxacum, Scammonium, Calomel, Gummigutt hatten einen unbedeutenden Effect.

Socoloff hat (16) im Laboratorium von Hoppe-Seyler eine Reihe von Gallenuntersuchungen am Menschen gemacht, die sich an die von Tri-fanowsky ausgeführten anschliessen. Als normale wurden die Gallen betrachtet, wenn die Leber keine Affection aufwies. Als allgemeines Resultat ergiebt sich etwa Folgendes: Der Gehalt an gallensauren Salzen (Aetherniederschlag) ist sehr schwankend von 3,8 bis 9,8 pCt., constanter die Menge des Schwefels (Taurocholsäure), die in diesem Niederschlag von 1,13 bis 1,68 pCt. variirt. Der Mittelwerth für den Gehalt des Niederschlages an Taurocholsäure stellt sich danach auf 23,83 pCt. Die Seifen schwanken von 1,303 –2,082 pCt. In 2 pathologischen Fällen — eine Peritonitis puerperalis mit trüber Schwellung der Leber und eine amyloide Degeneration — zeigte die Galle erhebliche Abweichungen in der Zusammensetzung. In dem ersten Falle war die Menge der Taurocholsäure sehr vermehrt — sie betrug 52,3 pCt. des Aetherniederschlages —, im 2ten nur 8,93 pCt.

Schiff hat angegeben, dass die Galle vom Meerschweinchen die Pettenkofer'sche Reaction nicht gebe; da er nun dieselbe erhielt, wenn er den Thieren Rindergalle in den Darm brachte, so schloss er daraus, dass die Galle vom Darm resorbirt und aufs Neue durch die Leber ausgeschieden werde. Küls (17) weist darauf hin, dass die Meerschweinchengalle allerdings Gallensäurereaction giebt, die Versuchsanordnung von Schiff somit hinfällig ist (vgl. Socoloff unter V).

Külz macht (18) darauf aufmerksam, dass die Pettenkofer'sche Gallensäureprobe mit Traubenzucker nicht so leicht gelingt, wie mit Fruchtzucker und Rohrzucker. Die bessere Wirkung des Rohrzuckers beruht wahrscheinlich darauf, dass er durch die Schwefelsäure invertirt, Fruchtzucker daraus abgespalten wird.

Fleischl empfiehlt (19), zur Reaction auf Gallenfarbstoff die Flüssigkeit mit einer Lösung von Natron nitric. zu versetzen und alsdann Schwefelsäure hinzuzusetzen. Die Reaction ist empfindlicher und verläuft langsamer.

Die Untersuchungen von Markwald (20) über Verdauung und Resorption im Dickdarm beziehen sich auf einen Fall von Anus praeternaturalis in Folge einer gangränös gewordenen, eingeklemmten Hernie an der Uebergangsstelle des Coecum in das Colon ascendens. Die Eingangsöffnung in den Dickdarm war von der Ausgangsöffnung des Dünndarms vollständig getrennt, die Schleimhaut des Dickdarms von normaler Beschaffenheit; der Dickdarm seiner ganzen Länge den Versuchen zugänglich. Die Temperatur des Dickdarms betrug 37,6, die Peristaltik war sehr rege. Pat. war 49 Jahr alt, von zartem Körperbau, jedoch gutem Allgemeinbefinden.

A. Ueber das zuckerbildende Ferment des Dickdarms. Schwämme wurden, an Fäden befestigt, in das obere Ende des Dickdarms eingebracht und 2 Stunden lang darin gelassen; in dieser Zeit waren sie 15—25 Ctm. in den Darm hineingerückt. Der durch Auspressen gewonnene Darmsaft, eine etwas zähe, wenig trübe Flüssigkeit, von stark alkalischer Reaction und geringem Eiweissgehalt, bildete aus Stärkekleister bei 40° keinen Zucker oder höchstens Spuren. Stärkekleister, in Gazebeutel eingeschlossen und in den Dickdarm gebracht, zeigten nach 4—6 Stunden gleichfalls keine Zuckerbildung.

B. Verdauungsversuche. 1) Fibrin wurde in den Dickdarm eingeführt, theils frei, theils in Beutel eingeschlossen, von denen einer 20 Tage im Darm verweilte. Die Menge des Fibrins nahm erheblich ab; als Umsetzungsproducte desselben fanden sich im Darminhalt Pepton, Tyrosin, Indol. Daneben war die Masse durchsetzt mit Bacterien, und M. fasst den ganzen Vorgang als Fäulniss auf. Die Abnahme des Fibrins an Gewicht erläutert folgender Versuch. Eine Quantität Fibrin, entsprechend 4,738 Trockenrückstand, wurde 26 Stunden im Darm gelassen. Der Trockenrückstand betrug nach dieser Zeit 0,733, somit waren 84 pCt. gelöst. 2) Geronnenes Hühnereiweiss nahm ebenfalls erheblich an Gewicht ab, die Gewichtsabnahme war jedoch nicht proportional der Zeit. Sie betrug in verschiedenen Versuchen nach 24 Stunden 54 pCt. — nach 46 Stunden 60 pCt. — nach 72 Stunden 55,2 pCt. Die Producte waren dieselben wie beim Fibrin. Wurden grössere Quantitäten Eiweiss in den Darm eingeführt, z. B. 181,818 Grm., so war die Gewichtsabnahme nicht so bedeutend, sie betrug im angeführten Fall nur 30,4 pCt. Den Eintritt der Resorption von Eiweiss versuchte Verf. durch Stickstoffbestimmungen im Harn nachzuweisen. Pat. befand sich im N-Gleichgewicht; kam jetzt eine irgend erhebliche Quantität Eiweiss im Dickdarm zur Resorption, so musste die N-Ausscheidung durch den Harn steigen. Es wurden 3 Versuche in dieser Richtung angestellt, nur einer hat ein unzweifelhaftes Resultat. Die Zahlen desselben für die tägliche N-Ausscheidung sind: 12,3688—12,2728—12,3488, jetzt Einführung von Eiweiss, im Ganzen entsprechend 22 Grm. N, 12,3496—14,9052—12,1256. Der Harn des 2. Versuchstages zeigte hier eine Zunahme von 2,6 Grm. N. Der Ausfall des Versuchs — die spätere Resorption — spricht nach Verf. dafür, dass es sich nicht um normale Reducirung, sondern eigentliche Fäulniss handelt.

C. Resorptionsversuche. 1) Wasser wurde vom Dickdarm resorbirt, jedoch langsam; zur Resorption von 250 Ccm. Wasser sind mindestens 12 Stunden erforderlich. 2) Peptonlösungen aus Fibrin dargestellt, wirkten stark reizend und erregten heftige Peristaltik, Resorption durch Zunahme des N im Harn war nicht nachweisbar. 3) Ebenso negativ war das Ergebniss mit flüssigem Hühnereiweiss, theils rein, theils mit Kochsalz vermischt in 4 Versuchsreihen. Für die normalen Vorgänge schliesst Verf. aus seinen Versuchen, dass die Resorption im Dickdarm eine ziemlich langsame ist und nur bei Anwesenheit geringer Flüssigkeitsmengen stattfindet. Hauptsächlich wird Wasser resorbirt, Pepton nur in geringer Menge. Dass die Dickdarmthätigkeit ohne wesentliche Störung des Allgemeinbefindens entbehrt werden kann, geht aus dem benutzten Fall hervor; der Kranke befindet sich 2½ Jahre nach Bestehen der Fistel noch durchaus wohl. Schliesslich giebt Verf. die Beschreibung einer Operationsmethode zur Anlegung von Dünndarmfisteln beim Hund dicht oberhalb der Ileocöcalklappe. Von den zur künstlichen Ernährung per anum empfohlenen Präparaten spricht sich M. für die Fleischpancreasklystiere aus.

Als Material zu seinen Untersuchungen über das Meconium benutzte Zweifel (20) den Dickdarminhalt von todtgeborenen Kindern. Die mikroskopische Untersuchung ergab den interessanten Befund von Haematoidinkrystallen mit der charakteristischen Gmelin'schen Reaction; durch Ausziehen des Meconium mit Chloroform und Verdunsten des Auszuges konnten Bilirubinkrystalle erhalten werden, in den gelben Ausleerungen sind Haematoidinkrystalle nicht mehr enthalten, wie auch die anderen Formbestandtheile des Meconium schwinden. Als chemische Bestandtheile des Meconium konnten nachgewiesen werden: Biliverdin, Bilirubin, Gallensäuren, darunter Taurocholsäure, Cholesterin, Mucin, Spuren von Ameisensäure und höheren flüchtigen, fetten Säuren, ferner nichtflüchtige fette Säuren. Mit negativem Erfolg wurde untersucht auf Traubenzucker, Glycogen, Paralalbumin, Leucin, Tyrosin, Pepton, Milchsäure. Der Wassergehalt des Meconium betrug fast genau 80 pCt., der Aschengehalt ungefähr 1 pCt., der Fettgehalt des frischen Meconium beträgt 0,772, der Cholesteringehalt 0,797 pCt. Die Asche besteht nach Analyse 2 aus: Unlösliche Substanz 2,1, phosphorsaures Eisenoxyd 3,41; Schwefelsäure 23; Chlor 2,53; Phosphorsäure 5,44; Kalk 5,7; Magnesia 4,0; Kali 8,6; Natron 41,0. Auffallend ist dabei gegenüber den Excrementen der Erwachsenen der hohe Gehalt an Schwefelsäure und das Zurücktreten der Phosphorsäure. Die gelben Faeces Neugeborener werden beim Erwärmen mit verdünnter Säure grün; Z. ist geneigt, die Grünfärbung diarrhoischer Faeces auf die Einwirkung der in ihnen enthaltenen Säure zurückzuführen.

Harz (32) macht Mittheilungen über Darmconcremente des Pferdes und Rindes. Verf. weist zunächst darauf hin, dass dem Vorkommen von Pflanzenresten als Grundlage von Concrementen bisher zu wenig Aufmerksamkeit geschenkt ist, die Pflanzenähren vielmehr meistens für Thierhaare gehalten sind. H. beschreibt sodann 9 „vegetabilische Ballen" vom Pferde, 3 vom Rind und 1 Magenballen vom Pferd. 3 derselben sind analysirt:

	1 vom Pferd	2 do.	3 Magenballen
Sand und Kieselsäure . .	5,44	3.57	3.97
Phosphors. Eisenoxyd . .	0,92	(0,08 Fe₂ O₃)	0,42
Kalk (CaO) . .	Spur	0,06	1,49
Phosphors. Ammon. Magnesia MgNH₄ PO₄ .	37,02	42,21	1,52
Magnesia MgO . .	0,15	0,15	1,08
Chlor - Alkalien NaClKCl .	0,09	0,13	0.16
Schwefelsäure SO₄ H₂ . . .	Spur	—	0,43
Aether - Alcohol-Auszug . .	0,88	0,76	1,35
Sonstige organ. Subst. . . .	55,4	53,04	89,54

Der ätherisch-alkoholische Auszug von 1 und 2 gab Gallensäurereaction, von 3 nicht.

[1] Hammarsten, O., Jakttagelser öfver ägghvite-digestionen hos nyfödda samt däunde menniskor och djur. Upsala läkaref. förh. 10de Bd. p. 222 · 243. (Diese Abhandlung ist im Wesentlichen identisch mit den in deutscher Sprache verfassten „Beobachtungen über die Eiweissverdauung bei neugeborenen, wie bei saugenden Thieren und Menschen“ in „Beiträge zur Anatomie und Physiologie, als Festgabe Carl Ludwig zum 15. October 1874 gewidmet von seinen Schülern“.) — 2) Witt, Emil, Några undersökningar rörande pepsinets ursprung. Ibid. 10de Bd. p. 455—469.

Witt (2) bestätigt zunächst die Angaben von Ebstein und Grützner (Pflüger's Arch. Bd. 8, S. 122), dass durch Behandlung der Magenschleimhaut mit destillirtem Wasser, mit 0,1—0,2 pCt. HCl oder mit 1 pCt. Na Cl · Lösung Verdauungsflüssigkeiten erhalten werden, welche nach dem Ansäuern viel schneller Fibrin und andere unlösliche Eiweissstoffe auflösen als diejenigen, welche man durch gleiche Behandlung der Magenschleimhaut mit Glycerin erhält. Er lässt dieses nicht als einen Beweis für die Existenz des von E. u. G. angenommenen, pepsinogenen Substanz gelten, indem die genannte Thatsache auch einfach dadurch erklärt werden könnte, dass alle die genannten Lösungsmittel nur Pepsin extrahirt hätten, aber mit ungleicher Energie, je nach der grösseren oder geringeren Löslichkeit desselben in den verschiedenen Flüssigkeiten. Andererseits erscheint ihm aber die Vermuthung, dass eine pepsinogene Substanz vorhanden sein könnte, die erst bei der Behandlung der Magenschleimhaut mit verdünnter Säure in Pepsin umgewandelt würde, nichtunwahrscheinlich, weil das Labferment in einer dieser Vorstellung ganz entsprechenden Weise aus einem vorher unwirksamen Bestandtheil der Magenschleimhaut gebildet wird (O. Hammarsten). Verf. hat sich deshalb durch mannigfache Abänderungen der Versuche bemüht, Beweise für die Existenz einer pepsinogenen Substanz zu finden. Zur Bestimmung des Pepsingehaltes benutzte W. 1) die Bidder-Schmidt'sche Wägungsmethode, 2) eine Combination der Grützner'schen Methode mit der Brücke'schen, mit der Modification, dass das mit Carmin gefärbte Fibrin nicht mit verdünnter Salzsäure angesäuert wurde, dahingegen aber die Probe vor der Einbringung des Fibrins mit 0,1 pCt Salzsäure versetzt wurde, wodurch ein constanter Säuregehalt erzielt wurde. Die Versuche wurden bei 15—17⁰ C., bei einem Säuregrad von 0,1 pCt. HCl und mit ungekochtem Fibrin zugeführt, indem immer Controlversuche angestellt wurden, bei welchen Säure allein ohne Pepsinzusatz angewandt wurde. - Er fand nun, dass das Glycerinextract durch Verdünnung mit Wasser an Wirksamkeit zunahm, während das Wasserextract durch stärkere Verdünnung mit Wasser unwirksamer wurde. Die Gegenwart des Glycerins störte also die Wirkung. Als aber das Wasser des durch Extrahiren der Magenschleimhaut mit destillirtem oder mit H Cl oder Kochsalz versetzten, wässrigen Auszuges verdampft und der Rückstand in Glycerin gelöst worden

war, war die Wirksamkeit des auf einem solchen Umwege hergestellten Glycerinextracts grösser als des ursprünglichen Glycerinextracts. Hieraus folgt, dass die wirksame Substanz durch Wasser leichter als durch Glycerin aus der Schleimhaut extrahirt wird. — Wenn gleich grosse Stücke der Magenschleimhaut eines Kaninchens einmal zuerst mit Glycerin, ein anderes Mal zuerst mit Wasser extrahirt wurde, und darauf durch Zusatz von Wasser zur ersteren und von Glycerin zur letzteren Probe Extracte bereitet wurden, deren Gehalt an Glycerin und Wasser gleich war, so wurde kein Unterschied in der Wirksamkeit solcher, in verschiedener Weise hergestellter Flüssigkeiten beobachtet. — Durch 24stündige Extraction gleich grosser Schleimhautstücke mit Wasser wurde eine wirksamere (aber an Pepsin reichere) Flüssigkeit erlangt, als wenn dieselben drei Tage lang mit Glycerin extrahirt worden waren, und die Wirksamkeit des Glycerinextracts wurde nicht grösser, wenn die Extraction 14 Tage lang fortgesetzt wurde. 1 pCt. Kochsalzlösung extrahirte ebenso viel Pepsin wie Wasser und mehr als Glycerin. — Um zu untersuchen, ob durch Wasser ausser Pepsin auch pepsinogene Substanz extrahirt würde, welche durch Einwirkung der Säure vielleicht in Pepsin umgewandelt würde, wurde das mit Wasser und Magenschleimhaut bereitete Extract während einer verschieden langen Zeit (2—30 Minuten) der Einwirkung der verdünnten Salzsäure ausgesetzt und dann bis zu Anfang des Verdauungsversuchs mit NaOH neutralisirt. Diese Versuche aber ergaben so übereinstimmende Resultate, dass kein Grund vorhanden war, die Gegenwart einer pepsinogenen Substanz anzunehmen. Auch wenn die Säure in einer Versuchsreihe nur während einer Minute, in einer anderen Versuchsreihe aber während 24 Stunden auf das (zur Vermeidung postmortaler Säurebildung) mit eiskaltem Wasser aus gefrorner Schleimhaut bereitete Extract eingewirkt hatte, ergab sich kein Unterschied in der Wirkung, also keine Pepsinbildung aus einer hypothetischen pepsinogenen Substanz. Die geringen und inconstanten Unterschiede, welche beobachtet wurden, mussten auf Verschiedenheit des angewandten Fibrins zurückgeführt werden. Verf. versuchte ebenfalls vergeblich, die hypothetische pepsinogene Substanz durch Benutzung des dem Fibrin eigenthümlichen Absorptionsvermögens für Pepsin nachzuweisen, indem er die Magenschleimhaut theils nach vorhergehender Ansäuerung, theils ohne eine solche mittelst Behandlung mit Fibrin zu extrahiren suchte. Verf. versuchte endlich, das Pepsin durch Schütteln mit feinvertheilten Substanzen mechanisch zu fällen und darauf die zurückbleibende Flüssigkeit auf pepsinogene Substanz zu untersuchen. Die Ausfällung des Pepsins gelang nicht mittels Thierkohle, wohl aber mittels basisch phosphorsauren Kalks. Das pepsinfreie Filtrat wurde dann mit HCl in gewöhnlicher Menge behandelt und nach Verlauf einiger Zeit wieder auf Pepsin geprüft, immer aber mit negativem Resultat. Endlich wurde ein mit destillirtem Wasser aus der Magenschleimhaut bereitetes Extract in zwei

Portionen getheilt, von denen die eine mit Salzsäure in gewöhnlicher Weise angesäuert wurde, die zweite nicht. Beide Portionen wurden nun bei niedriger Wärme eingetrocknet und die Rückstände in Glycerin gelöst. Es ergab sich aber kein Unterschied in der Wirksamkeit des aus angesäuertem und des aus nichtangesäuertem Wasserextract bereiteten Glycerinextracts, also kein Unterschied, der auf pepsinogene Substanz hinweisen könnte. Verf. läugnet jedoch nicht geradezu die Existenz einer pepsinogenen Substanz, behauptet aber, dass keine vollgültigen Beweise für ihr Vorhandensein bisher beigebracht worden sind.

P. L. Panum.]

VII. Harn.

1) Rabuteau, De la quantité des urines à l'état normal. Gaz. méd. de Paris. No. 8. — 2) Byasson, M. H., Essai sur un nouveau procédé d'analyse des urines. Journ. de l'anat. p. 180—196. — 3) Zülzer, Ueber die relativen Gewichtsmengen einzelner Harnbestandtheile. Ber. der d. chem. Ges. Bd. VIII. S. 1670. — 4) Grützner, P., Beiträge zur Physiologie der Harnsecretion. Pflüg. Arch. Bd. XI. S. 601. — 5) Caulet, De la suralcalisation du sang et des urines. Bull. de thérap. Bd. 38. p. 349 u. 399. — 6) Martin, A., Ruge, C. u. Biedermann, R., Untersuchungen des Harns während der ersten 10 Lebenstage. Centralbl. für die med. Wissensch. No. 24. — 7) Ord, M. W., Studies in the natural history of the Urates. Monthly micr. Journ. p. 107—117. — 8) Plohn, Ueber die Methode der Harnstoffbestimmung mittelst unterbromigsaurem Natron. Inaug.-Dissert. Berlin. Ber. d. d. chem. Ges. Bd. VIII. und Archiv für Anat. und Physiol. — 9) Brühl, L., Ueber eine neue Methode der Harnstoffbestimmung. Deutsche Zeitschr. für prakt. Med. No. 16. (Beschreibung der Knop-Hüfner'schen Methode, die Vf. auffallender Weise Graham Steel zuschreibt.) — 10) Power, J., On the excretion of Nitrogen in the urine. The Dubl. Journ. Vol. XXXVIII. p. 82—85. — 11) Reoch, James, On the decomposition of Urea. Journ. of anat. and phys. No. XVI. — 12) Fokker, Neue Methode zur Harnsäurebestimmung. Pflüg. Arch. Bd. X. S. 153. — 13) Derselbe, Het gekleurde Piszuur. Weekbl. van het nederl. V. No. 26. — 14) Bogomoloff, Thim., Zur Harnfarbstofflehre. Centralblatt für die med. Wissensch. No. 14. — 15) Rabuteau, Ueber Harnfarbstoff. Vortrag in der Soc. de biol. Gaz. méd. de Paris. No. 27. — 16) Esoff, Joh., Ueber Urobilin im Harn. Pflüg. Arch. Bd. XII. S. 50—54. — 17) Kölz, E., Ueber die schwefelhaltigen Körper des Harns. Verhandl. des Marb. nat. Vereins. — 18) Derselbe, Ueber das Auftreten von Inosit bei gesunder Individuen. Ebend. — 19) Derselbe, Ueber das Auftreten von Inosit im Kaninchenharn. Centralbl. für die med. Wissensch. No. 54. — 20) Froire, D., Nouveau procédé de dosage de l'oxygène libre dans l'urine. Compt. rend. T. LXXXI p. 229. — 21) Ebstein, W., u. Müller, J., Brenzcatechin in dem Urin eines Kindes. Virch. Arch. LXII. S. 554. — 22) Fürbringer, P., Beobachtungen über einen Fall von Alcaptonurie. Berl. klin. Wochenschr. No. 24. — 23) Derselbe, Nachtrag über Alcaptonurie. Ebend. No. 28. — 24) Fleischer, R., Ueber die Einwirkung der Salicylsäure auf den Harn und das Vorkommen von Brenzcatechin im Harn. Ebend. No. 39 u. 40. — 25) Ebstein, W. und Müller, J., Einige Bemerkungen über die Reaction der Brenzcatechin mit Bezug auf das Vorkommen desselben im menschlichen Harn. Virch. Arch. Bd. LXV. — 26) Baumann, E., Ueber das Vorkommen von Brenzcatechin im Harn. Pflüg. Arch. Bd. XII. S. 63—69. — 27) Derselbe, Ueber das Vorkommen von gepaarten Schwefelsäuren im

Harn. Ebend. S. 69. — 28) Hoppe-Seyler, Ueber das Auftreten von Gallenfarbstoff im Harn. Pflüg. Arch. Bd. X. S. 208. — 29) Nasse (Marburg), Ueber das Vorkommen von Gallenfarbstoff im Urin nach Einführung von Blutfarbstoff in den Magen. Sitzungsber. der Marb. nat. Ges. No. 3. — 30) Lowin, L., Ueber den Nachweis von Gallenfarbstoff im Harn. Centralbl. für die med. Wissensch. No. 6. — 31) Senator, Erklärung in Betreff des Eiweissharns. Pflüg. Arch. Bd. X. S. 151. — 32) Bornhardt, A., Neue gewichtsanalytische Methode zur quantitativen Bestimmung des Eiweiss im Harn. Deutsch. Arch für klin. Med. Bd. XVI. S. 200—222. — 33) Krusenstern, V. v., Zur Frage über das Choiesterin. Virch. Arch. Bd. LXV. S. 410—418. — 34) Külz, E., Ueber die Methode Vogel's, im Harn Gallensäure nachzuweisen. Allgem. med. Centralzeitg. No. 57. — 35) Falk, F. A., Ueber die Chlorbestimmung im Urin. Ber. der d. chem. Ges. Bd. VIII. S 12. — 36) Salkowski, E., Ueber die Bildung des Harnstoffs im Thierkörper. Ebend. S. 116. — 37) Baumann, E. u. Mering, J. v., Ueber das Verhalten des Sarkosins im Organismus. Ebend. S. 584. — 38) Salkowski, E., Ueber das Verhalten des Sarkosins im Thierkörper. Ebend. S. 638.

Auf Grund von 157 Bestimmungen an sich selbst giebt Rabuteau (1) an, dass die Harnmenge im Winter nicht grösser sei, wie im Sommer, wie in der Regel angegeben wird. R. hat sich ferner überzeugt, dass die Harnmenge mit dem Alter wächst, derart, dass Personen zwischen 30 und 40 Jahren mehr Harn ausscheiden, wie solche zwischen 20 und 30. Als Durchschnitt betrachtet er 1200 Grm. — bei Personen zwischen 20 und 30 Jahren ergaben 156 Beobachtungen aber nur 1039 Grm.

Zülzer (3) weist auf die Relation der im Harn entleerten Körper zu einander hin. Was die Phosphorsäure betrifft, so liegt eine beträchtliche Anzahl von parallelen N- und P_2O_5-Bestimmungen schon von Voit vor, und V. hat auch immer auf diese Relation Gewicht gelegt. Das Verhältniss ändert sich natürlich mit der Nahrung, entsprechend dem wechseinden Phosphorsäuregehalt derselben. Z. giebt weiter an, dass es auch unabhängig von der Nahrung Schwankungen unterliegt. In den Vormittagsstunden wird relativ weniger Phosphorsäure ausgeschieden, als in den Nachtstunden. Im Fieber sinkt die Phosphorsäuremenge, während sie nach Beendigung des Fiebers steigt. Die Schwefelsäureausscheidung beträgt nach Verf. beim Menschen auf 100 N 12—14, bei Fleischkost etwas weniger (nach den bisher schon vorliegenden, ziemlich zahlreichen Bestimmungen erscheint dieses Verhältniss für die Schwefelsäure sehr hoch; sie ergaben etwa 100: 8—10. Ref.) Der relative Werth der Schwefelsäure wird zur Nachtzeit und im fieberhaften Zustand erhöht, am Tage und nach Beendigung von fieberhaften Krankheiten geringer.

Grützner (4) hat Untersuchungen über die Grösse der Harnsecretion und ihre Abhängigkeit von verschiedenen Momenten angestellt. I. Nach Durchschneidung des Halsmarks sinkt der Blutdruck nach einer ganz vorübergehenden Steigerung sehr beträchtlich; die Harnsecretion wird schwächer oder hört selbst vollständig auf, wie Eckhard zuerst angegeben hat. G. fand indessen noch Secretion bei 30 Mm.

Quecksilberdruck in der Carotis, während Ustimovitsch angiebt, dass die Secretion bei 40—50 Mm. vollständig sistirt. Injicirt man jetzt harntreibende Stoffe, so erhebt sich der Blutdruck ein wenig, die Nieren secerniren bei einem Druck, bei dem früher keine Secretion beobachtet wurde, vorausgesetzt, dass der Druck nicht allzulange 30 Mm. oder unter 30 Mm. Quecksilber war. Ebenso konnte bei Hunden durch Injection vom Natr. nitric. in die Venen die durch Curare auf ein Minimum herabgesetzte Secretion in erheblichem Grade angeregt werden. (Zur Messung der Secretion wurden grade Catheter in die Ureteren eingeführt bis an die Nierenkelche, die durch einen kurzen Gummischlauch mit graduirten Röhren verbunden waren.) II. Steigerung des Blutdruckes durch electrische Reizung der Medulla oblong. hemmt die Harnsecretion vollständig, auch dann, wenn sich harntreibende Stoffe im Blut befinden. Der erste Theil dieses Befundes ist schon von Eckhard angegeben. Die Reizung der Medulla oblong. geschah stets nur 1—2 Minuten lang in Intervallen von einigen Minuten; es gelang so, den Blutdruck halbe Stunden lang über seiner gewöhnlichen Höhe zu erhalten. Als zweite Methode, den Blutdruck zu erhöhen, wandte G. die Reizung der Medulla oblong. durch kohlensäurereiches Blut an, d. h. langsame Respiration bei einem curarisirten Thier. 20—30 Minuten lang wurde nur 4—6 Mal pro Minute Luft eingeblasen. Während dieser Perioden erhöhten' Blutdrucks stockte die Harnsecretion vollständig oder fast vollständig und kam immer erst in Gang, wenn die Athmung wieder häufiger ausgeübt wurde; Injection von salpetersaurem Natron bleibt bei dem erhöhten Blutdruck wirkungslos. — Aus diesen Versuchen geht hervor, dass das Abhängigkeitsverhältniss zwischen erhöhtem Blutdruck und vermehrter Harnsecretion kein so directes und einfaches ist, wie man gewöhnlich annimmt. Es lag nun die Vermuthung nahe, dass der abweichende Erfolg davon abhänge, dass sich die Nierenarterien ebenso contrahiren, wie die Arterien des Körpers, welche dadurch die Blutdrucksteigerung hervorrufen. Durch directe Beobachtung der bekanntlich leicht zugänglichen Nieren von Kaninchen lässt sich in der That feststellen, dass ihre fast kirschrothe Farbe bei der Reizung hellbräunlich wird. Sind die Verhältnisse beim Hunde dieselben, so musste die Wirkung der Blutdrucksteigerung nach den beiden angegebenen Methoden aufhören, wenn man die Nierennerven durchschnitt und so die Betheiligung der Nierenarterien am allgemeinen Krampf verhinderte. Der Erfolg bestätigte diese Voraussetzung vollkommen: wurde die Durchschneidung an einer Niere vorgenommen, so steigerte sich bei dieser die Harnsecretion bei Reizung der Medulla oblong., während sie bei der andern sank. In Versuch IX mit Blutdruckerhöhung durch verlangsamte Athmung steigerte die Injection von salpetersaurem Natron die Secretion in beiden Nieren (dieses Resultat scheint dem Ref. im Widerspruch zu der frühern Angabe zu stehen). Das salpetersaure Natron wirkt also wahrscheinlich lähmend auf die vasomotorischen Nerven

der Niere; dagegen spricht indessen doch eine andere Beobachtung; die Secretion ist nämlich bei mittlerem Blutdruck und Injection von salpetersaurem Natron grösser, wie bei hohem Blutdruck und gleichzeitiger Durchschneidung der Nierennerven; die Wirkung des salpetersauren Natron kann somit nicht allein auf der lähmenden Einwirkung beruhen — es muss vielmehr eine specifische Einwirkung des Salzes auf die Nieren selbst bestehen. Es lag nahe, auch andere Diuretica zu prüfen. Von der Digitalis ist von Lauder Brunton und Power bereits angegeben, dass sie ihre diuretische Wirkung erst dann entfaltet, wenn der erhöhte Blutdruck zu sinken beginnt. Auch hierfür liegt die Erklärung nahe, dass sich die Nierenarterien mit an der Contraction betheiligen und darum die Zunahme der Secretion ausbleibt. Als nun an einer Niere die Nerven durchrissen wurden, stockte nichts destoweniger die Secretion; man muss daher annehmen, dass die Contraction der Nierenarterien local zu Stande kommt. Lässt dieser locale Spasmus nach, so ist es leicht verständlich, dass bei dem noch erhöhten Blutdruck die Harnsecretion jetzt steigt. Ganz dasselbe gilt auch vom Strychnin. Diese Mittel wirken also in ganz anderer Weise wie Harnstoff, salpetersaures Natron.

Nach Untersuchungen von A. Martin, C. Ruge und Biedermann (6) über die Harnentleerungen in den ersten 10 Lebenstagen steigt die Harnmenge successive von 12 Ccm. auf 61 (mit einigen Unregelmässigkeiten), während das specifische Gewicht von 1010 bis auf 1002,7 sinkt. (Bildet man die Producte aus der Harnmenge und der letzten Decimale des specifischen Gewichts, so ergeben sich folgende Zahlen für die aufeinanderfolgenden Tage: 120, 120, 207, 178,5, 210, 264, 280,5, 203,5, 74,4, 164,7. Sehr auffällig ist dabei die enorme Abnahme der festen Substanzen am 9ten Tage, wenn nicht Druckfehler vorliegen, und die immer auch beträchtliche Abnahme am 10ten Tag. Ref.) Chloride waren stets im Harn enthalten; der Harnstoffgehalt durchschnittlich 0,321 pCt. Harnsäure war constant nachweisbar. Im Uebrigen vergl. das Original.

Nach dem Gebrauch kalkreichen Mineralwassers nimmt der Harn alkalische Reaction an, die von den Autoren auf den Gehalt an doppeltkohlensaurem Kalk zurückgeführt wird. Caulet (5) weist darauf hin, dass diese Erklärung nicht richtig sein kann, die alkalische Reaction ändert sich beim Kochen nicht, sie beruht also auf einem Gehalt an Kali oder Natron. Befreit man das Mineralwasser durch Aufkochen von seinem Kalkgehalt, so bewirkt sein Genuss keinen alkalischen Harn mehr. Denselben Effect, wie das Mineralwasser, haben Lösungen von Zuckerkalk, doppeltkohlensaurem Kalk und doppeltkohlensaurer Magnesia. Der Gehalt des Harns an Kalk und Magnesia soll dabei nicht zunehmen. Die Zunahme der Alkalescenz leitet Verf. von der Neutralisation des Magensaftes durch den Kalk ab, also von Säureentziehung (siehe Maly im vorj. Bericht). Verf. stützt sich für diese Annahme hauptsächlich darauf, dass der Harn beim Gebrauch von Kalksalzen organischer Säuren seine saure Reaction bewahrt. Die alkalische Reaction des Harns tritt erst 4—5 Stunden nach Einnahme des Kalksalzes ein, und die Wirkung hält länger an, wie bei den kohlensauren Alkalien.

Plehn (8) hat die Hüfner'sche Methode der Harnstoffbestimmung dahin modificirt, dass er nicht die Menge des entwickelten Stickstoffs misst, sondern die Bromlauge als quantitatives Reactiv benutzt. Als Endreaction benutzt P. das Aufhören der Gasentwicklung beim Eintropfen der Lange in den Harn, ein Punkt, der sich nach Verf. sehr scharf markirt. Da sich für die Umsetzung keine Formel geben lässt, wird der Wirkungswerth der Bromlauge empirisch durch Titriren mit Harnstofflösung von bekanntem Gehalt festgestellt. Die Bromlauge wird durch Zusatz von 5 Ccm. Brom zu 50 Ccm. 40 pCtiger Natronlange erhalten; man kann sie sofort anwenden und ohne Schaden auch die gewöhnliche 30 pCtige Natronlauge nehmen. Zum bequemen Abmessen des Broms hat Verf. einen besonderen kleinen Apparat construirt. Da das spec. Gewicht des käuflichen Brom schwankt, so muss für jede neu in Anwendung gezogene Quantität der Wirkungswerth der erhaltenen Lange festgestellt werden.

Power (10) hat den Harnstoff- und Stickstoffgehalt des Harns bei einem gesunden Individuum an 11 Tagen untersucht. Der Harnstoff wurde nach Liebig bestimmt mit Berücksichtigung des Chlornatriumgehaltes; der Gesammtstickstoff nach einem in Medic. Presse Vol. XVII. p. 102 beschriebenen, hier nicht näher angegebenen Verfahren von Reynolds. Der Gesammt-N-Gehalt war stets grösser wie der aus dem Harnstoff berechnete N. Der Ueberschuss (Residual Nitrogen) wechselte an 11 Tagen von 0,7 bis 2,76 Grm. N (! Ref.) $= \frac{1}{15} - \frac{1}{4}$ des Gesammt-N.

Die von Fokker (12) publicirte Methode zur Bestimmung der Harnsäure beruht auf der grossen Schwerlöslichkeit des harnsauren Ammoniak. 100 Ccm. Harn werden bis zu stark alkalischer Reaction mit kohlensaurem Natron versetzt, nach 4—6 Stunden die Erdphosphate abfiltrirt und mit heissem Wasser nachgewaschen. Filtrat und Waschwasser versetzt man mit 10 Ccm. Salmiaklösung und sammelt nach 6-12 Stunden das ausgeschiedene harnsaure Ammoniak auf einem gewogenen Filter. Dasselbe wird vor der Wägung durch Behandeln mit Salzsäure auf dem Filter und Auswaschen in Harnsäure übergeführt. Ein Eiweissgehalt des Harns ist nicht störend. Das harnsaure Ammoniak ist in Harn etwas löslicher, wie in Wasser; die erhaltenen Zahlen müssen daher noch corrigirt werden, und zwar muss man nach Verf. zu der erhaltenen Harnsäure 16 Mgrm. hinzuaddiren. Das eigenthümliche Verhalten mancher Harne, bei Salzsäurezusatz nur eine kleine Menge Harnsäure abzuscheiden, ist schon früher vom Ref. ausführlicher erörtert und von Maly bestätigt; dem Verf. scheint dies entgangen zu sein.

Die Mittheilungen von Bogomoloff (14) über die Harnfarbstoffe kann Ref. von manchen Unklarheiten nicht freisprechen, die zum Theil Schuld der Uebersetzung sein mögen; manche Behauptungen stehen auch zu sehr im Widerspruch mit dem bisher allgemein Angenommenen, als dass sie ohne weiteres Beweismaterial acceptirt werden könnten. I. Der normale Harn von hellgelber Farbe färbt sich nach Zusatz von Säure rosenroth; durch Schütteln mit Aether erhält man eine rosenroth, grün fluorescirende Lösung mit dem Absorptionsstreifen des Urobilin. Der wenig gefärbte Harn wird durch Bleiessigfällung entfärbt, das Filtrat zeigt nach einigem Stehen an der Luft wiederum Urobilingehalt. II Pathologischer Harn. Der Harn enthält reichlich Urobilin bei erhöhter Körpertemperatur. Choleraharn enthält reichlich Indican. Als Hauptquelle für die Entstehung der Harnfarbstoffe betrachtet B. die Gallensäuren; nach Einspritzung von Gallensäuren sollen verschiedenartige Farbstoffe im Harn auftreten. Eine Lösung von Indican soll beim Stehen gelb werden und dann den Absorptionsstreifen des Urobilin zeigen.

Rabuteau (15) erhält durch Ansäuern normalen Harns mit Salzsäure, Schütteln mit Amylalkohol und Verdunsten dieses einen rothen Rückstand, welcher sich beim Behandeln mit reducirenden Mitteln entfärbt. An der Luft, schneller durch oxydirende Agentien (Chlor) nimmt diese Lösung die normale Harnfarbe an.

Esoff suchte (16) zunächst die Jaffe'sche Methode zur Darstellung von Urobilin aus dem Harn zu vereinfachen, resp. durch eine andere, mit weniger Verlust an Material verbundene zu ersetzen. Die Bemühungen des Verf. in dieser Richtung blieben indessen zumeist erfolglos. Von 39 Harnproben zeigten nur 4 direct den Absorptionsstreifen des Urobilin, 35 andere nach Zusatz von Säure. Nicht bei jedem Harn bewirkte Säurezusatz das Auftreten des Streifens, dagegen zeigte ihn regelmässig der schwefelsäurehaltige Alkoholauszug des Bleiessig-Niederschlages, und zwar war er dann auch deutlich sichtbar, wenn man den Auszug bis auf das ursprüngliche Harnvolumen verdünnte. Verf. ist der Ansicht, dass sich bei dieser Behandlung das Urobilin erst aus anderen, noch unbekannten Körpern bildet. Die stärkere röthliche Färbung bei Säurezusatz, die E. beobachtet hat, steht in Uebereinstimmung mit den Angaben von Bogomoloff und Rabuteau.

Külz konnte (17) die Entwicklung von H_2S bei Behandlung mit Zink und Salzsäure constatiren für den Harn vom Menschen, Pferd, Rind, Kalb, Hund, Kaninchen, Schaf, Schwein, Meerschweinchen; es handelt sich also um eine ganz verbreitete und constante Reaction. — Unterschweflige Säure vermisste K. im Harn von Menschen und Kaninchen, fand sie dagegen constant im Hundeharn. Taurin ist Harn nicht aufgefunden, Taurocholsäure und Taurocarbaminsäure sind zweifelhaft, Cystin konnte Verf. im menschlichen und Rinderharn nicht finden; für constant hält Verf. die Gegenwart von Rhodankalium. Man kann es durch verdünntes Eisenchlorid nachweisen. Die Entwicklung von H_2S bei Einwirkung von Zink und HCl im menschlichen Harn bezieht Verf. auf das Rhodankalium.

Strauss hat bereits das Auftreten von Inosit im Harn gesunder Individuen bei übermässiger Wasserzufuhr constatirt. Külz hat (18) diesen Versuch an 6 Personen wiederholt. Es wurde dabei constant Inosit gefunden. Die Mengen des Harns und des Inosits waren folgende:

I.   5770 Ccm. in 24 Stunden mit 0,9134 Grm. Inosit
II. 3610   »   » 16   »   » 0,4217   »   »
III. 5530   »   » 16   »   » 0,7320   »   »
IV. 3925   »   » 3½   »   » 0,5124   »   »
V.   4990   »   » 16   »   » 0,6130   »   »
VI. 5120   »   » 16   »   » 0,5270   »   »

Die Inositausscheidung bei Diabetes insipidus ist nicht constant, K. konnte in einem Fall in 20 Liter kein Inosit nachweisen. — Im Anschluss daran hat Külz (19) die sehr interessante Beobachtung gemacht, dass der Harn von Kaninchen, die durch continuirliche Einführung von 1 procentiger Kochsalzlösung diabetisch gemacht sind, constant (8 Versuche) Inosit enthält, wenn auch nur in geringer Menge. In einem Versuch betrug beispielsweise die Menge des entleerten Harns 1079 Ccm., aus demselben wurden 32 Milligr. Inosit erhalten.

Freire (20) empfiehlt folgendes Verfahren zur Bestimmung des freien Sauerstoffs im Harn. 50 Ccm. Harn werden mit 2 Milligr. Pyrogallussäure und ausgekochtem Wasser versetzt, dann mit Terpentinöl überschichtet. Man lässt dann Ammoniak am Glase herab in die Flüssigkeit hineinfliessen, die sich bräunlich färbt. Ist das Maximum der Färbung erreicht, so wird das Gemisch mit Zinnchlorürlösung tropfenweise versetzt, bis es wieder entfärbt ist. Die Zinnchlorürlösung enthält 1,4 Grm. Zinnchlorür in 100 Ccm. Salzsäure gelöst und entspricht 0,002 Pyrogallussäure. Zur Berechnung des Sauerstoffs stützt sich F. auf eine Angabe von Döbereiner, dass 1 Grm. Pyrogallussäure in ammoniakalischer Lösung 260 Ccm. Sauerstoff absorbirt — 0,002 Grm., also 0,32 Ccm.

Eine Reihe von Beobachtungen liegt vor über das Vorkommen von Brenzcatechin im Harn, von denen die neueste von E. Baumann demselben eine Stelle unter den normalen, jedenfalls sehr häufigen Harnbestandtheilen zuweist. Die erste Beobachtung rührt von Ebstein und Müller her (21). Der farblos entleerte Harn eines gesunden Kindes färbte sich beim Stehen an der Luft dunkel, namentlich nach Zusatz von Alkali. Diese Beschaffenheit des Urins soll sich bald nach einer im ersten Lebensmonat überstandenen, intensiven Gelbsucht von 10—12tägiger Dauer entwickelt haben. Eine genauere Untersuchung zeigte zunächst, dass bei der Bräunung nach Alkalizusatz eine Absorption von Sauerstoff stattfand, ferner, dass der Harn Silberlösung und alkalische Kupferlösung reducirte. Zur Isolirung der reducirenden Substanzen wurde der alkoholische Auszug des Harns verdunstet und mit Aether geschüttelt. Der Aetherauszug hinterliess beim Verdunsten nasser Hippursäure weisse, säulenförmige, rechtwinklige Krystalle, welche die Reactionen des Brenzcatechin zeigten. Eine Elementaranalyse konnte der zu geringen Menge wegen nicht gemacht werden. Der Harn verlor seine characteristischen Eigenschaften wieder. Die Verff. weisen auf die von Hoppe-Seyler beobachtete Bildung von Brenzcatechin aus Kohlehydraten beim Erhitzen mit Wasser auf 200° hin, und das von Boedeken beschriebene Alcapton, das dem Harn in manchen Beziehungen ähnliche Eigenschaften verlieh.

Eine wahrscheinlich gleichfalls hierher gehörige Beobachtung rührt von Fürbringer (22) her. Der Harn eines Phthisikers — in spärlicher Menge entleert und von dunkler Farbe — absorbirte nach Zusatz von Alkali energisch Sauerstoff, durchschnittlich ⅓ seines Vol. unter gleichzeitiger Braunfärbung. Nach Fällung mit Bleiessig zeigte das Filtrat diese Reaction nicht mehr. Der Harn reducirte gleichzeitig Kupferoxyd bei der Trommer'schen Probe energisch, jedoch trat die Reduction nicht mehr ein nach vorgängiger Fällung mit Bleiessig. Bei der Mulder'schen Probe mit Indigolösung konnte eine erneute Blaufärbung der entfärbten Flüssigkeit nicht beobachtet werden, offenbar, weil der im Harn enthaltene Körper Sauerstoff für sich in Beschlag nahm. Pat. hatte in den letzten Tagen vor seinem Tode Salicylsäure per Clysma erhalten. In den Körperflüssigkeiten war kein Alcapton zu finden. In einem Nachtrag erklärt sich Fürbringer (23), von Ebstein auf die grosse Uebereinstimmung zwischen den beiden Fällen aufmerksam gemacht, dahin, dass es sich auch in seinem Fall wahrscheinlich um Brenzcatechin gehandelt habe.

Nach den Beobachtungen Fleischer's (24) zeigte der nach Salicylsäuregebrauch entleerte Harn häufig eine braungrünliche Färbung und dunkelte oft auch beim Stehen an der Luft nach. Verf. wurde dadurch an die von Fürbringer beschriebenen Fälle von Alcaptonurie erinnert, die dieser nach Kenntnissnahme der Beobachtungen von Ebstein und Müller über die Ausscheidung von Brenzcatechin für Fälle von Brenzcatechin-Ausscheidung erklärte. Der von Fleischer beobachtete Harn zeigte starkes Reductionsvermögen gegen Metalloxyde und absorbirte, alkalisch gemacht, Sauerstoff, jedoch blieb die Absorption aus bei Ammoniakzusatz. Die Darstellung von Brenzcatechin aus diesen Salicylsäureharnen gelang nicht, wohl aber bei einem inzwischen beobachteten Harn von auffallend braungrüner Farbe, die nicht mit Salicylsäuregebrauch zusammenhing. Das Brenzcatechin war in diesem Falle durch Ausziehen mit Alkohol und Aether und Sublimation des Rückstandes erhalten. Verf. schliesst daraus, dass es sich in den Salicylsäureharnen doch wohl nicht um Brenzcatechin gehandelt haben.

Ebstein und Müller wenden sich (25) gegen eine Angabe Fleischer's über die Reaction des aus dem Harn erhaltenen Brenzcatechin. Setzt man Brenzcatechin zu einer sehr schwachen Eisenchloridlösung, so färbt sich die Lösung grün, auf Ammoniakzusatz dann violet und bei Essigsäurezusatz wieder grün. F. beschreibt dagegen eine Violetfärbung seiner grüngefärbten Lösung bei Zusatz von Essigsäure. E. und M. halten an ihrer Angabe fest und beschreiben noch zwei Modificationen dieser schwierig anzustellenden Reaction.

Baumann hat (27) die Dunkelfärbung an der Luft ganz regelmässig beim Pferdeharn beobachtet. Zur Darstellung des Brenzcatechin wurde der Harn mit Essigsäure angesäuert, mit Aether geschüttelt, der Verdampfungsrückstand des Authors in Wasser gelöst, durch Zusatz einiger Tropfen essigsauren Blei von Verunreinigungen befreit, alsdann mit essigsaurem Blei gefällt, der Niederschlag gewaschen und mit Schwefelwasserstoff zersetzt. Die resultirende Lösung gab die Reactionen des Brenzcatechin; dieses konnte auch in Krystallen erhalten werden, jedoch noch nicht in hinreichend reinem Zustand zur Elementaranalyse. Ausser dem präformirten Brenzcatechin enthielt der Harn auch eine Brenzcatechin bildende Substanz. Erwärmt man nämlich den von Brenzcatechin befreiten Harn einige Zeit mit Salzsäure und schüttelt ihn aufs Neue mit Aether, so geht in diesem wiederum Brenzcatechin über. Im Anschluss daran untersuchte Verf. auch menschlichen Harn auf Pyrocatechin und fand es zwar nicht regelmässig, aber doch häufig darin. Hunde liefern bei Fleischfütterung kein Brenzcatechin. Das Auftreten desselben scheint danach mit der Pflanzennahrung in Zusammenhang zu stehen. Es könnte sich nun aus Kohlehydraten im Körper bilden, aber auch mit der Nahrung fertig gebildet eingeführt werden, da es auch, wie Gorup-Besanes nachgewiesen, sich in Pflanzen vorfindet. Bei Untersuchungen verschiedener pflanzlicher Nahrungsmittel zeigte sich, dass ein die Eisenreaction, die Silberreduction etc. gebender Körper in pflanzlichen Nahrungsmitteln weit verbreitet ist, indessen bleibt es doch zweifelhaft, ob es sich in allen diesen Fällen in der That um Pyrocatechin handelt. Aus einem Apfelwein, der die Reactionen am deutlichsten gab, konnte Verf. kein Brenzcatechin darstellen, und die erhaltene Lösung, welche eine concentrirte Lösung desselben enthalten sollte, zeigte auch abweichende Reactionen.

Baumann hat (27) beobachtet, dass bei der Zersetzung möglichst rein dargestellten Indicans durch Eisessig oder Salzsäure stets eine gewisse Menge Schwefelsäure auftritt, die vorher nicht als solche vorhanden war. Hoppe-Seyler hat, wie Baumann mittheilt, dieselbe Wahrnehmung schon früher bei der phenolbildenden Substanz gemacht. Die Menge der Schwefelsäure, welche so in den gepaarten Säuren im Harn ausgeschieden wird, ist beträchtlich. So gaben 100 Ccm. Pferdeharn, mit Essigsäure angesäuert, beim Fällen mit Chlorbaryum 0,142 schwefelsauren Baryt; aus dem Filtrat wurde durch Erwärmen mit $\frac{1}{2}$ Vol. Salzsäure 0,234 schwefelsaurer Baryt erhalten. In zwei andern Fällen betrug die Menge 0,274 und 0,387 Grm.; 0,144 und 0,291 Grm.

In jedem Fall war also die Menge der Sulfosäure grösser wie die der Schwefelsäure. Menschlicher Harn enthält solche gepaarte Säuren ebenfalls, jedoch in weit geringerer Menge.

Hoppe-Seyler macht (28) darauf aufmerksam, dass Gallenfarbstoff im Harn nur bei langdauernder Gallenstauung auftritt. Bevor er auftritt, beobachtet man im Harn einen braunen Farbstoff, der durch Säuren oder Alkalien in Urobilin umgewandelt wird. Dieser Farbstoff bleibt auch noch einige Zeit nach dem Verschwinden des Gallenfarbstoffs. Die Angabe von Maly, dass sich in dem Blutserum Urobilin finde, konnte Verf. nicht bestätigen.

Nach Einführung von 500 Grm. gefrorenes und wiederaufgethauten Pferdeblutes in den Magen beim Hund fand Nasse (29) keinen Gallenfarbstoff im Harn. Der Zusatz von Salpetersäure bewirkte eine rothbraune Färbung. Nach Einbringung von mit Essigsäure abgedampftem Blut fand sich auch nicht sicher Gallenfarbstoff.

Lewin (30) beobachtete, dass das aus harnsauren Salzen bestehende, rothgefärbte Sediment eines icterischen Harns, der keine Gallenfarbstoffreaction gab, die Reaction mit Salpetersäure aufs Schönste zeigte. L. empfiehlt in solchen Fällen eine Ausscheidung von harnsauren Salzen durch Abkühlung des Harns herbeizuführen.

Senator (31) verwahrt sich gegen einige ihm von Heynsius gemachte Vorwürfe und hebt namentlich hervor, dass die von ihm untersuchten Harne stets frisch und von saurer Reaction waren.

Külz (34) hat beobachtet, dass Chloroform nach dem Schütteln mit angesäuertem Harn nicht allein auf Zucker und Schwefelsäure eine violette Farbe annimmt, sondern auch mit Schwefelsäure allein. Da Gallensäuren durch Schwefelsäure allein nicht gefärbt werden, so ist nach Külz die Vogel'sche Reaction nicht direct beweisend für Gallensäuren.

Bornhardt hat früher eine Methode zur Bestimmung des Eiweiss im Harn angegeben, welche auf der Differenz des specifischen Gewichts des eiweisshaltigen und entsweissten Harns beruht. Verf. hat sich in der Folge selbst überzeugt, dass diese Methode bei geringerem Gehalt keine brauchbaren Resultate giebt, und sie durch eine andere (32) ersetzt, bei der das Eiweiss in gewöhnlicher Weise durch Kochen unter schwachem Ansäuern mit Essigsäure ausgefällt, dann aber wie gewöhnlich auf einem gewogenen Filter gesammelt wird etc. In dem nothwendigen langen Trocknen sieht Verf. nämlich die Hauptschwierigkeit der Methode. Verf. verfährt folgendermassen. Das ausgefällte Eiweiss wird zuerst durch Decantiren gewaschen (das Abgegossene jedoch filtrirt, da immer etwas darin suspendirt ist), dann aufs Filter gebracht und völlig ausgewaschen. Ist dieser Punkt erreicht, so legt man das feuchte Filter auf Fliesspapier und lässt das überschüssige Wasser einsaugen, presst auch gelinde ab. Das Eiweiss bringt man alsdann in ein kleines Picnometer. Da das spec. Gew. des Eiweiss = 1,3144 ist, so muss dasselbe jetzt ein höheres Gewicht zeigen; bezeichnet man die Gewichtsdifferenz mit d, so ist die Menge des Eiweiss $= \dfrac{d.\ 1{,}314}{0{,}314.}$ Verf. giebt für die einzelnen Operationen höchst minutiöse Vorschriften, die im Original nachzusehen sind.

Krusenstern (33) untersuchte mit Rücksicht auf verschiedene, positive Angaben den Harn in einer Reihe von Fällen auf Cholesterin. Der filtrirte Harn wurde zu dem Zweck mit Natronlauge versetzt, anhaltend erhitzt, mit Schwefelsäure neutralisirt, der Rückstand mit Alcohol und Aether extrahirt. Der Verdampfungsrückstand wurde nochmals mit Natronlauge gekocht, mit Essigsäure angesäuert und mit Bleiessig gefällt. Der ausgewaschene Niederschlag wurde mit Aether extrahirt und der Aether verdampft; der Rückstand microscopisch untersucht. 0,005 Cholesterin zu 500 Harn hinzugefügt konnten leicht wiedergefunden werden. Die Untersuchung fiel in allen Fällen durchaus negativ aus: bei 22 Schwangern, 4 Diabetes, 4 Icterus, 3 Albuminurie, 2 normal nach reichlicher Mahlzeit. Ebenso negativ war die zehnmal wiederholte Untersuchung bei Hunden, denen 0,045—0,05 Cholesterin in Seifenlösung von 3 pCt. gelöst, täglich in die Venen gespritzt wurde. Irgend welche Symptome boten die Hunde nicht dar. Die abweichenden Angaben der Autoren über das Vorkommen von Cholesterin im Harn leitet Verf. von der Beimischung körperlicher Elemente ab.

Nach Volhard geben die Rhodanalkalien mit angesäuerter Silberlösung einen im Wasser ganz unlöslichen Niederschlag; lässt man daher in eine Silberlösung, die vorher mit schwefelsaurem Eisenoxyd versetzt ist, eine Rhodanlösung von bekanntem Gehalt einfliessen, so wird zunächst das Silber gefällt; in dem Moment, wo dieses ausgefällt ist, tritt die blutrothe Färbung ein, die Rhodanlösungen mit Eisenoxydsalzen geben. V. empfiehlt dieses Verhalten zur Bestimmung des Silbers. Falk hat (35) von diesen Beobachtungen ausgehend ein Verfahren zur Bestimmung der Chloralkalien im Harn beschrieben. 10 Ccm. Harn werden mit Salpeter geschmolzen, in Wasser gelöst, mit Salpetersäure angesäuert, mit einem Ueberschuss der gewöhnlich benutzten Silberlösung versetzt (10 Ccm. = 0,1 Na Cl.), auf dem Wasserbad erhitzt zur Vertreibung der salpetrigen Säure, abgekühlt, mit 5 Ccm. Eisenalaunlösung versetzt und tropfenweise so lange Rhodanammonium-lösung hinzugesetzt, bis die rothe Färbung nicht mehr verschwindet. Die Differenz zwischen der Silberlösung und der Rhodanammoniumlösung (die der Silberlösung gleichwerthig ist) entspricht dem Kochsalzgehalt des Harns.

Ref. hat sich die Frage vorgelegt (36), ob bei der Bildung der Uramidosäure im Körper die Uramidosäure auf Kosten von Harnstoff entsteht oder mehr Eiweiss, wie sonst, zerfällt. Im ersteren Fall muss die Harnstoffausscheidung abnehmen, im 2ten die Schwefelausscheidung steigen

und die Gesammtstickstoffausscheidung um mehr, als dem in der Amidosäure eingeführten N entspricht. Ref. wählte zu diesem Versuch zuerst Amidobenzoesäure, und als sich dieselbe aus verschiedenen Gründen ungeeignet erwies, Sarkosin in der Voraussetzung, dass die Angabe von Schultzen über die Bildung einer Uramidosäure aus diesem (resp. ihres Anhydrids) richtig seien. Stickstoff und Schwefel wurden in allen Einnahmen, sowie im Harn und Faeces bestimmt. Der Versuch wurde an einem kleinen Hund angestellt, die verfütterte Sarkosinmenge betrug 24 Grm. auf 3 Tage vertheilt. Es zeigte sich weder eine Abnahme des Harnstoffs, noch eine irgend erhebliche Steigerung der Gesammtstickstoffausscheidung — es konnte sich demnach höchstens eine geringfügige Quantität Methylbydantoinsäure gebildet haben, wie auch die Bearbeitung des Harns ergab. Eine schwefelhaltige, in den ätherischen Auszug übergehende Säure — Schultzen's Sarkosinsulfaminsäure — fand sich nicht.

Baumann und Mering haben (37) die Frage nach dem Verhalten des Sarkosins im Organismus einer genaueren Untersuchung unterzogen. Der nach dem Genuss von 10 Grm. Sarkosin entleerte Harn wurde zum Syrup verdampft, mit Schwefelsäure angesäuert und mit möglichst viel absolutem Alkohol extrahirt. Der alkoholische Auszug mit Wasser stark verdünnt, durch Schütteln mit $Ag_2 O$ von Salzsäure befreit, durch $H_2 S$ entsilbert, mit Barytwasser bis zur stark alkalischen Reaction versetzt, der überschüssige Baryt durch CO_2 strom entfernt. Enthält der Harn Methylhydantoinsäure, so musste sich dieses in dem Filtrat vom kohlensauren Baryt finden. Dieses Filtrat enthielt Baryt in Lösung, aber nur in geringer Menge; es gelang nicht, Methylhydantoinsäure in der Flüssigkeit nachzuweisen, sie war also nicht in wesentlicher Menge im Harn enthalten. Ein 2ter Versuch mit 25 Grm. Sarkosin fiel ebenso negativ aus. Den schwefelhaltigen Körper fanden die Verf. ebensowenig, wie Ref. Was den Verbleib des Sarkosins anbetrifft, so gelang es zwar nicht, dasselbe direct darzustellen, der Harn bildete aber beim Erwärmen mit Barytwasser auf dem Wasserbad reichlich Methylhydantoinsäure (c. 30 Grm. Barytsalz erhalten), musste also Sarkosin enthalten. Bei einem Hund zeigte der Harn nach dem Eingeben von 10 Grm. Sarkosin einen sehr deutlich süssen Geschmack, und der grösste Theil des festen Rückstandes bestand aus Sarkosin. Methylhydantoinsäure fand sich nicht. Bei Fütterung eines Huhns mit Sarkosin (im Ganzen 26 Grm.) wurde stets reichlich Harnsäure entleert. — Zum Schluss weisen die Verf. nach, dass in Lösung von Harnstoff und Sarkosin durch Quecksilbernitrat kein Niederschlag entsteht.

Ref. führt (38) in seiner 2ten Mittheilung an, dass er 1) direct aus dem Harn Sarkosinkupferoxyd erhalten hat, wodurch der Nachweis unveränderten Sarkosins im Harn jedenfalls weiter gesichert wird, dass 2) ein Theil des Sarkosins in Harnstoff übergeht (vermuthlich z. Th. Methylharnstoff) und 3) Mischungen

von Sarkosin und Harnstoff allerdings keinen Queck-
silberniederschlag geben, wohl aber bei einem gewissen Punkt die gewöhnliche Endreaction mit $Na_2 CO_3$.

[Zulinski, (Lemberg), Ueber Harnfarbstoffe. (Vorgetragen in d. Sitzung der galizischen Ärztl. Gesellschaft
am 6. März. Przegląd lek. No. 28. p. 284.)

Der Vortragende theilt aus seiner Spitalsbeobachtung
die Thatsache mit, dass von 509 Harnanalysen im Jahre
1874 das Uroxanthin in 328 Fällen vermehrt war. Im
Jahre 1875 überstieg dieser Farbstoff unter 311 Fällen
187 mal die normale Menge. Von 399 Fällen erschien
derselbe: in Lungenkrankheiten 64 mal, in Affectionen
des Digestions-Apparates 35 mal, in psychisch-nervösen
Leiden 23, in Herzkrankheiten 28, bei Marasmus 14, bei
Schlund-Entzündungen 8, bei Infections-Krankheiten 18,
in anderen Fällen 9 mal. Der Vortragende tritt der
Ansicht Jaffe's entgegen, nach welcher die Uroxanthin-
Menge durch Fleischkost und durch Druck der Gedärme
zunehmen solle, da ja diese Vermehrung erst nach 24
Stunden, wie Jaffe selbst angiebt, nachgewiesen werden könne. Ohne Zweifel jedoch erfährt das Uroxanthin
in Nervenkrankheiten und zwar zugleich mit den Erdphosphaten eine Vermehrung.   Oettinger (Krakau).]

VIII. Ernährung, Stoffwechsel und Respiration.

1) Pflüger, W., Ueber die physiologische Verbrennung in den lebenden Organismen Pflüg. Arch.
Bd. X. S. 251–364 und S. 641. — 2) Derselbe,
Ueber die Phosphorescenz verwesender Organismen.
Ebenda. Bd. XI. S. 222–263. — 3) Pflüger und
Platon, Otto v., Ueber den Einfluss des Auges auf den
thierischen Stoffwechsel. Ebend. S. 263–291. — 4)
Seegen und Nowak, J., Versuche über die Ausscheidung gasförmigen Stickstoffs aus dem Körper. Sitzungsber. der Wien. Ac. Abth. III. Bd. 71. S. 420–431.
— 5) Schleich, Gustav, Ueber das Verhalten der Harn-
stoffproduction bei Erhöhung der Körpertemperatur.
Inaug.-Dissert. 8. 27 SS. und Zeitschr. f. exp. Path.
Bd. VI. S. 82. — 6) Fränkel, A., Ueber den Einfluss
der verminderten Sauerstoffzufuhr zu den Geweben auf
den Eiweisszerfall im Thierkörper. Centralbl f. d. med.
W. No. 44. — 7) Forster, J., Beiträge zur Lehre
von der Eiweisszersetzung im Thierkörper. Zeitschr. f.
Biol. Bd. XI. S. 496–531. — 8) Salkowski, E.,
Ueber die Bildung des Harnstoffs im Thierkörper. Cen-
tralbl. f. d. med. W. No. 53. — 9) Güthgens, C.,
Zur Kenntniss der Arsenwirkungen. Centralbl. f. d. m.
W. No. 32. — 10) Voit, Carl. Voit, Ernst und
Forster, Josef, Ueber die Bestimmung des Wassers
mittelst des Pettenkofer'schen Respirationsapparates.
Zeitschr. f. Biol. Bd. XI. S. 126–186. — 11) Voit,
C., Beschreibung eines Apparates zur Untersuchung der
gasförmigen Ausscheidung des Thierkörpers. Ebend.
Bd. XI. S. 532–586. — 12) Pott, Robert, Ver-
gleichende Untersuchung über die Kohlensäureausschei-
dung. Habilitationsschrift Jena. — 13) Erler, Hugo,
Ueber das Verhalten der CO_2 abgabe zum Wechsel der
Körperwärme. Inaug.-Dissert. Königsberg. — 14)
Finkler, D., Ueber den Einfluss der Strömungsge-
schwindigkeit und Menge des Blutes auf die thierische
Verbrennung Pflüg. Arch. Bd. X. S. 368–372. — 15)
Stroganoff, Beiträge zur Kenntniss der Oxydations-
processe im normalen und Erstickungsblut Pflüg. Arch.
Bd. XII. S. 18–50. — 16) Plosz, P. und Györgyai,
Ueber Peptone und Ernährung mit denselben. Pflüg.
Arch. Bd. XI. S. 536–556. — 17) Fubini, Ueber
den Einfluss des Lichtes auf das Körperg. Moleschott's
Unters. zur Naturlehre. Bd. XI. S. 488–504. — 18)
Rabuteau, De l'action du fer sur la nutrition. Gaz.
méd. de Paris. No. 20 — 19) Dietl, M. J., Experi-
mentelle Studien über die Ausscheidung des Eisens.
Sitzungsber. der Wien. Ac. der W. Abth. III. Bd. 71.

S. 420–431. — 20) Jolyet, Du rapport entre la quantité de l'acide carbonique excrétée par le poumon etc.
Gaz. méd. No. 7 — 21) Moss, Edward, S., Non nitro-
genous diet in disease. The Lancet. No. 11. — 22)
Schmidt, August, Die Ausscheidung des Weingeistes
durch die Respiration. Centralbl. f. d. m. W. No. 23.
— 23) Drechsel, Ueber die Oxydation von Glycocoll,
Leucin und Tyrosin, sowie über das Vorkommen der
Carbaminsäure im Blut. Sitzungsber. der k. sächs. Ac.
d. W. Math.-physik. Kl. Sitzung v. 21. Juli. — 24)
Preyer, Schlaf durch Ermüdungsstoffe hervorgerufen.
Med. Centralbl. No. 35. — 25) Tschiriew, L., Der
tägliche Umsatz der verfütterten und transfundirten Eiweissstoffe. Sitzungsber. der k. sächs. Ac. d W. Bd.
XXIV. S. 441–457 und Arbeit d. phys Inst. zu Leipzig. — 26) Falck, Ferd. Aug., Physiologische Studien
über die Ausleerungen des auf absolute Carenz gesetzten
Bundes. Beiträge zur Physiologie, Hygiene etc. Herausgegeben von Falck sen. u. jun. Bd. I. S. 1–129. —
17) Falck, Carl Philipp, Experimentelle Studien über
den Einfluss des Fleischgenusses auf die Production und
Elimination des Harnstoffes. Ebend. S. 183.

In einer Reihe umfangreicher Abhandlungen hat
Pflüger (1 und 2) seine Anschauungen über
die Oxydationsvorgänge im lebenden Organismus niedergelegt. Ref. muss von vornehrerein darauf
verzichten, ein vollständiges Bild von denselben zu
geben; — diese Aufgabe lässt sich nicht lösen, ohne
den diesem Bericht zugemessenen Raum weit zu überschreiten; es kann sich hier im Wesentlichen nur um
Wiedergabe der positiven Thatsachen handeln, während
in Betreff der Verwerthung derselben im Sinne neuer
Hypothesen und Anschauungen vielfach auf das Original verwiesen werden muss. § 1. der ersten Abhandlung enthält die Umgrenzung der gestellten Aufgabe. Pflüger hat in einer früheren Abhandlung
über die Diffusion des Sauerstoffs etc. das Princip
ausgesprochen, dass die lebende Zelle die Grösse des
Sauerstoffverbrauches regelt, nicht der Sauerstoffgehalt
des Blutes, also nicht die Geschwindigkeit des Blutstroms oder andere Momente, die darauf von Einfluss
sein können. Die thierische Verbrennung der Zelle
setzt nicht nur keinen activen Sauerstoff voraus, sondern ist auch innerhalb weiter Grenzen vollkommen
unabhängig von dem Partiardruck des (neutralen)
Sauerstoffs. So wird es auch erklärlich, dass nach den
Untersuchungen von Regnault und Reiset Thiere
gleichviel Sauerstoff absorbiren und Kohlensäure abgeben, welches auch der Partiardruck des Sauerstoffs
sei, den sie einathmen. § 2. Kritik der Beweise,
welche für die Gegenwart des Ozons im
thierischen Organismus vorgebracht worden sind.
— Die erste positive Angabe darüber rührt bekanntlich von Al. Schmidt her: wenn man nach ihm
einen Tropfen Guajactinctur auf Papier bringt und den
Alkohol etwas abdunsten lässt, alsdann auf den
Fleck einen Tropfen stark gewässerten Blutes bringt,
so entsteht ein blauer Hof rings um den Tropfen. P.
weist darauf hin, dass das Haemoglobin beim Verdunsten seiner Lösung sich zuletzt partiell zersetzt,
oxydirt. Bei dieser Oxydation kann sehr wohl Sauerstoff in Ozon übergehen, grade so wie bei der langsamen Oxydation des Phosphors. Für die Richtigkeit
dieser Anschauung spricht der Umstand, dass das

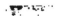

Wasserextract aus mit Blut benetztem und dann getrocknetem Papier wirksamer ist, wie das ursprüngliche Blut; dieses Extract enthält aber nachweisbare Mengen Haematin, und dieses letztere wirkt weit stärker auf Guajactinctur ein, wie Haemoglobin. Die Versuche von Schmidt mit Jodkaliumkleister sind nicht beweisend, weil die Mischung sauer war, das Haemoglobin also nothwendig verändert werden musste — die mit Indigolösung deshalb nicht, weil die Entfärbung derselben erst nach mehreren Tagen eintrat, als das Blut schon in Fäulniss übergegangen war. Ebensowenig beweisend für die Gegenwart des Ozons ist die angebliche Oxydation von Kohlenoxyd zu Kohlensäure, die P. nicht als sichergestellt ansieht, und die Oxydation von Schwefelwasserstoff zu Schwefel und Wasser, welche letztere sich in destillirtem Wasser vollzieht, das nur ganz unbedeutende Mengen von Sauerstoff gelöst enthält. Der aus dem Blut durch Auspumpen erhaltene Sauerstoff ist, wie allgemein anerkannt wird, nicht ozonisirt. § 3. Kritik der Arbeiten Scheremetjewsky's. Liegen somit keinerlei directe Beweise für die Gegenwart des Ozon im Blut vor, so könnte man doch geneigt sein, solche in den Versuchen von Scheremetjewsky zu finden, nach denen Substanzen, in den Kreislauf lebender Thiere, resp. „überlebender Organe" gebracht, schnell oxydirt werden, die sonst der Oxydation durch neutralen Sauerstoff nicht unterliegen, so milchsaures Natron. Auf Grund einer eingehenden Kritik, die hier nicht im Einzelnen wiedergegeben werden kann, kommt Verf. zu dem Resultat, dass die Versuche von Sch. nicht beweisend sind. § 4. Thatsachen der vergleichenden Physiologie, welche für die Beziehung der Zelle zum Sauerstoff bedeutungsvoll sind. — Die Aufnahme von Sauerstoff und Bildung von Kohlensäure ist eine fundamentale und nothwendige Eigenschaft der lebenden Zelle. Sie kommt nicht nur den Thieren, sondern ebenso wesentlich auch den Pflanzen zu. Keine Zelle kann ohne Sauerstoff wachsen. Pflanzen, die im Vacuum oder Stickstoff gehalten werden, gehen schnell zu Grunde. Der wachsende Keim geht schon bei einem niedrigen Partiärdruck des Sauerstoffes zu Grunde: bei einer Spannung von 4 bis 10 Ctm. steht die Entwickelung schon vollkommen still (P. Bert). Der Pflanze kommt sogar, wie gleichfalls Bert gefunden hat, eine Kohlensäuredyspnoe zu: ein CO_2-Gehalt von 20 Vol.-pCt. hebt die Entwickelung des Keimes auf und ein Gehalt von 75 pCt. tödtet denselben. Bei den niedrigsten Geschöpfen, die aus undifferenzirtem oder zelligem Protoplasma bestehen, athmet die ganze Leibessubstanz an der Oberfläche, wo sie mit dem Wasser in Berührung steht. Wo die Circulationsapparate auf einer niedrigen Stufe stehen, wie bei den Insecten, ist durch Verästelung des Respirationsapparates im Körper dafür gesorgt, dass der Sauerstoff direct mit den Zellen in Berührung tritt. Die Beobachtung des bebrüteten Hühnereies zeigt ebenso, dass der Embryo Sauerstoff aufnimmt und Kohlensäure abgiebt, zu einer Zeit, wo weder Blutgefässe noch Blut existiren. Nach Alledem hat das Haemo-

globin der Wirbelthiere offenbar nur die Bedeutung eines Transportmittels. § 5. Die Phosphorescenz der lebendigen Organismen und ihre Bedeutung für die Principien der Respiration. Dieser Abschnitt enthält eine umfangreiche Zusammenstellung der über die Phosphorescenz lebender Thiere in der Literatur vorhandenen Beobachtungen, die alle darauf hinweisen, dass die Phosphorescenz ein vitales Phänomen ist. (Das Weitere darüber bei 2).) § 6. Thatsachen und Hypothesen zu den hier in Frage kommenden Principien. Das Eiweiss der Nahrung wird ein anderes, wenn es Bestandtheil der lebenden Zelle wird — es verliert seine Indifferenz gegen Sauerstoff, d. h. es beginnt zu athmen, zu leben. Es fragt sich nun, auf welchen chemischen Vorgang sich der Uebergang von todtem Eiweiss in lebendiges zurückführen lässt. Die folgenden Auseinandersetzungen sind im Auszug nicht wiederzugeben; Verf. fasst am Schluss des Abschnittes seine Hypothese folgendermassen zusammen: Der Lebensprocess ist die intramoleculäre Wärme höchst zersetzbarer und durch Dissociation — wesentlich unter Bildung von Kohlensäure, Wasser und amidartiger Körper — sich zersetzender, in Zellsubstanz gebildeter Eiweissmolecüle, welche sich fortwährend regeneriren und auch durch Polymerisirung wachsen. — Bei starker Erniedrigung der Körpertemperatur können Kaltblüter längere Zeit ohne Sauerstoff leben. Frösche in vollkommen sauerstofffreien Stickstoff gebracht und auch noch des Sauerstoffs beraubt, der sich etwa in der Mund- und Rachenhöhle findet, bewahrten im günstigsten Fall bei starker Abkühlung 11½ Stunden ihre Lebensenergie und waren selbst nach 25 Stunden nur scheintodt; das Herz pulsirt langsam, und die Thiere erholen sich bis zu einem gewissen Grade an der Luft, wiewohl die Erregbarkeit des Gehirns dauernd verloren ist. § 7. Widerlegung der Untersuchungen und Theorien von C. Ludwig und Al. Schmidt. Ludwig u. Schmidt haben gefunden, dass Blut, durch den ausgeschnittenen Biceps und Semitendinosus eines Hundes geleitet, einen Theil seines Sauerstoffs abgiebt und sauerstoffärmer aus den Venen austritt, mit wachsender Strömungsgeschwindigkeit, hergestellt durch stärkeren Blutdruck, die gebundene Menge Sauerstoff bezogen auf das Vol. des ausgeströmten Blutes, wächst und zwar ungefähr proportional der Geschwindigkeit. Sie folgern daraus, dass die Grösse des Sauerstoffverbrauches von der Menge des dargebotenen Sauerstoffs abhängt, ein Schluss, der mit den Anschauungen Pflüger's in directem Widerspruch steht. Pflüger weist darauf hin, dass die Autoren selbst angeben, dass die Durchgängigkeit des Muskels für das Blut im Laufe des Versuches fortdauernd abnimmt, ausserdem aber auch unregelmässig schwankt. Man kann nicht sicher darauf rechnen, auch nur während einer Viertelstunde bei gleichem Druck auch eine gleiche Menge ausfliessendes Blut zu erhalten, und muss in jedem Fall beim Fortgang des Versuches den Druck mehr und mehr verstärken. Die Ursache für diese Erscheinung findet P. in der Contraction der kleinsten Arterien; ein schwacher Druck öffnet die Lichtungen dieser Arterien nicht, während bei starkem Druck das Blut durch viele Arterien strömt, die bis dahin verschlossen waren. Die Vergrösserung des Stromgebietes, der wirkenden Fläche Muskelsubstanz, ist somit nach P. Ursache des grösseren Sauerstoffverbrauchs bei grösserer Strömungsgeschwindigkeit. Eine zweite Versuchsanordnung Ludwig's besteht darin, durch denselben Muskel und unter fast gleichen Bedingungen Blut von verschiedenem Sauerstoffgehalt hindurch zu leiten. Der Versuch I. fällt für die Beurtheilung des Sauerstoffverbrauchs fort, da bei ihm der Gehalt des venösen Blutes = 0 war, möglicherweise also mehr Sauerstoff verbraucht sein würde, wenn mehr vorhanden gewesen wäre. In Versuch II. sinkt der Sauerstoffgehalt des „arteriellen" Blutes von 0,62 Vol.-pCt. auf 0,43, dagegen von 15,04 auf 7,11 und 9,08 pCt. Gegen diesen Versuch wendet P. ein, einmal dass die Zahl 0,43 pCt. bei der voraussichtlich zur Analyse angewendeten Blutmenge dem Beobachtungsfehler zu nahe kommt, und dass 2) Blut mit 0,62 pCt. Sauerstoff kein arterielles sei, die Versuchsanordnung den thatsächlich physiologisch bestehenden Verhältnissen also nicht entspricht. Schliesslich würden aber nach Pflüger Versuche an ausgeschnittenem Muskel bei 20° überhaupt nicht beweisend sein. Die Grösse des Sauerstoffverbrauchs hängt nicht allein von der Sauerstoffbindung ab, sondern auch von der Diffusion und der Dissociation des Oxyhaemoglobin. Die Kälte vermindert die Geschwindigkeit der Sauerstoffdiffusion und Dissociation des Oxyhaemoglobin; ebenso verringert sie die Production sauerstoffbindender Substanzen im Muskel. In welchem Mass dieses in den Ludwig-Schmidt'schen Versuchen geschah, ist ganz unbekannt. § 8. Kritik der Untersuchungen von W. Sadler. Durch eine annähernde Schätzung lässt sich zeigen, dass im Körper durch 200 Grm. Muskel in der Minute circa 64 Grm. Blut fliessen; in den Durchströmungsversuchen von Ludwig und Schmidt betrug die Blutmenge nur 1–2 Ccm., von einer Nachahmung physiologischer Verhältnisse könne also nicht die Rede sein. Nun ergeben aber die Versuche von Sadler für die Strömungsgeschwindigkeit des Blutes im lebenden Muskel auch sehr kleine Werthe. P. stellt daher eine kritische Untersuchung über diese Versuche an. In den Versuchen von Sadler zeigt sich regelmässig nach dem Tetanisiren eine enorme Beschleunigung des Blutstroms gegenüber den wahren und einige Zeit nachher erhaltenen Werthen; P. führt dieselbe auf Beseitigung der in der Venencanüle allmälig gebildeten Gerinnungen durch das starke Ansteigen des Druckes beim Tetanisiren zurück. § 9. Ueber die Grenzen des Partiärdruckes des Sauerstoffes, welche für die thierische Verbrennung bestehen. Die Beobachtungen von Bert zeigen, dass es für die Unabhängigkeit des thierischen Lebens vom Druck des Sauerstoffs eine obere Grenze giebt. Thiere sterben in Sauerstoff von 3 Atmosphären-Spannung, wobei der Sauerstoffgehalt ihres Blutes auf 35 Vol.-pCt. steigt (bei 760 Mm. Druck). Die deletäre Wir-

kung erhöhter Sauerstoffspannung zeigt sich durch die ganze Thierreihe hindurch, und auch die Pflanzen unterliegen ihr. Die Oxydationsprocesse nehmen bei erhöhter Sauerstoffspannung ab, Sauerstoffverbrauch und Kohlensäureausscheidung sinken, die Harnstoffausscheidung erscheint vermindert; die Temperatur geht herunter. — Pflüger weist schliesslich auf das ganz analoge Verhalten von Phosphor hin, der sich in verdichtetem Sauerstoff nicht oxydirt; Verf. überzeugte sich durch eudiometrische Versuche von der Richtigkeit dieser Angabe.

Pflüger hat (2) weiterhin die Phosphorescenz todter Seefische untersucht. Wenn man einen Seefisch mit 3 procentiger Kochsalzlösung befeuchtet, an einem kühlen Ort stehen lässt, so wird er in einigen Tagen mit weissem Licht leuchtend. Zur deutlichen Wahrnehmung der Erscheinung ist absolute Dunkelheit der Umgebung erforderlich. Der leuchtende Fisch ist mit einem Schleimüberzug bedeckt; schabt man diesen ab, so verschwindet die Lichtentwicklung an dieser Stelle, während andererseits alle Gegenstände, die mit dem Schleim in Berührung kommen, selbst leuchtend werden. Auf Süsswasserfischen kommt eine spontane Phosphorescenz nie oder doch sehr selten vor, doch lässt sie sich von Seefischen auf mit Kochsalzlösung benetzte Süsswasserfische übertragen. Die Phosphorescenz verbreitet sich alsdann allmälig im Lauf einiger Tage von der inficirten Stelle aus über den ganzen Körper des Fisches, auch hier ist der Eintritt des Leuchtens an die Entwicklung des erwähnten Schleimüberzuges geknüpft. Das Leuchten ist an die Gegenwart freien Sauerstoffs gebunden. Es hört auf, sobald dieser an einer Stelle verbraucht ist, ohne dass neuer hinzutreten kann. Siedhitze zerstört das Leuchten unwiederbringlich; ebenso alle starken chemischen Agentien: Säuren, Alkalien, die Metallsalze, Alkohol, Chinin, Blausäure, concentrirte Salzlösungen. Dagegen wird es befördert durch verdünnte Lösungen neutraler Alkalisalze. Das Wasser, in welchem die Fische liegen, wird gleichfalls leuchtend, namentlich an der Oberfläche. Auch hier ist die Lichtentwicklung an die Gegenwart von Schleim geknüpft. Filtrirt man das Wasser, so ist das Filtrat zwar auch leuchtend, aber der Filterrückstand aber noch stärker, und manche Papiersorten von hinreichender Dichte geben ein nicht leuchtendes Filtrat. Alle diese Thatsachen machen es sehr wahrscheinlich, dass dieser Schleim aus Organismen besteht, wenn auch die früheren Beobachter die Organisation dieses stets constatirten Schleims in Abrede stellen. Verf. konnte sich überzeugen, dass der Schleim in der That aus Organismen besteht, die grösstentheils zu den Schizomyceten gehören. So erklären sich die Bedingungen, an welche das Leuchten geknüpft ist, seine Uebertragbarkeit etc. Im Anschluss daran erwähnt Verf. noch einige Beobachtungen über leuchtenden Harn, leuchtenden Schweiss, die wohl alle auf Entwicklung von Organismen zurückzuführen sind. Auch für das leuchtende Holz konnte nachgewiesen werden, dass verschiedene Infusorien auf ihm schmarotzen und die

Bedingungen für das Bestehen, resp. Aufhören des Leuchtens ähnliche sind, wie bei den Seefischen. Man muss sich darnach vorstellen, dass bei diesen kleinsten Organismen die Oxydation so energisch erfolgt, dass sie die der Verbrennung unterliegenden Atomgruppen in Glühhitze versetzt.

Pflüger ist der Ansicht (3), dass der Erregungszustand des Gehirns, den wir „Wachsein" nennen, wenigstens zum Theil durch Summation der Sinnenreize unterhalten wird; dass ferner der wache Zustand des Gehirns eine continuirliche Reizung fast aller centrifugalen Nerven, also eine Steigerung des Stoffwechsels bedingt. Eine Reihe von Thatsachen lassen sich zur Stütze dieser Anschauung beibringen: das schnelle Ansteigen der Temperatur beim Winterschläfer, der durch starke Reize aus dem Winterschlaf geweckt wird — die Abnahme der CO_2-Production im Schlaf — die Abnahme derselben bei Einwirkung von Curare — endlich die Anhäufung von Arbeitskraft während des Schlafes, die durch einfache Ruhe nicht so schnell erreicht werden kann. Von diesem Gesichtspunkt aus erscheint es möglich, durch Fernhaltung jeder Reizung der Retina durch das Licht allein schon eine merkliche Abnahme der CO_2-Production herbeizuführen. Die in dieser Richtung bereits vorliegenden Untersuchungen von Molleschott sind, wie Verf. nachweist, nicht beweisend, weil die vorausgesetzte Unempfindlichkeit der Retina nicht sicher erreicht war; ebenso wenig entscheidend ein Versuch von Pott. Pflüger veranlasste daher v. Platen, Versuche über diese Frage anzustellen. Dieselben wurden an tracheotomirten Kaninchen mit Hülfe des Röhrig-Zuntz'schen Respirationsapparates ausgeführt. Die Kaninchen athmen dabei einen Sauerstoff, dessen Verbrauch direct abgelesen wird. Die CO_2 wird durch Kalilauge absorbirt und aus dieser durch Auspumpen nach Ansäuern mit Schwefelsäure oder Phosphorsäure gewonnen und gemessen. Um das Licht von der Retina abzuhalten, wurden Holzringe vor die Augen geklebt, in welchen Gläser eingesetzt waren. Durch Aufschrauben eines Deckels auf die Fassung konnte das Licht abgeschlossen werden.

Jede Periode „hell oder dunkel" dauerte etwa 20 bis 30 Minuten. Die Perioden wechselten mehrmals ab, und es wurde bald mit der einen, bald mit der anderen begonnen. Abgesehen von einigen abweichenden Resultaten war die Sauerstoffaufnahme und CO_2-Abgabe in der That im Hellen grösser, wie im Dunkeln. Von 8 Thieren wurden in 1 Minute im Mittel:

	im Dunkeln	im Hellen
Sauerstoff aufgenommen	120,465 Ccm.	140,665 Ccm. = 100:116
CO_2 abgegeben	85,635 -	97,97 - = 100:114

Seegen und Nowak haben (4) die seit den Arbeiten von Regnault und Reiset nicht wieder experimentell bearbeitete Frage nach der Ausscheidung gasförmigen Stickstoffs einer erneuten Prüfung unterzogen. Die Versuchseinrichtung war eine ähnliche, wie bei den genannten Autoren: die Thiere athmen in einem abgeschlossenen Luftraume lange Zeit hindurch bis 70 Stunden, der verbrauchte Sauerstoff wird durch neu zugeführten ersetzt, die Kohlensäure absorbirt; auch eine geringfügige Ausscheidung gasförmigen N muss sich durch Aenderung in der Zusammensetzung der Luft des Athemraumes bemerklich machen. Es kommt bei den Versuchen natürlich Alles auf vollkommen luftdichten Schluss des Apparates, auch bei bestehendem Ueberdruck an. Das Bestehen desselben liess sich mit Sicherheit durch ein in dem fest abgeschlossenen Athemraume eingesetztes Manometer erkennen. Bei einem Ueberdruck von 47 Mm. Quecksilber hielt sich der Manometerstand mehrere Tage unverändert. Der ganze Athemraum von 23,570 Liter Inhalt stand in einem Gefäss mit Wasser, so dass jede Undichtigkeit sich durch ein Austreten von Gasblasen in das Wasser, oder bei negativem Druck durch Eindringen von Wasser in den Apparat markiren musste. Controlversuche mit im Apparat verbranntem Alkohol zeigten, dass die Zusammensetzung der Luft sich dabei nicht ändert. Es werden im Ganzen 8 Versuche mitgetheilt, 4 an Hunden, 1 an einer Katze, 3 an einem Hahn. Der N-Gehalt der Luft änderte sich dabei in folgender Weise:

	N. in pCt. vorher	nachher			Versuchsdauer.
Vers. I.	79,1	80,025	Hund von 2300 Grm.	47 Std.
II.	78,92	78,87	do. von 2150 -	40 -
III.	79,25	79,70	do. nicht ausgewachsen	30 -
IV.	79,21	84,63	do. von 3180 Grm.	46 -
V.	78,6	82,21	Katze von 1500 Grm.	70 -
VI.	79,14	80,22	}	
VII.	79,20	82,6	} Hahn von 1200 Grm.	24 -
VIII.	79,27	82,8	}	30 -
					40 -

Für die Katze berechnet sich die ausgeschiedene Menge N auf etwa 0,950 Grm., für den Hahn nach Versuch 7. auf 0,510 Grm. — Werthe, die für die Stickstoffbilanz natürlich ins Gewicht fallen. Seegen und Nowak bestreiten sonach auf Grund dieser und ihrer früheren Versuche den Fundamentalsatz von Voit, dass aller abgegebene N im Harn und Koth enthalten ist.

Schleich hat 6 Versuchsreihen über die Frage

angestellt (5), ob auch beim Menschen eine künstlich durch heisse Bäder bewirkte Steigerung der Körpertemperatur eine vermehrte Harnstoffausscheidung zur Folge habe, eine Frage, die für den Hund von Naunyn schon im bejahenden Sinne beantwortet ist. 4 Versuche hat Verf. an sich selbst angestellt. Um eine gleichmässige Harnstoffausscheidung herbeizuführen, nahm Verf. stets genau gleiche Nahrung zu sich. Nach den heissen Bädern, durch die die Körpertemperatur im Maximum auf 39,9 in der Mundhöhle stieg, wurde regelmässig mehr Harnstoff ausgeschieden. Die Wirkung erstreckte sich häufig auf den folgenden Tag, während in dem dann folgenden ein Deficit gegenüber der den Bädern vorhergehenden Periode auftrat; die Erklärung desselben ist einfach. Unter dem Einfluss der erhöhten Körpertemperatur wurde mehr Eiweiss umgesetzt, als die Nahrung enthielt, dieser Eiweissverlust alsdann aus der Nahrung gedeckt. Als Beispiel für den Gang der Harnstoffausscheidung sei Versuch I. angeführt. Die Vorperiode betrug 20 Tage, die Harnstoffausscheidung betrug zwischen 36,0 Grm. im Minimum und 43,59 Grm., in den beiden letzten, dem Bade vorangehenden Tagen jedoch übereinstimmend 40,28 resp. 40,84 Grm. Nach einem heissen Bade von 41° und einstündiger Dauer am 21. Versuchstage (höchste erreichte Körpertemperatur in der Mundhöhle 39,5° C.) stieg die Harnstoffausscheidung des 21. und 22. Tages auf 45,41 resp. 47,13. An den darauf folgenden Tagen wurde ausgeschieden:

23. 42.48 Grm.
24. 37,0 -
25. 37,38 -
26. 37,18 - Bad Abds.: Höchste Köpert. 38,0
27. 48,71 -   do.   - - 39,5
28. 54,86 -   do.   - - 39,7
29. 45,6
30. 40,5 -

In der zweiten Versuchsreihe wurde vor den Bädern im Mittel ausgeschieden: 39,08 Grm. (nach Hüfner bestimmt); nach 2 Bädern an einem Tage betrug die Ausscheidung 43,07 — 49,19 — 40,59 — 36,31 Grm. In dieser Versuchsreihe ist stets gleichzeitig der Harnstoff nach Liebig bestimmt. Derselbe ergab durchschnittlich ein Plus von 2,35 Grm. Procentisch war dieses Plus an den Versuchstagen etwas grösser, wie an den Normaltagen.

Versuchsreihe III ergab als mittlere Harnstoffausscheidung vor den Bädern 40,8 Ur; nach denselben 54,05 Grm. — 49,13 — 47,19.

Ganz ähnlich ist das Resultat bei Versuch V.

Schleich war zur Zeit der Versuche 22 Jahr alt und 165 Pfd. schwer.

Die fünfte Versuchsreihe betrifft einen Mann von 32 Jahren, 62,86 Kilogr. Körperg., an beginnender progressiver Muskelatrophie leidend, sonst gesund. Die Ur-Ausscheidung stieg von im Mittel 30,85 Grm. auf 37,09 — 37.2 Grm., sank dann wieder auf 31,93 Grm. In dieser Versuchsreihe ist der Harnstoff stets (ausser nach Hüfner) noch nach Liebig und Seegen bestimmt. Als Mittel der 4 ersten Versuchstage ergiebt sich

Hüfner 30,85 Grm.
Liebig 32,2 -
Seegen 33,5 -

Versuchsreihe VI. Mädchen von 15 Jahren, 45,70 Kilogr., an Eczema scabios. leidend. Mittel der tägl. Ur-Ausscheidung 33,45 Grm. Nach den Bädern, am 4. und 8. Versuchstage, 38,51 — 41,47 — 31,87 — 32,0 bis 41,28 — 37,63 — 31,11 — 30,24.

A. Fränkel (G) theilt vorläufig die Resultate seiner Versuche über Verminderung der Bauerstoffzufuhr mit. Eine Reihe von Versuchen und Erwägungen führen Fränkel zu dem Satz, dass eine verminderte Sauerstoffzufuhr zu den Geweben, gleichgültig, auf welche Weise sie bewirkt wird, stets eine

Steigerung der Harnstoffausscheidung, also vermehrten Eiweisszerfall zur Folge hat. Die Unterlagen dieses Schlusses sind: 1) Bei grossen, tracheotomirten Hunden, die sich im N-Gleichgewicht befanden, oder im Hunger mit constanter Harnstoffausscheidung, führte F. die Trendelenburg'sche Tamponcanüle ein; durch verschiedene Verengerung der Canülenöffnung konnte der Gaswechsel durch die Lungen in beliebigem Grade beschränkt werden. Dabei stieg die Harnstoffausscheidung regelmässig; u. A. von 9 auf 17 Grm. 2) Als zweites Mittel, die Sauerstoffzufuhr zu beschränken, diente die Intoxication mit Kohlenoxyd; die Steigerung der Harnstoffausscheidung dabei ist schon von Naunyn und Jeanneret constatirt, von diesen aber mit der Zuckerausscheidung in ursächlichen Zusammenhang gebracht worden; F. konnte bei seinen Versuchen keinen Zucker im Harn finden. 3) Durch verminderte Sauerstoffzufuhr erklärt F. auch die Harnstoffsteigerung nach Blutentziehungen, die Voit und Bauer festgestellt haben. 4) Endlich gehören hierher eine Reihe von Intoxicationen mit Phosphor, Arsen, Mineralsäuren, in welchen allen die Harnstoffausscheidung sehr erheblich steigt. — Aehnlich wie die Sauerstoffverminderung der Athemluft müsste auch die Abschnürung grosser Körpertheile auf die Harnstoffausscheidung wirken; F. behält sich Mittheilung darüber vor. — Diese Steigerung des Eiweisszerfalles führt Traube auf das Absterben von organisirtem Eiweiss in Folge von Sauerstoffmangel zurück : nur abgestorbenes Eiweiss unterliegt der Zersetzung unter den im Thierkörper herrschenden Bedingungen, während das lebende organisirte Eiweiss für die Zersetzungsvorgänge unangreifbar ist. Unter normalen Bedingungen stammt der Harnstoff zum grösseren Theil von dem durch den Darm eingeführten, todten Eiweiss, zum kleineren von abgestorbenem Eiweiss der Gewebe; unter abnormen Bedingungen — erhöhte Körpertemperatur z. B. durch Fieber — verminderte Sauerstoffzufuhr zu den Geweben — Vergiftungen — kann ein massenhaftes Absterben von organisirtem Eiweiss stattfinden, so dass der grösste Theil des Harnstoffs von diesem, nicht vom Nahrungseiweiss abstammt. Als anatomischen Ausdruck dieser Absterbe-Vorgänge betrachtet F. die parenchymatösen Veränderungen an den drüsigen Organen und Degeneration (wachsartige) der Muskeln. Durchaus im Einklang mit diesen Anschauungen steht die von Ludwig und Tschiriew festgestellte Thatsache, dass gefüttertes Blut ein starkes Ansteigen der Harnstoffausscheidung verursacht, transfundirtes dagegen nicht.

Ferdin. Falck hat (26) Versuche über den Stoffwechsel beim Hungern an 4 grösseren und 6 neugeborenen Hunden angestellt. Die Nahrungsentziehung war stets eine vollständige, auch Wasser erhielten die Thiere nicht. Die zu den eigentlichen Stoffwechseluntersuchungen benutzten Hunde waren weiblich; der Harn wurde nach Ausführung der von F. seo. angegebenen Operation durch Catheterisiren erhalten.

Das Allgemeinbefinden der Hunde zeigte beim

Hungern tage-, ja selbst wochenlang keine wesentliche Veränderung: die Thiere verhielten sich bis zum Tode vollkommen ruhig, das Hungergefühl schien erloschen zu sein. Im weiteren Verlauf der Inanition bildete sich ein schlafsüchtiger Zustand aus: die Körperbewegungen wurden schwierig, schliesslich unmöglich, während die Thiere auf Anrufen noch reagirten. Kurze Zeit vor dem Tode schwand auch diese Reaction, dann wurde die Respiration unregelmässig und hörte schliesslich auf, während die Herzpulsationen noch einige Minuten fortdauerten. Regelmässig zeigte sich einige Zeit vor dem Tode eitriges Secret im Conjunctivalsack, von Entzündung der Sclera und Cornea abhängig. Die Section zeigte natürlich äusserste Abmagerung. Unterhautbindegewebe und Fett fast vollständig geschwunden, die Muskeln und andere Organe atrophirt. Im Magen und Darm eine kleine Menge Flüssigkeit. Die im Magen enthaltene reagirte entschieden sauer, die geringe Menge der im Darm befindlichen Flüssigkeit leitet Verf. von dem Erguss der Galle ab. Die Körpertemperatur hielt sich lange Zeit normal, erst am neunten bis dritten Tage vor dem Tode fiel sie unter den normalen Werth — 37 ° C. —, um dann bis zum Eintritt des Todes rasch und jäh abzusinken. Die Körpergewichtsabnahme ist keine gleichmässige, sie ist Anfangs sehr erheblich, bleibt dann einige Zeit stationär und wächst alsdann wiederum. Der tägliche absolute Verlust hängt natürlich ab von der Grösse des Thieres und ist dieser direct proportional. An zwei Hunden wurde festgestellt, dass der Verlust am Tage (Morgens 6 Uhr bis Abends 6 Uhr) grösser ist, wie in der Nacht. Die relative tägliche Abnahme des Gewichtes, ausgedrückt in Procenten des Körpergewichtes, ist umso grösser, je jünger der Hund. Hunde von 18 Stunden Alter (bei Beginn des Versuches) verloren täglich 8,57 pCt.; von 11$\frac{3}{4}$—15$\frac{3}{4}$ Tagen 4,83 pCt.; von 1 Jahr 2,73 pCt.; von 3 Jahren 1,77 pCt.; von mehr als 3 Jahren 1,099 pCt. Frühere Beobachtungen anderer Autoren stimmen damit überein. Dem entsprechend hielt der älteste Hund auch am längsten den Hungerzustand aus, nämlich 61 Tage. Ganz junge Hunde sterben, ehe sie dieselbe Gewichtsabnahme erreicht haben, wie die älteren. Bei den 3 Hunden von 18 Stunden Alter trat der Tod ein, als sie 19,33 resp. 24,17· und 26,29 pCt. des Körpergewichtes eingebüsst hatten, bei den anderen nach einem durchschnittlichen Verlust von 47,73 pCt. (mit geringen Schwankungen in den Einzelversuchen).

Die Harnentleerung dauert bis zum Tode fort; bezüglich der Menge ist auch hier das Alter der Thiere von Einfluss. Der jüngere von 2 gleich schweren Hunden entleert weit mehr Harn, wie der ältere. Von der ganzen Ausgabe des Körpers im Hunger entfallen ca. 40—42$\frac{1}{2}$ pCt. auf die Nieren als Ausscheidungsorgane, 60 pCt. auf Darm, Haut und Lunge. Die tägliche Harnmenge ein und desselben Hundes ist von dem täglich resultirenden Körpergewicht abhängig, die verschiedener Hunde von ihrem Alter. Die jungen Hunde lieferten pro Kilogr. Gewicht täglich ca.

12,82 Ccm. Harn, der etwas ältere Hund II. 7,95 Ccm., der älteste Hund 4,25 Ccm. Der Harn war stets sauer, rothgelb, von hohem spec. Gew. von 1,027 bis 0,060. Die Harnstoffausscheidung ist abhängig von dem durch den Einfluss der Inanition täglich resultirenden Körpergewicht, sie ist jedoch wiederum bei jüngeren Hunden grösser, wie bei älteren; für ein Kilogr. Körpergewicht ergiebt sich im Mittel für Hund I. (1 Jahr alt) 1,466 Grm., Hund III. (1 Jahr) 1,181 Grm., Hund IV. (mehr als 3 Jahre) 0,432. Nur beim letzten Hund sinkt die Harnstoffausscheidung continuirlich bis zum Tode ab, bei den anderen zeigt sich in einer gewissen Periode der Inanition ein nochmaliges Ansteigen. Der Harn enthielt stets Chloralkalien bis zum Tode hin in quantitativ bestimmbarer Menge; die Ausscheidung zeigte bei den einzelnen Hunden sehr bedeutende Verschiedenheiten. F. bestimmte den Chlorgehalt der Hundemuskeln im Mittel zu 0,0793 pCt.; berechnet man danach den Chlorgehalt des nach Harnstoffausscheidung der Zersetzung unterliegenden Fleisches, so wird in dem einen Fall bei weitem nicht alles Chlor durch den Harn entleert, während in dem anderen die durch den Harn entleerte Chlormenge grösser ist, wie die vom Fleisch gelieferte. Beim Hund IV. wurde an allen Tagen die Schwefelsäure bestimmt: auch sie zeigte ein stetiges Absinken, entsprechend der Abnahme des Körpergewichtes. Den Schwefelgehalt des Hundefleisches bestimmte F. nach der Carius'schen Methode: er fand im Mittel 0,655 SO_3 für 100 Grm. frisches Hundefleisch. Nach dieser Bestimmung sind nun 53,7 pCt. des Schwefels, der durch die Fleischzersetzung geliefert ist, in Form von Schwefelsäure im Harn erschienen. Die Differenz wird, jedoch nicht ganz vollständig, durch den ausser der Schwefelsäure im Harn noch enthaltenen Schwefel gedeckt, den Verfasser gleichfalls täglich bestimmt hat. Auch dieser sinkt continuirlich bis zum Tode ab. Aus dem Gesammtschwefelgehalt des Harns berechnet sich eine Gesammtmenge von 4234 Grm. zersetztem Muskelfleisch, während der entleerte Harnstoff 5277 Grm. ergiebt. Die Differenz wird erklärlich durch die Vernachlässigung des Schwefelgehaltes der Faeces und durch den grossen Einfluss, den kleine Fehler in der Schwefelbestimmung haben. — Es knüpfen sich daran einige Bemerkungen über den „neutralen" Schwefel des Harns. Aus denselben geht hervor, dass der Schwefelgehalt schon 14 Jahre vor Voit von Ronalds constatirt ist, dessen Publication Voit jedenfalls entgangen ist. Was das Verhältniss zwischen dem sauren und neutralen Schwefel betrifft, so ist in den ersten Tagen der Inanition die Menge des ersteren bedeutend grösser, nimmt jedoch im weiteren Verlauf ab, sodass das Verhältniss mehr und mehr 1 : 1 wird. — Bei 2 Hunden wurde endlich auch die Phosphorsäure täglich bestimmt. Der Phosphorsäuregehalt des Fleisches beträgt nach F. im Mittel von 3 Analysen 0,556 pCt. Die Phosphorsäureausscheidung zeigt dieselbe Abhängigkeit vom Alter, wie die Harnstoffausscheidung. Die tägliche Ausscheidung pro 1 Kilogr.

Thier betrug bei Hund I. im Mittel 0,1221 Grm., bei dem älteren Hund IV. dagegen nur 0,0338 Grm. Der Gang der Phosphorsäureausscheidung wird bei Hund IV. durch eine continuirlich abfallende Curve ausgedrückt, bei Hund I. dagegen steigt sie schon am zweiten Inanitionstage und erreicht ihren Höhepunkt am sechsten, um dann wieder zu fallen. Die Vermehrung der Phosphorsäure geht der des Harnstoffs um einige Tage voran. Berechnet man bei Hund IV. die Fleischmenge, aus der die im Harn ausgeschiedenen 31,7054 Grm. Phosphorsäure stammen, so ergeben sich 5706 Grm. Fleisch, während die Harnstoffbestimmungen nur zu 5287 Grm. führen (N-Gehalt des Fleisches 3,58 pCt. gesetzt.) (F. spricht sich über diese Differenz, soviel Ref. sieht, nicht genauer aus; sie würde noch grösser erscheinen, wenn Verf., was leider nicht geschehen, den Phosphorsäuregehalt der Faeces bestimmt hätte. Das Plus an Phosphorsäure weist nach Ansicht des Ref. auf die Consumption der Knochen hin, welche vom Verf. nicht in Betracht gezogen ist.) Die Resultate der umfangreichen und sorgfältigen Untersuchungen sind in 47 Tabellen und 9 graphischen Darstellungen niedergelegt beziehungsweise erläutert, betreffs deren auf das Original verwiesen werden muss.

Nach den Voit'schen Lehren betheiligt sich bekanntlich das Organeiweiss um in geringem Grade an dem Stoffwechsel, und der grösste Theil des Harn-

stoffs stammt nicht von diesem, sondern von dem circulirenden Eiweiss. Forster (7) hat es unternommen, diesen Satz durch directe Versuche zu beweisen, und giebt nach einer vorläufigen Mittheilung an die bayer. Acad. d. Wissensch. (31. Juli 1875) — jetzt eine ausführliche Darstellung. Die Einleitung derselben kann übergangen werden.

I. Die Eiweisszersetzung im Thierkörper bei Transfusion von Blut und bei Eiweissfütterung.

Um den Nachweis führen zu können, dass die Organe des Körpers eine gewisse Stabilität haben, muss man im Stande sein, dem gesunden Körper ohne besondere Functionsstörung ein lebendes Organ einzupflanzen, und dies muss in einer Quantität geschehen können, dass der von dem etwaigen Zerfall herrührende N sich mit Sicherheit als N.-Zuwachs im Harn ausdrückt. Diesen Voraussetzungen entspricht das Blut, das man als ein Organ ansehen muss und andererseits wie verschiedene Beobachtungen zeigen, in grossen Mengen transfundirt werden kann, ohne merkliche Störungen herbeizu führen. Die Versuche wurden an hungernden Hunden von 20–40 Kilo Gewicht mit allen durch die Voit'schen Untersuchungen festgestellten Cautelen und Massregeln in Betreff des Harnaufsammelns, Kothabgrenzen etc. ausgeführt. Versuch I. Körpergew. des Hundes 20,6–19,5 Kilogr.

Tage.	Harnmenge.	Harnstoff.	Koth frisch.	Koth trocken.	Bemerkungen.
1	485	49,9	—	—	600 Grm. Fleisch.
2	383	45,1	—	—	do.
3	178	17,5	—	—	40 Grm. Knochen.
4	155	14,3	Knochenkoth		Hunger.
5	162	11,6	—	—	do.
6	374	15,2	—	—	374 Ccm. Hundeblut in die Vena jugularis.
7	278	16,0	15,8	7,4	Hunger.
8	194	14,5	—	—	do.
9	228	15,6	—	—	do.
10	257	16,8	—	—	do.
11	499	40,8	—	—	375 Fleisch.
12	249	19,1	—	—	Hunger.
13	223	18,4	—	—	do.
14	—	—	69,9	27,3	Knochen.

Der 2. Versuch ist an einem zu Beginne des Versuches 35,8 Kilogr. schweren Hund angestellt, der dementsprechend auch mehr Blut, nämlich 6,11 Grm., injicirt erhielt. Die Harnstoffausscheidung betrug an den beiden, der Transfusion vorangehenden Tagen 15,9 und 14,1 Grm., am Injectionstage 17,5, dann 16,8—16,7-16,3. Die weiteren Details sind im Original nachzusehen.

Eiweiss trat in Folge der Transfusion nicht auf — auch nicht in Spuren — die Harnstoffausscheidung stieg übereinstimmend in beiden Versuchen durch die Transfusion selbst grösserer Mengen von Blut nur in ganz geringem Grade. Wären die mit dem Blut eingeführten Eiweissstoffe zerfallen, so hätte der Harnstoff im ersten Fall um 30 Grm., im 2. um mehr als 40 Grm. steigen müssen. Wurde nun aber in dersel-

ben Reihe eine der injicirten Blutmenge gleiche Menvon Eiweiss durch den Magen zugeführt — Fütterung mit Fleisch — so stieg die Harnstoffmenge im Verhältniss zu der Eiweisszufuhr. In ganz gleicher Weise, wie der Harnstoff, verhält sich auch die Phosphorsäure in Versuch II. Während des Hungerns ergiebt sich als mittleres Verhältniss 1 Phosphorsäure zu 13 Harnstoff oder 6,07 N. Nach Bischoff ist dasselbe im Hunger 1:6,4 N. Die Phosphorsäureausscheidung ist ebensowenig, wie die Harnstoffausscheidung gesteigert (oder doch nur sehr unbeträchtlich). — Der gewünschte Nachweis der Stabilität der Gewebe ist damit geführt.

Das geringe Ansteigen der Harnstoffausscheidung nach der Transfusion lässt sich auf verschiedene Weise erklären. Es wäre möglich, dass das Eiweiss des

Blutserum allmälig zerfällt; auffallend wäre dabei, dass dieser Zerfall so langsam erfolgen würde. Auch widerspricht dieser Erklärung der Versuch II, bei dem trotz grösserer Zufuhr von Serumeiweiss die Harnstoffvermehrung geringer ist, wie bei Versuch I. F. neigt sich daher der Ansicht zu, dass auch das zum Blut gehörige Serum zum grösseren Theil dem Organeiweiss zugezählt werden muss und daher in dem Körper der Versuchsthiere unversehrt blieb. — Zur Erklärung der geringen Harnstoffsteigerung ergeben sich vielmehr 2 andere Gesichtspunkte. Einmal ist es nicht unwahrscheinlich, dass die durch die Transfusion vermehrte Organmasse auch etwas mehr Harnstoff liefern wird, sodann ist eine Harnstoffvermehrung auch durch die Steigerung des Säftestroms zu erwarten, wie nach dem Genuss von Kochsalz, Kaffe (Volt). In der That zeigte sich bei dem Hund des Versuches I. auch eine Steigerung nach Injection von 300 Ccm. 25 pCtiger Traubenzuckerlösung am 6 ten Tage und 350 Ccm. 1 pCtiger Kochsalzlösung am 9 ten Tage. Die betreffende Zahlen für Ur sind: 10,6 — 10,1 — 12,5 — **17,9** — 12,0 — 13,3 — **18,6** — 11,4; für die Phosphorsäure 1,05 — 1,11 — **2,39** — 0,94 — 1,02 — **1,63** — 0,93. Von den injicirten 75 Grm. Traubenzucker erschienen nur 11,9 Grm. im Harn wieder.

II. Die Eiweisszersetzung im Thierkörper bei Transfusion von Eiweisslösungen. — In der Voraussetzung, dass die Eiweisskörper vom Darmkanal nicht unverändert, sondern erst nach ihrer Umwandlung in Peptone zur Resorption gelangen, könnte man gegen die Resultate der Bluttransfusion den Einwand erheben, dass Eiweiss, direct ins Blut gespritzt, in keinem Fall die geeigneten Bedingungen der Zersetzung finde. Injectionen von Blutserum allein waren somit ein nothwendiges Correlat zu den Transfusionsversuchen. Das verwendete Serum war Pferdeblutserum, einen Tag alt. Im ersten Versuch stieg die Harnstoffmenge von 9,8 — 10,3 Grm., nach Injection von 430 Ccm. Serum auf **17,6** — **17,6** — 14,1 — 13,8 Grm. Die injicirte Quantität Serum enthielt 6,88 Grm. N = 14,74 Ur. (Nimmt man mit Forster c. 10 Grm. Ur als die Ausscheidung im Hunger an, so sind im Ganzen 23,1 Grm. Ur mehr ausgeschieden, während die injicirte Menge Serum nur 14,74 Ur entspricht, Diff. 8,36 Ur. Die Ursache ist wohl dieselbe, wie Injection von Kochsalz. Ref.) In der zweiten Versuchsreihe wurden 622 Grm. Serum injicirt. Die Harnstoffzahlen sind folgende: 18,1 — 18,1 — **22,7** — **37,9** — **34,0**. Der Zuwachs an Harnstoff gegenüber dem Normaltage beträgt im Ganzen 30,3 Grm. Nimmt man für das Serum dieselbe Quantität an, so entspricht die injicirte Menge 20,63 Ur, es sind somit 9,67 Ur mehr entleert. Forster erklärt diese Erscheinung mit dem Hinweis darauf, dass das Thier vorher sehr lange gehungert hatte: es kommt dabei in einer gewissen Periode zu einem Ansteigen des Harnstoffs. Im 3. Versuch wurden 950 Ccm. Serum injicirt mit 15,08 N, entsprechend 32,2 Grm. Ur. Die Harnstoffmengen sind folgende: 11,4 — 10,0 — 11,3 — 9,7 — **31,2** — **23,4** — **15,9** — 12,3 — 42,2

(500 Grm. Fleisch) — 76,3 (1660 Fleisch) — 53,4 (150 Knochen) — 13,9 (Hunger). 1660 Grm. Fleisch entsprechen 121 Grm. Harnstoff, diese Quantität wurde nicht innerhalb der nächsten 24 Stunden entleert, sondern es fielen auf den 2ten Tag noch 53 Grm., und selbst am 3ten war die Hungerzahl noch nicht völlig erreicht. Diese Erscheinung rührt nicht von verzögerter Resorption des Fleisches im Darm her, wie die Untersuchung des Kothes zeigt. (Ref. muss dazu bemerken, dass diese Beobachtung mit den Lehren Voit's, wonach die Wirkung einer Nahrung innerhalb der nächsten 24 Stunden abläuft, im Widerspruch steht.) In einem 4ten Versuch wurden am 4ten Hungertage 522 Grm. Hundeblutserum in die Vena metatarsea injicirt. Die Harnstoffmenge betrug am Injectionstage 19,4 Grm., an dem der Injection folgenden Tage 13 Grm.

Flüssiges Hühnereiweiss, in die Venen oder selbst unter die Haut gespritzt, bewirkt nach früheren Beobachtungen fast immer Albuminurie. Verf. vermuthete, dass auch das Eieralbumin — wenigstens zum Theil — im Körper zersetzt werden würde. In der That stieg bei einem hungernden Hunde die Harnstoffausscheidung von 18,5 Grm. auf 33,0— 26,5 Grm. und sank dann wieder auf 18,3, als ihm 639,3 Grm. flüssiges Hühnereiweiss in die Venen gespritzt wurde. 53,3 Grm. konnten unverändert aus dem Harn wieder erhalten werden.

Versuche mit Transfusion von Blut einerseits und Fütterung derselben Blutmenge andererseits hat schon früher Tschiriew (24) im Ludwig'schen Laboratorium angestellt, wenn auch von einem etwas andern Gesichtspunkt aus. (Die Arbeit von Forster ist unabhängig davon ausgeführt.) Die Aufsammlung des Harns geschah hier im Käfig; da bei dieser Versuchsanordnung die Abgrenzung der Perioden immer etwas misslich ist, so wurden stets Perioden von je 3 Tagen gewählt, wodurch sich der mögliche Fehler sehr verkleinert. Zur Stickstoffbestimmung im Blut, Harn und Faeces diente anfangs die Will-Varrentrapp'sche Methode, später die Dumas'sche, da Verf. sich davon überzeugte, dass die erstere zu niedrige Werthe liefert. — Die Zahlen der ersten Versuchsreihe sind folgende:

		N.	
		eingenommen	ausgeschieden
Periode I.	Blut gefüttert	13,19	14,55
- II.	- transfundirt	19,09	6,85
- III.	- gefüttert	14,38	14,43
- VI.	Keine Nahrung	0,0	4,65
- V.	Blut transfundirt	18,53	10,60

Das Resultat ist vollkommen schlagend. Die Transfusionstage zeigen allerdings mit den Normaltagen verglichen immerhin einen Zuwachs an Harnstoff — die Transfusion regt also die Harnstoffausscheidung an. T. findet die Ursache davon hauptsächlich in der mit der Transfusion verbundenen Wasserzufuhr, und fand noch bei direct darauf hin gerichteten Versuchen die Harnstoffausscheidung im hohen Maasse von der Aufnahme von Wasser abhängig.

30 *

Forster bemerkt (l. c.) zu diesem Ergebniss, dass die Abhängigkeit scheinbar und durch die Art des Harnaufsammelns bedingt sei — in der That wird man wenigstens Zahlen wie 0,51 N pro Tag bei 4,583 Kilo Körpergew. auffallend niedrig finden auch beim Hunger. — Der Hund gab durch Verbluten aus den Carotiden 400 Grm. Blut = 8,7 pCt. des Körpergewichtes, während man sonst nicht mehr, wie 5 pCt. zu erhalten vermag. Ausserdem war das Blut auch reicher an Eiweissstoffen; es enthielt 4,21 pCt. N, normales Blut 3,2 pCt. (auf Vol. bezogen).

Ein zweiter Versuch wurde durch Erkrankung des Hundes gestört, doch ergab auch er das Resultat, dass nach Injection die Harnstoffausscheidung geringer war, wie nach Fütterung. T. zieht nicht den bestimmten Schluss daraus, dass das Blut bei der Injection als Organ erhalten bliebe, wenigstens spricht er ihn nicht aus, wenn die Schlussfolgerung allerdings auch sehr nahe liegt.

Drechsel (23) hat Versuche über die Oxydation der Spaltproducte des Eiweiss mit Uebermangansäure angestellt. Glycocoll wurde in Ammoniak gelöst und mit übermangansaurem Ammon. oxydirt, das Filtrat von Mangansuperoxyd mit salpetersaurem Kalk versetzt und nach einiger Zeit abfiltrirt. Dies erwies sich als ein Gemenge von kohlensaurem und oxalsaurem Kalk. Das Filtrat zum Kochen erhitzt, schied noch mehr kohlensauren und oxalsauren Kalk ab. Als Producte der Oxydation des Glycocolls war nach Verf. also entstanden: Kohlensäure, Oxalsäure, Carbaminsäure, Oxaminsäure und Wasser, die Oxaminsäure ist bereits von Engel bei der Oxydation von Glycocoll gefunden. Verf. fragte sich, ob die Carbaminsäure direct aus dem Glycocoll entstehe oder secundär durch das Aufeinanderwirken von Kohlensäure und Ammoniak. Glycocoll wurde mit übermangansaurem Kali versetzt, sodass etwa die Hälfte oxydirt wurde; nach beendigter Reaction wurde die klare Flüssigkeit abfiltrirt, in einem Stöpselcylinder mit Kalkmilch und Chlorcalcium versetzt. — Das Filtrat trübt sich beim Kochen unter Anbscheidung von kohlensaurem Kalk — es setzt beim Stehen im verschlossenen Cylinder kleine Krystalle von kohlensaurem Kalk ab — giebt mit Nessler'schem Reagens sofort und in der Kälte keine Reaction, wohl aber beim Kochen. D. schliesst daraus, dass die Carbaminsäure direct bei der Oxydation entstanden sei. Ameisensäure in ammoniakalischer Lösung oxydirt gab gleichfalls Carbaminsäure (in welchen Zusammenhang diese Angabe mit der Oxydation von Glycocoll steht, ist dem Ref. nicht recht klar; sie wäre doch nur geeignet, es wahrscheinlich zu machen, dass auch die Carbaminsäure aus dem Glycocoll erst secundär durch Einwirken von Kohlensäure in statu nascendi auf Ammoniak entstanden ist). Beiläufig erwähnt Drechsel, dass die Versuche mit Leucin und Tyrosin (eine handschriftliche Aenderung in dem Ref. vorliegenden, vom Verfasser übersandten Exemplar sagt auch „Albumin") zu denselben Resultaten führten — immer

fand sich unter den Oxydationsproducten Carbaminsäure. Dieselbe bildet sich also nach Verf. überall, wo „stickstoffhaltige Kohlenstoffverbindungen in alkalischer Lösung verbrannt" werden oder „wo überhaupt Kohlensäure und Ammoniak im Entstehungszustand zusammentreffen." Da im Organismus diese Bedingungen herrschen, so vermuthete Vf., dass sich im Blutserum Carbaminsäure vorfinden möchte. Circa 150—200 C. klares Blutserum wurden mit dem 3 farb. Vol. Alkohol absol. gefällt, abfiltrirt, das Filtrat mit Chlorcalcium versetzt, wiederum filtrirt und bis zur deutlich alkalischen Reaction mit Kalilauge versetzt. Es entsteht dabei eine kleisterähnlicher Niederschlag. Derselbe wird abfiltrirt, mit absolutem Alkohol einmal gewaschen, abgepresst und über Schwefelsäure getrocknet, alsdann fein zerrieben und in einem verschlossenen Gefäss mit Wasser geschüttelt. Das klare Filtrat in einer mit Wasserstoff gefüllten Retorte zum Sieden erhitzt. giebt Ammoniak ab und Kohlensäure unter Bildung von kohlensaurem Kalk. Cyansäure lässt sich in dem Niederschlag ausschliessen, die Reactionen sind somit auf Carbaminsäure zu beziehen. Verf. hat früher nachgewiesen, dass bei der Einwirkung von Wasser auf Natriumcyanamid bei 150° das zunächst gebildete, carbaminsaure Natron in Harnstoff und kohlensaures Natron zerfällt — es liegt somit der Schluss nahe, dass dieses auch der normale Vorgang der Harnstoffbildung im Organismus sei, wobei die erhöhte Temperatur vielleicht durch ein Ferment ersetzt und die Carbaminsäure durch Oxydation aus den bekannten Spaltproducten des Eiweiss gebildet wird. Ref. hat (8), durch die vorstehende Publikation Drechsel's veranlasst, eine vorläufige Mittheilung gemacht von seinen Untersuchungen über der Frage der Harnstoffbildung. Experimentell festgestellte Thatsachen, die für die Frage nach dem Modus der Harnstoffbildung in Betracht kommen sind hauptsächlich folgende: 1) die Bildung von Uramidosäure im Körper, nachgewiesen vom Ref. für das Taurin und die Amidobenzoësäure, während die erste Angabe von Schultzen für das Sarkosin nicht bestätigt werden konnte (Baumann und Ref.). Die Bildung von Uramidosäure im Körper beweist die Gegenwart von Cyansäure, da sich dieselbe aus Carbaminsäure überhaupt nicht und aus Harnstoff wenigstens unter den im Organismus herrschenden Bedingungen nicht bildet (Hoppe-Seyler, Baumann). 2) Die Bildung von Harnstoff aus zugeführter Amidosäure, von Schultzen und Nencki entdeckt. Der Harnstoffnachweis ist in diesen Versuchen indessen nur durch die Bunsen'sche Methode geführt und nicht mehr als ganz beweisend anzusehen, seit es bekannt ist, dass sich aus Amidosäure Uramidosäure bilden könne, die bei der Bunsen'schen Bestimmung wie Harnstoff wirkt. Ref. hat mittelst erweiterter Methoden die Bildung von Harnstoff aus Amidosäure bestätigen können. 3) Die Bildung von Harnstoff aus Ammonsalzen, von Knieriem entdeckt, konnte Ref. gleichfalls bestätigen, wenn auch nicht ganz in demselben Umfang. Im Maximum stieg die Harnstoffausscheidung von 5,61 Grm. auf 9,75. Sie kann nur dadurch erklärt werden, dass Ammoniak auf Cyansäure einwirkt. Die Bildung von Uramidosäure ist der Harnstoffbildung durch Einwirkung von Ammoniak ganz analog, jedoch quantitativ nicht so gut zu verwertbon, vor allem deshalb nicht, weil die Amidobenzoesäure, ebenso wie die Benzoesäure selbst, eine Steigerung des Eiweisszerfalles bewirkt. Die Harnstoffvermehrung nach Einführung von Ammonsalzen lässt sich auch im Sinne von Drechsel bei Annahme von Carbaminsäure erklären; diese reicht aber für die Bildung von Uramidosäure nicht aus. Cyansäure ist als Oxydationsproduct von Leucin, Tyrosin etc. noch nicht nachgewiesen; es ist aber ebenso wenig nachgewiesen, dass alles Eiweiss im Körper zuerst in dieser Richtung zerfällt: eine directe Bildung von Cyansäure aus Eiweiss im Körper aber immerhin möglich.

Gäthgens hat, durch Analogien geleitet (9), den Einfluss des Arsens auf den Zerfall von Organeiweiss untersucht. Zu dem Versuch diente ein Hund, welcher längere Zeit mangelhaft ernährt wurde und schliesslich vollständig hungern musste. Dabei erhielt er arsensaures Natron in steigenden Dosen von 0,1 pro Tag bis 0,25. Die N-Ausscheidung stieg dabei von 3,3, resp. 4,4 Grm. auf 8,7 Grm. im Maximum und hielt sich längere Zeit bedeutend höher, wie beim Hungern allein. Das Arson schliesst sich also in seinen Wirkungen dem Phosphor an. (Forster will die Versuchsreihe von Gäthgens nicht gelten lassen; er weist darauf hin, dass bei sehr heruntergekommenen Thieren die Harnstoffausscheidung auch ohne besondere Veranlassung öfter ansteigt. Indessen möchte Ref. doch bemerken, dass in dem Versuch von G. die Harnstoffsteigerung mindestens 9 Tage lang angehalten hat; ob ein Hund nach einer solchen spontanen, prämortalen Harnstoffsteigerung noch neun Tage am Leben bleiben würde, muss wohl als zweifelhaft bezeichnet werden.)

Die Prüfung des Pettenkofer'schen Respirationsapparates durch in ihm verbrennende Körper hat für die Kohlensäure sehr befriedigende Resultate gegeben, dagegen zeigten sich in der Wasserbestimmung erhebliche Differenzen von der berechneten Menge. Diese Differenz hatte auch Henneberg mit seinem Apparat gefunden, ohne einen Fehler entdecken zu können. C. und E. Voit und J. Forster haben diese Frage einer ausführlichen Untersuchung unterworfen (10), um die Ursache des Wasserausfalls festzustellen und die Fehlerquelle womöglich zu beseitigen, eine Aufgabe, die nach mancherlei vergeblichen Bemühungen in der That vollständig von den Verff. gelöst ist. Als erste Möglichkeit für das Deficit an Wasser ergab sich das Verbleiben von Wasser im Apparat, namentlich, wenn die Temperatur desselben niedriger ist, wie die Aussentemperatur, besondere Versuche zeigten indessen, dass der Ausschluss dieser Fehlerquelle auf das Deficit an Wasser ohne Einfluss ist. Weiterhin wurde der früher zur Absorption angewendete Kugelapparat, durch den

der Luftstrom sehr schnell hindurchtritt, durch Kölbchen ersetzt, welche mit Schwefelsäure getränkten Bimstein enthielten; bei diesem Verfahren musste die Wasserabsorption wegen der grösseren Oberfläche eine sehr viel vollkommnere sein; auch diese Verbesserung erwies sich ohne Einfluss auf die Wasserbestimmung. Die Bestimmung des Wassers durch Wägung musste nothwendiger Weise ungenauer ausfallen, als die Bestimmung der Kohlensäure durch Titriren: ein Versuch, bei welchem die Kohlensäure durch die Wägung von Aetznatronkölbchen vor und nach der Absorption bestimmt wurde, zeigte auch für diese ein bedeutendes Deficit in der Kohlensäure = 31 pCt. Die Vorlagerung der Wasserabsorptionsapparate an den Anfang der Röhrenleitung zeigte, dass eine etwaige Condensation von Wasser in den Leitungen ohne Einfluss ist: auch hierbei blieb der Fehler bestehen. Von grossem Einfluss auf die Richtigkeit des Resultats ist die genaue Aichung der Gasuhren, welcher die Verf. eine besondere Besprechung widmen. Nach Elimination aller dieser Fehlerquellen blieb jedoch das Deficit in der Bestimmung des Wassers bestehen, und die Ursache desselben konnte demnach, richtige Wägung vorausgesetzt, die mit aller Sorgfalt ausgeführt wurde, nur noch in der ungenügenden Absorption von Wasser durch die Schwefelsäurekölbchen gesucht werden. Die Anfügung von Uförmigen Röhrchen mit wasserfreier Phosphorsäure verbesserte den Fehler nicht, die Röhrchen nahmen nur sehr unerheblich an Gewicht zu. In vier Versuchen wurden dann 1000 Liter Luft mittelst des kleinen Respirations-Apparates durch je zwei Schwefelsäurekölbchen gesogen; die Gewichtszunahme der Kölbchen musste die gleiche sein: sie betrug insofern 7,785 Grm., 7,810 — 7,893–7,815. Jetzt wurde die Luft vor dem Eintreten in den Apparat durch Schwefelsäure getrocknet, dann durch gewogene, Wasser enthaltende Kölbchen und endlich beim Austreten wieder durch Schwefelsäure geleitet. Die Abnahme der Wasserkölbchen musste offenbar mit der Zunahme der Schwefelsäurekölbchen übereinstimmen. Auch dies fand nicht vollständig statt. Die Differenz betrug einmal 74,8 Milligr., das anderemal 82,0 Milligr. Als Luft durch eine Reihe von Schwefelsäurekölbchen gesogen wurde, wurde der weitaus grösste Theil des Wassers schon im ersten Kölbchen zurückgehalten — die beiden folgenden Kölbchen zeigten sogar eine Abnahme, die drei nächsten eine geringe Zunahme. Alle diese Untegelmässigkeiten schwanden, als statt der Korkstopfen Glasstopfen mit eingeschliffenen Röhren angewendet wurden. — Indessen auch bei Verwendung dieser Kölbchen zeigte die Wasserbestimmung von brennenden Stearinkerzen ein bedentendes Deficit; dieses Deficit war proportional der Menge der verbrannten Stearinsäure. Dieser Umstand wies mit Bestimmtheit darauf hin, dass die Fehlerquelle in der Stearinkerzen, resp. ihrer Verbrennung zu suchen sei: der Wasserstoff derselben verbrennt offenbar nicht vollständig, ein Theil entweicht als Wasserstoff oder vielleicht als Grubengas, entzieht sich somit der Bestimmung in Form von Wasser. Als die Verfasser jetzt Wasserdampf direct in die Kammer des Apparates einströmen liessen (in bekannter Menge), war das gewünschte Resultat endlich erreicht — es wurde alles Wasser als auf c. 3 pCt. wiedergefunden. Theoretisch war es nun auch leicht ausführbar, die Wasserbestimmung mittelst der Stearinkerzen richtig zu machen, indem man den Luftstrom, bevor er in die Wasserabsorptionsapparate eintrat, über glühendes Kupferoxyd streichen liess; doch ergaben die Versuche in dieser Richtung kein genügendes Resultat, offenbar weil bei der Schnelligkeit des Stroms und dem grossen Grade der Verdünnung, in dem sich der Wasserstoff darin befindet, eine vollständige Verbrennung nicht eintrat. In Bezug auf die kritischen Bemerkungen über die Resultate Henneberg's mit dem Pettenkofer'schen Respirationsapparat und Regnault's kann auf das Original verwiesen werden.

Voit beschreibt ferner (11) den von ihm für Hunde construirten Respirationsapparat. Derselbe ist nach dem Pettenkofer'schen Apparat gebaut, jedoch mit dem Hauptunterschied, dass die bewegende Kraft desselben nicht durch eine Dampfmaschine, sondern ein grosses Wasserrad repräsentirt wird. Es muss bezüglich der genaueren Beschreibung auf das Original verwiesen werden, die Methode der Wasserbestimmung ist bereits unter „10" besprochen, die Bestimmung der CO_2 geschieht wie beim Pettenkofer'schen Apparat durch Absorption in Barytwasser und Zurücktitriren desselben mit Oxalsäure. Als Indicator dient in der ersten Probe Rosolsäure, in der 2. Curcuma (es werden stets 2 parallele Proben titrirt). Die Bestimmung des Sauerstoffs geschieht auf indirectem Wege und beruht auf der Feststellung der Körpergewichtes. Da sich dieses nur bis auf $\frac{1}{10}$ Grm. feststellen lässt, so kann der Sauerstoffverbrauch nur bis auf etwa $\frac{3}{10}$ Grm. mit Sicherheit angegeben werden. Die Controlbestimmungen wurden für die Kohlensäure durch Verbrennen von Olein, für das Wasser durch Verdampfen einer bestimmten Quantität Wasser angestellt. Die Versuche zeigen eine in der That bewundernswerthe Genauigkeit.

Controlversuche für Kohlensäure.

Kohlensäure entwickelt.	erhalten.	Differenz absolut.	in pCt.
1. 18,42	18,89	+ 0,47	+ 2,5
2. 22,77	22,71	— 0,06	— 0,3
3. 29,88	30,63	+ 0,75	+ 2,5
4. 28,56	29,02	+ 0,46	+ 1,6
5. 21,75	22,18	+ 0,43	+ 1,9

Controlversuche für Wasser.

Wasser verdampft.	erhalten.	Differenz absolut.	in pCt.
1. 12,95	13,23	+ 0,18	+ 1,4
2. 16,75	17,05	+ 0,30	+ 1,8

In der Einleitung weist Voit darauf hin, dass er seit langer Zeit bereits zu der Auffassung gelangt sei, und wiederholt ausgesprochen habe, dass die Kohlensäureproduction nicht auf einer directen Oxydation, sondern auf einer Zersetzung sehr sauerstoffreicher Verbindungen beruht, und dass für ausgeschnittene Muskeln die CO_2-Production in einem sauerstofffreien Gase schon lange von Hermann nachgewiesen ist, ohne dass Pflüger die eine oder die andere der beiden Angaben berücksichtigt.

Pott hat (12) eine grosse Reihe von Untersuchungen über die CO_2-Ausscheidung verschiedener Thierspecies angestellt. Es diente dazu ein kleiner Respirationskasten aus Glas, durch den ein continuirlicher Luftstrom mittelst Aspirator hindurchgesogen wurde. Vor dem Eintritt in den Kasten passirte die Luft Röhren mit Aetzkali und ein Kölbchen mit Barytwasser; zwischen Aspirator und Kasten waren Kölbchen mit Barytwasser eingeschaltet. Die CO_2 wurde darin in bekannter Weise bestimmt durch Titriren mit Oxalsäure. Der Apparat war durch Verbrennen einer Stearinkerze geprüft. Bei der grossen Fülle des Materials ist es unthunlich, Zahlen anzugeben, Ref. muss sich auf die allgemeinen Resultate beschränken. Die grösste CO_2-Ausscheidung zeigen die Vögel, dann die Säugetiere (der Apparat gestattete nur kleine Thiere zu verwenden), dann die Insecten. Würmer, Amphibien, Fische und Schnecken bilden eine zweite grosse Gruppe. Ihre CO_2-Ausscheidung ist weit geringer wie die der ersten Gruppe. Die im Wasser lebenden Thiere der 2. Gruppe scheiden den grössten Theil der CO_2 an die Luft ab, einen bedeutend kleineren an das umgebende Wasser. Die CO_2-Ausscheidung älterer Thiere ist ceteris paribus kleiner, wie die junger; am auffallendsten sind diese Unterschiede bei den Amphibien. 100 Grm. Frosch — Rana temporaria — altes Thier, schied in 6 Stunden 0,213 Grm. CO_2 aus, 100 Grm. junges Thier dagegen 0,765. Das Umgekehrte findet bei den Insectenlarven statt. Schmetterlingspuppen scheiden weniger CO_2 aus, als Raupen, diese weniger als Schmetterlinge. Die Verschiedenheit der Tageszeit, sowie die Individualität scheint keinen erheblichen Einfluss auf die CO_2-Ausscheidung zu haben. — Der zweite Theil beschäftigt sich mit dem Einfluss des farbigen Lichtes auf die CO_2-Ausscheidung. Zu diesem Zweck wurden an dem Respirationskasten farbige Gläser für die farblosen vorgeschoben. Verf. benutzte violette, rothe, blaue, grüne, gelbe und milchweisse Glasscheiben. Als Versuchsthier diente eine ausgewachsene Hausmaus. Als Mittelzahlen ergaben sich folgende:

Tageslicht	3,873 Grm.	
Violet	4,165 -	
Roth	4,476 -	
Weiss	4,793 -	für 100 Grm. Thier
Blau	5,878 -	in 6 Stunden.
Grün	6,165 -	
Gelb	8,378 -	
Dunkel (Nachts)	3,873 -	

Farbiges Licht steigert also danach in sehr auffälliger Weise die CO_2-Ausscheidung. Das Ergebniss schliesst sich an die Resultate von Seimi und Piocarlini an. Setzt man die CO_2-Ausscheidung in weissem Licht (bei Pott „milchweiss") = 100, so ergeben sich folgende Verhältnisszahlen:

	schwarz.	violet.	roth.
Selmi.	82,07	87,73	92
Pott.	—	86,89	93,38

	blau.	grün.	gelb.
Selmi.	103,8	106,0	126,0
Pott.	122,6	128,5	174,8

Erler (13) theilt in seiner Dissertation Versuche über die Abhängigkeit der CO_2-Production von der Körperwärme mit. Als Versuchsthiere dienten Kaninchen, denen eine Kautschukkappe über die Schnauze gezogen wurde. Die Athmung geschah mit Hülfe Müller-scher Ventile, der Exspirationsstrom ging durch einen Geissler'schen Kaliapparat, dessen Gewichtszunahme am Ende des Versuches die Menge der aufgenommenen CO_2 angab. Vor dem Apparat befand sich noch ein Kölbchen mit Aetzbaryt - eine etwaige unvollständige Absorption der CO_2 durch die Kalilauge musste sich sofort durch Trübung des Barytwassers documentiren. In manchen Fällen, wo das Respirationshinderniss zu gross erschien, wurde der Apparat noch mit einem Aspirator verbunden.

I. CO_2-Abgabe im gefesselten Zustand. Bei jedem Thiere wurde zunächst die CO_2-Abgabe in freiem Zustande in mehreren Perioden von je 10 Minuten bestimmt, alsdann im gefesselten, wieder in je 10 Minuten, mehrmals hinter einander. Im Durchschnitt ergaben sich folgende Werthe für die CO_2-Abgabe in 10 Minuten:

	frei		gefesselt.	
1.	0,050 Grm.		0,042 Grm.	
2.	0,074 -		0,059 -	
3.	0,045 -		0,029 -	Gewicht d. Kaninchen
4.	0,050 -		0,031 -	1020—1372 Grm.
5.	0,045 -		0,022 -	

Die Schwankungen in den Werthen sind ziemlich erheblich, in jedem Fall aber nimmt die CO_2-Abgabe beim Fesseln ab, und gleichzeitig sinkt auch die Körpertemperatur.

II. CO_2-Abgabe in gelähmten Zustand. Derselbe wurde herbeigeführt durch Abtrennung des Rückenmarks. Die Temperatur stieg darnach nicht, sank vielmehr ausnahmslos und continuirlich ab, wie dies schon früher mehrfach beobachtet worden ist. In drei Versuchen waren die Durchschnittszahlen folgende.

	CO_2 in 10 Minuten.	
	normal.	gelähmt.
1.	0.046 Grm.	0,008 Grm.
2.	0,074 -	0,017 -
3.	0,091 -	0,016 -

III. CO_2-Abgabe bei künstlicher Abkühlung. Die Thiere wurden zu dem Zweck in einen doppelwandigen, mit Eis gefüllten Zinkkasten gesetzt, die dadurch erreichten K.-Temperaturen sind mit in folgende Tabelle aufgenommen:

	Niedrigste Körpertemperatur.	CO_2 in 10 Minuten	
		normal.	abgekühlt.
No. 1.	32,4	0,049	0,049.
- 2.	32,7	0,039	0,014
- 3.	33,6	0,034	0,016
- 4.	34,4	0,061	0,028
- 5.	33,2	0,039	0,016

IV. Erhöhte Körpertemperatur. Der zu den vorigen Versuchen gebrauchte Kasten wurde statt mit Eis mit warmem Wasser gefüllt. Die CO_2-Abgabe steigt, sobald die Körpertemperatur steigt, fällt jedoch wieder, wenn die Thiere Dyspnoe bekommen, was in den vorliegenden Versuchen meistens bei 39,4° eintrat. Ist die Umgebungstemperatur sehr hoch, so tritt die Dyspnoe so früh ein, dass eine Vermehrung der CO_2 nicht zu constatiren ist. Da die Thiere zum Zweck des Versuches gefesselt werden müssen, so nimmt die CO_2-Ausscheidung im Anfang des Versuches etwas ab.

V. Beim Ueberziehen der Haut mit Oelfirniss sank die CO_2-Ausscheidung und gleichzeitig die Temperatur. Im Durchschnitt von allen Versuchen betrug die CO_2-Ausscheidung vor dem Firnissen 0,033 Grm., nach demselben 0,013. Die Temperatur war dabei im Durchschnitt auf 32,3 herabgesetzt.

Finkler (14) hat in Pflüger's Laboratorium Versuche über den Einfluss der Strömungsgeschwindigkeit und Menge des Blutes auf die thierische Verbrennung angestellt. Die Verminderung der Strömungsgeschwindigkeit wurde durch Aderlässe erreicht. Mit wachsendem Blutverlust nahm der Sauerstoff des venösen Blutes sehr schnell ab, während die Kohlensäure nur ein geringes Ansteigen darbot. Durch besondere Versuche wurde der Einfluss des Blutverlustes auf die Strömungsgeschwindigkeit festgestellt. Legt man diese Werthe zu Grunde, so ergibt sich der Sauerstoffverbrauch die Differenz des Sauerstoffgehaltes der A. und V. femoralis ganz unabhängig von der Strömungsgeschwindigkeit. Für die Kohlensäure verhält es sich wahrscheinlich ebenso. Es ergibt sich ferner aus den Versuchen, dass selbst bis zu einem Drittheil der gesammten Blutmenge steigende Blutverluste gar keine Verminderung des Sauerstoffverbrauches nach sich ziehen, wenigstens nicht in den nächsten Stunden.

Stroganow hat (15) im Laboratorium von Hoppe-Seyler eine Reihe von Untersuchungen über den Oxydationsprocess im normalen und Erstickungsblut ausgeführt.

1) Zur Entscheidung der Frage, ob das Erstickungsblut noch Oxyhaemoglobin enthalte, wurde die völlig isolirte Jugularis oder Carotis von Kaninchen zwischen 2 Glasplatten gebracht und soweit comprimirt, dass eine spectroskopische Untersuchung möglich war. Das Gefäss wurde vor dem Contact mit der atmosphärischen Luft geschützt, alsdann die Trachea zusammengedrückt. Es ergab sich, dass das Blut stets, auch im Moment der letzten Herzcontraction, noch Oxyhaemoglobin enthält.

2) Ueber den Sauerstoffgehalt der Lungenluft bei der Erstickung. Verf. bestimmte zunächst die Zusammensetzung der Luft eines abgeschlossenen Raumes in dem Moment, wo die Thiere asphyctisch werden, zu athmen aufhören. Im Mittel von 4 Versuchen betrug der O-Gehalt der Luft in diesem Augenblick 3,54 pCt., in ziemlich guter Uebereinstimmung mit früheren Angaben über das zur Erhaltung des Lebens erforderliche Minimum von Sauerstoff. Nimmt man an, dass das Blut von dem Sauerstoff in der Lunge denselben Bruchtheil aufgenommen hat, wie bei der

normalen Respiration, so ergiebt sich der Procentgehalt der Lungenluft an Sauerstoff zu 2,730. — Um den O-Gehalt der Lungenluft nach Schluss der Athembewegungen festzustellen, wurde bei Kaninchen die Luft aus den Lungen mittelst einer besonders construirten, kleinen Quecksilberluftpumpe ausgepumpt. Die Analyse ergab im Mittel für diese Luft einen Sauerstoffgehalt von 2,397 pCt. Diese Zahl giebt den Procentgehalt der Lungenluft an Sauerstoff nach Schluss der Athembewegungen. In derselben Weise wurde der O-Gehalt der Lungenluft nach Schluss der Herzthätigkeit zu 0,403 pCt. bestimmt, also ein Verschwinden des Sauerstoffs bis auf Spuren constatirt. Der nach Schluss der Athembewegungen bis zum Tode verschwindende Sauerstoff der Lungenluft ist wahrscheinlich vom Blute aufgenommen.

3) Ueber die Fähigkeit des Erstickungsblutes, auch die letzten Mengen Sauerstoff aus der Lungenluft aufzunehmen.

Erstickungsblut von einem Thier nach Schluss der Athembewegungen wurde mit einem sehr sauerstoffarmen Gasgemenge geschüttelt und die Zusammensetzung desselben alsdann durch die Analyse festgestellt. Es ergab sich, dass Erstickungsblut noch Sauerstoff aus einer Gasmischung aufnimmt, die kaum 1 pCt. Sauerstoff enthält. Um festzustellen, ob dieselben Verhältnisse auch für die Lunge gelten, pumpte S. die Luft aus den Lungen nach dem Aufhören der Respirationsbewegungen an und führte andere Luft von bekannter Zusammensetzung ein. In der That verschwand auch hierbei Sauerstoff aus der eingeführten Luft; so betrug in einem Falle die Menge des eingeführten Sauerstoffs 1,289 Ccm., der restirende O 0,747; in einem 2ten der eingeführte Sauerstoff 2,413 Ccm., der restirende 1,12. Das Lungenblut nimmt also auch nach dem Aufhören der Athembewegungen noch Sauerstoff aus der in der Lunge enthaltenen Luft auf, so dass in dieser nur Spuren von Sauerstoff verbleiben.

4) Ueber die Grösse des Oxydationsprocesses im normalen und Erstickungsblute. — Zur Bestimmung dieser Grösse im Erstickungsblut wurde dasselbe mit einem hinreichenden Vol. atmosphärischer Luft geschüttelt und die Menge des rückständigen Sauerstoffs bestimmt, ebenso der Haemoglobingehalt des Blutes. War die aufgenommene Menge Sauerstoff grösser, als dem Haemoglobingehalt entspricht, so müssen ausser dem Sauerstoff zur Oxydation reducirende Substanzen im Blut verbraucht sein. Da auch das Erstickungsblut nie ganz frei von Sauerstoff ist — nach Pflüger 1,75 Vol.-pCt. — so muss diese Grösse noch mit in Rechnung gezogen werden. Betreffs der für diese Versuche, sowie die früher erwähnten, angewendeten Methoden muss auf das Original verwiesen werden. Die Versuche wurden in derselben Art auch mit venösem und arteriellem Blut ausgeführt. Das arterielle Blut nimmt danach, wie schon Pflüger gefunden hat, noch Sauerstoff auf, und zwar 1,066—1,295 Ccm. für 100 Ccm. Blut. S. nimmt an, dass das arterielle Blut bezüglich seines Haemoglobingehaltes ganz mit

Sauerstoff gesättigt sei, das noch aufgenommene Plus wird somit zu Oxydationen verwendet. Das venöse Blut nimmt natürlich weit mehr Sauerstoff auf. Das Erstickungsblut nimmt stets erheblich mehr Sauerstoff auf, als seinem Haemoglobingehalt entspricht, und zwar betrug dieses Plus 4,93—2,84—3,31—2,34 Ccm. für 100 Ccm. Blut. Nimmt man für den noch vorhandenen Sauerstoffgehalt des Erstickungsblutes 1,75 Vol. pCt., so erhöhen sich die Werthe um diese Zahl, und davon die Menge des vom Blut allein zur Oxydation gebrauchten Sauerstoffs = 1,18 Ccm. ab und kommt so zu 3,927 Ccm. Sauerstoff, als Ausdruck der Menge der reducirenden Substanzen im Erstickungsblut. (Diese Subtraction von 1,18 Ccm. erscheint dem Ref. nicht recht gerechtfertigt.)

Ploss und Györgyai haben (16) einen neuen Versuch über den Nährwerth der Peptone angestellt und zwar an einem ausgewachsenen Hunde, der einige Tage gehungert hatte. Sie fütterten denselben mit Peptonlösung und der nöthigen stickstofffreien Nahrung, bestimmten den N-Gehalt sämmtlicher Ausgaben des Thieres und verglichen ihn mit dem bekannten N-Gehalt der Einnahmen. Während des ganzen Versuches wurde N eingeführt 14,451 Grm., ausgeschieden 13,463 Grm., somit im Körper zurückbehalten 0,988 Grm. (unter der Voraussetzung, dass die gewählte Versuchseinrichtung, bei der der Hund allen Harn und Faeces in den Käfig entleerte, gestattete, den N-Gehalt der Excrete genau zu bestimmen; es ist nicht angegeben, wie die wohl zu erwartende Ammoniakentwickelung verhindert ist. Ref.). Das Körpergewicht stieg von 2531 Grm. auf 2790, somit um 259 Grm. Zusammengehalten mit dem N-Deficit in den Ausgaben kann man danach annehmen, dass während der Peptonfütterung ein Ansatz von Eiweiss stattgefunden hat, die Peptone also jedenfalls in Eiweiss umgewandelt und zur Zellenbildung verwendet werden können.

Es knüpft sich daran die Frage, wie weit Peptone im Körper verfolgt werden können. Zur Entscheidung derselben brachten die Verff. Hunden nach 48stündigem Hungern 20—30 Grm. Pepton in wässriger Lösung in den Magen und tödteten sie nach 1, 2 bis 4 Stunden. Aus dem Blut verschiedener Körpergegenden und aus der Leber wurden wässrige Auszüge hergestellt und diese auf Pepton untersucht. Als Reaction auf Pepton diente das Verhalten zu Kalilauge und Kupfersulfat, Millon'sches Reagens und Salpetersäure beim Erwärmen (Gelbfärbung). Der grösste Peptongehalt zeigte sich im Blut der Mesenterialvenen und im Extract des Mesenteriums; viel weniger enthielt die Leber, undeutlich nachweisbare Spuren das Lebervenenblut und das Blut der Carotis. Bei Injection von Pepton in die Venen erschien ein Theil unverändert im Harn, der grössere Theil bleibt im Körper und wird weiter verändert. Im Carotisblut war nach drei Stunden noch eine geringe Menge Pepton nachweisbar. Schliesslich leiteten die Verff. mit Pepton versetztes Blut durch die abgetrennte hintere Rumpf hälfte und unteren Extremitäten eines eben getödteten grossen Bundes, 4–5 Stunden lang. Auch hier büsste das Blut seinen Peptongehalt ein; so verschwanden in einem Fall 20 Grm. Pepton aus dem Blut. Nach Beendigung des Versuches wurde das Blut aus den Gefässen durch NaCl-Lösung ausgespritzt; im wässerigen Extract des Blutes und der Gewebe fand sich weder Pepton, noch andere stickstoffhaltige Körper, die man als Abkömmlinge des Peptons hätte erwarten können.

Fubini hat (17) Untersuchungen über den Einfluss des Lichtes auf das Körpergewicht an Fröschen (Rana esculenta) angestellt. Die Untersuchungen fielen in die Wintermonate; die Frösche wurden in zum Theil mit Wasser gefüllten Gefässen ohne Nahrung gehalten, theils unversehrt, theils nach vorgängiger Blendung durch Exstirpation des Bulbus oder Aetzung desselben. Als constante Erscheinung ergab sich eine Gewichtszunahme der Frösche während des Aufenthaltes im Dunkeln, grösser bei unversehrten Fröschen, kleiner bei geblendeten, eine Abnahme, wenn sie dem Licht ausgesetzt wurden, die wiederum bei unversehrten Fröschen grösser war, wie bei geblendeten. Aus drei Versuchsreihen ergaben sich im Mittel folgende Zahlen für 100 Grm. Körpergewicht und 6 Stunden Dauer der Einwirkung.

	Unversehrte Frösche		Blinde Frösche	
	im Licht.	im Dunkeln.	im Licht.	im Dunkeln.
Reihe I.	— 2,33	+ 0,69	— 1,06	+ 0,43
- II.	— 3,07	+ 0,74	— 1,75	+ 0,51
- III.	— 2,96	+ 0,80	— 0,74	+ 0,1
Mittel	— 2,78	+ 0,74	— 1,21	+ 0,34

(Die Zunahme des Gewichtes im Dunkeln würde sehr auffallend erscheinen, wenn sie nicht einer erheblichen Abnahme im Licht folgte; bei längerem Aufenthalt im Dunkeln müsste sie natürlich schwinden. Ref.)

Rabuteau (18) führte eine möglichst gleiche Lebensweise 15 Tage lang und nahm in der mittleren Periode an 5 Tagen pro Tag 0,12 Eisenchlorid. Die Harnanalyse ergab:

	Menge	Acidität.	Feste Substanz.	Harnstoff.	Phosphorsäure.
Per I.	1319 Ccm.	1,37	49,91	18,07	1,449
- II.	1230 -	1,59	52,51	20,33	1,246
- III.	1275 -	1,49	51,74	18.22	1,408

In welcher Weise die möglichst gleiche Lebensweise hergestellt ist, wird nicht angegeben.

Dietl (19) hat einen Hund mit einer möglichst eisenarmen Nahrung gefüttert und die Ausfuhr von Eisen aus dem Körper bei derselben bestimmt. Die Nahrung bestand aus Casein, Stärke und Butter in etwas wechselnden Mengen (worüber das Original zu vergleichen), ihr Gehalt an Eisen betrug von 30. Januar bis 21. März 1,0—3,15 Milligr. (diese hohen Zahlen jedoch nur an 2 Tagen, sonst 1,2–1,3 Milligr.), der Eisengehalt der Excrete 4,65–17,3 Milligr., stets also erheblich mehr (der grössere Theil kommt dabei auf den Koth). Im Ganzen wurden 39,5 Milligr. eingenommen und 89,8 ausgeschieden = 50,3 Milligr. Abgabe vom Körper oder pro Tag 1,863. Dieses Eisen stammt unzweifelhaft von der Galle. — Am Ende des Versuches erhielt der Hund eine eisenreiche Nahrung, und zwar eines mit Eisenchlorid dargestellten Albuminats. Vom 3.—7. März erhielt er 116 Milligr. Eisen, gab ab 114,5. Der früher bestehende Verlust ist also gedeckt und noch eine kleine Menge Eisen im Blut zurückbehalten.

Jolyet hat (20) mit Hülfe von Methoden, die auf das Regnault-Reiset'sche Princip basirt sind, die Kohlensäureausscheidung bei curarisirten Thieren untersucht. Um den Einfluss von Muskelbewegungen auszuschliessen, wurden die Thiere in der Normalperiode morphinisirt.

2 Versuche ergaben:

1) Hund von 8 Kilogr. gab in einer Stunde:
   morphinisirt 3979 Ccm. Kohlensäure,
   curarisirt 2808 -
2) Hund von 15 Kilogr. gab in einer Stunde:
   morphinisirt 4270 Ccm. Kohlensäure,
   curarisirt 2880 -

A. Schmidt hat (21) im Laboratorium von Bios Versuche über den Alkoholgehalt der Exspirationsluft nach Genuss von Alkohol angestellt. Die aufgenommene Menge Alkohol 30 – 50 Ccm., die Untersuchung der Luft geschah in der 2. bis 6. Stunde nach der Aufnahme. Zur Condensirung des Alkohols wurde in mehrere, mit einander verbundene, Wasser enthaltende Wulf'sche Flaschen exspirirt oder in einen Liebig'schen Kühler mit „Eisvorlage". Zur Aufsuchung des Alkohols diente das Geissler'sche Vaporimeter, die Jodoformreaction und die Chromsäurereaction; letztere ist indessen zweideutig, da in die Flaschen leicht Speichel hineingelangt und dieser auch Chromsäure reducirt. Die erste Methode ist durch Controlversuche geprüft, welche sie als unbrauchbar ergeben. Es gingen im Maximum 19 pCt. Alkohol von einem Gemisch von 7,5 Ccm. Alkohol und 150 Ccm. Wasser verloren, bei hinreichender Abkühlung der Flaschen jedoch nur 7 pCt. In der Exspirationsluft liess sich keine Spur von Alkohol nachweisen.

Von der Erwägung ausgehend, dass nach starken körperlichen Anstrengungen leicht Schlaf eintritt, hat Preyer (24) versucht, ob an diesem Vorgang vielleicht die sog. Ermüdungsstoffe betheiligt sind, die bei starker Anstrengung in vermehrter Menge ins Blut treten und zunächst milchsaures Natron angewendet. Zahlreiche Experimente und Beobachtungen haben nun in der That gezeigt, dass das Gefühl der Ermüdung, Schläfrigkeit und auch den natürlichen Schlaf durchaus ähnlicher oder mit ihm identischen Zustand sehr häufig eintritt, nachdem milchsaures Natron subcutan oder in den leeren Magen eingeführt ist; beim Menschen sind hierzu 12 Grm. milchsaures Natron in 120 Wasser erforderlich, die Wirkung jedoch nicht constant. Auch die Einführung von höchst concentrirten Zuckerlösungen, der reichliche Genuss frischer und besonders saurer Milch hat häufig die gleiche Wirkung. Tritt nach Einführung der Milchsäure Schlaf ein, so wird die Respiration verlangsamt und tiefer, wie im natürlichen Schlaf. Auch die Körperwärme sinkt - bei grossen Dosen in hohem Grade.

Nachtrag zu dem Referat über physiologische Chemie vom Jahre 1874.

Unter VIII. 9. S. 236 des vor. Berichtes ist über eine Arbeit von Kurtz berichtet, welche die Möglichkeit der Entztehung von Alkalien aus dem Thierkörper behandelt. Verf. hat daselbst u. A. die Frage geprüft, ob eine Vermehrung der Natronausscheidung im Harn nach Zuführung von Kalisalzen (Bunge) sich auch dann nachweisen lasse, wenn der Vorrath an disponiblem Alkali durch vorhergegangene Darreichung von Schwefelsäure auf ein Minimum reducirt ist. Verf. gelangt durch seine Versuche zu dem Schluss, dass in diesem Falle eine Vermehrung der Natronausscheidung nicht nachweisbar ist. Die hierfür angeführten Zahlen in der Tabelle sind folgende:

Ausgeschiedenes NaO.

12 8.	0,2714	
13.	0.1740	
14.	0,1983	Am 13.,14.,15. je 10 Grm. phosphors Kali.
15.	0,1511	
16.	nicht bestimmt. Am 16. 15 Grm.	do.
17.	0,0176	Am 17.,18.,19. je 10 Grm. do.
18.	0,0048	

Ich bin darauf aufmerksam gemacht worden, dass die Zahlen mit den analytischen Belegen nicht übereinstimmen. Nach denselben berechnen sich die Zahlen für den 13., 14., 15. etwas abweichend, die Zahlen für den 17. und 18. aber ganz anders. Für den 17. ist nur die erste Analyse brauchbar (die 2. lässt überhaupt keine Berechnung zu); sie giebt statt 0,0176 — 0,0670 Natron; für den 18. ergiebt die Analyse 1 0,4216 — die Analyse 2 0,3411 — Mittel 0,3813 Natron. Statt der von K. behaupteten Verminderung des Natron ergiebt sich also eine ganz ansehnliche Steigerung und die Menge des an diesem Tage ausgeschiedenen Natron ist fast 4 mal so hoch, als die Menge des aufgenommenen (0,1005). Mit Ausnahme des 17. ist überhaupt an allen Kalitagen mehr Natron ausgeschieden, wie aufgenommen. Das Resultat steht demnach nicht in Widerspruch mit den Angaben Bunge's. Vergl. übrigens dessen Kritik Zeitschr. f. Biol. Bd. X. S. 131.

Physiologie.

ERSTER THEIL.

Allgemeine Physiologie, Athmung, thierische Wärme, Physiologie der Sinne, Sprache, allgemeine Muskel- und Nervenphysiologie

bearbeitet von

Prof. Dr. ROSENTHAL in Erlangen.

I. Allgemeine Physiologie.

1) Brücke, Ernst, Vorlesungen über Physiologie. Unter dessen Aufsicht nach stenographischen Aufzeichnungen herausgegeben. 1. Bd. Physiologie des Kreislaufs, der Ernährung, der Absonderung, der Respiration und der Bewegungserscheinungen. 2. vorm. und verb. Auflage. Mit 80 eingedr. Holzschn. gr. 8. Wien. — 2) Milne-Edwards, B., Leçons sur la physiologie et l'anatomie comparée de l'homme et des animaux. T. XI. 1 partie: Locomotion, système nerveux. 8. Paris. — 3)

Masson, E., Traité de physiologie 1er fasc.: Mouvements, phonation, innervation. 8. Paris. — 4) Flaus, Louis, Recherches expérimentales sur le mécanisme de la déglutition. 8. avec pl. Paris. — 5) Vierordt, Carl, Die quantitative Spectralanalyse in ihrer Anwendung auf Physiologie, Physik, Chemie und Technologie. Mit 4 lithb. Taf. Imp.-4. Tübingen. — 6) Engelmann, Th. W., Contractilität und Doppelbrechung. Pflüg. Arch. XL S. 432. — 7) Erismann, F, Zur Physiologie der Wasserverdunstung von der Haut. Zeitschr. für Biologie. XI. Bd. S. 1—78. — 8) Baudin, L., De l'absorption par la peau des substances dissoutes dans l'eau. Thèse pour le doctorat en médecine. Paris, 1874. — 9) Wollenstein, A. v., Zur Frage über die Resorption der Haut. Centralblatt für die medic. Wissensch. No. 26. S. 418. — 10) Vierordt, K., Physiologische Spectralanalysen. Zeitschr. für Biol. Bd. XI S. 187. — 11) Mazger, J., Ueber den Luftdruck als mechanisches Mittel zur Fixation des Unterkiefers gegen den Oberkiefer im ruhenden Zustande. Pflüg. Arch. X. S. 89. — 12) Donders, F. C. Ueber den Mechanismus des Saugens. Ebend. X. S. 91. — 13) Toussaint, H., Application de la méthode graphique à la détermination du mécanisme de la réjection dans la rumination. Archives de physiol. norm. et patholog. X. Mars-Avril. S. 141. — 14) Bert, P., Influence de l'air comprimé sur les fermentations. Compt. rend. LXXX. p. 1579. — 15) Hoppe-Seyler, F., Ueber die obere Temperaturgrenze des Lebens. Pflüg. Arch. XI. S 113. — 16) Quatrefages, Phosphorescence des Invertébrés marins. Compt. rend LXXX. p. 229. — 17) Delaunay, C. G., Biologie comparée du coté droit et du coté gauche chez l'homme et chez les êtres vivants. Thèse pour le doctorat en médecine. Paris 1874. — 18) Becquerel, M., Mémoire sur les éléments organiques considérés comme des électromoteurs. Compt. rend. LXXXI. No. 22. p. 1002.

Engelmann (6) zeigt, dass die Hauptarten der Bewegung, die willkürliche, die rythmische und die arythmische an das Vorhandensein doppelbrechender Elemente (Dysdiaklaston im weiteren Sinne) gebunden sind. Seine Untersuchungen erstrecken sich auf sehr verschiedene Thierklassen. Bei Hydra befindet sich zwischen Entoderm und Ectoderm eine anisotrope Schichte, so wirksam wie die doppelbrechende Substanz der quergestreiften Muskelfasern höherer Thiere. Als Träger dieser Wirkung müssen die von Kölliker entdeckten Längsmuskelfibrillen betrachtet werden. E. hat contractile Fibrillen imStielmuskel vonZoothamium arbuscula nachgewiesen; sie verhalten sich wie positiv doppelbrechende Elemente mit einer der Längsrichtung der Fasern parallelen Axe. In der protoplasmatischen Rindenschichte des Leibes vieler Infusorien, dicht unter der Cuticula, finden sich auch sogenannte Muskelfibrillen; die Untersuchung auf Anisotropie macht grosse Schwierigkeit wegen ihrer sehr geringen Dicke und weil die Cuticula selbst doppelbrechend ist. Stentoriden geben die besten Objecte. E. fand, dass das Protoplasma der Corticalschichte, in welchem die Fibrillen liegen, Contractilität besitzt und zwar das Vermögen, sich parallel den Längsstreifen der Cuticula zu verkürzen. Dieses Protoplasma der Corticalschichte ist doppelbrechend. Die Myophanschichte verschieden grosser Vorticellinen hat dieselbe Wirkung auf den polarisirten Lichtstrahl; die neugebildeten Wimpern vom ersten Augenblicke ihres Sichtbarwerdens; Doppelbrechungsvermögen und Contractilität gehen also auch bei der Entwickelung Hand in Hand. An den contractilen Staubfäden der Acineten gelang es E. nicht, eine Doppelbrechung aufzufinden, wahrscheinlich wegen der extrem geringen Dicke dieser Fäden. Unter den Flimmerhaaren eignen sich jene der grossen Räderthiere und die grossen Cilien der adoralen Spiralen vieler Infusorien zum Nachweise der Anisotropie. An Schleimhäuten gelingt dies schwieriger,

am leichtesten noch an den grossen Cilien der Kiemen von Bivalven. Spermatozoen in 0,5 pCt. Kochsalzlösung untersucht, zeigen Doppelbrechung; die (starren) Köpfe wirken negativ, die Schwänze positiv in Bezug auf die Längsaxe. Das gewöhnliche contractile Protoplasma, wie das der Amoeben, der weissen Blutkörperchen, vieler Pflanzenzellen gibt keine Zeichen von Doppelbrechung. Dies rührt nach E. daher, weil es nur in sehr dünnen Lagen vorkommt, arm an festen Molekülen ist, und dass seine contractilen Moleküle im Allgemeinen nicht wie in den Flimmerhaaren nach festen parallelen Axen geordnet sind, sondern scheinbar regellos durcheinander gemengt sind. Ein Exemplar von Actinosphaerium Eichhornii, 0,5 Mm. gross, zeigte sich optisch wirksam und zwar positiv in Bezug auf die Längsaxe der Protoplasmastrahlen. In derselben Weise doppelbrechend zeigten sich auch die Muskelbälkchen aus dem Herzen eines Hühnerembryo am zweiten Tage der Bebrütung; die Querstreifen sind erst vom dritten bis vierten Tage an bemerkbar. Willkürliche Muskelfasern sind doppelbrechend zur Zeit, wo die erste Bewegung in ihnen beobachtet wird; von der Zeit an, wo die Querstreifung deutlich ist, besteht auch das Doppelbrechungsvermögen in sehr merklichem Grade. — Aus allen seinen Beobachtungen zieht E. folgende Schlüsse : Contractilität, wo und in welcher Form sie auftretenmöge, ist gebunden an die Gegenwart doppelbrechender, positiv einaxiger Theilchen, deren optische Axe mit der Richtung der Verkürzung zusammenfällt. Ein merklicher Zeitunterschied im Auftreten von Contractilität und Doppelbrechung besteht nicht. Nur die doppelbrechenden, nicht aber die isotropen Schichten sind contractil; die isotrope Substanz ist reizbar und reizleitend, aber nicht contractil. Denkt man sich die contractilen, doppelbrechenden Theilchen aus der Muskelfaser resp. der Muskelfibrille entfernt, dann würde man ein Gebilde übrig behalten, das in physiologischer Hinsicht von einem Nerven nicht wesentlich abweichen würde. Auch die übrigen contractilen Substanzen kann man sich aus einer motorischen, doppelbrechenden und einer die nervöse Functionen vermittelnden zusammengesetzt denken.

Erismann (7) hat sich die Aufgabe gestellt, zu entscheiden, ob die Wasserverdunstung von der Haut ein rein physikalischer oder ein physiologischer Vorgang sei. Seine Versuchsresultate sprechen zu Gunsten der letzteren Auffassung. E. studirte nur die Verdunstung von der Oberfläche der todten Haut. Eine hufeisenförmig gebogene, lange Trichterröhre, deren dünnes Ende das mit dem Trichter versehene Ende an Höhe weit überragte, wurde mit Wasser bis zum Niveau der Trichteröffnung gefüllt und dann das zu untersuchende Hautstück über dem Trichter in der Weise festgebunden, dass die Epidermis nach oben, das Corium der Wasserfläche zugekehrt war; das dünne Ende wurde hierauf mit Kork verschlossen und das Ganze zu Beginn und zu Ende der Versuchszeit genau gewogen; die Differenz dieser Gewichte ergab die Verdunstung. Auf die Grösse dieser zeigte sich von Einfluss: die Körperstelle, der das Hautstück entnommen worden war, die Temperatur und der Feuchtigkeitsgehalt der Luft. Die Verdunstung von der Haut der Fusssohle ist bei übrigens gleichen Umständen beinahe noch einmal so stark als von der Haut des Bauches. Eine einfache Proportionalität zwischen Temperaturhöhe und Verdunstung existirt nicht; die Wasserverdunstung nimmt mit der Temperatur progressiv zu; es hängt dies wahrscheinlich mit der geringen relativen Feuchtigkeit der Luft bei höherer Temperatur zusammen. Der Einfluss dieses Feuchtigkeitsgrades war überhaupt der bedeutendste von allen in Frage kommenden Potenzen. Vermehrte Ventilation und verstärkter Wasserdruck zeigten sich wirkungslos. Der Widerstand, den das von der Epidermis entblösste Corium dem Durchtritt des Wassers entgegensetzt, ist äusserst gering. An der Haut des Lebenden wurde mit Hülfe eines kleinen Respirationsapparates experimentirt; Versuchsobject war der Arm E.'s. Als wichtigster Factor zeigte sich wieder die relative Feuchtigkeit der Luft. Höhere Temperatur begünstigt die Wasserverdunstung von der lebenden Haut; Verstärkung der Ventilation thut dies in ganz auffallender Weise. Auch bei bekleidetem Arme waren die Schwankungen in der Wasserabgabe sehr gross und von äusseren Bedingungen in ähnlicher Weise abhängig; jedoch übte die Kleidung einen modificirenden Einfluss auf diese Bedingungen. Die Wasserverdunstung von der Oberfläche des Körpers wird durch die Kleidung im allgemeinen nicht gehemmt, sondern eher etwas begünstigt. Stärkere Füllung des Gefässsystemes in Folge von Aufnahme einer grösseren Menge heissen Getränkes und der dadurch gesteigerte Blutdruck vermehren die unmerkliche Wasserverdunstung von der Haut des lebenden Körpers wesentlich. Arbeit vermehrt dieselbe auch bei Abwesenheit von Schweiss nicht unerheblich. Vergleicht man die Verdunstungsgrösse der todten und der lebenden Haut, so ergiebt sich, dass die todte höchstens $\frac{1}{4}$—$\frac{1}{3}$ von dem Wasserdunste liefert, der unter denselben Umständen von der lebenden Haut abgegeben wird. Auch unter den günstigsten Bedingungen bleibt die Wasserabgabe von der todten Haut weit hinter der Verdunstung von der lebenden zurück. Auf dieses Resultat legt E. besonderes Gewicht und folgert daraus, dass die vermehrte Verdunstung von der lebenden Haut von der Lebensthätigkeit der Organe herrühre. Welchen Antheil die Epidermiszellen der Haut an der Wasserverdunstung nehmen, kann nach E. noch nicht entschieden werden. Weitaus der grösste Theil des durch die Haut abgegebenen Wasserdunstes soll den Schweissdrüsen entstammen. Krause hat ihren Antheil im Maximum zu $\frac{3}{4}$ der gesammten Wasserperspiration ausserhalb der Zeit des merklichen Schwitzens angegeben, gestützt auf seine Berechnung der Oberfläche aller Schweissdrüsenausführungsgänge. Die Unhaltbarkeit seiner Schlüsse wird durch eine Beobachtung von Magnus dargethan. — Einen qualitativen Unterschied zwischen unsichtbarer Wasserverdunstung durch die Haut und der Erscheinung des Schweisses auf der Hautoberfläche giebt es nicht; der Unterschied liegt nur in der Quantität des Productes der Drüsenthätigkeit und in den äusseren Umständen, die bei gleicher Drüsenthätigkeit das einemal der Verdunstung günstiger sein können als das anderemal. — Die erwähnte reichliche Verdunstung von der Fusssohle erklärt sich leicht durch die grosse Anzahl von Schweissdrüsen, die sich auf derselben vorfindet.

Baudin (8) stellt die Möglichkeit einer Absorption gelöster Stoffe durch die Haut gänzlich in Abrede und glaubt, dass die positiven Resultate, welche einige Experimentatoren erhalten haben, in Versuchsfehlern ihren Grund haben. Als solche giebt er an: unvollständige Integrität der Epidermis, Absorption durch die Schleimhaut der Glans und des Praeputiums, oder es waren die in den Secreten nachgewiesenen Substanzen schon vor dem Versuche dort vorhanden, oder das Versuchsobject wurde nach dem Bade nicht gehörig abgetrocknet; endlich könnte die Absorption durch die Lungenwege stattgefunden haben. Wenn man sich gegen diese Versuchsfehler vorsieht, wird man nach B. immer negative Resultate bekommen.

Wolkenstein (9) hat an Fröschen und verschiedenen anderen Thieren Versuche gemacht über die Resorption der Haut und fasst seine Ergebnisse dahin zusammen, dass 1) die Haut permeabel für Wasserlösungen ist, jedoch nicht für concentrirte; 2) eine Temperaturerhöhung der Lösung die Resorptionsfähigkeit der Haut vergrössert; 3) bei jungen Thieren resorbirt die Haut besser wie bei alten derselben Gattung. Haare und Wolle erschweren die Resorption; 4) einige Alcaloide werden ebenfalls von der Haut resorbirt und haben Erscheinungen der Intoxication zur Folge.

Vierordt (10) demonstrirt das Haemoglobinspectrum am lebenden Menschen in folgender Weise: Der vierte und fünfte Finger werden so vollständig aneinander gelegt, dass das Licht nur durch die Weichtheile hindurchgehen kann; man sieht dann gegen ein Licht gehalten die Grenzlinie beider Finger sehr viel heller roth, als die noch kaum transparenten Phalangen. Diese Grenzlinie wird auf den Eintrittsspalt des Spectralapparates gelegt; die beiden Absorptionsbänder des Oxyhaemoglobulins können deutlich erkannt werden. Legt man um die erste Phalange beider Finger einen Kautschukring, welcher die Weichtheile genügend drückt, um den Blutlauf in denselben zum Stillstande zu bringen, so verschwinden nach einigen Minuten beide Bänder, und es kann der Absorptionsstreifen des reducirten Haemoglobulins deutlich wahrgenommen werden.

Das Indigblau ist wegen seiner Unlöslichkeit bloss in feinster Suspension im Wasser zu erhalten. V. untersuchte sein Spectrum und fand, dass das für reine Lösungen gültige Absorptionsgesetz auch für Flüssigkeiten gilt, in welchen die gefärbten Körper bloss im Zustande der feinsten Suspension enthalten sind.

Ueber die Fixation des Unterkiefers gegen den Oberkiefer entwickelt Mezger (11) folgende Anschauung: Die Zunge liegt bei geöffnetem Munde auf dem Boden der Mundhöhle in transversaler und sagittaler Richtung gerundet; beim Schliessen desselben legt sie sich genau in die durch die obere Zahnreihe (bei Zahnlücken durch die innere Lippenfläche), Processus alveolaris des Oberkiefers und Palatum durum gebildete Höhlung und schliesst den Weg des ein- und ausgeathmeten Luftstromes von dem (eigentlich erst künstlich herzustellenden) Cavum oris ab. Die untere Zungenfläche ruht auf dem Rande des Unterkiefers; nunmehr wird die Zunge selbst nebst ihrer Unterlage vom Luftdrucke getragen. Daher kommt es, dass ein stundenlanges Geschlossenhalten des Mundes keine subjectiven Beschwerden macht, es wird aber lästig, bei nur minimal geöffneten Lippen und völlig gleichmässig erschlaffter Musculatur nur fünf Minuten lang zu athmen.

M.'s Anschauung schliesst sich Donders (12) im Wesentlichen an. Schiebt man nach D. ein mit einem Manometer versehenes, plattes Mundstück zwischen Lippen und Zähnen über die Zunge, so bemerkt man einen negativen Druck von 2—5 Mm. Hg. Die Respirationsschwankungen sind gering. Durch Zurückziehen der Zungenwurzel kann dieser Saugraum vergrössert und ein negativer Druck von mehr als 100 Mm. Hg erzeugt werden. Auch zwischen der unteren Fläche der Zunge und dem Boden der Mundhöhle kann ein Saugraum gebildet werden. Beim Tabakrauchen und während des Schlafes wirken beide Saugräume als ein Ganzes.

Toussaint (13) hat die graphische Methode angewendet, um den Vorgang beim Wiederkauen zu studiren. Die Rejection — das Zurückkehren der verschluckten Nahrung aus dem Bansen — ist der wichtigste Vorgang beim Wiederkauen, sie wird durch die Verdünnung der Luft im Thoraxraume bewirkt. Die Rejection ist nur dann möglich, wenn die Nahrungsmittel in jenem Abschnitte des Bansen, welcher der Speiseröhre zunächst liegt, in sehr dilutem Zustande vorhanden sind. Die Luftverdünnung wird durch eine Contraction des Zwerchfelles und gleichzeitigen Verschluss der Glottis hervorgerufen. Diese Luftverdünnung allein kann zur Erklärung der Rejection angerufen werden, der gesammte Magen verhält sich dabei ganz passiv.

Bert (14) hat seine Studien über den Einfluss comprimirter Luft auf die Oxydation von Organismen auch auf die Processe der Fäulniss und Umsetzung ausgedehnt. Sauerstoff von hohem Drucke hält die Fäulniss auf, er tödtet die Fäulnisserreger. Die Fermente im Speichel, im Pancreassafte, Diastase, Pepsin, Myrosin, Emulsin, im Biere behalten ihre Eigenschaften, auch wenn die Substanz in Sauerstoff von hohem Drucke aufbewahrt wird. B. erblickt darin ein diagnostisches Hülfsmittel, um Fäulnissprocesse und Gährungsprocesse zu unterscheiden.

Hoppe-Seyler (15) beobachtete die Vegetation in mehreren heissen Quellen Italiens. In Montegrotto, einem Bade auf der Ostseite der Euganeen, findet sich an der Mauer des Bassins tief unter der Wasseroberfläche und auch in der Nähe derselben eine grün gefärbte Schicht lebender Algen. Aus diesem Bassin fliesst das Wasser mit einer Temperatur von 50,8° C. ab. Das Wasser in der Mitte des Bassins war an seiner Oberfläche ohne Zweifel noch heisser, die Temperatur konnte aber nicht bestimmt werden. In der Umgebung von Montegrotto giebt es heisse Quellen mit einer Temperatur von 70° u. 77,5° C. Keine von allen diesen Quellen zeigt am Anfange ihres Bettes lebende Organismen; an den Orten, wo lebende, grüne Pflanzen wachsen, war die Temperatur kaum über 50°. Auf Lipari wurde in ähnlicher Weise die Temperatur an der Vegetationsgrenze = 53° C. gefunden. Dies stimmt mit der von Cohn im Karlsbader Sprudel gefundenen Temperaturgrenze für lebende Organismen überein; ebenso mit der von Paschutin u. Popoff beobachteten Lebensgrenze der Bierhefe und der Fermentträger für Buttersäure- und Sumpfgasgährung. In den Fumarolen auf Ischia wurde jedoch die Temperatur der Vegetationsgrenze etwas über 60° C. gefunden. Verf. glaubt, dass Algen in einer mit Feuchtigkeit gesättigten Luft bei höherer Temperatur leben können wie in heissem Wasser. Wenn die Erde früher teurig-flüssig gewesen und allmälig an ihrer Oberfläche erkaltet ist, konnten chlorophyllhaltige, also CO$_2$ zerlegende und sauerstoffausscheidende Organismen auf ihrer Oberfläche leben, als die Temperatur daselbst noch über 60° betrug. — Andere Beobachter haben die obere Temperaturgrenze für lebende Organismen viel höher angegeben, bis 70° u. 98° C., und M. Schultze's Untersuchungen, nach denen für Actinophrys, Amoebe u. s. w. die Wärmestarre bei 42—43° C. eintritt, für nicht massgebend gehalten. Verf. hält es für möglich, dass die Angaben jener hohen Temperaturgrenzen auf Täuschungen beruhen, da in nicht sehr weit auseinandergelegenen Schichten des Wassers sehr verschiedene Temperaturen vorhanden sein können. H. selbst fand in einem Graben, welcher von heissen Quellen Zuflüsse aufnimmt, Fischchen schwimmen; das Wasser an der Oberfläche hatte 44°–45° C., schon 13 CM. unter dem Niveau zeigte das Thermometer bloss 25° C. Die meisten Fischchen mieden die obersten Schichten des Wassers; jene, welche sich hineinwagten, wurden wärmestarr.

Quatrefages (16) ist zur Ueberzeugung gelangt, dass unter den Erscheinungen, welche man mit dem Namen Phosphorescenz bezeichnet, grundverschiedene Dinge giebt, die nur das Leuchten gemeinsam haben. Qu. selbst hat gezeigt, dass die Erzeugung von Licht bei mehreren Anneliden in den Muskeln vor sich geht und mit der Contraction dieser einhergeht. Die Elytren von Polynoë schliessen gar keine Muskeln in sich; Panceri, der die Phosphorescenz an diesen studirte, glaubt, dass die Nerven das Licht aussenden. Bei Noctiluca hingegen sind weder Muskeln noch Nerven nachzuweisen.

Becquerel (18) macht weitere Mittheilungen

über die electro-capillaren Ströme, welche durch die verschiedenen Gewebsschichten der organisirten Körper hervorgerufen werden. (s. Jahresbericht 1874 S. 241.) B. untersuchte die intensität der Ströme, welche von den einzelnen Schichten einer Kartoffel: Epidermis, zwei Hüllen und centraler Theil, abgeleitet werden können. Die Spannung zweier, auseinander liegenden Schichten ist gleich der Resultirenden aus den Spannungen aller zwischenliegenden Schichten. Das Mark einer Pflanzenachse ist positiv gegen das Holz; im Holze selbst jede mehr central gelegene Schicht positiv gegen eine peripherische. Geht man vom Cambium auf das Pflanzenparenchym über, dann ändert der Strom seine Richtung. Macht man in einen saftigen Stamm einen Einschnitt der Länge nach und untersucht zwei Punkte, welche mehrere Decimeter auseinander liegen, mittelst unpolarisirbarer Electroden, dann zeigt sich der höher gelegene Punkt positiv; daraus folgert B., dass der Saft in den höher gelegenen Theilen mehr oxyJirt ist wie in den tiefern. Analoge Schlüsse zieht B. aus dem negativen Verhalten der Querschnitte centraler Muskelbündel gegen peripher gelegene.

II. Athmung.

1) Fravez, J. C. T., Recherches expérimentales sur les effets physiologiques de l'angmentation de la pression atmosphérique. 8. Paris. — 2) Chabert, Ed., Contribution à l'étude de l'influence de milieu sur les phénomènes de la vie. Des accidents que l'on observe dans les hautes ascensions aérostatiques. 8. Paris. — 3) Liebig, G. v., Ueber die Sauerstoffaufnahme in den Lungen bei gewöhnlichem und bei erhöhtem Luftdrucke. Pflüg. Arch. X. 479. — 4) Gariet, G., Appareils schématiques nouveaux relatifs à la respiration. Compt. rend. LXXX. p. 1606. — 5) Creswell Hewitt, F., On the influence of altitude and pressure on the „Vital capacity". Brit. med. journ. Nevbr. p. 667. — 6) Naonmoff, Al., et Béliaieff, S., De l'influence de l'oxygène pur de l'air atmosphérique sur la température du corps et la vitesse du cours du sang. Journ. de l'anatomie et de la physiolog. No. 2. p. 133.

Liebig (3) hat Versuche angestellt über die Menge des durch die Lungen aufgenommenen Sauerstoffes beim Einathmen gewöhnlicher und verdichteter Luft. Die Versuchsperson — ein 39jähriger gesunder Arbeiter von 59 Kilo Gewicht — athmete längere Zeit durch eine Gasuhr, welche die Menge der Exspirationsluft innerhalb eines bestimmten Zeitabschnittes anzeigte. Ein Theil der Luft wurde aufgefangen und CO_2, N und O darin bestimmt. Da man annehmen kann, dass der Stickstoff der Luft vollständig in der Exspirationsluft wieder erscheint, so kann man aus der Menge des Stickstoffes in der Exspirationsluft den dazu gehörigen Sauerstoff aus der constanten Zusammensetzung der atmosphärischen Luft berechnen, das was zu dieser Grösse in der Exspirationsluft fehlt, ist vom Körper zurückgehalten worden. Die Bestimmung der CO_2 geschah durch Absorption in Kalilauge, die des Sauerstoffes durch Pyrogallussäure. Für die Zusammen-

setzung der Exspirationsluft ergaben sich im Mittel aus zahlreichen Beobachtungen folgende Werthe:

	N.	O.	CO_2.
Bei gewöhnlichem Drucke . .	80,027	16,403	3,57
Bei einem Ueberdrucke von 32 Cm. Hg.	79,937	17,424	2,639

Die Menge der in 15 Minuten eingeathmeten Luft betrug im Mittel:

	aufgenommener O. in Grm.	ausgeathmete CO_2 in Grm.
Bei gewöhnlichem Drucke 118 Lit.	7,038	7,132
Bei erhöhtem Drucke 110 Lit.	7,481	7,197

Bei gleicher Tiefe der Athemzüge werden bei erhöhtem Drucke weit grössere Mengen Luft aufgenommen, es wird aber nicht ganz das gleiche Volum eingeathmet wie bei gewöhnlichem Drucke. Die Sauerstoffaufnahme nimmt bei erhöhtem Drucke zu, die CO_2-Ausscheidung bleibt ziemlich unverändert. Das Verhältniss des aufgenommenen Sauerstoffs zu dem in der CO_2 wieder erscheinenden war bei gewöhnlichem Drucke 100 : 73, bei erhöhtem Drucke 100 : 70. Die Athmung wird unter erhöhtem Drucke regelmässiger; während die Zahl der Athemzüge bei gewöhnlichem Drucke 14,1 — 19,6 in der Minute betrug, schwankte sie bei erhöhtem Drucke zwischen 15,0 und 16,5.

Carlet (4) beschreibt einen Apparat, welcher die Hauptmomente der Exspiration, die Bewegung des Thorax, die Diffusion und die CO_2-Bildung erläutert. Er besteht aus einem Blasbalge, welcher oben und unten mit je einem Ventile versehen ist, von denen sich das eine nach aussen, das andere nach innen öffnet. Diese Ventile öffnen und verschliessen abwechselnd zwei Kautschukschläuche, welche mit zwei Tubulaturen einer Flasche verbunden sind; in der Flasche befindet sich eine Kohle in Weissgluth. Damit sich im Blasbalge die Gase nicht mischen, ist derselbe durch eine Scheidewand in 2 Abtheilungen getheilt. Wird der Blasbalg in Thätigkeit gesetzt, dann wird durch das eine Ventil die Kohlensäure aus der Flasche gesogen, durch das andere Luft in dieselbe gepumpt.

Ein anderer Apparat dient zur Erläuterung der Athmung bei Fröschen, welche bekanntlich die Luft durch Schluckbewegungen aufnehmen. (Nach Bert bleiben ihre Nasengänge während der Respiration offen, schliessen sich nur ein wenig im Momente des Schluckens.) Er besteht aus einer Glocke mit einer oberen und einer seitlichen Tubulatur, die obere stellt den Nasencanal vor, die untere stellt die Glottis vor und ist mit einer Kautschukröhre verbunden, welche in einen dünnwandigen Ballon endet; letzterer stellt die Lunge vor. Die Basis der Glocke ist mit einer Kautschukmembran verschlossen, im Mittelpunkte derselben ist ein Faden befestigt, wenn man diesen anzieht, wird der Luftraum in der Glocke vergrössert. Das Oeffnen und Schliessen der Glottis wird mittels einer Berre-fine nachgeahmt. C. hat auch Apparate ersonnen, um die Respiration der Fische und Crustaceen zu demonstriren.

Ueber den Einfluss der Athmung reinen Sauerstoffes auf den thierischen Organismus haben Naoumoff und Beliaieff (6) an Menschen und an Thieren Versuche angestellt. Sie fanden, dass es für die Körpertemperatur und für die Pulsfrequenz keinen Unterschied macht, ob atmosphärische Luft oder reiner Sauerstoff geathmet wird. In zweien, an Hunden angestellten Versuchen wurde gefanden, dass die Menge der in der Zeiteinheit durch die linke Carotis communis fliessenden Blutes bei reiner Sauerstoffathmung grösser ist, als wenn atmosphärische Luft geathmet wird. Wegen der geringen Anzahl von Versuchen verzeichnen die genannten Forscher dieses Resultat mit Reserve.

Cresswell Hewitt (5) hat an zwei Personen Versuche angestellt über den Einfluss der absoluten Meereshöhe und des Druckes auf die vitale Capacität. Die vitale Capacität nimmt durch die Druckveränderung anfangs ab, erreicht aber nach einigen Tagen ihre ursprüngliche Grösse beinahe vollständig wieder.

III. Thierische Wärme.

1) Winternitz, W., Die Bedeutung der Hautfunction für die Körpertemperatur und die Wärmeregulation. Oest. med. Jahrbücher. Heft 1. S. 1. Anzeiger der Gesellsch. der Aerzte in Wien. Novemb. 1874. 8. 17. — 2) Calberla, E., Ueber das Verhalten der Körpertemperatur bei Bergbesteigungen. Arch. der Heilk. H. 3. S. 276.

Winternitz (1) misst die Wärmeabgabe von der Haut mit Hülfe eines nach seiner Angabe constrairten Calorimeters. Ein Kästchen von kubischer Form ist auf fünf Seiten mit doppelten Wänden, durch die schlecht leitende Luft von einander getrennt, versehen; die sechste, als Basis dienende Seite ist bloss mit einer impermeabeln Membran von feinstem Gottaperchapapier verschlossen. Diese Seite des Calorimeters liegt bei den Versuchen der Haut fest an; eine solche Hülle alterirt die Wärmeabgabe von der Haut nicht wesentlich, wie Controlversuche gezeigt haben. Zwei Thermometer durchbohren die Doppelwände des Kästchens, eines derselben dient zur Bestimmung der Temperatur des abgeschlossenen Luftraumes, das andere, mit einem schneckenförmig gewundenen Quecksilbergefässe versehen, misst die Temperatur der untersuchten Hautstelle. Der Luftraum im Kästchen hat ein Volum von 50 Ccm., eine Grundfläche von 15 Qu.-Ctm., aus der Erwärmung des Luftraumes lässt sich annähernd berechnen, wieviel Wärme ein 15 Qu.-Ctm. grosses Hautstück während des Versuches abgiebt. Verf. theilt vier Versuchsreihen mit. Die erste hat zum Gegenstande den Einfluss des Blutgehaltes und der Circulation in der Haut auf die Wärmeabgabe. Eine Extremität wurde nach der Methode von Esmarch blutleer gemacht, an einer Stelle derselben ein Calorimeter befestigt, ein zweites an einer symmetrischen Hautstelle der zweiten normalen Extremität. Die erste Stelle gab während 10 Minuten um 23 pCt. weniger Wärme ab als die zweite, auf die

gesammte Körperoberfläche berechnet, gäbe dies eine Ersparniss von 15,6 Calorien, oder 87 pCt. der mittleren, normaliter im Körper producirten Wärmemenge würde durch Verdrängung des Blutes aus der ganzen Haut im Körper zurückgehalten werden. Die Resultate aus mehreren Versuchen mit mechanischer Blutverdrängung ergaben, dass durch eine ähnliche Herabsetzung des Wärmeverlustes 9—28 Calorien für jede Stunde im Körper zurückgehalten werden könnten. — In einer zweiten Versuchsreihe studirte Verf. den Einfluss der venösen Stase in der Haut auf die Wärmeabgabe von derselben. Durch Umschnürung eines Gliedes mit einer breiten, elastischen Binde wurde der Rückfluss des Blutes aus den leicht comprimirbaren, oberflächlichen, venösen Gefässen gehemmt oder wenigstens beträchtlich beschränkt. Die Herabsetzung der Wärmeabgabe betrug in diesen Fällen 18—49 pCt. Die Wärmeabgabe von der Haut, in welcher venöse Stase bestand, war in einem Falle geringer als die von einer demselben Individuum durch das Esmarch'sche Verfahren blutleer gemachten Hautstelle. Von dem Einflusse der Erweiterung der Hautgefässe durch mechanische oder chemische Reize auf die Wärmeabgabe wird in der dritten Versuchsreihe gehandelt. Die Erweiterung der Hautgefässe wurde durch Frottirung oder durch Einreiben von Oleum sinapis aethereum erzielt. Die Vermehrung der Wärmeabgabe kann 18—92 pCt. betragen. Hautreize vermögen ebenso wie thermische Einwirkungen die Circulation auch an von dem Applicationsorte entfernten Stellen zu beeinflussen, deshalb wurde auch die Wärmeabgabe von einer und derselben Hautstelle vor und nach der Einwirkung eines Rubefaciens geprüft. — Die Erwärmung des calorimetrischen Luftraumes über einer Hautstelle der oberen Körperhälfte wurde auch kleiner, so oft die untere Extremität in Bewegung versetzt wurde, während der Ruhezeit stieg die Erwärmung. Dies beweist, wie genau die Wärmeabgabe von der Haut durch das Nervensystem regulirt wird. Bei mehreren Versuchen sah man von einer hyperämischen Hautstelle eine Verminderung der Wärmeabgabe eintreten. Verf. glaubt, dass in diesem Falle der Reiz für das Individuum zu stark war, und ein solcher könnte eine seröse Ausschwitzung, eine Schwellung bedingen, welche Verminderung der Wärmeabgabe trotz der Gefässerweiterung bewirkt. Eine eingehendere anatomisch-physiologische Begründung sucht Verf. aus den Angaben von Tomsa herzuholen, nach welchem Autor die verschiedenen Hautorgane selbständige Capillargefässbezirke besitzen. Das Factum an und für sich empfiehlt W. einer besonderen Würdigung, da bereits der Vorschlag gemacht wurde ist bei fiebernden Kranken zuerst durch Einwickelung in Senfteige eine lebhafte Hautröthe hervorzurufen, um in dem darauf folgenden Bade die Wärmeabgabe zu erhöhen. — Die vierte Versuchsreihe behandelt den Einfluss chemischer Einwirkungen auf die Wärmeabgabe von der Körperoberfläche. Aus bereits angeführtem Grunde wurde die Wärmeabgabe einer und derselben Hautstelle vor und nach der Wirkung des Reizes untersucht. Die Verminderung der Wärmeabgabe betrug 36—55 pCt., was einer Wärmeretention von 30—60 Calorien gegen die normale Abgabe entsprechen würde. Es ergibt sich also, dass die Wärmeabgabe um mehr als 60 pCt. nach abwärts und um mehr als 92 pCt. nach aufwärts schwanken kann. Die Körpertemperatur könnte bei Verdrängung des Blutes aus der Haut in $2\frac{1}{2}$ Stunden, bei venöser Stauung in weniger als $1\frac{1}{2}$ St., nach Abkühlung der Oberfläche in weniger als $1\frac{1}{2}$ St., durch Wärmeretention um 1° zunehmen; bei Erweiterung der peripherischen Gefässe könnte durch Mehrabgabe von Wärme schon in $\frac{3}{4}$ St. die Körpertemperatur um 1° abnehmen. Wenn jede einzelne Stelle der Haut gleichmässig mit dem Maximum ihrer Functionsfähigkeit wirken würde, könnte sie den normalen mittleren Wärmeverlust um das $3\frac{1}{2}$ fache erhöhen und ebenso bei extremer Anspannung ihrer Thätigkeit das $3\frac{1}{2}$ fache des normalen mittleren Wärmeverlustes compensiren. Eine Beschränkung des Wärmeverlustes allein kann in manchen Fällen eine lebhafte Temperatursteigerung erklären. Die mögliche Steigerung des Wärmeverlustes um mehr als 92 pCt. macht die oft sehr rasche Entfieberung begreiflich.

Calberla (2) hat während einer Besteigung des Monte-Rosa, ferner bei einer solchen des Matterhorn an drei Personen genaue Temperaturbestimmungen im Rectum und in der Achselhöhle gemacht. Die Temperatur schwankte während des Steigens bei den verschiedenen Personen zwischen 36,6—37,2; 36,8—37,5; 36,6—37,5. — Beim Steigen war die Temperatur fast stets um 2-3 Zehntel höher als in der Ruhe; allein es sind dies Schwankungen, die völlig im Bereiche des Normalen liegen. Während der langen Rast am Col ging nach $\frac{1}{4}$ stündigem Sitzen auf Felsen die Temperatur am meisten herab bis 36,6 und 36,4; auf der Spitze des Monte Rosa war der Abfall nicht so bedeutend als auf dem Col. Die Angaben von Lortet und Marcet, welche eine sehr bedeutende Temperaturerniedrigung während einer Bergbesteigung gefunden haben, sind somit mit grosser Vorsicht aufzunehmen. Prof. Thomas ist durch eigene Versuche zu ähnlichen Resultaten gelangt, wie Calberla.

[Debczynski in Tuszyn (Königreich Polen), Beitrag zu den Tagesschwankungen der menschlichen Körperwärme. Medycyna No. 18.

Verf. theilt 1) einige an sich im gesunden Zustande und 2) an 33 an verschiedenen Krankheiten leidenden Individuen angestellte Beobachtungen mit, aus denen sich folgendes Resultat ergibt:

Zu 1) a) Muskelarbeit steigert im graden Verhältnisse zu ihrer Intensität und Dauer die Körpertemperatur um 0,1 bis 0,3° C. nach halb- bis 2 stündiger Arbeit.

b) Nächtliche, anhaltende Muskelarbeit kehrt das Verhältniss der täglichen Körpertemperatur-Schwankungen um und veranlasst den höchsten Thermometerstand am Morgen (37,8° C.), den niedrigsten Abends (35,3° C.).

c) Nachtwachen ohne Muskelarbeit steigert ebenfalls, jedoch in geringerem Grade die Morgentemperatur (37,7, Abends 37,5).

Zu 2). Verf. fand die Beobachtung Bruniche's (Gaz. des Hop. 1875 No. 3) bestätigt, dass bei Lungenphthisis häufig Morgenexacerbationen (der sogen. Typus inversus) eintreten. Auch bei zwei fieberlosen, doch stark in der Ernährung heruntergekommenen Kranken, bei einem 35jährigen, der Onanie ergebenen Polizeidiener und einem 19jährigen, chloranämischen Mädchen kam dieses umgekehrte Verhältniss zur Erscheinung.

Oettinger (Krakau).]

IV. Physiologie der Sinne, Stimme und Sprache.

1) Dubuisson, P., Quelques considérations sur le quatre sens du toucher en général et sur la musculation ou sens musculaire en particulier. Thèse pour le Doctorat en médecine. Paris. 1874 - 2) Lucae, A., Zur Function der Tuba Eustachii und des Gaumensegels. Virchow's Archiv LXIV 4. Heft. S. 476. - 3) Urbantschitsch, V., Ueber eine Eigenthümlichkeit der Schallempfindungen geringster Intensität. Centralbl. für die med W. No. 37. S. 625. — 4) Le Roux, F. P., Sur les perceptions binauriculaires. Compt. rend. LXXX. p. 1073. — 5) Dvořák, V., Ueber eine neue Art von Variationstönen. Wiener Sitzungsber. LXX. Abth. II. S. 645. — 6) Breuer, J., Beiträge zur Lehre vom statischen Sinne (Gleichgewichtsorgan, Vestibularapparat des Ohrlabyrinthes). Zweite Mittheilung. Wiener med. Jahrb. Heft I. -- 7) Hirschberg, J., Zur Dioptrik des Auges. Centralbl. f. d. medicinischen Wissensch. No. 45. S. 709. (Eine wegen ihrer Kürze bemerkenswerthe Herleitung der Cardinalpunkte eines optischen Systemes.) — 8) Weiss, L., Zur Bestimmung des Drehpunktes im Auge. Gräfe's Archiv. Heft II. S. 132. — 9) Donders, F. C., Die correspondirenden Netzhautmeridiane und die symmetrischen Rollbewegungen. Gräfe's Archiv. III. Heft S. 100. — 10) Ritzmann, E., Ueber die Verwendung von Kopfbewegungen bei den gewöhnlichen Blickbewegungen. Gräfe's Archiv Heft I. S. 131. — 11) Mulder, M. E., Ueber parallele Rollbewegungen der Augen. Gräfe's Archiv. Heft I. S. 68. – 12) Schön, W., Zur Raddrehung. Gräfe's Arch. Heft II. S. 205. (Vereinfachte elementare Darstellung.) – 13) Donders, F. C., Ueber das Gesetz der Lage der Netzhaut in Beziehung zu der Blickebene. Gräfe's Archiv f. Ophthalmologie. Heft I. S. 125. -- 14) Hirschberg, J., Eine Beobachtungsreihe zur empirischen Theorie des Sehens. Gräfe's Archiv. Heft I. S. 23. — 15) Woinow, M., Beiträge zur Farbenlehre. Gräfe's Archiv. Heft I. S. 222. – 16) Dobrowolsky, W., Ueber binoculare Farbenmischung. Pflüger's Arch. X. S. 56. — 17) Klug, F., Ueber Farbenempfindung bei indirectem Sehen. Gräfe's Arch. Heft I. S. 251. — 18) Basner, Zur Theorie der Sehempfindungen. Gräfe's Arch. Heft I. S. 43. (Vertheidigt dessen Theorie der Rückconstruction gegen die Angriffe Jacobson's.) — 19) Bauer, S., Ueber das Sehen von Bewegungen und die Theorie des zusammengesetzten Auges. Wiener Sitzungsber. LXXII III. Abth. Juliheft. — 20) Gayat, J., Etude comparative sur l'homme et les animaux, au point de vue des signes ophthalmoscopiques de la mort. Compt. rend. LXXX. p. 501 — 21) Soret, J. L., Sur les phénomènes de diffraction produits par les réseaux circulaires. Compt. rend. LXXX. p. 483. — 22) Spitta, E. J., An original view of the laryngeal movements, accompanied by a new movable model. British medical journal. Octob. p. 556.

Ueber die Art der Communication des Mittelohrs mit dem Nasenrachenraume durch die Tuba Eustachii ist Loose (2) zu folgender Ansicht gelangt: Die Tuba ist nicht als eine für gewöhnlich vollständig offene Röhre anzusehen, und ebensowenig haltbar ist die Annahme eines luftdichten Abschlusses; dieselbe ist vielmehr lose geschlossen und öffnet sich mit individueller Verschiedenheit bald leichter, bald schwerer bei Luftdruckschwankungen im Nasenrachenraume und in der Trommelhöhle. Während des Schlingactes ist die Tuba geschlossen, wie sich L. durch Beobachtung an einem sonst gesunden Individuum, dessen Nase durch Lupus zerstört war, überzeugen konnte. Auch bei der Phonation schliesst sich die Tuba. Dieselbe Ansicht hat Michel schon früher entwickelt. L. hält es für unerwiesen und für unrichtig, dass der Tensor während des Schlingactes die Tuba öffnen soll, dagegen für sehr wahrscheinlich, dass dieser Muskel nach erfolgtem Schlingacte, sobald der Levator in seiner Action nachlässt und das Gaumensegel wieder sinkt, sich an der hiermit gleichzeitigen Wiedereröffnung der Tuba betheiligt.

Nach Urbantschitsch (3) ist die Perceptionsfähigkeit des Nervus acusticus für Schallwellen von sehr geringer Intensität eine ungleichmässige und kann bei fortwährender Einwirkung derselben vorübergehend selbst ganz verloren gehen. Hält man eine Uhr in solcher Entfernung, dass das Ticken eben noch gehört wird, so bemerkt man, dass dies zeitweise ganz verschwindet und dann wieder auftritt, abermals verschwindet u. s. w. Aehnlich verhält sich das Geräusch eines schwach hörbaren Wasserstrahles. Dieselbe Wahrnehmung machte auch eine Person, deren Membrana tympani perforirt war, und eine andere, bei welcher der Steigbügel ausser Verbindung mit dem Ambossschenkel stand. Von Seite dieser schallleitenden Apparate kann somit das Unvermögen, Schallwellen von geringer Intensität gleichmässig fortzuleiten, nicht herrühren. Auch durch bald eintretende Erschöpfung des Musculus stapedius, welcher nach Toynbee ein Lauschmuskel ist, lässt sich dieses Unvermögen nicht erklären; denn es tritt auch dann auf, wenn die Schallwellen mit Umgehung des schallleitenden Apparates von den Kopfknochen aus unmittelbar auf den Gehörnerv einwirken; wird eine im Verklingen begriffene Stimmgabel nach luftdichtem Verschluss beider äusseren Gehörgänge an die Kopfknochen angelegt, dann hört man den Ton nicht continuirlich, sondern intermittirend.

Zur Erklärung von mehreren auffallenden Erscheinungen in der binauriculären Wahrnehmung macht Le Ronx (4) folgende Annahme: Wenn die Intensität der Empfindung, welche von der Schallquelle dem rechten Ohre zukommt = d, die von einer anderen Schallquelle dem linken Ohre zukommende = g ist, dann ist die Intensität, welche der Empfindung beim Hören mit beiden Ohren durch beide Schallquellen dem rechten Ohre zukommt D = dg ⁹; p ist eine gewisse positive Zahl; ein ähnlicher Aus-

druck gilt für das linke Ohr (für p = 1 ist die Empfindung für beide Ohren die gleiche). Daher kommt es, dass manche Leute ein Gespräch nur dann mit einem Ohre erlauschen können, wenn man in das andere hineintrommelt. Le Ronx hört eine im Verklingen begriffene Stimmgabel mit einem Ohre wieder deutlich, wenn er dem anderen eine in voller Schwingung begriffene Stimmgabel von gleicher Tonhöhe nähert. Daher kommt es auch, dass die Gehörempfindung, verursacht durch zwei Stimmgabeln, die eine vor dem rechten, die andere vor dem linken Ohre, ganz enorm intensiv ist im Vergleiche zu jener Empfindung, die jede Stimmgabel für sich hervorruft. Bezeichnen wir diese letztere mit s, dann wäre nach obiger Annahme die Intensität der Empfindung beim gleichzeitigen Erklingen beider Stimmgabeln = 2s².

Dvořák (5) hat eine neue Art von Tönen entdeckt, welche er Schleiftöne nennt. Man hört sie, wenn die Höhe eines einzelnen Tones stetig geändert wird, neben dem ursprünglichen Tone erklingen. Man kann sie mittelst einer Pfeife aus zwei übereinander verschiebbaren Messingröhren demonstriren. Wird diese Pfeife angeblasen, indem man sie verlängert und verkürzt, jedoch so, dass der Ton seine Höhe nicht sprungweise, sondern allmälig ändert, dann hört man den Schleifton. Der Schleifton hat dieselbe Tonhöhe wie ein Combinationston (Differenzton), der aus dem höchsten und tiefsten Tone hervorgehen würde, den die Pfeife bei ihrer geringsten, resp. grössten Länge gegeben hätte. Das gilt innerhalb gewisser Grenzen. Die Höhe des Schleiftons ändert sich, wenn man zu einer Verlängerung um 12 Mm. nicht mehr als ¾ Sec. braucht; er wird tiefer, wenn die Bewegung langsamer geschieht. Dies führt D. zu dem Schlusse, dass der erste Ton der durch die Längenänderung der Pfeife zum Vorschein kommenden Reihe von Pfeifentönen eine ¾ Sec. dauernde Nachwirkung hat, und hält dies für unvereinbar mit der gewöhnlichen Annahme, dass der Gehörmechanismus sehr rasch ausschwingt. Hohe Töne eignen sich im ganzen viel besser zur Erzeugung der Schleiftöne wie tiefe, weil die höheren Pfeifentöne immer stärker sind als die tieferen und demnach eine stärkere Nachwirkung ausüben können. — Später fand D., dass es auch gelingt, Schleiftöne zu erzeugen, wenn zwei verschieden hohe Töne sprungweise aufeinander folgen.

Breuer (6) modificirt seine frühere Anschauung vom Functioniren des Bogenapparates einigermassen, s. Jahresber. 1874, S. 250. Ein länger andauerndes Strömen der Endolymphe wird als unmöglich zugegeben, sie soll aber durch ihr Trägheitsmoment bei jeder Beschleunigung, die sie erfährt, auf die nervösen Endorgane der Ampulle, die Hörhaare, einen momentanen Druck ausüben und die Gestalt dieser verändern. Man kann sich vorstellen, dass die Hörhaare nicht genügend elastisch sind, um nach einem momentanen Stosse der Endolymphe augenblicklich wieder ihre frühere Gestalt anzunehmen, sie bleiben sozusagen nach der Richtung des Stosses verbogen. Bei den gewöhnlichen kurzen Drehbewegungen folgt dem Stosse der Endolymphe in der einen Richtung beim Bewegungsanfange alsbald der Gegenstoss in der entgegengesetzten Richtung beim Bewegungsschlusse. Die noch verbogenen Haare werden durch diesen Gegenstoss in die normale Stellung zurückgeführt. Dauert die Bewegung des Kopfes gleichmässig fort, so gewinnen die Haare erst durch ihre eigene Elasticität langsam ihre ursprüngliche Gestalt wieder; bis diese hergestellt wird, haben wir entsprechend und proportional der Verbiegung derselben, also in abnehmender Intensität, die Vorstellung einer Bewegung. Dauert eine Bewegung länger, als zum Ausgleiche der Wirkung des Anfangsstosses erforderlich ist, dann erfolgt nach dem Aufhören der Bewegung die Verbiegung der Haare nach der entgegengesetzten Richtung, und wir haben dem entsprechend die Empfindung einer der ursprünglichen entgegengesetzten Bewegung. Unter dem Einflusse häufiger, in der sonst ungewohnten Richtung erfolgender und nicht durch Gegenstoss compensirter Endolymphstösse steigert sich allmälig die Elasticität der Hörhaare, dieselben gewinnen rascher ihre normale Gestalt wieder, und dem entsprechend nimmt die Dauer der Bewegungsnachempfindung, |des Schwindels, ab. Aus den zahlreichen Versuchen B.'s geht hervor, dass Vögel und Kaninchen bei wirklicher oder scheinbarer Drehung (Drehschwindel) Kopf- und Körperbewegungen zeigen, welche mit den Flourens'schen Erscheinungen vollkommen identisch sind: die Flourens'schen Erscheinungen sind n'ur Phänomene des Drehschwindels. Wirbelthiere aller Classen compensiren eine reelle Drehung ihres Kopfes und die dadurch bedingte Verschiebung des Gesichtsfeldes durch Bewegung der Augen oder des Kopfes. Die compensirende Bewegung wird ausgelöst von den Tastnerven, von der Retina und vom Vestibularapparate aus. Einseitige Exstirpation des Vestibularapparates lässt die compensirenden Bewegungen fortbestehen; auch ohne zu sehen, werden von Tauben Drehungen nach jeder Richtung mit compensirenden Bewegungen beantwortet; der nervöse Endapparat einer Ampulle empfindet also in seiner Ebene Drehungen nach beiden Richtungen. Je zwei ungleichnamige, verticale Bogengänge stehen in demselben functionellen Verhältnisse, wie die zwei horizontalen. Die Ebenen, in welchen der Kopf durch die Bogengänge orientirt ist, sind eine horizontale und zwei diagonale senkrechte. Druckerhöhung in der Endolymphe ruft an allen Canälen Bewegungen in der Ebene des betreffenden Ganges und in der Richtung vom Canale zur Ampulle hervor. Mechanische Insultirung ruft an allen Canälen Bewegungen in der Ebene des betreffenden Ganges und nach der anderen Seite hervor; ist dabei der häutige Gang eröffnet worden, so wird die Richtung der Bewegungen nach kurzer Zeit umgekehrt; ist der Vestibularapparat der anderen Seite exstirpirt, so bleibt diese Umkehrung aus, die Bewegungen erfolgen nach der Seite der Exstirpation. — Der Angabe Schklarewsky's, dass im Cavum mesooticum Anhänge des Kleinhirnes liegen, deren

Verletzung die frontale Kopfverdrehung verursachen soll, ist schon von Böttcher widersprochen worden; bei Tauben hat sich auch Breuer überzeugt, dass solche Processus cerebelli mesootici nicht vorhanden sind.

Junge und Donders haben schon die Verschiebung des Cornealreflexes benutzt, um die Lage des Drehpunktes im Auge zu bestimmen. Weiss (8) hat für diesen Versuch eine solche Anordnung getroffen, dass die Ellipticität der Hornhaut keinen störenden Einfluss üben kann. W. geht von einer Stellung des Auges aus, in der die Hornhautaxe in die Richtung der Ophthalmometeraxe fällt; gerade vor dem Reflexbilde wird ein Haar vertical gespannt; bei Verschiebung des Visirzeichens wird das Licht, welches sich in der Cornea abbilden soll, im Sinne der Drehung, die das Auge macht, verschoben, so dass dasselbe immer in der Verlängerung der Hornhautaxe bleibt; nach ausgeführter Bewegung erscheint das Reflexbild seitlich vom Haare. Die Entfernung vom Haare zum Reflexbilde ist die Grösse der Verschiebung, sie wird gemessen, indem man die Platten des Ophthalmometers so lange dreht, bis das erste verdoppelte Reflexbild mit dem zweiten Haare zusammenfällt. Das Verfahren ist auch in allen Fällen von beschränkter Beweglichkeit (in der Mehrzahl der höhergradigen myopischen Augen) anwendbar.

Das Isoscop wurde von Donders (9) construirt, um den Winkel der scheinbar verticalen und den der scheinbar horizontalen Meridiane gesondert und gleichzeitig, d. i. in ihrem gegenseitigen Einflusse aufeinander zu bestimmen und zwar bei jeder Neigung der Blickebene und jeder Convergenz der Blicklinien; sowie um den Einfluss von Linien und Objecten von allerlei Richtung, die in das Gesichtsfeld fallen, zu verfolgen. Der Apparat besteht der Hauptsache nach aus einem verticalen, feststehenden Rahmen, vor und hinter demselben beweglich um die verbunden je ein Rahmen aus vier Leisten, deren Enden nach der Art eines Parallellineales zusammengefügt sind. Je eine Schraube geht durch den Mittelpunkt der verticalen Leiste des vorderen beweglichen und durch die des fixen Armes. Diese Verbindung erlaubt eine Verschiebung des beweglichen Rahmens nach rechts und nach links, wobei die rechtwinkelige Form desselben in eine schiefwinkelige übergeht. Die eine Leiste trägt an ihrem oberen Ende einen Nonius, mit Hülfe dieses wird auf einem Gradbogen die Grösse der Verschiebung abgelesen. In ähnlicher Weise ist der hintere bewegliche Arm angebracht und gestattet eine Verschiebung nach oben und unten; die Grösse dieser wird auf einem zweiten Gradbogen abgelesen. Im fixen Rahmen sind horizontale und verticale Fäden ausgespannt, deren Richtung unveränderlich ist; im vorderen beweglichen Rahmen sind Fäden in der Richtung von oben nach unten, im rückwärtigen solche in der Richtung von rechts nach links ausgespannt. Diese Fäden ändern ihre Richtung, wenn die Leisten, auf welchen sie befestigt sind, verschoben werden. Zu dem Apparate gehört ein Kopfhalter, der im Wesentlichen nach dem Muster des Hering'schen eingerichtet ist. Stellt man mit Hülfe eines Lothes einen Faden des vorderen Rahmens vertical und verschiebt dann so lange, bis er für das beobachtende Auge dem verticalen Faden des fixen Rahmens parallel zu sein scheint, dann erhält man die Neigung der verticalen Meridiane $= V$. Man kann mit Hülfe des Apparates $6 - 7$ Bestimmungen in der Minute machen. — Donders findet für sich selbst bei parallelen Blicklinien im Primärstande $V = 3,304°$. Bei Anderen war der Werth sehr verschieden von $2,6° - 0,093°$ aber immer positiv. Die scheinbar verticalen Meridiane divergiren somit für alle Personen nach oben. Bei fortgesetzten Bestimmungen wurden steigende Werthe für V gefunden; auch bei convergirenden Blicklinien wurde die Steigerung gefunden. Bei einer gewissen Pause zwischen jeder Bestimmung nahmen die Werthe wieder ab. Auch mit der Zeit, die man der Einstellung widmet, steigt der Werth von V. Sind in der Mitte des Rahmens feste horizontale Fäden ausgespannt, dann bleibt die Steigerung von V durch fortgesetzte Bestimmungen oder längeres Einstellen fast ganz aus und wird eine bereits entstandene Steigerung reducirt. Negative Schwankungen verschwinden schneller als positive. Nach längerer Einwirkung des Einflusses halten auch die Schwankungen sehr lange an und sind am folgenden Tage auch noch nicht ganz geschwunden.

Ritzmann (10) untersuchte die Verwendung der Kopfbewegungen bei den gewöhnlichen Augenbewegungen. Der Messapparat war ein an einem Holzstäbchen drehbar befestigter Aluminiumbogen, das ganze mit einem Mundstücke verbunden, welches mit einem Gebissabgusse versehen war. Mit Hülfe fixer und beweglicher Visire wurde die Excursion des Auges und des Kopfes für sich gemessen und ihr quantitatives Verhältniss bei den verschiedenen Blickrichtungen bestimmt. Schon bei den kleinsten Entfernungen drehen wir nicht bloss die Augen, sondern auch den Kopf; die Zunahme in der Drehung des Kopfes ist der zunehmenden Entfernung der Blickpuncte annähernd proportional, ist aber eine bei verschiedenen Individuen wechselnde. Die Betheiligung des Kopfes ist nicht nach allen Richtungen dieselbe. Bei Blickexcursionen in verticaler und horizontaler Bahn geschieht die Kopfbewegung immer um dieselbe verticale und horizontale Axe, wie die Augenbewegung; beim Beben nach Puncten in diagonaler Richtung weicht die Bahn der Kopfbewegung von der directen Richtung nach dem Puncte manchesmal ab; Grad und Richtung der Abweichung sind individuell verschieden. Hauptsächlich ist es die Bequemlichkeit in der Blickbewegung, die durch die Benützung der Kopfbewegung angestrebt wird, Vortheile der Orientirung und ein möglichst geringes Abweichen des Auges aus der normalen Stellung beim Verfolgen von senkrecht und wagrecht und ein dadurch erzieltes, besseres Urtheil über vertical und horizontal, indem wir suchen, ihre Bilder mit dem

verticalen, resp. horizontalen Netzhautmeridian zusammenfallen zu lassen.

Von mehreren Beobachtern wurde angegeben, dass die Rollbewegungen bei seitlicher Neigung des Kopfes ungefähr proportional der Neigung des Kopfes zunehmen. Mulder's (11) Versuche haben dies nicht bestätigt. Sie nehmen nach einer Neigung des Kopfes von mehr als 50° fast gar nicht mehr zu und sind auch bereits vom Anfange an der Neigung des Kopfes nicht proportional. Sitzende oder stehende Haltung, Beugung des Halses allein oder gleichzeitige Beugung von Hals und Rumpf waren ohne Einfluss auf die mittlere Grösse der Rollbewegung, ebenso die Tageszeit, während welcher beobachtet wurde; der Unterschied in den einzelnen Beobachtungen konnte jedoch 2° und darüber betragen. Bei lange dauernder Uebung wurde dieser Unterschied kleiner. Die Rollung um die Gesichtslinie hält 15 Minuten in unveränderter Grösse an, nach 45 Minuten ist sie etwas verringert; es giebt jedoch neben dieser bleibenden Rollbewegung auch eine vorübergehende, die nach $1 - 2$ Secunden wieder gänzlich verschwunden ist. Die Rollbewegung hat ihre Ursache in unserem Bestreben, Gegenstände, die sich in Ruhe befinden, bei einer Neigung unseres Körpers oder Kopfes in unserer Vorstellung an ihrer Stelle zu binden, also die Bewegung der Netzhautbilder ruhender Gegenstände mehr oder weniger zu compensiren. Ein Einfluss des Gleichgewichtsorgans wird von M. ausgeschlossen. Die bisher betrachteten Rollbewegungen unterscheidet M. als parallele, bei denen für beide Augen eine Drehung nach rechts oder nach links statt hat, von der symmetrischen, wie sie zum Zwecke der stereoskopischen Combination ausgeführt wird; letztere ist für das eine Auge eine entgegengesetzte, als für das andere. Bei der symmetrischen Rollbewegung ist die Innervation für beide Augen dieselbe, bei den parallelen dagegen eine entgegengesetzte.

Donders (13) hat, im Gegensatze zu einer früheren Behauptung, gefunden, dass einer jeden Neigung des Kopfes eine bestimmte bleibende Rollbewegung zukommt. Bei früheren Untersuchungen liess D. das Auge sich selbst in einem kleinen Spiegel beobachten, der an einem Mundstücke befestigt war. Dabei entgeht dem Beobachter eine kleine Raddrehung, die sich zur seitlichen Neigung des Kopfes gesellt, weil mit parallelen Gesichtslinien nicht genau für den Abstand des Spiegels accomodirt werden kann. In den neueren Untersuchungen wurde statt des Spiegelglases eine biconvexe Linse verwendet. Das sogenannte Donders'sche Gesetz wird auf Grundlage neuerer Untersuchungen in folgende Form gebracht: Der Raddrehungswinkel jedes Auges ist bei parallelen Blicklinien für jede gegebene Neigung der Sagittalebene eine Function nur von dem Erhebungswinkel und dem Seitenwendungswinkel.

Molineaux, ein Zeitgenosse von Locke, hat schon durch Speculation gefunden, dass der Streit, ob die nativistische oder die empiristische

Theorie der Gesichtswahrnehmungen die richtige ist, sich um die Frage dreht, ob ein Blindgeborener, dem im späteren Alter das Sehvermögen plötzlich wieder gegeben wird, mit Hülfe des Gesichtes eine Kugel von einem Würfel würde unterscheiden können, eine Aufgabe, die er mit Hülfe des Tastsinnes schon so oft in der promptesten Weise zu lösen im Stande gewesen war. Hirschberg hat (14) einen Fall mitgetheilt, der jenem hypothetischen Falle möglichst nahe steht. Die gefundenen Thatsachen sprechen für die empiristische Theorie. Da diesem Forscher die ausgezeichneten Hülfsmittel und Erfahrungen der modernen Ophthalmologie zu Gebote standen, haben seine Resultate eine viel grössere Beweiskraft, wie die in der Literatur zerstreuten, älteren Angaben über solche Vorkommnisse. H. operirte einen 7jährigen Knaben mit angeborener doppelseitiger Cataracta. Vor der Operation hatte derselbe beiderseitig guten Lichtschein, exacte Projection, doch lediglich quantitative Lichtwahrnehmung. Die Netzhautbilder, welche er nach der Operation erhielt, waren ziemlich scharf, doch vermochte er aus dem Netzhautbilde eines Gegenstandes noch nicht die Form desselben zu erkennen, wiewohl er durch das Tastgefühl verschieden geformte Körper von einander unterscheiden konnte. Runde und eckige Körper waren für sein Auge nur einerlei; sein eigenes Bild im Spiegel erkannte er nicht. Verschiedenes Hausgeräthe wurde der Farbe nach richtig bezeichnet; zu einer Vorstellung von der Form verhalf ihm sein Auge nicht. Bezüglich vieler, höchst interessanter Details muss auf das Original verwiesen werden.

Wolnow's (15) Theorie der Farbenlehre beruht auf denselben Principien, wie die Young-Helmholtz'sche, nur werden nicht bloss farbenempfindende, sondern auch lichtempfindende Elemente angenommen; die Stäbchen sollen für die Lichtempfindung, die Zapfen für die Farbenempfindung bestimmt sein, deshalb an der Peripherie der Netzhaut bloss Licht- und keine Farbenempfindung. Statt dreier werden vier Arten farbenempfindender Elemente angenommen und ebenso viele Grundempfindungen; die genannten Elemente sollen in den einzelnen Zonen der Netzhaut verschieden angeordnet sein. Die Farbenscale bildet nicht ein Dreieck, sondern ein Viereck, die Grundfarben sind nach W. Roth, Grün, Gelb und Blau. Die Farbenblindheit (Chromatopseudopsie) unterscheidet W. in eine einfache — vier Arten nach der Zahl der Grundempfindungen des normalen Auges — und in eine gemischte: Zustände, bei denen zwei oder mehrere Gruppen farbenempfindender Elemente als unthätig anzunehmen sind.

Bezold findet die Ursache, warum viele ausgezeichnete Beobachter bei ihren Versuchen über binoculare Farbenmischung nur negative Resultate gefunden haben, in der verschiedenen Brechbarkeit der verschiedenen Farben, welche ihrerseits in beiden Augen ungleiche Accomodationsanstrengung hervorrufen. Wenn man die rothe Farbe entfernter, die blaue näher dem Auge aufstellt, hört der Wettstreit

der Sehfelder auf, und eine Mischung gelingt viel leichter. Dobrowolsky (16) glaubt, dass neben diesen Accomodationsschwankungen auch noch die Schwankungen in der Convergenz störend auftreten, und empfiehlt, vor das Auge, welchem blau geboten wird, ein Concavglas 24—28 zu setzen, oder ein entsprechendes Convexglas vor das andere Auge; für die Farben zwischen roth und blau werden, schwächere Gläser gewählt. Die farbigen Felder sollen klein und möglichst eben sein. Man lege in ein Stereoskop zwei verschieden gefärbte Streifen, einen horizontalen für das eine, einen verticalen für das andere Auge. Zur Erleichterung der Fixation zeichne man auf beiden Feldern schwarze Puncte, die auf dem gemeinsamen Sehfelde sich decken. Der Beobachter thut gut, sich vom Stereoskop zu entfernen. Wegen der Schwankungen in der Convergenz kostet es immerhin noch einige Mühe, die Mischfarbe zu erhalten; nach einiger Uebung gelingt aber die Farbenmischung, auch ohne Hülfe eines Stereoskops.

Klug (17) untersuchte die Empfindlichkeit der Retina für verschiedene Farben des Spectrum. Die Anordnung war so getroffen, dass in das beobachtende Auge nur Licht von der zu untersuchenden Farbe fiel. K. gelangt zu folgenden Resultaten: Die Farbenempfindung ist entsprechend den einzelnen Meridianen der Netzhaut verschieden, am grössten auf der Nasenseite, nach oben und nach unten ist sie ziemlich gleich. Durch andauernde Uebung kann die Empfindlichkeit der Netzhaut für farbiges Licht erhöht werden. Am weitesten von dem gelben Flecke entfernt, erkennen wir das Blau, die übrigen Farben werden nur in geringerer Entfernung vom gelben Flecke erkannt und zwar in der Ordnung: Grün, Gelb, Roth, Orange. Ueber den Grenzpunkt hinaus wird Orange als Gelb empfunden, Roth farblos, Gelb als Grün, Grün und Blau werden matter empfunden, Violett als Hellblau. Die Fähigkeit, die Farbe einer Fläche wahrzunehmen, erstreckt sich um so weiter, je grösser die farbige Fläche ist, jedoch nur, wenn die Form des Gegenstandes eine solche ist, dass sein Bild auf Netzhautstellen von nahe gleicher Empfindlichkeit fällt, dann gewinnt die Farbenempfindung an Ausdehnung. Der Grad der Ablenkung von der Sehlinie, bei welchem zwei Quadrate als distinct wahrgenommen werden können, ist abhängig von der Entfernung der beiden Quadrate von einander, aber unabhängig von ihrer Grösse. Im blauen und violetten Lichte können sie noch in einer grössern Ablenkung gesondert erkannt werden, als selbst im farblosen weissen Lichte.

Nach Exner (19) gibt es eine Art des Erkennens von Bewegungen, welche nicht als Wahrnehmung, sondern als eine Empfindung bezeichnet werden muss. Versetzt man eine schwarze Scheibe, auf welcher ein Durchmesser in Weiss gezogen ist, in Rotation, so dass sie sich mit einer Winkelgeschwindigkeit dreht, die der des Minutenzeigers gleichkommt, so erkennt man die Bewegung dadurch, dass der weisse Streifen in verschiedenen Momenten in verschiedener Lage getroffen wird; stelgert man die Winkelgeschwindigkeit, so kommt ein Moment, wo sich der Eindruck wesentlich ändert, man glaubt die Bewegung zu sehen, während man sie früher nur erschlossen hat. Das, wodurch sich der zweite Eindruck vom ersten unterscheidet, lässt sich in keiner Weise beschreiben, trägt also den Stempel der reinen Empfindung. An den peripherischen Netzhautstellen ist die Empfindlichkeit für Bewegung relativ sehr gross, für Localisation sehr klein. In dem unteren inneren Theile des Sehfeldes erkennt man noch Bewegung, ohne die Begrenzung des Körpers zu sehen, welcher sich bewegt. — Ein Facettenauge fungirt nach der Art unserer peripheren Netzhautstellen. Joh. Müller's Theorie des Facettenauges hält E. aufrecht; es entsteht im zusammengesetzten Auge ein aufrechtes, mosaikartiges Bild der Gegenstände. Mehrere Autoren geben an, auf dem Grunde des optischen Apparates eines Facettenauges, an der Stelle des Endes der Opticusfaser Bildchen der Gegenstände gesehen zu haben, von jedem Elemente des zusammengesetzten Auges soll ein solches Bildchen entworfen werden. E. beweist, dass diese Angabe auf Täuschung beruht. Ein Element des zusammengesetzten Auges besteht aus Corneafacette und dem Krystallkegel; bei der Präparation lösen sich sämmtliche Krystallkegel ab; die von den Autoren gesehenen Bildchen wurden von den Corneafacetten allein entworfen, es kommt ihnen keine andere Bedeutung zu, wie jenen Bildchen, welche in der Höhe eines microscopischen Präparates entstehen, wenn man dasselbe mit dem Condensator beleuchtet; im unversehrten Auge verhindert der Krystallkegel das Zustandekommen jener Bildchen. Die einzelnen optischen Apparate des Facettenauges vereinigen nur die Strahlen gegen die Spitze des Krystallkegels; durch diese Einrichtung des zusammengesetzten Auges wird von der Lichtquelle ein weit grösserer Bruchtheil sämmtlicher Nervenendigungen erregt, als im menschlichen Auge; dadurch ist das zusammengesetzte Auge im Vortheil beim Sehen von Bewegungen.

Gayat (20) legt dar, dass die bisher citirten ophthalmoscopischen Merkmale des eingetretenen Todes: Scleroticalfleck, Unebenheit und Abschilferung der Cornea, die Dimensionen der Papille, Erscheinungen an den Retinalgefässen, auch von äusseren Ursachen abhängen, von der Temperatur des Zimmers, von der Jahreszeit, von der Todesart, dass keines genügend constant ist in Bezug auf Häufigkeit und in Bezug auf das Auftreten in einer bestimmten Zeit nach dem Tode, um eine nützliche Verwerthung finden zu können.

Wenn man nach Buret (21) auf einer Glasplatte concentrische Kreise verzeichnet, deren Radien sich wie die Quadratwurzeln der natürlichen Zahlen verhalten, den innersten Kreis vom Radius a durchsichtig lässt, den Zwischenraum zwischen dem ersten und zweiten schwärzt, ebenso den zwischen drittem und viertem u. s. f., so erhält man eine Vorrichtung, mit welcher man von einem entfernten Gegenstande durch Diffraction reelle und virtuelle Bilder erzeugen kann, eine solche Platte kann die Stelle des Objectives in

einem astronomischen und die eines Oculares im Galilei'schen Fernrohre vertreten. Ebenso wirkt die Platte, wenn man den mittleren Kreis schwärzt, ferner den Zwischenraum zwischen zweitem und drittem, viertem und fünftem u. s. f. S. erzeugt solche Platten auf photographischem Wege und nennt sie: Réseaux circulaires. Practische Vortheile gewähren sie nicht.

(1) Lundberg, Ivar, Naagra undersökningar öfver synskärpan omkring blinda fläcken. Upsala läkaref. förh. Bd. 11. p. 77—82. — 2) Panum, P. L., Bestemmelsen af Afstanden imellem bägge Oejnes Omdrejningspunkter. Nordiskt medicinskt Arkiv. Bd. 7. No. 9. 10 pp mit Holzschn. — 3) Holmgren, F., Ett fall af färgblindhet. Upsala läkaref. förh. 10de Bd. p. 541 bis 545. — 4) Müller, M., Om den fysiologiske Betydning af Pigmenter i regio olfactoria. Ugeskr. f. Läg. R. 3. Bd. 19. p. 353.

Lundberg (1) hat unter Holmgren's Leitung die Sehschärfe im Umfange des blinden Flecks in folgender Weise untersucht. Von der Mitte des hier mit einer Millimeterscala versehenen Förster'schen Perimeters ausgehend, wurden auf schwarzem Grunde weisse Quadrate von verschiedener Grösse (0,5—1—2—2,5,5 und 10 Millim.) nach und nach in allen Richtungen bewegt, bis sie sichtbar wurden, während fortwährend ein Punkt fixirt wurde, welcher 14° nach der Nasenseite hin und 10 Millimeter oberhalb der durch das Rotationscentrum gelegten, horizontalen Linie angebracht war. Bei dieser Anordnung befand sich das weisse Quadrat, mit welchem experimentirt wurde, zu Anfang des Versuchs jedesmal etwa in der Mitte der Gegend, welche dem blinden Flecke entsprach. Indem nun das weisse Quadrat nach rechts, nach links, noch oben und nach unten bewegt wurde, während immer derselbe Punct fixirt wurde, notirte L. jedesmal den Punct des ersten Sichtbarwerdens des Randes des Quadrats, und er construirte auf diese Weise 5 verschiedene Figuren um den dem Bilde der Fixationsmarke entsprechenden Mittelpunkt des blinden Flecks des untersuchten Auges.

Diese Figuren sind in einer Tafel mit verschiedenen Farben abgebildet und zwar in einem Kreise, dessen Peripherie in Grade und dessen punctirte Radien in Millimeter eingetheilt sind. Je kleiner das als Object benutzte Quadrat (bei gleicher Lichtstärke) war, desto grösser wurde der Umfang des blinden Flecks gefunden. Bei Anwendung des kleinsten Objects, das anwendbar war (nämlich des 0,5 Millim. messenden Quadrats), wurde der Durchmesser des blinden Flecks des rechten Auges der Verf. bei Benutzung der reducirten Werthe Listing's im horizontalen Meridian zu 1,425 Millim., im verticalen zu 2,064 Millim. berechnet. Bei Anwendung des grössten verwendbaren Objects (nämlich des 10 Millim. messenden Quadrats) wurde der horizontale Durchmesser gleich 1,277 Millim., der senkrechte gleich 1,298 Millim. gefunden. Der Unterschied der beiden horizontalen Durchmesser betrug also 0,148 Millim., derjenige der beiden senkrechten Durchmesser aber 0,466 Millim. Die den übrigen Quadraten (von 1—2 und 5,5 Millim.) entsprechenden Figuren lagen in entsprechender Reihenfolge zwischen den dem grössten und dem kleinsten Object entsprechenden Figuren. Die Abnahme der gefundenen Durchmesser des blinden Flecks bei Anwendung der grösseren Quadrate war in allen Fällen grösser im senkrechten als im horizontalen Durchmesser, und in diesem nicht merklich grösser nach der Nasal- als nach der Temporalseite. Verf. sucht nachzuweisen, dass diese Unterschiede nicht wesentlich von der Versuchsmethode abhängen können, sondern von einer Verschiedenheit der Sehschärfe abhängen müssen, welche demnach in den dem Mittelpuncte des blinden Flecks näher gelegenen Partien des Umfanges desselben nach oben und nach unten merklich geringer zu sein scheint, als in den von diesem Mittelpuncte etwas weiter entfernten Partien, wohingegen dieser Unterschied der Sehschärfe im horizontalen Diameter viel weniger ausgesprochen und nach der Nasenseite sowie nach der Temporalseite hin etwa gleich gering und gleichscharf begrenzt zu sein scheint. 2 grössere Ausbuchtungen der Figuren nach unten beim 140. Grade der rechten und beim 160. Grade der linken Seite entsprechen hier befindlichen, grösseren Gefässstämmen. Herr Gibson bemerkte bei dieser Veranlassung, dass die bisher bekannten, anatomischen Verhältnisse diese Beobachtungen nicht erklären, es sei denn, dass die grössere Menge der nach oben und nach unten gelegenen Faserzüge des Nervus opticus und die hiervon abhängige grössere Dicke der Lage der Nervenfasern oben und unten die elliptische Form des blinden Flecks erklären könnten.

Panum (2). Die Bestimmung der Abstände zwischen den Umdrehungspunkten beider Augen ist für den Gebrauch der Brillen wichtig, weil convexe sowohl als concave Brillengläser nothwendigerweise als Prismen wirken, wenn man die Gegenstände durch peripherisch gelegene Partien derselben betrachtet. Wenn man einen weit entfernten Gegenstand durch convexe Brillengläser betrachtet, welche zu weit von einander entfernt sind, oder durch concave Brillengläser, deren Entfernung von einander zu gering ist, so muss man den Augenachsen, anstatt der parallelen, eine convergente Stellung geben, um Doppelbilder des entfernten Gegenstandes zu vermeiden. Um sehr nahe Gegenstände durch convexe Brillen zu betrachten, die von einander zu weit entfernt sind, oder durch concave Gläser, deren Entfernung von einander zu gering ist, muss man den Augenachsen eine stärker convergente Stellung geben, als dem Abstande entspricht, und es kann dann leicht Insufficienz der Mm. recti interni eintreten, so dass die Gegenstände doppelt gesehen werden. Die prismatische Wirkung der einander zu sehr genäherten oder der zu weit von einander entfernten Brillengläser kann auch noch auf die Accommodation der Augen schädlich einwirken; denn wenn die Accommodation, welche normaler Weise die Convergenz der Augen begleitet, in Folge der prismatischen Wirkung der einander zu sehr genäherten, convexen Brillengläser fehlt, so würden stärker convexe Gläser nöthig sein, als wenn die Gläser in passender

Weise dem Abstande der Augen entsprechend centrirt wären. In entsprechender Weise würde man bei Anwendung concaver Brillengläser, deren Entfernung von einander zu gering ist, stärker concave Gläser wählen müssen, weil die Accommodation, welche bei Convergenz der Augenachsen eintritt, die Dispersion der Strahlen durch die concaven Brillengläser verringern muss. Es ist daher einleuchtend, dass die genaue Bestimmung der Abstände zwischen den Bewegungscentren der beiden Augen um so wichtiger wird, je stärkere convexe oder concave Brillengläser benutzt werden sollen. Die Verschiedenheiten der Abstände zwischen den Bewegungscentren der beiden Augen können endlich noch bei stereometrischer Betrachtung naher Gegenstände einen gewissen Einfluss auf die Perception der Tiefe im Raume haben, und dieselben werden gewiss auch für die Prädisposition zum Strabismus bedeutungsvoll sein. — Es ist jedenfalls klar, dass die Bestimmung des passenden Abstandes der Brillengläser eine Aufgabe für den Augenarzt ist, und dass dieselbe nicht, wie es gewöhnlich geschieht, dem Brillenhändler überlassen werden darf.

Man darf annehmen, dass das Bewegungscentrum eines Auges in der optischen Achse desselben gelegen ist. Bei Betrachtung eines im Verhältniss zu den Dimensionen des Auges unendlich fernen Gegenstandes sind aber die Augenachsen ja parallel. Wenn man also den Augenachsen durch Fixiren eines sehr fernen Gegenstandes eine parallele Stellung giebt, so kann man den Abstand der Bewegungscentra beider Augen durch Messung des Abstandes der beiden zu einander parallel gestellten Augenachsen bestimmen, und man kann das gesuchte Maass bei dieser Augenstellung auch durch Bestimmung des Abstandes der Pupillen beider Augen von einander finden.

Bei der practischen Anwendung dieses Grundsatzes kann man auf verschiedene Weise verfahren:

1) Auf einem gut gearbeiteten, hölzernen Parallellineal sind jederseits hinter einander 2, etwa 20 Ctm. von einander entfernte Nadeln mit nach oben gerichteten Spitzen so angebracht, dass die Abstände der beiden vordern und der beiden hintern Nadeln bei jeder Entfernung der beiden, mit einander verbundenen, parallelen Lineale einander immer gleich bleiben. Man visirt nun zuerst mit dem einen Auge einen möglichst entfernten, dünnen senkrechten Gegenstand, so dass derselbe durch die beiden, auf der gleichen Seite befindlichen Nadeln gedeckt wird, und bringt nun durch Visiren mit dem andern Auge den entfernten senkrechten Gegenstand und diebeidenauf dieser Seite befindlichen Nadeln dadurch zur Deckung, dass man die entsprechende Hälfte des Parallellineals von der anderen, in unveränderter Lage gehaltenen Hälfte desselben in die passende Entfernung bringt, so dass beim Sehen mit beiden Augen alle 4 Nadeln und der entfernte, schmale, senkrechte Gegenstand einander im gemeinschaftlichen Gesichtsfelde decken. Wenn diese Lage gefunden ist, so giebt der durch ein Millimetermaass gemessene Abstand der beiden vorderen oder der beiden hintern Nadeln von einander

den Abstand der parallel gestellten Augenachsen, also auch den Abstand der Bewegungscentra beider Augen an. In Ermangelung eines hinreichend entfernten senkrechten Gegenstandes, oder wenn die Augen sehr kurzsichtig sind, kann man diese Methode auch so modificiren, dass man die zu fixirende, senkrechte Linie in einer weit geringeren Entfernung (z. B. 2 Meter vom Auge entfernt) anbringt, indem man die eine der vordern Nadeln durch eine Schraube derjenigen der andern Seite so weit nähert, dass die 4 Nadeln und die fixirte Linie bei passender Entfernung der beiden parallelen Lineale von einander beim binoculären Sehen zur Deckung gebracht werden. Wenn man nun den Abstand der senkrechten, als Fixationsobject benutzten Linie vom Bewegungscentrum des einen Auges kennt (indem man den Abstand desselben vom Tangentialplan der Hornhaut mit 13,5 Mm. in Rechnung bringt), dann durch den Versuch den Unterschied zwischen dem Abstande der beiden vorderen Nadeln und dem Abstande der beiden hintern Nadeln von einander bestimmt, und endlich den Abstand der vordern und der hintern Nadeln von einander kennt, so kann man (mittels der Construction der durch diese Momente gegebenen, einander ähnlichen Dreiecke) den Abstand der Bewegungscentren beider Augen von einander leicht berechnen.

Man kann aber auch 2) den Abstand der Bewegungscentren beider Augen dadurch bestimmen, dass der Betreffende, während er sein Antlitz vollständig en face in einem planen Spiegel betrachtet, den nach oben gerichteten Spitzen eines dem Plan des Spiegels parallel gehaltenen Stangencirkels eine solche Stellung und Entfernung von einander gibt, dass die jedesmalige Spitze des Instruments beim abwechselnden Sehen mit dem einen und dem andern Auge immer vor der Mitte der betreffenden Pupille gesehen wird. Der abgelesene Abstand der Cirkelspitzen von einander gibt dann (vorausgesetzt dass die gegenseitige Stellung des Spiegels, des Cirkels und des Antlitzes unverändert und parallel blieb) ohne Weiteres den Abstand der parallel gestellten Augenachsen, also auch der Bewegungscentra der beiden Augen von einander an.

Man kann dieses Resultat dann noch 3) dadurch controliren, dass man in dem gefundenen Abstande mit den Spitzen des Stangencirkels zwei kleine Löcher durch geschwärztes Kartenpapier bohrt und durch diese beiden Löcher ein fernes Objekt betrachtet. Dieses muss man dann, bei richtig gefundnem Abstande, durch beide Löcher mit beiden Augen gleichzeitig sehen können, und die beiden Löcher müssen dabei als ein einfaches rundes Loch erscheinen.

Man kann endlich auch diese Controlprobe für sich als Methode benutzen, indem man zwei in horizontaler Richtung gegen einander verschiebbare, schwarze Cartons benutzt, welche beiderseits mit einem kleinen runden Loche versehen sind. Wenn man diese beiden Cartons gerade so weit gegen einander verschoben hat, dass ein kleines, fernes Objekt gleichzeitig mit beiden Augen durch die beiden kleinen Löcher gesehen werden kann, und dass die beiden Löcher dabei zu einem einheitlichen, runden Bilde verschmelzen, so ist der Abstand der beiden Löcher selbstverständlich dem gegenseitigen Abstande der parallel gestellten Augenachsen, also auch dem Abstande der Bewegungscentra beider Augen gleich.

Die Abstände der Bewegungscentra der Augen variiren bei verschiedenen erwachsenen Menschen um mehr als 20 Mm. Alle die genannten Methoden sind so leicht auszuführen, dass man selbst bei Kindern und Frauen ohne alle Dehnung sehr gut übereinstimmende und jedenfalls für praktische Zwecke hinreichend genaue Resultate erlangt.

Es versteht sich von selbst, dass diejenigen, welche Brillen gebrauchen, nach dieser Bestimmung der Bewegungscentra der beiden Augen die Brillen so zu wählen haben, dass der Abstand des inneren Randes des einen vom äussern Rande des andern Brillenglases dem Abstande der Bewegungscentra beider Augen gleich ist, wobei dann freilich vorausgesetzt werden muss, dass der Brillenfabrikant beide Brillengläser gleich gross gemacht und dieselben richtig centrirt hat.

Die Erfahrung lehrt, dass Fälle von Farbenblindheit weit seltener bei Weibern als bei Männern zur Beobachtung kommen.

Holmgren (3) wagt nicht zu entscheiden, ob dieses wirklich davon abhängt, dass dieselbe bei Weibern seltener ist, oder vielmehr davon, dass Umstände vorhanden sind, welche die Entdeckung der Farbenblindheit bei Weibern erschweren. H. hat nun Gelegenheit gehabt, 2 junge, farbenblinde Damen zu untersuchen, unter welchen die eine einen Fall unvollständiger Rothblindheit darbot, während der andere Fall sich als die seltenste Form, nämlich als Blaublindheit auszuweisen schien.

Bei der Sephyrgarnprüfung wurden unter 120 Proben diejenigen, welche klar roth und von gleicher Farbenstärke oder etwas dunkler gefärbt waren, dem Rosenroth gleich geschätzt. Diese Prüfung ergab also nach der Young-Helmholz'schen Theorie die Diagnose der Blau- oder Violetblindheit.

Als demnächst 82 gefärbte Papierstückchen nach ihrer Aehnlichkeit oder Verschiedenheit geordnet wurden, ergab sich sowohl in der Purpurserie als in der Serie der grünen Farben eine auffallende Uebereinstimmung mit derjenigen, welche man erhält, wenn gesunde Personen beim Sehen durch gelbes Glas in künstlicher Weise blaublind geworden sind. In der blauen Serie wurde aber Braun vermisst und in eine besondere Gruppe gebracht, und es befanden sich auffallender Weise in dieser Serie drei purpurfarbige Läppchen, welche sich von denen der Purparserie für normale Augen höchstens dadurch unterschieden, dass sie möglicher Weise etwas mehr Blau enthielten.

Nach der Maxwell'schen Methode mit rotirenden Farbenscheiben ergab sich bei 2 verschiedenen Versuchen, bei vielleicht etwas verschieden starker Tagesbeleuchtung:

Roth. Blau. Roth. Weiss. Schwarz.
1) 270 + 90 = 270 + 20 + 70
2) 270 + 90 = 270 + 10 + 80

was ebenfalls für Blaublindheit spricht.

Das durch eine angefügte Abbildung wiedergegebene Resultat der Perimeteruntersuchung zeigt, dass das Gesichtsfeld bezüglich der Farbenperception in 2 Felder zerfällt, so dass es sich einem früher vom Verf. aufgestellten Satze zufolge um vollständige Farbenblindheit von einer der 3 möglichen Arten handeln muss. In der Abbildung sind auch das Roth und die Purpurfarbe, welche für Roth erklärt wurde, wiedergegeben. Die Figur, welche das Resultat der Perimeteruntersuchung angiebt, ist besonders darum interessant, weil die Ausdehnung des äusserst gelegenen der beiden der Farbenperception fähigen Felder so gering ist, dass man vermuthen muss, dass es die fehlenden, blaupercipirenden Organe, und nicht, wie man sonst hätte vermuthen können, die grünpercipirenden Organe sind, welche in gesunden Augen die äusserste der 3 normalen Farbenperceptionszonen bilden. Diese Vermuthung wurde durch genaue planimetrische Ausmessung vieler normaler Gesichtsfelder, welche zur genaueren Vergleichung mit dem besprochenen Falle vorgenommen wurde, bestätigt. Verfasser beabsichtigt, diese Frage in einer späteren Arbeit ausführlicher zu behandeln.

Die Mittheilungen Ogle's, denen zufolge die Gegenwart und Menge des Pigments in der Regio olfactoria bei Thieren und Menschen in einer gewissen Beziehung zum Geruchsvermögen zu stehen scheinen, haben Möller (4) veranlasst, das Geruchsvermögen von Individuen mit blondem und mit dunklem Haar zu vergleichen. Diese an 50 Individuen angestellten Versuche ergaben aber durchaus kein bestimmtes Resultat. Bei alten granund weisshaarigen Individuen fand er freilich die Feinheit des Geruchs „um ⅓—½" (?) vermindert, er hatte aber keine Gelegenheit, die Pigmentirung der Regio olfactoria dieser Individuen zu untersuchen. Mit Rücksicht auf die Mittheilungen Ogle's und anderer Beobachter über die übrigen Sinne und über die Angaben über Veränderungen des Sinnesvermögens bei pathologischen Veränderungen der Menge des Pigments, namentlich bei looaler Entwickelung von Albinismus, theilt er einen Fall looaler Entwickelung von Albinismus der Haut in der Umgebung der Augen mit, welcher bei looaler Behandlung mit Sublimat schwand, welcher aber nicht von erkennbarer Veränderung der für die Sinne bedeutungsvollen Pigmente begleitet war, und bei welchem keine Veränderung des Sinnesvermögens wahrgenommen wurde.

P. L. Panum.

Wilczynski (Krakau). Mit welchen Theilen der Mundhöhle und der Zunge unterscheiden wir den Geschmack mancher Dinge? Przeglad lekarski. No. 7 und 8.

Nach einigen vorangeschickten Betrachtungen über die Affinität des Geschmacks- und Geruchssinnes und die dadurch veranlassten, öfteren Täuschungen über die noch nicht festgestellte Zahl specifischer Geschmacksempfindungen und ihre Unabhängigkeit von der chemischen Zusammensetzung der geschmeckten Gegenstände, sowie über das noch nicht aufgeklärte Wesen des Nachgeschmackes kommt der Verf. zur Darlegung seiner eigenen Versuche, bei denen er leicht mögliche Täuschungen dadurch vorzubeugen suchte, dass er den übrigen Theil der Zunge durch Bedeckung schätzte und nur die zu prüfende Stelle jedesmal offen liess. Er bediente sich als Deckmittels eines angeleimten, in verdünnter Salzsäure macerirten und dann bis zum Aufhören der sauren Reaction mit destillirtem Wasser bespülten Druckpapiers. In einer beigefügten Tabelle sind die Resultate angeführt, welchen zum Vergleiche diejenigen von Horn und Picht tabellarisch entgegengestellt werden. Als geschmacksprüfende Substanzen wurden Schwefel-, Salz-, Salpeter-, Essig- und Tanninsäure, Natronhydrat, Carbonat, Ammoniak, Ammoniumchlorür, Kochsalz, Kalium nitricum, Chininum sulphuricum, Plumbum acet., Ochsengalle, Traubenzucker und Extr. Aloës verwendet. Entgegen der Ansicht von Horn und Picht, welche auch den Papillae filiformes und dem weichen Gaumen einen Antheil an der Geschmacksempfindung vindiciren, glaubt der Verf., dieselbe einzig und allein auf die Zunge und zwar auf die Papillae circumvallatae und fungiformes mit Ausschluss der Papillae filiformes beschränken zu müssen. Als vermittelnde Nerven dienen sowohl der Ramus lingualis des Trigeminus als auch der Glossopharyngous, von denen die letztere die Papillae circumvallatae, der erstere hingegen die Papillae filiformes versieht.

Oettinger (Krakau).]

V. Allgemeine Muskel- und Nervenphysiologie.

1) Mandelstamm, N., Ueber den Einfluss chemischer Agentien auf die Erregbarkeit der Nerven. Diss. Erlangen. — 1a) Rochefontaine et Couty, Influence de l'oxyde de carbone sur la durée de la contractilité musculaire. Gaz. méd. de Paris. No. 50 p. 617. — 2) Fleischl, E., Ueber die Graduirung electrischer Inductionsapparate. Wien. acad. Ber. LIII. 3. Abth. Junibeft. — 3) Tiegel, E., Ueber den Einfluss einiger willkürlichen Veränderungen auf die Zuckungshöhe des unterminimal gereizten Muskels. Ber. der sächs. Gesellsch. wissensch. math.-physik. Kl. 81—130. — 4) Valentin, G., Einige zur electrischen Erregung dienende Vorrichtungen. Zeitschr. für Biol. 257. — 5) Derselbe. Einige Bemerkungen über electrische Tetanisation der Nerven und Muskeln. Pflüg. Arch. XI. 481—501. — 6) Fratscher, C., Continuirliche und langsame Nervenreizung. Jen. Zeitschr. für Naturwiss. Bd. IX. H. 2. S. 130. — 7) Samkowy, H., Ueber den Einfluss verschiedener Temperaturgrade auf die physiologischen Eigenschaften der Nerven und Muskeln. Inaug.-Dissert. Berlin. — 8) Fleischl, E., Ueber die Lehre von Ausschwellen der Reize im Nerven. Wien. acad. Sitzungsb. 3. Abth. LXXII. Decemberheft. — 9) Chauveau, A., De l'excitation électrique unipolaire des norfs. Comparaison de l'activité des deux pôles pendant le passage des courants de pile. Compt. rend. LXXX. p. 779. — 10) Derselbe, Comparaison des excitations unipolaires de même signe, positif ou negatif. Influence de l'ar-

croissement du courant de la pile sur la valeur de ces excitations. Ibid. LXXX. No. 19. p. 824. — 11) Chauveau, M., De la contraction produite par la rupture du courant de la pile dans le cas d'excitation unipolaire des nerfs. Ibid. LXXXI No. 22. p. 1038 Etude comparée des flux électriques dits instantanés et du courant continu, dans le cas d'excitation unipolaire. p. 1193. — 12) Onimus, Contractilité des muscles et du coeur après la mort. Gaz. des hôp. p. 349. — 13) Rollet, A., Ueber die verschiedene Erregbarkeit functionell verschiedener Nervenmuskelapparate. Wiener Sitzungsber. 3. Abth. LXX. 7. LXXI. 33. Centralbl. für die med. Wissensch. No. 22. S. 337. — 13a) Bour, J. Ch, Ueber die verschiedene Erregbarkeit functionell verschiedener Nervmuskelapparate. Verb. der Würzburger phys.-med. Ges. VIII. S. 221. — 14) Brücke, E., Ueber die Wirkungen des Muskelstromes auf einen secundären Stromkreis und über eine Eigenthümlichkeit von Inductionsströmen, die durch einen sehr schwachen primären Strom inducirt worden sind. Wiener Sitzungsber. LXXI. Abtheil. III. S. 13. — 15) Bernstein, J. u. Steiner, J., Ueber die Fortpflanzung der Contraction und der negativen Schwankung im Säugethiermuskel. Archiv von Reichert und Dubois-Reymond. S. 526. — 16) Bernstein, J., Ueber die Höhe des Muskeltons bei electrischer und chemischer Reizung. Pflüg. Arch. XL 191. — 17) Hermann, L., Neue Messungen über die Fortpflanzungsgeschwindigkeit der Erregung im Muskel. Ebd. X S. 48 u. 639. — 18) Aeby, Chr., Die Fortpflanzungsgeschwindigkeit der Reizung in der quergestreiften Muskelfaser. Ebendas. S. 465. — 19) Bloch, Expédences sur la vitesse du courant nerveux sensitif de l'homme. Arch. de physiol. No. 5. Gaz. méd. de Paris. No. 23. p. 279. et No. 24. p. 289. — 20) Hermann, L., Fortgesetzte Untersuchungen über die Beziehungen zwischen Polarisation und Erregung im Nerven. Pflüg. Arch. X. 215. — 21) Derselbe, Braucht der bei der Anlegung eines künstlichen Querschnittes auftretende Muskelstrom zu seiner Entwickelung Zeit? Centralbl. für die med. Wissensch. No. 42. S. 705. — 22) Kennedy, II., On the strength of muscle. Med. Press and Circular. p. 246.

Mandelstamm (1) untersuchte im Laboratorium v. Wittich's den Einfluss verschiedener chemischer Agentien auf die Erregbarkeit ausgeschnittener Froschnerven. Destillirtes Wasser bewirkte anfangs eine geringfügige Steigerung, dann einen beschleunigten Abfall der Erregbarkeit (verglichen mit dem Verlauf in feuchter Luft). Ebenso, aber noch schneller wirken HCl von 1 pCt., Essigsäure von 1 pCt. und (etwas langsamer ¼ pCt.) Gerbsäure von 1 pCt., Alkohol von 10 und 5 pCt., KOH und NaHO von 1 und 0,2 pCt., Ammoniak als Gas und verdünnte Lösung, Kalkhydrat von 1/100 pCt.; Chloroform- und Aetherdämpfe wirken anfangs erhöhend, dann herabsetzend, Amylnitritdämpfe schnell herabsetzend. Chlornatrium von 1 pCt. ist indifferent, Chlorkalium in derselben Concentration wirkt herabsetzend; Harnstoff von 10, 5 und 1 pCt. wirken anfangs steigernd, dann herabsetzend, ebenso glycocholsaures Natron von 1 pCt. und arsensaures Natron von 5 und 1 pCt., und durch Diffusion salzarm gemachtes Eiweiss. Carbolsäurelösung von 1 pCt., 0,5 und 0,1 pCt., ebenso Kreosotlösung wirken schnell vernichtend, ebenso arsenige Säure von 1/10 pCt. Defibrinirtes Blut und Blutserum sind fast indifferent. Nach alledem kann man die Wirkung aller dieser Stoffe

auf ihre wasserentziehende Wirkung beziehen, soweit sie nicht direct zerstörend wirken.

Um electrische Inductionsapparate (insbesondere das Schlitteninductorium von du Bois-Reymond) zu gradniren, schaltet Fleischl (2) in den primären Kreis einen unpolarisirbaren Flüssigkeitsrheostaten von grossem Widerstand ein, und ändert so die Stromstärke in der primären Spirale für verschiedene Abstände der secundären Spirale, dass bei gleichartigem Schluss des primären Stromkreises der Schliessungsinductionsschlag der secundären Spirale eben gerade minimale Zuckung in einem stromprüfenden Schenkel erregt. Ist der Widerstand des Rheostaten hinreichend gross gegen den der Kette plus der primären Spirale, so sind die bei gleichbleibender Stromstärke in der primären Spirale den verschiedenen Rollenabständen entsprechenden Werthe des inducirten Stroms den oben genannten Rheostatenstellungen umgekehrt proportional. Die gefundenen Werthe sind übrigens den nach der von Fick angegebenen Methode (Messung der inducirten Ströme mit der Bussole) ganz gleich.

Tiegel (3) untersuchte im Ludwig'schen Laboratorium die Zuckungshöhe des unterminimal gereizten Muskels unter verschiedenen Umständen. Besondere Sorgfalt wurde auf möglichste Gleichartigkeit des Stromschlusses gewandt, was durch gleichmässigen Fall eines Platindrahts in die rein erhaltene Oberfläche eines in capillarer Röhre befindlichen Quecksilberfadens erzielt wurde. Zu den Versuchen dienten die Muskeln der Triceps gruppe oder die Gastrocnemien des Frosches. Die Thiere waren theils curarisirt, theils nicht; ausserdem unterscheidet T. blutlose Muskeln, d. h. solche, die mit 0,5 pCt. Na Cl-lösung ausgespritzt waren, und bluthaltige; bei letzteren muss besondere Sorgfalt auf die Präparation verwandt werden, um den Kreislauf im Muskel möglichst ungestört zu erhalten.

Der curarisirte, blutlose Muskel verhält sich gegen untermaximale Reize ganz ähnlich wie dies Kronecker für maximale gefunden hat (Jahresber. 1870, 119; 1872, 136). Wiederholte gleiche Reize geben Zuckungen, deren Hubhöhen um stets gleiche Differenzen abnehmen; die Differenzen sind jedoch für schwächere Reize grösser (die Ermüdung ist schneller) als für maximale. Wechseln schwächere und stärkere Reize ab, so erholt sich der Muskel während der schwächeren Reize für die stärkeren. Je schneller die Reize aufeinanderfolgen, desto grösser ist die Ermüdung; sie ist unabhängig von der Ueberlastung. Wird der blutlose Muskel von seinem Nerven aus gereizt, so tritt das sonderbare, schon von Fick beobachtete Phänomen ein, dass bei einer gewissen mittleren Stromstärke keine Zuckung erfolgt, während geringere und grössere Stromstärken wirksam sind. Von den geringsten Stromstärken anfangend und zu höheren fortschreitend sieht man zuerst keine Zuckungen, dann allmälig steigende, dann constant bleibende, dann abnehmende, dann keine ("das Intervall"), dann steigende, endlich constant bleibende.

Schaltet man in eine Reihe gleichstarker Reize einige stärkere ein, so sieht man bei der Rückkehr zu den ersteren entweder einige höhere oder einige niedrigere Zuckungen, von welchen die Zuckungshöhe allmälig zur früheren Grösse zurückkehrt. Hierauf beruht es auch, dass zuweilen ein Muskel mit Reizen, auf die er vorher nicht reagirte, wieder Zuckungen giebt, wenn er inzwischen mit stärkeren gereizt wurde. Eine Erhöhung der Reizwirkung kann ferner erzielt werden, wenn man vorübergehend durch schnellere Reizfolge den Muskel tetanisirt hat.

Ist der Muskel bluthaltig und curarisirt, so sieht man bei den aufeinander folgenden Reizen den Muskel röther werden, wobei die Zuckungshöhen zunehmen, dann constant werden und erst nach 1000 bis 2000 Zuckungen langsam und stetig abzusinken anfangen. Dies erfolgt aber nicht bei minimalen Reizen. Verstärkt man den Reiz, so beginnt ein neues Ansteigen. Unvergiftete, direct gereizte, bluthaltige Muskeln zeigen bei untermaximalen Reizen Abweichungen, bei minimalen und maximalen verhalten sie sich wie curarisirte. Dies zeigt einen besonderen Einfluss des Bluts, von welchem der Muskel einen Schutz gegen die Eingriffe der Reize erfährt und zugleich zu vermehrter Leistung befähigt wird. Doch ist diese Wirkung des Bluts keine unbegrenzte, sondern erschöpft sich.

Valentin beschreibt (4) zunächst einen Magnetelectromotor (Schlitteninductorium) zu physiologischen Zwecken, sodann einen „Punktschliesser" d. h. einen Schlüssel mit punktförmigem Platincontact, bei welchem die einzelnen Schliessungen gleichmässiger ausfallen als bei dem gewöhnlichen Schlüssel, einen Punktstromwender und einen hämmernden Stromwender; mit dem letzteren kann man die abwechselnd gerichteten Ströme irgend einer Kette unmittelbar zum Tetanisiren benutzen oder diese zur Erzeugung von Inductionsströmen verwenden und mit diesen tetanisiren. — Um das Zuckungsgesetz des lebenden Nerven rein zu beobachten, räth V., das Hüftgeflecht in seiner normalen Lage zu belassen und ihm den Strom durch Elasticnadeln zuzuführen.

In der folgenden Abhandlung (5) beschreibt V. genauer mit jenem „hämmernden Stromwender" angestellte Versuche.

Im Anschluss an die Versuche von Heinzmann (Jahresbericht 1872), hat Fratscher (6) unter Preyer's Leitung neue Versuche mit allmälig ansteigenden, chemischen und mechanischen Reizen an enthirnten und unverletzten Fröschen angestellt und bei vorsichtigem Verfahren niemals sensible Reizung dabei erhalten. Auch die allmälig erfolgende Quetschung motorischer und sensibler Nerven bleibt wirkungslos. Eine Wiederholung der Heinzmann'schen Versuche mit Veränderung der erwärmten Hautoberfläche bestätigte die Angaben H.'s durchaus.

Samkowy (7) fand unter Grünhagen's Leitung die Angaben von Rosenthal und Afanassieff im Allgemeinen bestätigt, dass motorische

Froschnerven durch Temperaturen von 0° und von 35-45° C. tetanisch gereizt werden. Später fand er jedoch Abweichungen, die von der Jahreszeit abhingen, in welcher die Versuche angestellt wurden. Muskeln, auf 0° abgekühlt, zeigten eine ausserordentliche Empfindlichkeit gegen mechanische Reize. Uebereinstimmend mit Schmulewitsch fand er, dass quergestreifte Froschmuskeln bei Erwärmung von 0-32° sich verkürzen, bei Abkühlung sich wieder ausdehnen; Kaninchenmuskeln zeigten die Verkürzung erst über 16°. Glatte Muskeln (Blase des Frosches, des Kaninchens oder der Katze; M. rectococcygeus des Kaninchens; Papillensphincteren von Säugern) zeigten einige Abweichungen. Glatte Musculatur vom Frosch verkürzt sich bei Abkühlung, die von Warmblütern verhält sich wie quergestreifte. Pupillen von Kaninchen verengerten sich bei Erwärmung von 0° auf 20-25°, bei 38° trat eine Erweiterung ein, bei Abkühlung erfolgte Verengerung; Papillen vom Frosch erweiterten sich bei Erwärmung. Der Sphincter vom Rind zeigt, dass electrische Reizung die Wärmecontraction beschleunigt und vermehrt. Bei Kaninchensphincteren und dem M. recto-coccygeus desselben Thiers erfolgt zwischen 16 und 34° C. auf jede electrische Reizung eine sofortige Verkürzung, welche mit Eintritt der Reizung beginnt und mit Aufhören derselben sofort nachlässt. Atropinisirung ist darauf ohne Einfluss. Katzensphincteren aber zeigten bei electrischer Reizung eine Elongation, die nach Unterbrechung der Reizung sich noch in beschleunigtem Grade fortsetzt.

Fleischl (8) untersuchte die von Pflüger aufgestellte Lehre vom lawinenartigen Anschwellen der Nervenreizung an unversehrten, noch mit dem Rückenmark zusammenhängenden Nerven. Vor der Einmischung von Reflexen schützte er sich durch Chloralisirung oder Durchschneidung der hinteren Wurzeln. Er fand bei Anwendung von Inductionsströmen eine stärkere Wirkung von der oberen Reizstelle, wenn der Inductionsstrom absteigend war, hingegen eine stärkere Wirkung von der tieferen Reizstelle, wenn der Strom aufsteigend war. Mit chemischen Reizen war ein Unterschied nicht nachweisbar.

Chauveau (9-11) hat die Wirkung unipolarer electrischer Reizung genauer untersucht. Auf einen blossgelegten oder von der Haut bedeckten Nerven wird die eine punktförmige Electrode aufgesetzt, während die andere in grosser Ausdehnung die Körperoberfläche berührt. Oder auch die beiden punktförmigen Electroden werden auf zwei verschiedene Nerven aufgesetzt. Mit constanten Strömen von einer gewissen Stärke ist die Wirkung auf die motorischen Nerven an beiden Polen gleich; schwächere Ströme wirken am negativen Pol stärker, stärkere am positiven Pol. Auf sensible Nerven wirkt umgekehrt der negative Pol starker Ströme mehr als der positive. Die Wirkung des positiven Pols auf motorische Nerven wächst mit Vergrösserung der Stromstärke entweder proportional der letzteren oder mit etwas abnebmendem Verhältniss, die des negativen Pols wächst anfangs, um dann wieder abzunehmen; für sensible Nerven ist alles umgekehrt. Diese Aussagen beziehen sich alle auf die Stromesschliessung. Die Oeffnung schwacher Ströme ist am positiven Pol zuerst wahrnehmbar, sie wachsen mit der Stromstärke bis zu einem Maximum und nehmen dann wieder ab. Der negative Pol ist zur Oeffnungserregung viel weniger geeignet; ist sie eingetreten, so wächst sie mit der Stromstärke. Inductionsströme von geringer Intensität wirken nur am negativen Pol; bei Stromverstärkung tritt auch am positiven Pol Wirkung auf, beide werden bald gleich und bleiben so, nur zuweilen sieht man den positiven Pol etwas wirksamer werden. Die Höhe der Zuckungen erreicht bald ein Maximum, über welches sie nicht hinausgeht, doch werden die Contractionen bei weiterer Stromverstärkung zeitlich verlängert.

Bei einem Enthaupteten sah Onimus (12) zwei Stunden nach dem Tode das rechte Herzohr noch auf Reize sich kräftig zusammenziehen; am Ventrikel war nichts zu sehen, doch fühlte man noch ein leichtes Zittern an ihm, so oft das Herzohr sich zusammenzog. Selbst 3 Stunden später konnte man mit elektrischen Reizen an letzterem noch Zusammenziehungen bewirken. Die Muskeln blieben für Inductionsströme noch 3½ Stunde reizbar, constante Ströme wirkten noch länger reizbar, aber die Contraction trat nur in der Nähe der Electroden auf, zuletzt nur an der positiven.

Die zum Theil schon in das vorige Jahr fallenden Versuche von Rollet (13) beweisen die an alte Angaben von Ritter erinnernde Thatsache, dass bei schwacher Erregung des N. ischiadicus meistens nur die Beuger des Unterschenkels und erst bei stärkerer auch die Strecker in Thätigkeit gerathen. Eine Erklärung hat R. bisher nicht gegeben, sondern nur als möglich hingestellt, dass die zu den beiden Muskelgruppen gehenden Nervenfasern verschiedene Erregbarkeit besitzen. Gegen diese Deutung polemisirt Boer (13a), welcher in Fick's Laboratorium arbeitete, und sucht den auch von ihm bestätigten Erfolg durch die rein mechanischen Bedingungen der verschiedenen Dehnung beider Muskelgruppen bei der gewählten Aufhängungsweise zu deuten.

Indem Brücke (14) den Muskelstrom des Gastrocnemius durch eine Rolle leitete, konnte er in einer secondären Rolle Inductionsströme erzeugen, die hinreichend waren, um einen Nerven zu erregen. War zwischen dem Muskel und die primäre Rolle ein Schlüssel als Nebenschliessung eingeschaltet, so trat die Wirkung nur bei Oeffnen des Schlüssels ein. Dasselbe sah B., wenn statt des Muskels ein schwacher Theilstrom einer Kette durch die primäre Rolle geleitet wurde. (Der Unterschied erklärt sich durch das Eingreifen des Extrastroms. Vgl. Rosenthal, Electricitätslehre für Mediciner, 2. Aufl., S. 123, die Anmerkung.) Durch Tetanisiren des Muskels von seinem Nerv aus erhielt man auch in der secondären Spirale tetanisirende Ströme.

Am M. sternocleidomastoideus von Hunden untersuchten Bernstein und Steiner (15) die Fortpflanzungsgeschwindigkeit und negativen Schwankung. Der Muskel wurde an seinem untern Ende abgelöst und bis nahe dem Zungenbein freipräparirt, was ohne merkliche Beeinträchtigung seiner Ernährung geschehen kann. Als Mittel aus 3 Versuchsreihen mit du Bois-Reymond's Federmyographion, einem Helmholtz'schen Myophion und der Marey'schen Luftübertragung ergab sich eine Fortpflanzungsgeschwindigkeit der Contractionswelle von 3½ Meter, und mit Berücksichtigung aller Nebenumstände ein wahrscheinlicher Werth von 4—5 Meter. Die Contractionsdauer war viel grösser als die am Froschmuskel gefundene. An unversehrten, noch von der Haut bedeckten Oberschenkelmuskeln von Kaninchen wurden aber viel kleinere Werthe gefunden, welche sich denen des Froschmuskels nähern. Die Dauer der latenten Reizung betrug in einem Fall 0,017, in einem andern 0,028 Sec.

Die negative Schwankung am M. sternocleidomastoideus zu studiren, gelang nicht. Statt ihrer trat eine positive Schwankung auf, wahrscheinlich weil an dem dicken Muskel nicht alle Fasern gleichmässig sich contrahirten, wodurch ein Neigungsstrom entstehen konnte. Besser gelang es an den Wadenmuskeln von Kaninchen, die Dauer der negativen Schwankung zu bestimmen, welche 0,00339 bis 0,001849 betrug. Einige Versuche am Sternocleidomastoideus des Kaninchens ergaben für die Fortpflanzungsgeschwindigkeit der negativen Schwankung Werthe von 2,04 bis 5,981 Meter. (Diese Werthe und die oben am Bund gefundenen scheinen mir alle zu klein zu sein, da sich die Muskeln nicht in normalem Zustand befanden. Ref.)

Helmholtz hat nachgewiesen, dass Muskeln bei mittelbarer oder unmittelbarer Reizung einen Ton geben, dessen Schwingungszahl der Zahl der Reize entspricht, während bei willkürlicher Erregung der Ton etwa 18—20 Schwingungen in der Secunde entspricht. Um die obere Grenze festzustellen, welche der Muskelton erreichen kann, machte Bernstein (16) Versuche mit seinem „acustischen Stromunterbrecher" (Jahresber. 1871, S. 117) an den Unterschenkeln von Kaninchen. Die Töne e' = 330 Schwingungen und gis' = 418 S. gaben starke und gleiche hohe Muskeltöne, schwächer war der Ton bei cis'' = 561 S. und noch leiser, aber deutlich wahrnehmbar, der Ton fis'' = 748 S. Bei e''' = 1056 S. war kein deutlicher Ton im Muskel zu hören, sondern unbestimmte Geräusche. Als mit dem letzten Ton statt des Muskels der Nerv gereizt wurde, gab der Muskel wieder einen Ton, der aber um eine Quinte oder Octave tiefer war, als der reizende. Die oberste Grenze, bis zu welcher der Muskelton mit dem Ton der reizenden Feder zusammenfiel, lag bei b'' = 933 S. Bis zu 300 Schwingungen etwa behielten die Muskeltöne eine ganz gleichbleibende Stärke, dann aber nahmen sie bis zu jener obersten Grenze an Stärke ab. Da nun die Dauer der negativen Schwankung etwa $\frac{1}{303}$

Sec. beträgt, liegt es nahe, hier an einen Zusammenhang zu denken. — Bei chemischer Reizung der Nerven hatte der Muskelton ganz den Character des bei willkürlicher Zusammenziehung auftretenden. Man kann sich vorstellen, dass die Nervenerregung am leichtesten in der Schwingungsform auftritt, in welcher sie während des Lebens erfolgt, wenn die Reizung continuirlich oder in unregelmässigen Intervallen erfolgt. Da Bernstein (Jahresber. 1871. S. 116) einen viel höheren Werth für die Fortpflanzungsgeschwindigkeit der Reizwelle im Muskel gefunden hatte, als Aeby, Engelmann u. A. für die Contractionswelle, so nahm Hermann (17) die Bestimmung der letzteren wieder auf, bediente sich aber statt der graphischen Methode der electrischen Zeitmessung und statt der von seinen Vorgängern benutzten Adductoren des Oberschenkels der beiden aneinandergelegten Sartorien, weil die Adductoren durch schräg verlaufende Inscriptiones tendineae durchschnitten werden, die jedenfalls den Versuch compliciren müssen. Der von du Bois-Reymond beschriebene „Froschunterbrecher“ wurde so abgeändert, dass durch die Verdickung des Muskels der zeitmessende Strom unterbrochen wurde; die Reizung geschah gleichzeitig mit dem Schluss des zeitmessenden Stromes abwechselnd zu beiden Seiten der Stelle, durch deren Verdickung die Stromunterbrechung erfolgte, und zwar einerseits sehr nahe, andererseits in grösserer Entfernung von dieser Stelle. Aus den Unterschieden der so gefundenen Zeiten und der entsprechenden Entfernungen ergab sich als Fortpflanzungsgeschwindigkeit der Leitung im Muskel etwa 3 Meter in der Secunde (Mx. 3,313, Min. 1,667, Mittel 2,689 Meter; die höheren Zahlen sind als die richtigeren anzusehen, da die Geschwindigkeit im Verlauf der Versuche schnell abnimmt). Einen bedeutenden Einfluss auf die Geschwindigkeit hat die Temperatur.

An den Halsretractoren einer Testudo graeca fand Hermann eine geringere Leitungsgeschwindigkeit, nämlich 1,829 Meter.

Die an diese Arbeit sich anknüpfende Polemik zwischen Aeby (18) und Hermann dreht sich um die Frage, welche Bedeutung die Inscriptiones tendineae an den Adductoren auf die früheren Versuche gehabt haben können.

Bloch (19) bestimmte die Fortpflanzungsgeschwindigkeit der Erregung in den sonalbien Nerven mit einer Art von Scheibenmyographion, an dessen Umfang ein Federchen befestigt war, dessen Anstreifen an der Haut als mechanischer Reiz wirkt, während eine Bewegung des Zeigefingers den empfundenen Reiz markirte. Er verwirft aber diese Methode ganz als unzuverlässig, weil darin Gewöhnung und Willkür eine Rolle spiele. In der That erhielt er bei Reizung der Hand kleinere Werthe als bei Reizung des Vorderarms und der Nasenspitze. Deshalb benutzt er eine ganz andere Methode. Wenn dasselbe Federchen nacheinander die zwei Zeigefinger berührte, und das Zeitintervall verkürzt wurde, so schienen die beiden Stösse zuletzt gleichzeitig zu sein. Diese Zeit

nennt er die Persistenzdauer der Empfindung (während sie doch nur die Grenze der Empfindungsfähigkeit für Zeitunterschiede ist. Ref.) und findet sie zu $\frac{1}{13}$ Secunde. Wenn nun die Berührung nicht zwei symmetrische Stellen trifft, so wird jenes Intervall grösser. Die Differenz schiebt B. auf die Fortleitung in den Nerven und findet als Geschwindigkeit den ungeheuren Werth von 156 Meter in der Secunde.

Im Anschluss an frühere Untersuchungen (Jahresbericht 1873. S. 175) sucht L. Hermann (20) den von ihm aufgestellten Satz, dass die Erregung im polarisirten Nerven beim Uebergang zu positiveren Stellen an Intensität zunimmt, beim Uebergang zu negativeren abnimmt, noch sicherer zu stellen und weiter auszuführen. Der nach ihm unter dem Einfluss der Erregung auftretende Zuwachs eines den Nerven durchfliessenden Stroms ist eine wirkliche Zunahme an electromotorischer Kraft und nicht nur Folge einer Widerstandsverminderung, denn eine solche Verminderung müsste von der Stärke des Messstroms unabhängigen Werth haben, während der Widerstand scheinbar um so weniger abnimmt, je stärker der Messstrom ist. Ebenso bestätigt er die schon früher von ihm beobachtete Erscheinung, dass bei höheren Stromstärken des polarisirenden Stroms die Erregung die Kathodenstelle nicht zu überschreiten vermag. Je stärker der Reiz ist, desto grösserer Stromstärken bedarf es zum Eintritt dieser Erscheinung; je länger die Nervenstrecke ist, desto geringer kann die dazu nöthige Stromstärke sein (wobei natürlich der Einfluss des Widerstands der durchflossenen Nervenstrecke berücksichtigt worden ist). Auch das Verhalten der Stromschwankung am Querschnittsende des Nerven und bei totaler Reizung der durchflossenen Strecke ergiebt sich als übereinstimmend mit jenem oben angeführten Satz.

Um die Frage nach der Präexistenz des Muskelstroms noch von einer anderen Seite anzugreifen, hat Hermann (21) untersucht, ob der nach Anlegung eines künstlichen Querschnitts entstehende Strom zu seiner Entwicklung Zeit braucht. Zu diesem Zweck wurde die Aponeurose der Achillessehne des Gastrocnemius plötzlich abgestreift und gefunden, dass der hierdurch entwickelte Strom erst bis $\frac{1}{165}$ bis $\frac{1}{350}$ Secunde später sich zu entwickeln begann.

[K. Hällstén, Studier i Vävnadselementens Fysiologie I. Finska Läkare-Sälisk. Handl. Hft. 2.

H. giebt als Resultat seiner neuesten Untersuchung an, „dass eine geringere Intensität des Irritaments zur Hervorrufung einer Reflexzuckung nöthig ist, wenn dasselbe näher dem Centralapparate (sc. dem Rückenmark) angebracht wird, als wenn es in grösserem Abstande von demselben applicirt wird.“ Da dieses Resultat mit der Pflüger’schen Lehre von der lavinenartigen Anschwellung des Irritaments in Widerspruch steht, so trägt er kein Bedenken, diese Lehre gänzlich zu verwerfen, und indem er die Beobachtungen von Pflüger sowohl als von Wundt, Rollet

u. A. über die Verschiedenheiten der Reizempfänglich-keit der verschiedenenStellen derNerven und desNerven-systems überhaupt mit den seinigen zusammenfasst, stellt er nunmehr den allgemeinen, vielsagenden Satz auf: „dass die specifische Reizbarkeit sowohl in den motorischen als in den sensiblen Nerven an verschiedenen Stellen verschie-den ist und im Allgemeinen von den Central-apparaten gegen die Peripherie hin ab-nimmt." Das experimentelle Verfahren des Verf. wird nun folgendermassen beschrieben. Es wurde ein Froschpräparat angefertigt, an welchem die neutralen Enden der grossen Nervenstämme der hinteren Extremi-täten beiderseits mit dem Rückenmark in Verbindung blieben, während der Nervenstamm an der einen Seite in der Fossa poplitea durchschnitten, an der an-deren mit dem M. gastrocnemius in Verbindung ge-blieben war. Dieses Präparat wurde in gewöhnlicher Weise in Pflüger's Myographion befestigt, und zu-gleich wurde der Rückenmarkscanal mittels einer Nadel auf einer auf dem Tische des Myographions verschieb-baren Korkplatte befestigt. Die galvanischen Ströme wurden dem Präparat durch zwei Quecksilbergefässe zugeleitet, in welche gleichzeitig amalgamirte Leitungs-drähte von Kupfer eingetaucht waren, sodass Neben-ströme und unipolare Erscheinungen ausgeschlossen waren. Die Reizung wurde mittels der secundären Rolle des du Bois-Reymond'schen Inductions-apparats durch Vermittelung der Quecksilbergefäss-chen bewirkt, entweder einfach durch zwei mit Kupfer-draht verbundene Nadeln oder durch die üblichen un-polarisirbaren Electroden. — Der Einwurf, es könnte die von ihm beobachtete, grössere Reflexempfindlichkeit bei Reizung der dem Rückenmark näher gelegenen Theile des in der Fossa poplitea durchschnittenen Ner-venstammes davon abhängen, dass hier eine grössere Anzahl sensibler Fasern vom Irritamente getroffen wer-den, und dass daher eine grössere Anzahl der im Rük-kenmark befindlichen Reflexapparate in Thätigkeit gesetzt werden, als bei der Reizung einer mehr peri-

pherischen Stelle der Nerven, beseitigt er unter Hin-weis auf die Angabe A. Fick's, dass die Reflex-zuckung, welche in Folge der Reizung mittels eines einzelnen Inductionsschlages hervorgerufen wird, (in den meisten Fällen) in ganz bestimmten Muskeln auf-tritt, dass mit anderen Worten der Fuctionszustand hierbei nicht von einem Reflexapparat auf den ande-ren überspringt. Den noch näher liegenden Verdacht, dass die Erregbarkeit des in der Fossa poplitea durch-schnittenen Nerven wegen des Absterbens bereits im peripherischen Theile desselben abgenommen haben könnte, hat er aber nicht näher berücksichtigt; denn die Versicherung, dass das Präparat mit nöthiger Vor-sicht angefertigt sei, kann hier offenbar nicht genügen, wo es sich um ein so merkwürdiges Resultat handelt.

Verf. hat seinen Versuch noch in der Weise ab-geändert, dass die secundäre Spirale in ihrer Stel-lung verblieb, während der Strom zur primären Spi-rale nicht wie gewöhnlich durch den Neef'schen Hammer, sondern durch Vermittelung von Quecksilber-gefässen geöffnet und geschlossen wurde. Hierbei er-gaben dann die einzelnen Inductionsschläge keine Mus-kelzuckung. Dies erklärt H. durch die Summirung der Reizung mittels der einander schnell folgenden In-ductionsschläge, welche einzeln einwirkend unwirk-sam gewesen seien. Als er nun aber die Versuche so modificirte, dass er die Wirkung eines einzigen Induc-tionsschlages benutzen wollte, fand er, dass selbst die stärksten Inductionsschläge (?) eines gewöhnlichen du Bois-Reymond'schen Apparats nicht die zur Hervorrufung einer Reflexzuckung nöthige Intensität besassen. (!?) (Welche galvanisirten Elemente er be-nutzte und wie die Stromstärke in der primären und in der secundären Rolle sich dabei verhielt, wird nicht angegeben.) Die Untersuchung wurde daher mit einem Rumkorff'schen Inductionsapparate (!) ausgeführt, und zwar so, dass nur der Oeffnungs-Inductionsschlag auf den Nerven einwirkte. Auch bei dieser Anord-nung wurde dasselbe Resultat erlangt.

P. L. Panum (Kopenhagen).]

Physiologie.

ZWEITER THEIL.

Haemodynamik und specielle Nervenphysiologie

bearbeitet von

Prof. Dr. GOLTZ in Strassburg und Prof. Dr. v. WITTICH in Königsberg.

A. Haemodynamik.

1) Buchanan, Andr., The forces which carry on the circulation of the blood. 2. edition. London. — 2) See, Marc., Recherches sur l'anatomie et la physiologie du coeur spécialement au point de vue du fonctionnement des valvules auriculo-ventriculaires. 4. Paris. (Ueber den Inhalt vergl. Bericht für 1874. Bd. I. S. 261.) — 3) Brochin, Jeu des valvules auriculo-ventriculaires. Gaz. des hôpitaux No. 37. (Auszug aus der vorigen Abhandlung.) — 4) Bouillaud, Nouvelles recherches sur les battements du coeur à l'état anormal, et sur l'enregistrement de ces battements, ainsi que de ceux des artères. Compt. rend. LXXXI. No. 14. p. 549. — 5) Chirone, Due parole sul nesso naturale tra la funzione del polmone e quella del cuore. Lettera al Dott. Filippo Pacini. Lo Sperimentale p. 60. — 6) Onimos, Expériences sur un supplicié. Gaz. hébdom. de méd. et de chir. No. 16. — 7) Lardier, J., Manière d'arrêter instantanément les palpitations du coeur. L'union méd. No. 99. — 8) Bachrich, Joseph, Rinde sur les causes des mouvements du coeur. Thèse. Paris. 1874. (Diese Arbeit besteht grösstentheils aus einer wörtlichen Uebersetzung der von Goltz im 21. und 23. Bande in Virchow's Archiv veröffentlichten Abhandlungen ohne Angabe der Quelle.) — 9) Marcy, Note sur la pulsation du coeur. Compt. rend. LXXX. No. 3. — 10) Meurisse et Mathieu, Polygraphe pouvant être appliqué sur les animaux. Arch. de physiol. norm. et pathol. No. 2. — 11) Boehm, R., Untersuchungen über den Nervus accelerator cordis der Katze (unter Mitwirkung von H. Nussbaum). Archiv für experim. Pathol. u. Pharmakol. IV. Band S. 255. — 12) Tarchanoff, Nouveau moyen d'arrêter le coeur de la grenouille. Arch. de physiol. normale et pathol. p. 498. — 13) Bofmokl, Untersuchungen über die Blutdruckverhältnisse im grossen und kleinen Kreislauf. Oesterreich. med. Jahrb. S. 315. — 14) Legros, Ch., Des nerfs vaso-moteurs. Thèse. Paris. 1873. — 15) Putzeys, Felix et Tarchanoff, J., De l'influence du système nerveux sur l'état des vaisseaux. Journal de méd. de Bruxelles. Mai. p. 403. (Uebersetzung der Abhandlung, über welche bereits im Jahrgang 1874, Band I. S. 264, berichtet ist.) — 16) Goltz, Fr., Ueber gefässerweiternde Nerven. Zweite Abhandlung. Unter Mitwirkung von Freuzberg u. Gergens. Pflüger's Archiv für Physiol. Band XI. S. 52. — 17) Masius et Vanlair, Des centres vaso-moteurs et de leur mode d'action. Gaz. hébdom. de méd. et de chir. No. 41. — 18) Huizinga, Untersuchungen über die Innervation der Gefässe in der Schwimmhaut des Frosches. Pflüg. Arch. für Physiol. XI. S. 207. — 19) Franck, Changements de volume des organes sous l'influence de la circulation. Gaz. hébdom. de méd. et de chir. No. 36. — 20) Pacini, Filippo, Della parte extravascolare della circolazione del sangue. Lo Sperimentale . Maggio. p. 501. — 21) Kronecker, Hugo, Das charakteristische Merkmal der Herzmuskelbewegung. Aus „Beiträge zur Anatomie und Physiologie" als Festgabe Carl Ludwig gewidmet. Leipzig. 4. S. 173. — 21a) Branne, Wilhelm, Beiträge zur Kenntniss der Venenelasticität. Ebend. 8. 1. — 21b) Nawrocki, Ueber den Einfluss des Blutdrucks auf die Häufigkeit der Herzschläge. Ebend. S. 205. — 22) Schmiedeberg, O., Ueber die Digitalinwirkung am Herzmuskel des Frosches. Ebend. S. 222. — 23) Tarchanoff, J. et Puelma, G., Note sur l'effet de l'excitation alternative des deux pneumogastriques sur l'arrêt du coeur. Arch. d. physiol. p. 757.

Bouillaud (4) fährt fort, befremdliche Ansichten über die Herzbewegung zu äussern. Er lässt sie mit der Zusammenziehung der Kammern beginnen und hält das Herz nicht bloss für eine Druckpumpe, sondern auch für eine Saugpumpe. Da er von seinem eigenen Puls mit Hülfe des Marey'schen Sphygmographen eine Curve mit mehrfachen Erhebungen gewonnen hat, so meint er, jede normale Pulsbewegung müsse in vier zeitliche Abschnitte zerlegt werden.

Auch Chirone (5) vertritt in einem Briefe an Pacini, dass die Diastole des Herzens ein activer Vorgang sei, das Herz also während derselben wie eine Saugpumpe arbeite.

Onimus (6) stellte Versuche an einem Hingerichteten an. Zwei Stunden nach dem Tode zog sich der rechte Vorhof noch sehr energisch zusammen, wenn er electrisch oder mechanisch gereizt wurde.

Dagegen liessen sich von den Herzkammern nur sehr unvollkommene Bewegungen auslösen. Unter den übrigen Muskeln zeichneten sich die Intercostalmuskeln durch die lange Dauer ihrer Erregbarkeit aus. Von den Nerven aus liess sich keine Zusammenziehung der Muskeln mehr erzielen.

Lardier (7) beobachtete, dass heftiges Herzklopfen sich sofort beruhigte, wenn er mit herabhängenden Armen Kopf und Brust kräftig nach vorn überbeugte. Dieser Erfolg trat noch leichter ein, wenn ausserdem die Athmung unterbrochen wurde. Verf. hat mit Nutzen Kranken, welche am Herzklopfen litten, empfohlen, bei derartigen Anfällen die genannte Haltung einzunehmen. Er leitet diese Thatsache davon ab, dass bei der angegebenen Stellung eine venöse Stase in den Gefässen des Kopfs eintritt, sei es, dass die etwa vorher gereizten Nn. acceleratores cordis dadurch ausser Function gesetzt werden, sei es, dass es sich einfach um den Beginn einer Asphyxie handelt. — Es scheint, dass dem Verf. die Versuche von E. H. Weber unbekannt waren, welcher gefunden hat, dass man durch eine kräftige Exspirationsanstrengung bei gleichzeitigem Verschluss der Stimmritze das Herz zum Stillstand bringen kann,

Marey (9) liess mittelst seines Cardiographen die Bewegungen eines Schildkrötenherzens aufschreiben, durch welches ein künstlicher Blutstrom geleitet wurde, und zergliederte die Form der erhaltenen Curve. Eine solche Curve ist der Ausdruck der Veränderungen zweier Grössen, nämlich erstens des Volumens des Herzens und zweitens des Widerstandes, welchen dasselbe einem äusseren Druck gegenüber darbietet (Hartwerden und Weichwerden). In der Absicht, beide Grössen für sich zu studiren, verfuhr Verf. wie folgt. Um die Aenderungen des Volumens allein zu registriren, that er das Herz in ein abgeschlossenes Gefäss, welches mit drei Oeffnungen versehen war. Eine der Oeffnungen nahm die arterielle, die andere die venöse Strombahn auf. Die dritte Oeffnung stand in Verbindung mit dem Schlauch des Cardiographen, welcher auf diese Weise die Verdünnung und Verdichtung der Luft im Gefäss registrirte, welche durch die Systole und Diastole des klopfenden Herzens erzeugt wurde. Die so gewonnene Curve war also der Ausdruck für die Schwankungen des Volumens des Herzens. Die zweite Curve erhielt er, indem er den Blutdruck im Innern des Ventrikels registriren liess. Die algebraische Summirung beider constituirenden Curven ergab genau die Form der Curve, welche die Pulsationen des Herzens selbst gezeichnet hatten.

Meurisse und Mathion (10) beschreiben eine neue Form eines Sphygmographen, welcher sich besonders zu Untersuchungen an Thieren eignen soll. Die Arterie überträgt ihre Bewegungen auf eine Metallplatte, welche mit einer gewissen Kraft, deren Grösse wie bei einem Dynamometer abgelesen werden kann, durch eine Feder gegen die Arterie gedrückt wird. Die Metallplatte steht durch ein Stäbchen mit den bekannten Kautschuktrommeln des Marey'schen Sphygmo-

graphen in Verbindung, welcher die Zeichnung besorgt.

Boehm (11) gelang es, den Nervus accelerator des Katzenherzens mit Sicherheit nachzuweisen und darzuthun, dass er bezüglich seiner physiologischen Eigenschaften mit den beschleunigenden Herznerven des Kaninchens und Hundes in allen wesentlichen Puncten übereinstimmt. Der Nerv entsteht aus dem Ganglion stellatum, welches als eine Verschmelzung des untersten Halsganglions und des obersten Brustganglions betrachtet werden muss. Rechts vereinigt sich ein Theil des Nervus accelerans mit dem Vagus und nimmt andererseits Fasern aus diesem, so wie aus dem Recurrens auf. Die durch electrische Reizung des N. accelerans bei chloroformirten oder curarisirten Thieren zu erzielende Pulsbeschleunigung schwankt in den weiten Grenzen von 7 bis 70 Procent. Verf. hat ferner gleich früheren Forschern ein Stadium der latenten Reizung und ein Stadium der Nachwirkung beobachtet.

Tarchanuff (12) macht darauf aufmerksam, dass die reflectorische Hemmung der Herzthätigkeit von den Eingeweiden aus viel leichter gelingt, wenn man einen entzündeten Darm reizt. Er öffnet einem Frosche die Bauchhöhle, zieht den Darm und das Mesenterium hervor und gibt sie dem Einfluss der äusseren Luft Preis. Wenn man nun einige Stunden darauf das Herz freilegt, so genügt es, den entzündeten Darm mit dem Finger zu berühren, um eine anhaltende Hemmung der Herzthätigkeit herbeizuführen.

Hofmokl (13) stellte vergleichende Untersuchungen an über den Blutdruck in den Arterien des grossen und kleinen Kreislaufs. Bei curarisirten Hunden wurde nach einseitiger Oeffnung der Brusthöhle ein Manometer in einen Hauptast der art. pulmonalis und ein zweites in die Art. carotis communis eingeführt. Beide Manometer zeichneten ihren Druck gleichzeitig auf die Trommel des Kymographion. Wenn nun die künstliche Athmung unterbrochen wurde, so prägte sich die darauf folgende Vagusreizung in beiden Curven in gleicher Weise aus. Während der diastolischen Pausen kann dabei der Druck im rechten Ventrikel beinahe bis auf Null sinken. Werden die Vago-Sympathici auf beiden Seiten durchschnitten und dann die Athmung unterbrochen, so zeigen sich an der von der Carotis gelieferten Curve sehr deutlich die von Traube entdeckten, periodischen Druckschwankungen. An der zweiten, von der Art. pulmonalis gezeichneten Curve sind nur Andeutungen dieser Druckschwankungen wahrnehmbar. Lässt man das Thier nach Durchschneidung der Vago-Sympathici längere Zeit ohne Athmung, bis der Blutdruck im grossen Kreislauf absinkt, so tritt eine neue, eigenthümliche Erscheinung auf. Der rechte Ventrikel schlägt dann nämlich zweimal so oft, als der linke, und zwar der Art, dass die rechte Kammer jedesmal während der Diastole der linken noch eine Zusammenziehung für sich allein macht. (Man vergl. die von Leyden beschriebenen Krankheitsfälle, die dasselbe Symptom darbieten.) Reizt man den N. ischiadious, so folgt eine erhebliche Steigerung des Drucks im grossen Kreislauf, während im kleinen Kreislauf die Steigerung kaum merklich ist. Nach Druck auf die untere Hohlvene sinkt der Blutdruck in beiden Systemen, doch im grossen Kreislauf viel mächtiger. Es wurde ferner in einen Hauptast der Vena jugularis ein Wassermanometer eingebracht. Nach Unterbrechung der Athmung zeigte sich im ersten Moment eine Blutdruckabnahme in der Vene. Erst nach 60 bis 80 Secunden folgte die bekannte Blutdrucksteigerung.

Legros (14) und Onimus erhielten, wenn sie einen constanten Strom durch einen Gefässnerv schickten, Zusammenziehung der Gefässe bei aufsteigender Stromrichtung, Erweiterung bei absteigender Richtung. — Legros zeigte einen alten Hahn vor, dem er das oberste Halsganglion bald nach der Geburt exstirpirt hatte. Das Thier hatte einen zur Hälfte verkümmerten Kamm. — Derselbe sah nach Reizung desselben Ganglions bei Kaninchen durch den constanten Strom oder durch Betupfen mit Glycerin, Höllenstein oder Ligatur eine starke Gefässerweiterung des entsprechenden Ohrs. — Legros glaubt, die sogenannten activen Blutwallungen, darunter die Erection, welche jetzt meist durch die Thätigkeit gefässerweiternden Nerven erklärt werden, durch eine gesteigerte wurmförmige Bewegung der Arterien deuten zu können.

Goltz (16) vertheidigt mit neuen Beweismitteln die von ihm aufgestellte Lehre vom Wesen des Gefässtonus. Die Angaben von Putzeys und Tarchanoff (15) einer Kritik unterziehend, giebt er zu, dass sich in manchen Fällen nach electrischer und chemischer Reizung der Hüftnerven zunächst eine kurzdauernde Zusammenziehung der Gefässe beobachten lasse, auf welche die hochgradige Erweiterung sicher folgt. Im Uebrigen verwirft er die abweichenden Ausführungen von Putzeys und Tarchanoft und hält namentlich fest an der Ueberzeugung, dass die einfache Durchschneidung der Hüftnerven als Reiz auf die in ihm enthaltenen, gefässerweiternden Fasern einwirkt. Um dieser Ansicht eine neue Stütze zu gewähren, empfiehlt er folgenden entscheidenden Versuch. Er durchschneidet einem Hunde das Londonmark und .wartet darauf einige Tage, bis die Temperatur der Hinterpfoten wieder herabgegangen ist. In einer zweiten operativen Sitzung werden dem Thiere beide Hüftnerven möglichst hoch oben durchschnitten und das peripherische Ende beider Nerven bis zur Kniekehle freipräparirt. Die Nerven werden darauf wieder in ihre frühere Lage gebettet, die Wunden vernäht und das Thier sich selbst überlassen. Nachdem die folgende beträchtliche Gefässerweiterung abermals etwas zurückgegangen ist, wird das Thier dem dritten, wichtigsten Operationsakt unterworfen. Das peripherische Ende des einen Hüftnerven wird aus der Wunde hervorgeholt und scheibenweise bis zur Kniekehle abgetragen oder auch methodisch eingekerbt, während der andere Nerv diesmal unberührt bleibt. Am Schluss der Operation zeigt sich ein

enormer Unterschied der Temperatur beider Hinterpfoten. Diejenige Pfote, deren Nerv methodisch oftmals durchschnitten wurde, ist um zehn Grad heisser, als die, deren Nerv nur einmal durchtrennt war. Dieses Ergebniss bleibt vollständig unverständlich, wenn man daran festhält, dass die Durchschneidung eines Gefässnerven lediglich lähmend wirkt. Dagegen wird eine ausreichende Erklärung gewonnen, sobald man sich dazu entschliesst, zuzugeben, dass der Schnitt gefässerweiternde Fasern reizt. Die vielfältige Durchschneidung wird dann naturgemäss einen kräftigeren Reiz darstellen, als die einfache. G. versuchte auch andere Formen der Reizung. Hämmerung des peripherischen Stumpfs der Hüftnerven mittelst des Heidenhain'schen Tetanomotors erzeugte ebenfalls Gefässerweiterung der betreffenden Pfote ohne vorausgehende Abkühlung. Aetzung des peripherischen Stumpfs mit concentrirter Schwefelsäure bewirkte bei Meerschweinchen auch Gefässerweiterung. Nach electrischer Reizung der Hüftnerven bei jungen, saugenden Kätzchen sah V. eine neue Erscheinung. Die Ballen der Hinterpfote wurden nicht bloss lebhaft roth, sondern begannen deutlich zu schwitzen. Auch bei Hunden wurde dieselbe Erscheinung einigemal wahrgenommen. Verf. prüfte ferner in einer neuen Versuchsreihe den Einfluss, welchen eine Durchschneidung des Rückenmarks auf die Gefässe der Vorderfüsse ausübt. Er durchschnitt einer Anzahl von Hunden zunächst die Nerven des Plexus brachialis auf einer Seite. Etwa 7 bis 14 Tage nach diesem Eingriff ist die Temperatur beider Vorderpfoten wieder ausgeglichen. Durchschneidet man nunmehr das Rückenmark des Thieres, so tritt sofort wieder ein sehr auffälliger Unterschied in der Temperatur beider Vorderpfoten hervor und zwar in der Richtung, dass die Temperatur der gelähmten Pfote bedeutend niedriger wird, als die der gesunden Seite. Diese Erscheinung lässt sich kaum anders deuten, als dass durch die Durchschneidung des Lendenmarks gefässerweiternde Fasern auch im Vorderkörper gereizt werden. — Endlich hat V. einigen Hunden das Rückenmark zweimal zu verschiedenen Zeiten in verschiedener Höhe durchschnitten. Wurde die zweite Durchschneidung vorn im Brustmark ausgeführt, nachdem die erste Monate vorher im Lendenmark stattgehabt hatte, so erzeugte der zweite Eingriff eine erhebliche Blutwallung im ganzen Vorderkörper, während der Hinterkörper kühl und blass wurde. Die Reflexerscheinungen des Hinterkörpers bestanden nach der zweiten Durchschneidung mit unveränderter Energie fort. Wurde dagegen die zweite Durchschneidung hinter der ersten, nämlich im Lendenmark ausgeführt, so erloschen unmittelbar nach dem zweiten Eingriff alle Reflexerscheinungen im Hinterkörper, die ihr Centrum im Lendenmark haben. Am Schluss der Abhandlung erörtert G. nochmals im Zusammenhang die Hauptsätze seiner Theorie des Gefässtonus.

Masius und Vanlair (17) haben die Versuchsergebnisse von Goltz bestätigt und bereichert und schliessen sich seinen theoretischen Folgerungen in allen Stücken an. Auch sie fanden, dass elektrische Reizung eines durchschnittenen Hüftnerven bei Hunden in der Regel eine Erweiterung der Gefässe der Pfote herbeiführt, ob nun die Reizung unmittelbar nach der Durchschneidung oder erst zwei Tage danach vorgenommen wurde. Ebenso bestätigten die Verf., dass Reizung des von dem übrigen Rückenmark abgetrennten Lendenmarks eine Erweiterung der Gefässe des Hinterkörpers zur Folge hat. Nach Reizung des centralen Endes des durchschnittnen Hüftnerven erhielten sie reflectorische Erweiterung der Gefässe der andern Hinterpfote. Centrum für diesen Reflex ist das isolirte Lendenmark. Wiederholte Durchschneidung des peripherischen Endes des durchschnittnen Hüftnerven steigert die Blutwallung in der betreffenden Pfote. Die Verf. folgern daraus mit Goltz, dass der einfache Schnitt im Stande ist, gefässerweiternde Fasern zu reizen. Sie fügen die neue Beobachtung hinzu, dass die vielfältige Durchschneidung des neutralen Stumpfs des Nerven eine reflectorische Erweiterung der Gefässe der anderen Pfote anregt. — Einige Wochen nach Durchtrennung des Hüftnerven sinkt die Temperatur der gelähmten Pfote immer nicht bloss auf die normale Höhe, sondern unter dieselbe herab. Die Verf. fanden ferner, dass auch die Temperatur der gesunden Pfoten zur selben Zeit unter die Norm herabgeht. Sie erklären diese Thatsache daraus, dass von dem gelähmten Bein aus keine gefässerweiternden Reflexe mehr ausgelöst werden können, in Folge wovon der Einfluss der tonischen peripherischen Centren mehr zur Geltung kommt.

Auch Huizinga (18) gelangt auf Grund von Beobachtungen an der Schwimmhaut des Landfrosches zu ähnlichen theoretischen Schlüssen wie Goltz. Er unterscheidet gleichfalls locale, in den Gefässen selbst liegende Centren, ausser den spinalen, die im Rückenmark und Hirn ihren Sitz haben. Wenn er einem Frosche sämmtliche Stämme des Hüftgeflechts und ausserdem auch noch den Hüftnerven selbst am Oberschenkel durchschnitten hatte, so konnte er gleichwohl die bekannten rhythmischen Zusammenziehungen an den Arterien der gelähmten Pfote wahrnehmen. Diese hängen also lediglich von den localen Centren ab. H. studirte ferner die reflectorischen Veränderungen der Schwimmhautarterien. Knipp er einem schwach curarisirten Thier die Haut des Vorderfusses, so zogen sich jedesmal die Arterien der Schwimmhaut stark zusammen. Quetschte er dagegen eine Zehenspitze des der Untersuchung unterworfenen Fusses, so erweiterten sich die Arterien. Auch vom Knie aus konnte durch sehr intensive Reizung eine Erweiterung der Arterien erzeugt werden. Verf. fasst diese Erfahrungen in folgendem Satz zusammen: „Ob ein Hautreiz an irgend einer Stelle Verengerung oder Erweiterung der Schwimmhautarterien zur Folge hat, hängt ab einestheils von der Entfernung der gereizten Stelle von der Schwimmhaut, anderntheils von der Stärke des Reizes und zwar so, dass mit abnehmender Entfernung und wachsender Reizung die Erweiterung vorherrscht." Wurde einem Frosch der Hüftnerv durchschnitten, so konnte vom Vorderfuss keine reflectorische Verengerung der Schwimmhautarterien bei gelähmten Seite mehr hervorgebracht werden, weil es sich hierbei um einen spinalen Reflex handelt. Dagegen trat nach Quetschung des Zehes der gelähmten Pfote noch Gefässerweiterung ein. Dieser Vorgang spielt sich also in den localen Centren ab. Wird die Schwimmhaut beobachtet, während man den Hüftnerv durchschneidet, so sieht man im Moment der Durchschneidung eine starke Verengerung der Arterien, worauf die bekannte dauerhafte Erweiterung folgt. Nach 12 bis 24 Stunden gewinnen aber die Arterien wieder von selbst die frühere normale Weite. Wenn man nun die peripherischen Stumpf aufsucht und ein Stück desselben abschneidet, so entsteht sofort eine neue beträchtliche Erweiterung, welche nur langsam schwindet. Die Gefässnerven, welche die grossen Nervencentren mit der Schwimmhaut verknüpfen, verlassen nicht alle das Rückenmark mit den Wurzeln des Hüftgeflechts, sondern sie folgen zum Theil ausserhalb des Wirbelcanals der Bahn des Sympathicus. Hatte nämlich V. bei einem Frosch das Rückenmark vom vierten Wirbel abwärts total zerstört, so gelang es doch noch, vom Vorderfuss aus reflectorische Verengerung der Schwimmhautgefässe hervorzubringen. Dagegen lässt sich bei einem solchen Thier vom Hinterkörper aus keine reflectorische Verengerung der Schwimmhautarterien erzielen, weil alle centripetalen Bahnen durchtrennt sind. Am Schluss beweist Verf., dass die beträchtliche Gefässerweiterung, welche man nach örtlicher Application des Amylnitrits beobachtet, nicht anders zu erklären ist, als durch die Annahme, dass dieses Mittel den Tonus der localen Centra aufhebt. Die Gefässerweiterung nach Auftragung des Amylnitrits liess sich nämlich auch bei solchen Thieren gut sehen, denen das Lendenmark ausgerottet war.

Schon vor mehren Jahren hat Fick (vgl. Ber. f. 1869 I., S. 129) eine Vorrichtung beschrieben, mittelst deren die Volumveränderungen, welche eine Gliedmaasse, z. B. ein Arm, beim Durchtreten der Pulswelle erfährt, graphisch registrirt werden können. Sie besteht in einer einfachen Metallkapsel, in welche der Arm wasserdicht eingeschlossen werden kann. Die Kapsel wird mit Wasser gefüllt, welches nur durch eine einzige Steigröhre mit der Aussenwelt communicirt. So muss beim Eintreten der Pulswelle in den Arm das Volumen desselben zunimmt, muss natürlich das Wasser in der Steigröhre steigen. Die Bewegungen des Wasserspiegels in der Röhre lassen sich mit Hülfe eines Schwimmers leicht aufzeichnen. Die Curve, die so erhalten wird, ist naturgemäss identisch mit der Pulscurve eines guten Sphygmographen. Franck (19) hat, ohne Fick's Vorgang zu erwähnen, dasselbe Verfahren angewandt. Er findet, was selbstverständlich scheint, dass die Hand eine Vermehrung ihres Volumens erfährt, wenn sie nach abwärts gerichtet wird. Dasselbe geschah, wenn beide Art. cru-

rains zusammengedrückt worden. Eine Volumvermin-
derung tritt ein, wenn die Art. brachialis derselben
Seite zusammengedrückt wird. Auch wurde eine
solche beobachtet, wenn die Hand der anderen Seite
in kaltes Wasser getaucht ward. Mosso in Turin
hat neuerdings nach verwandter Methode Versuchsreihen ausgeführt, über welche aber noch nicht berichtet werden kann, da die betreffende Arbeit dem
Referenten noch nicht zugänglich geworden ist.

Pacini (20) führt den in Deutschland nicht
neuen Gedanken aus, dass der Strom der Ernährungsflüssigkeit, welche die Gewebe
durchdringt, gewissermaassen als Zweig-
strom des Blutkreislaufs aufgefasst werden
kann, sofern die Flüssigkeit unter dem hohen Druck
des Capillarblutstromes ausschwitzt und zu denjenigen
Abschnitten des Gefässbaums zurückkehrt, welche
den niedrigsten Blutdruck haben, nämlich zu den
Venen.

Kronecker (21) hat die Untersuchungen von
Bowditch und Luciani über die Bewegung des
Herzmuskels mit verbesserten Methoden weiter-
geführt und berichtigt. Der Ventrikel eines Frosches
wurde ähnlich, wie bei Luciani, mit Serum gefüllt
und auf eine Röhre aufgebunden, welche mit einem
Manometer in Verbindung stand, dessen Schwankungen auf ein Kymographion aufgezeichnet wurden. Die
Inductions-Vorrichtung, mit Hülfe deren das Herz gereizt wurde, war mit einem Capillar-Contact nach dem
von Tiegel angegebenen Princip versehen, wodurch
eine gleichmässige Reizung ermöglicht wurde. Sobald
die minimale Stärke des Inductionsschlages, welche
eine Zuckung des Ventrikels auslöst, erreicht war,
konnte eine weitere Steigerung des Reizes nicht etwa
eine Verstärkung der Zuckung herbeiführen. Das Herz
antwortet also auf den minimalen Reis sofort mit einem
Maximum der Zuckung. Hat man einen Herzpuls angeregt, so wird dadurch für einige Zeit der Herzmuskel beweglicher gemacht. Das Entstehen eines nächsten Herzpulses wird erleichtert. Herzruhe erschwert
dagegen die Erregung. Auch mit der Temperatur
wächst innerhalb mässiger Grenzen die Erregbarkeit
des Herzens. Das Herz scheint den Höhepunkt seiner
Beweglichkeit zu erreichen, wenn das umgebende
Serum auf 25 Grad erwärmt ist. Die Pulse des abgekühlten Herzens werden niedriger und verlaufen zugleich langsamer. Folgen sich zwei Reize so schnell
aufeinander, dass der zweite das Herz trifft, bevor die
durch den ersten ausgelöste Herzpulsation ihren vollen
Ablauf genommen hat, so ist der zweite Reis vollständig unwirksam. Ein echter Tetanus des Herzens
ist nicht möglich. Was einzelne Schriftsteller für solchen ausgegeben haben, ist richtiger als eine langsam
ablaufende, einfache Zuckung aufzufassen. Die Erscheinung, welche Luciani als Herztetanus beschrieben hat, findet ihre Erklärung in einer fehlerhaften
Versuchsanordnung. Verf. hellt ferner auch eine
andere, von Luciani geschilderte Erscheinungsreihe
in ihrer wahren Bedeutung auf, die sogenannte steigende Treppe der Zuckungen. Bleibt nämlich Serum

einige Zeit in Berührung mit der Herzwand, so zersetzt es sich schnell und nimmt schädliche Eigenschaften an. Die erste Zuckung, welche nach längerer
Pause erfolgt, ist demgemäss niedrig, weil die Erregbarkeit des Herzens unter dem stagnirenden Serum
gelitten hat. Die folgenden Bewegungen werden wir-
kungsvoller, weil das Herz nur durch die Bewegung
selbst mit neuem unzersetzten Serum erfrischt wird.
Der Herzmuskel functionirt nun dann gleichmässig,
wenn er mit frischem Nährmaterial versorgt wird. —
Spült man das Herz mit einer (0,6 pCt.) Kochsalzlösung aus, so stellt es bald seine Bewegungen ein.
Giebt man ihm wieder sauerstoffhaltiges Blut, so nimmt
es seine Pulse alsbald wieder auf.

Braune (21a) fand, dass der Hohlraum eines
Venenstücks eine Vergrösserung erfährt, wenn
man die Vene dehnt. Jeder Wechsel von Streckung
und Erschlaffung der Venen des Körpers muss demnach der Blutbewegung in der durch die Klappen vorgeschriebenen Richtung förderlich sein. Verf. zer-
gliedert diejenigen Körperstellungen, bei welchen die
wichtigeren Venen der Menschen eine Dehnung erfahren. Untersuchungen über die Elasticität der Venen
ergaben in Uebereinstimmung mit Wundt, dass bei
Belastung von nur wenigen Grammen die Verlängerung der Vene proportional ist den dehnenden Ge-
wichten. Bei weiter gehender Belastung hält die Verlängerung nicht mehr gleichen Schritt mit der Belastung. Die anfänglich ziemlich geradlinig anstei-
gende Dehnungscurve zeigt also später eine Convexität gegen die Abscisse. Die Elasticität normaler
Venen bleibt selbst bei grossen, aber kurz dauernden
Belastungen eine vollkommene.

Nawrocki (21b) unterwarf im Verein mit mehreren Schülern die so widersprechend beantwortete Frage
nach dem Einfluss des Blutdrucks auf die Pulsfrequenz einer neuen Prüfung. Er kommt auf Grund
zahlreicher Versuche, die an curarisirten Säugethieren
angestellt wurden, zu dem Resultat, dass die Häufigkeit der Herzschläge von der Höhe des arteriellen Blutdrucks ganz unabhängig ist, wenn die
Vagi durchschnitten wurden. Sind die Vagi unversehrt, so tritt, wie bekannt, nach Steigerung des Blutdrucks eine Verlangsamung der Pulse ein.

Schmiedeberg (22) studirte das Wesen der
eigenthümlichen Veränderungen, welche das
Froschherz bei Einwirkung von Digitalis-
präparaten erfährt. Das Herz von Rana temporaria wird viel leichter durch diese Gifte afficirt als
das von Rana esculenta. Nachdem sich zunächst unregelmässige peristaltische Bewegungen am Herzen
gezeigt haben, stellt dieses seine Thätigkeit vollständig ein, indem es in einer dauernden systolischen Zusammenziehung verharrt. Wenn man aber unter einem
gewissen Druck (der bisweilen einer Flüssigkeitssäule
von 0,5 Meter gleichkommen musste) Serum in das
zusammengezogene Herz hineinpresst, so fängt dasselbe wieder an zu schlagen. S. nimmt an, dass jene
Gifte nicht die Contractilität des Herzmuskels, sondern
die Elasticität desselben verändern, indem die Ela-

aticität des Muskels sehr vergrössert wird, wird das Herz unfähig gemacht, unter dem geringen normalen Venendruck sich diastolisch auszudehnen.

Wenn man einen Nervus vagus anhaltend elektrisch reizt, so nimmt bekanntlich das Herz, welches zunächst in diastolischen Stillstand versetzt war, nach einiger Zeit trotz fortgesetzter Reizung seine Bewegungen wieder auf. Tarchanoff und Puelma (23) gingen in diesem Stadium der Erschöpfung des einen Vagus unmittelbar zur Reizung des anderen Vagus über und fanden, dass diese ebenso erfolglos blieb. Nur dann, wenn zwischen der Reizung beider Nerven eine Pause von 1—2 Minuten verstrichen war, führte die Reizung des zweiten unerschöpften Nerven zum Stillstande des Herzens. Diese Versuche bestätigen, dass jeder Vagus mit den regulirenden Endvorrichtungen des ganzen Herzens in Verbindung steht.

Goltz.

[Holmgren, F., Om cirkulationen i grodlungan. Upsala läkaref ör. förh. 10de Bd. p. 201—221.

Diese Abhandlung ist vom Verf. in deutscher Bearbeitung unter dem Titel: „Methode zur Beobachtung des Kreislaufs in der Froschlunge" in den „Beiträgen zur Anatomie und Physiologie als Festgabe Carl Ludwig zum 15. October 1874 gewidmet von seinen Schülern", veröffentlicht worden.

P. L. Panum.]

B. Nerven-Physiologie.

1) Brown-Séquard, On the localisation of function in the brain. The Boston medic. and surgic. Journ. Vol. XCIII. 20. Juli. 5. — 2) Derselbe, Recherches sur l'excitabilité des lobes cérébraux. Arch. de la physiol. norm. et pathol. No. 6. p. 853. — 3) Barchi et Bochefontaine, Contribution à l'étude des phénomènes produits par la faradisation de l'écorie grise du cerveaux; secretion de la glande parotide et contrait des vaisseaux de la pupille. Gaz. méd. de Paris. No. 45 p. 565. — 4) Bochefontaine, Contribution etc. Ibid. No. 51. 52. — 5) Derselbe, Sur la contraction de la rate produite par la faradisation de l'écorie grise du cerveaux. Gaz. méd. de Paris. No. 51. p. 391. — 6) Lepine et Bochefontaine, Communication rélative à l'influence de l'excitation du cerveaux sur la sécrétion salivaire. Gaz. méd. de Paris. No. 25. — 7) Carville et Duret, Sur les fonctions des hémisphére cérébraux. Arch. de phys. norm. et path. No. 3 u. 9. p. 352. — 8) Danilewski, Experimentelle Beiträge zur Physiologie des Gehirns. Pflüg. Archiv. Bd. XI S. 128. — 9) Hitzig, Reizbarkeit der Gehirnrinde. Centralblatt f. d. med. Wissensch. No. 14. — 10) Pansch, Ueber gleichwerthige Regionen am Grosshirn der Carnivoren und Primaten. Centralbl. der med. Wissensch. No. 38. — 11) Nussbaum, Ueber die Lage der Gefässcentren. Pflüg. Arch. Band X. S. 374. — 12) Bouillaud, Considérations cliniques et expérimentales sur le système nerveux sous le rapport de son rôle dans les actes régis par les facultés sensitives, instinctives et intellectuelles ainsi que dans les actes locomoteurs dits volontaires. Compt. rend. LXXXI. No. 3. — 13) Masius et Vanlair, Contribution à l'histoire des fonctions de la moëlle lombaire chez les chiens. Acad. royale de méd. Belgique. — 14) Setschenow, Notiz, die reflexhemmenden Mechanis-

men betreffend. Pflüg. Archiv. Bd. X. S. 163. — 15) Freusberg, Ueber die Erregung und Hemmung der Thätigkeit der nervösen Centralorgane. Pflüg. Archiv. Bd. X. S. 174. — 16) Derselbe, Vortrag über die Functionen des Rückenmarks. Berlin. Klin. Wochenschr. No. 42. 49. — 17) Spiro, Studien über Reflexe. Centralbl. No. 27. — 18) v. Schroff, Beiträge zur Kenntniss der Anordnung der motorischen Nervencentren. Oesterr. med. Jahrb. Heft 3. S. 319. — 19) Faivre, Recherches sur les fonctions du ganglion frontal chez le Dytiscus marginalis. Compt. rend. 80. — 20) Derselbe, De l'influence du système nerveux sur la respiration chez un insecte. Compt. rend. 81. — 21) Vulpian, Note sur l'action vasodilatatoire exercée sur les vaisseaux de la base de la langue. Gaz. méd. de Paris. No. 1. p 3 und Compt. rend. 80. No. 5. — 22) Franck, Sur le rôle du nerf facial dans l'innervation vasculaire des organs glandulaires. Gaz. méd. et chirurg. No. 44. — 23) Exner, S., Ein Versuch über Trochlearis-Kreuzung. Sitzungber. der Wiener Acad. 1874. Bd. 70. Abth. III. S. 151. — 24) Külz, Stebt das sogen. Facialiscentrum in Beziehung zur Speichelsecretion? Centralbl. No. 26. S. 419. — 25) Franciel, Essai sur les mouvements de l'iris. Thèse. Paris. 1874. — 26) Schultze u. Pärhringer, Experimente über Sehnenreflexe. Centralbl. No. 54. S. 929. — 27) v. Thanhoffer, Vagusreizung beim Menschen. Centralbl. No. 25. — 28) Richet, Sur la sensibilité récurrente des nerfs periphériques de la main. Compt. rend. 81. No. 5. — 29) Voltolini, Welches Nervenpaar innervirt den Tens. tympani. Virch. Arch. Bd. 65. S. 452. — 30) Stefani, Recerche sperimentali sulla fisiologia dei canali semicirculari. Lo Sperimentale 587. — 31) Bornhardt, Zur Frage über die Function der Bogengänge des Obres. — 32) Breuer, Beiträge zur Lehre vom statischen Sinne. Oesterr. med. Jahrb. Bett 1. S. 87 ff. — 33) Exner, S., Experimentelle Untersuchung der einfachsten psychischen Processe. Pflüg. Arch. Bd. XI. S. 581. — 34) Hartmann, Raumsinn des Rumpfes und Haises. Zeitschrift für Biologie XI. S. 79. — 35) Vintschgai, v. und Hoenigschmied, Versuche über die Reactionszeit einer Geschmacksempfindung. Pflüg. Arch. Bd. X. S. 1. — 36) Pflüger, Theorie des Schlafes. Archiv Bd. X. S. 468.

Gestützt auf eigene Beobachtungen an Kranken und in Versuchen bekämpft Brown-Séquard (1) Hitzig's Lehre von den gesonderten Auslösungscentren in der Hirnrinde. Die Inconstanz, besonders der pathologischen Erfahrung, sowie die Unsicherheit der Versuchsresultate lässt seiner Ansicht nach die Annahme bestimmter, anatomisch wohl umgrenzter Centren nicht zu, vielmehr drängt Alles der Anschauung sehr vielseitig verbreiteter, mannigfaltig unter einander communicirender Gangliengruppen, denen jene centralen Functionen zuertheilt werden müssen, so dass locale Zerstörung oder Reizung derselben auch nur theilweise Functionsstörungen nach sich zu ziehen im Stande sind.

Cauterisirte Brown-Séquard (2) die convexe Gehirn-Oberfläche bei Hunden und Kaninchen mit dem Glüheisen, so fand er, dass dabei Erscheinungen auftreten, die einer Lähmung des gleichseitigen Halssympathicus völlig entsprachen. Solche Thiere zeigten nämlich, theils bald nach der Operation, theils mehrere Tage später, folgende Symptome: Gefässerweiterung und Congestion nach der Conjunctiva; Temperaturerhöhung auf der operirten Seite des

34*

Kopfes, Pupillenverengerung des entsprechenden Auges, theilweiser Verschluss der Lidspalte, Vorschiebung der Palpebra tertia (bei Kaninchen). Inconstant war Verengerung des Nasenloches der betreffenden Seite. Ferner trat in mehreren Fällen nach einiger Zeit Atrophie des Auges ein — eine Folge, die Brown-Séquard auch nach Sympathicus-Durchschneidung hatte eintreten sehen.

Durchschnitt Brown-Séquard bei einem Thiere, dessen rechte Gehirnseite er cauterisirt hatte, und bei dem die genannten Folgen eingetreten waren, den linken Halssympathicus, so hatten beide Gesichtshälften das gleiche Aussehen. Machte er beide Operationen auf derselben Seite, so erhielt er sehr stark ausgesprochene Symptome. Die Wirkung der Gehirn-Cauterisation war um so grösser, auf eine je grössere Oberfläche sie sich erstreckte. Am wirksamsten war Brennung des Mittellappens, am wenigsten wirksam die des vorderen Gehirnlappens. Je näher der Medianlinie die Cauterisation erfolgte, desto wirksamer war sie. Auch bei Brennung der Lobi olfactorii und sogar der weissen Substanz traten die gleichen Folgen ein. Aber auch bei einfacher Reizung der Kopf- und Gesichtshaut, des Pericranium, der Dura und Pia mater sah S. dieselben Erscheinungen auftreten. Er sieht deshalb in ihnen keine specifische Eigenthümlichkeit der Cauterisation der Gehirn-Oberfläche. Er meint, dass durch diese Operation eine Lähmung der Sympathicus-Ursprünge an der Hirnbasis und im Rückenmark herbeigeführt wird, vielleicht durch Vermittelung der Trigeminusbahnen.

Bacchi und Bochefontaine (3) erhielten, wenn sie bei Hunden die äussere Partie der Frontalwindung des Grossbirnes vor dem Sulcus cruciatus electrisch reisten, eine beträchtliche Vermehrung der Parotiden-Secretion und eine Verengerung der Gefässe des Options-Eintrittes im Auge. Denselben Effect hatte Faradisation der Lobi olfactorii. Die Erscheinungen betrafen beide Parotiden und beide Pupillen, gleichgültig, ob die Hirnrinde rechts oder links gereizt wurde.

Bochefontaine (5) faradisirte bei Hunden den äusseren Theil der Stirnwindung des Grossbirns, und beobachtete dabei Contraction der Milz, der Blase, des Darmes, und erhebliche Secretionsbeschleunigung der Glandula submaxillaris. Nachdem durch Durchschneidung der Chorda tympani die Secretion der Submaxillardrüse zum Stillstand gebracht worden war, gelang es, durch erneute Reizung der Hirnrinde dieselbe wieder in Gang zu bringen.

Reizung gewisser Punkte der Hirnrinde (bei Hunden) modificirt nach Bochefontaine auch den Blutdruck, bald trat Erhöhung, bald Erniedrigung desselben ein. War vorher das Ganglion cervicale superius exstirpirt, so entstand Vermehrung des Blutdruckes und Zunahme der Herzfrequenz, war dagegen der Vagus oberhalb der Aufnahme der sympathischen Fasern durchschnitten, so sank der Blutdruck und mit ihm die Frequenz des Pulses.

B. betrachtet diese, wie alle früher beobachteten Reizphänomene der grauen Rinde als Reflex-Erscheinungen.

Bei Faradisirung der vorderen Grosshirn-Rinde (bei Hunden) sah Bochefontaine Steigerung der Temperatur in den Gliedern ausser der bereits erwähnten arteriellen Drucksteigerung, Hypersecretion der Submaxillardrüse und Contraction der Milz, Thatsachen, welche entschieden gegen die Annahme von Willens-Centren in diesen Hirngegenden sprechen. Andrerseits sei jedoch nicht zu vergessen, dass die Zusammenziehung der Milz auch durch electrische Reizung des centralen Endes des N. ischiadicus, des obern Endes des Vago-Sympathicus bewirkt werde, dass also die Möglichkeit einer reflectorischen Reizung nicht ausgeschlossen sei.

Lépine (6) und Bochefontaine sahen bei curarisirten Hunden auf electrische Reizung der vordern Theile des Grossbirns vermehrten Speichelabfluss und zwar meistens auf der der Reizung entsprechenden Seite. Das klare, viscose Secret (vollständig dem Chorda-Speichel entsprechend) blieb bei Reizung aus, wenn vorher die Chorda durchschnitten war. Der Erfolg trat ein bei electrischer Reizung: 1) der Gegend unmittelbar hinter dem Sulcus cruciatus, 2) der bis zum Lobus olfactorius sich ausbreitenden Partie, und 3) der viel tiefer als der Sulcus cruciatus (plus bas que le sillon crucial) gelegenen. Bei mehrmaliger Reizung derselben Stelle tritt schnell Ermüdung ein. Die die Speichelsecretion stark beeinflussende Gegend der Lobi olfactorii hat keinen Erfolg auf die Steigerung des arteriellen Druckes, letzterer kann daher nicht wohl die Hypersecretion bewirken.

Reizung der vorderen Partien des Gehirns ruft allgemeine Drucksteigerung und Beschleunigung des Herzschlages hervor, während bei Begrenzung der electrischen Reizung auf den Gyrus postfrontalis unabhängig von einander Drucksteigerung und Arterienerweiterung nur in den Extremitäten der entgegengesetzten Seite bewirkt wird. Gleichzeitig turgescirt das freigelegte Gehirn und blutet leicht und stärker an verletzten Stellen, wobei es ungewiss bleibt, ob in Folge einer Drucksteigerung oder einer Gefässerweiterung. Nichts von Alledem sieht man bei Faradisirung der hintern Abschnitte des Gehirns.

Carville und Duret (7) geben eine Analyse und Kritik der älteren Versuche von Flourens, Longet und Vulpian, sowie der Arbeiten von Fournié, Nothnagel, Fritsch und Hitzig, Ferrier über die Functionen der grossen Gehirns.

Obgleich die Verfasser durch ein eigens ersonnenes Verfahren nachweisen, dass faradische Ströme eine beträchtliche Diffusionsfähigkeit besitzen, halten sie dennoch eine locale Wirkung nicht allzustarker Ströme für möglich.

Sie bestätigen ferner die Angaben von Hitzig und von Schiff über den hemmenden Einfluss der Anästhetica auf die Erregbarkeit der Hirnrinde.

Die Behauptung von Schiff und von Brown-Séquard, es handle sich bei Reizung der Hirnrinde um Reflexerscheinungen, weisen sie zurück.

Durch eigene, an Hunden angestellte Versuche, kommen die Verfasser zu der Ueberzeugung, dass die Integrität der grauen Rinde nicht nothwendig für das Zustandekommen localisirter Bewegungen bei electrischer Reizung sei. Sie constatiren ferner, dass Zerstörung der Nucleus caudatus auf den Eintritt der Reizeffecte ohne Einfluss ist.

Nach Exstirpation der motorischen Rindencentra sehen sie Paralysen an den entsprechenden Extremitäten auftreten, die sich indessen bald wieder verlieren. Dass in solchen Fällen ein Ersatz für die verletzte Hemisphäre durch die andere stattfinde, stellen sie, wenigstens für die Extremitätencentra, in Abrede; sie glauben vielmehr, dass eine „functionelle Substitution" auf derselben Seite eintrete.

Exstirpirten sie den Nucleus caudatus, so entstanden Manège-Bewegungen und Lähmungserscheinungen auf der entgegengesetzten Seite.

Bei Durchschneidung der tiefen Theile der vorderen Partie der Capsula interna erhielten sie Hemiplegie der entgegengesetzten Seite. Reizung der Birnrinde oder der Nucleus caudatus war alsdann erfolglos. Durchschnitten sie den hintern Theil der Capsula, so war Hemi-Anästhesie der anderen Seite die Folge. — Schliesslich geben die Verfasser eine Uebersicht über die wahrscheinliche Lage der motorischen Rindencentra beim Menschen.

Danilewsky (8) hat an curarisirten Hunden während künstlicher Athmung Versuche über den Einfluss des Gehirns auf Blutdruck und Respiration gemacht. In beiden Fällen wurden die Erscheinungen mit Hülfe graphischer Darstellung fixirt, die auf einem Ludwig'schen Kymographion mit endlosem Papier aufgezeichnet wurden.

Reizung der Cauda corporis striati (Ncl. caudati und lentiformis) und der nächst angrenzenden, weissen Substanz ruft fast beständig eine sehr merkliche Veränderung des Blutdrucks hervor. Bei schwacher Reizung steigt der Druck, der Puls wird langsamer, aber grösser, bald unmittelbar während, bald wenige Secunden nach der Erregung (152 Mm. zu 168 Mm. Hg, später bis 240 Mm. Hg). Auch Durchschneidung der Vago-Sympathici wirken um sehr viel stärkere Reize (Stromschleifen in die Peduncoli) in gleicher Weise. Geringes Steigen des Drucks wurde auch bei Reizung des Centrums des N. facialis beobachtet, jedoch nie bis zu der Höhe, wie bei der Reizung des Corp. striatum. Die Grosshirnlappen wirken jedoch nicht tonisch auf die Gefässcentren, denn ihre Entfernung ändert wenig an dem Gefässdruck.

Auch nach Trennung des Grosshirns von der Medulla oblongata ruft Erregung sensibler Reize Steigerung des Blutdrucks hervor, nur muss der Strom hierzu stärker gewählt werden. Dass jedoch für gewöhnlich auch die Hirnlappen an der reflectorischen Uebertragung sich betheiligen, dafür spricht nicht nur die zuletzt erwähnte Thatsache, sondern auch ihr Verschwinden während der Narcose. Vasomotorische Reflexe wurden übrigens bei Reizung der Dura mater und des Acusticus (Anschreien) beobachtet; sie blieben fort nach Durchschneidung der Vago-Sympathici.

Die Athmung wird nur durch Reizung der Cauda corpor. striati und der nächst liegenden Theile beeinflusst, d. h. verlangsamt; tiefe Inspiration mit darauf folgendem Stillstand.

Nach Soltmann (9) werden bei Neugebornen (Hunden) 1) durch electrische Erregung von der Grosshirnrinde aus keine Muskelbewegungen ausgelöst; 2) dieselben treten erst einige Tage nach der Geburt auf; 3) Ausdehnung und Form des motorischen Rindenbez zirka variiren, sie sind bei jungen Thieren anders als bei erwachsenen.

Pansch (10) giebt in seiner Mittheilung (mehr anatomischen Inhalts) über die Regionen des Grosshirns der Carnivoren und Primaten an, dass in strenger Berücksichtigung aller anatomischen und genetischen Verhältnisse, die von Hitzig und Betz bei Hund und Affen aufgestellten „Äquivalenten Hirnregionen" morphologisch sich nur theilweise entsprechen, und dass die vorgebrachten Analogien von Furchen theilweise verschieden, nicht richtig, theilweise unbewiesen genannt werden müssen. Es ist also eine sehr bemerkenswerthe Thatsache, dass morphologisch (genetisch) gleichwerthige Theile der Grosshirnoberfläche bei verschiedenen Thieren durchaus nicht immer denselben feineren Bau, dieselbe physiologische Bedeutung haben. Die ganze Entwickelung des Gehirns, seiner Windungen und Furchen drängt, so meint der Verfasser, darauf hin, sich bei Betrachtung des Grosshirns nicht so sehr an „das trügerische oberflächliche Bild der Windungen" zu halten, aus denen Jeder gar zu leicht das heraus-lese, was er will, sondern, dass man die Furchen und ihre nicht täuschende Tiefe streng beachte.

M. Nussbaum (11) sah selbst bei curarisirten Thieren nach Zerstörung von Medulla oblongata und Gehirn rhythmische Bewegungen der Arterien in der Schwimmhaut von Fröschen wieder eintreten. Mechanische, chemische wie electrische Reizung sensibler Nerven rufen reflectorisch Arteriencontractionen hervor, während Zerstörung des ganzen centralen Nervensystems alle diese Erscheinungen vernichtet. Es ist somit sicher, dass das Rückenmark selbstständig, wie die Medulla oblongata, die Gefässinnervation besorgt.

Bouillaud's (12) Betrachtungen über die Function des Centralnervensystems reproduciren im Wesentlichen den Inhalt einiger, in den Jahren 1827 und 1828 bereits von ihm veröffentlichten Experimentalarbeiten.

Er bekämpft darin die von Flourens herrührende Anschauung, dass das Grosshirn das ein sign Organ der Empfindung, des Willens, der instinctiven und intellectuellen Fähigkeiten sei. Das kleine Gehirn ferner ist nach seiner Ansicht ein Coordinationscentrum nur für die Bewegungen des Gehens, Springens, Tanzens etc. Eine grosse Anzahl anderer Bewegungen, die „intellectuellen" Acte, und unter ihnen vor Allem die Sprache, haben ihre Coordinationscentren im Grosshirn.

Masius und Vanlair (13) beobachteten, dass starke mechanische Reizungen des freigelegten und vom Dorsalmarke abgetrennten Lendenmarkes bei Hunden rhythmische Contractionen des Arms und des Schwanzes zur Folge hatten, so zwar, dass bei der Contraction des Sphincter der Schweif gesenkt, bei der (activen!) Dilatation gehoben wurde. War der Reiz schwächer, so erfolgte bei Erregung des oberen Drittels des Lumbalmarkes nur Dilatation des Sphincter und Erhebung des Schwanzes, bei Reizung des mittleren Drittels dagegen Contraction und Senkung. War das Lendenmark oberhalb oder dicht unterhalb seines ersten Drittels durchschnitten, so konnten die rhythmischen Bewegungen auch durch leichte mechanische Reizung der Rectalschleimhaut herbeigeführt werden. Eine solche war dagegen ohne Erfolg, wenn der Schnitt an der Grenze des mittleren und unteren Drittheils geführt worden war.

In seiner Notiz über die reflexhemmenden Mechanismen verwahrt sich Setschenow (14) gegen die Vorwürfe Cyon's, dass man mittelst der Török'schen Methode wohl die Zeit, aber nicht die Reflexstärke messe, auch kein Versuch Setschenow's vorliege, dass in Folge einer Reizung mittlerer Hirntheile die Reflexe schwächer werden. Er macht in Bezug auf den ersten Vorwurf auf die gewaltige Differenz seiner und Cyon's Angaben aufmerksam, die zeitlichen Verzögerungen des letzteren schwanken zwischen 0,003 und 0,019 Sec. während bei ihm die durch Török'sche Methode gemessene Zeit immer volle Secunden betrage, die man durch Steigerung des Reizes abkürzen oder umgekehrt verlängern könne. (Abhängigkeit der Leitungsgeschwindigkeit von der Reizstärke? Bezüglich des zweiten Vorwurfs verweist er auf den Wortlaut seiner Abhandlung.

Fronsberg (15) giebt in seiner umfangreichen Abhandlung über Erregung und Hemmung der Thätigkeit der nervösen Centralorgane eine Zusammenstellung seiner sich meistens den Auffassungen Goltz' anschliessenden Anschauungen über den Gegenstand, in denen er vor Allem die Annahme selbständig gedachter Hemmungsmechanismen im Central-Nervensystem bekämpft. Es giebt keine den verschiedenen Reizqualitäten angepassten Centren, alle sind sie denselben zugänglich und nur durch die leichtere Erregbarkeit durch im Blute enthaltene Stoffwechselproducte zeichnen sich die sogenannten automatischen aus, so wie denn auch jedes Centrum durch eine bestimmte Nervenfaser vorwiegend in Thätigkeit versetzt wird. Steigerung des Reizes bewirkt das Uebergreifen des centralen Effects auf eine grössere Zahl von Centren. Jeder Punkt der Körperoberfläche steht so mit jedem Innervationscentrum in Beziehung, jedoch nicht direct, nicht ohne dazwischengeschobene Ganglienzelle. Wenn mehrere Reizursachen nun, die

einzeln für sich ein und dasselbe Innervationscentrum zur Thätigkeit anregen, gemeinschaftlich vorhanden sind, so summiren sich ihre Wirkungen. Die Steigerung der Erregbarkeit und der Zustand der Thätigkeit eines Centralorgans sind wesensgleiche, und gradweise verschiedene Aenderungen seines innern Zustandes. Hieraus erklären sich vor Allem die Wirkungsweisen mancher toxischer Stoffe (so des Strychnin). Diejenigen Reize aber unterdrücken die Wirkung eines andern Reizes, welche für sich allein andere Centren zur Erregung und Thätigkeit bringen (Goltz). Weder specifisch hemmende Reize, noch einseitig hemmend wirkende, nervöse Leitbahnen oder Centren sind hierbei thätig. Aber auch intensive Reizung derselben Nerven vermögen Reflexe, auch schwache, oberflächlich erfolgende, zu hemmen (Schwinden der Erectio penis bei electrischer Erregung und mechanischer Quetschung ganz derselben Theile). Alle von Setschenow und Nothnagel für die Existenz reflexhemmender Centren im Rückenmark, Med. oblongata und Lobi optici vorgebrachten Thatsachen erklären sich viel besser verständlich aus der merkwürdigen Eigenschaft des Centralorgans, die es nicht gestattet, dass verschiedene seiner einzelnen Gebiete gleichzeitig durch verschiedene Ursachen thätig werden.

In seinem Vortrage vor der Niederrhein. Gesellschaft zu Bonn über die Functionen des Rückenmarks reproducirt Fronsberg (16) zum Theil bereits Besprochenes. Aus seinen Vergiftungsversuchen (Strychnin) bestreitet er die Berechtigung zur Gegenüberstellung von director Krampfbewegung und hochgradiger Reflexsteigerung und will bei allen Strychninwirkungen (den bekannten zugefügt werden: Steigerung der Peristaltik, des Tonus und der instinctiven Thätigkeiten (Fressgier)) ein vollkommen gleichsinniges Ergriffensein der sämmtlichen centralen Substanz annehmen, derart, dass jede Reizung irgend einer Art, auch die innern Ernährungsvorgänge, durch die Venosität des Blutes, sowie durch die höheren Sinnesnerven vermittelte, mächtige Wirkungen entfaltet. Gegenüber den Angaben, dass verschiedene sensible Reize von verschiedener Wirkung auf den strychnisirten Frosch seien, wurde von ihm gefunden, dass bei entsprechender Stärke der Strychnindosis oder der einwirkenden Reize chemische und thermische Reize den Haut-Tetanus, mechanische, klonische Bewegung erzeuge; dass mithin auch im strychninisirten Thiere die Reflexreize nach Massgabe ihrer Intensität, nicht nach der Natur der Reize wirksam seien.

Auch bei Verblutung und Erstickung sah Freurberg nach Durchschneidung des Rückenmarks Krämpfe eintreten (Kussmaul).

Spiro (17) zieht aus seinen vorläufig mitgetheilten Versuchen über Reflexe am enthirnten Frosche folgende Schlüsse: 1) In Folge einer peripheren Erregung gerathen die Nervencentra in periodische Schwankungen. Der Thätigkeitszustand endet mit einem sichtbaren Effect — reflect. Bewegung —, der ein Nachbild hinterlässt. Dieses ist positiv oder negativ; fällt ein neuer Reflex mit jenem zusammen, so wird es verstärkt, dagegen gehemmt, wenn es mit dem negativen zusammenfällt. Die Erregbarkeitscurve eines Centrums ändert ihre Form nach der Dauer des Nachbildes und nach den Schwankungsperioden. 2) Der primäre Reflex ist der Form nach entgegengesetzt dem primären Reflex seines symmetrischen Punktes. 3) Erregung eines seitlichen Punktes erzeugt positive Phase auf derselben, negative für alle symmetrischen Centren. 4) Die Grössenschwankungen der Nachbilder bei einseitiger Erregung sind in zwei symmetrischen Centren verschieden.

C. v. Schrof (18) hat im Wiener Institute für experimentelle Pathologie Versuche über die selbständigen Functionen des Rückenmarks angestellt. Er bediente sich dabei eines Wärmekastens, dessen genauere Einrichtung im Original nachgesehen werden muss. Die Beobachtungen constatiren das Vorhandensein von Gefässnervencentren im Rückenmark, die Ausbreitung des Athmungscentrums über die Spitze der Rautengrube hinaus, obwohl die nach Durchtrennung der letzteren übrig bleibenden Rückenmarkscentren sehr leicht erschöpflich sind. Seine Versuche gestatten ihm ferner den Schluss, dass auch unterhalb des Pons und der Med. oblongata Centren existiren, die sowohl reflectorisch, als durch den Chemismus des Blutes allgemeine Krämpfe auszulösen im Stande sind (gegen Nothnagel). Verf. hebt noch besonders das frühzeitige Eintreten der Muskelstarre hervor, die oft noch während des Lebens, d. h. während der Reactionsfähigkeit der Thiere auftrat.

Faivre (19) fand im Jahre 1860, dass beim Dytiscus marginalis das Centrum der Respirationsbewegungen im Ganglion metathoracicum gelegen sei. Da gegen diese Beobachtung von Randelot Widerspruch erhoben worden war, wiederholte F. seine früheren Versuche. Er zerstörte das genannte Ganglion, und fand, dass in Folge davon Lähmung der unteren Flügel und der Schwimmfüsse eintrat, und dass die Respiration aufhörte. Reflectorisch liessen sich jedoch partielle, kurzdauernde Athembewegungen noch auslösen. Faivre hat somit seine früheren Beobachtungen aufs Neue bestätigt. Er macht schliesslich auf die Beziehungen aufmerksam, die beim Dytiscus zwischen den Respirationsbewegungen und dem Schwimm- und Flugapparate bestehen.

Das Frontalganglion des Dytiscus marginalis hat nach Faivre (20) die Bedeutung eines Centrums der Schlingbewegungen. Es beeinflusst sowohl die systolischen als die diastolischen Bewegungen des Pharynx; auch die Contractionen der Cardia stehen unter seinem Einfluss. Die Schlingbewegungen, die bei Reizung des Magens, des Kauapparates, durch Einführung von Nahrung ausgelöst werden, sind Reflexe unter Vermittelung des Ganglion frontale. Durch den Einfluss des cerebralen Ganglion suboesophageum werden die Fähigkeiten des Frontalganglions verstärkt.

Vulpian (21) hat Versuche über das Verhalten des Nervus glossopharyngeus auf die Gefässe der Zunge gemacht und findet, dass derselbe für die hinteren Zungenpartien, für das Palatum molle und die Seitenwände des Kehldeckels gefässerweiternde Fasern führt. Unterbindung und Durchschneidung ruft bei curarisirten Thieren eine vorübergehende Röthung der correspondirenden Zungenhälfte hervor, nicht minder Faradisirung des peripheren Stumpfes. Die Röthung erstreckt sich bis an das V. der Papillae circumvallatae, und dauert etwa 10 Minuten. Die Erfolge bleiben übrigens ganz dieselben nach Durchschneidung der Nn. lingualis, vagus und sympathicus. Die Reflexcentren für diese Zungengefässe sucht Verfasser in den zahlreichen, die Gefässe begleitenden Ganglienzellen des Glossopharyngeus. Cauterisation des Nervus facialis im Aquaeductus Fallopii mittelst eines glühenden Drahtes hebt übrigens die Function des Glossopharyngeus nicht auf, es sind also nicht Fasern des Facialis, die hier in Frage kommen.

Nach Franck (22) ist der Nervus facialis, oder vielmehr die von ihm ausgehende Chorda tympani, Gefässnerv für die Nasen-Rachen-Schleimhaut, für die Parotis und für die Submaxillar- und Sublingualdrüse. Die Gefässe der Nasenschleimhaut nämlich werden durch den Petrosus superficialis major, die Parotis durch den Petrosus superficialis minor innervirt; beide Nerven erhalten aber Fasern von der Chorda tympani.

Durch seine Function als Gefässnerv ist der Facialis aber auch Secretionsnerv für die Speicheldrüsen und die Drüsen der Nasenschleimhaut. Die Ludwig'schen Anschauungen über die Unabhängigkeit der Speichelsecretion von der Vascularisation der Drüse sind nach Franck zu verwerfen; Ludwig habe bei Vergleichung des Blutdruckes und des Secretionsdruckes die Contractionen des Drüsenausführungsganges, die auf Reizung der Chorda einträten, ausser Acht gelassen. Dass ferner die Temperatur des Speichels höher sei, wie die des Blutes, beweise nichts für die Ludwig'sche Ansicht.

In dem Streite über die Kreuzung des Nervus trochlearis (Stilling u. Meynert einerseits und Schroeder van der Kolk andererseits) entscheidet sich Exner (23) gestützt auf eigene Versuche (Reizung des freigelegten Velums durch nicht zu starke Inductionsströme) für das Fehlen jedes Symptoms, welches für eine Kreuzung spricht.

Von den durch Nöllner und Grützner, betreffs der Speichelsecretion, ihrer Abhängigkeit von dem Boden der 4. Hirnhöhle, mitgetheilten Thatsachen ausgehend, die Küls (24) in ihrem ganzen Umfange bestätigt, suchte er nach einem mit dem Facialis-Kern in Beziehung stehenden Centrum für die Speichelsecretion im Boden der 4. Hirnhöhle, bisher jedoch ohne positive Resultate. In 2, wie Verfasser angiebt, durchaus vorwurfsfreien Versuchen tropfte der Speichel während und nach der Reizung des Facialis-Kerns mit gleicher Intensität aus den mit Canülen versehenen Speichelgängen. Bei der grossen Ausdehnung des Facialis-Kerns hält Verf. gleichwohl noch das Vorhandensein einer für Speichelsecretion bedeutsamen Stelle aufrecht. (vgl. Bochefontaine oben.)

Die Dissertation von Franciel (25) über die Bewegungen der Iris bespricht die bisherigen Erfahrungen über diesen Gegenstand. Neues bringt sie nicht.

Friedr. Schultze und P. Fürbringer (26) haben die von Erb und Westphal bei gesunden und bei Rückenmarkskranken gesehenen Reflexbewegungen der Wadenmuskulatur bei Percussion der Patellar- und Achillessehnen experimentell geprüft (Kaninchen). Nach ihren Versuchen (Durchschneidung des Dorsaltheils des Rückenmarkes, des No. cruralis, Vergiftung mit Curare) kommen sie zu der Anschauung:

1) dass es sich hier nicht um mechanische, durch die Sehne direct vermittelte Muskelcontraction handle (Westphal), 2) dass dieselben vielmehr reflectorischer Natur seien, deren Reflexcentren (für die unteren Extremitäten) in dem untern Theile des Rückenmarks gelegen seien, 3) dass es sich hier nicht um Hautreflexe handle (Joffroy Gaz. méd. 13. 1875).

L. v. Thanhoffer (27) hat an seinem Schüler Ign. v. Kovacs Versuche über ein-, wie doppelseitige mechanische Reizung des Vagus gemacht. Er bestätigt die Verlangsamung des durch den Marey'schen Sphygmographen aufgezeichneten Pulses, wie das Sinken des Druckes. Bei Compression beider Nerven trat Stillstand des Herzens und Bewusstlosigkeit des Experimentirenden ein, später Schwindel und Brechneigung.

Richet (28) bringt seine im Jahre 1867 und später gemachten klinischen Beobachtungen und die damit übereinstimmenden anatomischen Erfahrungen anderer Forscher in Erinnerung, nach welchen die zahlreichen Anastomosen der Hand- und Handwurzel-Nerven bewirken, dass selbst nach Durchschneidung, z. B. des Medianus, die von diesem innervirten Hautpartien ihre Sensibilität nicht einbüssen.

Nach Voltolini's (29) an Schafen, Kälbern, Ziegen, Hunden u. a. Thieren angestellten Versuchen erhält man Contractionen des Tensor tympani auf Reizung der Trigeminus und Facialis, durch jene viel energischer und sich länger erhaltend, durch schwächere, electrische Ströme, als durch letztere. Bei der Contraction wird das Trommelfell kräftig nach Innen gezogen, natürlich bei verschiedenen Thieren sehr verschieden stark. Gleichzeitig beobachtet man in dem eröffneten halbcirkelförmigen Canal (des todten Thieres) die Lymphe steigen, bei aufgehobener Spannung sinken. Nie liess sich an der Membr. tympani secundaria, weder während der Reizung des Nerven, noch selbst bei mechanischer Bewegung des Stapes eine Bewegung beobachten. Bei Reizung des Trigeminus erfolgt gleichzeitig eine Contraction der Gaumenmuskeln,

sowie Oeffnung der Tuba durch Abziehen der vordern häutigen Wand.

Stefani (30) sah nach einseitiger Zerstörung der halbcirkelförmigen Canäle bei Tauben die bekannten Gleichgewichtsstörungen auftreten. Zerstörte er ausserdem das Gehirn, so wurden die Verdrehungen des Kopfes etc., die zuvor nur in Folge von Gelegenheitsursachen (Erschrecken und dergl.) aufgetreten waren, habituell. S. wendet sich gegen die Theorie von Lussana, nach welcher vermittelst der Bogengänge das Thier eine Vorstellung von der Entfernung und Richtung der Schalleindrücke erhalten soll.

Dagegen stimmt S. völlig überein mit den Deutungen von Goltz.

Bernhardt (31) macht in seiner vorläufigen Mittheilung darauf aufmerksam, dass die nach der Durchschneidung der Bogengänge in der Mehrzahl der Fälle auftretenden Bewegungserscheinungen durch schwer zu vermeidende Operationseingriffe hervorgerufen werden, und dass diese Erscheinungen durch keine der bis jetzt existirenden Theorien erklärbar sind. Die experimentelle Kritik erwies die Breuer-Mach'sche Theorie als unhaltbar. Dieselben Erscheinungen, wie die nach Durchschneidung der Bogengänge auftraten sah Verf. auch bei Reizung der Bogengänge durch Aether (Pulverisator) oder bei Berührung derselben durch eine glühende, stumpfe Nadel, oder endlich durch Aufsetzen einer vibrirenden Stimmgabel entstehen.

Breuer (32) bringt neue Argumente für die Ansicht, dass die Bogengänge des Ohres Organe des „statischen Sinnes" seien. Nach ihm sind die nach Verletzung derselben auftretenden Störungen Compensationsbewegungen, wie man sie als „Drehschwindel" durch absichtlich herbeigeführte Drehungen bei Wirbelthieren hervorrufen kann. Denn durch die Operation veranlasste Empfindung einer scheinbaren Bewegung ist der die Muskelwirkung veranlassende Reiz.

Ist bei Tauben der Vestibularapparat beiderseits entfernt und der Gesichtssinn ausser Function, so entstehen solche Compensationsbewegungen nicht.

Die Empfindung scheinbarer Drehung wird durch den Druck der Endolymphe gegen die Ampullennervenendigung hervorgerufen; verursacht man Strömungen der Lymphe, so entsteht der „Drehschwindel" ebenfalls. Die Compensationsbewegungen nach schweren Verletzungen (mechanischer Reizung, Resection etc.) der Bogengänge sind auf ähnliche, aber complicirtere Vorgänge zurückzuführen. — Normaler Weise ist der Kopf durch die Bogengänge in einer horizontalen und zwei verticai-diagonalen Ebenen orientirt.

Von den bei der Taube nach Verletzung der Bogengänge auftretenden Erscheinungen sucht B. die Verdrehung des Kopfes auf eine mehr oder minder indirecte Läsion der Macula acustica zurückzuführen.

In seiner dritten Abtheilung giebt S. Exner (33)

zunächst die kleinste Zeitdifferenz zwischen zwei Gesichtseindrücken. Er macht auf die scheinbare Bewegung beider zu einander bei grösserer Entfernung aufmerksam und findet, dass der Werth der kleinsten Zeitdifferenz nicht merklich abhängt, weder von der Grösse, noch von dem Abstande der Netzhautbilder voneinander, wohl aber durch jene scheinbare Bewegung herabgedrückt werde; sie kann von 0,045 Sec. auf 0,015 Sec. sinken. Im Ganzen gilt auch dieses, für das Centrum der Retina gefundene Gesetz für die Peripherie. Seine Versuche über den Gehörsinn sind mittelst des Savart'schen Rades, dem alle bis auf drei Stifte ausgezogen waren, die gegen ein Bleiblech bei der Rotation schlugen, oder durch eine rotirende Scheibe gemacht, wie er sie auch bei jenen Gesichtsversuchen verwendete. Dieselben, durch einen Helmholtz'schen Rotationsapparat in Bewegung gesetzt, schlossen durch mitgedrehte Metallstreifen und Quecksilbernäpfchen den Strom einer dreigliedrigen Smee'schen Batterie. Das Knistern der überspringenden Funken war das Signal. 'Aus einer Reihe von Versuchen ergab sich die kleinste Zeitdifferenz gleich 0,002 Sec., für beide Ohren 0,064 Sec. Wird gleichzeitig auf Auge und Ohr gewirkt, so wird gewöhnlich früher gehört als gesehen (bei dem Verf. um 0,16 Sec.).

Hartmann (34) beschliesst mit seiner Abhandlung die seit sechs Jahren im Tübinger physiologischen Institute angestellten Versuche über den Raumsinn der Haut. Den Vierordt'schen Voraussetzungen entsprechend findet er nicht nur, wie E. H. Weber, einen ungemein stumpfen Raumsinn am Rumpfe und Halse, sondern auch eine entschiedene Bevorzugung am Halse, welche genau nach der Voraussetzung zunimmt in der Richtung zum Kopfe, da die oberen Theile des Halses unter allen Umständen grössere Excursionen während der Bewegung machen, als die unteren.

v. Vintichgau (35) und Königschmied haben Versuche über die Reactions-Zeit einer Geschmacksempfindung angestellt. Das Genauere über die Methode, die von ihnen benutzten Vorrichtungen, deren Controle muss im Original nachgelesen werden. Verwendet wurden als die Hauptrepräsentanten der Geschmackserreger: Chlornatrium, Zucker, Säure (Phosphor- und Citronensäure) und Chinin, welche natürlich mit grösster Vorsicht auf die Zungenspitze gebracht wurden. Einer der Beobachter (H.) gab im Mittel folgende Zeitwerthe:

Chlornatr. 1,1598 Sec.
Zucker   0,1639 -
Säure   0,1676 -
Chinin   0,2351 -

Auch die übrigen Personen gaben sehr viel längere Reactionszeiten für bitterschmeckende Substanzen. Als Mittel aus den Gesammtversuchen ergaben sich:

Chlornatr. 0,1737 Sec.
Zucker   0,1845 -
Säure   0,1882 -
Chinin   0,2581 -

Der für Herrn H. gegebene Werth für saure Empfindung stimmt genau mit dem vom Referenten gegebenen. (Zeitschr. f. rat. Med. 3. 31.)

Pflüger (36) giebt in einer, wie er selbst sagt, „vorläufigen Mittheilung" seine Theorie des Schlafes. Ist nach seiner Anschauung das Leben, die Leistungen der Organe im Wesentlichen bedingt in einer Dissociation der lebendigen Materie, so bedingt sich der Schlaf — Scheintod — durch ein Aufhören dieser Dissociation, d. h. durch eine Sistirung der intramolecularen CO_2-Bildung in der sehr labilen, grauen Substanz des Gehirns.

v. Wittich.

[Möller, M, Om den lokale Applikation af Strychnin paa Fröens Rygmarv og Hjärte. Ugeskr. f. Läger. 3. R., Bd. 19. p. 161 u. 177.

Bei Application „ziemlich grosser" Dosen Strychnin auf seine Nasenschleimhaut beobachtete der Verf. „eine bedeutende Steigerung der Feinheit" der Geruchsperception, und er giebt an, dass es ihm „bei Anosmie durch Pinseln der Regio olfactoria mit einer Strychninlösung gelungen ist, den Geruchssinn vollkommen zu restituiren." Bei solcher localer Application beobachtete er niemals Einwirkung auf die cerebralen Functionen. Nach (subcutaner?) Injection von Strychnin beobachtete er dahingegen bei Kranken und an sich selbst Kopfschmerz, Schwindel, Ohrensausen und Eingenommenheit des Kopfes, in Verbindung mit Symptomen einer Irritation des Rückenmarkes. Nach unvorsichtiger Anwendung einer sehr grossen Dosis (6—7 Mgr.) wurde Schwindel, Unsicherheit der Haltung, leichte Umnebelung des Sensoriums, bedeutende Mattigkeit in den Gliedern und reichliche Schweissabsonderung beobachtet. Diese Symptome verschwanden jedoch schon nach Verlauf von ¼ Stunde. Im Speichel fand er das Strychnin 2 bis 3 Minuten nach der Application desselben. Er meint auf Grund dieser Versuche, dass die bei localer Application auf die peripherischen Nervenenden beobachtete Vermehrung der Empfindlichkeit nicht von einer Wirkung auf das Gehirn abhängt. Aus einigen wenigen Versuchen, die der Verf. an Fröschen angestellt hat, schliesst er, dass das Strychnin direct und local auf die nervöse Substanz des Gehirns und des Rückenmarks einwirkt, selbst wenn die Gefässe führenden Häute desselben entfernt sind, und wenn der Kreislauf durch Unterbindung der grossen Gefässe des Herzens und durch Exstirpation des Herzens aufgehoben ist. Die Wirkung scheint dem Verf. von einer Erhöhung der Irritabilität der Rückenmarkszellen abzuhängen, welche wiederum von einer Depression der Irritabilität abgelöst wird, und diese letztere scheint dem Verf. um so früher aufzutreten, je stärker die Strychninlösung war. Durch Bepinseln abgeschnittener Froschherzen mit einer Strychninlösung beobachtete der Verf. eine (in den meisten Fällen jedoch nur geringe) Abnahme der Pulsfrequenz.

P. L. Panum (Kopenhagen).]

ZWEITE ABTHEILUNG.

Allgemeine Medicin.

Allgemeine Pathologie

bearbeitet von

Prof. Dr. ACKERMANN in Halle.

I. Lehrbücher. Allgemeines.

1) Green, T. H., An Introduction to Pathology and Morbid Anatomy. 3 ed. 12. London. — 2) Gigot Suard, L., Pathologie expérimentale. L'Uricémie. Affections de la peau, des muqueuses, du poumon, du foie, des reins, etc. 8. Paris. — 3) Webenkell, Elements d'anatomie et de physiologie pathologiques générales — Nosologie. 8. Bruxelles. — 4) Bang, Olaf, Lundt, Nature and her Medicine. Dublin journ. of med. science. Jan. (Veraltete Dogmen über Naturheilung.) — 5) Tissier, F., De la latence en médecine. Thèse de Paris. 1874. — 6) Müller, P. W., Ueber das Greisenalter. Deutsche Kl. No. 3, 4, 6. — 7) Rathery, F. Fr., Des Accidents de la convalescence. 8. Paris. — 8) Cordos, E., Erkältbarkeit und Abhärtung. Deutsche Kl. No. 10, 11, 12. — 9) Jenner, W., An Address of the etiology of acute specific diseases. Brit. med. journ. Febr. 20. (Nichts Neues.) — 10) Claye Schaw, T., On incontrollable impulse. St. Barthol. Hosp. rep. XI. — 11) Ouibont, Etude pathologique comparative des membranes muqueuses et de la peau. Gaz. des hop. No. 49. (Vortrag, in welchem die Aehnlichkeit gewisser Krankheiten der Haut und der Schleimhäute unter einander hervorgehoben wird.) — 12) Berenguier, J., Des éruptions provoquées par l'ingestion des médicaments. Thèse de Paris. 1874. — 13) Diesterweg, A., Kritische Beiträge zur Physiologie und Phathologie mit besonderer Berücksichtigung der medicinischen Facultät zu Berlin und der in derselben befindlichen Parteien. Zweite gänzlich umgearbeitete und vermehrte Auflage. (Das Buch zerfällt in 4 Capitel, welche grösstentheils sehr abenteuerliche Ueberschriften aufweisen; nämlich: Anti-Virchow, Der deutsche Kreislauf, Ein Wort an Emil du Bois-Reymond. Das Ganze ist eine Art Polemik gegen eine Anzahl wichtiger Thatsachen der neueren Pathologie und Physiologie. Aber diese Polemik gründet sich nicht auf eigene Beobachtungen, sondern besteht in einem jede thatsächliche Kritik abschneidenden, rein willkürlichen Raisonnement.) — 14) Verneuil, Note sur l'influence

qu'exercent les lésions antérieures du foie sur la marche des lésions traumatiques. Gaz. hébd. de med. No. 41. (Verletzungen der verschiedensten Art sollen, wenn sie bei Leberkranken (Fettleber, Amyloidleber, Cirrhose, Echinococcus etc.) vorkommen, oft einen schlechten Verlauf nehmen.) — 15) Evans, G. H., On some arithmethical questions involved in the Life and Progress of Epidemics. Brit. med. Journ. April 3. (Versuch, den Ablauf und das Ende von Epidemien und ihrer anfänglichen Verbreitung zu bestimmen und vorherzusagen. Eine bestimmte Angabe der Regeln, nach denen dies geschehen soll, fehlt.)

[P. Hedenius, Om döden. Upsala läkareför. förh. Bd. X. p. 1.

Der Verf. stellt vier allgemeine Todesarten auf:
1) Durch mangelhafte Nutrition, wozu sowohl der sogenannte physiologische Tod, als der Tod durch Inanition hingezählt werden. 2) Vermittelst des Nervensystems, wodurch zugleich hervorgehoben wird, dass die anatomischen Veränderungen des Gehirns oft sehr indirecte Todesursachen sind. 3) Durch Störung im Circulationssysteme. 4) Durch Störung der Respiration. Nachdem er physiologisch begründet hat, wie der Tod in diesen vier verschiedenen Weisen eintritt, sammt noch einer Darstellung des plötzlichen Todes und der Agonie, welche letztere hauptsächlich als ein Zustand von Ersticken aufgefasst wird, geht der Verf. zu „la mort intermédiaire" und dem lokalen Tod über. Danach wird der Scheintod behandelt, seine Symptome und Ursachen, wobei mehrere schwedische Fälle von Scheintod angeführt werden, und ein Bericht von der Gesetzgebung in verschiedenen Ländern zum Vorbeugen des zu frühen Begrabens gegeben wird. Zuletzt wird eine kritische Untersuchung von den wichtigsten Todeszeichen gegeben. Unter diesen, meint der Verf., dass das Leichenauge und besonders die schon von Faure hervorgehobene Weichheit des Augenbulbus und die Schlaffheit der Hornhaut von grosser Bedeutung sei, aber die von Larcher hervorgehobenen Imbibitionsflecken in „dem

Weissen des Auges" betreffend, findet er, dass sie nicht selten lange ausbleiben, besonders bei Leichen von Pat. mit senilem Marasmus oder starker Anämie. Unter allen Todeszeichen, die der Verwesung vorangehen, glaubt er am meisten an die blaugrüne Farbe der Ileocoecalregion, welche Farbe, nach seiner Meinung, nicht auf das Einwirken des Schwefelwasserstoffs auf den Blutfarbstoff beruht, weil die Farbe nicht zuerst an der Innenseite der Bauchwand auftritt. Er meint, dass sie wahrscheinlich auf von aussen kommenden Bacterien beruht, die unter anderen Zersetzungsproducten ausser Ammoniak auch einen Farbstoff bilden.

Dahl (Kopenhagen).]

II. Untersuchungsmethoden. Diagnostik.

1) **Petit**, Ch., Considérations sur la face et ses altérations dans les maladies. Thèse de Paris. 1874.
2) **Voltolini**, Ein besonderes Stethoscop. Berl. klin. Wochenschr. No. 16. (Gummischlauch von 1—1½ Fuss Länge, Trichter von Tannenholz und Zapfen von Horn, welcher so gross ist, dass er den Gehörgang ziemlich genau verschliesst.) — 3) **Galvagni**, B., Ueber die Auscultation der Mundhöhle oder über das Mundhöhlengerassel. Uebersetzt von G. v. Probizer. Oesterr. med. Jahrb. Heft 3. S. 299—308. — 4) **Kennedy**, H., On the difference of the respiratory Murmur in the two Lungs. Dubl. Journ. of med. Sc. p. 39. — 5) **Derautière**, Sur les bruits du coeur. Compt. rend. LXXX. No. 13. (Nach der Annahme des Verf.'s sind beide Herztöne nichts Anderes, als Muskelgeräusch. Der erste soll durch die Contraction des linken, der zweite durch Contraction des rechten Ventrikels bedingt sein, beide Ventrikel sollen sich also nicht gleichzeitig zusammenziehen, eine Behauptung, welche Verf. mittelst nicht sehr plausibler Gründe zu erweisen versucht.) — 6) **Talma**, S., Bisdrage tot de theorie der hart- en Arterientonen. Nodori. Tijdschr. voor Geneesk. Afd. II. p. 1. Juni 1874. (S. den Bericht für 1874, S. 316, wo über diesen Aufsatz nach der deutschen (mit der holländischen gleichen) Arbeit des Verf.'s bereits referirt worden ist.) — 7) **Woillez**, Note sur le spiroscope, appareil destiné a l'étude de l'auscultation, de l'anatomie et de la physiologie du poumon. Bull. de l'acad. de méd. No. 16. p. 441 et Compt. rend. LXXX. No. 16. — 8) **Berthold**, E., Beschreibung einer einfachen Methode, vermittelst deren zwei Beobachter gleichzeitig den Augengrund, das Trommelfell oder den Kehlkopf untersuchen können. Berl. klin. Wochenschr. No. 25. — 9) **Böhtlingk**, E., Ueber das Verhältniss des Bronchialathmens zum tympanitischen Percussionsschall. Dissertation, Würzburg. 1873. — 10) **Broadbent**, W. A., The pulse: its diagnostic, prognostic and therapeutic indications. The Lancet. Septbr. 25. (Klinischer Vortrag, der nur Bekanntes bringt.) — 11) **Galabin**, A. A., On the construction and use of a new form of cardiograph. Med. chir. transact. Vol. 58. p. 353—368. — 12) **Grashey**, Zeiteintheilung der sphygmographischen Curven mittelst Funkeninductor. Virch. Archiv. Bd. 62. S. 530. — 13) **Weil**, Adf., Die Auscultation der Arterien und Venen. gr. 8. Leipzig. — 14) **Taylor**, F., On pulsation of the liver. Guy's hosp. rep. XX. — 15) **Maragliano**, E., Il dicrotismo ed il policrotismo. Riv. clio. di Bologna. No. 6. — 16) **Vignes**, A., Etiologie, symptomes et diagnostic des vomiques. Thèse de Paris. 1874. — 17) **Fouchet de Pérignon**, N., De quelques phénomènes pseudo-cavitaires. ibidem. — 18) **Sadda**, F., Etude sur le frémissement hydatique. Ibidem. — 19) **Laboulbène**, A., Du bruit de fluctuation hydro-aérique à timbre métallique perçu dans les tumeurs abdominales. Arch. génér. Septbr. p. 258 et Bull. de l'acad. de méd. No. 31. — 20) **Clauzel**, E., Du diagnostic et de la généralisation des tumeurs mélaniques par l'examen microscopique du sang, des

urines et des crachats. Thèse de Paris. 1874. — 21) **Heitler**, M., Ein Fall von Muskeltönen. Oest. med. Jahrb. Heft 2. S. 265—268. — 22) **Harvey Hilliard**, The Head-Spring Stethoscope. Med. Times. Novb. 13. (Elastisches Doppelstethoscop, dessen obere Enden in die Ohren gestopft und durch eine, von dem Kopf herumgeführte Feder am Herausfallen gehindert werden. Das Instrument lässt sich nach Belieben mit einem oder mit zwei Aufsatzstücken verwenden, auch in zwei einfache Stethoscope zerlegen.)

Galvagni (3) weist darauf hin, dass man bei verschiedenen Lungenkrankheiten (Pneumonie, Capillarbronchitis, Phthisis) nicht selten Gelegenheit habe, wenn man das Ohr in die Nähe der Mundhöhle bringe, ein rasselndes Geräusch wahrzunehmen, mit welches Piorry bereits hingewiesen habe, und welches ganz den Eindruck mache, als entstände es in den hinteren Abschnitten der Mundhöhle oder in den oberen Theilen der Luftwege. Gleichwohl entsteht dieses Geräusch, wie Verf. durch Versuche nachweist, in den tiefer gelegenen Verzweigungen der Bronchien oder in Cavernen, also in Gegenden, die manchmal sehr weit von der Mundhöhle entfernt sind, und an denen man es bei ihrer directen Auscultation nicht oder nur sehr undeutlich wahrnimmt.

Stokes hat bereits auf den bei manchen Individuen vorkommenden Unterschied in der Intensität des Athmungsgeräusches auf beiden Lungen hingewiesen und hervorgehoben, dass gewöhnlich auf der linken Seite ein lauteres Athmungsgeräusch hörbar ist, und dass dies namentlich häufig bei Weibern und nervösen Individuen wahrgenommen wird. **Kennedy** (4) konnte diese Angabe von Stokes bei einer Untersuchung von 99 Fällen (zwei Drittel Weiber unter 25 Jahr alt und der Rest Männer von Knabenalter bis zu 50 Jahren) bestätigen. Er fand nämlich das lautere Vesiculärathmen auf der rechten Seite nur 6 mal, auf der linken Seite dagegen 79 mal, und 14 mal fand er es auf beiden Seiten gleich.

Woillez (7) hat durch den Instrumentenmacher Collin einen Apparat construiren lassen, welcher den Zweck hat, über verschiedene Auscultationsphänomene, sowie über Anatomie und Physiologie der Lungen überhaupt Aufschluss zu geben.

Der Apparat, Spiroscop genannt, besteht aus einem Glasmantel von beträchtlicher Weite, dass er eine oder selbst beide Lungen im Zustand completer Ausdehnung aufzunehmen vermag. Der Mantel ist oben durch einen Deckel luftdicht verschlossen, und durch den Deckel reicht ein Rohr, welches in der Trachea oder einem Hauptbronchus befestigt ist. An der dem Deckel gegenüberstehenden Fläche befindet sich ein cylindrischer Blasebalg, durch welchen die Luft im Mantel verdünnt werden kann. Durch ein den Deckel ebenfalls durchbohrendes Stäbchen kann die ganze Lunge oder ein Theil derselben der Innenwand des Mantels genähert werden.

Berthold (8) hebt zum Verständniss seiner Methode, vermittelst zweier zwei Beobachter gleichzeitig den Augengrund, das Trommelfell oder den Kehlkopf untersuchen können, hervor, dass nach einem bekannten physikalischen Gesetze der Lichtbrechung Lichtstrahlen, wenn sie ein beliebiges System von brechenden Flächen durchsetzen, um von einem Punkte zu einem anderen zu gelangen, auf ganz demselben Wege, nur in umgekehrter Richtung zurückkommen, wenn Lichtpunkt und Bildpunkt gewechselt werden.

Ist a ein Lichtpunkt und b sein Bild, so muss auch a der Bildpunkt von dem Lichtpunkte b sein. Ist a ein leuchtender Punkt ausserhalb des Auges und der Punkt b sein Bild auf der Netzhaut, so werden die von b durch die brechenden Medien des Auges zurückkommenden Strahlen sich wieder im Punkte a vereinigen. Wird von dem Punkte a ausserhalb des Auges nicht ein scharfer Punkt b, sondern eine kleine Fläche auf der Netzhaut beleuchtet, so wird das aus dem Auge zurückkehrende Licht zwar im Allgemeinen nach dem leuchtenden Körper sich hinwenden, aber sich nicht mehr in dem Punkte a vereinigen, sondern ein Strahlenbündel um den Punkt a herum bilden. „Daraus folgt, dass wir ohne besondere Hülfsmittel nichts von der beleuchteten Stelle der Retina sehen können, weil wir unser Auge nicht in die Richtung des zurückkommenden Lichtes bringen können, ohne gleichzeitig das einfallende gänzlich abzuschneiden". Das einfache Hülfsmittel, dessen sich Helmholtz bediente, bestand in der Anwendung von reflectirtem Licht zur Beleuchtung des Auges. Fallen von einer zur Seite des Beobachtenden befindlichen Lichtquelle Strahlen auf eine Glasplatte, und werden die von ihr reflectirten Strahlen in die Pupille eines Auges geleitet, so wird der Augengrund beleuchtet werden, und das aus dem Auge heraustretende Licht wird auf demselben Wege in umgekehrter Richtung zurückkommen, die beleuchtende Glasplatte treffen und von dieser zur ursprünglichen Lichtquelle zurückgeworfen werden. Ein Theil dieses Lichtes wird aber die Glasplatte durchdringen und von dem Auge des Beobachters wahrgenommen werden können. Wollen nun mehrere Beobachter gleichzeitig den Hintergrund eines Auges leuchten sehen, dann werden diese zur Lichtquelle zurückkehrenden Strahlen dazu verwandt werden können. Es wird dann statt der directen Lichtquelle vermittelst eines zweiten planen Glases reflectirtes Licht zur Beleuchtung der ersten planen Glasplatte anzusenden sein. Dann wird das Auge durch ein zweimal reflectirtes Licht beleuchtet werden, und das aus dem Auge austretende Licht wird nach zweimaliger Reflexion zum ursprünglichen Lichte zurückkehren. Ein Theil dieses Lichtes wird aber durch jede der beiden Glasplatten hindurchtreten und von zwei Beobachtern, welche sich hinter denselben befinden, gesehen werden können. Verf. benutzte nun zur Erreichung seines in diesem Principien enthaltenen Zweckes Concavspiegel. Der eine soll nur den zweiten beleuchten und hat daher eine Brennweite, die der Entfernung beider Spiegel von einander entspricht. Der zweite Spiegel, welcher nicht nur das untersuchte Auge beleuchten, sondern auch dem zweiten Beobachter das Spiegelbild des Hintergrundes liefern soll, hat am besten eine Brennweite von 15 bis 20 Zoll. Als Lichtquelle empfiehlt sich besonders der von Tobold für laryngoscopische Zwecke angegebene Beleuchtungsapparat.

Böhtlingk (9) bezieht, wie dies schon vor ihm mehrfach geschehen ist, die Genese des Bronchialathmens und des tympanitischen Schalles der Luftwege und der Cavernen auf dieselben physicalischen Ursachen. Nur die Art, auf welche dieselben erzeugt werden, ist verschieden. Während das Bronchialathmen durch Oscillationen der Luftsäule im Larynx und an der Einmündung der Bronchien in die Cavernen entsteht, wird der tympanitische Schall durch Schwingungen erzeugt, welche durch den Percussionsstoss auf die in jenen Räumen enthaltene Luft ausgeübt wird. Sowohl beim Bronchialathmen, wie beim tympanitischen Schall sehen wir, dass die Höhe des Athemgeräusches, resp. des Schalles beim Oeffnen des Mundes höher, beim Schliessen tiefer wird. An den Stellen, wo Bronchialathmen sich findet, treffen wir immer tympanitischen Percussionsschall mit nur einer Ausnahme, nämlich im 2. Stadium der Pneumonie, wo bei ausgesprochenem Bronchialathmen ein dumpfer, leerer Percussionsschall vorhanden ist. Doch erleidet diese Regel häufige Ausnahmen. So findet sich häufig bei Pneumonie des oberen Lappens im 2. Stadium gleichzeitig mit dem Bronchialathmen tympanitischer Schall. Aber auch im 2. Stadium der Pneumonien des unteren Lappens hört man tympanitischen Schall, wenn man beim Percutiren der verdichteten Lungenpartie gleichzeitig an der Trachea auscultirt. Percutirt man dagegen an der gesunden Lunge, so hört man an der Trachea keinen tympanitischen Schall, vorausgesetzt, dass an der percutirten Stelle deutliches Bronchialathmen vorhanden war. Es entsteht also im 2. Stadium der Pneumonie der unteren Lappen sehr häufig tympanitischer Schall, nur wird derselbe vom Percutirenden nicht gehört, weil hier offenbar die Bedingungen seiner Wahrnehmung ungünstig sind. Der Grund hiervon kann darin liegen, dass entweder der Percussionsstoss wegen der Dicke der hepatisirten, zwischen den Bronchien und der Brustwand gelagerten Lungenpartien die Luft in nicht genügend starke Oscillationen versetzen kann, oder „es steht der Annahme nichts entgegen, dass Brustwand und hepatisirtes Lungengewebe wohl die Schallschwingungen (von den Bronchien nach aussen), nicht aber die Percussionserschütterung (von der Brustwand nach den Bronchien) genügend gut leiten."(Gerhardt.)

Galabin (11) giebt die Abbildung und Beschreibung eines Cardiographen.

Das Messinggestell des Instruments gleicht dem des Sphygmographen, nur die Stange, durch welche die Bewegung auf den Hebel übertragen wird, besteht aus zwei Stücken, von denen eins in das andere geschoben und mittelst einer Schraube in jeder beliebigen Stellung befestigt werden kann. Mittelst dieser Vorrichtung lässt sich die Grösse der Curven sehr bedeutend steigern. Das Messinggestell, welches beim Sphygmographen an zwei parallelen Stäben von Elfenbein befestigt ist, wird beim Cardiographen an zwei quer verlaufenden Stahlstäben aufgehängt, und diese sind auf verticalen Stäben befestigt und an ihnen verschiebbar, so dass eine Veränderung in der Höhenstellung des Cardiographen leicht ausführbar ist. Die verticalen Stäbe stecken in Platten, auf denen das Ganze ruht, und mittelst derer es der Brust anliegt, auf welcher es mittelst geeigneter Bandvorrichtungen festgeschnallt wird. Verf. bildet die Curven ab, welche er mittelst des Cardiographen erhalten hat bei normaler Herzaction, bei Insufficienz der Tricuspidalis neben Stenose am linken venösen Ostium, bei Insuficienz des Aortenostiums, Stenose des linken venösen Ostiums, ferner von der Oberfläche eines Aneurysmas des Aortenbogens, von der Leberoberfläche bei Insufficienz der Tricuspidalis, bei Insufficienz der Mitralis, bei Pericarditis. Die verschiedenen Curven zeigen grosse Unterschiede.

Grasbey (12) findet, dass dem Marey'schen Sphygmographen, auch nach den Verbesserungen welche er durch M a c h und B é b i e r erfahren hat, noch ein nicht unbedeutender Mangel anhaftet: seine Zeitangaben sind unzuverlässig.

Der Gang des Uhrwerks ist nicht gleichmässig, es entsprechen also gleichen Abscissentheilen nicht immer gleiche Zeitgrössen. Die Schlittengeschwindigkeit ist klein, beträgt etwa 10 Mm. in der Secunde: kleine Fehler in der Abscisseneintheilung repräsentiren also immer noch bemerkenswerthe Zeitdifferenzen. Das Ausmessen einer Curve mittelst Bogenlineal ist ausserdem mühsam und zeitraubend. Diese Schwierigkeiten lassen sich einfach und leicht beseitigen dadurch, dass man die secundäre Spirale eines Ruhmkorff'schen Funkeninductors so mit dem Sphygmographen verbindet, dass die Funken von der Spitze des Zeichenstiftes auf die Metallplatte des Schlittens überspringen; dieselben durchschlagen das berusste Papier und hinterlassen deutliche Spuren an der Durchgangsstelle. Lässt man den primären Strom des Inductors durch eine Stimmgabel unterbrechen, so springen in der Secunde so viele Funken auf die Platten über, als die Gabel Schwingungen macht.

Diese Funkenreihen geben über den Zeitwerth der vertical verlaufenden, mit grosser Geschwindigkeit beschriebenen Linien genauen Aufschluss, passen aber wegen des Zusammenfliessens der Funkenspuren nicht für die mit geringer Geschwindigkeit gezeichneten, horizontalen Curventheile. Diese Schwierigkeit lässt sich dadurch überwinden, dass man statt einer fortlaufenden Funkenreihe immer nur Gruppen von je 2 oder 3 Funken überspringen lässt und diese Gruppen durch deutliche Zwischenräume trennt. Die zu diesem Zwecke benutzte Vorrichtung lässt sich im Auszuge nicht beschreiben und muss im Original eingesehen werden. Als einen weiteren Vorzug derselben hebt der Verf. hervor, dass sie gestattet, die Curvenbezeichnungen, welche auf zwei oder mehreren, gleichzeitig arbeitenden Sphygmographen entstehen, mit einer zeitlich vollkommen identischen Eintheilung zu versehen, mag die Schlittengeschwindigkeit der einzelnen Apparate auch noch so sehr differiren. Man braucht nur die in Thätigkeit befindlichen Sphygmographen in den Kreis der secundären Spirale aufzunehmen, dann springen die eintheilenden Funken vollkommen gleichzeitig von den Zeichenstiften auf die Tafeln über, und es lässt sich mit absoluter Sicherheit angeben, welche Theile der von einander verschiedenen Curvenzeichnungen zeitlich zusammenfallen. Von den Resultaten, welche Verf. durch seinen Apparat erzielt hat, hebt er nur beiläufig die folgenden hervor:

1. Der Marey'sche Sphygmograph ist zu Nachschwingungen disponirt und zeichnet solche häufig unter den gewöhnlichen, in der Praxis vorkommenden Bedingungen. Derselbe registrirt nicht die Bewegungen der Arterien- oder Schlauchwand, sondern Sphygmograph und Röhrenwand sind als ein Ganzes aufzufassen, welches durch die Druckschwankungen innerhalb der Röhre in Schwingungen versetzt wird.

2. Von offenen Röhrenenden werden positive Wellen als negative Wellen zurückgeworfen und umgekehrt negative Wellen als positive.

3. Bei Beginn jeder Herzdiastole läuft eine negative Welle vom Herzen zur Peripherie. Aus den sphygmographischen Curven lässt sich die Dauer der Herzsystole bestimmen.

4. Die Tercität der Pulscurven erlaubt keinen Schluss auf Schwächung oder Lähmung des vasomotorischen Nervensystems.

F. T a y l o r (14) berichtet über fünf Fälle von Herzkrankheit, bei denen die Erscheinung des Leberpulses wahrgenommen werden konnte.

1) 60jähriger Mann. Mässiger Hydrops. Starke Pulsation der Jugularvenen, namentlich des über dem Kehlkopf verlaufenden Astes. Leber leicht zu fühlen und deutlich zugleich mit dem Herzstoss pulsirend. Herzstoss schwach und der Leberpuls offenbar bedingt durch eine Bewegung in der Cava inferior. Nach Digitalis hört das Phänomen auf.

2) 27jähriges Mädchen. Stenose des linken venösen Ostiums. Pulsation der inneren und äusseren Jugularvene und der Subclavia. Mässige Lebervergrösserung. An der Oberfläche derselben Pulsation wahrnehmbar. mit deutlicher Bewegung nach den Seiten, eine Erscheinung, welche Verf. als den besten Beweis dafür ansieht, dass die Bewegung nicht vom Herzen mitgetheilt, sondern durch Bewegungen in der Cava infer. oder Vena hepatica bedingt sei.

3) Mann, 20 Jahr alt. Stenose des linken Ostium ven. Hydrops. Pulsation der Jugularvenen. Lebervergrösserung Nach längerer Beobachtung zeigte sich eine deutliche Pulsation im Epigastrium und an der ganzen Leberoberfläche. Legt man die Finger beider Hände in einiger Entfernung von einander auf die Leber, so werden sie bei der Pulsation etwas von einander entfernt, und zwar tritt dies am deutlichsten auf, wenn die eine Hand nahe an die linke Seite des Nabels und die andere an die rechte Seite des Bauches in der Axillarlinie gelegt ist. Dasselbe aber zeigt sich auch, wenn die eine Hand auf dem linken Leberlappen, drei Zoll nach links vom Nabel, dicht unter dem linken Rippenbogen liegt, während die andere sich unter der Spitze der rechten 12. Rippe befindet. Gleichzeitig war die deutliche Pulsation der Jugularvenen vorhanden, welche, ebenso wie die Pulsation der Leber, synchron mit der Herzsystole auftrat. Verf. theilt die sphygmographischen Curven von verschiedenen Puncten der Leberoberfläche mit.

4) Knabe von 11 Jahren. Herzkrankheit nach Rheumatismus. Jugularvenen und Leberpuls. Die Section ergibt: Bedeutende Vergrösserung des Herzens. Allgemeine, ziemlich feste Adhärenz des Pericardiums. Hypertrophie und Dilatation des linken Ventrikels, Insufficienz der Mitralklappe, mässige Verdickung der Aortenklappen, rechter Ventrikel bedeutend dilatirt und hypertrophisch, das rechte Ostium venosum gestattet die Einbringung von 4 Fingerspitzen, Klappenränder gelb, opak, verdickt, Schnenfäden der Tricuspidalis verkürzt. Bei einem Druck auf den rechten Ventrikel schwoll die V. anonyma und jugularis interna dextra bedeutend an. Cava inferior bis zur Einmündung der V. hepatica bedeutend erweitert.

Als besondere Merkmale des echten Leberpulses (bedingt durch Pulsation der Cava inferior und Lebervenen) führt Verf. a) die beträchtliche Ausbreitung, in welcher der Puls fühlbar ist, namentlich die Strecke zwischen linkem Rippenbogen und rechter Lendengegend, und ferner die Ausbreitung der Leber in der Richtung nach vorn und nach den Seiten bei der Pulsation. Er hält die Leberpuls für eines der sichersten Zeichen der Regurgitation des Blutes durch das Ostium ven. dextr., ein Zeichen, welches noch sicherer ist, wenn es sich mit Puls der Jugularvenen und systolischem Geräusch am rechten Ventrikel verbindet.

M a r a g l i a n o (15) gelangt durch seine Untersuchungen über den Dicrotismus und Polycrotismus zu dem Ergebniss, dass diese Phänomene bedingt sind durch secundäre Wellen im centripetalen Sinne. Die Rückschlagwelle hat ihren Grund in Hindernissen des freien Blutabflusses aus den Gefässen, in Steigerung des Blutdrucks, in einer Zunahme der Vis a tergo. Dicrotismus und Polycrotismus sind örtliche Phänomene einzelner Arterien, nicht Erscheinungen des ganzen Arterienbaums. Die Elasticität der Arterienwand ist ohne Bedeutung für die secundären Elevationen, sondern die Wand überträgt nur den

Dicrotismus und Polycrotismus und lässt ihn nur fühlbar werden; auch sind die secundären Wellen um so leichter zu fühlen und durch den Sphygmographen darzustellen, je grösser (?) die Elasticität der Arterien ist.

Laboulbène (19) erzählt die Geschichte zweier Fälle, in denen sich das bekannte, bei Pyo-Pneumothorax vorkommende Succussionsgeräusch mit metallischem Beiklang in Tumoren des Unterleibes constatiren liess.

In dem einen dieser Fälle handelte es sich um ein 50jähriges Frauenzimmer, welches eine undeutlich fluctuirende Geschwulst im Abdomen hatte, die bei der Percussion einen dumpfen Schall gab. Einige Wochen nach der ersten Untersuchung wurde der Tumor prominenter, die Haut verdünnte sich an seiner Oberfläche, röthete sich etwas, und dumpfe Schmerzen traten ein, der Percussionsschall wurde sonor und ein deutliches Succussionsgeräusch ward hörbar. Bald darauf spontane Perforation der Geschwulst nach aussen und Entleerung eines grünlichen, mit Luft gemischten, fötiden Eiters. Die Kranke genas vollständig. Verf. meint, dass es sich um einen Abscess zwischen der hinteren Bauchwand und den Darmschlingen gehandelt habe, und dass die Luft in Folge von Zersetzung des eitrigen Inhalts entstanden sei.

Der zweite vom Verf. mitgetheilte Fall betrifft eine Frau, bei welcher sich im Laufe von zwei Jahren eine grosse Geschwulst (wahrscheinlich Eierstockstumor) entwickelt hatte. Der Tumor wurde zehn Mal punctirt und sechs Mal mit Jod injicirt. Die anfangs einen durchweg dumpfen Percussionsschall gebende Geschwulst zeigte später an einem Theil ihrer Oberfläche einen sonoren Schall und ein deutliches Succussionsgeräusch mit metallischem Timbre. L. ist der Meinung, dass auch in diesem Falle die Gasentwickelung Folge einer Zersetzung gewesen sei.

Heitler (21) beobachtete bei einem 19jährigen, anscheinend an beginnender Meningitis leidenden Manne, dessen Musculatur an der oberen Thoraxhälfte, sowie an der Vorderseite des Oberarms ein lebhaftes Vibriren zeigte, bei der Auscultation dieser Muskeln ein Durcheinander von kurzen, distincten Tönen, wie fernen Trommelwirbel. Dann entwickelte sich ein stark schwirrendes Geräusch, welches anfangs noch mit einzelnen Tönen untermischt war, allmälig aber für sich allein hörbar wurde und nach und nach erlosch. Nach einer Pause von 10 Secunden hörte man wieder ein Summen, und es wiederholte sich der Verlauf der geschilderten Erscheinungen. Entsprechend diesen acustischen Phänomenen fanden regelmässige Contractionen des Biceps statt.

III. Erblichkeit.

1) Obersteiner, H., Zur Kenntniss einiger Hereditätsgesetze. Oestr. med. Jahrb. Heft 2. S. 180—188. — 2) Lee, R. J., Maternal impressions. Brit. med. Journ. Febr. 6. (Besprechung des sehr problematischen Einflusses, den nach alten Traditionen gewisse, auf das Nervensystem der Mütter während der Gravidität wirkende Einflüsse auf die Entwickelung und Bildung des Kindes ausüben sollen, unter Aufzählung einiger Beispiele für das sogenannte Versehen der Schwangeren.)

Obersteiner's (1) Versuche zur Kenntniss einiger Hereditätsgesetze wurden im Anschluss an die Experimente Brown-Séquard's an Meerschwein-

chen vorgenommen, bei welchen diesen Thieren das Rückenmark ganz oder nur in einzelnen Strängen, oder aber der Nervus ischiadicus durchschnitten wurde. Verf. fand einige Tage nach der Durchschneidung eines N. ischiadicus, dass an einer gewissen Partie des Kopfes und Halses auf der Seite der Operation die Empfindlichkeit abnimm. Kneipt man das Thier an dieser, Zone épileptogène genannten Gegend, so krümmt es sich nach der Seite der Verletzung, und es erfolgen einige heftige Kratzbewegungen. Später, nach Tagen oder erst nach Wochen, wird durch das Kneipen ein vollständiger epileptischer Anfall hervorgerufen. In der Regel verschwindet nach Monaten die Tendenz zu den Anfällen, indessen kann sie sich auch Jahre lang halten und kann sich auch dann noch auf die Jungen übertragen. Verf. hat nun die Frage zu beantworten versucht, in wie weit durch die Epilepsie des männlichen oder des weiblichen Thieres oder beider zusammen die Epilepsie der Jungen besonders begünstigt werde, und hat gefunden, dass von dem epileptischen Mutterthier viel mehr Jungen epileptisch wurden, und dass, wenn beide Eltern krank waren, sämmtliche Jungen an Epilepsie litten. Uebrigens zeigten sich sowohl epileptische, wie nichtepileptische, aber von epileptischen Eltern abstammende Thiere häufig äusserst schwach, oder sie waren an den hinteren Extremitäten paretisch oder angekrankt.

IV. Meteorologische Einwirkungen.

1) Pombourcq, F. R., Essai sur les influences atmosphériques. Thèse de Paris. 1874. — 2) Jourdanet, influence de la pression de l'air sur la vie de l'homme. 2 vol. 1873, angezeigt in Gaz hébd. de méd. Nr. 23. (Versuch, die Wirkungen des verminderten Luftdrucks auf eine Verminderung der Blutgase, namentlich des Sauerstoffs, sog. Anoxyhémie, zu beziehen) — 3) Guichard, M., Observations sur le séjour dans l'air comprimé et dans différents gaz délétères, asphyxiants ou explosibles. Journ. de l'anat. et de la physiol. Nro. 5, p. 452—476. — 4) Nicomède, G., De l'influence de la déclivité sur les causes et le traitement des maladies internes. Thèse de Paris. 1874. — 5) Passot, Trois observations d'accidents produits par la foudre. Compt. rend. LXXX, Nro. 22 — 6) Ballanfri, Pietro, Morte per fulminazione. Il Raccoglitore medico. 30. Oct. (Drei Fälle von Tod durch Blitzschlag, deren Befunde aber nur bekannte Thatsachen liefern.) — 7) Arndt, A., Zur Pathologie des Blitzschlages. Virch. Arch. Bd. 64 S. 15. — 8) Stearns, T. C., On the existence or non-existence of ozone. New-York med. record. 11. Septbr.

Guichard (3) hatte Gelegenheit, die Wirkungen comprimirter Luft und deletärer Gase an sich selbst und an anderen Personen in Steinkohlenbergwerken, Bleiminen, sowie die Wirkungen hoher Lufttemperaturen in der Nähe von Hochöfen zu beobachten, und bringt diese Beobachtungen in einer Reihe von Schilderungen zur Mittheilung, die jedoch an dem grossen Mangel laboriren, dass die Abhängigkeit der einzelnen Wirkungen nicht mit genügender Schärfe aus den einzelnen Bedingungen ersichtlich wird. Unter diesen Wirkungen werden aufgeführt: Störungen in der Accommodation des

Auges, Nasenbluten, Jucken und Kitzelgefühl in der Haut, (nach Kohlensäure) Thränenfluss u. s. w.

Arndt (7) hat aus drei Sectionen von Soldaten, welche im Juli 1870 bei Truppenübungen in der Nähe von Berlin am Hitzschlage verstorben waren, die wichtigsten Befunde zusammengestellt. Beachtenswerth erschien ihm namentlich eine deutliche Blässe aller Organe bei gleichzeitiger Ueberfüllung der grösseren oder mittelgrossen Gefässe mit Blut, welche an einzelnen Stellen sogar mit Extravasation verbunden war. Besonders deutlich war diese capilläre Anämie auch im Gehirn, und Verf. hebt diese Thatsache besonders deshalb hervor, weil sie in geradem Gegensatz zu den Angaben früherer Beobachter steht, die der Verf. durch die Vermuthung zu erklären sucht, dass auch in diesen Fällen nichts Anderes als eine Hyperämie der grösseren Gefässe vorgelegen habe, welche von den Beobachtern fälschlich als allgemeine Hyperämie beschrieben worden sei. Neben der capillären Anämie zeigten die Organe eine deutliche Volumenszunahme, welche im Gehirn allein auf Oedem, in der Leber, den Nieren und dem Herzen aber auch auf trüber Schwellung zu beruhen schien. Den Grund für diese Veränderung sucht nun der Verf. in den enormen Temperatursteigerungen, welche bei dieser Erkrankung auftreten und zuweilen die Höhe von 44° C. erreichen sollen, wie er denn auch nicht ansteht, aus der trüben Schwellung die Erscheinungen herzuleiten, unter denen der Hitzschlag während des Lebens verläuft.

V. Fieber. Veränderungen der Eigenwärme.

1) Bernard, Claude, cours de médecine du Collège de France. Leçons sur la Chaleur animale, sur les effets de la chaleur et sur la fièvre. In-8, avec fig. Paris. — 2) Maragliano, E., La febbre, prelezione etc. Gaz. med. ital. lombard. No. 13. (Verf. fasst seine Ansichten über die Natur des Fiebers dahin zusammen, dass es in einer Veränderung der Gefässinnervation bestehe, an welche sich eine vermehrte Thätigkeit der physikalischen und chemischen Wärmequellen anschliesse.) — 3) Dujardin, A., De la thermographie médicale. Thèse de Paris 1874. — 4) Lassar, O., Ueber das Fieber der Kaltblüter. Arch. f. Physiol. Bd. 10. S. 633—638. — 5) Finlayson, J., Lecture on the course of the temperature in defervescence. Glasg. med. Journ. April. (Bekannte Thatsachen über Krisis und Lysis, Perturbatio critica, Complicationen und Relapse und Temperatur in der Convalescenz.) — 6) Bedard, Paul, Etude de thermométrie clinique, abaissements de la température, algidité. In-8. Paris. — 7) Jacobson, Louis, Ueber die Temperaturvertheilung im Verlauf fieberhafter Krankheiten. Virch. Arch. Bd. 65. S. 520—527. — 8) Schülein, W., Ueber das Verhalten der peripheren zur centralen Temperatur im Fieber. Dissert. Berlin. — 9) Schiff, M., Sulla temperatura locale dolle parte paralitiche. Lo Sperimentale. Marzo. Lettera a Pietro Burrosi. — 10) Foulquier, E., Considérations sur l'asphyxie locale. Thèse de Paris 1874. — 11) Raynaud, M., De quelques troubles de la vision liés aux modifications de la température. Arch. gén. Nov. — 12) Richardson, R. W., Some new researches on the cause and origin of fever from the action of the septinous poisons. Med. Press. April 7. — 13) Catel, V., De l'urine dans quelques affections fébriles chirurgicales. Thèse de Paris. 1874. — 14)

Reinicke, J. J., Beobachtungen über die Körpertemperatur Betrunkener. Arch. für klin. Med. Bd. 16. S. 12—18. — 15) Teale, J. W., A case af remarkable elevation of temperature. The Lancet March 6. (Ein junges Frauenzimmer zieht sich durch einen Sturz vom Pferde eine Fractur der 5. u. 6. linken Rippe und eine starke Quetschung in der Gegend des 6. Rückenwirbels zu. Während der folgenden 5 Monate zeigt die Temperatur beträchtliche, häufig über 40° C. hinausgehende und wiederholt die enorme Höhe von 50° C. (122° F.) erreichende Steigerungen. Die Kranke genas.) — 16) Rayne, C. A., On the dynamical origin of animal heat in its relation to the temperature alterations observed in certain injuries and diseases of the nervous system. The Lancet. July 3.

Lassar (4) hat zur Beantwortung der Frage, ob Kaltblüter febrile Temperatursteigerungen erfahren können, zunächst eine Reihe von Versuchen angestellt, bei denen er die Temperatur von Wasser in Gefässen mass, in welchen sich 42 — 48 Stunden lang genuine Frösche befunden hatten. Ein Vergleich dieses Wassers mit einem unter gleichen Verhältnissen aufgestellten, keine Frösche beherbergenden Wasser zeigte in dem ersteren eine Temperatursteigerung. Ferner injicirte Verf. einer Reihe von Fröschen pyrogene Substanzen in die Lymphsäcke, nämlich faulendes Blut, Harn, Eiweisslösungen, Muskelinfusum. Die Thiere zeigten darnach eine Reihe schwerer Krankheitserscheinungen, welche oft mit dem Tode endigten; eine Temperatursteigerung konnte aber nicht bei ihnen erkannt werden, weder bei der bereits erwähnten Methode der Bestimmung der Temperatur gesunder Frösche, noch nach Einführung eines Thermometers in den Magen, auch dann nicht, wenn anstatt der pyrogenen Substanzen Entzündungsreize auf die äussere Haut des Thieres applicirt wurden. Eine Anzahl calorimetrischer Versuche, vom Verf. in der Absicht angestellt, die Frage zu beantworten, ob eine in Folge von fiebererregenden Einflüssen etwa bedingte, erhöhte Wärmeproduction durch eine gesteigerte Wärmeabgabe ausgeglichen werde, führten zu dem Ergebniss, dass eine Steigerung der Wärmeabgabe niemals eintrat.

E. Hankel hatte im Jahr 1868 einen von ihm construirten, thermoelektrischen Apparat zur Messung der Temperatur der Hautoberfläche construirt. (S. den Ber. für 1866. I. S. 199.) Die eine Löthstelle hatte er auf eine Hautstelle des 4. oder 5. Intercostalraumes in der vorderen Axillarlinie, die andere auf einen Körper von genau zu bestimmender Temperatur applicirt und dabei den für die Fieberlehre wichtigen Satz gefunden, „dass die Differenz zwischen der Temperatur der Achselhöhle und der der Körperoberfläche bei demselben Individuum im fieberhaften Zustande mit erhöhter Temperatur geringer ist, als im fieberlosen." Bei diesen Untersuchungen gelangte er u. A. auch zu dem merkwürdigen Resultat, dass im Schüttelfrost der Intermittens die Hauttemperatur von der der Achselhöhle (32,2 bis 32,8° R.) am wenigsten abwich, ihr einmal sogar gleichkam (Differenz 0,2—0° R.). Jacobson (7) hat, da es sich zur Entscheidung der vorliegenden Frage nur um die mittlere Temperatur der Cutis handelt, auf den Vortheil nicht verzichten mögen, welchen die Einführung der Thermoelemente unter die Epidermis bei möglichster Vermeidung traumatischen Reizes gewährt.

Die zusammengelötheten Neusilber- und Stahldrähte liess er in so feinen Nadeln zuspitzen, dass sie schmerzlos in die oberflächlichsten Cutisschichten bis über die Löthstellen hinaus eingeschoben werden konnten. Unmittelbar über den letzteren waren die Drähte der Kette, durch sehr dünne Hartgummiplättchen und gefirnisste Seide isolirt. In gläsernen Röhren als Handhaben eingekittet und im weiteren Verlauf von Gummischläuchen überzogen. Das eine Glasröhrchen kam in die geschlossene Achselhöhle, das andere wurde successive, bald in die Gegend der Sibson'schen Furche an der Brust, bald des rechten Hypochondriums, des Daumenballens, des Oberschenkels und Oberarms unter die Epidermis geschoben. Die Kranken lagen ruhig im Bett mit Hemd und Jacke bekleidet; nur am Schenkel und Arm musste die Decke aufgehoben werden, und diesem Umstande der plötzlichen Abkühlung der Haut glaubt Verf. die gerade hier besonders schwankenden Werthe zuschreiben zu müssen, auf die er deshalb weniger Gewicht legt. Auf einem Tische neben dem Bett befand sich ein Gyrotrop, in dessen Quecksilbernäpfchen die Enden der Thermoketto, mittelst Hartgummiklammern an Stativen befestigt, eintauchten. Von ihm führten isolirte Leitungsdrähte von dickem Kupferdraht durch die Krankensäle zum Galvanometer, einer Wiedemann'schen Tangentenboussole, in einem vor Erschütterung geschützten Nebenzimmer, an dem mittelst Fernrohr und Scala die Spiegelablenkung abgelesen wurde. Unmittelbar nach Jeder Beobachtung wurde die Temperatur der Achselhöhle thermometrisch festgestellt. Die Messungen fielen fast durchgehends in die gleichmässig warmen Herbsttage des Jahres 1874, in denen die Zimmerwärme nicht erheblich schwankte. Hankel hat, um die Nadelablenkung seines Multiplicators auf Thermometergrade zu reduciren, sich zweier, oben durch Kork, am Boden durch Kautschukplatten, geschlossener Glascylinder bedient, in denen mittelst besonderer Vorrichtung Wasser auf beliebiger Temperatur erhalten wurde. J. hat die eine seiner Thermonadeln in Eis, die andere in ein mit Petroleum gefülltes Kästchen gesenkt, das von einer verhältnissmässig grossen Wassermasse umgeben war. Durch vorsichtiges Erwärmen und Umrühren der letzteren liess sich die Temperatur ausreichend lange auf constanter Höhe halten. Der Abstand zweier Theilstriche entsprach, wie wiederholte Vorversuche ergaben, nach Einschaltung der Leitungsdrähte zwischen 0 und 38° C. einem Temperaturwerth = 0,129° C., zwischen 0 und 9° C. = 0,131° C. Diese für seine Messungen nicht in Betracht kommende Abweichung möchte, nach Verf. meint, darin ihren Grund haben, dass bei einer Stahl- und Neusilberkette Stromesintensität und Temperaturunterschied der Löthstellen zwischen 0 und 40° nicht vollkommen proportional sind. Verf. musste aber von der Combination Eisen-Neusilber, für welche die Proportionalität zwischen 0 und 100° von F. Neumann erwiesen ist, Abstand nehmen, weil ihre Löthstellen nicht zu so feinen und harten Nadelspitzen verarbeitet werden konnten, wie er sie brauchte.

Die Untersuchungen wurden vorgenommen an Kranken mit Pericarditis und Pleuritis, Typhus abd., Pneumonie, Rheumatismus artic. und Intermittens tertiana. Die Messungen J.'s ergaben gänzlich inconstante Resultate. Der von Hankel angegebene Unterschied war durchaus nicht erkennbar. Bald war die Temperaturdifferenz zwischen Achselhöhle und oberflächlichen Cutisschichten im Fieber geringer, bald grösser als in der Apyrexie. Sie wechselt in ganz unregelmässiger Weise zwischen verschiedenen Hautstellen desselben Indi-

duums. Bei nahezu demselben Thermometerstande in der Achselhöhle sieht man die Hauttemperatur sehr erheblich schwanken. Auch ist während und unmittelbar nach dem Fieberfrost der Unterschied zwischen innerer und peripherischer Temperatur keineswegs geringer, als der in der Apyrexie vorhandene. Vergleichende Messungen zwischen Mundhöhle und Haut führten zu gleichem Resultat. Diese Beobachtungen sprechen zu Gunsten der Annahme, dass auch auf der Höhe der Fieberhitze Verengerung und Erweiterung der Hautgefässe mit einander abwechseln, dass während derselben die Blutfülle und somit auch die Wärmeabgabe der Körperoberfläche nicht nur zu verschiedenen Zeiten, sondern auch gleichzeitig an verschiedenen Stellen innerhalb weiter Grenzen schwanken können. J.'s Messungen sind weder mit der Hypothese einer Lähmung noch eines tonischen Krampfes der Hautgefässmusculatur vereinbar.

Augusto Murri hat in einer Abhandlung: Sulla teoria della febbre, Roma 1874, auf Grund zahlreicher und theilweise neuer Versuche an Thieren jede Abhängigkeit des Fieberprocesses von dem Hauptregulator der thierischen Wärme, dem Nervensystem, in Abrede gestellt und versucht, an die Stelle der jetzt herrschenden neuropathologischen Fieberhypothese eine biochemische zu setzen. Namentlich hat er behauptet, dass bei den meisten febrilen Processen kein abnormes Verhältniss zwischen der peripherischen und centralen Temperatur nachweisbar sei, dass die Differenz derselben weder variabler, noch etwa vorwiegend grösser sei als im normalen Zustand, dass sie vielmehr oft lange Zeit während des Krankheitsverlaufes sich unverändert erhalte, zuweilen sogar die Oberfläche wärmer sei als die centralen Organe. Die Untersuchungen Jacobson's (7) haben nun gezeigt, wie variabel die Temperaturvertheilung sowohl im fieberhaften als im fieberlosen Zustande des Menschen ist, und Schülein (8) hat zur weiteren Beantwortung der Frage an fiebernden Kranken thermometrische Untersuchungen angestellt, bei welchen er genau untereinander stimmende Maximalthermometer mit möglichst kleinen Cylindern benutzte, deren einer in die geschlossene Achselhöhle, der andere zwischen die erste und zweite Zehe so eingeführt wurde, dass sein Quecksilbergefäss genau von denselben umschlossen wurde. Durch einen dünnen Gummiring wurden die Zehen aneinander fixirt. Die Kranken lagen ruhig im Bett unter leichter Decke. Die Zimmertemperatur war fast immer eine gleiche, schwankte mit einigen Ausnahmen zwischen 18,0 und 22,0° C. Es zeigte sich nun, dass bei gesunden Individuen, während die Achselhöhlentemperatur nahezu constant blieb, die Temperatur zwischen den Zehen starken Variationen unterworfen war. Im Verlauf von Typhus abdom. Peritonitis, acutem Gelenkrheumatismus, Erysipelas, Endometritis puerp., Miliartuberculose und käsiger Pneumonie finden fortwährende, mit denen in der Achselhöhle nicht übereinstimmende Schwankungen der Hauttemperatur statt. Beim Typh. abd. lassen sie sich selbst bei viertelstündigen Messungen innerhalb überraschend weiter Grenzen constatiren. Ein abweichendes Verhalten aber zeigt sich bei der cronpösen Pneumonie und den Masern. Hier steigt die

Hauttemperatur ziemlich gleichmässig mit der der Achselhöhle, bleibt bei der Pneumonie, wie viertelstündige Beobachtungen ergaben, constant oder folgt den geringen Aenderungen der Achselhöhlentemperatur. Beim Schüttelfrost coincidirt nahezu ein Sinken der Hauttemperatur mit dem Aufsteigen der der Achselhöhle. Diesem a priori wahrscheinlichen Resultat stand die paradoxe Behauptung Hankel's entgegen, dass sich die centrale und periphere Temperatur im Schüttelfrost ausgleiche. Es kann also beim Fieber die Temperaturvertheilung eine durchaus verschiedene sein und zwar nicht nur bei den sogenannten asthenischen Fiebern der Alten mit gesunkener Herzenergie, kühler Haut u. s. w., sondern auch bei den sthenischen Fiebern mit kräftiger Herzthätigkeit, heisser, turgescirender Haut, bei dem äussern Anschein nach gleichartigen, febrilen Hitzestadien.

Schiff (9) hat seine Untersuchungen über die locale Temperatur gelähmter Theile an einen Krankheitsfall angeknüpft, in welchem bei einem Manne in Folge einer Verwundung des Rückenmarkes die gelähmte Extremität, und namentlich der Fuss, blässer und kälter war, als der der anderen Seite, und bei gleichzeitigem starken Schwitzen des nicht gelähmten Fusses eine nur sehr spärliche Schweissabsonderung erkennen liess. So betrug z. B. bei vollständiger Ruhe des Individuums die Temperatur zwischen der grossen und zweiten Zehe des rechten (paretischen) Fusses 29,3°, während sie am linken 37° zeigte. Nach längerem Gehen und während allgemeinen Schwitzens zeigte der rechte Fuss 33°, der linke 36°, die rechte Kniekehle 35,8°, die linke 36,2°. Ferner, nachdem der Kranke etwa 1 Stunde barfuss im Zimmer gegangen war, hatte der rechte Fuss eine Temperatur von 26°, der linke von 35,6°C. Bei Thieren hat Schiff die Beobachtung gemacht, dass nach der halbseitigen Durchschneidung des Rückenmarkes die der durchschnittenen Seite entsprechende, untere Extremität an ihrem untersten Ende wärmer ist, als die andere, dass aber die Kniekehle sich ebenso verhält wie in dem erwähnten Falle vom Menschen, nämlich ebenfalls eine geringere Temperatur zeigt. Auch fand er, dass die Temperatursteigerung und mit ihr die Gefässdilatation besonders stark ist unmittelbar nach der Durchschneidung eines vasomotorischen Nerven, aber nach und nach abnimmt und schliesslich, auch ohne dass an eine Regeneration des durchschnittenen Nerven gedacht werden kann, nur noch eine sehr geringe bleibt, und Goltz hat neuerdings gefunden, dass dieses Sinken der Temperatur auf der gelähmten Seite nicht allein bis auf die normale Höhe, sondern sogar bis unter dieselbe hinabgehen kann.

Untersuchungen, welche S. neuerdings über die Temperatur der Unterextremitäten nach Durchschneidung des Rückenmarkes angestellt hat, ergeben, dass die Temperatur im Endtheile der gelähmten Extremität nicht unverändert bleibt, sondern vielmehr langsame und ziemlich grosse Schwankungen zeigt. Diese Schwankungen variiren der Zeit nach

sehr bedeutend, und es schieben sich zwischen solche von bedeutender Grösse kleinere ein. Sie erfolgen aber an beiden Extremitäten durchaus nicht gleichmässig; es kann sogar die eine Extremität eine Abnahme der Wärme zeigen, während an der anderen eine Steigerung derselben vorhanden ist, woraus hervorgeht, dass die Ursache für die Schwankungen nicht von einem allgemeinen Verhalten des Organismus abhängen kann, sondern in localen, in jeder Extremität sich äussernden Bedingungen beruhen muss. Weitere Versuche, bei denen die Nerven nur an einer Extremität durchschnitten worden, ergaben, dass auch an der gesunden Extremität Temperaturschwankungen vorkamen. Morgens war dieselbe gewöhnlich kühl oder doch nicht ungewöhnlich warm, dann trat um 11 Uhr, zuweilen auch erst später, um 3 oder 4 Uhr eine Zunahme der Wärme ein, welche 2 bis 5 Stunden lang anhielt, um dann einer neuen Senkung Platz zu machen. Dann trat um 7—9 Uhr Abends eine neue, beträchtlichere Steigerung ein, welche noch zunahm, wenn der Hund um diese Zeit einschlief und um 5 bis 6 Uhr gewöhnlich wieder verringert war. Die operirte Extremität zeigte, so lange die gesunde kühl war, eine dieselbe um 3—8 Grad übertreffende Wärme. Wenn die Wärme an der gesunden Extremität stieg, so konnte die der operirten unverändert bleiben, aber nicht in dem Maasse, dass beide die gleiche Wärme zeigten, denn bevor dies möglich war, zeigte die operirte Extremität eine Wärmezunahme, welche anfangs schneller erfolgte, als die der gesunden Seite, dann aber sich verlangsamte und schliesslich stillstand, während die gesunde Extremität an Wärme immer mehr zunahm und schliesslich die operirte sogar etwas übertraf.

Zuweilen entsteht unmittelbar nach der Rückenmarksdurchschneidung eine Temperatursteigerung in den gelähmten Theilen, zuweilen aber schliesst sich auch an die Operation eine sofortige Abnahme der Wärme an, welche bis zu einer Stunde und darüber andauert. Dann erwärmte sie sich wieder, und die Pulsationen wurden deutlicher fühlbar. Indessen waren diese Fälle von primärer Temperaturverminderung Ausnahmen.

In der Mehrzahl der Fälle zeigten die Temperaturschwankungen ausserdem eine gewisse Regelmässigkeit, welche durchaus nicht den Schwankungen der im Rectum gemessenen Temperatur parallel ging. Sehr beträchtliche Schwankungen der Blutfülle beobachtete Verf. auch an den Extremitäten von Proteus anguineus, ähnlich, wie sie von ihm bereits vor langer Zeit an den Ohren des Kaninchens aufgefunden worden sind. Diese letzteren aber hören auf oder werden unerkennbar, wenn das Ohr entzündet ist. Auch an den Zehen konnte Aehnliches wahrgenommen werden.

Raynaud (11) hat bereits früher (s. diesen Ber. f. 1874, II. S. 191) die Geschichte eines Kranken mitgetheilt, bei welchem Verringerung des Sehvermögens und sogenannte locale Asphyxie der Extremitäten (Kälte, Blässe und Cyanose) in einem eigenthümlichen Wechselverhältniss standen, dergestalt, dass entweder die Erscheinungen der Asphyxie bei gleichzeitigem normalen Sehvermögen oder andererseits Amblyopie bei gleichzeitigem normalen Verhalten der Extremitäten vorhanden waren. Die ophthalmoskopische Untersuchung ergab, dass die Sehstörungen sich mit entsprechenden Modificationen der Blutbewegung des Augengrundes verbanden, die Amblyopie mit einer Verengerung der Retinagefässe, das normale Verhalten mit einer relativen Erweiterung derselben.

Verf. bringt nun einen neuen Fall dieser Art zur Mittheilung. Ein 26jähriger Glasfabrikant, welcher viel bei hoher Temperatur und hellem Licht gearbeitet hat, wird plötzlich vom Schwindel befallen, an welchen sich eine Parese des rechten und, jedoch weit weniger, auch des linken Beines anschliesst. Einen Monat darauf Verminderung des Sehvermögens am linken und in geringerem Grade auch am rechten Auge. Mässige Erschwerung der Harnexcretion. Vollständiger Mangel geschlechtlicher Appetenz. Keine Erectionen seit mehreren Monaten. Die Amblyopie ist weit bedeutender in einer warmen Luft, als in einer kalten, bedeutender auch nach dem Essen. In kalten Bädern, welche der Kranke sehr häufig nahm, trat regelmässig ein beinahe normales Sehvermögen ein, welches das Bad noch etwa eine Viertelstunde überdauerte. Dieselbe Wirkung hatte das Bad auch auf eine neben der Sehschwäche bei dem Patienten vorhandene Blindheit für zahlreiche Farben. Die Gefässe des Augenhintergrundes erscheinen ausserhalb des Bades sehr eng, während im Bade und unmittelbar nach demselben die Pupille ein rosiges Aussehen bekommt, die grösseren Gefässe aber sich nicht bedeutender füllen. Während seines Aufenthaltes im Hospital machte der Patient eine fieberhafte Hautkrankheit durch, und während der Dauer derselben ist die Blindheit beinahe complet und der Augenhintergrund blässer als gewöhnlich. Mit dem Abtall des Fiebers gelangt das Sehvermögen wieder auf seine frühere Höhe.

Richardson (12) hat das von ihm aus fauligen Substanzen in nicht näher angegebener Weise gewonnene, sogenannte Septin, welches er auch in salzsaurer und schwefelsaurer Verbindung darzustellen vermochte, mit Lösungen von Wasserstoffsuperoxyd in Berührung gebracht und gefunden, dass dasselbe eine starke Entwickelung von Sauerstoff aus dem Wasserstoffsuperoxyd hervorrief. Dieselbe Wirkung wie durch das Septin konnte Verf. auch durch Fibrin und durch Zellgewebe, nicht aber durch Schleim herbeiführen. Wenn Verf. zu einer mit Sauerstoff imprägnirten Quantität Blut eine Lösung von Wasserstoffsuperoxyd hinzusetzte und in diese Mischung ein Thermometer senkte, an dessen Kugel sich ein wenig Fibrin befand, so stieg die Temperatur der Flüssigkeit um 4 Grad. Diese Beobachtung benutzt R. zur Erklärung der durch septische Substanzen erzeugten, febrilen Temperatursteigerung.

Aus den Beobachtungen von Reincke (14) über die Körpertemperatur Betrunkener, welche sämmtlich im Rectum vorgenommen und mit den gleichzeitigen Temperaturen der Luft — oder des Wassers, in welches einige der Untersuchten in der Trunkenheit gerathen waren — zusammengestellt sind, ergiebt sich eine zuweilen sehr beträchtliche Temperaturverminderung, in einem Falle bis 24°.

Doch ist dabei wohl zu bemerken, dass in der Mehrzahl dieser Fälle ausser der Alkoholwirkung stark abkühlende Bedingungen mitwirkten, wie die Einwirkung von kühler Luft und kaltem Wasser, und es dürfte daher schwerlich gerechtfertigt sein, wenn Verf. aus seinen Untersuchungen nicht nur — in Uebereinstimmung mit den bekannten Erfahrungen — schliesst, dass der Alkohol die Temperatur herabsetzt, sondern, wenn er diese Temperaturverminderung auch auf eine gesteigerte Wärmeabgabe zurückbezieht.

In einem Falle des Verf.'s handelte es sich um einen schwer berauschten Menschen, der am hellen Tage auf belebter Strasse auf dem Boden gefunden wurde, der also jedenfalls nur sehr kurze Zeit auf dem Boden gelegen haben konnte. Die Temperatur sank noch, nachdem der Mensch bereits in den warmen Raum einer Polizeiwache und von da ins Bett im Kurhause gebracht worden war, erreichte aber doch nur ein Minimum von kaum 2° unter der Norm.

[Lombroso, C., Sulla temperatura dei cadaveri. Rivista clinica di Bologna. Gennajo.]

Die Innentemperatur in Cadavern erhält sich nach den Messungen L.'s und seiner Schüler in der Höhe der normalen Temperatur oft länger, als 10 oder 12 Stunden, wie meist angegeben wird. Bei Neugeborenen sinkt die Innentemperatur schneller, als bei Erwachsenen; eine erhebliche Abkühlung des Mundes und der Nasenhöhlen im Vergleich zur Vaginal- oder Rectumtemperatur könnte einen Fingerzeig für den Tod durch Ersäufen abgeben.

Bernhardt (Berlin).

Nicolaysen, J., Stärk Synkning af Legemsvarmen. N. M. f. Lägevid. R. 3. B. 5. p. 44 u. 159.

Zwei Fälle starker Erniedrigung der Körperwärme zufolge Erfrierung:

1) Ein Arbeiter wurde am 20. November 1874 auf einem Schiffswerfte, wo er wahrscheinlich in besoffenem Zustande die ganze Nacht (Temp. ungefähr — 6° C.) zugebracht hatte, gefunden und Morgens um 7¼ auf das Spital aufgenommen. Er war dann bewusstlos, kalt, mit ziemlich starren Extremitäten, äusserst schwacher und unregelmässiger Respiration, schwachen und unregelmässigen Herzcontractionen und fast unfühlbarem Pulse. Nachdem er in einem kalten Zimmer mit wollenen Lappen frottirt worden war, stellten sich kleine und später stärkere Bewegungen ein. Um 8 wurde ein Clysma aquae frigidae gegeben, künstliche Respirationsbewegungen vorgenommen, und das Zimmer wurde allmälig erwärmt. Um 8½ Temp. im Rectum 24,7° C; die Respiration stellte sich ein. Um 9 Zimmertemp. 18°, Körpertemp. 26,1°; um 10 Temp. 28,3°; um 10,40 Resp. 20 in der Minute, Herztöne schwach und unregelmässig, Puls 48—60, klein und weich; er antwortet auf Fragen, aber fast unverständlich. Um 11,50 Temperatur 31,4°; um 12,55 T. 32, R. 18, P. 76; um 1,55 T. 32, R. 20, P. 74; um 3 T. 31,9, R. 20; um 4,30 T. 36,5, R. 44—56, P. 96; um 5,40 T. 37,3, R. 44, P. 92; um 6,40 T. 38, R. 40, P. 96 — er fühlt sich jetzt erst warm, ist congestionirt und schwitzt, nach einem Clysma Abführung und spontane Harnentleerung. Um 10 Temp. 38,5. Des Nachts Schlaf; die Temp. wurde 4 Mal gemessen und war 38,5—38,7; um 8 Morgens 37,7, P. 84, guter Appetit, er fühlt sich wohl bis auf ein wenig Kopfweh. Später auch völliges Wohlbefinden. T. und P. normal.

2) Ein 27jähriger Metalldreher wurde am 6. Fe-

37

bruar 1875 des Nachmittags um 2½ auf das Spital eingebracht, er war aus einer Wuhne im Bise aufgenommen. Temp. der Luft 15 bis 17° C, die des Wassers unbekannt. Er war bewusstlos, cyanotisch, kalt und steif, der Athem schwach, röchelnd, Puls fast unfühlbar. Temp. im Rectum gleich nach der Aufnahme 32,7° C. Nach Frottirung mit wollenen Lappen, subcutaner Injection von Kampher und Aether und Essigklystier war die Temp. um 3½ 33,4°, R. 96; um 4½ T. 34,4?, P. 104, R. 40; um 4¾ P. 152, R. 52; um 7½ Temp. (der Armhöhle) 37,0, P. 124, R. 52. — Pt. einigermassen bewusst, giebt an, übermässig betrunken gewesen zu sein. Am 7. Februar um 7½ Morgens T. 36,2, er hat einen Theil der Nacht geschlafen und sich einmal erbrochen. Nachmittags Delirien, wiederholtes Erbrechen, schwieriges Athmen. Abends stärkere Dyspnoe, feuchtes Rasseln über der Vorderfläche der Lungen, Percussion normal, die Hinterfläche konnte nicht untersucht werden, P. fast unfühlbar. Er starb um 11 Abends.

Section: mässige Blutüberfüllung der inneren Organe, besonders der Lungen und hauptsächlich ihrer hinteren und unteren Theile, sowie Oedem daselbst. Die Hirnhäute etwas blutüberfüllt.

B. Bang (Kopenhagen).]

VI. Entzündung und Eiterung.

1) K l e b s , E , Kritische Bemerkungen zur Entzündungsfrage. Arch. für exper. Path. Bd. 3, S. 427 bis 435. — 2) K o s t e r, W., De theoris de onsteking. Weekbl. van het nederl. tijdschr. voor geneesk. No. 23. (Kritische Uebersicht über den gegenwärtigen Stand der Entzündungslehre ohne selbständige Beobachtungen.) — 3) H a n d f i e l d , Jones, Some considerations respecting Inflammation. Med. Press and Circular. , Aug. (4 Betrachtungen und keine Beobachtungen.) — 4) W a l b , H., Ueber die traumatische Hornhautentzündung. Virchow's Arch. Bd. 64. S. 113. — 5) S e n f t l e b e n, Ueber die Ursachen und das Wesen der nach der Durchschneidung des Trigeminus auftretenden Hornhautaffection. Virch. Arch. Bd. 65. S. 69—98. — 6) D a r w i n, Fr., On the primary vascular dilatation in acute inflammation. Journ. of Anat. and Physiol. Octbr. — 7) A r n o l d, J., Ueber das Verhalten der Wandungen der Blutgefässe bei der Emigration weisser Blutkörper. Virch. Arch. Bd. 62. S. 487. — 8) P i c o t, J., Nouvelles recherches expérimentales sur l'inflammation et le mode de production des leucocytes du pus. Journ. de l'Anat. et de la Physiol. No. 1. — 9) B e r g e r e t, Composition du pus et mode de formation des leucocytes du pus. Journ. de l'Anat. et de la Physiol. No. 4. — 10) B e r r y, M., Etude historique et critique sur le mode de production du pus dans l'inflammation depuis l'année 1867. Thèse de Paris. 1874. — 11) E w e t s k y, Th. v., Entzündungsversuche am Knorpel. Centralbl. für die med. Wissensch. No. 16 — 12) B o e t t c h e r, A., Berichtigung. Virch. Arch. Band 64. S. 423. (Verf. corrigirt einige Unrichtigkeiten, welche sich in einem Referat von O r t h (Centralbl. f. d. med. Wissensch. No. 25) über seine „Experimentellen Untersuchungen über die Entstehung der Eiterkörperchen bei der traumatischen Keratitis" (vgl. den Bericht für 1873. I. S. 260) finden.) — 13) O r t h, J., Erwiderung auf die Berichtigung des Herrn A. B ö t t c h e r. Virch. Arch. Bd. 65. S. 138. — 14) T h i n, G., On traumatic inflammation of connective tissue. Proceedings of the Royal Soc. No. 160. — On Inflammation. Edinb. med. Journ. Decbr.

K l e b s (1) versucht es, die verschiedenen Angaben, welche über die Genese der Keratitis und namentlich über die Betheiligung oder Nichtbetheiligung der fixen Hornhautkörperchen an derselben seit

den ersten Arbeiten v. R e c k l i n g h a u s e n 's u. Oehnheim's über diese Frage mitgetheilt worden sind, zu vereinigen, indem er hervorhebt, dass zunächst eine Thatsache von allen Beobachtern anerkannt worden sei, nämlich die Theilnahme von Wanderzellen an der entzündlichen Neubildung und die wenigstens theilweise Abstammung derselben aus der Blutbahn, dass aber die Vergrösserung und Theilung der fixen Zellen nur für einzelne Fälle und einzelne Beobachtungsmethoden als nicht bestehend festgestellt sei, während für andere den Angaben derjenigen Beobachter Rechnung getragen werden müsse, welche positive Thatsachen für ihre Meinung geltend machen.

Um die so viel discutirte Frage nach der Betheiligung der fixen Hornhautkörperchen bei der K e r a t i t i s ihrer Entscheidung näher zu bringen, hat W a l b (4) sich einer von L i e b e r k ü h n angegebenen Methode bedient, mittelst welcher man durch Carmisinjectionen in die lebende Hornhaut eine dauernde Färbung der Hornhautkörperchen herbeizuführen vermag. In gut gelungenen Experimenten findet man dann noch viele Wochen lang nach der Operation die schön gefärbten Hornhautkörperchen in einer vollkommen durchsichtigen Grundsubstanz liegen. In der 4. bis 6. Woche nach der Injection wurde dann eine central gelegene Stelle der Cornea mit Chlorzink oder mit Schwefelsäure geätzt, und die Augen wurden im frischen Zustande untersucht. In den nahe am Aetzschorf gelegenen Hornhautkörperchen entwickeln sich mannichfache Veränderungen, Alveolenbildung, Kernzersprengung, Auflösung des Protoplasmas, welches in langen Zügen der Reizungsstelle zuströmt, und gleichzeitig treten in der Grundsubstanz an einzelnen Stellen streifige Züge auf, parallel geordnete Linien, welche durch eine Trübung der interfibrillären Kittsubstanz bedingt werden. Dass es sich bei den Veränderungen der Hornhautkörperchen um eine Aetzung nicht um eine Zellenneubildung oder um eine Entwickelung von Wanderzellen aus Hornhautkörperchen, sondern vielmehr um einen Untergang dieser letzteren handelt — dafür spricht das häufige Fehlen des Kerns in den einzelnen Protoplasmaklümpchen, ihre stark körnige Beschaffenheit, die Alveolenbildung. Von eigentlicher Eiterung, d. h. von einer Entwickelung oder Ansammlung von Lymphkörperchen im Reizbezirk oder auch von einer Randtrübung der Cornea ist Nichts zu entdecken. Sind dieselben vorhanden — und nach stärkeren Reizungen treten sie allerdings auf —, so erscheinen sie ungefärbt, und dann findet sich auch regelmässig der Cornealrand getrübt, so dass also die eigentliche Eiterung immer nur als eine Folge der Einwanderung, nicht als eine Folge der Neubildung von Eiterkörperchen aus fixen Hornhautkörperchen auch nach diesen Versuchen anzusehen sein würde. Bevor noch die Eiterkörperchen bis zum centralen Heerde gelangt sind, zerfällt die Grundsubstanz in parallel angeordnete Bündel, welche sich untereinander vielfach kreuzen. Die Linien und Streifen, welche sie trennen, werden nach und nach immer breiter, besonders, nachdem die Eiterung vorgedrungen.

und verwandeln sich in breite, spiessförmige Figuren, welche von verschiedenen Beobachtern gesehen und in differenter Weise gedeutet worden sind, vom Verf. aber als interfibrilläre Spalten aufgefasst werden.

Die an der Hornhaut eintretenden Folgen der bekanntlich zuerst von Magendie 1824 ausgeführten, intracraniellen Durchschneidung des Trigeminus sind bekanntlich von verschiedenen und zwar recht zahlreichen Beobachtern verschieden gedeutet und mit Ausnahme von Snellen, welcher sie als den Ausdruck einer rein traumatischen Keratitis anfasste, zum Beweise für die Existenz von trophischen Nervenfasern benutzt worden. Namentlich haben auch Büttner und Meissner aus ihren Experimenten geschlossen, dass die Anästhesie des Auges für den Eintritt der Entzündung nicht erforderlich sei. Denn es hatte sich in einem Falle gezeigt, dass die Entzündung eintrat, nachdem der Nerv nur an seinem medialen Rande eine seichte Verletzung erlitten hatte und die Sensibilität vollkommen intact geblieben war. In anderen Fällen dagegen war, wenn diese Partie erhalten blieb und der übrige Theil des Trigeminus durchtrennt worden war, trotz vollkommener Anästhesie des Auges die Hornhautaffection ausgeblieben. Senftleben (5) hat die intracranielle Durchschneidung des Nerven in etwa 40 Kaninchen ausgeführt und als die unmittelbaren Folgen derselben stets eine sehr deutliche Prominenz des Bulbus, eine starke Verengerung der Iris und absolute Anästhesie des Auges beobachtet. In keinem Falle blieben, wiewohl in mehreren derselben grössere oder kleinere Partien des Nervenstammes stehen geblieben waren, die Folgen der Trigeminusdurchschneidung aus, wenn das betreffende Auge ohne Schutz gelassen wurde. Nach 10 — 12 Stunden war eine unscheinbare Trübung stets schon deutlich. Doch hatte dieselbe — im Widerspruch mit den Angaben Gräfe's — ihren Sitz nicht immer im Centrum, also an der prominentesten Stelle der Cornea, sondern an ganz verschiedenen Punkten derselben. Niemals erreichte eine solche Trübung im weiteren Vorschreiten die Peripherie, vielmehr entwickelte sich erst einige Stunden, nachdem dieselbe sichtbar geworden war, eine von der Peripherie aus vorschreitende, nebelartige, diffuse, secundäre Trübung, welche stets am frühesten und stärksten von dem Theile derselben ausging, welcher der primären Trübung am nächsten lag. Die unter Anwendung von Goldchlorid oder Hämatoxylin mikroskopisch untersuchten Hornhäute ergaben nun, dass es sich bei der primären Trübung überhaupt nicht um eine Entzündung, sondern um einen allmälig fortschreitenden Zerfall der Hornhautkörperchen, der Grundsubstanz und des Epithels handelt, und dass die secundären Trübungen auf Eiterkörper zu beziehen, welche vom Rande der Hornhaut aus in der gewöhnlichen Weise einwandern oder auch aus dem Conjunctivalsack in die Cornea hineingelangen. Dass die durch fast vollständige Aufhebung des Lidschlages bedingte Verdunstung ohne jeglichen Einfluss auf das Zustandekommen der Hornhautaffection ist, geht aus dem vollständigen Ausbleiben derselben

hervor, wenn das Auge mit einer Drahtkapsel (Pfeifenkopfdeckel) bedeckt gehalten wurde. Hierdurch wird auch zugleich der Beweis geliefert, dass ein Reiz durch einen Fremdkörper erforderlich ist zur Herbeiführung der Affection. Dieser Reiz muss aber ein ziemlich intensiver sein, denn leichtere Reizungen hatten, wenn nach ihrer Application die Drahtkapsel aufgesetzt wurde, an dem operirten Auge gar keinen Erfolg. Heftigere Reize aber erzeugten auf dem gesunden Auge ganz dieselben Veränderungen wie auf dem operirten, und somit ergiebt sich, dass durch die Nervendurchschneidung auch die Widerstandsfähigkeit der Cornea gegen traumatische Einwirkungen nicht herabgesetzt wird.

Partielle Durchschneidungen des Trigeminus, wie sie von Meissner und Büttner ausgeführt worden, kamen auch bei den Versuchen des Verf. mehrfach vor. Ihre Ergebnisse stimmten aber durchaus nicht mit den von jenen Forschern gewonnenen Resultaten überein, und S. ist daher der Meinung, dass es sich bei den Versuchen jener Forscher um zufällige Nebenbedingungen gehandelt habe.

Eben so wenig vermochte Verf. die Angaben von Sinitzin (dieser Bericht für 1871. Bd. I. S. 140) zu bestätigen, welche dahin gehen, dass die Augenaffection nicht eintritt, wenn nicht lange vor der Operation oder unmittelbar nach derselben das oberste Balsganglion des Sympathicus ausgerissen wurde, und dass die nach der Trigeminusdurchschneidung an der Hornhaut sowohl, wie an der Mundschleimhaut eingetretenen Erscheinungen, falls dieselben keine zu grossen Fortschritte gemacht haben, im Verlaufe von 2—4 Tagen nach der Ausreissung des Ganglion spurlos verschwinden können, selbst wenn die Augen der operirten Kaninchen auch in keiner Weise vor weiteren Insulten geschützt worden. Verf. gelangt vielmehr schliesslich zu dem Ergebniss, dass die nach der Trigeminusschneidung auftretende Hornhautaffection unabhängig ist von dem Einfluss trophischer Nervenfasern, deren es im Trigeminus wahrscheinlich überhaupt nicht giebt, dass die primäre Hornhautaffection eine Necrose ist, bedingt durch wiederholte grobe Traumen, welche das Auge in Folge seiner Anästhesie treffen, dass diese necrotische Partie als Entzündungsreiz wirkt, und dass endlich die Exstirpation des obersten Halsganglion von keinerlei Einfluss auf das Zustandekommen und den Verlauf der Hornhautaffection ist.

Francis Darwin (6) stellte unter der Leitung von Klein im Laboratorium der Brown-Institution Untersuchungen an über die primäre Gefässerweiterung bei der Entzündung und gelangte zu dem Ergebniss, dass es sich bei diesem Vorgange nicht um eine directe Einwirkung auf die Gewebsbestandtheile der Arterienwand handele, sondern vielmehr, wie dies schon von Schiff hervorgehoben wurde, um eine Vermittelung durch die vasomotorischen Nerven. Die Erweiterung ist nicht etwa Folge einer Lähmung der die Gefässe zur Contraction bringenden Nerven, sondern Folge einer Reizung der Dilatations-, d. h. der Hemmungsnerven, und wenn der betreffende vasomotorische

Nerv Hemmungs- und Zusammenziehungsfasern einschliesst, welche beide durch locale Reize erregt werden, so ist die in dem Caliber des Gefässes auftretende Veränderung aufzufassen als das Ergebniss des Uebergewichts der einen oder der anderen Nervenart.

J. Arnold hatte bereits früher (s. d. Bericht f. 1873. I. S. 269) versucht, den Nachweis zu liefern, dass die rothen Blutkörper und Injectionsmassen an der Stelle der Kittleisten und der in ihnen gelegenen Stigmata durch die Gefässwand in das Gewebe austreten und in diesem innerhalb des Saftcanalsystems vorrücken. Seine gegenwärtigen Untersuchungen über das Verhalten der Wandungen der Blutgefässe bei der Emigration weisser Blutkörper (7) haben ergeben, dass auch diese bei ihrer Auswanderung durch die Kittleisten, beziehungsweise die Stigmata, hindurchtreten. Die Beobachtungen wurden an entzündeten Theilen von Rana esculenta und temporaria (Zunge, Mesenterium und Harnblase) angestellt, nachdem die Gefässe des verbluteten Thiers mit schwachen Silberlösungen (1:2000–3000) vom Bulbus aortae aus injicirt worden waren. An solchen Gefässen erscheinen die Kittleisten weniger scharf und fein, vielmehr als etwas breitere, stark zackige Linien oder gar als Körnerreihen mit mehr oder weniger starken, seitlichen Abweichungen. Die Stigmata sind zahlreicher, als an normalen Gefässen und liegen nicht allein an den Berührungspunkten von drei, sondern auch in den Grenzlinien von zwei Endothelien. Dieses Verhalten der Kittleisten und Stigmata ist am deutlichsten an denjenigen Gefässen, durch welche eine ergiebige Auswanderung eingetreten war. In den Wandungen solcher Gefässe findet man dann die farblosen Blutkörper in den verschiedensten Phasen des Durchtritts. Entweder haften sie der Innenwand des Gefässes an den Stellen der Kittleisten und Stigmata sehr fest an, oder sie stecken mit Fortsätzen, welche mehr oder weniger weit in die Nachbargewebe hineinreichen, in der Gefässwand und zwar in den Kittleisten und den Stigmata, oder sind auch schon mit dem grösseren Theil ihres Körpers durchgetreten, liegen mit diesem im Gewebe und stecken nur noch mit einem kleinen Fortsatz in der Wand. Zuweilen werden auch mehrere weisse, zuweilen auch weisse und rothe Blutkörper innerhalb desselben Stigmas angetroffen. Bei den mit der Auswanderung farbloser Blutkörper verbundenen Kreislaufsstörungen treten diese also durch die Gefässwände an die Stelle der Kittleisten, beziehungsweise der Stigmata. Nichts dagegen spricht für ein Durchtreten derselben durch die Substanz der Endothelzelle.

Nach Infusion feingeschlemmten Zinnobers ins Blut zeigte sich, dass derselbe mit besonderer Vorliebe in den Kittleisten und den Stigmata haftete, aber auch durch die Gefässwände, und zwar vorwiegend ebenfalls an der Stelle der Kittleisten und Stigmata, hindurch gelangte. Dasselbe gilt von Silberlösungen und von Leim- oder Gummilösungen. Der Vergleich der Wände von Gefässen, durch welche eine ausgiebige Auswanderung von weissen Blutkörpern stattgefunden hat, mit normalen, ergiebt, dass bei den ersteren die Kittleisten breiter und körniger, die Stigmata zahlreicher und grösser sind. Das Eintreten dieser Alteration ist wahrscheinlich mit den Spannungsverhältnissen der Gefässwände in Zusammenhang zu bringen.

Picot (8) wird nicht müde, die Versicherungen zu wiederholen, dass es ihm nicht gelungen sei, die Emigration der Leucocyten zu beobachten. (S. den Bericht f. 1870, I. 187, 1871, I. 216 und 1874, I. 326). Vielmehr will er, entfernt von den Gefässen, die farblosen Blutkörperchen in verschiedenen Entwickelungsphasen gesehen haben. Die fixen Bindegewebskörperchen sollen zwar grösser werden, aber nicht proliferiren, sondern degeneriren. In ihnen findet man zwar zuweilen Leucocyten, aber da sie auch an anderen Stellen vorkommen und zu einer Zeit sich in den fixen Bindegewebskörperchen entwickeln können, wo der Kern dieser letzteren bereits längst zu Grunde gegangen war, so darf ihr Vorkommen in ihnen nicht als ein Beweis für ihre Genese aus diesen Elementen gelten.

Nach den Untersuchungen von Bergeret (9) über die Zusammensetzung des Eiters und die Entstehungsgeschichte der Eiterkörperchen, sollen sowohl in diesen letzteren, wie auch im Eiterserum stets grössere oder geringere Mengen von beweglichen Körpern eingeschlossen sein und zwar um so zahlreicher, je übelriechender und ammoniakalischer der Eiter ist. Die Eiterkörperchen bei Reizungen der Cutis entwickeln sich nach Angabe der Verf. in einer schleimigen Substanz, die sich an der unteren Fläche der Epidermis bei Entzündungen ausbildet. Sie entstehen durch Goncratio aequivoca und zwar durch allmäliges Zusammentreten kleiner Körnchen, welche zunächst den Kern, dann den Zellkörper und endlich die Zellmembran, an deren Existenz Verf. noch festhält, bilden.

Unter der Leitung Eberth's hat v. Zwetsky (11) Untersuchungen über Entzündung am Sciralknorpel des Frosches angestellt. Nach den verschiedensten, mechanischen oder chemischen, kurz- oder langdauernden Reizen findet sich immer eine sehr ausgesprochene Atrophie und Degeneration der um die Applicationsstelle des Beizes liegenden Knorpelzellen, welche sich in bedeutender Schrumpfung des Zellenleibes, Erblassung des Protoplasmas oder Schrumpfung desselben zu einem dunklen Klumpen äussert. Der Kern verkleinert sich oder geht zu Grunde, ebenso die Zellhöhlen, die Grundsubstanz wird brüchig und faserig. In der Umgebung dieser „atrophischen Zone" entwickelt sich in den Zellen eine grosse Zahl von Vacuolen, welche nach chemischen Reizen rascher auftreten, als nach mechanischen. An sie schliesst die „Proliferationszone" sich an, ausgezeichnet durch grosse und vielkernige Knorpelzellen, unter denen sich aber auch Formen finden, die an Eiterkörperchen erinnern, an denen sich jedoch Form- und Ortsveränderungen nicht erkennen lassen. Sie entwickeln sich zu ächten Knorpelzellen. Die Elemente des Perichondriums wachsen in die atrophische Zone

hinein und entwickeln sich theilweise zu Knorpelzellen. Die Knorpelwunden werden nur durch peri-
chondrales Bindegewebe geheilt. Der Knorpel antwortet auf jede Reizung nur mit Degeneration seiner
Zellen, und die später eintretende Vermehrung derselben erscheint mehr als ein regenerativer Vorgang,
bei welchem zu keiner Zeit eine Umwandlung der
Knorpelzellen in Eiterkörperchen aich constatiren
lässt.

Thin (14) unterscheidet in der Cornea Fibrillenbündel, welche bedeckt sind mit länglichen flachen
Zellen, Lagen von viereckigen Zellen (in ihrer Form
und Lagerung den von ihm aus der Sehne beschriebenen Zellen ähnlich) und sternförmige Zellen.
Ausserdem beschreibt er noch parallel liegende Ketten
von Spindelzellen mit anastomosirenden Endfortsätzen.
Diese Zellen finden sich überall in den Zwischen-
räumen der Fibrillenbündel, und ihre Lagen kreuzen
einander daher unter verschiedenen Winkeln. Sie
werden sichtbar an Verticalschnitten der Froschcornea nach Behandlung mit Osmiumsäure, und zuweilen lassen sich in solchen Präparaten die Zellen mit
ihren Fortsätzen isoliren. Noch besser sieht man sie
an ähnlichen Schnitten, welche 15—30 Minuten in
½ procentiger Chlorgoldlösung gelegen hatten, mit
Essigsäure behandelt und 24—48 Stunden später
untersucht wurden. In der frischen Froschcornea
finden sich zwischen den Epithelien doppeltcontourirte
Spalten, die verschieden tief zwischen die Fibrillen
eindringen. Bei der Entzündung sind diese Lücken
sehr erweitert und ihre feineren Verzweigungen werden sichtbar. Man sieht dann auf Zusatz von Goldchlorid die Zellen in epithelialer Anordnung deutlich
die Interstitien zwischen den Fibrillenbündeln über-
ziehen. An der geätzten Froschcornea findet man
nach 12 Stunden Fibrillenbündel lose an der Oberfläche liegend, welche in verschiedener Art verändert,
namentlich punktirt sind. Ganz ähnliche Bündel finden sich auch in der entzündeten Zunge des Frosches.

Bei der Entzündung tritt in den viereckigen
und flachen Zellen der Hornhaut Kerntheilung ein.
In den Fortsätzen der sternförmigen Körper treten vor
dem Zerfall feine, dunkel gefärbte Linien auf. Von
allen zelligen Elementen der Hornhaut sind in den
sternförmigen Zellen die Fortsätze und die Kerne besonders stabil. In den Spindelzellen beobachtet man
bei der Entzündung Schwellung des Protoplasmas
und Entwickelung von Kernen, welche aus den Zellen
frei werden können und rothe Blutkörperchen darstellen. Farblose Blutkörperchen in der Cornea lassen
sich durch Osmiumsäure leicht sichtbar machen. Sie
finden sich bei der Entzündung in Gruppen in weiten
Räumen zwischen den Bündeln und sind niemals
spindelförmig oder spiessartig, wohl aber zuweilen in
Formen, die auf Theilung hindeuten. Auch fanden
sich Bilder, welche den Autor zu der Annahme veranlassen, dass eine Entwickelung rother Blutkörperchen aus den Kernen der farblosen zu Stande
komme.

VII. Fäulniss. Infection. Parasitismus. Tuberculose.

1) Garafy, J., On the effect produced on the capillary circulation by the injection of putrid fluids into the
lymphatic system of amphibia. St. George's Hosp. Rep.
VII. — 2) Poulet, A., Les fermentations organiques.
Gaz. hébd. de méd. No. 6. — 3) Signol, Sur l'état
virulent du sang des chevaux sains morts par assomme-
ment ou asphyxie. Compt. rend. LXXXI. No. 23. —
4) Schlumberger, E., Contributions à l'étude de la
gangrène infectieuse. Dissert. Straab. 1874. — 5) Discussion on the germ theory of disease. Transact. of the
path. soc. XXVI. p. 255—345. (Die Discussion wird
geführt von Charlton Bastian, Burdon Sanderson,
Maclagan, Dougall, Crisp, Hutchinson,
Knowsley, Thornton, Murchison, Wagstaffe,
Goodhart, Payne, Jabez Hogg, bezieht sich aber
nur auf bereits bekannte Thatsachen und dreht sich
hauptsächlich um die verschiedenen Möglichkeiten, dieselben zu deuten.) — 6) Dougall, J., On the prevention of putrefaction and the destruction of contagia.
Glasgow med. Journ. July. — 7) Verwaest, A., Quelques considérations sur les miasmes et sur la désinfec-
tion de l'air et des plaies. Thèse de Paris. 1874. —
8) Barnes, G., On the concurrence of zymotic diseases.
St. George's Hosp. Rep. VII. — 9) Mégnin, J. P., Mémoire sur la question du transport et de l'inoculation
des virus par les mouches. Journ. de l'anat. et de la
physiol. No. 2. p. 121—132. — 10) Richelot, G.,
Des causes de la mort dans les tumeurs malignes. L'Union
méd. No. 2. (Die Hauptsache für die Bösartigkeit der
Tumoren liegt, wie Verf. durch Beispiele zu erläutern
sucht, in der durch dieselben bedingten allgemeinen Infection. Neue Thatsachen über die Wege der Infection
werden nicht beigebracht.) — 11) ? Sur l'inoculabilité
de la tuberculose. Gaz. hébd. de méd. No. 43. (Verf.
gelangt zu nachstehendem Ergebniss: 1. Tuberculose ist
impfbar mittelst tuberculöser Substanz oder mittelst ver-
sch'edener Secrete tuberculöser Individuen. 2. Die Aufnahme dieser Substanzen in den Digestionscanal erzeugt
ebenfalls Tuberculose. 3. Die durch Impfung anderer
pathologischer Producte oder normaler Gewebe bedingten
Veränderungen innerer Organe gehören nicht der Tuberculose, sondern der purulenten Infection an.) — 12)
Orth, J., Ueber Tuberculose. Berl. klin. Wochenschr.
No. 12. — 13) Schreiber, J., Zur Lehre von der artificiellen Tuberculose. Dissert. Berlin. — 14) Du-
trenc, Des modes de la transmission de la tuberculose.
Ann. de la Soc. de méd. de Gand. Avril (Nichts
Neues.) — 15) Biffi e Verga, Sulla inoculabilità della
tuberculosi. Gaz. med. Italiana-Lombard. 1873. No. 52.
1875. No. 2, 3. — 16) Crocq, Sur l'inoculabilité du
tubercule. Gaz. hébd. de méd. No. 40. (Verf tritt für
die Ansicht ein, dass durch Einführung der verschiedenartigsten, nicht specifischen Substanzen in den Organismus Tuberculose hervorgerufen werden könne, und
glaubt, dass die Wirkung dieser Substanzen mit derjenigen tuberculöser Producte ganz übereinstimme. „das Ergebniss ihres moleculären Zustandes sei und Folge der
Reizung, welche ihre Anwesenheit in den Geweben hervorrufe".) — 17) Brigidi, V., Intorno alle flogosi ca-
seose ed alle relazioni che passano fra esse e la tuber-
colosi. Lo Sperimentale. Settembre. — 18) Mazzotti,
L., Sulla tuberculosi miliare acuta. Riv. clin. di Bologna. Ottob. Nov. (Zehn Fälle von Miliartuberculose
werden erzählt. In zweien derselben war ein Infections-
heerd nicht nachzuweisen, in vieren war ein käsiger, in
dreien ein eitriger und in einem Fall war ein einfach
entzündlicher Heerd vorhanden. Verf. ist geneigt, auch
die einfach entzündlichen und die käsigen Veränderungen als Infectionsheerde für die miliare Tuberculose aufzufassen.) — 19) Bozzolo, C., Osservazione di un caso
di tuberculosi articolare. Annali univ. di med. Febhr.
— 20) Cadeau, E., Influence des suppurations prolon-

gues aur la production de la tuberculisation pulmonaire. Thèse de l'aris. 1874. — 21) Lorrain. Phthisie. Infantilisme. Féminisme. Gaz. des hôp. No. 80. — 22) Marcuse, J., Experimentelle Untersuchungen über die Erzeugung eines croupösen Processes auf der Trachealschleimhaut von Kaninchen. Deutsche Zeitschrift für Chir. Bd. 5. S. 613—624. — 23) Hueter, C., Eine kurze Bemerkung zu dem Aufsatz Marcuse's, betreffend die experimentelle Erzeugung der Diphtheritis. Ebd. S. 624.

Carafy (1) gelangte bei seinen an Fröschen angestellten Experimenten über die Wirkungen, welche die injection putrider Flüssigkeiten in das Lymphgefässsystem auf die Circulation in den Capillaren ausübt, zu dem Ergebniss, dass die durch eine solche Injection hervorgerufene Entzündung sich in Nichts, als in ihrem schnelleren Verlauf von der durch andere Bedingungen hervorgerufenen Entzündung unterscheidet. Grosse Mengen fauliger Flüssigkeit wirken übrigens ganz wie Nervengifte, erzeugen Herzparalyse und Stillstand des Blutes. Die Anhäufung der farblosen Blutkörperchen bei der nach Injection fauliger Flüssigkeiten auftretenden Entzündung kann eben so wenig wie die zuweilen auftretende Thrombose allein der localen Wirkung zugeschrieben werden, welche durch Bacterien an den Wänden der Blutgefässe oder an dem Protoplasma der farblosen Blutkörperchen hervorgerufen wird. Sie soll vielmehr ihren Grund haben in der Entzündung selbst, in einer Paralyse des Herzens oder in einer Zerrung der Gefässe, oder endlich in einer Combination aller dieser Bedingungen.

Poulet (2) weist auf die fötide Beschaffenheit des Inhaltes der in der Nachbarschaft des Darms, in der Mundhöhle und im Pharynx vorkommenden Abscesse hin. Er fand in denselben bei zahlreichen mikroskopischen Untersuchungen Micrococcen und Vibrionen neben zerfallenden Eiterkörperchen. Da aber kleine Organismen auch in Abscessen mit einem nicht putriden Inhalt vorkommen, so kann die faulige Veränderung, welche sich so häufig in den nahe am Darmcanal gelegenen Abscessen findet, ihren Grund nicht allein in ihnen haben. Vielmehr glaubt der Verf., dass es sich stets um eine directe oder durch Osmose vermittelte Communication mit der im Darm, in der Mundhöhle etc. vorhandenen Luft handelt, und erinnert dabei namentlich an den Ausgang fötider Zahnabscesse von cariösen Zähnen.

Signol (3) findet, dass dem Blute gesunder Thiere, welche erschlagen oder durch Kohlenoxyd getödtet (gas de la combustion du charbon de bois) wurden, 16 oder weniger Stunden nach dem Tode, toxische Eigenschaften innewohnen, welche z. B. bei Ziegen oder Schafen nach Einimpfung von 24 Tropfen den Tod herbeiführen. Gleichwohl bemerkt man an dem Blut keine Zeichen von Fäulniss, wohl aber unbewegliche Bacterien.

Schlumberger (4) hat seine Experimente über die infectiöse Gangrän unter der Leitung v. Recklinghausen's angestellt. Um eine Necrose an dem Fuss des Frosches hervorzurufen, nahm er eine Massen-

unterbindung des Oberschenkels vor. Der Frosch wurde dann in einem Gefäss gehalten, an dessen Boden sich eine geringe Menge Wasser befand, welches täglich erneuert wurde. Am dritten bis vierten Tage entwickelte sich dann die Gangrän, und von dem Momente ab, wo in Folge der Necrose die Epidermis sich zu lösen beginnt, tritt eine fötide Beschaffenheit des Gliedes ein. Die Fermente finden sich nun massenhaft auf den Lamellen der mortificirten Epidermis und die Gangrän schreitet weiter fort. Um den Einfluss antiseptischer Substanzen auf die Verhinderung der Fäulniss zu prüfen, wurden diese mittelst einer einfachen Vorrichtung möglichst vollständig mit der necrotisirenden Extremität in Berührung gebracht.

Es kamen nach und nach zur Verwendung Lösungen von Alaun mit Bleiessig, Phenylsäure, unterschwefligsaures Natron, Salicylsäure, und durch dieselben war es möglich, das mortificirende Bein von Micrococcen frei zu halten und an die Stelle einer fauligen Gangrän eine einfache Necrose zu setzen. Demgemäss würde die faulige Gangrän als eine locale Infection aufzufassen sein, bedingt durch die Entwicklung von Micrococcen in den der Blutzufuhr beraubten Geweben. Eine weitere Reihe von Experimenten erstreckte sich auf die Frage nach der Allgemein-Infection, welche von dem gangränösen Heerde ausgeht. Bei denselben wurde die Gangrän ebenfalls durch eine am Oberschenkel ausgeführte Ligatur en masse bewirkt, doch wurde die Ligatur unter der Haut durchgeführt, denn es schien dem Verf., dass durch diese Anwendungsart die Resorption von der gangränösen Partie nur begünstigt werde. Es fanden sich bei die auf diese Weise behandelten Fröschen Bacteriencolonien im Blut des Herzens und der Organe, in den Gefässen der Haut, in den Glomerulis der Niere.

Weit weniger positiv waren die Ergebnisse, welche Verf. bei ähnlichen Experimenten an 5 Kaninchen erzielte. Auch bei ihnen entstand regelmässig nach Unterbindung der Schenkelgefässe (der N. ischiadicus wurde gewöhnlich gleichzeitig durchschnitten) eine bald mehr, bald weniger ausgebreitete, putride Gangrän, auf welche nach kurzer Zeit der Tod des Thieres folgte. Aber die Ergebnisse der Nekroskopie waren in allen Fällen ganz oder fast ganz negativ. Und so musste der Tod als die Folge einer Generalisation der allgemeinen Gangrän aufgefasst werden. Denn geringe Mengen von dem Blut der inficirten Thiere, unter die Rückenhaut gesunder Thiere gespritzt, tödteten diese in kurzer Zeit.

Dougall (6) hebt in seinen Mittheilungen über die Verhinderung der Fäulniss hervor, dass Bacterien und Vibrionen zu ihrer Entwickelung ein neutrales oder alkalisches Medium, Pilze dagegen ein saures bedürfen. Er stellte eine Reihe von Versuchen an über die Wirksamkeit der in verschiedener Weise behandelten Kuhpockenlymphe und fand zunächst, dass neutrale oder alkalische Gemische von Kuhpockenlymphe und Glycerin wirksam blieben, saure dagegen unwirksam waren. Nach einfacher Ansäuerung der nicht mit Glycerin verdünnten Lymphe verlor dieselbe ebenfalls ihre Wirksamkeit, einerlei, ob sie vorher längere Zeit der Luft ausgesetzt oder in Röhrchen aufbewahrt gewesen war. Die Impfkraft der Lymphe wurde ferner zerstört durch Schwefelsäure, Salpetersäure, Salzsäure, Eisessig und Chlorkalk. Stärkere Kalilösungen zerstörten die Wirksamkeit der Lymphe, schwächere nicht. Concentrirte Dämpfe von Carbolsäure, Chloroform, Aether, Campher, Jod machten die Lymphe nicht unwirksam. Verdünnte Lösungen von Carbolsäure waren ebenfalls ohne Einfluss auf die Wirksamkeit der Lymphe, concentrirtere dagegen zerstörten dieselbe, jedoch erst, nachdem sie längere Zeit (14 Tage) mit der Lymphe vermischt gewesen waren.

Barnes (8) hat eine grosse Anzahl von Fällen verschiedener epidemischer Krankheiten aus einem Theil von London nach der Frequenz und dem zeitlichen Auftreten derselben gesammelt, um zur Beantwortung der Frage nach dem gleichzeitigen oder ungleichzeitigen Auftreten derselben beizutragen, und dadurch zu Schlüssen über eine etwaige Gleichartigkeit oder Ungleichartigkeit der Ursachen dieser Krankheiten zu gelangen. Die Fälle betrafen Scharlach, Masern, Blattern, Diphtherie, Keuchhusten, Typhus und Diarrhoe. Aus der von dem Verf. über das gleichzeitige Vorkommen dieser Krankheiten zusammengestellten Tabelle ergiebt sich, dass:

Blattern und Masern gleichzeitig vorkamen in 124 Fällen
  - - Scharlach - - 177 -
  - - Diphtherie - - 75 -
  - - Keuchhusten - - 199 -
  - - Typhus - - 371 -
  - - Diarrhoe - - 295 -
Masern und Scharlach - - 159 -
  - - Diphtherie - - 75 -
  - - Keuchhusten - - 211 -
  - - Typhus - - 319 -
  - - Diarrhoe - - 295 -
Scharlach u. Diphtherie - - 118 -
  - - Keuchhusten - - 285 -
  - - Typhus - - 495 -
  - - Diarrhoe - - 451 -
Diphtherie u. Keuchhusten - - 140 -
  - - Typhus - - 226 -
  - - Diarrhoe - - 202 -
Keuchhusten u. Typhus - - 587 -
  - - Diarrhoe - - 522 -
Typhus und Diarrhoe - - 1004 -

Mégnin (9) ist durch Beobachtungen, welche er in seiner veterinärärztlichen Praxis gemacht hat, zu dem Ergebniss gelangt, dass Milzbrandgift und septische Substanzen nicht allein durch Fliegen übertragen werden können, wie dies namentlich durch die Untersuchungen von Davaine und Raimbert erwiesen worden ist, sondern auch durch Insecten aus der Gattung Simulium, Stomoxis und Glossina, und dass demnach eine der Ursachen für die Entstehung des Milzbrandes und der Septicämie mit diesen Thieren in Verbindung zu bringen ist.

Orth (12) hat acht Krankheitsfälle zusammengestellt, aus denen er schliesst, dass die Annahme von einem causalen Zusammenhang zwischen käsigen Massen und Tuberkelbildung nicht eine so willkürliche sei, wie Friedländer (s. diesen

Bericht für 1874, I. S. 323) meint. Ein käsiger Herd kann in doppelter Weise zur Tuberkelbildung führen, indem er entweder eine allgemeine Infection bewirkt, bei welcher Tuberkel in allen oder doch vielen Organen auftreten, oder indem eine locale Tuberculose sich an ihn anschliesst. Bei dieser letzteren Art der Infection spielen die Lymphgefässe eine grosse Rolle, doch kann die Infection durch blossen Contact zu Stande kommen. Die Existenz einer wahren Impftuberculose wird von Orth gegenüber den dieselbe leugnenden Angaben Friedländer's aufrecht erhalten. Er hält die nach der Impfung auftretenden Knötchen, mindestens zum Theil, für echte Tuberkeln, und hebt namentlich hervor, dass sich in ihnen, wenn auch nicht constant (dies ist auch bei übrigens zweifellosen Tuberkeln nicht der Fall) Riesenzellen finden.

Die Experimente Schreiber's (13) über den Einfluss der Milch perlsüchtiger Kühe auf die Entwicklung der Tuberculose wurden an 18 Kaninchen und 4 Meerschweinchen angestellt. Hiervon wurden 16 Kaninchen und 3 Meerschweinchen mit der frischen, 2 Kaninchen mit gekochter Milch einer perlsüchtigen, 1 Meerschweinchen mit guter frischer Milch von einer gesunden Kuh gefüttert. Letzteres geschah bei den 4 Meerschweinchen sechs Wochen hindurch, bei den mit der frischen, perlsüchtigen Milch gefütterten von über 5 Wochen bis fast 4½ Monate, bei den mit der ebenso beschaffenen, aber abgekochten Milch über 8 Wochen lang. In keinem der 22 Fälle konnte eine tuberculöse Erkrankung irgend eines Organs constatirt werden.

Biffi und Verga haben bereits im Jahr 1871 die Ergebnisse der von ihnen in geringer Anzahl vorgenommenen Impfungen mit tuberculöser Substanz publicirt (s. den Bericht für 1871, I. S. 206). Damals erzielten sie durchaus keine positiven Ergebnisse. Neuerdings (15) haben sie ihre Experimente in weit grösserem Umfange wiederholt und dazu Kaninchen, Maulesel, Pferde, Kühe, Schafe, Hunde, Katzen, Hühner, im ganzen 104 Individuen, verwendet. Die zu den Impfungen benutzte Substanz war verschieden, nämlich menschlicher „grauer" Tuberkel, Sputum, Knoten von perlsüchtigen Rindern, Tuberkel vom Pferd, käsige Substanz und eingedickter Eiter vom Menschen oder Kaninchen, Detritus aus Cavernen, Muskelsubstanz, gangränöse Flüssigkeit, Markschwamm, Papierstückchen oder Fäden, Zinnober, Mennige, Glycerin, Russ u. A. Diese Substanzen wurden in den meisten Fällen subcutan applicirt, seltener aber auch in eine Vene gespritzt, durch den Mund eingeführt oder in die Bauchhöhle gebracht. Subcutane Impfung mit menschlichem Tuberkel und dem Secret von Cavernen erzeugte beim Kaninchen miliare Tuberculose der Lunge, in einzelnen Fällen auch der Leber, und bewirkte Abmagerung, Anämie und Leucocytose, zuweilen auch Degeneration der Mesenterialdrüsen. Diese Veränderungen entwickelten sich schneller und heftiger, wenn die inficirende Flüssigkeit in die Jugularvene gespritzt worden war. Beim Maulesel blieb die subcutane Impfung des grauen menschliches Tuberkels ohne Erfolg, beim Pferd dagegen entwickelte sich nach der Injection von tuberculösen Flüssigkeiten in die Venen eine Lungentuberculose in weniger als zwei Monaten. Bei der Kuh und beim Schaf blieb die subcutane Impfung von tuberculöser Flüssigkeit ohne Erfolg, ebenso beim Hunde und bei der Katze. Auch Hühner werden nicht inficirt, weder durch Impfung, noch durch Einspritzung ins Blut. Die Perlknoten des Rindes haben beim Kaninchen eine weit giftigere Wirkung, als der menschliche Tuberkel. Beim Pferde durch den Mund eingeführt, bewirken sie keine Erkrankung. Der graue Tuberkel des Pferdes hat, beim Kaninchen unter die Haut geimpft, eine weit weniger heftige Wirkung als der graue Tuberkel des Menschen. Bei Katzen und Kaninchen werden durch subcutane Impfungen oder Einführung in das Bauchfell von käsiger Substanz und rahmigem Eiter des Menschen, oder von käsigem Eiter des Kaninchens, oder von Muskel- oder Krebspartikelchen, oder von Papierstückchen, von Fäden, von Zinnober, Dextrin, Glycerin keine tuberculösen Neubildungen hervorgerufen. In der Umgebung der Impfstelle findet sich nur käsige Substanz. Einspritzungen von Russ in die Jugularvene der Kaninchen erzeugen ebenfalls keine Tuberculose. Brigidi (17) ist durch seine klinischen und anatomischen Untersuchungen zu dem freilich sehr unbestimmten Resultat gelangt, dass die Tuberculose eine Diathese sei, welche nicht allein in einer localen Prädisposition, sondern vielmehr in einer allgemeinen und tiefen Veränderung der Ernährungsthätigkeiten besteht. Nicht immer ist die Tuberculose eine secundäre Affection oder gar die Folge von Scrophulose, sondern sie kann vielmehr bei Personen der verschiedenartigsten Constitution sich entwickeln, immer aber bezeichnet sie einen hohen Grad von Abschwächung des Organismus. Verkäsende Entzündungen verlaufen zuweilen rein local, führen zuweilen aber auch zur Tuberculose und treten in einzelnen Fällen wie infectiöse Erkrankungen auf. Immer aber handelt es sich um eine besondere Beschaffenheit des Organismus, durch deren Verschlimmerung erst die Tuberculose hervorgerufen wird, ganz ähnlich, wie die dem Gastricismus vorausgehende Beschaffenheit des Körpers durch Steigerung des Zustandes zu einem gastrischen Fieber, einem biliösen, nervösen und selbst typhösen Fieber führen kann. (?! Ref.)

Bossnic (19) berichtet über einen Fall von Tuberculose des rechten Hüftgelenks bei einem 18jährigen Jüngling, welcher an acutem Scorbut und Hirnhämorrhagie starb, und bei dem die Section neben ausgedehnten, offenbar tuberculösen Veränderungen in dem genannten Gelenk und dessen nächster Umgebung eine wenig verbreitete Tuberculose der Lungen, spärliche Darmgeschwüre, einen kleinen käsigen (tuberculösen) Heerd in der rechten Niere und bedeutende Vergrösserung und Induration der Leistendrüsen auf der rechten Seite erkennen liess. Verf. benutzt diesen Fall zur Stütze der mehrfach ausgesprochenen Behauptung, dass allgemeine Tuber-

colose sich nicht aus käsigen Heerden beliebigen Ursprungs entwickele, sondern vielmehr aus solchen von tuberculöser Natur.

Die von Marcuse (22) an Kaninchen vorgenommenen Impfungen mit diphtheritischen Membranen wurden in der Weise ausgeführt, dass theils ausgehustete, theils mit der Pincette von Tonsillen und Gaumensegel bei Rachendiphtheriekranken abgenommene Membranstückchen Kaninchen nach Blosslegung und Eröffnung der Luftröhre in letztere geimpft worden. Dabei wurden zuweilen kleinere, selbst minimale Stückchen noch frei in die Trachea gelegt, in einigen Fällen Membranstückchen durch sehr feine Suturen in die Schleimhaut eingenäht, die Trachealwunde und darüber auch die Haut durch Suturen geschlossen. Auf diese Weise gelang es, in einigen Fällen auf der Schleimhaut der Trachea einen Process herbeizuführen, der anatomisch durch nichts von dem Process bei der contagiösen Rachendiphtherie des Menschen zu unterscheiden ist. — Ferner stellte Verf. eine Reihe von Impfungen in die Trachea von Kaninchen an mit Blut von einer nicht diphtheritischen Leiche, welches an einem warmen Orte gefault hatte. Die Ergebnisse fielen in einigen Fällen den durch Impfung mit diphtheritischen Substanzen herbeigeführten sehr ähnlich aus, und der Verf. geräth durch dieses Resultat in einen Widerspruch mit früheren Versuchen von Trendelenburg, bei denen durch Impfung mit fauligen Massen Diphtheritis nicht herbeigeführt werden konnte. Gleichwohl hält Verf. das Fäulnissgift mit dem diphtheritischen Infectionsstoff nicht identisch, sondern nimmt vielmehr an, dass die durch das erstere hervorgerufenen Veränderungen trotz ihrer anatomischen Uebereinstimmung mit den diphtheritischen Erkrankungen in ihrem Wesen eben so von den letzteren differiren, wie die nach Application von Ammoniak und anderen chemischen oder thermischen Reizen in der Trachea etc. sich entwickelnden, krankhaften Vorgänge.

VIII. Pyämie. Septicämie.

1) Bartold, R., Ueber pyämische Metastasen. Dissert. Berlin. — 2) Chauveau, De l'agent pyogénique. Gaz. hébd. de méd. Nro. 37. — 3) Marcet, W., On consumption a form of septicaemia. St. Georg. Hosp. Rep. VII. (Verf. sucht die schon mehrfach ausgesprochene Ansicht zu begründen, dass es sich beim hektischen Fieber um eine Art Septicämie handele, welche in der Resorption der Zerfallsproducte der Lungen sich begründet sei.) — 4) Halstedt-Boyland, G., Septicaemia. The med. and surg. Reporter. Philad. July 17. Band 33. Nr. 3. 'Kurzer Vortrag über die Ursachen, die pathologische Anatomie und die Behandlung der Septicämie ohne neue Thatsachen.) — 5) Schüller, M., Experimentelle Beiträge zum Studium der septischen Infection. Zeitschr. für Chirurg. VI. d. 114—190. — 6) Feltz, V., Recherches expérimentales sur le principe toxique du sang putréfié. Compt. rend. LXXX. No. 9.

Chauveau (2) hat sowohl mit frischem, untersetzten, wie auch mit fauligem Eiter im Ganzen hundert Einspritzungen in die Jugularvene von Pferden und Eseln vorgenommen und gefunden dass durch den „gesunden" Eiter, der in etwa 65 Fällen zur Verwendung kam, keine Lungenveränderung hervorgerufen wurde, während in etwa 45 Fällen, bei denen fauliger Eiter benutzt wurde, Lungenabscesse sich entwickelten. Neuerdings sind nun vom Verf. auch Injectionen von putridem Eiter in die Carotis gemacht worden, und es haben sich danach in der Regel ausgebreitete, purulente Meningoencephaliten eingestellt. Unter die Haut gespritzt erzeugte fauliger Eiter Abscesse von in der Regel jauchiger Beschaffenheit, während geruchloser Eiter derartige Veränderungen nicht herbeiführte, sondern in der Regel nur eine leichte örtliche Entzündung und geringes Fieber hervorrief. Die Frage, worin die giftigen Eigenschaften des fauligen Eiters begründet sind, beantwortet Verf. mit einem: On doit admettre pour ce pus — n'hésitons pas à dire le mot, sivague qu'il soit — une sorte de spécificité.

Nach Schüller's (5) experimentellen Untersuchungen über die septische Infection findet sich zunächst unter den anatomischen Befunden als charakteristische Veränderung des Blutes inficirter Kaninchen ein gesteigerter Zerfall rother Blutkörperchen. Nach der Injection von faulem Blut (1—3 Ccm.) unter die Haut von Kaninchen tritt, wenn dasselbe Kugelbacterien enthielt, meist bald der Tod unter den gewöhnlichen Erscheinungen ein. Wenn dagegen vorwiegend Stäbchenbacterien in dem injicirten Blut enthalten waren, so waren, um den Tod herbeizuführen, weit grössere Mengen davon erforderlich, und der Tod erfolgte meistens unter Entwickelung von phlegmonösen Eiterungen. Besonders wirksam waren Injectionen fauliger Flüssigkeiten in das Neurilem des N. tibialis. Nach Injection von septischer Flüssigkeit in ein abgebundenes Venenstück konnten Organismen im circulirenden Blut nicht nachgewiesen werden, wohl aber entwickelte sich in der Umgebung des Venenstücks Eiterung, und es trat Fieber auf. Die Bacterien verbreiten sich im Organismus auf präformirten Wegen und in der Richtung des geringsten Widerstandes. Ihre Resorption erfolgt vorwiegend durch die Lymphgefässe. Denn nach Unterbindung des Ductus thoracicus und nach Abschnürung eines inficirten Froschschenkels mit Ausnahme der A. u. V. femoralis traten die septischen Erscheinungen weit weniger heftig auf, so lange die Ligatur lag, steigerte sich aber nach deren Lösung. Diese Thatsache würde auch darauf hinweisen, dass die eigentlich toxische Substanz nicht in Lösung vorhanden ist.

Aus seinen Experimenten über die Wirkungen des putriden Blutes hat Feltz (6) die nachstehenden Schlüsse gezogen: Die Septicämie entwickelt sich bei Hunden nach Injection von fauligem Blut in die Venen. Weder die Durchleitung von Luft durch das faulige Blut, noch die Einwirkung von comprimirter Luft auf dasselbe haben anscheinend einen Einfluss auf seine Wirkungen oder auf die in ihm befindlichen, kleinen Organismen. Dagegen scheint eine längste Zeit hindurch fortgesetzte Behandlung

des Blutes mit Sauerstoff die giftigen Eigenschaften des Blutes herabzusetzen und die Bewegung der Vibrionen und Bacterien zu vermindern. Ebenso scheint die giftige Wirkung des Blutes herabgesetzt zu werden durch längeres Verweilen im Vacuum; Coccobacterien und Bacterien werden unbeweglich. Die Vibrionen büssen von ihrer Beweglichkeit ein, aber die kleinen Organismen sterben nicht. Das giftige Princip scheint nicht gasförmig zu sein.

IX. Progressive Veränderungen.

1) Reinsdorf, H., Ueber Krebs und Krebsmetastase. Dissert. Berlin. (Fall von allgemeiner Carcinose, anscheinend vom Magen ausgegangen.) — 2) Goodhart, J. F., On cancer, as illustrated in ichthyosis of the tongue and allied diseases resulting from prolonged local irritation Guy's hosp. reports. XX. (Bei zwei Männern im Alter von 50, resp. 54 Jahren, welche syphilitisch gewesen waren, entsteht Carcinom aus einer ichthyotischen Erkrankung des Zungenrückens. Die mikroskopischen Befunde entsprechen einem Pflasterepithelcarcinom mit bedeutender Papillarwucherung.)*

X. Regressive Veränderungen. Concremente.

1) Cornil, V., Sur la dissociation du violet de methylaniline et sa séparation en deux couleurs sous l'influence de certains tissus normaux et pathologiques, en particulier sous les tissus en dégénérescence amyloïde. Compt. rend. LXXX. Nro. 20. — 2) Jürgens, R., Eine neue Reaction auf Amyloidkörper. Virch. Archiv. Bd. 65 S. 189—196. 1 Taf. — 3) Doutrelepont, Zwei Speichelsteine. Berl. klin. Wochenschr. Nr. 23. — 4) Zahn, W., Ueber Präputialsteine. Virchow's Archiv. Bd. 62. S. 560. — 5) Betelli, C., Analisi qualitativa d'un calcolo intestinale. Bull. della Soc. mod. di Bologna. Aprile. — 6) Mébu, C., Analyse de calculs intestinaux. Journ. de l'anat. et de la physiol. Nr. 3.

Aus den Untersuchungen von Cornil (1) über die verschiedenen Färbungen, welche pflanzliche und thierische Gewebe durch Methylanilinviolet annehmen, ist hervorzuheben, dass eine wässerige Lösung dieser Substanz, wenn sie auf einen dünnen Schnitt eines pflanzlichen Gewebes einwirkt, die Cellulose und die Fasern violet färbt, aber Amylum und Fett ungefärbt lässt.

Die Fasern des menschlichen und thierischen Bindegewebes werden violet gefärbt, die elastischen Fasern ebenfalls, jedoch dunkler. Wenn der Farbstoff ein Gewebe imprägnirt, welches sich nicht in zwei Farben zerlegt, so sind die Zellen violet gefärbt, wie die Fasern; wenn aber das Violet in zwei Farben, in Roth und Blau, so sind die normalen Zellen blauviolet gefärbt. So färben sich im Netzknorpel Fasern und Zellen in gleicher Art dunkelviolet, im Hyalinknorpel dagegen wird die Grundsubstanz roth, während das Protoplasma, die Zellkerne und die Kapseln blauviolet gefärbt erscheinen, freilich nicht ganz constant, da auch einzelne Knorpelkapseln eine rothe Farbe zeigten. Die Trennung des Violet tritt besonders deutlich hervor und die Färbung bleibt besonders dauerhaft bei Geweben in amyloider Degeneration. Die amyloid veränderten Theile werden violet-roth, die übrigen blau-roth. Die Färbung hält sich in Glycerin sehr lange, tritt auch an Alkoholpräparaten sehr deutlich auf. In den Arterien fand Verf. mittelst dieses Reagens als Ausgangspunct der Veränderung die intima, später erst die Media erkrankt. In der Niere ergaben namentlich auch die Tunicae propriae der Harncanälchen die rothe Färbung, während die Cylinder blau wurden, also nicht aus amyloider Substanz zu bestehen schienen.

Das von R. Jürgens (2) angegebene, neue Reagens auf Amyloidkörper ist das sog. Jodviolet, eine aus Jodmethyl und Anilin gewonnene Verbindung.

Der Farbstoff stellt ein feinkörniges, krystallinisches, in Wasser leicht lösliches Pulver dar. J. weiss nicht genau anzugeben, ob derselbe noch Jod enthält. (Ref. kann mittheilen, dass dies mindestens in dem von ihm benutzten Präparate nicht der Fall war.) Er wird in wässeriger Lösung von 1 : 100 verwendet. Die Reaction besteht darin, dass von den Anfangs gleichmässig violet gefärbten Geweben die amyloid entarteten Partien in ein leuchtendes Roth übergehen, während das Violet der gesunden Stellen eine mehr bläuliche Abstufung annimmt. Beide Veränderungen sind nach 10 Minuten deutlich zu sehen, nehmen aber allmälig an Intensität zu und nach 24 Stunden, zumal, wenn das Präparat in Glycerinlösung lag, ist die Farbendifferenz in noch prägnanterer Weise hervorgetreten und die Umgrenzung der einzelnen Theile noch schärfer. Nach ungefähr 10 Monaten erschien dann die Reaction ebenfalls noch sehr deutlich, ja sie war noch deutlicher geworden, insofern durch die Einwirkung des Lichtes die blaue Färbung der Umgebung etwas abgeblasst war. Die sogenannten freien Amyloidkörper färben sich gewöhnlich theils blau, theils roth, zuweilen auch ganz roth. Pflanzliche Stärkesubstanz bleibt durchaus farblos, während pflanzliche Zellenmembranen und gekochte Stärke eine blauviolete Farbe annehmen, welche viel Aehnlichkeit mit dem Blauviolet thierischer Substanzen zeigt. Es zeigt sich ferner durch die Anwendung dieser Reaction, dass die amyloide Degeneration der kleinen Arterien stets in der Media beginnt. Auch an Nierencylindern, welche sich in dem während des Lebens entleerten Urin vorfanden, vermochte Verf. mehrfach die rothe Färbung durch Jodviolet hervorzurufen. Für makroskopische Untersuchungen ist die Reaction nicht wohl brauchbar, da der Farbenunterschied dann nicht deutlich hervortritt.

Doutrelepont (3) entfernte bei einer 46jährigen Frau aus dem linken Ductus Whartonianus zwei Spnichelsteine. Der eine war 8 Millim. lang, 5 Millim. breit und 4 Millim. dick, der andere 12 Millim. lang, 6 Millim. breit und 4 Millim. dick. Die Concremente hatten einen geschichteten Bau. Die chemische Analyse ergab:

In Wasser löslich	organische Substanz . .	0,19
	Kochsalz	0,06
In Salzsäure löslich	dreibas. phosphors. Kalk .	81,65
	kohlens. Kalk	12,60
	Spur von Eisen, Magnesia, Natron.	

In Salzsäure unlösliche, organische Materie nebst Spuren von Kieselsäureverbindungen 5,02. Keine Spur von Chlorkalium.

Zahn (4) hatte Gelegenheit, die von einem 52-jährigen Manne entnommenen Präputialsteine, 14 an der Zahl, zu untersuchen.

Der Patient hatte, anscheinend in Folge der durch die Concremente bedingten Störung in der Harnentleerung an einem Blasenkatarrh mit consecutiver Nephritis gelitten und war an dieser Krankheit gestorben. Die Concremente hatten zusammen ein Trockengewicht von 28,5 Grm. und ein Gesammtvolumen von nahezu 21 Ccm.; der grösste wog 12,5 Grm. und hatte einen Rauminhalt von 9 Ccm. Sie besassen einen nicht geschichteten Kern von röthlicher Farbe, im Uebrigen aber einen deutlich geschichteten Bau; auch zeigte das Centrum viele verhornte Epithelien, welche sich in der

Peripherie nicht, oder nur in sehr geringer Menge fanden. Ein Bruchtheil eines der kleineren Steine bestand der Hauptsache nach aus harnsauren Alkalien, phosphorsaurem Kalk und phosphorsaurer Ammoniakmagnesia, während kohlensaurer, oxalsaurer und schwefelsaurer Kalk nur in Spuren, freie Harnsäure, Xanthin und Cystin garnicht darin nachzuweisen waren; dagegen restirte noch eine geringe Menge von unlöslichen organischen Bestandtheilen, die deutliche Xanthoproteinreaction gaben und bei denen sich durch das Mikroskop noch wohl erkennbare, verhornte Epithelien nachweisen liessen.

Die in der späteren Fötalperiode und beim Neugeborenen constant in grosser Anzahl zwischen Präputium und Glans vorhandenen Epithelperlen scheinen die Kerne für diese Präputialsteine abzugeben.

Von dieser Form der Präputialconcremente, bei der es sich um ächte Harnsteine handelt, welche gleich den übrigen, in den Harnwegen vorkommenden durch Abscheidungen aus dem Urin entstehen, muss als eine sondere Form die durch Incrustation eingedickten Smegmas bedingte Concrementbildung unterschieden werden. Auch diese Form wurde vom Verf. untersucht. Es ergab sich, dass die Gebilde aus Epithelien, Cholesterin und Kalk bestanden, dass sie keine Schichtung zeigten, und dass es sich also bei ihnen anscheinend um nichts Anderes, als um eine Kalkimprägnation retinirten und eingedickten Smegmas handelte.

Ein im Wurmfortsatze gefundener und von Betelli (5) untersuchter Kothstein hatte ein Gewicht von 3,092 Grm., war unregelmässig eiförmig, von geschichtetem Bau und bestand aus Ammoniak, Chlorkalium, Chlornatrium, schwefelsaurem Kalk, Tripelphosphat, Spuren von kohlensaurem Kalk, oxalsaurem Kalk, Spuren von phosphorsaurem Eisen, phosphorsaurem Kalk, phosphorsaurer Magnesia, Spuren von Kieselsäure, Cholesterin, Fett und Farbstoff.

Méhu (6) bekam drei von einem Menschen entleerte Darmsteine zur Untersuchung.

Zwei derselben wogen 15,75 Grm., verloren aber beim Trocknen die Hälfte ihres Gewichts. Aeusserlich waren sie chokoladenbraun, im Inneren dunkler und sehr übelriechend. Weder Cholesterin noch Gallenfarbstoff liess sich in ihnen nachweisen. Die chemische Analyse ergab:

Phosphorsaurer Kalk	0,3620
Kohlensaurer Kalk	0,0125
Chlornatrium, alkalische Salze	0,0137
Kieselsäure	0,0017
Fettige Substanzen, löslich in Chloroform und Aether	0,1880
Organische Substanzen, löslich in siedendem Alkohol, in verdünntem Alkohol und in Wasser	0,0617
Organische Substanzen, unlöslich in den genannten Flüssigkeiten und Ammoniak . . .	0,3604

XI. Allgemeine Pathologie des Nervensystems.

1) Mècre, A., De l'insomnie. Thèse de Paris. 1874. — 2) Petrini, M., De l'anémie et de l'ischémie cérébrales. Thèse de Paris. 1874. — 3) Hutchinson, J., On the temperature and circulation after crushing of the cervical spinal cord. The Lancet. May 22. (Es wird eine Anzahl Fälle mitgetheilt, in denen nach Quetschung des Halstheils der Wirbelsäule neben einer nicht sehr bedeutenden Zunahme der Pulsfrequenz beträchtliche, auch nach dem Tode noch zunehmende Temperatursteigerungen eintraten.) — 4) Faivre, E., Études expérimentales sur les mouvements

rotatoires de manège chez un insecte (le Dytiscus marginalis) et le rôle, dans leur production, des centres nerveux encéphaliques. Compt. rend. LXXX. No. 17. — 5) Botkin, S., Ueber die Reflexerscheinungen im Gebiete der Hautgefässe und über den reflectorischen Schweiss. Berl. Klin. Wochenschr. No. 7—9. — 6) Ebstein, W., Uber einen pathologisch-anatomischen Befund am Halssympathicus bei halbseitigem Schweiss. Virch. Arch. Bd. 62. S. 435 — 7) Chouppe, Troubles trophiques à la suite des lésions traumatiques des nerfs de la jambe. Gaz. méd. de Paris. No. 33. — 8) Falk, Zur Lehre vom Shok. Berl. Klin. Wochenschrift. No. 8. (In einem kurzen Vortrage versucht F. gewisse plötzliche Todesfälle nach Verwundungen, Operationen u. s w. auf den Shok zurückzuführen und das Wesen dieses Vorganges zum Theil durch die Ergebnisse des Goltz'schen „Klopfversuchs" zu erklären. Durch v. Langenbeck wird ihm eingewendet, dass der Begriff unklar sei, dass die verschiedensten Zustände unter ihm zusammengefasst würden, und dass es daher rathsam sei, den Ausdruck „Shob" aus der medicinischen Nomenclatur zu streichen.) — 9) Dupuy, Eugéne, Gaz. méd. de Paris. No. 30. — 10) Hayem, Ibid.

Faivre (4) hat gefunden, dass bei einem Insect (Dytiscus marginalis) nach Entfernung eines Stirnlappens die sogenannte Manègebewegung eintritt und Stunden lang nobält. Das Thier dreht sich in einer, der Verletzung entgegengesetzten Richtung. Eine andere Form von Drehbewegungen, die sogenannten attractiven, sind dagegen abhängig von Verletzungen des über dem Oesophagus gelegenen Ganglions.

Botkin (5) beobachtete einen Krankheitsfall mit vermehrter Schweisssecretion der einen Gesichtshälfte, gleichzeitiger Temperaturerhöhung der ganzen entsprechenden Körperhälfte und verstärkter Pulsation der A. temporalis und der auf der Innenfläche der Wange verlaufenden Arterie. Es war vorzugsweise das Kanon, welches die Vermehrung der Schweisssecretion und die Veränderung der Temperatur der ganzen rechten Körperhälfte hervorrief. Gleichzeitig war auch eine Steigerung in der Thätigkeit der Speicheldrüsen und namentlich der Parotis vorhanden. Der Beginn des Leidens schrieb sich von einer abscedirenden und hinter dem rechten Ohr zur Eröffnung gekommenen Parotitis her.

Aehnliche Fälle, die namentlich auch darin übereinstimmen, dass sie sich an einer eitrigen Parotitis entwickelten, sind von Baillarger, Rouger, Brown-Séquard, Barthes und Henle mitgetheilt und beobachtet worden. Doch können auch zahlreiche andere peripherische Reizungen locale Temperatursteigerungen und Schweisse hervorrufen, und Verf. stellt eine Reihe derartiger Bedingungen zusammen, wie chronische Arterienaffectionen, Erkrankungen des Nierenbeckens in Folge von Nierensteinen, chronische Milzgeschwülste, ungenügende Thätigkeit der Lungen u. s. w., und hebt hervor, dass es sich in allen diesen Fällen um reflectorische Gefässdilatationen handele, durch welche namentlich die locale Temperatursteigerung, aber auch die vermehrte Transpiration bedingt werde.

Der Fall von halbseitiger Hyperidrose, über dessen anatomischen Befund Ebstein (6) kurz berichtet, betraf einen 60jährigen Mann, bei welchem die genannte Erscheinung an der linken Kopf- und Rumpfhälfte und der linken Oberextremität, und zwar ohne gleichzeitige Röthung und ohne Pupillenveränderungen am linken Auge, auftrat.

Die Hyperidrose war bei dem Kranken plötzlich in Folge eines heftigen Anfalles von Angina pectoris aufgetreten. Sie begleitete auch alle späteren Paroxysmen dieser Krankheit, trat indessen auch in der anfallsfreien Zeit auf, wenn der Kranke einige Zeit im Zimmer aufund abging oder anstrengendere Bewegungen machte. Die anatomische Untersuchung der Ganglien des Halssympathicus ergab keine Abweichungen der Gestalt und Grösse, wohl aber fanden sich in den Ganglien der linken Seite, namentlich im unteren sandkorngrosse, rundliche und gestrichelte, braunschwarze Partien, welche unter dem Mikroskop sich als Hohlräume erwiesen, die mit einem deutlichen Endothel ausgestattet und mit Blutkörperchen erfüllt waren. Die Hohlräume waren von verschiedener Gestalt, befanden sich häufig in der Continuität von Gefässen und stellten dann oft varicöse Ausbuchtungen dar, welche mit Einschnürungen abwechselten und an Angiome erinnerten. Verf. vermuthet, dass durch diese varicösen Bildungen einzelne sympathische Elemente comprimirt und dadurch vorübergehend paretisch oder paralytisch geworden seien. Das in Paroxysmen erfolgende Auftreten der Hyperidrose würde dann in dem zeitweise vorhandenen, stärkeren Blutgehalt der ectatischen Gefässräume seine Erklärung finden.

Chouppe (7) berichtet über nachstehenden Fall von Ernährungsstörungen in Folge von Nervenverletzung.

Ein Mann von 24 Jahren wird im Winter 1871 durch eine Granate am oberen, äusseren Theil des linken Unterschenkels verwundet. Die Wunde ist nach 6 Monaten geheilt, jedoch unter Aufhebung der Sensibilität in dem unter derselben gelegenen Abschnitt des Gliedes. Nach zwei Jahren Entwickelung von Blasen an der Plantarfläche der beiden ersten Zehen und am Innenrande des Fusses. Die Blasen zeigen durchaus keine Tendenz zur Heilung. Bei einer nunmehr vorgenommenen Untersuchung findet sich am oberen Umfang der Narbe, etwa in der Grösse eines Zweifrankenstückes, eine sehr ausgesprochene Hyperästhesie, deren leiseste Berührung unerträgliche Schmerzen hervorruft. Von dem unteren Theil der Narbe erstrecken sich bis zu den Zehen spontan schmerzende Züge. Am Fuss ist in der ersten Zehe absolute Anästhesie vorhanden, nicht ganz vollständig ist dieselbe in der zweiten und dritten Zehe. An der Plantarfläche des Fusses erstreckt die Anästhesie sich bis zum Tarsus, vom Fussrücken geht sie nur einige Centimeter hinter die Zehen. Daneben findet sich, dass unter der Einwirkung kalter Luft die Temperatur des linken Beines weit weniger abnimmt, als die des rechten. Rechts sinkt sie bis auf 12 und 10°, links erhält sie sich beständig auf 30—28°. Ferner starke, locale Schweisse an der verletzten Extremität, Geschwüre an der grossen Zehe und Atrophie der Muskeln.

Dupuy (9) stellte Experimente an Hunden, Katzen, Meerschweinchen und Kaninchen an, über die Beziehungen der Grosshirnrinde zu motorischen Thätigkeiten. Er legte das Gehirn an seiner Oberfläche in ziemlich grosser Ausdehnung frei und bewirkte nun durch Faradisirung einer Stelle dieser Oberfläche Zuckungen in der entgegengesetzten Körperhälfte. Dann zerstörte er einen Theil der Birnoberfläche mittelst des Glüheisens und liess 27 Tage später, nachdem die verbrannte Stelle ziemlich vollständig vernarbt war, wiederum einen Inductionsstrom auf diese Stelle einwirken. Derselbe erzeugte keine Bewegungen, welche nicht ausblieben, wenn der Strom auf die Umgebung der verbrannten Stelle einwirkte.

Die Veränderungen, welche im Rückenmark nach der Ausreissung oder auch schon nach der Durchschneidung eines Nerven eintreten, bestehen, wie aus den Untersuchungen von Hayem (10) hervorgeht, in einer Myelitis oder doch in einer Atrophie der Ganglienzellen in der Gegend des Ursprunges des verletzten Nerven.

Die Veränderungen in der grauen Substanz erstrecken sich zuweilen ziemlich weit über die Ursprungsstelle des Nerven hinaus, auch auf die entgegengesetzte Seite. Reizungen peripherischer Nerven (Quetschungen, Stiche, Application von Bromkali oder Nicotin) bedingen Entzündungen, welche sich im Nerven selbst weiter verbreiten, auf das Rückenmark übergreifen und hier unter dem Bilde der Myelitis ausgebreitete Veränderungen herbeiführen können.

XII. Allgemeine Pathologie der Verdauungsorgane.

1) Féréol, Note sur un cas de coloration noire de la langue. L'union méd. No. 109. — 2) Leven, Du suc gastrique dans l'inanition, dans la fièvre, dans le catarrhe de l'estomac. Gaz. méd. de Paris. No. 22. — 3) Gronnier, L., Pathogénie et sémiotique des vomissements. Thèse de Paris. 1874. — 4) Inventin, A., De l'urée dans les vomissements. Thèse de Paris. 1874 5) Tellegen, A. O. H., Jets over de antiperistaltische bewegingen van het darmkanaal. Weekbl. van het Nederl. tijdschr. voor Geneesk. No. 44 — 6) Fritsch, G., Ueber parasitenähnliche Bildungen in menschlichen Entleerungen. Virchow's Arch. Bd. 65. S. 379—384. 1 Taf. — (In dem Erbrochenen eines an Vomitus matutinus leidenden Potators werden von ihm und anderen Personen „Polypen" gefunden, welche sich bei der Untersuchung durch F. als Magen und Darm von Quappen (Lota fluviatilis) ergaben. In einem neueren Falle handelte es sich um eine ähnliche Täuschung, welcher der Darm nebst Inhalt eines Raubfisches des süssen Wassers, Genus Saimo, zum Grunde lag. Das fragliche Object hatte sich in menschlichen Entleerungen gefunden.)

Féréol (1) beschreibt einen schwarzen Zungenbelag, welcher längere Zeit hindurch bei einem 40jährigen Manne vorkam und mit einer feinzottigen Beschaffenheit der Zungenoberfläche verbunden war, die ihren Grund in epithelialer Neubildung hatte. Die schwarze Färbung beruht auf einer homogenen Tinction dieser Zellen. Vereinzelte Pigmentdeposita lassen sich nicht erkennen. Die abnorme Beschaffenheit der Zunge war nach hinten durch einen Winkel begrenzt, dessen Spitze am Foramen coecum lag.

Leven (2) berichtet nach Versuchen an Kaninchen und Hunden kurz über den Einfluss gewisser Bedingungen auf die Menge des Magensaftes. Mangelnde Zufuhr von Nahrung und Getränk hatten keinen Einfluss auf die Absonderung, auch fieberhafte Zustände schienen ohne Bedeutung für dieselbe zu sein, und endlich zeigte sich in drei Versuchen, in welchen Verf. versucht hatte, bei Hunden durch Verabreichung von Alkohol Magenkatarrhe herbeizuführen, zwar eine Verlangsamung der Verdauung, aber keine Aufhebung der Magensaftsecretion.

Während das Vorkommen einer antiperistaltischen Bewegung des Darms früher ganz allgemein angenommen wurde, haben sich neuerdings, besonders nach dem Vorgange von Brinton (1849 und 1859), zahlreiche Physiologen und einzelne Kliniker dahin erklärt, dass eine derartige Bewegung überhaupt nicht vorkomme. Der Darminhalt sollte, wie man annahm, bei Verschluss des Darmlumens dadurch in den Magen gelangen, dass durch die vereinigte Wirkung lebhaft erregter Darmcontractionen und der Bauchpresse beim Erbrechen die Massen, welche nicht nach unten ausweichen können, nach oben getrieben werden. Eine eigentliche antiperistaltische Bewegung in der Art, dass mit einer gewissen Regelmässigkeit auf die Contraction einer tiefer gelegenen Stelle die Contraction der nächst höhergelegenen folgte, schien aber dazu nicht erforderlich. Tellegen (5) bringt nun zwei Krankheitsfälle zur Mittheilung, durch welche er das Vorkommen einer antiperistaltischen Bewegung des Darms erweisen will.

In dem einen Falle handelte es sich um ein 24 jähr. Frauenzimmer, dem wegen einer hartnäckigen, im Verlauf einer Meningitis spinalis auftretenden Verstopfung ein Klysma von Seifenwasser applicirt wurde. Die Flüssigkeit kam einige Stunden später durch Erbrechen wieder zum Vorschein. Der zweite Fall betraf einen 60jährigen Mann, der an Colik, Erbrechen, Obstruction, Meteorismus litt und ein Klysma von Ol. olivarum und Ol. hyoscyami erhielt. Das Oel fand sich im Erbrochenen wieder. Einige analoge Fälle sind von Sydenham und van Swieten mitgetheilt worden. Verf. schliesst aus diesen Beobachtungen mit einer zu grossen Bestimmtheit, dass, wenigstens unter physiologischen Verhältnissen, antiperistaltische Bewegungen vorkommen.

XIII. Allgemeine Pathologie der Respirations- und Circulationsorgane. Hydrops.

1) Piorry, Mémoire sur l'agonie, causée par l'écume bronchique. Bull. de l'acad. de méd. No. 24 p. 723. (Die bekannte Thatsache, dass die Lungen, auch wenn sie lufthaltig sind, sich nicht retrahiren, im Falle die Bronchien durch Secret oder Transsudat verlegt sind, wird von P. einer sehr weitschweifigen Besprechung unterworfen.) - 2) Höggvs, A., Experimentelle Beiträge über den Verlauf der Athmungsbewegungen während der Erstickung. Arch. für exper. Pathol. Bd. 5 S. 86—108. — 3) Budin et Coyne, des phénomènes pupillaires dans l'asphyxie. Gaz. méd. de Paris. No. 8. — 4) Hochefontaine, Note sur l'hypersécrétion qui se produit dans certaines glandes au moment de la mort par asphyxie. Ibid. No. 30. — 5) Wertheim, G., Ueber den Lungengasaustausch in Krankheiten. Arch. für klin. Med. Bd. 15. S. 173. und Anz. der k. k. Ges. der Aerzte in Wien. No. 4. — 6) Binet, Du Corsage bronchotrachéal et de ses rapports avec la mort subite. 8. - 7) Cognes, E., Contribution à l'étude du cornage chez l'homme. Thèse de Paris. 1874. - 8) Renk, F., Ueber die Mengen des Auswurfs bei verschiedenen Erkrankungen der Respirationsorgane. Ztschr. für Biol. XI. S. 103—125. — 9) Rosenbach, O., Ueber eine neue Art von grasgrünem Sputum. Berl. klinische Wochenschr. No. 48 — 10) Foà, P., Ueber die Beziehung der Blut- und Lymphgefässe zum Saftcanalsystem. Virch. Arch. Bd. 65. S. 284—300. — 11) Cohn-

heim und Litten, Ueber die Folgen der Embolie der Lungenarterien. Ebend. Bd. 65. S. 99–115. — 12) Hughson, J., Embolism and Thrombosis. (Fälle von obturirender Embolie der Lungenarterie und von Thrombose der Arterien des linken Beins mit consecutiver Gangrän. Nichts neues.) — 13) Czerny, V., Ueber die klinische Bedeutung der Fettembolie. Berl. klin. Wochenschr. No. 44. 45. — 14) Gerhardt, C., Der hämorrhagische Infarct. Sammlung klin. Vorträge. Herausgegeben von Volkmann. No. 91. — 15) Stroganow, Ueber Extravasation der Blutkörperchen unmittelbar aus der Höhle der Aorta und der grossen Arterien. Centralbl. für die med. Wissensch. No. 41. — 16) Simon, E., De l'action nerveuse dans l'hémorragie spontanée. Thèse de Paris. 1874. — 17) Stein, S. Ph., De la photographie du pouls et de la température humaine. La Presse méd. No. 47. — 18) Benedikt, M., Ueber multiple Pulsfühlung. Wiener medic. Pr. No. 18. (Verf. berichtet kurz über eine Anzahl von Fällen, in welchen er eine vorübergehende beträchtliche Verringerung der Pulsfülle oder ein vollständiges Aufhören des Pulses oder umgekehrt eine bedeutende Zunahme der Fälle in einzelnen Arteriengebieten beobachtet hat. Er bezieht alle diese Erscheinungen auf vorübergehende Störungen in der Innervation der Gefässe.) — 19) Pugin Thornton, A case of exceeding Infrequency of the pulse. The Lancet. March 6. (Bei einer 29jähr. Frau mit schwerer syphilitischer Laryngitis und Epilepsie (wegen der Kehlkopfskrankheit wurde die Tracheotomie vorgenommen) bestand längere Zeit eine Pulsfrequenz von 48, 40 und selbst 20 Schlägen in der Min., deren Ursachen nicht nachweisbar waren.) — 20) Hartog, W., Ueber abnorme Verlangsamung der Pulsfrequenz. Dissert. Berlin. — 21) Sergeant, L., Des palpitations artérielles idiopathiques de l'abdomen. Thèse de Paris. 1874. — 22) Stewart, R., Remarkable persistence of cardiac action after cessation of respiration. Med. Times. Septbr. 25. (Bei einem 72jähr., plötzlich verstorbenen Manne vermochte Verf. noch 2 Stunden nach dem letzten Athemzuge die Herztöne nicht allein deutlich zu hören, sondern er konnte die Herztöne durch künstliches Athmen so beträchtlich steigern, dass ein Radialispuls fühlbar wurde. Eine schwache Herzaction war sogar noch 9–10 Stunden nach dem Aufhören des Athmens wahrzunehmen, obschon bereits starker Rigor mortis sich eingestellt hatte.) — 23) Rajewsky, A., Ueber Resorption am menschlichen Zwerchfell bei verschiedenen Zuständen. Virch. Arch. Bd. 64. S. 186. — 24) Boddaert, R., Note sur l'influence du degré de perméabilité des voies lymphatiques dans la production de l'oedème. Ann. de la soc. de méd. de Gand. (Unterbindung beider äusseren Jugularvenen bei Kaninchen erzeugt für sich kein Oedem, sondern nur dann, wenn die benachbarten Lymphgefässe gleichfalls unterbunden sind.) — 25) Arnauld, A., De l'ascito à frigore et de l'ascite rhumatismale. Thèse de Paris. 1874. — 26) Moncade, C., Etude sur l'étiologie de l'ascite. Id. — 27) Hérédia, A., Essai sur la pathogénie des hydropisies. Id. — 28) Chossat, Th., Des conditions pathogeniques des oedèmes. Id.

Um die Athmungscurve bei der Erstickung unter gewöhnlichen Bedingungen oder unter der Mitwirkung anderer Einflüsse darzustellen, benutzte A. Högyes (2) eine Vorrichtung, bei welcher in der Rückenlage des Kaninchens in die ausspräparirte Luftröhre eine Glascanüle eingebracht wurde, die mit einem Aste einer gabelförmigen Kupferröhre in Verbindung stand. Der zweite Ast dieser Röhre war mit Hülfe eines Kautschukrohres mit einem Tambour à levier verbunden, während der dritte Ast derselben mit der

Luft communicirte und durch einen angebrachten Hahn eventuell verschlossen werden konnte, in welchem Falle, da dem Thier nur so viel Luft zur Verfügung stand, als im Augenblick der Absperrung einerseits in seiner Lunge, andererseits im Tambour à levier enthalten war, natürlich rasch Erstickung eintrat. Der zeichnende Hebel des Tambour ruhete auf einem drehenden Cylinder.

Die Erscheinungen nun, welche bei Erweiterung und Verengerung des Thorax eines erstickenden Thieres durch Verschluss der Luftröhre auftreten, sind in verschiedenen Fällen regelmässig dieselben und durchlaufen bestimmte, natürliche Stadien. Zuerst ein Stadium der inspiratorischen Anstrengung, welches je nach dem geringeren oder grösseren Luftgehalt der Lunge und des mit ihm verbundenen Röhrensystems des Schreibapparates kürzer oder länger dauert, dann ein Stadium der exspiratorischen Dyspnoe, welches mit einem exspiratorischen Krampf endigt, dann ein mehrere Secunden dauernder Respirationsstillstand und endlich das terminale Stadium der tiefen Respirationen mit activen In- und passiven Exspirationen.

In dieser „normalen Erstickungscurve" treten nun unter verschiedenen Bedingungen bedeutende Abweichungen auf, und zwar hat Verf. die Veränderungen untersucht, welche sich einstellen nach Exstirpation der Grosshirn-Hemisphären, nach Exstirpation des Grosshirns und der Thalami optici, nach Exstirpation des Grosshirns, der Thalami optici und der Corp. quadrigemina, nach Exstirpation des ganzen Gross- und Kleinhirns, nach Durchschneidung der Vagi, in der Chloroform- und während einer Chloralhydrat-Narcose.

Bei allen diesen Versuchen zeigte sich, dass die Function des Athmens im Verlauf der Erstickung nahezu gleich lange dauerte. Aber um so auffälligere Veränderungen zeigten sich in den sonstigen Verhältnissen der Athembewegungen, in der Form derselben, in der Aufeinanderfolge der In- und Exspirationen. Von diesen Veränderungen sind die nachstehenden besonders bemerkenswerth:

Sobald die Function der Hemisphären wegfällt, werden die activen Inspirationen immer schwächer, das Stadium der exspiratorischen klonischen Krämpfe dauert entweder nur geringe Zeit oder kommt garnicht zum Vorschein, und demgemäss sind auch die allgemeinen Krampfanfälle bei der Erstickung sehr gering oder treten garnicht auf. Noch weniger zeigen sich die Erstickungskrämpfe da, wo ausser den Hemisphären noch die übrigen Theile des Mittelhirns exstirpirt waren. In gleicher Weise ohne allgemeine Krämpfe verlauft die Erstickung dann, wenn die Hemisphären in Folge der vorhergegangenen Erstickung noch im betäubten Zustande sind, d. h. wenn man das Thier im Stadium des langsamen Erwachens, zur Zeit, wo es noch betäubt und unempfindlich ist, und nur die Selbstathmung und der Herzschlag das einzige Lebenszeichen sind, wieder erstickt. Sobald jedoch das Bewusstsein ganz wiederhergestellt ist, die Reflexerreg-

barkeit und die Horrschaft über die Muskeln am ganzen Körper wieder so ist, wie früher, treten bei einem
erneuten Erstickungsversuch ebenso langdauernde und
heftige Krämpfe auf, wie bei der ersten Erstickung.

Budin und Coyne (3) haben bei ihren Untersuchungen über das Verhalten der Pupille bei der
Asphyxie gefunden, dass bei der durch Luftentzie-
hung bedingten, einfachen Asphyxie zuerst ein zwischen
Erweiterung und Verengerung in der Mitte stehender
Zustand der Pupille eintritt, auf welchen, gleichzeitig
mit den Convulsionen, eine beträchtliche Erweiterung
folgt. Vom Eintritt der Anästhesie an bleibt die Pupille unbeweglich, einerlei, in welchem Zustande sie
sich beim Beginn derselben befunden hat. In der
Chloroformnarcose dagegen ist die Pupille nicht erweitert, oft klein, zuweilen punktförmig, und die Verff.
glauben, in einem nach Chloroformanwendung auftretenden Verhalten der Pupille, welches mit dem bei
der einfachen Asphyxie vorhandenen übereinstimmt,
darauf schliessen zu dürfen, dass zu der Chloroformnarcose ein durch Mangel an atmosphärischer Luft be-
dingter, asphyotischer Zustand hinzugekommen sei.

Bochefontaine (4) findet, dass in Versuchen
an Thieren bei der Unterbrechung der künstlichen Respiration der Abfluss des Secretes aus
dem D. Whartonianus gewöhnlich bedeutend zunimmt.
Dieselbe Erscheinung tritt, jedoch seltener, am D. choledochus und am D. Wirsungianus auf, während sie
an den Ureteren fehlt. Sie fällt nicht zusammen mit
Blutdrucksteigerung, und hat nach der Annahme B.'s
ihren Grund in einer durch die Asphyxie bedingten
Erregung der grauen Substanz des Bulbus medullae
oblongatae.

Die Untersuchungen Wertheim's (5) über den
Lungengasaustausch in Krankheiten erstrecken sich auf die Bestimmung der absoluten Aus-
athmungsgrösse, der Grösse der O-Entnahme aus der
atmosphärischen Luft und der Verwendung derselben
zur CO_2-Bildung und zur Absorption.

Die zu den Untersuchungen verwendeten Personen
athmeten durch Röhren, deren obere Enden in eine
Gypsmaske mündeten, welche mit Glaserkitt dem Gesicht
der Versuchspersonen luftdicht aufgeheftet war. Das
Rohr für die Ausathmungsluft ist in der Mitte seiner
Länge durchtrennt, und seine zwei Hälften communiciren
mit einander mittelst eines eingeschalteten Hahns.
Zwecks Bestimmung der CO_2 wird das Ende des Schlauches in eine ½ Liter fassende Glasflasche gesenkt und
die Versuchsperson athmet nun regelmässig 10 Minuten
lang in die Flasche, welche dann rasch und genau verschlossen wird. Das freie Ende des Schlauches wird
nun, zum Zwecke der Aufnahme von Luft für die Sauer-
stoffuntersuchung, in ein Becherglas gesenkt, das eine
2 Ctm. hohe Salzwassersäule birgt. Nachdem der Eintritt der Luft 10 Minuten lang vor sich gegangen ist,
wird der Schlauch nahe an seinem freien Ende geschlossen, der Hahn wird ebenfalls zugedreht, das abgeschlossene Stück des Schlauches wird abgezogen und
dient jetzt als Luftbehälter für die O-Untersuchung. Die
Menge der Exspirationsluft endlich wird so bestimmt,
dass die Versuchsperson durch das Ausathmungsrohr in
einen luftleer gemachten Kautschuksack zwei Minuten

lang hineinathmet, und die Menge der Luft wird nun
mittelst einer geeigneten Vorrichtung gemessen. Die
CO_2 in der halben Literflasche wird nach der Methode
von Pettenkofer, der O im Ausathmungsrohr wird
nach der Methode von Bunsen bestimmt, zu welcher
Verf. noch weitere, im Original nachzusehende Erläuterungen giebt. Es ging aus den Untersuchungen Nachstehendes hervor: Die Menge der Ausathmungsluft ist
inconstant, bald vermehrt, bald vermindert, bald unverändert. Die bei Gesunden 3,2 pCt. betragende Differenz
zwischen dem O-Gehalt der Ein- und Ausathmungsluft
sinkt vom Beginn des fieberhaften Processes stetig bis
auf 2 und selbst 1½ pCt., steigt aber, wenn die Krankheit in Genesung übergeht, stetig oder mit Unterbrechungen wieder an, während sie bei tödlichem Ausgange niedrig bleibt. Bei schweren Tuberculösen kam
auch eine längere, nur auf 1 pCt. sich haltende O-
Aufnahme vor. Die procentische CO_2-Menge der Ausathmungsluft verhält sich im Allgemeinen wie die O-Auf-
nahme. Sie betrug bei Gesunden 2,7 pCt. und sank
bis auf 2 pCt., selbst 1,5 pCt. und darunter. Die Differenz zwischen der Menge des aufgenommenen und in
der CO_2 der Ausathmungsluft wieder ausgeschiedenen
O ist sehr schwankend; zuweilen tritt in der CO_2 mehr
O aus, als aufgenommen wurde. Die absolute CO_2-Menge
der Ausathmungsluft ebenso, wie die des aufgenommenen
und zurückgebliebenen O ist gewöhnlich geringer, als
die normale, selten höher, zuweilen gleich.

Renk (7) untersuchte die Sputa verschiedener
Kranken nach ihrer Menge und Zusammensetzung
und fand:

I. Bei Bronchitis mit Emphysem in zwei Beob-
achtungsreihen im Mittel

	in der feuchten Substanz	in der trockenen Substanz
a. Wasser	98,30	—
feste Theile . .	1,70	—
organisch . . .	1,17	68,82
unorganisch . .	0,53	31,18
Mucin	0,69	40,58
Extractivstoffe . .	0,48	28,24
b. Wasser	97,04	—
feste Theile . . .	2,96	—
organisch . . .	2,20	74,33
unorganisch . .	0,76	25,67
Mucin	1,72	58,10
Extractivstoffe . .	0,48	16,23

Die absolute Menge der Sputa schwankte zwischen
99 und 189 Grm. Sie enthielten fast gar kein Eiweiss
und ebenso wenig Fett.

2. Pneumonie. Es kamen die Sputa von zwei
Fällen zur Untersuchung. Bei dem einen trat die Krisis am 7, bei dem anderen am 5. Tage ein. Die Quantität des Sputums war im ersten Falle sehr gering, im
2. Falle so gross wie bei der Bronchitis.
Die chemische Untersuchung ergab folgende Mittel-
werthe:

	in der feuchten Substanz	in der trockenen Substanz
a. Wasser	90,99	—
feste Theile . . .	9,01	—
organisch	8,35	92,68
unorganisch . .	0,66	7,32
Mucin	1,28	14,26
Eiweiss	3,09	33,32
Fett	0,032	0.35
Extractivstoffe . .	3,95	44,75

b. Wasser	96,36	—
feste Theile	3,64	—
organisch	2,76	75,82
unorganisch	0,88	24,18
Mucin	1,09	35,76
Eiweiss		
Fett	0,02	0,55
Extractivstoffe	1,65	39,51

3. **Lungenphthise.** Es wurde das Sputum von drei Kranken untersucht, bei dem einen Kranken an 16 einander folgenden Tagen. Die absolute Menge des Sputums in 24 Stunden betrug in diesem Falle 117—192 Grm., im Mittel 146 Grm. Im zweiten Fall betrug sie im Mittel 144 Grm., im dritten im Mittel 82 Grm.

Die Zusammensetzung der Sputa der drei Reihen war im Mittel die folgende:

	in der feuchten Substanz.	in der trockenen Substanz.
a. Wasser	94,58	—
feste Theile	5,42	—
organisch	4,66	85,98
unorganisch	0,76	14,02
Mucin	1,80	33,21
Eiweiss	0,49	9,04
Fett	0,36	6,64
Extractivstoffe	2,01	37,09
b. Wasser	94,97	—
feste Theile	5,03	—
organisch	4,13	82,11
unorganisch	0,90	17,89
Mucin	2,56	50,89
Eiweiss	0,11	2,18
Fett	0,30	5,95
Extractivstoffe	1,16	22,50
c. Wasser	93,84	—
feste Theile	6,16	—
organisch	5,36	87,03
unorganisch	0,80	12,97
Mucin	2,84	46,10
Eiweiss	0,29	4,70
Fett	0,52	8,44
Extractivstoffe	1,71	27,79

Es unterscheiden sich demnach die Sputa bei der Phthise von denen bei der Bronchitis und Pneumonie in ihrer Zusammensetzung. Sie enthalten mehr feste Bestandtheile als die bei der Bronchitis dadurch, dass sie reicher an Mucin und Extractivstoffen sind, und dass sie noch Eiweiss und Fett einschliessen. Von dem pneumonischen Sputum unterscheiden sie sich dadurch, dass sie weniger feste Bestandtheile und zwar namentlich weit geringere Mengen von Eiweiss und Extractivstoffen enthalten.

Das von Rosenbach (9) beobachtete, grasgrüne Sputum wurde von einem an Asthma bronchiale mit typischen, orthopnoischen Anfällen leidenden Patienten in schleimig-eitriger Form und grauweiss gefärbt expectorirt und enthielt während der Anfälle zahlreiche spitze Krystalle (Leyden) von verschiedener Grösse, welche bei längerem Stehen eine leicht grüne Verfärbung zeigten. Nach 24 Stunden hatte das Sputum eine völlig grüne Farbe angenommen, und zwar war die Färbung auf die Flüssigkeit beschränkt, während die Eiterballen nur einen ganz unbedeuten-

den grünen Schimmer zeigten. Mikroskopisch zeigten sich darin neben ungemein zahlreichen, sich lebhaft bewegenden Vibrionen leicht grüngefärbte Sporen und grössere Conglomerate von kleinen, stark lichtbrechenden Körnchen, welche eine grosse Aehnlichkeit mit Sporenhaufen hatten. Die Schleim- und Eiterkörperchen, so wie die Epithelien sind voll von kleinen, grünen Körnchen, welche nach der Zerstörung der Zellen durch Reagentien in kleinen Häufchen zurückbleiben. — Durch Uebertragung der grünen Flüssigkeit auf das schleimig-eitrige Sputum eines Tuberculösen wurde eine leicht grüne Färbung desselben und durch Uebertragung auf Milch wurden gelbgrüne Borken auf derselben erzeugt, welche grosse, stark grün gefärbte Sporen enthielten.

Ueber die **Beziehung der Blut- und Lymphgefässe zum Saftcanalsystem** sind im Institute von Recklinghausen's durch P. Foà (10) Untersuchungen angestellt worden, welche sich zunächst auf eine Wiederholung der Versuche J. Arnold's über Diapedesis (s. den Bericht für 1873, I. S. 269) beschränkten. Verf., welcher seine Untersuchungen vorzugsweise an der Schwimmhaut des Frosches vornahm, fand, dass nach Unterbindung des ganzen Oberschenkels die Diapedese schon am ersten Tage stattfand. Die Schwimmhaut wurde oedematös, stark injicirt und mit Ecchymosen durchsetzt. Bei der Injection mit Berlinerblau werden nicht immer alle Gefässe gefüllt, weil manche zu viel Blut enthalten. In den Maschen der Capillaren findet man viele rothe Blutkörperchen. In Verbindung mit einigen Gefässen sieht man einen sternförmigen Körper, der fast genau den nach Silbernitrat im Bindegewebe auftretenden Figuren gleich ist. Der mit blauer Injectionsmasse gefüllte Körper stellt also Saftcanälchen dar, welche mit anderen, auch ohne Injectionsfüllung erkennbaren, Pigment haltenden Gebilden von gleicher Form und Bedeutung communiciren. Blau gefärbte Fortsätze, welche entweder direct in diese Pigmentzellen übergehen oder zugespitzt endigen, sind ebenfalls als Saftcanälchen oder Bruchstücke derselben aufzufassen. Auch findet man, dass die Injectionsmasse den Blutkörperchen auf ihren Wegen ausserhalb der Gefässe folgt. Aber gerade dieser Umstand berechtigt zu der Frage, ob die Strasse für die Injectionsmasse nicht durch die ausgetretenen rothen Blutkörperchen künstlich hervorgebracht wird. Um dies zu entscheiden, wurden die Frösche in eine fünfprocentige Lösung von phosphorsaurem Natron gelegt und, nachdem sie gestorben waren, wurde von dem Bulbus aortae aus eine zweiprocentige Lösung desselben Salzes injicirt und zwei Stunden später eine Injection von Berliner Blau unter mässigem Druck gemacht. Diese Injectionsmasse war stellenweise auch in die Saftcanäle, die Form derselben annehmend, und mit den Fortsätzen der anderen Höhlungen in Verbindung stehend, eingetreten. Diapedesis hatte garnicht stattgefunden, so dass also der Schluss gestattet ist, dass die Canäle präformirt waren. Injectionen an frischen, normalen und — in Folge von längerer Curarisirung —

ödematösen Fröschen führten ebenfalls zu dem Ergebniss, dass die Injectionsmasse die Saftcanälchen von den Blutgefässen aus füllt. In Verbindung mit den vollständig injicirten Blutcapillaren zeigten sich sternförmige, mit feinen Körnchen gefüllte Figuren, d. h. injicirte Saftcanälchen. Die von Arnold beschriebenen Stigmata in den Wandungen der Gefässe, welche seiner Angabe nach die Einmündung in die Saftcanälchen darstellen sollten, sind nach F. sehr inconstante Bildungen, welche durch Einwirkung gewisser Flüssigkeiten künstlich vermehrt werden können. Feste Körnchen (Zinnober, Tusche) können an allen Stellen in die Kittsubstanz eintreten, und Verf. glaubt, dass der Austritt derselben in die Saftcanälchen da erfolge, wo dieselben an die Kittsubstanz herantreten, da hier der Widerstand am geringsten sei. Dass an dieser Stelle aber auch noch ein „wirkliches Loch" präformirt sich finde, sei durch nichts bewiesen. An entzündeten Stellen (Cauterisation mit Lapis) liessen sich die Saftcanälchen von den Blutgefässen aus leichter injiciren. Die Gefässwandungen werden also durch die Entzündung permeabler. Eben so unregelmässig und unter denselben Bedingungen wie in den Blutgefässen zeigten sich sogenannte Stigmata zwischen den Endothelien der serösen Häute. Unter der Endothelschicht befindet sich eine elastische Grundhaut, in welcher die Saftcanälchen lagern. Wenn auf das frische Centrum tendineum des Diaphragma ein Tropfen, in welchem feine Körnchen von Zinnober oder chinesischer Tusche suspendirt sind, geträufelt wird, so sieht man nach wenigen Augenblicken dieselbe Endothelzeichnung, wie bei der Anwendung von Silbernitrat. Die feinen Körnchen sammeln sich in allen Punkten der Kittsubstanz zwischen den Endothelzellen, so dass letztere dadurch gezeichnet werden. Wäscht man mit Wasser ab bald nach dem Aufträufeln, so verschwindet Alles; wartet man jedoch eine halbe Stunde, so kann man das Zwerchfell waschen und mit Silbernitrat behandeln, ohne die feinen Körperchen von der Kittsubstanz zu entleeren. Dadurch wird bewiesen, dass nach einem gewissen Zeitraum die feinen Körperchen sich in der Kittsubstanz der Epithelien festgesetzt haben. Wie im Diaphragma, so kann man auch zwischen den Muskel- und Nervenfasern, in der Cutis und in der Cornea des Kaninchens die Saftcanälchen ohne Anwendung jeglichen Druckes füllen.

Cohnheim hatte seine Theorie von der Entwickelung des embolischen Lungeninfarctes auf die anatomischen Verhältnisse der Lungenarterie gegründet. Er glaubte gefunden zu haben, dass der Erfolg einer Embolie für das zu der verstopften Arterie gehörige Capillar- und Venengebiet ganz vorwiegend bedingt sei durch den Umstand, ob zwischen dem Punkte der Obturation und dem zugehörigen Capillargebiet noch eine Collaterale sich einmündet. Nur wenn dies nicht der Fall war, sollte die Infarcirung in dem zu der obturirten Arterie gehörigen Capillargebiet zu Stande kommen können. C. bezeichnet einen Ast der Lungenarterie, welcher vor

seinem Uebergange in Capillaren keine Anastomosen mehr eingeht, mit dem Namen „Endarterie". (S. den Bericht f. 1872, I. S. 197.) Zweifel über die Richtigkeit dieser anatomischen Verhältnisse veranlassten nun C., gemeinschaftlich mit Litten (11), zunächst Untersuchungen über die Anastomosen der Aeste der Lungenarterie anzustellen, und da die Ergebnisse der künstlichen Injection keine genügenden Aufschlüsse ergaben, so wendeten die Beobachter sich zu einer natürlichen Selbstinjection des lebenden Thieres und zwar mittelst einer die Capillaren nicht passirenden Masse. Zu dem Ende brachten sie Kaninchen und Hunden zunächst 2 Pfröpfe aus Paraffin, einer zur Embolisirung der Lungenarterie besonders geeigneter Substanz, in die Jugularis und spritzten später langsam und vorsichtig eine Aufschwemmung von chromsaurem Bleioxyd ein, dessen Partikel grösser sind als die Lichtung der Lungencapillaren. Diese Masse dringt nun thatsächlich auch nur bis zu den Capillaren vor. Bei gelungenen Versuchen findet man nicht ein einziges Blutkörnchen, weder in den Pulmonalvenen, noch im linken Herzen, noch im Aortenkreislauf. Es zeigte sich aber auch, dass niemals Bleisalzpartikel in demjenigen Lungenabschnitt getroffen wurden, welcher jenseits einer durch Embolie obturirten Lungenarterienstelle gelegen war, ein Resultat, aus dem hervorgeht, dass die arteriellen Verästelungen der Pulmonalis nirgends mit einander anastomosiren, sondern durchweg Endarterien sind.

Um nun den Antheil der Bronchialarterie an dem Blutkreislauf zu constatiren, führten die Verff. zunächst Unterbindungen der Stammes der linken Pulmonalarterie am lebenden Thier aus und machten dann, ebenfalls am lebenden Thier, Injectionen eine wässerigen Lösung von giftfreiem Anilinblau (gewöhnlich 1 Theil Anilinblau in 6 – 800 Theilen einer ½ procentigen Kochsalzlösung) in den peripherischen Theil der Cruralarterie. Die Injectionen ergaben eine sehr vollständige Füllung der sämmtlichen Gefässe fast aller Organe. Nur bei solchen Thieren, denen vorher die Lungenarterie an einer Seite unterbunden war, blieb die Lunge dieser Seite nach der Injection absolut blass und ungefärbt. Lediglich die Wandungen der Bronchien zeigten eine rothe, resp. blaue Injection, während in der Lunge selbst auch mikroskopisch keine Spur von gefärbten Gefässen nachgewiesen werden konnte. Nur in einzelnen der grösseren Lungenvenen fanden sich ein paar blaue Schollen, die hierher augenscheinlich aus dem Vorhof herübergeschwemmt waren. Daraus ergibt sich, dass die Bronchialarterien dem Lungenparenchym kein Blut zuführen und auch nicht im Stande sind, einen Lungenabschnitt mit Blut zu versorgen, dessen zuführender Pulmonalast verschlossen ist. Für die Speisung eines Lungenabschnittes mit obturirter Pulmonalarterie bleibt also nur der Weg durch die Capillaren übrig, und es zeigte sich dess auch, dass bei einer Selbstinjection mit Anilin oder Carmin solche Lungenabschnitte bald mehr, bald weniger vollständig gefüllt waren, deren Arterienast durch einen Embolus verstopft war. In der Regel jedoch war die Füllung eines solchen Abschnittes eine sehr spärliche, und demgemäss darf man annehmen, dass auch die Blutbewegung in solchen Theilen eine schwache und langsame ist. Wenn nun aber die Blutbewegung in einem Lungentheil mit verstopfter Arterie unter ein gewisses Minimum heruntergeht, so gibt es den hämorrhagischen Infarct, dessen Entstehung aus rückläufiger Anschoppung von den Venen her und consecutiver Diapedesis aus den angeschoppten Capillaren und Venen zweifellos festgestellt ist. Begünstigend auf seine Entstehung aber wirken besonders zwei Umstände, nämlich eine abnorme Schwäche des Capillarstromes und abnorm grosse Widerstände in den Lungenvenen. Diese Verhältnisse aber werden herbeigeführt oder begünstigt durch sehr zahlreiche Embolien, durch jede Schwächung der Action des rechten Herzens, durch linksseitige Klappenfehler. — Eine Athmungsinsufficienz, wie sie sich nach zahlreichen Embolien entwickeln kann, erklärt sich einfach aus der Schwäche der Circulation in den mit embolisirten Arterien versehenen Lungentheilen. Auch findet die bekannte Thatsache, dass ein embolischer Lungeninfarct häufig nicht dicht und unmittelbar hinter dem Embolus beginnt, sondern, dass oft noch eine Zone lufthaltigen Gewebes sich zwischen beiden befindet, eine einfache Erklärung in der dargelegten Entstehungsgeschichte der hämorrhagischen Infarcts.

Czerny (13) berichtet über folgenden Fall von Tod durch Fettembolie nach einem einfachen Bruch des Oberschenkels.

Mann von 32 Jahren, erleidet am 14. Novemb. 1874 eine Fractur in der Mitte des rechten Oberschenkels, zeigt am folgenden Tage eine Temperatur von 39.7 und klagt fast gar nicht über Schmerz. In der nächsten Nacht tiefes Coma, tiefe und frequente Respiration, lautes, grossblasiges Rasseln, voller, kräftiger Puls, enge, reactionslose Pupillen, cyanotisches Gesicht. Tod gegen Morgen, etwa 38 Stunden nach der Verletzung. Bei der Section findet man die Oberfläche beider Lungen „marmorirt, von weissröthlicher Farbe, mit zahlreichen, punctförmigen bis stecknadelkopfgrossen, hellrothen, oft confluirenden Flecken und Striemen bedeckt. Beide, namentlich die rechte, zeigen in ihren hinteren Abschnitten eine braunrothe Verdichtung, sonst sind sie lufthaltig". Art. und Ven. femoralis unverletzt. Um die Bruchstelle ein grosses Extravasat, auf dem Fettgange in grosser Menge schwimmen. Das Knochenmark auf dem Durchschnitt etwa 1½ Zoll von der Bruchlinie mit Blut gemischt, derb, in weiterer Entfernung röthlich-gelb. Die mikroskopische Untersuchung ergiebt in kleinen, von einer beliebigen Stelle der Lungensubstanz abgetragenen Stückchen eine pralle Füllung der kleinen Arterien und Capillaren mit klarem, flüssigem Fett. An manchen Stellen die Gefässe förmlich mit Fett überschwemmt, so dass die Fettmassen eine ganz pralle Injection der Lungencapillaren darstellten. Die rechte Lunge vielleicht noch reicher an Fett, als die linke, obschon auch hier kaum ein Stückchen zu finden war, in dem nicht wenigstens in einigen Capillaren Fetttropfen vorhanden gewesen wären. An vielen Stellen konnte man die Fettstreifen bis in die Arterien drittletzter Ordnung hinauf verfolgen. In den Gefässen des Gehirns, der Leber, der Nieren ebenfalls Fettembolien.

Experimente der Verf. an Thieren zur näheren Aufklärung über die Wirkungen der Fettembolie führten zu dem Ergebniss einer ziemlich bedeutenden Temperatursenkung, Unregelmässigkeit in der Frequenz des Pulses,

bedeutender Alteration der Athembewegungen, zuweilen Lungenödem und allerlei. im ganzen irreguläre Symptome in den Thätigkeiten der Nervencentren.

Stroganow (15) hat eine Anzahl von Aorten auf die Frage des Vorkommens rother Blutkörperchen in der Substanz ihrer Wandungen untersucht und gefunden, dass dieselben sich unter normalen Verhältnissen nur äusserst spärlich finden, dagegen in bald grösserer, bald geringerer Menge vorhanden waren in einem Falle von Typhus mit Scorbut und in zwei Fällen von Arteriosclerose (wo sich auch zahlreiche farblose Blutkörperchen unmittelbar unter dem Endothel fanden). Von dem Gedanken ausgehend, dass der Eintritt der rothen Blutkörperchen in die Substanz der Gefässwandung bedingt sein könne durch eine Steigerung des Blutdruckes, stellte Verf. Experimente an, deren Ergebniss war, dass zahlreiche Blutkörper in die Intima der Aorta eintraten, wenn der Blutdruck durch Unterbindung grosser Arterien gesteigert wurde, und dass auch in der Adventitia und den äusseren Partien der Media rothe Blutkörperchen sich finden, welche aus den Vasa vasorum in Folge von Drucksteigerung extravasirt waren.

Stein (17) hat, um die Pulsbewegungen zu photographiren, einen Hebelapparat construirt, welcher auf der A. radialis festgebunden und durch dieselbe in Bewegung gesetzt wird.

An dem einen Ende des 12 Ctm. langen Hebels befindet sich ein Stückchen schwarzen Papiers, das im Centrum mittelst einer feinen Nadel durchstocnen ist. Durch diese feine Oeffnung fällt concentrirtes Licht auf eine in gleichmässiger Bewegung begriffene, photographische Platte und auf ihr werden sich also die Bewegungen des Pulses abzeichnen. Mittelst einer analogen Vorrichtung können noch Respirations- und verschiedene andere Bewegungen dargestellt werden, und namentlich lassen sich auch hämodynamometrische Curven leicht in der Art gewinnen, dass man auf dem Schwimmer mittelst eines feinen Drahtes ebenfalls ein Stückchen schwarzen Papiers anbringt, durch eine feine Oeffnung concentrirtes Licht fällen lässt und den Lichtstrahl in gleicher Weise photographirt, wie beim Pulse. Die Temperatur stellt St. in der Weise dar, dass er die Schwankungen der Nadel eines thermoelektrischen Apparates benutzt. An der Nadel befindet sich ein kleiner Spiegel, auf den ein helles Licht fällt, welches nun leicht auf einer beweglichen photographischen Platte in Curvenform fixirt werden kann.

Rajowsky's (23) Untersuchungen über die Resorption am menschlichen Zwerchfell wurden in dem Institute von Recklinghausen's angestellt.

Sie verfolgten die Aufgabe, die Aufsaugungsfähigkeit des menschlichen Zwerchfells im normalen Zustande zu bestimmen und den Unterschied zwischen dem normalen und pathologisch veränderten Zustande nachzuweisen. Die zum Experiment verwendeten Zwerchfelle wurden über die breite Oeffnung eines Trichters von mässiger Grösse ohne Spannung so gelegt, dass ihre abdominale Fläche nach dem Inneren des Trichters gekehrt war. Das so angebrachte Diaphragma wurde entweder auf einen Teller gestellt, oder es wurde der Trichter, an dem es befestigt war, an ein Stativ gehängt, in dem die Trichterröhre festgeklemmt wurde. Um ein Austrocknen zu vermeiden, wurde im ersten Falle auf dem Teller eine schwache (0.75 pCt.) Kochsalzlösung, im anderen ein Glas mit Wasser unter den Trichter gebracht, so dass die Verdunstung das Zwerchfell immer feucht erhielt. Nachdem alle diese Vorkehrungen getroffen, wurde die jeweilige Injectionsflüssigkeit durch die enge Oeffnung des Trichters auf das Diaphragma gegossen. Die Injectionsflüssigkeit bestand entweder in mit Wasser verdünnter Milch oder in schwachem Salzwasser (0,75 pCt.), in welchen Flüssigkeiten chinesische Tusche verrieben worden war. Die auf diese Weise ermöglichten Injectionou der Lymphgefässe des normalen Diaphragmas ergaben, dass dieselben Netze bilden unmittelbar unter der obersten Schicht der serösen Häute, und dass diese Netze denjenigen ganz analog sind, welche v. Recklinghausen vom Kaninchendiaphragma beschrieben hat. Zwischen den Netzen der Lymphcapillaren in denjenigen Stellen der serösen Häute, welche das Centrum tendineum bedecken, und denen, die auf dem musculösen Theil des Organs liegen, ist ein Unterschied vorhanden, welcher darin besteht, dass die Netze der Serosa des Centrum tendineum viel kleinere Maschenräume haben.

Im Allgemeinen stimmen die Injectionsbilder am entzündeten und am normalen Zwerchfell überein, im Einzelnen aber verhalten sie sich anders. Die Zahl der die Netze bildenden Aeste ist grösser, die einzelnen Aeste sind breiter, und die Injectionsmasse dringt in zahlreiche kleinste Canälchen ein, welche in den kleinen Sehnenbündeln parallel der Faserung laufen. Diese Canälchen sind weit enger, als Blutcapillaren und geben zahlreiche, noch feinere Aestchen unter verschiedenen Winkeln ab, die man als Saftcanälchen auffassen muss. Die Injectionsmasse erfüllte in dem pathologisch veränderten Diaphragma nicht nur die verschiedenen Bahnen des Peritoneum und des im Inneren gelegenen Sehnengewebes, sie ging auch auf die Brustseite über. Auch gelang es dem Verf. die Saftcanälchen des subperitonealen Fettgewebes zu injiciren. Sie stellen, wenn sie mit Injectionsmasse gefüllt sind, scharf contourirte Trabekeln und Netze von regelmässiger Form dar. Dieselben haben ganz exact eine Cylinderform, nur sind an wenigen sehr nabedentende Ausbuchtungen vorhanden. Ihre Breite ist constant, ihr Durchmesser übertrifft den der rothen Blutkörperchen. Sie schneiden sich unter fast rechten Winkeln und bilden an den Farbenpunkten keine Ausbuchtungen. Eine besondere Membran vermochte Verf. an ihnen nicht nachzuweisen.

Die Aufsaugungsfähigkeit ist eine viel grössere am Diaphragma bei bestehender Peritonitis, als beim normalen. Die Ursache dieses Unterschiedes ist entweder darin zu suchen, dass im pathologisch veränderten Diaphragma die Lymphbahn bedeutend erweitert ist, oder in dem Umstande, dass das Endothel, welches das Zwerchfell bedeckt, durch den pathologischen Process entfernt wurde, und dass dadurch dem Eindringen der Injectionsflüssigkeit in die Lymphcapillaren weniger Hindernisse in den Weg gelegt wurden. Nachweisbar war in solchen Fällen das Endothel soweit nur unvollständig. Auch sprechen dafür die Ergebnisse neuerer Experimente, bei welchen man vor der Injection das Endothel durch verschiedene Mittel von dem Diaphragma entfernt hatte. Das menschliche Zwerchfell erlangt also, wenn es durch entzündliche Processe verändert ist, eine grössere Fähigkeit, Flüssigkeiten, die mit ihm in Berührung kommen, seine Bahnen passiren zu lassen. An solchen entzündeten Diaphragmen erhält man unter dem minimalsten Druck eine Injection des Saftcanalsystems, welche als die natürlichste zu betrachten ist. So hergestellte Präparate beweisen, dass die Softcanäle mit den Lymphcapillaren in Verbindung stehen, dass sie ferner nicht beliebige Räume oder Spalten sind, sondern besondere Canälchen, die im lockeren Bindegewebe eingegraben sind. Entfernung des Endothels der Serosa auf natürlichem oder künstlichem Wege eröffnet neue Bahnen für den Durchgang der Flüssigkeiten, nämlich die Saftcanälchen, welche an der freien Oberfläche der Serosa beginnen.

Gerhardt (14) weist in seinem Vortrage über den hämorrhagischen Infarct auf die von Bergmann experimentell begründete und von ihm selbst schon früher beim Menschen beobachtete Thatsache hin, dass Embolie der Lungenarterie Temperatursteigerung bewirken kann. In 23 Fällen von Herzkranken und Emphysematikern, bei denen die Section Infarctbildung nachwies, zeigte sich, dass fünf Kranke fieberlos blieben, obwohl bei einigen derselben ausser den Infarcten umfängliche Embolien der Lungenarterie nachgewiesen wurden. Bei einigen konnte man zweifeln, ob nicht gleichzeitig andere Ursachen fiebererregend wirkten, bei zweien schien das spät eintretende Fieber dem Zerfall des Infarcts und nicht der Embolie anzugehören. Es blieben aber fünf Fälle übrig mit unzweifelhaft mit den ersten Erscheinungen der Embolie zusammenfallendem oder ihr unmittelbar folgendem Fieberbeginn, doch war die Höhe und die Breite der Fiebererregung eine sehr ungleiche.

[Bull, E., Del Cheyne-Stokes'ske Respirationsfänomen. Norsk Magaz. for Lägevid. R. 3. Bd. 5. p. 255.

Drei Fälle, in welchen das Cheyne-Stokes'sche Respirationsphänomen beobachtet wurde.
1) 49jähriger Mann, an granulärer Atrophie der Nieren und Hypertrophia ventriculi sin. cordis leidend, — ausserdem Oedeme, Hydrothorax, Ascites, Dyspnoe. Die zwei letzten Tage vor dem Tode zeigte die Respiration den für das Cheyne-Stokes'sche Phänomen eigenthümlichen Rhythmus; Hemiplegie der linken Seite und Bewusstlosigkeit traten jetzt ein, am letzten Tage Respiration wieder regelmässig. Bei der Section wurden Foci apoplectici im rechten Frontallappen und im Corpus callosum gefunden.
2) 60jähriger Mann, leidend an granulärer Atrophie der Nieren mit Hypertrophie des Herzens und Pericarditis. Cheyne-Stokes'sche Respiration, die 23½ Tage fortdauerte; während des Schlafes war die Respiration am häufigsten regelmässig. Die Section zeigte Hydrocephalus ext. und intern., Anämie des Birnes, alte apoplectische Cysten, Thromben im Herzen; atheromatöse Degeneration der Aorta, diphtheritische Affection der Därme.
3) 68jähriger Mann, an latentem Cancer duodeni mit disseminator Verbreitung des Leidens nach der Leber und der rechten Pleura leidend. Wegen Pleuritis und heftigen Erbrechens in das Spital eingelegt, bekam er einige Morphiuminjectionen, wonach Auftreten der Cheyne-Stokes'schen Respiration, die den ganzen Tag bis zum Tode fortdauerte. Die Section zeigte ausser den genannten Leiden Fettdegeneration des Herzens.
F. Levison (Kopenhagen).]

XIV. Allgemeine Pathologie des Blutes und der Secrete.

a. Blut und Lymphe. Pigmente.

1) Légerot, G. E., Etudes d'hématologie pathologique, basées sur l'extraction des gaz du sang. Thèse de Paris. 1874 — 2) Bayem, G., De la numération des globules du sang. Gaz. hébd. de Méd. No. 19. — 3) Colin, L., Diapédèse des leucocytes chez l'homme. Arch. gén. Decbr. p. 144. (Es wird in zwar weitläufiger, aber nichts weniger als stricter Weise der Beweis versucht, dass bei der Melanämie in der Umgebung der Gefässe vorhandenen Pigmentmassen aus dem Blutstrom durch Leucocyten, welche sie eingeschlossen und

die Blutgefässwände durchwandert hatten, fortgetragen werden.) — 4) Bassi, G., Della trasformazione dei globuli rossi del sangue in bianchi. Riv. clin. di Bologna. No. 7. — 5) Pupier, Z., Action des alcalins sur la composition du sang. Compt. rend. LXXX. No. 17. — 6) Matczynski, St., Ueber die progressive perniciöse Anämie. Dissert. Berl. (Mittheilung zweier Fälle aus der Frerichs'schen Klinik, von denen der eine in Folge einer Transfusion gebessert wurde, der andere tödtlich endete.) — 7) Orth, J., Ueber das Vorkommen von Bilirubinkrystallen bei neugeborenen Kindern. Virch. Arch. Bd. 63. S. 447. — 8) Caillette, R, De la propagation des affections de la plèvre au péritoine par le système lymphatique. Thèse de Paris. 1874. —

Aus den zahlreichen Beobachtungen, welche Légerot (1) über die Absorptionsfähigkeit des Blutes für Sauerstoff angestellt und in seiner Dissertation publicirt hat, ist anzuführen, dass die Absorptionscapacität in einer directen Beziehung steht zu der Menge des in den Blutkörperchen fixirten Hämoglobins. In dem gesunden Blut ein und desselben Thieres scheint eine constante Beziehung obzuwalten zwischen dem Gewicht der frischen Blutkörperchen und ihrer Absorptionscapacität für Sauerstoff, in verschiedenen Krankheitszuständen aber verliert das Hämoglobin einer Anzahl von Blutkörperchen diese Fähigkeit, namentlich gilt dies von der Verbindung verschiedener organischer und unorganischer Gifte mit dem Hämoglobin.

Bayem (2) erklärt die Methode der Blutkörperchenzählung, bei welcher die Abmessung derjenigen Quantität verdünnten Blutes, welche direct zur Zählung verwendet werden soll, mittelst eines Capillarrohrs erfolgt, für nicht genügend exact, weil eine gleichmässige Vertheilung der Blutkörperchen in dem Suspensionsmittel dadurch nicht ermöglicht, ja geradezu verhindert wird. H. hat gemeinschaftlich mit Nachot einen Apparat construirt, mittelst dessen er genauere Resultate zu erzielen glaubt. Der Apparat besteht in einer niedrigen Zelle, welche dadurch hergestellt wird, dass man ein dünnes, in seinem Centrum etwa im Durchmesser von 1 Ctm. perforirtes Gläschen auf einen Objectträger klebt. Die Dicke des Gläschens, und somit die Höhe der Zelle beträgt ¼ Millim. Die Zelle wird gefüllt, durch ein Deckglas geschlossen und die Zählung wird mittelst eines in Quadrate getheilten Oculars ausgeführt. Zur Verdünnungsflüssigkeit für das Blut empfiehlt Verf. besonders hydropisches Transsudat. Das Blut gewinnt Verf. durch eine kleine Incisionsöffnung, aus welcher er einige Tropfen abfliessen lässt. Abgemessen wird es in einem graduirten Röhrchen und gemischt mit dem Transsudate in einem einfachen Gläschen mittelst eines Glasstabes. Verf. berichtet endlich über einen Fall von exquisiter Chlorose, in welchem nach seiner Zählung die Menge der Blutkörperchen im Cubikmillimeter 3,125,000 betrug. Als annähernd normale Quantität giebt er 5,000,000 an.

Bassi (4) ist durch seine Untersuchungen verschiedener pathologischer Vorgänge zu dem Ergebniss gelangt, dass viele verschiedene zellige Elemente sich in Lymphkörperchen umwandeln können, und dass namentlich die rothen Blut-

körperchen besonders häufig eine derartige Transformation erfahren. Zwar sind es lange nicht alle rothen Blutkörper, die eine derartige Umwandelung eingehen, vielmehr zerfallen die meisten zu einem körnigen Detritus, andere häufen sich zu sphärischen, durch Carmin ungirbaren Körpern zusammen. Auch das Protoplasma der Riesenzellen ist nichts Anderes als eine aus dem Detritus der rothen Blutkörperchen hervorgehende Gerinnung. Der Miliartuberkel gilt B. als ein Product umschriebener Entzündung, welcher im Wesentlichen mit den rein entzündlichen Prodocten bei anderen Infectionskrankheiten (Typhus, Pyämie etc.) übereinstimmt. Bei der Eiterung gehen die Eiterkörperchen aus den rothen Blutkörperchen hervor, der Infarct wandelt sich um in den Abscess, und Verf. glaubt behaupten zu dürfen, dass die gesammte Pathologie nicht eine Thatsache enthalte, welche gegen die Umwandelung der rothen Blutkörperchen in Lymphkörperchen spreche, dass diese Doctrin alle Schwierigkeiten beseitige, welche sich der Annahme von Cohnheim's Beobachtungen entgegenstellen, und dass sie sich mit Virchow's Untersuchungen vereinigen lasse. Hippokrates habe, wie Verf. schliesslich hervorhebt, bereits eine gleiche Ansicht gehabt, welche er in den Worten ausgedrückt habe: „Si caro convulsa fuerit aut contusa, sanguinem ex venis sibi propinquis trahit atque hic (sanguis) putrescit et suppuratur."

Zur näheren Prüfung der Angabe, dass nach längerem Gebrauch von Alkalien eine Anämie sich entwickele, hat Pupier (5) zunächst bei einem Manne, welcher seit Jahren geringe Mengen von Alkalien genoss, Zählungen der Blutkörperchen nach der Methode von Malassez angestellt und in diesem Falle nicht eine Abnahme, sondern eher eine das Mittel überschreitende Zahl derselben gefunden. Ganz analoge Ergebnisse lieferten Experimente an Hunden, Rennen und Kaninchen, so dass P. den Schluss zieht, dass durch Alkalien die Menge der Blutkörperchen nicht vermindert, sondern vermehrt wird.

Nachdem von H. Meckel, Virchow, Buhl und Neumann auf das häufige Vorkommen krystallinischen Pigments im Blut und in den Nieren Neugeborener aufmerksam gemacht worden, theilt Orth (7) mit, dass er im Laufe von noch nicht 1½ Jahren bei 37 Säuglingen krystallinisches Pigment gefunden hat, und zwar in sämmtlichen Fällen in den Nieren, in 26 davon auch im Blut und, wenn auch in geringerer Menge, in allen übrigen Organen, jedoch so, dass in der Regel die Nieren die Hauptfundgrube abgaben, und dass, wenn in den Nieren geringe Mengen vorhanden waren, auch im Blut nur wenige Krystalle gefunden wurden. Die Krystalle zeigten die bekannten Formen der rhombischen Täfelchen und Säulchen oder der zu Büscheln vereinigten, längeren oder schmalen Nadeln und Spiesse. Die letztere Form war im Blut, die erstere in den Nieren bei Weitem die häufigste. Im Blut des Herzens sassen sie innerhalb der Fibringerinnsel oder hafteten den farblosen Blutkörperchen an. In den Nieren fanden sie sich bald im intertubulären Gewebe und den Gefässen, bald in den Epithelzellen, bald im Lumen der Harncanälchen. Stets aber waren die Papillenspitzen der am meisten bevorzugte Ort für die Ausscheidung, so dass man hier oft enorme Mengen von Krystallen vorfand, während in den peripherischen Schichten nur hie und da einige derselben gefunden wurden. In einigen Fällen war die Anhäufung in den Harncanälchen der Papillen und deren Umgebung eine so bedeutende (Bilirubin-Infarct nach Klebs), dass dadurch das makroskopische Bild des Harnsäureinfarcts bedingt wurde. Unter den 37 vom Verf. untersuchten Leichen, bei welchen Krystalle gefunden wurden, befanden sich 32 mit Icterus und nur 5 ohne denselben. Auch hebt Verf. hervor, dass ihm überhaupt kein einziger, genauer untersuchter Fall von Icterus neonatorum vorgekommen sei, in dem er die Krystallbildung vermisst habe. Ja er vermuthet, dass auch in den Fällen, wo die Leiche von einer icterischen Farbe nichts mehr erkennen liess, im Leben ein Icterus vorhanden gewesen sei, und erklärt es demgemäss für mindestens sehr wahrscheinlich, dass die Krystalle nur bei bestehendem oder schon im Verschwinden begriffenem Icterus vorkommen. Ferner zeigen die Krystalle stets die für Gallenfarbstoff characteristische Reaction, und Verf. schliesst daher, dass der Icterus an und für sich als die alleinige Ursache für die Abscheidung des Pigments anzusehen und dieses nichts weiter sei, als der vorher im Blutplasma gelöst gewesene Gallenfarbstoff. Im Gegensatz zu dem constanten Vorkommen dieser Krystalle bei icterischen Neugeborenen finden dieselben sich bei Erwachsenen mit Icterus nicht, ausgenommen den Icterus bei acuter Leberatrophie, wo sie nicht nur in der Leber, sondern auch im Blut und in anderen Organen vorkommen.

b. Harn. Urämie.

1) Yvon, P., De l'analyse chimique de l'urine normale et pathologique au point de vue clinique. 8. Paris. — 2) Célice, Léon, Dissertation sur les urines dans l'état pathologique. Thèse de Paris. 1874. — 3) Lorrain, De la sécrétion urinaire et de l'hydropisie. Gaz. des Hop No. 634 — 4) Duhomme, A., D'une cause d'erreur peu connue dans l'emploi de l'urodensimètre. Bull. gén. de thérap. 15. Novbr. — 5) Hébert, R, Des chlorures dans les urines dans quelques maladies du poumon. Thèse de Paris. 1874. — 6) Fouilhoux, L., Essai sur les variations de l'urée. Thèse de Paris. 1874. — 7) West, Sam, Observations upon the elimination of urea in certain diseases. Med. chir. transact. Vol. 58 p. 299—335 — 8) Weiske, B., Xanthin und Harnsäure im Harn eines kranken Schafbockes. Zeitschr. für Biologie XI — 9) Schmuziger, F., Zur Urinuntersuchung bei puerperaler Osteomalacie. Centralbl. f. d med. Wissensch. No 55. 10) Reach, J., Oxaluria. The Lancet Aug. 28. Septr. 4. — 11) Bornhardt, A., Neue gewichtsanalytische Methode zur quantitativen Bestimmung des Eiweisses im Harn. Arch. für klin. Med. Bd. 16. S. 222—235. — 12) Lewin. L., Ueber den Nachweis des Gallenfarbstoffs im icterischen Harn. Centralbl. f. d. med. Wissensch. No. 6 — 13) Demelle, Du violet de Paris comme réactif des urines ictériques. Bull. gén. de thérap. 30. Decbr. — 14) Yvon, Sur l'emploi du violet de méthylaniline (dit violet de Paris) comme réactif des urines ictériques. Bull. gén. de thérap. 30. Octbr. — 15) Stiller, B., Ueber Melanurie

als Krebssymptom. Deutsch. Arch f. klin. Med. Bd. 16. S. 414—424. — 16) Maillard, Note sur un cas d'urine bleue; considérations sur la nature probable de la matière bleue contenue dans certaines urines. Gaz. méd. de Paris. No. 28. — 17) Teissier, J., De la phosphaturie à forme diabétique. Lyon méd. No. 26. — 18) v Mering, Nitrobenzolvergiftung bewirkt keine Zuckerharnen. Centralbl. f. d. med Wissensch. No. 55. (Der von Ewald (s. diesen Ber. für 1873. 1 S. 149. nach Nitrobenzolanwendung bei Kaninchen und Hunden im Harn aufgefundene Körper ist nach v. M. kein Zucker. Er geht keine Gährung ein und ist linksdrehend.) — 19) Duhomme, A., Saccharimétrie clinique. Bull. gén. de thérap. 28. Févr. — 20) Külz, E., Ueber das eigenthümliche Verhalten eines diabetischen Harns. Berl. klin Wochenschr. No. 43 — 21) Colrat, P., De la glycosurie dans les cas d'obstruction partielle ou totale de la veine porte. Lyon Méd. No. 15. — 22) Seegen, J., Ueber die reducirende Wirkung von Zucker und Harnsäure in der Kälte. Centralbl für die med. Wissensch. No. 21. — 23) Lardier, J., Nouvel indice révélateur de la présence de la glycose dans l'urine. L'union méd. No 99. (Verf., der die Gewohnheit hat, den Harn seiner Patienten oft längere Zeit in offenen Gefässen an der Luft stehen zu lassen, war überrascht, in einzelnen dieser Gefässe öfters Fliegen wahrzunehmen und fand, dass der in diesen enthaltene Urin Zucker enthielt. Diese Thatsache, führt er hinzu, sei ihm sehr nützlich gewesen, denn sie habe ihm erlaubt, eine exacte Diagnose in Fällen zu machen, die für ihn noch „in Dunkel gehüllt" waren. Endlich kann er die naive Bemerkung nicht unterlassen, dass diese Methode im Winter nicht practicabel sei.) — 24) Külz, E., Ueber das Auftreten von inosit im Kaninchenharn. Centralbl. f. d. med. Wissensch. No. 54. — 25) Mialhe, Sur les urines ammoniacales. Bull. de l'Acad. de Méd No. 15, p. 423. (Discussion zwischen Mialhe, Colin, Pasteur und Chauffard über die Ursachen der alkalischen Reaction und der alkalischen Gährung des Urin und über die Möglichkeit einer Zersetzung des Harnstoffes im Blut.) — 26) Ebstein, W. und Müller, J., Brenzkatechin in dem Urin eines Kindes. Virch Arch. Bd. 62. S. 554. — 27) Dieselben, Einige Bemerkungen über die Reactionen des Brenzkatechin mit Bezug auf das Vorkommen desselben im menschlichen Harn. Virch. Arch. Bd. 65. S. 394—397. (Wiederholte Prüfung der Reactionen auf diesen Körper, veranlasst durch eine Abhandlung von R. Fleischer: Ueber die Einwirkung von Salicylsäure auf den Harn und das Vorkommen von Brenzkatechin im Harn. Berl. klin Wochenschr. No. 39 u. 40. — Die Verff. vermuthen, dass es sich bei dem von F. untersuchten Körper, welcher nicht durchweg in reinen Reactionen mit dem aus ihnen untersuchten Brenzkatechin übereinstimmte, nicht um diesen, wohl aber möglicherweise um eine demselben sehr nahe stehende chemische Verbindung gehandelt habe.) — 28) Wolffberg, S., Ueber die Veränderung der Indigoausscheidung durch den Harn bei innerlichem Gebrauch der Salicylsäure. Arch. f. klin. Med. Bd. 15. S. 403—407. — 29) Fürbringer, P., Beobachtungen über einen Fall von Alkaptonurie. Berl. klin. Wochenschr. No. 28. — 30) Pavy, F. W., On the production of glycosuria by the effect of oxygenated blood on the liver. Brit. med. Journ. July 10.

Duhomme (4) weist auf eine eigenthümliche Thatsache hin, welche man bei der Untersuchung des specifischen Gewichts des Harns beobachtet, wenn der Urin das Eisenkugelglas für den Urometer überfliesst. In dem Moment nämlich, in dem ein solches Ueberströmen stattfindet, senkt sich die Spindel sehr deutlich und behält diesen tieferen Stand, wenn auch das Ueberströmen schon aufgehört hat. Die Senkung ist um so bedeutender, je kleiner der Aräometer ist und kann 3—4 Grad betragen. Kochsalzlösung verhält sich ebenso wie Urin, dagegen zeigt sich das Phänomen beim Alcohol nicht. Die Ursache der ganzen, eigenthümlichen Erscheinung lässt Verf. dahingestellt.

Samuel West (7) untersuchte bei einer Anzahl von Kranken mit Pneumonie, acutem Gelenkrheumatismus, Addison'scher Krankheit und Diabetes mellitus die Menge des Harns und des in ihm enthaltenen Harnstoffs.

Er fand, übereinstimmend mit zahlreichen älteren Beobachtern, in der Pneumonie während des Fiebers die Harnmenge vermindert und die absolute wie procentische Quantität des Harnstoffs vermehrt. In einem Falle von acutem Gelenkrheumatismus zeigte sowohl die Harn-, wie auch die Harnstoffmenge beträchtliche Schwankungen, welche indess zum Theil auf die Diät zu beziehen waren. Während der Convalescenz war anfangs eine progressive Abnahme, dann ein ebensolches Ansteigen der Procentmenge des Harnstoffs vorhanden, während die Gesammtmenge des Harnstoffs in der ersten Periode eine weit beträchtlichere war, als in der zweiten. In zwei anderen Fällen von Gelenkrheumatismus waren die relativen und absoluten Mengenverhältnisse des Harnstoffs im Ganzen dieselben, wie im ersten Fall. In beiden Fällen zeigte sich wieder sehr deutlich der Einfluss einer stickstofflosen Nahrung auf die Verminderung des Harnstoffs, und in einem derselben trat mit der Abnahme der Schmerzen und des Fiebers eine Abnahme der Harnstoffmenge sehr deutlich hervor. Sehr verringert war die absolute Harnstoffmenge in zwei Fällen von Addison'scher Krankheit, während sie, wie dies bekanntlich die Regel, in einem Falle von Diabetes mellitus sehr gewachsen war, eine Höhe von 33,9 bis 52.7 Grm. in 24 Stunden erreicht hatte.

Nach Untersuchungen, welche Wolske in Prostau (8) an dem Urin eines stark leukämischen Schafbockes anstellte, zeigte derselbe stark saure Reaction, eine trübe Beschaffenheit und lehmgelbe Farbe und ein aus rundlichen Körpern bestehendes Sediment, welches durch Ammoniak, kohlensaures Ammoniak, Essigsäure und Salzsäure aufgelöst wurde, und dessen ammoniakalische Lösung mit Silbernitrat einen gelatinösen Niederschlag gab, der sich nicht in Ammoniak löste. Nach 4—5tägigem Stehen war das Sediment nicht mehr vollständig in Ammoniak, Essigsäure oder Salzsäure, wohl aber in Kalilauge zu lösen, zeigte deutliche Murexidreaction (was im Anfang nicht der Fall gewesen) und ergab unter dem Mikroskop nach Behandlung mit Salzsäure, resp. Natronlauge zahlreiche Krystalle von Harnsäure und deren Salzen. W. nimmt an, dass es sich hier um eine Bildung von Harnsäure und Xanthin durch Oxydation gehandelt habe. Später untersuchte Proben zeigten bei schwachsaurer Reaction in dem frisch entleerten Harn nach Salzsäurezusatz reichliche Mengen von Harnsäurekrystallen. Bei der Autopsie ergab der in der Harnblase enthaltene Urin eine helle Farbe, schwach saure Reaction und geringe Trübung durch organische Bestandtheile. Er zeigte bei reichlichem Vorhandensein von Harnsäure trotz ausschliesslich vegetabilischer Nahrung die Beschaffenheit des Fleischfresserharns.

Schmoziger (9) fand bei der Untersuchung des Urins einer an puerperaler Osteomalacie leidenden Person: Oxalsäure in 24 Stunden einmal 1,026 Grm. = 0,09 pCt., ein andermal 0,863 Grm. = 0,08 pCt. Harnstoff und Kochsalz zeigten sich in etwa normaler Quantität, die gesammten Erdphosphate betrugen einmal 0,2948 Grm., ein zweites Mal 0,3332 Grm. in 24 Stunden. Milchsäure wurde vergeblich gesucht, ebenso Fettsäuren und Eiweiss. Einmal reagirte der frisch entleerte Urin schwach alkalisch, dann 14 Tage lang immer schwach sauer.

Bornhardt's (11) Methode zur gewichtsanalytischen Bestimmung des Eiweisses im Harn besteht im Wesentlichen im Folgenden.

In einer gewissen Menge, gewöhnlich 100 Ccm., albuminhaltigen Harns lässt man das Eiweiss gerinnen und filtrirt. Nachdem das Eiweiss gut ausgewaschen ist, legt man es auf ein Filter in Geissler's Piknometer über, dann giesst man in den letzteren so viel destillirtes Wasser, bis er ganz voll ist, und wägt. Angenommen, das Gewicht des Piknometers mit Wasser und Albumin sei A, das Gewicht des bloss mit destillirtem Wasser gefüllten Piknometers aber sei B, so wird die Differenz = A — B. Wären in dem Piknometer bloss 1 Ccm., folglich 1,3144 Grm. (nach C. Schmidt und Verf.) trockenen Eiweisses gelegt, so wäre die Differenz 0,3144 Grm., und diese Differenz muss im Verhältniss zu der im Piknometer befindlichen Albuminmenge steigen oder sinken. Vergleichende Experimente mit dieser Methode und der Neubauer (directe Wägung des Eiweisses) führten zu beinahe übereinstimmenden Ergebnissen. Auf welche Weise man nach den beim Wägen erhaltenen Zahlen die Quantität des Albumins ausrechnet, ergibt sich am besten aus folgendem Beispiel. Der Piknometer, wenn er ganz abgetrocknet und bei 20° C. gewogen wird, wiegt 25,960 Grm. Mit destillirtem Wasser angefüllt und bei derselben Temperatur gewogen, wiegt er 59,591 Grm. Thatsächlich wog derselbe in einem Falle mit dem darin enthaltenen Eiweiss und destillirtem Wasser bei 20° C. 59,618 Grm. Wenn wir annehmen, dass das specifische Gewicht des Eiweisses 1,3144 ist, d. h. dass 1 Ccm. Eiweiss 1,3144 Grm. wiegt, so müssen wir daraus schliessen, dass bei seiner Versenkung ins Wasser des Piknometers das Gewicht des letzteren mit dem darin enthaltenen Wasser und Eiweiss bloss um 0,3144 sich vergrössern wird, da doch ein jeder Körper bei seiner Versenkung ins Wasser so viel an Gewicht verliert, wie viel die von ihm verdrängte Quantität Wasser wiegt. Folglich, wenn der Piknometer mit destillirtem Wasser 59,591 Grm. wog, so wird derselbe Piknometer, mit destillirtem Wasser angefüllt und ausserdem 1 Ccm. Albumin enthaltend, 59,591 + 0,314 Grm., d. h. 59,90 Grm. wiegen. Wenn der Piknometer nicht einen, sondern zwei Ccm. Eiweiss enthielte, so würde die Zunahme des Gewichtes zweimal grösser werden u. s. w. Mit einem Wort, die Zahl 0,3144 vergrössert oder vermindert sich im Verhältniss mit der Vergrösserung oder Verminderung der bestimmten Quantität Eiweiss, welcher sie entspricht. Hieraus folgt, dass, wenn wir im gegebenen Falle die Grösse der Gewichtszunahme des Piknometers (Diff.), welcher Eiweiss enthält, erfahren haben, wir die gesuchte Quantität Eiweiss auffinden werden, wenn wir das Gewicht eines Ccm. um so viel mal vergrössern oder vermindern, um wie viel mal die gegebene Grösse (Diff.) grösser oder kleiner als 0,3144 ist.

Lewin (12) untersuchte einen grünbraunen Urin, welcher beim Schütteln auf seiner Oberfläche einen grünlichgelben Schaum absetzte und Filtrirpapier gelb färbte, so dass man diesem Verhalten nach auf einen grossen Gehalt an Gallenfarbstoff schliessen konnte. Gleichwohl blieb die Gmelin'sche Reaction ganz erfolglos. Nach Verlauf von 24 Stunden war in ziemlich reicher Quantität ein Uratsediment von bräunlichrother Farbe niedergefallen, welches auf dem Filter gesammelt und ausgewaschen wurde. Stellte Verf. nunmehr mit der schwach braunen, durch Erwärmung erhaltenen Lösung die Gmelin'sche Probe an, so ergab sich jedesmal an der Berührungsstelle der beiden Flüssigkeiten das bekannte Farbenspiel. Diesen Versuch konnte Verf. mehrere Tage hindurch mit dem Sediment anstellen. Das Filtrat ergab diese Reaction nicht. Es ergiebt sich hieraus, dass in diesem Falle der Gallenfarbstoff an die harnsauren Salze gebunden — ob chemisch oder mechanisch, bleibt dahingestellt — und erst bei Lösung derselben frei, resp. nachweisbar wurde. Verf. empfiehlt daher, in Fällen, wo man Grund zur Annahme des Vorhandenseins von Gallenfarbstoff im Urin hat, denselben aber durch die Gmelin'sche Reaction nicht nachweisen kann, ein Ausfällen von harnsauren Salzen hervorzubringen, was wohl am besten durch Einwirkung der Kälte auf den icterischen Urin geschieht, und mit dem gelösten Sediment die Gmelin'sche Probe anzustellen.

Paul hatte darauf hingewiesen, dass durch Zusatz des sogenannten Violet de Paris (Methylanilin) zum normalen Harn die Farbe desselben eine violetblaue ward, während icterischer Urin dadurch eine violet-rothe Farbe bekommen solle. Demelle und Longuet behaupteten dagegen, dass jeder gelbe Harn die rothe Farbe nach dem Violet de Paris annehme, und dass dieselbe allein durch eine Mischung der Farben bedingt werde. Yvon (14) hat, um diese Widersprüche zu schlichten, eine Lösung des Farbstoffs von 1 : 500 in der Zahl von 4 Tropfen zu 10 Ccm. Urin gesetzt und gefunden, dass danach der normale Harn blau, der icterische Harn roth wird, während der Farbstoff in destillirtem Wasser sich nicht umändert. Die blaue Färbung des normalen Harns hat nach Y. ihren Grund in Chloriden, den stickstoffhaltigen Bestandtheilen des Harns und dem phosphorsauren Natron. Im icterischen Harn dagegen erzeugt das Methylanilin einen in Wasser unlöslichen Niederschlag, welcher sich, wenn man ihn zuerst mit Alkohol und dann mit Chloroform behandelt, in zwei Theile scheidet. Der in Alkohol lösliche färbt denselben granatroth, der in Chloroform lösliche giebt diesem hellcarminrothe Farbe. Verf. hält das Mittel auch für klinische Zwecke verwendbar.

Demelle (13) hat diesen Angaben gegenüber die Ergebnisse seiner früheren, gemeinschaftlich mit Longuet angestellten Untersuchungen aufrecht erhalten und weist durch neue Beobachtungen nach, dass es sich bei den Farbenveränderungen, welche der normale wie der icterische Harn durch das Methylanilin erfährt, um nichts Anders handele als um Mischungsfarben.

Im Anschluss an frühere Beobachtungen von Eiselt, Bolze und Pribram über das Vorkommen eines schwarzen Farbstoffes im Urin von Patienten mit Pigmentkrebs bringt Stiller (15) einen neuen derartigen Fall zur Mittheilung.

Derselbe betraf eine 62jährige Wittwe mit einem umfänglichen Lebertumor und heftigen Magenbeschwerden, welche einen Urin entleerte, der, nachdem er eine Zeit lang gestanden hatte, eine braunschwarze Farbe annahm. Derselbe war sauer, ohne Sediment, frei von Gallenfarbstoff, Zucker und Eiweiss. Im frischen, normal gefärbten Urin entstanden auf Zusatz von concentrirter Salpetersäure, von Chromsäure oder rauchender Salpetersäure sogleich rauchartige Wolken, welche rasch die ganze Flüssigkeit durchsetzten. Doch blieb diese Beschaffenheit des Urins keine dauernde, vielmehr trat in derselben einmal eine etwa siebenwöchentliche Pause ein, während welcher derselbe eine durchaus normale Beschaffenheit zeigte. Der Fall endete tödtlich. Eine Section wurde nicht gestattet. Gleichwohl glaubt Verf., die Diagnose eines Pigmentkrebses der Leber festhalten zu dürfen.

Maillard (16) beobachtete, dass bei einer Kranken mit verschiedenen nervösen Symptomen nach zwei längeren Anfällen von Intercostalneuralgie jedesmal eine geringe Menge blauen Urins entleert wurde. Derselbe war trübe, sehr sauer, enthielt viele sporenartige Bildungen und ging beim Erhitzen in eine blauröthliche Farbe über. Harnstoff und Harnsäure vermindert. Die blaue Substanz löste sich etwas in Wasser, kaum in Alkohol und Aether, garnicht in Chloroform, Terpenthinöl, Benzin und Alkalien. In Schwefelsäure löste sie sich mit rother, schnell orangegelb werdender Farbe, in Salzsäure mit carminrother Farbe. In Essigsäure war sie wenig löslich und veränderte ihre Farbe durch dieselbe nicht. Aus ihrer sauren Lösung wurde sie durch Alkalien blau niedergeschlagen. Salpetersäure entfärbte die Substanz. Erhitzt entwickelte sie kohlensaures Ammoniak und ein bräunliches, empyreumatisches Oel. Die hier beschriebene Substanz hat nach Angabe M.'s grosse Aehnlichkeit mit dem von Braconnot als Cyanurin beschriebenen Farbstoff, welcher nach Ansicht dieses Autors ein Umwandlungsproduct der Harnsäure sein soll. Diese fehlte in B.'s Falle vollständig, in M.'s Fall war sie vorhanden, aber in auffallend geringer Menge.

Teissier (17) theilt mit, dass zuweilen Erkrankungen vorkommen, bei denen die Erscheinungen des Diab. mell. (vermehrter Durst, gesteigerte Urinmenge, Abmagerung, Trockenheit des Mundes, Heisshunger) ohne die Möglichkeit des Nachweises von Zucker im Urin auftreten, während sich in ihnen eine bemerkenswerthe Zunahme der Erdphosphate constatiren lässt, deren Menge zwischen 4–9 Grm. im Liter schwanken kann.

In einem Falle dieser Art, welcher ein 40jähriges Frauenzimmer betraf, waren ausser den oben erwähnten Symptomen des Diabetes noch Lumbo-Abdominal-Neuralgien, gesteigertes Wärmegefühl und Schwäche des Gesichtes vorhanden. Die tägliche Menge des Urins betrug $2\frac{1}{2}$ Liter mit mindestens 12 Grm. Erdphosphaten. In einem anderen, ähnlichen Falle betrug die 24stündige Urinmenge drei Liter mit der sehr bedeutenden Menge von 29 Grm. Erdphosphaten. Das spec. Gewicht des Harns war in diesem Falle = 1011, und es bestand leichte Albuminurie. In anderen Fällen complicirte sich diese Phosphatpolyurie mit hämorrhagischer Retinitis oder Iritis, oder mit Cataract, deren Operation gewöhnlich zur Vereiterung des Bulbus führte.

Duhomme (19) benutzt zu seinen volumetrischen Analysen einen Tropfenzähler, der an seinem oberen Ende einen Kautschukballon trägt. An diesen schliesst sich ein Glascylinder mit einer Capacität von 3–4 Cubikcentimetern an, welcher in ein langes Glasrohr von 3 Mm. Durchmesser übergeht. Der Ballon dient selbstverständlich zur Aspiration und zur Ausstossung der Flüssigkeit. Das Instrument wird vom Verf. besonders empfohlen zur quantitativen Bestimmung des Zuckers nach Fehling.

Külz (20) vermochte in einem Urin, dessen Untersuchung mit der in gewöhnlicher Weise angewendeten Trommer'schen Probe eben so wenig ein sicheres Ergebniss lieferte, wie mittelst der Fehling'schen Lösung, eine sehr deutliche Reaction von Zucker zu erhalten, wenn er nur 2 Tropfen des Harns mit 8—10 Ccm. destillirten Wassers verdünnte und damit die Trommer'sche Probe anstellte. Dann schied sich nach dem Aufkochen prachtvoll rothes Kupferoxyd vollständig ab, und eine im Polarisationsapparat vorgenommene, quantitative Bestimmung des Zuckers ergab 5,3 pCt. Den Grund für diese Wirkung des starken Verdünnung des Urins mit Wasser findet K. darin, dass diejenigen Stoffe, welche die Ausfällung des Kupferoxyduls verhüten, dasselbe also in Lösung erhalten, in ihrer Wirksamkeit durch die starke Verdünnung paralysirt werden, während die reducirende Kraft des Traubenzuckers dadurch nicht beeinträchtigt wird. Man würde, wie Verf. hervorhebt, dasselbe erreicht haben, wenn man den Harn über Kohle filtrirt und mit dem Waschwasser die Trommer'sche Probe angestellt hätte.

Colrat (21) berichtet über zwei Fälle von Lebercirrhose, in denen nach der Einführung von Amylaceen, von zuckerhaltigem Getränk, von Syrup, Rosinen etc. Glycosurie auftrat. In dem Umstande, dass ein Theil des Pfortaderblutes bei der Cirrhose, ohne die Leber zu passiren, in den grossen Kreislauf gelangt. Er glaubt, dass in solchen und analogen Fällen, z. B. Pylephlebitis, die Anwesenheit von Zucker im Harn als ein Symptom für Verengerung oder Verschliessung der Pfortader benutzt werden könne. Uebereinstimmend mit dieser Thatsache hat bereits Cl. Bernard Glycosurie nach Einführung zuckerhaltiger Substanzen bei Thieren beobachtet, denen die Pfortader verschlossen worden war. Er hat diesen Zustand als Diabète alimentaire bezeichnet.

Seegen (22) findet, dass eine an Zucker ziemlich reiche Lösung auch in der Kälte das Kupferoxyd zu reduciren vermag, dass aber diese Fähigkeit ganz aufhört, wenn Zucker in kleinen Mengen vorhanden ist. Eine wässerige Zuckerlösung von 0,1 pCt. gibt in der Kälte eine kaum bemerkbare Reaction, eine Lösung von 0,05 pCt. reducirt gar nicht mehr. Ein künstlich dargestellter Zuckerharn von 0,1 pCt. bewirkt in der Kälte eine sehr schwache Entfärbung der Kupferlösung ohne Ausscheidung. Die durch Kohle filtrirte, $\frac{1}{10}$ procentige Zuckerharnlösung ist in der Kälte vollständig wirkungslos, während sie in der Wärme die eclatanteste Ausscheidung von Kupferoxydul hervorruft. Harnsäurelösungen bis 0,5 pCt. (Mengen, die freilich im Harn nie vorkommen) wirken sehr rasch verändernd auf die Fehling'sche Lösung in der Kälte ein. Diese wird vollständig entfärbt, und es scheidet sich ein blendend weisser Niederschlag aus, der an der Luft nach längerer Zeit grün wird. Hieraus ergibt sich, dass man kleine Mengen von Zucker im Harn nicht dadurch von Harnsäure unterscheiden kann, wie dies mit Unrecht angegeben worden, der Zucker schon in der Kälte, die Harnsäure nur in der Wärme reducirend wirke.

Nachdem Strauss (Die einfache zuckerlose Harnruhr. Tüb. 1870) gezeigt hat, dass durch Einführung grosser Flüssigkeitsmengen in den Organismus das Auftreten von Inosit im Harn hervorgerufen wird und C. Bock und F. A. Hoffmann (dieser Bericht für 1872, H., S. 295) gezeigt haben, dass Kaninchen diabetisch werden, wenn man ihnen eine 1 procentige Kochsalzlösung ins Gefässystem continuirlich leitet, gelang es Külz (24), in dem Harn derartig behandelter Kaninchen auch Inosit, jedoch in einer nur sehr geringen Menge, nachzuweisen. Er bediente sich folgender Methode. Eine Bürette wird mittelst 1½ Fuss langen Gummischlauchs mit einer Canüle verbunden, vor der ein Metallhahn eingeschaltet ist. Nachdem dieser Zuleitungsapparat mit der Kochsalzlösung sorgfältig gefüllt worden, setzt man ihn in die V. jugularis ein. Durch den Hahn lässt sich der Zufluss der Kochsalzlösung sehr genau reguliren.

Ebstein und Julius Müller (26) hatten Gelegenheit, den Urin eines acht Monate alten, anscheinend gesunden Knaben zu untersuchen, welcher, nachdem das Kind etwa 20 Tage nach seiner Geburt einen intensiven Icterus überstanden hatte, der Mutter zunächst dadurch aufgefallen war, dass die durchnässten Windeln anfangs vollkommen weiss aussahen, dann aber ein purpurrothes, burgunderfarbiges Aussehen bekamen und schnell brüchig wurden. Der Urin wurde absolut farblos entleert und blieb es, wenn man ihn unter Abschluss der atmosphärischen Luft stehen liess. Beim Zutritt der Luft wurde er zunächst röthlich und immer dunkler roth bis zur Farbe des Burgunders. Setzte man zu dem sauer reagirenden, farbloser oder bereits rothgefärbten Urin Kalilauge, so wurde derselbe zunächst bräunlich, nahm aber bald, besonders schnell beim Schütteln, eine braunschwarze Farbe an. Kochen zerstörte den Farbstoff nicht.

Ein fast gleiches Verhalten zeigte der Urin auch noch etwa ein Jahr später, in welchem der Knabe sich im Ganzen gut entwickelt hatte. Die Untersuchung des nunmehr in etwas grösseren Mengen leicht zu sammelnden Urins ergab, dass derselbe sog. Brenzkatechin, auch Oxyphänsäure genannt, enthielt. Dieser Körper gehört zu den Bihydroxylphenolen und ist mit dem

Resorein und Hydrochinon Isomer. Von Reinsch 1839 entdeckt, wurde das Brenzkatechin im Catechu, Kino, im rohen Holzessig, in den Blättern von Ampelopsis hederacea nachgewiesen. Hoppe-Seyler fand ferner, dass, wenn man Stärke, Rohrzucker, Milchzucker, Cellulose mit Wasser in zugeschmolzenen Röhren bis auf 200—280° 4—6 Stunden lang erhitzt, in der Flüssigkeit stets Brenzkatechin nachzuweisen ist. Er fügt hinzu, dass der Gedanke nahe liege, es möge der Process, welcher bei einer Temperatur von 200° schnell verläuft, durch das Wasser auch bei gewöhnlicher Temperatur langsam vollzogen werden, wobei derselbe vielleicht durch Fermente Unterstützung erhalte. Diese Anschauung eröffnet eine Perspective auf den Modus, durch den das Brenzkatechin im menschlichen Organismus auftreten könne. Weitere Anhaltspunkte fehlen indess bis jetzt in dieser Beziehung vollkommen.

Die eigenthümliche Färbung des Harns nach der Einführung von Salicylsäure in den Organismus beruht nach Wolffberg (28) auf einer oft enormen Zunahme des Körpers, aus welchem durch die gebräuchlichen Reagentien das Indigblau im Harn gebildet wird. Der Harn giebt die prägnanteste indican- oder vielmehr Indigpigmentreaction. Indem die Salicylsäure den Organismus passirt, nimmt sie die Elemente des Glycin auf und wird als Salicylursäure durch den Harn entfernt. Sie verhält sich also analog der Benzoesäure, von welcher sie sich nur durch den Mehrgehalt von ein Atom O im Molecül unterscheidet. Die Bildung der Salicylursäure aus der Salicylsäure und dem Glycin bezeichnet man mit Unrecht als einfache Synthese der Componenten, da jedenfalls ein wirklicher Umsatz stattfindet, ähnlich wie aus Chlor und Wasserstoff Salzsäure sich bildet. Aber indem Glycin und Salicylsäure sich gegenseitig umsetzen, entsteht nicht allein Salicylursäure, sondern auch ein Körper der Indigogruppe. Es bildet sich eine Substanz, welche nur H₂O zu verlieren braucht, um in Oxindol überzugehen. Dass aber das Oxindol im Organismus, oder vielleicht erst im Harn, in Indigblau überzugehen im Stande ist, kann nach den Resultaten, welche Jaffe nach Indolinjectionen erhalten hat, nicht bezweifelt werden.

Fürbringer (29) berichtet über einen Fall von Alkaptonurie, den zweiten der in der Literatur bis jetzt publicirten Fälle dieser Art, nachdem der erste von Boedeker aus der Hasse'schen Klinik im Jahr 1857 mitgetheilt worden. Es handelte sich um einen 29jährigen Phthisiker mit Pyopneumothorax. Der Harn zeigte ein specif. Gewicht von 1010—1025; hatte eine dunkle Farbe und wurde in sehr geringer Menge (300—800 Ccm. p. die) ausgeschieden. Reaction ziemlich stark sauer, Geruch nicht auffallend, einige Male Spuren von Eiweiss. Bei Anstellung der Trommer'schen Probe mit dem verdünnten Urin trat in dem Moment, wo der Harn mit Aetzkalilösung geschüttelt wurde, eine deutlich von oben nach unten an Intensität abnehmende Braunfärbung ein. Der Harn absorbirte beim Schütteln mit Aetzkali nahezu

oder genau ¼ seines Volumens Sauerstoff, er war frei von Zucker (in dem Bödecker'schen Falle enthielt er Zucker). Beim Kochen mit concentrirter Schwefelsäure zeigte der Harn directe Bräunung unter Entwicklung nach schwefliger Säure riechender Dämpfe, beim Kochen mit Salpetersäure citronengelbe Färbung unter Bildung salpetriger Dämpfe, beim Schütteln mit Aetznatron oder Aetzammoniak die bei der Behandlung mit Aetzkali eintretenden Erscheinungen, beim Erhitzen mit dunkler Lösung von übermangansaurem Kali rapide Entfärbung unter Absetzung voluminöser schwarzbrauner Flocken. Reduction von Chromsäure zu grünem Oxyd zu beobachten gelang niemals. Ebenso wenig gelang es, die Einwirkung des Alkaptous auf Eisensesquichlorid nachzuweisen, da die Gegenwart von Salicylsäure im Harn (Pat. erhielt in den letzten Tagen seines Lebens einige Clysmata von Salicylsäurelösung) dunkelviolette Färbung bei Zusatz des Reagens bewirkte. — Aufmerksam gemacht durch Ebstein hebt Verf. in einem Nachtrage hervor, dass er der Meinung sei, es bestehe zwischen Alkapton und Brenzkatechin eine sehr nahe Verwandtschaft. Diesen aber erscheine die Annahme einer Identität beider Körper durchaus zu verbieten, nämlich der Umstand, dass Brenzkatechin eine stickstofffreie Verbindung repräsentire, während das Bödeker'sche Alkapton sich als stickstoffhaltig erwiesen habe. Nachdem Vf. von Boedeker die briefliche Mittheilung empfangen hatte, er sei der Meinung, dass sein Alkapton Brenzkatechin „enthalten" habe, spricht er sich schliesslich dahin aus, es sei sehr wahrscheinlich, dass in sämmtlichen 3 Fällen (Bödeker, Ebstein-Müller und sein Fall) es sich um die Anwesenheit von Brenzcatechin im Harn gehandelt habe.

Pavy's (30) Untersuchungen über den künstlichen Diabetes mellitus hatten ihn schon früher gelehrt, dass nach Durchschneidung einzelner Theile des Sympathicus, in seltenen Fällen auch nach Injection von Speichel ins Blut, Glycosurie auftritt. Neuere Versuche haben den Verf. zu dem Ergebniss geführt, dass nach Pfortaderunterbindung oder nach Ueberleitung des Pfortaderblutes in die rechte V. renalis, also nach Vorüberführung des Pfortaderblutes an der Leber ebenfalls Glycosurie auftrat. Dasselbe geschah, wenn mittelst Injection grösserer Mengen von defibrinirtem Blut aus der Carotis in eine Mesenterialvene arterielles Blut durch die Leber geführt wurde, während nach einer in gleicher Weise ausgeführten Injection von Venenblut die Glycosurie ausblieb.

[Poggi, Alf., Sulla natura della pellicola chiesteinica e suo valore diagnostico. Rivista clinica di Bologna. Settemb. Ottobre.

Aus den Untersuchungen Poggi's über das Chiestein, das Häutchen, welches sich bei stehen gelassenen Urinen auf deren Oberfläche bildet und von Vielen für ein charakteristisches Schwangerschaftszeichen gehalten wird, geht Folgendes hervor: Zunächst muss man es von dem aus Schleim, Vibrionen, Tripelphosphatkrystallen bestehenden Häutchen unterscheiden, welches sich auf faulenden (alkalischen) Urinen bilden kann, es kommt auch in sauren Urinen vor, besteht vorwiegend aus Harn] säure-Krystallen (nachgewiesen durch die Murexidprobe und durch die mikroskopische Untersuchung); es besteht nicht allein im Urin Schwangerer, sondern auch noch in vielen anderen physiologischen und pathologischen Verhältnissen; es ist kein sicheres, sondern nur ein „unsicheres" Zeichen der Schwangerschaft.

Bernhardt (Berlin).

Lorenzen, Om Oxaluri navnulig deus Aarsager og Helbredelse. Ugeskr. for Läger. R. 3. Bd. 19. p. 465.

Verf. giebt eine Uebersicht über die Geschichte und die Theorie der Oxalurie, deren letzte Ursache er in einer mangelhaften Umbildung der stickstoffhaltigen Nahrungsmittel sucht.

Die Therapie muss gegen die verschiedenen krankhaften Zustände (Emphysem, Dyspepsie etc.), durch welche diese mangelhafte Umbildung verursacht wird, gerichtet werden. **F. Levison** (Kopenhagen).

Stiller Bertalan, Melanocarcinom und Melanurie. Orvosi betilap. No. 27.

Bei einer 62jähr., an Magencatarrherscheinungen Laborirenden nimmt der hell gelassene Urin alsbald eine tief dunkle, schwärzliche Färbung an. Nach analogen Fällen von Bolze und Pribram verwerthete Stiller dieses Zeichen als diagnostisch für Melanocarcinom, was der Krankheitsverlauf — die deutlich auftretende carcinomatöse Knotenbildung im rechten Leberlappen, totale Abmagerung, Erbrechen etc. — auch beweist. Den des Urin schwarzfärbenden Stoff — das Melanogen — kann man in solchen Fällen im frischen Urin durch Salpetersäure deutlich nachweisen.

Zawilski (Assistent der Physiologie in Krakau), Ueber Gasspannung im Körper während der Krankheiten. Separatabdruck aus dem 2. Bande der Mittheilungen der mathem.-naturhist. Section der Krak. Acad. der Wiss. Mit 1 lith. Zeichnung.

Nach einigen einleitenden Betrachtungen über die Wärmeverhältnisse im Organismus, über die Temperatursteigerung in hitzigen Krankheiten und ihre auf chemischen Processen beruhende Ursache sucht der Verf. mit Benutzung der einschlägigen Literatur dazuthun, dass man durch Bestimmung der Verbrennungsproducte im Organismus Einsicht in die Quantität der in demselben sich entwickelnden Wärme und des dazu verwendeten Brennstoffes gewinnen könne. Zur theilweisen Lösung dieser Frage hat sich der Verf. die Aufgabe gestellt, die im frisch abgegebenen und unter Luftabschluss unter Oel aufgefangenen Harne von gesunden und kranken Individuen enthaltenen Gase näher zu bestimmen. Mit Uebergehung der im Originale nachzulesenden Beschreibung des hierzu eigens construirten und durch eine beigegebene lithogr. Zeichnung erläuterten Apparates, sowie der angewandten Untersuchungsmethode und der tabellarisch zusammengestellten Ergebnisse. beschränken wir uns hier bloss auf die Wiedergabe folgender Schlussfolgerungen.

I. Der Harn gesunder, wie kranker Individuen enthält eine Spur von Sauerstoff.

II. Der Harn gesunder, wie kranker Individuen enthält eine sehr geringe Menge von Stickstoff und eine variable Menge von CO_2 im Allgemeinen.

III. Die Kohlensäurespannung ist in den Geweben von fiebernden Kranken und von Schwindsüchtigen grösser, als in den Geweben von gesunden Menschen.

IV. In Krankheiten, welche bedeutenden Körperschwund nach sich ziehen, findet man eine Vermehrung der Carbonate.

V. In Krankheiten mit Athmungsbeschwerden sammelt sich, ungeachtet eines fieberlosen Zustandes, mehr freie Kohlensäure an.

VI. Die Gasspannung im Körper wechselt unter sonst gleichen Bedingungen mit dem Alter der Person.

VII. Mit dem exanthematischen Typhus geht der stärkste Verbrennungsprocess und dem entsprechend auch eine sehr grosse Gewebsconsumtion einher.

VIII. Das Wundfieber scheint den geringsten Einfluss auf die Anhäufung von Kohlensäure in den Geweben auszuüben. Hieran werden noch einige, auf directe Versuche gegründete Bemerkungen geknüpft über die Verwerthbarkeit obiger Sätze in Praxi, namentlich in Bezug auf den Nutzen oder die Schädlichkeit gasreicher Getränke in manchen Krankheiten. **Oettinger** (Krakau).]

c. Galle. Icterus.

1) Külz, Zur Pettenkofer'schen Probe. Centrbl. für die med. Wissensch. No. 31. — 2) Fleischl, E., Modification der Gallenfarbstoffprobe. Ebend. No. 34. — 3) Poncet, A., De l'ictère hématique traumatique. Paris. - 4) Feltz et Ritter, De l'apparition des sels biliaires dans le sang et les urines, déterminée par certaines formes d'empoisonnements. Compt. rend. LXXXI. No. 18. — 5) Dieselben, Recherches sur les effets de la ligature du canal cholédoque et sur l'état du sang dans les ictères malins. Ibid. LXXX. No. 10. — 6) Dieselben, De la ligature du canal cholédoque. Journ. de l'anat. et de la physiol. No. 4. p. 405—431. — 7) Pupier, Z., Sigue complémentaire à rechercher dans les cas douteux de résorption bilieuse. Gaz hebd. de méd. et de chir. No. 20.

Da die Angaben über die zur Anstellung der Pettenkofer'schen Probe mehr oder weniger geeigneten oder auch ganz ungeeigneten Zuckerarten nicht völlig übereinstimmen, so hat Külz (1) Versuche vorgenommen, zu denen er sich gleich concentrirte (1:4) Lösungen von Traubenzucker, Rohrzucker und Fruchtzucker herstellte, je einen Tropfen dieser Lösungen zu drei gleichen Portionen Glycocholsäure setzte und dann je einen Tropfen concentrirte Schwefelsäure hinzufügte. Es zeigte sich, dass die Reaction am schnellsten beim Fruchtzucker, am langsamsten beim Traubenzucker auftritt. Der Vorgang bei der mit Rohrzucker angestellten Probe scheint darin zu bestehen, dass unter dem Einfluss der concentrirten Schwefelsäure der Rohrzucker zunächst in Traubenzucker und Fruchtzucker gespalten wird.

Die ursprünglich von Gmelin herrührende Reaction auf Gallenfarbstoffe ist durch Brücke sehr practisch in der Art modificirt worden, dass er statt untersalpetersäurehaltiger Salpetersäure reine, ausgekochte Salpetersäure ansetzt, die Flüssigkeiten mischt und dann auf den Boden des Probirgläschens vorsichtig eine Schicht concentrirter Schwefelsäure fliessen liess. Fleischl (2) giebt an, dass man sich das jedesmal unmittelbar vor der Reaction auszuführende Auskochen der Salpetersäure ersparen könne, wenn man auf die Anwendung freier Salpetersäure verzichte und der zu untersuchenden Flüssigkeit statt ihrer eine concentrirte Lösung von Chilesalpeter zusetze. Das Resultat soll hier noch deutlicher auftreten und noch weniger stürmisch verlaufen, als bei reiner Salpetersäure.

Feltz und Ritter (4) zeigen durch Experimente, dass die gallensauren Salze im Blut und im Urin unter der Einwirkung gewisser organischer oder unorganischer Gifte auftreten. Es sind dies Phosphor, Brechweinstein, Arsenik und septische Substanzen. Alle diese Gifte müssen lange Zeit hindurch einwirken, wenn sie das Auftreten von gallensauren Salzen im Blut oder im Harn bedingen sollen. Auch ist die Menge der letzteren nach verschiedenen dieser Substanzen eine sehr differente, am kleinsten nach Phosphor.

Feltz und Ritter (5) haben bei ihren Versuchen mit Unterbindung des Ductus choledochns Veränderungen des Blutes gefunden, welche darin bestehen, dass die Blutkörperchen sich auflösen, des Hämoglobin frei wird und krystallisirt, Fettkörnchen in bedeutender Menge und Cholesterinkrystalle im Serum sich anhäufen, und dass diese Veränderung des Blutes um so stärker ist, je grösser die Menge der in ihm enthaltenen Gallensäuren. Auch finden sie in Uebereinstimmung mit den früheren Untersuchungen deutscher Forscher, dass der Icterus nicht durch die Gallensäuren oder deren Zersetzungsproducte, sondern durch die Retention des Farbstoffes bedingt wird. Die beim Icterus gravis auftretenden malignen Erscheinungen, namentlich auch die Hämorrhagien, beziehen Verff. auf die Anwesenheit der Gallensäuren im Blut. Diese Erscheinungen beobachteten sie in einem ihrer Experimente nach Unterbindung des Choledochus. Sie vermuthen, dass ihr seltenes Auftreten nach dieser Operation darin begründet sei, dass die Anhäufung der Gallensäuren im Blut in der Regel keine sehr bedeutende Höhe erreiche, und zwar deshalb nicht, weil durch den Druck, den die Galle bei ihrer Ansammlung in den Gallenwegen auf die Wandungen derselben ausübe, der Resorption bald ein Ziel gesetzt werde. Dir Resorption der Gallensäuren würde demnach in allen Fällen von Icterus gravis die Hauptrolle spielen und zwar würde ihre Wirkung in dieser Richtung beruhen auf den destruirenden Veränderungen, die sie im Blut hervorrufen.

Feltz und Riltter (6) gelangen durch ihre Experimente über die Folgen der Unterbindung des Ductus choledochus zu dem Ergebniss, dass die Resorption der Gallensäuren in allen Fällen von Icterus gravis eine sehr wichtige Rolle spielt, und dass die „Blutvergiftung" unzweifelhaft das Characteristische in allen sogenannten galligen Zuständen ist, mögen die Veränderungen, welche sie bedingen, sein, welche sie wollen. Es handelt sich hier um chemische und morphologische Veränderungen des Blutes, und diese bestehen der Hauptsache nach in Destractionen der Blutkörperchen, welche bedingt werden durch eine zu massenhafte Anhäufung von gallensauren Salzen im Blut.

Papier (7) glaubt, der gelben Tinction des Gaumengewölbes beim Icterus einen grösseren Werth beilegen zu dürfen, als — mit Ausnahme des Harns — den übrigen Zeichen der Gallenresorption, und hebt hervor, dass diese Färbung etwa in den Grenzen und in der Form zweier, jederseits von der Raphe gelegener Fingerspitzen sichtbar wird. Die Aus-

dehnung der Färbung soll in sagittaler Richtung etwa $2\frac{1}{2}$, in frontaler etwa 3 Ctm. betragen.

d. Verschiedene Se- und Excrete.

Munk, Immanuel, Ueber die chemische Zusammensetzung der Echinococcenflüssigkeit. Virch. Arch. Bd.6:. S. 560.

J. Munk fand in der durch Punction aus einem Echinococcussack entleerten, 1,012 schweren und neutral reagirenden Flüssigkeit

Wasser . . . . . . — 98,426
Feste Bestandtheile — 1,574

und zwar:

Asche . . . . . . — 0,968
Organische Substanz — 0,606.

Ferner zeigte dieselbe Eiweiss in sehr geringer Mengen, Traubenzucker (0,06 pCt.), Harnstoff, Kreatin, Natrium, und zwar fast ausschliesslich in seiner Chlorverbindung, Calcium, Magnesium, kohlensaure und schwefelsaure Verbindungen, geringe Mengen von Phosphaten. Bernsteinsäure war mit Sicherheit nicht nachzuweisen.

e. Transsudate. Perspiration.

1) Hilger, Zur Lehre von der Zusammensetzung der Transsudate. Archiv für Physiol. Bd. 10. S ?11. — 2) Quincke, H., Ueber fetthaltige Transsudate. Hydrops chylosus und Hydrops adiposus. Archiv für klin. Med. Bd. 16. S. 121—139. — 3) Sokoloff, N., Ueber den Einfluss der künstlichen Unterdrückung der Hautperspiration auf den thierischen Organismus. Virch. Arch. Bd. 64. S. 40.

Hilger (1) hat im Laboratorium für angewandte Chemie zu Erlangen die Flüssigkeit untersucht, welche in einem Falle von Achsendrehung des Eierstocks aus demselben zu zwei verschiedenen Malen entleert wurde.

Erste Entleerung: 24 Liter einer äusserst zähen Flüssigkeit von bräunlicher Farbe und einem specifischen Gewicht von 1,022. Nach mehrstündigem Stehen zeigten sich deutliche Fibringerinnsel. Die chemische Analyse zeigte das Vorhandensein der fibrinbildenden Substanzen, Serumalbumin, Paralbumin in grossen Mengen, ausserdem eine Kupferoxyd reducirende Substanz und reichlich Salze, namentlich Chlornatrium. Der Gesammtgehalt an Albumin betrug 5,8 pCt., Mucin fehlte vollständig, ebenso die sonst so häufig beobachteten Cholesterin, Harnsäure, Leucin, Tyrosin etc.

Zweite Entleerung: 16 Liter Flüssigkeit von derselben Beschaffenheit und einem spec. Gewicht von 1,02 enthielten ebenfalls wieder die fibrinbildenden Substanzen, Paralbumin, Serumalbumin nebst Harnstoff, der in ziemlich beträchtlichen Mengen vorhanden war (0,05 pCt.). Mucin fehlte ebenfalls. Dagegen waren von Stoffe vorhanden, welche mit den von Eichwald jun. beschriebenen und im Ovarialcysteninhalt wiederholt beobachteten Colloidstoff und Schleimpepton übereinstimmten. Gesammtgehalt an Albuminaten 3,72 pCt.

Verf. hält das Auftreten der fibrinbildenden Substanzen einerseits, sowie andererseits das Auftreten von Harnstoff und das Fehlen des Mucins für Thatsachen, welche in Betreff der Chemie der Hydrovarialflüssigkeit von besonderem Werth sind.

Quincke (2) bringt eine Anzahl interessanter Fälle zur Mittheilung, in denen es sich um fetthaltige Transsuda,te, Hydrops chylosus und Hydrops adiposus handelte.

1) Chyluserguss in die rechte Pleurahöhle. Fünfzigjähriger Mann, am 28. December 1874 überfahren: 7—9 Rippe links vorn in der Axillarlinie gebrochen. Nach acht Tagen rechts Hydropneumothorax mit Aenderung des Flüssigkeitsniveaus beim Lagewechsel. Am 10. Tage werden mittelst Function und Auswärgung 1800 Ccm. Flüssigkeit aus der rechten Pleurahöhle entleert. Dieselbe, anfangs röthlich durch beigemischtes Blut, später, nach Abscheidung desselben in einem dunkelen Gerinnsel am Boden des Gefässes, weissgelblich, erinnerte in ihrem Aussehen an Milch, schied auf der Oberfläche beim Stehen eine Rahmdicke, weisse Rahmschicht ab und zeigte mikroskopisch die charakteristischen, feinsten Fetttröpfchen. Oedem von der Punctionsstelle ausgehend und sich allmälig über die ganze rechte Rumpfhälfte und bis zur Mitte des Oberschenkels erstreckend, bedingt durch die Anhäutung einer Flüssigkeit von fast gleicher Beschaffenheit, wie die in der Pleurahöhle. Am 19. Tage, nachdem die Flüssigkeit wieder angewachsen war, neue Punction. Entleert wurden 3200 Ccm. einer leicht gelblichen, milchartigen Flüssigkeit. Am 21. Tage stirbt der Kranke. Die Temperatur erreichte nur am Abend nach der 2. Punction 38,8°, sonst bewegte sie sich zwischen 36.0° und 38,0°, meist war sie 37,0°. Bei der Section finden sich in der rechten Pleurahöhle ca. 7000 Ccm. milchähnlicher, weissgelblicher Flüssigkeit; die Pleura selbst vollständig durchsichtig, nirgends Injection, Färbung oder Verdickung. Nach dem Mediastinum hin auf der Pleura leicht abstreifbare Auflagerungen. Der D. thoracicus von seiner Mündung bis an die Stelle, wo er hinter der Subclavia d. hervortritt, mit geronnenem Blut erfüllt. Unterer Theil kann nicht präparirt werden. Eine Injection von den Mesenterialgefässen kam nicht zur Durchführung.

Die im Leben entleerte Flüssigkeit stimmte mit der in der Leiche vorgefundenen im Wesentlichen überein. Sie zeigte das mikroskopische Bild des Chylus mit spärlichen Lymphkörperchen, war geruchlos, deutlich alkalisch, zeigte auf Kochen und Ansäuern Gerinnung, enthielt Fett, welches durch Aether in verschiedener Menge extrahirt werden konnte. Fäulniss trat erst sehr spät ein. Die Flüssigkeit war reich an zuckerbildendem Ferment, während ein fettspaltendes Ferment nicht vorhanden war. In zwei Portionen bildeten sich nach ½ Stunde sparsame und lockere Gerinnsel. Die aus dem Zellgewebe entnommene Flüssigkeit war dem Transsudat durchaus ähnlich.

Trotz des nicht vollkommen befriedigenden Sectionsergebnisses glaubt Verf. zur Erklärung dieses Falles an der Berstung eines Chylusgefässes, wahrscheinlich des Ductus thoracicus, festhalten zu dürfen.

2) Chyluserguss in die Bauchhöhle. Dreissigjähriges Frauenzimmer. Elephantiastische Schwellung des rechten Unterschenkels und Vorderarms, allmälige Entstehung eines starken Ascites ohne erkennbare Veranlassung. Bei mehrfach in kurzen Zwischenzeiten wiederholten Punctionen wird eine milchweisse Flüssigkeit entleert, welche beim Stehen eine dünne Rahmschicht bildete, von alkalischer Reaction und geruchlos war, zahlreiche Fettmoleküle und einzelne Lymphkörperchen enthielt. Das Transsudat enthielt viel Eiweiss, reducirte Kupferoxyd in alkalischer Lösung beim Kochen. Indessen waren diese Eigenschaften nicht in jedem Transsudat dieselben. Die Section ergab eine gleiche Flüssigkeit in der Bauchhöhle. Die Serosa des Dünndarms zeigte, etwa 2—3 Meter über der Valvula coli beginnend, eine sehr dichte Injection der Chylusgefässe, die bis an das Duodenum reichte, mit einer völlig chylusähnlichen, milchweissen Masse. Die Chylusgefässe erweitert. Neben ihnen grössere rundliche, leicht prominirende, milchweisse Flecke, die wahrscheinlich Extravasate darstellen. Eine ähnliche Chylusretention auf der Schleimhaut des Dünndarms mit Chylusanhäufungen in Form von Flecken von 5 Mm. Durchmesser. Die Chylusgefässe injicirt genau bis an den Ansatz des Darms an das Mesenterium. Die Mesenterialdrüsen klein, ohne Chylusanhäufung. Im Mesenterium, an der Anheftungsstelle des Darms, wo das Hinderniss für den Abfluss des Chylus auf den normalen Wege gesucht werden muss, findet sich eine entzündliche Verdickung beider Blätter desselben mit Umwandelung des zwischen ihnen gelegenen Fettgewebes in straffes Bindegewebe. Verf. ist der Meinung, dass es sich in diesem Falle um eine Stauung des Chylus durch Verschluss oder Compression kleinerer Gefässe und um dadurch bedingte, sehr ausgedehnte capillare Chylusaustritte in die Darmwandung und die Bauchhöhle handelte. Der Tod war in Folge dieser Absperrung durch Inanition herbeigeführt.

3) In dem eine 33jährige Frau betreffenden Fall von sog. Hydrops adiposus handelte es sich um ein Carcinom des Bauchfells mit starkem Ascites Das Transsudat war auch in diesem Falle trüb und wolkig und bildete beim Stehen eine Rahmschicht, welche aus Körnchenkugeln von 0,015—0.021 Mm. Durchmesser bestand. Sie waren die Träger und Quellen des Fettgehaltes der Flüssigkeit und stammten aus den Carcinomkucten, deren verfettete Zellen sie darstellten.

4) Ein ähnliches ascitisches Transsudat, welches neben viel fettig-körnigem Detritus Körnchenkugeln und deren Entwickelungsstadien aus noch kernhaltigen, fettig degenerirenden Zellen enthielt, beobachtete Friedreich in einem Falle von tuberculöser Peritonitis und Q. selbst sah Aehnliches in einem, jedoch nur vorübergehend in vita beobachteten Falle, in dem es sich wahrscheinlich gleichfalls um tuberculöse Peritonitis handelte.

Fettgehalt von Transsudaten (und damit Rahmbildung beim Stehen) kann, wie sich aus dem Vorhergehenden ergiebt, bedingt sein entweder durch Beimengung von Chylus oder durch Beimischung fettig zerfallender Zellen. Letztere scheinen sich vorzugsweise bei Carcinom und Tuberculose des Peritoneums zu finden.

Die widersprechenden Ergebnisse früherer Untersuchungen über die Folgen der durch Ueberfirnissung herbeigeführten Unterdrückung der Hautperspiration, namentlich die in keiner Weise übereinstimmenden Beobachtungen von Edenhuizen und von Laschkewitsch haben Sokoloff (3) veranlasst, dieses Thema von Neuem aufzunehmen, und er hat zu diesem Zweck 46 Versuche an Hunden und an Kaninchen angestellt, deren Haut er vollständig oder nur zum Theil mit verschiedenen Substanzen — Asphaltlack, Tischlerleim, Gummi arabic., Collodium — in der Regel mit einem, bis zur Syrupsconsistenz eingedickten Oel bestrich. Bei Hunden, welche nur in geringer Ausdehnung bestrichen waren, zeigte sich nach einem geringfügigen und nicht ganz regelmässigen Steigen der Temperatur in den ersten Tagen, sehr gewöhnlich, aber auch nicht ganz constant, einige Tage vor dem Tode beginnend ein stufenweises Sinken. Dagegen tritt nach umfänglichem Bestreichen ein sehr schnelles Sinken der Temperatur ein, und das

40*

Thier stirbt oft schon nach wenigen Stunden. Im Harn treten, mag die Bestreichung eine geringe oder beträchtliche gewesen sein, Albumin, körnige und hyaline Cylinder, Nierenepithelien und „junge Zellen" auf, und das specifische Gewicht nimmt zu. Ferner beobachtete Verf. Durchfall, Sinken der Herzthätigkeit, Steigerung der Pulsfrequenz, langsameres, reguläres und zuweilen oberflächliches Athmen, Krämpfe und Somnolenz, und in einem Falle allgemeinen Hydrops. Die anatomische Untersuchung der Thiere ergab Oedem, in einzelnen Fällen Krystalle von Tripelphosphat, körnige Trübung der Muskelfasern, Transsudate in den serösen Säcken, leichtere, in Fällen von längerer Dauer auch schwerere Degenerationszustände der Leber, der Milz und der Nieren. Vergleichende Untersuchungen der Temperatur im Rectum und auf der äusseren Haut führten bei allen diesen Experimenten constant zu dem Ergebniss, dass die innere Temperatur immer, sowohl unmittelbar nach dem Bestreichen, als während der folgenden Tage, bis zum Tode höher war als die äussere. Daraus schliesst der Verf., dass sich beim Bestreichen der Haut keine Paralyse der motorischen Hautnerven entwickelt, und es scheint ihm eben deshalb auch kein Grund vorzuliegen zu der Annahme, als rühre die beobachtete Erniedrigung der inneren Temperatur her von der vermehrten Wärmeabgabe, und als ständen letztere im Zusammenhang mit der Erweiterung der Hautblutgefässe. Einhüllung der bestrichenen Thiere in Watte verlangsamte zwar die Abkühlung der Thiere, vermochte aber nicht, den Tod derselben zu verhindern, wenn schon zuweilen durch derartige Mittel oder auch durch andere, die Abkühlung verringernde Bedingungen das Thier anscheinend etwas länger am Leben erhalten wurde. Verf. kömmt daher wieder auf die alte Ansicht zurück, nach welcher in Folge der Bestreichung eine toxische Substanz im Organismus zurückgehalten werden sollte. Da er aber nicht vermochte, eine solche Substanz nachzuweisen, so injicirte er das Blut von bestrichenen Thieren in die Gefässe gesunder und fand, dass in Folge davon keine andere krankhafte Veränderung als eine gewöhnlich nach 3—4 Tagen wieder vorübergehende Albuminurie auftrat, und namentlich eine Temperaturerniedrigung ausblieb. Aber schon diese vorübergehende Albuminurie hält der Verf. ausreichend zu dem Schluss, dass die Wirkungen der Ueberfirnissung begründet seien in der Retention einer giftigen Substanz. Die relativ geringfügigen Wirkungen seiner Blutinjectionen erklärt er durch die Annahme, dass diese hypothetische Substanz durch die nicht bestrichene Haut schnell wieder ausgeschieden werde.

Pathologische Anatomie, Teratologie und Onkologie

bearbeitet von

Prof. Dr. F. GROHE in Greifswald.

A. Pathologische Anatomie.

I. Allgemeine Werke und Abhandlungen.

1) Jones. C. H. and Sieveking, E. H., Manual of patholog. anatomy. 2 ed., revised, enlarged and edited by Joseph Frank Payne. 8. London. — 2) Wilks, S. and Mozon, W., Lections on patholog. anatomy. 2. ed. London. — 3) Thierfelder, Alb., Atlas der pathologischen Histologie. 4. Lief. Seröse Häute und Gelenke. 5 lith. Taf. mit Text. Leipzig. — 4) Rindfleisch, Ed., Lehrbuch der pathologischen Gewebelehre zur Einführung in das Studium der pathologischen Anatomie. 4. Auflage. Mit 230 Holzschn. Leipzig. — 5) Becker, O., Atlas der pathologischen Topographie des Auges. (gezeichnet von Carl und Julius Heitzmann, Kob. Sattler und Frdr. Veith. 2. Lfrg. Mit 9 lith. Tafeln. Wien. — 6) Fourmentin, Emile, Sur la déformation de la poitrine. Avec fig. Paris. — 7) Ingels, B. C., Autopsies pratiquées à l'Hospice-Guislain. Annal. de la Soc. de méd. de Gand. Oct. Vol. 53. — 8) Eppinger, Hans, Mittheilungen aus dem patholog. anatomischen Institut zu Prag. Prager Vierteljahrsschr. für pr. Heilk. Bd. I. u. II. — 9) Wickham Legg. J., Cases in morbid anatomy. St. Barthol. Hosp. Rep. Vol. X. — 10) Derselbe, Report from the post mortem Room. Ibid. Vol. XI.

II. Allgemeine pathologische Anatomie.

1) Massonnaud, Albin, Essai sur la pathogénie unilatérale partielle ou totale du corps. Thèse No. 80. Paris. 1874. — 2) Hirtzman, J. J. Bapt., Contribution à l'étude de la mole hydatiforme. Thèse No. 134. Paris. 1874. (Enthält nichts Neues.) — 3) Schlumberger, Emile, Contributions à l'étude de la gangrène infectieuse. Diss. inaug. Strasbourg. 1874. (Cfr. das Referat über „allgemeine Pathologie".) — 4) Lange, Oscar, Ueber die Entstehung der blutkörperhaltigen Zellen und die Metamorphosen des Blutes im Lymphsack des Frosches. Arch. für pathol. Anatomie und Physiol. Bd. 65. H. 1. Taf. III—IV. — 5) Jacobson, Alexander, Ueber das Vorkommen von Riesenzellen in gut granulirenden Wun-

den der Weichtheile beim Menschen. Ebend. — 6)
Köster, Ueber chronische Entzündung, fibröse und sarcomatöse Neubildung. Sitzungsber. der niederrhein. Ges.
für Natur- und Heilk. 21. Juni. — 7) Eppinger, Hans,
Eigenthümliche Sclerose der Gehirngefässe. Prag. Vierteljahrschr I. S. 50.

A myloid.

8) Ziegler, E., Amyloide Tumorbildung in der Zunge
und dem Kehlkopf. Ein Beitrag zur Lehre von der
amyloiden Degeneration. Arch. für pathol. Anat. und
Physiol. Bd. 65. Taf. XV. — 9) Heschel, Eine
hübsche à vista-Reaction auf amyloid degenerirte Gewebe.
Wiener Wochenschr. No. 32. — 10) Cornil, Sur l'application du violet de méthylaniline dans la technique
microscopique et sur le résultat obtenu par son emploi
dans l'étude de la dégénérescence amyloide des organes.
Gaz méd. de Paris. No. 21. et Arch. de physiol. T. I.
Pieb. XXIII. et XXIV. — 11) Jürgens, Rudolf, Eine
neue Reaction auf Amyloidkörper. Arch. für patholog.
Anat. und Physiol. Bd. 65. Taf. IX.

Concretionen.

12) Sée, Calcul du canal de Sténon ayant eu pour point
de départ un grain de blé. Gaz. des hôp. p. 661.

Parasiten.

13) Wickham Legg, Hydatids of the liver, omentum,
and rectovesical pouch, jaundice, xanthelasma of the
tongue, eyelids and skin. St. Barthol. Hosp. Rep. X.
(35 J. a. Viehhändler.) — 14) Derselbe, Hydatid cyst
of the liver passing into the bile-ducts, jaundice, xanthopsy, abscess of liver. Ibid XI. (23 J. a. Weib.
Tod. Vereiterung einer Echinococcusblase und Durchbruch in einen grossen Ast des D. hepaticus.) — 15)
Liouville et Straus, Kyste hydatique ouvert dans la
cavité rachidienne. Gaz. des hôp. No. 15. — 16) Viertel, D., Ueber Knochenechinococcen. Archiv für klin.
Chirurgie. XVIII. S. 476. Taf. XI. Fig. 23. — 17)
Wenzel-Gruber, Ein Hydatidensack von enormer
Grösse im Musculus addductor magnus femoris. Archiv
für pathol. Anatomto und Physiol. Bd. 65. S. 233. Taf.
XI. Fig. 2.

Massonaud (1) theilt 11 Fälle von partieller
und totaler einseitiger Hypertrophie des
Körpers mit, wovon 10 Fälle der französischen
und deutschen Literatur entnommen sind. Der 11. Fall
ist auf der Klinik von Broca beobachtet worden und
betraf ein 10 jähriges, sonst wohlgebildetes, gesundes
Mädchen, das mit einer angeborenen Hypertrophie der
rechten Unterextremität behaftet war. Die Länge der
letzteren betrug 0,67 M., die der linken nur 0,56 M.,
die Circumferenz war an verschiedenen Stellen um
1–1,5 Ctm. stärker. Störungen der Sensibilität und
Motilität waren nicht vorhanden, an verschiedenen
Körperstellen, namentlich am hypertrophischen Bein,
fanden sich kleine Naevusflecken. In Bezug auf die
Entstehung verwirft der Verf. die von mehreren Seiten
ausgesprochene Ansicht von einem Einfluss des vasomotorischen Nervensystems; er betrachtet als letzte
Ursache eine noch unbekannte Störung des epiphysären und periostealen Knochenwachsthums, unter
deren verstärktem Ernährungseinfluss auch die Massenzunahme der übrigen Weichtheile zu Stande kommt.

Lange (4) leitete durch ein feines Glasrohr, das
er in die Aorta eines Frosches einband, verschieden
grosse Quantitäten von Blut direct in den Lymphsack
eines zweiten Frosches; die Wunde wurde hierauf
geschlossen und dann vermittelst einer feinen Glas-

röhre das Blut wieder aus dem Lymphsack zur weiteren Untersuchung aufgesogen. Die Beobachtungen
umfassten den Zeitraum von der zweiten bis fünften
Woche nach der Operation. Die Metamorphosen,
welche die rothen Blutkörper erkennen liessen,
waren dreifacher Art, und beruhten wesentlich auf
einer ungleichmässigen Vertheilung des Hämoglobins,
oder auf einer Zerklüftung und Trennung desselben
von dem Stroma der Blutkörper. Die erste Veränderung bestand darin, dass das Hämoglobin an dem
einen Pol oder an der einen Langseite sich zusammenzog, wobei der übrige Abschnitt des Blutkörperchens
ganz farblos erschien; die Farbe des Hämoglobins war
normal oder etwas dunkler, die Form der Körperchen
wenig verändert. Eine zweite Veränderung bestand
in einer Zerklüftung der rothen Körper, welche das
Stroma und das Hämoglobin betrifft, wodurch sehr unregelmässige Formen zum Vorschein kommen. Das
dritte Stadium ist dadurch characterisirt, dass die
Blutkörper in kleinere und grössere, runde und eckige,
dunkelrothe Topfen zerfallen, an denen verschiedent-
liche Ueberreste von Kerngebilden wahrnehmbar sind,
endlich kleine, eckige, farblose Körper, die Ueberreste frei gewordener Kerne.

Von den blutkörperchenartigen Zellen
konnte der Verfasser gleichfalls drei Arten erkennen,
die sich durch ihre Grösse, Gestalt und Entstehung
von einander unterschieden. Die einen erscheinen
als granulirte Körper, etwas grösser als weisse Blutkörper, mit lebhafter, amöboider Bewegung, sie enthalten vereinzelte rothe Blutkörper oder Bruchstücke
davon; sie entstehen durch Aufnahme dieser in weisse
Körper. Die zweite Art zeigt eine viel beträchtlichere
Grösse; sie enthalten eine grössere Zahl von rothen
Blutkörperchen; an der Peripherie findet sich nur ein
schmaler, farbloser Saum, die Bewegungserscheinungen sind sehr gering; ihre Entstehung ist wahrscheinlich auf eine Conglomeration von rothen Blutkörpern zurückzuführen, der lichte Saum auf den Zu-
sammenfluss des Stromas derselben. Die dritte Art
ist characterisirt durch die ausserordentliche Grösse
des Zellenkörpers, durch den geringen Gehalt an
rothen Blutkörpern und die sehr lebhaften amöboiden
Bewegungen; ihre Entstehung verdanken sie der
Confluenz weisser Blutkörper und Aufnahme rother
in dieselben, theils vor oder nach ihrer Vereinigung.
Die beigegebenen Abbildungen geben hübsche Darstellungen von diesen Verhältnissen. L. machte seine
Untersuchungen im patologischen Institut in Heidelberg.

Jacobson (5) giebt eine kurze Schilderung der
in dem frischen Granulationsgewebe vorkommenden
verschiedenen Zellen mit besonderer Berücksichtigung
der sehr reichlich darin vertretenen Riesenzellen.
Als Untersuchungsmaterial dienten Stückchen von
Granulationsgewebe, die aus Wunden beim Menschen
in einer Tiefe von 1 Ctm. ausgeschnitten und sofort
in Müller'sche Flüssigkeit gelegt wurden, ferner von
Weichtheilswunden bei Hunden. Entgegen der Ansicht,
dass alle Granulationen nicht vollständig neugebildet,

sondern metamorphosirtes und mit Zellen und Flüssigkeit durchsetztes Gewebe darstellen (Köster), hält J. dieselben für ein vollständig neugebildetes Gewebe. Die Riesenzellen liegen nicht in der pyogenen, sondern nur in der plasmatischen Schicht, die reich an homogener, die Zellen engumschliessender Grundsubstanz ist; ihre Grösse ist sehr verschieden, das 8–10fache eines weissen Blutkörperchens, zuweilen besitzen sie Fortsätze, meistens sind sie rund oder oval, das Proplasma ist gleichmässig feinkörnig, bald heller, bald dunkler. Die Kerne sind rundlich, oval, ihr Protoplasma feinkörnig, etwas dunkler als das der Zellen. Die Zahl und Lagerung der Kerne ist sehr wechselnd, wovon eine genauere Beschreibung gegeben ist. Daneben finden sich auch Spindelzellen von verschiedenster Breite und Länge mit bis zu 4 Kernen, die vielfach in der Theilung begriffen. Endlich die gewöhnlichen, runden Granulationszellen und Zellen mit homogenem, hellem Protoplasma, mit einem oder zwei fein granulirten, in Furchung begriffenen Kernen, etwas grösser als weisse Blutkörperchen — epithelioide oder endotheliale Zellen der Autoren. Bei der grossen Verbreitung der Riesenzellen bei den verschiedenartigsten, entzündlichen und geschwulstbildenden Processen in fast allen Organen, warnt der Verf. eindringlich (Ref. muss dem Verf. auf Grund eigener Erfahrungen vollkommen beipflichten) vor einer einseitigen Deutung ihrer Entwickelung und Bedeutung. Es genügt nicht bloss ihre Anwesenheit zu constatiren, sondern auch ihre jeweilige besondere Eigenthümlichkeit und die Differentialdiagnose, zwischen Dingen, die für Riesenzellen gehalten werden können, streng ins Auge zu fassen. Bei Beachtung des Letzteren, meint der Verf., wird auch das Gebiet „localer Tuberculose", und der von Riesenzellen ein viel beschränkteres sein. Bei der Differentialdiagnose sind als Verwechselungen besonders zu berücksichtigen: Querschnitte von Lymphgefässen mit wucherndem Endothel, Blutgefässthromben, Querschnitte von kleinen Gefässen und Capillaren, die mit weissen Blutkörperchen erfüllt, Conglomerate von Zerfallsproducten, die mit Granulations-, Lymphund weissen Blutkörpern, Micrococcenhaufen untermischt, Querschnitte hypertrophischer Muskeln mit gewucherten Kernen, Querschnitte epithelialer Gebilde und kleiner Nervenbündel. J. machte seine Untersuchungen im pathol. Institut in Berlin.

Köster (6) hielt in der niederrhein. Gesellschaft für Natur- und Heilkunde einen Vortrag über chron. Entzündung, fibröse und sarcomatöse Neubildung, wovon der vorliegende Bericht ein kurzer protocollarischer Auszug ist, eine ausführlichere Veröffentlichung soll in Bälde erfolgen. K. stellt für die chronische Entzündung drei ineinander übergehende Formen auf, die er als hypertrophische, hyperplastische und granulirende bezeichnet. Bei der ersten handelt es sich um eine einfache Verstärkung vorhandenen Gewebes; bei der zweiten um Zunahme durch Neubildung, ohne dass völlig neugebildete Gewebe und Gefässe entstehen, dies ist erst bei der granulirenden

Form, der eigentlich entzündlichen Neubildung, der Fall. Tritt diese interstitielle Entzündung auf, so fällt der Proliferation des Bindegewebes und der Gefässe die Hauptrolle zu, bei Flächengranulation dagegen kommt noch die Extravasation (Eiterung, Exsudation) hinzu, eine gleichsam in Permanenz erklärte acute Entzündung, indem eine Menge oberflächlicher Capillarschlingen fast nur weisse Blutkörperchen führt. Die Gewebe beider unterscheiden sich aber principiell nicht, je älter das entstandene Bindegewebe, desto fester. Es gleicht dem Hornhautgewebe, die Zwischensubstanz besitzt einen lamellösen Bau, zwischen den Lamellen sind sternförmige, mit einander anastomosirende, leicht injicirbare Saftcanälchen, an deren einer Wand meist nur je eine platte Bindegewebszelle anliegt. Die Zellen sind Analoga der Endothelien und das Gewebe kann daher als keratoides Bindegewebe bezeichnet werden. In jüngeren Schwarten fehlt der lamellöse Bau; die Saftcanälchen oder sternförmigen Bindegewebszellen bilden ein Netzwerk, Netzzellengewebe. Die jüngsten Schichten haben meistens keine klar ausgesprochene Structur, sie repräsentiren ein cytogenes Gewebe in verschiedenen Modificationen, die Lücken des Reticulum sind auch hier injicirbare Saftcanäle. Die Injectionen ergeben, dass die Saftcanälchen jeglicher Form mit den Blutgefässen in weit offener Verbindung stehen. Die letzteren sind in den jüngeren, weichen Schwarten ausserordentlich reichlich und die Communication mit den Saftcanälchen am ausgebreitetsten, sie bestehen aber nur aus einem Endothel, zu dem bei den grösseren noch eine Bindegewebshülle kommt, eine Muscularis fehlt vollständig. Eine Neubildung von Lymphgefässen und Nerven kommt nicht vor. In dem ersten Stadium der chron. Entzündung zeigen die Endothelien der Lymphgefässe und Saftcanälchen (Bindegewebszellen) eine Wucherung, indess gehen sie alsbald zu Grunde. In ganz analoger Weise fand nun K. die Gewebsveränderungen in den fibrösen und sarcomatösen Neubildungen, die weiterhin einer eingehenden Besprechung unterzogen werden, wobei der Verf. zu folgenden Schlussfolgerungen kommt: Sowohl die entzündlichen, wie geschwulstartigen, fibrösen und sarcomatösen Neubildungen sind abhängig von der Gefässwucherung und bilden ihr Gewebe nur um, durch und aus den Capillaren; differenzirte Gefässe werden nicht gebildet. Der Mangel an Lymphgefässen und die offene Communication der Blutgefässe mit den zellführenden Saftcanälen und deren Abkömmlingen (vielleicht spielt auch der Mangel an Nerven eine wichtige Rolle) bedingen die Circulationsverhältnisse, durch die Ernährungs- und zelliges Material in reichem Masse angeschwemmt, sehr wenig aber abgeführt wird. Daraus mag sich das unbeschränkte Wachsthum aller dieser Neubildungen erklären, und eine Reihe von Erscheinungen in der localen und allgemeinen Verbreitung der Sarcome.

Eppinger (7) beschreibt eine eigenthümliche Sclerose der Gefässe der Hirnrinde bei einer an Dementia paralytica verstorbenen, 38 Jahre alten Tagelöhnerfrau.

Dieselbe bestand darin, dass die Wandungen. der kleinen Venen und der Capillaren erheblich verdickt und in eine gleichmässig dichte, völlig homogene, mattglänzende Masse umgewandelt waren. Die Arterien und die Gefässe der Pia mater waren ganz unbetheiligt, sie zeigten nur zellige, Fett- und Pigmenteinlagerungen. Wenn ein Gefäss der Pia mater mit den anhängenden Hirngefässen vorsichtig isolirt wurde, so konnten schon mit blossem Auge verschieden grosse Büschel aufgeblähter und glasig gequollener Capillarverzweigungen übersehen werden. Das Lumen der Gefässe ist anfangs nur wenig verengert, und die Blutsäule hebt sich scharf ab, in späteren Stadien schwindet dasselbe fast vollständig, und das Gefäss scheint wie von einem central gelegenen, glasigen Bandstreifen durchzogen, der nach innen und aussen durch eine scharfe Contourlinie sich abhebt. Der Process beginnt stets an der Intima, d. h an dem Endothel, und schreitet von hier nach aussen fort. Die Endothelien zeigen zuerst an einer circumscripten Stelle die Veränderung, die allmälig die ganze Zelle ergreift, die Kerne sind unbetheiligt und auch in den späteren Stadien immer noch erkennbar. Ueber die chemische Natur der glasigen Masse konnte der Verf. nichts Bestimmtes feststellen: sie ist nicht doppeltbrechend und unlöslich in kochendem Wasser, Alcohol und Chloroform; durch Behandlung mit Essigsäure, Kalilauge, Salzsäure und Jodkalium erfährt sie keine Veränderung. Jod-Schwefelsäure und die gewöhnlichen Tinctionsmittel zeigen nichts Charakteristisches; Hämatoxylin veranlasst eine matte, gräulich-blaue Farbe, die von dem tiefblauen Gefässlumen sich stark abhebt. Die perivasculären Räume sind anfangs unverändert, mit der Zunahme der Wanddicke werden sie cylindrisch und sinuös erweitert, letzteres findet sich jedoch auch bei normalen Gefässwänden. Ausserdem sind dieselben von feinen Fäserchen durchzogen, den zarten Fortsätzen mächtiger Spinnenzellen, die in die Gefässwandungen sich einsenken. Ferner waren die Lymphräume des subarachnoidealen Raumes mit wuchernden Granulationszellen erfüllt, die sich in die perivasculären Räume der Rinde verfolgen liessen, sowie Kernansammlungen in dem Adventitialraum und um die Capillaren. Dasselbe Bild bieten die sehr stark erweiterten Gefässe der Pia mater dar. Endlich zeigten auch die Ganglienzellen verschiedene bemerkenswerthe Veränderungen. Zunächst befand sich in ihrer unmittelbaren Nähe, in dem pericellulären Raume, gleichfalls eine Kernwucherung, die weiterhin in Form zerstreuter, kleiner Inselchen zwischen den pyramidalen Ganglienzellen sich bemerklich machte, besonders reichlich in den untersten Schichten der Rinde. Die Kerne sind ziemlich gleich gross, viele besitzen einen deutlichen Protoplasmahof, andere gehören den sehr deutlich hervortretenden Spinnenzellen an. Endlich zeigen die pyramidalen Ganglienzellen der untersten grauen Schicht eine eigenthümliche Abrundung, besonders in der Umgebung der Gefässe, wo sie grosse runde Räume vorstellen, mit deutlichem Kern und Pigmenthäufchen, ohne dass an dem ganz klaren Protoplasma Fortsätze erkennbar waren. Die Contour der Ganglienzellen setzte sich scharf ab gegen die Neuroglia und den perivasculären Raum, oder es lagen auch zwei Ganglienzellen nebeneinander, die sich deutlich abplatteten. Da eine Kerntheilung nicht erkennbar war, so glaubt der Verf. nicht, diese Gruppen als das Product einer Ganglienzellentheilung ansehen zu sollen. Fettige Degeneration, Sclerose oder Verkalkung der Ganglienzellen waren nicht vorhanden.

Ziegler (8) fand bei der Section eines 67jähr. Mannes, der unter den Erscheinungen von Emphysem und Oedem gestorben war, umfangreiche, derbe Knoten an der Basis der Zunge, zwei tiefe, strahlige Narben mit gelben Einsprengungen am rechten Leberlappen, beiderseitige Hydrocele bei normalen Hoden. Oberhalb der falschen Stimmbänder fanden sich zwei gestielte Polypen, links von Kirschkerngrösse, rechts etwas kleiner. Die Zungenschleimhaut über den grossen Knoten einfach verdünnt, über den kleinen normal. Die Knoten erstrecken sich bis 2 Ctm. zwischen die Fasern des Genio- und Hyoglossus und haben ein compactes, buchenholzartiges Aussehen. Ihr Gesammthabitus, sowie die strahligen Einziehungen der Leber liessen eine ursprünglich syphilitische Affection annehmen. Schon das makroskopische Aussehen der Knoten hatte eine amyloidartige Beschaffenheit, bei Zusatz von Jodlösung allein färbten sich die Schnittflächen und die mikroskopischen Schnitte tiefblau, lebhaft grün, violett oder dunkelbraunroth, das Blau trat hauptsächlich im Centrum auf. Letztere bestanden aus lauter kleineren und grösseren Spalten, an deren Peripherie nur noch schmale Streifen von normalem Gewebe verliefen. An den Uebergangsstellen in das normale Gewebe ergaben sich die Blutgefässe, das interstitielle Bindegewebe und das Sarcolemma der Muskelfasern in ausgedehntem Masse amyloid degenerirt, ebenso die Membranen der Fettzellen und deren Gefässe. Die Muskelsubstanz selbst zeigte keine besondere Art des Zerfalls, sie schwand allmälig vollständig zwischen der die Fasern ganz umschliessenden Amyloidsubstanz; die hie und da restirenden Muskelkerne waren gleichfalls amyloid degenerirt. Endlich liessen auch zahlreiche Schleimdrüsen eine ausgedehnte Amyloiddegeneration ihrer Membrana propria und der Gefässe erkennen, während die Epithelzellen meist noch intakt waren. Die letzteren umschlossen vielfach Gallertcylinder ähnlich denen in den Harncanälchen. Zum Studium der Degeneration an den einzelnen Geweben wendete der Verf. auch Carmin, Ueberosmiumsäure und Hämatoxylinfärbungen an. Die folliculären Drüsen der Zunge sind grösstentheils frei. und nur auf Höhe der grösseren Knoten mitergriffen. Endlich fand sich auch das Narbengewebe der Leber und die Blutgefässe in dessen nächster Umgebung amyloid degenerirt, im übrigen war die Leber frei. In 11 älteren Präparaten von Lebersyphilis, die Z. vergleichsweise untersuchte, fand sich bei zwei gleichfalls eine Amyloiddegeneration der im gummösen Gewebe verlaufenden Blutgefässe, während bei zwei anderen neben den Gummata die ganze Leber amyloide Reaction zeigte. Z. betrachtet diese Gewebe, die als Residuen abgelaufener Entzündungsprocesse zu betrachten sind, als ganz besonders prädisponirend zur amyloiden Degeneration, wie dies auch von verschiedenen anderen Forschern bereits nachgewiesen ist, wobei das Auftreten der Amyloidsubstanz in Gestalt umfangreicher, knotiger Geschwülste bis jetzt neu und eigenartig erscheint, ebenso das Ergriffensein der Schleimdrüsen. Der Verf. will keine bestimmte Hypothese darüber aufstellen, worauf die Prädisposition der durch den Entzündungsprocess veränderten Bindesubstanz und anderen Gewebe beruht,

Indess meint er doch, dass man im Vergleich zu den amyloiden Gefässschlingen und verdickten und geschrumpften Kapseln entzündlicher Nieren an gestörte Circulationsverhältnisse denken müsse, und wie unter gewissen Verhältnissen die in Blut gelösten Kalksalze, so hier im Blut circulirende Eiweisskörper an bestimmten Stellen mit Vorliebe sich ablagerten. Diese Auffassung sei für den vorliegenden Fall berechtigter, als die Annahme einer einfachen Gewebsmetamorphose.

Als ein neues und sehr prägnantes Reagens auf amyloid degenerirte Gewebe wird von Heschel (8), Cornil (9) und Jürgens (10) der violette Anilinfarbstoff empfohlen.

Die Wirkung desselben beruht darauf, dass alle normalen Gewebe, selbst die zartgebautesten Zellen, Wimperhaare etc., durch denselben schön blau gefärbt werden, während die amyloid degenerirten Gewebe in kurzer Zeit einen helleren oder dunklen, lebhaft rothen Farbenton annehmen, der nach den Erfahrungen von Beschel, bei guter Aufbewahrung der mikroskopischen Präparate, sich mehrere Jahre erhält. Nach der übereinstimmenden Erfahrung der genannten Forscher ist das Anilinviolett eine viel feinere Reaction auf die Amyloidsubstanz als die Jodlösungen für sich oder in Verbindung mit Schwefelsäure. In Fällen, wo Jod sich unwirksam zeigte, konnten an verschiedenen Geweben durch das allmälige Auftreten der rothen Farbe schon die ersten Anfänge der Degeneration noch erkannt werden. Heschel verwendet und empfiehlt die violette Tinte von Leonhardi in Dresden, die er einfach mit diluirtem Glycerin vermischt verwendet. Die Präparate verhielten sich sowohl in Glycerin als in Farrant'scher Flüssigkeit monatelang in unveränderter rother Farbe, bei jahrelangem Aufbewahren wird das Colorit etwas heller. Cornil erhielt sein Präparat aus der chemischen Fabrik von Poirier in Paris, durch Vermittlung der bei derselben angestellten Chemiker Herrn Lauth, dasselbe trägt die Fabrikmarque 350 N, und stellt ein krystallinisches Pulver dar, das C. in verdünnter wässriger Lösung anwendet. Das Präparat führt auch die Bezeichnung Violet de méthylanilin und ist besser als das sogenannte Violet de Paris. C. sah die Farbendifferenzen schon in wenigen Minuten eintreten, die auch, wie alle 3 Untersucher fanden, an Präparaten hervortraten, welche längere Zeit in Alkohol oder Müller'schen Flüssigkeit gelegen. Die genannten Forscher geben die Beschreibung von dem Verhalten der verschiedenartigsten Organe, die wir in der Originalarbeit nachzulesen bitten. Jürgens bezog sein Präparat aus der chemischen Fabrik des Dr. Néve in Berlin, dasselbe ist gleichfalls in krystallinisches Pulver, das sich leicht in Wasser löst. Die wässerige Lösung fand J. als die beste, bei der grossen Färbekraft genügt schon die Solution von 1 : 100. J. giebt hübsche colorirte Abbildungen von amyloid degenerirten Leberzellen, Blutgefässen, Nieren, Nierenepithelien und Prostataconcretionen, ferner einen Durchschnitt durch thrombotische Auflagerungen von endocarditischen Excrescenzen der Mitralis, welche aus glasigen Klumpen bestehend, stellenweise sich gleichfalls roth färbten, während das Gewebe der Excrescenzen sich blau färbte. Die Prostataconcretionen zeigen ein verschiedenes Verhalten, einige nehmen eine intensiv blaue, andere eine blauviolette, und noch andere eine intensiv rothe Farbe an; zuweilen wird die centrale Masse roth und die peripheren Zonen bleiben blau. Dasselbe Verhalten zeigen auch die Corpora amyloidea emphysematöser Lungen. An den Herzen mit Endocarditis der Mitralis waren auch die Blutgefässe des Herzmuskels, sowie einzelne Muskelfasern amyloid degenerirt. Bei der Färbung von pflanzlichen Theilen fand J., dass unveränderte Stärke-

substanz farblos bleibt, während pflanzliche Zellenmembranen und gekochte Stärke eine blauviolette Färbung annehmen. Bei einer Mischung von Corpora amylacea des Gehirns, Rückenmarks und von Stärkekörnern lassen sich die letzteren durch den Mangel der Färbung leicht erkennen, so dass eine Verwechslung von thierischen und pflanzlichen Corpora amylacea nicht mehr möglich ist. In Bezug auf die Priorität der Entdeckung dieser Reaction sei nur bemerkt, dass Beschel sie zuerst angewendet zu haben scheint, er bemerkt, dass er die Färbung mit der violetten Tinte schon seit 1871 anwendet, bei Cornil und Jürgens findet sich keine soweit zurückreichende Angabe. Uebrigens scheinen die genannten Forscher ganz unabhängig von einander auf die Methode gekommen zu sein, da die Publicationen der Zeit nach nahe zusammenfallen.

In dem von Wickham Legg (13) mitgetheilten Fall von Leber-Echinococcus fanden sich drei umfangreiche Säcke vor, wovon der eine sich in den Ductus hepaticus eröffnet hatte. Besonders bemerkenswerth bei diesem Falle sind die zahlreichen, über den ganzen Körper (Augenlider, Innenfläche der Lippen, obere und untere Fläche der Zunge, rechtes Ohr, Nacken, Schultern, Ellenbogen, Handgelenk, Bauchdecken) verbreiteten Xanthelasmaflecken. Die mikroskopische Untersuchung der Zunge ergab, dass dieselben veranlasst waren durch eine reichliche Wucherung und Fettinfiltration der submucösen Bindegewebszellen, am Bauchfell, wo sich gleichfalls ähnliche Flecken fanden, waren die spindelförmigen Zellen des subserösen Bindegewebes fettig infiltrirt, desgleichen auch an der äusseren Haut.

Liouville und Strauss (15) berichteten in der Société de Biologie über einen in klinischer Beziehung interessanten Fall von Echinococcus im Rückgratscanal.

Ein bisher vollkommen gesunder, 52 jähr. Mann wurde im Juli 1874 plötzlich von Paraplegie der Unterextremitäten mit dem Gefühl von Ameisenkriechen befallen und auf die Klinik von Bébiec im Hôtel Dieu gebracht. Da gar keine Anhaltspunkte für die so plötzliche, schwere Erkrankung aufgefunden werden konnten, so schwankte die Diagnose zwischen einer Apoplexie und einer acuten Erweichung des Rückenmarks. Der Zustand des Patienten wurde immer schlechter, es entwickelte sich ein grosser Decubitus an Kreuzbein, der Tod erfolgte im Januar 1875. Die Section ergab einen ganz unerwarteten Befund: Zwischen der linken Lunge und dem Diaphragma fand sich eine grosse Anzahl verschieden grosser Echinococcusblasen, umgeben von einer dickflüssigen Masse, der 9. und 10. Dorsalwirbel waren vollständig zerstört, in der Tiefe fand sich eine Communication mit dem Wirbelcanal, in den Blasen und Flüssigkeit eingedrungen waren.

Viertel (16) gibt die ausführliche Krankengeschichte und den Sectionsbefund von einem umfangreichen Echinococcussack bei einer sonst blühenden und kräftigen, 25 jähr. Bauerngutsbesitzerstochter, mit fast vollständiger Zerstörung des rechten Darmbeins.

Patient. kam im April 1872 auf die chirurg. Klinik in Breslau und stath im Juni. Die anfangs ganz unbestimmte Natur der Geschwulst wurde erst aufgeklärt durch eine Probepunction, wobei neben einer grossen Menge von Eiter, Membranfetzen von Echinococcusblasen entleert wurden. Der Fall ist übrigens schon in der Dissertation des Verf. im Jahre 1872 beschrieben.

Wenzel-Graber (17) berichtet über einen im Prä-

pariraal zufällig entdeckten, umfangreichen Echino-
coccsussack im Bereich der Adductoren an
der hinteren Seite des rechten Oberschenkels bei einem
alten Mann.

Derselbe war 23 Ctm. lang, 6,5 Ctm. in transversaler
und 3,5 Ctm. in sagittaler Richtung dick. Es wurden
über 200 geschlossene Blasen gezählt von 1 Mm. bis
3 Ctm. Durchmesser. Köpfchen oder Haken konnten
nirgends aufgefunden werden. Alle übrigen Körpertheile
und Organe waren bei der Entdeckung des Sackes schon
entfernt, so dass nicht mehr festgestellt werden
konnte, ob auch darin noch Echinococcen vorhanden
waren.

III. Specielle pathologische Anatomie.

Nervensystem und Sinnesorgane.

1) Montané, Louis, Etude anatomique du crane
chez les microcéphales. Avec 6. Pl. Thèse de Paris.
No. 9. 1874. — 2) Knox, D. N., Description of a
case of defective corpus callosum. Glasgow med. Journal. April. 1 Taf. — 3) Fischer, Franz, Eine interessante Hemmungsbildung des kleinen Gehirns. Arch.
für Psychiatrie. Bd. V. Heft 2. Taf. VIII. Fig. 1. —
4) Derselbe, Beschreibung einer Hemmungsbildung
des Gehirns. Ebendas. Heft 3. Mit 3 Abbildungen.
— 5) Sander, Wilh., Ueber eine affenartige Bildung
am Hinterhauptslappen eines menschlichen Gehirns.
Ebendas. Bd. IV. Heft 3. — 6) Jackson, Fibrous
Cyst in the arachnoid cavity. Boston med. and surg.
Journ. Januar. p. 15. — 7) Arndt, Rudolf, Zur pathologischen Anatomie dor Centralorgane des Nervensystems. Ueber den Etat criblé. Archiv für Pathol.,
Anat. und Phys. Bd. 63. S. 241. — 8) Derselbe,
Zur pathologischen Anatomie der Centralorgane des
Nervensystems. I. Ueber Granular disintegration. II.
Ueber varicöse Hypertrophie des Axencylinders der
Nervenfasern. Ebendas. Bd. 64. S. 356 u. 368. —
9) Allen M'Lane Hamilton, The microscopic ap-
pearances of degenerate nerve tissue. Philadelphia med.
and surg. Reporter. XXXII. No. 13. (Ein in New-
York gehaltener Vortrag, der nichts Neues enthält.) —
10) Cassy et Dejerine, J., Recherches sur la dégé-
nérescence des nerfs separée de leurs centres trophiques.
Arch. de phys. norm. et path. No. 5. Pl. 25. — 11)
Bogoslovsky, Gr., Ueber Regeneration der terminalen Hornhautnerven. Arch. f. pathol. Anat. und
Phys. Bd. 65. S. 359. — 12) Przewoski, E., Ueber
ödematöse Schwellung Pacinischer Körperchen. Ebendas.
Bd. 63. S. 363. Taf. X. — 13) Popoff, Leo, Ueber
Veränderungen im Gehirn bei Abdominaltyphus und
traumatischer Entzündung. Ebendas. Bd. 63. Heft 3
und 4. Taf. XIV — XV. — 14) Derselbe, Ueber
die Veränderungen des Gehirns bei Flecktyphus. Centralblatt für die med. Wissenschaften. No. 36. — 15)
Bwart, J. C., On a large organised cyst in the sub-
dural space. Journ. of Anatomy and Physiol. No. XVI.
— 16) Weigert, Carl, Gummiknoten der Hypophysis
cerebri. Arch. für pathol. Anat. und Physiol. Bd. 65.
S. 223. — 17) Derselbe, Struma pituitaria permagna.
Ibid. S. 219. — 18) Eppinger, Hans, Haematoma
hypophysis cerebri. Prager Vierteljahrsschr. II. S. 5.

Montané (1) gibt eine sehr sorgfältige und eingehende Beschreibung von 5 Microcephalen-Schä-
deln der Pariser Sammlungen (2 Präparate von Gall
No. 79 und 190, 2 von Dumontier No. 1 und 2,
1 von Patriz) wovon auf 6 Tafeln sehr hübsche
Frontal- und Profildarstellungen gegeben werden. Eine
genauere Schilderung der Verhältnisse der einzelnen
Schädel kann hier selbstverständlich nicht gegeben

werden und verweisen wir den Leser auf das Original.
Unter 29 von dem Verf. zusammengestellten Fällen
gehörten 11 dem weiblichen, 8 dem männlichen Geschlecht an, in 10 Fällen ist das Geschlecht nicht
angegeben. C. Vogt verzeichnet unter 71 Fällen
21 weibliche und 30 männliche, in 20 Fällen ist das
Geschlecht nicht angegeben.

Das von Knox (2) ausführlich beschriebene Gehirn mit Defect des Carpus callosum stammt
von einer 40jährigen weiblichen Idioten, welche in
Town's Hospital in Glasgow gestorben war.

Die Sprache war ganz unartikulirt, und ohne erkennbaren Grund schrie die Patientin häufig sehr laut auf.
Das Sehvermögen, Gehör und die allgemeine Sensibilität
waren, soweit die Prüfung möglich, nicht gestört; Moti-
litätsstörungen gleichfalls nicht vorhanden, abgesehen von
einem leichten Grad von Klumpfussbildung, Muskulatur
gut entwickelt. Patientin liebte es, mit dem Rücken auf
dem Boden liegend, sich zu rollen; die Menstruation in
den letzten Jahren regelmässig. Der Kopf war etwas
missgestaltut, die Stirn und das Hinterhaupt waren ausserordentlich abgeflacht; das Gesicht klein und plump,
das Gehirn wog 36½ Unzen. Die Seitenventrikel, namentlich die Hinterhörner, stark erweitert, das Ependym
sehr verdickt. Der Corpus callosum bildete einen dünnen Strang, der vordere Theil ist kaum angedeutet, der
hintere circa ¹/₁₀ Zoll dick. Dasselbe beginnt an der
Lamina cinerea und ist nach oben und seitlich mit der
Ventricularwand, nach unten mit dem Fornix verwachsen.
Die Lamina cinerea und der Fornix sind in der Mitte in
zwei Theile gespalten, wovon jede Hälfte dem Verlauf
der Hinterhörner der Seitenventrikel folgt. Die Gyri
sind gut ausgebildet, nur die secundären Furchen etwas
schwächer als normal, die Roland'sche Spalte, die
Sylvi'sche Grube und die Reil'sche Insel normal gebildet, dagegen zeigten die Gyri und Sulci am Occipitallappen mehrfache, sehr ausgesprochene Abweichungen.
Der Verf. theilt im Anschluss hieran in Kürze noch 14
Fälle von Defectbildung des Corpus callosum aus der Literatur mit, wovon 5 weibliche und 7 männliche Ind.
betreffen, bei 2 Fällen ist das Geschlecht nicht angegeben. In mehreren Fällen ist Geisteskrankheit in der
Familie erblich gewesen. Bei fast allen Fällen ist geistige Störung verzeichnet (Idiotie, Imbecilität, Melancholie).
Jedoch müssen zwei Arten des Defectes unterschieden
werden, der vollständige und, wie in vorliegendem Fall,
der unvollständige, beide aber stets angeborene Zustände.

Die von Fischer (3) beschriebene Hemmungsbildung des kleinen Gehirns fand sich bei
einem 31 Jahre alten Geometer (G. Geissler), der
moribund ins Spital in Pforzheim gebracht wurde und
an Lungen- und Kehlkopfphthise gestorben ist.

Die Schädelkappe und das Grosshirn boten keine
Anomalien, alle Nähte, namentlich die Lambda- und
Mastoidealnaht, sehr gut ausgebildet und völlig normal.
Dagegen ist die linke Grube für das kleine Gehirn sehr
viel kleiner als rechts, desgleichen auch die Grube für
den linken hinteren Grosshirnlappen. Das Kleinhirn ist
relativ und absolut zu klein, der Längsdurchmesser bedeutend verkürzt, der Breitendurchmesser der linken
Kleinhirnhemisphäre verkleinert, der der rechten dagegen
normal, die Dicke beider aber entschieden vergrössert.
Gegen den Rand tritt keine Abflachung ein. die Dicke
ist fast überall dieselbe. Besondere Anomalien zeigen
noch die Läppchen des Kleinhirns im Hinblick auf
Grösse und Gestalt, deren Details bitten wir im Original
nachzulesen. Das Gewicht des in Alcohol erhärteten
Cerebellum betrug 78 Gramm, während der Mittelwerth des normalen Kleinhirns 150 Gramm ist. Der

Verf. findet, dass die Entwicklung dieser unzweifelhaft angeborenen Anomalie dem von Wendt aufgestellten Gesetz in Bezug auf das Wachsthum und die Faltung des Kleinhirns vollkommen entspricht.

Fischer (4) beschreibt noch einen weiteren Fall von Hemmungsbildung des Gehirns bei einem gleichfalls in der Irrenanstalt in Pforzheim verstorbenen Idioten, mit Beigabe einer ausführlichen Krankengeschichte und des Sectionsbefundes.

Patient hat noch 8 gesunde Geschwister, ist aber von Jugend auf geistesschwach, er konnte nur die Worte „ich" und „Mama" sprechen, und fing erst mit dem 6. Jahre an zu gehen. Er soll immer gut gehört und gesehen haben, und nicht ohne Aufmerksamkeit auf das, was um ihn vorging, gewesen sein, Gefahren kannte er nicht, auch wich er keinem Fuhrwerk auf der Strasse aus. Im Jahre 1854 wurde Pat. in die Irrenanstalt in Pforzheim aufgenommen, den ausführlichen Status praes. und die interessanten Erscheinungen, die der Pat. nachträglich darbot, bitten wir in dem Original nachzulesen. Die elliptische Form des Schädels soll angeboren sein, auch die Mutter hat einen solchen; das Schädeldach ist stark convex; die Scheitelbeine steigen fast senkrecht an, die Stirnbeine sind flach, das Occiput stark gewölbt. Die Sagittal- und Coronalnähte vollständig ossificirt, die Lambdanaht dagegen stark ausgesprochen, in der Mittellinie herzförmig eingezogen. Das Gehirn wiegt 1015 Grm. Die linke Schädelseite stärker entwickelt als die rechte. Das Grosshirn ist sehr klein, hat etwa die Grösse von dem eines kleinen Kindes, während das Kleinhirn sehr gross ist und von jenem wenig bedeckt wird. Die Asymmetrie ist auch beim Grosshirn deutlich ausgesprochen und wie am Schädel zu Gunsten der linken Seite. Von den übrigen Eigenthümlichkeiten des Gehirns können wir hier nur die wesentlichsten in Kürze anführen. Die Oberfläche ist durch zahlreiche, zierliche, schmale Windungen ausgezeichnet, die alle gut ausgeprägt sind, besonders die typischen Formen, desgleichen auch die Furchen. Als exquisit pathologisch erscheint das fast vollständige Freiliegen der Insula Reilii in Folge zu geringer Entwickelung des Operculums. Eine zweite bemerkenswerthe Eigenthümlichkeit bildet das Vorhandensein einer Fissura occipitalis externa, der sogenannten Affenfurche, beiderseits. Rechts ist dieselbe sehr tief, weitklaffend und trennt den Hinterhauptslappen von dem Scheitellappen. Auf der linken Seite findet sich noch eine zweite abnorme Furche, die bis jetzt noch nicht beobachtet zu sein scheint: dieselbe beginnt auf der Höhe des Hinterhauptslappens, läuft schräg abwärts über den Scheitellappen und mündet in die erste Schläfenfurche ein. Endlich ist der Balken in seiner ganzen Länge ausserordentlich schmal, der Wulst ist kaum angedeutet, das Knie von zwei sehr schmalen, spitzwinklig gebogenen Streifen gebildet. Die Seitenventrikel sind von mittlerer Weite. Am Kleinhirn tritt ausser dem geringen Bedecktsein eine etwas stärkere Entwickelung der linken Hälfte hervor. Die übrigen Hirnabschnitte, auch die Medulla oblongata, bieten nur wenige Abweichungen dar. Eine besonders geringe Oberflächen-Entwickelung der Stirnlappen war nicht vorhanden. Nach den Beobachtungen von Frd. Arnold ist die Reil'sche Insel bis zum 10 Mondsmonat unbedeckt, erst um diese Zeit bildet sich die Decke und die Insel wird zum Lobus apertus. Aus diesem Grund, und da das Gehirn durch seine geringe Grösse und seine zahlreichen, schmalen Windungen ganz den Eindruck wie bei einem neugeborenen Kinde macht, glaubt der Verf., die Zeit des ersten Auftretens der Gehirnstörung in den 10 Monat des Fötallebens verlegen zu sollen.

Sander (5) fand gleichfalls eine affenartige Bildung am Hinterhauptslappen, aber nur der linken Grosshirnhemisphäre, in Gestalt von zwei Furchen, welche nach Lage und Richtung dem von Fischer beschriebenen Fall sehr nahe stehen, an der rechten Hemisphäre fehlen dieselben.

Die 6½ Ctm. lange und 2 Ctm. tiefe Furche läuft quer und lateralwärts vor dem Hinterhauptslappen und trennt diesen vollständig von dem Scheitellappen. Das obere (mediale) Ende erreicht den Sulcus interparietalis und ist vom Sulcus occip. transversus (Ecker) nur durch einen ganz schmalen Windungszug getrennt. Andere Windungen sind in der Fissur nicht vorhanden. Etwa von der Mitte der Fissur geht eine Furche nach vorn und oben, die sich gabelig theilt, von denen die eine 2 Ctm. weit in den Scheitellappen sich fortsetzt und dessen Gyrus angularis in zwei Theile theilt, während die andere sich schliesslich nach oben wendet und in die dritte Hinterhauptswindung übergeht. Ferner fand sich an dieser Seite noch eine zweite abnorme, ziemlich tiefe Furche, welche zwischen der ersten und der Spitze des Hinterlappens fast parallel verläuft, ca. 5½ Ctm. lang ist und quer über den ganzen Lobus occipitalis hinzieht und an seinem oberen (medialen) und unteren (lateralen) Ende nur je eine schmale Windung als Grenze übrig lässt. Endlich fand sich noch eine dritte ungewöhnliche Furche im Occipitallappen, welche zwischen den erwähnten von unten her bis zur Mitte des Lappens aufsteigt, die als eine Fortsetzung des Sulcus temporalis tertius zu betrachten ist. Der Verf. geht ausführlicher in eine Vergleichung dieser Verhältnisse mit den bei den Affen als normale Bildungen vorkommenden analogen Furchen ein. Der Schädel war schmal und spitz, die Stirne flach, stark nach hinten geneigt, hoher Grad von Prognathismus, Jochbogen stark prominent, Wangen eingefallen, was mit dem ganzen übrigen Habitus und Gebahren des Patienten stets den Eindruck etwas sehr Affenartigen machte. Der 50 Jahr alte Geisteskranke war erst seit 5 Monaten in der Anstalt und litt an schwachsinnig-melancholischen Wahnideen. Der Verf. glaubt die Störung in die Zeit des 7. Fötalmonats verlegen zu sollen, da in dieser Periode beim Menschen, wie bei den Affen, eine Fissura perpendicularis externa vorhanden ist, die bei ersterem aber im Laufe des 8. Monats wieder verschwindet, während sie bei letzteren persistent bleibt.

Jackson (6) hielt im November 1874 in der medicinischen Gesellschaft zu Boston einen Vortrag über Cystenbildungen mit serösem und blutigem Inhalt in der Dura mater und Arachnoidea. Aus dem sehr aphoristisch gehaltenen Protocoll lässt sich nur entnehmen, dass die besprochenen Fälle, eigene und fremde Beobachtungen, chronische Entzündungen der Dura mater (Pachymeningitis) waren mit ihren Folgezuständen.

Arndt (7) führt die von Parchappe und Durand-Fardel als Etat criblé bezeichnete Veränderung der Gehirnsubstanz, welche von den genannten Forschern auch sonst als auf pathologischen Zuständen der Gehirngefässe mit secundärer Verdichtung der die Gefässe umgebenden Nervensubstanz beruhend betrachtet wird, auf eine primäre Erweiterung des His'schen perivasculären Canalsystems zurück.

Veranlasst wird diese zunächst durch einen länger dauernden, gesteigerten Blutdruck und eine damit verbundene stärkere, exsudative Durchfeuchtung der Gehirnsubstanz. Die adventitiale Lymphbahn wird dadurch insufficient und die Flüssigkeit bänkt sich in dem His'schen Canalsystem und in den Gewebsspalten an, die Erweiterung erreicht oft die Grösse eines Stecknadelkopfes bis Mohnkorns. Die umgebende Gehirnsubstanz ist seltener verdichtet, als erweicht und ödematös, namentlich bei Potatoren, Hysterischen und entzündlichen Processen. Nicht selten enthalten die Räume mehr oder weniger Kerne, Lymphkörperchen und weisse Blutkörperchen. Aehnliche Räume bilden sich auch um die Ganglienzellen, die von Obersteiner „pericelluläre", von A. „periganglionäre" genannt werden; die grössten der Art fanden sich stets im Corpus callosum, Linsenkern und Opticus. Die Gefässwände enthalten häufig Fettkörnchenkugeln und Pigmentkörner. Bei längerer Anfüllung des Canalsystems tritt eine Druckatrophie der Markscheide und der Nervenfasern ein, die Flüssigkeit enthält Markkügelchen, gallertige Abscheidungen, faserige und körnige Massen, Faserstoffcylinder, ähnlich wie in den Harncanälchen, und Amyloidkörper, Veränderungen, die A. in ihrer Gesammtheit als „hyaloide" Degeneration bezeichnet. In diesem Stadium findet sich neben dem Etat criblé häufig eine weisse Erweichung, als eine Verdichtung des Gehirns vor. Die gleichen Verhältnisse kommen auch im Rückenmark vor, nur treten sie weniger auffällig hervor, die künstliche Injection der verschiedenen Lymphcanalsysteme ist schwieriger. Im Verlauf seiner Darstellung giebt Arndt eine ausführliche Schilderung der Beziehungen der Blutgefässe zu dem His'schen Canalsystem, zu dem perivasculären Lymphraum und zu den von ihm als Gewebsspaltsystem bezeichneten Canälen, die sich dem Verlauf der Nervenfasern anschliessen und sich gleichfalls injiciren lassen. Obgleich die Verbindung der Gefässe mit der umgebenden Hirnsubstanz nur auf dem Wege der Contiguität besteht, so finden sich doch an der Aussenseite der Adventitia mannigfache Anhänge zelliger und fibrillärer Natur, wodurch dieselbe durch eine Art von anhängenden Zotten, Fasern, Stacheln und Lappen rauh erscheint. Es sind dies Fortsätze von in der Hirnsubstanz liegenden Zellen, die beim Ausziehen der Gefässe mit der Pincette leicht abreissen. Diese Zellen kommen in sehr verschiedenen Entwickelungsstadien vor. Oft behalten sie ihren embryonalen Character mit mehr zähem, gallertigem Protoplasma, oder dasselbe wird mehr körnig, und vom Zellkörper gehen meist zwei faserartige Fortsätze ab, oder sie verbreiten sich lappenartig und sind mit Knötchen besetzt, während die Enden mit fussähnlichen und lanzettförmigen Ausbreitungen der Adventitia ansitzen. Sie gleichen sehr den neuerdings als Pinselzellen beschriebenen Formen. Die Verbreitung beider Zellenformen ist individuell und örtlich verschieden; die zelligen kommen mehr im Stirn- und Scheitellappen, die fibrillären im Schläfen- und Riechlappen vor. Am constantesten finden sie sich ausserdem in den Gyri fornicatus und hyppocampi mit ihren Markleisten, im Corpus callosum und der Reil'schen Insel vor. In der Hirnrinde ist der Verlauf ein mehr vertical aufsteigender, im Mark folgen sie der Richtung der Nerven und Gefässe.

Die Arbeit von Arndt (8) über die Granular disintegration ist wesentlich nur eine Kritik und anderweitige Deutung des unter diesem Namen beschriebenen Befundes im Rückenmark bei einem von Lockhart Clark 1861 publicirten Fall von Muskeiatrophie.

Die Entartung soll nach Clark vorzüglich in der Nähe der Gefässe aufgetreten sein, und zwar in dem zwischen diesen und der Hirnsubstanz gelegenen Raum. Dieselbe bestand in der Ablagerung einer zarten, durchsichtigen, körnigen Substanz, in der Reste von Nervenfasern und Amyloidkörpern sich vorfanden. In einer späteren Arbeit; „On the pathology of Tetanus. 1865", hat Clark ähnliche Verhältnisse beschrieben und die Ablagerungen als ein Exsudat aufgefasst. Analoge Befunde wurden auch noch von anderen Seiten unter demselben Namen beschrieben und die Désintegration granulosa als eine besondere Form der Rückenmarksaffec-

tionen bezeichnet. A. tritt nun gegen diese Deutung auf und betrachtet den Process als eine Bindegewebswucherung, die von den mit der Ooläss-Adventitia in Verbindung stehenden, im vorigen Abschnitt geschilderten Zellen ausgeht, zu der im weiteren Verlauf Auswanderung weisser Blutkörper, Exsudationen mit Abscheidung von Faserstoffschollen und Strängen, Zerfall der Markscheide, Amyloidkörper — seine gesammte hyaloide Degeneration — hinzutritt. A. will ähnliche Befunde am Rückenmark von an Lyssa gestorbenen Personen gefunden haben, Näheres wird über diesen Process nicht angeführt.

Weiterhin kommt A. auf die varicöse Hypertrophie der Axencylinder zu sprechen. Die Bezeichnung „Hypertrophie" will er nur für die Fälle gelten lassen, wo die Veränderung das Ergebniss eines activen, entzündlichen Processes ist, während für chronische Processe der Ausdruck „Schwellung" besser, sei. Die Veränderung bezieht er auf eine Schwellung und Vermehrung der zwischen den Nervenfibrillen gelegenen Protoplasmakörnchen, wodurch die Fibrillen auseinandergedrängt werden und auch völlig schwinden können. Die an diesen Stellen zuweilen sich findenden Kerngebilde sind entweder Myelineigerinnungen oder Ueberreste embryonaler Kerne, die für gewöhnlich obsolesciren und schrumpfen, bei manchen Individuen aber persistiren, bei Geisteskranken in grosser Zahl sich finden. Bei irritativen Zuständen disponiren dieselben zu den Anschwellungen der Axencylinder und geben überhaupt eine Disposition zu allen möglichen nervösen Erregungen: Delirien, Zuckungen, Palpitationen, Schmerzen und Lähmungen etc.; auch für das Zustandekommen der Erscheinungen beim Blitzschlag hält sie A. für von Wichtigkeit. Bei einer an Erysipelas faciei gestorbenen Frau fanden sich derartige Anschwellungen an den Fortsätzen der Purkinje'schen Ganglienkörper. Eine gänzliche Rückbildung derselben scheint nicht immer der Fall zu sein.

Cassy und Dejerine (10) haben die Veränderungen, welche der Axencylinder und das Nervenmark an durchschnittenen Nerven erleiden, am Ischiadicus bei Meerschweinchen einer erneuten Prüfung unterzogen. Die Resultate ihrer Beobachtungen fassen die Verf. in folgenden Sätzen zusammen: Der Verlust der Function des peripheren Nervenstücks am 3. Tag nach der Durchschneidung beruht auf einer moleculären Veränderung des Axencylinders, in Folge dessen er gebrechlich und in seiner Continuität unterbrochen wird. Die Veränderungen der Markscheide und der Kerne sind secundär. Ganz analog sind die Zustände an den von durchschnittenen Nerven versorgten Muskeln, ihre Contractilität ist vermindert, ohne dass an den Fasern eine Veränderung wahrnehmbar ist. Das centrale Nervenende hat einen bestimmenden Einfluss auf die Ernährung der Nervenfasern, mit dessen Aufhören ihre Structur und Function erlischt. Diese Verhältnisse wiederholen sich bei allen markhaltigen Fasern, bei den Remak'schen sind sie noch weniger bestimmt.

Bogoslovsky (11) hat im pathologischen Institut zu Zürich unter Anleitung von Prof. Eberth die Regeneration der terminalen Hornhautnerven einer genauen Prüfung unterworfen. Die Versuche wurden an Kaninchen gemacht, denen das Hornhautepithel in verschiedener Ausdehnung mit dem Messer bis auf die Reichert-Bowman'sche Schicht abgetragen wurde, um jede heftigere Reizung des Hornhautgewebes zu vermeiden. Die excidirte Hornhaut wurde in Goldchlorid oder Goldchloridkalium und dann in essigsaures Wasser gelegt, das oft erneuert werden muss. Die Resultate waren sehr günstig, schon am 5. Tag nach der Operation war eine vollendete Regeneration der Nervengeflechte nachweisbar, dieselbe war so vollkommen, dass die Bilder von den normalen Objecten sich kaum unterschieden. Immer ist aber das Epithel, welches sich zuerst regenerirt, das Terrain für die nachwachsenden Nerven, bei gehemmter Epithelregeneration konnten in dem Defect niemals neugebildete Fasern nachgewiesen werden. Die neuen Axenfibrillen entwickeln sich durch Aussprossen aus den noch vorhandenen alten, weder die Epithel-, noch die Hornhaut-, noch die vorhandenen Wanderzellen nehmen daran Theil, ebenso die Neurilemkerne und das Neurilem, die hier überhaupt nicht vorkommen. Die Axencylinder und Axenfibrillen verlaufen nackt, und nur an einzelnen Stellen finden sich am Rande derselben oft feinste Körnchen, die von Neurilemkernen nichts an sich tragen. In Bezug auf die normale Endausbreitung der intraepithelialen Nerven bemerkt der Verf., dass dieselbe plexusartig stattfinde, und dass er im Hornhautgewebe nicht im Stande war, die mit den Protoplasmafortsätzen zusammenhängenden Nervenfasern bis an den Kern oder die Kernkörperchen zu verfolgen. Das Verhalten der Nerven zur Membrana Descemeti und ihrem Endothel hat der Verf. nicht weiter ins Auge gefasst. Bei der Untersuchung der Nerven gleich nach der Operation erscheinen die zurückgebliebenen und verletzten Nervenenden und Plexusfibrillen an ihren Enden eine Strecke weit verdickt, stark geschlängelt und von kleinen Vacuolen durchsetzt. Am 5. Tag nach der Operation war schon eine vollendete Regeneration der Nervengeflechte nachweisbar.

Przewoski (12), Prosector der patholog. Anatomie in Warschau, fand bei 5 mit Wassersucht behafteten Leichen eine beträchtliche Vergrösserung und oedematöse Anschwellung der um das Pancreas herumgelegenen Pacinischen Körperchen. Der grösste Theil des histologischen Details in der Arbeit ist dem normalen Bau dieser Körperchen gewidmet, worüber ein Referat, abgesehen davon dass es nicht an diese Stelle gehört, um so weniger am Platze erscheint, da die Resultate, zu denen der Verf. kam, nach seiner eigenen Angabe mit denen von A. Key und Retzius wesentlich übereinstimmen. Ueber die geschilderten pathologischen Veränderungen ist nur soviel zu berichten, dass die Lamellensysteme durch die vermehrte Ansammlung von seröser Flüssigkeit bedeutend ausgedehnt waren, dass die Zahl der Lamellensysteme durch Druckschwund allmählig kleiner wird, dass die interlamellären Netze bedeutend grösser und ihre Fasern dicker werden, und dass zwischen denselben Zellen zum Vorschein kommen, die den fixen Bindegewebskörperchen ähnlich sind — Erscheinungen, die sämmtlich auf mechanische Ursachen zurückzuführen sind.

Popoff (13) hat die Veränderungen, welche die Gehirnsubstanz beim Abdominaltyphus erleidet, zum Gegenstand eingehender Untersuchungen gemacht, und dabei eine Reihe neuer und höchst interessanter Thatsachen festgestellt. Zur weiteren, vergleichenden Prüfung dieser Verhältnisse verfolgte der Verf. diese Zustände an normalen Gehirnen, dann an solchen mit Sclerose, eitriger Meningitis (nach Carios des Felsenbeines), dann bei Kaninchen und Hunden, denen die Gehirnsubstanz verletzt oder Stücke davon excidirt worden waren, oder bei denen reizende Substanzen (Ammoniak, Kochsalzlösung) und Farbstoffe (Tusche, Zinnober, Ultramarin) in die Hirnsubstanz injicirt wurden. Vom Abdominaltyphus standen dem Verf. zwölf Gehirne zu Gebote, von Personen vom 12.–35. Lebensjahr, der Tod war in der Regel in der 2.—3., einmal in der 4. Krankheitswoche erfolgt. Bei 3 war Darmperforation, bei einer Meningitis haemorrh. vorhanden. Die Gehirne wurden in Chromsäure, chromsaurem Kali und Ammoniak erhärtet. Neben den schon bekannteren Veränderungen von körniger Trübung bis zum Zerfall der Ganglienzellen, Pigmentinfiltrat, fettiger Degeneration der Gefässwandungen etc., fand sich eine mehr oder weniger ausgedehnte Infiltration der grauen Substanz mit lymphatischen Elementen. Dieselben lagen nicht blos in den Blutgefässen und perivasculären Räumen, sondern in der Umgebung der Ganglienzellen und, wie sich bei stärkeren Vergrösserungen ergab, in den pericellulären Räumen und innerhalb des Protoplasmas der Ganglienzellen selbst, ihre Zahl schwankte von 1 bis 2, oft waren es 6—8. Die mit Wanderzellen infiltrirten Ganglienkörper zeigten ein verschiedenes Verhalten des Kernes und des Protoplasmas. War die Zahl der eingewanderten Zellen gering, so waren die Fortsätze noch deutlich erkennbar, der Kern unverändert, oder mit 2 Kernkörperchen, oder leicht eingeschnürt, oder es fanden sich auch 2 Kerne vor. Bei reichlicherer Einwanderung war die Zahl der Fortsätze geringer, oder sie fehlten vollständig, und die Ganglienzelle hatte eine mehr länglich ovale Gestalt. Der Kern war undeutlich, oder es fanden sich zwei kleinere, mit Kernkörperchen versehene Kerne. Gleichzeitig zeigte auch das Protoplasma Theilungsvorgänge, wovon jedoch nicht jeder Abschnitt einen Kern enthielt. In einzelnen Fällen war diese Theilung augenscheinlich erfolgt durch den Druck der angelagerten Wanderzellen, in anderen stellte er sich als ein activer Vorgang, ein progressiver Process dar. In Bezug auf die Frage, ob dieser letztere Theilungsvorgang lediglich durch die eingewanderten lymphatischen Zellen veranlasst sei, kam der Verf. zu der Ueberzeugung, dass dies nicht der Fall sei. Er fand nämlich Ganglienzellen in der Theilung begriffen, die frei von Wanderzellen waren, ferner solche, welche eine verschiedene Zahl davon enthielten, und in denen von einem Theilungsvorgang nichts

zu bemerken war. Ueber die diesen Vorgang begünstigenden Momente ist P. nicht vollständig ins
Klare gekommen, vielleicht ist der Alterszustand der
Ganglienzelle von Einfluss. Endlich fanden sich
auch Bilder, wo 2—3 mit Fortsätzen versehene Ganglienzellen nebeneinander liegen, die ganz an die von
Feischel bei Gehirnsarcomen beschriebenen Formen
erinnern. P. lässt hier die Wahrscheinlichkeit einer
Neubildung zu, bezweifelt jedoch die Deutung von
Feischel, ob hier eine Kerntheilung vorhergegangen
sei, da nicht alle Zellen dieser Gruppen Kerne besitzen, und da es dahingestellt sein muss, ob das, was
F. als Kerne deutete, nicht eingewanderte Elemente
waren. Endlich fanden sich diese Wanderzellen auch
im Verlauf der Nervenfasern vor, wo sie die diese
umgebenden Räume ausfüllen. Besonders deutlich ist
dies an den Stellen zu sehen, wo die Nervenfasern
bündelweise geordnet sind, im Corpus striat., Thalam.
opt. Um über die Beziehungen der Wanderzellen zu
den Neurogliazellen ins Klare zu kommen, untersuchte der Verf. 2 Fälle von Hirnsclerose, 2 Fälle von
eiteriger Meningitis, ferner Gehirne von im Puerperium,
an acuter und chronischer Pneumonie und an Aneurysma Verstorbener. Der Befund war hier im Allgemeinen ganz derselbe, nur graduell verschieden in
Bezug auf die Ganglienzellen und die Veränderungen
im Zwischengewebe. Bei Hirnsclerose vollzieht sich
der Process mehr an der Neuroglia und deren Gefässe,
die jungen eingewanderten Zellen sind ziemlich gleichmässig zerstreut durch das ganze Gewebe, ohne bestimmte Gruppirung, ihre Anhäufung in den Ganglienzellen, die Kern- und Protaplasmatheilung der
letzteren ist seltener als beim Typhus. — Bei
der eiterigen Gehirnentzündung kommt der Befund mehr mit dem bei Typhus überein, die
Einwanderung und Kerntheilung sind hierbei sogar
noch schärfer und prägnanter ausgesprochen. Die Versuche bei Thieren, deren Detail wir im Original nachzulesen bitten, ergaben so ziemlich die gleichen Resultate,
nur ist hier von Wichtigkeit, den geeigneten Zeitpunkt
für die Untersuchung zu treffen; sobald die entzündliche Reaction die Ueberhand gewonnen, ist es schwierig,
wenn nicht unmöglich, klare Bilder zu erhalten.

Die Injection der Farbstoffe unternahm der Verf.
in der Absicht, festzustellen, ob das Protoplasma der
Ganglienzellen contractil sei oder nicht, ob dasselbe im
Stande ist, Farbstoffe oder zellige Elemente in sich
aufzunehmen, oder ob bei dem Eindringen der Wanderzellen diese allein activ sind. Die Resultate dieser
Versuche, auf die hier aus Mangel an Raum nicht
näher eingegangen werden kann, haben, namentlich
bei Injection von Tusche in die Hirnsubstanz, den
unzweifelhaften Beweis geliefert, dass die Ganglienzellen Farbstoffkörnchen in sich aufnehmen, dass also
ihr Protoplasma contractil ist. Die Zustände, welche
die Ganglienzellen darboten bei Injectionen von Gehirnen vom Menschen und Thieren einen Tag nach dem
Ableben, sind total verschieden von solchen von lebenden Thieren. Der Verf. hält dies interessante
Resultat seiner Versuche auch von Wichtigkeit für

verschiedene pathologische Verhältnisse der Ganglienzellen (Pigmentirung etc.), die bisher nur als Umsetzungsproducte ihres Protoplasmas angesehen wurden. P. machte seine Untersuchungen und Experimente im pathologischen Institut in Strassburg unter
Leitung von Professor v. Recklinghausen.

Nachträglich hat Popoff (14) in Petersburg drei
Gehirne von an Typhus exanthematicus verstorbenen Personen untersucht, an denen er dieselben
Veränderungen an den Ganglienzellen und deren Umgebung, sowie an den Blutgefässen constatiren konnte,
wie beim Abdominaltyphus. Die Proliferationserschei-
nungen in den Gefässwänden waren hier sogar viel
ausgebreiteter und intensiver als beim Ileotyphus;
ebenso fanden sich Fett und Pigmentinfiltration und
stellenweise Blutextravasate vor. Ausserdem fanden
sich noch bei diesen Patienten in der Corticalsubstanz
des Gross- und Kleinhirns, im Corpus striatum und
im Linsenkern kleine Knötchen vor, die bei schwacher
Vergrösserung wie Miliartuberkel aussahen, häufig,
obgleich nicht immer, in der Nähe der Gefässe.
Die Hauptmasse bestand aus indifferenten Zellen,
die mit den Wanderzellen (weissen Blutkörperchen) vollkommen übereinstimmten. An den Stellen
der grauen Substanz, wo sich, wie in der peripheren,
feinkörnigen Lage der Rindensubstanz, zellige, nervöse
Elemente in reichlicher Zahl vorfinden, betheiligen
sich an der Bildung dieser Knötchen auch Zellen, die
mit den Kernen der Ganglienzellen vollkommen übereinstimmen, und wahrscheinlich aus einer Wucherung
derselben hervorgegangen sind. Eine Reihe von Knötchen baut sich augenscheinlich nur aus Wanderzellen
auf. Häufig fand sich in der Nähe derselben eine so
massige Zelleninfiltration der Gefässwände, wie sie
nur beim Tuberkel vorkommt. Riesenzellen, oder ein
feiner, körniger und fettiger Zerfall im Centrum der
Knötchen, wie constant beim Tuberkel, konnten nirgends nachgewiesen werden. P. bringt die Knötchen
ihrem Wesen und Ursprung nach in Analogie mit den
von E. Wagner bei Abdominaltyphus in Leber und
Nieren beobachteten. Unter 3 Fällen von Flecktyphus
fanden sich die Knötchen 2 Mal, bei einem 20 und 22 Jahre
alten, jungen Mann, bei denen starke Gehirnerscheinungen, anfangs Delirien und Krämpfe, später Depressionszustände, Coma und Stupor, bestanden. In beiden
Fällen war die Krankheitsdauer 14 Tage, im dritten
Fall (37jähr. Mann), wo keine Knötchen sich fanden,
waren die Gehirncapillaren stark gefüllt, wie injicirt,
es herrschten mehr Excitationserscheinungen mit kurzen Hemmungszuständen vor (kurz vor dem Tode),
die Krankheitsdauer betrug nur 10 Tage.

Ewart (15) fand bei der Section eines 64jähr.
Bootsmanns eine umfangreiche Blutcyste, welche die
ganze linke Seite der Dura mater einnahm, die
rechte Seite war frei, die Länge betrug 7¼″, die
Breite 2½″, die Dicke am Rand ⅛″, in der Mitte 1½″.
Der Inhalt bestand aus rothen und weissen Blutkörperchen und Faserstoffgerinnseln, die bindegewebige
Hülle war sehr stark vascularisirt, die Gehirnoberfläche
comprimirt. Patient war drei Wochen zuvor wegen

eines grossen Abscesses am Bein ins Hospital aufgenommen worden, der fast verheilt war, plötzlich traten
heftige Cerebralerscheinungen auf, Unempfindlichkeit,
Coma und deutliche Symptome von Hirndruck, der
Tod erfolgte nach 3 Tagen. Von früheren Krankheitserscheinungen ist nichts bekannt, als dass Patient sehr
undeutlich sprach und die Worte mehr kaute.

Weigert (16) fand bei der Section einer 64jähr.
Frau neben einem syphilitischen Geschwür des Gaumens, unter dem ein Gummiknoten sass, Lymphdrü-
senschwellung und Narben der Scheide, die Hypophysis haselnussgross, die Knochen in der Umgebung arrodirt. Dieselbe besteht aus einer derben, grau
durchscheinenden Masse mit gelben Einsprengungen,
die namentlich den hinteren Theil einnehmen. Mikroskopisch besteht der Knoten aus einem bindegewebigen Stroms mit eingestreuten lymphatischen Elementen, zum Theil in körnigem und fettigem Zerfall.
Riesenzellen oder kleine Knötchen in der Umgebung
waren nicht vorhanden. Dagegen fanden sich im Pancreas und der Leber Tuberkelknötchen mit Riesenzellen.

Weigert (17) beschreibt weiterhin einen 7,5 Ctm.
grossen Tumor der Hypophysis bei einer 45 Jahre
alten Frau, der die Basis des Gross- und Kleinhirns,
sowie den rechten Oculomotorius, Abducens und Trochlearis stark comprimirt und dislocirt hat, von den
beiden ersten Nerven ist nichts mehr aufzufinden, die
Knochen in der Umgebung stark arrodirt. Die Oberfläche der Geschwulstmasse ist von rothen und haselnussgrossen Knollen bedeckt. Microscopisch besteht
dieselbe aus rundlichen und länglichen Schläuchen
von meist einkernigen Cylinderzellen, die in ein alveolares Stroms eingelagert sind, daneben Nester von
lymphatischen Elementen, dünnwandige Blutgefässe
und diffuse Bluteinlagerungen.

Das von Eppinger (18) beschriebene, wallnussgrosse Hämatom der Hypophysis fand sich bei
einem 28jährigen Mann, der seit ¼ Jahr Gehirndepres-
sionserscheinungen, aber ohne Lähmungen, dargeboten
haben soll. Der Knoten nahm den hinteren Lappen
der Hypophysis ein und bestand aus sehr stark einfach und ampullär erweiterten Blutgefässen, und aus
Cysten, die mit Blut erfüllt waren. Epithel konnte in
keiner der Cysten nachgewiesen werden. Die Section
ergab ausserdem noch eine diffuse Hyperplasie des
ganzen Skelets und ein chron. Magengeschwür mit
Arrosion des Ductus choledochus.

Haut und Haare.

1) Lagrange, A., Contribution à l'étude de la
sclérodermie avec arthropathies et atrophie osseuse.
Thèss Nro. 161. Paris. 1874. — 2) Slocum, Chas. E.,
A case of hirsuties gestationis. New-York med. Record.
July 10. — 3) Wickham-Legg, Addison's disease.
After death no right suprárenal capsule discovered, ex-
treme fibrous degeneration of left. St. Bartholom. Hosp.
Rep. X.

Lagrange (1) theilt ausführlich 4 Fälle von
Sclerodermie aus der französischen Literatur mit,

und gibt am Schluss eine Zusammenstellung der pathologischen, anatomischen und histologischen Befunde
mit Berücksichtigung mehrerer, in Deutschland publi-
cirter Fälle. Die Schlussfolgerungen, zu denen L. gekommen ist, fasst er folgendermassen zusammen: Die
Sclerodermie ist eine primäre chron. Entzündung der
Haut und des subcutanen Bindegewebes, welche im
weiteren Verlauf und bei längerem Bestand die Muskeln, Nerven, Knochen und Gelenke befallen kann
mit consecutiven, trophischen Störungen, die jedoch
von geringerem Belang bleiben. Für die Annahme
einer primitiven trophischen Störung der peripheren
Nerven, des Rückenmarks und der Muskeln liegen
keine anatomischen Beweise vor.

Slocum (2) (Arzt in Defiance, Ohio) berichtet
von einer jungen Dame, die sich mit 15 Jahren verheirathet, in den folgenden Jahren dreimal gesunde
Kinder geboren und einmal abortirt hatte, dass bei
jeder Schwangerschaft, gleich nach Cessation der Menses, am Kinn und beiderseits an den Wangen ein
starker Haarwuchs zum Vorschein kam, der während der Schwangerschaft andauerte und nachher sich
wieder verlor. Die Haare wurden 1—1½ Zoll lang
und waren etwas heller als die dunklen Kopfhaare,
die sonst normale Haut war in dieser Zeit gleichfalls
dunkler gefärbt. Die Kinder waren stets normal gebildet.

Die von Wickham Legg (13) beschriebene
Addison'sche Hautverfärbung fand sich bei einer
37jähr. Frau, die vier Wochen im Hospital gelegen,
und wo aus der Krankengeschichte und dem Sectionsbefund eine eigentliche Todesursache nicht ersichtlich
ist. Die Pigmentirung fand sich an den Lippen,
Unterleib, Genitalien und Innenfläche der Oberschenkel. An Stelle der rechten Nebenniere fand sich
nur ein Fettklümpchen, die linke war sehr atrophisch.
In den Brust- und Abdominalorganen keine besonderen
Abnormitäten.

Circulations-Organe.

1) Gruber, Wenzel, Anomaler Verlauf der Arteria
poplitea durch den Soleus popliteus internus und Obliteration derselben auf diesem Umwege. Arch. f. pathol.
Anat. u. Phys. Bd. 65. S. 262. Taf. XIV. — 2) Derselbe, Phlebectasie unter der Form eines Varix von
enormer Grösse im Vereinigungswinkel der Vena jugularis interna und subclavia, und zwei retrotracheale Retentionscysten. Ebend. S. 227. Taf. XI. Fig. I. —
3) Köster, Ueber die Structur der Gefässwände und
die Entzündung der Venen. Sitzungsbericht der niederrhein. Gesellschaft für Natur- und Heilk. Sitzung vom
15. März und Berliner klin. Wochenschrift. Nr. 43. —
4) Derselbe, Ueber die Endarteriitis und Arteriitis.
Ebend. Sitzungsbericht vom 20. Decbr. — 5) Derselbe.
Ueber die Entstehung der spontanen Aneurysmen und
die chron Mesarteriitis. Ebend. 19. Jan. — 6) Hertzka,
Karl, Ueber atheromatöse Process in seinen Beziehungen
zum Gehirn. Stuttgart. 50 S. — 7) Czerny, D., Ein
Aneurysma varicosum. Ein Beitrag zu der Lehre von
der Organisation geschichteter Thromben. Archiv für
pathol. Anat. und Phys. Bd. 62. S. 464. Taf. VII. —
8) Pitres, A., Retablissement de la circulation dans
les reines reines oblitérées. Progrès méd. Nro. 16. — 9)
Litten, M., Ueber die Folgen des Verschlusses der

Arteria mesaralca superior. Arch. f. pathol. Anat. und Phys. Bd. 63. S. 289. (Cfr. das Referat über allgemeine Pathologie.) — 10) Faber, Joh., Die Embolie der Arteria mesenterica superior. Arch. f. klin. Med. Bd. XVI. S. 527. (Cfr. das Referat über die „Digestionsorgane" im Abschnitt der klin. Medicin.) — 11) Müller, Otto, Communication der Herzventrikel. Arch. f. pathol. Anat. und Phys. Bd. 65. S. 140. — 12) v. Buhl, Mittheilungen aus den pathologisch-anat. Demonstrationen desselben, von H. Mayer und E. Schweninger. Baier. ärztl. Intelligenzbl. Nr. 15 u. 46. — 13) Wickham-Legg, J., Two cases of aneurysm of the mitral valve. St. Bartholom. Rep. XI. — 14) Derselbe, Otitis interna, thrombosis of the cerebral sinus, gangrene of the lung. ibid. (15 J. a. Knabe.) — 15) Foulis, D., Rupture of heart. Glasgow med. Journ. Octob. - 16) Atkins Ringnose, On arterio - capillary fibrosis. Brit. med. Journ. April 3. (Schilderung verschiedener Grade der fibrösen Degeneration der Gefässwände bei chron. Entzünden der Hirnhäute, Lungen, Leber, Nieren etc.) — 17) Ely, Jean Louis Marin, Contribution à l'étude des tumeurs néoplasiques développées dans le coeur. Thèse. Nro 95 Paris. 1874.

Köster (3) hielt in der niederrhein. Gesellschaft für Natur- und Heilkunde einen Vortrag über die Structur der Gefässwände und Entzündung der Venen, aus dem wir Folgendes entnehmen:

Auch die Muscularis der Venen ist, wie die der Arterien, mit einem ungemein reichlichen, dem Muskelverlauf parallelen Spaltsystem durchsetzt, das mit den Vasa nutritia und den umliegenden Lymphgefässen in Verbindung steht. Die Vasa nutritia sind ausserordentlich viel zahlreicher, als man sich gewöhnlich vorstellt, und versorgen selbst ganz kleine Venen, deren Wand man bisher sicher für gefässlos hielt. Die arteriellen Vasa nutritia gehen gewöhnlich bis zur Grenze zwischen äusserem und mittlerem Drittel der Muscularis, einzelne Aeste aber auch noch tiefer, manchmal bis ins innere Drittel, die Capillarverzweigung bis nahe an die intima heran; nur selten sieht man noch eine Capillare in die Intima selbst sich hinein erstrecken. Es kommt dieses aber an grösseren Arterien und Venen ganz entschieden vor.

Bei der Phlebitis beruht die Verdickung der Wand auf einer Verdickung der Muscularis. Die Vasa nutritia sind strotzend gefüllt, gewöhnlich auch zahlreiche Blutextravasate zwischen den Lagen der Muscularis vorhanden, und zwar in den oben erwähnten, lymphatischen Spalträumen, die alle sehr stark erweitert sind. Ausserdem liegen in ihnen feinkörnige Massen (Gerinnsel) und nicht sehr reichliche Eiterkörperchen. Die Muskelzellen sind beträchtlich vergrössert, kurz-spindelförmig oder oval mit häufiger Kernvermehrung. Gewöhnlich stehen die Muskelzellen quer zur Längsachse der Spalten, manchmal wie eine Cylinderepithelauskleidung, oder sie füllen die lanzettförmige Spalte aus. Ferner liegen hier und da in den Spalten auch Micrococcen. Das lockere Bindegewebe der Adventitia und Umgebung ist ganz mit feinkörnigem und fasrig geronnenem Material infiltrirt. Hier und da erkennt man ein mit demselben Material verstopftes Lymphgefäss.

Eiterkörperchen sind bei frischer Phlebitis nur wenig eingestreut. Dagegen finden sich auch hier Micrococcencotonien in den Spalten und Saftcanälchen des Bindegewebes. Dieselben Veränderungen existiren noch in und um die kleinsten benachbarten Venen von ⅓ Mm. Durchmesser.

Die Intima der Venen ist entweder ganz intakt oder nur wenig aufgequollen und enthält sehr spärlich Eiterkörperchen.

Ist das periphere (Wund-) Ende der Vene verschlossen, der centrale Theil da, wo die Phlebitis aufhört, durch einen Thrombus verstopft, so kann doch die Vene

mit puriformem Material gefüllt sein, und in diesem sind, wenn auch nicht sehr reichlich, so doch immerhin Eiterkörperchen vorhanden. Hier und da liegen auch, der Intima anhaftend, Häufchen rother Blutkörperchen, oder ein Gemisch von rothen, wenig weissen Blutkörperchen und Gerinnsel. An solchen Stellen liegen auch Extravasate in der Muscularis, nahe der Intima und in letzterer selbst. Da unter diesen Umständen eine Aspiration des Eiters und des Blutes von der Wunde aus nicht denkbar ist, so kann man den Inhalt der Vene sich nur dadurch erklären, dass eine Extravasation von Seite der Vasa nutritia aus durch die Intima hindurch bis ins Lumen vorgedrungen ist, dafür spricht auch obiger Befund.

Weitere experimentelle Untersuchungen haben die Richtigkeit dieser Annahme ergeben. Ferner konnte K. finden, dass eine einfache Thrombose noch keine Phlebitis zur Folge hat, wenn die Wand und die umscheidenden Gewebe der Vene intact gelassen wurden, vielmehr, dass die Entzündung der Venenwand immer von den Vasa nutritia ausgeht.

Da aber der entzündliche Erguss in die Lymphspalten der Gefässwand und die lymphatischen Räume der Adventitia und benachbarten Gewebe erfolgt, so könnte man die Phlebitis auch eine Lymphangitis und Perilymphangitis venae nennen.

Die experimentellen Untersuchungen über diese Fragen werden noch fortgesetzt.

Köster (4) betrachtet die Entzündung der Muscularis der Arterien (Mesarteriitis) als das Primäre bei der chron. Endarteriitis. Bei der Untersuchung der kleinen Höcker an der entzündlich veränderten Intima finden sich regelmässig in der Muscularis die in der nachfolgenden Arbeit des Verf. beschriebenen Flecke, an denen die Musculatur durch kernreiches Bindegewebe ersetzt ist. Dieselben liegen nicht immer unmittelbar unter der veränderten Stelle der Intima, sondern oft unmittelbar daneben, oder etwas tiefer in der Muscularis, schicken aber immer Ausläufer nach derselben oder sind doch dahin gerichtet. Auch nach Aussen setzen sich die mesarteriitischen Flecke zuweilen fort und stehen mit entzündlichen Wucherungen der Adventitia in Verbindung. Massgebend für alle diese Veränderungen sind die Vasa vasorum, in deren capillaren Auflösungsbezirken stets eine auffallendere Wucherung der Gewebe sich findet. Wo fast nur Capillaren die Gefässwand durchsetzen, wie in den innersten Schichten der Muscularis der grösseren Gefässe und in der Wandung kleiner und kleinster Arterien, da ist die entzündliche Veränderung oft ganz diffus und innerhalb der Muscularis schwieriger zu erkennen. In den kleineren Gefässen (Gehirnarterien) ist eine Mesarteriitis kaum zu erkennen. Ueberall, wo aber eine entzündliche Verdickung vorhanden, ist auch die Muscularis verdünnt, und in den tiefsten Schichten der Intima lassen sich Capillaren nachweisen. Bei grösseren Arterien entspricht jedem mesarteriitischen Herd ein oder mehrere mesarteriitische Flecke. Dieses constante Zusammentreffen schliesst ein zufälliges Nebeneinander der Veränderungen aus. K. findet, dass die Endarteriitis nur an Gefässen vorkommt, die mit Vasa nutritia versorgt werden. Die Verbreitung der letzteren im Arteriensystem ist grösser, als gewöhnlich angenommen wird, im Gehirn sind noch minimal kleine Arterien damit versehen. Es er-

klärt sich hieraus die Disposition der Gehirngefässe
zur Endarteriitis, sowie der Umstand, dass hier noch
Gefässe von diffuser Endarteriitis befallen werden, wie
sie von gleichem Kaliber an anderen Stellen (Extremitäten) fast immer verschont bleiben.   Von den
übrigen Organen besitzen namentlich die kleinsten
Arterien der Lungen noch Vasa nutritia, wenigstens
in der Adventitia, die ebenso wie die Arterien für die
Bronchien, von den Arteriae bronchiales stammen.
Damit steht in Verbindung, dass alle interstitiellen
(chron.) Entzündungen immer gleichzeitig um die
Enden der kleinsten Bronchien und um die Lungenarterie auftreten.   Die durch die Arteriitis verdickte
Intima der Gefässe führt zu einem allmäligen Verschluss derselben, woraus wieder eine Reihe von Erscheinungen und Vorgängen sich erklären.   Aehnlich
sind die Vorgänge bei chronisch granulirenden Entzündungen, bei chron. entzündl. Wucherungen und
in Neubildungen, die auch als eine Arteriitis aufan-
fassen sind.   Bei den grösseren Gefässen schieben sich
oft mit den Capillaren förmliche Granulationen der
Muscularis in die Intima vor, die mit Lymphzellen
infiltrirten Partien gleichsam vor sich herschieben.
K. spricht sich im Verlauf seiner Darstellung wiederholt über die von Heubner aufgestellte, luetische Erkrankung der Arterien aus, er kann etwas Specifisches
in der Schilderung von H. nicht finden, auch seine
Darstellungen entsprechen nur dem Bild der End- und
Mesarteriitis, wie sie auch sonst ohne Lues vorkommt.
Die Zellen der Intima, die als Endothelien von injicir-
baren Saftcanälchen (entgegen den Angaben Heubner's) zu betrachten sind, vergrössern sich, werden
feinkörnig und bringen es auch zu einer Kernwucherung; eine wirkliche Zellenvermehrung scheint nicht
zu Stande zu kommen, sie verfallen vielmehr der
fettigen Degeneration, während die bindegewebige
Zwischensubstanz sich verdickt. Auch diese Vorgänge
entsprechen stets einem Verbreitungsbezirk der Vasa
nutritia. Durch diese letzteren können nun der Intima
auch Lymphkörperchen angeführt werden, und spricht
sich der Verf. gegen die von Koster aufgestellte
Theorie der leukämischen Endarteriitis aus, wonach
die Einwanderung derselben aus dem grossen Kreislauf stattfinden soll.

Auch die Entwickelung der sog. spontanen
Aneurysmen führt K. auf die im Vorstehenden geschilderte Mesarteriitis zurück. An den kleinen Gruben
der Aortenwand, die als die ersten Anfänge von
Aneurysmabildung zu betrachten waren, fanden
sich mitten in der Muscularis helle Flecken, die
nicht als einfache, primäre Zerreissung der elastischen Fasern zu betrachten sind (Helmstedter),
sondern als Entzündungsstellen mit bindegewebiger Wucherung, die gleichfalls wieder von den
Vasa vasorum vermittelt werden. Von diesen
Stellen reicht constant ein Stiel bis zur Adventitia, in
dem die aus- und eintretenden Arterien, Venen und
auch Lymphgefässe liegen, ferner liegt constant an der
Eintrittsstelle der Gefässe in die Adventitia und in
ihrer Umgebung eine zellige Bindegewebswucherung.

Durch diesen Vorgang wird die Muscularis zum
Schwinden gebracht, von den Muskelfasern bleiben
oft nur noch Schollen übrig, und die Intima und Adventitia buchten sich zum aneurysmatischen Sack aus. Die
früheren Unterschiede des A. verum, mixtum etc. sind
nach diesen Verhältnissen meist nicht mehr stichhaltig.

Die Arbeit von Hertzka (6) ist eine 50 Seiten
umfassende Broschüre, Vorträge enthaltend, in denen
der Verf. zunächst eine kurze historische Darstellung
der pathologisch-anatomischen Verhältnisse von dem
atheromatösen Process giebt, und dann in 8
weiteren Capiteln Krankengeschichten und Sectionsbefunde mit epicritischen Bemerkungen und Excursionen in die damit in Verbindung stehenden, allgemein pathologischen und physiologischen Fragen macht,
wobei die einschlägliche Literatur sorgfältig berücksichtigt wird. Die einzelnen Capitel behandeln Fälle
von: Senectus, Epilepsie, Dementia paralytica, multiple inselförmige Sclerose, Aneurysma, Haemorrhagie,
Thrombose, Embolie.

Czerny (7) giebt eine ausführliche Beschreibung
von einem Aneurysma varicosum der Arteria
und Vena femoralis bei einem 20 Jahre alten
Manne, das dadurch zu Stande gekommen war, dass
Patient ein geöffnetes Taschenmesser im Herabfallen
zwischen den Oberschenkeln auffing, wobei es mit der
Spitze in die Muscalatur des linken Oberschenkels von
innen und vorn eindrang. Das Blut spritzte in heftigem Strahl hervor und wurde nur mit Mühe gestillt.
Die Hautwunde heilte, es blieb aber eine Geschwulst
zurück, welche der behandelnde Arzt vergeblich durch
Compression mittelst eines Tourniquets und einer
Schraubenzwinge zu heilen suchte.

Am 9. Juli 1873, 8 Wochen nach der Verletzung,
wurde Pat. in die Klinik von Czerny aufgenommen und
die Diagnose auf ein Aneurysma traumat. der A. femoralis
gestellt. Nach vergeblicher 10tägiger Anwendung der
Compression, darunter während 6 Tage Digitalcompression
täglich während 10 Stunden, machte C. am 22. Juli die
Unterbindung der Femoralis nach Hunter. Der Erfolg
war, wie näher geschildert wird, ein ungenügender. Der
ungeduldige Pat. wünschte radicalere Mittel, in Folge
dessen wurde der Sack am 15. September, 4 Monate
nach der Verletzung, geöffnet und exstirpirt. Hierbei
ergab sich, dass die Geschwulst ein Aneurysma varicosum war. Der Erfolg war günstig, Pat. konnte Anfangs
November entlassen werden. Der aneurysmatische Sack
bestand aus einer ½–¾ Ctm. derben Bindegewebshaut
und enthielt concentrisch geschichtete Fibringerinnungen,
zwischen denen gelbröthliche und braunrothe, lockere
Massen lagen, die innersten Schichten bestanden aus
frischgeronnenem Blut und umschlossen eine wallnussgrosse Höhle mit flüssigem Blut; dieser centrale Raum
stand durch zwei Oeffnungen mit der Arterie und Vene
in Verbindung. Es wurden nun an zahlreichen Stellen
Einstichinjectionen mit Berliner Blau gemacht und das
Präparat in Müller'scher Flüssigkeit und Alkohol erhärtet.

Die weitere Untersuchung ergab Folgendes.
Die Sackwand besteht aus einem zellen- und gefäss-
reichen Bindegewebe, ähnlich dem Bild einer entzündeten
Hornhaut, die Zellen sind stellenweise stark pigmentirt,
je weiter nach Innen desto mehr überwiegen die Zellen
mit dem Character der Wanderzellen. An den rauhen
Stellen der Innenfläche hat das Gewebe vollständig den
Character von Granulationsgeweben, Capillaren und

Züge von Wanderzellen dringen in die peripheren Lager der Fibrinschichten. Diese Uebergangsschicht ist nur 1—2 Mm. dick und dringt nirgends tiefer in die Fibrincoagula ein. An den Stellen der Einstichsinjectionen finden sich in weitem Umkreis unregelmässige. zackige Netze von spaltförmigen Canälen, die deutlich mit Blutgefässen in Verbindung stehen, ihrem ganzen Charakter nach aber Lymphgefässen entsprechen, sie gleichen sehr dem von der Innenfläche der Dura mater beschriebenen Canalsystem. Czerny betrachtet dasselbe quasi als ein intermediäres Canalsystem, welches in der Mitte zwischen den streng geschiedenen Lymph- und Blutgefässen des normalen Körpers und den offenen Blutbahnen des Granulationsgewebes steht. Die Injectionsmasse ist stellenweise auch zwischen die derberen Fibrinschichten eingedrungen und bildet ein zierliches Netzwerk von weitem Kaliber, jedoch lassen sich durch kein Färbemittel zellige Wander-Elements nachweisen, so dass dasselbe als einfache Lücken zwischen den Fibrinschichten zu betrachten ist. Der Verf. knüpft seine Darstellung gleich Eingangs an einen Ausspruch von Roser an, wonach der aneurysmatische Sack bei frischen Fällen von Aneur. traumaticum nur aus Fibrin bestehen soll. C. schliesst seine Betrachtungen auf Grund des vorliegenden Falls damit, dass dies nur in der allerersten Zeit des Processes sein könnte, was auch daraus hervorgehe, dass zwei von den unter Roser's Leitung von Hain beschriebenen jungen, aneurysmatischen Säcken, die auf Bindegewebe untersucht wurden, erst 8 resp. 9 Tage alt waren, während bei dem dritten, 51 Tage alten Sack, eine derartige Untersuchung nicht stattgefunden zu haben scheint.

Pitres (8) berichtet über eine ausgedehnte Thrombose beider Venae femorales bei einer an Carcinoma vulvae und vaginae auf der Abtheilung von Charcot (Salpêtrière) gestorbenen Frau, bei der in den letzten beiden Monaten ein starkes Oedem der Unterextremitäten bestand. Die Thrombose erstreckte sich bis in die V. cava inf., secundäre Knoten waren in der Leber und in sämmtlichen Becken- und Lumbaldrüsen, welche die Gefässe dicht umgaben. Die Thrombusmasse in den Venae femorales zeigte bereits eine periphere Organisation und bestand aus zarten Bindegewebezügen und embryonalen Blutgefässen, welche mit den Vasa vasorum der Gefässwand in Verbindung standen, im Centrum fand sich eine aus rothen und weissen Blutkörperchen bestehende, hellere und dunklere, bröckliche Masse. Viele dieser neugebildeten Gefässe waren sehr dilatirt und mit ampullärer Ectasie versehen. Pitres lässt die Organisation des Thrombus von der Venenwand und den Vasa vasorum ausgehen, bis zum 15. Tag besteht derselbe noch aus den gewöhnlichen Blutbestandtheilen, von da ab tritt mehr das kalkhaltige, neugebildete Bindewebe an die Stelle, während der Faserstoff und die Blutkörperchen zerfallen. Die Organisation des Thrombus tritt nicht an allen Stellen der Venenwand gleich intensiv auf, daher noch die Verschiedenartigkeit der Thrombusmasse in dieser Zeit. Die Dünnheit und Weite der neugebildeten Blutgefässe veranlasst leicht secundäre Blutungen aus den Vasa vasorum, wodurch oft die centrale Erweichung befördert wird.

Müller (11), pract. Arzt in Braunschweig, fand ein offenes Septum ventriculorum bei einem 8 Wochen alten Mädchen, das bei Lebzeiten eine bedeutende Cyanose, grosse Unruhe, dyspnoetische Beklemmung, auffallende Herzgeräusche und Herzhypertrophie darbot. Das bedeutend vergrösserte Herz ist 7 Ctm. breit, 6 Ctm. hoch, Dicke der Musculatur am rechten Ventrikel 0,7, am linken 0,8, am Septum 0,1 Ctm. Die gänsefederspulweite Oeffnung lag links ziemlich genau in der Mitte des Septums und bildete eine Querspalte, die in schräger Richtung nach vorn im rechten Ventrikel zwischen den stark entwickelten Trabekeln weniger markirt hervortrat. Sämmtliche Herzklappen normal, das Foramen ovale und der Ductus Botalli geschlossen, letzterer durch ein Kalkconcrement, das noch eine feine Sonde durchliess. Lungen blutreich, frei von Oedem und Infiltrationen.

Aus den patholog.-anatom. Demonstrationen des Prof. v. Buhl (12) in München theilen die Herren Mayer und Schweninger folgende Fälle mit:

1. Stenose der Art. pulmonalis und offenes Septum ventriculorum bei einem 18jähr. Mädchen, die seit 6 Jahren an Athemnoth und Cyanose leidet, Trommelschlägelform der Finger und Zehen. Das Herz ist 100 Mm. lang, 85 Mm. breit, die Oeffnung an der Pars membran. septi misst 10 Mm. in der Länge und 13 Mm. in der Quere. Ursprung der grossen Gefässe normal. Die vordere und rechte Pulmonalklappe verschmolzen und verdickt, die linke kümmerlich entwickelt, ragt starr ins Gefässlumen. Die Musculatur im linken Ventrikel 11 Mm., im rechten 10 Mm. dick.

2. Cor taurinum 14 Ctm. lang, 14,5 Ctm. breit, 812 Grm. schwer, mit starker Fettdegeneration der Musculatur. (Ohne Krankheitsnotizen.)

3. Myocarditis fibrosa des linken Ventrikels mit allgemeiner Verkleinerung des Herzens bei einem 72jähr. Mann.

4. Ruptur des linken Ventrikels in Folge von Myocarditis fibrosa bei einem 47jähr. Mann. Die Rissstelle in Mitte der seitlichen Wand ist 8 Mm. lang, glattwandig, der geschlängelte Canal verläuft eine Strecke unter dem Endocard und endet, von zerwühltem Herzfleisch umgeben.

Wickham Legg (13) führt unter den pathologisch-anatomischen Befunden in St. Bartholomäus-Hospital zwei Fälle von Mitral-Aneurysmen auf.

Das eine fand sich bei einem 24jähr. Mann, der wiederholt an Rheumatismus, Endocarditis und Syphilis (?) gelitten. An dem vorderen, mit Vegetationen besetzten Zipfel findet sich ein halb erbsengrosses Loch; hämorrhagische Infarcte der Milz und linken Niere; ausgedehnte Thrombose der linken Art. brachialis, ohne Erscheinungen bei Lebzeiten. — Der zweite Fall betraf einen 54jähr. Mann, die Veränderung fand sich gleichfalls am vorderen Zipfel und bestand in reichlichen Vegetationen, unter denen eine pferdebohnegrosse Ausbuchtung sich gebildet hatte.

Foulis (15) beschreibt eine Ruptur des linken Ventrikels bei einem 47jähr. Arbeiter. Die ½" grosse Rissöffnung lag an der äusseren, unteren Fläche, Musculatur hypertrophisch und sehr welch. Ausserdem fand sich eine alte endocarditische Verkalkung der Aortenklappen, Erweiterung und Atherom der Aorta, frische hämorrhagische Infarcte des Grosshirns und der Nieren, Lebercirrhose.

Ely (17) (Marinearzt) fand bei der Section eines plötzlich verstorbenen, 28jähr. Soldaten an der Aussenwand des vergrösserten, linken Ventrikels eine speckartige, grauweisse, markähnliche, derbe Einlagerung, die bei der mikroskopischen Untersuchung aus rundlichen, ein- und mehrkernigen, und aus spindelförmigen Zellen bestand. Die Neubildung beschränkte sich auf eine ganz umschriebene Stelle, die Muskelfasern in der Umgebung körnig degenerirt. Im Uebrigen war das Herz und die Klappen normal, auch in anderen Organen keine Geschwulstknoten. Pat. litt früher vorübergehend an Kurzathmigkeit. Der Verf. hält die Neubildung für ein Sarcom und giebt in Anschluss hieran eine kurze Zusammenstellung von 57 in der Literatur verzeichneten Fällen von verschiedenen Herzgeschwülsten.

[Hedenius, P., Aneurysma dissecans Aortae thoracicae. Upsala läkarefören. förh. Bd. 9. p. 628.

Bei einer 78jährigen Frau, die an Gehirnblutung gestorben war, fand sich ein Aneurysma dissecans vom Aortabogen neben der ehemaligen Einmündung des Ductus Botalli bis Art. coeliaca reichend; Länge 24 Ctm., Breite 2 Ctm., etwas schmaler nach unten. Es hatte die Tunica adventitia von der Media abgelöst, nur in der unteren Partie die Media in zwei Lagen gespalten, und communicirte mit dem Lumen der Aorta mittelst scharfeckiger Risse durch Intima und Media, eines kleineren am oberen Ende, eines grösseren an der Mitte. Am oberen Ende war auch die Adventitia durchbrochen und eine kleine Menge dunklen, halbflüssigen Blutes in das Mediastinum anticum ausgetreten. In dem Aneurysma fand sich ein graubrauner, trockener, fester und geschichteter Thrombus. Ausgebreitete Endarteritis und Hypertrophie des linken Herzens. Verf. hat früher (Ups. läkaref. förh. B. 3) einen ähnlichen Fall mitgetheilt, wo das Aneurysma die ganze Peripherie der Aorta umgab. Er behauptet (gegen Rindfleisch), dass die Aneurysmata dissecantia gewöhnlich an der Einmündungsstelle des Ductus Botalli anfangen und meistens nur an das Diaphragma reichen, doch erstreckte es sich in seinem vorigen Falle bis zum unteren Ende der Aorta.

S. Bang (Kopenhagen).

Hedenius, P., Aneurysma dissecans aortae. Upsala läkarefören. förh. Bd. X. p. 514.

Ein 75jähriger Arbeitsmann wurde im Krankenhause Upsala's wegen eines Bronchialkatarrhs und einer Herzhypertrophie aufgenommen. Nachdem er im Krankensaale im Gespräch mit seinen Verwandten ruhig auf- und abgegangen war, legte er sich aufs Bett; nachdem er dort 10 Minuten ruhig gelegen hatte, fand man ihn todt.

Bei der Section fand sich im Herzbeutel 1,575 Ccm. theils dünnfliessendes, theils halbcoagulirtes Blut. Das Herz 14 Ctm. breit und 15 Ctm. lang. Im linken Ventrikel interstitielle Myocarditis mit chronischer Endocardit. und Insufficienz der Aortaklappen. Aorta ascendens. und Arcus aortae etwas dilatirt. Am Ursprunge der Art. subclavia fand sich eine wallnussgrosse Ausbuchtung von allen Arterienhäuten. Einige Ctm. über den Semilunarklappen fand man in der linken Wand der Aorta eine Ritze mit scharfen Kanten, die innere und mittlere Gefässhaut durchbohrend. Diese Ritze führte nach einem Aneurysmasack hinein, welcher sich zwischen der Tun. media und adventitia nach der hinteren Wand der Aorta herumerstreckte, und reichte bis an 9 Ctm. unter die Ausgangsstelle von Art. subclavia sin. Ungefähr in der Höhe der inneren Ritze war die äussere Wand von einem centimetergrossen Loche durchbrochen, das in den Herzbeutel hineinführte. Die Beschaffenheit des Aneurysmablutes deutete an, dass die Dissection der Aortahäute kurz vor dem Tode stattgefunden hatte.

Dahl (Kopenhagen).

Korczynski, Aneurysma arcus aortae. Przegląd lekarski Nr. 3.

Sectionsbefund eines von Biesiadecki obducirten Falles. Bei dem vor einem Jahre in der Krakauer medicinischen Gesellschaft von Merunowicz vorgestellten und nachher in der Spitalsabtheilung von K. beobachteten Falle wurde die Diagnose bei Abwesenheit sonstiger positiver Zeichen durch die Compressionserscheinungen des linken Bronchus bekräftigt. Das hühnereigrosse Aneurysma ging von der Concavität des Arcus aortae aus, adhärirte fest an den Körpern des 4. und 5. Rückenwirbels und comprimirte den linken Bronchus fast vollständig. Die linke Lunge war bis zur Faustgrösse zusammengeschrumpft, mittelst pleuritischer Schwarten mit der Brustwand fest verwachsen, die Bronchien erweitert.

Oettinger (Krakau).]

Respirations-Organe.

1) Troisier, Emile, Recherches sur les lymphangites pulmonaires. Théso No. 141. Paris, 1874. Avec 1 pl. — 2) Heitler, M., Studien über die in den Lungen nach Verletzungen des Gehirns auftretenden Veränderungen. Oesterr. medic. Jahrbücher. Heft 1. — 3) Wenzel Gruber, Phlebectasie unter der Form eines Varix von enormer Grösse im Vereinigungswinkel der Vena jugularis interna und subclavia, und zwei retrotracheale Retentionscysten. Arch. für pathol. Anat und Physiol. Bd. 65. S. 226. — 4) Godlee, R. J., Rupture of the trachea. Transact. of the pathol. Soc. XXVI. 13. (Ruptur der Trachea und Fractur der 3.—5. Rippe rechts, Zerreissung der Lungen bei einem 7jährigen Knaben, der von einem Wagen überfahren wurde.)

Troisier (1) behandelt zunächst das normal anatomisch-physiologische Verhalten der Lymphgefässe der Lungen, und geht dann zu den pathologischen Zuständen derselben über. Es werden fünf Versuche mitgetheilt über die Resorption von Zinnober aus der Pleurahöhle durch die Lymphgefässe, die im Laboratorium von Vulpian gemacht wurden. Der Verf. fand mit Dybkowski, dass eine Resorption stattfindet durch die Costal- und Diaphragmal-Pleura, in einem Fall waren aber auch die Lymphgefässe der Lungen damit erfüllt, was Dybkowski nicht constatiren konnte. Die Entzündung der Lymphgefässe der Lungen tritt nach T. niemals primär auf, es ist ein secundärer Process im Verlauf verschiedener Affectionen der Pleura und der Lungenparenchyms (purulente Pleuritis, Krebs und Tuberculose etc.), wovon der Verf. noch einzelne Fälle genauer anführt und auf die histologischen Veränderungen näher eingeht, ohne etwas wesentlich Neues zu geben.

Heitler (2) theilt eine Reihe von Experimenten mit, die an Kaninchen gemacht wurden über den Zusammenhang der nach Verletzungen des Gehirns auftretenden Blutungen in den Lungen und in anderen Organen. Um Irrthümern vorzubeugen, untersuchte H. zuerst die Lungen von vier Kaninchen, die durch Schlachten getödet wurden, bei einem war die rechte Lunge dunkelbraunroth, hyperämisch, und im Oberlappen fanden sich zerstreute, kleine Hämorrhagien. Bei vier anderen Thieren, die durch Einspritzen von Chloralhydrat in die Jugularis externa getödet wurden, fanden sich bei allen vieren

Ecchymosen der Pleura an allen Lappen. H. empfiehlt daher die Vorsicht, nur solche Lungenextravasate als Folge von Hirnerkrankung anzusehen, die in bedeutender Ausdehnung vorkommen. Die Gehirnverletzungen bestanden in einem einfachen Einstich, oder es wurden nach Durchbohrung der Schädeldecke dünne Stifte eingebracht, die verschieden lange liegen blieben. Der Zeitraum, den die Thiere nach der Verletzung überlebten, war je nach dem getroffenen Hirntheil sehr verschieden. Bei oberflächlichen Einstichen in die Grosshirnhemisphären wurden die Thiere oft erst am 25. Tag getödtet. Der Befund in den Lungen war nach der Verletzung der verschiedensten Hirntheile fast immer derselbe: Ecchymosen der Pleura, Hyperämie der Lungen, Hämorrhagien in das Lungenparenchym und in die Alveolen. Am häufigsten waren die Hämorrhagien, entweder in zerstreuten kleinern, oder in zusammenhängenden grössern Herden, die fast den ganzen Lappen einnahmen. Obgleich alle Lappen davon befallen werden, so sind doch die unteren in überwiegender Mehrzahl der Sitz der Veränderungen. Ferner ist die Blutung gegen das Centrum stets stärker als an der Peripherie, einzelne Herde liegen fast constant central. Diese Verhältnisse, sowie die Zunahme in der Intensität der Veränderung von oben nach unten, machen die Annahme einer Hypostase nicht plausibel. Besonders wichtig erscheint noch, dass die Hämorrhagien gewöhnlich in beiden Lungen, wenn auch etwas ungleichmässig, auftraten. Nicht selten war die der kranken Hirnhälfte entsprechende Lunge stärker befallen, als die andere. Ausser in den Lungen fanden sich zuweilen auch Hämorrhagien in der Orbita um den Bulbus, in dem Lebergewebe, hämorrhag. Erosionen des Magens, ausgedehnte Suffusionen im Beckengrunde. Am Schluss giebt der Verf. eine Zusammenstellung seiner Experimente in Bezug auf die Verletzung der einzelnen Hirntheile und deren Folgezustände.

Wenzel Gruber (3) fand an einer Leiche zwei Retentionscysten an der hinteren Wand der Trachea, eine kleinere 9 Mm. lang und 5,5 Mm. dick, am Rand des 3. Trachealknorpels, und eine grössere, 2,4 Ctm. lang und 1,8 Ctm. dick, zwischen dem 5. und 6. Knorpelring. Beide mündeten mit trichterförmiger, weiter Oeffnung in die Trachea, die grössere war leer, die kleinere wurde nicht eröffnet.

Digestions-Organe.

1) Böttcher, Arthur, Zur Genese des perforirenden Magengeschwürs. Dorpater med. Zeitschr. 8. 148. (Separatabdruck.) — 2) Schiefferdecker, P., Ueber eine eigenthümliche pathologische Veränderung der Darmschleimhaut des Hundes durch Taenia cucumerina. Arch. für pathol. Anat. und Physiol. Bd. 62. S. 475. Taf. VIII. — 3) Leopold, Gerhard, Zur Lehre von der Wanderleber. Ein Beitrag zur Diagnose der Unterleibstumoren. Arch. für Gynäkol. Bd. VII. Heft 1. — 4) Wickham Legg, J., On the histology of the so-called nutmeg liver. Med. chirurg. Transact. LVIII. (Separatabdruck.) — 5) Terrillon, Etude expérimentale sur la contusion du foie. Arch. de physiol. norm. et pathol. No. 1. Pl. II. — 6) Longuet, Maurice, Hépatite interstitielle diffuse; sclérose; epithelioma du foie. Gaz. méd. de Paris. No. 4. — 7) Wickham Legg, 1. Ulcer of stomach, perforation of splenic artery, fatal haematemesis; 34jähr. Frau. 2. Gallstone impacted near the diverticulum of Vater, dilatation of bile-ducts inside and outside, liver-abscess in left lobe of liver finding its way into the pericardium and right pleura; 23jähr. Jungfrau. 3. Hydatids of the liver, omentum, and recto-vesical pouch, jaundice, xanthelasma of the tongue, eyelids, and skin. St. Barthol. Hosp. R. X. — 7a) Derselbe, 1. Ulceration from a pin(?) in vermiform appendix, abscess of liver recent and healed; 5 J. a. Mädchen. 2. Hydatid cyst of the liver passing into the bile ducts, jaundice. xanthopsy, abscess of liver; 23jähr. Weib. Tod. 3. Leucaemia haemorrhagica; 13jähr. Knabe. 4. Leucaemia; 16jähr. männl. Tod. 4. Pseudo-Leucaemia, double pleuresie; 50jähr. Mann. — 8) Eppinger, Hans, Gelbe acute Leberatrophie. Prager Vierteljahrschr. Bd. 1.

Böttcher (1) fand den Grund und die Ränder von chronischen Magen- und Duodenalgeschwüren in ihren oberflächlichsten Schichten dicht mit Micrococcen durchsetzt. Zwischen denselben liegen zum Theil schon ganz abgestossene, zum Theil noch mit den tiefsten Schichten in Verbindung stehende Partikel der Magen- und Darmwand. Die Muskelfasern sind innerhalb der Micrococcen in feinste Fragmente zerfallen und, wo die Belagschicht ganz entfernt ist, erscheinen sie am Rande des Geschwüres durch Zerfaserung pinselförmig ausgebreitet. An der Mucosa findet ein ähnlicher necrotischer Zerfall durch Ablösung kleinster Partikel statt; wo der Zerfall vor sich geht, pflegen hier die Micrococcen dichter angehäuft zu sein und fester zu haften. In einem erbsengrossen Geschwür, dessen Grund von der Serosa gebildet wurde, fand B. auch dem Leptothrix ähnliche Fäden. B. schliesst hieraus, dass wenigstens ein Theil der chronischen Magen- und Duodenalgeschwüre parasitischen Ursprungs ist und daher den Darmmykosen zugerechnet werden muss, abgesehen von anderen ursächlichen Momenten. An einigen älteren Spirituspräparaten von chronischem Magengeschwür konnte B. keine Micrococcen auffinden. Dagegen fanden sie sich reichlich in einem Geschwür an der Cardia, das in den Oesophagus sich erstreckte, und in einem anderen, wo der Tod plötzlich durch Verblutung aus der Art. coron. dextra erfolgte. Hier waren sie sehr zahlreich an der Adventitia des Gefässtumpfes und zogen sich in Strängen durch die Muscularis bis zur Intima.

Schiefferdecker (2) beschreibt eine eigenthümliche, durch Taenia cucumerina veranlasste Veränderung der Darmschleimhaut bei einem Hunde.

Dieselbe bestand zunächst darin, dass die Darmzotten die 3—5fache Länge hatten, so dass es aussah, als ob die Schleimhaut mit Härchen besetzt wäre. Der Darm war einige Zeit in Osmiumsäure gelegen, wodurch die hypertrophischen Zotten schwarz geworden und sich sehr scharf abhoben; an einem in Alkohol gelegenen Darmstück war das Bild sehr viel weniger deutlich. Die vergrösserten Zotten endeten mit einer feinen Spitze oder auch flächenartig und waren vollständig mit dem gewöhnlichen Epithel überzogen, das nur an den äussersten Ende vielfach abgefallen schien. innerhalb der Zotten markirten sich deutlich zahlreiche Blutcapillaren.

Ein weiterer, ganz absonderlicher Befund bestand darin, dass sich von der Schleimhaut kleine Brücken, Tunnels, abhoben, von 3 - 6 Mm. Länge und 2—3 Mm. Breite, deren Lichtung· in der Längsachse des Darmes lag, und in denen Bandwurmglieder steckten In dem 15 Ctm. langen Darmstück waren sie sehr zahlreich, oft 2—3 neben einander. Der Boden dieses Tunnels wurde gebildet von Lieberkühn'schen Drüsen, die im Ganzen von normaler Beschaffenheit, nur dass sie etwas kürzer waren, als die ausser dem Bereiche des Tunnels, gegen den Rand traten zwischen einzelnen stärkere Bindegewebszüge hervor. Die Decke des Tunnels wurde von den sehr hypertrophischen und, wie angenommen werden muss, vielfach untereinander verwachsenen Zotten gebildet Den ganzen Zustand denkt sich der Verf. als veranlasst durch eine Reihe von Druckphänomenen und Reizzuständen, die in folgender Weise zu Stande gekommen sein mögen. Der Bandwurm verursachte durch eine längere ruhige Lage an derselben Stelle einen Reiz der Schleimhaut, in Folge dessen die Zottenhypertrophie sich entwickelte; die neugebildeten Epithelien, von Haus aus hinfälliger, lösten sich durch die peristaltische Bewegung und den Druck des Darminhaltes ab, dadurch kamen die sehr gefässreichen und im Wachsthum begriffenen Zotten in nahe Berührung, verfilzten sich und gingen vielfache Verwachsungen ein. Der vorliegende Fall steht bis jetzt in der Literatur einzig da, und er zeigt, dass die Taenien gegebenen Falls nicht bloss, wie bis jetzt angenommen wurde, einfache Katarrhe, sondern auch gröbere Veränderungen der Darmschleimhaut veranlassen können. Merkwürdig ist nur, dass der Hund, an dem Goltz zuvor die Durchschneidung des Rückenmarkes vorgenommen hatte, gar keine Symptome einer so tief eingreifenden Darmaffection darbot, trotz der so ausgedehnten Veränderung der Zotten

Leopold (3) giebt die Krankengeschichte von einer 54 Tage alten Weberfrau, die mit einer Wanderleber behaftet ist, wovon die ersten Erscheinungen, das Auftreten einer circumscripten Geschwulst unter dem rechten Rippenrand, so wie schmerzhafte Empfindungen an dieser Stelle beim Tragen, Gehen und Stehen, ca. 6 Monate vor Aufnahme des ausführlich mitgetheilten Status praesens (März 1874) auftraten. Verf. geht weiterhin ausführlich in den Symptomencomplex, die differentielle Diagnose etc. ein und giebt eine Zusammenstellung der bisher bekannt gewordenen und näher beschriebenen 6 derartigen Fälle. Keiner derselben ist bis jetzt zur Section gekommen, so dass die Ansichten über die Entstehung und das Wesen des Processes vielfach auseinandergehen. Wir heben aus der Darstellung nur noch folgende Punkte hervor. Die Wanderleber ist bis jetzt nur bei Frauen beobachtet worden, die, mit Ausnahme eines Falles, wiederholt geboren hatten, vier standen im Alter von 43—54 Jahren, drei von 29—39. Bei vier Frauen trat die Geschwulst nach der letzten Geburt auf, bei drei mehrere Jahre, in einem Fall erst 23 Jahre später, hier fand die Entbindung im 20. Lebensjahr statt. In einem anderen Fall erfolgte die letzte (siebente) Entbindung im 47. Jahre, und 7 Jahre vor dem Beginn der Dislocation. Die ersten Symptome des Leidens kündigten sich stets durch Druck, Völle und Schmerzhaftigkeit an, zu denen sich die Geschwulst gesellte, ohne dass eine besondere Gelegenheitsursache nachgewiesen werden konnte; einmal sollen die Erscheinungen nach einer schweren Arbeit eingetreten

sein. Die Dauer des Leidens wurde bis über 13 Jahre beobachtet, die Behandlung beschränkte sich auf die Application von Binden und Tragkissen.

Wickham Legg (4) giebt eine eingehende Darstellung von dem histologischen Verhalten der Muscatnuss-Leber.

Zunächst schildert der Verf. den Farbenwechsel, den die Leber bei Thieren zeigt, wenn sie an der Luft liegt: gleich nach dem Abschlachten ist die Farbe mehr gleichmässig roth, einige Zeit später treten die Acini schärfer hervor, und die centralen Theile nehmen durch den Rückfluss des venösen Blutes eine dunklere Farbe an. Gleiche Verhältnisse sind auch an menschlichen Lebern zu constatiren. Nach einer kurzen historischen Darstellung der Lehre von der Muscatnussleber seit Kirnan theilt er die Resultate seiner au 20 Muscatnusslebern gewachten Beobachtungen mit: die Untersuchung geschah an in Chromsäure und Alkohol erhärteten Objecten. Der Verf. unterscheidet 3 Stadien des Processes. Das erste ist charakterisirt durch eine starke Füllung und Ausdehnung der centralen Lebervenen, wobei die Leberzellen noch völlig normal sind. Im zweiten erstreckt sich der Process auf die intraacinösen Capillaren und die Leberzellen, die letzteren werden in der Umgebung der Gefässe durch den Druck abgeplattet und länger, der Kern ist undeutlicher, das Protoplasma dunkler und feinkörnig. Im dritten Stadium bilden die Gefässe ein weites, turgescirendes Netzwerk, die Zellen sind stark granulirt und pigmentirt. In diesem Stadium tritt nun auch eine Veränderung im interstitiellen Gewebe hinzu, indem die Gefässwände von einer weisslichen, dichten Masse umgeben sind, in denen der Verf. jedoch keine Kerne oder Bindegewebszellen erkennen konnte. Dieser Zustand überschreitet jedoch niemals die mittlere Zone des Acinus. Im weiteren Verlauf tritt auch in der Glisson-schen Kapsel eine Wucherung des Bindegewebes ein, mit Einlagerung von lymphatischen Elementen, während die Leberzellen durch den zunehmenden Druck und die Schrumpfung des Gewebes allmälig kleiner werden und schrumpfen. Die letzten sichtbaren Reste erscheinen als pigmentirte Körnerhaufen zwischen dem neugebildeten, interstitiellen Gewebe. Fettablagerung oder fettige Degeneration der Leberzellen, wie sie von den Autoren beschrieben werden, konnte der Verf. nicht wahrnehmen. Die Veränderungen des interstitiellen Gewebes sind in derselben Leber oft sehr ungleichmässig und in sehr verschiedenen Graden vorhanden, an einzelnen Stellen ist die Infiltration mit lymphatischen Elementen, an anderen die Bindegewebsneubildung stärker ausgesprochen, und an noch anderen Punkten findet sich beides zusammen. Niemals erreicht jedoch der Process den Grad der Ausbildung, wie bei der eigentlichen Lebercirrhose, so dass die Oberfläche grob höckerig wird. Das Endresultat des Processes ist eine Atrophie des Organes, die jedoch von der cirrhotischen, sowie von der sogenannten einfachen rothen Atrophie sich wesentlich unterscheidet. Der Verf. spricht sich sehr gegen Rindfleisch aus, der die atrophische Muscatnussleber als rothe Atrophie bezeichnet. Die Gefässerweiterung ist ein Stauungsphänomen, wie bei Herz- und Lungenleiden, die Wucherung des interstitiellen Gewebes ist aber ein activer Process, der sich von den Verdichtungen bei lang bestehenden Stauungen im Capillarkreislauf wesentlich unterscheidet. (Der Ref. erhielt bei der Lectüre der Schilderung der letzten Stadien des Processes vielfach den Eindruck, als ob dem Verf. manche Fälle von Hepatitis interstitialis in leichteren Graden und aus früheren Stadien vorgelegen hätten, die er als atrophische und indurirte Muscatnussleber auffasste, wie er überhaupt den Process, nach unserem Dafürhalten, zu sehr als einen vollkommen für sich dastehenden betrachtet. Das Farbenbild, welches die Bezeichnung „Muscatnussleber" veranlasst, kann bekanntlich durch verschiedene Zustände des Leberparenchyms veranlasst sein und mit verschiedenen pathologischen Zuständen sich compliciren. Ref.)

Terrillon (5) hat die Veränderungen, welche das Leberparenchym durch Contusionen erleidet, zum Gegenstand eingehender Untersuchungen gemacht. Die Versuche wurden bei Hunden angestellt, welchen bei linksseitiger Lagerung mit einem breiten, weichen Hammer Schläge auf die Lebergegend applicirt wurden. Den Grad der Einwirkung unterscheidet der Verf. als starke und sehr starke. Ferner kamen Stich- und Schnittwunden in verschiedenen Richtungen und Tiefen in Ausführung, sowie Zerreissungen eines Lappens mit den Fingern. Die allgemeine und locale Reaction auf diese verschiedenen Eingriffe war auffallend gering. Die Temperatur sank gleich nach der Verletzung um einige Zehntelgrade, am zweiten Tage war sie wieder normal und stieg nur wenig auf kurze Zeit. Die Anfangs sehr heftige Commotion hörte ebenso rasch wieder auf. Der Bluterguss im Abdomen war stets mässig; die Peritonitis blieb stets local und veranlasste keine Adhäsionen. Nur in zwei Fällen, bei sehr heftiger Zerreissung, zeigte der Urin eine icterische Farbe. Die Thiere erholten sich wieder vollständig in verschiedenen Zeiträumen. Die Veränderungen des Leberparenchyms waren verschieden, je nach dem Grade der einwirkenden Gewalt und der Flächenausdehnung des Hammers. Bei geringer Einwirkung blieb die Leberkapsel in Zusammenhang, und darunter fand sich an der Stelle des Insultes eine grössere oder kleinere Blutung, entweder nur mit einfacher Ablösung derselben oder mit geringer Ruptur des Parenchyms, die übrigen Abschnitte hyperämisch und ecchymotisch. Nach heftigen Insulten fand sich eine Zerreissung der Kapsel und des Parenchyms in grösserer Tiefe mit reichlichem Bluterguss, ferner kleinere Einrisse, Contusionen und Sugillationen an der unteren Fläche, die aber mit denen an der oberen nicht correspondirten, ein directer Zusammenhang zwischen beiden konnte niemals constatirt werden. Zuweilen kam es vor, dass die convexe Fläche nur Contusionen zeigte, während an der concaven Fissuren und grössere Blutungen vorhanden waren. Oefter kam es vor, dass nicht bloss der vom Schlag getroffene, sondern auch die benachbarten Lappen die Veränderungen zeigten. Die Blutergüsse verbreiteten sich in der Richtung des interstitiellen Gewebes, zuweilen fand sich im zertrümmerten Parenchym noch ein grösseres, intactes Blutgefäss, das wie ein präparirter Strang durch die Masse zog. Das ergossene Blut war bald dünnflüssig, bald dickflüssig, geleeartig und lebhaft roth gefärbt. Die histologische Untersuchung geschah an in Alkohol, Pikrinsäure, Gummi und nochmals in absolutem Alkohol erhärteten Leberstücken. Der Befund war verschiedener, wenn die Kapsel zerrissen war oder nicht. Im ersteren Fall war nach 48 Stunden das Centrum des Risses von einem oder mehreren Blutgerinnseln erfüllt, das von bereits mehr oder weniger veränderten, isolirten und in Gruppen vereinigten Leberzellen durchsetzt und umgeben war. Zwischen dem Thrombus und der festen Lebersubstanz fand sich eine der Zeit nach verschieden breite, hellere Zone, die aus embryonalen Zellen bestand. Dieselbe bildete eine Art von Auskleidung der Hülle, und erhob sich pilzartig über die Oberfläche der Leber, wo sie sich über den Thrombus ausbreitete und denselben auf diese Weise vollständig einhüllte. Die Vermehrung und das Wachsthum dieser Zellen geht sehr rasch von Statten, sie verbreiten sich auch entlang der stark mit rothen und weissen Blutkörperchen gefüllten Gefässe in die Nachbarschaft. Diese Zellenwucherung beschränkt sich nur auf die unmittelbare Umgebung der Verletzung, und geht nicht in die benachbarten Läppchen über. Die zunächst gelegenen Leberzellen erscheinen abgeplattet, verlängert und bilden quasi eine Grenze für die embryonalen Zellen. Veränderungen, welche eine Betheiligung an der Regeneration erkennen liessen, sind nicht nachweisbar. Vom dritten Tag ab fängt der mit weissen Blutkörperchen reichlich durchsetzte Thrombus an zu schrumpfen, die Embryonalzellen erfüllen immer mehr die Wunde und beginnen sich zu organisiren; vom 9. Tage ab ist die Vernarbung schon sehr weit vorgeschritten, das Narbengewebe zeigt schon einen fibrillären Charakter mit zahlreich eingestreuten Embryonalzellen, im Centrum findet sich noch etwas Blut. Die Consolidation der Narbenmasse geht weiterhin sehr rasch vor sich und sie wird später so zart, dass sie im Durchschnitt oft kaum erkennbar ist, die zelligen Elemente darin enthalten Pigment.

Anders gestalten sich die Verhältnisse, wenn die Kapsel nicht zerreisst und die Verletzung nur eine interstitielle ist. Die Veränderungen zeigen sich hier in doppelter Weise: entweder es findet sich nur eine Abhebung der Kapsel durch einen rein subcapsularen Bluterguss, oder das Blut verbreitet sich nach der Tiefe im interlobularen Gewebe. Nach 24 Stunden hat sich hier ein Thrombus gebildet, oder das Blut ist mehr weniger flüssig und mit körnigem Detritus von zu Grunde gegangenen Leberzellen und Blutkörperchen durchsetzt. Die Zahl der weissen Blutkörper in der Masse ist grösser als die der rothen, was der Verf. dadurch erklärt, dass die letzteren durch die extravasirte Galle aufgelöst worden sind. Diese Art der Verletzung ist besonders ausgezeichnet durch die ausserordentlich langsame Restitution, die erst gegen den 8.—9. Tag beginnt. Die Leberzellen in den benachbarten Läppchen, und soweit der interstitielle Bluterguss reichte, geben in ausgedehnterem Maasse die fettige Degeneration ein. In den beiden Schlussabschnitten bespricht der Verf. einmal die verschiedenen Ansichten, von welchen Zellen der Process der Regeneration eingeleitet wird, ob von den Leberzellen, wofür er gar keine Beweise auffinden konnte, ob von dem Bindegewebe in den Gefässwandungen, oder von den weissen Blutkörperchen. Der letztern Ansicht kann er sich gleichfalls nicht anschliessen, vielmehr glaubt er, dass es die Epithelial- resp. Endothelialzellen sind, welche die Peritonealhöhle auskleiden, und die einen hohen Grad von Regenerationsfähigkeit besitzen. Der Verf. bezieht sich hier einmal auf die Versuche von Cornil und Ranvier über die Desquamation und Regeneration des Peritonealepithels und theilt selbst noch einige Experimente mit, wo er Hollundermarkkügelchen in die Bauchhöhle brachte. Als besonders entscheidend für seine Ansicht betrachtet er die sehr reichliche Wucherung der Epithelzellen in der Umgebung der Varletzungen. Dieselben sollen von hier aus in die Leberwunden eindringen, wo sie mit dem Charakter embryonaler Zellen die Narbenbildung vermitteln.

Longuet (6) berichtet über einen Patienten (Kanzleidiener), Potator, bei dem mit den Erscheinungen von Dyspepsie eine Geschwulst an der Lebergegend auftrat, die von Gallard und Broca als Echinococcus diagnosticirt wurde. Im August 1873 applicirte Gallard in der Pitié dreimal die Wiener Aetzpaste, worauf Eiter und nach einigen Tagen eine Echinococcusblase entleert wurde. Patient wurde geheilt entlassen, erschien aber im März 1874 mit einer epigastrischen Hernie an der Aetznarbe. Im October meldete er sich von Neuem mit einem heftigen Icterus und den Erscheinungen einer acuten, intensiven Hepatitis, die im December 1874 tödlich endete. Der linke Leberlappen war zu einer orangegrossen, festen Masse geschrumpft, der rechte ist sehr vergrössert und total adhärent. Die Schnittfläche ist marmorirt, gelblich mahagonifarben, von Narbenzügen durchsetzt, in denen stecknadelkopf- bis erbsengrosse, gelbe Knötchen sich finden; ausserdem finden sich noch eine Reihe kleiner Höhlen vor, die eine eitrige Flüssigkeit enthalten. Die Stelle, wo der Echinococcus sass, ist ganz von Adhäsionen eingenommen. Das gleiche Bild zeigt auch die Schnittfläche des linken Lappens. Die Gallencanäle enthalten eine zähflüssige, gelbe Masse, die Gallenblase einen nussgrossen Stein, ihre Wandungen sehr verdickt. Die mikroskopische Untersuchung der unter der Kapsel gelegenen, stecknadel- und halberbsengrossen, weisslichen Flecken ergab Cylinderzellen, die von einem bindegewebigen Maschenwerk umgeben, und eine Wandung, wie in tubulären Drüsen, besitzen. Die unter der Leberkapsel gelegenen Knoten haben die gleiche Zusammensetzung, nur besteht das Stroma aus jüngern Epithelzellen, und dringen beide nicht tiefer in die Lebersubstanz ein, die zunächst liegenden Leberzellen scheinen vielmehr für das Neoplasma ein unübersteigliches Hinderniss abzugeben. Der Verf. erklärt nun diese Knoten als ein tubulöses Cylinderepithelial-Cancroid, das seinen Ausgangspunkt von den Epithelien des Peritoneums, resp. der Leberkapsel genommen habe, ganz in dem Sinne der zuvor besprochenen Arbeit von Terrillon. Eine Betheiligung der Gallencanäle oder der Leberzellen an dem Neoplasma war nirgends zu constatiren.

Wickham Legg (8) berichtet über zwei Fälle von Leucaemie und einen Fall von Pseudoleucämie (Adenie, Ref.).

Fall 1. Leucaemia haemorrhagica bei einem 13jähr. Knaben, der am 11. Juli 1874 ins Hospital trat, Tod am 27. Juli. Patient litt vor 3 Jahren an den Kinderblattern. Die ersten Erscheinungen der gegenwärtigen Krankheit waren Anschwellung des Gesichts und Bauches, hierzu traten Schmerzen in den Lenden und im Unterleib, Erbrechen nach der Mahlzeit; Fieberfrost und Kopfschmerz nicht vorhanden. Eine Schwester des Pat. soll an Purpura haemorrhagica und Anschwellung der Leber gestorben sein. Bei der Aufnahme war der Puls 108, Respiration 48, Temperatur 100° (F.). Die Section ergab: Oedem und Ecchymosen am Nacken, der Brust, Unterleib und beiden Unterextremitäten, Blut in Mund und Nasenhöhle. Zahlreiche Ecchymosen an Pleura, Pericardium, Peritoneum parietale, Leberoberfläche und Omentum. Zunge, Pharynx, Trachea und Lungen gesund; die Drüsen am Hals und Nacken angeschwollen, weich, weisslich. Leber gross, gelb, ohne Knoten. Milz 150 Mm. lang, Malpighi'sche Bläschen sehr prominent. Magen und Gedärme normal; Mesenterial- und Lumbaldrüsen stark vergrössert, von gleicher Beschaffenheit, wie die Halsdrüsen. In der Vena cava inferior chocoladefarbiges, dickes Blut. In der Rindensubstanz der Nieren Ecchymosen. Die mikroskopische Untersuchung der erhärteten Leber und Nieren ergab eine sehr beträchtliche Anhäufung von weissen Körperchen in den Räumen zwischen den Leberzellen, sowie in der portalen Zone der Acini und in den portalen Gefässen. Der Verf. betrachtet diese farblosen Elemente als Producte einer Wucherung des interstitiellen Gewebes, wie er sie bei Muskatnussleber fand, und nicht als ausgewanderte weisse Blutkörper. Die Leberzellen von normaler Grösse und Beschaffenheit, Kern deutlich rund, in den peripheren Zonen ziemlich viel Fett. In den Nieren fand sich gleichfalls eine massige Anhäufung von farblosen Zellen in dem intertubularen Bindegewebe, das einen fast gleichen Durchmesser wie

die Harncanälchen besassen. Die Epithelien waren geschrumpft, die Kerne klein und die meisten ausgestossen.

Fall 2. 16 Jahre altes, männl. Ind., aufgenommen 8. Juli 1874, gestorben 16. November. Erste Erscheinung der Krankheit vor 7 Monaten war eine Anschwellung des Unterleibes, seit 6 Monaten Husten. Im Sept. Transfusion von 5 Unzen Blut, wonach einige Tage eine scheinbare Besserung. Die bei dieser Gelegenheit gemachte Blutuntersuchung ergab ein Verhältniss der weissen zu den rothen Blutkörperchen von 1:4. Bei der Section fanden sich keine Ecchymosen und kein Oedem der Unterextremitäten und des Scrotums. Frische trockene Pleuritis beiderseits, die Lungen von zahlreichen, bis wallnussgrossen Knoten durchsetzt, die Schnittfläche bei einzelnen granulirt, bei andern glatt dunkelroth, und noch andern wie gelbe pneumonische Infiltrate; die meisten hatten eine keilförmige Gestalt, die Basis nach aussen gerichtet, in den zuführenden Gefässen adhärente Thromben. An den Kranzvenen und an der Spitze des rechten Ventrikels weissliche Thrombusmassen. Leber 1650 Grm., ohne Knoten. Milz enorm vergrössert, 2420 Grm., hart und fest; an der Spitze eine wallnussgrosse, hellere Verdichtung, die nicht keilförmig ist, kleinere Heerde der Art im Hilus. Magen und Dünndarm normal, dagegen sind die Follikel des Dickdarms, vom Coecum bis zum Rectum, colossal vergrössert, die haselnussgross, und ihre Oberfläche in necrotischem Zerfall begriffen, nur im S romanum waren sie erbsengross, die Schleimhaut in der Umgebung stark geröthet. An den Nieren mit blossem Auge nichts zu erkennen. Die Axillar-, Bronchial-, Lumbal- und Inguinaldrüsen stark vergrössert und hart, die mesenterischen weniger gross. Die mikroskopische Untersuchung der erhärteten Leber und Nieren ergab einen geringeren Befund, als im vorhergehenden Fall; die Blutgefässe der Leber waren zwar stark ausgedehnt und enthielten viel farblose Körper, das interstitielle Gewebe enthielt deren nur sehr wenige; das interstitielle Gewebe der Niere war sehr schmal und enthielt nur äusserst sparsam lymphatische Elemente.

Fall 3. 50 Jahre alter Mann, Böttcher. Pseudoleucaemie, doppelseitige Pleuritis. Aufgenommen am 16. Sept., gestorben 29. Sept. 1874. Seit kurzer Zeit Anschwellung des Nackens, Oedem der Füsse, des Scrotums, Husten. Alle von aussen fühlbaren Drüsen bedeutend vergrössert. Das Blut ist nicht untersucht. Weiterhin Anschwellung der Leber, Oedem des Gesichts und der Brust, links stärker als rechts. Die Section ergab: beträchtliche Anschwellung der Nacken-, Achsel- und äusseren Inguinaldrüsen; Erguss in beide Pleurasäcke; Lungen collabirt; Rachen, Oesophagus, Larynx, Trachea ohne Veränderung; die rechte Tonsille colossal vergrössert, die linke ulcerirt. Bronchialdrüsen stark vergrössert, melanotisch. Milz normal gross, Bläschen stark hervortretend, über haufsammenkorngross und so reichlich, dass sie sich fast berühren. Nieren von einigen weisslichen Streifen durchsetzt; Rindensubstanz der Nieren ecchymosirt, in einigen Pyramiden kleine, weissliche Knoten. Die portalen, lumbalen und Inguinaldrüsen über wallnussgross, die mesenterialen etwas haufen. Die mikroskopische Untersuchung der Leber ergab keine Infiltration mit farblosen zelligen Elementen.

Eppinger (8) äussert sich in ausführlicher Weise über Veränderungen der Leber, über das Wesen und die Aetiologie der gelben Leberatrophie, wovon er während seiner sechsjährigen Thätigkeit am pathologischen Institut zu Prag 7 Fälle zu beobachten die Gelegenheit hatte, die in Kürze angeführt werden. Es finden sich darunter 3 männliche und 4 weibliche Individuen im Alter von 27 bis 43 Jahren, nur ein Fall betraf ein altes Weib. E. unterscheidet eine acute und chronische Form der gelben Leberatrophie, die sich, abgesehen von dem zeitlichen Verlauf, dadurch unterscheiden, dass bei der ersteren die Leber in ihrer Totalität, bei der letzteren herdweise in verschiedener Ausdehnung befallen wird. Bei der chronischen findet sich in der Regel ein intensiver Icterus, der jedoch, wie der Verf. einmal gesehen, auch fehlen kann. Den Icterus betrachtet E. nicht hervorgegangen aus dem Zerfall der Leberelemente, sondern aus der qualitativen Aenderung des Blutes, er ist daher auch kein nothwendiges Postulat dieser Krankheit. Der Process geht primär nicht von der Leber aus, er gehört in die Reihe der Infectionskrankheiten, nach Art der Septicämie, die sich nur hauptsächlich in der Leber lokalisirt und dieselbe zerstört. Als Hauptgrund für diese Ansicht betrachtet E. den Umstand, dass auch bei jahrelangem Icterus nach Gallensteinen und Krebs niemals eine acute gelbe Leberatrophie mit so perniciösen Erscheinungen zur Ausbildung gelangt. Die acute Form ist anatomisch characterisirt durch die schnelle Verkleinerung der Leber und den vollständigen Zerfall der Leberzellen, von denen nirgends eine Spur mehr zu erkennen. Bei der chronischen Form wölben sich die stecknadelbis nussgrossen, grüngelben oder chromgelben, erkrankten Partien an der Oberfläche und auf dem Durchschnitt mehr hervor, während das restirende normale Parenchym einsinkt. Die Unterscheidung von rother und gelber Atrophie, die Klebs gemacht, verwirft der Verf.; er schliesst sich vielmehr der Zenker'-schen Auffassung an, wonach die rothe Substanz nur ein späteres Stadium des Processes darstellt, in dem die Leberzellen bereits total fettig und körnig zerfallen sind. Die Leberzellenschläuche sind hier collabirt, das interstitielle Bindegewebe tritt deutlicher hervor, die Capillaren sind ectatisch und stärker mit Blut gefüllt. E. findet mit Zenker, dass der Process der Zerstörung der Läppchen stets von der Peripherie nach dem Centrum fortschreitet, was vielleicht von der Zufuhr einer deletären Substanz durch den Pfortaderkreislauf herrührt; in Bezug auf die übrigen histologischen Veränderungen schliesst sich E. gleichfalls der Auffassung von Zenker an. Die von verschiedenen Untersuchern beobachteten, spindelförmigen und cylindrischen Zellenschläuche fand auch E., jedoch nur an der Grenze der rothen und gelben Substanz, niemals innerhalb der rothen, also vollständig zerfallenen Partien. Sie enthielten stets ein körniges Protoplasma mit eingelagerten Kernen. E. fand sie oft sehr lang, zuweilen liegen in 2 und 3 Reihen nebeneinander, sie sind umgeben von sehr zarten, spindelförmigen, mit langen Ausläufern versehenen Zellen, die eine verschieden dicke Begrenzung abgeben. Die Schläuche endigen stumpf oder spitzig, in letzterem Fall verlieren sie sich in den Spalten zwischen den körnigen Massen und halten sich auf kurze Strecken an die Capillaren. E. hielt sie anfänglich für Epithelschläuche, nach weiteren Beobachtungen betrachtet er sie aber als eine Bindegewebswucherung, die mit der Adventitia der interlobulären und centralen Venen in Verbindung stehen. Ob dieselben, wie von einigen (Klebs, Waldeyer, Zenker) vermuthet wird, als der Ausdruck einer Regeneration der Leberparenchyms zu betrachten sind, wobei die Zellenschläuche durch Seitensprossen mit den noch erhaltenen Gallencanälen sich in Verbindung setzen sollen, steht noch dahin. In ätiologischer Hinsicht kann der Verf. den Process weder als eine acute parenchymatöse Entzündung der Leber (Rokitansky, Förster, Horaczek, Bamberger), noch als die Folge eines mit Gallenstörung verbundenen, heftigen Catarrhs der Gallencanäle (Zenker) betrachten; er ist der Ansicht, dass über dies magere Capitel bisher nichts gewonnen wurde als Vermuthungen. Die Angaben von Klebs und Waldeyer von dem Vorkommen von Microsporen und Bacterien in den Gallencanälchen und der zerfallenen Masse konnte E. in seinem letzten Fall an frischen Präparaten und auch an Spirituspräparaten aus früheren Fällen noch bestätigen. Hiernach würde die wesentliche, zerstörende Kraft auch bei diesem Krankheitsprocess duch die Anwesenheit der pflanzlichen Parasiten bedingt sein, die vielleicht vom Darmcanal einwandern, wo sie in dem letzten Fall gleichfalls sehr reichlich vorhanden waren, und in der Leber sich zwischen den Acini und den feinsten Gallengängen verbreiteten. (Ich habe bis jetzt noch niemals die Gelegenheit gehabt, einen Fall von acuter gelber Leberatrophie weder am Krankenbett, noch am Sectionstisch zu sehen und zu untersuchen, bin deswegen auch nicht in der Lage, mich über die Sache äussern zu können. Ref.)

[Brodowski, Ein Fall von Hernia diaphragmatica. Denkschriften der Warschauer ärztlichen Gesellschaft. 4 Heft. S. 538.

B. beschreibt einen Fall von Hernia diaphragmatica bei einem 75jährigen Manne, der bei Lebzeiten nicht die geringsten Verdauungsstörungen darbot. Linkerseits vom Foramen oesophageum des Zwerchfelles befanden sich zwei Oeffnungen. Durch die näher dem Foramen gelegene liess sich bequem die Faust durchführen, die zweite hatte im Durchmesser ungefähr 3 Ctm. Durch diese Oeffnungen gelangte man in Höhlungen, die unter dem rechten Pleurasack sich befanden, und deren Wandungen mit Pseudomembranen bekleidet waren. In der grösseren lag ganz frei der Magen, zusammengefaltet, ohne im geringsten verändert zu sein. Durch die kleinere Oeffnung stülpte sich die Duodenumschlinge ein. Da nun die Höhlung zu klein war, um den mit Nahrungsmitteln gefüllten Magen zu fassen, so konnte er nur im leeren Zustande durch die Wirkung der Bauchpresse dorthin gelangen, indem er während der Verdauung sich in der Bauchhöhle sich befand.

Oettinger (Krakau).]

Harnorgane.

1) Tyson, Soft cancer (encephaloid) of the kidney and of the lumbar glands (?). Philadelph. med. Times. Apr. 3. — 2) Féréol, Sarcome fasciculé du rein (tumeur pesant près de dix livres) chez un enfant nègre de 10 mois. L'Union méd. Nro. 56. — 3) Cohnheim, Julius, Congenitales, quergestreiftes Muskelsarcom der Nieren. Arch. f. pathol. Anat. u. Histol. Bd. 65. S. 64. — 4) Sturm, T., Ueber das Adenom der Niere und über die Beziehung desselben zu einigen anderen Neubildungen der Niere. Arch. der Heilkunde. Heft 3. Taf. II. —

5) v. Buhl, Allgemeine miliare Carcinose. Aus den pathol.-anat. Demonstr. des Prof. v. B., berichtet von Mayer und Schweniger. Baier. ärztl Intelligenzblatt. Nro. 46. — 6) Wickham-Legg, Addison's disease. After death no right supra-renal capsule discovered, extreme fibrous degeneration of left. (37jähr. Frau.) St. Bartholom. Hosp. Rep. X. — 7) Martineau, M., Sarcome fasciculé du rein. Gaz. des hop. Nr. 39.

(Abweichend von der sonst gebräuchlichen Bitte, geben wir hier, anstatt in dem Referat über Onkologie, eine Zusammenstellung der im verflossenen Jahr in grösserer Zahl publicirten Fälle von Nierengeschwülsten. Wir glauben auf diese Weise die Aufmerksamkeit unserer Leser auf die Häufigkeit und Wichtigkeit dieser Erkrankungsform, die bisher mehr als eine anatomische Rarität betrachtet wurde, besser zu lenken, als wenn die einzelnen Fälle zerstreut in die verschiedenen Capitel der Geschwulstlehre zur Berichterstattung gelangen. Ref.)

Tyson(1) berichtet über ein weiches Carcinom der rechten Niere bei einem 52jährigen Mann, das in Verbindung stand mit einem gleichartigen Geschwulstknoten vor der Wirbelsäule und dem Darmbein. Die übrigen Organe der Brust- und Bauchhöhle zeigten keine secundären Knoten.

Patient hatte sich vor 8 Monaten dem Verf. präsentirt wegen einer Hämaturie, die schon seit fast einem Jahr mit verschiedener Unterbrechung bestand. Seit vier Jahren empfindet Patient einen periodischen, dumpfen Schmerz in der rechten Lumbalgegend, der zuerst für Lumbago, nach dem Auftreten der Hämaturie als Folge von Nierensteinen gedeutet wurde. In der Zeit, wo keine Hämaturie bestand, war der Urin hell und sehr reich an Eiweiss. In der letzten Zeit kamen die Blutungen häufiger, das rechte Bein wurde ödematös, eine Anschwellung in der Lendengegend konnte aber nicht constatirt werden. Patient wurde immer schwächer, magerte sehr ab und starb, ohne dass die Diagnose klar wurde. Die rechte Niere war ganz von Geschwulstmasse umgeben, die sich bis zur Crista ossis ilei ausdehnte, der 3. und 4. Lumbalwirbel arrodirt. T. lässt es dahingestellt, ob die Geschwulst primär von der Niere oder den Lumbaldrüsen ausgegangen ist. Eine genauere mikroskop. Untersuchung ist nicht mitgetheilt. Der Präsident der med. Gesellschaft, in der T. seinen Fall mittheilte, machte eine analoge Beobachtung bei einem jungen Mann aus ganz gesunder Familie, die Geschwulst sass an der linken Niere, und verbreitete sich in der Umgebung, der Ureter war vollständig comprimirt. Der periodische Charakter der ausserordentlich heftigen Schmerzen war so deutlich ausgeprägt, dass die Diagnose im Hinblick auf die völlig normale Beschaffenheit des Urins während der ganzen Krankheitsdauer auf ein Aneurysma gestellt wurde. In der letzten Zeit waren Oedem und Paralyse der linken Unterextremität aufgetreten.

Féréol(2) demonstrirte in der Société méd. des hôpitaux ein 10 Pfund schweres Nierensarcom von einem 10 Monaten alten Negerkinde, welches Andain aus Port-au-Prince (Haïti) eingeschickt hatte.

Die Eltern des Kindes sind Neger, der Vater 42 Jahr und die Mutter 21 Jahr alt. Im 4. Schwangerschaftsmonat wurde die Mutter von einer heftigen Quotidian-Intermittens befallen, wogegen nichts gebraucht wurde. Die Geburt erfolgte ohne Beschwerden, und die Mutter nährte das Kind ohne Beschwerden. Im 4. Monat wurde der Säugling gleichfalls von Wechselfieber befallen, mit sehr unregelmässigem Typus. Sechs Wochen später

bemerkte die Mutter beim Baden eine orangegrosse, harte Geschwulst am Unterleib, die sehr rasch an Umfang zunahm; leichte Obstipation, zeitweiliges Erbrechen. Andain sah das Kind im October 1874 zum ersten Mal, der Umfang des Leibes betrug am Nabel 85 Ctm., die vollkommen indolente Geschwulst lag in der Milzgegend, und da die Mutter gleichfalls noch an Intermittens litt. Das Kind war ganz abgemagert, von cachectisch-ebem Aussehen, die Respiration rasch und sehr angestrengt. Das Krankheitsbild änderte sich nun in der Weise, dass die anfangs harte Geschwulst allmälig weicher wurde und in der Tiefe fluctuirte. Auf dem höchsten Punkt wurde eine Aetzpaste aufgelegt, bevor jedoch der Schorf sich gelöst hatte, trat der Tod ein. Die Section ergab eine sehr kleine und normale Milz, in der sich die colossale Geschwulst vorfand. Die rechte Niere, sowie alle übrigen Organe der Brust- und Bauchhöhle ohne besondere Veränderungen. Die in Spiritus versendete Geschwulst wog 5 Klg., sie war von einer 1—2 Ctm. dicken Kapsel umgeben, die Hauptmasse besteht aus einer ziemlich dichten, blassen Masse, die an einzelnen Stellen wie die vergrösserte Corticalsubstanz aussieht, das übrige ist ein weiches, gefässreiches Gewebe, das mit Hämorrhagien und Cysten durchsetzt ist, die eine bräunliche Flüssigkeit enthalten, das Centrum hat einen ausgesprochen carnösen Charakter. Die Hauptmasse besteht aus spindelförmigen Zellen, mit ovalem Kern, die eine bündelartige Anordnung zeigen; die Gefässe sind ausserordentlich weit und besitzen eine einfache Wand. An der noch hie und da erhaltenen Pyramidalsubstanz sind die geraden Harncanälchen theils mit Blutkörperchen, theils mit hyalinen Colloidmassen erfüllt, die sich bis in die Rinde erstrecken. Die Geschwulstzellen verbreiten sich zwischen den Harncanälchen der Rinde und Marksubstanz, Epithelien. Gefässe und Glomeruli sind dadurch in hohem Grade comprimirt. Die von Daremberg gemachte und näher mitgetheilte, chem. Untersuchung der Cystenflüssigkeit hat über ihren Ursprung nichts besonders ergeben.

Cohnheim(3) berichtet über ein durch seine Grösse und den histologischen Bau interessantes, angeborenes, quergestriftes Muskelsarcom beider Nieren bei einem fünf Vierteljahre alten Mädchen. Das Präparat wurde von Freund in Münsterberg dem patholog. Institut in Breslau überwiesen.

Die kleine Patientin war das erste Kind ganz gesunder Eltern und befand sich während des ersten Lebensjahres ganz wohl und munter. Dr F. wurde im August 1874 zu Rath gezogen und fand in der linken Lumbargegend eine mannsfaustgrosse Geschwulst. Dieselbe wuchs von da ab in rapider Weise, der Tod erfolgte 3 Monate später an Marasmus und hectischem Fieber. Es wurde nur die Untersuchung der Bauchhöhle gestattet, die vollständig von der Geschwulst eingenommen war. Die Abdominalorgane waren ganz dislocirt, die Harnblase comprimirt, fast leer; in den letzten Monaten war der Harn sehr sparsam und bis ans Ende frei von Eiweiss. Der annähernd eiförmige, höckerige Nierentumor war 25 Ctm. hoch, der Querdurchmesser betrug 17 Ctm., der sagittale 12 Ctm. Derselbe ist von einer dicken, fibrösen Kapsel umgeben, die sich ohne Schwierigkeit abziehen lässt. Von Nierensubstanz ist noch die obere Hälfte und ein Theil des unteren hinteren Abschnitts vorhanden. Auf dem Durchschnitt bestand die Aftermasse aus einer grossen Zahl verschiedener grosser Knoten, entsprechend der höckerigen Oberfläche, Hilus und Ureter sind leicht erkennbar, das Verhalten der Arteria und Vena renalis dagegen nicht festzustellen. Die Knoten waren theils markig-weiss, andere röthlich-weiss, die ersteren waren derb, räh und lederartig, stalienweise von markiger Bruchfläche, die letzteren weicher. Die rechte Niere gleichfalls vergrössert, 7 Ctm. lang,

3½ breit, am oberen Ende fand sich ein 4 Ctm. hoher und 3½ Ctm. breiter, von der Kapsel fest umschlossener, röthlich-weisser Knoten von weicher Beschaffenheit. Der grössere Theil der Geschwulstknoten der linken Niere bestand aus den schönsten quergestreiften Muskelfasern, die, in Bündel von 20—30 vereinigt, nach allen Richtungen sich durchkreuzen. Starke Essigsäure lässt die Kerne in typischer Form hervortreten, während die Querstreifen schwinden, ein Sarcolemma war nirgends nachweisbar; ebenso keine fettig degenerirten Fasern. Der Querdurchmesser der Fasern schwankte von 0,003 bis 0 006 Mm., die schmalen Fasern waren bis 1½—2 Ctm. lang. Theilungen wurden nicht beobachtet; selten kamen kurze Primitivbündel von Spindelform vor, quergestreifte Spindelzellen. Zwischen den Muskelfasern allerwärts ein sparsames, mit Blutgefässen und Fettgewebe durchsetztes, fibrilläres Bindegewebe. Die röthlich-weissen, weichen Knoten endlich zeigten den ausgesprochenen Bau eines Rundzellensarcoms, die Zellen sind fast sämmtlich einkernig, etwas grösser als weisse Blutkörper. Diese verschiedenen Gewebe waren nicht in exclusiver Weise auf die einzelnen Knoten vertheilt, vielmehr kamen sie in allen Knoten gleichzeitig vor, und mit stellenweisem Ueberwiegen des einen oder andern. Mikroskopisch war die Grenze von Geschwulst und Nierengewebe schärfer abgegrenzt als für das blosse Auge. Die Muskelfaserzüge waren steis durch eine deutliche Bindegewebslage vom Nierenparenchym getrennt, die Sarcomzellen dagegen verbreiteten sich im interstitiellen Gewebe, das sie oft vollständig infiltrirten Der Knoten der rechten Niere enthielt nur im Centrum Muskelfasern, die übrige Masse war wie links ein Rundzellensarcom. In Bezug auf die Entstehung dieses Teratoms verweist der Verf. auf die Lage der ersten Urogenitalanlage, die nach an der Urwirbelplatte gelegen, wo ein beträchtlicher Theil der Stammmuskulatur seinen Ursprung nimmt. Es liegt daher die Annahme nahe, dass durch eine fehlerhafte Abschnürung einige von den Muskelzellen der ersten Urnierenanlage sich beigemischt und dann in den erst fertigen Nieren zur weiteren Entwickelung gelangten.

Sturm (4), Assistent am pathologischen Institut in Leipzig, gibt eine genauere Beschreibung von 11 in der dortigen pathol.-anat. Sammlung aufbewahrten Nierengeschwülsten, die er nach eingehender mikroskopischer Untersuchung als Nierenadenome auffasst. Die Geschwülste waren bisher zum Theil als „Krebs", zum Theil als „eigenthümliche Tumoren" von noch unbestimmtem Character bezeichnet; auch eine Reihe in der Literatur verzeichneter und hierher gehörender Fälle von Nierengeschwülsten sind unter den verschiedenartigsten Namen beschrieben, als da sind: Adenom, beginnender Nierenkrebs, Adeno-Carcinom, Lymphangiom, Nierencysten mit colloidem und melicerisähnlichem Inhalt, heteroplastisches Lymphom, ferner als angebliche Eiterherde bei Nephritis simplex, manche cavernöse Tumoren und hämorrhagische Infarcte etc. Hieran schliesst der Verf. noch die Mittheilung von 4 Fällen umfangreicher Nierengeschwülste bei Kindern, darunter 2 reine Sarcome und 2 Adeno-Sarcome, Fälle, die sonsthin gleichfalls als Carcinome, oder sarcomatöse Carcinome bezeichnet worden. Der uns angemessene Raum gestattet nicht, in das ausführliche Detail der umfangreichen Arbeit näher einzugehen, wir müssen in dieser Hinsicht auf das Original verweisen und uns hier auf die Mittheilung der Resultate der Untersuchungen des Verf. beschränken. Das Adenom der Niere ist eine verhältnissmässig nicht seltene Neubil-

dung, die unter den verschiedensten Namen beschrieben worden. Sie entwickelt sich meistens als solitäre Geschwulst, anfangs immer in der Rindensubstanz, mit Vorliebe am unteren Drittel des convexen Randes. Sie entsteht durch einfache Dislocation von gewundenen Harncanälchen, deren Epithel weiterhin eine Flächenwucherung eingeht und so eine Sprossung von Epithelzapfen verursacht. Die Zapfen sind Anfangs hohl und repräsentiren das Bild des Adenoma; später erscheinen sie in Folge secundärer Veränderungen innerhalb der Geschwulst (Blutungen, Lymphstauung, Epithelverfettung) als solide Zapfen unter dem Bild des Drüsenkrebses. Adenom der Niere und beginnender Drüsenkrebs sind identische Bezeichnungen. Dieser Drüsenkrebs ist vollständig analog dem Epithelkrebs der äusseren Haut und der Schleimhäute und deren Drüsen. Erklärlich wird dadurch das Vorkommen des Nierenadenoms in höherem Alter und sein wahrscheinlich langsames Wachsthum. Dieselben fanden sich bei Leuten von ca. 40 und von 70—80 Jahren, in den letzteren Fällen waren stets ausgedehnte, secundäre Metamorphosen (Bindegewebssclerosen, Pigmentbildung) vorhanden, die einen längeren Bestand der Geschwulst wahrscheinlich machen. Die Entwicklung des Adenoma (resp. Epithelkrebses) steht in einer noch näher zu bestimmenden Beziehung zu dem interstitiellen Bindegewebe der Niere. Wenigstens kommt das solitäre Adenom stets in nicht entzündlichen Schrumpfnieren (granulirte Nieren) vor; in letzteren scheint nur die multiple Form aufzutreten und zwar in beiden Nieren. Die Structur ist stets die gleiche. Zuweilen kommt es zu einer höhern Entwicklung, und die Knoten imponiren als Krebs; die meisten geben aber bald zu Grunde und erscheinen in der Form gelbkrümliger Einsprengungen, oder als Nierencysten mit verschiedenem Inhalt. Ob die multiplen Adenome als einfache Hypertrophie der Harncanälchen aufzufassen sind und ihrem Wesen nach identisch sind mit den multiplen, oder ob sie in einem Verhältniss stehen, wie eine Warze oder Talgdrüsenhypertrophie zum Hautkrebs, lässt Verf. dahingestellt. Jedenfalls machen sie auch bei längerem Bestehen den Eindruck von ganz unschuldigen Neubildungen. Adenom mit entzündlicher Schrumpfniere scheint ein ganz constantes Vorkommniss zu sein und ist von den Autoren als Nephritis simplex beschrieben.

Die vier Fälle von Nierengeschwülsten bei Kindern waren folgende:

1. Fall. 5jähriges Mädchen. Kindskopfgrosses Sarcom der linken Niere, massenhafte Geschwulstknoten in der Porta hepatis, am Lig. suspensorium, unteren Zwerchfellfläche und in den Ligg. lata beiderseits. Rechte Niere normal.

2. Fall. 8jähriges Mädchen. Kindskopfgrosses Sarcom der rechten Niere. (1859.)

3. Fall. 9monatliches Mädchen. Kindskopfgrosses Adeno-Sarcom der Niere. (Näheres nicht bekannt.)

4. Fall. 15jähriges Mädchen. Ueber kopfgrosses Adeno-Sarrom der rechten Niere. Secundäre Knoten in Leber, Lungen, in der Dura mater mit Durchbruch durch das Schädeldach nach Aussen: Abdominaldrüsen und Organe frei.

Bei einer von Buhl (5) secirten, 75jährigen Frau fanden sich miliare Carcinomknoten am Schädeldach und den umgebenden Weichtheilen, an der Dura mater, den Plexus chorioides beiderseits, im Kleinhirn, in beiden Lungenvenen und Endocardium beider Ventrikel, an Leber, Mesenterialdrüsen und Pancreas, so wie polypöse Krebsknoten der Darmschleimhaut. In beiden Nebennieren birngrosse, weiche, hämorrhagische Knoten. B. betrachtet den Fall als primäres Carcinom der Marksubstanz der Nebennieren, die allgemeine Infection soll nicht durch den Transport lebensfähiger Zellen stattgefunden haben.

Martineau (7) berichtet über eine 1980 Grm. schwere Geschwulst der linken Niere bei einem 2½jährigen Mädchen, die nach der mikroskopischen Untersuchung der Herren Birne und Cornil sich als ein Sarcoma fasciculatum ergab, ziemlich übereinstimmend mit dem von Féréol (2) beschriebenen Fall.

Vier Wochen vor Aufnahme der Patientin in das Hôpital St. Eugénie (3. Februar) stellten sich Blässe, Abmagerung, Appetitlosigkeit und abendliches Fieber ein, im linken Hypochondrium constatirte man eine grosse Geschwulst, die für ein Intermittens - Milztumor gehalten wurde. Unter rascher Zunahme derselben und allgemeiner Schwäche erfolgte der Tod, kein Oedem. Die Section ergab eine unter der Milz gelegene, 30 Ctm. lange, 25 Ctm. breite Nierengeschwulst, die aus einer gelblich weissen, brüchigen, encephaloiden, mit kleinen und grösseren Blutextravasaten durchsetzten Masse bestand. Normales Nierenparenchym nirgends mehr vorhanden, secundäre Knoten in anderen Organen nicht nachweisbar.

Geschlechtsorgane.

1) de Sinéty, Sur un cas d'ovaire surnuméraire chez un enfant nouveau-né. Gaz. méd. de Paris. Nr. 27. — 2) Leuc, Adolph, Essay sur l'hydrocèle enkystée du cordon. Thèse Nro. 215. Paris 1874. — 3) Malasseg, L., Note sur un cas de maladie kystique de testicule. Arch. de Physiol. norm. et pathol. Nro 1. Pl. 4.

de Sinéty (1) berichtet in der Soc. de Biologie über die Genitalorgane eines neugeborenen Mädchens, bei dem der rechte Eierstock durch drei verticale Furchen, die jedoch nicht bis zum Hilus reichten, gespalten war. Nur der am meisten nach aussen gelegene Abschnitt erschien vollständig isolirt, bestand aber nur aus Bindegewebe ohne Ovula. Das linke Ovarium normal. Ausserdem fanden sich noch an der rechten Tuba 7 kleine Cysten, 4 mit und 3 ohne Stiel. Sechs dieser Cysten ergaben sich bei der mikroskopischen Untersuchung als abgeschnürte Blindsäckchen des Parovariums mit deutlichem Flimmerepithel. Die siebente, welche sich vor den übrigen durch eine grössere Härte auszeichnete, enthielt deutlich ausgebildete Primordialfollikel mit einem Ovulum, nebst Keimbläschen und Keimfleck, sowie auch einige Schläuche. Diese scheinbare Cyste war demnach ein vollständig ausgebildetes, kleines, supernumeräres Ovarium. Der Verf. konnte in der Literatur nur 2 Fälle der Art auffinden, einen von Punch, und einen vom Referenten, der von mir auf der Natur-

forscherversammlung in Stettin im Jahre 1864 vorgezeigt wurde. Der letztere betrifft eine an Kohlendunst verstorbene Frau. Das Präparat befindet sich im hiesigen pathologisch-anatomischen Museum.

Malasseg (3) giebt die Beschreibung von einer e. faustgrossen Hodengeschwulst, 277 Grm. schwer, die sich bei einem 21jährigen Mann innerhalb 7 Monaten spontan entwickelt hatte und stets schmerzlos war, der Samenstrang ist normal. Die Operation ist glücklich verlaufen und nach 6 Monaten war noch kein Recidiv.

Die Geschwulst geht vom eigentlichen Hodenparenchym aus und ist von zahlreichen Cysten durchsetzt. Die Cystenwände bestehen aus fibrillärem Bindegewebe mit embryonalen Zellen, Endothelien und lymphatischen Elementen. Die Innenfläche ist theils platt, theils rauh und mit kleinen zottigen Excrescenzen bedeckt, welche mit grossen polygonalen Plattenepithelien, dann mit kleinen rundlichen und ovalen Zellen mit grossen Kernen und mit einfachen Cylinder- und Flimmerzellen bedeckt sind. Alle diese verschiedenen Zellenformen sind nirgends geschichtet, sondern abwechselnd an den verschiedensten Puncten der Cystenwand vertheilt. Im flüssigen Inhalt fanden sich auch noch keulenförmige Zellen, aber keine Samenfäden. Zwischen diesen Cysten im eigentlichen Stroma liessen sich noch collabirte Samencanälchen erkennen, mit zerfallenen Epithelien, und erweiterte Lymphgefässe. Der Verf. ist über die Entstehung der Geschwulst nicht ins Reine gekommen, er stellt sie in die Familie der cystischen oder myxoiden Epitheliome, da kein für die cystischen Hodengeschwülste bekannt gewordener Bau mit dem vorliegenden übereinkommt.

Knochen und Gelenke.

1) Bouley, Paul, De l'ostéomalacie chez l'homme et les animaux domestiques. Thèse Nro. 135. Paris 1874. Avec. IV Planch. — 2) Foulis, D., Fracture of costal cartilages. Glasgow. med. Journ. Octob. Mit 1 Taf. — 3) Moldenhauer, Ueber acute multiple Epiphysenlösung bei einem Neugeborenen. Arch. für Gynaecologie. VIII Heft 1. — 4) Murisier, John, Ueber die Formveränderungen, welche der lebende Knochen unter dem Einfluss mechanischer Kräfte erleidet. Arch. für experimentelle Pathol. und Pharmacol. Bd. III. Heft 5 u. 6. Taf. III. — 5) Gruber, Wenzel, Anatomische Notizen. 1) Ein Ganglion synoviale retroglenoidale scapulae. 2) Ein Hygroma retroglenoidale scapulae. 3) Eine bemerkenswerthe Exostose am Humerus. Arch. f. pathol. Anat. u Physiol. Bd. 65. Taf. XII.

Bouley (1) giebt eine vollständige Monographie von der Osteomalacie beim Menschen und bei Thieren in historischer, anatomischer, chemischer und klinischer Beziehung. Von den beigegebenen Tafeln enthalten die erste und zweite die Darstellung des sehr ausgesprochenen und über alle Knochen verbreiteten Processes bei einem 30 – 40jährigen Mann; die dritte mikroskopische Knochendurchschnitte, die vierte das Bild eines weiblichen Individuums mit hochgradiger seniler Osteomalacie. Die beigegebenen Krankengeschichten betreffen theils eigene Beobachtungen, theils schon beschriebene Fälle, die aber insofern von grossem Interesse sind, weil sie ein vollkommenes Bild der Krankheit von ihrem ersten Anfang und von dem jahrelangen Verlauf geben, sowie von den verschiedenen Zufällen, denen die Patienten in dieser Zeit ausgesetzt waren.

Foulis (2) theilt zwei Fälle von **Fractur der Rippenknorpel** mit.

Bei der Section eines 49 Jahre alten, an Anasarca verstorbenen Mannes fanden sich geheilte Fracturen des 7.—10. Rippenknorpels der linken Seite. Am 7. und 8. Rippenknorpel war die Verletzung 1 Zoll von der Verbindung mit der Rippe entfernt und das sternale Bruchstück ca. ⅓ Zoll nach der Innenseite der Rippe verschoben. Ferner fand sich eine geheilte Fractur ohne Dislocation an der 8. und 9. Rippe, 1 Zoll von der Verbindung mit dem Knorpel; endlich war die Spitze des 10. Rippenknorpels ganz nach aussen und oben verdrängt. Ueber das Alter und die Ursache dieses schon lange bestehenden Befundes ist nichts bekannt. Die genauere Untersuchung des Durchschnitts der Knorpelfractur ergab, dass die Knorpelsubstanz an beiden Bruchenden nicht verknöchert war, dieselbe hatte eine silbergraue Farbe und fein streifige Beschaffenheit, wie ein feines fibröses Gewebe. Dagegen fand sich zwischen den knorpeligen Bruchenden, soweit sie übereinander lagen, eine dünne Lage netzförmiger Knochensubstanz, welche sich auf die beiden Bruchflächen fortsetzte. Die Einlagerung der Kalksalze hat hier in das Perichondrium stattgefunden, das gleichfalls einen deutlich erkennbaren Ueberzug über die Bruchflächen des Knorpels abgiebt. In der unmittelbaren Nähe dieser Zone zeigt der Knorpel unregelmässige Höhlen, welche mit Zellen erfüllt sind. Da, wo die Verkalkung des Perichondriums bis in die Knorpelsubstanz hinein sich erstreckt, resp. bis zu den Knorpelzellengruppen, treten die letzteren bis an die Knochenlacunen heran. Der Verf. bricht hier eine histologische Beschreibung kurz ab und verweist auf einige Abbildungen.

Der zweite Fall betrifft einen 27 Jahre alten Mann, der aus dem 4. Stock eines Hauses gefallen und am folgenden Tag gestorben ist. Die Section ergab ausser einem Bruch der Wirbelsäule und mehreren complicirten Fracturen an den Unterextremitäten, einen Bruch am Knorpel der 8. Rippe, nahe an der Verbindung mit dem 7. Rippenknorpel. Die Bruchlinie verlief transversal gegen die Längsachse des Knorpels, das Perichondrium war nicht zerrissen, die Dislocation der Bruchstücke ausserordentlich gering, Bluterguss nicht vorhanden. Der Verf. macht hierzu folgende Bemerkungen. Einmal muss die einwirkende Gewalt in beiden Fällen sehr gross gewesen sein, da Knorpelbrüche erfolgten, ohne dass die Knorpelsubstanz verkalkt war. Zweitens spricht der erste Fall gegen Malgaigne, der nach seinen Experimenten an jungen Hunden zu dem Ausspruch kam, dass die Vereinigung gebrochener Knorpel vom 5. Tag ab durch eine fibrocartilaginöse Masse zu Stande komme; Holmes nimmt eine rein knorpelige Verbindung an, und Hamilton eine Ossification des Knorpels.

Moldenhauer (3) zeigte in der geburtshülflichen Gesellschaft in Leipzig die Präparate von einem Fall von multipler Epiphysenlösung bei einem Neugeborenen.

Die Mutter wurde auf der Strasse von der Geburt überrascht (Partus praecipitatus), die Placenta aber erst in der Entbindungsanstalt gelöst. Das Wochenbett der gesunden Mutter verlief normal, das Kind äusserst dürftig. Am 3. Tage stellte sich heftiges Fieber und Röthung mit Schwellung am oberen Ende des linken Oberarmes ein, am nächsten Tage traten die gleichen Erscheinungen an andern Knochen auf. Am 5. Tage deutliche Crepitation am linken Oberarm, der Schaft des Romerus hatte die Stellung wie beim Bruch des chirurg. Halses; am folgenden Tage dieselben Symptome am unteren Ende des linken Humerus und am oberen des linken Femur.

Am 7. Lebenstage, am 5. der Erkrankung, erfolgte der Tod. Bei der Section waren die inneren Organe normal, dagegen fand sich bei allen Epiphysen der Extremitätenknochen eine beginnende oder vollständige Lösung. Die angrenzenden Gelenke waren frei, zwischen Diaphysen und Epiphysen eine beträchtliche Menge puriformer Flüssigkeit. Die mikroskopische Untersuchung ergab, dass die Ablösung durch eine eiterige Einschmelzung des Epiphysenrandes erfolgt war. Der ganze Abschnitt der sich richtenden Knorpelzellen war verloren gegangen und eine weitere Zone des Knorpels in eitriger Entzündung, die hier gelagerten, indifferenten Zellen glichen weissen Blutkörperchen. Die Affection muss daher als eine Osteomyelitis epiphysaria bezeichnet werden. Dieser Process ist bisher nur bei Pyämie und Syphilis beobachtet worden, beide Voraussetzungen sind in dem vorliegenden Fall nicht zutreffend.

Bei der sich anschliessenden Discussion bemerkte Prof. Crédé, dass er bis jetzt nur ein Mal eine Epiphysenlösung beobachtet habe, die wahrscheinlich durch Druck auf die Schulter bei Lösung der Arme entstanden war. Eine weitere genauere Untersuchung des Falles wird im pathologischen Institut in Leipzig vorbereitet.

Marister (4) hat die Veränderungen, welche ein länger dauernder, auf die Oberfläche der Knochen wirkender, passiver und negativer Druck am Knochengewebe hervorruft, zum Gegenstand eingehender Untersuchungen gemacht. Die am längsten bekannten, passiven Druckwirkungen veranlassen entweder einen einfachen Schwund, eine Atrophie des Knochens, wobei seine Oberfläche mehr oder weniger glatt bleibt, oder es tritt eine lacunäre Schmelzung ein, über deren Wesen, sowie über die histologischen Vorgänge die Ansichten sehr auseinander gehen. Dass ein länger dauernder, negativer Druck (Muskelzug etc.) gleichfalls Veränderungen des Knochengewebes herbeiführt, ist von der Entwickelung der Tubercula und Knochenleisten an den Muskelursprüngen beim normalen Knochenwachsthum und aus den Experimenten von L. Fick schon lange bekannt. Derartige Verhältnisse kommen aber auch bei pathologischen Zuständen vor, wo nicht selten die Effecte beider Arten von Druckwirkungen sich vereinigt vorfinden. In sehr ausgesprochenem Grade fanden sich diese Verhältnisse an einem alten Präparat der patholog.-anat. Sammlung in Würzburg, wovon der Verf. eine ausführliche Beschreibung mit mehreren Abbildungen giebt. Es ist dies ein Kopf mit multiplen fibrösen Tumoren der Kopfhaut und des Meatus auditorius externus dexter, mit consecutiver Druckatrophie des rechten Jochbogens und der rechten Unterkieferhälfte. Das Präparat ist schon 1851 von Kielraf in einer Arbeit über norwegische Spedalskhed als Facies bovina, später von Virchow (Geschwülste, Bd. I.) als Fibroma molluscum und Elephantiasis mollusca beschrieben worden, die Veränderungen der Knochen wurden von beiden Autoren nicht weiter berücksichtigt. Die detaillirte Beschreibung der Geschwulstknoten, sowie der Veränderungen der einzelnen Knochen können hier selbstverständlich nicht weiter erörtert werden. Die Schlussfolgerungen, zu denen der Verf. in Bezug auf die Veränderungen der Schädelknochen in ätiologischer Hinsicht gelangte, drückt er folgen-

43*

dermassen aus. Bei unmittelbarer Einwirkung einer Neubildung auf vollständig ausgebildete Knochenmassen tritt eine einfache Atrophie derselben ein, wobei die Oberflächen glatt bleiben und keine Spur von lacunärer Resorption zeigen. In der Umgebung kann sogar eine excessive Knochenbildung auftreten, indem die ausweichende Knochenmasse am Rande quasi vorgewulstet wird. Hiervon müssen die indirecten Druckwirkungen unterschieden werden, welche an von den Druckstellen entfernten Punkten auftreten, und die in dem vorliegenden Fall zu umfangreichen Verbiegungen des ganzen Gesichtskelots geführt haben. Zur Klarstellung der histologischen Verhältnisse dieser Vorgänge experimentirte der Vf. an Hunden, denen er unter das Periost der Tibia Glasstäbchen brachte. Die Wunde heilte in der Regel ohne weitere entzündliche Reaction in 5—6 Tagen. Bei den näher mitgetheilten drei Experimenten wurde das eine Thier 93 Tage, das zweite 135 Tage und das dritte 155 Tage nach der Operation getödtet. An der Stelle, wo das Glasstäbchen lag, fand sich in allen Fällen eine Resorptionsfurche, die parallelen Schichten der peripheren Knochensubstanz waren geschwunden, und an verschiedenen Stellen war die Zerstörung bis in die concentrischen Lagen der Knochenkörperchen und in die Havers'schen Canälchen vorgedrungen, der Rand der Resorptionsfläche ist unregelmässig gezackt und zeigt Howship'sche Lacunen. Die concentrischen Lamellen haben an der Resorption keinen activen Antheil, sie verhalten sich völlig passiv, sie schreitet auf dem kürzesten Weg von einem Zellenterritorium auf das andere fort. Die Knochenkörperchen in der unmittelbaren Nähe der Resorptionsflächen sind ein wenig erweitert, die der übrig gebliebenen Lamellen dagegen von normalem Aussehen und regelmässiger Lagerung. Die durch den Knochenschwund entstandene Einbuchtung enthält eine körnige Protoplasmamasse, mit zahlreichen rundlichen und länglichen Kernen, die sich gegen die unveränderten Bindegewebslagen des Periostes scharf abgrenzen. In den Lacunen finden sich rundliche und ovale, von der körnigen Schicht scharf abgegrenzte Plasmamassen mit zahlreichen Kernen, sogenannte Riesenzellen; diese Masse setzt sich auch in das die zunächst gelegenen Havers'schen Canälchen anfüllende Gewebe fort. Der Verf. schliesst hieraus, dass, da das Periost und die Knochenkörperchen in der Umgebung der Resorptionsflächen vollkommen normal sich verhalten, die körnige Substanz und die vielkernigen Massen (Riesenzellen) nur aus einem Zerfall der entkalkten Knochensubstanz hervorgegangen sein können. Beides ist veranlasst durch die gesteigerte Circulation und den dadurch vermehrten Stoffwechsel. Der Ansicht Kölliker's, dass die Zerstörung der Knochensubstanz durch die Riesenzellen veranlasst werde, kann der Verf. nicht beitreten, ihre Anwesenheit ist die Folge, nicht die Ursache der Auflösung der

Knochensubstanz, wie auch Bredichin (1867) annimmt. Der Befund bei den übrigen Versuchsthieren war im Ganzen derselbe, nur dass, da die Untersuchung längere Zeit nach dem Eingriff erfolgte, vorgerücktere Stadien der Neubildung vorhanden waren. Es betrifft dies namentlich das Verhältniss des Periostes zu dem körnigen Protoplasma und zu dem inzwischen neugebildeten Knochen. Unmittelbar in der Nähe des Glasstabes tritt eine Verdickung des Periostes ein, von dessen innerer Schicht Fortsätze abgehen in die Resorptionslacunen. In dem Maasse, als diese an Umfang annehmen, verschwindet die körnige Substanz und die Riesenzellen, sie werden durch fibröse Fasern ersetzt. Es ist dies das „Blastème sousperiostéale" Ollier's oder das „Cambium" Billroth's. Die Knochensubstanz, die mit diesen Fasern in Verbindung steht, unterscheidet sich wesentlich von der übrigen, sie ist von der letzteren durch eine Art Demarcationslinie geschieden, mehr grau durchscheinend und nimmt weniger Farbstoff auf, die Knochenkörperchen sind sehr gross, unregelmässig sternförmig und mit zahlreichen weiten Canälchen versehen, die Zelle im Innern tritt sehr deutlich hervor. Diese neugebildete Knochensubstanz bildet die spätere Ausfüllungsmasse der Howship'schen Lacunen, weder ihre Lamellen noch die Knochenkörperchen zeigen eine concentrische Anordnung, ihrem ganzen Character nach ist sie der alten Knochensubstanz einfach juxtapponirt. Ihre Entstehung findet nur statt durch Vermittelung der inneren Periostlagen, sie findet sich nur da vor, wo die Fortsätze der letzteren in die Lacunen vorgedrungen sind, während die neugebildete Knochensubstanz überall fehlt, so lange die Lacunen nur körniges Protoplasma und Riesenzellen enthalten. Von der Zeit an, wo die inneren Periostlagen unter das Glasstäbchen vordringen, beginnt daher erst die Ausfüllung der Lacunen durch sich neubildende Knochensubstanz. Die Versuche haben hiernach übereinstimmende Resultate mit dem Befund am menschlichen Schädel gegeben, die Knochenresorption ist auch hier durch positiven Druck von Seiten der Geschwülste hervorgebracht, die Knochenneubildung an der Peripherie der atrophischen Stellen durch Proliferation der inneren Periostlagen. Dieselben Bedingungen sind nach Ansicht des Verf. in zahlreichen anderen Fällen wirksam, wo positiver und negativer Druck auf den lebenden Knochen wirkt, Veränderungen, welche gewöhnlich als entzündliche Processe gedeutet werden, wie die Knochenverdickungen bei Elephantiasis der Extremitäten, Exostosenbildung bei jugendlichen Individuen.

Wenzel-Gruber (5) beschreibt eine an der Aussenseite des rechten Humerus befindliche Exostose bei einem alten Mann. Dieselbe entspricht ziemlich genau der äussern Seite des M. brachialis internus, und ist 3,8 Ctm. hoch, 1,0—1,4 Ctm. dick und 1—1,2 Ctm. breit.

B. Teratologie und Foetalkrankheiten.[*]

1. Allgemeines. Doppelbildungen.

1) Sheehy, Foetal malformation. The british med. Journ. 27. Februar. — 2) Davy, A singular case of ectopia of the abdominal viscera at birth. The medical press and circular. 8. Septemb. — 3) Scheele, Zwei Fälle von vollständigem Situs viscerum inversus. Berl. klin Wochenschr. No. 29 u. 30. — 4) Macdonald, Description of a diprosopus triophthalmus monster. Edinb. med. Journ. Februar. — 5) Kortüm, Anatomische Beschreibung einer Doppelmissbildung. Virchow's Arch. Bd. LXII. — 6) Harley, United twin monstrosity. The brit. med. Journ. 17. April. — 7) Montgomery, A case of double monster. Philadelphia med. Times. 1. May. — 8) Böttcher, Ein Fall von Doppelmissbildung. Dorpat. med. Zeitschr. V. Heft 4. — 9) Pasquet-Labrone, Observation sur un cas de monstre double autositaire. L'Union méd. No. 128. — 10) Halberg, Zwillingsgeburt, das zweite Kind eine Doppelmissbildung mit drei Füssen. Extraction desselben am Steiss. Berl. klin. Wochenschr. No. 39. — 11) Sentex, Note sur un cas de mélomélie. Le Bordeaux médical. No. 17. — 12) Joly, Une lacune dans la série tératologique, remplie par la découverte du gonre Iléadelphe. Compt. rend. LXXXI. No. 5. — 13) Dareste, Observations sur une communication récente de M. Joly. Compt. rend. LXXXI. No. 6. — 13a) Dittmer, Zur Lehre von den Doppelmissgeburten. Arch. für Anatomie, Physiologie und wissenschaftliche Medicin. Heft 3. (Entstehung der Doppelmissbildungen durch paarig-symmetrischen Keimtrennungsprocess, Ausführung der Entstehung der einzelnen Formen auf dem genannten Wege.) — 13b) Mayer, H., und Schweniger, E.. Kurze Mittheilungen aus dem pathologisch-anatomischen Demonstrationen des Prof. v. Buhl. Aerztliches Intelligenzbl. No. 15. (Acranie, Mangel des Scheitel- und Hinterhauptbeins, geringe Entwickelung und Horizontalstellung der Stirnbeine. Vom Gehirn sind nur die basalen Theile vorhanden, Spina bifida totalis, Rückenmark rudimentär. Der Unterleib beginnt dicht unter dem Gesicht, Lungen und Herz vorhanden, letzteres liegt plattgedrückt unter dem Kiefer. Die Leber ragt beinahe bis an dem Unterkiefer, der Darm endigt mit einem blinden Stück Colon an der hinteren Wand der Harnblase. Harnblase mit kleinen Rissöffnungen. Der Unterleib colossal ausgedehnt durch Flüssigkeit, welche als ausgetretener Urin anzufassen ist. Beide Nieren vorhanden, die rechte sehr klein, die linke erscheint grösser, als normal. Hoden noch innerhalb der Bauchhöhle zu beiden Seiten oberhalb der Harnblase. Aeussere Geschlechtstheile fehlten.)

Sheehy (1) liefert eine kurze Mittheilung über einen missgebildeten Foetus, der von einer 2½jährigen Erstgebärenden am normalen Ende der Schwangerschaft geboren wurde. Das Kind, welches im Beginne der Geburt gelebt hatte, wurde todt mit der Zange extrahirt. Dasselbe hatte ein Gewicht von 2190 Gramm.

Linker Ellenbogen und linkes Knie etwas ankylotisch, linker Fuss in Pes-equino-varus-Stellung, Thorax normal gebaut. Dem Abdomen fehlten die Bauchdecken, die Eingeweide waren von einer dünnen Membran bedeckt, die wahrscheinlich durch den Gebäract zerrissen war. Vorn oben hing dieselbe mit der Haut des Thorax zusammen, hinten war sie an einzelnen Stellen mit der

Haut verwachsen, an anderen am Knochen festgeheftet. Dem Kinde fehlten der Nabel, das Pancreas, die Harnorgane, der Anus, das Os innominatum rechterseits, sowie das Kreuzbein. Genitalorgane theilweise vorhanden, jedoch so mangelhaft, dass das Geschlecht des Kindes nicht zu erkennen. Das Rectum endigte in der Nabelschnur. Die letztere durchbohrte ungefähr in der Nabelgegend die dünne Membran. (Der beigegebenen Zeichnung nach scheint die rechte untere Extremität gefehlt zu haben oder sehr mangelhaft entwickelt gewesen zu sein. Ref.)

Ebenfalls einen Defect in den Bauchdecken beschreibt Davy (2). Eine gesunde Kutscherfrau, die 4 leichte Geburten (die zweite mit todter Frühgeburt aus dem 7ten Monat) überstanden hatte, gebar nach Ablauf der 5ten Schwangerschaft innerhalb zweier Stunden einen weiblichen Foetus, der jedoch nur 24 Stunden lebte. Das Kind war gut entwickelt, hatte eine Länge von 21 Zoll. Während der 24stündigen Lebensdauer war der Puls des Kindes 140, die Respiration 48 in der Minute. Bei Berührung schrie das Kind kräftig, saugte an dem in den Mund geführten Finger und und gab Meconium von sich. In der vorderen Abdominalwand befand sich eine zweizöllige, kreisrunde Oeffnung, die vom Schwertfortsatz bis ungefähr zum Nabel reichte. Vor dieser Oeffnung hingen die Leber mit der Gallenblase, die Milz, der Magen, die Dünn- und Dickdärme sowie das Mesenterium. Die Leudengegend hatte in Folge dessen nur einen Umfang von 9½ Zoll. Die Leber war gross, von intensivrother Farbe, Gallenblase klein, mit sehr wenig Galle, Magen ebenfalls klein und leer, die Darmgefässe stark mit Blut gefüllt. Die Nabelschnur inserirte sich an der unteren Leberfläche in der Fossa longitudinalis. Reposition der Eingeweide unmöglich. Am Tag nach der Geburt lebte das Kind noch wenige Stunden, der Magen und die Därme waren sehr meteoristisch geworden. Die Leber, an der Oberfläche trocken, verbreitete in Folge der beginnenden Verwesung einen intensiven Geruch.

Scheele (3) berichtet über zwei Fälle von Situs viscerum inversus aus seiner Praxis.

Beide Fälle bieten mehr klinisch Interessantes, beide Individuen leben noch. Der eine Fall betrifft einen 4½ Jahr alten Knaben mit totaler Transposition der Eingeweide und höchst wahrscheinlich angeborener Insufficienz und Stenose des Ostium aorticum. Der Brusttheil der Wirbelsäule ist gerade, nach links convex. Rechtshändigkeit. Zweiter Fall: 31 Jahr alter Malermeister mit vollständiger Transpositio viscerum bei beginnender Lebercirrhose. Deviation der Wirbelsäule im Intrascapularraum nach links. Rechtshändigkeit.

Macdonald (4) giebt eine ausführliche Beschreibung eines Doppelgesichts, welches von einer gesunden Mutter 4—6 Wochen vor dem normalen Ende der Schwangerschaft geboren wurde. Die Mutter hatte bereits mehrere wohlgebildete Kinder geboren.

Das Doppelmonstrum war ein Mädchen, in Fusslage todt geboren, 13 Zoll lang, 3½ Pfund schwer. Neben einer completen Spina bifida zeigt der Foetus eine Reihe von Missbildungen und Defecten in den Organen der Brust- und Bauchhöhle.

Kopfknochen und Gehirn mangelhaft vorhanden. Die beiden Gesichter sind in der Mittellinie genau vereinigt,

*) Bearbeitet von Dr. Otto Beumer in Greifswald.

so dass hier nur eine einzige Augenhöhle vorhanden ist. In dieser einzigen Orbita sind zwei Bulbi, aber auch diese sind sehr genau vereinigt. Das Doppelgesicht ruht zwischen den Schultern, da der Hals fehlt. Die beiden Unterkiefer können deutlich von einander unterschieden werden, dieselben sind gut entwickelt, verknöchert. Auf der Oberfläche eines jeden befindet sich eine kleine Prominenz, das Kinn andeutend. Der Mund jederseits bildet eine unregelmässige, dreiwinklige Spalte. Unterlippen normal, Oberlippen mit grosser Hasenscharte behaftet. Ausserdem besteht auf jeder Seite Wolfsrachen, der Pharynx ist gemeinsam. Auf der änsseren Gesichtsfläche ist jederseits ein normales Auge und ein normales Ohr. In der Mittellinie ist die. Verschmelzung der Gesichter vollkommen, nur eine kleine Vertiefung unter dem gemeinschaftlichen Auge deutet die Trennung der Gesichter an. Das in der Mittellinie gelegene Auge wird von 2 Bulbi gebildet, jeder Bulbus besitzt seine eigene Cornea und Iris, die Scleroticae aber sind genau verschmolzen. Die Conjunctiva ist einfach, ebenso das untere und obere Augenlid, die Trennung in 2 Augenlider ist jedoch ebenfalls angedeutet.

Die sehr genaue Beschreibung eines sternopagen Doppelmonstrum giebt Kortüm (5). Wir können nur das Hauptsächlichste hervorheben, für die interessanten Einzelheiten, insbesondere des Circulationsapparats, verweisen wir auf die Originalarbeit.

Es handelt sich um ein Doppelmonstrum weiblichen Geschlechts. Die Vereinigung erstreckt sich vom oberen Sternalrande bis zum gemeinschaftlichen Nabel. Wahrscheinlich entstammt die Frucht dem Ende des 9ten oder dem Beginn des 10ten Schwangerschaftsmonats. Sternum ist in allen seinen Theilen aus zwei Sterna vereinigt zu erkennen, die Processus ensiformes fehlen sowohl auf der Vorder- wie Hinterseite. Ein einziger geräumiger Herzbeutel, in demselben ein vereinigtes, doppeltes Herz, rechterseits von demselben die rechte Lunge von den einen, linkerseits die linke Lunge des zweiten Foetus. Der ganze Herzbeutel wird von der Pleura überzogen, nur im oberen Theil weichen die Pleurablätter aus einander, um der Thymusdrüse Raum zu geben. Diaphragma gemeinschaftlich, aber aus zwei en zusammengesetzt, wie die beiden erkennbaren Centra tendinea beweisen. — Der Nabelstrang hat auf dem Durchschnitt 5 Gefässe, 2 Venen, 3 Arterien. Zwei der Arterien kommen dem rechten Foetus zu, eine dem linken. Es sind zwei Lebern, eine vordere und eine hintere, vorhanden, zu einer jeden geht eine Vena umbilicalis. Nur die hintere Leber besitzt eine Gallenblase. Der Ductus cysticus vereinigt sich mit 2 Ductus hepatici; Ductus choledochus einfach, Magen doppelt; der eine geht in einen kurzen Zwölffingerdarm über, um dann als geräumiger Blindsack zu enden, der andere aber läuft aus in ein normales Duodenum, welches den Ductus choledochus aufnimmt. Dünndarm anfangs einfach, wird aber nach Verlauf von 53 Ctm. doppelt, ebenso sind doppelt die Coeca und die Colon. Pancreas und ebenso die Nieren für jedes Individuum, wie gewöhnlich. Beide Bauchhöhlen haben ein gemeinsames Bauchfell.

Ueber zwei ähnliche Doppelmonstra geben Harley (6) und Montgomery (7) kurze Notizen. Beide Doppelmonstra gehören wohl der Beschreibung nach in die Klasse der Xiphopagen, obwohl das Verhalten des Processus xiphoideus nicht angegeben.

In dem ersten Fall (6) handelt es sich um die 4. Geburt einer gesunden Frau. Frühere Geburten leicht. Das erste Kind wurde in Schädel-, das zweite in Fusslage geboren. Beide Kinder weiblichen Geschlechts, wohl gebildet, etwas kleiner als normal. Das erste Kind kam todt zur Welt, das zweite lebte sehr kurze Zeit. Jedes

der Kinder hesass die zwei mittleren, oberen, gut ausgebildeten Schneidezähne. Ein breites Band, welches vom unteren Theil des Sternums bis zum Nabel jederseits reichte, verband die Kinder. Nabel, Nabelschnur und Placenta einfach.

Die Montgomery'sche (7) Doppelmissbildung wurde von einer unverheiratheten Erstgebärenden am normalen Schwangerschaftsende geboren.

Die langdauernde Geburt wurde durch ärztliche Hülfe beendet. Erste Frucht in Kopf-, zweite in Fusslage geboren. Beide Früchte männlichen Geschlechts, todtgeboren, hatten zusammen ein Gewicht von 10 Pfund 4 Unzen und waren in der Nabelgegend vereinigt durch ein 3 Zoll langes Band. Jedes der Kinder mit Atresia recti.

Das vereinigte Band war von beiden Körpern her einen Zoll mit Haut bekleidet, in der Mitte des Bandes aber nicht. Hier war nur die untere Fläche mit Haut bedeckt. Das Band besass in der Mitte eine Circumferenz von 7 Zoll. In dieses Band trat die Nabelschnur, nachdem sich dieselbe kurz vor dem Eintritt in 2 Theile getheilt hatte. Jeder dieser Theile enthielt für den betreffenden Foetus eine Vena umbilicalis von normalem Verlauf, sowie eine einzige Arteria umbilicalis, da die Aorta eines jeden Foetus nur eine Arteria hypogastrica abgibt. Die Dünndärme befinden sich zum grössten Theil in der Bauchhöhle des Foetus, der letzte Theil des Ileum tritt beiderseits durch die Nabelöffnungen in das Band ein, um sich hier zu vereinigen. Coecum ebenfalls einfach mit 2 Processus vermiformes; ganze Dickdarm einfach, endet an der unteren Fläche des Bandes in einen Blindsack, welch letzterer wiederum mit den Abdominalhöhlen durch eine feine Oeffnung in Verbindung steht. Harnapparat nicht vollständig, beide Urethrae geschlossen, in beiden Kindern keine Andeutung von Blasenbildung.

Zur Klasse der Sternopagie gehört eine Doppelbildung, die von Böttcher (8) beschrieben, obwohl die Verbindung der Sterna nicht in der ganzen Ausdehnung derselben vorhanden war.

Zwei ausgetragene, männliche Zwillinge, der erste in Kopf-, der zweite in Fusslage, von einer gesunden Erstgebärenden geboren, sind an der vorderen Brustfläche vereinigt. Der eine Zwilling ist stärker entwickelt, als der zweite. Das verbindende Band ist 14 Ctm. lang, bei dem grösseren 3 Ctm., bei dem kleineren 2 Ctm. unterhalb des Jugulum und erstreckt sich bis zum gemeinschaftlichen Nabel. Der Nabelstrang enthält 1 Nabelvene und 3 Nabelarterien; von den letzteren erhält der grössere Zwilling 2, der kleinere nur eine und zwar die linke Nabelarterie. Die beiden Sterna sind im oberen Theil getrennt, gehen dann aber in einander über. Beide Kinder haben eine gemeinsame Bauchhöhle, ein gemeinsames Peritoneum, zwei Lebern, die jedoch in einer Strecke von 4 Ctm. durch Leberparenchym verbunden sind. Die Nabelvene geht zu der Leber des kleineren Kindes, gibt jedoch zur anderen Leber Verbindungsäste. Es sind vorhanden zwei Gallenblasen, 2 Milzen, 2 Magen, 2 Duodena. Die Duodena vereinigen sich im absteigenden Theil, Jejunum und Ileum einfach, an letzterem ein 2 Ctm. langes, 4 Mm. breites Diverticulum. Dann wird zum Schluss das Ileum wieder doppelt, ebenso sind Coecum und Dickdarm doppelt. Es mündet nur ein Ductus choledochus in den Anfang des einfachen Duodenum. Pancreas, Blase, Nieren mit Nebennieren in jedem Kinde normal. Der kleinere Zwilling besitzt nur einen verkümmerten Hoden und Nebenhoden vor dem Eingang des rechten Inguinalcanals. Das Diaphragma gemeinsam. Brusthöhle gemeinsam mit 4 Pleurasäcken und 4 Lungen, ein gemeinsames Herz, an dem äusserlich keine Scheidung wahrnehmbar. Das Herz besitzt 3 unvollkommen geschiedene

Ventrikel, die hauptsächlich an der Herzspitze in offene Communication treten, einen einzigen Vorhof, der mit den 3 Ventricularhöhlen durch 3 Ostien mit rudimentärem Klappenapparat in Verbindung steht. Die eine Kammer giebt sowohl Aorta als Arteria pulmonalis für den kleineren Zwilling ab, während die beiden anderen Kammern, die eine die Aorta, die andere die Arteria pulmonalis für den grösseren Zwilling entsenden. In den gemeinsamen Vorhof treten die Venae cavae superiores und die Lungenvenen gesondert ein, die beiden Venae cavae inferiores münden als vereinigter Stamm.

Zum Schluss der Arbeit weist Böttcher nach kurzer Erwähnung der Spaltungstheorie auf den Geburtsmechanismus der Doppelbildungen, sowie auf die eventuell zu leistende. geburtshülfliche Therapie hin.

Die Gastro-Thoracopagie ist durch eine Doppelmissbildung vertreten, die Pasquet-Labrone (9) beschreibt.

Zwei Kinder (Geschlecht?) von mittlerer Grösse, todtgeboren, sind in der ganzen vorderen Bauch- und Thoraxfläche vereinigt. Kopf, Hals, obere wie untere Extremitäten sind vollkommen unabhängig von einander, alle Sinnesorgane normal, Genitalorgane wohlgebildet, Anus perforirt. Beide Kinder besitzen nur einen Nabel. Beide Thoraxhöhlen enthalten 2 normale Lungen, aber nur einen Herzbeutel. In diesem befinden sich 2 eng vereinigte, nicht trennbare Herzen, obwohl die Scheidung durch eine Linie angedeutet ist. Ein Diaphragma, eine abnorm grosse Leber, eine Gallenblase, ein Magen. In den Magen aber münden 2 Oesophagi, und von ihm geben auch 2 Dünndärme aus, welche in regelmässigem Verlauf zum Dickdarm laufen, dieser aber mündet ebenfalls in jedem Zwilling nach normalem Verlauf am Anus. Jeder Foetus besitzt 2 Nieren, eine Milz. Das Sternum fehlt vollständig.

Die von Halberg (10) gegebene Notiz über eine Doppelfrucht beschränkt sich auf die äussere Beschreibung, da die Section nicht gestattet.

Die Doppelbildung stammt von einer 30jährigen Multipara, die wenige Stunden vorher ein wohlgebildetes Kind geboren hatte. Es kam die Doppelfrucht in Fusslage zur Welt, zwar lebend, aber die Athembewegungen hörten schon nach einer halben Stunde auf. Der doppelte Kopf und Hals waren unabhängig von einander, die zwei Wirbelsäulen vereinigten sich am Kreuz- und Steissbein (Pygopagie). Von dieser Vereinigungsstelle war ein verkrüppeltes Bein mit 8 Zehen nach unten gewachsen; ausserdem waren noch 2 normale untere Extremitäten vorhanden. Von den mittleren Armen fehlte einer, während der andere rudimentär war; die beiden äusseren waren normal. Ebenso die beiden äusseren Hälften des Rumpfes normal, die beiden mittleren unvollkommen und in einander übergehend. Aeussere Geschlechtstheile einfach, Zwitterbildung; zwei mehr schamlippenähnliche Hodensackabtheilungen mit Hoden darin, Penis nur angedeutet. After war nur einer vorhanden.

Sentex (11) erwähnt einer parasitären Missbildung.

8jähriges, wohlgebautes Mädchen, gesunde Mutter und Geschwister. An den absteigenden Sitzbeinästen ist ein weicher Tumor, der den Beckentheil eines zweiten Kindes repräsentirt. An der unteren Fläche des Tumors ist eine Furche, an deren Ende sich ein dem Anus gleichender Eindruck befindet. Dicht darüber scheint das Steissbein zu sein. An diesen rudimentären Stellen sind 2 Extremitäten, die eine mit kräftigem Oberschenkel, Ankylose im Kniegelenk, atrophischem Unterschenkel und Fuss, die andere bedeutend kürzer und schwächer mit 7 Zehen. Sensibilität an den Oberschenkeln sehr herabgesetzt, vom Knie nach abwärts fehlt sie. Die Motilität fehlt gänzlich.

Das Genus „Dipygus" (Iléadelphie, Y. St. Hilaire) ist durch eine Mittheilung von Joly (12) vertreten. Dieselbe betrifft eine Katze.

Schädel fehlt. Wirbelsäule vom Atlas bis zum ersten Lendenwirbel einfach, Lendenwirbelsäule offenbar aus zweien zusammengeschmolzen. Becken doppelt, das Os ileum rechterseits mit dem linksseitigen Os ileum des anderen Beckens verschmolzen. Jedes Becken besitzt 2 Extremitäten.

Dareste (13) berichtet über 2 ähnliche Fälle bei einer Katze und einem Schaf.

[Talko, Beitrag zur Teratologie. Doppelmissbildungen. Pamietnik Towarzystwa lekarskiego Warszawskiego. z. l. p. 198.

Doppelmissbildungen, wie die Siamesischen Brüder, wurden schon oftmals auch bei Thieren beobachtet. Verf. gedenkt in seiner Abhandlung folgender Fälle:

a) Unlängst beschrieb Neugebauer (Gaz. lek. 1873. 7) die Missgeburt eines jungen Hasen, dessen anscheinlich einfacher Kopf drei Ohrmuscheln besass und sich als doppelt erwies; der doppelte Rumpf war vorne innig mit einander verwachsen, hinten getrennt und mit 4 Extremitäten versehen.

b) Im Jahre 1862 demonstrirte T. der Versammlung der Aerzte eine todtgeborene Missgeburt einer Katze. Dieselbe besass einen gemeinschaftlichen Nabel; Hypogastrium und Becken gesondert, der Rumpf oberhalb des Nabels innig verwachsen, der Kopf undeutlich aus zwei mit einander verwachsenen Köpfen bestehend, gross und mit drei Ohren versehen. Die eine Hälfte der Missgeburt war männlich, die zweite weiblich. Herz gemeinschaftlich, zwei Lungen, die Leber gross, aus zwei Theilen zusammengewachsen. Der Magen einfach, ging in den 27 Ctm. langen und blind endenden Dünndarm über. Von dieser Stelle entsprangen jedoch 2,56 Ctm. lange Dünndärme, welche in 2, 4—4½ Ctm. lange Dickdärme ausliefen, deren jeder in eine Afteröffnung aus mündeten.

c] Dolinski wies im l. Jahre in der Gesellschaft der Aerzte in Lublin das Präparat von der Doppelgeburt eines Schafes vor, welches Verf. nachträglich secirte. Dieselbe besass zwei abgesonderte Köpfe, einen gemeinschaftlichen, bis zum Nabel reichenden Rumpf mit 4 Ober- und 4 Unterextremitäten und zwei Schweifen. Die linke, stärker entwickelte und langgeschweifte Hälfte war männlich, die kurzgeschweifte rechte weiblich. Erstere, ein Kryptorchos, besass eine Ruthe in Gestalt einer kleinen Warze; die Geschlechtstheile der zweiten stellten eine kaum sichtbare, spaltenförmige Oeffnung dar. Alle 4 Augen mit Cataracta cong. nucleolaris behaftet. Diaphragma einfach, der Verdauungscanal doppelt in einer gemeinschaftlichen Bauchhöhle, Lungen, Milz gesondert. Das ziemlich grosse Herz in der Mitte zwischen zwei gesonderten Brustbeinen mit gemeinsamer Vorkammer und zwei Herzkammern. Aorta einfach, bald in zwei gesonderte Aesto für je eine Hälfte sich theilend; die dreilappige Leber entsteht aus der Verbindung zweier Lebern, deren jede eine Gallenblase besitzt. Nabelvene gemeinsam, in der Mitte der Leber verlaufend. Die rechte Arteria umbilicalis von der Art. iliaca, die linke tief im kleinen Becken entspringend. Die Urogenitalorgane im männlichen Theile gut ausgebildet; Hoden und Nebenhoden zu beiden Seiten der Harnblase gelagert. Die weiblichen Urogenitalorgane waren im verkümmerten Zustande. Beide Nieren hohenngross, Harnblase kaum zu finden, Eierstöcke als längliche Körper neben der im frühen Entwicklungsstadium verkümmerten Gebärmutter sichtbar.

Verf. reiht diese Missbildung den Syndidymi monom-

phali an, bei welchen nicht ein Sternum, wie gewöhnlich, sondern zwei Sterna bestanden.

d) Ein sehr interessanter Fall einer in einer tarta-
rischen Familie in Eriwan geborenen Missgeburt ist in
der Kaukasischen medic. Rundschau (Kawkarki medic.
Zbornik. 1874. No. 20) beschrieben. Dieselbe bestand
aus einem gut entwickelten, heiteren und gesunden
Kinde, A, in welches einzelne erhaltene Theile eines
Kindes B eingewachsen waren. Der Theil B besass
namentlich zwei Füsse, welche mit den Kulcen sich in
den Achsenhöhlen des entwickelten Kindes aufstemmten,
beide linkerseits an A gelagerten Hände, von denen die
obere kürzer war, und ein Becken mit den Harnorganen.
Diese Theile waren mit A mittelst eines 2,5 Ctm. langen, 3 Ctm. breiten, fleischigen Stieles verbunden, in
welchem man keine Spur von Blutgefässen entdecken
konnte. In den Extremitäten des B konnte man hin
und wieder leichte Bewegungen wahrnehmen. sonst bewegte sich B rhythmisch mit den Athembewegungen von
A. Die physiologischen Functionen des B gingen sonst
synchronisch mit denen von A oder aber ungleichzeitig
vor sich. Eine Entzündung und Gangrän der Haut über
einer in der Nabelgegend des A befindlichen Geschwulst
bedingte endlich den Tod der Missgeburt zur Freude
der fanatischen Eltern. Bei der Section fanden Daniel-
beck und Lunkiewicz: Die Lage aller Eingeweide in
A normal, nur bestand die rechte Lunge aus 4, die
linke aus 3 Lappen, der rechte Leberlappen aus drei
Theilen, was eine Verschmelzung dieser Theile aus A
und B bewies. Der ganze Darmcanal von A war normal entwickelt; 2,6 Ctm. jedoch über der Spitze des
Coecums nehmen von diesem zwei abnorme Dünndärme
ihren Anfang, welche nach einem Verlaufe von 3,8 Ctm.
Länge sich gabelförmig zu einer Röhre verbunden und
dann ein Schlingenconvolut bildeten, welches im vorhin
erwähnten, mit einer dünnen Haut bedeckten Tumor in
der Nabelgegend von A lag. Im weiteren Verlaufe ging
das Darmrohr in der Richtung nach oben und an der
inneren Seite der vorderen Bauchwand von A in die
Afteröffnung von B über. Beim letzteren fand sich auch
eine Harnblase, zu welcher zwei Harnleiter von einer
konisch gestalteten, unpaaren Niere führten, und welche
über der linken Niere des A gelagert war. Nach der
Ansicht des Verf. dieser Beschreibung wurde die Ernährung des Theiles A durch das gabelförmig getheilte
Darmrohr vermittelt, welches einen Theil der Nahrungs-
stoffe B zuführte.

Diese männliche Missgeburt gehört in die Reihe des
Heterodymus s. Heteroadelphus. Wahrscheinlich waren
in der Gebärmutter zwei Eier enthalten, von denen B
an die Brust von A mit dem Kopfe gelagert war, in
Folge davon atrophirten die sich nach und nach ein-
drängenden, oberen Körpertheile des B, die unteren dagegen verwuchsen mit den Körpertheilen von A. Bemerkenswerth wäre noch, dass beim Oheim dieses Kindes beide Hände von Geburt im Handgelenke nach aussen
und in Flexion verbogen und ein Pes equinus vorhanden
war. Die Mutter der Missgeburt ist gesund und Mutter
von drei gesunden Kindern.

Verf. erwähnt zuletzt der Arbeiten Koch's aus
Petersburg (über Doppelmissbildungen bei Fischen, bei
welchen er Dicephalus, Diplomyelia part. et totalis findet,
Verdoppelungen jedoch der Hintertheile, wie die beschriebenen, nicht vorhanden sind.

Oettinger (Krakau).

Fronmüller, Verkehrte Lage der Eingeweide.
Memorabilien. Heft 6.

Fronmüller berichtet über einen vollkommenen Situs
inversus der Brust- wie Baucheingeweide bei einer 62-
jährigen Frau, welche während ihres langen Lebens keine
anderen Anomalien dargeboten hatte, als dass sie links-
händig war.   Bernhardt (Berlin).]

II. Kopf.

14) Depaul, Foetus monstrueux du genre acéphalien.
Bull. de l'Acad. de Méd. No. 11. (Besprechung eines
Acephalus dipus = Péracéphale Y. St. Hilaire. Product
einer Zwillingsschwangerschaft, Thorax und Abdomen
rudimentär vorhanden. Klumpfüsse, incomplete Zehen.)
— 15) Derselbe, Monstre acéphale. Bull. de l'Acad.
de Méd. No. 13. (Betrifft dieselbe Missbildung wie (14).
Genauere Beschreibung des Circulationssystems, der Muskeln und Aponeurosen, der Knochen, Nerven, der Placenta.) — 16) Devilliers, Foetus du genre anencéphale.
Bull. de l'Acad. de Méd. No. 24. (Brust- und Bauchorgane normal, Kopf und Wirbelsäule höchst rudimentär
entwickelt.) — 17) Guillaumet, Monstre pseudo-anen-
céphale mort né à neuf mois de grossesse, avec rupture spontanée de la poche sanguine avant la naissance.
Le progrès medical No. 10. — 18) Rendu, Description
d'un foetus humain monstrueux de la famille des acé-
phaliens. Le progrès medical No. 46. — 19) Steinmeyer, Hydrencephalocele occipitalis inferior congenita.
Inaugural-Dissertation. Göttingen. 1873. — 20) Hutchinson, Imperfect teeth and zonular cataract. The
british medical journal. G. March. — 21) Gross, Report of a committee appointed by the pathological society of Philadelphia to examine the specimen of imperfect cyclops monster. Philadelphia medical times. Mai.
— 22) Steffel, Ein Fall von seltener Missbildung.
Oest. Jahrb. für Pädiatrie. Heft 1. — 23) v. Rosciszewski, Zur Kenntniss der Dignathie. Virchow's Arch.
Bd. 64. S. 540 (Beschreibung des Knochenbaues bei
Dignathie eines Lammes, Entstehungsweise der Dignathie.)

Product einer Zwillingsschwangerschaft (18).

Die Missbildung zeigte eine ziemlich entwickelte, linke
untere Extremität, rechts fehlt gänzlich; an der ersteren
findet sich Femur, Tibia, Tarsus und Metatarsus, Zehen-
bildung nur durch 4 unregelmässige Einschnitte angedeutet. Becken rudimentär aus Os und Os ischii
gebildet, ebenso rudimentär die Wirbelsäule, nur einige
Fragmente der Sacral- und Lumbalwirbel vorhanden.
Nieren und Darm etwas entwickelt, Herz, Leber, Sinnesorgane, Gehirn und Rückenmark, Geutalapparat, sowie
der Kopf fehlen gänzlich. In der Höhe des Nabels entspringen die sehr mangelhaft entwickelten, oberen Extremitäten, beide stummelförmig und durch eine Hautdupli-
catur gebildet, keine Spur von Knochen, Knorpeln, Fingern, Nägeln.

Steinmeyer (19) knüpft an einen Fall von Hydrencephalocele, der in der Göttinger Klinik behandelt und von ihm als Dissertationsthema verwerthet
ist, die Besprechung der Hirnbrüche in Bezug auf
Aetiologie, Symptomatik und Behandlung, ohne nen-
nenswerthes Neues zu liefern. Der Steinmeyer'sche
Fall betrifft ein 4 Monat altes Kind, welches nach
37 tägiger Behandlung starb. Die Behandlung bestand
in der allmäligen Compression durch Heftpflasterstrei-
fen in horizontaler und verticaler Richtung. Es entstanden gangränescirende Hautstellen an der Stirn,
sowie auf der Geschwulst, Aufnahme von septicae-
mischen Stoffen und erneute Exsudation in die Ventrikel.

Die Geschwulst befindet sich am Hinterhauptsbein
dicht unter der Protuberantia occipitalis externa und tritt
durch den Knochen mit einem 2fingerdicken Stiel. Die
Wand der Geschwulst ist fast ¼ Ctm. dick, der vorliegende Hirntheil ist uusgross, ein Theil des Unterwurms.
Eine zwischen dieser vorgefallenen Hirnsubstanz und der
unteren Innenwand der Geschwulst eingeführte Sonde

drang unmittelbar in den hinteren Theil des 4. Ventrikels, so dass also nicht der vorliegende Hirntheil mit dem Ventrikel communicirt, sondern direct der Geschwulstsack.

Männliches Kind (21), geboren am normalen Ende der Schwangerschaft. Der Rumpf und die Extremitäten zeigen normalen Bau, ebenso sind die Organe des Thorax und Abdomen gut entwickelt, der Kopf aber ist **merkwürdig missgestaltet.**

Die Stirn erscheint von einer zur andern Seite zusammengedrückt; dieselbe besitzt nur ein einziges Tuber frontale. Die Fissurae palpebrarum von 5 Linien Länge verlaufen von innen und oben schräg nach aussen und unten. Die beiden inneren Augenwinkel sind 9 Linien von einander entfernt, welcher Raum von der Basis der Nase eingenommen wird. Die Nase auf ihrer oberen Fläche 11, auf der unteren 5, an der Spitze 5', Linien lang, besitzt nur ein einziges rundes Nasenloch, welches den Zugang zu einer Nasenhöhle bildet, die hinten blind endigt. Der Abschluss der Nasenhöhle wird blindsackartig durch die Nasenschleimhaut bewirkt, die Choanen fehlen, es fehlt der Vomer. Der Boden der beiden Augenhöhlen war zu einem einzigen verschmolzen. — Das Schädelgewölbe zeigt keine Abweichung von der Norm. Das Gehirn ist rudimentär entwickelt, füllt die Schädelhöhle nur sehr unvollkommen aus, so dass die convexe Fläche der Hemisphären 1 Zoll von der Schädelkappe entfernt bleibt. Dieser Raum ist erfüllt von einer dünnen, serösen Flüssigkeit. Die Dura mater sendet keine Fortsätze zwischen die einzelnen Gehirnabschnitte. An der Schädelbasis fehlt in der vorderen Grube die Crista galli, die Lamina cribrosa. Die Besichtigung des rudimentären Gehirns von oben ergiebt: die Hemisphären des Grosshirns lassen nach hinten zwischen sich ein Spatium, so dass das Velum chorioides, die Corpora quadrigemina und der Thalamus opticus sichtbar sind, das Cerebellum wird nur sehr unvollkommen vom Cerebrum bedeckt. In der vorderen Hälfte ist das Cerebrum nur unvollkommen getrennt, anstatt der Fissura longitudinalis ist nur ein leichter Sulcus von 9''' Länge vorhanden. Besichtigung von unten her: Medulla oblongata und Pons gut entwickelt, Corpora mammillaria, Substantia perforata post., Nervi olfactorii fehlen, Tractus opticus schlecht entwickelt. — Das Innere des Gehirns ist eine einfache Höhle.

(22) Betrifft ein neugeborenes, nicht ausgetragenes Kind mit defect gebildetem Gehörorgane, verkürztem Unterkiefer und verkümmerten oberen Extremitäten, sämmtliche Hemmungsbildungen finden sich symmetrisch auf beiden Seiten des Körpers vor. Der Vater des Kindes war auf dem linken Ohr schwerhörig.

[Pogorzelski, Fall von Bildungsanomalie eines Kindes. Pamietnik tow. lek. warsz. Heft II. p. 213.

Der Fall betrifft ein lebendes, 1monatliches, schlechtgenährtes Kind mit Hasenscharte, Wolfsrachen, Defect der Nasenknorpel, gut entwickeltem rechten Auge. An der Stelle des linken Auges eine 1 Ctm. lange Spalte, an deren oberer Grenzfalte einige Wimperhaare wahren — den sind vom linken Augapfel ist keine Spur zu sehen oder zu fühlen. Vom rechten inneren Augenwinkel zieht über die Nase zur Stirn und zu der linken Spalte eine ganz gerade Fläche. Ausserdem finden sich im linken Mundwinkel 4 und in der liegend des linken Ohres 3, an dünnen Stielen hängende, erbsengrosse Warzen.   Oettinger (Krakau).]

III. Circulationsorgane.

24) v. Rokitansky, Die Defecte der Scheidewände des Herzens. — 25) Moore, Two exemples of malformation of the heart. St. Barthol. Hosp. Rep. XI. (Zwei Fälle von Defecten in der Ventricularscheidewand; in dem einen Falle war die Oeffnung schillinggross, bei einem 21jähr. Patienten, in dem anderen erbsengross. Daneben finden sich noch andere Missbildungen des Herzens.)

In Bezug auf die Arbeit von Rokitansky (24) „die Defecte der Scheidewände des Herzens" müssen wir den Leser auf das Originalwerk selbst verweisen. — Die Arbeit zerfällt in 2 Hauptabschnitte. Der erste berichtet über 24 Beobachtungen von Defecten im Ventricularseptum, sowie über 20 von Defecten im Septum atriorum. Der zweite Theil enthält „Studien über die Defecte", bei welchen vorerst zu Grunde gelegt werden die Betrachtung des normalen Septum, sowie die Entwicklungsgeschichte desselben.

IV. Verdauungsorgane.

26) Wuensche, Ein Fall von angeborenem Verschluss des Pylorus, Verschluss des Duodenums an seiner Uebergangsstelle in das Jejunum, Fehlen der Gallenblase und Atresie der Plexura sigmoidea. Jahrbücher für Kinderheilk. VIII. Heft 3. — 27) Scheiber, Einige angeborene Anomalien, beobachtet im pathologisch-anatomischen Institute zu Bukarest. Oesterr. med. Jahrbb. Heft 2.

Wünsche (26) theilt kurz den Sectionsbefund eines neugeborenen, ausgetragenen Knaben mit, der an Inanition zu Grunde gegangen. Das Kind stammt von gesunden Eltern, ist äusserlich wohlgebildet, entleert die genossenen Speisen rasch nach dem Genuss durch Erbrechen, giebt per anum keine Faeces ab. Es lebt 6 Tage und 7 Stunden. Unter denselben Symptomen sind die beiden ersten Kinder der Leute, ebenfalls Knaben, zu Grunde gegangen.

Die Section ergab: der Pylorus des normal liegenden und normal gestalteten Magens ist vollkommen geschlossen; hinter dem Pylorus befindet sich ein sackartiges Gebilde von der doppelten Grösse als der Magen, mit annähernd 150 Grm. einer braungelben, dünnen Flüssigkeit erfüllt. Dieser Sack stellt das Duodenum dar, denn das untere, ebenfalls blinde, spitze Ende des Sackes geht in das Jejunum über; das letztere war von der Dicke einer Federspule. Ein sackartiges Volumen besass das Ileum; dieses lag grösstentheils in dem rechten, erweiterten Leistencanal und der rechten Scrotalhälfte. Dickdarm annähernd normal, von der Dicke eines Regenwurmes, die obliterirte Flexura sigmoidea aber besass nur die Dicke einer schwachen Stricknadel, Rectum normal. Gallenblase fehlt. Ductus hepaticus, Wirsungianus, Santorinianus durch Stauung des Leber- und Pancreassecrets dilatirt, münden alle drei gesondert in das sackartige Duodenum.

Von den Mittheilungen, die Scheiber (27) in den Oestr. med. Jhrb. macht, behandeln 5 Anomalien des Verdauungstractus. Die 6. Mittheilung betrifft einen Situs viscerum perversus eines 4 Monat alten Kindes, bei dem die Milz fehlt, anstatt der Milz fand sich ein Organ, welches einer hypertro-

44

phirten Lymphdrüse ähnlich ist.   Die 7. Mittheilung erzählt von einem 45jährigen Mann mit wohl entwickelten Geschlechtstheilen und frauenartigen Brustdrüsen; in den letzteren waren reichliche Milchgänge zu erkennen, acinöse Endigungen derselben aber konnten nicht entdeckt werden.

Die 5 Anomalien des Digestionstractus sind:

1) Partielle Duplicität des Colon ascendens. Coecum und Colon ascendens stark erweitert, in normaler Lage. Dicht über der Valvula Bauhini theilt sich das Colon ascendens in zwei ungleich weite Röhren, die später etwas divergiren, um sich bald wieder zum einfachen Colon ascendens zu vereinigen.

2) Winkelige Knickung des Colon ascendens. Das Coecum und das erste Viertel des Colons ascendens biegt sich nach abwärts, geht dann unter spitzwinkeliger Knichung in das zweite Viertel über.

3) Anheftung des Coecum und Colon ascendens an die linke Seite der Wirbelsäule. Das Coecum war ganz vom Peritoneum überzogen, das Colon ascendens aber nur an der vorderen Fläche. Colon descendens lag wie gewöhnlich, zwischen demselben war das Colon transversum in V-Form angebracht, der ganze Dickdarm hatte annähernd die Gestalt eines M. Die Dünndärme lagen in der rechten Seite des Abdomen.

4) Unvollständige Cloakenbildung. Mastdarm mündet an der hinteren Vaginalwand zwischen den Carunculae myrtiformes mittels eines klappenartigen Wulstes. Anstatt des normalen Anus fand sich ein warzenförmiger Hautvorsprung. Dazu Mangel der rechten Niere und Nebenniere. Uterus bicornis, compensatorische Hypertrophie der linken Niere.

5) Die Schleimhaut eines Ileal-Divertikels bei einer am Typhus abdominalis verstorbenen Frau zeigte auf seiner 4 Zoll langen und 1 Zoll breiten Fläche stark ausgebreitete Peyer'sche Haufen und rundliche Typhusgeschwüre.

V. Harnorgane.

28) Freund. Hufeisen-Niere. Beiträge zur Geburtshülfe und Gynaekologie. Bd. IV.

Freund (28) berichtet über eine 32jährige Frau, bei welcher er die seltene Missbildung einer Hufeisenniere diagnosticirte. Die Verwachsung der Nieren sollte an den oberen Enden stattgefunden haben, ihre Lage zu beiden Seiten des Promontoriums sein. Daneben bestand wahrscheinlich ein Fehlen der inneren Geschlechtsorgane oder doch eine sehr rudimentäre Entwicklung der Eierstöcke. Autopsie fehlt.

VI. Genitalapparat.

29) Hand, H. C., imperforate anus, the rectum opening into the vagina. Philadelphia medical Times. 20. Februar. (An Stelle des Anus befindet sich eine kleine, brustwarzenähnliche Hervorwölbung. Vordere Rectal-, hintere Vaginalwand fehlt bis zum Uterus hin, Vaginalportion schaut ins Rectum.) — 30) Schell, H. S., A case of atresia vaginae. ibid. 27. Februar. — 31) Zuckerkandl, Ueber eine Bildungsanomalie der männlichen Geschlechtswerkzeuge. Oest. med. Jahrb. Heft 3. — 32) Richardson, W. L. and Dwight, Th., A rare form of monstrosity. Two cases of apparently true hermaphroditism. — 33) Leopold, Ein männlicher Scheinzwitter. Archiv für Gynaekologie VIII. — 34) Eppinger, Pseudo-Hermaphrodismus masculinus internus. Prager Vierteljahrschrift für practische Heilkunde. Bd. 125. — 35) Rodger, Testicule dans le vagin d'une

hermaphrodite. Gazette hebdomadaire de Médécine et de Chirurgie No. 48. — 35a) Schoeneberg, Ein Fall von anscheinender Zwitterbildung. Berl. Klin. Wochenschrift No. 17. — 35b) Deutsch, Seltener Fall von Doppelmissbildung. Wiener medicinische Presse No. 20.

In das St. Mary's Hospital (30) zu Philadelphia wurde am 2. Mai 1875 eine Irländerin von 30 Jahren aufgenommen, die seit 5 Jahren verheirathet war.

Die Person war nie menstruirt, aber seit ihrem 18. Lebensjahre traten allmonatlich während einiger Tage Leibschmerzen ein, die stets in regelmässigen, monatlichen Intervallen wiederkehrten. Seit ihrer Verheirathung war sie nie gänzlich von Unterleibsschmerzen frei gewesen. Die Schuld dieser Schmerzen schob sie auf eine Geschwulst in ihrem Unterleib, die sie zuerst kurze Zeit nach der Heirath bemerkte und die seitdem langsam, aber stetig gewachsen war. — Bei der Untersuchung der Kranken fand sich in der Unterbauchgegend ein runder Körper, der die Grösse eines Uterus im 4. Schwangerschaftsmonat hatte. Von diesem Körper entsprang ein anderer, der von grosser Beweglichkeit, zur linken Lendengegend verlief. Beide Körper fühlten sich hart, gespannt an. Gut ausgebildete, äussere Geschlechtstheile, normale Urethralöffnung nicht zu finden; ein sehr enger Canal, anscheinend Vagina, biegt sich hinter dem Schambein nach vorne und oben, um oberhalb der Symphyse etwas weiter zu werden, Os uteri in diesem Canal nicht sichtbar. Beim Zurückziehen des Fingers fliessen einige Tropfen Urin aus der scheinbaren Vagina ab. 2½ Zoll von der äusseren Vaginalöffnung stösst man auf den ersten Tumor. Rectalexploration ergiebt, dass dasselbe gleich über dem Sphincter sackförmig ectasirt ist: die vordere Wand dieses Rectalsackes berührt vorn unten den Damm, vorn oben den Tumor.

Diagnose: Absentia vaginae, Hämatometra, der zweite Tumor stellt eine ebenfalls durch menstruales Blut ausgedehnte Tuba vor, die scheinbare Vagina stellt vielleicht die erweiterte Urethra vor.

Am 7. Mai traten wieder die gewöhnlichen Menstruationsbeschwerden ein. Am 14. Mai wurde die Person aetherisirt und vom Rectum aus vermittels einer feinen Canüle 2—3 Drachmen einer sehr dicken, schleimigen, rothen Flüssigkeit aspirirt. Die Aetherisation war schwierig, da die Kranke äusserst unruhig, starke Muskelanstrengungen machte. In Folge dessen trat auch momentan während der Narcose ein Theil des Geschwulst von Halbkindskopfgrösse aus dem Rectum hervor. 15. Mai Morgens allgemeine Peritonitis, 16. Abends Exitus letalis, 17. Section.

„Aus dem Tumor ist die menstruale Flüssigkeit fast vollständig ausgetreten in die Abdominalhöhle, sodass der früher prall gespannte Tumor jetzt einen schlaffen, fast leeren Sack darstellt, der ungefähr 1 Quart Flüssigkeit enthält. Durch die Ruptur des Sackes und den fast gänzlichen Austritt der Menstrualflüssigkeit ist die allgemeine Peritonitis hervorgerufen. Der schlaffe durchbrochene Sack stellt die verschlossene, stark ausgedehnte Vagina vor.“ Die Wandung derselben ist ¼ Zoll dick, aber im Douglas'schen Raum ist die Wandung in ein paar Zoll Ausdehnung dünn wie Papier. Hier ist die tödtliche Ruptur eingetreten. Der zweite Tumor stellt „den länglich ausgezogenen, hypertrophischen Uterus dar“, Länge 5 Zoll, Breite 2½ Zoll. Der Cervicalcanal stark dilatirt, dreimal soweit als die Uterushöhle. In dem ersteren befindet sich ungefähr 1 Unze derselben Flüssigkeit, wie in der Vagina. Os uteri externum normal. Tube rechts ebenfalls stark, als normal. Tube links entspringt unregelmässig am Beginn des Cervicalcanals. Der dicht hinter den Schambeinen verlaufende, enge Canal (scheinbare Vagina) stellt die erweiterte Urethra dar, die wahrscheinlich durch die Immissio penis diese Weite erhalten hat. Die Urethra 3½ Zoll lang, ihre Wandung dick und musculös. Schell vermuthet, dass bis zum Eintritt der Pubertät es sich um eine normal gelegene, mit Atresia behaftete .Vagina gehandelt hat, dass dann durch die fortwährend steigende Ausdehnung der Vagina sich diese vorzugsweise zur Abdominalhöhle erweitert habe und so nach und nach vom Damme fortgerückt sei. Bei der Section¹ lag der Beginn der Vagina 2¼ Zoll von der äusseren Urethralöffnung entfernt. Die Wandung der Vagina ist schwarz gefärbt von Häematoidinkrystallen und Blutpigment im submucösen Bindegewebe.

Im 3. Heft der Oest. med. Jahrb. (31) giebt Zuckerkandl die Beschreibung der Genitalien eines 54jähr. und eines 23jähr. Mannes.

Die Genitalorgane beider waren sehr klein, der Körperbau aber ein starker, beide von mittlerer Grösse. Beide Individuen waren ledig gewesen. Ihre Stimme glich der eines Weibes. Der 54jährige Mann besass an der Symphyse ein reichliches Fettpolster, spärliche, lange Schamhaare. Die Pars pendulosa penis war mit Praeputium 4,5 Ctm. lang, ohne letztgeres 3,8 Ctm., die Dicke betrug 1,6 Ctm., die Glans 1,4 Ctm. lang, 1,2 Ctm. breit, ebenso hoch, besass ein normal weites Orificium, das Frenulum war sehr stark. Scrotum klein, schlaff, fühlte sich leer an. Samenstrang durch reichliche Fettablagerung voluminös, Samengefässe selbst sehr schwach. Hoden und Nebenhoden stellen, von vorn gesehen, einen dreilappigen Körper dar. Der mittlere der Lappen ist der Hoden, 2,1 Ctm. hoch, 1,2 Ctm. breit, auf dem Durchschnitt derb, lichtgrau, vorzugsweise aus Bindegewebe bestehend, nur hie und da finden sich Samencanälchen. Die beiden anderen Lappen werden von Kopf und Schweif des Nebenhoden gebildet. Der erstere besteht aus 12 Coni vasculosi. Das Vas deferens, dessen Lumen an seinem Beginn nur für eine Borste durchgängig, gewinnt zu den Samenbläschen hin an Volumen. Die Vesiculae seminales sind 2,9 und 3,5 Ctm. lang, 5—6 Mm. breit. Ihre Capacität ist gering, Ausbuchtungen sind wenige vorhanden. Auf Druck ergiessen dieselben in die Pars prostatica urethrae einige Tropfen einer dicklichen, glasigen Flüssigkeit. (Ueber den mikroskopischen Befund dieser ist nichts angegeben. Ref.) Prostata in der Mitte 1,5, an den Seiten 2 Ctm. hoch, die Breite beträgt in der Mitte 1,1, oben 2 Ctm. Das Caput gallinaginis ist gross, der Sinus pocularis suffallend weit. Harnblase, Cowper'sche Drüsen normal.

Die Samenbläschen und Prostata dieses Individuums vergleicht Zuckerkandl dann mit denen der Eunuchen, wie diese von Gruber und Billharz beschrieben sind. Die Grössenverhältnisse bei beiden sind annähernd die gleichen, ebenso die reichliche Fettablagerung in der Schamgegend und in den Samensträngen, ebenso der Bau des Larynx, sowie die hohe Stimme.

In dem zweiten Fall, den 23jähr. Mann betreffend, waren die Hoden etwas stärker entwickelt, die übrigen Geschlechtswerkzeuge, insbesondere die Samenbläschen ebenfalls.

Eine interessante Mittheilung (33) über Pseudo-Hermaphrodismus masculinus externus liefert Leopold. Leider verliert dieselbe .dadurch, da die Section der Person nicht ausgeführt werden konnte.

Es handelt sich um eine 50jährige Bäuerin, die seit 25 Jahren verehelicht, niemals menstruirt war, noch auch zu irgend einer Zeit über Menstruationsbeschwerden zu klagen hatte. Ihre beiden verheiratheten Schwestern haben ebenfalls nie geboren, menstruirt sollen dieselben ebenfalls nie gewesen sein. In der Ehe hat sich die Frau glücklich gefühlt und nie andere, als weibliche Neigungen an den Tag gelegt.

Die Person ist schlank gebaut, mit weiblichem Habitus und normalen äusseren weiblichen Geschlechtstheilen,

die senil atrophirt sind. Die Gegend der Symphyse springt auffallend stark hervor. Vagina glatt, ungefähr 8 Ctm. lang, Vaginalportion nicht fühlbar, ebenso wenig ist der Uterus oder ein Rudiment desselben oder die Ovarien bei bimanueller oder Rectaluntersuchung nachzuweisen. Bei der Rectaluntersuchung fand sich im hinteren Dowglas'schen Raume ein halbmondförmiger, quer durch das kleine Becken gespannter Strang, wenig empfindlich, an den untersten Stellen hart wie Knochen. Was dieser Strang ist, kann nicht festgestellt werden. Leopold deutet denselben als Exsudatrest mit schwieliger Verdickung der Peritonealblätter. — Die Person litt an chronischer Peritonitis in Folge von Lebercarcinom. — Bei der Messung der Conjugata externa entdeckte Leopold „in den oberen Theilen der grossen Schamlippen seitlich und etwas unterhalb der Schamfuge zwei rundliche, kastaniengrosse, mandelartige Körper. Jeder hatte nach innen mehrere feine Stränge, welche sich nach oben seitlich von der Schamfuge über die horizontalen Schambeinäste hinweg in das Becken hinein jederseits als deutlich fühlbarer Strang fortsetzen".

Dieser ganze Befund, verbunden mit der Anamnese, drängt zu der Annahme, dass diese Körper die Hoden und Nebenhoden vorstellen mit ihren beiderseitig nach dem Becken eintretenden Ductus deferentes. Von Samenbläschen und Prostata nichts nachweisbar.

Mit Wahrscheinlichkeit ist demnach der Klebsschen Classification zufolge dieser Fall aufzufassen als Pseudo-Hermaphrodismus masculinus externus. Die Wahrscheinlichkeit dieser Diagnose sucht Leopold durch Anführung und Vergleichung von 3 bereits bekannten Fällen dieser Gattung zu geben.

Eine zweite Mittheilung (34) über Pseudo-Hermaphrodismus giebt Eppinger. Es wurde dieser Bildungsfehler bei der Section eines 52jährigen Mannes gefunden; es handelt sich hier um Pseudo-Hermaphrodismus masculinus internus.

Robust gebauter Körper, Bart und Schamhaare vollständig männlich entwickelt, ebenso Penis und Scrotum, in letzterem 2 normale Hoden. Linke Niere um das 3fache ihres Volumens vergrössert mit Nephritis interstitialis acuta. Ureter, Vas deferens, Samenbläschen links normal. Nebenniere rechts normal. Niere rechts nicht wahrnehmbar. Arteria renalis dextra oblitorirt. Dieselbe führt zu einem ovalen, glatten Körper, der, 3 Ctm. lang, 17 Mm. breit, kaum 4 Mm. dick, in der Höhe des unteren Randes des 3. Lendenwirbels in fettreiches Zellgewebe eingehüllt ist. Derselbe besteht aus 3 senkrecht gestellten, schlauchartigen, membranösen Gebilden und einem glatten, kaum 3 Mm. dicken, 1 Ctm. breiten, länglich ovalen, vollständig soliden Körper, welch letzterom die 3 ersteren nur lose durch lockeres Zellgewebe angeheftet sind. Die unteren Enden aller dieser 4 Gebilde verschmelzen zu einem mundlichen, anfangs 8 Mm. dicken, hohlen Strang mit 1 Mm. dicker Wandung, der nur mit den mittleren Schlauche communicirt. Dieser Strang erreicht an der Linea innominata die Breite von 1 Ctm., verdünnt sich dann wieder, und 7 Mm. unter der Lin. innom. hört das Lumen auf. — Von dieser Stelle nach abwärts ist das Bindegewebe von den Wandungen nicht mehr abzupräpariren, der Strang gewinnt nach unten an Breite, ist wieder hohl, gelangt extraperitoneal nach einem Verlauf von 7 Ctm. an die hintere Blasenwand. Das Lumen ist im unteren Theil dieser 7 Ctm. enger, als in dem oberen Theil. — An der hinteren Blasenwand nun wird der Strang wieder weiter bis 18 Mm., läuft 25 Mm. nach innen und abwärts, besitzt Wandungen von 4 Mm. Dicke und stellt so einen spindelförmigen, muskulösen Körper dar, der wiederum ausmündet in einen 11 Mm. breiten, dünnwandigen Canal. — Dieser letztere ist 88 Mm. lang, nimmt in seinem unteren Theil rasch an Weite ab und mündet aus der Colliculus seminalis aus. Die beiden letztgenannten Canäle sind äusserlich schon getrennt durch eine Einkerbung, ebenso der Einkerbung entsprechend im Inneren durch einen kleinen, hervorspringenden Wulst. Der erste dieser beiden Canäle hat Wandungen, die aus sich kreuzenden Bündeln glatter Muskelfasern bestehen, seine Innenfläche ist sammtartig mit kleinzelligem Pflasterepithel bedeckt; die Wandungen des zweiten haben mehr longitudinale Faserung, die Innenfläche ist glatt. In das äusserste Ende dieses zweiten Canals mündet der Ductus ejaculatorius dieser Seite. Die Vesiculae seminales rechts sind dilatirt, liegen nach aussen von dem musculösen Körper und münden in die obere Hälfte des Ductus ejaculatorius. In den Samenbläschen sowie in den beiden zuletzt beschriebenen Canälen befindet sich eine zähschleimige, dunkelbraune Flüssigkeit, die aus fettig degenerirtem Plattenepithel, Fettmolekülen, Eiweisskörperchen und zahlreichen Spermatozoiden besteht. In der Harnblase fehlt die Mündung des rechten Ureter. Urethra wohlgebildet. Dieser ganze Befund muss unter Zuhülfenahme der mikroskopischen Analyse und der Entwicklungsgeschichte gedeutet werden:

„Der am Colliculus seminalis ausmündende, 38 Mm. lange Canal stellt die rechtsseitige Vaginalhälfte vor — der in diese mündende, 25 Mm. lange, musculöse Körper das rechtsseitige Uterushorn — der über diesem liegende, 7 Ctm. lange, hohle Strang ist der obere Theil des Müller'schen Ganges — von diesem weiter nach aufwärts befindet sich der rechtsseitige Ureter — während das in der Höhe des 3. Lendenwirbels liegende Gebilde die rudimentäre rechte Niere darstellt."

Schoeneberg (35a). 16jähriges Individuum mit männlichem Habitus, rauhe Stimme, keine Andeutung von Mammae etc. Aeussere Geschlechtstheile erscheinen vollkommen normal weiblich, mit langen Haaren besetzt. Hodensack gespalten, zwei Schamlippen darstellend, in der rechten Hälfte fühlt man die rechten Hoden, links nicht so deutlich, der letztere scheint kleiner zu sein. Beim Auseinanderziehen der Hodenhälften wird der 5—6 Ctm. lange Penis sichtbar, dessen Eichel ohne Oeffnung. Das Orificium urethrae ist unterhalb des Penis. Etwas weiter nach hinten ist eine Oeffnung, kreisrund, mit einer Art Hymen geschlossen, die in einen 5 Ctm. langen Canal führt, der blind endigt; Vaginalportion und Uterus nicht wahrnehmbar. Menstruirt war die Person nie.

Deutsch (35b). 4 Tage altes, angeblich aus dem 7. Mount der Schwangerschaft stammendes Kind, welches unter den Erscheinungen des Ileus zu Grunde ging. Oberhalb des Schambogens befand sich ein 2½ Ctm. langer Spalt mit wulstigen, schamlippenähnlichen Rändern. Diese Ränder erwiesen sich als Schleimhautfalten. Nach dem Auseinanderziehen dieser gelangte man in eine seichte Höhle, die überall mit Schleimhaut bekleidet war und eine gelblich-grünliche, klebrige Flüssigkeit absonderte. In der oberen Wölbung befand sich ein Fortsatz, ähnlich einem Penisrudiment, an dessen Basis eine seichte Furche verlief. In beiden Seiten, im unteren Ende des Leistencanals zwei wohlausgebildete Hoden. Die Hoden an dieser Stelle auch durch die Haut fühlbar. Schamgegend im Uebrigen glatt. Afteröffnung nicht vorhanden. Kreuz- und Steissbein, ebenso Wirbelsäule normal gebaut. Autopsie fehlt.

[Niewodniczauski (Gluchow), Impotentia generandi in Folge von Cryptorchidismus. Gazeta lekarska XIX. 4.

Da bei einer 24jährigen, seit 6 Jahren verheiratheten Frau kein materieller Grund für die von ihr angegebene Sterilität gefunden werden konnte, wurde ihr 27jähr. Manu untersucht, bei dem man beiderseitigen Kryptorchidismus constatirte. Die Untersuchung des Samens erwies Fehlen der Spermatozoën. Die Frau wurde von ihm geschieden,

verehelichte sich mit einem anderen und wurde in kurzer Zeit schwanger.   Oettinger (Krakau).]

VII. Extremitäten.

36) Nicaise, Note sur l'ectrodactylie. Gazette médicale. — 87) De Brauvais, Observation de Polydactylie. Gazette des hopitaux. No. 48. — 38) Hand, H. C., Spina bifida with clubbed Feet. Philadelphia medical Times 20 Februar. — 39) Bull, A case of bifurcated foot with eleven toes. The Boston medical and surgical journal. September. (Gesundes Mädchen. Die linke Körperseite, insbesondere Labium majus links und linke untere Extremität, etwas stärker entwickelt als rechts. Linke Fuss ist vorn gespalten, besitzt 11 Zehen.) — 39a) Kappeler, Ein Fall von fast totalem Mangel der Schlüsselbeine. Arch. der Heilkunde. 3 Heft.

Nicaise (36) beschreibt die Hände eines 41jährigen Menschen, die mit Ectrodactylie — Fehlen eines oder mehrerer Finger — behaftet waren.

Rechte Hand: Fehlen des Mittelfingers, der zugehörige Metacarpus etwas zu kurz, die erste Phalange des Mittelfingers ist vorhanden und läuft quer vom Kopf des 3. zum Kopf des 4. Metacarpus: daneben geringere Difformitäten an den übrigen Fingern dieser Hand. Ebenso finden sich Abweichungen in Muskeln und Schnen, Arterien und Nerven. Linke Hand: Deformation geringer als rechts. Auch hier fehlt der Mittelfinger, die übrigen Finger fast regelmässig gebildet. Auch hier finden sich, dem defecten Knochensystem entsprechend, Anomalien in den Muskeln, Gefässen und Nerven.

Der Fall von De Brauvais (37) betrifft einen 20jährigen, wohlgebauten Menschen, der mit Polydactylie an beiden Füssen behaftet ist.

An beiden Füssen sind 6 Zehen. Links besitzen die 4 inneren die vorgeschriebene Form und Richtung, die beiden äusseren aber sind gleich lang und ebenso schmal, so dass hiernach die 5. Zehe verdoppelt sein muss. Rechts ist die 5. Zehe quer von aussen nach innen oberhalb der 3. und 4. Zehe gelagert. Ein supplementärer Metatarsus konnte an keinem Fusse aufgefunden werden, die beiden (5. und 6.) Zehen scheinen mit demselben Metatarsus zu articuliren. Erblichkeit fehlt.

Eine gesunde Irländerin (38), Mutter mehrerer wohlgebildeter Kinder, wurde am 10. Januar 1875 leicht von einem Kinde entbunden, das von mittlerer Grösse und gutem Ernährungszustande war. Dieses Kind zeigte in der Mittellinie des Rückens am 3. Lendenwirbel ein flache Geschwulst, die 1½ Zoll Durchmesser auf der Höhe hatte, an der Basis aber leicht eingeschnürt war. Die Geschwulst war an der Basis und auf den Seiten mit Haut bedeckt, in der Mitte aber fehlte die Haut: hier glich dieselbe stark gerötheten Schleimhautfalten. In der Mitte dieser Stelle lag eine kleine Einsenkung, aus welcher öfters einige Tropfen klarer Flüssigkeit sich entleerten. Die unteren Extremitäten lagen in Folge starker Muskelcontraction fortwährend vor Bauch und Brust, sodass die Zehen beinahe die Schultern berührten. Die Extremitäten konnten in annähernd normale Haltung gebracht werden, sobald man dieselben aber losliess, gingen sie in die beschriebene Lage zurück. Die Kniegelenke konnten wohl nach der vorderen, nicht aber nach der hinteren Körperseite gebeugt werden. Jede untere Extremität bildete beinahe einen Halbkreis mit der Convexität auf dem Rücken des Gliedes. Die Zehen standen stark nach oben, der Absatz nach unten. — Nach Verlauf einer Woche Tod. Keine Section.

Kappeler (39a) berichtet über folgenden Fall von fast totalem Mangel der Schlüsselbeine.

16jähriges Mädchen von geringer Entwickelung, noch

nicht menstruirt. Die beiden Oberarmköpfe können ohne
Beschwerde bis zur vollständigen Berührung nach vorn
zusammengebracht werden. Beide obere Extremitäten
in Knochen- und Muskelbau vollständig normal mit Ausnahme der Schlüsselbeine. Sternum und Rippen ebenfalls wohlgebildet. Clavicula rechts nur 1½ Ctm. lang,
1 Ctm. breit, endet nach aussen spitz und ist ganz lose
mit dem Sternum verbunden, nach allen Seiten verschiebbar; Clavicula links 4 Ctm. lang, ½ Ctm. breit, nach
aussen sich verschiebend, ebenfalls locker mit dem
Sternum verbunden und nach aussen ohne ligamentöse
oder anderweitige Fortsetzung. Rechts ist nur die
Sternalportion vom M. sternocleido-mastoideus, links aber
sind beide Ursprünge, die Schlüsselbeinportion allerdings
sehr schmal, vorhanden. M. deltoides, cucullaris, pectoralis vorhanden, über ohne Clavicularportion. Functionsstörungen fehlen.

VIII. Angeborene Geschwülste.

40) Verneuil, Tumeur congénitale polycystique
insérée à la symphyse du maxillaire inférieure et à la
face inférieure de la langue. Arrachement de la tumeur
pendant le travail. Examen anatomique. Bulletin de
l'Academie de Médecine. No. 22. — 41) Ahlfeld, Fr.,
Ein zweites Schliewener Kind, ein neuer Fall von unabhängigen Bewegungen in einem angeborenen Sacraltumor. Archiv für Gynäkol. VIII. — 42) Englisch,
J. Ueber Geschwülste aus Samenstrange Neugeborener.
Oest. med. Jahrbücher. Heft 3

Verneuil (40) beobachtete kurz nach der Geburt eines wohlgebildeten Kindes die Austreibung
eines über kindskopfgrossen Tumors von 670 Grm.
Gewicht. Der Tumor, in Utero mit dem Kinde zusammenhängend, war durch den Geburtsact von demselben getrennt. Die Abreissungsstelle war leicht zu
finden. Die Lippen des Kindes standen weit von einander. Die untere Fläche der Zunge, der Boden der
Mundhöhle, zwischen dieser und dem Unterkiefer, waren
in eine unregelmässige Wundfläche verwandelt. Die
Unterkiefer-Symphyse war fracturirt. Eine entsprechende Abreissungsstelle fand sich am Tumor.

Dieser selbst ist von der Consistenz eines Uterus-
fibroms. Hin und wieder zeigt er fluctuirende Stellen,
die oberflächlich gelegenen Cysten angehören; er ist bis
auf die Abreissungsstelle mit Pflasterepithel bekleidet.
An der Abreissungsstelle und deren nächster Umgebung
findet man Schleimhautreste, Muskeln der Zunge und
Knochenfragmente, die vom fracturirten Kiefer herrühren. Mikroskopisch zeigt sich die Geschwulst bestehend aus Bindegewebe, Spindelzellen in grosser Menge,
sternförmigen und Flimmerzellen. Die zahlreichen Cysten
variiren sehr in ihrer Grösse, sind angefüllt mit einer
colloiden Masse. Pflaster- und Cylinderepithelien; die
Cystenwände sind bekleidet mit demselben Zellen.
Zwischendurch finden sich auf dem Durchschnitt Inseln
von hyalinem Knorpel und Knochengewebe. Nerven-
gewebe findet sich nirgends, Blutgefässe in geringer
Anzahl.

Ueber einen zweiten Tumor, der am Steissende eines neugeborenen Kindes hängt,
berichtet Ahlfeld (41).

Das betreffende Kind, in Schädellage geboren, ist
ein ausgetragenes, wohlgebildetes Mädchen und stammt
von einer Mutter, die bereits 3 gesunde Knaben geboren hat. Am Steissende des Kindes befindet sich ein
zweilappiger Tumor. Der obere Theil von Halbbühner-
eigrösse, von normaler Haut bedeckt, scheint nur Flüssigkeit zu enthalten. Der untere Theil, von dem oberen

durch eine leichte Furche getrennt, hat Unaubedeckungen
von rother Farbe und stark entwickeltem Lanugo. Seine
Form ist unregelmässig höckerig; er besteht theils aus
festem Gewebe, theils aus Cystenräumen, bestimmte,
einem zweiten Foetus angehörende Theile sind nicht zu
entdecken. Der Sitz dieses zweiten Tumors ist das
Perineum, zum Steissbein laufen zwei nebeneinander-
liegende Stränge. 1,5 Ctm. unterhalb des Afters befindet sich eine kleine, stärker geröthete Spitze, die leicht
eindrückbar ist und dann durch einen kleinen, festen
Ring nach innen verdrängt werden kann. Um diese
Erhebung standen eine grössere Anzahl längerer Haare.
23 Tage nach der Geburt hat Ahlfeld die beiden Tumoren gemessen. — Verbindungsstelle der Geschwulst
mit dem Kinde 24 Ctm., die unterste Spitze von dem
obersten Punkte der Insertion 14,8 Ctm. entfernt, Quer-
umfang der unteren Geschwulst 21,5 Ctm., grösster Umfang der ganzen Geschwulst 33 Ctm. — Der Tumor ist
in diesen 23 Tagen gewachsen. Die Cysteuräume fühlen
sich praller an, insbesondere hat sich der obere Tumor
verbreitet. An diesem beschriebenen Tumor nun sind
Bewegungen wahrnehmbar, die von der Furche ausgehen
und zwar von einem Punkte, der nicht weit von der
Insertion des unteren Tumors am Steissbeinende liegt.
Es sind bald regelmässig, bald unregelmässig wiederkehrende, häufig längere Zeit hindurch rhythmische
Zuckungen, die sich zumeist in Wellenform in der Über-
fläche der Tumoren, besonders des unteren, fortsetzen.
In dem oberen Tumor scheint die Bewegung nur fort-
geleitet, während in dem unteren bisweilen auch von
einer anderen, als der erstgenannten Stelle Bewegungen
stattfinden. Mit Respiration und Herzcontraction stehen
die Bewegungen in keinem Zusammenhang. Mit dem
Rückenmarkscanal scheint der Tumor nicht zusammenzuhängen. Die Rectaluntersuchung zeigt, dass die innere
Fläche des Kreuzheins frei ist. Der innigste Zusammenhang des Tumors mit der Hauptfrucht scheint am Steissbein zu sein. Placenta: Nabelbläschen auffallend klein,
vollständig rund, es haftete nur ein circa 1 Ctm. langer
Faden des Ductus omphalo-entericus daran. Durchmesser
der Nabelblase 1,5 Mm.

Zum Schluss der Arbeit betont Ahlfeld, dass
auch er der Ansicht ist, dass alle grösseren Sacraltu-
moren Neugeborener (ausgenommen Hernien und mit
dem Rückenmarkscanale zusammenhängende Geschwülste) von einem zweiten Foetus herstammen und
betrachtet als primären Anheftepunkt für alle diese
Fälle die Luschka'sche Steissdrüse, wenn auch später
hiervon nichts mehr zu entdecken ist und andere
Verbindungen bestehen. Demnach vermuthet Ahlfeld auch in dem beschriebenen Sacraltumor, dass
die oben genannten, zum Steissbein des Kindes gehenden Stränge von einem Beckenrudiment des Parasiten auslaufen, ja dass im unteren Tumor vielleicht
Darmtheile vorhanden sind und jene geröthete, stärker
hervorgetriebene Stelle ein verschlossener After sei.
Mit Sicherheit sind im unteren Tumor Muskelfasern,
wahrscheinlich stammt die den unteren Tumor be-
deckende Haut vom Parasiten ab.

Englisch (42) macht auf 2 Geschwulst-
arten aufmerksam, die er am Samenstrange
Neugeborener entdeckte, und die entweder während des intrauterinen Lebens oder während
der Geburt entstehen. Im Ganzen hat Englisch
10 solcher Fälle gesehen, in 3 Fällen kamen die Geschwülste doppelseitig, 4 mal rechts, 3 mal linksseitig
vor, so dass im Ganzen 13 Geschwülste vorhanden
waren. Diese Geschwülste differenziren sich einmal je

nach ihrem Sitz, ob sie sich am Nebenhoden (4 Geschwülste), oder in der Mitte des Samenstrangs (7), oder innerhalb der Bauchwand, an der inneren Oeffnung des Leistencanals (2) finden. Die ersteren 4 sitzen mit breiter Basis auf, die letzteren 9 sind gestielt, die ersteren sind zwischen die Bestandtheile des Samenstrangs eingebettet, die letzteren liegen an oder in geringer Entfernung von demselben, so, dass sie durch einen Zweig vom Plexus pampiniformis mit dem Samenstrang in Verbindung bleiben. Ihrem Wesen nach unterscheiden sich die beiden Geschwulst-arten ebenfalls. Die am Nebenhoden erwiesen sich als Blutgerinnungen innerhalb einer Vene, die höher sitzenden als selbstständige Drüsengeschwülste, die längs der Vasa spermatica gelegen. Ueber die Wichtigkeit des Angeführten kann noch nicht debattirt werden. Es müssen weitere Beobachtungen lehren, ob z. B. aus den genannten Geschwülsten Cysten, Adenome, Sarcome hervorgehen können, Geschwülste, deren genauer Ausgangspunkt häufig nicht zu finden ist.

C. Onkologie.

Allgemeines.

1) Creighton, Report of a further anatomical research towards the aetiology of cancer. With 35 Engrav. Report of the medical officer of the Privy Council. p. 83. — 2) Klebs, E., Beiträge zur Geschwulstlehre. Einleitende Bemerkungen. Unser gegenwärtiger Standpunkt. Cellulare Theorie. Versuch einer Eintheilung auf genetischer Grundlage. Prager Vierteljahrschr. für pract. Heilk. Bd. II. — 3) Langhaus, Th., Die Lymphgefässe der Brustdrüse u. ihre Beziehungen zum Krebs. Arch. für Gynaecol. VIII. H. I. Taf. V. u. VI. — 4) Dardie, J. R., On prickle cells in the capsule of a fibrous polypus of the uterus. Edinburg. med. Journ. Febr. — 5) Langenbeck, B. v., Ueber das Auftreten von Carcinomen auf lupösen Hautnarben. Vortrag gehalten in der Berliner med. Gesellschaft u. Discussion darüber. Berliner Klin. Wochenschr. No. 24, 27 u. 28. — 6) Jacobson, A., Ueber das Vorkommen centraler Ueberhäutung in carcinomatösen Geschwüren. ibid. No. 27. — 7) Thoma, R., Anatomische Untersuchung über Lupus. Arch. für pathol. Anat. und Phys. Bd. 65. Taf. XV. — 8) Stroganow, N., Ueber eine Complication von Elephantiasis Arabum mit Krebs und über die Entwickelung des letzteren. ibid. Taf. VI. — 9) Gussenbauer, C., Ueber die Pigmentbildung in melanotischen Sarcomen u. einfachen Melanomen der Haut. ibid. Bd. 63. Taf. VIII. — 10) Block, C. O., Ueber ein primäres melanotisches Endotheliom der Leber. Arch. der Heilkunde. Heft 5 u. 6. Taf. VI. A. Fig. 1-4. — 11) Eppinger, H., Endotheliom der Meninx pia mit Metastasen in der Pleura, den Lungen und dem Pericard. Prager Vierteljahrschrift II.

Wegen der jährlich zunehmenden Zahl von Specialuntersuchungen und der kaum, sowohl im Hinblick auf die Zahl der Fälle, als die Ausführlichkeit ihrer Darstellung, zu bewältigenden Casuistik, sowie wegen des unserem Referat zubemessenen, beschränkten Raumes, dessen Ueberschreitung von Seiten der Redaction von Neuem als unstatthaft erklärt wurde, sehen wir uns genöthigt, von der Berichterstattung über Arbeiten, die einen mehr theoretischen und kritischen Character haben und hauptsächlich nur den individuellen Standpunkt und die Auffassung des Verf. in der Erörterung wissenschaftlicher Fragen zum Ausdruck bringen, abzusehen. Wir müssen unsere Leser in dieser Beziehung auf das Studium der Originalarbeiten verweisen.

Langhans (3) hat die Lymphgefässe der Brustdrüse und ihre Beziehungen zum Krebs einer eingehenden Untersuchung unterworfen. Für die Injection sind nur solche aus der Zeit nach dem Puerperium oder der Lactation zu gebrauchen, senile Drüsen geben keine verwerthbaren Resultate. Die Injection von der unteren, dem M. pectoralis aufliegenden Seite verdient der durch die Haut oder die Warze bei Weitem den Vorzug. An auf diese Weise hergestellten Präparaten ergibt sich, dass die Lymphgefässe nur im lockeren Bindegewebe zwischen den Drüsenläppchen vorkommen und diese mit verschieden weitmaschigen Netzen umgeben, ohne in die Drüsenläppchen selbst einzudringen. Eine so enge Beziehung der Lymphgefässe und der Spalträume, wie sie Ludwig und Tomsa für den Hoden annehmen, ist nicht nachweisbar. Der Character des Netzes ist in Bezug auf Breite und Zahl der Gefässe und Weite der Maschen sehr variabel. Gewöhnlich bilden die stärkeren Stämme ein Netz mit rundlichen Maschen, in denen ein oder mehrere Drüsenläppchen liegen. An den Ecken des Netzes, wo mehrere Stämmchen an dem Berührungspunkt mehrerer Läppchen zusammenfliessen, findet sich ein zweites, engeres Maschennetz. Die Maschen sind alle rund, der Contour der Gefässe nach aussen concav. Der wesentlichste Punkt liegt in dem Verhalten der Lymphgefässe zu den Drüsenläppchen; selbst an den secernirenden Drüsen sind sie von den Endbläschen stets durch Bindegewebe getrennt, sie gehen nie an die Membrana propria heran und auch nicht in die Drüsenläppchen hinein; nur vereinzelt begleiten ein oder mehrere Gefässe einen Ausführungsgang in ein grösseres Läppchen und bilden in der Bindegewebshülle der ersteren ein Netz. Weiterhin lassen sich, wie Boll an der Thränendrüse gefunden, die Spalten zwischen den Bindegewebsbündeln injiciren. Dieselben bilden ein System sehr vielgestaltiger Bohlräume (Lacunen), die sich an der Aussenfläche der Membranae propriae ausbreiten und von Bindegewebsbündeln, Blutgefässen und Lymphgefässen durchsetzt sind. Eine Communication dieser mit den Lymphgefässen, wie sie Ludwig und Tomsa an dem Hoden annehmen, konnte L. nicht auffinden. Bei vorsichtiger Injection dringt die Masse nur in die unter einander communicirenden, inter- und intralobulären Lacunen, während die Lymphgefässe in der Regel sich nicht füllen, letzteres scheint nur in Folge von starkem Druck stattzufinden. In diesem Fall verbreitet sich dann die Injectionsmasse lediglich in den Lymphgefässen und tritt von hier nicht mehr in die Lacunen aus, was nicht möglich wäre, wenn zwischen beiden eine offene Communication bestände. Ebenso reichlich, wie um die Drüsenläppchen, verästeln sich die Lymphgefässe um die Ausführungsgänge und die Sinus der Milchcanälchen, deren Verhalten eingehend geschildert wird. Die Lymphgefässe der Brustwarze zeigen dieselben Verhältnisse wie in der Haut. Die abführenden Lymphgefässe liegen an der hinteren Fläche der Drüse und folgen oft paarig den grösseren Blutgefässen; sie besitzen keine Klappen, da sie sich gegen den Lymphstrom leicht injiciren lassen. — In dem Abschnitt über die Bedeutung der Lymphgefässe für den Krebs, wendet sich der Verf. vor Allem gegen die Darstellungen von Köster und Rindfleisch, wonach die Krebszellen aus den Endothelien der Lymphgefässe abstammen, und die Verbreitung derselben, insbesondere der sogenannten Zellencylinder, nur innerhalb der Lymphgefässe stattfinden soll. Die Entstehung der Krebszellen führt der Verf. nach seinen früheren Untersuchungen auf eine Wucherung der Drüsenzellen zurück. Die Verbreitung der ciumai in der Wucherung begriffenen Krebszellen innerhalb der Lymphgefässe findet nur in einem sehr beschränkten Maasse statt, dieselbe geschieht vielmehr innerhalb des weitmaschigen Lacunensystems des Bindegewebes. Es spricht dafür vor Allem die ausserordentliche Breite des die Krebszellen beherbergenden Canalsystems, die die Lymphgefässe nicht besitzen, sowie das seltene Vorkommen von Krebszellen innerhalb nachweislich wirklicher Lymphgefässe. Der Verf. bemerkt, er habe nur selten in den zahlreich von ihm untersuchten Fällen, Präparate erhalten, welche als eine krebsige Thrombose der Lymphgefässe gedeutet werden konnten. Füllungen der Lymphgefässe durch Krebszellen kommen vor, aber immer nur vereinzelt, sie sind leicht erkennbar an der Enge der Lymphgefässnetze und der Art ihrer Verbreitung, die von dem weitmaschigen Canalsystem und den darin befindlichen, breiten Zellencylindern wesentlich differiren. Zuweilen liegen die Krebsknötchen der Lymphgefässwand aussen an und täuschen so ein innigeres Verhältniss vor. In der in dieser Beziehung von Rindfleisch gegebenen Darstellung vermisst der Verf. jeglichen exacten Beweis. Dem Verf. ist es auch nicht gelungen, in den die Krebszellen enthaltenden Canälen noch ein wohlcharacterisirtes Epithel zu erkennen, an dem zuweilen darstellbaren Häutchen waren nur zuweilen äusserst blasse Kerne nachweisbar.

Hardie (4) fand an der Oberfläche einer apfelgrossen, fibromusculären Geschwulst des Cervix uteri, welche die Vagina vollständig ausfüllte, ein geschichtetes Plattenepithel mit zahlreichen Stachel- und Riffelzellen, in den tiefern Schichten waren mehr rundliche und ovale Zellen.

v. Langenbeck (5) hielt am 3. März 1875 in der Berliner med. Gesellschaft einen Vortrag über das Auftreten von Carcinomen auf lupösen Narben, der, wie aus der Einleitung hervorgeht, an eine frühere, in dieser Gesellschaft geführte Discussion über Tuberculose, Lupus und Carcinom, die unserm Referat nicht überwiesen ist, und wobei die Behauptung ausgesprochen wurde, dass es eine Form des Lupus gebe, die mit dem Epitheliom identisch sei, anknüpft. v. L. spricht sich gegen eine solche Identität aus, und giebt nur zu, dass er 3 Fälle, die näher angeführt werden, beobachtet habe, wo auf alten Lupusnarben im Gesicht ein Epithelialcarcinom zur Entwicklung gekommen sei. Weiterhin äussert er sich gegen eine früher von Lewin gemachte Bemerkung, wonach Narbencontractionen für die lupösen Hautaffectionen etwas Characteristisches wären. Nicht nur lupöse Ulcerationen hinterlassen an leicht beweglichen Hautstellen (Augenlider, Mund) die bekannten verstümmelnden Narben, es kommt dies bei allen, durch Granulationen vernarbenden Hautdefecten, bei Carcinomen des Gesichts und der Brustdrüse vor. Ferner kann sich mit dem Hautkrebs eine Hornbildung combiniren, die bei Lupus bisher noch nicht beobachtet wurde, und endlich können lupöse Geschwüre durch innerliche Mittel (Zittmann) geheilt werden, was beim Carcinom bis jetzt noch nicht beobachtet wurde.

Lewin bemerkt in Bezug auf die Entwicklung des Carcinoms auf alten lupösen Narben, dass ausser den 3 von ihm beobachteten noch 17 Fälle von verschiedenen deutschen Chirurgen und von Hebra beschrieben seien (einzelne werden dem Wortlaut nach angeführt), dass somit die Thatsache nicht bezweifelt werden könne. Der Ausdruck „charakteristische Lupusnarben" sei in der chirurgischen Literatur ein ganz gebräuchlicher, und müsse daher auch eine thatsächliche Grundlage haben. Nach seinen Beobachtungen bilden sich in den Fällen, wo die Lupusknötchen in solitären oder disseminirten Formen vorhanden waren, in der Zeit der rückgängigen Metamorphose der die lupöse Neubildung constituirenden Elemente, mag man sie als Tuberkeln oder Granulationszellen bezeichnen, die bekannten dellenartigen, rundlichen und narbigen Cutisatrophien, die das charakteristische Aussehen haben, als wenn ein Stückchen Cutis von Linsen- oder Erbsengrösse ausgelöffelt worden sei. In Fällen, wo die Lupusknötchen in grösseren, zusammenhängenden Zügen eine Körperfläche occupirt haben, unterliegt diese in toto dem narbigen Schwund, ähnlich wie die grossen Abdominaldrüsen bei chronischer Entzündung. Bardeleben nimmt gleichfalls noch an der Discussion Theil, ohne jedoch etwas Neues vorzubringen, Fälle von Epithelialcarcinom ausgehend von lupösen Narben hat er nicht beobachtet, obgleich er eine grosse Zahl von Lupuskranken gesehen und behandelt hat.

Jacobson (6) aus Petersburg hielt in derselben Sitzung der Berliner med. Ges. einen Vortrag über die centrale Ueberhäutung von carcinomatösen Geschwüren, worin er den Nachweis zu führen sucht, dass die von namhaften Klinikern in Bezug auf die Differential-Diagnose ausgesprochene Ansicht, dass das lupöse Geschwür von dem carcinomatösen sich dadurch unterscheide, dass ersteres sich benarbe, letzteres dagegen nicht, irrthümlich sei. J. stellte seine Untersuchungen an einem 43jähr. Patienten von der Klinik des Prof. Bogdanowsky in Petersburg an, der mit einem umfangreichen Geschwür an der linken Regio masseterica behaftet war, welches sich vor zwei Jahren aus einer Pustel, resp. Furunkel entwickelt haben soll. Die Ränder des Geschwüres waren callös, der Grund theils von Granulationen, theils von bloss liegenden Muskelfasern des Masseter gebildet, die Absonderung mässig, nicht übelriechend. J. hält dasselbe für ein „Ulcus chronicum", da der Heilungsvorgang unter der klinischen Behandlung sichtlich Fortschritte machte, am vorderen Rand bildete sich eine Narbeninsel (centrale Ueberhäutung), die allmälig auf den hinteren Rand sich verbreitete. Bei der mikroskopischen Untersuchung eines excidirten Stückes des granulirenden Grundes fand sich die Oberfläche mit einer mehrschichtigen Lage von Plattenepithelien bedeckt, die in der Tiefe neben jüngeren Elementen zahlreiche Riffel- und Stachelzellen einschlossen. In unregelmässigen Abständen gehen von dieser Schicht papiläre Epithelzapfen in die Tiefe, die zum Theil ebenso verhornt sind, wie die Zellen an der Oberfläche. Auf diese Lage folgt in der Tiefe das eigentliche Granulationsgewebe. Auf Grund dieses Befundes erklärt der Verf. das Geschwür als ein krebsiges, lässt es aber unentschieden, ob die epithelialen Krebszellen aus einer Metamorphose der nach oben getretenen Granulationszellen, oder auf andere Weise in der Tiefe entstanden und allmälig die Granulationszellen durchbrochen haben. Weiterhin schliesst er hieraus, dass das Vorkommen centraler Narben mit epidermoidalem Ueberzug an Stellen, wo die Haut mit ihren epithelialen Adnexen längst zu Grunde gegangen, die Anwesenheit einer ulcerirenden, epithelialen Neubildung anzeigt. Bei lupösen Geschwüren hält der Verf. eine centrale Benarbung nicht für wahrscheinlich, da deren Granulationszellen kein Material für epidermoidale Neubildung enthalten. Die bisher beschriebenen Fälle von Entwicklung des Epithelialcarcinoms aus Lupus, welche mit vollständiger Zerstörung der Haut einhergehen, hält J. ursprünglich für ein Carcinoma granulosum, statt des nichtssagenden klinischen „Ulcus rodens" schlägt er die Bezeichnung Carcinoma latentum vor. Der Verf. schliesst seinen Vortrag mit dem Ausspruch, „dass man aus falschen klinischen Diagnosen keineswegs Schlüsse für eine Classification der Krankheiten ziehen dürfe!"

Thoma (7) giebt eine sehr eingehende Darstellung der anatomischen Verhältnisse des Lupus, wozu ihm 18 Fälle von Lupus vulgaris und serpiginosus der Haut verschiedener Körpertheile, sowie der Nasen-, Rachen- und Kehlkopfschleimhaut, vom Lebenden und von der Leiche entnommen, ein reiches Material lieferten. Fälle von Lupus erythematosus (Cazenave) lagen dem Verf. nicht vor. Leider gestattet uns der Raum nicht, über die ausführlichen Detailschilderungen so zu berichten, wie wir wünschten. Bei der Wichtigkeit der Sache und den im letzten Jahre darüber geführten Discussionen, in denen die Ansichten

sehr auseinander gingen, glauben wir die Aufmerksamkeit auf die Arbeit des Verf. besonders lenken zu sollen, und begnügen uns hier mit einer kurzen Wiedergabe der hauptsächlichen Resultate, zu denen Th. gelangt ist. Im Allgemeinen fand der Verf., dass die lupöse Neubildung, ebenso wie er bei der Lepra Arabum gefunden, durch Confluenz von perivasculären Zügen lymphoider Elemente entsteht, und dass die Geschwulstzellen im Laufe der Zeit bei beiden Processen dieselben Formveränderungen eingehen. Es ergiebt sich hieraus von Neuem die Verwandtschaft beider Erkrankungsformen, trotz der tiefgreifenden Unterschiede in Bezug auf die Allgemeinerscheinungen und die Localisationen des Processes im Körper. Im Anschluss an die Schilderung der einzelnen Krankheitsfälle äussert sich der Verf. folgendermassen: Die unter dem Namen Lupus vulgaris und serpiginosus zusammengefassten Hautgeschwülste sind ihrem Wesen nach als Erzeugnisse des Bindegewebes aufzufassen. Die Veränderungen der Epitheldecken, der Haarbälge und der Drüsen, die öfters beobachtet werden, sind entweder als secundäre zu betrachten, bedingt durch die Erkrankung des Nährbodens des Epithels, oder als Combinationen, wenn es sich um ein Epitheliom auf lupöser Basis handelt. Die Entwicklung der genannten Lupusformen schliesst sich an die Ausbreitung der Blutgefässe an, in deren Umgebung weithin ausgedehnte Züge von lymphoiden Elementen sich finden, welche durch Confluenz zu grösseren und kleineren Geschwulstknoten führen. Die letzteren bestehen aus einem gefässreichen, kleinzelligen Gewebe, das mit dem Granulationsgewebe übereinstimmt. Ein Theil der Geschwulstelemente erfährt später noch eine weitere Ausbildung, es finden sich dann kleine, rundliche Gruppen grosser, protoplasmareicher Rundzellen, in deren Mitte meistens vielkernige Riesenzellen liegen. Auf diese Punkte beginnen die regressiven Metamorphosen der Geschwulstelemente, welche durch fettige Degeneration und käsige Eindickung entweder zur Resorption oder zur Ulceration und Vernarbung führen. Die Lupusbildungen im intermusculären Gewebe der Oberlippe, des Gaumensegels, sowie der Nasen-, Rachen- und Kehlkopfschleimhaut sind im Wesentlichen ganz ähnlich zusammengesetzt.

Stroganow (8) untersuchte im pathologischen Institut in Strassburg ein mit Elephantiasis tuberovillosa behaftetes Stück Haut, an dem sich eigenthümliche, dem Verlauf der Lymphgefässe folgende Zellenstränge vorfanden, so dass er zu dem Resultate gelangte, dass er sich im vorliegenden Fall um ein Carcinom handelt, dessen zellige Elemente aus einer Wucherung der Lymphgefäss-Endothelien hervorgegangen sind. Das Stück Haut stammt von der äusseren Oberfläche des unteren Theils vom Oberschenkel und vom ganzen Unterschenkel, dasselbe ist stark verdickt und mit warzigen und knotigen, bis wallnussgrossen Wucherungen besetzt, die 1—1½ Ctm. prominiren. Die Höcker sitzen stellenweise dicht beisammen, ihre Oberfläche ist mit einer dicken Epidermis überzogen, während die Seitenflächen meist glatt und ohne epidermoidalen Ueberzug sind. An den Berührungsstellen und an der Oberfläche ist ihr Gewebe mehr weich, im Uebrigen jedoch sehr consistent. Dasselbe ergab sich bei der mikroskopischen Untersuchung von Zellensträngen durchsetzt, welche meistens aus einer oder zwei, seltener drei bis fünf Reihen nebeneinander gelagerter Epithelzellen bestehen. Von den breiteren Zellenreihen gehen vielfach feinere Streifen aus, die das Bindegewebe in verschiedenen Richtungen durchziehen, und die durch noch weitergehende Verästelungen und Anastomosen ein sehr feines Netz bilden. Selten folgen diese Epithelstreifen der Richtung der Bindegewebsfaserung oder den Strängen der Blutgefässe, meistens kreuzen sie sich unter den verschiedensten Winkeln, kommen jedoch nie in eine engere Verbindung mit ihnen. Die Epithelzellen der schmalen Zellenstränge liegen immer unmittelbar dem Bindegewebe auf, ohne dass eine Endothelschicht oder eine homogene Membran erkennbar war. Nur um den breiteren Zellcylinder markirte sich eine zarte, membranöse Begrenzung und ausnahmsweise an der Peripherie der polygonalen Zellen einzelne plattenartige Zellen, die durch ihren Glanz und ihr Lichtbrechungsvermögen an veränderte Endothelien erinnerten. Alle übrigen Zellen des Stranges waren polygonal und glichen an Form und Grösse der Zellen des Stratum Malpighii oder denen der Schweisscanälchen. An einzelnen Stellen zeigte das Bindegewebe gar nichts von einer reactiven Entzündung, während dieselbe an anderen im höchsten Grade ausgebildet war. Der Verf. betrachtet diese Zellenstränge wegen ihrer Ausbuchtungen und Anastomosen, sowie wegen ihre Verhaltens zum Bindegewebe und den Blutgefässen, als veränderte Lymphbahnen, deren Endothel in wahres Epithel umgewandelt worden ist. Diese Auffassung sucht der Verf. durch eine eingehende Schilderung der histologischen Verhältnisse zu begründen, wobei er besonders darauf hinweist, dass die Veränderungen, welche von Virchow und Schlitz bei Elephantiasis Arabum an den Lymphgefässen beobachtet wurden, von den vorliegenden wesentlich verschieden sind. Die weicheren Theile sind ferner noch dadurch ausgezeichnet, dass die verdickten Epidermisschichten sich nicht zwischen die Papillen einsenken, die letzteren sind nur durch weiche Epithelzellen getrennt, dagegen senken sich von dem gleichfalls sehr stark entwickelten Stratum Malpb. lange und breite Zellenstränge in die Tiefe des neugebildeten Gewebes, wo sie sich in feinere Aeste auflösen, die das Gewebe nach allen Seiten durchsetzen und auch mit den zuerst geschilderten Zellennetzen verbinden. Auch mit den Ausführungsgängen der Schweissdrüsen tritt das lymphatische Zellennetz in Verbindung, ohne dass jedoch an der Vereinigungsstelle eine Wahrnehmung des Epithels zu constatiren ist. Letzteres hat an den meisten Stellen seine typische Anordnung, und nur hier und da ist es von einer mehr gleichmässigen, colloiden Masse verdrängt. Obwohl die Lymphgefässnetze das ganze Knotengewebe durchziehen, so erreichen sie doch nirgends die tief liegenderen Knäuel der Schweiss-

drüsen, deren Epithel gar keine Veränderung zeigt. In der Regel ist das ganze untere Drittel des Ausführungsganges der Drüse ohne jegliche Verbindung mit den Lymphnetzen, die nur in den oberen Abschnitten erkennbar sind. Talgdrüsen und Haarbälge waren an den erweichten Stelle nicht mehr wahrzunehmen.

Indem der Verf. die ganze Neubildung auf Grund des histologischen Befundes für ein Carcinom erklärt, unterzieht er die Lehre von der Entstehung der Krebszellen aus den epithelialen Zellen (Thiersch, Cornil, Waldeyer) einer eingehenden Kritik und verwirft dieselbe vollständig. Gerade den vorliegenden Fall betrachtet er als einen sprechenden Beweis für die Entwicklung der Krebszellen aus den Endothelien der Lymphbahnen, da der Process in diesen seine mächtigste Entwicklung genommen hat, da ferner an den Stellen, wo die epidermoidalen Zellenausläufer mit diesen in Verbindung getreten, die lebhafteste Zellenbildung stets innerhalb der Lymphgefässe stattgefunden, und da die Epithellagen der Schweissdrüsenknäuel fast überall ein normales Verhalten zeigten, und die Drüsenknäuel überhaupt von der Neubildung unberührt blieben.

Gussenbauer (9) sucht auf Grund des histologischen Befundes an mehreren, ausführlich mitgetheilten Fällen von melanotischen Sarcomen und einfachen Melanomen der Haut den Nachweis zu führen, dass das Pigment in den Geschwulstzellen ein Derivat des Blutfarbstoffes sei. Als die drei constanten, morphologischen Verhältnisse, welche in ihrer Gesammtheit, theilweise auch einzeln, den stringenten Beweis zu liefern vermögen, bezeichnet der Verf.: 1) die ungleichmässige Vertheilung des Pigmentes; 2) die Anordnung der Pigmentzellen nach dem Verlauf der Blutgefässe, 3) die Thrombose der Blutgefässe an den Grenzen der wachsenden Geschwulst. Die sehr ausführliche Detailschilderung bitten wir im Original nachsehen zu wollen.

Block (10) (Cand. med.) gibt die ausführliche Beschreibung eines merkwürdigen, primären melanotischen Endothelioms der Leber.

Die 48 Jahre alte Patientin, Mutter von 3 Kindern, wovon das letzte 1865 geboren, bemerkte seit August 1874 ein Stärkerwerden des Leibes, im September erfolgte die letzte Menstruation, Patientin glaubte schwanger zu sein. Am 20. November trat heftige Erkrankung ein mit Athemnoth, Harnverhaltung, Schmerzen und enormer Ausdehnung des Leibes, Schlaflosigkeit. Die Untersuchung ergab den Uterus senil involvirt und in der Lebergegend eine colossale höckerige Geschwulst, die als ein Lebercarcinom angesehen wurde. Beständige Grössenzunahme der Geschwulst und Verfall der Kräfte. Am 8 December plötzliches Zusammenfallen des Leibes, wodurch der Tumor deutlicher hervortrat, Oedem der Unterbauchgegend und der Beine. Urin chocoladenfarben, enthält zur Hälfte Eiweiss, Pigmentschollen und zahlreiche Blutkörperchen. Die Section wurde von dem behandelnden Arzt Leopold gemacht. Am Pericardium, am Ursprung der grossen Gefässe, ein erbsengrosser, schwarzer Knoten, zahlreiche kleinere unter dem Endocard des rechten und linken Ventrikels; desgleichen im linken Nierenbecken ein linsengrosser, schwarzer Knoten, daneben eine kirschgrosse, gelblich graue, papilläre

45

Schleimhautwucherung. Am Hirn und allen übrigen Brust- und Bauchorganen nichts Abnormes. Die Leber sehr stark vergrössert, besonders sehr dick, ca. 12 Kilo schwer (sollte hier nicht ein Druckfehler vorliegen? Ref.), im Allgemeinen von normaler Gestalt, der rechte Lappen nach unten beträchtlich verlängert, am unteren Rand und an der hinteren Fläche vielfache drüsige Erhebungen und narbige Retractionen. Die Zeichnung an der Oberfläche ist sehr unregelmässig, blauschwarz und weiss gesprenkelt, dann durch Einsprengung von miliaren, linsen- und erbsengrossen, weissen Flecken grau, dann wieder grosse (bis 2 Ctm. messende) weisse Dellen von narbigem Bindegewebe. Auf dem Durchschnitt des rechten Lappens ein faustgrosser, blauschwarzer, unscheinbarer Knoten in Mitte von grauem Parenchym, daneben zahlreiche kleinere wie an der Oberfläche. Gefässdurchschnitte wenig sichtbar und von reichlichem Bindegewebe umgeben, so dass das Spirituspräparat sich noch teigig anfühlt. Die mikroskopische Untersuchung hat den merkwürdigen Befund ergeben, dass die Endothelien der Blutcapillaren der Ausgangspunct der Neubildung waren. Dieselben zeigten einmal Proliferationsvorgänge, viele Zellen enthielten zwei und drei Kerne, daneben fanden sich ein- und mehrkernige Zellen mit Einschnürungen und im Begriffe der Theilung. Ausserdem enthielten dieselben schwarzes Pigment, oder das Pigment lag in der Capillarwand, oder auch frei im Lumen. Aber nicht alle Endothelien waren pigmenthaltig, beide Arten waren jedoch stellenweise so aufgequollen, dass schon eine Zelle das Capillarlumen verlegte. Nebenbei fanden sich feine schwärzliche, solide Streifen, die mit pigmentlosen und pigmentirten Capillaren in Verbindung standen. Bei der nachträglichen Injection des Spirituspräparates fand sich in Mitte der die tiefässe erfüllenden Masse freies Pigment, gefärbte und farblose Endothelien. Niemals war die Capillarwand in der ganzen Circumferenz oder Längenausdehnung gefärbt. Die grossen, inter- und intracinösen Gefässe zeigten nichts von dieser Veränderung, dagegen fanden sich in den Pfröpfen der abführenden Lebervenen zahlreiche pigmentirte und pigmentfreie Endothelien. In dem stark gewucherten, interstiellen Bindegewebe liessen sich deutlich sehr zarte neugebildete Capillaren erkennen, die, wie es scheint, durch die bedeutende Unterbrechung der Blutcirculation zur Ausbildung kamen. In der Nierensubstanz fand sich mikroskopisch sehr spärliches Pigment, in den Blutgefässen und Glomeruli, aber nicht in den Harncanälchen. Die schwarzen Knoten und Streifen am Nierenbecken und Herzen zeigten die gleiche Beschaffenheit, wie die der Leber. Da die Milz völlig normal und ein Import von Pigment von hier aus nicht stattfinden konnte, so muss der Process sich primär in den Lebercapillaren ausgebildet haben. (Ueber die Farbe des Pigmentes, über die Art der Abscheidung in den Zellen und über das chemische Verhalten desselben finden sich keine Angaben. Ref.)

Eppinger (11) gibt die ausführliche Beschreibung eines interessanten Falles von miliarem Endothelliom der Pia mater cerebralis und spinalis, der Pleura, Lungen und der Pericards.

Dasselbe fand sich bei einem 37jährigen Bremser, der am 21. September 1873 in das Hospital gebracht wurde und am 12. October gestorben ist. Patient litt seit mehreren Wochen an zeitweiligen Appetitstörungen, Druck im Epigastrium ohne Erbrechen. Ohne bekannte Ursache stellten sich seit 14 Tagen remittirender, heftiger Stirn- und Occipitalschmerz, Erbrechen und allgemeine Mattigkeit ein, dazu kam das Gefühl von Ameisenkriechen und ausgesprochenes Schwächegefühl in den oberen Extremitäten, namentlich in der linken; letzteres war drei Tage vor der Aufnahme ins Hospital so stark, dass Pat. keinen festen Gegenstand mehr erfassen konnte. Retardation des Stuhles, Brustorgane frei. Die Tempe-

ratur schwankte im weitern Verlauf zwischen 36.6 bis 38,8, der Puls von 64—112 rasch wechselnd. Hierzu gesellten sich bald dieselben Störungen in den unteren Extremitäten, zugleich mit ausgesprochener Cyanose. Nackensteifigkeit, Schmerzen an der Wirbelsäule und zuletzt noch epileptische Convulsionen.

Während der ganzen Krankheit war die Diurese reichlich, keine Gesichtslähmungen, Blasenparalyse erst am letzten Tag. Die Diagnose wurde auf Meningitis cerebrospinalis gestellt. Die Section ergab folgenden Befund. An der innern Schädeltafel allenthalben oberflächliche Usuren, Pacchinische Gruben längs der Sagittalnaht, Knochensubstanz blutreich. Dura mater stark gespannt, blutreich. Die weichen Häute an der Convexität und Basis des Gehirns gespannt, weisslich getrübt, blutreich und allenthalben mit weisslichen, stecknadelkopfs bis hirsekorngrossen, eigenthümlich glänzenden Knötchen bedeckt, die an verschiedenen Stellen von unregelmässig zackigen, bis 4 Mm. grossen, gleichbeschaffenen Plaques durchsetzt sind, die über das Niveau der Arachnoidea deutlich hervorspringen. An diesen Stellen ist die Adhärenz der Häute mit der Hirnrinde eine festere. Corticalis blass, Marksubstanz weichteigig, reichlich mit kleinen Blutpunkten durchsetzt. Die Hirnhöhlen, das Cerebellum und Medulla oblong. zeigen nichts Auffallendes. Die weichen Häute des Rückenmarks verdickt, getrübt, blass, von Oben bis zur Cauda equina, besonders an der linken Seite, von denselben Knötchen bedeckt wie am Gehirn. Auf Querschnitten die graue und weisse Substanz nicht verändert. Die Lungenpleura ganz durchsetzt von den gleichen Knötchen und Plaques, die jedoch wenig prominiren; ganz dasselbe Bild gewähren Durchschnitte durch das sonst lufthaltige, mässig blutreiche und leicht ödematöse Lungenparenchym. Endlich fanden sich noch am visceralen Pericard, besonders um die Basis des grossen Gefässe und zwischen denselben, die gleichen Knötchen-Eruptionen. Die Abdominalorgane und Lymphdrüsen ohne wesentliche Veränderungen Die mikroskopische Untersuchung hat nun in allen Organen einen gleichen Bau dieser Knötchen ergeben. Dieselben bestanden aus Epithelschläuchen, die an den Bindehäuten zwischen Pia mater und Arachnoidea lagen und dieselben auseinanderdrängter, die Zellen liegen theils in Doppel-, theils in 3—4 fachen Reihen dicht zusammengedrängt in den Maschen eines aus zarten Fasern bestehenden Balkenwerks. Von hier ab verbreiten sich dieselben theils über die Oberfläche des Gehirns, die ganz davon bedeckt ist, theils senken sie sich trichterartig den Gefässen folgend, in die Hirnsubstanz und bilden in 3—5 Mm. Ausdehnung eine vollständige Scheide um die Gefässe. Ganz dasselbe Verhalten wiederholt sich auch am Rückenmark, nur dass die trichterförmigen Fortsätze kürzer sind. Eine strenge Abgrenzung der Knötchen nirgends zu bemerken, vielmehr verlieren sich die Zellen allmälig in dem normalen Gewebe der Pia und Arachnoidea. Ganz denselben Bau zeigen die Knötchen an den Lungen und Herzen. Im Lungenparenchym liegen die Zellenschläuche nur im interstitiellen Gewebe, den Blutgefässen und Faserzügen folgend, stellenweise wird die Wand der Alveolen davon eingedrückt, nirgends liessen sich aber zellige Ablagerungen, noch eine Neubildung von Geschwulstzellen innerhalb der Alveolen erkennen. Die Beschaffenheit der Zellen war überall dieselbe: sie haben einen exquisit epithelioiden Charakter, gross, platt, polygonal, eine sehr zarte Membran, 1 u. 2 grosse, scharf contourirte Kerne, mit 1 u. 2 Kernkörperchen, zuweilen bildet das körnige Protoplasma der Zelle einen nur schmalen Saum um den grossen Korn, sie liegen dicht an einander gelagert, wie zu einem Mosaik angeordnet. Als den Ausgangspunkt der Neubildung betrachtet der Verfasser an den Hirn- und Rückenmarkshäuten die Peritbelzellen (Eberth) oder Häutchenzellen (Axel Key) der Gefässe und subarachnoidealen Räume, während in den Lungen die Endothelien der Blutgefässe den Mutterboden für die Zellenneubildung abgeben. Obgleich die Neubildung eine grosse Aehnlichkeit mit einem disseminirten Carcinom hat, so glaubt der Verf. sie doch nicht als ein solches betrachten zu dürfen, da er als Anhänger des rein epithelialen Ursprungs der Carcinomzellen nur die Geschwülste als Carcinome bezeichnet wissen will, die aus präformirten Epithelien und deren Derivaten entstehen, aus diesem Grund wählte er auch die Bezeichnung Endotheliom. Am Schluss seiner Arbeit kommt der Verf. noch auf das Angioma plexiforme zu sprechen, welches Waldeyer aus einem Endo- resp. Peritheliom hervorgehen lässt, wogegen er sich entschieden ausspricht. Dagegen hält der Verf. das Cholesteatom nur für ein durch ein excessives Wachsthum ausgezeichnetes Endotheliom. Bei einem c. apfelgrossen Cholesteatom, das von den weichen Hirnhäuten der Schädelbasis ausgehend bis an und über den 3. Ventrikel sich verbreitete, konnte er an der Basis der Geschwulst, zwischen Pia und Arachnoides, ganz ähnliche Endothelwucherungen nachweisen, die sich zu ähnlichen Zellenhaufen gruppiren. Beide haben das Gemeinsame, dass sie sich aus gleichen Zellenarten aufbauen, und dass eine Gefässneubildung bei ihnen nicht vorkommt; sie unterscheiden sich aber dadurch, dass beim Cholesteatom die Zellen einen noch grösseren platten-epithelialen Charakter annehmen, sich zu grösseren Perlknoten gruppiren, und bei dem Mangel an Gefässen bald die rückgängige Metamorphose mit Ablagerung von Cholestearinplatten eingehen, dass das Cholesteatom local zu einer grossen Geschwulstmasse sich ausbildet, und keine Metastasen im Gefolge hat, während das Endotheliom nur kleine Knoten bildet und wie im vorliegenden Fall massenhafte Metastasen veranlasst.

Fibrom. Papillom.

1) Barwell, R., Tumour of the wrist. Transact. of the pathol. Soc. XXVI. — 2) Wagstaffe, W. W., Doubtful tumour of tongue, probably papilloma. Ibid. Pl. VI. — 3) Derselbe, Papilloma of the tongue, with naevoid structure at its base. Ibid. Pl. VII. — 4) Virchow, Rud., Ein Fibroma molluscum cysticum abdominale. Arch. für patholog. Anatomie und Physiol. Bd. 63. S. 566.

Barwell (1) exstirpirte eine halbwallnussgrosse Geschwulst vom Handgelenk einer 54jährigen Frau, die seit 7 Jahren und aus mehreren kleineren Knoten besteht. Sie schien vom Ligmentum carpale anterius auszugehen und verbreitete sich namentlich über den Kahn- und Erbsenbein. Störungen in der Beweglichkeit der Finger waren nicht vorhanden, seit 2 Jahren bestand eine oberflächliche Ulceration, Anschwellungen der Drüsen nicht vorhanden. Die von dem Verf. und von den Herren W. Wagstaffe und Henry Arnott gemachte, mikroskopische Untersuchung ergab ein theilweise verkalktes, theilweise an Spindel- und Rundzellen reiches Fibrom.

Wagstaffe (2 u. 3) beschreibt 2 Fälle von Papillom der Zunge, welche in ihrem histologischen Bau eine grosse Uebereinstimmung zeigten.

Der erste Fall betrifft einen 50jähr. Mann, bei dem die Affection schon seit c. 22 Jahren besteht und theils für Syphilis, theils für Krebs gehalten wurde. Die blumenkohlähnliche Masse bestand aus colossal vergrösserten, ½–½ Zoll grossen Zungenpapillen, welche die ganze rechte Seite der Zunge von vorn nach hinten bedeckten, Ulceration war niemals vorhanden, die andere Hälfte der Zunge war stark indurirt und mit Einrissen versehen.

Die Geschwulstmasse wurde galvanokaustisch entfernt und die mikroskopische Untersuchung ergab eine einfache Hypertrophie der Papillen mit einem gleichfalls sehr verdichten epidermoidalen Ueberzug. Die zum Theil concentrisch gruppirten und verhornten Epithelzellen sind nirgends bis in die eigentliche Zungensubstanz vorgedrungen, dagegen fanden sich zahlreiche lymphatische Elemente an der Basis und in den vergrösserten Papillen, sowie zwischen den zunächst gelegenen Muskelfasern. Für die Annahme eines syphilitischen Leidens lagen keine anderweitigen Anhaltspunkte vor. — Der zweite Fall betraf ein 3jähr. Kind, bei dem in der Gegend der Papillae circumvallatae eine ca. 1 Zoll grosse und ½ Zoll hohe papilläre Excrescenz sich vorfand. Nach Aussage der Mutter beobachtete sie schon im 6. Lebensmonat an dieser Stelle eine leichte Schwellung, die an Umfang bald zu-, bald abnahm und zeitweise heller und dunkler erschien. Zuweilen trat eine kleine Blutung ein mit Schorfbildung, die verschieden lange anhielt. In der letzten Zeit stellten sich Nachts heftige dyspnoetische Anfälle ein. Die mikroskopische Untersuchung des galvanokaustisch entfernten Knotens ergab eine beträchtliche Hypertrophie der Papillae fungiformes unter ausserordentlicher Erweiterung der Blutgefässe in einzelnen Papillen, . die stellenweise unter der Oberfläche colossale Bluträume darstellten. Der Verf. glaubt, dass das primäre Leiden ein Nävus war mit secundärer Hypertrophie der Papillen.

Virchow (4) berichtet über eine von ihm als Fibroma molluscum cysticum abdominale bezeichnete Geschwulst, welche von Herrn Spencer Wells bei einer Frau in Hinterpommern exstirpirt und ihm von Herrn Dr. Kugler überschickt worden war. Der Fall ist besonders dadurch höchst bemerkenswerth und selten, dass es sich nicht, wie man angenommen hatte, um einen Ovarientumor, sondern um einen retroperitonele Geschwulst handelte, wobei beide Ovarien und der Uterus gesund gewesen sein sollen.

Nach dem Bericht Kugler's sollen ca. 7 Liter Eiter aus der Geschwulst entfernt worden sein. Die in sich zusammengefallene Geschwulst hat ca. 30 Ctm. Durchmesser und 6—7 Ctm. Dicke. Das abdominale Ende der rechten Tuba und die rechte Eierstock sind am Tumor vorhanden und völlig normal. Die innere Oberfläche der etwa kopfgrossen, excentrisch gelegenen Höhle hat nirgends das Aussehen einer eigentlichen Cyste, dieselbe ist uneben durch fibrinös eitrige Schichten, während die sehr dicke Wand einen grobmaschigen Bau hat. Die Maschenräume sind von weiten Gefässen durchzogen und haben eine gelbe Farbe, durch Einlagerung von grossen Körnchenzellen. Das Aussehen erinnert lebhaft an eine verdickte Pleura bei chronischem Empyem. Die übrige Geschwulstmasse sah noch sehr frisch aus und hatte eine grosse Aehnlichkeit mit einer Uteruswand nach der Geburt: ein dickes, balkiges Gewebe, parallel der Oberfläche angeordnet, sehr succulent, von weisslicher und grauer Farbe, und zahlreiche weite Gefässe. Die mikroskopische Untersuchung ergab überall nur grob- und feinfaseriges, sehr saftreiches Fasergewebe, ohne glatte Muskeln, in den gröberen Zügen Spindel- und Netzzellen, in den Maschenräumen reichlich grössere Rundzellen, ähnlich wie in weichen Uterusmyomen. Auffällig war der Bau der Gefässe, deren Wand nach Essigsäurezusatz einen exquisit zelligen Bau hatte: überaus klare und grosse Kerne, um welche das ganze Feld in regelmässige, längliche Abtheilungen zertheilt war. Aehnliche Formen hat der Verf. in seinen Geschwulstwerke (Bd. I. 323) beschrieben und verweist auf die Häufigkeit des Vorkommens in der Genitalsphäre. Einen ähnlichen Fall beobachtete Virchow am Mons veneris, den er als Cystoid bezeichnete. (Gesammelte Abhandlungen. S. 463.)

45*

Lipom.

Eppinger. Ein Lipom des Oberschenkels.   Prager Vierteljahrsschr. l.

Eppinger berichtet in Kürze über ein zweifaustgrosses, knochenhart sich anfühlendes Lipom an der äusseren Fläche des rechten Oberschenkels bei einer 84 Jahre alten Frau, das streng umschrieben und von einer zarten Bindegewebshülle umgeben war. Auf dem Durchschnitt bestand dasselbe aus einem aus Knochengewebe bestehenden Maschenwerk, in dessen Räume Lipommassen eingetragen waren.

Osteom.

Neumann, E., Ein Fall von Osteom des Hodens. Arch. der Heilkunde. Heft 1.

Das von Neumann beschriebene Osteom wurde vom Prof. Schoenborn in Königsberg bei einem 47 Jahre alten, sonst gesunden und kräftigen Mann exstirpirt.

Der Tumor hatte sich im Laufe von 7 Jahren langsam und schmerzlos entwickelt, die linke Hälfte des Scrotum war bis zum Annulus inguinalis stark vergrössert, in der Tiefe der deutlich fluctuirenden und etwas transparenten Anschwellung fühlte man einen ca. gänseeigrossen, knochenharten, glatten Körper, der bei starkem Druck etwas crepitirte. Auf dem Durchschnitte der Geschwulst fand sich von Hodenparenchym nichts mehr vor, dieselbe bestand aus einer sehr dichten, feinspongiösen Knochenmasse, welche sich an der Peripherie zu einer festen Knochenschale verdichtete. Dazwischen verbreitete sich ein zusammenhängendes Netz von Fasergewebe mit verdickten Knotenpunkten. Die knöchernen Theile bestanden aus typisch gebildetem, mit Haversischen Canälen und Lamellensystemen versehenem Knochengewebe, die kleinen Markräume schliessen gelbes Mark mit grossen Fettzellen ein. In den fibrösen Knoten liegen kleine Heerde von Hyalinknorpel, der aber nirgends direct an den Knochen anstösst. Der Nebenhoden besteht aus einer compacten, fibrösen Masse mit fettig degenerirten Zellen. An Stelle des Caput epididymidis findet sich eine bohnengrosse Stelle mit erhaltenen Samencanälchen, die mit epithelialen Zellen erfüllt, in Folge ihrer starken Erweiterung gewährt das Ganze ein cavernöses Aussehen, der Canalis epididymidis scheint völlig verschwunden zu sein, dagegen ist das Vas deferens nach abwärts noch normal erhalten. Der Verf. lässt die Möglichkeit zu, dass der Tumor nicht nur aus dem Hodenparenchym hervorgegangen, sondern unabhängig von ihm unter der Serosa sich gebildet und den Hoden zum Schwund gebracht habe.

1) Hedenius, P., Osteomata piae matris spinalis. Upsala läkarefören. Förh. Bd. X. p. 511. — 2) Derselbe, Osteoma chorioidis oculi. Ibid. p. 513.

Hedenius (1). Eine Frau, die lange unter der Diagnose „chronische Spinalmeningitis" behandelt wurde, starb an einer katarrhalischen Lungenentzündung, 41 Jahre alt.

Die Section zeigte die Dura mater spinalis dicker und fester als gewöhnlich, theilweise festgewachsen an der Pia mater spin. In deren hinterem Segmente, und besonders über dem unteren Theile des Rückenmarkes, findet sich eine Menge von flachen, ovalen oder runden Knochenlamellen, 1—2 Ctm. in der Länge und etwa 1 Mm. in der Dicke, die über der Pars lumbalis medullae einen dichten Knochenpanzer bilden, an ihrer äusseren Seite sind sie eben, an ihrer inneren rauh und uneben. Die meisten sind durch Kalkablagerungen un-

durchscheinend und knochenhart, andere dagegen durchscheinend, gelblich und knorpelig, aber bestehen aus osteoidem Gewebe mit sternförmigen Zellen. In dem Rückenmarke nichts Bemerkenswerthes. Die Pectoralmuskeln symmetrisch und beinahe vollständig fettdegenerirt. Die oberen Theile der Bauchmuskeln im geringen Grade degenerirt. Diese Degeneration, meint Verf., steht nicht in Verbindung mit den Veränderungen im Rückenmarkscanale.

Hedenius (2). In dem enucleirten rechten Auge eines 20jährigen Mädchens, das lange an verschiedenen Augenkrankheiten gelitten hatte, fand man in der linken hinteren Peripherie des Augapfels an der Innenseite der Chorioidea eine dünne und runde Schale von einer weissen und festen Knochensubstanz (1 Ctm. im Diameter), mit seinem rechten Rande den Sehnerv umfassend und mit dem linken sich gegen den Aequator des Auges erstrecheud. Der Verf. betrachtet dieses Osteom als ein Product einer chronischen Chorioiditis.

Dahl (Kopenhagen).]

Enchondrom.

1) Virchow, Rud., Ueber die Entstehung des Enchondroma und seine Beziehungen zu der Ecchondrosis und der Exostosis cartilaginea. Monatsbericht d. Akad. der Wissenschaften zu Berlin. Math.-phys Cl. S. 760. Mit 1 Taf. — 2) Wickham Legg, Primary Enchondroma of the lung. St. Batholom. Hosp. Rep XI. p. 77 und in Transact. of the Patholog. Soc. XXXI. p. 11. (Aus Faserknorpel bestehendes, erbsengrosses isolirtes Enchondrom, an der Spitze des linken oberen Lungenlappens bei einem 39 J. a. Mann.) — 3) Butlin, T. Henry, Chondroma of the lacrynal gland. Transact. of pathol. Soc. XXVI. Pl. XII. — 4) Schweniger, Ernst, Beitrag zur Lehre vom Enchondrom. Bayrisches ärztliches Intellig.-Blatt No. 24. — 5) Sée, Chondrome péripelvien du poids de sept livres. Gaz. des hopit. p. 661.

Virchow (1) hielt in der Berliner Akademie einen Vortrag über die Entwickelung des Kuchondroms der Knochen. Nach einem historischen Rückblick über die Ansichten und Verdienste von Joh. Müller und Astley Cooper für die Kenntniss dieser Geschwulstform, theilt der Verf. eine Reihe von neueren Beobachtungen mit, welche den schon früher von ihm constatirten Zusammenhang zwischen dem Epiphysenknorpel und gewissen Formen von Ecchondrosen und Exostosen nunmehr auch für gewisse Formen der Knochen-Enchondrome unzweifelhaft erkennen lassen, sowie die Beziehungen dieser zu dem fötalen Knochenknorpel überhaupt. Für die ersteren bilden die Knorpel- und Knochenauswüchse an den Rippen und Knorpeln der Respirationsorgane, ferner die Synchondrosis spheno-occipitalis, sacro-iliaca und Symphysis pelvis zweifellose Belege, ebenso die sogenannte knorpelige Exostose von A. Cooper, während in letzterer Hinsicht die Röhrenknochen von Kindern und Erwachsenen dem Verf. überzeugende Präparate lieferten. Hier fand er in verschiedenen Fällen mitten im spongiösen Knochengewebe bis über 1 Ctm. grosse, isolirte Knorpelinseln, die nur als nicht ossificirte Knorpelreste aus der fötalen Zeit betrachtet werden konnten. Im Jahre 1864 (Berliner klinische Wochenschr. No. 9) fand Verf. am unteren Ende des Humerus eines 16jährigen jungen Mannes neben einer Exostosis cartilaginea des Epicondylus getrennte

Knorpelinseln in der Spongiosa; in einem abgebildeten Präparat finden sich deren mehrere im unteren Abschnitt des Oberschenkels von einem rachitischen Kind. Ferner eine über 1 Ctm. grosse Knorpelinsel im unteren Ende des Os femoris einer erwachsenen Frau, welche keinen intermediären Knorpel mehr besitzt, inmitten in der Spongiosa, 4 Ctm. über der Gelenkfläche. Endlich giebt der Verf. noch eine Abbildung von einem Humerus mit einer Exostosis cartilaginea dicht unter dem Caput und einem Enchondroma corticale an der Diaphyse an der entgegengesetzten Seite desselben Knochens, von einem 22 jährigen Schuhmacher mit wahrscheinlich erblichen, multiplen Exostosen. Verf. glaubt, dass im Mangel der Vascularisation der nächste Grund zur Persistenz dieser Knorpelinseln sein möchte. Bilden sich später Gefässe in den Knorpel hinein, so entsteht ein Exostosis cartilaginea, oder eine Exostosis, während bei Fortdauer der Gefässlosigkeit ein Enchondrom gebildet wird. Die Persistenz der Knorpelinseln beruht aber auf einer excedirenden Wucherung im Primärknorpel, die wieder durch einen besonderen Reiz veranlasst sein muss. Zu diesen Reizen rechnet Verf. die Rachitis und die Erblichkeit. Ferner fand er zweimal bei Tumor albus genu jüngerer, noch nicht ganz ausgewachsener Individuen im unteren Ende des Oberschenkels Enchondrom, und erst kürzlich bei einem mit Syphilis congenita, Carieß genu und Osteomyelitis fibrosa und gummosa behafteten jungen Mädchen, den vielfach mit Spongiosa unterbrochenen Intermediärknorpel von durchscheinend bläulichem, wie gequollenem Aussehen. In Bezug auf die erblichen Enchondrome und Exostosen, sowie die multiplen Exostosen, bei denen wiederholt Erblichkeit constatirt wurde, verweist Verf. auf seine Onkologie II. 87. Verf. ist der Meinung, dass diese Beobachtungen noch nicht ausreichen, um alle Fälle von Enchondrom zu erklären, indem die Enchondrome der Weichtheile und Drüsen einen anderen Ursprung haben, wofür er die Entwickelung derselben aus Bindegewebe schon früher deutlich erkannt hat, aber auch für die Knochenenchondrome darf die Möglichkeit nicht ausgeschlossen werden, dass sie ohne präexistirenden Primärknorpel entstehen. Am Schluss gedenkt Verf. noch der von ihm als abgesprengte auriculare Euchondrome bezeichneten Knorpelgeschwülste. Er versteht darunter die in der Nähe des Ohres, auf der Wange, am Kieferwinkel, ihres ganz entfernt am Hals vorkommenden, kleineren oder grösseren, warzigen oder zitzenförmigen Auswüchse, in denen von der äusseren Haut überkleidet, kleinere und grössere Knorpelkerne vorkommen. Verf. beobachtete im Jahre 1866 einen solchen Körper von der Grösse des Endgliedes des Kleinfingers über dem Schlüsselbein, neben dem Rande des M. sternocleidomastoideus, bei einem jungen epileptischen Mann seiner Krankenabtheilung. Dieselben kommen auch häufig am Hals von Ziegen vor. Zuweilen finden sich diese Gebilde auch ganz in der Tiefe des Halses; einen solchen Fall hat Verf. bei einer 24 jährigen Nätherin exstirpirt (Arch. 1866, Bd.

35, S. 210), wo in einem „auriculären" Dermoid, das unmittelbar der Carotis anlaß, Netzknorpel vorhanden war. Der Knorpel in demselben ist stets Netzknorpel wie am Ohr, so dass angenommen werden muss, dass Theile, welche ursprünglich für die Entwicklung des äusseren Ohres bestimmt waren, durch Abweichung in der ersten Bildung eine heterologe Stelle einnehmen, Verhältnisse, die in die Zeit des Schlusses der ersten Kiemenspalten fallen. Eine solche Aberration könnte, nach Ansicht des Verf., auch an anderen Stellen vorkommen, wie z. B. bei Mediastinaltumoren, wie er sie gleichfalls beobachtete (Archiv 1871, Bd. 53). Für die Entwicklung der Enchondrome in den Weichtheilen ist daher auch die Frage stets im Auge zu behalten, ob es sich um eine zufällig hyperplastische oder heteroplastische Chondromform handelt.

Batlin (3) berichtet über den seltenen Fall eines Enchondroms der Thränendrüse, das von Verran im Bartholomäus-Hospital exstirpirt wurde. Dasselbe fand sich bei einem 28 jährigen Mann und hatte sich seit 9 Jahren bis zur Grösse von 2½ Zoll Länge, 1½ Zoll Breite und ½ Zoll Dicke entwickelt, der Bulbus war bis an den Rand der Orbita nach abwärts gedrängt. Die Operation war schwieriger, als es anfangs schien, der Verlauf war aber ohne nachtheilige Folgen. Die mikroskopische Untersuchung ergab als Hauptbestandtheil Hyalinknorpel, von der Drüse selbst waren nur noch wenige Läppchen mit erweiterten Drüsenräumen vorhanden.

Schweniger (4) Assistent am pathol. Institut in München, berichtet über ein aus Faser-, Hyalin- und Schleimknorpel bestehendes Enchondrom der Tibia bei einem 17 Jahre alten Dienstmädchen, das vor 2 Jahren in einen Keller gefallen, wobei das linke Schienbein heftig aufgeschlagen wurde.

Unmittelbar nachher entwickelte sich handbreit unter dem rechten Knie ein unverschiebbarer Knoten, der beim Gehen sehr schmerzhaft war und trotz aller Mittel im Laufe der Zeit immer grösser wurde. Bei der am 13. Juni 1871 in die Klinik von v. Nussbaum erfolgten Aufnahme betrug die grösste Peripherie der Wade 54 Ctm.; Fieber und grosse Anämie. Amputatio femoris nach Gritti. Nach Durchsägung des Unterschenkels zeigt die Geschwulst einen Höhendurchmesser von 8 Ctm., dieselbe geht von der inneren Periostlage der Tibia aus, und besteht aus einem knöchernen Gerüst, das in senkrechten Strahlen dem Knochen aufsitzt. Die weichen, gallertigen Theile der Neubildung enthalten verschieden grosse ein-, zwei- und mehrkernige Zellen mit Kernkörperchen, die meisten in fettiger Degeneration begriffen; viele Kerne waren bisquitförmig, zeigten Theilungen und auch Sprossenbildung. Die Intercellularsubstanz schleimig, an anderen Stellen deutlich faserig, endlich fanden sich noch viele Zellen mit hyalinen Kapseln. Die Knochenstrahlen bestanden theils aus faserigem Grundgewebe mit Kalkkörnchen, theils enthielten sie deutliche Knochenkörperchen. (Ueber den Zustand des Knochenmarks finden sich keine Angaben. Ref.) Der Tod erfolgte 13 Monate nach der Operation an Marasmus; der Amputationslappen und ein Stück des Knochenstumpfes waren inzwischen brandig geworden, auch wiederholt Wunddiphtherie ausgebrochen. Bei der Section fanden sich in den beiden blassen, lufthaltigen und blutleeren Lungen verschieden grosse, knorpelige und zum Theil verknöcherte Knoten. Die Aeste zweiter und dritter Ordnung der Lungenarterien sind, namentlich rechts durch alle drei Lappen, ausgestopft mit weissen, harten, die Gefässwand oft stark ausbuchtenden, übrigens fast nirgends festen adhärenten Knorpelmassen. Nur an manchen Stellen ragen feine Fäden in die Neubildung hinein, die sich deutlich als Gefässe manifestiren. An Theilungsstellen theilt sich auch der knorpelige Thrombus und erstreckt sich 3—4 Ctm. in die abgehenden Aeste fort; sein centrales Ende ist abgerundet, während am peripheren ein frisches Blutgerinnsel sich befindet, ohne jede Spur von Knorpelelementen. Die Gefässwand ist an diesen Stellen etwas verdickt, aber deutlich aus ihren 3 Häuten bestehend, das umgebende Lungengewebe leicht comprimirt, fast normal. Weiterhin fand sich noch eine 24 Ctm. im Längs- und 19 Ctm. im Breitendurchmesser haltende Geschwulst in der Bauchhöhle zu beiden Seiten der Wirbelsäule, aus dicht zusammenhängenden, knorpelharten, knolligen Massen, mit Schwund mehrerer Wirbelkörper; ebenso sind die interperitonealen Lymphdrüsen von der Neubildung befallen, in Verbindung mit der übrigen Geschwulstmasse fast die ganze Bauch- und Beckenhöhle ausfüllen. Die Vena cava inf. erweitert und mit harter Geschwulstmasse bis fast ans Zwerchfell ausgefüllt. Der 9 Ctm. lange Thrombus ist nirgends mit der Venenwand verwachsen oder verklebt. Dagegen ist die Venenwand an einer deutlich nachweisbaren Stelle von der Geschwulst durchbrochen. Auf dem Durchschnitt zeigt die ganze knorrige Masse in der Bauchhöhle die gleiche Zusammensetzung aus knorpeligen, kalkigen und knöchernen Massen, wie der Tumor der Tibia. Die einzelnen Knollen sind von gefässhaltigem Bindegewebe umgeben. Die Knorpel-Thromben in der Vena cava und in den Lungenarterien hatten eine gleiche histologische Beschaffenheit, nur waren sie stellenweise reicher an indifferenten, jungen Bildungszellen. Nach Ansicht des Prof. v. Buhl, in dessen Cursus die Präparate demonstrirt wurden, dürfte der Tumor in der Bauchhöhle durch Infection der Lymphgefässe, die Lungenthromben dagegen durch den Blutstrom veranlasst worden sein.

Sée (5) referirte in der Julisitzung der Société de chirurgie über ein umfangreiches Enchondrom an der Symphysis pubis, das von Herrn Paquet in Rouen beobachtet wurde. Dasselbe fand sich bei einer 41jähr. Frau, an der vorderen Seite der Symphyse und wurde vor sehr Jahren als eine wallnussgrosse Geschwulst zuerst bemerkt. Das Wachsthum war von da ab ein sehr langsames, während des letzten Jahres nahm der Tumor ausserordentlich rasch an Umfang zu, so dass er die Grösse eines Schafskopfes erreichte und bis an die Oberschenkel reichte, dabei traten heftige Schmerzen ein, und Patientin konnte nicht mehr gehen. Die Operation ging sehr leicht von Statten, die Geschwulst wog 7 Pfund, sie bestand histologisch aus einer cartilaginösen Masse mit centraler Erweichung.

[Hedenina, P., Chondroma osteoides mucosum tibiae. Upsala läkaresören. förh. Bd. 9. p. 631.

Bei einem 15jährigen Mädchen 'entwickelte sich drei Monate nach einem Trauma des rechten Schienbeins eine Geschwulst, die Anfangs langsam, später ziemlich schnell annahm, weshalb etwa zwei Jahre nach dem Falle das Femur von N. A. Edlund amputirt wurde. Die oberen zwei Drittel der Tibia waren von einer kugelförmigen Geschwulst mit spitzigen Polen nach oben und unten, etwa 5 Ctm. über die Gelenkfläche anfangend, umgeben. Länge 22 Ctm., grösste Breite 18 Ctm. Die Geschwulst war von einer dicken, festen, glatten Bindegewebshaut, nach oben von dem bis 3 Mm.

verdickten Perioste ausgehend, umgeben. Die Oberfläche war grösstentheils glatt, hatte jedoch einzelne, erbsenbis wallnussgrosse Erhöhungen, von cystischen Hohlräumen herrührend, die von einer synoviaähnlichen, kleine sagoähnliche Klumpen enthaltenden Flüssigkeit erfüllt waren; mehrere derselben communicirten unter einander und mit einem grösseren im hinteren Theile der Geschwulst. In der nächsten Umgebung der Böhlen war das Gewebe dunkler, durchscheinend, gallertig, übrigens grauweiss mit theils blutrothen, theils weissen, undurchsichtigen, harten Flecken; in der Nähe des Knochens war die Geschwulst im Allgemeinen verknöchert, die Grenze nach dem Knochen an einigen Stellen verwischt, an anderen scharf, die Diaphyse sclerotisch mit Obliteration der Markhöhle.

Bei der mikroskopischen Untersuchung findet man nach aussen eine dünne Lage eines Bindegewebes mit spindelförmigen Zellen und fibrillärer Grundsubstanz, völlig der inneren Lage des Periosts bei normaler Verknöcherung ähnlich; von derselben gehen einzelne schmale Bindegewebspartien nach der Tiefe. Die Hauptmasse der Geschwulst hat runde, bisweilen ovale, klare, durchscheinende, ziemlich grosskernige Zellen, etwas kleiner als Knorpelzellen, und eine intercellulärsubstanz,' die bald fein gestreift, bald klar, structurlos ist und an vielen Stellen mehr lichtbrechend, der Grundsubstanz des hyalinen Knorpels ähnlich, wird; an mehreren Stellen finden sich netzförmige Kalkablagerungen. In der Nähe der cystoiden Räume findet sich schleimige Erweichung der Zellen, die Grundsubstanz structurlos, bleich, durchscheinend.

Die Geschwulst besteht somit wesentlich aus einem vom Perioste entwickelten Osterioknorpel, und ist zum grössten Theile in fortschreitender Verknöcherung begriffen, zum Theil in schleimiger Metamorphose, einem für derartige Geschwülste sehr seltenen Ausgang.

B. Bang (Kopenhagen).]

Myom.

Sturm, P., Ein seltener Fall von Uterusmyom. Arch. der Heilk. Heft 4.

Sturm beschreibt ausführlich ein colossales cystisches Uterusmyom bei einer 49jähr. Arbeiterfrau, die vor 4 Jahren die ersten Erscheinungen ihres Leibes, eine schmerzlose Anschwellung in der Ileocöcalgegend, bemerkte.

Vor Jahresfrist wurden durch Punction 26 Liter einer übelriechenden gelben Flüssigkeit entleert, drei Monate später nochmals 15 Liter. Bei der Aufnahme in die chirurgische Klinik in Leipzig am 20. November 1875 hatte der Leib den gleichen Umfang wiedererreicht, die Circumferenz am Nabel betrug 120 Ctm. Die Wahrscheinlichkeitsdiagnose wurde auf einen Ovarialtumor gestellt und am 25. November die Ovariotomie versucht. Die Operation musste wegen zu grosser Verwachsungen mit den Gedärmen und heftiger Blutungen unterbrochen werden, nachdem noch durch Punction eine grosse Cyste entleert war. Die in der brandigen Fetzen sich abstossenden Geschwulstmassen wurden mit Chlorzink verschorft, wobei eine grosse Masse kleiner Cysten sich eröffnete, in den letzten drei Tagen vor dem Tode wurde das Glüheisen angewendet und durch dasselbe in dem Binnenraum der Geschwulst nochmals eine Zahl von Cysten eröffnet! Bei der Section fand sich ein enormer fibromusculärer Tumor, der mit einem dünnen Stiel aus dem Fundus uteri sich entwickelte und zwischen den Platten des Mesenteriums bis in die Magengrube sich ausbreitete und die ganze Bauchhöhle erfüllte; die Gedärme waren in ausgedehntem Maasse verwachsen. Bei der mikroskopischen Untersuchung ergab sich die Hauptmasse des Tumors als aus glatten Muskelfasern bestehend, die in breiten Strängen bis in den Stiel und in den Uterus sich fortsetzten und begleitet waren von sehr weiten, kleinen und grösseren Gefässen. Zwischen den Faserzügen fanden sich unzählige, bis faustgrosse und noch umfangreichere Höhlen und Spalträume, die mit einer dünnen, gelblich-klaren, fadenziehenden, colloidähnlichen Flüssigkeit erfüllt waren. Die zarten Gefässe bestanden nur aus einfachen Endothelschläuchen.

Neurom.

De Morgan, C., und Coupland, Case of multiple neuroma of the forearm. Transact. of the pathol. Soc. XXVI. Pl. I. and II. (Cfr. den Abschnitt Myxo-Sarcom.)

Angiom. Lymphangiom.

1) Bigelow, Henry J., Turbinated corpora cavernosa. Boston med. and surg. Journ. April 29. Pl I. — 2) Wilkinson, Sebastian J., Vascular growth in the neck and upper part of the chest. Transact. of the pathol. Soc. XXVI. — 3) Duplay, Angiome circonscrit du tissu cellulo-adipeux de la face dorsale de la main droite. Arch. génér. de méd. Mars. — 4) Weichselbaum, A., Eine seltene Geschwulst des Mesenteriums, Chylangioma cavernosum. Arch. für pathol. Anat. und Physiol. Bd. 64. Heft 2. Taf. V.

Nach Bigelow (1), bestehen die venösen Plexus der Nasenschleimhaut an der mittleren und unteren Nasenmuschel nicht aus einfachen venösen Gefässen, sondern aus einem vollständig ausgebildeten, cavernösen Gewebe. Auf dies Verhalten wurde der Verf. bei der Untersuchung eines mit einer Gaumenspalte behafteten Patienten aufmerksam, der an einem heftigen Nasencatarrh litt. Die Schleimhaut der unteren Muschel war sehr bedeutend turgescirt und von dunkelblaurother Farbe, wie bei einem cavernösen Tumor. Durch diesen und einige analoge Befunde veranlasst, unterwarf der Verf. die Schleimhaut der Nasenmuscheln einer genauern anatomischen Untersuchung, wobei er sich von der Anwesenheit eines vollkommen ausgebildeten, cavernösen Gewebes, namentlich in der Schleimhaut der unteren Nasenmuschel, überzeugte, wovon mehrere Abbildungen gegeben sind. Zum Vergleich gibt der Verf. mehrere Copien von den Injectionen von Kohlrausch.

Wilkinson (2) beschreibt eine cavernöse Geschwulst von der Grösse einer halben Orange an Hals und Brust bei einem 8 Monate alten Kinde. Der Tumor hatte sich aus einem kleinen Nävus entwickelt und erstreckte sich vom Os hyoideum bis an die dritte Rippe. Bei der Section ergab sich, dass derselbe den Larynx und die Schilddrüse vollkommen bedeckte, im Mediastinum anticum und über die Thymusdrüse sich ausbreitete, ferner stand derselbe durch weite Gefässe mit den Halsmuskeln und dem Pectoralis major in Verbindung. Die mikroskopische Untersuchung der 3½ Z. langen und 2¼ Z. dicken Geschwulst ergab nur Bindegewebe und colossal erweiterte Blutgefässe.

Duplay (3) exstirpirte von der Dorsalseite der rechten Hand eine cavernöse Geschwulst bei einem 22 Jahre alten Pflasterer, die in Bezug auf ihre Entstehung von Interesse ist. Patient erhielt während des letzten Krieges einen heftigen Kolbenstoss auf die rechte Hand, der nur eine kleine Wunde veranlasste,

welche bald heilte. Als Patient nach Beendigung des Krieges zu seiner Beschäftigung zurückkehrte, hatte sich inzwischen ein haselnussgrosser Knoten an der Stelle gebildet, der zur Zeit der Aufnahme in das Hopital St.-Antoine 5 Ctm. lang und 4 Ctm. breit war, und ganz die Beschaffenheit eines cavernösen Tumors darbot. Die von Monod gemachte, mikroskopische Untersuchung bestätigte die Annahme, sowohl die Gefässe der Haut und des Unterhautgewebes, als besonders der Schweissdrüsen waren colossal erweitert und cavernös degenerirt.

Weichselbaum (4) fand bei der Section eines an Scorbut und Pneumonie verstorbenen, 80jährigen Mannes einen handtellergrossen Tumor in dem fettreichen Gekröse des oberen Ileums. Die ca. 3—4 Cm. dicke Masse hatte äusserlich das Aussehen eines Lipoms, auf dem Durchschnitt floss jedoch wie aus den Poren eines Schwammes eine weisse, milchähnliche Flüssigkeit aus.

Die genauere Prüfung ergab, dass die Grundmasse der Geschwulst namentlich an der Peripherie hauptsächlich aus Fettgewebe besteht, der centrale Theil jedoch aus mikroskopisch kleinen bis haselnussgrossen Hohlräumen sich aufbaut, die dicht beisammen liegen und vielfach unter einander anastomosiren. Die Räume sind unregelmässig rundlich, spaltförmig, meist ausgebuchtet, kurzen Gängen ähnlich. Sie besitzen insgesammt eine eigene Wandung, die bei den kleinsten nur äusserst zart ist. Die Innenwand der grösseren ist weisslich und bräunlich gelb gefärbt und hat ein faserig netzförmiges Aussehen, zuweilen fehlt scheinbar die Wand und der Hohlraum stösst unmittelbar ans Fettgewebe. Endothel fand sich in den grösseren Räumen nicht, dagegen in den kleineren in Form von schmalen, spindelförmigen Zellen. Auffallend war die Reichthum an Bindegewebszellen an braunem und gelbem Pigment, das feinkörnig und grobschollig in rundlichen und langgestreckten Spindelzellen lag und die Bindegewebszüge bis in die feinsten Ausläufer begleitet, wo es oft eckige und sternförmige Figuren bildet. Ferner finden sich sehr dickwandige, kleine Arterien, die vielfach eng zusammengelagert, theils thrombosirt, theils völlig obliterirt sind. Die von Prof. Schneider ausgeführte, chemische Untersuchung der Flüssigkeit ergab eine fetthaltige, dem Chylus ähnliche Eiweisslösung. Aus der ausführlich mitgetheilten histologischen Beschaffenheit schliesst der Verf., dass die Geschwulst ursprünglich ein Lipom ist, mit dem sich eine enorme Erweiterung und Neubildung von Chylusgefässen verbunden hat.

Kystom.

1) Pauly, J., Ueber Dermoid-Cysten des Orariums. Beiträge zur Geburtshülfe und Gynäcol. Bd. IV. u. Gaz. hébdom. No. 34. (Der Verf., pract. Arzt in Zduny, Prov. Posen, giebt einen ausserordentlich fleissige Zusammenstellung der anatomischen Befunde bei Dermoid-Cysten des Ovariums mit verschiedenen Statistiken, und einer förmlichen Literaturgeschichte, die 205 Citate umfasst.) — 2) Villegente, Antoine, Du mode de formation des kystes spermatiques. Thèse. Paris 1874. (Eine erbsengrosse Spermatocele bei einem 39 Jahr alten Mann von Verneuil punctirt, und eine Hydrocele spermatica bei einem 40 Jahr alten Mann, zweimal von Séddilot durch Punction entleert. Der Verf. nimmt nach Lister eine laterale Dilatation der Saamencanälchen als Ursache der spermatischen Cysten an, und ist gegen die Erweiterung der Blindsäckchen des Wolf'schen Körpers.)

Lymphom.

1) Wickham Legg, Lymphoma of tho peritoneum, pigment liver. St. Bartholom. Hosp. Rep. XI. 73. — 2) Mason, Francis, Case of the Lymphadenoma in the sacral region. Transact. of the pathol. Societ. XXVI.

Wickham Legg (1) berichtet über folgenden Fall von Lymphom des Peritoneums.

Ch. Wilson, 26 Jahralt, Invalide, hat den Ashantee-Feldzug mitgemacht, und am afrikanischen Fieber gelitten. Patient wurde am 23. November 18.4 ins Hospital aufgenommen mit Ascites, Anasarca, Anschwellung der Leber- und Milzgegend, sehr blassem Aussehen; Brustorgane normal, Appetit schlecht, Zunge belegt, Stuhl sehr angehalten, Urin reichlich, hell, ohne Eiweiss, Temperatur Abends gesteigert, Schüttelfröste, profuse Schweisse. Diagnose wurde auf Leberabscess, chron. Pyaemie und Peritonitis gestellt. Tod am 28. Dec. Die Section ergab in den Lungen einige verkalkte und indurirte Heerde. Herz normal. In der Bauchhöhle eine kaffeesatzähnliche Flüssigkeit, am Peritoneum zahlreiche, erbsen- bis rossbohnengrosse Geschwulstknoten, besonders in der Umgebung der Harnblase, das Omentum ganz von Knoten durchsetzt. Milz klein, fest, 200 Grm, an der Kapsel und im Hilus einige Knoten, Parenchym frei. Im Dünndarm, eine Elle unterhalb des Pylorus, ein orangegrosser Knoten, der in necrotischem Zerfallbegriffen, die Schleimhautränder infiltrirt, der Knoten hängt mit dem Omentum zusammen; die Solitärdrüsen überall geschwollen, die Peyer'schen Haufen normal, desgleichen die ganze übrige Dünn- und Dickdarmschleimhaut. Die Mesenterialdrüsen stark geschwollen, im Mesenterium zahlreiche Knoten, desgleichen im Diaphragma und am parietalen Peritoneum. Die Gallenblase durch einen apfelgrossen Knoten, der mit der Leberkapsel verwachsen, comprimirt; in der rechten Nebenniere ein Knoten, der die Vena cava comprimirt. Die Leber hat ein dunkles Colorit, und ist frei von Knoten, 1200 Grm. schwer. Die mikroskopische Untersuchung der frischen Knoten ergab nur weissen Blutkörperchen ähnliche Zellen mit einem oder mehreren Kernkörperchen oder freie Kerne. An erhärteten Präparaten lagen die Zellen in einer fibrillären Grundsubstanz und in alveolaren Räumen beisammen. In der erhärteten Leber fand sich sehr viel dunkles Pigment in der Umgebung und innerhalb der Blutgefässe, besonders im Verlauf der Glisson'schen Kapsel, die Leberzellen waren frei davon.

Mason (2) berichtet über ein Lymphadenom des Rectums bei einem 16 Monate alten Mädchen.

Das bis dahin gesunde Kind zeigte vor c. 9 Wochen heftiges Fieber, Constipation und Hervordrängen des Mastdarmes. W. Wagstaffe entdeckte bei der Untersuchung des Rectums die Geschwulst, wodurch die bis dahin dunkeln Erscheinungen sich aufklärten. Bei der Section fand sich zwischen Os sacrum und Rectum ein kleinkinderfaustgrosser Tumor, der auf dem Durchschnitt grauweiss und sehr weich war, ähnlich einem Medullarcarcinom. Die von Steevart, Curator des Museums am Thomashospital, gemachte histologische Untersuchung ergab ein Lymphadenom. Die Mutter des Kindes ist mit einer Scoliose behaftet, und eine 9 jähr. Schwester desselben leidet an einer Spina bifida mit orangegrossem Sack, befindet sich aber sonst wohl.

[Hedenius, P, Adenomata papillaria intestini coli et Carcinoma epitheliale recti. Upsala läkaref. förh. Bd. 9. p. 633.

Bei einer 43jährigen Frau war ein hühnereigrosses Cylindercancroid des Rectum von blumenkohlähnlicher Form mit markiger Schnittfläche exstirpirt worden. — Pat. starb, nachdem sich recto-vaginale und Analfisteln so wie eitrige Peripoctitis eingestellt hatten. · Es fan-

den sich recidivirende markige Neubildung in der Operationswunde und Metastasen in den Lymphdrüsen, und über der ganzen Schleimhaut des Colon, doch vornehmlich im Coecum und an den Flexuren sassen, besonders an d·u Querfalten, sehr zahlreiche, erbsen bis bohnengrosse Polypen, theils gestielt, theils mit breiter Basis, zum Theil blumenkohlähnlich, mit lebhaft geröttheter, an einzelnen punktförmig pigmentirter Oberfläche, auf der die erweiterten Lieberkühn'schen Drüsen dem blossen Auge sichtbar waren. Auch im unteren Ende des Ileum fanden sich einzelne ähnliche Geschwülste. · Sie waren gebaut wie Adenome oder Adeno-Fibrome, die nur im Rectum theilweise zum Epithelkrebs umgebildet waren. B. Hang (Kopenhagen).]

Gliom.

Eppinger, H., Gliome vom Corpus quadrigeminum ausgehend, bei einem 22jährigen Manu; und ein solches vom Pons Varoli ausgehend bei einer 40jährigen Frau. l. c (Ohne weitere Angaben.)

Myxom.

1) Wood, J., Tumour removed from the zygomatic fossa. Transact. of the pathol. Soc. XXVI. P. IX. Sig. 3—7. Kinderfaustgrosses gelapptes Myxo·Lipom der rechte Fossa zygomatica bei einem 10 Jahr alten Knaben, Beginn der Geschwulst vor 5 Jahren Exstirpation, Heilung.) — 2) Coupland, Case of multiple neuroma of the forearm. litid Pl. I. u. II.

Coupland (2) berichtet über eine ausgedehnte Entwicklung von Myxomknoten am linken Nervus musculo-cutaneus und N. radialis bei einem 15jährigen Mädchen.

Die sonst sehr gesund aussehende und von gesunden Eltern stammende Patientin ist das älteste von 6 Kindern. Der Process begann vor 8 Jahren (1867) mit einer etwas ungleichmässigen Anschwellung des boken Armes am Ellenbogengelenk bis in die Handfläche. Besonders stark war der Daumenballen und der obere Theil des Vorderarmes ergriffen, die Haut nicht wesentlich afficirt. Allmälig traten immer mehr schärfer umschriebene Knoten hervor bis zum Umfang einer Haselund Wallnuss, dieselben waren selbst beim Druck. schmerzlos, die Haut darüber blieb verschiebbar und die Patientin konnte noch, wenn auch mit einiger Schwierigkeit, Clavier spielen. Die Geschwulst nahm immer mehr zu, so dass in October 1874 der obere Umfang des Vorderarmes 10 Zoll, der des gesunden nur 7½ Zoll, und der des Handgelenks 8 Zoll gegen 5½ Zoll des gesunden betrug. Das Allgemeinbefinden blieb ungetrübt, Anschwellungen der Achseldrüsen oder an anderen Körperstellen waren nicht vorhanden, die Haut der Finger und der Handfläche zeigten beständig eine ausserordentlich reichliche Schweisssecretion. Im Januar 1875 machte Coupland mit Hrn. Paget die Amputation des Oberarmes. Die Untersuchung ergab, dass der Narvus musculo-cutan. und der Radialis durch Einlagerung einer gallertigen Masse fast fingerdick waren, und dass sie in ihrem ganzen Verlauf und Ausbreitung mit unzähligen. reiskorn- bis hasel- und wallnussgrossen Geschwulstknoten bedeckt waren, welche die Muskeln nach allen Seiten auseinander drängten. Der N. radialis war vollständig in die am oberen Theil des Vorderarmes gelegene, grosse Geschwulstmasse aufgegangen. Der Nerv. medianus, ulnaris und interosseus posterior waren vollständig frei von Erkrankung. Die mikroskopische Untersuchung ergab ein sehr ausgesprochenes Fibro-Myxo-Sarcom, wahrscheinlich vom afficirten Nerven ausgehend. Der Verf. glaubt, dass der Process congenital angelegt gewesen, indem schon sehr früh eine Anschwellung des Daumenballens bemerkt wurde, von wo ab der Process sich weiter ausgedehnt.

Sarcom.

1) **Godlee**, Rickman J., Alveolar sarcoma of subcutaneous tissue. Transact. of the pathol. Soc. XXVI. Pl. XI. Fig. 1 u. 2. (Bis wallnussgrosse, theilweise ulcerirte Geschwulstknoten am Unterschenkel bei einem Mann von mittleren Jahren. Amputation.) — 2) Derselbe, Round-celled sarcoma of part of upper thigh. Ibid. (Umfangreiche Geschwulst bei einer jungen Frau. Amputation) — 3) Legg, Wickham J., Sarcoma of stomach, fibro-cystic degeneration of the ovaries. St. Bartholom. Hosp. Rep. X. 1874 — 4) Vallerion, Sarcome pulsatile multiple de la fausse temporale gauche, du corps thyroide et du sternum. Progrès med. No. 6. — 5) Eger, Jacob, Ueber Mediastinaltumoren. Archiv für klin. Chirurg. Bd. XVIII. — 6) Minssen, Heinr., Ueber gemischte Geschwülste der Parotis. Diss. inaug. Göttingen. 1874. — 7) Wiesinger, Aug., Ein Fall von Sarcom der Diploe. Dissert inaug. Göttingen. 1874. — 8) Eppinger, Hans, Drei Fälle von Sarcomgeschwülsten. Prag. Vierteljahrsschr. H. S. 819. — 9) Magnus, Hugo, Ein Fall von melanotischem Sarcom der Chorioidea. Archiv für pathol. Anat. u. Phys. Bd. 63 Taf. IX. 10 Cayley, W., Sarcoma of the cerebral pia mater. Transact. of the pathol. Soc. XXVI.

Wickham Legg (3) berichtet über einen seltenen Fall von **Rundzellensarcom des Magens** und **cystischer Degeneration der Ovarien** bei einem 17jährigen Mädchen. Patientin starb nach 5tägigem Aufenthalt im Hospital, Krankheitsnotizen fehlten.

Die Section ergab neben einem reichlichen hellen Peritonealexsudat eine Geschwulst, welche mit dem Pylorustheil des Magens, dem unteren Leberrand und dem Omentum verwachsen war. Beim Aufschneiden des Magens bildete dieselbe eine fast 2 Zoll dicke Prominenz, über der die Schleimhaut mit Ausnahme von einigen kleinen Ulcerationen noch erhalten war, auch der mit dem Tumor verwachsene Theil der Leber, sowie die Nachbargewebe und das Omentum sind mit Geschwulstmasse infiltrirt. Gegen den Pylorusring bildet die Aftermasse einen wallartigen Vorsprung, die Schleimhautdrüsen in der Umgebung sind cystisch erweitert. Im Darmcanal ein schwärzlicher Inhalt, keine Veränderungen. Milz normal. Die Lumbaldrüsen stark vergrössert, von der Schnittfläche quillt eine rahmige Masse. Die Ovarien haben die Grösse einer Cocosnuss und fühlen sich sehr derb an. Parenchym ist sehr dicht und enthält zahlreiche kleine Cysten. Die mikroskopische Untersuchung der erhärteten Magengeschwulst ergab als Hauptbestandtheil ein- und mehrkernige Rundzellen, die Intercellularsubstanz theils körnig, theils fibrillär; dieselbe Zusammensetzung zeigte die infiltrirte Partie der Leber; die vergrösserten Lumbaldrüsen enthielten keine Geschwulstzellen.

Vallerian (4) berichtet über ein stark wallnussgrosses **Rundzellensarcom der linken Schläfe**, das bis an die Dura mater vorgedrungen war und den Proc. zygomaticus und den Gelenkfortsatz des Unterkiefers fast vollständig zerstört hatte. Ein hühnereigrosser Geschwulstknoten sass im rechten Lappen der Schilddrüse, und ein etwas kleinerer im Sternom, an der Insertion der dritten Rippe. Der Knoten in der Schläfengegend zeigte bei Lebzeiten deutliche, mit dem Puls synchrone Pulsationen, was der Verf. auf den reichlichen Gehalt an Blutgefässen zurück-

führt. Die Geschwülste bestanden nur aus einkernigen Rundzellen.

Eger (5) giebt die ausführliche Krankheitsgeschichte und den Sectionsbefund von 5 Fällen von **Sarcomgeschwülsten des Mediastinum anticum**, dieselben sind von dem Verf. bereits in seiner Inaug.-Dissertation „Zur Pathologie der Mediastinaltumoren. Breslau 1872" beschrieben worden.

1) 45jähr. Bäckergeselle. Seit 12 Wochen schmerzlose Unsten. Das ganze obere Mediastinum mit Geschwulstknoten erfüllt. die bis zum Hals aufsteigen. Secundäre Knoten am Pericardium, Pleura, Lungen, in den Bronchien und der Leber. Theilweise alveolares Rund- und Spindelzellen-Sarcom. Ausgedehnte Thrombose der grossen Venenstämme. — 2) Karoline G., Schneiderwittwe (Alter?). Seit 9 Jahren Athemnoth und Herzbeklemmungen. Die Neubildung erfüllt den ganzen mittleren Thoraxraum und setzt sich in die Vena cava sup. fort. Secundäre Knoten am Pericardium, in der Leber und ein kleiner in einer Nierenpapille. Alveolares Rundzellen-Sarcom, am Pericard mehr Lympho-Sarcom. — 3) Restaurateur (Alter?). Seit 6 Monaten Geschwulstknoten am Hals, die bei der Aufnahme in die chirurgische Klinik faustgross waren. Heftige Dyspnoë, suffocatorische Anfälle. Aphonie, Tracheotomie Die Geschwulstmasse reicht vom unteren Ende des Larynx bis zur Bifurcation der Trachea; letztere bis zu einem 1 Mm. weiten Spalt comprimirt. Abscess im linken Oberlappen, Geschwulstknoten der Lunge, die Lymphdrüsen in der Umgebung und die Bauchorgane frei. Lymphosarcom mit homogener und faseriger Grundsubstanz. — 4. Albertine S., 34 J. a. Seit 3 Monaten Kurzathmigkeit und Orthopnoë. Umfangreiche Geschwulst am Hals und damit in Verbindung stehend in den Achselhöhlen. Prominenz des Sternums. Milztumor. Ausserordentliche Vermehrung der weissen Blutkörperchen. Die bis apfelgrossen Geschwulstknoten erfüllen das ganze vordere Mediastinum und hängen mit den Achsel- und Halsknoten zusammen. Keine Metastasen in anderen Organen. Weiches Lymphosarcom. — 5. Pauline L. 46 J. a. Patientin lebt noch. Die vier oberen Rippen und das Sternum geschwulstartig hervorgetrieben. Starke Dilatation der Venen an den Ober- und Unterextremitäten. Weisse Blutkörperchen sehr vermehrt.

Minssen (6) giebt in seiner, unter Leitung des Hrn. Prof. Krause gearbeiteten Dissertation die Beschreibung einer **Adeno-Myxo-Sarcoms der Parotis** von einer 50 Tage alten Bäuerin (Wäbke Bayer), das im November 1873 von Baum exstirpirt worden war.

Der Verf. gibt in seiner sehr fleissigen und eine ausserordentlich reiche Literatur darbietenden Arbeit eine detaillirte tabellarische Zusammenstellung von 80 Fällen von Parotisgeschwülsten, wobei die Häufigkeit nach vertreten sind:

Krebs	21 Fälle	17 Todte	= 81 pCt.
Enchondrom	26 -	3 -	= 11½ pCt.
Fibrom . . .	9 -	0 -	
Collonema .	5 -	0 -	
Cystom . . .	4 -	0 -	
Lipom . . .	2 -	0 -	
Osteom . . .	2 -	0 -	
Echinococcus	1 -	0 -	

Wiesinger (7) theilt ausführlich einen sehr interessanten Fall von **Sarcom der Schädelknochen** mit, das scheinbar von der Diploë ausgegangen ist.

46

Die 17jährige Patientin St. G. aus Ostfriesland wurde am 10. Mai 1873 in die Klinik von Baum aufgenommen. Vor 5 Jahren bemerkte sie zufällig beim Kämmen eine wallnussgrosse Geschwulst in der linken unteren Schläfengegend, die ihr aber trotz der allmäligen Vergrösserung keine besonderen Beschwerden verursachte. Bei der Aufnahme war der Umfang kindskopfgross, den Verlust des Sehvermögens, trotz eines hochgradigen Exophthalmus, und des Gehörs au dieser Seite hatte Patientin nicht bemerkt. (Den sehr ausführlich geschilderten Status praesens bitten wir im Original nachzulesen. Ref.) Der Tod erfolgte am 20 Mai. Die Section ergab zunächst keine secundären Knoten in den Brust- und Bauchorganen. Die Geschwulst bestand aus zwei Theilen, der eine verbreitete sich aussen in der angegebenen Grösse, der andere füllte die linke mittlere Schädelgrube aus, und verdrängte das Gehirn der Art, dass die Längsspalte mehrere Centimeter nach rechts verdrängt war, ebenso waren alle Nerven an der Basis der linken Seite gedehnt und gezerrt. Die D. mater war verhältnissmässig sehr wenig ergriffen, die Knochen in der Umgebung dagegen vollkommen degenerirt. Von allen diesen Verhältnissen giebt der Verf. eine sehr detaillirte Beschreibung. Die äussere Geschwulst war von einer dünnen Knochenkapsel umgeben, sass mit breiter Basis auf, als ob sie aus dem Schädel hervorgewachsen wäre. Die im Schädelcavum gelegene Geschwulst ist von einem unregelmässigen Knochenbalkenwerk durchzogen, welches nach der gemeinsamen Basis des innern und äussern Theils am dichtesten und stärksten und von da, baumartig sich verästelnd, nach der Peripherie in feinsten Knochenbälkchen und Blättchen endigt. Die äussere Geschwulst war von haselnuss- bis hühnereigrossen, unregelmässigen Hohlräumen durchsetzt, die mit grösseren und kleineren Oeffnungen communicirten, ihre Scheidewände schwankten von der Dicke einiger Linien bis zu 2—3 Ctm. An vielen Stellen stiessen die Räume an die umgebende Knochenkapsel, an anderen waren sie durch Geschwulstmasse davon getrennt. Die entleerte Flüssigkeit enthielt rothe und weisse Blutkörperchen, Körnchenzellen, Blutkörper haltende Zellen, Hematoidinkrystalle, Kugel- und Stäbchenbacterien, dagegen keine Geschwulstelemente. Die übrige, grauweisse, elastische Geschwulstmasse bestand wesentlich aus Rund- und Spindelzellen, in denen Nester von vielkernigen Riesenzellen mit feinkörnigem Protoplasma eingestreut lagen; nach Anwendung von Salzsäure kamen undeutlich concentrisch gestreifte, zellenartige Gebilde zum Vorschein, die als Knorpelzellen gedeutet werden mussten. Nach dem ganzen Verhalten des Tumor und seiner Umgebung betrachtet der Verf. die Diploe als den Ausgangspunct.

Eppinger (8) führt in seinem Bericht über das Prager patholog.-anat. Institut drei Fälle von Sarcomgeschwülsten an.

1) 45 Jahre alter Mann. Alveolares Rund- und Spindelzellen-Sarcom der rechten Fossa pterygoidea mit Perforation der Schädelbasis, des Siebbeins und Verbreitung an der Halswirbelsäule und den Unterkiefer.

2) 45jährige Frau. Grobspindelzeltiges Sarcom des rechten Darmbeins mit Verbreitung in die Bauchhöhle und auf die obere Hälfte des Femur. Die Geschwulstmasse war stellenweise sehr stark vascularisirt und mit Hämorrhagien und necrotischen Heerden durchsetzt, wodurch sie ein sehr buntes Aussehen hatte. Secundäre Knoten in der Leber.

3) 65jährige Frau. Rundzellen-Sarcom des Uterus, in der vorderen Wand des Cervix sass ein faustgrosser und in der vorderen rechten Uteruswand mehrere kleinere Knoten, ferner zahlreiche kleinere und grössere, bis wallnussgrosse Knoten im Omentum majus, Mesenterium und dem serösen Ueberzug des Colons, sowie in der linken Niere. Ein hühnereigrosser, aus Fett- und Geschwulstmasse bestehender Knoten am unteren Ende

des Omentums lag in einem rechtsseitigen Leistenbruchsack.

Der Verf. konnte in dem letzten Falle die Entwickelung der Sarcomzellen an der Grenze der Neubildung und der normalen Muskelsubstanz aus dem Bindegewebe sehr deutlich verfolgen, das Endothel der Gefässe war überall unbetheiligt; an den Knoten des serösen Ueberzuges des Colons waren die Endothelzellen des Peritoneums überall fettig degenerirt.

Magnus (9) berichtet über ein melanotischen Sarcom der Chorioidea, das in Bezug auf den Verlauf, Sitz, das ophthalmoskopische Bild und den mässigen Grad der Ausbildung bemerkenswerth ist.

Dasselbe fand sich bei einem 64jährigen, sonst gesunden und kräftigen Kaufmann, der im Septemb. 1870 sich dem Verf. wegen Alterspresbyopie und seit einiger Zeit bestehender Herabsetzung der Sehschärfe am linken Auge vorstellte. Aus der ausführlich mitgetheilten Untersuchung und auf vier Jahre sich ausdehnenden Beobachtung des kranken Auges heben wir nur den ersten ophthalmoscopischen Befund, von dem eine hübsche chromolithische Darstellung gegeben ist, hervor, dass die Macula lutea verschwunden war und an ihrer Stelle eine grau-schwarze Färbung sich ausbreitete, welche nach oben und unten von den Retinalgefässen und von der sonst normalen Papilla optica durch eine schmale, weisse Sichel abgegrenzt wird Nach aussen erstreckt sich die Färbung so weit, als überhaupt der Augenhintergrund zu übersehen ist. Ueber diese ganze dunkle Fläche finden sich noch regellos zerstreut, zahlreiche, kleine, gelblichrothe, unregelmässige Flecken, die an der Peripherie dichter zusammenliegen, als im Centrum. Die Netzhaut lag an der ganzen veränderten Stelle der Chorioidea fest an, später erst bildete sich eine Ablösung aus. Im October 1874 erfolgte die Enucleatio bulbi. Die mikroskopische Untersuchung geschah von Weigert, Assistent am pathologischen Institut in Breslau. Auf dem Durchschnitt des Bulbus fand sich eine 0,8 Ctm. hohe und 1,8 Ctm. breite Geschwulst, welche in Form einer Kugelkuppe in das Cavum bulbi hineinragte. Dieselbe nimmt die Stelle der Macula lutea an, erstreckt sich über die Papille hinweg und verbreitet sich mehr nach aussen, als nach innen von derselben; sie hängt fest mit der Chorioidea zusammen und hebt sich an den Rändern scharf davon ab. Die Retina nach vorn umgestülpt und von der Chorioidea durch einen mit Flüssigkeit erfüllten Raum getrennt. Die Schnittfläche des Tumors hat ein buntes Aussehen; weisse, schwarze und braune Stellen wechseln regellos ab. Dazwischen finden sich noch blutrothe-, bis erbsengrosse Stellen. Die Hauptmasse bestand aus grossen und keulenförmigen Zellen mit einem oder mehreren umfangreichen Kernen und braunen oder schwarzen Pigmentkörnchen. Wo die Pigmentirung spärlicher, tritt sie mehr in der Umgebung der weiten und dünnwandigen Gefässe auf; auch in den Gefässwänden und den spärlichen Bindegewebszügen finden sich feine, braune Pigmentkörnchen Die rothen Stellen ergeben sich als Hämorrhagien, der Sehnerv von Geschwulstzellen durchsetzt. Der Verf. macht auf die Beobachtungen von Becker aufmerksam, wonach Sarcome, welche an Stelle der Macula lutea auftreten, wenig Neigung haben, in das Cavum bulbi hineinzuwachsen.

Cayley (10) berichtet über ein orangegrosses Rundzellensarcom der Pia mater bei einer 58jährigen Näherin.

Patientin ist in einem bewusstlosen Zustande in das Middlesex-Hospital gebracht worden und starb nach wenigen Tagen. Ihr Befinden war früher ganz gut, seit einiger Zeit stellten sich Anfälle von heftigem Kopfschmerz ein und Articulationsstörungen bei körperlicher

Aufregung; vor einem Monat war die Urinsecretion sehr gering, und er konnte nur schwer zurückgehalten werden. Bei der Aufnahme enthielt derselbe Eiweiss, körnige und fettige Epithelien, Blutkörperchen und Krystalle von Kalk-Oxalat. Lähmungserscheinungen nirgends nachweisbar, weshalb die Diagnose auf Urämie gestellt wurde. Die Section ergab granulirte und indurirte Nieren, zwischen den Frontallappen des Grosshirns eine orangegrosse, gelappte Geschwulst, welche von allen Seiten von einer zarten, gefässhaltigen Hülle umgeben war, die von den weichen Häuten ausging, und die auf dem vorderen Theil des Corp. callosum auflag. Die Neubildung hatte die Gehirnmasse einfach verdrängt, ohne sich darin fortzusetzen, im Uebrigen war die Gehirnsubstanz normal. Die Schnittfläche ergab eine mattweisse, vascularisirte, birnähnliche Masse, mit einer theils körnigen, theils fibrillären Grundsubstanz und eingelagerten runden, ovalen und Spindelzellen.

[Fronmüller, Ein sarcomatöser Pilz mit Metastasen. Memorabilien Heft 6.

Verf. beschreibt einen von der Haut ausgehenden, ganz wie ein Pilz aus der Familie der Hymenomyceten aussehenden Tumor bei einer 40jährigen Patientin, welcher recidivirend und metastasirend zum Tode führte. Es fanden sich secundäre Knoten im Gehirn, der Leber, der Milz, dem Uterus. Die Geschwulst war als Sarcoma melanodes zu bezeichnen. Bernhardt (Berlin).]

Carcinom.

1) Wickham Legg, J., Cancerous nicer of the stomach, suppurative thrombosis of the portal vein. (63 Jahre alter Mann.) St. Barthol. Hosp. Rep. X. 1874. — 2) Derselbe, Cancer of the pancreas and liver, jaundice. (46 Jahre alter Mann.) Ibid. XI. — 3) Pearson, David, for Homes, F. C., Cancerous breast and liver. (60 Jahre alte Frau.) Transact. of the pathol. Soc. XXVI. — 4) Cullingworth, J. Charles, Case of capsulated Scirrhus of the breast. (56 Jahre alte Frau.) Brit. and foreig. med. chir. Rev. Januar. Pl. I. — 5) Foulis, Cancer of the ovary. Edinb. medic. Journal. March. — 6) de Saint-Moulin (Interne des hôp.), Tumeur cancéreuse du foie, ulcère de l'intestin, dégénérescence graisseuse du coeur, des reins. La Presse méd. Belge. No. 5. (Sectionsbericht von einem Fall von primärem Leberkrebs bei einer 74jähr. Frau, ohne secundäre Knoten in anderen Organen.) — 7) de Boyer (Interne provisoire), Adénopathie bronchique cancéreuse. L'Union méd. No. 24. (Sectionsbericht von einem Fall von Carcinom der Lungen, der Lymphgefässe der Pleura, der Bronchial- und Subclaviculardrüsen, der Leber, der rechten Nebenniere, der Lumbaldrüsen und des 2. Lumbalwirbels. Die grossen Gefässe und Nerven der Brusthöhle waren ganz von Geschwulstmasse umgeben. Es wurde eine Tuberculose der Lungen und Bronchialdrüsen erwartet wegen des längere Zeit bestandenen Blutspeiens, der ausgedehnten Dämpfung an beiden Lungen und der Dysphagie.) — 8) Charon, E., Adénite cancéreuse de nature encéphaloïde développée chez une enfant de cinq ans. Journ. de méd. de Bruxelles. Août. Pl. I. — 9) Lehmann, Will., Ueber einen Fall von secundärem Knochenkrebs nach Exstirpation eines Carcinoms der Mamma. Inaug.-Dissert. Göttingen, 1874. — 10) Colomiatti, Secundärer Krebs des Plexus solaris. (Referat aus „Dott. Colomiatti Vittorio, Contribuzione allo studio dell'istologia patologica dei grande simpatico. Torino, 1874. Mit 2 Abbild.) Arch. der Heilk. II. 1. — 11) Ganderon, Cancer mélanique du foie et des poumons consécutif à un cancer mélanique de l'oeil droit. Progrès méd. No. 31. (67 Jahre alte Frau, seit 6 Jahren an einer melanotischen Geschwulst des rechten Auges leidend. Die mikroskopische Untersuchung, von

Coroll gemacht, ergab, dass die Gallencanäle, Venen, Arterien und wahrscheinlich auch die Lymphgefässe der Leber mit Geschwulstzellen erfüllt waren.)

Foulis (5) berichtet über zwei Fälle von Ovarientumoren, wovon der eine eine Cystengeschwulst war, bei der zuerst durch Punction 2 Gallonen Flüssigkeit entleert wurden, nachträglich wurde die Ovariotomie gemacht; in der Flüssigkeit und in der Geschwulst fanden sich wuchernde Epithelzellen. Im zweiten Fall wurde mehrmals die Punction ausgeführt, bei der Section fand sich ein 12½ Pfd. schweres Cysto-Carcinom. Die Innenfläche der Cysten war mit blumenkohlartigen Excrescenzen bedeckt, welche im Centrum der Geschwulst die Hauptmasse bildeten, das Peritoneum war mit zahlreichen, kleinen Geschwulstknoten bedeckt.

Charon (8) berichtet über ein Carcinom des linken Unterschenkels bei einem 5jährigen Mädchen, mit gleichzeitiger Hyperplasie und krebsiger Infiltration der Lymphdrüsen in der Kniekehle, Schenkelbeuge, in der Brust- und Bauchhöhle und der linken Seite des Halses.

Die Patientin wurde Anfangs Mai 1875 dem Herrn Henriette vorgestellt wegen einer Anschwellung des linken Beines. Derselbe hielt das Leiden für einen kalten Abscess und machte an den am meisten geschwollenen Stellen der Wade mehrere Probepunctionen, wobei nur eine sanguinolente Flüssigkeit sich entleerte. Wenige Tage nach der (am 10 Mai) erfolgten Aufnahme in der Hosp. St. Pierre in Bruxelles wurde eine Anschwellung der Lymphdrüsen in der Schenkelbeuge und an der linken Halsseite beobachtet. Trotz der angewendeten Mittel schritt der Process vorwärts, es traten Suffocationserscheinungen, croupähnlicher Husten, gellendes Athmen hinzu, welche auf eine Compression des Larynx durch die Drüsengeschwülste bezogen wurden. Der Tod erfolgte nach 2 Monaten an Marasmus und Asphyxie. Bei der Section fand sich gegen alles Erwarten eine ausgedehnte, krebsige Neubildung am linken Unterschenkel, welche von der Insertion der Achillessehne unter den Extensoren bis zur Kniekehle sich ausbreitete; in diesen ganzen Ausdehnung waren die Muskeln stark abgeplattet und atrophisch. Die Lymphdrüsen der Kniekehle, Schenkelbeuge, sowie die der Bauch- und Brusthöhle bis an den Hals waren bis zu Taubenei- und Wallnussgrösse angeschwollen. Dieselben stellten vielfach nur das Bild einer pseudoleukämischen Affection dar, jedoch liessen sich fast in allen auch Heerde von Krebsgellen erkennen, in verschiedenen Graden der Rückbildung. Ueber die histologische Beschaffenheit der Wadengeschwulst ist nichts Genaueres angegeben.

Lehmann (9) berichtet in Kürze über eine dem patholog. Institut in Göttingen überschickte, obere Hälfte des Femur mit secundärem Knochenkrebs, die von einer Frau herrührte, welcher vor 9 Monaten eine carcinomatöse Mamma exstirpirt worden war. Anamnese, Krankengeschichte und Sectionsbefund wurde nicht eingeliefert, die letztere soll in Bezug auf die übrigen Organe einen negativen Befund ergeben haben. Das Femur hat von der Basis der Trochanter an eine keulenförmige Gestalt, der Umfang der Geschwulst beträgt 20 Ctm., die Länge 10 Ctm. Die Neubildung ist von einer dünnen Knochenschale umgeben und besteht aus äusserst feinen und gröberen Knochenbalken, zwischen denen die aus Spindel-, Rund-

46*

und Riesenzellen bestehenden Weichtheile in einem deutlichen alveolaren Stroma eingebettet liegen.

Colomiatti (10) fand in einem Fall von Cancroid des Uterus eine ausgedehnte Infiltration der lumbalen Lymphdrüsen und der Ganglien des Plexus solaris mit Geschwulstmasse, die letztere war über bohnengross. Die Krebszellen waren in Reihen geordnet, welche die Ganglienzellen in Kranzform umgaben, wodurch dieselben comprimirt und in eine unkenntliche pigmentirte Masse umgewandelt waren. Die Nervenfasern waren auseinander gedrängt und liessen im Neurilem zahlreiche Krebszellen erkennen. In den weniger afficirten Ganglien waren die Nervenfasern mehr ergriffen als die Ganglienzellen.

[Hedenius, P., Carcinoma gelatinosum peritonei. Upsala läkarefören. förh. Bd. 9. p. 634.

In der Leiche eines 36jährigen Mannes fand Verf. eine colossale Geschwulst von Gallertcarcinom, Länge 75½ Ctm., Breite 46 Ctm., grösster Umfang 124½ Ctm. Sie erfüllte die ganze Bauch- und Beckenhöhle und umschloss alle mit Bauchfell bekleideten Organe; sie hatte sich ursprünglich vom Bauchfell entwickeln müssen, denn in keinem andern Organe fanden sich Geschwülste. Patient war 1½ Jahre früher in das Spital aufgenommen, er hatte dann einige Monate lang an Schmerzen und Empfindlichkeit in Cardia und in der Gegend der Leber, so wie an Abmagerung bei gutem Appetit gelitten; es fand sich Ansammlung von Flüssigkeit im Bauche und zwei Knoten in den beiden Hypochondrien. Das Allgemeinbefinden besserte sich, und nach zwei Monaten wurde er entlassen. Er kehrte erst an demselben Tage, an dem er starb, zurück.   B. Bang (Kopenhagen).

Jaworowski (aus Lublin), Einige Beobachtungen von Krebsfällen. Medycyna No. 52.

Nach einer kurzen Erwähnung der Arbeiten von Robin, Arnold, Virchow, Köster, Vaida, Thiersch, Brodowski u. s. w. beschreibt J. einige von ihm und Janiszewski beobachtete Fälle von 1) Carcinoma primitivum hepatis et secundarium pancreatis, 2) Carc. prim. ventriculi et oesophagi, secund. gland. lymphaticarum, pancreatis, renum, glandularumque suprarenalium, 3) Carc. medull. prim. ventriculi et secundar. hepatis, 4) Scirrhus ventriculi, 5) Scirrhus oesophagi. Zum Schlusse gibt er folgende Umstände an: a) die Krankheit dauerte 3—6 Monate, b) sie trat zwischen dem 46. und 74. Lebensjahre auf, c) als Ursache kann man in drei Fällen den Missbrauch geistiger Getränke annehmen, d) in allen Fällen zeigten sich unter dem Mikroskope die primären Veränderungen in den Epithelien der Schleimhaut, der Drüsen oder den der Lymph- oder Blutgefässe.   Oettinger (Krakau).]

Epitheliom.

1) Cornil, V., Sur le développement de l'épithéliome du corps thyréoïde. Arch. de Physiol. norm. et pathol. No. 5. Taf. XXI. u. Gaz. méd. de Paris. No. 29. — 2) Derselbe, Epithéliome perlé des téguments du crane. Ibid. No. 22. — 3) Bulke, J. W., Epithelioma of the side of the head perforating the skull. Transact. of the path. Soc. XXVI. Pl. XIII. (Blumenkohlähnliches, gelapptes Epithelialcancroid, welches sich über die ganze linke Schläfe bis über den Proc. mastoideus hinaus verbreitet hatte und in die Schädelknochen vorgedrungen war, bei einer 68jähr. Frau.) — 4) Eppinger, Hans, Carcinoma glandulae thyreoideae. l. c. II. S. 13.

Cornil (1) berichtet über ein entencigrosses Epitheliom im rechten Schilddrüsenlappen bei einem 76jährigen Kutscher, der schon seit 10 Jahren einen dumpfen Schmerz in der immer grösser gewordenen Schilddrüse empfunden hat. Der Tod erfolgte in Verlauf eines Sturzes vom Wagen. Secundäre Knoten in inneren Organen waren nicht vorhanden.

Der Knoten der Schilddrüse unterschied sich schon für das blosse Auge durch seine grauweisse Farbe und markige Beschaffenheit von dem übrigen, gleichfalls etwas vergrösserten, aber ganz colloid degenerirten Drüsenparenchym. C. überzeugte sich, wie die Drüsenblasen durch Vergrösserung und Wucherung ihrer normalen Epithelien an Umfang allmälig zunahmen und nach verschiedenen Seiten Zellencylinder absprossten. Die Form dieser gewucherten Epithelzellen war nicht mehr rundlich oder polygonal, sondern exquisit cylindrisch, wodurch die neugebildeten Drüsenschläuche ein sehr charakteristisches Aussehen erhielten. An vielen Stellen war der ganze Schlauch nur aus Cylinderzellen gebildet, und die Gallertmasse fehlte vollständig, so dass das Ganze wie Krebsalveolen sich präsentirte. C. will diese Art des Schilddrüsenepitheliom als eine intermediäre Geschwulstform betrachten, die zwischen dem Krebs und dem gewöhnlichen Plattenepithelialcancroid steht.

Cornil (2) berichtet weiterhin über ein faustgrosses Epitheliom am Vorderkopf bei einer 68jährigen Frau, die früher wiederholt an Atheromen der Kopfhaut behandelt wurde. Die Epithelzellen waren in dem vorliegenden Fall vielfach zu verhornten Perlen gruppirt. Auch diese grosse Geschwulst lag unter der Kopfhaut, die prall gespannt war, sonst aber keine Veränderung zeigte; die Nackendrüsen waren nicht angeschwollen. (Sollte nicht auch dieser Tumor ein grosser Atheromsack gewesen sein? Ref.)

Eppinger (4) theilt ausführlich ein umfangreiches Plattenepithelial-Carcinom der Schilddrüse bei einer 47jährigen Seilersgattin mit, das den ganzen vordern und hintern Mittelfellraum ausfüllte, auf die Lungen und das Pericardium sich ausbreitete, das Herz comprimirte und die Gefässe und Nerven der Brusthöhle umgab. Die histologische Untersuchung ergab alle möglichen Formen von Plattenepithelien, zum Theil in seltener Grösse und in verschiedenen Stadien der Rückbildung.

[Salvioli, G., Due casi di contribuzione alla genesi dell' epitelioma. Rivista clinica di Bologna. Agosto.

Ein Beitrag zur Bestätigung der Lehre, dass das Epitheliom von präexistirenden Epithelzellen aus sich entwickelt.   Bernhardt (Berlin).]

Congenitale Geschwülste.

1) Lütkemüller, Johannes, Vier Fälle von angeborenen Sacralgeschwülsten. Oesterr. Med. Jahrbücher. Heft 1. — 2) Weigert, Carl, Teratom der Zirbeldrüse. Arch. für pathol. Anat. und Physiol. Bd. 65. S 212. Taf X. Fig. 4.

Lütkemüller (1) theilt vier Fälle von angeborenen Sacralgeschwülsten mit, die er im Laboratorium des Prof. Wedl auf ihren histologischen Bau untersuchte.

1. Fall. 14 Tage altes Kind. Die 5½ Ctm. lange und 4 Ctm. breite Geschwulst sitzt zwischen Rectum und

Steissbein. Der feste Theil besteht aus Binde- und fibrösem Gewebe. quergestreiften Muskelfasern in den verschiedensten Entwickelungsphasen, einzelne mit pinselförmigen Theilungen, Fettgewebe, ein einige Mm. grosses Knochenstück mit Havers'schen Canälen und Knochenkörnerchen, Arterien, Venen, Capillaren und eigenthümlich weit durch concentrisch gelagerte Bindegewebszellen ausgezeichnete Blutgefässe; Nerven und Knorpel fehlten. In den Cystenwandungen fand sich Platten-, Cylinder- und Flimmerepithel, Haarbälge mit flaaren, Talg- und Schweissdrüsen. Die Haut über einer oberflächlich gelagerten Cyste war sehr dünn, Papillarkörper, Drüsen und Fett fehlten daran.

2. Fall. Neugeborenes Kind. Embryotomie, da die Geschwulst ein Geburtshinderniss abgab, Durchmesser 13 Ctm., Sitz zwischen Rectum und Steissbein. Die festen Theile waren wieder Bindegewebe, Muskeln, Hyalinknorpel in haufkorngrossen Inseln, Knochen, Gefässe. Die meist nicht über erbsengrossen Cysten enthielten geschichtetes Platten-, Cylinder- und Flimmerepithel, körniges und krystallinisches Pigment.

3. Fall. Aelterer Embryo 22½ Ctm. lang. Geschwulst zwischen Steissbein, Mastdarm und Trochanter, Umfang an der Basis 12 Ctm., in der Quere 18 Ctm. Der mikroskop. Befund wie im zweiten Fall.

4. Fall. Embryo 18½ Ctm. lang. Umfang der Geschwulst an der Basis 10 Ctm, in grösstem Querdurchmesser 14 Ctm. Sitz und histologische Beschaffenheit wie im 2. u. 3. Fall.

Der Verfasser betrachtet die Tumoren als cystosarcomatöse Wucherungen, die im Bereich der Interfötation und durch diese angeregt zu Stande gekommen sind.

Weigert (2) (Assistent am pathol. Institut in Breslau) theilt den ausführlichen Befund von einer apfelgrossen cystischen Teratomgeschwulst der Zirbeldrüse bei einem 14jährigen Knaben mit. Der Process scheint lange Zeit ganz latent verlaufen zu sein, die Geschwulst drängte sich von hinten her in die dritte Hirnhöhle herein. Der vorderste Theil besteht aus Bindegewebe mit Nestern von unregelmässigen, platten Zellen und concentrisch geschichteten und knorrigästigen Concretionen. Die Cysten sind von verschiedener Grösse und wechselndem Inhalt. Die einen enthalten einen wolkigen Schleim oder gummös geronnene Massen und Cylinderepithelien, oft liegen eine Unmasse kleiner Cysten der Art beisammen, andern sind bis 1 Ctm. gross. Eine zweite Art enthält einen weissen, derben, glitzernden Inhalt, der aus platten, verhornten Massen besteht; die Innenfläche ist mit Plattenepithel bekleidet. In einer dritten Art finden wir ein spitzknorplige Papillon mit Plattenepithelien und verschiedenliche Zellenschläuche, die sich als Anlagen von Schweiss- und Talgdrüsen ergeben, endlich Haarbälge mit kleinen Haaren. Im Stroma fanden sich Nester von Hyalinknorpel und Bündel von glatten Muskelfasern.

Tuberculose.[*]

1) Ziegler, Experimentelle Untersuchungen über die Herkunft der Tuberkelelemente mit besonderer Berücksichtigung der Histogenese der Riesenzellen Würz-

burg. — 2) Brodowski, Ueber den Ursprung sogenannter Riesenzellen und über Tuberkeln im Allgemeinen. Virchow's Archiv. Bd. 63. — 3) Foulis, A., Study of tubercle. The Glasgow medical Journal. July. — 4) Tizzoni und Ganie. Ein Beitrag zur Lehre von der Bodentuberculose. Virchow's Archiv. Bd. 63. S. 386 — 5) Friedländer, Bemerkungen über Riesenzellen und ihr Verhältniss zur Tuberculose. Berliner klin. Wochenschrift. 1874. No. 37. — 6) Orth, Ueber Tuberculose. Ebend. No. 12. (Anführung von 8 prägnanten Fällen, in denen secundäre Tuberculose in der Umgebung käsiger Massen entstanden ist.) — 7) Carpentier, Cas de tuberculose des organes génito-urinaires chez l'homme: Altérations tuberculeuses dans le rein droit, la vessie, la prostate et les testicules. La presse médicale belge. No. 31.

Die interessante Arbeit von Ziegler (1) giebt uns im Anfang eine kurze Darstellung der Geschichte des Tuberkels, die verschiedenen Ansichten über den Begriff desselben, über seine Bestandtheile, über den Ursprung und die Entwickelung der einzelnen Theile, insbesondere der Riesenzellen. Keiner der vielen besprochenen Ansichten über die Entwickelung der Tuberkel kann der Verf. zustimmen, erst in der Hand einer Reihe von mühevollen Versuchen zu einer anderen Ansicht gelangt. Die Versuchsreihe Ziegler's ging von der Beobachtung aus, dass Korkstücke, in die Bauchhöhle eines Kaninchens gebracht, daselbst die Lymphkörperchen zum Einwandern in ihre Poren anregen, ein Vorgang, dem sich nach einiger Zeit auch Gefässentwicklung anschliesst. Aehnliche passende Capillarräume, die zugleich die mikroskopische Untersuchung gestatteten, wurden nach längerem Experimentiren gewonnen in Glasplättchen von 16—20 Mm. Länge und 8—12 Mm. Breite. Zwei solcher aufeinandergelegter Plättchen durch Porzellankitt befestigt, wurden an irgend einer Körperstelle, wie innere Seite der Oberschenkel, Bauchdecken, Scapulargegend zwischen die Muskeln dieser Stellen geschoben und die Wunde dann zugenäht. Diejenigen Glasplättchen die nach Ablauf von 11 - 25 Tagen den Thieren entnommen wurden, erwiesen sich als die besten Präparate. Zu Versuchsthieren wurden vorzugsweise Hunde benutzt. — In Bezug auf die genaue Beschreibung der Versuche, der Präparate müssen wir auf die Originalarbeit mit den beigegebenen Tafeln verweisen. Wir führen hier nur kurz die Resultate an, die Ziegler gewonnen zu haben glaubt.

Die Bildung der epithelloiden Zellen und der Riesenzellen geschieht aus den weissen Blutkörperchen — eine Ansicht, die früher schon Schüppel ausgesprochen, aber nicht bewiesen hat. Baben mehrere weisse Blutkörperchen das Lumen des Gefässes verlassen, so treten nach nicht genau zu bestimmender Zeit Veränderungen an ihnen auf. An einem wird der Kern grösser, das Protoplasma wird körniger, durch die Kernvergrösserung wird der Protoplasmaring schmaler, durch Aufnahme benachbarter Zellen nimmt dann das Protoplasma wieder zu, während der Kern der aufgenommenen Zelle zu Grunde geht. Der Kern der wachsenden Zelle vervielfältigt sich durch mehrfache Theilung. Die Bildung der Riesenzelle ist

[*] Bearbeitet von Dr. Otto Beumer in Greifswald.

vollendet. Die Bildung der epithelioiden Zellen — kleine Riesenzellen — beruht auf demselben Process. Ausschliesslich entstammen aber die Riesenzellen den weissen Blutkörperchen nicht, dieselben können auch von anderen Zellen ihren Ursprung nehmen und zwar von Zellen, die unter günstigen Ernährungsbedingungen stehen. Die Ernährung muss eben eine solche sein, die das Absterben des Protoplasmas nicht gestattet, auf der anderen Seite darf aber Material nicht zu rasch verwerthet werden. So zeigten diejenigen Präparate, in denen die Ernährung der eingewanderten weissen Blutkörperchen nur durch Saftströmung vermittelt wurde, ein alsbaldiges Absterben der Zellen, diejenigen Präparate, in denen den Zellen die Ernährung von umgebenden Granulationen geboten wurde, die vorhin erwähnten Umbildungen. Ist aber die Ernährung eine solche, dass eine bleibende Gewebsbildung ermöglicht ist, so treten auch an den gebildeten Riesenzellen weitere Veränderungen ein. Die Riesenzellen werden zur Gefässbildung verwandt, sie warten nur auf eine Gelegenheit, um mit einem existirenden Gefäss in Verbindung zu treten und sofort sich alsdann auch in vollendete Gefässe umzuwandeln. — Nach diesen Ausführungen liegt es auf der Hand, dass die Riesenzellen überall da entstehen können, wo weisse Blutkörperchen unter gewissen Bedingungen sich vorfinden, bei allen möglichen pathologischen und normalen Vorgängen, wo ein Missverhältniss zwischen Stoffansammlung und Verbrauch vorhanden ist. Insbesondere wird dies der Fall sein bei gewissen Graden der Entzündung oder wenigstens Processen, die der Entzündung nahestehen. – Die Entwicklung des Reticulums geschieht durch Verdichtung des randständigen Protoplasmas der Zellen, das heisst durch Bildung einer Membran, welche, zusammentretend mit den nächstgelegenen Zellen, als ein intercellulares festes Bindemittel das ganze Gebilde zusammenhält. Gewisse Abwechslungen in dem Verlauf der Bildung des Reticulums können vorkommen.

Diese zwischen den Glasplättchen gefundenen Elemente stimmen anatomisch genau überein mit den Elementen, die den Tuberkel zusammen setzen, wirkliche Tuberkel sind nicht gesehen worden — ; ebenso ist die Bildungsreihe der Elemente dieselbe wie beim Tuberkel, da zuerst die Riesenzelle, dann die epithelioiden Zellen und dann das Reticulum entsteht.

Man kann daher den Schluss ziehen, dass die Tuberkelbildung im wesentlichen von einer Anhäufung farbloser Blutkörperchen abhängig, dass dieselbe ein entzündlicher Process ist, der sich nur durch gewisse anatomische Eigenthümlichkeiten von anderen Entzündungen unterscheidet.

Zum Schluss der Arbeit wird kurz auf den neuerdings von Rindfleisch hervorgehobenen Zusammenhang zwischen Tuberculose und Scrophulose hingewiesen.

Eine zweite Ansicht über den Ursprung der Riesenzellen spricht Brodowski (2) aus. Nach Anführung der Meinungen verschiedener Autoren, wie Virchow's, Köster's, Schüppel's etc., bespricht Verf. seine Untersuchungen, die ihn zu der Ueberzeugung führten, dass die Bildung sogenannten Riesenzellen von einer anomalen productiven Thätigkeit der Blutgefässe herrühre und zwar vorzugsweise von den Keimen neuer Blutgefässe. Es finden sich bisweilen in Tuberkeln neben den Riesenzellen gewisse Zellenformen, die sich sowohl dem anatomischen Bau nach, als auch in ihrem Verhalten gegen Färbungen mit Carmin, Hämatoxylin etc. ganz identisch verhalten, wie Riesenzellen, nur eben kleiner als diese sind — kleine Riesenzellen. Von dieser Form finden Uebergänge zu den Riesenzellen statt. Diese Uebergänge beobachtete Brodowski in Tuberkeln der Milz, des Knochenmarks, der Lunge. Zwischen den beiden genannten Zellenformen und capillaren Blutgefässen findet sich ein Zusammenhang — die Schilderung desselben bitten wir im Text nebst Tafeln nachzusehen —, so dass der Schluss gerechtfertigt erscheint, dass die Riesenzellen ihren Ursprung nehmen aus capillaren Blutgefässen. Dasselbe wird vielleicht stattfinden können aus Keimen von Lymphgefässen.

Der Ansicht, dass die Riesenzellen sich in neue Blutgefässe umwandeln können, scheint der Verf. sich zuzuneigen, spricht sich aber nicht bestimmt in dieser Hinsicht aus.

Für Riesenzellen genannten Ursprungs schlägt Brodowski die Bezeichnung „Angioblasten" vor, zur Unterscheidung von ähnlichen Zellenformen, die anderen Herkommens sind.

Im zweiten Theil der Arbeit widerspricht Brodowski, gestützt auf seine, sowie anderer Forscher Beobachtungen, der Lehre, dass Riesenzellen ein ausschliesslicher Bestandtheil der Tuberkel seien, dass wir im Verfolg dieser Lehre schliesslich die verschiedenartigsten Processe, wie Syphilis, Rotz, Lupus etc. als Tuberculose bezeichnen müssten, denn auch in den Producten dieser Krankheiten können Riesenzellen vorkommen. Unter der Bezeichnung „Tuberkel" versteht man verschiedenartige Gebilde, denn sehr häufig hat dasjenige, was wir Tuberkel nennen, sowohl bei demselben Individuum, ja in demselben Organ einen nicht identischen Bau. Deshalb ist es besser, die nur von äusseren Zeichen hergenommene Bezeichnung „Tuberkel" ganz fallen zu lassen und eine neue Bezeichnung einzuführen für Tuberkel, in denen Angioblasten vorkommen. Diese Benennung wird am nächstliegendsten sein „Granuloma giganto-angioblasticum", denn Granulationsgewebe unterscheidet sich von dem Tuberkel nur dadurch, dass jenes fertige Blutgefässe enthält, diese mehr oder weniger missgebildete Keime derselben, d. h. gemäss dem Obigen nur riesenhafte, oder auch riesenhafte zugleich mit netzförmigen oder sogar nur netzförmige Angioblasten. Ausserdem fand Brodowski in frischen Tuberkeln öfter bereits fertige Blutgefässe in geringer Menge.

Tizzoni und Gaule (4) berichten über einen Fall von einseitiger Hodenerkrankung bei einem 30jährigen Menschen, der an Tuberculose der Respirationsorgane, des Urogenitalapparats, der mesenterialen Lymphdrüsen und des Darms verstorben war.

Die Affection des Hoden musste aufgefasst werden als eine miliare Tuberculose und als begleitende intratubuläre, käsige Orchitis. Der erkrankte, sich hart anfühlende Hode schien in seinem Parenchym nicht verändert, nur an der Grenze der Epididymis waren einige weisse Flecken und Streifen sichtbar; der angeschwollene Nebenhoden war käsig entartet. Die mikroskopischen Bilder sind aus 4 verschiedenen Zonen genommen.

1) Zone der gewundenen Samencanälchen: a) Allgemeine Infiltration des interstitiellen Gewebes mit kleinen Zellen, b) eine spärliche miliare Tuberculose.

2) Zone der geraden Samencanälchen. Hier tritt die miliare Tuberculose in den Vordergrund.

3) Rete Halleri: Dieses zeigt ebenfalls ein Vorherrschen des miliaren Tuberkels, daneben aber findet sich eine intratubuläre, käsige Orchitis.

4) Epididymis: In dieser sind die Grenzen der Tuberkel nicht mehr erkennbar, die käsige Metamorphose zeigen dieselben jedoch noch nicht, es findet sich diese nur als Product der Epididymitis.

Ob beide Erkrankungen in einem Zusammenhang und in welchem sie sich befinden, mögen die Verfasser an der Hand dieses einzigen Falles nicht entscheiden.

Mit Hülfe der beigegebenen Tafeln entscheiden sich zum Schluss der Arbeit die Verfasser für die Heting'sche Ansicht, dass die Riesenzellen der Tuberkel durchschnittene, thrombosirte Lymphgefässe seien.

[Forlanini, Carlo, Sulla struttura del tubercolo. Annuali universali di medicina. Gennaio.

Im Wesentlichen ist die Ansicht des Verf. folgende:

Jedes Tuberkelknötchen besteht ursprünglich aus einer protoplasmatischen Anhäufung u. aus dem Protoplasma der Riesenzellen sehr ähnliche Masse eingesenkten Kernen; es sind grosse, dunkle, oft gelbliche Kerne in einer hyalinen Grundsubstanz. — Diese Masse, aus Grundsubstanz und Kernen bestehend, wächst; mit der Vermehrung der Kerne geht zugleich, als Ausdruck regressiver Metamorphose, Alveolenbildung einher, zuerst von rundlicher, ovoider Form, später durch Zusammenschmelzen verschiedene Conformation annehmend. Die Alveolen bilden sich in der Regel an der Peripherie der protoplasmatischen Masse, während in der Mitte die Kerne sich vermehren und zwischen den durch den Alveolationsprocess noch verschonten Resten der Grundsubstanz liegen. Die periphere, alveolenreiche Masse der einstigen Grundsubstanz ist jetzt das Reticulum des Tuberkels geworden; die übrigen Protoplasmamassen (ohne Alveolen) sind die Riesenzellen. — Ueber die weiteren Schicksale des Tuberkels siehe das Original.

Bernhardt (Berlin).

Bozzolo, Il tubercolo solitario della dura madre. Annali di Med. Maggio.

Bozzolo berichtet über 3 Fälle von solitären Tuberkeln der Dura mater cerebri; in allen handelte es sich gleichzeitig um mehr oder minder verbreitete Tuberculose anderer Organe (Lungen, Lymphdrüsen, Darm, Pia mater, Gehirn). Die betr. Patienten waren: ein 2jähriger Knabe, ein 27jähriger Mann, ein 16jähriges Mädchen.

Die solitären Tuberkel bildeten gestielte Tumoren von Linsen- bis Bohnengrösse, gelblicher Farbe und fleischiger Consistenz, die von einer zarten Kapsel umgeben waren und z. Th. auf dem Durchschnitt ein feines Bindegewebsnetz erkennen liessen. Die mikroskopische Untersuchung zeigte durchgehends den charakteristischen Bau und die morphologischen Elemente des Tuberkels (lymphoide, epithelioide und Riesenzellen).

Küssner (Berlin).]

Pflanzliche und thierische Parasiten

bearbeitet von

Prof. Dr. PONFICK in Rostock.

A. Pflanzliche Parasiten.

I. Schizomyceten.

1) Bastian, Charlton, The microscopic germ theory of disease; being a discussion of the relation of Bacteria and allied organisms to virulent inflammations und specific contagious fevers. The monthly microscopical Journal No. LXXX. August 1. p. 65—79. and Sept. p. 120 - 141. — 2) Derselbe, The microscopic germ theory etc. The British medical Journal. April 10. p. 469—476. — 3) Bergeron, Sur la présence et la formation des vibrions dans le pus des abscès. Comptes rendus Vol. LXXX. No. 6. — 4) Boulonmié, Résultat des recherches et observations sur les microorganismes dans les suppurations, leure influence sur la marche des plaies et les divers moyens à opposer à leur développement. Comptes rendus Vol. LXXX. No. 2. — 5) Buchholtz, Antiseptica und Bacterien. Archiv für experimentelle Pathologie et Pharmakologie. Bd. IV. S. 1—82. — 6) Derselbe, Untersuchungen über den Einfluss der Temperatur auf Bacterienvegetation. Ebenda Bd. IV. S. 159—168. — 7) Burdou-Sanderson, Lectures on the occurrence of organic forms in con-

nection with contagious et infective diseases. The British medical Journal. p. 69—72. p. 199—201, p. 403—405 u. p. 435—437. — 8) Colin, Bulletin de l'Académie de médecine No. 9. — 10) Collmann von Schatteburg, Bacterien im Organismus eines an einer grossen Verletzung am Oberschenkel verstorbenen 20jährigen Mädchens. Inaug.-Dissert. Göttingen. — 11) Crisp, Discussion on the germ theory. The Lancet, April 24. p. 576. — 12) Demarquay, Recherches expérimentales sur le développement des vibrions. L'Union médicale No. 17, No. 14 u. No. 17. — 13) Dougall, Discussion on the germ theory of disease. The Lancet April 24. p.575. — 14) Eberth, Untersuchungen über Bacterien. Virch.'s Arch. Bd. LXII. S. 504—516. — 15) Derselbe, Zur Kenntniss der Mycosen: Primäre infectiöse Periostitis. Ebend. Bd. LXV. S. 341—352 — 16) Derselbe, Zur Kenntniss der Mycosen: Mycotische Endocarditis. Ebend. Bd. LXV. S. 352—359. — 17) Gasser, Des parasites des organes génitaux de la femme. Thèse Paris 1874. (Nur Compilation.) 18) Guérin, Du rôle pathogénique des ferments dans les maladies chirurgicales; nouvelle méthode de traitement des amputés. Comptes rendus vol. LXXX, No. 2. p. 81—97. — 19) Miller, Beitrag zur Lehre von der organischen Natur der Contagien. Archiv für klinische Chirurgie. Bd XVIII. S. 669—698. — 20) Derselbe, Kritische Bemerkungen über die Schizomycose des Digestionsapparates, sowie über Endocarditis bacteritica und sogenannte Pilzembolien. Virchow's Archiv Bd. LXII. S. 336 - 361. — 21) Derselbe, Ueber diagnostische Mittel und Methoden zur Erkennung von Bacterien. Ebend. Bd. LXII. S. 361 — 386. — 22) Hutchinson, Discussion on the germ theory of disease. The Lancet. April 24. — 23) Klebs, Beiträge zur Kenntniss der pathogenen Schistomyceten. Archiv für experimentelle Pathologie und Pharmacologie. Bd. III. S. 308—325. Bd. IV. S. 107—137, S. 207—248, S. 409—488. — 24) Letzerich, Ein Fall von Diphtherie der Impfwunden, allgemeine Diphtherie, Tod; nebst einem Versuch zur Beantwortung der Frage: Wie verhält sich Schutzpockenlymphe nach der infection mit Diphtherieorganismen in ihrer Wirkung auf den thierischen Körper. Virchow's Archiv Bd. LXIII. S. 178—189. — 25) Mac Lagan, Discussion on the germ theory of disease. The Lancet April 24. — 26) Moxon and Goodhart, Observations on the presence of Bacteria in the blood and inflammatory products of septic fever, and on the cultivation of septicaemia. Guy's hospital reports No. XX. p. 229—261. — 27) Nepveu, Du rôle des organismes inférieurs dans les lésions chirurgicales. „Quel est le rôle de ces organismes dans la putréfaction?" Gazette médicale de Paris. No. 10 et 13. — 28) Derselbe, Présence de bactéries dans les collections sous-cutanées. Ebend. No. 11. - 29) Derselbe, De la présence des bactéries dans les urines d'un malade qui n'a jamais été sondé. Gazette médicale de Paris No. 51. — 30) Derselbe, Cataplasme bactérifère. Ebend. Nr. 51. — 31) Pasteur, Bulletin de l'Académie de médecine Nr. 7 etc. — 32) Payne, Upon the presence of bacteria in disease. Quarterly journal of medical microscopical society. July. (Nichts Neues.) - 33) Poggiale, Bulletin de l'Académie de médecine. No. 9. — 34) Satterthwaite, Bacteria: their nature and relation to disease. The New-York medical Record. December 25. p. 849—855. — 35) v. Ubisch, Ein Fall von Betheiligung der Leptothrix buccalis bei Erkrankung der Zunge. Berliner klinische Wochenschrift Nr. 52. S. 702 bis 706.

Während die Mehrzahl der Arbeiten auf dem Bacteriengebiete in diesem wie in den früheren Jahren vor Allem deren Beziehung zu den verschiedensten krankhaften Vorgängen, ihre pathogene Bedeutung im Auge haben, sind dieses Mal auch ihre allgemein biologischen Eigenschaften, der Einfluss, den eine Reihe chemischer Substanzen auf ihre Lebens- und Fortpflanzungsfähigkeit ausüben, einer eingehenden Prüfung unterzogen worden.

Buchholtz (5) hat eine grosse Zahl von Versuchen angestellt über das Maass des hemmenden Einflusses, welchen die einzelnen antiseptischen Mittel auf die Entwicklung der Bacterien ausüben. Um die den bisherigen Untersuchungen anhaftenden Fehlerquellen zu vermeiden, war B. vor Allem darauf bedacht, die gleichzeitige Anwesenheit, resp. Vermehrung anderer, den B. feindlicher, pflanzlicher Organismen, wie der Schimmelpilze, hintanzuhalten. Sodann ist es von grosser Wichtigkeit, als Züchtungsflüssigkeit ein möglichst einfach zusammengesetztes Medium anzuwenden. Dazu diente ihm eine der Pasteur'schen sich anschliessende, nur noch einfachere Mischung, bestehend aus: Wasser 100 Grm., käuflicher Candiszucker 10 Grm., weinsaures Ammoniak 1 Grm., phosphorsaures Kali 0,5Grm. Endlich darf man als Maassstab für die Wirksamkeit des Mittels nicht die Aufhebung der Bewegungsfähigkeit gelten lassen, wie das bisher so vielfach geschehen ist. Dies ist darum als unzulässig zu betrachten, weil die Bewegung ganz oder fast völlig erlöschen kann, und doch zeigt sich nach Ueberführung in frische Nährflüssigkeit eine rasche Vermehrung. Es bleibt sonach nichts Anderes übrig, als in zweifelhaften Fällen die Fortpflanzungsfähigkeit zu prüfen.

Daraus ergaben sich zwei verschiedene Aufgaben: einmal für jedes „Antisepticum" die Minimaldosis festzustellen, die in einer Lösung von bestimmter, stets gleicher Beschaffenheit die Entwicklung der Bact. grade noch verhindert; ferner diejenige Dosis zu bestimmen, welche an Bact., die in üppigster Proliferation begriffen sind, die Fortpflanzungsfähigkeit vernichtet. Das Material zu den Züchtungen verschaffte sich B. durch einen Tabakaufguss, welcher nach mehrtägigem Stehen reichliche Bacterien enthielt.

Die Lösung jener beiden Fragen wurde theils in der Weise angestrebt, dass zu der eine Menge Bacterien enthaltenden Nährflüssigkeit unter den nöthigen Cautelen bestimmte Quantitäten eines in destillirtem Wasser gelösten Antisepticums zugesetzt wurde, theils umgekehrt in der Art, dass die Nährflüssigkeit und eine wechselnde Menge der antiseptischen Lösung zusammengebracht und danach einige Tropfen des bacterienhaltigen Tabakinfuses hinzugefügt wurden. Dass und in welchem Maasse eine Weiterentwicklung der Bacterien wirklich stattgefunden hatte, erschloss B. aus dem Eintreten einer Trübung resp. dem Grade derselben.

Bei der Verfolgung dieser beiden Wege ergab sich, dass eine grössere Dosis erforderlich war, wenn es sich darum handelte, die bereits vorhandenen Bacterien zu tödten (wie es beim ersten Modus geschah), als um die Weiterentwicklung der nachträglich zugesetzten zu verhindern. Die beistehende Tabelle wird die Reihenfolge der für jedes Antisepticum gefundenen Werthe am besten zu veranschaulichen im Stande sein:

Bacterienentwicklung hindert:	In einer Verdünnung von:	Das Fortpflanzungsvermögen von Bacterien vernichtet:	In einer Verdünnung von:
Sublimat	1 : 20,000	Chlor	1 : 25,000
Thymol	1 : 2,000	Jod	1 : 5,000
Benzoësaures Natron	1 : 2,000	Brom	1 : 3.333
Kreosot	1 : 1,000	Schweflige Säure	1 : 666
Thymianöl	1 : 1,000	Salicylsäure	1 : 312,5
Carvol	1 : 1.000	Benzoësäure	1 : 250
Benzoësäure	1 : 1.000	Methylsalicylsäure	1 : 200
Methylsalicylsäure	1 : 1.000	Thymol	1 : 200
Salicylsäure	1 : 666,6	Carvol	1 : 200
Eucalyptol	1 : 666,6	Schwefelsäure	1 : 161
Kümmelöl	1 : 500	Kreosot	1 : 100
Salicylsaures Natron	1 : 250	Carbolsäure	1 : 25
Carbolsäure	1 : 200	Alkohol	1 : 4,5
Chinin	1 : 200		
Schwefelsäure	1 : 151,5		
Bersäure	1 : 133		
Kupfervitriol	1 : 123		
Salzsäure	1 : 75		
Zinkvitriol	1 : 50		
Alkohol	1 : 50		

In einer zweiten Arbeit prüfte Buchholtz (6) den Einfluss hoher und niedriger Temperatur nicht nur auf das Leben, sondern auch auf die Vegetationsvorgänge der Bacterien. Die zu diesem Zweck benutzten Methoden sind die nämlichen, wie die in der ersten angewandten. Hierbei stellte sich heraus, dass Bact. in der geschilderten Nährflüssigkeit bei Temperaturen von + 10° C. an bis zu etwa + 45° C. wohl zu gedeihen im Stande sind. Am schnellsten tritt Trübung ein bei etwa + 35° C.: hierbei erreicht sie in der relativ kürzeren Zeit den höchsten Grad. Bereits Temperaturen über + 37° C. sind ihrem Gedeihen evident nachtheilig. Von + 10 bis 35° steigt die Schnelligkeit der Bacterienentwicklung ganz entsprechend der Temperatur.

Niedere Temperatur (von + 4° C. nach abwärts) versetzt die Bact. in eine Art Erstarrungszustand, der vollkommene Bewegungslosigkeit involvirt, so lange diese niedere Temperatur einwirkt. Sie erholen sich aber, selbst wenn die Temperatur bis auf — 25° C. gesunken war, ziemlich rasch wieder und erwachen zu neuem Leben, sobald eine mittlere Temperatur wiederkehrt. Was die höchsten Temperaturen anlangt, so erliegen die B. der Siedehitze gewöhnlich schon in 5 Minuten, wenn hingegen Fadenbacterien zugegen sind, genügt selbst ein 10 Minuten langes Kochen nicht, um diese zu vernichten.

Auch Demarquay (12) studirte die Einwirkung verschiedener Stoffe auf Bacterien, und zwar auf die Bact. der Wundflächen und deren Secrete, ohne die allgemeine Frage von der Schädlichkeit der Bacterien für Wunden entscheiden zu wollen. Weder Alkohol noch die Essentia eucalypt. globuli, noch die Carbolsäure schien irgend einen merklichen Einfluss auf Menge und Lebendigkeit der Bacterie der Wundflüssigkeit auszuüben. Bei der Anwendung von Glycerinverbänden dagegen zeigten sie eine deutliche Reaction, indem sie rasch leblos wurden. Eben das-

selbe beobachtete er, wenn er bacterienhaltige Flüssigkeit oder Eiter, mit einem Tropfen Glycerin versetzt, unter das Mikroskop brachte.

Versuche mit Ascites-Flüssigkeit, welche 48 Stunden frei hingestellt verblieb, nachdem ihr die genannten Substanzen zugesetzt waren, ergaben insofern eine vollkommene Bestätigung, als bei den ersten 3 sehr zahlreiche und lebhaft sich bewegende Bacterien sich entwickelt hatten, in der Glycerin enthaltenden Probe dagegen eine weit geringere Menge und diese ganz ohne Bewegung. Dasselbe Resultat ergab sich, wenn genau die nämliche Versuchsanordnung mit Luftabschluss combinirt wurde. Weiterhin brachte er eine Reihe entzündlicher Flüssigkeiten, Cysten-, Abscessinhalt etc. mit Tolubalsam, Myrrhen-, Benzoö- und Aloëtinctur, Kampherspiritus und Terpentinlösung zusammen. Eine Vergleichung der so behandelten und der 48 Stunden lang ohne weiteren Zusatz stehen gelassenen Transsudate ergab nun, dass ein Einfluss durchaus ausblieb, dass vielmehr die Entwicklung der Bacterien in beiden in ganz gleicher Weise stattfand und auch dem Grad nach dieselbe Höhe erreichte. Eine eben so negatives Resultat erhielt er für die Gerbsäure, selbst dann, wenn bereits von vornherein Bacterien in grosser Menge in der Flüssigkeit vorhanden waren. Säuren wirkten nur dann hemmend, resp. zerstörend ein, wenn sie in so grossen Dosen zur Anwendung gelangten, dass sie die Bacterien direct auflösten.

Der günstige Einfluss aller der genannten Medicamente auf den Wundverlauf ist daher — ausser dem Glycerin — nur ein scheinbarer: D. betrachtet es darum als überflüssig, auf die besondere Art der entsprechenden Verbände ein allzugrosses Gewicht zu legen. Der naheliegendere Schluss, dass ihr heilsamer Einfluss auf ein anderes Moment als auf ihre bactericide Wirksamkeit zurückzuführen sei, wird von D. nicht gezogen.

47

Die Arbeiten, welche sich in diesem Jahre mit der Frage der pathogenen Natur und der bedingenden Bedeutung der Bacterien für Infectiöse und putride Processe beschäftigt haben, lassen sich in 2 Gruppen sondern, die bald mehr bald minder entschieden in einem mehr oder weniger bewussten Gegensatze zueinander stehen. Während die Einen im Sinne früherer Arbeiten an der pathogenen Natur der Bacterien und damit am parasitären Ursprung der septischen Krankheiten eifrigst festhalten und stets noch neue, Allen unerwartete Erkrankungen in das Bereich der bacteritischen Processe hineinziehen — selbst lebhaften Anhängern der Lehre zur Verwunderung —, rütteln die Anderen mit kraftvollem, wohlermessenem Zuge an den Fundamenten des ganzen Gebäudes. Sie vindiciren den Bacterien nur die Rolle accidenteller, im Grossen und Ganzen ziemlich indifferenter Begleiter der mannigfachsten, theils infectiösen, theils einfach entzündlichen Vorgänge.

Aus der Reihe der ersteren Gruppe sind zuvörderst die Abhandlungen von Klebs hervorzuheben, über deren erste bereits im Berichte von 1873 referirt ist (cfr. Bd. 1., S. 627). K. (23) gedenkt zunächst in einem Rückblick der mancherlei Einwände, welche gegen die pathogene Bedeutung der Bacterien bei den Infectionskrankheiten erhoben worden sind und sucht sie einzeln zu widerlegen. Grade für die wichtigsten derselben, die von Billroth und von Tiegel aufgestellte Behauptung, dass sich dieselben auch im normalen lebenden Organismus, im Blute wie in den Geweben vorfinden, glaubt er die Unsicherheit oder Ungenauigkeit der dabei angewandten Methoden nachweisen zu können.

Die Fortsetzung der schon früher von ihm angestellten Culturversuche lieferte zunächst einen neuen Beweis für den schon damals aufgestellten Satz von der absoluten Unabhängigkeit der Hypho- und der Schistomyceten von einander. Mehrjährige Culturen des Microscoporon septicum in zugeschmolzenen Glaskammern lehrten sodann, dass die Entwicklung der Schistomyceten nicht nur so lange stattfindet, als freie Luft vorhanden ist, sondern dass dieselbe auch nach Aufzehrung derselben weiter geht. Es geschieht dies wahrscheinlich in der Weise, dass dieselben den zu ihrer Ernährung nöthigen Sauerstoff, vielleicht auch noch andere gasförmige Körper auf Kosten des Ernährungsmaterials erzeugen, indem sie eine Zersetzung desselben bewirken. Zum Zweck directer mikroskopischer Untersuchung wurden auch Objectträgerculturen vorgenommen, hierbei erwies es sich nicht minder als unumgänglich, etwas Luft miteinzuschliessen, wenn Vermehrung Platz greifen sollte.

Da sich bei weiteren Culturversuchen der mangelnde Luftzutritt als ein Moment herausstellte, welches der lebhaften Vermehrung der Schistom. offenbar hinderlich war, so construirte K. offene Culturapparate, bei denen durch einen Watteverschluss für andauernden Luftzutritt gesorgt war. Derselbe ist, wie ausführlich nachgewiesen wird, völlig ausreichend, um fremdartige Keime von dem Nährboden fernzu-

halten. Durch Weiterverpflanzen der gezüchteten Formen auf andere ebensolche Apparate und Erzielung der nämlichen Typus überzeugte sich K., dass er mit unvermischtem Material arbeitete. Es sind sonach diese Thatsachen zuverlässig genug, um einen neuen Beweis gegen die Abiogenesis-Theorie Huizinga's darzustellen.

In den beiden letzten Abhandlungen beschäftigt sich K. mit der allgemeinen Morphologie und Systematik der Schistom., und sodann mit der Naturgeschichte einzelner Formen. Gegenüber der rein morphologischen Eintheilung Cohn's hebt K. das biologische Princip hervor. Danach gestalten sich 2 Hauptgruppen, Microsporinen und Monadinen. Erstere bilden im Ruhezustande scharf umgrenzte, kuglige Ballen, welche aus sehr kleinen Microsporinen und einer nur spärlichen gallertigen Grundlage bestehen. Indem die peripherischen zu Bact. heranwachsen, die übrigens nur geringes Bewegungsvermögen besitzen, verbreiten sie sich im Nährboden ziemlich unabhängig von der Menge des vorhandenen Sauerstoffs. Dieser letztere Umstand begünstigt ihr Eindringen in die Tiefe der Gewebe und ihr Fortwachsen auch in sauerstoffarmen Parenchymsäften, wenngleich es sich nicht verkennen lässt, dass ihre Entwicklung durch reichliche Sauerstoffzufuhr beschleunigt wird. Ihr Tod tritt erst ein, wenn sie im zugeschmolzenen Glasrohr längere Zeit einer Temperatur von 65-70° C. ausgesetzt werden. Selbst wenn sie sich in einem fäulnissfähigen Medium befinden, entwickeln sie keine stinkenden Gase. Als Arten dieser Gruppe werden das Microsporon septicum, M. diphtheriticum und M. oris bezeichnet.

Die Monadinen sind durch die äusserst lebhaften Bewegungserscheinungen ausgezeichnet, welche die sich von den Ballen ablösenden Monaden darbieten. Während dieses Stadiums wachsen sie zu kurzen und dünnen Stäben aus, wobei Theilungen und Verschmelzungen (Copulationen) stattfinden. Sie entwickeln sich vorzugsweise an freien, der Luft zugänglichen Oberflächen und dringen weniger in die Tiefe ein. Bei der Entwicklung wird eine grosse Menge übelriechender Gase gebildet. Die Monadinen sterben sehr leicht ab, sowohl durch Mangel an Sauerstoff, wie durch erhöhte Temperatur (45° C. genügen bereits, wenn sie in geschlossenen Glasröhrchen 24 Stunden einwirken können). Die Zahl der Arten dieser Gruppe scheint sehr gross zu sein. Es gehören dahin die Schistom., welche K. bei croupöser Pneumonie, bei Cerebrospinalmeningitis und bei zahlreichen acuten Entzündungen innerer Organe, ferner beim Koth, dem Erysipel, Scharlach und Masern gefunden hat. Da sie weniger in die Tiefe der Organe übergreifen, so bedingen sie seltener Eiterungen, sondern nur auf mechanischem Wege Circulationsstörungen, also Blutungen innerhalb seröser Häute u. s. w.

Es giebt wohl noch eine Reihe von Schistom., die gleichfalls pathogen sind, welche in keine dieser beiden Gruppen gehören: vor Allem dürften da zu nennen sein die Milzbrand-Bacteridien, die Recurrens-Spirillen und eigenthümliche, noch näher zu untersuchende Formen, welche K. beim Typhus exanthematicus und bei der Syphilis gefunden, resp. gezüchtet hat.

Im speciellen Theil wird von den Microsporinen zuerst das M. diphtheriticum abgehandelt. Bei der Betrachtung von Schnitten, welche der Mandel im Bereich einer weisslichen Auflagerung entnommen sind, unterscheidet K. 3 Schichten; eine äusserste, schmale besteht aus dicht gedrängten, senkrecht zur Oberfläche gestellten Pilzfäden, welche das Epithel theils verdrängt, theils zerstört haben. Dieser Vorgang involvirt nach K.'s Ansicht einen sehr wesentlichen Unterschied gegenüber den Leptothrix-Wucherungen, welche sich auf dem Epithel, ohne dasselbe zu zerstören, ausbreiten. Die zweite, sehr viel breitere Schicht besteht aus ziemlich groben Faserstoffnetzen, in deren Maschen grosse Microc.-Ballen gelagert sind. Endlich kommt als dritte Lage das dicht mit Zellen infiltrirte Parenchym der Tonsille selbst. In den benachbarten Blutgefässen und Muskeln liessen sich keine Pilzelemente nachweisen. Unter den secundären Veränderungen ist vor Allem das Gehirn und die Pia mater hervorzuheben. In den Gefässen sowohl, wie in den perivasculären Räumen, als auch im Gewebe der Hirnrinde selbst beobachtete K. Anhäutungen von Stäbchen und zwar stets in Verbindung mit jenen Hämorrhagien oder auch mit umschriebenen kleinen Erweichungen. K. nimmt an, dass von der Oberfläche der tonsillaren Auflagerung Microc.-Massen zuerst in die Faserstofflagen, dann in die Blutbahnen eingedrungen seien und sich dann an jenen entfernten Stellen festgekeilt hätten. Culturversuche mit Pilzen aus dem Gehirn lieferten lange Fäden; diese zerfallen späterhin in Ketten von Micr., die die ursprünglichen an Grösse übertreffen und die K., da sie nunmehr unverändert, aber gleichwohl entwicklungsfähig blieben, als „Dauersporen" bezeichnet. Mit den hierbei gewonnenen Flüssigkeiten unternahm K. eine Reihe von Impfungs- und Injectionsversuchen bei Tauben und Hunden, welche sämmtlich einen höchst deletären Verlauf nahmen. Daraus schliesst er, dass das Microsporinen diphth. in demjenigen Entwicklungsstadium, in welchem es aus kleinen, desaggregirten Körperchen mit schwacher Beweglichkeit besteht, ein ausserordentlich intensives Gift producire, dessen Wirksamkeit aber durch die leichte Ausscheidung, resp. Zerstörung der Micr., sowie durch die Gewöhnung, resp. ein hoch gesteigertes Regulationsvermögen des inficirten Organismus begrenzt werde.

Bei der Untersuchung der Monadinen schlug K. einen etwas anderen Gang ein, indem er sich zunächst die Aufgabe stellte, ihr Vorhandensein in Leichen überhaupt, unabhängig von dem jedesmaligen Krankheitsherde zu prüfen. Dazu diente ihm in der Mehrzahl der Fälle die Flüssigkeit der Hirnventrikel, welche in der 1. bis 24. Stunde unter allen Cautelen aus der Leiche entnommen wurde. Hierbei stellte sich eine Art Ausschliessungsverhältniss der Microsporinen und der Monadinen heraus, indem die ersteren bei septischen Processen den regelmässigen Befund bildeten.

Dem gegenüber fanden sich bei Pneumonie fast ausnahmslos Monadinen. Bei Tuberculose war der Befund ein wechselnder, je nachdem Ulcerationen in grösserem Umfange vorhanden waren oder fehlten; im ersteren Falle schloss sie sich den septischen Processen an.

Im Hinblick auf diese Beobachtung bei Pneumonie, in welcher K. eine neue Bekräftigung älterer Erfahrungen über die infectiöse Natur dieser Krankheit erblickt, machte er sich daran, den Pilzelementen innerhalb des erkrankten Gewebes selbst nachzuforschen. Zu dem Behufe entnahm er mit allen Cautelen Bronchialsecret aus der Tiefe des hepatisirten Organs: in der That enthielt dasselbe bald ruhende, bald bewegliche Formen, aus denen sich in wenigen Tagen in ganz derselben Weise Stäbchen entwickelten, wie es oben im allgemeinen Theil geschildert worden ist.

Die naheliegende Frage, ob diese Monadinen nicht ebenso auch in dem Bronchialsecret anderer Kranker oder gar Gesunder vorkämen, vermochte K. nicht zu beantworten, da kein genügendes Material an plötzlich Verstorbenen vorlag. Ein solcher Nachweis würde indessen nach K.'s Ansicht nicht viel sagen können, da die der Luft zugänglichen Oberflächen des Respirationsapparates bei mangelhafter Athmung in verunreinigter Luft wahrscheinlich sehr häufig der Sitz dieser Gebilde sein würden, ohne dass doch ein tieferes Eindringen in den Organismus stattfände. Verfolgt man sie hier nämlich weiter, so überzeugt man sich, dass sie sich durch den ganzen Körper verbreiten und besonders im Gehirn und den Meningen, dann aber am Endocard und in den Nieren sich festsetzen und secundäre Störungen veranlassen. Mit Rücksicht darauf weist K. auf die häufige Combination von Endocarditis, Pneumonie und hämorrhagischer Nephritis hin, welche auch in umgekehrter zeitlicher Reihenfolge Platz greifen kann. Man hat sich dies Zusammentreffen nach K.'s Meinung am plausibelsten so vorzustellen, dass die durch die Lungen in den Kreislauf eingetretenen Pilzelemente zunächst am Endocard hängen bleiben und dann auf dem Wege durch die Nieren, welche sie bekanntlich mit dem Harn theilweise verlassen, entzündlich-hämorrhagische Processe hervorrufen. Durch eine grosse Zahl von Sectionsbefunden, welche vielfach von mikroskopischen Untersuchungen begleitet sind, werden Belege dafür beigebracht, dass bei dieser Krankheitsform stets an den genannten 3 Stellen, nicht selten aber auch in manchen anderen Organen (Gehirn, Retina) Monadinen innerhalb des Gewebes oder den entzündlichen Producte gefunden wurden. Neben der athmenden Fläche in den Bronchien und Lungen gibt es aber auch noch andere Localitäten, durch welche der Eintritt der Monadinen in die Blutbahn erfolgen kann. Es sind dies, wie mehrere einschlägige Krankheitsfälle und Sectionsbefunde lehren, der Verdauungstractus — Gastroenteritis acutissima (Cholera nostras) — und die Haut — Erysipelas.

Um die pathogene Bedeutung der Monadinen direct zu erweisen, unternahm auf K.'s Anregung Lubinski aus Kronstadt Impfungen mit solchem Bronchialsecret in die Substanz der Cornea von Kaninchen. Dabei ergab sich ein wesentlicher Unterschied der monadistischen, gegenüber der diphtheritischen Erkrankung, indem die erstere rasch heilt und nur bei tieferer Verletzung der Hornhaut und reichlicher Impfung schwerere Veränderungen in ihrem Gewebe hervorbringt. Auch entfernte Organe können betheiligt werden, wie in einem Fall, wo sich nicht nur eine theilweise Zerstörung der Hornhaut und Hypopyon, ja sogar Panophthalmitis, sondern auch Pneumonie, Pleuritis, Pericarditis und Myocarditis entwickelt hatte. Bei einer fortgesetzten Ueberimpfung von Thier zu Thier zeigte sich in diesen Versuchen eine ähnliche Steigerung der Wirksamkeit in der zweiten etc. Generation, wie es von Davaine für die septischen Micrococcen nachgewiesen worden ist. — Diesen Versuchen gegenüber, deren Resultate von einem äusserst perniciösen Einfluss der Monadinen auf die thierischen Gewebe Zeugniss geben, stehen andere, in denen die Flüssigkeit vorher in einer Temperatur von $+ 50^\circ$ C. ausgesetzt worden war. Hier blieb der Eingriff ganz ohne irgend andauernden Effect, zum Zeichen, dass durch jene Procedur eine Unschädlichmachung der Organismen erreicht worden war.

Die Monadine, welche alle diese Veränderungen bedingt, ist für sich wohl characterisirt und darum als Monas pulmonale auszusondern. Ihr sehr nahe stehend, vielleicht identisch, sind das M. erysipelatosum und M. haemorrhagicum. Letzteres hat K. bei der Haemophilia neonatorum in grosser Menge innerhalb der Blutbahn beobachtet und bereits früher als Grundursache dieser dunklen Krankheit bezeichnet: denn er hält es für unzweifelhaft, dass seine Anwesenheit in den kleineren Gefässen bei Kindern mit kräftiger Circulation zu Blutungen führen muss. Aus dem Umstande, dass die Affection mit bacterienhaltigen Darmentleerungen beginnt und die Darmgefässe ebenfalls strotzend mit Bact. gefüllt sind, vermuthet er, dass die Aufnahme in den Körper wahrscheinlich vom Darm aus vor sich gehe. Wirklich konnte er durch die Injection von Bauchhöhlenflüssigkeit eines an Haemophilia verstorbenen Kindes bei einem Kaninchen ebenfalls Blutungen erzeugen. — Neben den genannten Formen unterscheidet K. noch ein Monas morbillorum und M. scarlatinae, deren Eigenthümlichkeiten einzeln namhaft gemacht werden.

Aus einer statistischen Zusammenfassung des gesammten Prager Sectionsmaterials eines Jahres ergiebt sich mit Evidenz die Thatsache, dass die Schistomycosen, in erster Linie die monadistischen, in zweiter die septischen, vorzugsweise den Gang der tödtlichen Processe bestimmt haben.

Ebert hat am gesunden, wie am kranken Organismus Studien über das Vorkommen von Bacterien gemacht. In ersterer Hinsicht fand er bei der Untersuchung des Schweisses (14) zahlreiche körnige Gebilde in der Flüssigkeit suspendirt, und zwar um so reichlicher, je reicher an Haaren die betr. Hautstellen waren. An den Haaren sieht man nämlich schon mit blossem Auge kleine, knotige Anschwellungen, die theils einseitig, theils ringförmig gestellt sind. Dieselben bestehen aus Bact.-Elementen, welche unter dem Einflusse der Schweisssecretion rasch zunehmen und nun eine Art schleimiger Umhüllung des Haars darstellen, daneben aber auch in vermehrter Menge in den Schweiss selbst übergehen. Die Oberfläche des Haares ist nicht durchweg unversehrt, sondern an manchen Stellen zeigen sich kleine, spaltartige Defecte, die von Bact.-Ansiedlungen ausgefüllt werden. Auch unter dem Oberhäutchen sieht man spindelförmige Bact.-Lager, welche schliesslich die epidermoidale Decke sprengen können.

Neben diesen farblosen, dem blossen Auge grau erscheinenden Auflagerungen sind auch noch goldgelbe und orangefarbene zu beobachten. Dieselben beruhen auf der Anwesenheit goldgelber Micrococcen, welche meist zwischen ungefärbte eingestreut sind. Diese können dann ebenfalls in den Schweiss übergehen und denselben gelb, resp. mennigroth färben: eine Erscheinung, welche meist allerdings erst nach längerer Zeit eintritt, in Folge der durch das Eintrocknen herbeigeführten, stärkeren Concentration. Die Ursache der eigenthümlichen Färbung des Schweisses, wie sie E. einmal bei einem Kranken mit Wundtetanus zu beobachten Gelegenheit hatte, ist, wie es scheint, die Anwesenheit ganz zart bläulich tingirter Bacterien. Das färbende Princip verhält sich gegen Säuren und Alkalien ähnlich wie Lakmus und kann durch Chloroform extrahirt werden. Bei künstlicher Züchtung in Hühnereiweiss konnte E. eine bedeutende Vermehrung dieser Bact. erzielen und das eingetauchte Leinwandstück sich in ganz gleicher Weise färben sehen.

Zur weiteren Begründung des von Lücke ausgesprochenen Gedankens, dass die primäre maligne oder infectiöse Periostitis als eine „spontane Pyämie" aufzufassen sei, giebt E. die ausführliche Krankengeschichte nebst Sectionsbefund zweier einschlägiger Fälle (15).

Ein 20jähr. Fabrikarbeiter erkrankte mit einem plötzlichem Schüttelfrost und unter heftigen Schmerzen am linken Fussrücken, welche sich bis in die Kniegegend erstreckten. Dabei bestand grosse Mattigkeit, vollständiger Appetitmangel, wiederholtes Erbrechen und heftige Dyspnoë. Nach 5 Tagen hatte die Knigkeit, sowie der allgemeine Verfall bedeutend zugenommen; dabei hatte sich die Anschwellung über die ganze linke Unterextremität, namentlich den Oberschenkel verbreitet; grosse Pulsfrequenz, sehr vermehrte angestrengte Respiration, zum Theil unregelmässig. Noch am Abend desselben Tages erfolgt unten den Erscheinungen des Lungenödems der Tod.

Bei der Section zeigte sich an den Fusswurzelknochen der linken Seite eine beschränkte Ablösung des Periosts durch eine geringe Menge gewöhnlichen Eiters, welche sich auch in einigen Gelenkhöhlen findet. Ebenso ist das Periost des Femur durch grosse Mengen grauröthlichen Eiters von der Oberfläche abgelöst: an einer Stelle ist derselbe mit einer rahmartigen gelben Schicht bedeckt, welche sich wie Markfett ausnimmt. Das Kniegelenk frei, dagegen in der Oberschenkelmusculatur eine Reihe kleiner Eiterheerde. Die Sägefläche des Femur zeigt, abgesehen von ungleichem Blutgehalt, nichts Abnormes. In der V. profunda femoris mehrere entfärbte Gerinnsel. Die beiden Blätter des Herzbeutels sind zum Theil frisch miteinander verklebt.· An einigen Stellen bemerkt man kleine, den Herzbeutel durchbrechende Abscesso im Myocard. Klappen frei. In beiden Lungen mehrere, annähernd keilförmige, hämorrhagische Infarcte mit beginnender Abscedirung und consecutiver Pleuritis. Daneben erweiterte, mit weisslichem Inhalt gefüllte Gefässe (theils Blut-, theils Lymphgefässe). Im Magen eine Reihe stecknadelkopfgrosser mit necrotischen Schleimhautresten bedeckter Geschwüre. — Die mikroskopische Untersuchung des Blutes ergab eine geringe Menge isolirter Kügelchen von dem Aussehen der „Diphtherie-Micrococcen". Dagegen fanden sie sich in ausserordentlicher Zahl in den Abscessen des Herzfleischs und in den an diese sich anschliessenden, pericardialen Auflagerungen; ebenso in den pleuralen. Die weisslichen Flecken und Streifen in den Lungen erwiesen sich als kleine Arterien und Capillaren, die mit Fett embolisirt waren, zwischen welchem sich kleinere und grössere Micrococcen-Ballen erkennen liessen. Auch im Bereich der kleinen Hepatisationen wie der Infarcte wurde ausnahmslos Pilz- und Fettembolie nachgewiesen. Ein Theil dieser Massen lag auch innerhalb der Alveolen oder auch des Lungengewebes selbst. — Als die Quelle dieser verschleppten Fett- und Pilzmassen betrachtet E. nicht die Herzabscesse, sondern den subperiostalen Eiterheerd am Femur. Zwar enthielt das Mark des Femur selbst keine Micrococcen, wohl aber eine aus dem Periost herausführende Vene, welche partiell verstopft und entzündet war. E. nimmt an, dass nicht die Periostitis zuerst vorhanden gewesen sei und daran sich die Bacterien-Ansiedlung in der Vene und dann weiter in den Metastasen geschlossen habe, sondern dass die Bacterien auf irgend welche Art in den Organismus eingedrungen, sich an einer Partie des Gewebes, wo durch Trauma oder Erkältung eine Circulationsstörung vorhanden war, niedergelassen und von da aus weiter verbreitet hätten. Was jenen Ort des Hineingelangens anbetrifft, so denkt E. an die Möglichkeit, dass sie von den (doch wohl erst secundär entstandenen? Ref) Magengeschwüren aus eingetreten seien. Freilich gelang es ihm nicht, sie in der Wand desselben aufzufinden. — Im Anschluss daran schildert E. noch einen zweiten Fall, wo sich am Humerus eine Ablösung des Periosts durch Eiterung, zum Theil mit granulirender Ostitis gebildet hatte. Allerdings fehlten hier zunächst die schwereren Localerscheinungen und dann die metastatischen Abscesse; ebenso wurden die Micrococcen allenthalben vermisst; aber E. schiebt dies darauf, dass die Knochenaffection bereits gehoben oder wenigstens in Rückbildung begriffen war und so die Micrococcen inzwischen bereits eliminirt sein mochten.

Den früher von ihm und anderen Autoren mitgetheilten Fällen von mycotischer Endocarditis reiht E. einen weiteren an (16).

Bei einem 25jährigen Dienstmädchen, welches vor 8 Jahren einen Gelenkrheumatismus durchgemacht und seitdem ein Herzleiden zurückbehalten hatte, stellte sich plötzlich eine nicht ganz vollkommene Lähmung der rechten Körperhälfte ein. Drei Tage nachher erfolgte der Tod.

Die Section ergab eine ältere und eine frische Mitral-Endocarditis mit ihren Folgeerscheinungen am Herzen. Die linke Art. carotis cerebralis bis zu ihrer Theilung in die Art. corporis callosi und Art. fossae Sylvii durch einen festen, graurothen Pfropf verschlossen. Im Anfangstheil der letzteren zeigt sich auf eine kurze Strecke ein eiterähnlicher Inhalt; die Gefässwand weissgelblich; die anstossende Pia in umschriebener Weise eitrig infiltrirt und an ihrer freien Fläche mit einer gelblichen Auflagerung bedeckt. Nach aussen vom linken Streifenhügel findet sich ein grosser weisser Erweichungsheerd. — Die Vermuthung, dass ein Gerinnsel, welches eine solche Meningitis erzeugte, kein blander Pfropf sein könne, fand dadurch ihre Bestätigung, dass E. in den thrombotischen Auflagerungen des Vorhofs-Endocards auf und in den fibrinösen Schichten Micr.-Haufen nachweisen konnte. Ein Querschnitt durch die in Alcohol erhärtete Arterie zeigte in der That einen älteren, aus festen Fibrinlagen bestehenden Pfropf, dessen äussere Schichten reichlicher von Micr. durchsetzt und theilweise auch davon bedeckt waren.

„Nach dem soeben Mitgetheilten liegt hier eine ältere Endocarditis mit Fibringerinnseln in der That vor, offenbar primäre Klappenmycose vor."

Letzerich (24) wurde durch die Beobachtung eines Falles von Diphtherie der Impfwunden zu der Frage geführt, ob die Vaccinefüssigkeit selbst der Träger des Diphtherie-Contagiums werden könne.

Bei einem viermonatlichen Kinde entwickelte sich am 13. Tage nach der Impfung eine erysipelatöse Schwellung in der Umgebung der Impfstelle, die sich bald über einen grossen Theil des Körpers erstreckte. Dazu trat hochgradiger Icterus, multiple Petechien, und am 12. Tage der Krankheit, am 25. nach der Vaccination, erfolgte der Tod. Die Section ergab nur acute Entartung des Herzfleischs, starke Milzschwellung und Trübung der Leber und der Nieren. Es versteht sich selbst, dass in allen den genannten Organen, ebenso wie in allen übrigen massenhafte Bacterien entdeckt wurden, so sehr, dass das Gewebe stellenweise ganz davon „verzehrt" war. (Eine Angabe über die Zeitdauer zwischen dem Tode und der Untersuchung der Section, bez. der mikroskopischen Prüfung fehlt.) Was die Impfstelle selbst anlangt, so waren die Wundflächen mit einem zähen, hier und da schmierigen, diphtheritischen Belag bedeckt, welcher sich aus Eiterzellen, Ballen von rothen Blutkörperchen und Trümmern derselben, sowie aus Micr.-Colonien zusammensetzte. Diese letzteren liessen sich von der Auflagerungsschicht aus in die Tiefe des cutanen Bindegewebes verfolgen und setzten sich von da weiter fort, den intermusculären Bahnen entlang, bis an das Periost und die Knochen. Diesem Verbreitungswege der Micrococcen entsprachen umfängliche hämorrhagische Infiltrate, welche die Weichtheile des Oberarms und der anstossenden Brustgegend durchsetzten.

L. nimmt an, dass die Infection der Impfwunde durch eine directe diphtheritische Ansteckung erfolgt sei, da nicht lange vorher eine Diphtheritis-Epidemie in jenem Orte geherrscht hatte. Damals seien die „Diphtherie-Organismen" in den Kreislauf gelangt und hätten alsbald in all den oben genannten Organen eine Stätte der Ansiedlung und Vermehrung gefunden. — Bei der Erwägung der Frage, ob es sich nicht etwa um eine von Hause aus diphtheritisch inficirte Lymphe gehandelt habe, entscheidet sich L. gegen eine solche Annahme und für eine nachträgliche Ansteckung der Impfwunde im Hinblick auf die lange Incubationszeit von 13 Tagen; denn eine solche Frist übertrifft selbst das Maximum der bei der Diphtheritis zu beobachtenden und zwar das Doppelte. Eine weitere Bestätigung fand diese Ansicht dadurch, dass Versuche, Kuhpockenlymphe mit Diphtherie-Organismen zu inficiren, zwar insofern von Erfolg begleitet waren, als sich eine diphtherische Entzündung der Stichwunden in der Haut und eine weitgehende ödematös-hämorrhagische Infiltration der angrenzenden Weichtheile der Kaninchen einstellte, dass aber der Ausbruch von Impfpusteln ausblieb. — Ein metastatischer Herd in den linken Niere, sowie alle drüsigen Organe, enthielten zahllose Micrococcen. So waren in der Leber alle Zellen davon erfüllt und das die Milzpulpa durchtränkende Fluidum war in eine Art Bacterien-Emulsion umgewandelt.

Nepveu (27) schickt seinen eigenen Untersuchungen über Bact. eine Reihe allgemeiner

Betrachtungen voraus, welche im Wesentlichen an die Resultate der Billroth'schen Arbeit anknüpfen. Er hebt einerseits das Vorkommen von Bact. schon im normalen Thierkörper hervor und andererseits ihr seltenes, wiewohl unzweifelhaftes Fehlen bei Eiterungen, septischer Blutbeschaffenheit und dem klinischen Bilde der Septicaemie. Er selbst studirte die Frage nach dem Bacteriengehalt subcutaner Ansammlungen (28), wo niemals vorher eine Eröffnung stattgefunden hatte, indem er unter allen Cautelen durch den Probetroicart etwas Flüssigkeit hervorholte. In dem eitrigen Inhalt eines bis dahin stets geschlossenen Congestionsabscesses (bei Wirbelcaries) fehlten sie durchaus. Aus einer tief gelegenen Cyste der linken Bauchgegend dagegen, die wahrscheinlich in der linken Niere ihren Sitz hatte, erhielt er neben etwas Blut eine aus zahlreichen Kugel- und Mesobacterien gemischte Flüssigkeit. Der Verlauf war ein günstiger, nachdem eine Drainageröhre eingelegt worden. Ebenso verhielt sich der Inhalt eines Empyema, bei dem schon 8 frühere Punctionen stattgefunden hatten; ebenso die Flüssigkeit aus einer Schleimbeutel-Hämatocele, einem eitrigen Bubo, einer Eiterhöhle im Verlauf des Samenstrangs und einem Aneurysma in der Kniekehle. In mehreren dieser Fälle enthielt gleichzeitig das Blut verschiedene Stufen von Bacterien-Formen. In Bezug auf ihr Hineingelangen in den Organismus schliesst sich Verf. noch keiner der bisher aufgestellten Theorien entschieden an, hält es aber für wahrscheinlich, dass sie auf mehr oder weniger zufälligen Wegen (Venen und Lymphgefässe des Verdauungstractus) in die Circulation und — unter begünstigenden Umständen — von da in die Höhlen und Gewebe des Körpers geriethen. Zum Beweis dafür, dass sich in dem in der Harnblase stagnirenden Urin auch ohne jeden Catheterismus Bacterien entwickeln können, führt N. folgendes Beispiel an (29): Ein 27jähriger Kranker, welcher ausgeglitten und überfahren worden war, hatte über grosse Schmerzhaftigkeit in der linken Nierengegend und über Blutharnen zu klagen. Der am 4. Tage darnach untersuchte Harn, welcher leicht alkalisch, aber ohne jeden ammoniakalischen Geruch war, liess eine Anzahl von Bacterien in den verschiedensten Formen erkennen. Das Blut, welches er zu gleicher Zeit einer Betrachtung unterzog, enthielt wahrscheinlich ebensolche, aber spärlich. N. glaubt, dass diese im Urin aufgetretenen Bacterien ursprünglich aus dem Blute stammen, von dem sie in die natürlichen Secrete, vor allem den Harn regelmässig übergingen und in vermehrter Quantität, sobald sich Zersetzungsvorgänge darin einstellten.

Boulonmié (4) behauptet, in Eiteransammlungen, die weder direct noch indirect in irgend welcher Beziehung mit der Luft standen, niemals andere Organismen gesehen zu haben, als äusserst kleine, stark lichtbrechende, punctförmige Körper, die zu je 2 aneinander gereiht waren. Dagegen findet B. in dem Eiter der Wunden, unabhängig von seiner besonderen Beschaffenheit und der Verbandart der Wunde, stets Microorganismen, die im Gegensatz zu jenen ersteren mit lebhaftester Bewegung begabt sind. Eben denselben begegnete er auch in Abscessen, die mehr oder weniger direct mit Wunden in Beziehung standen oder sich daran anschlossen. Im ganz gewöhnlichen Wundeiter fand B. all die verschiedenen Formen oder wohl richtiger Entwicklungsstufen der Bacterien, welche zeitweise so scharf geschieden und zum Theil sogar als pathognomonisch angesehen worden sind. — Die Art und Weise des Verbands hat nur auf die Menge, nicht auf die Form der Bacterien Einfluss. Als die feindseligsten Substanzen für die Entwicklung der Bacterien erprobte B. Glycerin und Alkohol, während der Lister'sche Verband die Wunden, wie bekannt, nicht schützt vor der Anwesenheit der Bacterien im Eiter. Denn ihre Zahl war am geringsten bei einem Watteverband, welcher sofort nach Abwaschen der Wunde mit Alkohol aufgelegt wurde und mit Glycerin getränkt war. Hieraus ergiebt sich die in gleichem Sinne auch von Demarquay (siehe oben) abgeleitete Indication, diesen Stoffen beim Verband den Vorzug zu geben. Aus dem Umstande, dass die Rückwirkung der Bacterien auf die umgebenden Gewebe, das Blut- und Lymphgefässsystem, wie den Gesammtorganismus keineswegs in allen Fällen die gleiche ist, schliesst B., dass nebenher auch noch andere, bisher unbekannte Momente mitspielten.

Bei der mikroskopischen Untersuchung des Inhalts eines ganz frischen Cataplasmas aus Leinsamen fand Nepveu (29) sehr zahlreiche Bacterien der verschiedensten Art vor. Weiteres Nachforschen ergab, dass die nämlichen Formen in grösster Menge in dem Topfe anzutreffen waren, worin der Brei gekocht zu werden pflegte. Es ist damit nach N.'s Ansicht eine neue bedeutungsvolle Quelle nachgewiesen, von der aus den Wunden der Kranken Bacterien zugeführt werden können. Indess scheint es, nach dem Zustand der Wunde des betreffenden Patienten zu schliessen, dass deren Aussehen und die Heilung nicht wesentlich durch einen solchen Zwischenfall beeinträchtigt wird. Um den etwaigen Einfluss experimentell zu studiren, spritzte N. einer Hündin ins subcutane Gewebe eine Lösung ein, die er aus Wasser und Cataplasmasubstanz bereitet hatte. Es trat nur eine ganz geringe Fiebersteigerung ein; am 6. Tage aber begannen die 5 Stichpunkte zu vereitern, und es entwickelte sich dann ein enormer Abscess. Es ist hierbei aber gewiss zu beachten, dass die Leinsamenhülsen mit eingespritzt worden waren. Unter allen Umständen glaubt N. eine veränderte Bereitung der Cataplasmen empfehlen zu sollen, wobei sie nur ganz frisch und unmittelbar zur Application gelangten.

Bergeron (3) benutzte als Desinficiens, oder vielmehr als Zerstörungsmittel für Bact. das unterschwefligsaure Natron (1 : 10), welches, wie man sich unter dem Mikroskop direct überzeugen kann, sofort alle Bewegung an den Bacterien aufhebt. Nachdem zuvor alle Instrumente damit gereinigt und dann ausgeglüht waren, öffnete er einen Abscess und fing mit einem Glasröhrchen den Eiter auf. Bei sofortiger Betrachtung fand er nun, dass heisse Abscesso, über denen jede Spur einer Verletzung der Haut fehlte, bei Erwachsenen constant Bacterien enthalten, dagegen nicht bei Kindern und jungen Leuten bis zu 18 Jahren; dass ebenso kalte Abscesse in allen Lebensaltern frei davon waren. B. ist der Ansicht, dass dadurch die nahe und bedingende Beziehung der Bacterien zur Entzündung bewiesen werde, und sucht daraus auch die Immunität zu erklären, welche er Personen mit kalten Abscessen der Septicaemie gegenüber zuschreibt. Im Laufe der Discussion, welche sich an diesen Vortrag anschliesst, bestreitet Pasteur (31) den Theil der Behauptungen Bergeron's, dass das unterschwefligsaure Natron die Eigenschaft besitze, die Bacterien verschwinden zu machen oder gar sie zerstören.

Auch·Guérin (18) bringt eine neue Verbandmethode für Wunden, besonders für grössere Amputationsflächen in Vorschlag: sie besteht in einer dichten Watteeinhüllung, die durch Binden fixirt wird und einige Wochen fest liegen bleibt. Es soll dadurch das Eindringen von Keimen in die Wunde von aussenher hintangehalten werden. Dieser Procodor rühmt er als günstige Consequenzen die Geringfügigkeit des Wundfiebers nach, einen höheren Grad subjectiven Wohlbefindens, besonders geringere Schmerzen, die Entstehung einer schön granulirenden Wundfläche, die mit gutem, nicht stinkendem Eiter bedeckt ist, endlich die Vermeidung von pyaemischer Infection und eine geringere Mortalität.

Die Gründe und die theoretische Rechtfertigung für diese neue Verbandart ergeben sich aus den bekannten Erfahrungen Pasteur's.

Ausgehend von der durch diesen Autor nachgewiesenen Undurchlässigkeit der Watte für die verschiedensten pflanzlichen Keime, brachte G. sehr dicke Lagen davon in Anwendung, und in der That war er nach der Wegnahme des Verbandes ausser Stande, in dem Wundsecret Bacterien oder etwas ihnen Aehnliches nachzuweisen, was Pasteur selbst mehrmals bestätigt hat. In anderen Fällen freilich waren sie auch vorhanden und zwar in reichlicher Menge. Aber auch da war das Aussehen der Granulationsflächen nicht minder befriedigend und der Verlauf der Heilung rasch und günstig. — Diese gleichwohl hineingelangten Keime können entweder von Vornherein auf der Wunde gewesen und da zurückgelassen worden sein oder nachträglich, nach Maassgabe der allmätigen Lockerung des Verbandes, vorbeigerathen sein. Es kommt also unzweifelhaft eine „Gährung" zu Stande; sie bleibt jedoch auf ein geringes Maass beschränkt und gutartig. Den Grund für diese Gutartigkeit sucht G. in dem Druck des Verbandes auf die Wundfläche, was die Resorption begünstigt, eine irgend reichlichere Exsudation dagegen hintanhält: sodann aber in der Seltenheit seiner Erneuerung, d. h. der Entblössung der Wundfläche. „Dadurch wird das Eintreten einer starken Entzündung der Weichtheile verhindert, welche erst ihrerseits die Zersetzung des Wundsecrets anregt."

Die in diesem Vortrage mitgetheilte Beobachtung, dass gleichwohl mitunter Bacterien angetroffen worden seien, sucht Pasteur '(31) in einer längeren Darlegung daraus zu erklären, dass trotz des dichten

Baumwolleverbands Pilzkeime auf die Wunde gekommen oder vorbeigeschlüpft seien. Von dieser Prämisse ausgehend leitet er einige Vorsichtsmaassregeln ab, welche den Verband noch bacterienfester machen sollen. Die Beschränkung der Entzündung durch den Druck der Binden hat seiner Ansicht nach keinen Einfluss auf die günstigere Beschaffenheit der Wunden ausgeübt.

Collmann von Schatteburg (10) berichtet über den Befund von Stäbchen im Gesammtkörperblute, sowie in den Gefässchlingen der Glomeruli der Nieren bei einem Mädchen, welches eine schwere Muskel- und Knochenverletzung des Oberschenkels erfahren hatte.

Danach war partielle Necrose der Muskellappen eingetreten und nach 10 Tagen unter den Erscheinungen der Septicämie der Tod erfolgt. Die Section ergab, abgesehen von der mikroskopischen Blutveränderung und multiplen kleinen Heerden in den Nieren, ein negatives Resultat. C. ist darum der Ansicht, dass die inficirende Agens die Bacterien gewesen sein müssten: indem sie auf ihrem Wege zur Ausscheidung durch den Harn in den Capillarschlingen der Niere stecken geblieben, hätten sie jene miliaren Necrosen und Eiterheerde hervorgebracht.

Moxon und Goodhart (26) theilen die Resultate zahlreicher Blutuntersuchungen mit, welche sie bei Gesunden und Kranken in den verschiedensten Zuständen vorgenommen haben. Bei Wundfiebern, wie bei anderen fieberhaften Krankheiten fanden sie die weissen Blutkörperchen oft unverhältnissmässig reichlich und die freien Körnchen in dem sonst unveränderten Serum erheblich vermehrt. Die letzteren sind gewöhnlich punktförmig, seltener zu Ketten aneinander gereiht und stets sehr geneigt, sich zu Häuten zusammenzuballen. Niemals aber zeigen sie Bewegung, weshalb sie von M. und G. aus dem Zerfalle der weissen Blutkörperchen abgeleitet werden.

Die Maulbeerform der rothen Blutkörperchen halten auch die Verf. für ein wesentlich physikalisches Phänomen. Trotzdem glauben sie aber, dass die fragliche Wandlung rascher eintrete bei fieberhaften Zuständen als im gesunden: man kann sich dies in der Weise vorstellen, dass die Trennung des Gekoïds vom Zooïd Brücke's im Fieber und oben durch dasselbe begünstigt würde und so der Zerfall rascher vor sich ginge. Jedenfalls kommen diese Körnchen im Binte Gesunder in weit geringerer Zahl und nicht einmal constant vor, aber stets als Product seines eigenen Stoffwechsels. Wirkliche Bacterien dagegen treten niemals darin auf, ausser wenn sie durch Wunden in den Organismus einzudringen vermocht haben. Unter allen Umständen stellen die geschilderten Körnchen nicht das Contagium selbst dar, sondern höchstens dessen Träger. — Während M. u. G. beim Erysipel weder im Gesammtkörperblute, noch in dem des erkrankten Hauptgebietes Bacterien zu entdecken im Stande waren, vermissten sie sie nicht bei Entzündungen, besonders der serösen Häute, wenngleich sie auch da nicht sehr reichlich waren.

In der langen, äusserst interessanten Discussion, welche sich in der französischen Akademie über die Beziehung der niederen Organismen zur Gährung, zur Fäulniss und zu den septischen Processen im Pflanzen- und Thierkörper erhoben hat, tritt Pasteur mit neuen Untersuchungen und dem ganzen Gewicht seiner Persönlichkeit in den Kampfplatz. Bekanntlich haben Legros und Onimus die Beobachtung gemacht, dass sich in einem solnet Schale beraubten Ei, welches sie in eine Zuckerlösung mit Bierhefe gelegt hatten, Bierhefenkeime entwickelten. Pasteur seinerseits (31) erklärt dieses Resultat für unmöglich, falls nicht bei dem Ablösen der Schale — fehlerhafterweise — eine Verletzung der unterliegenden, weichen Hülle stattfände. Eine Wiederholung jener Experimente seitens seines Assistenten, Dr. Gayon, hat P. überzeugt, dass ohne einen derartigen Unfall durchaus keine Reaction erfolgt. — Nicht minder bestreitet er die Behauptung von Béchamp, dass sich bei der Fäulniss der Eier aus Eiweissmolecülen Bacterien entwickelten, als Beginn und Zeichen der Putrescenz. Diese Bacterien stammen seinen Erfahrungen nach nicht aus der Substanz des Eies selbst; sondern sie werden ihm — und zwar im Eileiter oder der Scheide — von Aussen zugeführt; so kann man durch Einspritzung fauliger Flüssigkeiten in den Genitalcanal die Menge der fauligen Eier künstlich steigern. Dem gegenüber hebt Colin (8) die Indurchgängigkeit der Eischale für geformte fremde Körper, insbesondere Bacterien hervor. Denn ein in verdünntes, fauliges Blut eingetauchtes Ei nimmt ebenso wie ein in einfaches Wasser gelegtes nur das Wasser, nicht aber die noch so reichlich darin wuchernden Bacterien in sich auf; dies wird einerseits durch die Gewichtszunahme des Eis, andererseits durch das dauernde Fehlen von Bacterien aufs Unzweideutigste bewiesen. — Daran knüpft Colin eine Reihe mehr speculativer Betrachtungen, um die Durchlässigkeit der Eier im Allgemeinen unwahrscheinlich zu machen. Er geht hierbei von der Thatsache aus, dass die Eier sehr vieler Wirbel- und der meisten wirbellosen Thiere keine harte Schale besitzen; würde der von Pasteur angegebene Modus wirklich stattfinden, so würden jene ungeschützten Eier den mannigfachsten deletären Einflüssen in einem Umfange exponirt sein, wie es, nach C.'s Ansicht, dem Naturplan widerstreben würde. — Um dem wirklichen Grunde dieser Fäulniss auf die Spur zu kommen, behandelte er eine Reihe frisch gelegter Eier auf verschiedene Weise. Die einen untersuchte er direct, die anderen liess er längeren Verweilen im Brütofen, andere liess er bei gewöhnlicher Temperatur längere Zeit liegen. Die im Brütofen einer höheren Temperatur ausgesetzten verloren verhältnissmässig am meisten an Gewicht. Vom zweiten Monat an zeigte sich die Luftkammer am stumpfen Ende immer kleiner, das Gelbe zerfliessend und trübe. Das Weisse hatte seine Klarheit verloren, sich mit dem Gelben mehr und mehr vermischt; das Ganze stank deutlich nach Schwefelwasserstoff. Von jetzt ab trocknen sie immer

mehr ein und werden allmälig braun, bleiben aber stinkend. Ein ähnlicher Erfolg ergab sich bei denen, die im Nest liegen geblieben waren. — Die mikroskopische Untersuchung solcher fauligen Eier hat nun bloss die Anwesenheit eigenthümlich glänzender, kleiner Körnchen ergeben, die allerdings auch Bewegungen erkennen liessen, von denen es aber darum noch keineswegs als ausgemacht gelten darf, dass sie belebte Organismen seien. C. schliesst hieraus, dass das Ei ohne die Dazwischenkunft von Bacterien-Keimen faulen kann. Fraglich bleibt nur, ob die Fäulniss etwa auf einer spontanen Erzeugung von Pilzkeimen beruhe, oder ob sie etwas darstelle, was überhaupt durchaus unabhängig von Pilzkeimen ist, so sehr, dass es sich wahrscheinlich nicht nur ganz ohne solche entwickelt, sondern auch in seinem schliesslichen Ablauf dauernd davon frei bleibt.

Poggiale (33) bringt gegenüber den Beobachtungen von Gayon eine Reihe von Einwänden zur Geltung. Zunächst ist es seiner Meinung nach dadurch noch lange nicht bewiesen, dass die Pilzkeime in die Eier wirklich auf deren Wege durch den Eileiter hinaingerathen. Es bleibt dies zunächst eine blosse Vermuthung, welche überdies als unhaltbar angesehen werden muss im Hinblick auf die Untersuchungen von Béchamp und Donné, welche niemals Pilzkeime oder Schimmelbildung, sei es in dem Weissen, sei es in dem Dotter fauler Eier gefunden haben. Ebenso ist es, wie er glaubt, für den Urin sehr wohl möglich, dass bei der ammoniakalischen Gährung eine spontane Umsetzung, durch eine Spaltung des Harnstoffs bedingt, vor sich gehe. Er erinnert ferner an die Arbeiten von Lechartier und Bellamy, auf Grund deren diese Forscher zu dem Schlusse gelangten, dass die Zerstörung des Zuckers und die Production von Kohlensäure und Alkohol in den verschiedensten Früchten Platz greifen kann, ohne dass man in ihrem innern ein alkoholisches Ferment nachzuweisen vermag. Er ist daher mit den genannten Autoren davon überzeugt, dass die pflanzlichen Zellen in sich selbst die Fähigkeit tragen, jene Spaltung und Umwandlung herbeizuführen, d. h. also aus sich selbst und für sich selbst als Ferment zu wirken.

Zur erneuten Bekräftigung seiner Lehre vom parasitären Ursprung der Gährungs- und Fäulnissvorgänge stellt Pasteur (31) vor der Academie einen Versuch an mit einem Glasballon, der Wasser mit verschiedenen Mittelsalzen in Lösung enthält, vor Allem milchsauren Kalk. Wenn diese Mischung zuvor ausgekocht worden ist, kann sie bis ins Unendliche so bleiben, ohne jemals Leben zu entwickeln. Nun aber fügt er etwas Flüssigkeit von genau der gleichen Zusammensetzung hinzu, welche Bacterie enthält. Sofort trübt sich die bis dahin klare, und dauernd klar bleibende Flüssigkeit durch das Auftreten zahlloser Bacterien. Hier ist also der milchsaure Kalk der gährende Factor, die Bacterien das Ferment. Hier fehlt jede eiweissartige Substanz, dennoch sehen wir diese stickstoffhaltigen Gebilde durch Zerlegung des Schwefelammoniums sich vermehren und die Gährung in

Gang bringen. Die Hauptsache aber ist, dass hier niemals Luft vorhanden war und gleichwohl die Wucherung in solch ausserordentlichem Umfange Platz gegriffen hat: „denn wo ein Leben ohne Luft stattfindet, da entsteht Gährung, und wo Gährung ist, besteht Leben ohne Luftzutritt." Dasselbe Resultat, wie es dieser Versuch mit milchsaurem Kalk und Bacterien liefert, erhält man aber auch dann, wenn man ersteren durch eine Zuckerlösung und die letzteren durch Bierhefe ersetzt. Das entgegengesetzte Ergebniss, welches Brefeld und Moritz Traube erhielten, erklärt er daraus, dass diese Forscher Hefe in Anwendung zogen, welche schon in Gährung begriffen gewesen war, die sonach nur mehr eine sehr schwache Keimkraft hatte: so konnten die von ihr bewirkten Vermehrungsproducte unbemerkt bleiben. Was die Erfahrungen anlangt, die Lechartier und Bellamy an gährenden und faulenden Früchten gewonnen haben, so gibt Pasteur allerdings zu, dass hier die pflanzliche Zelle des Fruchtfleisches an und für sich selbst als Ferment wirke, indem sie aus dem Zucker des Fleisches allmälig Kohlensäure und Alkohol erzeuge. Er abstrahirt daraus folgenden Rath: „Jedes Organ, ja jede Zelle, welche die Fähigkeit besitzt, eine chemische Leistung zu verrichten, ohne freien Sauerstoff dazu zu gebrauchen, ruft alsbald Gährungserscheinungen hervor."

Um zu zeigen, dass der Sauerstoffmangel gewissermassen eine Lebensbedingung der Bacterien darstelle, braucht man nur aus jener verschlossenen Flasche einen Tropfen zu nehmen und nach lebhafter Bewegung in der Luft unter dem Mikroskop zu betrachten: man überzeugt sich dann, dass die Bewegungen rasch sehr lahm werden. Gegenüber Colin hält Pasteur an der Behauptung fest, dass in fauligen Eiern wirklich Bacterien und zwar in grösserer Menge vorkommen, wie sich C., von Gayon überführt, selbst habe übersehen müssen und ebenso an dem Satze, dass es Eier gebe, die niemals faul werden. Die letztgenannte Thatsache, die Colin ebenfalls zugestehen musste, verleiht der von Pasteur statuirten Annahme, dass die Bacterien von Aussen hineingelangen, nicht sich Innen entwickeln können, einen doppelt hohen Grad von Wahrscheinlichkeit. Denn wie sollte ein Ei frei bleiben, wenn sich die Fäulniss ohne Zuthun irgend welchen anderen Körpers, einzig und allein aus seiner Substanz heraus zu entwickeln vermag. Als weiteren Bestätigungsgrund führt er noch an, dass man die Bacterien die Kloake hinauf bis an die Stellen verfolgen kann, wo das Ei noch keine harte, sondern nur seine membranöse Schale besitzt, ferner den Umstand, dass man durch wiederholte Einspritzung von fauliger Substanz in die Kloake es dahin bringen kann, dass von den späterhin gelegten Eiern ein grösserer Procentsatz als der normale der Fäulniss anheim fällt. Bei dem ausserhalb des Körpers auf die Eihülle wirkenden Druck gehen, wie Gayon gezeigt hat, keine Bacterien in das Innere über, selbst dann nicht, wenn

man sie in ganz faule Lösungen legt. Wohl aber geschieht dies bei solcher Verstärkung des Druckes, wie sie während der Passage des Eis durch die Kloake thatsächlich vorliegt. — Zur Bekräftigung dieser Erklärung führt P. das Factum an, dass die Weibchen des Seidenwurmschmetterlings nach wenigen Tagen der Fäulniss anheim fallen, dicht angefüllt mit Vibrionen, wenn man sie von Männchen befruchten lässt, deren Hintertheil in eine vibrionenhaltige Flüssigkeit getaucht worden war.

Gegenüber Poggiale hebt P. hervor, dass die alkoholische Gährung der Früchte keineswegs unmittelbar mit der durch Bierhefe eingeleiteten Gährung verglichen oder auf eine Linie gestellt werden dürfe, denn die letztere führe ausser zur Bildung von Alkohol zur Entstehung einer ganzen Reihe anderer Zersetzungsproducte. Es sei übrigens bereits bei Aufstellung seiner Gährungstheorie von ihm die Möglichkeit, ja Wahrscheinlichkeit betont worden, dass auch andere pflanzliche Elemente ähnlich wirken möchten wie die Hefenzellen.

Während wir so das Lager der Bacteriker von der überwiegenden Mehrheit der französischen Autoren behauptet und vertheidigt sehen in gleichem Sinne, wie von einer ziemlich grossen Reihe deutscher Forscher, ist es bemerkenswerth, dass die antibacteristischen Stimmen aus Deutschland in England einen ebenso lauten als einmüthigen Widerhall gefunden haben. An die Wiedergabe der von dieser letzteren Seite ausgegangenen Abhandlungen soll sich dann das Referat über die bei aller Kritik und sachlichen Polemik dennoch fruchtbaren und originellen deutschen Arbeiten anschliessen.

Burdon-Sanderson (7) stellt einfach die Thatsachen zusammen, welche mit Fug und Recht als Beweis angesehen werden dürfen für eine innige Beziehung zwischen Bacterien und gewissen Krankheiten, ohne darum die niederen Organismen für das ganze Gebiet der Infectionskrankheiten als Krankheitserreger anzusprechen.

Mac Lagan (25) und ebenso Dougall (13) verfechten die physicalisch-chemische Entstehungstheorie der Infectionskrankheiten gegenüber der Keim- oder Pilztheorie. Zum Beweise für seine Ansicht von der Unabhängigkeit der Pilze und der Fäulniss von einander verweist er auf die von ihm mit demselben Resultat wiederholten Versuche, welche darthun, dass sehr wohl Bacterien entstehen, resp. vorhanden sein können, ohne dass Fäulniss in der betr. Flüssigkeit auftritt. Andererseits können auch solche Flüssigkeiten, die z. B. durch den Zusatz von Säuren, unfähig sind, Bacterien zu beherbergen, der Fäulniss anheimfallen. Die Ansicht von Lister, dass die Carbolsäure dadurch entzündungs- und fäulnisswidrig, antiseptisch wirke, dass sie die Bacterien vernichte, könnte leicht, wie es auch häufig geschehen ist, zu dem Schlusse führen, dass sie auch antizymotische Eigenschaften besitze. Eine solche Hypothese wird aber durch die Erfahrung nicht bestätigt: denn die Virulenz der Vaccinelymphe wird durch Zusatz von Carbolsäure nicht aufgehoben, wie sich D. an Lymphe überzeugte, die im geschlossenen Raume 36 Stunden lang starken Carbolsäuredämpfen ausgesetzt war.

Crisp (11) erinnert an das vor langen Jahren von ihm beobachtete Vorkommen von Bacterien bei der „Milzapoplexie" des Rindviehs (Ochsen und Schafe), sowie bei einer epidemischen Krankheit des Geflügels, welche bei einer unmittelbar vorher noch ungetrübten Gesundheit, in wenigen Stunden zum Tode führt. Trotzdem darf man nun aber noch nicht den Schluss ziehen, dass sie jene höchst acut letal endigenden Processe erzeugen oder bestimmen; sondern allen Anzeichen nach ist ihr Erscheinen bloss eine Folge der begonnenen Blutzersetzung. In ganz ähnlichem Sinne äussert sich Hutchinson (22). — Satterthwaite (34) unternahm, in Gemeinschaft mit Curtis, eine Reihe von Versuchen, die die Feststellung, resp. Aussonderung des giftigen Agens in fauligen Flüssigkeiten zum Ziele hatten. Er bediente sich zu dem Behufe eines sinnreich construirten Apparats, bestehend aus einem Thoncylinder, der in ein luftdicht schliessendes Gefäss gestellt ist und durch einen Schlauch mit einer Spritze in Verbindung steht, welche das zu prüfende Fluidum gewissermassen aspirirt. Im Gegensatz zu dem inconstanten Ergebniss bei der einfachen Filtrationsmethode durch Filtrirpapier hindurch, erhielt er bei dieser Procedur niemals eine Flüssigkeit mit giftigen Eigenschaften. Der im Tiegel zurückbleibende Rest enthält Körnchen, aber nicht immer Stäbchenformen und auch von jenen Körnchen muss es dahin gestellt bleiben, ob es wirklich Bacterien sind. Da wir nun weder mikroskopische, noch chemische Kriterien für diese ihre pflanzliche Natur besitzen, so schloss er daran noch einige Versuche an, die im Wesentlichen eine Wiederholung der Panum'schen darstellen. Das Filtrat von Jauche, die sich aus Kalbfleisch entwickelt hatte, bewahrte auch nach dem Kochen noch seine giftigen Eigenschaften. Die Frage, ob das wässrige Extract die nämliche Wirksamkeit besitze, beantwortet er auf Grund seiner Erfahrungen bejahend. Die weitere Frage, ob die im wässrigen Extract zu beobachtenden Körnchen Bacterien erzeugen können, versuchte S. auf die Art zu lösen, dass er ausgeglühte Glasröhren unter Wasser mit kochendem Filtrat füllte, welches zahlreiche Körnchen, aber auch einzelne Stäbchen und Ketten enthielt. Dann verstopfte er die kleine Oeffnung mit Baumwolle und liess die Röhre senkrecht, mit der weiteren Oeffnung nach Unten, ruhig stehen. In der That war die Flüssigkeit nach 72 Stunden schon ganz voll von lebhaft herumschwärmenden Bacterien. Bei anderen freilich, die mit einem längeren Halse versehen waren, fehlten sie wiederum. Es kann demnach faulige Flüssigkeit, in den Organismus eingeführt, dieselben Symptome machen, wie die unter dem Namen der Sepsis bekannten; aber die giftige Eigenschaft wohnt in der Flüssigkeit nur dann, wenn diese zugleich der Sitz

von Körnchen ist. Kochen und Austrocknen zerstört nicht die Wirksamkeit des Giftes, ebensowenig Kochen in Alkohol. Das wässerige Extract des gekochten und mit Alkohol versetzten Filtrats ist ebenfalls giftig.

Die Beobachtung von Dougall, dass Carbolsäure zwar die Bacterien, nicht aber die giftigen Eigenschaften der fauligen Flüssigkeit aufzuheben vermag, findet ihr Gegenstück in der Erfahrung von Satterthwaite und Curtis, dass Salicylsäure sich in ganz gleicher Weise verhält. S. betrachtet es demnach als wahrscheinlich, dass nicht die Bacterien selbst, sondern eine chemische Substanz den septischen Processen zu Grunde liege: sei sie nun löslich oder suspendirt, also in Emulsion vorhanden.

Charlton Bastian (1) beleuchtet zunächst von der historischen Seite die Beziehungen, welche die zymotischen und die contagiösen Krankheiten zu den Bacterien besitzen. Auch er spricht sich sodann gegen die specifische Bedeutung derselben aus, um die Hauptrolle chemischen Substanzen, den Producten des Gewebszerfalles, zuzuschreiben. Als Grund gegen die allgemein parasitäre Theorie führt er an, dass bisher bloss beim Milzbrand und beim Typhus recurrens Organismen im Blute nachgewiesen worden seien. Ferner die Thatsache, dass das Virus vieler dieser Krankheiten nicht die Eigenschaften einer lebenden Substanz darbiete. Sodann den Umstand, dass das Gift im frischen Zustand am wirksamsten ist, nach Maassgabe der fortschreitenden Zersetzung dagegen mehr und mehr zerstört wird: Eigenschaften, die einem chemischen Körper wohl zukommen, der im Verlaufe der allgemeinen Gewebszersetzung stufenweise zerfällt. Dem plötzlichen Erscheinen und Verschwinden, den periodischen Anfällen und manchen anderen Symptomen der Infectionskrankheiten wird, seiner Meinung nach, durch die parasitäre Theorie nur eine ganz ungenügende Erklärung zu Theil. B. glaubt vielmehr, zu der physicalisch-chemischen Theorie zurückkehren zu sollen, vor Allem auch mit Rücksicht auf die oben erwähnten Beobachtungen von Lechartier und Bellamy, sowie auf die von Pasteur selbst zugestandene Thatsache, dass ohne unmittelbare Intervention von Pilzkeimen, einfach durch die productive Thätigkeit normaler Pflanzenzellen, Gährungserscheinungen eingeleitet werden können.

In einer weiteren Mittheilung (2) spricht sich Bastian dahin aus, dass Bacterien überall da auftreten, wo der Tod des Individuums eintritt, oder wenn noch während des Lebens da oder dort Gewebselemente dem Absterben unterliegen. Er stützt diesen Satz wesentlich auf einen Versuch von Burdon-Sanderson, wobei dieser unter allen Cautelen Ammoniak unter die Haut gespritzt hatte und in dem dadurch erzeugten Entzündungsherde bereits nach 24 Stunden ganze Schwärme von Bacterien antraf, die inmitten der ergossenen entzündlichen Flüssigkeit herumwimmelten.

Hiller unterwirft die pathogene Bacterien-Theorie an der Hand der vorliegenden anatomischen und experimentellen Arbeiten einer kritischen Prüfung, die weiterhin auch das ganze Gebiet der Fäulnissvorgänge vor ihr Forum zieht. Zunächst (20) knüpft er an einen von Burkart veröffentlichten Fall von Pilzembolie an (s. Jahresber. 1873, Bd. I., S. 621), um den Werth der gemeiniglich als charakteristisch für die Bacteriennatur angesehenen Zeichen festzustellen. Burkart hatte angenommen, dass dort „Pilze" durch den Magen und Darmcanal in die Circulation aufgenommen worden seien, und dass sie nun zunächst am linken Herzen eine bacteritische Endocarditis aortica erzeugt hätten, von welcher aus dann die weiteren Metastasen entstanden seien. In Bezug auf den Befund von Schizomyceten im Darm macht H. auf ihr constantes Vorkommen in der Mundhöhle u. s. w. aufmerksam, um ihr Hinabgelangen in Magen und Darm als etwas durchaus Natürliches und Regelmässiges hinzustellen. In der That ist es ja bekannt, dass sie bei jeder, auch ganz einfach catarrhatischen Entzündungen des Darms in grossen Mengen darin angetroffen werden. Offenbar wird dieses vormehrte Auftreten derselben im Darminhalt eingeleitet und unterhalten durch die mannigfachen Zersetzungsvorgänge, die sich im Gefolge irgendwelcher entzündlicher Ausschwitzungen an den Contentis einstellen. Diese massenhafte Anwesenheit von Bacterien darf sonach allerdings als ein pathologisches Ereigniss, aber nicht als das ursächlich wirkende, protopathische Phänomen angesehen werden, sondern nur als ein an und für sich selbst ziemlich gleichgültiges Accidens. Trotz dieser mitunter äusserst reichlichen Entwicklung von Bacterien im Darmlumen wird nun aber seine Wand, so lange sie unverletzt ist, niemals durch sie gefährdet, da ihnen eben die Fähigkeit fehlt, anders als auf präformirten Wegen — den Chylusbahnen — die thierischen Gewebe zu durchdringen. Was nun die Metastasen in Milz, Nieren, Leber, Herzfleisch, Gehirn und Lungen anbetrifft, so sind dieselben seiner Meinung nach offenbar auf die gleichzeitig gefundene, theils ältere, theils frischere Endocarditis zurückzuführen. Der Befund eines zusammenhängenden „Pilzrahms von ruhenden Kugelbacterien" als Belags der Klappenoberfläche kann hiefür nicht herangezogen werden, da der Nachweis, dass es sich da nicht etwa um zerfallenes Fibrin gehandelt habe, nicht erbracht ist. Auch der Sitz kann nicht entscheidend sein, da wir die betroffenen Stellen, die Schliessungslinien der Klappen, aus einfach mechanischen Gründen, auch sonst stets in erster Linie ergriffen sehen. H. glaubt, dass eben diese beständig wiederkehrende Reibung und Zerrung grade die genannten Partien sehr wenig geeignet machen müsse zur Ansiedelung von Bacterien und zu einem Zerstörungsprocess, dessen Hauptbedingung doch ungestörte Ruhe sein sollte.

Für einen anderen der Fälle von mycotischer Endocarditis, den von Wedel (conf. Jahresber. 1873, Bd. I., S. 624) mitgetheilten, ist überdies auf experimentellem Wege von Max Wolff (obendaselbst) der Nachweis geführt worden, dass der Belag jedenfalls nur eine verschwindende Menge von Bacterien enthalten haben konnte; denn bei künstlicher Züchtung desselben erhielt W. ein negatives Resultat. Hinsichtlich der Pilzembolien macht H. auf die Möglichkeit einer Verwechslung mit den Producten des körnigen Zerfalls der Eiterzellen aufmerksam. Aber selbst wenn man von der an und für sich sehr plausibeln Aufnahme der Bacterien seitens des contractilen Protoplasmas der Eiterkörperchen ausgeht, obgleich ihre Feststellung innerhalb des Zellenleibes sehr schwierig und bisher im Einzelfalle stets nur ungenügend geliefert worden ist, so ist damit doch noch keineswegs gesagt, dass sie auf dem Wege der Durchbohrung der Gefässwand in die Circulation eintreten. Es bieten sich vielmehr in dem normalen Resorptionsvorgang so viele Quellen für ihr Erscheinen an ganz entfernten Stellen, dass sie sehr wohl auf diesem einfachen Wege ins Blut gelangen können, um sich hier grade da festzusetzen, wo immer eine Entzündung oder Eiterung sich aufthut.

Weit entscheidender als all diese Betrachtungen sind jedoch die Injectionsversuche einerseits mit isolirten Bacterien, welche durchaus unschuldig wirken, und andererseits mit Bacterien, sammt dem sie tragenden septischen Medium, welche jetzt, wie bekannt, sehr deletäre Eigenschaften besitzen. Es muss demnach die Fähigkeit, Embolien zu erzeugen, den Bact. an und für sich selbst, wenigstens vorläufig, abgesprochen werden, während sie gewissen Fadenpilzen (Oidium etc.) unzweifelhaft innewohnt.

In einer weiteren Arbeit erörtert Hiller (21) ausführlich die Mittel und Methoden, welche zur Feststellung der Bacterien-Natur jener zweifelhaften Körnchenmassen angewendet zu werden pflegen. Zunächst behandelt er die üblichen optischen Kriterien und zeigt, dass die für den Ruhezustand angegebenen Zeichen: Glanz, scharfe doppelte Contourirung, sodann die Gleichmässigkeit des Korns, ja sogar die kettenartige Aneinanderreihung organischen Detritus, insbesondere Fettkörnchen, in weit höherem Maasse zukommen. Was endlich die viel berufenen Bewegungserscheinungen anlangt, so darf nicht schon ein einfaches Oscilliren, wie es allen wie immer gearteten Partikeln von solch geringem Umfange eigen ist, als vitales Phänomen betrachtet werden: es bedarf wirklich kreiselnder, mit Ortsveränderung verbundener Bewegungen. H. hält es für sehr wahrscheinlich und bringt eine Reihe von Beobachtungen für die Ansicht bei, dass diese letzteren Bewegungen in innigem Zusammenhange mit der Vermehrung der Bacterien stehen, ein unmittelbarer Ausfluss ihrer Stoffwechsel- und Wachsthumsvorgänge seien. Sie sind demnach von grosser diagnostischer Wichtigkeit, um so mehr, als es bisher nur äusserst selten gelungen ist, unmittelbar unter dem Mikroskop eine Vermehrung der Bacterien wahrzunehmen und zu verfolgen. Was die chemischen Kriterien anlangt, so kann die Methode des Kochens mit Kalilauge eben so wie die beigemischten Fett- und Eiweisspartikeln, unstreitig auch die Bacterien selbst, wenn nicht auflösen, so

doch zum Verschwinden bringen. Nicht minder ungeeignet und unzuverlässig sind einerseits die concentrirten Säuren, andererseits Alkohol, Aether und Chloroform, aus bekannten Gründen (vergl. Riess und
Max Wolff, Jahresber. 1873, S. 625 u. 626). Unter
den Färbemitteln hat sich H. als tauglichstes eine Lösung von Jod in Alkohol (1 : 25) bewährt, nach kurzer
Application derselben nehmen die Bacterien eine intensiv gelbe Färbung an. Bei festen Gewebstheilen ist es
vortheilhaft, eine Aufhellung des Objects in Kalilauge
vorauszuschicken. Anknüpfend an die Arbeit von
Letzerich über Diphterie (Jahresber. 1871, Bd. I.,
S. 630) weist H. auf die bei dieser Methode möglichen
Fehlerquellen hin, indem metallisches Jod, sei es krystallinisch, sei es amorph, abgeschieden werden kann:
in den beiden Fällen kann man sich leicht versucht
fühlen, wie es L. passirt ist, diese Niederschläge für
tingirte Zooglöahaufen anzusehen.

Weit untrüglicher indessen als all diese Mittel
wird stets das physiologische Reagens der Züchtungs-
fähigkeit der fraglichen Körperchen sein, wie es von
H. und Anderen bereits vielfach mit Erfolg benutzt
worden ist. Specielle Erwähnung verdienen hiebei die
Rathschläge, welche H. für die Züchtung von Bacterien
im Blute gibt. Zur Aufnahme des Blutes bedient er
sich eines an beiden Enden offenen Capillarröhrchens,
welches an der einen Seite stumpfwinklig umgebogen
ist. Nach der Füllung desselben durch Einschieben
in die kleine Venenwunde wird das eine Ende mit
einem Wattebausch verstopft, um die Flüssigkeit in
stetem Contact mit der atmosphärischen Luft zu erhalten: eine Maassregel, die unbedingt nothwendig ist
für das Wachsthum und die Vermehrung etwa vorhan-
dener Bacterien. Das andere Ende wird nun zugeschmolzen. — Um den Erfolg der Guitar auch mikroskopisch sichtbar zu machen, kann man sich nach dem
Vorgang von Cohn der Erzeugung künstlicher Pig-
mentfäule bedienen, wobei die Lösung, im Falle des
Gelingens der Züchtung, ein bläulich-grünliches Colorit annimmt.

Um die Bacterien unvermischt, d. h. getrennt von
dem sie tragenden, chemisch differenten Medium zur
Wirkung kommen zu lassen, bereitete sich Hiller (Beitr.
zur Lehre von der organisirten Natur etc.) eine Isolationsflüssigkeit, indem er die Bacterien aus
faulendem Serum, Blut, Harn etc. theils vermittelst
wiederholter Filtration durch Thonzellen, theils mittelst Diffusion, oder der Bergmann'schen Gefrier-
methode von den ihnen anhaftenden Stoffen ganz oder
grösstentheils befreite und dann, in destillirtem Wasser
suspendirt, zur Verwendung brachte.

Sowohl Hunde als Kaninchen vertragen die Injection selbst erheblicher Mengen (bis 5 Ccm.)
solcher Flüssigkeit ohne jeden Nachtheil. Weder local
an den Einstichstellen finden sich andere Folgeerscheinungen, als eine leichtes, rasch vorübergehendes Oedem,
noch folgen allgemeine Symptome, ja nicht einmal
eine nennenswerthe Temperatursteigerung. — Auch
subcutane Wunden können durch die Einführung
solcher Flüssigkeit nicht zum Verderben gebracht

werden, sowenig wie es gelingt, offene Wunde
diesem Wege in maligne Eiterung zu versetzen. Der
Einwand, dass es schädliche und unschädliche Bacterien gebe, ist einmal darum von der Hand zu weisen,
weil diese Annahme bisher durch kein objectives
Merkmal gestützt ist, und sodann, weil in ganz gleicher
Weise gerade auch die aus unzweifelhaft septisch wirkenden Zersetzungsflüssigkeiten stammenden Bacterien,
isolirt, einzig und allein jene unschuldigen Eigenschaften besitzen. Ebensowenig stichhaltig ist der
fernere Einwand, dass die an Thieren gewonnenen,
negativen Erfahrungen für den Menschen keine Gültigkeit behaupten dürften. Als schlagendste Widerlegung eines solchen Einspruchs hat H. in sich selbst
gezeigt, dass auch beim Menschen sowohl durch
Impfung, als durch injection bacterienhaltiger Isolationsflüssigkeit weder eine locale Reaction — abgesehen
von dem erwähnten Oedem —, noch eine allgemeine
eintritt. Diese experimentellen Erfahrungen lassen
sich nun mit den von anatomischer Seite gewonnenen
Ergebnissen ganz wohl vereinigen, wenn man davon
ausgeht, dass die Bacterien häufige, wahrscheinlich
constante Begleiter der accidentellen Wundkrankheiten
sind, und wenn man ferner zugibt, dass sie unter Umständen Träger und Verbreiter des septischen Giftes
werden können. Möglicherweise sind sie auch Erzeuger oder Wiedererzeuger des septischen Giftes,
obwohl H. dies nicht gerade für wahrscheinlich hält.
Dagegen ist ihnen jede selbstständige, mechanische
Action, wie sie von den acht parasitischen Fadenpilzen
bekannt ist, durchaus abzusprechen.

Um über die Bedeutung und die bedingende Beziehung der Bacterien bei der Fäulniss ins Klare zu
kommen, hat H. eine Reihe von Versuchen ausgeführt,
welche sich an ähnliche, von Pasteur unternom-
mene anschliessen. Behufs Entscheidung der Frage,
ob lebens- und ernährungsfähige Bacterien im
Stande seien, thierisches Eiweiss im Sinne der
vitalistischen Fäulnisstheorie zu zerlegen, spritzte er
von der geschilderten Isolationsflüssigkeit 2 Deci-
gramm in die Substanz von Hühnereiern ein. Die
betreffenden Eier waren aber noch längere Zeit
danach, sowohl was Aussehen, als Geruch anlangt,
vollkommen intact. Daraus geht hervor, dass die
Bact. an und für sich selbst der Erreger der Eiweisszersetzung nicht sein können. Der Grund für diese
Unfähigkeit wird darin zu suchen sein, dass sie eben
das thierische Eiweiss in unzersetzter Form nicht zu
assimiliren im Stande sind. Der erste Satz findet eine
wichtige Stütze in manchen anderweitigen Beobachtungen, welche uns lehren, dass Bacterien in fäulnissfähigen, organischen Flüssigkeiten ausgiebig gedeihen, ohne
doch eine Zersetzung der darin enthaltenen Protein-
substanzen herbeizuführen. Der zweite Satz steht im
Einklang mit zahlreichen Erfahrungen aus der Pathologie: vor allem der Thatsache, dass trotz der Anwesenheit der Bact. oder ihrer Keime im gesunden Organismus, dennoch eine Vermehrung derselben für gewöhnlich nicht eintritt, sondern erst dann Platz greift,
wenn oder wo immer irgend welche krankhafte Um-

änderungen in der Gewebsconstitution stattgefunden haben. Andererseits lehren uns aber auch die experimentellen Ergebnisse bei der Bact.-Züchtung, dass diese Organismen Eiweisskörper zu ihrer Nahrung keineswegs unumgänglich bedürfen, sondern sehr wohl allein von Aschenbestandtheilen zu leben im Stande sind. Die Bacterien entnehmen demnach das Eiweiss ihrer Zellen nicht direct aus bereits vorgebildetem Eiweiss der faulenden, pflanzlichen oder thierischen Substanzen, sondern bauen es sich aus den bei der Zersetzung organischer Körper freiwerdenden, zum Theil anorganischen Stoffen: Gasen, Salzen und Wasser, unter dem Einfluss der Wärme oder des Sonnenlichtes in synthetischer Weise auf.

Wenngleich nun die Bacterien thierisches Eiweiss durch ihren Stoffwechsel nicht zu zerlegen vermögen, so könnte man ihnen doch vielleicht eine ursächliche Beziehung wenigstens insofern anerkennen, als sie bei ihrer Keimung Erzeuger eines chemischen Ferments werden können: eine Möglichkeit, welche beispielsweise in den Beziehungen der Diastase zur keimenden Gerste einerseits, zu gewissen Gährungsvorgängen andererseits ein Vorbild besässe. Eine Reihe von Anzeichen spricht dafür, dass auch bei sehr vielen normalen Neubildungs- und pathologischen Wucherungsvorgängen im thierischen Organismus solche Fermente entstanden, welche die Umbildung und Assimilation des Ernährungseiweisses zu Gewebssubstanz vermittelten, so beispielsweise bei der Bebrütung des Hühnereis durch die Keimung der Dotterzellen, und dass bei einer etwaigen Unterbrechung des Brutactes eben durch dieses Ferment die Fäulniss des Eies eingeleitet werde.

Die obigen Versuche liessen eine derartige Möglichkeit immer noch offen, indem man behaupten konnte, bei und mit der Isolation der Bacterien sei auch jenes Ferment mit entfernt worden. Einmal die Beobachtung des Gedeihens und Wachsens von Bacterien in saurem Urin ohne folgende Zersetzung desselben, ferner die gleiche Erfolglosigkeit nach der Injection von Isolationsflüssigkeit, welche lebhaft wachsende Bacterien enthält, dies Alles macht es jedoch in hohem Grade unwahrscheinlich, dass einfach durch das Wachsthum der Bacterien fäulnisserregende Substanzen erzeugt würden.

Dagegen war die Möglichkeit einer eingehenden Berücksichtigung werth, ob das Fäulnissferment nicht diffundirbar, d. h. flüssig oder gelöst sein könne. Eier, die zum Theil ihre zerbrochene Kalkschale mehr oder weniger lange Zeit in fauligen Flüssigkeiten verweilten, blieben trotzdem völlig intact. Das Fäulnissferment muss demnach ein fester organischer Körper sein.

Injicirte H. dagegen eine Emulsion von Zimmerstaub und destillirtem Wasser in die Eier, so gingen dieselben mehr oder weniger rasch in stinkende Fäulniss über. Dasselbe Resultat erhielt er, wenn er eine solche Mischung in Züchtungsflüssigkeit brachte; danach trat sehr rasch Trübung und massenhafte Bacterien-Entwicklung ein. Aber auch der Aufguss für sich selbst, unter Luftzutritt stehen gelassen, nahm bald einen moderigen Geruch an und bot unter dem Mikroskop ein Bild üppigsten organischen Lebens. — Hieraus darf man schliessen, dass die atmosphärische Luft die Keime niederster Wesen und daneben fäulnissfähige Substanz, vor Allem aber ein körperliches Fäulnissferment trägt, welches, nach den Versuchen der ersten Reihe zu schliessen, wahrscheinlich von jenen unabhängig ist. Ob dieselbe ein unorganisirtes Ferment — nach der Anschauung Liebig's — „eine in Umsetzung begriffene Proteïnsubstanz" sei, das muss für jetzt noch unentschieden bleiben.

2. Hyphomyceten.

v. Ubisch, Ein Fall von Betheiligung des Leptothrix buccalis bei Erkrankung der Zunge. Berliner klinische Wochenschrift No. 52. S. 702—706.

v. Ubisch schildert einen Krankheitsfall, wo in Folge einer sehr reichlichen Entwickelung von Leptothrix buccalis auf der Oberfläche der ganzen Zunge, am stärksten ihren hinteren Partien, eine dicke, milchglasähnliche Kruste auf derselben entstanden war.

Dieselbe überdeckte die Papillen vollständig, haftete fest und zwischen den einzelnen Papillen, und hatte zu einer diffusen Verdickung der Schleimhaut, zum Theil auch des submucösen Gewebes geführt. Die Zunge hatte dadurch eine unregelmässig höckrige Oberfläche und eine derbere Consistenz gewonnen. Die mikroskopische Untersuchung dieser Kruste ergab in den obersten Schichten nur abgelöste Plattenepithelien, die besetzt, überwachsen, theilweise sogar durchbrochen waren von den Pilzfäden; die untere bestand vorwiegend aus einer feinkörnigen Masse, der Matrix und den Sporen, aus denen jene oberen Gebilde hervorwuchsen. Eine antiparasitische Behandlung — locale Application einer 3-procentigen Carbolsäurelösung und Gurgeln mit einer schwächeren Solution — brachte in wenig Wochen die Kruste zum Verschwinden und damit eine fast völlige Beseitigung der Störungen in der Bewegungsfähigkeit der Zunge, der Deglutition und Phonation v. U. glaubt, dass sich das bei ganz gesunden Menschen stets beobachtete Vorkommen von Leptothrix nur dann zu solch massenhafter Wucherung steigere, wenn catarrhalische und ulcerative Processe einen längeren Bestand gewännen, wie es z. B. bei Rauchern (was bei dem in Rede stehenden Patienten zutraf) geschehen kann.

B. Thierische Parasiten.

1. Infusorien.

1) Lösch, Massenhafte Entwickelung von Amoeben im Dickdarm. Virchow's Archiv Bd. LXV. S. 196 bis 212. — 2) Rüttig, Ueber Parasiten des Froschbluts. Dissert. Berlin.

Lösch (1) berichtet über das bisher erst in einem überdies zweifelhaften Falle (von Lambl) beobachtete Vorkommen zahlloser Amoeben im Dickdarm eines Ruhrkranken.

Ein 24jähriger Bauer aus dem Archangel'schen Gouvernement erkrankte bereits im Sommer 1871 an Durchfall, der mehrere Monate anhielt und ihn ausserordentlich von Kräften brachte. Nachdem er sich in Folge seiner Beschäftigung häufigen Erkältungen ausgesetzt hatte, erkrankte er im August 1873 von Neuem an Durchfall, mit heftigem Tenesmus, begleitet von Fieber und grosser, allgemeiner Schwäche. Die Zahl der Stühle betrug bis 10 täglich; dieselben waren ganz dünn, rothbraun, sehr übelriechend, und enthielten viel gelblichweisse und graurötliche Schleim- und Eiterklümpchen beigemengt, die der Sitz massenhafter Amoeben waren. Trotz der Anwendung der verschiedensten innerlichen und localen Mittel besserte sich der Zustand nur vorübergehend, indem die blutige Beschaffenheit der Stühle zeitweise in eine catarrhalische überging. Da sich bei fortgesetzter mikroskopischer Untersuchung der Entleerungen mehr und mehr ein Proportionalitätsverhältniss zwischen der Menge der Parasiten und der Intensität der Krankheitserscheinungen herausstellte, so glaubte L., es als seine Hauptaufgabe betrachten zu sollen, die Amoeben zu vernichten; er unterwarf daher den Kranken einer consequenten Chininbehandlung. Es wurde demnach eine Lösung von ½₀₀₀ des schwefelsauren Salzes per Klysma applicirt und daneben innerlich zweimal 0,3 firm. gereicht. Bereits 12 Tage darauf gelang es nicht mehr, Amoeben im Stuhle nachzuweisen. Die eingeleitete Medication wurde deshalb abgebrochen. Aber nach wenigen Tagen schon traten sie im Darminhalte von Neuem auf. Wegen fortschreitender Abnahme der Kräfte und Symptomen von Herzverfettung wurde im Februar 1874 die Transfusion vorgenommen und 9 Unzen Menschenblut übergeführt. Der Erfolg war zunächst ein günstiger; im März jedoch gesellte sich eine linksseitige Pleuritis hinzu und im April trat unter hochgradiger Erschöpfung der Tod ein. Sehr bemerkenswerth war der Umstand, dass mit dem Beginne der Pleuritis die Amoeben völlig verschwunden waren, während zugleich die veränderte Farbe, festere Consistenz und die dem Normalzustande entsprechende Seltenheit des Stuhls, sowie das Fehlen der schleimig-blutigen Beimischungen auf eine bedeutsame Wandlung hinwies. Der Grund dafür dürfte nach L. entweder in dem die Pleuritis begleitenden Fieber oder in abnormen Zersetzungen des Darminhaltes zu suchen sein. Jedenfalls hatte dieses Verschwinden auf das Darmleiden selbst einen sehr günstigen Einfluss, indem die Unterleibsschmerzen und der Tenesmus aufhörten und der Appetit wiederzukehren schien. Da aber das Fieber fortdauerte und sich überdies in beiden Lungenspitzen eine käsige Pneumonie entwickelte, so musste bald nachher der Tod eintreten.

Die Section ergab als wesentlichen Befund eine in Rückbildung begriffene, fibrinöse Pleuritis, in beiden Lungenspitzen käsig-ulceröse Herde, zum Theil bereits mit Höhlenbildung, am Herzen deutliche Verfettung. Die catarrhalische Affection des Digestionstractus begann bereits im Magen. Im unteren Drittel des Dünndarms starke Röthung, Schwellung und kleienförmiger Belag auf der Schleimhaut, hie und da oberflächliche Defecte; ein ähnliches Verhalten zeigte sich im Colon, aber vielfach bereits untermischt mit den Residuen älterer Verschwärungsprocesse in Gestalt von Narben und fleckiger Pigmentirung.

Was die Amoeben selbst anlangt, so waren sie so reichlich, dass sich mitunter in einem Gesichtsfelde 60—70 (bei 500facher Vergrösserung) wahrnehmen liessen. Die Art und Weise ihrer sehr lebhaften Form- und ihrer weit langsameren Ortsveränderungen, die Schilderung ihres protoplasmatischen Leibes und des in demselben verborgenen Kerns nebst Kernkörperchen, sowie endlich der contractilen Vacuole in seinem

Inneren gestattet keinen Zweifel daran, dass es sich um wahre Amoeben gehandelt habe, aber um eine Form, welche mit keiner der bisher beschriebenen übereinstimmt.

Um die aus der Coïncidenz der Amoeben und der Steigerung der Darmerscheinungen sich ergebende Vermuthung ihrer bedingenden Beziehung zu dem Ruhrprocesse auf experimentellem Wege zu prüfen, injicirte L. einer Reihe von Hunden frische, amoebenhaltige Darmcontenta per os et anum, theilweise nach voraufgegangener Erzeugung einer intensiven Darmentzündung. In einem dieser Versuche trat ½ Stunde nach der Einfuhr Erbrechen und Durchfall ein, was aber nur kurze Zeit anhielt. Nach 8 Tagen dagegen zeigte sich auf der Oberfläche der Kothballen ein blutiges Schleimklümpchen, welches von einer grossen Zahl von Amoeben durchsetzt war; danach aber blieben die Verhältnisse ganz normal. Die am 18. Tage vorgenommene Section ergab bei sonst gesunden Organen, im Rectum das Vorhandensein lebhafter Schwellung und Röthung der Schleimhaut, sowie einiger flacher Substanzverluste. Bei den anderen Hunden war das Ergebniss ein durchaus negatives. Dieses Resultat, im Verein mit dem durch die Chininbehandlung erzielten, lehrt, dass die Amoeben die Darmentzündung, wenn auch nicht zu erzeugen, so doch zu unterhalten und zu steigern im Stande sind.

Bei der Anstellung des Cohnheim'schen Versuchs am Mesentorium des Frosches entdeckte Rättig (2) innerhalb des Kreislaufs ein infusorienartiges Gebilde, welches allem Anscheine nach bis jetzt noch nicht beobachtet worden ist.

Dasselbe bewegte sich frei, zeitweise sehr schnell, innerhalb der Blutbahn, indem es die Blutkörperchen zur Seite drängte, theils in der Richtung des Stroms, theils demselben entgegenrudernd. Es besass eine kurz elliptische Gestalt, etwa die 1½fache Grösse rother Blutkörperchen und bestand aus einem sehr feinkörnigen Protoplasma, in welchem man mehrere, mit blindsackförmigen Ausstülpungen versehene Canäle unterscheiden konnte. Diese Gänge begannen im zugespitzten vorderen Kopfende des Thieres und endeten auf einem als Sporn hervorragenden Fortsatze an der unteren Fläche. Die ganze Aussenseite war mit lebhaft schlagenden Wimpern besetzt, deren Bewegungen indessen von den eigenen des Thieres unabhängig waren. — Bei einer Reihe anderer Frösche fand R. dieselben Parasiten im Blute wieder und ebenso im Serum von solchem Blut, welches nach der Entfernung von der Ader einige Zeit der Ruhe überlassen worden war. Je länger aber die Thierchen ausserhalb des Organismus verweilten, um so träger wurden ihre Bewegungen, und über 50 Stunden hinaus gelang es niemals, sie lebend zu erhalten. Gegen Reagentien erwiesen sie sich als sehr empfindlich; sogar in destillirtem Wasser blieben sie nicht im Stande, ihre Existenz weiterzuführen. Die Menge, welche die verschiedenen Froschindividuen von diesen Infusorien enthalten, ist eine sehr wechselnde; indess führte die Untersuchung mehrerer Tropfen fast immer schon zum Ziele. Sie finden sich nicht nur im Lumen der grösseren, wie der kleineren Gefässe, sondern auch im Parenchymsaft von Lunge, Leber und Knochenmark, niemals im Darm. — Bemerkenswerth ist, dass nur Frösche von bestimmten Localitäten diese eigenthümlichen Insassen beherbergen. Die Thiere, mit denen R. arbeitete, stammten aus den Sümpfen von

Köpenick, während die aus der nächsten Umgebung Berlins, sowie solche aus Königsberg i. P. frei davon waren. Es scheint demnach ihre Anwesenheit auf einer Art Endemie unter den Fröschen zu beruhen. — Die durch ihre Bewegungen herbeigeführten Circulationsstörungen sind, wie man sich durch die directe mikroskopische Betrachtung überzeugen kann, nicht ganz unerheblich. Indess wurden doch niemals locale Folgeerscheinungen im Nachbargewebe, etwa Blutungen oder dergl. wahrgenommen, wie sich denn die davon betroffenen Frösche auch in jeder sonstigen Hinsicht als durchaus normal erwiesen. — Die hier geschilderten Parasiten sind nicht zu verwechseln mit den von Lieberkühn beschriebenen Amöben des Froschblutes, welche R. ebenfalls gesehen hat.

2. Würmer.

Allgemeines.

Spencer Cobbold, T., A lecture on hydatic disease. The Lancet Juny 19. p. 850.

Cobbold hat die verschiedenen Sammlungen Englands auf ihren Gehalt an Entozoënpräparaten untersucht und speciell dem Echinococcus seine Aufmerksamkeit angewendet, um eine statistische Grundlage zur Bestimmung der Häufigkeit dieser Erkrankungen in England und zu einer Vergleichung mit ihrer Frequenz in Frankreich zu gewinnen. Aus seinen Aufzeichnungen ergiebt sich, dass der Echinococcus in England eine häufige Krankheit darstellt und in annähernd gleichem Verhältniss wie in Frankreich die einzelnen Organe betheiligt. Ganz in Uebereinstimmung mit den von Davaine angestellten Ermittelungen und dem von diesem Forscher erhaltenen Zahlenverhältniss steht unter den Einzelorganen in erster Linie die Leber — in 44 pCt. aller Fälle war sie der Sitz des Leidens. Dann folgt die Bauchhöhle und die Milz mit je 10 pCt., Niere und Harnblase mit je 7,5 pCt., Gehirn mit 6 pCt., Knochen mit 4,4 pCt., Herz und Lungengefässe 3,6 pCt., verschiedene seltenere Localitäten zusammen 13 pCt. Etwa in 25 pCt. aller Fälle von Echinococcus war der tödtliche Ausgang direct oder indirect auf die Anwesenheit dieses Parasiten zurückzuführen.

I. Platyhelminthen.

a. Cestoden.

1) Dumas, Adolphe, Six cas de ténia à la suite de l'usage de la viande crue, fréquence relative de ce ver à Cette. Montpellier médical. Juillet. — 2) Lémoine, Des parasites animaux et végétaux de l'organe de la vue. Thèse. Paris. 1874. (Zusammenstellung der bekannten Fälle von Cysticercus innerhalb des Auges und in den Adnexis desselben, mit Hinzufügung eines neuen, in der Klinik von Sichel beobachteten.) — 3) Welch, Observations on the anatomy of taenia mediocanellata. Quarterly Journal of microscopical science. January. — 4) Wilde. Zwei Fälle von Echinococceninvasion. Deutsche Zeitschrift für Chirurgie. Bd. VI. Heft 3. S. 215—222.

Welch (3) wendet sich gegen die Ansicht derer, die die Taenia mediocanellata als einen in England seltenen Parasiten betrachten wollen. Zum Beweis für das Gegentheil theilt er einige Fälle mit, wo

die Infection unstreitig an Ort und Stelle erfolgt war, also der Einwand, dass wohl ein Import von Aussen her stattgefunden haben möchte, nicht Stich hielt. Demnächst giebt er eine sehr ausführliche Schilderung der Naturgeschichte und des feineren Baues dieser Species und erläutert sie durch zahlreiche Abbildungen. Eine wesentliche Bereicherung unserer Kenntnisse wird der deutsche Leser in dieser vollständigen Darstellung wohl kaum finden.

Zum Beweise der relativen Häufigkeit des Bandwurms in Cette am Mittelmeer führt Dumas (1) eine Reihe von Fällen aus seiner Praxis an, welche durch die gewöhnliche Behandlung geheilt wurden. Die Thatsache, dass die Taenia im Süden Frankreichs verhältnissmässig viel häufiger ist als im Norden — eine Differenz, die sich seinen Beobachtungen und Berechnungen nach erst für die letzten 15 Jahre herausgestellt hat —, führt er auf die von Afrika her erfolgende Einfuhr algierischen Schlachtviehs, besonders Hammeln zurück. Es ist ja bekannt, wie häufig der Bandwurm grade an der Nordküste von Africa vorkommt, und wie gross speciell in Algier der Unterschied gegenüber dem Mutterlande ist. Auf der Basis dieses allgemeinen, als prädisponirend anzusehenden Moments konnte sich D. direct davon überzeugen, dass die unmittelbar veranlassende Ursache der Genuss rohen Fleisches war, wie er es bei atrophischen Kindern vielfach in Anwendung gebracht hatte.

In dem ersten der von Wilde (4) mitgetheilten Fälle handelte es sich um ein 16jähriges Mädchen, die Tochter eines Schlächters, welche sich wegen eines Tumors in der Unterbauchgegend dicht über der Symphyse präsentirte.

Derselbe war hinter den Bauchdecken, zunächst frei gegen dieselben beweglich, hatte eine kuglige Gestalt und anfänglich wenigstens eine derbe Beschaffenheit. Im Laufe von 3—4 Monaten nahm er erheblich an Umfang zu, so dass er zuletzt nach Oben zum Nabel reichte, und zugleich verwuchs er mit den davor liegenden Bauchdecken. Von da ab sonderte er sich mehr und mehr in zwei durch eine Rinne getrennte Abschnitte und trat immer deutlicher werdende Fluctuation. Beim Einstossen eines Troicarts entleerte sich zuerst nur etwas dicker Eiter; bei der Incision eine bedeutendere Menge Eiter und zahlreiche grössere Echinococcusblasen. Unter Anwendung von Opium, sowie Ausspülung des Sackes mit Kali hypermanganicum, ging die Heilung sehr rasch von Statten. Die zurückbleibende Narbe war ganz klein, die Retraction vollständig. Die Pat. starb ½ Jahr danach, bei bis dahin völligem Wohlbefinden, ganz plötzlich. — Der zweite Fall, welcher einen 37jährigen Schlächter betraf, ist besonders interessant als ein vortreffliches Beispiel reiner Naturheilung. Die ersten Symptome waren gastrische Beschwerden, verbunden mit Icterus, der aber nach 14 Tagen wieder verschwand. Etwa 2 Monate später zeigte sich plötzlich im Stuhl eine Menge kleiner Blasen, die das Mikroskop als Echinococcen nachwies. Diese Erscheinung wiederholte sich nun längere Zeit hindurch, und zwar war immer an den Tagen, wo Blasen abgingen, der Stuhl dünn, an den dazwischenliegenden geformt und fest. Die Leber war dabei bedeutend vergrössert, besonders der rechte Lappen, ihre Oberfläche glatt, auf Druck sehr empfindlich. Auch bei Bewegungen fühlte der Kranke einen stechenden Schmerz in der rechten Seite. Fluctuation war nirgends zu fühlen. Daneben bestand ziemlich hohes, remittirendes Fieber, nächtliche Schweisse und ein hoher Grad allgemeiner Schwäche. Die Schwellung des Rauches und der Leber selbst nahm, je mehr Blasen abgingen, um so mehr ab, das Fieber liess nach, Appetit und Kräfte hoben sich, und nachdem noch mehrfach grosse Membranfetzen abgegangen waren, wahrscheinlich Stücke der Mutterblase, trat gänzliche Heilung ein. Die Leber war sehr viel kleiner geworden, hatte eine Einziehung erfahren und wurde schliesslich ganz frei von jeder Empfindlichkeit. Der Pat. ist ganz geheilt und vermag seinem anstrengenden Berufe wie früher nachzugehen, ohne irgend welche Beschwerden dabei zu verspüren. W. ist der Ansicht, dass hier die Perforation eines Echinococcussackes mit folgender Ausstossung seines Inhalts stattgefunden habe. Der Durchbruch dürfte nicht in den Ductus choledochus, sondern direct in den Darm erfolgt sein. Dafür spricht, wie er glaubt, besonders das Fehlen des Icterus in der Periode der fortschreitenden Ausstossung der Blasen, trotz der ausserordentlich grossen Zahl der Exemplare, und das Ausbleiben schwerer Molimina zu der muthmasslichen Zeit ihres Uebertrittes aus der Leber.

b) Trematoden.

Mac Connell, J. F. P., Remarks on the anatomy and pathological relations of a new species of liverfluke. The Lancet Aug. 21, p. 271—274.

Bei der Section eines 20jährigen Chinesen (eines Zimmermanns), welcher in einem hohen Grade gelbsüchtig und schon moribund in ärztliche Behandlung kam, fand Mac Connel eine eigenthümliche Distomenform, von der zahllose Exemplare die Gallengänge auf weite Strecken ansfüllten.

Die krankhaften Veränderungen in der Leiche beschränkten sich der Hauptsache nach auf die Leber: sie war stark vergrössert und gespannt und zeigte auf dem Durchschnitt vermehrten Blutreichthum und mehr oder weniger ausgesprochene Erweichung. Die Gallengänge waren stark erweitert durch dicke gelbe Galle und enthielten daneben theils einzelne, theils zu Haufen zusammengeknäuelte Würmer, welche vielfach das Lumen völlig verstopften; alle waren todt. Die Gallenblase war mit Galle gefüllt und ganz frei von Distomen; der Ductus cysticus und choledochus durchaus wegsam, auch hier und ebenso im ganzen Verlaufe des Darms keine Parasiten. — Die mikroskopische Untersuchung ergab die Anwesenheit von sehr zahlreichen Gallenfarbstoffkörnchen innerhalb der Leberzellen durch den ganzen Acinus hindurch. Daneben bestand eine theilweise Verfettung. — Nach Mac Connel's Ansicht sind die schweren cholämischen Symptome und der Tod bei diesem Kranken auf die durch die Gegenwart der genannten Parasiten bedingte Gallenstauung zurückzuführen, ja er möchte vermuthen, dass eine ganze Reihe dunkler Fälle von Icterus gravis von einem ähnlichen Causalmoment abzuleiten seien. Mac C. hält es für besonders wahrscheinlich bei den Chinesen und Birmanen, welche eine sehr unsaubere Lebensweise führen und vor Allem rohes Fleisch ohne Unterschied geniessen. In vorliegendem Falle freilich war es nicht mehr möglich, hierüber irgend etwas Bestimmtes zu eruiren. Hingegen weist er darauf hin, dass von Leidy über das Vorkommen eines ähnlichen Wurms aus China berichtet worden sei. Der Gewährsmann desselben, Dr. Kerr in Canton, hat denselben einmal durch Erbrechen entleert werden sehen, das andere Mal per anum abgehen. Das fragliche Distomum hatte vielfach Aehnlichkeit mit dem Distomum hepaticum, zeigte aber auch, abgesehen von dem bedeutenden Grössenunterschied, mehrere nicht unwesentliche Abweichungen. Die wichtigsten darunter beziehen sich auf die Beschaffenheit der Haut, die Unverzweigtheit

des Darmtractus und die gegenseitige Lage, sowie den Entwicklungsgrad der männlichen und weiblichen Geschlechtsorgane.

II. Nemathelminthen.

Nematoden.

1) **Lewis**, J. R., The pathological significance of Nematodes haematozoa. Monthly microscopical journal. Mai. — 2) **Derselbe**, The pathological signification of Nematode haematozoa. The medical Times and Gazette. February 13. p. 173. — 3) v. **Patruban**, Ueber das Vorkommen von Gordius aquaticus beim Menschen. Wiener med. Jahrbücher. No. 16. 18. Febr.

Die Beziehung der von Lewis entdeckten Filaria sanguinis humani (Haematozoon) zu einer ganz ähnlichen Filaria des Hundes, welche bereits in den früheren Mittheilungen dieses Forschers erörtert worden ist, wird hier (1) von Neuem in Erwägung gezogen. Schon damals machte L. auf einen wesentlichen Unterschied der beiden Formen aufmerksam, indem die menschliche eine selbstständige Scheide besitze in Form einer handschuhartigen Umhüllung des ganzen Körpers, die des Hundes hingegen derselben durchaus entbehre. Mindestens ein Drittel der indischen Hunde leidet an diesem Wurm und einer durch denselben bedingten Krankheit, deren anatomische Spuren schwer genug sind. Zur Seite der Aorta und der Speiseröhre finden sich nämlich erbsen- bis wallnussgrosse, faasig aussehende Geschwülste, sodann kleine Tumoren in der Wand der Brustaorta selbst, welche sich wie Tuberkel anfühlen. Entsprechend diesen Erhebungen an der äusseren Seite sieht man an der inneren leichte Vertiefungen von grubiger, sackähnlicher Beschaffenheit. An der Intima bemerkt man flache Substanzverluste, die ganze Oberfläche ist verdickt und rauh, aber nicht durch Sclerose oder atheromatöse Entartung, sondern durch eine narbige Retraction derselben, wie von der Schrumpfung der mittleren und äusseren Schicht; daneben besteht auch eine Vergrösserung der Drüsen am Lungenhilus.

Was die Beziehung zwischen dieser Filaria und der Chylurie anlangt, so wiederholt L., dass in allen von ihm untersuchten Fällen von Chylurie (deren Zahl sehr beträchtlich), von Elephantiasis oder einer nahe verwandten Krankheit der Parasit stets nachzuweisen war. Umgekehrt liess sich bei allen Kranken, wo er die Filaria anffand, nachträglich feststellen, dass sie entweder an Chylurie gelitten hatten oder noch litten, resp. einem der genannten verwandten Uebel. Sodann erörtert L. die verschiedenen Möglichkeiten, die zur Erklärung der Circulationsstörungen nach dem Eindringen der Parasiten in die Blutbahn dienen könnten. Es wären das einmal jene Geschwülste, die durch eingekapselte reife Thiere hervorgerufen werden. Ferner active Wanderungen, die vielleicht mit Durchbrechung der Gefässwand verbunden sind. Endlich sehr lebhafte Bewegungen innerhalb der kleinen, dünnwandigen Gefässe, die zu einer Raptur derselben führen könnten, demnächst zu einem Hineingelangen in die Lymphgefässe und einem Weiterwandern im Gewebe, ja selbst zu einem Uebertritt in die secretorischen Canäle hinein und zur Entleerung nach aussen, getragen von dem flüssigen Product der betr. Drüse.

Bei der Untersuchung einer Pariah-Hündin in Ostindien fand Lewis (2) frei im Blute zahlreiche Exemplare einer Nematodenart, welche der von ihm beim Menschen entdeckten Art sehr viel ähnlicher waren als die, welche er an dortigen Hunden früher beobachtet hatte. Nur fehlte auch ihnen die Scheide, welche für den menschlichen Wurm so sehr characteristisch ist. Ungleich anderen, bisher beschriebenen Parasiten, welche hauptsächlich in der Aorta gefunden wurden, kommen diese in der Höhle des rechten Herzens vor und scheinen von kleinen Geschwülsten an der Basis des Herzens herzustammen. Solche Tumoren kommen aber auch zur Seite der Aorta vor und geben der Innenfläche dieses Gefässes ein grubiges Aussehen. Auf dem Durchschnitt enthalten die grösseren je 5—6 Würmer, die röthlich gefärbt waren und, falls Weibchen, eine Länge von 2—3 Zoll erreichten. In den kleineren waren jüngere Entwicklungsstufen vorhanden und die Veränderungen in dem Gefäss zu beobachten, welche dadurch hervorgebracht werden. Der Wachsthumsprocess ist durch wiederholte Häutungen, die Entwicklung der Geschlechtsorgane und das Hervortreten einer mehr röthlichen Farbe vervollständigt. Gelegentlich scheinen sie von einem solchen Herde zum andern zu wandern, indem sich ein jeder seinen eigenen Canal gräbt. Die Gestalt der Eier und Embryonen ist noch unbekannt; denn noch ist es nie gelungen, sie aufzuzüchten und so die Zeit ihres Eintritts in den Wirth zu bestimmen. Das Wahrscheinlichste ist wohl, dass sie, nachdem sie bereits einen gewissen Umfang erreicht haben, von aussen her in den Magen gelangen, dann in den Darm und von da in den Kreislauf. Die locale Ansiedelung der Würmer scheint beim Menschen zuweilen auszubleiben, wie daraus hervorgeht, dass L. in Fällen, wo im Blute selbst Embryonen in grosser Menge herumschwärmten, dennoch keine reifen Stadien darin zu entdecken vermochte.

Es ist kaum zu bezweifeln, dass diese Würmer der Chylurie zu Grunde liegen, welche fast ausnahmslos von ihnen begleitet ist, um so mehr, als ja diese Krankheit anfallsweise wiederzukehren und sich zu steigern pflegt. Wenn sie die Nierencirculation zu beeinträchtigen im Stande sind bis zu dem Maasse, dass eine Transsudation von gerinnbarer Lymphe in Gestalt von Chylus oder Blut stattfindet, so mögen sie das Nämliche auch anderwärts bedingen können, am Hodensack, den Extremitäten u. s. w., wo Lymphorrhoë beobachtet wird und so zur Elephantiasis in Beziehung stehen.

Unter Vorzeigung eines etwa ½ Elle langen Exemplars von Gordius aquaticus reproducirt von Patraban (3) einen ihm mitgetheilten Krankheitsfall, in welchem ein 8jähriger Knabe in Dalmatien diesen zu einem Knäuel zusammengerollten Wurm per anum

entleert hatte. Die Frage, ob dieser ihm berichteten Angabe Glauben beizumessen sei, meint er bejahen zu sollen, da eine ähnliche Beobachtung bereits von Aldrovandi verzeichnet ist, und im Staate Ohio das Vorkommen dieses Parasiten bei Kälbern und Schafen, in seltenen Fällen auch beim Menschen constatirt worden ist. — Was den Modus der Aufnahme dieses Worms in den Digestionstractus des Knaben anlangt, so ist P. der Ansicht, dass sich derselbe nicht etwa in Folge des Verschluckens von Larven entwickelt habe, da solche Fütterungsversuche bisher, wenigstens bei Hühnern, nur negative Resultate geliefert haben. Er gibt vielmehr der Annahme den Vorzug, wonach der Knabe den fertigen Wurm, wie er in stagnirendem Wasser (in Cisternen) vorkommt, in zusammengeknäueltem Zustande verschluckt habe.

[Ercolani, G. B., Osservazioni di Elmintologia. Bull. della Sc. med. di Bologna. Aprile. p. 274—279.

Ercolani hat den Zusammenhang zwischen den sog. freien Nematoden und einigen Eingeweidewürmern untersucht. Erstere wurden bis jetzt in der Regel, obschon man sie meist in geschlechtslosem oder wenigstens unbefruchtetem Zustande fand, als besondere Species betrachtet; in der That aber scheinen sie Abkömmlinge von parasitisch lebenden Eltern zu sein und nur nach Wohnort und Lebensweise Abweichungen in Bau und Entwickelung gegenüber den auf künstlichem Wege producirten Embryonen bekannter Darmbewohner zu zeigen. Das Erkenntniss der Abstammungsverhältnisse der freien Nematoden wird ausserdem noch dadurch erschwert, dass auch die definitive parasitäre Form je nach dem Wohnthiere Variationen bietet. Das beste Beispiel hierzu liefert die Entwickelungsgeschichte der Ascaris inflexa des Huhns. Die frei lebenden Abkömmlinge dieses Schmarotzers müssten eigentlich zum Geschlecht Pelodera, Schneider gerechnet werden, dieselben ändern aber sehr bald ihre zoologischen Eigenschaften, sowie man ihnen eine stickstoffreiche Nahrung (Fleisch, Blut etc.) zuweist. Man müsste nunmehr dieselben Thiere in das Genus Leptodera, Schneider, aufnehmen, allein das Auffällige ist, dass sie nunmehr in keiner Hinsicht von den directen Nachkommen, die man unter der Form des Oxyuris aus den Eiern des Strongylus equi gewinnt, abweichen.

Eine zweite Mittheilung von Ercolani beschäftigt sich mit der Filaria immitis sanguis canis. Die Embryonen dieses Thieres sind bekanntlich ziemlich häufig in Frankreich und Italien im Blute des Hundes beobachtet worden. Erst neuerdings ist es aber E. geglückt, in zwei Fällen das ausgewachsene geschlechtsreife Thier im subcutanen Zellgewebe zu finden; einmal war die Zahl der einzelnen individuen nicht nur eine sehr bedeutende, sondern auch diejenige der im Blute enthaltenen Embryonen. Aeussere Symptome der parasitären Affection der betr. Hunde fehlten jedes Mal. E. schliesst, dass noch andere Parasiten gelegentlich beim Hunde in derselben Weise aufgefunden werden könnten, zumal da die im Blut lebenden Embryonen durchaus nicht immer identischer Natur sind.

In einer dritten Mittheilung endlich bespricht Ercolani ein neues Distomum aus der Leber des Hundes. Er bezeichnet dasselbe als Campanulatum und als nahe verwandt mit dem in Indien bei dem gleichen Wohnthier an derselben Stelle gefundenen Parasiten, welcher wieder identisch mit einem von Cobbold bei einem americanischen Fuchse gesehenen Distomum ist.

Paul Güterbock.]

3. Insecten.

Mégnin, Sur certains détails anatomiques que présentent l'espèce Sarcoptes scabiei et ses nombreuses variétés. Compt. rend. LXXXI. No. 12.

Die vergleichende Betrachtung der verschiedenen Sarcoptes-Arten, welche auf einer grossen Zahl von Haus- und wilden Thieren gefunden werden, hat M. zu der Ueberzeugung geführt, dass die bisher auseinandergehaltenen Arten im Wesentlichen Varietäten darstellen, indem es bloss unbedeutende und rein graduelle Differenzen seien, die als Grund für die Scheidung geltend gemacht worden sind. Bei der genaueren Untersuchung der auf dem Pferde vorkommenden Species fand M. an der unteren Fläche des zweiten Gliedes jedes Vorderbeines einen starken spitzen Haken, sowie in der Mitte der oberen Brustfläche bei beiden Geschlechtern, aber grösser beim Männchen, ein viereckiges, aus Chitinmasse bestehendes, gelbgefärbtes Schild. Eben die nämlichen Merkmale konnte M. alsdann noch bei einer ganzen Reihe anderer Thiere und sogar beim Sarcoptes hominis nachweisen, nur dass sie hier weniger ausgesprochen hervortreten. Aus diesem Grunde, und da die zwischen den einzelnen Arten gezogenen Grenzen zu schwach und lediglich auf die Grössen- und äusseren Formverhältnisse basirt sind, erscheint es M. gerechtfertigt, alle zu einer Art zu verschmelzen und nur Varietäten dieser einen zu statuiren. — Als ein physiologischer Unterschied zwischen den einzelnen Formen ist noch der verschieden hohe Grad der Wirksamkeit ihres giftigen Mundsaftes hervorzuheben, indem einige Thiere, die von einem Wolf auf ein Pferd übertragen wurden, hier in kurzer Zeit eine so ausserordentliche Zunahme erfuhren, und dessen Haut so verheerten, wie es seitens des eigenen Parasiten des Pferdes niemals beobachtet wird.

Allgemeine Therapie

bearbeitet von

Prof. Dr. A. EULENBURG in Greifswald.

Allgemeines.

1) Ferrand, Traité de thérapeutique médicale ou guide pour l'application des principaux modes de médication à l'indication thérapeutique et au traitement des maladies. Paris. — 2) Schüssler. Abgekürzte Therapie, gegründet auf Histologie und Cellularpathologie. Mit einem Anhange: specielle Anleitung zur Anwendung der physiol. Functionsmittel. 2 Auflage. Oldenburg. — 3) Spender, J. K, Therapeutic means for the relief of pain. London. — 4) Fonssagrives, J. B., Principe de thérapeutique générale, ou le médicament étudié aux points de vue physiologique, nosologique et clinique. Paris. — 5) Broadbent, The pulse, its diagnostic, prognostic and therapeutic indications. Lancet. p. 550, 583. — 6) Clarke, Edward H.. The continued and the frequent dose. Boston med. and surg. journal. Vol. XCIII. 5. Aug. No. 6. — 7) Wagenhals, On insulation of beds. Philad. med. and surg. reporter. No. 933. Vol. XXXL No. 3. — 8) Falck, Historischer Beitrag zu den Versuchen über die Einführung grösserer Wassermengen in den Darmcanal des Menschen und der Thiere. Deutsches Archiv für klin. Med. Bd. XVI. S. 103. (F. reclamirt die Priorität für die Versuche mit forcirten Wasserinjectionen bei Thieren auf Grund seiner Publicationen in der Zeitschrift für Biologie 1872 S. 388 und 1873 S. 171.) — 9) Lauder, Brunton. Experimental investigation of the action of medicines. Part I. Circulation. London. (Wiederabdruck aus British med. journal 1871.) — 10) Spencer, Watson, On the therapeutical influence of odours. Med. Press and circular. 25. August. — 11) Beverley, Robinson, Remarks on artificial respiration. New-York med. record. 2 Octbr. p. 657.

Innere Arznei-Application.

1) Grasset, De la méthode vomitive. Paris. — 2) Myrtle, Digitalis and ergot as vaso-contractors in local congestion with and without rupture of vessels. Med. press and circular. 9. und 16. Juni. — 3) Morris, On the use of alcohol in the treatment of disease. Philad. med. Times. 10. April.

Myrtle (2) wandte Digitalin und Ergotin, theils zusammen, theils getrennt, bei passiven Hämorrhagien, sowie bei Congestionen ohne Gefässruptur, bei Anämie mit nervösen Symptomen u. s. w. erfolgreich an. Die genannten Mittel können jedoch, wie alle auf das vasomotorische System wirkenden, nur in sehr wenigen, auf einander folgenden Dosen gegeben werden; eine Verlängerung ihrer Wirkung ist unmöglich, da nach einer gewissen Zeit die contrahirten Gefässe die Tendenz sich zu erweitern haben, und erweiterte umgekehrt sich zu contrahiren. Digitalin und Ergotin sind nach M. wahrhaft antiphlogistische Mittel, und ihre Wirkung mit der des Aderlasses identisch.

Aus dem Aufsatze von Morris (3) über Alkoholgebrauch bei Krankheiten dürfte für deutsche Leser höchstens von Interesse sein, dass M. sich auf die bei einem deutschen Sängerfeste und bei dem Frankfurter Schützenfeste 1862 gemachten Erfahrungen beruft, um die Unterschiede der Wirkung

von Bier und leichtem Wein an grossen Massen zu
demonstriren. Bei dem ersteren Feste, womelbst La-
gerbier in Strömen floss, war nach M. die Heiterkeit
sehr mässig — wogegen die Theilnehmer des Frankfurter Schützenfestes, die nach M.'s Behauptung Wein
mit Wasser tranken, sich durch die höchstmögliche
Heiterkeit auszeichneten.

Epidermatische Arznei-Applicatien.

1) Fisher. W. R., Inunction. Med. record.
27. März. p. 217. — 2) Robert de Latour, De la
médication isolante; ses procédés pratiques, sa vertu
thérapeutique, sa raison physiologique. Union médicale.
21 Sept., 7 Oct. — 3) Aubert, De la cautérisation
au nitrate d'argent aidé du contact du zinc métallique.
Lyon méd. No. 42.

Fisher (1) vindicirt den Einreibungen von
Fetten und fetten Oelen vorzügliche, sowohl
diätetische wie therapeutische Wirkungen. Dieselben
sollen eine Kräftigung des Organismus herbeiführen,
und auch in Fällen, wo der Magen keine Nahrung aufnehmen kann, zur Ernährung dienen, besonders bei
Kindern, wo die Absorptionsfähigkeit der Haut grösser
als bei Erwachsenen. Bei schweren constitutionellen
und erschöpfenden Krankheiten, Scrophulose, Rachitis, Tuberculose, chronischen Diarrhoen, sowie auch
bei Hautaffectionen erwiesen sich die Oeleinreibungen
sehr nützlich.

Robert de Latour (2) versteht unter der
„isolirenden Methode" wesentlich das Bestreichen
mit Collodium oder mit schleimigen Substanzen. Nach
lächerlichen Anpreisungen der Methode erzählt er von
einem „furchtbaren" Erysipelas am Kopfe, welches
schleunig „beschworen" wurde durch Bestreichen mit
einer der Haut adhärirenden und die „Isolirung" be-
wirkenden, mit Mehl bestreuten Gummilösung. In
einem zweiten Artikel wird ausgeführt, dass das Collodium nicht durch Compression wirke; auf den Kopf
applicirt, „beschwöre" es die unter dem incompres-
sibeln Schädeldach wüthende Entzündung ebenso gut,
wie Entzündungsvorgänge an der Oberfläche des
Körpers.

Aubert (3) bespricht ein von Corradi angegebenes, von Jullien (in Nancy) eingeführtes Verfahren, welches darin besteht, die zu ätzende Stelle
erst mit dem Höllensteinstift oder einer concentrirten Höllensteinlösung zu touchiren, und dann sofort dieselbe Stelle mit einem recht blauken Stift von
metallischem Zink zu bestreichen: worauf die
berührte Partie augenblicklich eine schöne Schwarzfärbung annimmt. Corradi empfahl dieses Verfahren bei gewissen exulcerirenden Syphiliden; Ché-
ron ebenfalls bei papulös-hypertrophischen Syphiliden. Nach A. beruht nun die Wirkung bei diesem
combinirten Verfahren wesentlich auf der Action des
neugebildeten salpetersauren Zink; es ist daher richtiger, der Aetzung mit Silbernitrat von vornherein die
Anwendung von reinem oder mitigirten Zinknitrat zu
substituiren.

Antipyretische Verfahren.

1) Treatment of hyperpyrexia by cold (to the
editor of the medical record). New-York med. record
20. Nov. p. 781. — 2) Logeais, Des principaux
emplois de l'eau dans les affections aigues. Thèse Paris
1874. — 3) Mendini, Luigi, Il salasso e la sua logica
azione antiflogistica. Gazz. med. italiana-lombarda p.
46—50. — 4) Winternitz, W., Die Bedeutung der
Hautfunction für die Körpertemperatur und die Wärmeregulation. Medicinische Jahrbücher. I Heft. — 5) Jahn,
Die Behandlung fieberhafter Krankheiten mit Salicylsäure. Deutsche militärärztl Zeitschrift. Heft 12 S. 667.
— 6) Lewin, Ueber die Verwerthung des Alkohols in
fieberhaften Krankheiten. Deutsches Archiv für klin. Med
Bd. XVI. S. 564.

Winternitz (4) gelangt auf Grund einer neuen
Versuchsreihe über die Grösse der Wärmeabgabe
unter verschiedenen Circulationsbedingungen in der
Haut zu folgenden, auch für das Vorständniss der antipyretischen Wirkung wichtigen Resultaten: 1) dass sich
die Vermehrung und Verminderung der Wärmeabgabe von
der Haut approximativ ziffermässig feststellen lässt, 2)
dass die Wärmeabgabe um mehr als 60pCt. nach abwärts
und um mehr als 92pCt. nach aufwärts schwanken kann,
3) dass eine solche Schwankung der Wärmeverlustes
Schwankungen der Wärmeproduction um das Dreifache der normalen Grösse zu compensiren vermag,
4) dass die nachweisbaren Schwankungen der Wärmeabgabe ausreichen, um die Temperatur-Constans,
soweit sie besteht, unter den gewöhnlichen Erwär-
mungs- und Abkühlungsbedingungen zu erklären,
5) dass die Verminderung der Wärmeabgabe, also die
Wärmeretention nach Wärmeentziehungen, selbst bei
gleichbleibender Wärmeproduction ausreiche, die
Wärmeverluste in kurzer Zeit wieder zu ersetzen, 6)
dass eine Beschränkung der Wärmeverlustes allein in
manchen Fällen eine fieberhafte Temperatursteigerung
erklären könne, 7) dass die mögliche Steigerung des Wärmeverlustes um mehr als
92pCt. die oft sehr rasche Entfieberung begreiflich mache; 8) dass unzweifelhaft demnach
einer der wichtigsten Factoren der Wärmeregulation
in der Hautfunction gelegen sei.

Jahn (5) wandte die Salicylsäure innerlich
bei verschiedenen acuten Krankheiten (Pneumonie, Pleuritis, Febris gastrica, Abdominaltyphus)
mit Erfolg an.

Er bezeichnet das Mittel in Gaben von 4—6,0 als ein
ausgezeichnetes Antipyreticum, das die kalten Bäder
unter allen, das Chinin in gewissen Umständen übertrifft. Die Salicylsäure bewirkt bei sehr geringen, schnell
verschwindenden Nebenerscheinungen von Ohrensausen
und leichten Congestionen nach 30 Minuten bis 2 Stunden in allen Fällen eine colossale Schweisssecretion, die
4—8 Stunden andauert. Mit dem Beginne der Schweisssecretion tritt ein schnell fortschreitender Temperaturabfall ein, der in einzelnen Fällen schon nach 2 Stunden
über 2°, in anderen erst nach 3—5 Stunden 1—2° und
darüber beträgt; die Wirkung tritt constant und am
ausgiebigsten ein, wenn man bei schon beginnendem
remittirendem Typus Abends 6,0 giebt; sie tritt auch
fast constant nach einer Abenddosis bei noch nicht vorhandenen Remission ein und bereitet dieselben dann
vor; die Wirkung wird erheblich verstärkt, durch eine

49*

der grossen Abenddose folgende Morgendosis. Die Wirkung dauert zwischen 5 und 20 Stunden. Dem Schweiss und dem ersten Sinken der Temperatur folgt eine Beruhigung und Schlaf, der 2 - 8 Stunden anhalten kann. Der Puls sinkt um 10—25 Schläge, die Respiration um 4 -12. Eine ätzende Einwirkung auf die Schleimhaut des Verdauungsapparates war bei geschicktem Nehmen des in Wasser suspendirten Pulvers nirgends bemerkbar; die Salicylsäure scheint im Gegentheil einen günstigen Einfluss auf die Verdauungsschleimhaut und die Darm-Muscularis zu üben (besonders bei Typhus.) Für die Armen- und Hospitalpraxis verdient die Salicylsäure schon ihrer grossen Billigkeit wegen dem Chinin gegenüber entschieden den Vorzug. Am empfehlenswerthesten ist eine Combination von leicht verdaulicher Diät, täglich 1—2 Bädern, mit 1 -2 grossen Gaben Salicylsäure einen Tag um den anderen und nebenher kleinen Gaben Chinin (zweistündlich 0,03'.

Lewin (6) schliesst auf Grund von Thierversuchen, dass die Temperatur durch den Einfluss des Alkohols beträchtlich herabgedrückt wird, in solchem Masse, wie es, vielleicht mit Ausnahme der nicht immer anwendbaren Kaltwasserbehandlung, durch keines der gebräuchlichen Antofebrilia erreicht werden kann. Die temperaturherabsetzende Wirkung des Alkohols ist wahrscheinlich auf Verlangsamung des Stoffwechsels (Verminderung der exhalirten CO_2) und die Verlangsamung der Respiration, zum Theil auch auf directe und reflectorische Reizung der vasomotorischen Nerven zurückzuführen.

Bäder. Hydrotherapie.

1) Czerwinski, Compendium der Thermotherapie (Wasserkur). Wien. — 2) Ria, G., La idroterapia del medico moderno studiata secondo la fisiologia e la clinica. Napoli. 1874. — 3) Berthomier, Etude sur les bains tièdes prolongés au point du vue de la soustraction de chaleur. Thèse. Paris. 1874.

Berthomier (3) gelangt in Betreff der Wirkungen lauwarmer Bäder zu folgenden Resultaten: 1. Die Bäder wirken nicht bloss durch ihre Temperatur auf die Erniedrigung der Körpertemperatur, sondern haben ausserdem noch andere, mehr oder minder wichtige Nebenwirkungen. 2. Im Gegensatze zu der von den meisten deutschen Autoren vertretenen Ansicht, wirken lauwarme Bäder, prolongirt oder häufig genug wiederholt, temperaturerniedrigend, und ist ihre Wirkung sogar dauerhafter als die kalter Bäder. 3. Die lauen Bäder sind angenehmer und häufiger anwendbar als kalte Bäder; sie sind letzteren besonders bei visceralen Affectionen vorzuziehen, so wie auch beim Fieber, weil sie die Wärmeproduction vermindern, während kalte Bäder dieselbe vermehren. 4. Die lauwarmen Bäder begünstigen, durch ihre Einwirkung auf die Hautdecken, indem sie die Function derselben steigern, den Wärmeverlust; prolongirte lauwarme Bäder nützen daher beim Fieber sowohl durch Verminderung der Wärmeproduction, wie auch durch Erleichterung des Wärmeverlustes.

Hautreize. Revulsiva.

1) Junod, Traité théorique et pratique de l'hémo-spasie. Paris. — 2) Hamilton, Allen Mc Lane, use of revulsives in diseases of the nervous system, ladelphia med Times. 4. Sept. — 3) Ainslie Hollis, The therapeutic action of vesicants. St. Bartholomew hosp. rep. X. — 4) Lauder Brunton, On irritants and counterirritants, with remarks on the use of blisters in rheumatism. Ibid. XI. p. 167.

Hamilton (2) erörtert die Anwendung verschiedener Hautreize bei Behandlung von Nervenkrankheiten, u. A. den Nutzen des Glüheisens bei hartnäckiger Ischias, welcher durch einen Beweisfall illustrirt wird. Besonders empfehlenswerth zeigte sich bei einer Reihe von Neurosen, namentlich Spinalirritation und ähnlichen, von Uterinleiden abhängigen Zuständen die abwechselnde Anwendung von Hitze und Kälte auf die Wirbelsäule mittelst eines als „Revulsor" bezeichneten Instrumentes.

Dasselbe besteht aus zwei Kästchen von Kupfer, die 3 Zoll im Durchmesser und 1½ Zoll hoch sind, und von denen das eine mit kaltem Wasser und Salz, das andere mit heissem Wasser gefüllt wird; dieselben sind abnehmbar mittelst Schrauben, an einem mit Handhabe versehenen Stabe befestigt, und durch einen schlechten Wärmeleiter von einander getrennt. Das Instrument wird zur Seite der Dornfortsätze so aufgesetzt, dass die flache Seite der Kästen, mit dünnem Flanell überzogen, auf die Hautoberfläche zu liegen kommt, und damit rasch hin und her gestrichen. Bei paralytischen Zuständen wandte H. dieses Instrument auch auf die gelähmten Muskeln direct an, um die Circulationsenergie in denselben zu steigern. Bei convulsivischen Affectionen (bes. Chorea, Paralysis agitans, Tremor in Folge von Alcoholmissbrauch und Sclerose) sah er von der Aether-Irrigation auf die Wirbelsäule günstige Erfolge.

Ainslie Hollis (3) äussert sich über die Wirkung der Vesicantien dahin, dass ihre locale Action zunächst in einer Verminderung und sodann in einer Zerstörung der Vitalität der Theile besteht, mit welchen sie in Berührung kommen. Diese locale Action wirkt noch depletorisch, indem die vermehrte Blutmenge in den oberflächlichen Geweben einer Anämie in den darunter liegenden, tieferen Schichten entspricht. Ausser dieser örtlichen kommt noch die allgemeine Wirkung der Blasenpflaster, die reflectorische Abschwächung der Herzaction, die Verlangsamung des Blutstroms und Verminderung der Körpertemperatur in Betracht, worauf die Untersuchungen von Naumann und Anderen aufmerksam gemacht haben.

Nach Lauder Brunton (4) bewirkt die Application von Irritantien eine Erweiterung der Blutgefässe und Freiwerden der Cirenlation an der Applicationsstelle, gleichzeitig aber eine Contraction der Gefässe anderer (innerer) Körpertheile, die mit dem betreffenden Hautabschnitt correspondiren. Die schmerzlindernde Wirkung der Vesicantien bei Pleuritis, Pneumonie, rheumatischen Gelenkentzündungen beruht wahrscheinlich auf der Reflexcontraction der Arterien in den afficirten Organen. Andererseits wirken Blasenpflaster nützlich bei callösen Ulcerationen, indem sie einen vermehrten Blutzufluss nach der Applications-Stelle herbeiführen.

Hypodermatische Injection.

1) **Luton.** Traité des injections sous-cutanées à effet local. Méthode de traitement applicable aux névralgies, aux points douloureux, au goitre, aux tumeurs etc. Paris. — 2) **Eulenburg, A.,** Die hypodermatische Injection der Arzneimittel, nach physiologischen Versuchen und klinischen Erfahrungen bearbeitet. Dritte, völlig umgearbeitete Auflage. Mit 1 lithog. Taf. Berlin. — 3) **Leiter,** Wiener med. Wochenschr. No. 3. S. 57. — 4) **Moster,** Zur localen Behandlung chronischer Milztumoren. Deutsches Arch für klin. Med. Bd. XI. H. 2. — 5) **Kroog,** Künstliche Ernährung durch subcutane Injectionen. Wiener med. Wochenschr. No. 34. — 6) **Ehrlich,** Einspritzungen von Blut ins Unterhautbindegewebe. Dissert. Greifswald. — 7) **Vidal,** Trib. méd. 364. — 8) Des injections sous-cutanées d'eau destillée ou d'eau pure. L'Union méd. No. 119. p. 522. — 9) **v. Pitha,** Zur Diagnose und Behandlung der Neuralgien, insbesondere über die subcutanen Morphin-Injectionen. Allgem. Wiener med. Zeitg. No 1—3. — 10) **Frickenbaum,** Ueber eine unerwünschte Nebenwirkung des Morphium muriaticum (per os oder subcutan) und deren unträgliche Vermeidung. Allgem. med. Centralzig. No. 87. — 11) **Lafitte,** Des injections sous-cutanées d'eau distillée ou d'eau pure: de leurs bons effets thérapeutiques. Union méd. No. 113.

Luton (1) giebt in seinem Werke eine zusammenfassende Darstellung der von ihm zuerst (1862) als **Substitution parenchymateuse** bezeichneten und seitdem vielfach modificirten Verfahren. Die dazu verwendbaren Substanzen werden einzeln, in alphabetischer Reihenfolge, erörtert; sodann die therapeutischen Beobachtungen bei Points douloureux (wobei L. Points névralgiques, Points rhumatismatiques, und Points symptomatiques unterscheidet), bei Tumoren (entzündliche Geschwülste, Adenopathien, Stroma, Hypertrophie der Prostata, Tumoren im engeren Sinne) und bei einer Reihe verschiedenartiger Krankheitszustände (Pseudarthrosen, Extrauterinschwangerschaft, Hydatidoncysten, Pustula maligna, Chalazion und Trichiasis, Cerebralsymptome u. s. w.). Im Ganzen sind nach L. bei der örtlichen Anwendung subcutaner Injectionen vier Behandlungsmethoden zu unterscheiden, die er als „Substitution vraie", als Revulsion, als Derivation, und als „Médication excitatrice générale" bezeichnet. Theils handelt es sich dabei um gradweise Verschiedenheiten der primären Localwirkung, wie sie durch Anwendung mehr oder weniger irritirender Substanzen hervorgebracht werden; theils um secundäre Effecte nach Art der Cauterien, Aderlässe, trockenen Schröpfköpfe u. s. w., und um die auf den localen Reiz folgenden Reactionserscheinungen. Ein näheres Eingehen auf die technischen und therapeutischen Details ist hier nicht gestattet.

Die dritte Auflage von **Eulenburg's** (2) **hypodermatischer Injection der Arzneimittel** (vgl. über die 2. Aufl. d. Jahresber. f. 1866, S. 222) befolgt im Ganzen den früheren Plan, aber völlig umgearbeitet und mit Benutzung des bedeutenden, hinzugekommenen Materials bis auf die Gegenwart fortgeführt.

Die älteren Krankengeschichten sind theils durch neuere ersetzt, theils ganz gestrichen, so dass der Umfang des Buches sogar etwas vermindert ist, trotz Aufnahme vieler neuer Substanzen und ausführlicher Besprechung anderer, die früher nur kurz berührt wurden. Der specielle Theil umfasst gegenwärtig folgende Abschnitte: Opium und Morphium; Narcein, Codein, Thebain, Narcotin, Papaverin; Belladonna und Atropin (Anhang: Datura- und Hyoscyamuspräparate); Coffein, Nicotin; Aconitin; Coniin; Strychnin; Curare; Digitalin (Anhang: Oleandrin); Veratrin; Colchicin; Ergotin; Physostigmin; Tinct. cannabis indicae; Blausäure, Cyankalium; Chloroform; Chloralhydrat; Aether, Alcohol, Spir. aethereus, Acth. aceticus, Schwefelkohlenstoff; Campher, Moschus, Benzoesäure; Ammoniakalien ·Liq. Amm. caust., Liq. Amm. anisatus, Schwefelammonium); Emetica (Emetin, Tart. stib., Cupr. sulf., Apomorphin); Saponin; Chinin; Mercurialien (Calomel, Sublimat, Quecksilberjodid); Arsenik (Sol. Fowleri); Jodkalium, Jodnatrium, Bromnatrium; Injectionen ernährender und tonisirender Substanzen (Wasser, Chlornatrium, Eisenpräparate, Blut und Blutserum, Eiweiss, Milch, Fett, Leberthran, Diastase); Injectionen zur Hervorrufung örtlicher Gewebsveränderungen (subcutane injection reizender Substanzen zur Erregung künstlicher Entzündung; antiseptische und antiphlogistische Wirkung subcutan injicirter Substanzen; interstitielle und parenchymatöse injection zur Zerstörung von Neubildungen und Geschwülsten).

Leiter (3) beschreibt eine neue **Injectionsspritze**, welche den doppelten Vorzug haben soll, dass der Einstich keinen Schmerz verursacht, und dass die Canüle immer nur auf die nothwendige Länge und in genauer Richtung unter die Haut eindringt.

Zu diesem Zwecke ist in einer Röhre eine Spiralfeder angebracht, welche durch Herabziehen eines Griffes gespannt und durch einen geringen Druck auf die Platte des Griffes losgelassen wird. Die Spritze wird gefüllt und mit aufgeschraubter Canüle bei gespannter Feder in die Röhre eingeschoben; dann wird an letzterer eine zweite Röhre angebracht, welche mit Theilstrichen von 5 zu 5 Mm. markirt und mit einem trichterförmigen Endstück versehen ist. Lässt man nun die Feder los, so wird die Spritze vorgeschnellt und die Canüle aus dem Trichter soweit vorgestossen, als dieselbe nach der Markirung gestellt war. Sofort wirkt dann der Druck der Feder auf die Kolbenstange der Spritze und presst die Flüssigkeit und gleichmässig aus. Die ganze Procedur, incl. des Ausziehens der Nadel, dauert zwei oder drei Minuten. Das etwa zu schnelle Einpressen der Flüssigkeit kann durch Zurückhalten des Griffes moderirt werden. — Die Spritze ist von Kautschuk; die Canülen sind aus Platin mit Stahl überkleidet und, zum äusseren Schutze gegen Oxydation, vernickelt. Der ganze Apparat nebst einer Glasflasche zum Aufbewahren einer Morphiumlösung befindet sich in einem Etui aus Hartgummi.

Kroog (5) injicirte, anknüpfend an die Versuche von Menzel und Perco, zum Zwecke künstlicher Ernährung bei einem Geisteskranken mittelst einer 15 Ccm. fassenden Spritze zuerst versuchsweise Zuckerlösung, dann Olivenöl (1—2 Spritzen täglich). Bei recht langsamer Ausführung (⅓ bis 1 Stunde) war die Injection schmerzlos und hatte nur leichte Röthung zur Folge. Einmal wurde der Versuch gemacht, ein ganzes Ei, unter einander gerührt und colirt, in mehreren Absätzen zu injiciren, was jedoch eine torpide Entzündung und Abscedirung hervorbrachte.

Ehrlich (6) untersuchte auf Veranlassung von **Eulenburg** die Wirkung subcutaner Injectionen defibrinirten Blutes bei Thieren, mit Rücksicht auf die von Karst vorgeschlagene und von Landenberger und Samneller geprüfte, therapeutische Anwendung dieses Verfahrens (vgl. den vorigen Jahresbericht S. 371 und 372). Aus den von E. an Kaninchen und Fröschen angestellten Versuchen geht hervor, dass bei Injection kleiner Blutmengen, sowohl derselben wie einer fremden Species, die Blutkörperchen des injicirten Blutes nicht zur Resorption gelangen, da einerseits dieselben noch längere Zeit nachher theils unverändert, theils zerstört am Orte der Einspritzung nachgewiesen werden können — andererseits ein Eiweissgehalt des Harns niemals constatirt wurde, wie er nach den Untersuchungen von Landois bei Anwendung fremden Thierbluts hätte erwartet werden müssen (vgl. „Transfusion"). Die Injection hatte fast immer vorübergehende Temperaturerhöhung und Schüttelfrost, einmal profuse Eiterung bei Kaninchen zur Folge. Da eine Resorption der rothen Blutkörperchen nicht stattfindet, so ist für therapeutische Zwecke die ungefährlichere Injection von Blutserum als gleichwerthig zu betrachten.

Vidal (7) empfiehlt zur besseren Conservirung der Morphiumlösungen für subcutane Injectionen, denselben eine kleine Quantität Chloral zuzusetzen (Morphii acet. 0,01, Chlorali hydrati 0,02, Aq. dest. 1,0). Die Schmerzhaftigkeit soll durch den kleinen Zusatz von Chloralhydrat nicht beträchtlich erhöht werden.

v. Pitha (9) giebt eine Schilderung der multiplen Neuralgien, von denen er selbst in Folge einer Eltervergiftung bei einer Operation seit zwei Jahren heimgesucht wurde, und die nur durch Morphium-Injectionen einigermassen erträglich gemacht werden konnten, während anderweitige Narcotica und vielgerühmte Specifica sich wirkungslos zeigten.

Frickenbaum (10) empfiehlt combinirte Injectionen von Morphium (0,01) und Atropin (0,001) zur Verhütung des auf Morphium-Injectionen allein häufig folgenden Erbrechens.

Lafitte (11) fand einfache Wasserinjectionen bei schmerzhaften Affectionen der verschiedensten Art nützlich.

Pneumatische Methoden. Aerotherapie.

1) Rose, A., Treatment of diseases of respiration and circulation by the pneumatic method. New York med. record. 28. August. p. 577. — 2) Watts, R., Inhalation for diseases of the throat and lungs. London. — 3) Waldenburg, L., Die pneumatische Behandlung der Respirations- und Circulationskrankheiten im Anschluss an die Pneumatometrie, Spirometrie und Brustmessung. Mit 30 Holzschnitten. Berlin. — 4) Biedert, Nachträge zu dem pneumatischen Rotationsapparat. Berl. klin. Wochenschrift No. 50 u. 51. — 5) Fraenkel, B., "ein billiger pneumatischer Apparat. Ebend. No. 19. — 6) v. Cube, Ueber das Einschalten medicamentöser Atmosphären in den pneumatischen Apparat. Ebend. No. 12. — 7) Domanski, Zur localen Therapie der Krankheiten der Athmungsorgane. Ebend. No. 1. — 8) Drosdoff und Botschetschkaroff, Die physiologische Wirkung der im Waldenburg'schen Apparate comprimirten Luft auf den arteriellen Blutdruck der

Thiere. Centralbl. Nr. 5. — 9) Drosdoff, Ueber die Wirkung der Einathmung von verdichteter und verdünnter Luft. Ebend. No 45 u. 46 — 10) v. Liebig, Anwendung des erhöhten Luftdrucks der pneumatischen Kammern als Heilmittel. Berl. klin. Wochenschr. Nr. 29. S. 407. Wiener med. Wochenschr. Nr. 23 und 24. — 11) Pircher, Der pneumatische Apparat in Meran. Vierteljahrsschr. für Climatologie. (Sep.-Abdruck.) — 12) Forlanini, Cario, Brevissimi cenni d'aeroterapia e sullo stabilimento medico-pneumatico di Milano. Gaz. med. ital.-lomb. No. 49—51.

Rose (1) in New-York arbeitete besonders mit den pneumatischen Apparaten von Biedert und Fränkel, jener ist ist nach ihm für die beim Arzte selbst vorgenommenen, dieser für die häusliche Behandlung besonders zu empfehlen.

Seine Erfahrungen formulirt R. in folgenden Sätzen:
1) Die pneumatische Methode entspricht der Indication einer gründlichen Lungenventilation, einer Vermehrung der Capacität und Athmungsgrösse.
2) Verdichtung und besonders Verdünnung der Luft haben nicht bloss einen symptomatischen Effect, sondern auch einen entschieden curativen, zumal in Fällen von Emphysem.
3) Durch kein Verfahren kann die Reduction der abnorm ausgedehnten Lunge zu einem normalen oder selbst kleineren Volumen so vollständig bewirkt, oder eine Retraction der emphysematischen Lunge herbeigeführt werden.
4) Methodische Respiration in verdünnter Luft ist das einzige Heilmittel für Emphysem, und seine Anwendung dringend zu empfehlen.
5) Die pneumatische Methode ist ein mächtiges Mittel, um mechanisch die Herzaction und Blutcirculation zu beeinflussen.
6) Kaum irgend ein anderes therapeutisches Agens (vielleicht mit alleiniger Ausnahme der Kälte) erreicht die pneumatische Methode hinsichtlich der Sicherheit ihrer Wirkung, die einen mathematischen Ausdruck gestattet, wie das physikalische Gesetz selbst, auf welchem sie beruht.

Das Buch von Waldenburg (3), welches eine völlig umfassende Darstellung der pneumatischen Behandlungsmethode in theoretischer und practischer Hinsicht enthält, beginnt mit einigen mehr oder minder ausführlichen, der Pneumatometrie, Spirometrie und Brustmessung gewidmeten Abschnitten.

In dem darauf folgenden Haupttheile des Werkes werden zunächst die für pneumatische Behandlung der Respirations- und Circulationskrankheiten angegebenen Apparate und die Methode ihrer Anwendung besprochen; sodann die mechanische Wirkung derselben auf Lungen, Respiration, Gehörorgan, Herz- und Blutcirculation, woran sich eine Uebersicht der in dieser Richtung angestellten, sphygmographischen, kymographischen und stethographischen Untersuchungen anschliesst. Weiter werden die Indicationen für die pneumatische Behandlungsmethode, die Contraindicationen, die mechanischen Unterstützungs- und Ersatzmittel derselben erörtert, und die therapeutische Beobachtungen über Emphysem, Bronchitis, Asthma, Phthisis pulmonum, Pleuritis und Empyem, Stenose des Larynx, Herzkrankheiten mitgetheilt, auf Grundlage einer reichhaltigen, den eigenen Erfahrungen des Verf. entnommenen Casuistik. Den Schluss bildet eine Vergleichung der pneumatischen Cabinette mit den transportablen pneumatischen Apparaten hinsichtlich ihrer physiologischen und therapeutischen Wirkung. Wie bahnbrechend der Verf. selbst auf dem in Rede stehenden Gebiete gewirkt hat, und wie dankenswerth daher die von ihm ausgehende, erste zusammenhängende Darstellung dieses Gegenstandes erscheinen muss, braucht den Lesern dieses Jahresberichtes wohl nicht in Erinnerung gebracht zu werden.

Die Arbeit von Biedert (4) enthält, ausser einer gegen die Apparate von B. Fränkel, Störk etc. gerichteten Polemik, wesentlich einige Nachträge und Verbesserungen zu dem von B. selbst angegebenen pneumatischen Rotationsapparate (vgl. Jahresbericht 1874, S. 368), die sich besonders auf die Beschaffenheit des Lederbalges, die Anbringung eines Bahns zum Verschlusse des Schlauches an Stelle des einfachen Körperdrucks, und die Einschaltung eines Medicamenten-Köchers zwischen Schlauch und Mundstück beziehen.

Der von B. Fränkel (5) beschriebene, billige pneumatische Apparat ist bereits im vorjähr. Jahresberichte (S. 370) auf Grund einer vorläufigen Mittheilung des Verf. erwähnt worden.

Ein Nachtheil dieses Apparates besteht nach F. darin, dass der Patient denselben mit der Kraft seiner Arme direct in Bewegung setzen und selbst die Kraft reguliren muss. Als Vortheile dagegen sind, abgesehen von dem äusserst niedrigen Preise (12 Mark), hervorzuheben, dass der Apparat sehr leicht transportabel und daher überall anwendbar ist, also auch zur Einleitung der künstlichen Respiration bei Chloroform-Asphyxie, Kohlenoxydvergiftung etc., und dass derselbe Einathmung verdichteter, Ausathmung in verdünnte Luft getrennt oder in unmittelbarer Folge gestattet.

v. Cube (6) empfiehlt für diejenigen Fälle, wo mit der comprimirten Luft (mit oder ohne Einschaltung medicamentöser Atmosphären) vorzüglich auf die Lungen gewirkt werden soll, den Kranken in seitlicher, halbliegender Stellung einathmen zu lassen, und die Seite, auf welcher er liegt, überdies mit einem harten Kissen zu unterstützen. Indem die einströmende Luft in der Seitenlage des Kranken, die durch das Körpergewicht nicht belastete Thoraxhälfte in ihren Widerständen leichter überwindet, muss auch in dieselbe verhältnissmässig mehr Luft einströmen, was für manche Fälle sehr wünschenswerth ist. Bei pleauritischem Exsudat, sowie bei chronischem Bronchialcatarrh und Bronchiectasien zeigte sich diese Modification nützlich.

Domanski (7) schlägt vor, an dem Waldenburg'schen Apparat die comprimirte Luft mit medicamentösen Dämpfen zu imprägniren, indem man die Luft aus dem Cylinder zunächst in eine Wulf'sche Flasche einströmen lässt, in welcher sich eine mit dem flüchtigen Medicament imprägnirte Watte befindet. Eine bis nahe auf den Boden der Flasche reichende Glasröhre ist mit dem Inhalationsrohr verbunden. D. benutzte in dieser Weise Terpentin und Carbolsäure, und erzielte durch letzteres Mittel in mehreren Fällen Verminderung des Hustens und der Spots. (Die Priorität des Verfahrens gebührt v. Cube, in seinen vorjährigen Aufsätzen, Berl. Klin. Wochenschrift No. 4, Wiener med. Wochenschr. No. 28 und 29.)

Drosdoff und Botschetschkaroff (8) machten auf Veranlassung von Botkin Versuche über die Wirkung der comprimirten Luft an Thieren (Hunden), die durch Opium narcotisirt waren, und deren Trachea durch eine Röhre mit dem Waldenburg'schen Apparate in Verbindung gesetzt werden konnte.

Die Carotis comm. befand sich in Verbindung mit dem Ludwig'schen Kymographion. Die Resultate fassen sich in Folgendem zusammen:

1) Der Blutdruck fällt sogleich, sobald das Thier die im Apparate comprimirte Luft einathmet. Diese Erscheinung hört sogleich auf, wenn die Trachea mit dem Apparate nicht mehr in Verbindung steht und das Thier die gewöhnliche Luft bekommt.

2) Gleichzeitig mit dem Herabsinken des arteriellen Blutdrucks werden die in- und exspiratorischen Schwankungen viel prägnanter, so dass die Curven im Vergleich zum normalen Athmen um das Doppelte bis Dreifache länger und höher werden.

3) Nach Durchschneidung beider Vagi beobachtet man bei Verbindung der Lungen mit dem Apparate statt der Erhöhung des Blutdrucks eine ausgesprochene Erniedrigung, so dass der arterielle Druck sogar unter die Norm herabgeht. Trennt man aber die Trachea vom Apparate, so steigt der Blutdruck von Neuem, und man erhält die bei Vagus-Durchschneidung gewöhnlichen Veränderungen.

4) Die Zahl der Herzschläge bei Durchschneidung der Vagi und Anwendung comprimirter Luft verändert sich wenig.

5) Der physiologische Effect der Reizung des peripherischen Vagus-Endes ist bei Einathmung comprimirter Luft sogar schwächer als bei gewöhnlicher Luft.

6) Reizung des centralen Abschnittes des N. ischiadicus bei Einathmung comprimirter Luft ergiebt keine besonderen Abweichungen.

7) Dem Tode der Thiere (durch Aderlass) gehen bei Einathmung comprimirter Luft keine Krämpfe voraus, wie sie sonst regelmässig beobachtet werden.

In einer zweiten Publication (9) theilt Drosdoff noch mehrere Versuchsreihen mit, welche sich auf die Einathmung comprimirter und die Ausathmung in verdünnte Luft beziehen.

Er kommt dadurch zu Resultaten, welche denen von Waldenburg ganz entgegengesetzt sind und nur für die höchsten Grade der Compression eine Uebereinstimmung zeigen, während sie im Uebrigen sich mehr den Ansichten von Dührsen, Grean und Weber anschliessen. Der niedrigste Grad der Compression befördert nach D. die Vergrösserung des negativen Druckes in der Brusthöhle, und vermindert damit den Blutdruck im Aortensystem. Ein mittlerer Compressionsgrad dehnt schon activ die Lungen aus, vermindert das negative Druck in der Brusthöhle bei In- und Expiration; damit wird die Ansaugungsthätigkeit des Brustkorbes während des ganzen Actes der Athmung erschwert und der Uebergang des Blutes aus den Venen in die Arterien verhindert, worin das Sinken des arteriellen Druckes und die Stockung des Blutes in den Venen ihre Erklärung finden. Die höchsten Compressionsgrade der einzuathmenden Luft endlich können das Lungengewebe so ausdehnen, dass die darin befindlichen Gefässe verlängert, demnach in ihrem Lumen vermindert und zusammengepresst werden, und den Uebergang des Blutes aus den Venen in die Arterien verhindert.

v. Liebig (10) machte in der Berliner medicin. Gesellschaft Mittheilungen über die durch Vermehrung der Sauerstoffaufnahme unter erhöhtem Druck bedingten Heilresultate der pneumatischen Kammern.

Schon nach kurzer Zeit traten bei den behandelten

Kranken die Zeichen verbesserter Blutbeschaffenheit auf, wofür L. zwei Fälle (Anämie auf scrophulöser Grundlage bei gesunden Lungen, und mehrmonatliche Albuminurie nach Scharlach) als Beispiele anführt. Durch die Vermehrung der Sauerstoffaufnahme bei erhöhtem Druck sind auch die Erfolge bei Chlorose, Hysterie, Menstruationsanomalien, und wahrscheinlich auch bei Fettbildung zu erklären. — Die Wirksamkeit der transportabeln, pneumatischen Apparate besteht, wie L. mit Beziehung auf Quincke und Pfeiffer, Ewald, Drosdoff und Botschetschkaroff annimmt, wesentlich in der Ausathmung in verdünnte Luft, die eine vermehrte Sauerstoffaufnahme bedingt, während dagegen die Einathmung comprimirter Luft (das „Einpumpen von Luft in die Lungen") nicht förderlich ist, vielmehr ein Hinderniss der Lungencirculation, Stauung in den Venen und mangelhafte Füllung des arteriellen Systems herbeiführt.

Pircher (11) beschreibt eine an der pneumatischen Kammer in Meran angebrachte Vorrichtung, um aus derselben in atmosphärische oder verdünnte Luft ausathmen zu können. (Dieselbe muss im Original nachgesehen werden.)

Um auch verdichtete Luft ausserhalb der Kammer einathmen zu können, steht ein sich selbst regulirender, grosser Kasten-Gasometer durch eine Metallröhre mit der Kammer in Verbindung, wodurch der Luftdruck im Einathmungsapparate stets unabhängig von dem viel höheren Druck in der Kammer erhalten werden kann. Der Patient kann also in der Kammer die comprimirte Luft ein- und ausathmen — oder, während er in der Kammer comprimirte Luft einathmet, in atmosphärische oder verdünnte Luft ausathmen — oder ausserhalb der Kammer comprimirte Luft einathmen und in verdünnte oder atmosphärische ausathmen — oder verdünnte Luft einund in comprimirte ausathmen. (Dieselbe Vorrichtung ist nach Liebig auch in Reichenhall für die kommende Saison in Vorbereitung.)

Transfusion.

a) Allgemeines. Instrumente. Technik.

1) Tenderini, Nuovo apparecchio per eseguire la trasfusione del sangue. Lo sperimentale. Febr. p. 147. — 2) Vizioli, Intorno la trasfusione del sangue, lettera al Dott. L. G. Ponza. Il Morgagni disp. IV. p. 279. — 3) Transfusion. T. the editor of the Philadelphia med. Times. 7. August. p. 716. E. Tiegel. — 4) Casse. Des accidents et des insuccès de la transfusion du sang. Presse médicale belge. No. 48 und 49. — 5) Decristoforis, Malachia, La trasfusione del sangue. Annali universali di medicina e chirurgia. Vol 233 u. 234, fasc. 699—701, Sept. bis Nov. (vgl. „Casuistik"). — 6) Neudörfer, Beiträge zur Bluttransfusion. Zeitschrift für Chirurgie, Band V., S. 537 (6. Heft); Band VII., S. 47 (vgl. „Casuistik"). — 7) Lesser, Transfusion und Autotransfusion. Sammlung klinischer Vorträge von R. Volkmann. No. 86. — 8) Jullien, L. De la transfusion du sang. Paris. — 9) Billroth, Wiener med. Wochenschrift. No. 1—4. — 10) Ponza, Il presente o l'avvenire della trasfusione del sangue. Il Moderatore. 28. Februar. — 11) Ponsa, La trasfusione sottocutanea. Il Morgagni. Oct. p. 753.

Vizioli (2) sucht in seinem Schreiben an Ponsa einige gegen die directe Lammblut-Transfusion und (von Mantegazza) gegen die Transfusion überhaupt erhobene Einwendungen zurückzuweisen.

Casse (4) bespricht die übeln Zufälle, welche bei und nach Transfusionen auftreten, und glaubt die Ursache derselben wesentlich in dem Umstande suchen zu müssen, dass man die Transfusion in Fällen gemacht habe, wo dieselbe nicht indicirt war. Nach ihm ist die Transfusion nicht anwendbar in allen Fällen „wo das Blut in seiner Qualität und Quantität verändert ist"; Ausnahmen bilden nur die acute und einfache chronische Anämie, gewisse, mit Anämie einhergehende Fälle von Manie, und endlich bestimmte Vergiftungen (Kohlenoxyd, Chloroform etc.). Auch wo die Transfusion wirklich indicirt ist, können Misserfolge eintreten, die theils von der zu geringen Quantität des injicirten Blutes, theils von zu weit vorgeschrittnen, organischen Veränderungen bedingt sind.

Neudoerfer (6) beschreibt einen Apparat zur directen Thierbluttransfusion, der aus einer Carotis-Canüle, aus der Roussel'schen Pumpe mit den an beiden Enden aufgesetzten Kautschukschläuchen, und aus einer Venencanüle besteht. (Abbildungen der einzelnen Theile im Original.) Diesem Apparate werden folgende Vortheile vindicirt: er soll eine Theilung der Transfusionsarbeit gestatten, indem dieselbe an drei, räumlich und zeitlich von einander unabhängige Aerzte übertragen werden kann; er ermöglicht ferner ein zuverlässiges Urtheil über den Gang der Transfusion und die Quantität des transfundirten Blutes; er gestattet, die Continuität des einströmenden Blutes zu unterbrechen und die Geschwindigkeit der Blutströmung zu mässigen, dadurch die Ueberfüllung des rechten Herzens und den Shok zu verhüten. Ein Nachtheil besteht dagegen in der schwierigen Reinigung des Apparates wegen der anhaftenden Fibringerinnsel, die jedesmal ein völliges Demontiren der Pumpe erfordern. Wird diese Reinigung nicht sehr genau vorgenommen, so können, wie N. einmal beobachtete, durch Infection mit dem eingetrockneten und zersetzten Blute septicämische Erscheinungen hervorgebracht werden. (Vgl. unter „Casuistik".)

b) Casuistik der Transfusion.

1) Haynes, Francis L., A case of direct transfusion. Med. Times. 3. April. — 2) Chadwick, James R., A case of immediate transfusion. Boston med. and surg. journ. 14. Jan. p. 33. — 3) Berti, Sopra una trasfusione di sangue. Gazz. clinica della spedale civico di Palermo. 14. Juni 1874. — 4) Paci, Contribuzione alla storia della trasfusione del sangue. Lo sperimentale. März, p. 271. — 5) Decristoforis, Malachia, La trasfusione del sangue. Ann. univ. di med. e chir. vol. 233 und 234. — 6) Dallera, Considerazioni e casi clinici di trasfusione del sangue. Il Morgagni disp. VII. — 7) Roussel, La transfusion. Archives gén. de méd. Febr. bis November. — 8) Farny, Quelques considérations sur la transfusion du sang non défibriné avec une observation suivi de guérison. Thèse, Paris 1874. — 9) Neudoerfer, Beiträge zur Bluttransfusion. Zeitschr. f. Chir. Bd. VI. — 10) Heyfelder, Zur Lehre von der Transfusion. Ebend. — 14) Heinrici, Drei Fälle von Transfusion mit defibrinirtem Menschenblut. Diss. Berlin. — 12: Molitor, Zwei Lammblut-Transfusionen. Aerztl. Mitth. aus Baden. 9. u. 15. Mai. · · 43) Mosler, Deutsches Archiv f. klin. Med. Bd. XV. Heft 3 u. 4 S. 233. - 14) Schwarz, J., Ein Beitrag zur Bluttransfusion. Wiener med. Presse. No. 51 und 52.

Haynes (1) transfundirte bei einer 27jährigen, an profuser Haemoptysis leidenden Patientin.

Die Blutungen wurden, während alle sonstige Mittel versagten, durch subcutane Ergotin-Injectionen zwar vorübergehend gebessert, doch kam die Kranke dabei sehr herunter. Das Blut wurde von einer kräftigen jungen Dame entnommen und aus der linken V. mediana der-selben in die (zuvor mit einer Lösung von Natr. bicarb. gefüllte) Aveling'sche Spritze, durch diese in die rechte V. mediana der Patientin übergeleitet: 8 Unzen Blut wurden auf diese Weise langsam transfundirt. Während der injection rötheten sich die Lippen, der Puls zeigte keine Veränderung (die Blutspenderin war dabei blass und vorübergehend ohnmächtig geworden). Der Erfolg war ein günstiger; trotz bald wiederkehrender Hämoptysis konnte die Kranke das Bett verlassen; die physicalische Untersuchung „ergab kein Lungenleiden".

Chadwick (2) theilt ebenfalls eine Beobachtung von director Transfusion bei acuter Anämie mit.

Es handelte sich um eine 32jährige Puerpera, die durch profuse Blutverluste inter partum erschöpft war. Einer der assistirenden Aerzte lieferte das Blut; die Operation wurde mit dem Aveling'schen Instrumente gemacht, und dauerte 22 Minuten. Die injicirte Blutmenge betrug 11 Unzen. Gleich nachher fühlte sich die Patientin besser; doch trat bald heftiger Frost, Puls- und Temperatursteigerung, Erbrechen ein; der Verband an der Wunde löste sich, und 4—5 Unzen Blut gingen verloren; am Nachmittag Delirien und Coma, am folgenden Morgen tödtlicher Ausgang. Die Section ergab eine acute Pachymeningitis interna, fleckweise Degeneration des Herzens, Lungenödem und mässige Granularatrophie der Nieren. Nach Chadwick's Meinung wurde der Tod in diesem Falle besonders durch den „Schreck" in Folge der Operation, sowie durch die Nachblutung beschleunigt.

Berti (3) machte die Transfusion bei einem ca. 35jährigen Manne, der eine complicirte Fractur im unteren Drittel des Femur erlitten hatte.

Der Kranke war unter septicämischen Erscheinungen sehr heruntergekommen, die Amputation schien unter diesen Verhältnissen nicht zulässig, weshalb sich B. über 4 Monate nach der Verletzung) zur Transfusion entschloss. Es wurde defibrinirtes Lammblut zu demselben benutzt; die Injection in die eine linke V. mediana, im Ganzen nur etwa 40 Grm. Der Kranke befand sich an demselben Tage etwas besser, doch kehrte bald der frühere Zustand zurück; die Transfusion wurde daher nach 4 Tagen wiederholt: 70 – 80 Grm. in die V. cephalica dextra. Am Abend war das Fieber geringer als sonst; in den folgenden Tagen zeigte die Eiterung eine bessere Beschaffenheit, Kräfte und Appetit hoben sich, und trotz intercurrenter Verschlimmerungen war der schliessliche Ausgang des Falls ein günstiger, wovon B. der zweiten Transfusion einen wesentlichen Antheil beimisst.

Die Beobachtung von Pael (4) betraf einen 26jährigen Mann mit chronischem Lungenleiden, colliquativen Durchfällen und Epistaxis.

Das Operationsverfahren war die venöse Transfusion mit defibrinirtem Menschenblut, mit dem Braune'schen Transfusor, an der linken V. mediana cephalica. Ein kräftiger Soldat lieferte das Blut. Nach einer halben Stunde trat ein rasch vorübergehender Frostanfall auf; das sonst täglich erfolgende Nasenbluten blieb aus. Kräfte und Appetit hoben sich etwas, auch der Husten war schwächer, das Allgemeinbefinden zeigte in den nächstfolgenden Tagen eine sichtliche Besserung. Doch waren diese Erfolgs nur flüchtig, Fieber und Diarrhöen kehrten zurück; der Kranke erlag beinahe 4 Monate nach der Operation dem inzwischen vorge-

rückten Lungenleiden (Tuberculose), dessen Vorhandensein die Section bestätigte.

Im Anschlusse an diese Mittheilung giebt Pael eine kurze Notiz über 15 in der Irrenanstalt zu Alessandria unter Ponza's Leitung vorgenommene Transfusionen bei Geisteskranken, wobei die directe arterielle Transfusion angewandt wurde.

Malachia Decristoforis (5) giebt nach einer Uebersicht der Geschichte, der Indicationen, und der Ausführungsweisen der Transfusion einen Bericht über 9 selbst beobachtete Fälle.

Von diesen betraf der erste Erschöpfung und chronische Anämie; zweimalige Transfusion bewirkte vorübergehende Besserung, doch erfolgte später der Tod unter hydrämischen Erscheinungen. (Das angewandte Verfahren war in sämmtlichen Fällen die venöse Transfusion mit defibrinirtem, menschlichem Blute.)

Fall 2 betraf essentielle Chlorämie, wobei Eisenbehandlung u. s. w. sich nutzlos gezeigt hatte. Es wurden 5 Transfusionen in Zeit von 46 Tagen vorgenommen; dieselben bewirkten fortschreitende Besserung, und vollständige andauernde Heilung.

Fall 3. Hydrämie in Folge von Metrorrhagien, die durch ein Myom des Uterus bedingt waren; drei Transfusionen, völlige Heilung ohne Recidive.

Fall 4. Sumpfcachexie, zwei Transfusionen, Tod durch hinzukommende eitrige Pericarditis villosa.

Fall 5. Lienale Leukocythämie bei einem 3jährigen Mädchen; Transfusion unter sehr schweren Verhältnissen mit flüchtigem Erfolge, Tod am nächsten Tage.

Fall 6. Essentielle Chlorämie, zwei Transfusionen mit 18 Tagen Zwischenraum, andauernde Heilung.

Fall 7. Recidivirende Sumpffieber mit secundärer Leukocythämie, zwei Transfusionen, Heilung.

Fall 8. Epilepsie mit täglichen Anfällen auf chlorotischer Grundlage; Transfusion, elftägiges Aussetzen der Anfälle, Rückkehr derselben angeblich in Folge eines Diätfehlers.

Fall 9. Hysterie mit Spinalirritation, hartnäckigem Erbrechen u. s. w. — Nach zwei Transfusionen Aufhören des Erbrechens, gebesserte Ernährung, und (bei tonisirender Allgemeinbehandlung) vollständige Heilung.

Dallera (6) theilt drei eigene Transfusionsfälle mit, alle mit indirecter (venöser) Lammblut-Transfusion.

1) 22jähriger Mann, glanduläre und lienale Leukocythämie, zweimalige Transfusion, Tod am 20. Tage nach der zweiten Operation. 2) 23jährige Frau, acute Anämie durch Haemoptysis; einen Monat nach der Transfusion Tod durch Lungenleiden. 3) 25jähriges Mädchen mit hysterischer Manis, ganz flüchtiger Erfolg. — Zu bemerken ist, dass in den beiden ersten Fällen der Harn nach der Transfusion Blut- und Eiweissgehalt zeigte; im dritten Falle wurde am 10. Tage eine über den ganzen Körper verbreitete Urticaria beobachtet; das Blut soll noch am dritten Tage die eingespritzten Thierblutkörperchen enthalten haben.

Roussel (7) giebt eine Zusammenstellung von 35 eigenen und 30 fremden Transfusionen (directe Transfusion, theils mit Menschenblut, theils mit Thierblut).

Die Menschenbluttransfusion übte Roussel selbst entweder in Form der Ueberleitung von Vene zu Vene (veinoso-veineuse), oder von Vene zu Arterie (veinoso-artérielle); die Thierbluttransfusion als Ueberleitung von Vene zu Vene, oder von Arterie zu Vene (artérioveineuse). Ausserdem machte er noch Transfusionen mit Blut, durch welches ein electrischer Strom geleitet wurde

(„transfusion électrisée"), und mit Blut, welches mit Wasser oder Medicamentlösungen gemischt war („transfusion infusoire"). — Die Anwendung defibrinirten Blutes und die indirecte Transfusion bezeichnet R. als veraltete Irrthümer, und kennzeichnet dadurch zur Genüge seinen eigenen physiologischen Standpunkt. An Selbstreclame für den Apparat und die operativen Streifzüge des Verfassers in Oesterreich und Russland fehlt es nirgends; seine historische Genauigkeit erhellt u. A. daraus, dass er die directe Thierbluttransfusion 1868 von Gesellius wiedererweckt werden lässt.[*]) — Auf die Casuistik der 65 Transfusionen kann hier nicht eingegangen werden; R. ordnet dieselbe in 10 Serien; die 6 ersten derselben umfassen die Transfusion venoso-venöse mit dem Roussel'schen Transfusor und enthalten 35 Operationen, die in 3 Gruppen zerfallen, nämlich 1) chirurgische, 2) innere Krankheitsfälle und 3) Transfusionen zur Demonstration der Methode und Technik des Apparates! Um auch den pathologischen Standpunkt von R. zu charakterisiren, mag folgende Bemerkung über die Transfusion bei Scorbut hier Platz finden: „Le scorbut est une maladie produisant des hémorrhagies de globules dans les pétéchies, des hémorrhagies de fibrine dans l'oedème dur, des hémorrhagies du sang en masse dans les ecchymoses: donc la transfusion du sang entier doit le guérir, comme elle guérit une hémorrhagie traumatique ou chronique. L'injection du sang défibriné n'a jamais donné que de mauvais résultats; c'était à prévoir. La transfusion guérit en huit ou dix jours le scorbut le plus grave; la nature de la maladie le faisait scientifiquement espérer." — Dass sich R. der Lammblut-Transfusion mit Enthusiasmus angeschlossen hat, versteht sich nach derartigen „Probon von selbst. Die Indicationen zur Transfusion sind natürlich höchst ausgedehnt; allgemein lassen sich dieselben dahin zusammenfassen, dass die Transfusion angewandt werden kann: a) zu Modificationen der Quantität, b) der Qualität des Blutes; c) zu Modificationen der Nerventhätigkeit; d) als heroisches Nahrungsmittel; e) als Vehikel zur wirksamsten Einverleibung von Arzneimitteln; 7) zur Ueberleitung der electrischen Erregung auf die Innenfläche des Herzens!

Farny (8) beschreibt einen Fall von Transfusion aus der Klinik von Böhler, bei einer einundzwanzigjährigen Patientin mit acuter Anämie in Folge von Metrorrhagie.

Zur Transfusion diente der Apparat von Moncoq-Mathieu; es wurde undefibrinirtes Menschenblut (etwa 80 Gramm) injicirt. Der Erfolg war günstig; die Kranke wurde nach einigen Tagen geheilt entlassen.

Neudoerfer (9) theilt eine Reihe eigener Transfusionen mit, die sich theils auf Transfusion mit defibrinirtem oder ganzem Menschenblut — theils auf Transfusion von Thierblut beziehen.

Die erste Krankheitsgeschichte (Anämie durch Blutung aus einem Aneurysma racemosum traumaticum in der Occipitalgegend) führt den Nachweis, dass auch defibrinirtes Blut zur Wiederbelebung zur Erhaltung des Wiederbelebten dienen kann. In einem anderen Falle (erschöpfende Eiterung durch Coxitis) bewirkte dasselbe Verfahren eine Besserung; der schliessliche Ausgang war ein günstiger. Auch bei einem Carcinoma ventriculi wurde durch dasselbe Verfahren ein kurzes Wohlbefinden erzielt; doch erfolgte der Tod 1½ Monate nach

der Operation. Bei Neubildungen transfundirte N. zweimal: beide Male bei einem recidivirenden Epithelioma linguae (wegen Blutungen und Unvermögen zur Nahrungsaufnahme; arterielle Transfusion an Radialis und an Tibialis postica): die Operation hatte hier weder Vortheil noch Nachtheil. Mit ganzem Blute machte N. erfolgreiche Transfusionen bei Coxitis mit hochgradiger chronischer Anämie, und bei tuberculöser Lungenphthisis; in einem Falle von alter schwerer Pleuritis, parenchymatöser Nephritis und eitriger Periostitis des Oberschenkels trat eine Lymphangitis und Phlebitis am operirten Vorderarm ein, und es erfolgte am 12. Tage nach der Transfusion der tödtliche Ausgang.

Von Schafbluttransfusionen aus dem Jahre 1874 theilt N. elf Fälle mit, die sich meist auf tuberculöse Lungenphthisis beziehen (10 Fälle; bei 7 derselben ist der Sectionsbefund beigefügt, darunter der schon früher erwähnte Fall mit Phlebitis und jauchiger Phlegmone des Oberarms der operirten Seite). In einem Falle (V) wurde die Transfusion bei einem Melancholiker gemacht; eine Veränderung des Zustandes wurde durch dieselbe nicht herbeigeführt. Unter den Folgeerscheinungen der Schafbluttransfusion ist das häufige Auftreten verbreiteter Urticaria zu bemerken. — Zusammenfassend spricht sich N. dahin aus, dass für die Transfusion beim Menschen in erster Linie ganzes menschliches Blut zu verwenden sei, in Ermangelung desselben defibrinirtes Blut, und wo menschliches Blut überhaupt nicht zu haben ist, Lamm- oder Schafblut.

O. Heyfelder (10) theilt zwei neue Transfusionsfälle mit, die jedoch, wie er selbst sagt, „keineswegs ermuthigend" sind.

In dem einen Falle (10jähriger Knabe, unbestimmtes Krankheitsbild, Anämie) trat der Tod in der Nacht nach der Operation ein; in dem anderen Falle (chronische Pneumonie, Anämie und Schwäche bei einer 24jährigen Patientin) 3 Wochen später. In beiden Fällen war die Lammblut-Transfusion gemacht worden, und findet H. durch dieselben die Ansicht bestätigt, dass die eigentliche Indication für die Transfusion „Blutverlust" oder „Säfteverlust oder nach Eiterung" ist, wogegen bei noch vorhandenem pathologischem Processe die Transfusion wirkungslos bleibt. — Historisch bemerkt B. bezüglich der Priorität der Wiederbelebung der Lammblut-Transfusion, dass dieselbe Salbini in Neapel gebühre, der dieselbe 1872 bei einer durch Metrorrhagie anämisch gewordenen Dame zweimal mit Erfolg machte und die ganze Technik des Verfahrens feststellte („Relazione sulla trasfusione diretta di sangue d'aguello praticata due volte in una signora", Estr. d. rendiconto d. R. Academia d. Sc. f. e. m. Fasc. 12. Dec. 1872).

Heinrici (11) beschreibt drei Fälle von Transfusion mit defibrinirtem Menschenblut aus der Klinik von Frerichs.

Der erste Fall betraf eine Kohlenoxydvergiftung, der zweite eine durch Epistaxis herbeigeführte Anämie; in diesen beiden Fällen war die Transfusion erfolgreich. Im dritten Falle wurde dieselbe auch wegen Anämie durch Epistaxis gemacht; hier erfolgte der Tod wenige Stunden nach der Operation. Die Section ergab Dilatation und Hypertrophie des Herzens mit Fettdegeneration und hämorrhagischer Myocarditis, chronische hämorrhagische Pericarditis, chronische hämorrhagische Pleuritis und parenchymatöse Nephritis. Als Todesursache glaubt H. eine gewissermassen deletäre Prädisposition des gesammten Gefässapparates und seines flüssigen Inhaltes ansehen zu müssen, demzufolge das vorhandene Blut zu dem eingespritzten gesunden in einem ähnlichen Gegensatze stand, wie das Blut entfernter Thierarten.

Molitor (12) berichtet zwei Fälle von Lammblut-Transfusion.

---

[*]) Gesellius hatte 1868 undefibrinirtes Capillarblut zur Transfusion vorgeschlagen, ohne von directer Thierblutübertragung auf den Menschen zu sprechen. Vergl. Jahresbericht 1868, S. 234 und 235.

Der erste Fall betraf eine 40jährige Frau mit Chloranämie und Hysterie, der zweite einen 29jährigen Phthisiker. In beiden Fällen war eine vorübergehende Besserung, in dem ersten Hebung der Verdauung, im anderen Nachlass der Nachtschweisse, zu bemerken; der zweite Patient starb einige Wochen später in Folge des fortschreitenden Lungenprocesses.

Mosier (13) beschreibt nochmals die von Kalusche in seiner Dissertation mitgetheilte arterielle Transfusion von defibrinirtem Blut bei typhöser Darmblutung (vgl. Jahresber. 1874, S. 376 und 377).

Schwarz (14) machte bei einer jungen Dame mit Chlorose und schweren hysterischen Erscheinungen die Transfusion (vier Unzen defibrinirten Menschenbluts, an einer Armvene). Eine Stunde darauf trat ein heftiger Anfall von Cyanose, Dyspnoe und Delirien ein, der jedoch ohne weitere Folgen vorüberging. Appetit und Ernährung besserten sich rasch, der ganze Symptomencomplex der Hysterie schwand; die als hoffnungslos aufgegebene Kranke konnte in ein Bad reisen, und präsentirte sich fünf Jahre später in völliger Gesundheit.

[Transfusionscasuistik: Fem fall af transfusion. Upsala läkarefören förh. Bd. 10. p. 168. (Belfrage, Torstenson, Peterson, Waldenström.) — Transfusion. Norsk Magaz. f. Lägevid. R. 3. Bd. 4. Forh. p. 162. 169. Bergen's Lägefören. p. 633. (Nicolaysen, Frantze, Hjort, Arm. Hansen.)

Transfusionscasuistik von 9 Fällen, worunter zwei Fälle von Lammblutransfusion mit gewöhnlichem negativen Resultat. Von den anderen Fällen sind hervorzuheben: ein Fall von Kohlenoxydvergiftung, in welchem von Belfrage 90 Grm. defibrinirten Blutes mit vorübergehender Besserung transfundirt wurden, und ein Fall von plötzlichem Tode nach Aspiration und Ausspülung eines Empyems. (O. Peterson.) Die Thoracenthese war in diesem Falle schon viermal, am 4., 6., 8., 10. November, gemacht, als aber die Operation am 11 wiederholt wurde und ungefähr 0 Gr. einer schwachen Borsäurelösung eingespritzt worden waren, trat Synkope ein und Pat. starb nach 10 Stunden. Während dieser Zeit war die Respiration sehr inegal und musste durch Incitantia hervorgerufen werden: in den Extremitäten traten Krämpfe ein, sowie auch Trismus. Puls war anfangs schnell und unregelmässig, später fast normal. Nach Transfusion von defibrinirtem Blute liess der Krampf nach, aber Pat. blieb bewusstlos und starb bald nachher. Die Ursache des plötzlichen Todes wurde durch die Section nicht ermittelt. — Durch eine schwere Blutung nach der Entbindung wurde Waldenström veranlasst, 190 Grm. Blut zu transfundiren, wodurch die Symptome von Anämie sich etwas milderten. Pat. starb dennoch am 5. Tage an Anämie. Nicolaysen machte arterielle Transfusion nach Hueter wegen Hämatemese; Pat. starb. Prantse, Transfusion von defibrinirtem Blut bei einer Gebärenden mit glücklichem Resultate. Larsen transfundirte nach Abort. Pat. starb an purulenter Peritonitis. Hansen behandelte einen Fall von hochgradiger Anämie mit Blutungen aus Nase, Magen und Uterus mit Transfusion; Pat. genas.
F. Levisen (Kopenhagen).

Krzykowski (Sanok), Eine Bluttransfusion mit gutem Erfolg. Przegląd lekarski No. 2

Eine 33jährige Bäuerin verlor viel Blut in Folge von Abortus. Den zweiten Tag wurde sie ins Spital gebracht und die Placenta heraus-befördert. Da aber dennoch der

Uterus sich nicht zusammenzog und die Blutung bei der ohnehin anaemischen Person weiter bestand, wurde zur Transfusion geschritten. Das von einer gesunden Frau gespendete Blut wurde defibrinirt, erwärmt und in einer Menge von 150 Grm. vermittelst einer gewöhnlichen neuen Wundspritze in die Vena cephalica hineinbefördert. Der Puls wurde voller, ein halbstündiger Frostschauer folgte, die Blutung stand sofort, der Uterus zog sich zusammen. Am dritten Tage wurde die Wunde per primam geheilt gefunden.

Oettinger (Krakau).]

c) Experimentelle Beiträge zur Transfusionslehre.

1) Landois, Ueber die Erscheinungen im Thierkörper nach Transfusion heterogenen Blutes und ihre physiologische Erklärung. Würdigung der Thierbluttransfusion beim Menschen. Centralblatt für die medic. Wissensch. Nr. 1. — 2) Derselbe, Die Transfusion des Blutes. Versuch einer physiologischen Begründung nach eigenen Experimental-Untersuchungen mit Berücksichtigung der Geschichte, der Indicationen, der operativen Technik und der Statistik. Leipzig. S. 358, mit 6 Holzschnitten und 4 Tafeln. — 3) Worm-Müller, Jacob, Transfusion und Plethora. Christiania. Universitäts-Programm für das erste Halbjahr 1875. — 4) Boelscher, Ueber Transfusion von Säugethierblut in Vögel. Dissertation Greifswald. — 5) Biel, J., Physiologisch-chemische Bemerkungen zur Thierbluttransfusion. Petersburger med. Jahrb. Nr. 3. S. 242. — 6) Liebrecht, P., De la fièvre après les transfusions. Journ. de méd. de Bruxelles. Oct. 1874. p. 293. — 7) Ponfick, Experimentelle Beiträge zur Lehre von der Transfusion. Virchow's Archiv Band 62. S. 273. — 8) Landois, Bemerkungen zu den experimentellen Beiträgen etc. des Herrn Professor Ponfick. Ebend. S. 582. — 9) Panum, Zur Orientirung in der Transfusionsfrage. Virch. Archiv. Bd. 63. S. 1. — 10) Hasse, Ueber Transfusion. Ebend. Bd. 64. S. 243. — 11) Förster, Ueber die Eiweisszersetzung im Thierkörper bei Transfusion von Blut und Eiweisslösungen. Sitzungsbericht der Münch. Akademie (math.-phys. Classe). 3. Juli. — 12) Jakowiczki, Zur physiologischen Untersuchung der Bluttransfusion. Diss. Dorpat. Centralblatt für die medic. Wissensch. Nr. 29. S. 247.

Landois (1) schildert auf Grund zahlreicher Versuche die Veränderungen, welche bei Auflösung der Blutkörperchen fernstehender Arten und dem Zerfall derselben in Stromamassen beobachtet werden. Die zurückbleibenden Krankheitserscheinungen lassen sich insgesammt zurückführen auf die mehr oder minder umfangreiche Verstopfung von Capillaren und kleinern Gefässen in den verschiedenen Organen durch zusammengeballte Fremdblutkörper und Stromafibrin. (Vgl. Jahresbericht 1873, S. 283 und 284.) Die verstopften Gefässe können im Verlaufe nach Beendigung des Fieberparoxysmus entweder wieder wegsam werden, wenn die Gerinnungsmassen resorbirt oder weggeschwemmt werden — oder es kommt zu dauernder Thrombenbildung, zur Entzündung und Bildung neuer Capillaren. Bleiben reichliche Bahnen unwegsam, was namentlich auch bei wiederholten Transfusionen beobachtet wird, so können die Organe dauernd in ihrer Ernährung leiden, und es kann selbst der Tod durch Marasmus eintreten. Es können auch verschiedene Grade der Thrombenbildung und ihrer Folgen zur Beobachtung kommen. – L. beschreibt weiter die speciellen Veränderungen und daraus hervorgehenden Functionsstörungen in Lungen, Nahrungscanal, Harn- und Geschlechtsorganen, Haut, Muskeln, Nervensystem, Wunden, und äussert sich nach dieser Darlegung über den Werth der Thierbluttransfusion beim Menschen dahin, dass die sicher erfolgende Auflösung der fremden Blutkörperchen die Annahme einer Weiterfunctionirung derselben illusorisch mache. Das aus den eingeschmolzenen Zellen gebildete Material mit Inbegriff des Sauerstoffs ist zu unbedeutend, um nachhaltig die Ernährung heben zu können, ebenso die vorübergehende Herabsetzung des Sauerstoffwechsels durch Hemmung der Harnstoffbildung. „Wenn die Erfahrungen es wirklich bestätigen sollten, dass die Thierbluttransfusion bei Kranken, namentlich Phthisikern, bedeutendere Kräftigung, sogar Heilung zur Folge haben kann, so ist die Wirkung der Transfusion lodiglich in der gewaltigen Umstimmung zu suchen, welche die vorübergehende Störung der Circulation in dem Organismus mit sich bringt. Und speciell am Orte der Erkrankung selbst könnte durch die Verstopfung von Gefässen und die nachfolgende Neubildung von Capillaren Anstoss zum Heiltriebe gegeben worden. Bei Neigung zu Blutungen kann eine gefahrbringende Hämorrhagie eintreten."

Eine genauere Darlegung aller einschlägigen Verhältnisse, sowie eine zusammenfassende Darstellung der eigenen, seit länger als 10 Jahre fortgesetzten Transfusionsversuche des Verf. enthält das vortreffliche Werk von Landois (2) über die Transfusion des Blutes. Den Inhalt desselben bildet zunächst eine erschöpfende Uebersicht der älteren und neueren Transfusionsgeschichte; sodann eine Analyse der Bedeutung der einzelnen Bestandtheile für die belebende Kraft des Blutes (rothe Blutkörperchen, Faserstoff, Plasma) und die Leistungen der Transfusion bei verschiedenen Krankheitszuständen (acute Anämie, Vergiftungen, autochthone Intoxicationen, Dyscrasien und anderweitige Veränderungen des Blutes, Inanitionszustände). Den zweiten Haupttheil des Werkes bildet die Transfusion mit dem Blute einer fremden Thierart. Nach den Vorversuchen (Infusion von Serum) wird die Transfusion zwischen fernstehenden Arten (Lammblut beim Hunde; verschiedene Blutarten bei Hund, Katze, Kaninchen), zwischen Thieren derselben Ordnung, derselben Familie, desselben Geschlechtes, zwischen Säugethieren und Vögeln, die Transfusion bei Fischen, und endlich die Lammblut-Transfusion beim Menschen eingehend gewürdigt.

Die letzten Abschnitte sind der Operationsmethode, Instrumenten, sowie einer bis auf die neueste Zeit fortgeführten Statistik der Transfusion (478 Fälle) beim Menschen gewidmet.

Worm-Müller (3) sucht im Anschluss an seine früheren Untersuchungen über die Abhängigkeit des arteriellen Druckes von der Blutmenge (Berichte der sächsischen Ges. der Wiss. Dec. 1873,

S. 573) die Grenze festzustellen, bis zu welcher die Vermehrung der Blutmenge durch Transfusion ohne Nachtheil getrieben werden kann. Dabei ist die Einspritzung gleichartigen und fremden Blutes zu unterscheiden. Bei Anwendung von Blut derselben Species (Hunde) konnte die Blutmenge um 30—bis 83 pCt. ohne Nachtheil vermehrt worden; gefährliche Symptome) abnorme Secretionen, blutiger Harn, Erbrechen u. s. w.) traten erst bei 154 pCt. auf, wenn die Einspritzung sehr langsam erfolgte. Die dadurch entstandene Plethora ist jedoch nur von kurzer Dauer, schon nach 2—5 Tagen ist die Blutmenge höchst wahrscheinlich zur Norm zurückgekehrt (bei einem Ueberschusse von nur ca. 30 pCt. schon am nächsten Tage, bei 50—83 pCt. nach 3—5 Tagen). — Bei der Frage, „was wird aus dem eingespritzten Blut?" müssen Blutplasma und Blutkörperchen vollkommen von einander getrennt werden. Die im Blutplasma enthaltenen Albuminate werden in den ersten 2—3 Tagen nach der Transfusion vorzugsweise decomponirt, worin die um diese Zeit constatirbare Harnstoffzunahme ihre Erklärung findet. Die Blutkörperchen dagegen bleiben viel länger erhalten, vermöge ihrer grossen Resistenz, obwohl auch sie langsam destruirt werden und möglicherweise die mehr prominente Vermehrung des Harnstoffs nach der Transfusion bedingen. Das defibrinirte Blut hat bezüglich der Vermehrung der Blutkörperchen im Wesentlichen denselben Werth wie das undefibrinirte) womit M. den gegentheiligen, schlechtbegründeten Behauptungen von Gesellius, Albini, Hasse etc. entgegentritt). Blutungen und sanguinolente Exsudationen worden von M. (wie auch von L. Lesser, Jakowicki) nach Einspritzung defibrinirten Blutes niemals beobachtet. — Der Nutzen des transfundirten Blutes für den Organismus ist lediglich durch die Blutkörperchen bedingt; da das Fibrin bedeutungslos ist, so ist die directe Transfusion entbehrlich; die depletorische Transfusion kann nach den Ergebnissen von M. ebenfalls zum grossen Theile im Wegfall kommen.*)

Ganz anders gestalten sich die Verhältnisse bei Transfusion fremden Blutes (bes. Lammblut bei Hunden). Die Vermehrung der Blutmenge ist hier an und für sich irrelevant; die Transfusion des fremdartigen Blutes ist aber direct von schädlichem Einflusse, dessen Symptome von M. in derselben Weise wie von Landois geschildert werden, und welchen auch M. auf die rapide Destruction der Blutkörperchen des eingespritzten Fremdblutes zurückführt. Es ist daher auch gleichgültig, ob defibrinirtes oder undefibrinirtes Blut, indirecte oder directe Transfusion angewandt wurde. Neben dem Untergange der fremden Blutkörperchen scheint in geringem Grade auch eine Destruction der eigenen Blutkörperchen des blutempfangenden Thieres statt-

*) Jedoch erstreckt sich die von M. gegen die depletorische Transfusion geübte Kritik nicht auf Fälle von acuten Vergiftungen. (Ref.)

anfinden. Die Ursache der Blutungen nach Fremd-blut-Transfusion ist in der Verdünnung des Blutes, in den mechanischen Kreislaufstörungen, und wahrscheinlich auch in geschwächtem Tonus der Gefässe zu suchen, — die Todesursache vorzugsweise in der nach reichlichen Transfusionen fast unterdrückten Harnstoffsecretion und der tiefen Alteration der Nieren. Zum Schlusse spricht sich M. sehr energisch gegen die Lammblut-Transfusion beim Menschen, so wie überhaupt gegen die unmässige, kritiklose Anwendung der Transfusion aus.

Hölscher (4) untersuchte unter Leitung von Landois speciell die Erfolge der Transfusion von Säugethierblut bei Vögeln. Aus seinen Versuchen geht hervor, dass zwar ausnahmsweise kräftige Vögel die Transfusion nicht zu grosser Quantitäten Säugethierblut auszuhalten vermögen – dass aber, ebenso wie die Vogelblutkörperchen im Säugethier, auch die Säugethierblutkörperchen im Vogel functionsunfähig sind und sehr rasch zu Grunde gehen.

Die Zellen des eingespritzten Säugethierblutes waren spätestens nach 2–3 Tagen sämmtlich verschwunden. Die den Zerfall derselben begleitenden Erscheinungen waren je nach der angewandten Species graduell verschieden; Hammelblut und Kalbsblut wurden am besten vertragen, während Kaninchenblut und Ziegenblut schon sehr kurze Zeit nach der Transfusion den Tod herbeiführte.

Biel (5) sucht die grösseren Gefahren des transfundirten Thierblutes im Vergleiche zum Menschenblut auf chemische Unterschiede der beiden Blutarten, und zwar wesentlich auf den verschiedenen Gehalt an feuerbeständigen Salzen zurückzuführen. Die Asche des Schafblutes enthält viel weniger Phosphorsäure als die Asche des Blutes von Fleisch fressenden Thieren und Menschen, dagegen überwiegen im Schafblute die Alkalien und alkalischen Erden und Kohlensäure: das kohlensaure Natron in Verbindung mit freier Kohlensäure spielt im Lammblute dieselbe Rolle, wie im Menschenblute das phosphorsaure Natron. Die Schädlichkeit der Lammblut-Transfusion besteht demnach darin, dass der dem menschlichen Blute zugeführte, plötzliche Ueberschuss an kohlensauren alkalischen Erden und kohlensaurem Natron die im Menschenblut gelöst enthaltenen phosphorsauren, alkalischen Erden ihrer Löslichkeit zum Theil beraubt, und diese nun eine substantielle Verstopfung der Lungen- und Nierencapillaren herbeiführen. Als practisches Ergebniss empfiehlt B., die Lämmer vor der Transfusion hungern zu lassen, wodurch ihr Blut dem der Omnivoren ähnlicher werde, oder sie wenigstens, statt mit Heu, nur mit Brot, gequollenen Erbsen, Linsen und Bohnen, welche reichlich Phosphate enthalten, zu füttern.

Liebrecht (6) machte über das Fieber nach Transfusion 9 Versuche, alle bei Hunden, mit directer, venöser Transfusion gleichartigen Blutes. Nur in 4 Fällen trat Fieber ein, in den übrigen nicht. Die Ursache des Fiebers glaubt L. in der plötzlichen Drucksteigerung in der V. cava und in der Blutanhäufung im Gebiete des Pfortader suchen zu dürfen.

Ponfick (7) theilt mehrere Versuchsreihen mit, welche sich auf die mechanischen und chemischen Effecte der Transfusion, und zwar sowohl gleichartigen, wie fremdartigen Blutes beziehen. Die Resultate von P., soweit sich dieselben auf Uebertragung fremdartigen Blutes beziehen, haben zum Theil schon in vorigen Jahresbericht (S. 381) Erwähnung gefunden. Besonders wichtig ist die nach Transfusion fremdartigen Blutes auftretende Hämoglobinurie, die 14—82 (durchschnittlich 30—60) Minuten nach der Einspritzung erschien, und, wie P. durch spectroscopische Analyse feststellte, continuirlich abnahm, wobei sich die Menge des in gleicher Zeiteinheit ausgeschiedenen Barns und die Intensität seiner rothen Färbung, resp. seiner Hämoglobinreaction, stets umgekehrt proportional verhielten. Diese Hämoglobinausscheidung beruht auf der raschen Auflösung der gefärbten Blutkörperchen des transfundirten Fremdblutes. Die massenhafte Ausscheidung des freigewordenen Hämoglobins, welches vor allem durch die Nieren eliminirt werden muss, kann eine secretorische Insufficienz der letzteren hervorrufen, und somit den Tod unter Erscheinungen, welche von P. mit dem urämischen Symptomencomplex in Parallele gestellt werden.

Landois (8) reclamirt für sich die Priorität der von Ponfick bei Transfusion ungleichartigen Blutes beobachteten Erscheinungen; dieselben wurden von ihm bereits 1873 vollständig beschrieben (vgl. den Jahresbericht für 1873, S. 283 u. 284).

Panum (9) erörtert auf Grund neuer Experimentalreihen einerseits die Indicationen — sodann die Wahl der Operationsmethode und die Ausführung der Transfusion. In ersterer Hinsicht spricht sich P. dahin aus, dass wir durch Transfusion nur dem Mangel an functionstüchtigen rothen Blutkörperchen abzuhelfen im Stande sind; dieser Mangel (welcher durch vorgängige Blutuntersuchung*) festgestellt werden muss) bildet also die einzige rationelle Anzeige der Transfusion. Defibrinirtes und fibrinhaltiges, arterielles und geschütteltes venöses Blut verhalten sich dabei nach P. völlig gleichwerthig. Die Transfusion mit defibrinirtem Blute verdient aber wegen der leichten und sicheren Ausführung unbedingt den Vorzug vor der Transfusion fibrinhaltigen, arteriellen oder venösen Blutes. Die von Magendie aufgestellte Theorie von der Bedeutung des Faserstoffs für den Durchgang des Blutes durch die Capillaren, sowie überhaupt die vitale Bedeutung des Fibrins oder fibrinogener Substanzen wird durch neue Versuche Panum's entschieden widerlegt. Weiterhin wendet sich P. besonders gegen die von Gesellius und Basse inaugurirte, neue Aera der Thierbluttransfusion, und gibt zur Pathogenese dieser neuesten Wendung in der Transfusionsfrage verschiedene, nicht uninteressante Enthüllungen, die sich aber einer Wiedergabe an dieser Stelle durchaus entziehen. Die Transfusion von Lammblut

---

*) Zählung der rothen Blutkörperchen nach der von Maissez verbesserten Methode.

oder von Thierblut überhaupt ist nach P.
beim Menschen nicht im Stande, die einzige
rationelle Indication zu erfüllen, d. h. dem
Mangel an functionstüchtigen rothen Blutkörperchen so abzuhelfen, wie es durch
Transfusion von defibrinirtem Menschenblute unzweifelhaft geschehen kann.

Hasse (10) sucht den gegen die Thierblut-
Transfusion erhobenen Einwänden gegenüber gel-
tand zu machen, dass die Wirkung der Transfusion
überhaupt wesentlich auf der Zufuhr von Sauerstoff
und Nahrungsmaterial beruhe, wodurch eine Speisung
der Verdauungsdrüsen mit den für ihre Function unentbehrlichen Bestandtheilen, eine Regulirung der
Verdauung und der übrigen Körperfunctionen erzielt
werden könne. Dieser Zweck könne durch die sehr
langsame und allmälige Ueberführung kleiner Blutmengen, welche keine Gefahren involviren, bereits
erzielt werden, und besitze das menschliche Blut vor
dem Thierblut dabei keinen Vorzug, zumal die überschüssigen und zerfallenden Fremdblutkörperchen durch
die Nieren leicht eliminirt würden.

Förster (11) gelangt auf Grund von Versuchen,
die unter Voit's Leitung angestellt wurden, zu folgenden Ergebnissen: In das Blutgefässsystem eines
Thieres eingeführtes Blut eines anderen Thieres der
gleichen Art wird in demselben nicht alsbald zersetzt,
sondern verhält sich in demselben gleich dem bereits
vorhandenen Blute. — Direct in das Blut und somit
in den Säftestrom eingeführte Eiweisslösungen, welche
nicht vorher dem Verdauungsacte unterlegen sind, zerfallen im Thierkörper in der gleichen Weise und durch
die gleichen Bedingungen, wie Eiweisssubstanzen,
welche durch Magen und Darm in den Körper aufgenommen wurden. Das in Form eines lebenden Organs
in den Körper eingeführte Eiweiss unterliegt also andern Bedingungen der Zersetzung, wie einfache Eiweisslösungen, gleichgültig ob dieselben durch den
Darm oder durch Injection in die Blutgefässe eingeführt
werden. (Zu ähnlichen Resultaten gelangte auch
Tschiriew bei Versuchen, die unter Ludwig angestellt wurden; Sitzungsber. der math.-phys. Classe
der sächs. Ges. der Wissenschaften, 19. December 1874.)

Jakowiczki (12) kommt durch Thierversuche
zu dem Schluss, dass der Organismus fremdartiges
Blut nicht vertrage, und dasselbe in ihm zersetzt und
bald durch die Nieren ausgeschieden werde. Nach J.
scheint das fremdartige Blut als solches gewissermassen
giftig zu wirken, und zwar sowohl fibrinhaltiges wie
fibrinfreies.

[Panum, P. L., Til Orientering: Transfusionspörgs-
maalet. Nordiskt med Arkir Bd. 7, Nr. 3, und: Yder-
ligere Oplysninger til Orientering i Transfusionspörgs-
maalet. Nordiskt medic. Arkiv. Bd. 7, No. 28. (Sie sind vom
Verf. in deutscher Sprache im 63. und 66. Bande von
Virch. Arch. veröffentlicht worden, unter entsprechenden
Titeln: „Zur Orientirung in der Transfusionsfrage" und
„Weitere Bemerkungen zur Orientirung in der Transfusionsfrage".)

                P. L. Panum ,Kopenhagen).]

Medicamentöse Infusion in die Venen.

Sallées, Des injections médicamenteuses dans les
veines, applications à quelques maladies graves. Thèse.
Paris 1874.

Sallées kommt auf Grund einer historischen
Uebersicht über die intravenösen Injectionen
von Salzlösungen und anderen Medicamenten bei Cholera, von Ammoniak bei Vergiftungen durch Schlangenbiss, und von Chloral bei Tetanus und Hydrophobie
zu Resultaten, welche dem in Rede stehenden Verfahren nicht ungünstig sind. Namentlich bei algider
Cholera und bei Tetanus mit subacutem Verlaufe ist
dasselbe, wenn alle sonstigen Mittel gescheitert sind,
noch Erfolg verheissend. In einem Falle von Hydrophobie wurde dagegen eine günstige Wirkung nicht
erzielt. Die Frage der Ammoniak-Infusionen bei
Schlangenbiss betrachtet S. als noch offen, und theilt
mehrere sehr vortheilhafte Ergebnisse mit. Im Ganzen ist die medicamentöse Infusion überall indicirt,
wo die Absorption von der Haut oder den Schleimhäuten aus gehemmt, oder der Zustand des Kranken
ein solcher ist, dass eine ausreichend rasche Wirkung
bei anderweitiger Application nicht erwartet werden
kann. Die Herbeiführung einer Anästhesie durch
intravenöse Injection von Chloral (nach dem Vorschlage von Oré) erscheint wenigstens für den gewöhnlichen Gebrauch durch die bisherigen Versuche
nicht genügend gerechtfertigt.

Ernährende Clystiere.

Fiechter, Anwendung und Erfolge der Fleischpancreasclystiere. Correspondenzbl. für Schweizer Aerzte
No. 15 und 16.

F. wandte auf der Abtheilung von Immermann
die Fleischpancreasclystiere bei einer Anzahl
von Kranken nach Leube's Vorschriften an.

In 3 Fällen von rundem Magengeschwür mit Blutungen wurde durch die Ernährung vom Mastdarm aus
in relativ kurzer Zeit völlige Heilung erzielt, während jede
vorhergegangene, diätetisch- medicamentöse Behandlung
an dem hartnäckigen Erbrechen gescheitert war. Bei
chronischem Magencatarrh, langdauerndem Icterus ca-
tarrhalis, Cardialgie sind die Nährclystiere ebenfalls zu
empfehlen; weniger leisten sie natürlich bei der durch
Pylorus-Stenose bedingten Dilatation und bei Carcinomen
des Magens. In drei Fällen wurden Kranke, welche
nicht schlucken konnten, mit den Fleischpancreasclystieren
indicirt und dieselben insbesondere auch bei
Trismus, sowie bei Phthisikern, welche wegen vorgeschrittener Zerstörungen am Larynx nur unter den
grössten Schmerzen zu schlucken vermögen.

Diätetische Behandlung. Milch- und Molkencuren.

1) Modry, M., Der Molkencurort Roznau in Mähren.
Eine Würdigung der Milch- und Molkencuren vom physiologischen und therapeutischen Standpuncte, nebst einer
eingehenden Curdiätetik. Wien — 2) Lusun, Essai de
traitement par le lait de chienne. Bordeaux médical.
No. 43. — 3) Bouchardat, Du régime alcalin. Bull.
gén. de thér. 30. Sept. .p. 241. — 4) Dauvergne, Les
effets et des résultats diététiques. Bull. gén. de thér.
30. Mai. p. 433.

Lusun (2) theilt mehrere Beobachtungen mit,

aus denen hervorgehen soll, dass die Milch von Hündinnen als ausgezeichnetes Tonicum wirkt, bei schlechtgenährten Kindern, Malum Pottii, Scrophulose, hartnäckigen Ulcerationen der Haut und der Schleimhäute. Die Milch von Bulldoggen soll die anderer Racen an Wirksamkeit übertreffen. Gut genährte Hündinnen sind leider schwer zu erhalten; auch lassen dieselben sich ungern melken, und geben nur geringe Quantitäten einer sehr dicken, nicht schlecht schmeckenden Milch (ungefähr ein Viertel einer gewöhnlichen Tasse täglich, auf zwei Dosen vertheilt; man kann eineTasse warmer Kuhmilch nachtrinken lassen, um den anfänglichen Widerwillen zu überwinden).

„ Bouchardat (3) hebt hervor, dass unter gewissen Bedingungen es zweckmässig sei, die Acidität des Harns durch Gebrauch einer alkalinischen Diät zu vermindern, und zwar bei einer Lebensweise, welche mit ungenügender, körperlicher Anstrengung, sowie mit übermässiger Zufuhr von Eiweisstoffen verbunden ist (Neigung zu harnsaurer Diathese).

Die dazu geeigneten Nahrungsmittel sind besonders Kartoffeln (vermöge ihres Gehaltes an Kaliumcitrat, das In Bicarbonat umgewandelt wird); rohe Früchte; saurer Weisswein; Blätter und Wurzeln, wie Salat, Kresse, Radischen, Mohrrüben, Spinat u. s. w., die Kalium an Citronensäure, Aepfelsäure u. s w. gebunden enthalten. Die Kaliumsalze erfüllen dabei eine dreifache Rolle: sie vervollständigen die mineralische Ernährung, verbessern

also die Constitution des Muskels und der Blutkörperchen; sie wirken als Diuretica, werden von den Nieren rascher, als die Natriumsalze ausgeschieden; sie geben endlich zum Theil Kaliumurat, welches löslicher ist als das Natriumurat, und dessen sich der Organismus daher leichter entledigt. Auch bei Glycosurie und bei Cholelithiasis ist eine alkalische Diät (mit mässiger Fleischzufuhr) von grossem Nutzen.

Dauvergne (4) theilt einige Beobachtungen mit, um die Wichtigkeit einer streng geregelten Ernährung zu illustriren.

In einem Falle von äusserst schmerzhaften Unterleibsbeschwerden wurde der Kranke, der keine Nahrung aufzunehmen versuchte, drei Wochen durch ernährende Clystiere von Bouillon, Milch, Wein und Wasser (immer kalt verabreicht) erhalten, bis die gewöhnliche Ernährung wieder vertragen wurde. Mehrere Hydropische wurden durch ausschliessliche Milchdiät geheilt; ein hartnäckiger phagedänischer Bubo durch trockene Diät (Salzkuchen, gedörrte Mandeln und trockene Feigen; als einziges Getränk Dec. Sassaparillae); ein Fall von „Induration der Mesenterialdrüsen oder tuberculöser Peritonitis" durch ausschliessliche Ernährung mit weissen Trauben, die einen Monat hindurch fortgesetzt wurde.

Gymnastik.

1) Boyer, P., De l'influence des exercices gymnastiques sur l'accroissement du côté gauche de la poitrine. Paris. — 2) Billroth, Zur Massage. Wiener medin. Wochenschrift No. 45.

Medicinische Geographie und Statistik.

Endemische Krankheiten

bearbeitet von

Prof. Dr. A. HIRSCH in Berlin.

A. Medicinische Geographie und Statistik.

I Zur allgemeinen medicinischen Geographie und Statistik.

1) Beiträge zur Medicinal-Statistik. Herausgegeben von Schweig, Schwarz und Zuelzer. Stuttgart. 8. 117 SS. — 2) Stockton-Hough, J,. De l'influence comparée des villes et des campagnes sur la santé, la fécondité. la longévité et la mortalité (Social science association Philadelphia. 1874.) Annal. d'hyg. Janv. p. 118. (Statistische Untersuchungen auf Grund bekannter Daten ohne wesentlich neue Resultate.) 3) Jourdanet, D., Influence de la pression de l'air sur la vie de l'homme. Climats d'altitude et climats de montagne. 2 vol. gr. 8. Avec cartes et pl. Paris — 4) Beneke, F. W., Vorlagen zur Organisation der Mortalitätsstatistik in Deutschland. Mit 2 Holzschnitten. 4 Farbendrn k. und 7 lithog. Taf. gr. 8 Marburg —

5) Schönfeldt, J. E., Ueber eine von Huehner eingesandte statistische Sterblichkeitstabelle. Dorpat. med. Zeitschr. V. No 4. S 343 — 6) Körösi, J., Die Organisation der Mortalitätsstatistik in Budapest. Vierteljahrschr. für öffentl. Gesundheitspflege. Heft 2. S. 238. — 7) Wasserfuhr, H., Die Organisation der Sterblichkeitsstatistik in Elsass-Lothringen. Ebend. H. 3. S. 356. — 8) Imfeld, Ch., Ueber Höhenklima, Barometer-, Thermometer- und Hygrometer-Schwankungen. Einfluss auf die Mortalität und wodurch? Vierteljahrschr. für Klimatol. S. 118. (Sehr rationelle Beurtheilung der Frage, beurtheilt aus den biostatischen Verhältnissen eines Schweizer Alpenthals.) — 9) Foster, B., The comparative mortality of large towns. Dubl. med. Press and Circular. Jan. 27. p. 67. — 10) Berens, J., The period of maximum death rate. Philadelphia med. Tim. April 3. p. 420. — 11) Lagneau, G., Illégitimité, in

fluence sur la mortalité. Annal. d'hyg. Octob. p. 316. (Noch nicht beendeter Artikel.) — 12) Pauly, Ch., Climats et Endemies. Esquisse de climatologie comparée. 8. Paris. — 13) Harvey, P. F, Effects of the continuous action of a high temperature on the nation of temperate climates. New York med. Record. Jan. 9. p. 17. — 14) Colin, L., Epidémica et milieux épidémiques (Fin.). Annal. d'hyg. Janv. p. 41. (Schluss des Artikels vom vorig. Jahre.) — 15) Leudesdorf, M., Nachrichten über die Gesundheitsverhältnisse in verschiedenen Hafenplätzen etc. Heft 9. Hamburg. 4. 84 SS.

II. Zur speciellen medicinischen Geographie und Statistik.

a. Frankreich: 16) Bertillon, Mém. sur la mortalité comparée de la France. Bull. de l'acad. de méd. No. 3. p. 99. (Vorläufige Anzeige durch Broca. Vgl. Jahresber. 1873. I. S. 311.) — 17) Brégi, J., Essai sur la topogr. méd. de la ville de Sedan. Thèse de Paris. 1874. — 18) Besnier, E., Constitution médicale à Paris (Octob.—Septbr.). L'Union méd. No. 13. 16. 18. 19. 50—52. 55. 89. 92. 94. 97. 129. 130. 132. 135. — 19) Maher, C., Statistique médicale de Rochefort (Charente Intérieure). 8. Avec pl. Paris. 20) Rollet, Sur la population spécifique de la ville de Lyon. Lyon médical. No. 9. p. 317. (Hat nur locales Interesse.) — 21) Meynel, P., Tableau des maladies qui ont régné a Lyon pendant les années 1874-1875. ibid. No. 2. p. 41. No. 13. p. 467. No. 14. p. 517. No. 27. p. 345 No. 36. p. 5. No. 37. p, 39.

b) Schweiz: 22) Ziegler, A., Statistik der Todesfälle in Bern im Jahre 1871. Bern 3. 58 SS. — 24) Hagenbach, E. Epidemiologisches aus Basel. Jahrb. für Kinderheilk. IX. S. 46.

c) Deutschland: 25) Escherich, Die Volksbewegung, Fruchtbarkeit und Sterblichkeit in Königreiche Preussen nach seinem alten Bestande vom Jahre 1816—1871, und im Königreiche Bayern von 1826 bis 1871. Correspond. des Niederrh Ver. für öffentl. Gesundheitspfl. IV. S. 170. (Ref. muss sich darauf beschränken, auf diese interessante Arbeit aufmerksam zu machen, da dieselbe einen Auszug nicht wohl zulässt.) — 26) Bericht des Medicinal-Inspectorats über die med. Statistik des Hamburgischen Staates für d. Jahr 1874. Hamb. 8. 28 SS. mit 21 Tab. — 27) Kulenkampff, D., Ueber den Einfluss der Witterung auf die Sterblichkeit in Bremen. Viertelj. für öffentl. Gesundheitspfl. Heft 4. S. 552. — 28) Bockendahl, J., Genaue Uebersicht über das öffentliche Gesundheitswesen der Provinz Schleswig-Holstein für das Jahr 1874. Kiel. 4. 68 SS.

29) Liévin, Die Geburtsziffer und die Kindersterblichkeit in Danzig in den Jahren 1862—1873. Beil. zur Danz. Zeitg. — 30) Die Sterblichkeit in Breslau im Jahre 1874. Monatsbl. für med. Statistik. Beilage zur Deutsch. Klinik. No. 2. 3. — 31) Schlockow, Ueber die Gesundheits- und Sterblichkeits-Verhältnisse im Kreise Beuthen. Viertelj. f. gerichtl. Med. April. S. 303. — 32 Flinzer, M, Mittheilungen des statistischen Bureaus der Stadt Chemnitz. 2. Heft. Chemnitz. 4. 68 SS. — 33) Mortalitäts-Statistik der Gemeinde Witten für die Zeit vom 1. Januar 1871 bis 31. Decbr. 1873. Correspenzbl. des Niederrh Vereins für öffentl. Gesundheitspfl. IV. S. 32 — 34) Mortalitätsstatistik der Stadt Barmen. ibid. S. 102. — 35) Mortalitätsstatistik der Gemeinde Solingen. Ibid. S. 107. - 36) Mortalitätsstatistik, statistische, über den Civilstand der Stadt Frankfurt am Main im Jahre 1874. — 37) Cleas, G., Die Mortalität der Stadt Stuttgart von 1852—1872. Württemb. med. Correspondenzbl. No. 4. — 38) Jahresbericht, med.-statistischer, über die Stadt Stuttgart vom Jahre 1874. Jahrg. II. Herausgeg vom Stuttg. ärztl. Verein. Stuttg. 8. 70 SS. — 39) Frölich, Bericht über die Sterblichkeit in Stuttgart im Jahre 1874. Württbg. med.

Correspondenzbl. No. 17 19. — 40) v. Hauff, Medicinal-Jahresbericht aus dem Oberamtsbezirke Kirchheim vom Jahre 1874. Ebendas. No. 15. 21. — 41) Die Blattern im Grossherzogthum Baden 1872 und 1873. Bad. ärztl. Mittheil. No. 2. — 42) Majer, C., Die Sterblichkeit nach Todesursachen in Bayern während der Jahre 1871 und 1872. Viertelj. für gerichtl. Med. April. S. 342 - 43) Seitz, F., Die Krankheiten während der Jahre 1873 und 1874 zu München, besonders die herrschende Cholera. Bayr. ärztl. Intelligenzbl No. 30—36. — 44) Graf, L. Die Geburten Münchens im 1. Semester 1875. Beil. zum Bayr. ärztl. Intelligzbl. No. 2. — 45) Egger, Bericht über die Morbilitätsstatistik des Bezirksvereins Passau von den Jahren 1873 und 1874. Bayr. ärztl. Intelligzbl. No. 25, 28, 29. — 46) Pupper, M., Untersuchungen über die Epidemien in Prag im neunzehnten Jahrhundert. Zeitschr. für Epidemiologie. Heft 3. S. 241.

d. England: 47) Green, Ch., On the sanitary state of Clifton. Med. Times and Gaz. March 70. p. 307. (Von localem Interesse)

e. Skandinavische Länder: 48) Schleisner, P. A, Oversigt over Köbenhavns fornemlig epidemiske Sygdoms forhold i 1874. Ugeskrift for Laeger. No. 6. 7. — 49) Bergman, F. A. G., Om Sveriges Folkjukdomar. Andra Hälftet. Upsala. 8. p. 117-222 mit 6 Taf. — 50) Bidrag till Sveriges officiela statistik. Sundhets Collegii underdäniga berättelse för år 1873. Stockh. 4. 84 pp.

f. Montenegro: 51) Weiser, M. E., Sanitätsverhältnisse und Volksheilmittel in Montenegro. Allgem. Wien. med. Ztg. No. 26 27. (Feuilleton)

g. Vorderasien: 52) M'Craith, J., Practice of physic in Smyrna. Med. Times and Gaz. May 22. p. 550.

h. Vorderindien: 53) Tilt, Ed. J., Health in India for British Women, and on the Prevention of Disease in Tropical Climates. 4. ed. 8. London. — 54) The mortality among European soldier's children in India. Brit. med. Journ. Septbr. 18. p. 370. — 55) Bryden, Vital statistics of the Bengal army. Med. Times and Gaz. Jan. 9. p. 39 Febr. 27. p. 235. — 56) Douglas, C. M., Notes on the Andaman islands. Army med. reports XV. p. 326. — 57) Moore, W. J. Native practice in Rajpootana. Med. Times and Gaz. Jan. 9. p. 20. Jan 30. p 124. (Ein culturhistorisch interessanter Artikel, auf den hier nur verwiesen werden kann.) — 58) Nicholson, E., Medico-topographical account of the station of Bungalore. Army med. reports XV. p. 315. — 59) Letters from Madras. Med. Times and Gaz. March. 6. p. 259. July 24. p. 103.

i. Hinterindien. Indischer Archipel: 60) Morice, A. Influence du climat de la Cochinchine sur la santé des Européens. Arch. de méd. navale XXIV. p. 222. — 61) Sourrouille. A., Trois ans en Cochinchine. Thèse. Paris. 1874. — 62. Dick, F., Medicotopogr. report of Pulo-Penang. Army med. reports XV. p. 329. — 63) v. Leent, F. J. Etude topographique, hydrographique, historique et médicale sur la guerre des Hollandais contre l'empire d'Atjeh. Arch. de méd. navale XXIII. p. 241. 321. (Noch nicht beendet.)

k. Ostasien: 64) Potocnik, Rapport médical sur la campagne de la corvette la Fusana dans l'Asie orientale 1871-1873. Arch de méd. navale XXIV. p. 237. — 65) Dudgeon, D., Medical practice in China and Mongolia. Dublin med. Press and Circular. Septbr. 15. p. 207. (Unbedeutend) — 66) Galle, Shang-Hai au point de vue médicale. Contribution à la climatologie médicale. Paris. 8. - 67) Wernich, A., Ueber die Fortschritte der modernen Medicin in Japan. Berl. klin. Wochenschr. No 32. 34. 43. 48. 49. (Noch nicht beendet)

l. Egypten: 68) Louvet, A., Quelques mots sur la salure et la température du canal de Socn et de la mer rouge. Arch. de méd. navale XXIV. p. 77. —

69) François, J. B., Port-Said, son hygiène et sa constitution médicale. Thèse. Paris. 1874. (Ist wenig mehr als ein Plagiat der Schrift von Vauvray, vergl. Jahresbericht 1873. I. S. 332.)

m. Algier: 70) Bicoux, R., Contribution à l'étude de l'acclimatisation des Français en Algérie. 8. Paris. — 71) Warnier, Note sur le climat, la flore et la météorologie de Nemours (Algérie). Rec. de mém. de méd. milit. Novbr. et Decbr. p. 615. (Die kleine Arbeit ist wesentlich botanischen Inhalts.) — 71a) Kjellberg, N.G., Reseanteckningar från Algeriet. Upsala läk. Bd. 9 p. 487.

n. Senegambien: Westküste von Africa: 72) Borius, A., Recherches sur le climat du Sénégal. Paris. 8. XIV et 327 pp. — 73) Carbonnel, P. F. A. T., De la mortalité actuelle au Sénégal et particulièrement à St.-Louis. Thèse. Paris 1873. — 74) Michel, J. A., Notes médicales rec. à la Côte-d'or. Thèse. Paris 1873. — 75) Jones, Ph., Notes from the Gold Coast. St. Bartholomeus Hosp. Rep. XI. p. 211.

o. Süd-Africa: 76) Hartley, E. B., Six months among the Basutos of South-Africa. Brit. med. Journ. Oct. 23 p. 519. — 77) Egan. O. J., Midwifery notes from British Kaffraria. Med. Times and Gaz. Jan. 9. p. 34.

p. Nord-America: 78) Leonard, M. B., An inquiry into the causes of the increased death-rate. of Boston and its suburbs in 1872 und 1873. Boston med. and surg. Journ. Febr. 25.

q. Central-America: 79) Schwalbe, C., Klima und Krankheiten der Republik Costarica. Archiv für klin. Med. XV. S. 133, 318.

r. Antillen: 80) Lienas, A., Contributions à l'histoire des maladies de St.-Domingue. Thèse. Paris 1874. — 81) Batby-Berquin, C. T., Notes sur quelques maladies observées à la Guadeloupe. Thèse. Paris 1873. — 82) Carpentin, L. V., Etude hygiénique et méd. du Camp-Jacob etc. Thèse. Paris 1873. — 83) Leent, F. J. v., Contributions à la géographie médicale de l'île de Curaçao. Archiv. de medic. navale XXIV. p. 3??.

s. Australisches Polynesien: 84) Messer, Climate and diseases in Fiji. Med. Times and Gaz. Jan. 9. p. 35. — 85) The epidemic of measles at Fiji. Lancet. July 10. p. 68.

III. Zur geographischen Pathologie.

86) London, Ueber die Aetiologie der endemischen und epidemischen Krankheiten im Oriente. Wiener med. Presse No. 7 S. 154. (Vgl. den Bericht über Malariafieber in Bd. II.) — 87) Mahé, J., Programme de sémiotique et d'étiologie pour l'étude des maladies exotiques et principalement des maladies des pays chands. Arch. de méd. navale XXIII. p. 401. XXIV. p 53. 102. (Noch nicht beendeter, resumirender Artikel.) — 88) Horton, J. A. B., The disease of tropical climates and their treatment. London 1874. 8. p. 657. — 89) Black, W. T., Remarks on tropical fevers. Brit. med. Journ. Jan. 23. p. 108. — 90) Maclean, W. C., On Malta fever. Brit med. Journ. Aug. 21. p. 224. — 91) Armaingaud, La ville de Bordeaux est-elle ménacée d'une invasion de la fièvre jaune? Bordeaux médical Nr. 25. — 92) Benicke, J. J., Ueber die Bedeutung des Gelbfiebers für den Norden Europas, speciell für Deutschland. Vierteljahrschr. für öffentl. Gesundheitspfl. S. 539. — 93) Sullivan, J., Anaemia in tropical climates. Med. Times and Gaz. August 28. p. 233. — 94) Murchison, T., Note on angina Ludovici (Rebriden). Brit. med. Journ. Decbr. 25. p. 778. — 95) Schweig, Ueber den Einfluss der Grösse der Gemeinden auf die Zahl der an Phthisis Gestorbenen. Bad. ärztl. Mittbeil No. 17. — 96) de Pietra-Santa, Examen de la loi prétendue d'antagonisme entre la fièvre intermittente et la tuberculose. Gaz.

méd. de l'Algérie. No. 4. p. 42. — 97) Gleitsmann, W., Statistics of mortality from pulmonary phthisis in the United States and in Europe. Baltimore. 8. 53 pp. — 98) Agard, L., Recherch. statist. sur la mortalité par la phthisie à Paris. Thèse. Paris 1874. — 99) Müller, Emil, Die Verbreitung der Lungenschwindsucht in der Schweiz. Bericht der v. der Schweizer naturforschenden Gesellschaft zu Untersuchungen darüber niedergesetzten Commission. gr. 4 Winterthur. (Ist Ref. zuspät zugegangen und soll im nächsten Jahresberichte berücksichtigt werden.) — 100) Fokker, A. P., De storfte aan longterrig in Zeeland. Weekbl. van het Niederl. Tijdschr. voor Geneesk. No. 9. — 100a) Zampa, R., Dottrina clinica ed anatomica della tisi polmonare. Sec. ediz. Bologna. S. 167 pp. — 101) Lund, A., Sonidrottens udbredning i Norge. Norsk. Mag. f. Laegevidensk. V. Bd. p. 523. — 102) Ferran, Phthisiologie. Gaz. méd. de l'Algérie. No. 5 p. 50. — 103) Siviale, La phthisie pulmonaire dans les circonscriptions de Colés et d'Onedel-Aleng. Gaz. méd. de l'Algérie. No. 6 p. 65. — 103a) Feuvrier, Stomatite ulcéreuse des soldats. Bull. de la soc. de méd. de Gand. Decbr. p. 499. — 104) Clavel, L. C., De la dysentérie chronique des pays chands et de leur traitement per la diète lactée. Thèse. Par. 1873. — 105) Lenoir, J. M. H., De la diarrhée chronique de Cochinchine. Thèse. Par. 1874 — 106) Quétand, De la diarrhée de Cochinchine. Arch. de méd. navale. XXIII. p. 197 — 107) Antoine, F., Essai sur la diarrhée endémique de Cochinchine. Thèse. Par. 1873. — 108) Treille, G., Note sur le Paramecium coli (Malmsten) observé dans la dysentérie de Cochinchine. Arch. de méd. navale. XXIV. p. 129. — 109) Arnaud, J., Essai sur le rapport des affections du foie avec la dysentérie chronique des pays chands. Thèse Par. 1873. — 110) Murillo, A., Contribuzione allo studio della epatite suppurativa del Chile. Rivista clinica di Bologna. Ottobre e Novembre. pag. 329. — 111) Betz, F., Zweiter Bericht über den Diabetes mellitus in Württemberg. Württemb. med. Correspondzbl. No. 1. — 112) Hugouneaq, Diminution des maladies vénériennes dans la ville de Paris depuis la guerre de 1870—1871. Gaz. des hopit. No. 87 ff. — 113) Lowndes, F. W., Prostitution and syphilis in Liverpool. Med. Times and Gaz. Novbr. 20. p. 569. (Von localem Interesse.) — 114) Schpork, E., Recherches statistiques sur la syphilis dans la population féminine de St.-Petersbourg (Traduction du russe). Annal. d'hyg. Juillet p. 42. Octbr. p. 292. — 115) Bernard, C. C., La syphilis chez les Arabes. Gaz. méd. de l'Algérie. No. 5. — 116) Gayat, J. Note sur l'hygiène oculaire des écoles en Algérie. Lyon médical. No. 28. p 401. — 117) Deas, P. M., An illustration of local differences in the distribution of insanity. Journ. of mental Science. April. p. 61. — 118) Shearer, G., Notes in regard to the prevalence of insanity and other nervous diseases in China. Journ of mental Sc. April p 31 —

IV. Klimatische Kuren und Kurorte.

119) Basler, Einige Betrachtungen über Luftkurorte. Bad ärztl. Mittheil. No. 15, 10. — 120) Stoll, C., Ueber Höhenkurorte als Heilstätten für Brustkranke. Diss. inaug. Balle à. 8. 76 SS. — 121) Boner, J. H., Ueber Einwirkung des Höhenklimas auf Respiration und Circulation und deren Consequeuzen Correspondzbl. der Schweizer Aerzte. No. 20, S. 578. — 122) Brunner, C. H., Die Lungenschwindsucht und ihre Behandlung unter besonderer Berücksichtigung der klimatischen Kuren. Stuttg. 8. 84 SS. — 123) Bartsen, F. A., Ueber katarrhalische Constitution und die Behandlung derselben durch klimatische Einflüsse. Mit besonderer Berücksichtigung der Süden von Frankreich als Heilmittel. Viertelj. für Klimatologie. S. 11. — 124) Bröcking, San Remo und sein Klima. Ibid.

51

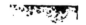

S. 30.　125) Thomas, H. J, Ueber die Eintheilung der Klimate vom therapeutischen Standpunkte. Ibid. S. 105. — 126) Feierabend, A, Die klimatischen Kurorte um den Vierwaldstättersee. Ibid. S. 151. — 127) Pircher, J., Meran als klimatischer Kurort mit Rücksicht auf dessen Kurmittel. 3. vorm. Aufl. gr. 8. Wien. - 128; Farina, J. F., Menton, sous le rapport climatologique et médical. In-12. Paris — 129) Biermann, A., Chronische Kehlkopfskrankheiten und San Remo Viertelj. für Klimatol. S. 277. — 130) Schetelig, Notes on the climate of Nervi. Med. Times and Gaz. Octbr. 30. p 493. — 131) Erhardt, W, Einiges über das Klima von Rom und den Winteraufenthalt daselbst. Berl. klin. Wochenschr. No. 40—48. — 132) Marcet, W., On the Mediterranean coast of the South of France in its medical aspect. Brit. med. Journ. March 6. p. 306. May 1. p, 569. June 5. p. 743. — 133) de Pietra Santa. P, Les climats du midi de la Piance, étude comparative avec les climats d'Italie, d'Egypte et de Madère. Annal. d'hyg. Avril. p. 462. — 134: Ajello, J., Hyères, son climat, sa plage maritime, ses eaux mères des salines. Thèse. Par. 1874. — 134a) Bergman, F. A. G., Om Ajaccio såsom klimatisk Kurort. Upsala läk. förh. Bd. 10. p. 87. (Nichts Neues.) — 135) Giachino, J. L., Courmayeur, valeur thérapeutique de son altitude. Thèse. Par. 1873. — 136) Lebert, Ueber die Indicationen für Vevey und die Bucht von Montreux als klimatische und Trauben-Kurorte. Berl. klin. Wochenschr. No. 30 38 — 137) Weber, Vict., Der Höhencurort Wiesen in Graubünden, 4847 Schw. Fuss üb. M. gr 8. Chur. — 138) Vacher, Une visite à la station de Davos. Etude sur les cures d'air dans la phthisie pulmonaire. Gaz. méd. de Paris. No. 19, 21, 22. - 139) Banga, H., Grindelwald als Winterkurort. Mit einer brieflichen Vorrede von H. Lebert. Bern. 8. — 140) Banga, H., Madeira als Curort. Correspondenzbl. der Schweizer Aerzte. No. 13, 14. 141) Dobranici, E., Du climat d'Alger et de sa valeur au point de vue de la tuberculose comme station hivernale. Thèse. Paris 1873 — 142) Ross, Alex., South African colonies as a home for the consumption. Dubl. Journ. of med. Sc. July p. 1. August p. 104. — 143) Lincoln, D. F., Notes on the climate of the isles of Shoals and of Nantucket. Bost. med. and surg. Journ. Octbr. 5. — 144) d'Ornellas, A. E, De l'influence du climat des Andes, de 11° à 13° lat. S. sur la phthisie. Journ. de thérap. No 2, 3, 4. — 145) Brehmer, H, Die Phthisismortalität in Eiderstedt und Angeln. Deutsche Zeitschrift für pract. Med. No. 12. (Polemik.)

I. Allgemeine medicinische Geographie und Statistik.

Zoelzer (1. S. 33) bestimmt die relative Häufigkeit einer Reihe von Krankheitsformen in mehreren deutschen Städten nach den ihm zu Gebote stehenden Mortalitätslisten sowohl der Bevölkerung im Allgemeinen, als der Spitäler in denselben, um seine Methode für Gewinnung statistischer Grundlagen für die Bearbeitung der Hygiene und der speciellen Aetiologie zu erläutern.

Schweig (1. S. 1) untersucht auf Grund der Bevölkerungsbewegung in den Jahren 1852–1872 im Grossherzogthum Baden (mit 1,042,707 Geborenen und 775,468 Gestorbenen) das Verhältniss der Geborenen zu den Gestorbenen, resp. den Einfluss der Grösse der Geburtsziffer auf die Grösse der Sterblichkeit und gelangt dabei zu dem Resultate, dass in der That zwischen der Grösse der Ge-

burts- und Sterblichkeitsziffer ein Zusammenhang besteht, der sich in einer durch die Erfahrung festgestellten Zahlenreihe ausspricht, welche die jeder einzelnen Geburtsziffer entsprechende, mittle Mortalitätsgrösse angiebt; aus einer Vergleichung dieser Verhältnisse in Baden mit denselben in anderen Gegenden geht hervor, dass kältere Gegenden eine kleinere, wärmere eine höhere Sterblichkeitsziffer als Baden liefern. Ferner zeigt sich, dass der Ueberschuss der Geborenen über die Gestorbenen mit der Geburtsziffer zunimmt, seine Grösse von dieser also abhängig ist, und dass auch die Sterblichkeitsgrösse der Altersclasse im ersten Lebensjahre von der Grösse der Geburtsziffer abhängt.

Berens (10) weist aus einer Zusammenstellung von 1073 innerhalb 15 Monaten im Philadelphia-Hospital vorgekommenen Todesfällen nach, dass sehr erhebliche Differenzen in der relativen Häufigkeit des Eintritts des Todes in den einzelnen Tageszeiten bestehen. Das Maximum fällt in die Zeit von 6—7 h. a. m., das Minimum in die Stunde von 11—12 p. m.; von Mitternacht bis b. 10 a. m. steigt die Sterblichkeit an, von da an bis zum Schlusse dieses Cyclus nimmt sie wieder ab. Die Ursachen, welche dieser Thatsache zu Grunde liegen, sind noch in Dunkel gehüllt; zwei Momente scheinen Verf. nicht ohne Bedeutung dafür zu sein, der Einfluss des Sonnenlichts und die Abwartung des Kranken von Seiten der Krankenwärter, welche, so sorglich sie auch während der Nacht gewesen sein mag, bei Tagesanbruch, also zu einer Zeit, wo besondere Aufmerksamkeit auf den Kranken nothwendig ist, gewöhnlich nachlässt, so dass schwere Fälle, in welchen die Darreichung eines Reizmittels oder auch wohl nur die blosse Aufmunterung des Kranken das Erlöschen des Lebens hätten aufhalten können, in Folge des Mangels dieser Hülfe gerade dann tödtlich enden.

Lagneau (11) hat der Academie de Méd. die Resultate seiner Untersuchungen über den Einfluss der ausserehelichen Geburt auf die Sterblichkeit in einer grösseren Arbeit mitgetheilt, von welcher bis jetzt der erste Theil veröffentlicht ist. Verf. ist (nach dem Bericht. in Bull. de l'Acad. de Méd. No. 3. p. 117) zu folgenden Schlüssen gelangt: Bei ausserehelicher Schwangerschaft tritt (spontane) Abort verhältnissmässig häufig ein; Todtgeburten kommen bei ausserehelicher Schwangerschaft ungefähr doppelt so häufig als bei ehelicher (70 : 41) vor; die Zahl der unehelich Geborenen (in Frankreich im jährlichen Mittel 75,442) beträgt ungefähr ein Dreizehntel der Gesammtgeburten (75 : 1000); die Zahl der Todesfälle in der Altersclasse bis zum vollendeten ersten Lebensjahre ist unter den unehelich Geborenen doppelt so gross als bei ehelichen Kindern (314 resp. 165 : 1000 Lebende); in der Altersclasse vom 1. bis zum 20. Jahre ist die Sterblichkeit unter den Unehelichen mehr als doppelt so gross wie unter den Ehelichen (761 resp. 359 auf 1000 Geburten), so dass mehr als Dreiviertel der unehelich Geborenen vor vollendetem 21. Lebensjahre sterben.

Den Mittheilungen von Harvey (13) über den Einfluss des heissen Klimas auf Eingeborene aus gemässigten Breiten liegen die Beobachtungen zu Grunde, welche Verf. im untern Stromgebiete des Rio Grande gemacht hat. In allen Fällen erzeugte der anhaltende Einfluss hoher Temperaturen allgemeine Schwäche, daneben traten Verdauungsstörungen, Verlust des Körpergewichts und Anämie ein; eben hieraus erklärt sich das überaus häufige Vorkommen von Neuralgien, gegen welche sich Eisen als das wirksamste Mittel erwies, und der schnelle Verlauf, den Fälle von Schwindsucht unter diesen Verhältnissen nehmen. Der übermässige Genuss alkoholischer Getränke zeigte sich hier weit verderblicher als in gemässigten Breiten. Nicht immer ist mit den obengenannten Schwächezuständen Abmagerung verbunden, ja bei solchen Individuen, welche eine träge und sitzende Lebensweise führen, entwickelt sich sogar Fettsucht, die übrigens dem Individuum nicht weniger verderblich als Abmagerung wird. Von einer Acclimatisation in Bezug auf Malaria-Einflüsse hat Verf. niemals etwas gesehen. Je länger der Fremde sich dem Einflusse des heissen Klimas aussetzt, um so schwerer gestalten sich die Störungen. In allen Fällen wirkt dasselbe schwächend auf die geistigen und körperlichen Kräfte und trägt mehr oder weniger zu einer Abkürzung des Lebens bei.

Von den Nachrichten des Herrn Leudesdorf (15) über die Gesundheitszustände in verschiedenen Hafenplätzen liegt das 9. Heft vor; dasselbe enthält, wie die früher erschienenen Hefte, manche interessante Mittheilungen, welche in dem speciellen Theile dieses Referates an den entsprechenden Stellen berücksichtigt werden sollen.

II. Specielle medicinische Geographie.

1. Europa.

a. Frankreich.

Ein trauriges Bild hygienischer Verhältnisse bietet die Beschreibung, welche Herr Brégi(17) von der medicinischen Topographie der Stadt Sedan giebt. — Die Stadt liegt zu beiden Seiten der Mosel, rings von etwa 160 Meter hohen, bewaldeten Hügeln umgeben; der Boden bildet eine mehrere Meter mächtige Alluvialschicht, auf welche eine über 100 Meter starke Lage von Liaskalk folgt. Die Mauern der Stadt (Festung) werden von stehenden Gräben umgeben, die Strassen an den Wällen sind grösstentheils feucht, die Strassen enge, schlecht ventilirt. Die Stadt zieht sich längs des rechten Ufers des Flusses hin, am linken Ufer liegt eine bei Hochwasser überschwemmte Wiese und das seit 1845 der Stadt einverleibte Faubourg Torcy. Die mittlere Jahrestemperatur beträgt 11°25, die mittlere Temperatur des Winters 3°6, des Frühlings 11°1, des Sommers 19°0, des Herbstes 10°9; der mittlere jährliche Barometerstand 746, das Minimum mit 743,6 fällt in den März, das Maximum mit 748,4 in den August. Regen fällt im Mittel an 135 Tagen. Im Januar und Februar herrschen Nordwinde vor, im Frühling praevaliren Winde aus SW., zur Aequinoctial- und Solstialzeit, sowie in den Monaten September bis December wehen, besonders in regnichten Jahren, Westwinde. Die Brunnen der Stadt geben durchweg schlechtes Wasser, und auch das aus zwei benachbarten Quellen in die Stadt geführte Wasser lässt viel zu wünschen übrig; die massenhaften Beerdigungen nach dem 1. Septbr. 1870 in der Umgegend der Stadt haben auf das Quellwasser einen nachweisbaren schädlichen Einfluss nicht geäussert. »Zu allen diesen Missständen kommt noch eine sehr primitive und mangelhafte Anlage der Abzugscanäle, welche ihren Inhalt in die Mosel entleeren, und des kleinen, schmutzigen, mitten in der Stadt gelegenen Schlachthauses. — Im Jahre 1820 zählte die Stadt 12083 Bewohner, im Jahre 1846 nach Anschluss der Vorstadt Torcy 13501, im Jahre 1872, endlich 14345; dieser Zuwachs war wesentlich durch Einwanderung von Elsass und Lothringen bedingt. Von dieser Einwohnerzahl drängt sich der grösste Theil (ca. 10,000) auf das von 35 Hectaren betragende, bebaute Terrain der Stadt in 770 Häusern zusammen, so dass auf jedes Haus 13 Bewohner kommen. — Die Zahl der Geburten hat in den letzten Decennien in sehr fühlbarer Weise abgenommen; in den Jahren 1836 — 1859 betrug sie im jährlichen Mittel 394, in den Jahren 1861—1873 ist sie auf 366 gesunken, und nahe in demselben Verhältniss ist die Sterblichkeit gestiegen und zwar von 364 (jährliches Mittel) in der ersten, auf 376 in der zweiten Periode. — Seit dem Anfange dieses Jahrhunderts ist Sedan von schweren Seuchen ganz verschont gewesen; niemals hat hier Cholera epidemisch geherrscht. Die acuten Exantheme nehmen zuweilen, besonders im Anfang des Winters einen epidemischen Character an, verlaufen aber meist günstig; Typhoid kommt immer nur vereinzelt vor und hat niemals eine grosse Sterblichkeit veranlasst. Gegen Ende des Jahres 1869 entwickelte sich eine kleine Blattern-Epidemie, in der jedoch fast nur Nicht-Vaccinirte erkrankten, der grösste Theil derselben erlag. Die grösste Sterblichkeit wird durch Krankheiten der Respirationsorgane (7 : 1000 Bewohner) bedingt, auch Rheumatismus und Herzkrankheiten sind sehr häufig. Scrophulose war früher verbreiteter als in der letzten Zeit. In der Vorstadt Fond-do-Givonne war vor noch 15 Jahren Kropf epidemisch; seitdem ein offener Abzugscanal, der durch diese Vorstadt längs der Häuser läuft, bedeckt worden ist, ist diese Epidemie erloschen. Der Genuss des Trinkwassers kann hier nicht als Krankheitsursache beschuldigt werden, da dasselbe Wasser auch jetzt noch getrunken wird. — Im Ganzen ist also der Gesundheitszustand der Bevölkerung ein nicht ungünstiger, jedenfalls viel günstiger, als man ihn nach den überaus mangelhaften, hygienischen Verhältnissen zu erwarten berechtigt wäre.

Besnier (18) berichtet über die Witterungs- und Krankheitsverhältnisse in Paris in der

Zeit vom October 1874 bis September 1875. — Die letzten 3 Monate des Jahres 1874 waren durch stark wechselnde Witterung bei mässiger Kälte und durch geringe Sterblichkeit ausgezeichnet; vorherrschend häufig waren diphtherische Erkrankungen und Typhoid, das hier, wie überall, wo es endemisch herrscht, im Spätsommer und Herbst die Akme in der Verbreitung erlangt. — Im Januar blieb die Witterung milde, dagegen herrschte im Februar und März bei anhaltenden Winden aus N. und NW. trockenes und kaltes Wetter vor; prädominirend waren Erkrankungen der Respirationsorgane, besonders katarrhalische Affectionen und Croup, daneben Influenza epidemisch; die Sterblichkeit war grösser als in den 3 vorigen Jahren zur selben Zeit. — Von April bis Juni war die Temperatur sehr wechselnd, dabei anhaltende Trockenheit, der erst gegen Ende des Quartals starke Regen folgten. Vorherrschend blieben Krankheiten der Respirationsorgane, besonders zahlreiche Fälle von Pneumonie. Die schon seit Anfang des Jahres beobachtete Zunahme der Erkrankungen an Blattern trat jetzt noch mehr hervor, und dasselbe gilt von dem letzten Quartale, in welchem bei mässig warmer, aber feuchter Witterung sich die alljährlich beobachtete Steigerung des Typhoid auch in diesem Jahre bemerklich machte; daneben kamen zahlreiche Fälle von Diphtherie vor. — Eine epidemische Verbreitung im weiteren Umfange hat während der ganzen hier erwähnten Zeit ausser Influenza keine Krankheit gefunden. Ueber die Sterblichkeit an Kindbettfieber in Paris während des Jahres 1874 gibt B. folgende Daten:

von den in den Spitälern Entbundenen . 6086 starben 234 = 3,84 pCt.
von den in der Pflege der Hebammen Entbundenen . . . . 2189 - 7 = 0,32 -
von den durch Hebammen in ihren Häusern Entbundenen . . . 10890 - 18 = 0,16 -

In dem Berichte von Meynet (21) über die Gestaltung der Witterungs- und Krankheitsverhältnisse in Lyon in der Zeit vom Sommer 1874 bis (incl.) zum Sommer 1875 wird besonders auf das epidemische Vorherrschen von Masern und Influenza aufmerksam gemacht. Die Masern zeigten sich zuerst im Herbst allgemeiner verbreitet und dauerten bis in den folgenden Frühling fort; auffallend häufig verliefen sie mit Stomatitis complicirt. Die Influenza-Epidemie entwickelte sich gegen Ende December und währte bis in den Anfang des Frühlings in enormer Verbreitung; bald litt mehr die Schleimhaut der Respirations-, bald mehr die der Digestionsorgane. Die Epidemie scheint über einen grossen Theil Frankreichs verbreitet gewesen zu sein, wenigstens liegen Nachrichten über dieselbe aus Paris, Saint Etienne, Rive-de-Gier, Roanne, Tour-du-Pin, Grenoble u. a. O. vor. — Daneben kamen im Sommer 1874 bei anhaltend heisser und trockener Witterung zahlreiche Fälle von Diphtherie und gastrische Affectionen vor; die Sterblichkeit war, besonders im kindlichen Alter, sehr

bedeutend. — Im Hôpital de la Croix-Rousse herrschte eine kleine Puerperalfieber-Epidemie, neben welcher mehrere schwere Fälle von Erysipelas beobachtet wurden. — Im Herbste machte sich neben Prävalenz von Erkrankungen der Respirationsorgane, eine bedeutende Zunahme von Typhoid bemerklich. — Die Sterblichkeit während des Winters war gross; sie stand in geradem Verhältnisse zur Tiefe der Temperatur und war zumeist durch Bronchitis, Pneumonie und Lungenschwindsucht bedingt.

b. Schweiz.

Dem äusserst sorgfältig bearbeiteten Berichte von Ziegler (22) über die Mortalitäts-Statistik im Jahre 1871 in Bern entnimmt Ref. folgende Daten: Am 1. December 1870 betrug die Bevölkerungsgrösse der Stadt 35,452 (16,324 M., 19,128 W.), darunter 4052 im Alter unter 6 und 5653 im Alter von 6—12 Jahren. — Die Zahl der Todesfälle im Jahre 1871 betrug excl. der Todtgeborenen 1280, die der Todtgeburten 66 (37 K., 29 M.), d. h. 55,55 pro Mille der Gesammtmortalität; von diesen 66 Todtgeborenen waren 52 (30 K., 22 M.) ehelich, 14 (7 K., 7 M.) ausserehelich. — Aus der Altersclasse bis zum vollendeten ersten Lebensjahre erlagen 252 (124 K., 128 M.), d. h. 19,7 pCt. der Gesammtmortalität; für die Wohnbevölkerung allein berechnet sich dies Verhältniss auf 23,4, resp. 23,7 pCt. Ein Drittel (85) der Todesfälle in dieser Altersclasse war durch gastrische Affectionen (Durchfall, Brechdurchfall), 55 durch Lebensschwäche und 47 durch Erkrankungen der Athmungsorgane bedingt; man ersieht hieraus, dass der Einfluss des rauhen Klimas in Bern als Todesursache weit hinter dem der mangelhaften Ernährung zurücksteht. — In der Altersclasse von 1—5 Jahren kamen 109 Todesfälle (58 K., 51 M.), resp. 8,5 pCt. der Gesammtmortalität vor, darunter 34, also fast ⅓ an acuten Infectionskrankheiten, besonders (25) an Scharlach, 21 an Meningitis tuberculosa. Die Sterblichkeit in der Altersclasse von 6—14 Jahren betrug 50 (27 K., 23 M.), d. h. 3,9 pCt. der Gesammtmortalität und 8,84 pro Mille der Lebenden dieser Altersclasse; vorwiegend waren auch hier die acuten Infectionskrankheiten die Todesursache. — Fast die Hälfte sämmtlicher Todesfälle (587 und zwar 337 M., 250 W.), resp. 45,9 pCt. derselben betraf die Altersclasse vom 15.—59. Lebensjahre; die Zahl der Todesfälle steigt hier von Decennium zu Decennium. Das grösste Contingent unter den Todesursachen stellt hier Tuberculose (179, darunter 135 = 47 pCt. im Alter von 15-39 und 54 = 18 pCt. in dem von 40-59 Jahren), nächstdem die acuten Infectionskrankheiten (78) und die Krankheiten des Nervensystems (44); genau in demselben Verhältnisse wie diese kamen gewaltsame Todesarten vor. Unter den 78 durch acute Infectionskrankheiten herbeigeführten Todesfällen waren 46 allein durch Typhoid bedingt. — In den Greisen-Altersclassen (60 Jahre und darüber) kamen 283, d. h. 22,1 pCt. der Gesammtmortalität zur Anzeige; im männlichen Geschlechte gestaltete sich dies Verhältniss = 18,2, im weiblichen = 26,4 pCt. der Gesammtsterblichkeit. Die grösste Sterblichkeit war hier von Krankheiten der Athmungsorgane (32,5 pCt.), demnächst der Kreislauforgane (13,8 pCt.) und des Nervensystems (12,7 pCt.) abhängig; an Altersschwäche erlagen 33 (11,7 pCt.). Eine gute Uebersicht über die relative Frequenz der einzelnen Todesursachen in den verschiedenen Altersclassen giebt folgende tabellarische Zusammenstellung:

Von je 100 Verstorbenen erlagen an:

im Alter von	Gewaltsamer Tod	Krankheiten d. Nervensystems	Krankheiten d. Kreislauforg.	Krankheiten d. Athmungsorg.	Krankh. d. Verdauungsorgane	Krankh. d. Harn- und Geschlechtsorg.	Krankheiten d. Knochen und Muskeln	Krankheiten d. Haut und des Bindegewebes	Acute Infectionskrankh.	Tuberculose	Andere chron. Infections-krankheiten	Unbekannte Todesursachen	Sämmtliche Todesursachen
unter 1 Jahr	6,5	9,8	1,5	19,8	68,0	—	—	50,0	7,3	4,5	17,5	21,4	19,6
1—5 „	6,5	3,3	1,5	11,0	4,0	2,1	4,9	—	22,7	10,6	5,2	14,3	8,5
6—14 „	6,5	—	3,1	1,3	—	2,1	22,0	—	12,7	4,5	1,0	—	3,9
15—39 „	25,8	17,4	10,8	5,5	2,4	39,6	34,1	6,25	30,0	35,1	15,5	21,4	22,4
40—59 „	45,1	30,4	23,1	23,6	14,4	35,4	22,0	12,5	22,0	22,0	36,1	35,7	23,4
60—90 „	9,6	39,1	60,0	38,8	11,2	20,8	17,1	31,25	5,3	3,3	24,7	7,1	22,1

Die Maxima der Todesfälle kommen auf die Monate März (187), Februar (149), Mai (139) und April (135), die Minima auf November (86) und August (92). Bezüglich der relativen Häufigkeit der Todesfälle in den einzelnen Stadtquartieren und den verschiedenen Bevölkerungsgruppen lässt sich aus den vorliegenden Daten nur so viel mit Sicherheit schliessen, dass sich die Mortalität am günstigsten unter der fast allein Landbau treibenden Bevölkerung des Schossbalden- und Brunnadernviertels, am ungünstigsten an den Wohnsitzen des Proletariats (schwarzes und ein Theil des weissen Quartiers um Lorraine) gestaltet; die letztgenannten Quartiere sind es, in welchen auf 10 Einwohner die wenigsten Wohnräume (5,3 und 4,6) kommen, während der Durchschnitt für die Stadt 7,2, für den Stadtbezirk 6,5 beträgt. Ein bestimmter Zusammenhang zwischen Höhenlage und Mortalitätsgrösse lässt sich nicht nachweisen. — Unter den Todesfällen durch gewaltsame Todesarten kommen nur 3 Selbstmorde, ferner 3 Fälle von Kindesmord vor.

Hagenbach (24) giebt eine interessante Zusammenstellung über die in den Jahren 1824 — 1874 in Basel beobachteten, epidemischen Krankheiten. Die erste Stelle nimmt das Typhoid ein, das hier endemisch herrscht, in einzelnen Jahren (1830, 56, 58, 60—62, besonders aber 1865—66) in heftigen Epidemien aufgetreten ist. Das Maximum der Todesfälle an Typhoid (1291) kommt auf die zweite Hälfte des Jahres, besonders auf die Monate August-November (912), das Minimum auf die erste Hälfte. Seit dem Jahre 1868 hat sich eine auffallende Abnahme der Krankheit bemerklich gemacht, vielleicht in Folge der Desinfection der Aborte und der seit 1867 hergestellten Wasserleitung; zum Theil ist die Abnahme der Todesfälle jedenfalls von der in der Stadt und dem Spital allgemein eingeführten hydrotherapeutischen Methode bedingt. — Scharlach hat in den oben genannten 50 Jahren 22 mal epidemisch geherrscht; eine Periodicität im Auftreten der Epidemien ist durchaus nicht nachweisbar. Im Mittel kommen in Basel auf 1000 Todesfälle 5,1 an Scharlach, und zwar betrug dies Sterblichkeitsverhältniss in den ersten 25 Jahren (1824—1848) 6,2, in den letzten (1849 bis 1873) 4,1 p. M., d. h. die Scharlachmortalität hat mit dem Wachsen der Stadt abgenommen. Das Maximum der Todesfälle an Scharlach (65 pCt.) fällt in die sechs kälteren Monate (November bis April), das Minimum (35 pCt.) in die 6 wärmeren. — Masern haben in 20 Jahren epidemisch geherrscht; auch bei dieser Krankheit macht sich eine Periodicität im Auftreten derselben in keiner Weise bemerklich, dagegen zeigt sich auch hier eine Abnahme der Mortalität in den letzten 25 Jahren (9,3) gegen die in der ersten Periode (1824—48) beobachteten (10,9 auf 1000 Todte), und auch hier tritt eine Prävalenz der Krankheit in der kälteren Jahreszeit (52,8 pCt.) gegen die wärmere (47,2 pCt.) hervor. Die Durchschnittsdauer der einzelnen Epidemien betrug 5,2 Monate, die längste (1863—64) 9, die kürzeste (1824) 3 Monate. — Blattern haben in den 50 Jahren 8—9 Mal epidemisch geherrscht; auch in Bezug auf diese Krankheit ist keine Regelmässigkeit in der Aufeinanderfolge der Epidemien nachweisbar. Die durch die Blattern bedingte Mortalität ist in Basel eine verhältnissmässig geringe (4,98 p. M. der Gestorbenen), jedoch ist dieselbe in den letzten 25 Jahren fast doppelt so gross (6,4) wie in den ersten (3,6) gewesen; diese bedeutende Differenz ist übrigens wesentlich durch die sehr schweren Blatternepidemien in den Jahren 1871 und 1872 bedingt worden. Von den Todesfällen an Blattern kommen wieder 61,5 pCt. auf die kälteren und 38,5 pCt. auf die wärmeren sechs Monate. — Ebenso häufig wie Masern hat in Basel Keuchhusten epidemisch geherrscht, besonders häufig in den letzten 15 Jahren, was sich wohl aus der rascheren Zunahme der Bevölkerung der Stadt erklärt. Auffallend häufig, aber keineswegs constant haben Masern und Keuchhusten unmittelbar nach einander geherrscht, und zwar ging in der grösseren Zahl solcher Fälle die Keuchhustenepidemie der Masernepidemie vorauf. Nächst Typhoid und Croup (Diphtherie) hat unter allen epidemischen herrschenden Krankheiten Keuchhusten in Basel die meisten Opfer gefordert; es sind demselben in der genannten Zeit 411 Individuen erlegen, die Sterblichkeit an dieser Krankheit beträgt demnach 12,1 p. M. der Gesammtmortalität. — An Croup und Diphtherie sind in den 50 Jahren 436 Individuen erlegen, von diesen Todesfällen kommen 306 (70,2 pCt.) auf die sechs kälteren, 130 (29,8 pCt.) auf die sechs wärmeren Monate; in der Mortalitätsliste nehmen diese Krankheiten eine ganz hervorragende Stelle ein, indem sie 13,06 p. M. der Gesammtsterblichkeit bedingt haben. — Cholera hat bis jetzt nur einmal (1855) in Basel epidemisch geherrscht; die Zahl der durch sie bedingten Todesfälle betrug 214. — Unter den Influenza-Epidemien, welche in Basel geherrscht haben, hat nur die vom Jahre 1837 eine bemerkenswerthe Sterblichkeit herbeigeführt. — Meningitis cerebro-spinalis ist nur im Jahre 1871 in grösserer Verbreitung vorgekommen, in den Jahren 1859, 70, 72 und 73 sind sporadische Fälle der Krankheit beobachtet worden.

c. Deutschland.

Aus dem amtlichen Berichte (26) über die medicinische Statistik des Hamburgischen Staates im Jahre 1874 hebt Ref. (im Anschlusse an seine vorjährigen Mittheilungen) folgende Daten hervor: Die Bevölkerungsgrösse Hamburgs betrug am 1. December 1873 = 357,453, die Zahl der Geburten im Jahre 1874 betrug = 14,540; von diesen Geburten waren 13,069 eheliche und 1471 uneheliche, die Zahl der mehrfachen Geburten war 189, die Zahl der Geborenen 14,732 (d. h. 41 : 1000 Lebende), darunter 639 Todtgeborene. Die grösste Zahl der Geburten fiel in die Monate October – December (26,02 pCt.) demnächst in Juli—September (25,37 pCt.), in den Monaten April—Juni betrug dieselbe 24,49 pCt., in den ersten 3 Monaten des Jahres 24,13 pCt. Von den 14,540 Frauen, welche geboren haben, sind nur 93 an den Folgen der Geburt gestorben. — Die Zahl der angemeldeten Todesfälle betrug 9661, d. h. 27 : 1000 Lebende; die grösste Sterblichkeit fällt in die Herbst-, die kleinste in die Frühlingsmonate. In der Altersklasse bis zum vollendeten ersten Lebensjahre sind 3349 Individuen verstorben, d. h. 34,6 pCt. der Gesammtsterblichkeit und 23,7 pCt. der Geborenen; als Todesursache sind namentlich Lebensschwäche (626), Krämpfe (421), Atrophie (730) und Durchfall, resp. Brechdurchfall (666) angeführt. — Die Gesammtmortalität war vorzugsweise bedingt durch Schwindsucht (1208 = 12,50 pCt.), Erkrankungen der Athmungsorgane (832 = 8,61 pCt.), Schlagfluss (366 = 3,78 pCt.), Croup und Diphtherie (352 = 3,64 pCt.), Krebs (319 = 3,30 pCt.) und Meningitis tuberculosa (310 = 3,21 pCt. der Todesfälle). Unter den acuten Infectionskrankheiten nehmen als Todesursachen Typhoid (mit 193 Fällen) die erste Stelle ein; Erkrankungen an Typhoid waren im Ganzen 1128 angemeldet, die Sterblichkeit betrug demnach 17 pCt. der Erkrankten. Die Steigerung der Krankheit während des Spätsommers (besonders in dem Districte Uhlenhorst) dürfte vielleicht auf den ungewöhnlich niedrigen Grundwasserstand, demnächst auf sanitäre Missstände in dem genannten Bezirke, besonders auf mangelhafte Abfuhr-Einrichtungen zurückzuführen seien. — An Masern waren 2964 erkrankt, in 137 Fällen (4,62 pCt.) war der Verlauf tödtlich; es war dies der Abfall einer Epidemie aus dem Jahre 1873, welche im November ihre Acme erlangt hatte. — Keuchhusten trat in epidemischer Verbreitung erst im Sommer auf; von 1175 Fällen verliefen 179 (15,23 pCt.) tödtlich. — Von Croup und Diphtherie sind 1722 Fälle, darunter 362 tödtlich verlaufene, angemeldet; eine genaue Untersuchung ergab, dass diese Krankheiten ganz unabhängig von dem Vorkommen von Scharlach waren.

Kulenkampff (27) vermag aus seinen Untersuchungen über den Einfluss der Witterung auf die Sterblichkeit in Bremen nur den Schluss zu ziehen, „dass in feuchten Jahren die Sterblichkeit geringer ist als in trocknen, dass das Gleiche für die feuchten Jahreszeiten den trockenen gegenüber gilt und dass in der Regel höhere Mortalität mit trockner Hitze und mit trockner Kälte zusammenfällt". Ob und in wieweit hier ein causaler Zusammenhang besteht, und wie die Wirkungsweise jener atmosphärischen Factoren zu deuten ist, sieht Verf. (mit Recht, Ref.) als eine noch offene Frage an.

Dem mit grosser Vollständigkeit bearbeiteten, vortrefflichen Generalberichte des Herrn Bockendahl (28) über das öffentliche Gesundheitswesen der Provinz Schleswig-Holstein für das Jahr 1874 kann Ref. nur dasjenige entnehmen, was in Bezug auf die biostatistische und Krankheitsverhältnisse in dem genannten Jahre mitgetheilt ist. Die Bevölkerungsgrösse der Provinz betrug im Jahre 1874 im Ganzen 1,101,689, davon kommen 449,361 auf Schleswig und 652,328 auf Holstein; geboren wurden in diesem Jahre 33,487 (12,154 in Schleswig, 21,333 in Holstein), gestorben sind 20,570 (7475 in Schleswig 13,095 in Holstein). Auf 1000 Geburten kommen in Schleswig 61,9, in Holstein 104,5, in der Provinz 89,1 uneheliche; unter 1000 ehelichen Geburten waren 42,8, unter 1000 unehelichen 59,5 Todtgeborene. — Das Maximum der Sterblichkeit fiel, wie in fast allen früheren Jahren, in die Monate März — Mai; bestimmend hierfür ist die Prävalenz der Todesfälle an Schwindsucht in dieser Zeit, dasselbe gilt von dem Nachlass der Sterblichkeit an dieser Krankheit in den Monaten September — November, in welche das Minimum der Mortalität fällt, so dass die Sterbeziffer also von der Höhe der Lungenschwindsucht beherrscht wird. — Unter den Todesursachen nimmt diese Krankheit überhaupt mit 622 Todesfällen in Schleswig und 1357 in Holstein die erste Stelle ein, daran schliessen sich entzündliche Erkrankungen der Respirationsorgane (247 und 752), Croup und Diphtherie (260 und 475), Meningitis tuberculosa (146 und 374) und Krankheiten der Verdauungsorgane (122 und 330) und Krebs (129 und 299). — Typhoid hat im Jahre 1874 nur in mässigem Umfange und in beschränkten Kreisen geherrscht; Scharlach und Masern sind noch an einzelnen Punkten der Provinz als Ausläufer der vorjährigen Epidemien in grösserer Verbreitung beobachtet worden. — An Selbstmord sind in Schleswig 83, in Holstein 129, in Folge von Verunglückungen dort 145, hier 199 gestorben.

Aus den die Jahre 1862—1873 umfassenden Untersuchungen von Liévin (29) über die Geburtsziffer und die Kindersterblichkeit (in der Altersclasse bis zum 1. Lebensjahr) in Danzig geht hervor, dass sich die erste, nach Abzug der Todtgeborenen, auf 3,702 pCt. der Lebenden, die letzte auf 29,82 pCt. der Geborenen berechnet. Dass das Massa der Kindersterblichkeit wesentlich durch die socialen Verhältnisse bedingt ist, setzt Verf. als selbstverständlich voraus; einen exacten Nachweis hierfür findet er in dem Umstande, dass die Sterbefälle unter den der ersten Lebensperiode angehörenden Kindern in denjenigen Stadttheilen am gehäuftesten vorkommen, deren Bewohner den geringsten Beitrag zur Communal-Steuer entrichten, wo also das eigentliche Proletariat herrscht. Einen weiteren Beweis hierfür giebt aber aus die Sterblichkeitsverhältniss unter ehelich und unehelich gebornen Kindern der genannten Altersclasse; dasselbe betrug bei den ersten 27,5, bei den letzten 40 pCt., d. h. die Sterblichkeit bei den unehelich gebornen Kindern war um beinahe die Hälfte grösser, als bei den ehelichen Kindern. Schliesslich macht Verf. darauf aufmerksam, dass in einem nicht geringeren Grade das Institut der sogenannten „Haltekinder" seinen deletären Einfluss auf das kindliche Leben äussert, indem dieselbe nahe dasselbe Sterblichkeitsverhältniss (39,7 pCt.) wie die unehelich gebornen Kinder darboten. — Eine Remedur dieser traurigen Zustände verspricht sich Verf. von der Thätigkeit der zu errichtenden örtlichen Gesundheitsämter.

Die Gesundheits- und Sterblichkeitsverhältnisse in Breslau im Jahre 1874 haben sich dem vorliegenden Berichte (30) zufolge, ungewöhnlich günstig gestaltet. Bei einer Bevölkerung von 225,000 Einwohnern (geschätzt) sind 6848 Todesfälle, darunter 2709 in der Altersclasse bis zum ersten Lebensjahre vorgekommen. Die grösste Mortalität mit 2111 (darunter 1098 aus der eben genannten Altersclasse) fiel in den Sommer, die kleinste mit 1426 Todesfällen in den Herbst. — Die Sterblichkeit unter den im 1. Lebensjahre stehenden Kindern betrug 40 pCt., die der Altersclassen bis zum vollendeten 15. Lebensjahre 53 pCt. der Gesammtmortalität. An Lungenschwindsucht sind 11,01 pCt. sämmtlicher Verstorbenen erlegen. — An Selbstmord starben 49 Individuen (44 M. 5 W.), darunter 7 im Alter von 10-20 Jahren;

mit tödtlichem Ausgange verunglückt sind 137 (114 M. 23 W.). — Die Zahl der Geburten betrug 9780 (= 4,34 pCt. der Einwohnerzahl), gestorben sind, incl. der Todtgebornen, 7189 (=3,19 pCt. der Einwohnerzahl), der Ueberschuss der Geburten über die Todesfälle beträgt demnach 2582 (= 1,15 pCt. der Einwohner). Unehelich geboren waren 13 pCt.; von diesen ist etwas mehr als die Hälfte gestorben.

Schlockow (31) hat sehr eingehende Untersuchungen über die Gesundheits- und Sterblichkeits-Verhältnisse im Kreise Beuthen mit besonderer Rücksicht auf die Kindersterblichkeit und auf die dagegen zu ergreifenden, sanitätspolizeilichen Anordnungen mitgetheilt; Ref. muss sich darauf beschränken, aus dieser sehr beachtenswerthen Arbeit die Resultate, zu welchen Verf. gelangt ist, hervorzuheben: Die Gesundheitsverhältnisse des Kreises Beuthen sind wegen der schädlichen Einflüsse der Bergwerks- und Hütten-industrie, der dichten Bevölkerung und ihres niedrigen Culturgrades, des Wassermangels und der schlechten Beschaffenheit des Trinkwassers ungünstig. — Die Sterblichkeitsziffer ist daselbst in allen Altersclassen, besonders aber unter Männern nach dem 40. Lebensjahre, erheblich grösser als die des ganzen Staates und des Regierungsbezirkes, die der Landgemeinden, besonders derer mit über 2000 Einwohnern, grösser als die der Städte. — Die Acme der Mortalität fällt in die Monate Juli—September. — Das kindliche Alter im 1. Lebensjahre ist nicht wesentlich gefährdeter, dagegen die Sterblichkeit vom 2. bis incl. 5. Lebensjahre doppelt so gross als im preussischen Staate, noch erheblicher in den Landgemeinden, und zwar bedingt durch Häufigkeit der Geburten und mangelhafte Pflege Seitens der Mütter. — Als Remedur dieser Missstände verlangt Verf. Ueberwachung der Anlagen und des Betriebes der industriellen Werke, Sorge für gute Wohnungen und Strassen, reines Trinkwasser, Beseitigung des Schlafburschenunwesens und bessere Volksbildung.

In dem von Flinzer (32) veröffentlichten 2. Hefte der Mittheilungen des statistischen Bureau's der Stadt Chemnitz berichtet derselbe zunächst über die Bevölkerungsbewegung in Chemnitz in den Jahren 1871 und 1872. Bei einer Bevölkerungsgrösse von 65,673 im Vorjahre wurden im Jahre 1871 absolut 2967 geboren, es starben 2351, so dass also ein Geburtsüberschuss von 616 = 20,77 pCt. verblieb. Zum Wachsthum der Stadt haben die Geborenen nur 0,93 pCt. beigetragen, der Rest (bis zur Höhe von 68,229 Bewohner) von 2,96 pCt. ist durch den Ueberschuss der Zugezogenen über die Ausgewanderten bedingt worden. Unter den Geborenen waren 1506 K. 1461 M.; ehelich geboren waren 2602 = 87,7 pCt., unehelich 365 = 12,3 pCt., das betr. Verhältniss in den beiden Geschlechtern gestaltete sich = 89,24 zu 10,76 und 86,11 : 13,89. Die Zahl der Todtgeburten betrug 175 (109 vorzeitige, 66 reife). Das Maximum der Geburten fiel in Januar und April, das Minimum in Mai und November. Die Zahl der Eheschliessungen in der Stadt betrug 574, so dass auf 118,27 Einwohner eine Eheschliessung kam, während sich dies Verhältniss im Jahre 1869 auf 87,67 gestaltet hatte. — Die Sterblichkeit betrug, abzüglich der Todtgeborenen, 3,45 pCt. der Einwohner; das Verhältniss der Mortalität in den beiden Geschlechtern stellte sich = 115,36 : 100. Das Maximum der Sterblichkeit fiel in die Monate Juli-September (702 p. M.), das Minimum in November-Januar (466,38 p.M.); die beträchtliche Mortalität in den Sommermonaten ist wesentlich von der hohen Sterbeziffer in der Altersclasse bis zum 1. Jahre abhängig; bringt man dieselbe in Abrechnung, so findet man, dass das Maximum der Sterblichkeit auf den Winter fiel. — Von 2901 lebend Geborenen waren 27,75 pCt. bis zum Schlusse des Jahres wieder verstorben; die Mortalität in der Altersclasse bis zum 1. Lebensjahre betrug 51,16, bis zum vollendeten 6. Lebensjahre 65,65 pCt. der Gesammtmortalität. — Epidemisch herrschte Scharlach; die Epidemie begann im Mai und erreichte im October ihren Höhepunkt. — Typhoid kam nur vereinzelt vor. An Brechdurchfall erlagen 104, davon 67 in den Sommermonaten; von den Verstorbenen standen 83 im 1. und 17 im 2. Lebensjahre. — Schwindsucht bedingte 96 p. M. der Gesammtmortalität. — Günstiger gestalteten sich die biostatischen Verhältnisse im Jahre 1872. Die Zahl der Geborenen betrug 3475, die der Gestorbenen 2538, es ergab sich somit ein Ueberschuss von 937 = 26,96 pCt., resp. ein Zuwachs zur Bevölkerung von 1,32 pCt. — Das Verhältniss der Geborenen in beiden Geschlechtern gestaltete sich = 105,14 : 100. Von den Geborenen waren 3051 (= 87,8 pCt.) ehelich, 424 (= 12,2 pCt.) unehelich, das betr. Verhältniss in den beiden Geschlechtern war = 87,9 : 12,1 und 87,7 : 12,3. — Die Zahl der Todtgeborenen betrug 231 (152 vorzeitige, 79 reife). Das Maximum der Geburten fiel auf April, das Minimum auf December. — Die Zahl der Eheschliessungen in der Stadt stieg in diesem Jahre auf 688, d. h. es kam 1 Eheschliessung auf 86 Einwohner. — Die Sterbeziffer stellte sich in diesem Jahre genau so wie im vorigen, d. h. 3,45 pCt. der Bewohner; in den beiden Geschlechtern verhielt sich die Sterblichkeit = 111,8 zu 100. Das Maximum der Sterbefälle (243,6 p. M.) fiel in die Monate Juli-September, das Minimum (171 p. M.) in November; auch in diesem Jahre war die Höhe der Sommersterblichkeit wesentlich von der grossen Mortalität im kindlichen Alter abhängig. Von 3396 lebend Geborenen waren im Laufe des Jahres 899 (= 26,47 pCt.) wieder verstorben, von den ehelichen gingen 24,52 pCt., von den ausserehelichen

40,48 pCt. zu Grunde. — Die Sterblichkeit in der Altersclasse bis zum 1. Jahre betrug 49,98, bis zum vollendeten 6. Lebensjahre 66,90 pCt. der Gesammtmortalität. — Epidemisch herrschten im Jahre 1872 in Chemnitz Blattern, und zwar hat die Epidemie bis zum Jahr 1874 fortgedauert, ferner Masern, jedoch nur in mässiger Verbreitung (besonders im Sommer und Herbst); Scharlach kam nur noch vereinzelt vor. Besonders heftig trat Keuchhusten auf; die Acme der Epidemie fiel mit der der Masernepidemie zusammen. — Typhoid zeigte sich, besonders in der 2. Hälfte des Jahres, sehr verbreitet; die meisten Fälle betrafen ein besonders günstig situirtes Stadtquartier. — Puerperalfieber, welches sonst in Chemnitz selten vorkommt, raffte in diesem Jahre 26 Frauen hin, darunter 11 im November, von welchen 9 von einer und derselben Hebamme entbunden worden waren. Brechdurchfälle vertheilten sich wie im vorigen Jahre; es erlagen denselben 86 Kinder im 1. und 9 im 2. Lebensjahre. — Schwindsucht bedingte dieselbe Sterblichkeit wie im vorigen Jahre.

In einem zweiten Artikel berichtet Flinzer über das Vorherrschen des Typhoid in Chemnitz in den Jahren 1837–1873, nach den Aufnahmen im Stadtkrankenhause beurtheilt. In der genannten Zeit haben in dem Hospital überhaupt 34,316 Aufnahmen stattgefunden, darunter 2294 an Typhoid, von welchen 365 (ca. 16 pCt.) erlagen. Aus einer nach Jahren und Monaten geordneten, tabellarischen Zusammenstellung aller dieser Fälle geht hervor, dass die Krankheit in Chemnitz zu allen Zeiten vorgekommen ist, resp. endemisch herrscht, dass sich aber innerhalb der einzelnen Perioden ziemlich beträchtliche Schwankungen in der Frequenz derselben bemerklich machen, welche vorläufig ganz unaufgeklärt sind; die grösste Zahl der Erkrankungen fällt in das Jahr 1844 (19,86 pCt.), die geringste (1,72 pCt.) in das Jahr 1869. Grosse Epidemien haben in den Jahren 1839, 1844, 1856 und 1872 in Chemnitz geherrscht. Die überwiegende Zahl der typhösen Erkrankungen fällt in die 2. Hälfte des Jahres, besonders in die Monate August und September; den Jahreszeiten nach fallen 31,13 pCt. aller Fälle in den Herbst, 29,16 pCt. in den Sommer, 23,45 pCt. in den Winter und 16,26 pCt. in den Frühling.

Im Anschlusse an die im vorigen Jahre (vergl. Bd. I. S. 416) gegebenen Uebersichten über die Sterblichkeitsverhältnisse in Barmen und Solingen entnimmt Ref. den diesjährigen Mittheilungen (34, 35) folgende Daten das Jahr 1874 betreffend:

Bevölkerungs- und Sterblichkeitsverhältnisse des Jahres 1874.

1) In der Stadt Barmen.

Im Alter bis	Grösse der Bevölkerung	Gestorben	Todesfälle auf 100 Lebende	Auf 100 Lebende kommen in den einzelnen Altersclassen Lebende	Auf 100 Gestorbene kommen in den einzelnen Altersclassen Gestorbene
1 Jahr	2268	725	31,9	3,0	35,5
3 Jahre	4965	268	5,4	6,7	31,1
6 „	5858	89	1,5	7,9	4,4
10 „	6621	38	0,6	8,9	1,9
15 „	7351	25	0,3	9,9	1,2
20 „	7691	54	0,7	10,3	2,6
40 „	25241	298	1,2	33,9	14,6
60 „	10849	261	2,4	14,6	12,7
über 60 „	3586	287	8,0	4,8	14,0
Summa	**74430**	2045	2,7	100	100

2. In der Gemeinde Solingen.

1 Jahr	442	131	29,6	3,1	31,9
3 Jahre	852	53	6,2	6,0	12,9
6 „	1116	29	2,6	7,9	7,1
10 „	1322	17	1,3	9,3	4,1
15 „	1500	6	0,4	10,6	1,4
20 „	1427	11	0,8	10,2	2,7
40 „	4452	60	1,3	31,5	14,6
60 „	2267	48	2,1	16,0	11,17
über 60 „	758	56	7,4	5,4	13,6
Summa	14138	411	3,0	100	100

Den Ermittelungen von Closs (37) zufolge hat sich das Sterblichkeitsverhältniss in Stuttgart (aus den Erhebungen in dem 20jährigen Zeitraum von 1852—1872 berechnet) folgendermassen gestaltet: Die Sterblichkeitsziffer beträgt mit Einschluss der Todtgeborenen 31,145, ohne dieselben 28,826 pCt., mit Ausschluss der Todtgeborenen und der im 1. Lebensjahr Gestorbenen 18,025 pCt., auf 1000 der Bevölkerung starben, mit Ausschluss der Todtgeborenen, 22,3, mit Ausschluss der Todtgeborenen und der bis 1. Lebensjahre Gestorbenen 13,9.

Ueber die Witterungs-, Bevölkerungs- und Krankheitsverhältnisse in Stuttgart während des Jahres 1874 liegen Mittheilungen in dem Jahresberichte des dortigen ärztlichen Vereins (38), ausserdem ein Mortalitätsbericht von dem genannten Jahre von Frölich (39) vor. — Der milden, trocknen Witterung im Januar folgte ein ungewöhnlich kalter Februar mit mässigem Schneefall; die Mitteltemperatur des März entsprach fast genau dem Normalen, die Niederschläge waren gering. Im April herrschte warme, mässig feuchte, im Mai kühle, sehr feuchte Witterung; der Juni entsprach bezüglich der Temperatur fast dem Normalen, die Niederschläge, besonders gegen Ende des Monats, waren sehr reichlich, Juli war warm, mässig trocken, August kühl mit normaler Quantität Feuchtigkeit, September erreichte fast die Mitteltemperatur des vorigen Monats, der October entsprach in seiner Mitteltemperatur fast dem Normalen, in beiden

Monaten mässige Niederschläge, November und December sehr kalt und mit starkem Schneefall. Die Mitteltemperatur des ganzen Jahres stellte sich auf 9°4 (0°2 unter dem Normalmittel). — Die Zahl der Gestorbenen betrug 2475 (1322 M., 1153 W.), darunter 212 Todtgeborene (122 K., 90 M.). — Die Sterblichkeit in der Altersclasse unter 1 Jahr war 43,2, vom 1.—4. Lebensjahre 10,0 pCt. der Gesammtmortalität. Von 977 Todesfällen im 1. Lebensjahre kommen 355 auf den 1., 242 auf den 2.—3., 203 auf den 4.—6., 103 auf den 7.—9. und 74 auf den 10.—12. Monat. Die Todesfälle im ersten Lebensjahre betrugen 25,7 pCt. der Lebendgeborenen (27 pCt. bei den Knaben, 24 pCt. bei den Mädchen) und 43,2 sämmtlicher Gestorbenen. Das Maximum der Mortalität fällt auf März und April (238 und 227), sodann auf Juli und August (220 und 212), das Minimum auf Januar (149) und October (153); die Sterblichkeit in den Frühlingsmonaten betrug 29 pCt., im Sommer 26 pCt., im Herbst 21 pCt., im Winter 23 pCt. der Gesammtmortalität. Die Kindersterblichkeit hat das Maximum im Juli und August, die Greisensterblichkeit (über 60 Jahre) in dem Winter und Frühling. Typhoid herrschte während des Jahres nur in sehr geringem Umfange und über die Stadt gleichmässig verbreitet; ebenso kamen Scharlach und Masern nur vereinzelt, von Blattern nur ein Fall vor. Im Sommer entwickelte sich eine Keuchhusten-Epidemie, welche am Schlusse des Jahres sich steigerte. An Croup und Diphtherie sind 29, an Hirnentzündung 89 (darunter 77 Kinder) erlegen. Entzündliche Erkrankungen der Athmungsorgane haben eine Sterblichkeit von 221 = 9 pCt. der Gesammtzahl der Gestorbenen bedingt. Unter den Erlogenen waren je 38 Kinder im Alter unter 1 und von 1–4 Jahren und 20 im Alter von 60, 28 in dem von 70 und 80 Jahren; von diesen Todesfällen kommen 62 auf den Winter und 121 auf den Frühling. — Lungenschwindsucht hat 263, darunter 235 Erwachsene hingerafft, d. h. 23,6 pCt. der Gesammtsterblichkeit unter diesen bedingt. An Krebs erlagen 67 (25 M., 42 W.), an den Folgen der Geburt und des Wochenbetts 30. — Brechdurchfall führte in der Altersclasse bis zum 1. Lebensjahre 184 Todesfälle = 18,8 pCt. der Gesammtmortalität in dieser Altersclasse herbei. Die Zahl der Selbstmorde beträgt 22 (21 M., 1 W.); die Todesarten waren Erhängen 12 (11 M., 1 W.), Erschiessen 3, Ertränken 1, Vergiften (mit Phosphor) 1. Die Zahl der Geburten betrug 3991, der Geborenen 4040 (d. h. 49 Zwillingsgeburten); die Zahl der Geborenen übersteigt die der Gestorbenen um 1565. Unter den Geborenen waren 1987 M. und 2053 K. (= 100: 103,3). Von den Kindern waren 3455 (1750 K., 1705 M.) ehelich, 585 (303 K., 282 M.)

unehelich. Die Zahl der Todtgeborenen betrug 30 (117 K., 88 M.), darunter 44 uneheliche. Das Maximum der Conceptionen fällt in den Frühling, das Minimum in den Winter.

Dem amtlichen Berichte (41) zufolge ist die Blattern-Epidemie in Baden, welche seit dem Kriege daselbst ausgebrochen war, im Jahre 1873 als erloschen anzusehen. Im Jahre 1872 kamen noch 2485 Erkrankungen mit 281 Todesfällen an dieser Krankheit daselbst zur Anzeige; unter den Erkrankten waren 2381 Geimpfte mit 292 (9,7 pCt.) und 104 Ungeimpfte mit 49 Todesfällen (47,1 pCt. der Erkrankten). Im Jahre 1873 sind nur noch 83 Erkrankungen mit 8 Todesfällen vorgekommen; unter diesen waren 4 Nicht-Vaccinirte, von welchen 2 erlagen.

Mayer (42) berichtet über die Sterblichkeit in Bayern während der Jahre 1871 und 1872 mit besonderer Berücksichtigung der Todesursachen. — Ueber die Sterblichkeit im Jahre 1872 in den einzelnen Regierungsbezirken von Bayern und über die Sterblichkeitsverhältnisse daselbst in den einzelnen Altersclassen giebt folgende Tabelle Aufschluss:

Regierungsbezirk	Zahl d. Gestorbenen auf 10000 Einwohner	Zahl der Gestorbenen auf 10000 Seelen der Altersclasse						Auf 100 Geborene starben im 1. Jahre
		unter 1 J.	2–5 J.	6–20 J.	21–40 J.	41–60 J.	61 u. dar.	
Oberbayern	385	4439	394	66	100	190	842	43,5
Niederbayern	339	3886	331	51	80	170	801	37,7
Pfalz	277	2241	376	49	95	185	790	23,9
Oberpfalz	352	3727	368	50	98	190	871	36,0
Oberfranken	281	2217	403	65	88	197	818	23,6
Mittelfranken	330	3369	360	46	99	192	803	34,4
Unterfranken	280	2542	303	59	95	191	789	25,3
Schwaben	361	4146	285	51	88	184	777	41,2
Königreich	328	3424	355	55	93	188	814	33,9

Die Sterblichkeit im Jahre 1872 hat um 7 pCt. gegen die im Jahre 1871 abgenommen, offenbar in Folge des Nachlasses der durch die Kriegsereignisse bedingten, hohen Mortalität durch Ruhr, Typhoid, Schwindsucht und Blattern. – Die Sterblichkeit in dem 1. Lebensjahre betrug unter den ehelichen Kindern 32,7, unter den unehelichen 41,2 der Geborenen. — Das Maximum der Mortalität fällt in die Monate März und April, das Minimum auf October–December; die günstigen Sterblichkeitsverhältnisse im Winter erklären sich aus der eben damals vorherrschenden, äusserst milden Witterung. – Bezüglich der Todesursachen dürfte besonders folgendes hervorzuheben sein: Die Zahl der Todtgeborenen betrug auf 1000 Geborene im Jahre 1871 26, im Jahre 1872 dagegen 33; an Durchfall, Eclampsie und Atrophie starben im Jahre 1872 nicht weniger als 42,709 Kinder d. h. auf 100,000 Einwohner 880 oder ⅛ der Gesammtsterblichkeit; in den Regierungsbezirken Oberbayern und Schwaben steigert sich dies Verhältniss auf ¼ (d. h. ein Sterbefall der genannten Art kommt auf

80–90 Einwohner), in der Pfalz kommt es auf ½ (1: 200). — Im Jahre 1872 erlagen an Blattern 2992 gegen 5070 im Jahre 1871, d. h. 62, resp. 104 auf 100,000 Bewohner. Fast ¼ aller Todesfälle an Blattern trifft auf das erste Lebensjahr und zwar fast ausschliesslich ungeimpfte Kinder. Interessant ist das Resultat der Untersuchungen über das Verhältniss der Geimpften zu den Nicht-Geimpften unter den 1871 an Blattern Erkrankten und Gestorbenen: Von 30,742 Blatternkranken waren 29,429 = 95,7pCt. geimpft, nur 1313 = 4,3pCt. nicht geimpft. Von Geimpften sind 3994 = 13,8pCt., von den Nicht-Geimpften 790 = 60,1pCt. gestorben. Von der Gesammtzahl der Blatternkranken waren 776 = 2,8pCt. revaccinirt und von diesen sind 64 = 8,2pCt. erlegen. Dies sind unzweifelhafte Verhältnisse, die über den Werth der Vaccination und Revaccination einen Zweifel nicht mehr übrig lassen. — Im Jahre 1872 erlagen an Typhoid 3065, gegen 3954 im Jahre 1871; die grösste Zahl der Todesfälle an dieser Krankheit kommt auf

Ober-Bayern (108 auf 100,000 Bewohner), die kleinste auf Oberfranken (41 : 100,000 Bewohner). — Acute Erkrankungen der Athmungsorgane führten 9702 Todesfälle im Jahre 1872, dagegen 11,713 im Jahre 1871 herbei; am verderblichsten traten diese Krankheiten in Mittel- und Unterfranken (269 : 100,000 Bewohner), am gelindesten in Niederbayern und der Oberpfalz (172 : 100,000 Bewohner) auf. — Schwindsucht bedingte 10,893 Todesfälle im Jahre 1872 gegen 10,993 im Jahre 1871. Unter den 1872 dieser Krankheit erlegenen gehörten 6044 dem männlichen und nur 4849 dem weiblichen Geschlechte an; diese Prävalenz der Krankheit im männlichen Geschlechte ist besonders in den Altersclassen nach dem 40. Lebensjahre stark ausgesprochen, während im Alter unter 30 Jahre absolut und relativ mehr weibliche Individuen der Krankheit erliegen als männliche. In Oberbayern ist Lungenschwindsucht doppelt so häufig als in Niederbayern. — Selbstmord kam im Jahre 1872 bei 405 Individuen vor, gegen 419 im Jahre 1871; das Verhältniss der Selbstmorde in Mittelfranken mit einer vorwiegend protestantischem und in Niederbayern mit einer fast ausschliesslich katholischen Bevölkerung hat sich = 15,2 : 2,7 gestaltet.

In einem zweiten Artikel (1. 8. 21) behandelt Mayer die Sterblichkeit an Typhus[*]) in Bayern, besonders in München, während der Jahre 1868—1873. — Vom 1. October 1867 bis 21. December 1873 (also in $6\frac{1}{4}$ Jahr) sind in Bayern 19,582 Individuen an Typhus erlegen, so dass aufs Jahr 3133 Todesfälle und auf 100,000 Einwohner jährlich 65, auf 1000 Sterbefälle überhaupt 19,5 Sterbefälle an Typhus kommen; in München allein sind in der genannten Periode 1477 an Typhus erlegen, d. h. 139 : 100,000 oder 35 Sterbefälle an Typhus auf 1000 Todesfälle im Allgemeinen, die Sterblichkeit ist hier also doppelt so gross wie im Königreich gewesen. — Auf die einzelnen Regierungsbezirke vertheilt sich die Sterblichkeit in folgender Weise:

In	starben an Typhus	Todesfälle an Typhus auf 100000 Einwohner im Jahre	auf 1000 Sterbefälle
Oberbayern	4493	86	23
Niederbayern	1906	51	15
Pfalz	3045	79	27
Oberpfalz	1485	48	14
Oberfranken	1445	43	15.5
Mittelfranken	1954	54	16
Unterfranken	2647	72	24
Schwaben	2607	71	19
Königreich	19582	65	19.5
Stadt München	1477	139	35

Die Prävalenz der Krankheit in Oberbayern ist auf Rechnung von München zu setzen. — Für die

[*] Es handelt sich hierbei wesentlich um Typhoid, da der exanthematische Typhus nur etwa 2 pCt., die Febris recurrens nur 1 pCt. sämmtlicher hier in Rechnung genommener Fälle ausmacht.

Neuzeit ergiebt sich nicht nur für das ganze Königreich, sondern auch für München eine Abnahme der Todesfrequenz, welche ohne Zweifel auf bessere hygienische Verhältnisse (in Bezug auf Aborte und Dungstätten, Trockenlegung des Bodens, Trinkwasser u. s. w.) zurückzuführen ist, auch die Behandlungsmethode (Ventilation, Hydrotherapie) hat unzweifelhaft zur Verminderung der Mortalität an Typhus beigetragen. — Im männlichen Geschlechte ist die Sterblichkeit an dieser Krankheit etwas grösser als im weiblichen (etwa im Verhältnisse wie 7 : 6). — In den einzelnen Altersclassen gestaltet sich die Mortalität folgendermaassen. Es starben an Typhus:

	von je 100 Gestorbenen in den einzelnen Altersclassen	auf 1000 Sterbefälle jeder Altersclasse	auf 100000 Lebende jeder Altersclasse
im 1. Jahre	0.5	0.2	⎫ 29
von 2. — 5. J.	4.5	9	⎭
„ 6. — 10. „	5.0	35	33
„ 11. — 20. „	13.6	117	47
„ 21. — 30. „	22.1	106	83
„ 31. — 40. „	13.9	62	67
„ 41. — 50. „	13.0	50	70
„ 51. — 60. „	13.7	37	93
„ 61. — 70. „	10.9	20	111
„ 71. — 80. „	2.6	6	76
„ 81. u. dar.	0.2	1.2	31

In einem noch höheren Grade als in Bayern fällt das Maximum der Typhus-Sterblichkeit in München in die Altersclasse von 20 — 30 Jahren, zumal beim männlichen Geschlechte, welches nahezu die Hälfte aller Typhus-Sterbefälle zählt. Man muss annehmen, dass die ganze Lebensweise der im Blüthealter befindlichen Bevölkerung Münchens dem Typhusprocesse besonderen Vorschub leistet, und dass besonders die mit dem Militärdienste verbundenen Schädlichkeiten für die Krankheitsgenese prädisponiren. — Das Maximum der Todesfälle an Typhus fällt in den Winter, das Minimum in den Sommer.

Seitz (43) giebt eine Uebersicht über die Krankheitsverhältnisse während des Jahres 1873 und 1874 in München. — Das Jahr 1873 war durch eine erhebliche Steigerung der Sterblichkeit ausgezeichnet; dieselbe war von 7469 im Jahre 1872 auf 7980 im Jahre 1873 gestiegen und sank dann im folgenden Jahre wieder auf 7466 herab; die Bevölkerung Münchens im Jahre 1873 auf 170,000 Seelen veranschlagt, betrug die Sterbeziffer in diesem Jahre 43,9 p. M. Der Bevölkerung, im Jahre 1874 fiel sie auf 39,1; besonders waren es die zymotischen Krankheiten (Typhoid, auch Exantheme und namentlich Cholera), welche diese erhöhte Mortalität bedingt haben, aber auch durch die jahreszeitlichen Einflüsse herbeigeführten Krankheiten (wie Pneumonie und Diarrhoe) haben zu der gesteigerten Sterblichkeit beigetragen. An Lungentuberculose waren im Jahre 1872 896 Todesfälle vorgekommen, im Jahre 1873 betrug die Sterblichkeit an dieser Krankheit 905, im

52*

Jahre 1874 nur 725. — Croup und Diphtherie forderten in diesem Jahre 172 Opfer (gegen 146 im vorigen Jahre), die meisten Todesfälle an diesen Krankheiten kamen in den kälteren Monaten vor. — Scharlach zeigte im Jahre 1873 nur eine geringe Verbreitung (mit 32 Todesfällen), eine grössere im folgenden Jahre (80 Todesfälle); die Prävalenz der Krankheit fiel in die Sommermonate, während Masern in den vier ersten Monaten des Jahres 1873 epidemisch herrschten. — Keuchhusten trat in beiden Jahren nur vereinzelt auf. — Typhoid zeigte sich ebenfalls nur in mässiger Verbreitung; das Maximum der Todesfälle an dieser Krankheit fiel hier, wie in den meisten Jahren, in die ersten Monate des Jahres. Den Haupt-Gegenstand dieser Mittheilungen bildet der Bericht über die Cholera-Epidemie, welche 1873–74 in München geherrscht hat; über dieselbe ist an einer andern Stelle (vergl. den Bericht über acute Infectionskrankheiten) berichtet worden.

Egger (45) berichtet über das Vorkommen der acuten Infectionskrankheiten und der Tuberculose während der Jahre 1873 und 1874 in Passau. — Typhoid zeigte sich in allgemeiner Verbreitung, aber meist vereinzelt, hier und da in Hausepidemien; das Maximum der Erkrankungsfälle trifft auf die Monate August bis November. In den Hausepidemien liess sich die Anhäufung von Kothmassen in den Abzugscanälen oder im Boden als Krankheitsquelle nachweisen. — Masern herrschten in den Monaten März—December 1874 epidemisch. — Scharlach kam während des Jahres 1873 rings um Passau verbreitet vor, in der Stadt fällt die Epidemie erst in das Jahr 1874, und zwar trat die Krankheit hier gleichzeitig mit Masern auf; nicht nur in den einzelnen Stadttheilen oder Häusern folgten sich beide Krankheiten, sondern auch in einzelnen Individuen, zuweilen selbst so schnell, dass sie von der einen Krankheit noch nicht so weit genesen waren, um das Bett zu verlassen. Ausgezeichnet war die Scharlach-Epidemie durch das fast constante Vorkommen von Rachen-Diphtherie und entzündlichen Infiltrationen des Bindegewebes und der Drüsen am Halse, während schnell tödtlich verlaufende Scharlachfälle und secundärer Hydrops nicht so häufig wie gewöhnlich waren.

Popper, über dessen Darstellung der medicinisch-topographischen Verhältnisse von Prag im vorigen Jahresberichte (Bd. I. S. 419) referirt worden ist, gibt in der vorliegenden Arbeit (46) sehr werthvolle Untersuchungen über die Epidemien, welche in Prag im 19. Jahrhundert (bis zum Schlusse des Jahres 1873) geherrscht haben. Im ersten Theile behandelt Verf. den Gegenstand vom chronologischen, im zweiten vom nosologischen Standpunkte. — Bezüglich des Vorherrschens von Variola sind zwei Epochen zu unterscheiden, welche durch das Jahr 1813, resp. die Zeit der allgemeinen Einführung der Vaccination von einander geschieden sind. In die Zeit von 1800–1813 fallen nicht weniger als 11 Pockenjahre, während in der (vierfachen) Zeit von 1813–1873 nur 19 Jahre sind, in welchen die Krankheit zu einiger Bedeutung ge-

langt ist. In der ersten Periode erlagen im Durchschnitt jährlich 2,4 p. M. der Bevölkerung den Blattern, resp. 4 pCt. sämmtlicher Todesfälle war durch Blattern bedingt; diesen Zahlen entsprechen in der 2. Periode im Durchschnitt 0,7 resp. 1,3. — Eine cyclische Wiederkehr der Krankheit macht sich in Prag in keiner Weise geltend; auch für Prag gilt das Gesetz, dass die Blattern vorzugsweise in der kälteren Jahreszeit prävaliren, die Mehrzahl der Prager Blattern-Epidemien waren Winter-Epidemien. Bemerkenswerth ist der Umstand, dass der Gang der Epidemie und der Ozongehalt der atmosphärischen Luft im Grossen und Ganzen in der Weise entsprechen, dass mit dem Steigen der Epidemie der Ozongehalt fällt und umgekehrt. — Masern scheinen in nahezu regelmässig wiederkehrenden Zeiträumen geherrscht zu haben, diese Perioden sind aber mit dem Anwachsen der Bevölkerung immer kürzer geworden; von 1823–48 trat die Krankheit durchschnittlich alle 4 Jahre auf, seit 1860 hat dieselbe fast alljährlich mehr oder weniger verbreitet geherrscht. Meist pflegen die Masern im October oder November in Prag ihren Anfang zu nehmen, die Dauer der Epidemien beträgt gewöhnlich 5—7 Monate; Beziehungen der atmosphärischen Einflüsse (einschliesslich des Ozons) zum Auftreten oder zur Acme der Epidemie lassen sich nicht nachweisen. Unter 10 Masernepidemien sind 8 von Keuchhusten begleitet oder gefolgt. — Auch Scharlach, der früher innerhalb grösserer Intervalle (alle 4—5 Jahre) geherrscht hat, wird jetzt viel häufiger, fast alle Jahre oder in je 2 Jahren einmal beobachtet; übrigens scheint die Krankheit in der letzten Zeit viel gutartiger zu verlaufen als früher. Die Dauer der einzelnen Epidemien schwankt zwischen 3—17 Monaten. — Scharlach kommt in Prag überwiegend häufig im Herbst vor; es mag dies, wie bei Masern, mit dem Beginne des Schulbesuches zusammenhängen; Beziehungen der Temperatur, der Regenmenge oder des Ozons lassen sich hier zu dieser Krankheit nicht nachweisen. Was das Verhältniss von Scharlach zu Diphtherie anbetrifft, so ist bemerkenswerth, dass die beiden grössten Epidemien der letztgenannten Krankheit in Prag in den Jahren 1865–1869 mit keiner Scharlachepidemie zusammengefallen sind, aber dass in den einzelnen Jahren diejenigen Monate, in welchen Scharlach am häufigsten ist, auch an Diphtheriefällen am reichsten waren. Die Sterblichkeit an Diphtherie beträgt in Prag 35—40 pCt. der Erkrankten. — Ruhr ist in Prag nur innerhalb der ersten vier Decennien des laufenden Jahrhunderts in grösserer Ausdehnung beobachtet worden, so in den Jahren 1805, 1809 und 1811, sodann 1827, ferner 1834—35, schliesslich 1846 bis 1849; alle diese Epidemien fielen überwiegend in den Spätsommer. — Cholera hat in Prag 6mal (1831–32, 1836, 1849–51, 1854–55, 1866 und 1873) epidemisch geherrscht; die Dauer der Epidemien betrug zwischen 4—31 Monaten, die Sterblichkeit variirte zwischen 42–57 pCt. der Erkrankten und von 4–15 pro M. der Bewohner. Als Seuchen-Centren haben sich vorzugsweise die niederen, an der Moldau gelegenen Stadt-

gegenden und die vom Proletariate bewohnten Stadttheile mit eng zusammen gedrängt lebender Bevölkerung erwiesen; im Grossen und Ganzen zeigt sich in
Prag die Einwirkung der Cholera-Excrete, resp. die
Art ihres Verbleibens von entscheidender Bedeutung
für die Verbreitung der Krankheit. Der Ausbruch
und die Acme der Krankheit sind vorzugsweise in
die warme Jahreszeit gefallen; Ausnahmen hiervon
sind selten. Ueber das Verhalten des Grundwasserstandes zur Epidemie lässt sich nur aus den Jahren
1872—1873 mit einiger Wahrscheinlichkeit urtheilen;
im Juli hatte das Grundwasser einen hohen Stand erreicht, von da an fiel es bis November und December
continuirlich ab, zur Zeit des Tiefstandes brach die
Seuche aus, hielt sich aber bis Mai 1873 nur auf
mässiger Höhe, eben dann erreichte das Grundwasser
eine enorme Tiefe, und nun erst entwickelte sich die
Krankheit zur vollen Epidemie und erhielt sich auf
der Acme bis zum September, d. h. zur Zeit des
wieder eingetretenen Hochstandes des Wassers. —
Influenza hat während des laufenden Jahrhunderts
in Prag 8mal (1803-4, 1831, 1833, 1836, 1837, 1847,
1851, 1857-58) epidemisch und jedesmal als Theiler-
scheinung weit verbreiteter Grippe-Epidemien geherrscht, und zwar sowohl in der kalten, wie in der
warmen Jahreszeit. — Malariafieber sind in
Prag nicht endemisch; in epidemischer Verbreitung
ist die Krankheit daselbst 1807—13, 1824—31 und
1846—51 beobachtet worden; in mehreren Epidemien
scheint der Einfluss vorhergehender, ungewöhnlich
reichlicher Niederschläge mit nachfolgender hoher Temperatur auf die Krankheitsgenese von Bedeutung gewesen zu sein. — Typhus exanthematicus
scheint bis gegen Ende des 2. Decenniums dieses
Jahrhunderts eine stehende Krankheit in Prag gewesen zu sein; seit dem Jahre 1814 hat derselbe nur
noch fünfmal (1825, 1836, 1847, 1855 und 1867)
epidemisch geherrscht; der Beginn der Epidemien
fiel gewöhnlich in den Herbst, die Dauer derselben
variirte von 3 Monaten (1823) bis zu 2 Jahren und
darüber (1867 — 1869); in räumlicher Beziehung sind
namentlich die Josephstadt und der davon nordöstlich
gelegene Theil der Altstadt als zeitweise Hauptsitze
des Typhus zu bezeichnen. — Das Vorkommen des
Typhoid lässt sich erst seit dem Jahre 1819 mit
Sicherheit nachweisen; seit Ende der 20er Jahre ist
die Krankheit erst in grösserer Verbreitung aufgetreten
und bildet jetzt daselbst eine ständige Krankheitsform.
Das Maximum der Krankheitsfrequenz fällt in Prag in
den Winter (besonders Januar und Februar), ein
zweites kleineres Maximum in Juli und August, die
Minima fallen im Mai und November; in Bezug der
Beziehung wie auch in Bezug auf das Verhalten der
Krankheitsfrequenz zum Grundwasserstande zeigt das
Vorkommen von Typhoid in Prag viel Analogie zu
dem in München. — Scorbut ist in den Jahren 1831
und 1836, beide Male zur Sommerzeit, im Strafhause,
ebenso 1842 auf dieses und die Garnison beschränkt,
1843 aber über die ganze Stadt verbreitet geherrscht;
später ist die Krankheit 1868-1870 wiederum im Straf-

hause und 1873 in der Garnison epidemisch beobachtet
worden. Die Dauer der einzelnen Epidemien betrug
im Mittel 5 Monate. Atmosphärische Einflüsse scheinen
für die Genese der Krankheit ohne Bedeutung gewesen
zu sein.

d. Skandinavische Länder.

Die vorliegende Schrift von Bergmann (49)
bildet die zweite Lieferung eines in grossartigem
Style angelegten Werkes über die Volkskrankheiten Schwedens. — Im ersten Hefte, welches
im Jahre 1869 erschienen ist, behandelt Verf. das
Vorkommen der Ruhr, in diesem das der Malariafieber in Schweden, und zwar die geographische
Verbreitung und die verschiedenen, daselbst beobachteten Formen der Malariakrankheiten; im nächsten
Hefte verspricht Verf. die Aetiologie dieser Krankheit
zu entwickeln. Bei dem grossen Umfange des Werkes
muss Ref. darauf verzichten, einen Auszug aus demselben zu geben, er behält es sich jedoch vor, nach
Beendigung des Kapitels über die Malariakrankheiten
ein kurzes Resumé der Resultate zu geben, zu welchen Verf. gelangt ist. Die Schrift nimmt in der
neuesten medicinisch-geographischen Literatur eine
beachtenswerthe Stelle ein.

[Schleisner (48) giebt eine Uebersicht über die
epidemischen und venerischen Krankheiten
Kopenhagens im Jahre 1874. Catarrhalische
Krankheiten waren am meisten hervortretend, namentlich in den ersten 3 Monaten, obschon der Winter
1873—1874 ungewöhnlich mild und westliche Winde
vorherrschend waren. Keuchhusten trat in den
letzten Monaten des Jahres als eine ausgebreitete und
ziemlich bösartige Epidemie auf (im ganzen Jahre
wurden 1950 Krankheitsfälle von den Aerzten gemeldet; die Mortalitätstabelle hatte 136 Todesfälle an
dieser Krankheit); auch die Pocken, die am Ende
des Jahres 1873 beinahe aufgehört hatten, nahmen im
Herbste 1874 wieder zu (444 Kranke, 64 Todte im
ganzen Jahre). Dagegen waren Scharlach (337
Kranke, nur 4 Todte) und Masern (175 Kranke, 3
Todte) in diesem Jahre wenig hervortretend. Ga-
striache und typhöse Fieber gaben 1636 Kranke
und 16 Todte, Dysenterie 105 und 16; von exanth.
Typhus wurden nur 4 Fälle bemerkt, von Cholera
gar keiner. — Die venerischen Krankheiten
waren etwas häufiger als im Jahre 1873, namentlich
Gonorrhoe; von dieser Krankheit wurden 3262 Fälle
gemeldet, von venerischen Geschwüren 1413, von con-
stit. Syphilis 824 (im Jahre 1873 resp. 2923, 1410,
766). Verf. erweist die Unrichtigkeit der in der Abhandlung von O. Hjelt über die Verbreitung der
vener. Krankheiten in Finland (Jahresber. 1873, I.
S. 494) angestellten Vergleichung zwischen den Zahlen
der vener. Krankheitsfälle in den 3 scandinavischen
Hauptstädten als auf incommensurablem Materiale
fussend, indem die Anmeldungen in Stockholm und
Christiania nicht alle venerische Fälle umfassen (in
Stockholm nur die der Krankenhäuser, nicht die privat

behandelten, in Christiania nicht Gonorrhoe und go-
norrh. Affectionen) und nur in Kopenhagen möglichst
vollständig sind. Die Zahl der öffentlichen Dirnen
war am Ende des Jahres 1874 353 (1873 294). —
Die Zahl sämmtlicher Todesfälle in Kopenhagen
im Jahre 1874 war 5203 (ausserdem 180 Todtgeborene),
der lebendig Geborenen 7016; im ersten Lebensjahre
starben 1805, d. i. 25,7 pCt. aller Gestorbenen. Im
Verhältniss zu der Volksmenge (auf 194,500 Einwohner in der Mitte des Jahres berechnet) war der Mor-
talitätsquotient 26,75 p. M. (richtiger c. 25,5 p. M.,
da die Volksmenge am genannten Zeitpunkte nach
späteren Berechnungen ein wenig über 200,000 Einwohner betragen hat, Ref.).

1) Bidrag till Sverges officiela statistik. A) Be-
folkningsstatistik. Ny följd. XIV. för år 1872. Stockholm 1874. — 2) Idem, Ny följd. XV. för år 1873.
Stockholm 1874. (Sind Mittheilungen des schwedischen
statistischen Bureaus für die Jahre 1872 und 1873 über
die Volksmenge und die Zahl der Trauungen, Geburten
und Todesfälle nebst der Zahl einiger Todesursachen.)
— 3) Bidrag till Sverges officiela statistik. K) Hälso-och
sjukvärden. I. Ny följd. 12. för år 1872. Stockholm.
1874. — 4) Idem, Ny följd. 13. för år 1873. Stockh.

Im Jahre 1872 war in Schweden (3) die Zahl
der practicirenden Aerzte 557, d. i. 1 Arzt auf 7631
Einwohner (die Hauptstadt abgerechnet 1 : 9312), die
Zahl der Apotheken 215, der Thierärzte 176, der Hebammen 1976. Vaccinirt wurden 95,697 kleine Kinder,
d. i. 75 pCt. der im vorigen Jahre lebendig Gebo-
ronen. — Bei den epidemischen Krankheiten werden
folgende Zahlen angeführt: Keuchhusten 3728 Kranke
(d. i. von den Aerzten angemeldet), 222 Todte; Masern 117 Kranke, 11 Todte; Scharlach 2865 Kranke,
577 Todte; Pocken 1792 Kranke, 267 Todte; intermitt. Fieber 4170 Kranke, gastrische und typhöse
Fieber 16,014 Kranke, 1158 Todte.

Am Ende des Jahres 1873 (4) war in Schweden
die Zahl der practicirenden Aerzte 558, d. i. 1 Arzt
auf 7702 Einwohner (die Hauptstadt abgerechnet 1 :
9476); die Zahl der Apotheken 217, der Thierärzte
186, der Hebammen 2043. Vaccinirt wurden 105,922
kleine Kinder, d. i. 83 pCt. der im vorigen Jahre lebendig Geborenen. — Von den epidemischen Krankheiten zeigte die Keuchhusten die grössten Zahlen
des letzten Jahrzehnts: 12,215 Kranke (von den
Aerzten gemeldet), 695 Todte, Masern gaben 4060
Kranke, 144 Todte; Scharlach 3053 Kranke, 603 Todte;
Pocken 4536 Kranke, 645 Todte; intermitt. Fieber
7890 Kranke, typhöse und gastrische Fieber 14,097
Kranke, 1125 Todte. Diphtherie und Dysenterie hatten
nur kleine Zahlen. Eine Choleraepidemie brach in
Schonen aus; aus dem ganzen Reiche wurden 575
Krankheitsfälle und 286 Todesfälle an dieser Krankheit gemeldet (siehe unten Cholera). — Aussatz
kommt hauptsächlich in Helsingland (Amt Gefleborg)
und Wambus Rapell (Amt Stora Kopparberg) vor;
die Zahl der Aussätzigen war, so viel man wusste,
am Ende des Jahres 1873 120, davon 103 im Amte
Gefleborg, in 21 Gemeinden vertheilt.

1) Beretning om Sundheds tilstanden og Medicinal-
forholdene i Norge for Aaret 1871. Christiania 1874.
— 2) Bidenkap, Sygdomsstatistik for Christiania i
Aaret 1873. Norsk Magaz. f. Lägevid. R. 3. Bd. 4
Forh. p. 22.

Von den epidemischen Krankheiten in Norwegen im Jahre 1871 (1) war Scharlach am meisten
hervortretend (nach Mittheilungen der Aerzte 1425
Todesfälle, d. i. 11,8 pCt. aller angemeldeten Todesursachen); dagegen waren Typhus (hauptsächlich
Typhus abdominalis), Masern und Keuchhusten seltener als in den vorhergehenden Jahren. — Die Zahl
sämmtlicher Todesfälle betrug unter 1,746,875 Einwohner (berechnet) 29,567 (ohne die 2000 Todtgeborenen), d. i. 16,92 auf 1000 Einwohner. Durch unglückliche Ereignisse kamen 1146 (hauptsächlich durch
Ertrinken) um. Die Zahl der Aussätzigen am Ende
des Jahres 1871 war 1987 (1870: 2050). Die Zahl
der Krankenhäuser war 51, der autorisirten Aerzte
421, der examinirten Hebammen 587, der Apotheken
67. Vaccinirt wurden 51,904 Individuen.

In Christiania traten im Jahre 1873 (2) unter
einer Bevölkerung von 72,000 1566 Todesfälle ein,
d. i. eine Sterblichkeit von 21,75 p. M. Die Zahl der
Todtgeborenen war 138. Von den epidemischen
Krankheiten gaben die Masern die grösste Zahl von
Todesfällen (229); von Pocken, exanth. Typhus und
Cholera kam kein sicher constatirter Fall vor.

Joh. Möller (Kopenhagen).

e. Polen.

1) Druzytowski, Beiträge zur Statistik der Stadt
Plock (Königr. Polen) vom Jahre 1860—1870. Gaz.
lek. XVIII. — 2) Lipinski, Medicin. Statistik des
Grojecer Bezirkes (Königr. Polen). Gaz. lek.

Die durchschnittliche Mortalität in
Plock während des Decennium 1860—1870 beträgt:

bis 20 Jahren 1 auf 24 oder 41 auf 100
von 20 - 40   -   1 - 82 - 12 - 100
- 40 - 60   -   1 - 42 - 23 - 100
über 60   -   1 - 18 - 54 - 100

Auf 1000 beträgt die Mortalität im Mittel zusammen 30.

Es starben: 31 : 1000 Katholiken
27 : 1000 Juden
40 : 1000 Protestanten.

Auf 1000 wurden im Allgemeinen 33 Kinder geboren. Was das Geschlecht betrifft, zeigten die Geburten das Verhältniss von 40 Individuen männlich.
Geschlechtes zu 27 weibl. Geschlechtes. Die Durchschnittszahl der Geburten beträgt bei

den Katholiken } 1 : 29 Einw. (33 : 1000)
Juden }
Protestanten 1 : 31   -   (31 : 1000)

Die Zahl der geschlossenen Ehen beträgt
8 : 1000 oder 1 : 126 Einw. bei

den Katholiken 1 Ehe auf 127 Einw.
Juden 1 - 142 -
oder auf 1000 bei den Katholiken 9
- 1000 - Juden 7 Ehen.

Die jährliche Zunahme der Bevölkerung beträgt
im Mittel 62 Personen. Die absolute Zunahme be-

trug circa 4 Individuen auf 1000 (normale Zunahme). Zur Verdoppelung der Bevölkerung würden 264 Jahre verlaufen müssen, welche Ziffer bei den Katholiken bis zu 394 Jahren steigt, bei den Juden hingegen auf 143½ J. sinkt. Die Protestanten aber würden im Verlaufe von 110 Jahren unter denselben Bedingungen aussterben.

Die gesammte Einwohnerzahl des Grojecer Bezirks (2) betrug im Jahre 1874 48,786 Seelen. Im Vergleiche mit den vorhergehenden Jahren stieg die Einwohnerzahl der Christen an individuen männlichen Geschlechtes um 5,4 pCt. (um 2,1 pCt. weniger als im Jahre 1873), an Individiduen weiblichen Geschlechts um 1,1 pCt. (um 10,3 pCt. weniger als im Jahre 1873). Die jüdische Einwohnerzahl hingegen verminderte sich an Individuen männlichen Geschlechts um 0,8 pCt. und stieg an individuen weiblichen Geschlechtes um 5 pCt. Der gesammte Zuwachs der Bevölkerung beträgt 3,2 pCt. (um 4,8 pCt. weniger als im J. 1873). Die Zahl der Ehen vermehrte sich bei den Christen um 0,20 auf 1000, und bei den Juden um 2,74 : 1000. Die Zahl der Geburten verminderte sich um 2,6 : 1000, d. h. bei den Christen um 3,5 : 1000, bei den Juden aber stieg sie um 3,3 : 1000. Die Mortalitätsziffer beträgt 29,06 zu 1000 (1 : 34,40), für Kinder bis zum 5. Jahr 18,14 zu 1000 (1 : 55,12), vom 5. Jahre bis 15. 21,33 zu 1000 (7 : 47,05), für erwachsene Personen 5,20:1000 (1 : 152,70). Im Vergleiche mit dem J. 1873 fiel die Mortalitätsziffer um 18,03 : 1000 in allen Lebensperioden. Die Landbevölkerung ist mässig bemittelt und ziemlich moralisch, die Juden hingegen liefern zumeist Material für die Criminalistik. Auf einen Kopf kommen jährlich 6 Quart Schnaps, 3¼ Quart Bier, ¹∕₁₂ Quart Rum und ¹∕₁₆ Quart Moth.

Oettinger (Krakau).]

2. Asien.

a. Vorderindien.

Die Sterblichkeit der Kinder der europäischen Soldaten in Indien nimmt jetzt in England das Interesse der administrativen Kreise in hohem Grade in Anspruch; der Gegenstand bietet aber auch ein allgemeines medicinisches Interesse, so dass der vorliegende Bericht (54) über denselben hier wohl einer kurzen Erwähnung werth erscheint. — Von 59,839 europäischen Soldaten, welche am 1. Mai in Vorderindien dienten, waren 6736 verheirathet und zählten 11,878 Kinder im Alter bis zum vollendeten 15. Lebensjahre. Von diesen Kindern sind in einem Jahre 714 = 60,11 pro M. gestorben; dies Verhältniss ist aber ein ganz ungewöhnlich günstiges, denn in den beiden Jahren zuvor betrug die Mortalität in diesen Altersclassen 99,08 und 94 pro M. — Vergleicht man das Sterblichkeitsverhältniss vom Jahre 1872 mit dem eben damals in London beobachteten, so ergiebt sich eine Mortalität auf 1000 Kinder

	unter 1 Jahr.	1—5 J.	5—16 J.	5—20 J.
in Indien	314	104	20	—
in London	185	35		5

Die enormen Differenzen springen somit in die Augen. — Die Ursachen dieser furchtbaren Kindersterblichkeit in Indien liegen theils in klimatischen, theils in alimentären Einflüssen. — So wie sich die Gesundheitsverhältnisse der Europäer in Indien auf den gebirgig gelegenen Stationen überhaupt viel günstiger gestalten als in den Ebenen des Landes, so macht sich dies Moment auch im Speciellen bezüglich der Kindersterblichkeit geltend; dieselbe gestaltete sich im Jahre 1872 dort auf 93, hier auf 117, und im Jahre 1873 resp. 50 und 71 pro M. In zweiter Reihe kommt der überaus geringe Sold in Betracht, welchen die Soldaten für die Erhaltung der Kinder beziehen; trotz der zunehmenden Entwerthung des Geldes in den letzten Jahren beträgt derselbe, wie vor 20 Jahren, 5 Schillinge pro Kopf und Monat, eine Summe, welche nicht einmal zur Bestreitung eines genügenden Milchbedarfes für die Kinder ausreicht. — Es sind verschiedene Mittel vorgeschlagen worden, diesem Missstande abzuhelfen; am geeignetsten scheint der Vorschlag, sämmtliche verheiratheten Soldaten mit ihren Familien dauernd in günstig gelegene Gebirgs-Stationen zu postiren.

Aus dem Berichte von Bryden (55) über die Krankheitsverhältnisse der englischen Truppen in Bengalen interessirt uns vorzugsweise dasjenige, was Verf. über das Vorkommen des Typhoid in Indien mittheilt. Fast alle Fälle von sogenanntem „continued fever" bei Nicht-Acclimatisirten gehören, wie die Leichenuntersuchungen zur Evidenz gelehrt haben, dem Typhoid an. Die Krankheit wird vorzugsweise bei jungen Leuten bis etwa zum 24., nicht selten auch bei Individuen bis zum 29. Lebensjahre, nur ausnahmsweise bei älteren (resp. über 30 Jahre alten) acclimatisirten Soldaten beobachtet. Vorherrschend ist die Krankheit in der heissen Jahreszeit. — Die ersten sicheren Nachrichten über Typhoid unter den europäischen Truppen in Indien liegen aus dem Jahre 1844 vor, neuerlichst aber (d. h. seitdem sich die Aufmerksamkeit dem Gegenstande zugewendet und die Nekroskopie den grossen Begriff der „continued fevers" in seine Elemente aufzulösen angefangen hat, Ref.) sind zahlreiche Berichte über das Vorkommen der Krankheit aus den verschiedensten Punkten Bengalens eingelaufen, und es existiren in der ganzen Präsidentschaft von Peschawar abwärts bis Nieder-Bengalen nur wenige Cantonnements, aus denen nicht Berichte über diese Krankheit aus den Jahren 1858 — 1863 eingelaufen sind. — Den Umstand, dass dieselbe fast nur die jungen, frisch angekommenen Truppen befällt, erklärt Verf. daraus, dass die hohe Temperatur auf dieselben einen prädisponirenden Einfluss äussert, übrigens ist er davon überzeugt, dass die Krankheitsgift nicht etwa nur aus Europa eingeschleppt ist, sondern dass es sich in Indien genuin entwickelt, und dass die Krankheit zu den übertragbaren gezählt werden muss. Die grosse Seltenheit des Leidens unter den älteren europäischen Soldaten und vor allem unter den Sepoys und den Eingebornen des Landes erklärt sich nach

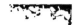

Ansicht des Verf. daraus, dass dieselben acclimatisirt sind resp. dem schädlichen Einflusse der hohen Temperatur daher weniger unterliegen.

Aus dem Berichte der Gesundheitsbeamten (15. S. 7) über die Sterblichkeits- und Krankheits-Verhältnisse während des Jahres 1873 in Calcutta hebt Ref. folgende Daten hervor: Nach der letzten Volkszählung (25. Januar 1872) betrug die Bevölkerung der Stadt 447,601 Individuen (299,857 M., 147,744 W.), davon kommen 428,495 auf die eigentliche Stadt, 2438 auf das Fort und 16,623 auf Fluss- und Seeschiffe. — Im Jahre 1873 sind 11,557 Todesfälle zur Anzeige gekommen, demnach stellt sich die Sterblichkeit auf 25,82 pro M., resp. 1 : 39. Unter den Todesursachen nehmen Fieber, Cholera und Ruhr die erste Stelle ein; Schwindsucht bedingte 3,2 pCt. der Gesammtsterblichkeit; Selbstmord kam 23 Mal (14 Hindu und zwar 10 M., 4 F., und 9 Mohamedaner, 7 M., 2 F.) vor. Das Verhältniss der Sterblichkeit im männlichen und weiblichen Geschlechte gestaltete sich = 59,8 : 40,2. — Auf 1000 Christen starben 31,5, auf 1000 Hindu 26,1, auf 1000 Muhamedaner 24,7.

Einem andern amtlichen Berichte (15. S. 10) entnimmt Ref. folgende, das Vorherrschen von Cholera während des Jahres 1872 in Indien betreffende Angaben: Die Zahl der in ganz Indien der Krankheit Erlegenen wird (jedenfalls viel zu gering) auf 165,458 angegeben, davon in Bengalen 46,901. Die europäischen Truppen (einschliesslich Frauen und Kinder) hatten 888 Cholerafälle, von denen 615 = 69,3 pCt. tödlich endeten; davon kommen auf Bengalen allein 817 Erkrankungen mit 559 Todesfällen. Unter den eingebornen Truppen kam 377 Cholera-Fälle vor, von denen 247 (65,5 pCt.) letal endeten. In den meisten Plätzen herrschte die Krankheit am heftigsten im August und September. An vielen Orten trat die Krankheitslocalisation in bestimmten Quartieren oder einzelnen Gebäuden aufs deutlichste hervor. Nirgends konnte die Einschleppung der Krankheit mit Sicherheit nachgewiesen werden; die Verbreitung derselben folgte nicht den grossen Verkehrsstrassen, auch verbreitete sie sich nicht schneller als zur Zeit, in der es noch keine Eisenbahnen in Indien gab. (? Ref.). Von 176 Knaben, welche in einem Colleg in Agra waren, erkrankten 63 an Cholera, von denen 34 erlagen; 65 Knaben wurden zu ihren Eltern nach Hause geschickt und zwar theils in die Stadt selbst, theils nach weiteren Entfernungen, und wiewohl noch 12 von diesen (darunter 5 tödtlich) erkrankten, haben sie dort die Krankheit dennoch nicht in ihre häuslichen Kreise verpflanzt. Absperrung durch Truppencordons hat die Verbreitung der Cholera nicht aufgehalten; den besten Schutz bot ein Verlassen der inficirten Localität.

Nach dem Berichte des Gesundheitsbeamten Weir (15 S. 13) über die Sterblichkeitsverhältnisse vom Juli 1873 — Juni 1874 in Bombay sind daselbst bei einer (nach dem Census von 1872 bestimmten) Bevölkerung von 644,405 Seelen in der genannten Zeit, einschliesslich der Todtgeborenen, 15,703 Todesfälle angemeldet worden, d. h. die Sterblichkeitsziffer betrug 41,04 pro M. der Bevölkerung oder 1 : 24,6. In den beiden ersten und im letzten Quartale sind 671 Fälle von Todtgeburten verzeichnet; die Sterblichkeit in der Altersclasse unter 5 Jahren betrug im jährlichen Mittel 42 pCt. der Gesammtmortalität.

Nicholson (58) berichtet über die medicinische Topographie von Bangalur. — Die Stadt (englische Truppen-Station) liegt im Gebiete von Mysore, in 12° 58′ N. B., 3000′ über dem Spiegel der See; die mittlere Jahrestemperatur ist 74°, die Temperatur steigt in den heissen Monaten im Mittel bis auf 85°, in den kalten Nächten sinkt sie auf 60°; die Luft ist sehr trocken, im Mittel kaum zur Hälfte gesättigt, noch trockener während des Wehens der NO.-Monsuns. — Die Niederschläge betragen nach einem 5jährigen (1862–1866) Mittel 35″ 26 und zwar während der trockenen Jahreszeit 2″ 81, während des SW.-Monsun (Mai – Septr.) 23″ 75, während des NO.-Monsun (Octbr. – Decbr.) 8″ 70. — Der Boden gehört der vulkanischen Formation an; überall trifft man auf Granit, Gneis oder Feldspath, der an einzelnen Punkten, selbst in der Stadt, zu Tage tritt, an anderen von einer wenige Fuss mächtigen Schicht eines sand- und kleyhaltigen Detritus überlagert ist. Nur in den Thälern mit alluvialem Boden, welche von Teichen bewässert werden, gedeiht Getreide, in der unmittelbaren Nähe von Bengalen wird Gartenzucht getrieben und vermittelst Düngung des Bodens werden auch Kartoffeln und englisches Gemüse gezogen. Die Bevölkerung der Stadt zählt 120,000 Seelen ausser 1800 Mann europäischer und 2000 Mann eingeborner Truppen. Im Ganzen ist Bangalur, vom sanitären Standpunkte beurtheilt, sehr günstig sitiuirt; die Natur des Bodens schliesst das Vorkommen von Malariafiebern aus; den einzigen Missstand in den Lebensverhältnissen bildet das schlechte Trinkwasser, auf dessen Genuss die Civilbevölkerung hingewiesen ist und dem sich auch die Truppen, deren Bedarf durch reines Quellwasser vollkommen gedeckt ist, nicht entziehen.

b. Hinterindien. Indischer Archipel.

Morice (60) erklärt in seiner Studie über den Einfluss des Klimas von Cochinchina auf den Gesundheitszustand von Europäern, dass die Europäer daselbst unter zwei Bedingungen leben können; die erste ist, dass sie ihren Aufenthalt nie über drei Jahre ausdehnen, und darnach sich für einige Zeit (etwa ein halbes Jahr) in Europa oder Japan wieder kräftigen, die zweite, dass sie eine sehr vorsichtige Lebensweise führen, namentlich das Umhergehen in der Sonne, geistige und körperliche Anstrengungen meiden und die grösste Vorsicht in der Diät beobachten. Abgesehen von den mehr oder weniger schweren Krankheiten, von welchen die Europäer in Cochinchina bedroht sind, spricht sich der Einfluss des Klimas auf dieselben, namentlich in starker Reizung der Haut, leicht gelbliche (nicht icterische) Färbung derselben, Blässe der sichtbaren Schleimhäute (in Folge leichter Anämie), dunkler Färbung des Harns, der bei der Entleerung häufig Brennen erregt und sich sehr schnell ammoniakalisch zersetzt, Reizung der Mundschleimhaut und in gesteigerter Secretion des Sperma und der Galle (daher starke Färbung der Darmentleerungen, besonders in den ersten Monaten) aus. Die Zähne scheinen in Cochinchina leichter und schneller als in Frankreich von Caries ergriffen zu werden, die Nägel und besonders die Haare stärker zu wachsen; fast immer macht sich, schon nach dem Aufenthalte der Europäer von wenigen Monaten daselbst, eine auffallende Abmagerung und Verlust des Körpergewichtes bemerklich. In den ersten 2 bis 4 Wochen leiden die Fremden constant an einer leichten Diarrhoe und starker Gasentwicklung im Darm, später verlieren sich diese Beschwerden, immer aber bleibt eine grosse Geneigtheit zu Erkrankungen der Darmschleimhaut, so dass auf die leichtesten Diätfehler Dyspepsie, Diarrhoe, Auftreibung des Magens u. s. w. eintritt. Die Respirationsorgane leiden nicht, selten kommen entzündliche Affectionen in denselben vor, Lungenschwindsucht ist äusserst selten, dagegen gehen Individuen, welche an ausgesprochener Phthise leiden, in Cochinchina schnell zu Grunde. Fast immer entwickelt sich bei Europäern eine starke, nervöse Reizbarkeit, welche die Folge theils des vereinsamten unthätigen, aber unruhigen, der Familienfreuden entbehrenden Lebens, theils des Genusses alkoholischer Getränke und geschlechtlicher Ausschweifungen ist; besonders auffallend ist die Schwächung des Gedächtnisses, besonders für Namen, über welche viele Fremde klagen. Schliesslich muss noch unter den Folgen des klimatischen Einflusses daselbst ein leichter Grad von Anämie hervorgehoben werden, der sich auch bei solchen Individuen entwickelt, die sich weder geistig noch körperlich zu sehr anstrengen, oder schweren Entbehrungen unterworfen sind.

Sourrouille (61) giebt ein gedrängtes Bild der medicinisch-topographischen Verhältnisse von Cochinchina nach den von ihm während eines 3 jährigen Aufenthaltes gemachten Beobachtungen. In dem ersten Theile seiner Arbeit entwirft er eine Schilderung der Boden-, Witterungs- und Lebensverhältnisse der asiatischen und europäischen Bevölkerung des Landes. Im zweiten Theil bespricht er die in Cochinchina unter den Eingeborenen vorherrschenden Krankheiten. Unter den Infectionskrankheiten nehmen in Bezug auf ihre Bösartigkeit und ihre allgemeine Verbreitung Blattern eine hervorragende Stelle ein. Die Krankheit trat alljährlich im Januar auf und herrschte bis in den März. Seit dem Jahre 1870 ist durch das französische Gouvernement die Vaccination eingeführt und in Folge dessen ein sehr wesentlicher Nachlass in der Krankheitsfrequenz bemerklich. — In enormer Verbreitung und in den bösartigsten Formen herrscht unter den Eingeborenen Syphilis; ebenso werden chronische Haut-

krankheiten, Aussatz und Krätze sehr verbreitet angetroffen. Im dritten Theile giebt Verf. eine kurze Uebersicht der Veränderungen im physischen Verhalten und der Krankheiten, welche der Aufenthalt in Cochinchina für den Europäer mit sich führt.

Dick (62) berichtet über die medicinische Topographie von Pulo-Penang (Prince Wales-Insel) nach zweijährigen Beobachtungen. — Die etwa 16 (engl.) Meilen lange und 8 Meilen breite Insel wird ihrer ganzen Länge nach von einem Hügelzuge durchschnitten, der sich bis auf 2800 Fuss erhebt; auf dem östlichen, breiteren Küstensaume liegt George Town und die bedeutenden Dörfer und Niederlassungen, während die schmale westliche Küste nur von Fischern bewohnt ist. Die Hügel tragen einen reichen Pflanzenwuchs, auf der östlichen Küste wechseln Cacao-Pflanzungen, Areca-Palmen, Zuckerplantagen, Reisfelder u. a. mit dichtem Jungle. Gegen die Sumpfexhalationen, welche durch den NO.-Monsun von der Malayischen Küste gegen die Insel getragen werden, ist die Stadt durch ihre Lage grösstentheils geschützt. — Den Boden der Insel bildet Granit, der von einer Lage verwitterten Granits und vegetabilischem Humus bedeckt ist. Die mittle Jahrestemperatur ist 80°, die täglichen Temperaturschwankungen betragen im Mittel 6°—6°,5, das mittle Maximum ist auf 84°, das mittle Minimum auf 77,5° zu schätzen. Die jährlichen Niederschläge betragen zwischen 80—90‴. Durch eiserne Röhren wird von den Hügeln ein vortreffliches Trinkwasser der Stadt und dem Fort zugeführt. Trotzdem die sanitären Verhältnisse in der Stadt nichts weniger als günstig sind, erfreut sich dieselbe doch auffallend günstiger Gesundheitsverhältnisse. So viel Verf. weiss, ist die Insel, mit Ausnahme der Blattern, niemals von schweren, epidemischen Krankheiten heimgesucht worden; noch niemals hat Cholera daselbst geherrscht und Ruhr kommt selten vor. Endemisch und sehr häufig ist Anssatz. In Folge der grossen Gleichmässigkeit des Klimas sind Erkältungskrankheiten selten.

Die Mittheilungen von Douglas (56) über die medicinisch-topographischen Verhältnisse der Andamanen füllen eine Lücke in unseren medicinisch-geographischen Kenntnissen aus. — Die zur Gruppe der Andamanen gehörigen Inseln sind hügelig; die Hügel sind mit üppigem, tropischem Pflanzenwuchse bedeckt und reich an Bergströmen, welche theilweise in die an der Küste gelegenen Mangrove-Sümpfe einmünden. Einige der Hügel erreichen eine bedeutende Höhe, bis zu 3000 Fuss. Geologisch gehören die Inseln derselben Formation an, welche an der Arracan-Küste angetroffen wird; den Stock bildet ein grünlicher, von Quarz- und Kalkspathadern durchsetzter Feldspath, der sich als ein breiter Streifen längs des innern der Inseln hinzieht. Da, wo der Boden urbar gemacht ist, hat er sich als fruchtbar gezeigt, und es ist leicht, hier die in Burmah heimischen Gewächse zu sieben. Das Klima ist heiss und feucht, ähnlich dem von Burmah, aber gleichmässiger, als dieses. Die Temperatur schwankt im Laufe des Jahres zwischen

65° und 90° F., die Regenzeit beginnt Mitte Mai, bei einer Temperatur von etwa 81° und hört im December auf. Das kühlste Wetter ist im December und Januar, zur Zeit, in welcher der NO.-Monsun weht; Ende Februar beginnt unbeständiges Wetter, das bis zum Eintritt des SW.-Monsun im Mai anhält. Die jährlichen Niederschläge betragen ungefähr 120″. — Die Eingeborenen gehören der tiefsten Stufe der Wilden an; es ist eine kleine, schwarze Race, die nur in dem wolligen Haare eine Aehnlichkeit mit der Negerrace verrathen, sich von dieser aber wesentlich dadurch unterscheiden, dass sie weder den Typus der Prognathen tragen, noch die den Negern eigenthümliche Fussbildung haben. Sie leben weder in Dörfern, noch haben sie feste Wohnsitze, sondern streifen umher, indem sie der Jagd und dem Fischfang nachgehen. — Port Blair, auf einer der südlichen Andamanen gelegen, erfreut sich vortrefflicher Gesundheitsverhältnisse; an die herrschen hier Malariafieber, Ruhr und Leberleiden werden selten beobachtet. Wenn der Jungle aus der Nähe der Niederlassung entfernt und der Boden gehörig drainirt sein wird, dürfte Port Blair ein treffliches Sanitarium für die in Indien erkrankten Individuen abgeben.

c. Ostasien.

Den Gesundheitsberichten der englischen Sanitätsbeamten aus einzelnen ostasiatischen Stationen (15. 8. 15. ff.) entnimmt Ref. folgende Daten: In Peking, wo wegen der sandigen, stark hygroskopischen Beschaffenheit des Bodens Malariafieber sehr selten sind, herrschte die Krankheit in den Jahren 1871 und 1872 in Folge der starken Regen und darnach eingetretenen Ueberschwemmung in weiter Verbreitung; die Acme der Epidemie fiel in die Monate August bis October, die im December eingetretene, niedrige Temperatur machte der Epidemie ein Ende. Neben den Malariafiebern herrschte „continuirliches Fieber" (d. h. Typhoid), welches in Peking überhaupt nie ganz auszugehen scheint. Unter dem chinesischen Theile der Bevölkerung kamen viele Fälle von Diphtherie vor. In demselben Berichte wird darauf aufmerksam gemacht, dass Urolithiasis in Peking, wie im Norden China's überhaupt, selten zu sein scheint. – Aus Tien-Tsin wird berichtet (S. 24), dass, während Syphilis in vielen andern Gegenden in enormer Häufigkeit vorkommt, diese Stadt sich einer bemerkenswerthen Seltenheit der Krankheit erfreut. – In Ning-Po (S. 28) herrschten im December 1873 und Januar 1874 bösartige Masern- und Scharlach-Epidemien. Die letztgenannte Krankheit ist in China jedenfalls sehr selten; über das vereinzelte Vorkommen derselben wird auch aus Tschën-Fu (S. 27) und Shang-Hai (S. 30) berichtet, und zwar betraf der in der letzten Stadt beobachtete Fall ein Kind, welches aus Tschën-Fu dahin gebracht worden war. – In der europäischen Ansiedelung von Shang-Hai herrschen Typhoid und Ruhr endemisch, wahrscheinlich in Folge des Genusses von schlechtem Trinkwasser. — Besonders günstig lautet der Gesundheitsbericht aus

Tamsui, dem Hafen an der Nordwestküste der Insel Formosa, während in Tai-Wan-Fu bösartige Malariafieber endemisch herrschen. — In Amoy (S. 18) hat sich in den letzten Jahren eine wesentliche Abnahme der Syphilis bemerklich gemacht. Unter den Chinesen kommt hier Elephantiasis scroti sehr häufig vor; der Berichterstatter (Dr. Manson) hat bereits in 31 Fällen die Operation mit glücklichem Erfolge verrichtet. Oefter recidivirte die Krankheit, aber nicht in der Narbe, sondern an anderen, bei der Operation gesund erscheinenden Theilen der Haut; übrigens bestand das Recidiv nur in einer geringen Vordickung der Haut, nur in einem Fall kam ein schwerer Rückfall. Bei 21 operirten Kranken wogen die durch die Operation entfernten Massen je 4mal von 30–36, und von 10–16, 8mal von 4–8, 3mal von 1–3 Pfund, in 2 Fällen nur wenige Unzen. — Ueber das endemische Vorherrschen von Aussatz in Canton berichtet Ref. an einer späteren Stelle.

Potocnik (64) urtheilt über die klimatischen Verhältnisse des japanesischen inselreiches, mit Ausnahme der nordöstlichsten Insel Jesso, äusserst günstig. — Das Klima dieser Insel ist in Folge ihrer Lage, welche sie den aus Sibirien wehenden, kalten Winden aussetzt, sehr rauh, dazu kommt die mangelhafte Bekleidung und die unzweckmässige Construction der Wohnungen, welche denselben wenig Schutz gegen die Kälte gewähren, und daraus erklärt sich die Prävalenz zahlreicher Leiden, des Scorbut, der Lungenschwindsucht, entzündlicher Krankheiten der Respirationsorgane u. a. — Das Centrum und der nördliche Theil der Insel sind fast nur noch von den ursprünglichen Eingebornen (den Ainos, bewohnt, übrigens ist die Bevölkerung derselben aus den genannten Ursachen überhaupt nur eine sehr sparsame. Sehr viel günstiger sind die sanitären Verhältnisse auf den südlichen Insein Nipon, Sikok, vor Allem aber auf der südlichsten, Kinsiu, deren geographische Lage (in Bezug auf die Breite) Egypten und dem Mittelmeer entspricht. Der Winter ist hier sehr milde, der Sommer niemals übermässig heiss, in den heissesten Monaten schwankt die Temperatur zwischen 23—28° C., wobei es nicht an kühlenden Seebrisen und Schatten gebricht. Die Reisfelder werden in sehr rationeller Weise bewässert, und daher macht sich der mit denselben sonst vorhandene Nachtheil in dem Vorherrschen von Malariafiebern nicht geltend. — Eine Schattenseite des Landes bildet die enorme Prävalenz contagiöser Krankheiten, so namentlich der Blattern, der granulösen Augenentzündung und der Syphilis; nächst dieser Krankheit ist Lungenschwindsucht die häufigste und verderblichste Krankheit daselbst. – Cholera hat auf Japan in den Jahren 1822, 1838, 1858 und 1859 epidemisch.

3. Afrika.

a. Senegambien. Westküste.

Ueber die klimatischen und medicinischen Verhältnisse von Senegambien liegen die

Schriften von Borius (73) und Carbonnel (74) vor. — Die Arbeit von Borius behandelt die klimatische Frage in aller Vollständigkeit und zwar nach eigenen Beobachtungen und mit Benutzung früherer Mittheilungen; die Beobachtungsorte bilden Gorée, St. Louis und Dakar an der Küste und Dagana und Bakel im Innern des Landes. Verf. weist nach, dass sich die klimatischen Verhältnisse an der Küste sehr wesentlich und sehr vortheilhaft von denen des Binnenlandes unterscheiden, dass namentlich die Polarströme von grossem Einfluss auf die Küstentemperatur sind und dieselbe in einer für die Gesundheitsverhältnisse der Bewohner wohlthätigen Weise ermässigen. — Klimatisch am gemässigsten situirt ist Gorée, eine vulkanische Insel, mit einer 23"8 im jährlichen Mittel nicht übersteigenden und sehr gleichmässigen Temperatur; auch die in Gorée vorherrschenden Winde tragen nicht dazu bei, den Aufenthalt daselbst gefährlich zu machen, da die Insel durch einen so breiten Meeresarm von der Küste getrennt ist, dass die mit miasmatischen Emanationen geschwängerten, vom Lande gegen die Insel wehenden Winde, bis sie die Insel treffen, wieder gereinigt sind. Europäer können auf Gorée, unbeschadet ihrer Gesundheit, lange Zeit leben, wenn sie es eben vermeiden, das Festland zu betreten. In derselben Lage ist Dukar, eine noch jugendliche Stadt, die vorläufig von Sumpfeinflüssen leidet, die aber, wenn dieser Uebelstand durch Boden-Drainage beseitigt sein wird, die gleichen günstigen Bedingungen für den Aufenthalt der Europäer, wie Gorée, bieten wird. Beweis hierfür ist St. Louis (mit einer mittlen jährlichen Temperatur von 23°), das jetzt in Folge der Verbesserungen in den hygienischen Verhältnissen sich günstiger Gesundheitszustände erfreut. — Dagana, ein 120 Kilometer von der Küste entfernter Handelsposten, hat eine mittle jährliche Temperatur von 25°, mit Differenzen zwischen 12—41°. — Bakel, in einer Entfernung von 520 Kilometer von der Küste entfernt, hat eine mittle Temperatur von 28°7, mit Temperaturextremen von 14°—43°6; die europäischen Truppen können nicht länger als ein Jahr auf diesem Posten verweilen, wo unter 100 Mann jährlich 992 Erkrankungen vorkommen. — Während der trocknen Jahreszeit, die von December bis Ende Mai dauert, herrscht an der Küste eine trockne, kühle Witterung; es ist die für die Europäer günstigste Zeit, in welcher sie sich nur vor dem übrigens schwachen, täglichen Temperaturwechsel zu schützen haben. Im dem Binnenlande ist die Witterung in der ersten Hälfte dieser Jahreszeit (dem Winter höherer Breiten entsprechend) ebenfalls kühl, in der zweiten Hälfte (dem Frühling) herrscht enorme Hitze, dann folgt die Regenzeit, welche vier Monate umfasst, und mit deren Beginn sich die üppigste Vegetation entfaltet, aber auch todbringende Effluvien dem Boden entströmen. Die Quantität der in Ober-Senegal fallenden Niederschläge ist enorm; in Bakel steigt der Fluss im September um 15 Meter über den niedrigsten Wasserstand. — Während der 8 trockenen Monate weht anhaltend der heisse NO.-Passat, während der Regenzeit schwankt die Windrichtung zwischen S. und W. — Europäer, welche in der Lage sind, sich für die Zeit von Ende Juni bis Ende October nach Europa zurück zu begeben, können lange Zeit ohne Gefährdung ihrer Gesundheit in Senegambien leben.

Die Mittheilungen von Carbonnel (73) beziehen sich vorzugsweise auf die medicinische Topographie von St. Louis und zwar auf Grund dreijähriger, vom Verf. daselbst gemachter Beobachtungen. — Die Stadt liegt auf einer kleinen Insel mit alluvialem Boden; die Bevölkerung beträgt, ausser 1000 bis 1200 Soldaten, 12,000 Seelen; ausserdem leben in den auf dem entgegengesetzten Steilufer des Flusses gelegenen Dörfern noch etwa 2000 Individuen. — Sehr ungünstig gestalten sich die biostatischen Verhältnisse der schwarzen Bevölkerung; die Zahl der Geburten ist zwar eine grosse (nach 12 jährigen Beobachtungen 33,3 pro M. der Lebenden; das Verhältniss der männlichen zu den weiblichen Geburten = 16 : 10), weit grösser aber ist die Sterblichkeit, so dass die ganze schwarze Bevölkerung in St. Louis innerhalb 70 Jahren ausgestorben sein würde, wenn sie nicht fortdauernd durch Zuzüge ergänzte; im männlichen Geschlechte betragen die Todesfälle jährlich 40,3, im weiblichen 25, im kindlichen Alter 71 pro M. der Lebenden. Die relativ geringe Sterblichkeit im weiblichen Geschlechte erklärt sich aus der sitzenden, meist auf das Haus beschränkten Lebensweise der Frauen; dennoch überwiegt auch unter ihnen die Sterblichkeit (280) über die Zahl der Geburten (210), so dass man gezwungen ist, junge Mädchen im Alter von 7—8 Jahren aus dem Binnenlande einzuführen. Auch bei den Mulatten, deren Zahl etwa 1000 beträgt, überwiegt die Sterblichkeit (32,8 p. M.) über die Zahl der Geburten (22,6 p. M.), jedoch scheint die Kindersterblichkeit unter ihnen etwas geringer als bei den Negern zu sein. Die Creolen erfreuen sich günstigerer biostatischer Verhältnisse; bei einer Bevölkerungsgrösse von im Mittel 280 kamen in 8 Jahren 73 Geburten und 42 Todesfälle vor; die Kindersterblichkeit ist in dieser Volksclasse gering. Unter den Truppen, welche im Durchschnitt 600 Mann betragen, sind innerhalb 6 Jahren 250 an endemischen, 244 an epidemischen Krankheiten und 41 gewaltthätigen Todes erlegen, d. h. 148,6 auf 1000 Lebende; diese enorme Sterblichkeit erklärt sich daraus, dass die Truppen zum Theil auf den ungesunden Posten im Innern des Landes verweilen; ein Detachement von 36 Artilleristen, das St. Louis gar nicht verlassen hatte, hat in 3 Jahren nur 2 Todesfälle, darunter 1 an Cholera gehabt, und ebenso günstig gestalten sich die Verhältnisse bei den anderen, in St. Louis stationirten Truppentheilen. — Die mehrfach ausgesprochene Behauptung, dass die Lungenschwindsucht in Senegambien selten ist, beruht auf einem Irrthume; von 600 Mann europäischer Truppen (Marine-Infanterie) sind innerhalb 6 Jahren 9 dieser Krankheit erlegen, und in demselben Verhältnisse ist dieselbe auch unter anderen, europäischen Truppentheilen beobachtet worden. Unter der eingeborenen Bevölkerung ist Schwindsucht noch häufiger; von einem Bataillon eingeborener Soldaten (im Mittel 450) sind innerhalb 15 Jahren 23 an derselben gestorben, und ebenso häufig ist die Krankheit unter der eingebornen Civilbevölkerung. Dabei hebt Verf. hervor, dass die Schwindsucht in St. Louis bei Europäern meist in acuter Form, bei den Eingeborenen als chronisches Leiden verläuft. — Rheumatismus ist unter der Negerbevölkerung äusserst selten, trotzdem sie auch in der kühlen Jahreszeit leicht gekleidet gehen. — Maladie du sommeil (Schlafsucht) hat Verf. nur einmal, bei einem 9jährigen Knaben, beobachtet. — Cholera hat in St. Louis zum ersten Male im Jahre 1868, durch eine Karavane von Marocco eingeschleppt, geherrscht und 2500 Individuen, also etwa den 6. Theil der Bevölkerung hingerafft. Im Juli 1869 brach die Krankheit, von Gambia eingeschleppt, zum zweiten Male aus, diesmal aber weniger mörderisch. — Gelbfieber hat (zuletzt) vom 28. August bis zum 8. November epidemisch geherrscht und zwar von Gambia eingeschleppt; von den Europäern sind 398 (darunter 293 Soldaten) erlegen, und die Sterblichkeit wäre eine noch grössere gewesen, wenn nicht zahlreiche Kaufleute mit ihren Angehörigen sich durch eine Quarantaine strenge abgeschlossen hätten. Einer Schätzung nach sind $\frac{1}{3}$ aller Anwesenden erkrankt und von den Erkrankten etwa die Hälfte gestorben. — Unter den bösartigen endemischen Krankheiten nimmt Ruhr die erste Stelle ein; unter den europäischen Truppen bedingt sie eine Sterblichkeit von 10,8 p. M., unter den eingeborenen 6,3 p. M. der Truppenstärke; dagegen ist Leberentzündung, stets ein Folgeleiden der Ruhr, nicht häufig. Eine grosse Sterblichkeit wird in Senegambien auch durch die bösartigen Formen von Malariafiebern (perniciöse und Fièvre bilieuse hématurique) herbeigeführt; in St. Louis herrscht vorzugsweise Typhoid.

Michel (74) berichtet über die klimatischen und Gesundheitsverhältnisse auf dem in diesen Beziehungen wenig bekannt gewordenen, französischen Antheil der Goldküste, der zwischen Cap Palmas und Cap der drei Spitzen liegt, und auf dem drei Posten bestehen, zwei derselben, Grand Bassam und Dabon auf einem mit dem Meere communicirenden Sumpfe, der dritte, Assinie, an dem Ufer eines mit dem Meere communicirenden, grossen Wasserbassins gelegen. — Der Boden unterscheidet sich in nichts von dem der übrigen Theile der Küste von Guinea, sowohl was die geologischen wie die hydrologischen Verhältnisse anbetrifft. Die mittle Jahrestemperatur in Grand Bassam (aus mehrjährigen Beobachtungen bestimmt) beträgt 27°6, das Maximum mit 29°5, fällt auf März, das Minimum mit 24°6 auf August, d. h. auf das Ende der Regenzeit. Niederschläge kommen fast zu allen Zeiten des Jahres vor, vorzugsweise aber von April bis August und im Novbr. und December; in der ersten dieser beiden Perioden fällt Regen durchschnittlich an 20 Tagen im Monat, in der zweiten Periode weniger. In dem Wechsel der See- und Landwinde im Laufe des Tages macht sich eine grosse Regelmässigkeit bemerklich; Morgens weht NO.-Wind, Mittags springt S. oder SW. auf, der bis zum Untergange der Sonne dauert. Im Allgemeinen lassen sich zwei Jahreszeiten unterscheiden, eine Regenzeit von April—September mit mässiger Temperatur, starken Niederschlägen, vorherrschenden Landwinde (NOO., selten NO.) und eine trockene Zeit von September bis April mit hoher Temperatur, sparsamen Niederschlägen, vorherrschenden Seewinden (SWS. selten SO.) und sehr heftigen Stürmen und Tornados. — Die Küste trägt den ausgesprochenen Charakter einer tropischen, sumpfigen Landschaft, und dem entsprechend gestalten sich auch die Gesundheitsverhältnisse der Bewohner, welche zudem noch unter dem Einflusse mangelhaft angelegter Wohnungen und schlechter, nur mit Mühe zu beschaffender Nahrungsmittel leiden; das Trinkwasser ist gut. — Die erste Stelle unter den endemisch herrschenden Krankheiten nehmen Malariafieber in den verschiedensten Formen ein; am häufigsten kommt das einfache intermittirende Fieber und zwar vorzugsweise mit Quotidian-Typus vor. Diese Krankheit herrscht übrigens nicht bloss unter Europäern, sondern auch unter den Eingeborenen, besonders den Senegalesen. — Weniger häufig als Malariafieber, jedoch in grosser Frequenz, wird Ruhr und zwar ebenfalls bei Eingeborenen nicht weniger wie bei Europäern beobachtet. — In enormer Verbreitung herrschen chronische Exantheme (besonders Krätze, Psoriasis und Impetigo) und Syphilis. — Lungenschwindsucht ist auch hier bei den Eingeborenen und Europäern nichts weniger als selten; sie nimmt meist einen rapiden Verlauf. — Bemerkenswerth endlich ist der (bereits anderweitig hervorgehobene) Umstand, dass Verwundungen bei der Negerrace ungewöhnlich leicht heilen.

Eine theilweise Bestätigung, theilweise Ergänzung dieser Mittheilungen über das Vorkommen von Ruhr auf der Goldküste finden wir in den Notizen von Jones (75). Innerhalb 5 Jahren, während welcher Verf. hier gelebt hat, hat in dem grössten Theile der europäischen Bevölkerung daselbst ein viermaliger Wechsel stattgefunden, und zwar entweder in Folge von Tod oder Invalidisirung derselben, und als er selbst die Küste verliess, war er noch der einzige von allen denjenigen geblieben, welche von England gleichzeitig mit ihm dahin gekommen waren. — Von 4000 Krankheitsfällen, welche jährlich in die ärztliche Behandlung des Verf. gekommen sind, waren etwa 53 Ruhrfälle; dabei erklärt sich Verf. mit aller Entschiedenheit gegen die Budd'sche Theorie von dem causalen Zusammenhange zwischen Ruhr und Leberabscess, da er 265 Fälle der erstgenannten Krankheit behandelt, aber niemals, weder im Leben noch am Leichentische, einen Fall von Leberabscess beobachtet hat. Dass diese Krankheit in Africa überhaupt nicht vorkommt, will J. nicht behaupten, jedenfalls aber ist sie hier viel seltener als in Indien oder China. Die Formen von Leberkrankheiten, welche Verf. an der Goldküste, vorzugsweise bei der eingeborenen Bevölkerung, und zwar zumeist bei den Wohlhabenden (Häuptlingen, Kaufleuten), angetroffen hat, waren Hyperämie und Cirrhose, beide stets die Folge von übermässigem Alcoholgenusse. Verf. glaubt, dass man bei der Beurtheilung des Vorkommens von Leberkrankheiten in den Tropen überhaupt zu viel Gewicht auf klimatische und zu wenig auf diätetische Einflüsse gelegt hat.

4. Amerika.

a. Nord-Amerika.

[O. B. Bull (Korrespondance fra Minnesota. Norsk Magaz. f. Lägevid. R. 3. Bd. 4. p. 705.), practicirender Arzt in Minneapolis, Minnesota, U. S., bespricht namentlich die klimatischen Verhältnisse (extremes Binnenlandklima) und den Gesundheitszustand, der so ausgezeichnet ist, dass der Staat als ein Sanatorium während des Sommers gilt. Malaria findet sich nur im südlichen Theile. Von Sommerkrankheiten ist Darmcatarrh häufig, und namentlich bei Kindern sehr gefährlich. Dyspepsien sind wegen der schlechten Diät sehr gemein, Augenkrankheiten auch häufig, Abdominaltyphus jedes Jahr epidemisch.

Joh. Möller (Kopenhagen).]

b. Central-Amerika.

Schwalbe (79) giebt eine ausführliche Schilderung der medicinischen Topographie von Costarica. Die Bodengestaltung des Landes ist bedingt durch zwei, das Land in der Richtung von NW. nach SO. durchziehende Gebirgszüge, von denen der eine, dem älteren krystallinischen Gestein angehörige steil gegen den stillen Ocean abfällt, der andere vulkanische sich noch steiler gegen das atlantische Meer abdacht, während zwischen beiden Gebirgszügen die nur durch eine schmale Wasserscheide von einander getrennten Hochthäler von San José und Cartago liegen. Die pacifische, reich bewässerte Küstenzone ist grösstentheils mit Urwald, hie und da mit Savannen bedeckt, die atlantische Küstenzone, noch stärker bewässert, trägt Urwald in üppigster Vegetation. Die Hochthäler sind vollständig angebaut, den Unterboden derselben bildet theils Lava, hie und da mit einer dünnen Humusschicht bedeckt ist, theils Kalk, Alluvialbildungen oder krystallinischer Detritus. Das Klima zeichnet sich durch grosse Regelmässigkeit und Gleichmässigkeit in den Temperatur-, Wind- und Feuchtigkeitsverhältnissen aus. In Limon (an der atlantischen Küste) beträgt die mittlere Jahrestemperatur 26° C. (Maximum 31°6, Minimum 21°5, Differenz zwischen dem heissesten und kältesten Monat 2°9); die relative Luftfeuchtigkeit schwankt zwischen 100 und 73 pCt., die Zahl der Regentage beträgt 190—200, die Niederschläge 98—100 ". Das ganze Jahr hindurch weht mehr oder weniger stark NO.-Passat, nur selten treten andere locale Winde auf; an der pacifischen Abdachung sind die mittleren Monatstemperaturen stärkeren täglichen Schwankungen un-

terworfen, auch ist die Luftfeuchtigkeit eine geringere und schwankt in viel weiteren Grenzen. Im Hochthale von San José beträgt die mittlere Jahrestemperatur 20°7, das absolute Maximum 29°8, das Minimum 11°5, die Differenz zwischen dem wärmsten und kältesten Monat 2°6; die relative Luftfeuchtigkeit schwankt zwischen 50 pCt. (Februar und April) und 90 pCt. (October und November); Regentage zählt man 160—180; die jährliche Masse der Niederschläge beträgt im Mittel 50—60 "; der Regen beginnt gewöhnlich Nachmittags. Der vorherrschende Wind ist NO.-Passat, der von December bis April, oft mit bedeutender Stärke, weht; Ende April treten Windstillen ein, und Nachmittags erstreckt sich alsdann der Seewind vom stillen Ocean bis in das Hochthal und bringt Regen, der gewöhnlich mit Sonnenuntergang aufhört. Für das Klima des Hochthales charakteristisch ist die streng begrenzte, trockene Zeit, innerhalb welcher ein grosser Theil des Pflanzen- und Thierlebens ruht, die geringere relative Feuchtigkeit und geringere Regenmenge. — Die Bevölkerung der Republik wird auf etwa 120,000 Individuen geschätzt, die meist Viehzucht, vorzugsweise aber Ackerbau treiben; das Haupterzeugniss des Landes giebt der Kaffeebau. Die Häuser der Bewohner der Küste sind sehr primitiv, in den Hochthälern sind sie meist aus sehr porösen Lehmsteinen gebaut und mit Ziegeln gedeckt; bei den Wohlhabenden ist der Boden mit Backstein gepflastert, in neuerer Zeit auch wohl von Holz gemacht. Zweistöckige Häuser sind der Erdbeben wegen selten. Eine grosse Schattenseite in den häuslichen Einrichtungen bildet die Beseitigung der excrementitiellen Stoffe; dieselben werden entweder auf die Strasse neben dem Hause abgelagert oder durch Abtritte in Gruben gebracht, die, wenn sie gefüllt sind, zugeschüttet und durch Anlage neuer Gruben ersetzt werden. Das poröse Erdreich wird auf diese Weise mit den Abfallstoffen imprägnirt, und da die Brunnen (meist Ziehbrunnen) oft in nächster Nähe der Abtritte liegen, so kann eine reichliche Verunreinigung des Wassers nicht ausbleiben. — Die Nahrungsmittel in Costarica sind reichlich und gut; eine Hauptrolle spielen Mais, Banane, Bohne, Zuckersaft und Fleisch. Unter den Genussmitteln stehen Caffee und geistige Getränke (besonders Rum) obenan. — Als die wichtigsten physiologischen Wirkungen, welche das Klima Costaricas auf den Menschen äussert, sind vermehrte Hautthätigkeit, davon abhängige Verminderung der Secretionen (Harn, Galle), verringertes Bedürfniss der Wärmeproduction und verringertes Nahrungsbedürfniss zu nennen. — Nach mehrjährigen Beobachtungen kann man die Geburtsziffer auf 5 pCt., die Todesziffer auf 2,1 pCt. der Lebenden in Costarica veranschlagen. — Unter den Todesursachen nehmen Erkrankungen der Respirationsorgane eine sehr niedrige Stelle ein (Keuchhusten herrscht daselbst nur selten), dagegen sind Malariakrankheiten und Krankheiten der Digestionsorgane als vorherrschende Krankheiten zu bezeichnen. — Die Affectionen der Respirationsorgane (mit Ausnahme von Keuchhusten) bedingen 2 pCt., die des Verdauungsapparates 19 pCt., Fieber über 25 pCt. der Gesammtmortalität. — Die Malariakrankheiten verhalten sich in Costarica, betreffs ihrer Genese, genau ebenso, wie in allen andern Malarialändern; wo sie in Costarica vorkommen, sind sie localen Ursprunges, von einem Verwehen der Malaria von der Küste ins Innere des Landes kann nicht wohl die Rede sein. (Vergl. hierzu die Mittheilungen des Verf. im Jahresbericht 1867 II. S. 205 und 1869 S. 195.) Nächst den Malariakrankheiten verdient hier die Ruhr genannt zu werden, welche, wenn auch nicht immer, durch Bodeneinflüsse erzeugt, oder doch verbreitet oder verschlimmert wird. Die Krankheit ist in ihrem Auftreten in Costarica wesentlich an den Wechsel der Jahreszeiten gebunden; wenn auch in allen Monaten vorkommend, steigert sich die Frequenz mit Eintritt der Regenzeit bedeutend, und gewöhnlich herrschen dann auch gleichzeitig in allgemeinster Verbreitung Diarrhoeen. Den wesentlichen Krankheitsfactor findet Verf. in der Einwirkung der in eben dieser Zeit vorherrschenden, starken Luftfeuchtigkeit, in Folge deren die Wasserausscheidung durch die Haut und die Lungen gehemmt und dadurch stärkere, diarrhoische Ausscheidungen durch die Darmschleimhaut herbeigeführt werden. Wirken unter solchen Umständen noch andere Schädlichkeiten (stockende Faecalmassen, schlechtes Trinkwasser) auf den Darm, so entwickelt sich der diphtherische Process. Bei diesen Diarrhoeen ist daher eine Reise an die Küste, wo die Temperatur höher (resp. die relative Luftfeuchtigkeit geringer) ist, ein rationelles und probates Mittel. Der Genuss der Früchte ist wohl in den meisten Fällen mit Unrecht als Ursache der Ruhr daselbst beschuldigt worden. (Was Verf. über den Verlauf und die Behandlung der Krankheit mittheilt, bietet nichts Abweichendes von dem anderweitig Bekannten.) — Leberkrankheiten hat Verf. nur selten gesehen; er glaubt, dass mit der Diagnose „Leberleiden" in den Tropen grosser Missbrauch getrieben wird. — Schwindsucht ist in Costarica absolut selten; auf eine Gesammtsterblichkeit von 3000 kommen 20 — 21 Todesfälle an Phthisis, Verf. selbst hat nur 3 derartige Krankheitsfälle gesehen, von welchen der eine wahrscheinlich schon in Europa seinen Anfang genommen hatte. Entscheidend für das Vorherrschen der Schwindsucht ist, nach Ansicht des Verf., die Höhe der relativen Luftfeuchtigkeit; geringe Grade derselben begünstigen das Vorkommen der Krankheit aus, hohe begünstigen dasselbe; die Prävalenz der Krankheit unter den in den Tropen lebenden, englischen Soldaten glaubt er auf die überfüllten, während der Nacht mit Wasserdämpfen überladenen Schlafsäle zurückführen zu dürfen; seitdem dieselben in grösseren Dimensionen angelegt und gut ventilirt sind, bedingt Schwindsucht unter der englischen Armee in Westindien die geringste Sterblichkeit. Die vom Verf. entwickelte Theorie der Krankheitsgenese geht dahin, „dass in der Störung der Lungenexcretion, welche, dem anatomischen Baue der

Lungen gemäss, in den Spitzen am leichtesten eintreten muss, die nächste Ursache der parenchymatösen Spitzenpneumonie liegt, und dass noch die durch die verminderte Hautthätigkeit hervorgebrachte, relative Hyperämie der Lunge, hie und da auch die in einem feuchtwarmen Klima verringerte Elasticität der Lunge hinzukommt". — Im Jahre 1867 hatte Verf. in Costarica Gelegenheit, eine Keuchhusten-Epidemie zu beobachten; dieselbe nahm gegen Ende des Jahres 1866 am NW.-Ende des inneren Hochthales Alajuela ihren Anfang, im März trat sie in der Provinz San José auf, wo sie in der Mitte der Regenzeit ihre Acme erreichte, und um eben diese Zeit verbreitete sie sich dann auch auf die Provinz Cartago und Heredia. Wahrscheinlich war die Krankheit von Nicaragua eingeschleppt worden, zeigte in ihrer Verbreitung in Costarica einen exquisit contagiösen Charakter und führte eine erhebliche Mortalität herbei. — Dass Herzklappenfehler, wie behauptet wird, in Costarica häufig vorkommen, kann Verf. durch seine Erfahrungen nicht bestätigt finden. — In Folge zahlreicher Fehler in der Lebensweise (Missbrauch geistiger Getränke, übermässiger Genuss von Kaffee, Excesse in venere, Anaemie bei Frauen in Folge sitzender Lebensweise), oft auch als Ausdruck der Malariaintoxication werden Krankheiten des Nervensystems in Costarica häufig angetroffen, so namentlich Delirium tremens, das hier (wie in den Tropen überhaupt) viel schneller als in gemässigten Breiten tödtlich verläuft, Hypochondrie, Hysterie und Neuralgien, besonders im Bereiche des Trigeminus. — Nierenkrankheiten sind hier, wie in den meisten Tropenländern, selten, Hautkrankheiten werden in nicht grösserem Umfange als in Deutschland beobachtet. — Sehr verbreitet ist Gonorrhoe mit ihren Folgeleiden und Syphilis; einen milderen Verlauf oder ein selteneres Vorkommen der schwereren Formen der letztgenannten Krankheit als in höheren Breiten hat Verf. in Costarica nicht gefunden. — Gelbfieber-Epidemien hat S. während seiner Anwesenheit daselbst nicht beobachtet, er zweifelt überhaupt, dass die Krankheit in Costarica jemals epidemisch geherrscht hat, und glaubt, dass die Mittheilungen über derartige Epidemien aus den Jahren 1854 und 1859 auf diagnostischen Irrthümern beruhen, indem es sich dabei um remittirend-biliöse Fieber gehandelt habe. — Cholera hat in Costarica erst einmal, 1856 von Nicaragua eingeschleppt, geherrscht. — Typhoid ist bis zur Zeit des Aufenthaltes des Verf. selten vorgekommen, allein er hält es nicht für unwahrscheinlich, dass sich grössere Krankheitsheerde in St. José und andern Städten des Landes bilden. — Blattern kommen daselbst ziemlich häufig (es besteht kein Impfzwang), Masern dagegen selten epidemisch vor. Eine starke Scharlach-Epidemie hat im Jahre 1856 geherrscht. — Kropf ist in den Hochthälern von Costarica ziemlich verbreitet. — Unter den menschlichen Parasiten daselbst ist Pulex penetrans der lästigste.

e. Antillen.

Llenas (80) giebt Mittheilungen über die Krankheiten auf Santo Domingo; mit nicht geringer Spannung nahm Ref. diese Arbeit zur Hand, da gerade unter allen westindischen Inseln S. Domingo diejenige ist, über welche wir in medicinisch-topographischer Beziehung in der neuesten Zeit am wenigsten erfahren haben, leider aber sah sich Ref. in seinen berechtigten Erwartungen (Herr Llenas ist ein Eingeborner des Landes, in Santiago-de-los-Caballeros geboren, und von eben dort stammen auch die vorliegenden Mittheilungen) sehr getäuscht. Der Verf. giebt wenig mehr, als 20 ziemlich detaillirt mitgetheilte Krankengeschichten, zumeist Fälle von remittirenden oder perniciösen Malariafiebern oder Typhoid mit kurzgefassten Corrolarien; Ref. stellt das Bemerkenswertheste hier kurz zusammen: Klimatisch unterscheidet sich S. Domingo von den kleinen Antillen wesentlich dadurch, dass die einzelnen Jahreszeiten dort schärfer getrennt hervortreten, wie in den gemässigten Breiten Europas. Der Winter beginnt im November und dauert bis in den März; in den Ebenen zeigt das Thermometer alsdann während des Tages 25" C., Nachts niemals unter 14°, es ist die Zeit der dichten Nebel und der strömenden Regengüsse, in welcher entzündliche Krankheiten der Athmungsorgane und Rheumatismus vorherrschen. Der Frühling, die gesundeste, aber wegen der grossen Trockenheit der Luft nicht angenehmste Jahreszeit, beginnt mit dem Eintreten östlicher Brisen, dauert aber nur kurze Zeit. Dann folgt der Sommer, welcher von Mai bis November währt, die Zeit der heftigen Stürme, welche sich im October zu jenen von den Schiffern so gefürchteten Orkanen steigern, wobei die Temperatur eine Höhe von 35" erreicht. — Nächst Ceylon hat S. Domingo die reichlichsten Niederschläge; dieselben betragen im jährlichen Mittel 2 Meter. — Die fast überall hochgelegenen Küsten sind nicht wesentlich ungesunder als die Binnenthäler, mit Ausnahme der sumpfigen Bay von Samana, welche für Europäer geradezu unbewohnbar ist. Der Beobachtungsort des Verf. — Santiago-de-los-Caballeros — liegt in einem von Osten nach Westen sich erstreckenden, am Tage durch die östliche Brise, während der Nacht durch den Landwind aus S. stark ventilirten Thale, 10 Meilen von der Küste entfernt, 200 Meter oberhalb des Meeresspiegels und etwa 100 Fuss oberhalb der Ufer des reissenden Stromes Yague, an dessen Ufern sich starke Niederschläge bilden, deren Effluvien durch die während der Nacht wehenden Winde nach der Stadt geführt werden. — Bis November 1871 herrschten Malariafieber (in den schwersten Formen); mit Eintritt des Regens wurde das Wetter kühler, diese Fieber hörten auf, an ihre Stelle aber traten nicht weniger bösartige Fälle von Typhoid, welches in der Umgegend der Stadt eine epidemische Verbreitung gewann und mehrere Monate lang, bis in den nächsten Sommer hinein fortherrschte.

— Eine der furchtbarsten Plagen des Landes ist Tetanus, der sich nach den leichtesten Verwundungen einstellt. — Auch dieser Beobachter macht auf die Schnelligkeit, mit welcher selbst die schwersten Verletzungen bei der Negerrace heilen, aufmerksam.

Dem Berichte von v. Leent (83) über die medicinisch-topographischen Verhältnisse der Insel Curaçao entnimmt Ref. folgende Daten: Wie die meisten Inseln im atlantischen Ocean, verdankt die Insel eine Ablagerung von Madreporen-Kalk auf granitischem oder dioritischem Gestein ihren Ursprung; später haben vulkanische Vorgänge, resp. Porphyr- und Syenit-Durchbrüche den granitischen oder dioritischen Stock durchbrochen und haben gleichzeitig die Korallenbänke gehoben, so dass diese jetzt eine gegen die Küste geneigte Lage haben. Der felsige Boden ist mit einer starken Schicht fossilen Detritus bedeckt, vegetabilischer Humus findet sich nur sparsam in geringer Mächtigkeit an vereinzelten Punkten. An Wasserläufen ist auf der Insel ein fast absoluter Mangel, aber zahlreich gegrabene Brunnen geben ein gutes Trinkwasser. — Die üppige Tropenvegetation macht man auf Curaçao nicht; vorzugsweise gut gedeihen Leguminosen, Hauptgegenstand des Anbaus aber ist Mais. — Die Bevölkerung zählt über 20,000 Seelen, darunter etwa ⅔ Farbige. — Wie auf der der Insel gegenüberliegenden Küste von Venezuela wehen auch hier fast das ganze Jahr hindurch östliche Passatwinde und zwar regelmässiger, als auf den mehr westlich gelegenen Antillen. Die trockne Jahreszeit dauert von November bis Juni, während welcher meistens der Wind von O. nach ONO. oder NO. schwankt. In der Regenzeit (von Juli bis October) hat der Ostwind gewöhnlich eine Neigung mehr nach Süden. — Von allen, innerhalb 162 Jahren auf dem Antillenmeer beobachteten Orkanen ist Curaçao vollkommen verschont geblieben. — Die mittlere Temperatur beträgt 28°C., die Hitze wird durch die fast anhaltend wehende Brise gemässigt. Selten fallen Regen, und dies gilt selbst für die sogenannte feuchte Zeit; der Grund hierfür liegt in den Aushölzungen, welche auf der Insel vorgenommen worden sind; der Barometerstand schwankt in der Zeit von Januar bis Juli zwischen 765—766 Mm., von Juli bis December ist er 760 Mm. — Die Nahrung der Bewohner ist eine sehr gute und ausreichende, da die nahe Küste des Festlandes dieselben mit allen Lebensbedürfnissen versorgt. Hieraus und aus den geologischen Verhältnissen von Curaçao erklärt sich der überaus günstige Gesundheitszustand, dessen sich die Bewohner der Insel erfreuen; man trifft nur die in Europa heimischen Krankheiten, aber weniger schwer als hier. — Krankheiten der Respirations- und Digestionsorgane kommen selten vor, Malariafieber sind hier ganz unbekannt; Gelbfieber hat einmal (im Jahre 1859) epidemisch geherrscht. Syphilis ist auffallend selten. — Häufig kommen Bisse von einer auf der Insel heimischen Spinnenart (Theridion malignum) vor; alljährlich werden 100—200 Fälle der Art beobachtet, und manche derselben verlaufen unter recht schweren Zufällen. Nach dem Bisse bildet sich ein etwa bohnengrosser, graulich gefärbter, rundlicher Flecken.

d. Süd-America.

Ein äusserst günstiger Bericht (15 S. 41) liegt über die klimatischen und Gesundheitsverhältnisse von Valdivia (Chile) vor. — Die Zahl der Deutschen beträgt hier 1200; so weit der Berichterstatter (Hr. Consul Muhm) sich zu erinnern weiss, haben hier niemals schwere Epidemien geherrscht. Klimatisch ist die Stadt durch überaus reichliche Niederschläge ausgezeichnet; nach 24jährigen Beobachtungen steigt die Regenmenge von Januar bis Juli regelmässig an und nimmt von da an eben so regelmässig wieder ab, sodass auf den Winter etwa die Hälfte oder darüber, auf den Sommer $\cdot\frac{1}{15}$, auf den Herbst fast $\frac{1}{3}$, auf den Frühling ungefähr $\frac{1}{4}$ aller Niederschläge kommt. Die mittle Jahrestemperatur (aus den Beobachtungen von 1851—1875 beurtheilt) beträgt 9°3 R., die mittle Temperatur des Sommers ist 13°, des Herbstes 9°3, des Winters 6°2, des Frühlings 9°8; wie die mittleren, so zeigen sich auch in den höchsten und den niedrigsten Temperaturen nur geringe Schwankungen.

5. Australien. Polynesien.

In den von Leudesdorf (15) gesammelten Nachrichten finden sich einige Mittheilungen über die Biostatik der Hauptorte des australischen Festlandes. — In Sydney ist die Bevölkerung seit dem Jahre 1863 bis zum Jahre 1872 von 57,997 bis auf 79,745 angewachsen; innerhalb dieser 10 Jahre sind 16,537 Todesfälle vorgekommen, d. h. auf die Gesammtbevölkerung berechnet 23,7 : 1000 Lebende; das Maximum der Mortalität mit 31,36 p.M. fiel in das Jahr 1867, das Minimum mit 19,34 in das Jahr 1870. Noch weit günstiger gestaltete sich das Sterblichkeitsverhältniss in den Vorstädten; hier sind innerhalb derselben Zeit bei einer Bevölkerung von 40,106 bis auf 63,160 gestiegen war, 9275 Todesfälle, d. h. 19,24 : 1000 Lebende gekommen, und zwar war hier die Mortalität im Jahre 1867 im Maximum auf 29,22 gestiegen, im Jahre 1872 im Minimum auf 14,48 p. M. gesunken. — Die grösste Sterblichkeit ist durch Infections-Krankheiten, besonders Scharlach, Masern und Diphtheritis herbeigeführt worden, in den Jahren 1864 — 1872 betrug die Zahl der an dieser Krankheitsgruppe Erlegenen 23,8 pCt. der Gestorbenen, demnächst durch Lungenschwindsucht. — Typhoid ist häufig, verläuft aber ziemlich milde. — Auffallend häufig kommt Echinococcus vor. — In der Periode von 1869—1872 sind im Durchschnitt jährlich 64,5 durch Unglücksfälle, 35 durch Ermordung und 7,1 durch Selbstmord umgekommen. Von der durch Unglücksfälle bedingten Mortalität fiel das Maximum mit 80 in das Jahr 1864, das Minimum mit 47 in das Jahr 1867; Selbstmorde kamen im Jahre 1864 15, ferner 10 im Jahre 1869, dagegen nur 3 im Jahre 1867 vor.

Die Bevölkerung von Melbourne nebst Vorstädten und umliegenden Ortschaften ist vom Jahre 1860 bis zum Jahre 1873 von 134, 240 auf 233,047 Seelen gestiegen; im Jahre 1873 sind 4628 Individuen gestorben, d. h. 20,5 : 1000, die Todesfälle an Typhoid betragen 2,48, die an Diarrhoe 6,33 pCt. der Gesammtsterblichkeit. Die meisten tödtlichen Fälle von Typhoid kommen im Frühjahre vor.

In der Provinz Süd-Australien (Adelaide) sind im Jahre 1874 geboren 7696, gestorben 3434, am Schlusse des Jahres wurde die Bevölkerung auf 204,883 Seelen geschätzt. Die relativ grosse Sterblichkeit von 17,28 pro M. (gegen 13,68 pro M. im Jahre 1873) war durch das Vorherrschen von acuten Infectionskrankheiten, besonders Masern, bedingt.

Dem Berichte von Messer (84 und 15. S. 52) zufolge erfreuen sich die Fiji-Inseln trotz des tropischen Klimas äusserst günstiger Gesundheitsverhältnisse. Die acuten Exantheme und typhöse Fieber herrschen sehr selten, Cholera ist hier noch nie vorgekommen, auch Malariafieber werden nicht so häufig beobachtet, als man der Boden - Natur und dem Klima der Inseln entsprechend erwarten dürfte. Am häufigsten kommen Diarrhoe und Ruhr vor, und eben die letzgenannte Krankheit haben die dort lebenden Europäer am meisten zu fürchten. Die von Messer in den Jahren 1872 und 1873 angestellten meteorologischen Beobachtungen haben ergeben: mittle Jahrestemperatur 20°84 R., höchste Temperatur 28°44, niedrigste 12°30, mittle tägliche Temperaturschwankung 15°7, mittler Barometerstand 30,32″, höchster 30,51, niedrigster 29,53 (die Beobachtungsstation war eine (engl.) Meile von der Küste, 60′ über der Meeresfläche gelegen), die jährlichen Niederschläge im Jahre 1872 127,03″, im Jahre 1873 nur 104,10″, im Jahre 1872 betrug die grösste tägliche Regenmenge 5,05, im Jahre 1873 nur 2,82″. — Grosses Aufsehen erregte der Ausbruch einer schweren und mörderischen Masern-Epidemie im Jahre 1875 auf den Fiji-Inseln. Einem, wie es scheint, verlässlichen Berichte (85) zufolge ist die Krankheit durch den König Cakuban, der während seines Aufenthaltes in Australien kurz vor seiner Heimkehr an Masern erkrankt war, oder durch seine Begleiter dahin eingeschleppt worden. Die Krankheit hatte unzweifelhaft schon vor längerer Zeit auf den Inseln endemisch geherrscht, war den Eingeborenen aber aus der Erinnerung geschwunden und verbreitete jetzt einen panischen Schrecken unter denselben, der zu dem unsinnigsten Verfahren — namentlich kalte Seebäder behufs Abkühlung — Veranlassung gab. Die Sterblichkeit war in Folge dessen eine sehr bedeutende. (Ganz dasselbe Ereigniss ist vor einigen Decennien auf Java beobachtet worden. Ref.)

III. Geographische Pathologie.

Maclean (90) ist darauf aufmerksam geworden, dass die aus Malta nach England zurückkehrenden, durch Krankheit invalidisirten Individuen in einem zerrüttetem Gesundheitszustande eintreffen, als die aus Indien heimkehrenden und findet, dass es wesentlich das auf Malta herrschende Fieber (das sogenannte Malta-Fever) ist, welches diesen unheilvollen Einfluss äussert. — Es ist bis jetzt keineswegs entschieden, was man unter dem Begriff „Malta-Fieber" zu verstehen hat. Eine Eigenthümlichkeit desselben ist die überaus lange Dauer, welche sich über 60 bis 70 Tage hinzieht. — Gewöhnlich geht dem Krankheitsausbruche ein mehrere Tage dauerndes Stadium allgemeinen Uebelbefindens voraus, ähnlich dem Stadium prodromorum bei den tropischen Malariafiebern, dann tritt ein fieberhafter Zustand ein, welcher während des ganzen Krankheitsverlaufes anhält, wobei aber die Temperaturcurve sich wesentlich von der bei Malariafiebern (und auch bei Typhoid. Ref.) beobachteten unterscheidet; gewöhnlich vergehen mehrere Tage, bevor die Temperatur auf die Acme (104–105° F.) gelangt, und auf dieser Höhe erhält sich das Fieber dann 40–50, selbst bis 70 Tage lang, wobei der Kranke aufs äusserste an Kräften herunterkommt und abmagert. In manchen Fällen verläuft das Fieber remittirend, mit morgigen Remissionen, und in solchen Fällen hat sich Chinin, das sich gegen diese Krankheit angewendet sonst unwirksam, ja, wie es scheint, selbst nachtheilig verhält, als heilsam bewiesen. Zuweilen besteht Diarrhoe mit oder ohne Schmerzhaftigkeit in der Ileocoecal-Gegend, die Ausleerungen sind entweder dunkel, übelriechend, in andern Fällen, besonders wenn gleichzeitig Schmerz in der Unterbauchgegend besteht, den Ausleerungen bei Typhoid ähnlich; in der Mehrzahl der Fälle findet man Milzaffection, immer aber besteht — und das ist eine zweite characteristische Eigenthümlichkeit dieser Krankheit — ein lebhafter, rheumatoider oder neuralgischer Schmerz, der bald mehr in den Muskeln, bald mehr in den Gelenken seinen Sitz hat, zuweilen erst einige Wochen nach Beginn der fieberhaften Erscheinungen auftritt, dem stets eine Steigerung der Temperatur voraufgeht und in $\frac{4}{5}$ aller Fälle erst mit Eintritt des Kranken in die Reconvalescenz nachlässt. In nicht seltenen Fällen entwickelt sich bei den heruntergekommenen, jugendlichen Individuen nach Ueberstehung der Krankheit Lungenschwindsucht oder andere Affectionen der Respirationsorgane. — Die Krankheit, sagt M., nähert sich, symptomatologisch betrachtet, bald mehr dem Typhoid, bald mehr dem remittirenden Malariafieber. (Nekroskopische Untersuchungen scheinen nicht angestellt zu sein, wenigstens werden solche nicht mitgetheilt. Ref.) Ueber die zweckmässigste Behandlungsmethode des Leidens herrscht vollständige Unsicherheit; nur eins steht fest, dass, abgesehen von jenen paroxysmenartig verlaufenden Fällen, Chinin als Antipyreticum angewandt, ganz unwirksam ist, resp. weder zur Erniedrigung der Temperatur, noch zur Abkürzung des Krankheitsverlaufes, noch endlich zur Beseitigung jener lebhaften Schmerzen irgend etwas beiträgt. Verf. schlägt vor, Ipecacuanha in refracta dosi bei Behandlung der Krankheit zu versuchen.

Black (89) giebt eine kurze Notiz über eine von ihm in Hong-Kong beobachtete, schwere Epidemie von tropischem (Malaria-) Fieber, complicirt mit Cholera, Ruhr und Hepatitis und starker Schwellung der Milz und Leber; er glaubt, dass in diesen beiden Organen das Malariagift seinen Concentrationspunkt hat, von dem aus der Organismus fortdauernd inficirt wird, und dass man daher erst nach vollkommner Beseitigung der Milz- und Lebergeschwulst vor Rückfällen sicher ist.

Armanigaud (91) citirt eine Reihe bekannter Thatsachen von Einschleppung von Gelbfieber und weiterer Verbreitung der Krankheit ausserhalb ihrer Heimath, um den Beweis zu führen, dass auch Bordeaux von einer Invasion von Gelbfieber bedroht ist und die Behörden daher die Pflicht haben, die lässig gehandhabten Quarantaine-Maassregeln in einer dieser Gefahr entsprechenden, rigorösen Weise zu verschärfen.

Dieselbe Frage, in Bezug auf den Norden Europas, speciell auf Deutschland behandelte Reincke (92). Er entwickelt unter ziemlich vollständiger Anführung aller bis jetzt in Europäische Häfen erfolgten Einschleppungen der Krankheit diejenigen Umstände, welche hierbei besonders in Frage kommen, vorzugsweise gilt dies von der Temperatur, welche, wie er zeigt, auch in den norddeutschen Häfen während des Sommers diejenige Höhe erreicht, um den Ausbruch und das Vorherrschen der Krankheit zu ermöglichen, und schliesst hieraus, dass die Möglichkeit einer Gelbfieber-Invasion in dieselben keineswegs geleugnet werden kann. Daher, sagt Vf., sollten im Juli und August alle aus Gelbfieberplätzen vor der Elbe und Weser eintreffenden Dampfschiffe einer sanitätspolizeilichen Revision unterworfen werden, ehe man sie in den Hafen einlaufen lässt, und es wäre zu wünschen, dass man sich schon jetzt darüber klar mache, was zu thun ist, wenn einmal auf einem Schiffe Gelbfieber angetroffen wird, da bis jetzt alle hierauf bezüglichen Bestimmungen fehlen.

Sullivan (93) erklärt, dass Anaemia die Basis fast aller Tropen-Krankheiten bildet, dass dieser Zustand der Blutmasse in den Tropen unter allen Racen, Altern und in beiden Geschlechtern in verschiedenen Graden und Schattirungen, oft nur leicht angedeutet und das Wohlbefinden nicht wesentlich störend, oft stark ausgeprägt und alsdann die höchste Gefahr mit sich führend, angetroffen wird. Bei den Europäern ist es vorzugsweise der Einfluss des Klimas, resp. die dadurch herbeigeführten Veränderungen in den Secretions-Vorgängen, bei den Negern, die noch häufiger als die Europäer dem Uebel unterworfen sind, der Einfluss einer mangelhaften Diät, welche das allmälig sich entwickelnde Anämie zu Grunde liegen. Unter den Weissen zeigt sich dieser krankhafte Zustand gewöhnlich erst in der späteren Periode des kindlichen Alters, bei allen Racen aber ist es vorzugsweise das weibliche Geschlecht, welches zur Anämie disponirt ist, daher Chlorose und Menorrhagie in den Tropen so ausserordentlich häufig beobachtet werden; übrigens wird die Entwickelung des Leidens durch Blutverluste und schwerere Krankheiten wesentlich gefördert. — Verf. schildert die Krankheit in ihren (wohlbekannten) Erscheinungen und Folgeleiden und weist nach, dass die sogenannte „Cachexie der Neger" (Geophagie) eben eine hoch entwickelte Form von Anämie darstellt (die parasitäre Natur dieses Leidens scheint Verf. nicht zu kennen, Ref.), und dass dieselbe auch bisweilen bei Creolen und Weissen angetroffen wird; sodann bespricht er die Prognose, welche sich je nach dem Grade der Entwicklung des Leidens mehr oder weniger ungünstig gestaltet, erörtert die Diagnose der Anämie von cachectischen, aus schweren Krankheiten hervorgegangenen Zuständen, bespricht die (bekannten) anatomischen Veränderungen, welche der Anämie eigenthümlich sind, und erklärt endlich, dass die Behandlung des Leidens hier keine andere als in gemässigten Klimaten ist, dass der Europäer aber am besten thut, die Tropen sogleich zu verlassen und sich in höhere Breiten zu begeben, sobald sich die ersten Erscheinungen der Anämie bei ihm einstellen, und nicht etwa zu warten, bis schwerere Folgezustände (namentlich hydropische Ergüsse) auftreten, da unter solchen Umständen die Prognose eine äusserst ungünstige ist.

Murchison (94) berichtet über das ungewöhnlich häufige Vorkommen von Angina Ludovici auf den Hebriden. — Die Krankheit zeigte sich bei Kindern und jüngeren Leuten verschiedenen Alters, am häufigsten bei anämischen, pastösen, scrophulösen Individuen, welche auch besonders schwer erkrankten; in allen Fällen entwickelte sich das Leiden idiopathisch und durchaus unabhängig von andern Krankheiten. Es herrschte nur während des Winters, und zwar auf einer der Inseln (Harris) viel verbreiteter als auf den andern, ohne dass sich jedoch eine Spur von Infection nachweisen liess, und scheint vorzugsweise aus klimatischen und ungünstigen hygienischen Einflüssen hervorgegangen zu sein. An eine

contagiöse Verbreitung konnte man um so weniger denken, als auch nicht in einer Familie zwei Fälle der Krankheit vorgekommen sind. — Die Schilderung, welche Verf. von dem Verlaufe des Leidens giebt, entspricht vollständig dem bekannten Krankheitsbilde: der Ausgang war entweder in Zertheilung der Geschwulst oder Eiterung, niemals hat Verf. den in Brand beobachtet. Therapeutisch verordnete Verf. Aufenthalt im Bette, ein salinisches Abführmittel, flüssige Nahrung (da die Kranken feste Speisen nicht zu schlingen vermochten), leichte Beizmittel, örtlich Kataplasmen mit einem Zusatz von Opium, sobald sich Fluctuation zeigte, wurde ein Einschnitt zur Entleerung des Eiters gemacht.

Schweig (95) untersucht auf Grund statistischer Erhebungen über die Zahl der Todesfälle an Schwindsucht in den einzelnen Gemeinden der Bezirke Constanz, Pfullendorf, Donaueschingen, Vöhringen, Triberg, Säckingen, Freiburg, Baden, Karlsruhe, Schwetzingen und Mannheim in der Zeit von 1852 bis 1871 den Einfluss der Grösse der Gemeinden auf die Zahl der an Schwindsucht Gestorbenen. — Innerhalb des genannten 20jährigen Zeitraums sind in 263 Gemeinden mit einer mittlen Bevölkerung von 325,394 Seelen 20,932 an Phthisis erlegen, d. h. die Durchschnittszahl der jährlichen Todesfälle an einer Krankheit beträgt 0,32 der Lebenden. Stellt man nun die einzelnen Gemeinden je nach ihrer Einwohnerzahl von 100, 100–200, 200–300 u. s. w., ferner von 1000–1500, 1500–2000, 2000–3000 u. s. f. zusammen. so ergiebt sich, dass die Gemeinden mit den niedrigsten Einwohnerzahlen die niedrigsten, die mit den höchsten Zahlen die höchsten procentischen Verhältnisse bieten, und zwar steigt die Differenz von 0,13 bis auf 0,44; noch deutlicher tritt ein der Bevölkerungsgrösse entsprechendes Ansteigen hervor, wenn die Untersuchungsobjecte in grössere Kategorien gebracht werden, wie folgende Tabelle zeigt:

Bevölkerungsgrösse.	Zahl der Gemeinden.	Mittle Summe der Bevölkerung.	Todesfälle an Phthisis.	Auf 100 Bewohn. erlagen an Phthisis.	Auf 100 Bewohn. erlagen an Pneumonie.
100 – 500	95	61,096	1453	0,23	0,24
500 – 1000	92	136,390	3599	0,26	0,20
1000 – 2000	53	150,697	4609	0,30	0,17
2000 – 4000	17	92,666	3155	0,34	0,15
4000 – 8000	3	43,547	1523	0,35	0,13
17000 – 31000	3	165,883	6593	0,39	0,15
	263	650,780	20,932	0,32	0,165

Verf. verkennt nicht, dass dem hier gewonnenen Resultat eine absolute Gültigkeit nicht zukommt, dass es noch anderweitiger Beweise für die Richtigkeit desselben bedarf, welche wesentlich in einer Vergleichung der betreffenden Verhältnisse mit den in andern Gegenden zu ermittelnden gefunden werden dürfte; zunächst zeigt er, dass eine für die genannten Gemein-

den angestellte, statistische Erhebung der an Pneumonie Erlegenen, wie die letzte Rubrik in der Tabelle erkennen lässt, ein ähnliches Ansteigen, wenn auch im umgekehrten Sinne ergiebt, von einem blossen Zufall also nicht wohl die Rede sein könne. — Bezüglich der Ursache jener Erscheinung von der Zunahme der Schwindsucht mit der steigenden Bevölkerungsgrösse der Gemeinden bemerkt Verf., dass die kleinsten und kleineren Gemeinden vorzugsweise Landwirthschaft, die grösseren und grössten dagen vorzugsweise Industrie betreiben, dass in den zwischen beiden Extremen gelegenen Mittelgliedern die Landwirthschaft um so mehr zurück und die Industrie in den Vordergrund tritt, je höher die Bevölkerung ansteigt, so dass, wenn diese Annahme richtig ist, die Frequenz der Phthisis im Verhältniss zur Grösse der industriellen Beschäftigung steht und die Krankheitsursache daher wesentlich in dem Einflusse socialer Verhältnisse zu suchen ist.

Den Mittheilungen von Müller (99) über die Verbreitung der Schwindsucht in der Schweiz liegen die statistischen Erhebungen zu Grunde, welche von Seiten einer Commission der Schweizerischen naturforschenden Gesellschaft durch Nachfrage bei den Aerzten der Schweiz über die Sterblichkeit an Phthisis während der Jahre 1865—1869 an den einzelnen Punkten des Landes mit Rücksicht auf die Höhenlage der Orte, und auf die gesellschaftlichen, Alters-, Geschlechts- u. a. Verhältnisse der Erlogenen angestellt worden sind. — Wie zu erwarten, sind die eingeforderten Berichte nicht in der wünschenswerthen Vollständigkeit eingegangen, immerhin ist ein schätzbares Material gewonnen worden, da sich die Beobachtungen über eine Gesammtbevölkerung von 1,098,852 Individuen, d. h. um ungefähr 200,000 weniger, als die Hälfte der ganzen Einwohnerzahl der Schweiz erstrecken. — Ref. muss, mit einem Hinweis auf das

Original, sich darauf beschränken, einige der wichtigsten Resultate hervorzuheben, zu welchen Müller bei der Bearbeitung dieses statistischen Materials gelangt ist. — Die mittlere jährliche Sterblichkeit an Schwindsucht unter der oben genannten Zahl von Individuen betrug während jenes 5jährigen Zeitraumes 2043,45, d. h. nahe 2 auf 1000 Lebende; Verf. glaubt, dass dieses Verhältniss für die ganze Schweiz zu hoch gegriffen ist, da der in hohen Elevationen lebende, so wie der agricole Theil der Bevölkerung, welcher gerade die günstigsten Verhältnisse in der Mortalität an Phthisis bietet, in einem relativ zu geringen Umfange mit in Rechnung gezogen worden ist; aber selbst angenommen, dass jenes Mortalitätsverhältniss der wirkliche Ausdruck der Häufigkeit der Krankheit in der Schweiz ist, so ist das Verhältniss doch ein in hohem Grade günstiges, da nach den vom Ref. angestellten statistischen Untersuchungen der mittlere Durchschnitt der Sterblichkeit an Schwindsucht im Allgemeinen mindestens 3 pro M. beträgt. — Diesem Resultate entsprechend, gestaltet sich auch das Verhältniss der an Schwindsucht Erlegenen zur Gesammtmortalität, welche Ref. auf etwa ⅐ berechnet hat, sehr günstig, da dasselbe nur 7,96 pCt., d. h. etwas weniger, als ⅛ beträgt. — Sehr interessant sind die Resultate der Untersuchung über die relative Häufigkeit der Krankheit in den verschiedenen Höhenlagen, mit gleichzeitiger Berücksichtigung der Beschäftigungs-, resp. Lebensweise der Bewohner in denselben; es starben an Schwindsucht:

In einer Höhe über d. M.	Auf 1000 der Bevölkerung.	Auf 1000 Gestorbene.	In der industriellen Bevölkerung*)	In der agricolen Bevölkerung*)
von 200— 500 Meter	2,15	8,6	1,8 p. M.	1,2 p. M.
- 500— 700 -	1,9	7,3	2,1 - -	1,1 - -
- 700— 900 -	1,0	3,9	—	0,6 - -
- 900—1100 -	1,2	5,3	1,3 - -	0,5 - -
- 1100—1300 -	1,9	8,2	2,2 - -	0,7 - -
- 1300—1500 -	0,8	7,7	—	0,6 - -
- 1500 Meter u. darüber	1,1	4,0	—	0,7 - -

Es geht aus diesen Zahlen zunächst hervor, dass sich auch in der Schweiz das Gesetz geltend macht, wonach die Schwindsucht mit zunehmender Höhenlage der Orte seltener wird, wiewohl die Abnahme hier keine sehr bedeutende ist, auch nicht constant und regelmässig erfolgt (wobei allerdings die Frage offen ist, ob sich das Verhältniss bei vollständigeren Erhebungen nicht wesentlich anders, resp. jenem Gesetze entsprechender gestalten würde, Ref.), dass jedoch ein vollständiges Erlöschen der Krankheit selbst in Elevationen über 1500 Meter und unter einer agricolen Bevölkerung nicht statt hat. Viel bestimmter aber spricht sich in jenen Zahlen der Einfluss von Be-

schäftigungs-, resp. Lebensweise auf die Häufigkeit des Vorkommens der Krankheit aus, in der Weise, dass die Mortalität an Schwindsucht in den industriellen Kreisen diejenige der agricolen im Durchschnitte um mehr als das Doppelte übersteigt, und zwar sich etwa wie 3:1 verhält, und dass gerade in den agricolen Kreisen der günstige Einfluss hoher Lage des Ortes sich am meisten geltend macht. — Einen weiteren interessanten Beitrag zur Frage über den Einfluss der Beschäftigung auf die Phthisis-Frequenz geben die Resultate, welche aus den vorliegenden Daten über die Häufigkeit der Krankheit in den beiden Geschlechtern gezogen worden sind; im Allgemeinen fallen 50,4 pCt. der an Phthisis Verstorbenen auf das männliche, 49,6 pCt. auf das weibliche Geschlecht, aber es stellt sich in den Cantonen mit vorwiegender Seiden- und Baumwollenindustrie (Baselstadt, Zürich, Thur-

*) Hier sind diejenigen Todesfälle an Schwindsucht ausgeschieden, in welchen die Erkrankung auswärts acquirirt war.

gau, Freiburg, Uri, Appenzell a. R., Schwyz, Aargau) die Sterblichkeit an Schwindsucht im weiblichen Geschlechte höher, als im männlichen, im Gegensatze zu andern, wie namentlich in Genf und Neuenburg, mit vorwiegender Uhrenfabrikation, wo die Mortalität an Phthisis im männlichen Geschlechte prävalirt.

Gleitsmann (97) hat Erhebungen über die Sterblichkeitsgrösse an Schwindsucht in 65 Städten Nordamerikas während des Jahres 1870, sowie über den Einfluss angestellt, welchen Alter, Geschlecht und Jahreszeit in dieser Beziehung geäussert haben, ferner die in 22 nordamerikanischen Lebens-Versicherungsgesellschaften gewonnenen Resultate über die relative Häufigkeit der Krankheit in den verschiedenen Geschlechts- und Altersclassen und über die Dauer derselben mitgetheilt und die Ergebnisse seiner Untersuchungen mit den Resultaten, welche nach den genannten Beziehungen hin in England und bei 15 deutschen Lebens-Versicherungsgesellschaften gewonnen worden sind, verglichen, ohne übrigens irgend welche Schlüsse aus den Ergebnissen zu ziehen; Ref. macht auf die interessante, einen Auszug nicht wohl gestattende Arbeit aufmerksam.

Fokker (100) führt, gestützt auf die Erfahrungen über die relative Häufigkeit der Todesfälle an Schwindsucht in den einzelnen Provinzen der Niederlande, den Beweis, dass ein feuchtes Klima das Vorkommen der Krankheit keineswegs fördert, indem in den an der Küste gelegenen Provinzen und vor allem in Zeeland die Sterblichkeit an Phthisis eine verhältnissmässig viel geringere als in den im Binnenlande gelegenen, sogenannten trocknen Provinzen, ist. Es starben nämlich von 10,000 Lebenden an chronischen Lungenkrankheiten im jährlichen Mittel (nach 4jährigen Beobachtungen von 1869–1872) in

Nord-Brabant	41	Utrecht	37
Gelderland	38	Friesland	33
Süd-Holland	38	Overyssel	43
Nord-Holland	35	Groningen	39
Zeeland	26	Drenthe	39
		Limburg	41

In Zeeland beträgt die Sterblichkeit an Lungenschwindsucht, den statistischen Erhebungen von den Jahren 1866–1873 gemäss, 18 auf 10,000 Lebende, und zwar gestaltet sich auch hier, wie überall, das Mortalitätsverhältniss in den grossen Städten grösser als auf dem platten Lande, indem es dort 21, hier 16 betrug.

Ueber die Sterblichkeit an Schwindsucht in Paris giebt die sehr sorgfältige Arbeit von Agard (98) interessante Aufschlüsse. Die Untersuchung basirt auf den statistischen Erhebungen aus den Jahren 1869–1873 und umfasst, mit Ausschluss der Zeit vom 1. Juli bis 1. December 1870, einen vierjährigen Zeitraum; Verf. gelangt dabei zu folgenden Resultaten: Die Mortalität an Schwindsucht in Paris beträgt 18,47 pCt. der Gesammtsterblichkeit. Die grösste Zahl der Todesfälle an dieser Krankheit kommen auf die Arrondissements XI., XVIII. und X., allein diese Praevalenz ist nur scheinbar, resp. sie

steht im Verhältnisse zu der daselbst über wiegenden Mortalität im Allgemeinen; die verhältnissmässig grösste Sterblichkeit an Schwindsucht mit 19,78 pCt. der Gesammtmortalität kommt auf das IV., die verhältnissmässig geringste mit 10,43 pCt. auf das XVI. Arrondissement. – Die Bevölkerungsgrösse an sich scheint keinen directen Einfluss auf die Mortalitätsziffer zu üben. – Die relativ grösste Zahl der Todesfälle an Schwindsucht betrifft die Altersclasse von 20 bis 25 Jahren, am meisten gefährdet sind die im Alter von 25 – 30 Jahren stehenden Individuen. – Das männliche Geschlecht stellt ein grösseres Contingent zu den Todesfällen an Schwindsucht als das weibliche und zwar im Verhältnisse von 57,14 : 42,85. – Die Eingeborenen von Paris erliegen der Krankheit weniger häufig, als die daselbst lebenden Fremden, und zwar im Verhältnisse wie 13,89 : 17,25. – Die meisten Todesfälle an Phthisis kommen in Paris während des Winters, demnächst im Frühling, weniger im Herbste, die wenigsten im Sommer vor.

Siviale (103) spricht nach den Beobachtungen, welche er in zwei kleinen, in der Ebene der Mitidja (Algier) gelegenen Ortschaften gemacht hat, seine Ueberzeugung dahin aus, dass der vielfach behauptete räumliche Antagonismus zwischen Schwindsucht und Malariafieber nicht bezweifelt werden kann, und dass der günstige Einfluss, den das Klima von Algier auf Schwindsüchtige äussert, lediglich auf die Einwirkung der dort vorherrschenden Malaria zurückzuführen ist. — Pietra-Santa (96) weist dagegen nach, dass die Annahme eines solchen räumlichen Antagonismus unstatthaft ist und lediglich auf einer falschen Deutung der beobachteten Thatsachen beruht.

Zampa (100a) macht in seiner Schrift über Lungenschwindsucht (S. 158) bei Gelegenheit einer Besprechung des Einflusses, welchen die hohe Lage eines Ortes auf die Häufigkeit des Vorkommens von Phthisis daselbst äussert, darauf aufmerksam, dass nach 15jährigen eigenen Erfahrungen und den damit übereinstimmenden Beobachtungen anderer Aerzte die im oberen Flussgebiete des Savio gelegene Gemeinde von Mercato Saraceno (Kreis Cesena, Provinz Bologna) mit einer Bevölkerung von circa 6000 Einwohnern sich einer fast absoluten Immunität von Schwindsucht erfreut, so dass er innerhalb der genannten Zeit unter sehr zahlreichen Kranken aus jener Gemeinde nur einen Phthisiker gesehen hat, während in benachbarten Gemeinden die Krankheit viel häufiger angetroffen wird. Thermometrische und hygrometrische Verhältnisse geben über diese Erscheinung nicht Aufschluss, da diese allen Orten in jener Gegend gemeinsam sind, Verf. glaubt daher, dass der Grund in gewissen Bodeneigenthümlichkeiten gesucht werden muss, und zwar in dem reichen Gehalt des Bodens an Schwefelmetallen, wie ein solcher in den benachbarten Gemeinden nicht besteht. Verf. lässt dahingestellt, in welcher Weise der Schwefelgehalt des Bodens sich nach der genannten Richtung hin geltend macht, für seine Ansicht führt er die Thatsache an, dass auch auf Sicilien und an andern Orten Italiens, wo dieselben geologischen Verhältnisse vorherrschen, Schwindsucht ebenfalls selten vorkommt. Uebrigens verwahrt sich Verf. gegen alle Schlüsse, welche aus seiner Mittheilung etwa in klimato-therapeutischer Beziehung gezogen werden könnten, er selbst wenigstens ist weit entfernt davon, Schwindsüchtigen den dauernden Aufenthalt in Gegenden mit schwefelhaltigem Boden als Heilmittel empfehlen zu wollen.

Feuvrier (103a) berichtet über eine Epidemie von Stomatitis ulcerosa unter den Truppen in Auxerre. Die Krankheit herrschte im Sommer 1871, und zwar brach sie unmittelbar nach Eintritt starker Hitze auf Regenwetter aus; als veranlassende Ursache bezeichnet Verf. in erster Reihe Ueberfüllung der Kaserne, daher die in Stadtquartieren liegenden Soldaten weit weniger als die in der Kaserne wohnenden von der Krankheit gelitten haben; dazu kamen die Anstrengungen und Entbehrungen, welche der Krieg mit sich führte, sowie das übermässige Tabakrauchen oder Tabakkauen; auch die Witterungsverhältnisse, meint Verf., dürften nicht ohne Einfluss auf die Krankheitsgenese gewesen sein. Der Krankheitsverlauf bot das bekannte Bild; therapeutisch wandte Verf. Kali chloricum mit bestem Erfolge an.

Unter den mörderischen Krankheiten, welche in Cochinchina endemisch herrschen, nimmt die chronische Diarrhoe eine der ersten Stellen ein; sie rafft nicht nur zahlreiche Europäer in jenem Lande selbst hin, sondern führt auch überaus häufig bei solchen, welche mit der Krankheit behaftet nach Europa zurückkehren, erst hier nach langem Siechthum den Tod herbei. Es erscheint daher nicht auffallend, dass diese Krankheit einen Hauptgegenstand wissenschaftlicher Untersuchungen und literarischer Producte Seitens der französischen Militärärzte bildet, und so liegen denn auch aus den letztvergangenen Jahren drei grössere Abhandlungen über die endemische Diarrhoe von Cochinchina von Antoine (107) und Lenoir (105), welche die Krankheit in Cochinchina selbst beobachtet haben, und von Quétand (106) vor, der Gelegenheit gehabt hat, eine grössere Zahl der mit der Krankheit behafteten Individuen, welche nach Europa zurückgekehrt waren, im Militärhospital von Toulon zu beobachten.

Antoine (107) hält die Krankheit für ein specifisches Leiden infectiöser Natur sui generis, die mit chronischer Dysenterie keineswegs identisch sei, hingegen in naher Beziehung zur Intermittens stehe. Das wesentlichste Symptom ist eine häufige, schmerzlose Entleerung von massigen, graubraunen Stühlen ohne Beimengung von Blut. Die Individuen werden 4—5 Tage nach ihrer Ankunft in Cochinchina von Appetitlosigkeit, Kältegefühl, allgemeinem Unbehagen befallen, die Zunge ist belegt, allgemeinem Leibschneiden, Rectus, bisweilen Erbrechen, erhöhte Pulsfrequenz. Am 12—15. Tage wachen die Kranken mit Kollern im Leibe und Drang zur Stuhlentleerung auf; die Fäces sind gewöhnlich breiig, zuletzt etwas flüssiger, von

eigenthümlich fadem Geruch. Dasselbe wiederholt sich nun fast jeden Morgen. Nach längerer Dauer des Leidens kommt es zu ernsten Verdauungsstörungen und in Folge einer mangelhaften Assimilation der Nahrungsmittel zu hochgradiger Anämie und allgemeiner Prostration der Kräfte; blass, trockene, runzlige und graubraune Haut, matter Blick, gebrochene Stimme; excessive Empfindlichkeit gegen leisen Luftzug etc., die Zunge glänzend roth, oft rissig; Stomatitis. Leib kahnförmig eingezogen oder meteoristisch. Ausleerungen sehr reichlich (oft 5—6 Liter pro Tag) von der oben erwähnten Beschaffenheit; Blutbeimischungen sind nicht vorhanden und rühren, wo sie gefunden werden, von Hämorrhoiden her. Urin spärlich, dunkel. Hunger und Durst lebhaft. — Die Körpertemperatur ist in der Regel normal oder subnormal (bis zu 33,5° C.); vorübergehend treten auch Temperatursteigerungen ein (39° C. und darüber), gewöhnlich Hand in Hand mit Vermehrung der Pulsfrequenz und gleichzeitig der Stuhlentleerungen — dieselben sind bis 20 resp. 30 Mai und dem Volumen nach bis zu 10 L. in 24 Stunden beobachtet. Der Ausgang der Krankheit ist gewöhnlich der Tod; derselbe erfolgt sanft; die Kranken sind bis zum letzten Augenblicke bei freier Besinnung. — Die Kachexie tritt im Allgemeinen unausweichlich ein, mögen die Kranken in Cochinchina bleiben oder in die Heimath zurückkehren, resp. in günstigere Himmelsstriche sich begeben. Biswelen erlischt bei Leuten, die nach Europa zurückkehren, die Krankheit während der Seereise, um nachher plötzlich wieder aufzutreten, besonders wenn Diätfehler begangen werden. — Häufige Complicationen sind chronische Dysenterie, bronchitische und phthisische Processe, namentlich bei Leuten, die nach Frankreich zurückkehren. Niemals dagegen (zum Unterschied von der genuinen Dysenterie) sollen hepatitische Processe bei dieser Krankheit auftreten. — Der Verlauf der Krankheit ist continuirlich mit zeitweisen Paroxysmen, immer chronisch, nie rapiden Tod. Dauer 2—3 Monate bis zu mehreren Jahren. Der häufigste Ausgang ist, wie erwähnt, der Tod; Heilung kommt in den Orten der Endemie fast nie vor. Von den nach Frankreich Zurückkehrenden sterben etwa 90 pCt. — Die Nekroskopie ergiebt die Schleimhaut des Dünndarms bräunlich oder grau gefärbt und injicirt, ander Male weiss und wie in Wasser macerirt, bisweilen erweicht oder verdickt, die secretorischen Elemente atrophirt oder ödematös, auf der Schleimhaut des Dickdarms öfters Ecchymosen und bisweilen ganz flache, stecknadelkopfgrosse Erosionen, aber nie umfänglichere Ulcerationen; wo man diese antrifft, besteht eine Complication mit Dysenterie (?); die Leber meist atrophisch, z. Th. fettig degenerirt, Pancreas und Milz ebenfalls atrophisch; im Blut freies Pigment (dieses bedingt auch die eigenthümliche Färbung der Haut), das Nervensystem normal, Lungen häufig phthisisch.

Was das Wesen der Krankheit betrifft, so steht Vf. nicht an, dieselbe als modificirte Intermittens aufzufassen; die Beweise, welche Verf. hierfür geltend macht, sind von geringem Belange. — Ausser dem

Malaria-Einfluss lässt Vf. übrigens auch noch andere Ursachen für die Entstehung der Krankheit gelten: Erkältung, Unterdrückung der Hautperspiration, Diätfehler, schlechtes Trinkwasser u. s. w. — Die Erfolge der Therapie sind höchst unsichere. Bisweilen, aber durchaus nicht immer, günstig wirkt Milchdiät; in andern Fällen wird mit Vortheil der Saft von (leicht gebratenem) Fleisch gegeben.

Nach Ansicht von Lenoir (105) ist diese chronische Diarrhoe in Cochinchina nicht specifischer Natur, sondern steht auf einer Stufe oder ist identisch mit den schweren Gastro-Intestinal-Katarrhen, wie sie besonders im zarten Kindesalter vorzukommen pflegen. — Die klinischen Symptome schildert er wie Antoine. — Verlauf der Krankheit ist, wenn sie im Anfange richtig behandelt wird, ein durchaus günstiger; später, durch Diätfehler u. s. w. chronisch geworden, ist sie sehr schwer heilbar, führt zu bedeutender Anämie und nimmt schliesslich einen üblen Ausgang. Als besonders ominöse Erscheinungen, die gegen das Ende der Krankheit auftreten, führt Verf. Soor, Dysurie und dysenterische Erscheinungen (Tenesmus, blutige Stühle) an. — Die anatomische Untersuchung ergab in einem Falle die Schleimhaut des Magens blass, verdickt, die des Dünndarms verdickt, erweicht, stellenweise hyperämisch, Epithelverluste und Reste von ·Ulcerationen zeigend, Dickdarm hyperämisch, zeigt etwas umfangreiche Ulcerationen resp. Narben, Milz klein, Leber etwas vergrössert, Pancreas normal; im andern Falle zeigten sich Magen und Dünndarm im Wesentlichen gesund, Schleimhaut des Dickdarms injicirt, liess auf derselben mehrere flache, ziemlich harte Prominenzen (Narben?), im Rectum zahlreiche flache, stecknadelkopfgrosse Erosionen mit pigmentirten Rändern erkennen; Leber und Milz, namentlich letztere sehr klein; Pancreas atrophisch. — Aetiologisch kommen atmosphärische und tellurische Einflüsse, vor Allem die unzweckmässige Ernährung (Genuss von Alcoholicis, starken Gewürzen etc.) in Betracht. — Therapeutisch empfiehlt sich sogleich im Anfang ein Emeticum (Ipecacuanha) und nach 24 St. ein salinisches Laxans, daneben sehr vorsichtige Diät. Nützlich erweisen sich bisweilen Amara, Chinin und Salzsäure (tropfenweise), unter Umständen auch Kochsalz zu 12–14 Grm. pro Tag. Auch Milchdiät hat zuweilen gute Erfolge.

Quétand (106) hat die Krankheit in ihren letzten Stadien bei Individuen beobachtet, die aus Cochinchina nach Toulon zurückgekehrt sind. — Die vom Verf. gegebene Schilderung der Symptome bietet nichts von den Mittheilungen der zuvor genannten Beobachter Abweichendes; die Stuhlgänge und der Urin der betr. Kranken waren stets frei von Eiweiss und auch mikroskopisch waren keine besonderen Abnormitäten darin nachweisbar, die Untersuchung des Blutes ergab in der Regel eine geringe Vermehrung der weissen Blutkörperchen. — Das Wesen der „Diarrhoe von Cochinchina" betreffend, so fasst Verf. sie als Krankheit sui generis auf, die mit chronischer Dysenterie und Sumpffieber Nichts zu thun habe. — Die sehr häufigen Complicationen mit Bronchitis und Phthise erklärt er als

dem Leiden nicht besonders zukommend, sondern auf allgemein schwächende Einflüsse zurückzuführen; als eine wirkliche Complication, die wenig beachtet ist, bezeichnet er Arthralgie, betont übrigens, dass die meisten, die daran leiden, früher auch Dengue gehabt haben. — Die Prognose ist sehr schlecht: von 7 sterben 6. — Der anatomische Befund fiel meist negativ aus: Magen und Dünndarm zeigten nichts Besonderes; Schleimhaut des Dickdarms meist verdickt, bisweilen körnige Prominenzen, niemals Ulcerationen. Leber, Milz und Pancreas meist atrophisch. — In der Behandlung hat Verf. fast die ganze Materia medica erschöpft.

Clavel (104) berichtet über die chronische Dysenterie der heissen Länder im Allgemeinen und über die Erfahrungen bezüglich der zweckmässigsten Behandlung dieser insidiösen Krankheit. Er präcisirt das Leiden als eine fieberlose und langsam verlaufende, specifische Erkrankung von miasmatisch-contagiösem Charakter, welche fast immer zu einer specifischen Dyskrasie führe und anatomisch durch eine „Sclerose" des Dickdarms gekennzeichnet sei. — Die Krankheit hat einen ausgesprochen endemischen Charakter, befällt weit häufiger Einwanderer als Eingeborene und Acclimatisirte ohne Rücksicht auf Geschlecht, Alter und Constitution; sie lässt nahe Beziehungen zur Intermittens erkennen, ist jedoch nicht identisch damit; das Trinkwasser scheint auf ihre Entstehung keinen Einfluss zu üben, jedoch ist ein solcher für Erkältungen nicht in Abrede zu stellen. — Die Krankheit tritt entweder von vornherein chronisch auf oder zuerst acut und geht dann in ein chronisches Stadium über. — Charakteristisch ist äusserste Abmagerung und Schwäche der Kranken; die Haut derselben erscheint runzlig und von einer eigenthümlich graubraunen Färbung. Sie sind sehr empfindlich gegen geringfügige Einflüsse (Luftzug, Geräusch), zeigen jedoch sonst ein durchaus normales Verhalten des Nervensystems. — Die Zunge ist trocken, roth; oft findet man Soor. Der Leib ist in der Regel kahnförmig eingezogen. Die 5–6 Mal täglich erfolgenden Stühle sind dünn, reichlich, haben einen specifischen Geruch und die Farbe von Brei oder Brodsuppen, sind zäh (Schleim), oft schleimig, enthalten Streifen oder Plaques von Blut (bisweilen ist durch innigere Blutbeimengung die Farbe mehr gleichmässig braun- oder schwärzlich-rothe) und häufig festere Fäcalmassen. Schmerzen und Tenesmus sind nur in geringem Masse oder auch gar nicht vorhanden. — Der Urin ist sparsam, dunkelbraun. Appetit meist schwach, Durst entsprechend dem Flüssigkeitsverlust gesteigert. — Die Dauer der Krankheit beträgt meist mehrere Jahre; der häufigste Ausgang ist der Tod — derselbe erfolgt sanft und gleicht dem Erlöschen einer Lampe. — Eine Heilung kommt in den heissen Ländern fast nie vor; die Rückkehr in die Heimath ist eine der wesentlichsten Bedingungen für die Genesung, welche unter allmäligem Nachlassen der einzelnen Symptome erfolgt. Von grösster Wichtigkeit ist das Verhalten des Stuhlgangs; sobald derselbe eine gesunde Farbe und überhaupt normales Verhalten zeigt, darf man auf Besserung rechnen. Sehr leicht (namentlich nach Diätfehlern) treten intercurrente Verschlimmerungen ein, welche sich sofort durch Veränderungen des Stuhlgangs verrathen. — Bei der Section von Leuten, die an chronischer Dysenterie gestorben sind, findet man ausser beträchtlicher Abmagerung event. fettige Degeneration des Herzens, Atrophie der Leber (selten Leberabscesse) und andere, weniger wichtige Veränderungen: Dünndarm meist gesund oder höchstens in der der Nähe der Valvula Bauhini Hyperämie und Schwellung; im Colon puriforme Flüssigkeit, mit Schleimhautfetzen und Blut vermischt, die Schleimhaut blauroth, leicht abstreifbar, dünn (bei der acuten Dysenterie ist sie verdickt), oder aber sclerosirt, unter dem Messer knirschend; oft zeigt sie Ulcerationen. Bisweilen Peritonitis, in seltenen Fällen Perforation der Darmwand.

In der Therapie sind alle Mittel, deren Anwendung unter ähnlichen Verhältnissen nutzbringend ist, versucht worden, aber ohne irgend nennenswerthen Erfolg (Wismuth, Höllenstein, Opium, Calomel etc. etc.), auch die Kaltwasserbehandlung hat sich keiner günstigen Wirkungen zu rühmen. Das souveräne Mittel ist eine Milchkur, die Verf. genauer bespricht. Die Milch ist je nach den Indicationen im Einzelfall rein oder mit Kalkwasser oder mit einigen Tropfen Rum zu geniessen; die Temperatur derselben wird dem Belieben des Kranken angepasst. Von Wichtigkeit ist ferner die Menge der Milch; in dieser Beziehung verweist Verf. auf die Behandlungsmethode, welche im Marino-Hospital zu Rochefort geübt wird. An den ersten 2 Tagen erhält der Kranke je 1 Liter Milch in 24 Stunden und zwar in 4 gleichmässigen Zeitabständen je ¼ Liter, dann allmälig (um ca. ½ L. pro Tag) steigend bis zu 3 resp. 4 Liter in 24 Stunden, ohne Rücksicht auf etwaigen Durchfall, der in den ersten Tagen bei dieser Kur nicht ganz selten auftritt, aber immer vorübergehend ist. Ueber die Dauer dieser Kur entscheidet der einzelne Fall; sobald Besserung eingetreten ist, giebt man (unter allmäliger Verringerung der dargereichten Milch) Eier, Fleisch u. s. w.

Interessant ist die Mittheilung von Treille (108) über das Vorkommen von Paramecium coli in Fällen tropischer Ruhr. Verf. hatte im Jahre 1874 auf dem Aviso-Schiff Volta, welches zwischen China und Cochinchina kreuzte, Gelegenheit, eine kleine Ruhrepidemie zu beobachten, welche 15 Fälle umfasste, übrigens sehr milde verlief, und in welchen er in neun Fällen die Ausleerungen der Kranken untersuchte, 6 mal den genannten Parasiten, und zwar stets im Anfange der Krankheit und mit dem Auftreten der ersten blutigen Stühle, angetroffen hat, während in Darmausleerungen von Kranken, welche an Diarrhoe litten, dasselbe sich nicht vorfand. — Malmsten hat behauptet, dass das Paramecium ausserhalb des Darms schnell zu Grunde geht, dass die Untersuchung der Darmausleerungen auf die Gegenwart desselben daher unmittelbar, nachdem sie

abgesetzt worden sind, vorgenommen werden muss. T. hält dies Verfahren allerdings auch für zweckmässig, er hat sich aber davon überzeugt, dass der Parasit auch noch 6½ Stunde nach Ueberung der Dejecte nachgewiesen werden kann. — Verf. hat der Sicherheit wegen mehrere Exemplare des Parasiten dem Prof. Robin in Paris zur Bestimmung vorgelegt, und dieser hat (in einem wörtlich mitgetheilten Schreiben) erklärt, dass über die Natur desselben kein Zweifel bestehen kann.

Murillo (110) macht auf das ungewöhnlich häufige Vorkommen von Leberabscessen in Chile aufmerksam; schon Petit (Annali della Università del Chile, 1861, p. 623) hatte erklärt, dass die Krankheit in Chile viel häufiger als in Mexico, den südlichen Staaten der NS. von Nord-Amerika oder auf den Antillen beobachtet wird, und Murillo führt zur Bestätigung dieser Angabe den Umstand an, dass in der Zeit vom 22. März bis zum 22. September 1870 in der Klinik des Hospitals di S. Giovan di Dio in Santiago 48 und in der Zeit vom 1. März bis 1. December 1872 eben dort 72 Fälle von Leberabscessen aufgenommen worden sind. In Bezug auf die Krankheitsfrequenz reiht sich Chile also Algier und Indien an. — Die Häufigkeit der Leberabscesse in Chile erklärt sich, wie Verf. annimmt, theils aus klimatischen Einflüssen, besonders den sehr starken täglichen Temperatursprüngen, welche Chile mit der Nordküste von Algier gemein hat, theils aus dem endemischen Vorherrschen der Ruhr, als deren Folgekrankheit sich eitrige Leberentzündung entwickelt, theils endlich und vorzugsweise aus Abusus spirituosorum, so dass in 60 bis 70 pCt. aller an Leberabscessen leidenden Kranken die Affection auf diese Ursache zurückgeführt werden kann. — Auf Haiaria-Infection lässt sich die Krankheit nicht zurückführen, da Malaria-Leiden in Chile ganz unbekannt sind. — Die Mittheilungen des Verf. über den Verlauf und die Krankheitserscheinungen bieten nichts Neues; bezüglich des Krankheitsausganges führt er einen Fall, der mit Resolution endete (den einzigen derartigen, den er beobachtet hat), ferner einen Fall mit Ruptur des Abscesses in die Vena portarum, und mehrere Fälle mit Durchbruch des Eiters nach aussen, ferner ins Peritoneum, Pericardium, in die Pleura, die Lunge und endlich in den Darm mit. Ueber die Behandlung der Krankheit behält sich Verf. eine weitere Mittheilung vor.

Im Jahre 1873 sind, der Mittheilung von Betz (111) zufolge, weitere 3 Fälle von Diabetes mellitus in Württemberg zu seiner Kenntniss gekommen; einer derselben ist in Künzelsau, der zweite in Heilbronn, der dritte in Pfalzgrafenweiler beobachtet worden.

Ueber das Vorherrschen der venerischen Krankheiten unter den europäischen Truppen in Indien liegt ein amtlicher Bericht (15. 8. 12) vor, dem Ref. folgende Daten entnimmt: Auf 1000 Mann der europäischen Armee daselbst litten in der Präsidentschaft Bengalen, in der Präsidentschaft Madras 164, in der Präsidentschaft Bombay 154 an den genannten Krankheiten. Die gegen die Verbreitung der Syphilis getroffenen Massregeln (Einrichtung des Lock-Hospitals, wo die registrirten Prostituirten ärztlich untersucht und, wenn erkrankt gefunden, bis zur erfolgten Heilung zurückgehalten werden) haben sich im Ganzen nicht bewährt, indem auf diejenigen Stationen, in welchen derartige Lock-Hospitals nicht eingerichtet sind, die Zahl der syphilitischen Erkrankungen unter den Truppen wenig grösser, in einzelnen Jahren sogar etwas geringer gewesen ist, als in den durch Lock-Hospitals geschützten. Einen Vortheil scheint das hier genannte Institut darin zu bieten, dass sich die Krankheit bei den regelmässig untersuchten Frauenzimmern milder gestaltet.

Gayat (116) macht auf die enorme Verbreitung der granulösen Ophthalmie in Algier mit besonderem Hinweise auf die Kinderbewahranstalten und die Schulen, als Concentrations- und Ausgangspunkte der Krankheit, aufmerksam. Die Krankheit verschont daselbst weder Stand, noch Race, noch Nationalität; zahlreiche höhere Officiere und Beamte sind ein Opfer des Leidens geworden, in dem israelitischen Theile der Bevölkerung sind wenige von demselben verschont geblieben, unter der arabischen Race ist dasselbe sowohl in den Gebirgsgegenden, wie in der Ebene, in den Städten, wie in der Wüste, häufig beobachtet worden, am allermeisten aber sind die französischen und spanischen Ansiedler von der Krankheit heimgesucht, d. h. der Stand der Handwerker und Kaufleute, und gerade unter ihnen lässt sich die Verschleppung des Leidens aus den Bewahranstalten (Asylen) und Schulen in die Familie am besten verfolgen. Verf. hat 1500, die genannten Anstalten besuchende Kinder untersucht und festgestellt, dass unter den Schulkindern etwa ein Drittel, unter den in die Bewahranstalten Aufgenommenen dagegen drei Viertel an granulöser Ophthalmie leiden.

IV. Klimatotherapie und klimatische Kurorte.

Wenn die Zahl der Kranken, welche aus klimatischen Kurorten geheilt nach Hause zurückkehren, alljährlich in dem Verhältnisse stiege, in welchem die Zahl der Kurorte zunimmt und die Literatur über diesen Gegenstand, welche im vergangenen Jahre auch noch durch eine demselben speciell gewidmete Zeitschrift vermehrt worden ist, anwächst, und der Nutzen klimatischer Kuren theoretisch immer sicherer nachgewiesen wird, dann müsste die Behandlung mancher, sonst schwer zu beseitigender, chronischer Krankheiten, namentlich der Athmungsorgane, und speciell der Lungenschwindsucht, eine der dankbarsten ärztlichen Aufgaben abgeben. Ob dem in der That so ist, lässt sich aus der in den letzten Jahren angehäuften, klimato-therapeutischen Literatur nicht beurtheilen, denn auf keinem Gebiete der Heilkunst ist in der neuesten Zeit mehr theoretisirt und weniger mit Thatsachen gerechnet worden, als gerade auf diesem, und die Sachlage wird nicht anders werden, wenn sich die Herren Specialisten, welche diesem Zweige ärztlicher

Praxis ihre besondere Aufmerksamkeit zugewendet haben, sich nicht dazu bequemen, an Stelle langathmiger theoretischer Expositionen über die physiologischen Einflüsse und den Werth dieses oder jenes Kurorts - Expositionen, welche nicht selten gar zu sehr den Stempel „pro focis et aris" tragen — klinische, gut beobachtete Thatsachen getreu und in solcher Ausführlichkeit mitzutheilen, dass der statistischen Forschung ein Material geboten wird, aus welchem sie nicht bloss den therapeutischen Werth der einzelnen, klimatisch differenten Kurorte zu bemessen, sondern auch die Indicationen für die Wahl des einen oder anderen in gegebenen Fällen abzuleiten vermöchte. Gerade diesem dringendsten Bedürfnisse ist durch die reiche Literatur des vergangenen Jahres nur in den allerbescheidensten Grenzen genügt worden.

Basler (119) legt bei einer Beurtheilung des Werthes eines Luftkurortes das Hauptgewicht auf die relative Reinheit der Luft, um diese aber zu erhalten, wird man sehr oft auf eine relative Höhe des Kurortes hingewiesen sein.

Thomas (125) ist der Ansicht, dass bei einer Eintheilung der Klimate vom therapeutischen Standpunkte keiner der klimatischen Factoren mehr, als die relative Luftfeuchtigkeit das Principium divisionis abzugeben geeignet ist, da gerade dieses Element in erster Reihe die therapeutischen Maassnahmen zu bestimmen haben wird.

Stoll (120) behandelt in einer gut geschriebenen Dissertation die Frage über die therapeutische Wirkung des Höhenklimas, sowie über die Indicationen und Contraindicationen; am Schlusse der fleissigen Arbeit wird ein Verzeichniss der bedeutenderen Höhenkurorte gegeben.

Boner (121) untersucht den Einfluss des Höhenklimas auf Respiration und Circulation und zieht hieraus in Uebereinstimmung mit Masstol den Schluss, dass die tonisirende, kräftigende Wirkung der Hochgebirgsluft, die danach sich einstellende Hebung des Appetits, der lebhaftere Blutzufluss zu allen Theilen der Lunge, die damit ermöglichte Beschleunigung der Resorption von Krankheitsproducten und die kräftige Lungengymnastik in höheren Elevationen (resp. bei rarificirter Luft) zusammenwirken, um die Alpenkurorte zu wirklichen Heilanstalten für Lungenkranke zu machen.

Hartson (123) giebt allgemeine und specielle Rathschläge über die diätetische, medicamentöse und vorzugsweise klimatische Kur der catarrhalischen Constitution, d. h. der grossen Reizbarkeit der Schleimhäute (besonders des Respirations- und Digestions-Systems), so dass dieselben auf die geringfügigsten, schädlichen Einflüsse hin erkranken.

Brunner (122) entwickelt die Theorie von dem Ursachen und dem Wesen der Lungenschwindsucht, bespricht sodann den Einfluss der klimatischen Factoren auf gesunde und kranke Individuen, besonders Phthisiker, und leitet daraus die Indicationen für klimatische Behandlung der Lungenschwindsucht, so wie Indicationen für

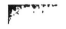

Anwendung der einzelnen Kurorte ab; den Schluss der kleinen, beachtenswerthen Arbeit bildet eine gute Zusammenstellung und Classification der einzelnen Kurorte je nach ihren klimatischen Eigenthümlichkeiten.

Die bekannte Schrift von Pircher (127) über Meran als klimatischen Kurort liegt in einer 3. vermehrten Auflage vor.

Feierabend (126) giebt eine dankenswerthe übersichtliche Zusammenstellung der klimatischen Luftkurorte um den Vierwaldstättersee, mit Angabe ihrer klimatischen und socialen Verhältnisse, der Gasthöfe, Pensionen, Spaziergänge u. s. w.

Lebert (136) bespricht die Indicationen für Anwendung von Vevey und der Bucht von Montreux als klimatische und Trauben-Kurorte. — Verf. macht darauf aufmerksam, dass es sich hier um einen Complex klimatischer Kurorte handelt, welche ebenso in Bezug auf ihre Erhebung vom See-Niveau bis zu einer Elevation von 1200 Meter (Avants), wie auf ihre klimatischen Eigenthümlichkeiten den in Europa sonst kaum irgendwo bestehenden Vortheil bieten, dass den Kranken dort für jede Jahreszeit alle hygienischen Bedürfnisse und Bequemlichkeiten zur Disposition stehen. Die beste Kurzeit an diesem Punkte des Genfer See's sind die 4 letzten und die 5 ersten Monate des Jahres. Besonders ausgezeichnet ist die Gegend durch die geschützte Lage und die relative Milde des Winters, welche allerdings Sorge für warme Winterbekleidung und namentlich für gute Fussbekleidung nicht überflüssig macht. — Indicirt ist der Aufenthalt am Genfer See vorzugsweise bei chronischen Kehlkopf- und Bronchialkatarrhen, besonders der Prädisposition zu Bronchialkatarrhen, welche sich in dem häufigen Auftreten der Krankheit zur Herbst-, Winter- und Frühlingszeit ausspricht, ferner bei Lungenemphysem, wenn die Krankheit nicht gar zu weit vorgeschritten und bereits allgemeine Ernährungsstörung und Hydrops eingetreten ist; dasselbe gilt von der Bronchiectase mit deren Folgen und Complicationen. — Von dem grössten Nutzen ist die klimatische Kur am Genfer See als Prophylaxe gegen Lungentuberculose und im Beginn dieser Krankheit, so wie bei langsamem, fieberlosem Verlaufe derselben mit sonst leidlich gutem Allgemeinbefinden. — In allen übrigen Krankheiten (pleuritischen Ergüssen, Herzkrankheiten, Rheumatismus, Neuralgie, Gicht u. s. w.) leistet der Aufenthalt am Genfer See nichts Eigenthümliches. — Als besonders beachtenswerthen Höhenkurort empfiehlt Verf. die 1200 Meter hoch gelegenen "Avants", mit einem mit allem Comfort ausgestatteten Hotel bei durchaus mässigen Preisen; Verf. erinnert sich nicht, in den Alpenthälern einen Ort gefunden zu haben, der sich einer so geschützten Lage erfreut und so sehr die Möglichkeit eines anhaltenden Aufenthaltes im Freien gestattet, wie gerade die Avants. (Ref. kann nicht umhin, das hier bezüglich der Avants Gesagte nach eigenen Erfahrungen vollkommen zu bestätigen.)

Pietra-Santa (133) schliesst aus seinen Untersuchungen über die klimatischen Kurorte im südlichen Frankreich, dass dieses alle die Verschiedenheiten des gemässigten europäischen Klimas bietet, deren sich die Nachbarländer (England, Italien, Deutschland) erfreuen, dass das südliche Frankreich in seiner littoralen, bergigen und gemischten Zone alle, für klimatische Kuren bei nervösen Leiden und chronischen Erkrankungen der Athmungsorgane wünschenswerthen, klimatischen Nuancen besitzt, und dass es daher auch in dieser Beziehung keine Concurrenz mit dem Auslande zu scheuen hat. (Damit hat der eitle Franzose denn auch die Klimato-Therapie mit einer banalen Phrase zum Gegenstande der National-Eitelkeit gemacht.)

Marcet (132) spricht sich bezüglich klimatischer Kuren an den Mittelmeer-Küsten Frankreichs bei Lungenschwindsucht dahin aus, dass die Indicationen für dieselben wesentlich aus dem Kräftezustand der Kranken herzuholen sind; bei starkem und namentlich schnellem Kräfteverfall, auch wenn das örtliche Leiden im Beginne steht und keine grosse Ausdehnung erlangt hat, kann man sich von der Kur nicht viel versprechen.

Schetelig (130) rühmt Nervi als einen vorzüglichen Winteraufenthalt für Kranke. — Das Städtchen, an der Riviera di Levante, 6 Meilen von Genua entfernt gelegen, erfreut sich ebenso günstiger Boden- wie Witterungsverhältnisse, auch ist für den Comfort der Fremden gut gesorgt.

Bröking (124) giebt eine sehr ausführliche Darlegung des Klimas von San Remo und der Indicationen für therapeutische Anwendung desselben. — Charakteristisch für das Klima daselbst ist die Milde des Winters, mässige Trockenheit und grosse Gleichmässigkeit, demnächst hoher Luftdruck, starke Dunstspannung, grosser Ozongehalt (?? Ref.) und sehr bedeutende Verdunstung bei lebhafter, selten unangenehmer Ventilation. Besonders günstig wirkt dasselbe bei Scrophulose, Chlorose und Anämie, ferner bei chronisch-katarrhalischen Affectionen der Bronchien, des Magens und Darmcanals (weniger der Rachen- und Kehlkopfschleimhaut), sodann bei planritischen Exsudaten, Rheumatismen, Herzkrankheiten und Gicht. Demnächst ist die klimatische Kur in San Remo indicirt bei stationären Phthisikern mit oder ohne Cavernen, mit oder ohne Hämoptoë, mit oder ohne Fieber, ferner bei chronischer Tuberculose und bei Complication beider Erkrankungen der Lungen mit Diarrhoe. — Am besten treffen die Kranken in der 2. Hälfte des October ein; die Abreise soll nicht vor der 2. Hälfte des April erfolgen. Schwer fiebernde Kranke müssen bis Ende Mai an die oberitalienischen Seen gehen, Kranke mit leichtem Fieber, sowie stationäre Phthisiker können auch nach Montreux oder Meran übersiedeln. Patienten, welche zeitig nach Hause zurückkehren müssen, wenden sich besser direct in die geschützten Kurorte Mitteldeutschlands (Wiesbaden, Soden), als nach der Schweiz.

Biermann (129) findet die klimatische Kur in San Remo vorzugsweise auch bei chronischen Kehlkopfskrankheiten indicirt.

Erhardt (131) zählt das Klima Rom's in

therapeutischer Beziehung zu den sogenannten sedativen, gegenüber den reizenden und tonisirenden Klimaten. Seinen günstigen Einfluss übt es hauptsächlich auf die kranken Respirationsschleimhäute und ist bei allen katarrhalischen Affectionen, sowie bei denjenigen Lungenkrankheiten indicirt, bei welchen es sich vorzugsweise um die Beseitigung von Katarrhen handelt; ganz besonders wohlthätig ist sein Einfluss auf die Kehlkopfschleimhaut, ebenso günstig zeigt es sich bei Emphysem und Asthma. Bei der Behandlung langdauernder Bronchialkatarrhe, chronischer Pneumonien und Lungenphthise in früherem oder mittleren Stadium hat sich Verf. die Abwechselung zwischen römischem Winter- und hochgelegenem Sommeraufenthalt als nützlich bewiesen. Nicht weniger günstig wirkt der Aufenthalt in Rom auf scrophulöse Kinder in zartem Alter. Die geeignetste Zeit für eine klimatische Kur in Rom sind die Monate October bis April oder selbst bis Mai. Dass sich der Kranke in Rom nicht den mit einem intensiven Kunstgenusse nothwendig verbundenen Strapazen aussetzen darf, ist selbstverständlich.

Ueber die Heilkräftigkeit des Klima's von Algier bei Lungenschwindsucht äussert sich Ferran (102) in einem Schreiben an Pidoux mit den Worten: „Permettez-moi de vous signaler, contre la phthisie, un moyen préventif des plus efficaces et des moins onéreux, mais au quel on ne songe malheureusement pas assez en France: ce moyen, c'est l'immigration, temporaire ou définitive, en Algérie." Einen grossen Vorzug bietet Algier vor andern klimatischen Kurorten in dem Umstande, dass es sich hier nicht um ein oder zwei Winterstationen handelt, sondern, dass eine grosse Reihe grösserer und kleinerer Localitäten und Städte es jedem Fremden möglich macht, hier sein Brod zu erwerben, also nicht einen vorübergehenden, sondern dauernden Aufenthalt zu nehmen. — Dagegen erklärt Dobranici (141), der in sehr ausführlicher Weise die Frage über Algier als Winteraufenthalt für Lungenschwindsüchtige behandelt, dass der Einfluss des dortigen Klimas auf Kranke, die zu Haemoptoe geneigt sind, oder welche sich im Stadium der Phthisis confirmata befinden, ein ungünstiger ist, dass die hohe Temperatur und Feuchtigkeit während des Sommers aber überhaupt eine Contraindication gegen das Verweilen der Lungenkranken während dieser Jahreszeit abgicht. Als die günstigste Zeit für eine klimatische Kur in Algier bezeichnet Verf. die Monate November bis April.

Banga (140) urtheilt, und wie es scheint, mit Recht, ungünstig über den Werth von Madeira als klimatischen Kurort für Phthisiker. Er argirt, dass alle bisherigen Empfehlungen, selbst der gründlichsten Beobachter dieses Sanatoriums, sich nicht auf Zahlen stützen (das gilt aber, wie Ref. im Eingange zu diesen Berichten monirt hat, für fast alle klimatischen Kurorte), dass sie nur ganz allgemein von dem günstigen Effect des Aufenthaltes auf Madeira sprechen, dass aber gerade die innerhalb der

letzten Jahre bemerkliche, enorme Abnahme der daselbst eintreffenden Lungenkranken (kaum noch $\frac{1}{3}$ der früheren Zahl) aus keinem andern Umstande erklärlich ist, als eben aus den wenig günstigen Resultaten, welche die Kur ergeben hat; „eine empfehlende Brochüre oder ein Zeitungsartikel von einem der niedergelassenen Aerzte facht bisweilen auf kurze Zeit das erlöschende Flämmchen wieder an." Der eigentliche Nachtheil des Klima's von Madeira liegt in der grossen Luftfeuchtigkeit, und Verf. stimmt einem der dortigen Aerzte, Dr. Goldschmidt, darin bei, dass der trocknere und beständigere Sommer in Madeira den Kranken weit besser bekommt als der Winter. — Die kleine Arbeit enthält eine grosse Zahl sehr beherzigenswerther Ansichten.

Ross (142) rühmt, auf ziemlich oberflächliche Untersuchungen hin, den Aufenthalt an hochgelegenen Punkten der Süd-Africanischen Colonien als heilsam für Lungenkranke.

Ueber den Höhenkurort Davos liegt ein günstig lautender Bericht von Vacher (138) vor); der günstige Gesundheitszustand, die relativ geringe Sterblichkeit und die Immunität von Schwindsucht unter den Eingeborenen, sagt Verf., diese drei wichtigen Thatsachen sind es, welche in Verbindung mit den (bekannten) meteorologischen Verhältnissen die Wahl dieses Ortes als Curstation für Phthisiker rechtfertigen, und die von Jahr zu Jahr wachsende Zahl der Kranken, welche dort ihr Heil suchen (8 Kranke im Jahre 1865, 55 im Jahre 1870, 220 im Jahre 1873 und gegen 400 im December 1874, als Verf. den Ort besuchte), dürfte dafür sprechen, dass die Erwartungen, welche sich an den Aufenthalt daselbst knüpfen, erfüllt worden sind.

[Curt Wallis. Davos såson vinterkurort. Nord. med. Arkiv Bd. 7.

Verf. schliesst sich den neueren Schriftstellern über Davos an, die das Hauptgewicht auf die für D. eigenthümliche, starke Insolation und die Windstille legen, Eigenschaften, die D. mit den italienischen Kurorten gemeinsam hat und dem erstgenannten Ort einen hervorragenden Platz unter den tonisch-stimulirenden Kurorten anweist. D. ist in der That der am meisten tonisch-stimulirende aller Winterkurorte und könnte vielleicht deswegen den Vorzug verdienen vor den italienischen, wenn D. nicht viel weniger sichere Aussichten auf einen guten Normalwinter darböte wie die letzgenannten, die daher jedoch vorgezogen werden müssen. T. S. Warncke (Kopenhagen).

J. Leerbeek, Et Bidrag til Bedommelsen af Bjorgkurzieder for Brydsyge. Ugeskr. for Läger R. 3. Bd. 19. p. 257.

Kritik der Heilbedingungen von Davos, wodurch Verf., der als Arzt in der Schweiz lebt, zu einem sehr absprechenden Urtheile über den Werth dieser Kurstelle für Phthisiker geführt wird. F. Levison (Kopenhagen).]

Die Erfolge, deren sich Davos als Höhenkurort erfreut, haben zur Anlage anderer, ähnlich gelegener Genesungsstationen für Lungenkranke Veranlassung gegeben. So berichtet Weber (137) über den 4847' hoch gelegenen Kurort Wiesen in Graubünden, Bandlin (139) über Grindelwald als Winterkurort, und Giachino (135) über den Höhenkurort Courmayeur, am Fusse des Montblanc, im Thale von Aosta, 1218 Meter über der Meeresoberfläche in geschützter Lage und grossartigster Umgebung.

Interessante Mittheilungen über den Einfluss des Klimas der Peruanischen Anden (11 bis 13° S. B.) auf die Schwindsucht hat d'Ornellas (144) veröffentlicht. Man hat hier 3 klimatisch sehr verschiedene Zonen zu unterscheiden: 1) eine heisse mit tropischem Klima, in Höhen von 0 bis 1500 Mtr., der Küste und der Montana entsprechend, 2) eine gemässigte in Elevationen von 1500—3500 Mtr., die Sierra in den Hochebenen der beiden Cordilleren-Züge und dem dieselben von einander trennenden Thale und 3) eine kalte und sehr kalte, in Höhen von 3500—5000 Meter, auf dem Kamme (ceja) der beiden Gebirgszüge. Eine genaue Kenntniss der klimatischen Verhältnisse hat man bis jetzt nur von der Küstenund Sierra-Zone; an der Küste herrscht ein heisses und, wiewohl es niemals regnet, feuchtes Klima, hier herrscht neben tropischen Krankheiten besonders Schwindsucht; in der Sierra dagegen und im Thale des Janja, wo ein gemässigtes und, trotzdem es an Niederschlägen nicht fehlt, trocknes Klima vorherrscht, werden nur die Krankheiten gemässigter Breiten beobachtet, Schwindsucht ist aber unter den Eingeborenen des Landes, welche dasselbe nie verlassen haben, selten, und gerade diese Zone der Anden ist es, welche sich als Höhenkurort für Lungenkranke ganz besonders empfiehlt. Der günstige Einfluss des Klimas daselbst auf die Athmungsorgane erklärt sich, wie Verf. annimmt, aus der erfrischenden und kräftigenden Luft, der kühleren Temperatur und aus der Elevation. Die Kranken können hier Sommer und Winter, allerdings unter gewissen Vorsichtsmaassregeln leben. Einmal dürfen sie nicht gar zu schnell von der Ebene in die hohen Regionen aufsteigen, es empfiehlt sich, die Reise in 2—3 Wochen zu machen, noch besser 1—2 Wochen auf einer Mittelstation, zu verweilen, um sich an den Aufenthalt in höheren Elevationen zu gewöhnen. Sodann ist es zweckmässig, dass sie in der Sommer- resp. Regenzeit in Janja eintreffen, da, wenn sie in der kalten Jahreszeit dort ankommen, der Uebergang aus dem heissen Klima ein zu plötzlicher sein würde und leicht Erkältung zur Folge haben könnte. Endlich müssen sie sich in der Sierra während des Winters warm kleiden und dürfen nur in der Sonne promeniren, was ihnen übrigens täglich gegönnt ist. Tritt, was zuweilen in Janja passirt, Frost ein, so thnen die Kranken gut, sich für kurze Zeit nach benachbarten Orten, Concepcion, Mito, Tarma u. a., wo es niemals friert, zurückzuziehen.

B. Endemische Krankheiten.

1. Kropf und Kretinismus.

1) Sassot, A., Du goitre dans l'armée. Thèss de Paris. 1874. 37 pp. (Unbedeutend.) — 2) Piot, Ch., Du goitre endémique. Chambéry. 1873. 4. 67 pp. (Nichts Eigenes.) — 3) Meyer, R., Ueber die Wirkung der Struma auf ihre Umgebung. Correspondenzbl. der Schweizer Aerzte. No. 21. S. 624. — 4) Deininger, G., Ueber die Nachtheile der Jodbehandlung des Kropfes. Bayr. ärztl. Intelligenzbl. No. 26.

Meyer (3) hat Untersuchungen über die Wirkung, welche der Kropf auf die der Thyreoides benachbarten Theile ausübt, angestellt, und zwar liegen denselben die an 114 Fällen gemachten Beobachtungen zu Grunde. Von diesen Fällen betrafen 63 W., 51 M.; 57 pCt. betrafen das mittlere, je 20 pCt. das Lebensalter vor dem 30. und hinter dem 40. Lebensjahre, von den mit schwereren Complicationen verlaufenden 34 Fällen aber betrafen 4 das Lebensalter vor dem 20. und je 15 das zwischen dem 20. bis 30. und 30. bis 40. Jahre; an diesen Fällen waren die beiden Geschlechter gleichmässig mit je 17 betheiligt. Fast die Hälfte der Fälle war wirklicher Struma lymphatica, in 12 waren Cyston nachzuweisen, 4 gehörten der Struma vasculosa an. — Zu den häufigsten Complicationen der Struma gehörten aus jetzt ersichtlichen Gründen (Stauung) Hyperämien der Larynx- und Pharynxschleimhaut; seltener sind Erscheinungen einer Constriction des Larynx, so dass der Kranke das Gefühl eines Zusammenschnürens hat, zuweilen tritt selbst vollständiger Glottisvorschluss ein, so dass die Kranken wie bei Apoplexie zusammenstürzen; in einem Falle verschwanden diese Beschwerden mit Abschwellung der Geschwulst. — Eigentliche asthmatische Anfälle sind in den 114 Fällen nur zweimal beobachtet worden; in dem einen Falle bestand retrosternale Struma, und das Asthma verschwand nach antistrumöser Behandlung; im zweiten Falle (eine hysterische Dame betreffend) ging dem Anfalle jedesmal ein schnell eintretender Schnupfen voraus. — Den Glottiskrampf glaubt Verf. nicht auf Druck des Nerv. recurrens zurückführen zu dürfen, sondern er ist geneigt, denselben als Reflexerscheinung (von Reizung der Schleimhäute) aufzufassen; zur Erklärung der Ursachen des Kropfasthma fehlen bis jetzt alle Anhaltspunkte. — Viel bestimmter sprechen sich die Erscheinungen eines Druckes von Selten der Geschwulst auf den Nervus recurrens in ein- oder doppelseitiger Glottislähmung aus, wiewohl zu beachten, dass Dyspnoe bei Struma häufiger durch Tracheostenose als durch Glottislähmung bedingt ist. Verf. hat unter jenen 114 Fällen sechsmal Lähmung des Recurrens, achtmal reine Trachealstenose und achtmal reine Larynxstenose, in 2 Fällen gleichzeitig neurotische und mechanische Dyspnoe beobachtet. Die Intensität der Dyspnoe bei Recurrenslähmung ist geringer als diejenige bei Stenose; doppelseitige und complete Lähmung ist überaus selten. Uebrigens kommt die

Dyspnoe nur bei erheblicher körperlicher Anstrengung zum Vorschein. Mehr hervortretend sind die Veränderungen in der Stimme, die sich aber nicht in jedem Falle zeigen. Bisweilen ist Fistelstimme vorhanden, oder sie tritt nach jeder vorübergehenden Schwellung der Schleimhaut ein; bei lautem, langem Sprechen, beim Singen u. a. grösseren Ansprüchen an die Stimme giebt sie weniger leicht an oder sie büsst in der Tiefe ein. Gesichert wird die Diagnose der Recurrenslähmung nur durch die laryngoskopische Untersuchung. Das Gerhardt'sche Symptom des mangelnden Stimmfremitus auf der gelähmten Seite tritt nur in einzelnen Fällen hinzu. Die Prognose dieser Glottislähmung bei Struma ist insofern relativ günstig, als die Parese durch Schwund der Geschwulst heilen kann. — Sehr mannigfach sind die Lageveränderungen, welche Larynx und Trachea durch Druck der vergrösserten Thyreoidea erfahren; die weiteren Folgen derselben sind Venenstauungen am Halse, gedunsenes Gesicht, Glotzaugen. Wächst die Geschwulst fort, so ist der Tod unvermeidlich. Von den 114 Fällen endeten 2 durch Tracheostenose, ein Kranker erlag durch Vereiterung einer ausgedehnten Cyste, in einem Falle, in welchem Tracheotomie gemacht worden war, trat später der Tod in Folge von Pneumonie ein. — Bezüglich des Verhältnisses zwischen Struma und Morbus Basedowii kann Verf. das erstgenannte Leiden nicht für die Ursache des zweiten halten; er erklärt beide als coexistirende Erscheinungen, da frequente Herzaction und Glotzaugen keineswegs immer mit Struma zusammenfallen. — Therapeutisch wendet Verf. zuerst Jodeinreibungen und dabei innerlich Mineralwasser, bei freiliegender Struma Injection von Jodtinctur an; fast immer war danach ein Erfolg zu beobachten, wenn derselbe in der Regel auch nur langsam eintrat; bei kleinen Cysten punctirte Verf. und machte darnach Einspritzungen mit Tr. Jodi und Alkohol zu gleichen Theilen.

Deininger (4) theilt einige Fälle von sogenannter „Kropfresorptionskrankheit" behufs Nachweises der Nachtheile mit, welche die Jodbehandlung des Kropfes unter Umständen mit sich führt. — Dass nicht das Jod die eigentliche Ursache des mit dem obigen Namen bezeichneten Symptomencomplexes ist, geht schon daraus hervor, dass das Bild einer Jodvergiftung ein vollkommen anderes als das in derartigen Fällen beobachtete ist, ganz abgesehen davon, dass auf Darreichung so kleiner Mengen Jod, wie sie in einzelnen, von Verf. beobachteten Fällen angewendet worden sind, unmöglich so schwere Alterationen der Gesundheit erfolgen können. Die von Lebert und Böser gemachte Ansicht, dass die Krankheit auf eine mit der schnellen Resorption der Kropfmasse in das Blut eintretende, heterogene und auf dasselbe pathogenetisch wirkende Substanz zurückzuführen sei, scheint darum nicht zutreffend, da häufig Kröpfe von namhafter Grösse, besonders bei jungen Leuten, verschwinden, ohne dass sich bei denselben jener Symptomencomplex darnach

einstellt; der Widerspruch lässt sich vielleicht mit der Annahme lösen, dass jüngere Leute die Vergiftung leichter oder ohne Nachtheil ertragen als andere, oder dass es sich bei den Kröpfen jüngerer Leute nur um Neubildung von Drüsensubstanz handelt, während bei älteren Individuen neben den neugebildeten Drüsenelementen auch noch colloide Massen, als fremdartige Stoffe, in das Blut gelangen; endlich wäre es auch denkbar, dass der Kropfinhalt in den verschiedenen Fällen überhaupt eine verschiedene chemische Beschaffenheit hat. — Unter 86, vom Verf. mit Jod (meist innerlich, selten auch äusserlich) behandelten Fällen von Kropf hat er die erwähnte schwere Erkrankung nur 6 mal ganz ausgesprochen, in 20 weiteren Fällen leicht angedeutet (leichte Abmagerung, Bleichwerden, Erethismus) beobachtet, so dass also fast ein Drittel aller Kranken mehr oder weniger an der Affection zu leiden hatte. — Die der Krankheit eigenthümlichen Erscheinungen sprachen sich theils in tiefen Veränderungen der Blutbildung und Ernährung (Blässe der Haut und sichtbaren Schleimhäute und schnelle Abmagerung — von allen Beobachtern als erstes Symptom der Krankheit genannt), theils in eigenthümlichen Störungen des Nervensystems aus, sämmtlich mit dem Character von Reizungszuständen, namentlich Aufgeregtheit, Aengstlichkeit, leichtes Erschrecken, Schlaflosigkeit, ängstliche Träume, Zittern des ganzen Körpers bei der geringsten Veranlassung (ähnlich dem Erethismus mercurialis), ferner heftiger Kopfschmerz (entweder in Form des Clavus oder der Migräne), Schmerz im Epigastrium und häufiges Erbrechen unabhängig von Nahrungsaufnahme und verstärkte Herzthätigkeit mit enorm gesteigerter Pulsfrequenz. In den vom Verf. beobachteten Fällen war Herzklopfen eines der ersten und dem Kranken auffälligsten Erscheinungen, und in einem dieser Fälle entwickelte sich nach mehrmonatlichem Leiden eine physikalisch sicher nachweisbare Dilatation des Herzens (vielleicht eine Verfettung der Herzmusculatur); der Fall verlief tödtlich, Section wurde leider nicht gestattet. — Die Prognose ist in der Regel günstig, immer aber mit Vorsicht zu stellen. Ist die Krankheit einigermassen entwickelt, so vergehen bei jüngeren Individuen 2 bis 3 Monate, bei älteren fast ein Jahr bis zur vollkommenen Genesung; treten, was nur bei älteren Individuen vorzukommen pflegt, secundäre Veränderungen am Herzen auf, so ist die Prognose sehr bedenklich. Therapeutisch vermag man einen directen Einfluss auf die Krankheit nicht auszuüben; indicirt erscheint ein tonisirendes Verfahren, neben reichlichem Milchgenuss, Aufenthalt im Freien u. s. w. der Gebrauch von Chinin, von leichten Eisenpräparaten, bei Schlaflosigkeit und Erbrechen Morphium, zur Bekämpfung der excessiven Herzthätigkeit ist Digitalis von entschiedenem Nutzen gewesen. Bromkalium hat sich bei den aus Störung der Innervation der vasomotorischen Nerven hervorgegangenen Erscheinungen ganz unwirksam gezeigt.

2. Aussatz.

1) Profeta, Guis., Sulla lepra in Sicilia. Lo Sperimentale. Settemb. p. 294. — 2) London, Mittheilungen
aus den Leprösen-Hütten („Bint et Massakin") in Jerusalem. Wiener med. Wochenschr. No. 13, 14. — 3) Bericht
über Aussatz in Indien. Leudesdorf's Nachrichten. IX.
S. 11. — 4) Wong, Ueber Aussatz in China. Ebend.
S. 22. — 5) Milroy, G., The leper asylum of Trinidad. Med. Times and Gaz. Sept. 18. p. 342. Decb. 11.
p. 651. (Auszug aus dem Folgenden.) — 6) Espinet, Report of the medical superintendent of the leper
asylum (of Trinidad) for the year 1874. London. (Nur
von localem Interesse.) — 7) Hansen, G. A., On the
etiology of leprosy. Brit. and for. med.-chir. Review.
April. p. 459. (Vergl. Jahresb. 1874. I. S. 440.) —
8) Milroy, G., Is leprosy contagious? Med. Times
and Gaz. June 19. p. 658. July 17. p. 65. — 9) Macrae, W., Notes on the distinction of the semotions of
touch, pain and heat in the sentient nerves of lepers.
Ibid. July 31. p. 118. — 10) Langhans, Th., Myelitis der grauen Commissur, Clarke'schen Säulen und
Hinterhörner (Lepra anaesthetica, s. mutilans). Virch.
Arch. Bd. 64. S. 175. — 11) Bull, O. B., and Hansen, J. B., The leprous diseases of the eye. Christ.
and Lond. 1873. 8. p. 27. — 12) Donor, W. J., Report of three cases of tous leprosy. New York med.
Record. Novbr. 20. — 13) Pye-Smith, P. H., Lepra
vera (Elephant. Graecorum). Transact. of the pathol.
Soc. XXVI. p. 218. — 14) Southey, Case of lepra
anaesthetica. (Clin. soc. of London.) Lancet. Febr. 20.
Med. Times and Gaz. March 13. p. 299. — 15) Duckworth, D., On a case of elephantiasis Graecorum (tone
leprosy), treated by Gurjun balsam. St. Barthol. Hosp.
Rep. X. p. 279. — 16) Laycock, T., Case of tuber-
cular leprosy. Edinb. med. Journ. Septb. p. 205. —
17) Bell, J., Anaesthetic leprosy of the left arm, amputation at shoulder-joint, recovery. Lancet. Septb. 18.
p. 420. — 18) Vidal, E., Lèpre nostras tuberculeuse,
tachetée et anesthésique. L'Union méd. No. 89. et Gaz.
des hôp. No. 87. p. 691.

Profeta (1) hat seit einer Reihe von Jahren
(seit 1867) Untersuchungen über das Vorkommen
von Aussatz auf Sicilien angestellt und ist bis
jetzt theils durch eigene Erfahrungen, theils durch
Mittheilungen von Seiten anderer Beobachter zur
Kenntniss von 114 (sicheren) Fällen von Aussatz gekommen; 80 derselben betreffen Männer, 34 Frauen,
8 Fälle stammen aus Palermo, je einer aus Carini,
Petralia, Sottana und Polizzi, je 6 aus Cephalia und
Monte San Giuliano, 9 aus Trapani, 5 aus Favignana,
7 aus Castellamare, je einer aus Girgenti und Sciacca,
7 aus Buccheri, 25 aus Avola, 10 aus Floridia, je 8
aus Solarino und Naso, 3 aus Mirto und 7 aus Lipari.
Diese Ortschaften gehören zu den Provinzen Palermo,
Messina, Girgenti, Trapani und Siracosa, so dass also
von den sieben Provinzen Siciliens nur Catania und
Caltanisetta hier nicht repräsentirt sind. — Ueber die
Zeit des ersten Auftretens der Krankheit auf der Insel
lässt sich mit Bestimmtheit nichts sagen, sicher ist,
dass im 12 Sec. in Palermo eine Leproserie eröffnet
worden ist, und dass zwei Jahrhunderte später zwei
solcher Institute daselbst bestanden haben; weiter ist
es wahrscheinlich, dass Aussatz in Avola erst gegen
Ende des 17. Jahrhunderts, in Buccheri, Floridia, Solarino und Naso nicht vor etwa einem Seculum aufgetreten ist; die ersten Fälle von Aussatz in Trapani
und der benachbarten Insel Favignana datiren aus den

Jahren 1780 und 1790, in Cofalù und Lipari aus dem
ersten Decennium dieses Jahrhunderts, in Monte San
Giuliano und Mirta aus dem Jahre 1830, in Carini aus
1854, in den Jahren 1860—70 endlich haben sich
vereinzelte Fälle der Krankheit in den bis dahin von
derselben ganz verschont gewesenen Ortschaften von
Petralia, Girgenti, Polizzi und Sciacca gezeigt. In
drei Viertel aller jener Fälle ist die Erblichkeit der
Krankheit nachgewiesen, einzelne Beispiele liegen
von einer solchen hereditären Uebertragung bis
ins vierte Glied vor. — In keinem Falle hat sich eine
Spur contagiöser Uebertragung geltend gemacht;
22 Aussätzige haben Jahre lang in ihrer Familie gelebt, ohne irgend einem Mitgliede derselben die Krankheit mitzutheilen. Ebenso wenig sind Kinder, welche
von leprösen Frauen gesäugt worden sind, Opfer der
Krankheit geworden, auch hat niemals eine Uebertragung des Aussatzes bei der Revaccination durch
Lymphe, welche von Leprösen genommen war, stattgehabt, so dass in der That nur die Erblichkeit als
ätiologisches Moment übrig bleibt. — Die Annahme,
dass die Krankheit vorzugsweise an der Küste, unter
Schiffern und Fischern, in Folge des Genusses von
gesalzenen oder getrockneten Fischen vorkommt, findet auf Sicilien durchaus keine Bestätigung; auf je
9000 Küstenbewohner kommen daselbst nur 2, dagegen
auf dieselbe Zahl von Bewohnern des Binnenlandes
5 Fälle von Aussatz. Dass Elend, Armuth und
schlechte hygienische Verhältnisse die Krankheitsgenese fördern, lässt sich für Sicilien ebenfalls nicht
geltend machen, denn die wenigsten der daselbst
lebenden Aussätzigen gehören dem eigentlichen Proletariate an; am wenigsten lassen sich Malaria-Einflüsse
als ätiologisches Moment der Krankheit beschuldigen.
So, sagt Verf., ist die Genese des Aussatzes (abgesehen von der erblichen Uebertragung) in ein vollständiges Dunkel gehüllt. — Bei 9 unter den 114
Kranken hatte das Leiden im Alter zwischen 7 bis
10 Jahren, bei 26 in dem von 11 bis 20, bei 39 in
dem von 21 bis 30, bei 22 in dem von 31 bis 40,
bei 11 in dem von 41—50 und bei 7 Kranken in
dem Alter von 51—65 Jahren den Anfang genommen;
Fälle von angeborenem Aussatze sind auf Sicilien
nicht beobachtet worden. — Symptomatologisch gestaltet sich die Krankheit hier ebenso wie an andern
Orten; beide Formen von Aussatz kommen auch hier
vor, die anaesthetische, wie es scheint, häufiger als
die knotige. — Therapeutische Versuche mit den verschiedenen, gegen Aussatz empfohlenen, allgemeinen
und örtlichen Mitteln sind ohne sichtbaren Erfolg geblieben. Von den 114 Kranken sind innerhalb der
Untersuchungszeit von 7½ Jahren 60 gestorben, und
zwar theils asphyctisch, theils cachectisch, oder im
Zustande des Marasmus oder endlich an intercurren-
Krankheiten. Die mittle Dauer der Krankheit hat in
diesen 60 Fällen 13 Jahre, im Minimum 3, im Maximum 40 Jahre betragen. — Verf. glaubt nicht, dass
man berechtigt ist, therapeutische Versuche ganz aufzugeben, so viel er aber bis jetzt zu beurtheilen vermag, vermag man vorläufig noch am meisten dadurch

zu nützen, dass man den Kranken in möglichst günstige hygienische Verhältnisse bringt.

London (2) berichtet unter specieller Mittheilung eines Falles von Lepra anaesthetica, in dessen späterem Verlaufe Muskelatrophie, Contracturen, pemphigusähnliche Blasen und schliesslich auch Knotenbildung sich hinzugesellten, über die von ihm in den Leprösen-Hütten in Jerusalem gemachten Beobachtungen. — Die Zahl der in denselben jetzt lebenden Kranken beträgt 27. — In allen complicirten Fällen von Aussatz, welche Verf. in Jerusalem selbst, sowie in Jaffa, Nablus und Ramleh zu beobachten Gelegenheit gehabt hat, traten die charakteristischen Hautsymptome (als Lepra maculosa, tuberculosa) stets symmetrisch auf beiden Seiten, und zwar in Form glatter oder über das Niveau der Haut erhabener, hell- bis dunkelrother Flecke auf, aus denen sich dann entweder im Corium sitzende, isolirte oder gruppirt stehende, hirsekorn- bis wallnussgrosse, auf Druck schmerzhafte Knoten, oder nur durch den Tastsinn wahrnehmbare Infiltrate entwickelten. Später werden in ähnlicher Weise die Schleimhäute des Mundes, Rachens und Kehlkopfes afficirt, und zuletzt treten die characteristischen Erscheinungen von Erkrankung der sensiblen, motorischen und trophischen Nerven auf. Für die Diagnose sind vorzugsweise die mikroskopisch-anatomischen Veränderungen in den Geweben maassgebend, Präparate für die Untersuchung lassen sich leicht durch Ausschneiden kleiner Stückchen aus den Knoten, oder aus der pathologisch veränderten Haut oder dem erkrankten Nerven gewinnen. Die Untersuchung des excidirten Hautstückes in dem vom Verf. in extenso mitgetheilten Falle ergab folgende Veränderungen: im Corium sowohl, wie im subcutanen Bindegewebe theils isolirt, theils heerdweise gruppirt, kleine runde, kernhaltige Zellen, grössere runde Kerne, spindelförmige Elemente und eine spärliche, durch Essigsäure-Zusatz sich körnig trübende Intercellular-Substanz. Die Zellen sind den entzündlichen Proliferationen des Bindegewebes frappant ähnlich und unterscheiden sich von denselben nur durch die Art ihrer heerdweisen Anhäufung und durch ein längeres Verharren auf der Grenze zwischen Organisation und Zerfall. Die krankhaften Erscheinungen in den Nerven sind, vom mikroskopisch-histologischen Standpunkte beurtheilt, denen in der Haut, resp. den Knoten nahe verwandt. — Aetiologisch vermag Verf. nur so viel mit Sicherheit zu sagen, dass Aussatz nicht contagiös ist, für den hereditären Ursprung der Krankheit spricht der Umstand, dass sie in Jerusalem in zahlreichen Familien in directer Linie fortschreitend angetroffen wird; zuweilen erfolgt diese Vererbung auch in seitlicher Linie, mitunter wird auch wohl ein Ueberspringen einzelner Generationen beobachtet. — Als ein auffallendes Factum bezeichnet Verf. ferner den Umstand, dass in denjenigen Gegenden Palästinas, in welchen der Aussatz endemisch ist, auch Malariakrankheiten in hohem Grade endemisch herrschen (woraus doch aber unmöglich etwas gefolgert werden

kann, Ref.). — Therapeutische Versuche, welche Verf. angestellt hat, sind ganz erfolglos geblieben; um so bedauerlicher ist es, dass von Seiten der Regierung nichts zur Erleichterung der unglücklichen Kranken geschieht, als dass man sie in die sogenannten „Leprosen-Hütten" sendet, schmutzige, halbverfallene, finstere Löcher, die nicht einmal einem Hunde Schutz gegen die erstarrende Kälte des syrischen Winters oder gegen die brennende Hitze des Sommers zu bieten vermögen.

Amtliche Untersuchungen (3) über die Verbreitung des Aussatzes in Indien haben ergeben, dass in dem ganzen Territorium, so weit es der britischen Regierung direct oder indirect unterthan ist, 79,287 Lepröse leben, von denen 38,129 in der Provinz Bengalen, 10,099 in den NW.-Provinzen, 10,989 im Punjab, 7831 in Oude, 2807 in Central-Provinzen, 1432 in Berar und 8000 in Bombay heimisch sind. — Die Zahl der Aussätzigen in der Provinz Madras ist unbekannt geblieben.

Dem Berichte von Wong (4) zufolge schätzt man die Zahl der Aussätzigen in der Provinz Canton (China) auf über 10,000. Fast in jedem Dorfe der Umgebung der Stadt Canton von 1000—2000 Bewohnern findet man 1 oder 2 Lepröse. Wenige Meilen von der Stadt entfernt bestehen 2 Lepradörfer, das eine mit nur 7—800, das andere mit über 1000 Bewohnern, von denen jedoch der grössere Theil nur Sprösslinge von Aussätzigen beherbergt, übrigens aber selbst von der Krankheit frei ist. Da das Gesetz über Absonderung der Unglücklichen (zu ihrem Heile, Ref.) in Canton nicht strenge gehandhabt wird, leben hier, wie auf den Flussbooten, Hunderte von Aussätzigen. Den Hauptsitz des Leidens in China bilden die Provinzen Canton und Fu-Kjang; in der binnenländischen Provinz Kjang-Szu und im Norden des Reiches ist dasselbe viel seltener. In der Provinz Canton ist kein District frei von der Krankheit, am wenigsten sind die höher den Fluss hinauf und gebirgig gelegenen heimgesucht. In der Lebens- und Nahrungsweise der Bewohner der Provinz lässt sich ein bestimmtes ätiologisches Moment nicht entdecken; im Allgemeinen lebt das Volk hier verhältnissmässig besser als in anderen Theilen Chinas, es hat gutes Verdienst und ist daher auch im Stande, sich gute, nahrhafte Kost, namentlich Fleischkost, zu verschaffen. Die Krankheit verschont keine Volksclasse, in einem etwas grösseren Umfange leiden die Armen und die Landleute; unter den im Canton lebenden Europäern ist, soviel man weiss, nur ein Fall von Aussatz vorgekommen. — Ueber die Verbreitung der Krankheit durch Heredität herrscht kein Zweifel; in den späteren Generationen soll sie milder auftreten. In Macao existirt eine Familie, die in jeder Generation einen Leprösen zählt. Unter den Eingeborenen herrscht der Glaube, dass Frauen, bei denen sich die ersten Erscheinungen der Krankheit gezeigt haben, durch geschlechtlichen Umgang mit einem gesunden Manne von derselben befreit werden; solche Frauen gehen dann verkleidet umher, bieten sich den Männern an

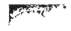

oder locken sie in ihre Wohnungen, ein Verfahren, welches mit dem Namen „selling of leprosy" (Aussatz-Verkauf) bezeichnet wird.

Milroy (8) unterwirft die neuerlichst ge-äusserten Ansichten über Contagiosität des Aussatzes einer kritischen Prüfung; namentlich wendet er sich gegen die neuesten Arbeiten von Hansen (vgl. Jahresber. 1874 I. 440) und von Van dyke Carter, der früher einer der entschie-densten Gegner der Lehre von der Uebertragung des Aussatzes durch Berührung, neuerlichst (und zwar, wie es scheint, durch die von ihm in Norwegen ge-machten Beobachtungen bestimmt) eine Schwenkung gemacht hat und in das Lager der Contagionisten übergegangen ist. Milroy weist nach, wie wenig stichhaltig die Thatsachen sind, welche von beiden Beobachtern für ihre Ansicht beigebracht werden, und fordert namentlich Carter, der ein Opfer des Schizo-myceten-Schwindels geworden ist, auf, den Beweis für die contagiöse Einschleppung der Krankheit nach Ho-nolulu, auf die er sich bei Begründung seiner Ansicht vorzugsweise stützt, beizubringen.

Die Schrift von Bull und Hansen (11) ist ein dankenswerther Beitrag zur Lehre von den im Ver-laufe oder in Folge von Aussatz auftreten-den Augenkrankheiten. Dieselben sind entweder die directe Folge von diffuser oder knotiger Ablage-rung leprüser Elemente, oder sie entstehen secundär und zwar namentlich in Folge mangelhaften Lid-schlusses bei der durch die Krankheit bedingten Facia-lisparalyse. — Am häufigsten leidet die Cornea, und zwar entweder in Form von Trübungen, welche sich vom Rande aus, allmälig über einen grösseren und kleineren Umfang der Hornhaut bilden, gewöhnlich in beiden Augen gleichzeitig auftreten und neben denen das bewaffnete, zuweilen selbst das unbewaffnete Auge eine Entwickelung zarter Gefässe entdeckt, welche sich von den Conjunctival- und Subconjunctival-Gefässen in die Trübung erstrecken, zuweilen so reichlich, dass dieselbe eine schmutzigraue Färbung annimmt. Selten verbreitet sich diese Trübung über die ganze Cornea, das Centrum derselben bleibt gewöhnlich frei. Die mikroskopische Untersuchung weist in solchen Fällen Ablagerung leprüser Elemente, welche, wie die Verff. glauben, als Derivate von Hornhautkörperchen, vor-zugsweise aber von den Zellen der Gefässwandungen anzusehen sind, und eine dem Pannus vollständig ana-loge Gefässwucherung nach. — In anderen Fällen bilden sich in der Cornea wahre Knoten; auch diese Affection beginnt immer vom Rande der Horn-haut, meist an der äusseren Seite, und auch hier sind gewöhnlich beide Augen und zwar symmetrisch er-ergriffen; mitunter erreichen diese leprösen einen solchen Umfang, dass sie die ganze Hornhaut bedecken und den Lidschluss verhindern. Der Ausgang ist entwe-der der in Resorption, seltener in Vereiterung, wobei gewöhnlich gleichzeitig Schwund des Bulbus eintritt. Die Conjunctiva ist über den Knoten frei beweglich. Diese Affection ist weit gefährlicher für das Auge als die diffuse Trübung, gerade die Hornhaut-

knoten, in Gemeinschaft mit den in der Iris vor-kommenden leprösen Knoten, bedingen wohl die grösste Zahl der bei Aussätzigen vorkommenden Erblindungen. — Wenn sich die Krankheit vollkommen entwickelt hat, lässt sie, ebenso wie die leprösen Horn-haut-Trübungen, kaum eine Heilung oder auch nur Besserung zu. Zuweilen gelingt es, bei der ersten Ent-wickelung der Knoten durch intensive Aetzung ihrer weiteren Entwickelung vorzubeugen, die Aetzung muss aber so tief dringen, dass nicht bloss die con-junctivalen, sondern auch die submucösen Gefässe zer-stört werden; die Wunde heilt leicht. Versuche mit Excision eines Theiles der Geschwulst und nachheriger Aetzung mit Silbernitrat haben keine günstigen Re-sultate ergeben. — Die Sclera findet man selten und alsdann immer nur secundär neben Corneal-Affection erkrankt. — Die Iris verhält sich im leprösen Processe ebenso wie die Cornea; die diffuse Infiltration tritt ge-wöhnlich secundär nach Affection der Hornhaut und zwar zumeist erst nach 8—10 jährigem Bestande des Leidens auf, die knotige Form dagegen entwickelt sich in der Iris selbstständig aus dem allgemeinen Processe und zwar entweder acut oder chronisch; die gleichzeitig mit der acuten Entwickelung dieser Iris-Knoten auftretende Trübung des Glaskörpers weist auf entzündliche Affection der Chorioidea und des Corpus ciliare hin, so dass solche Fälle sich als Iridocyclitis oder Iridochorioiditis gestalten. Die Knoten in der Iris entwickeln sich gewöhnlich in der Peripherie und zwar zumeist der untern Hälfte; nicht selten findet man neben den Knoten Ciliar-Staphylome. Die entzünd-lichen Zufälle im Anfange der Krankheit indiciren ein Verfahren, wie bei einfacher Iritis, die Knoten können durch Iridectomie entfernt werden. — Ophthalmo-skopische Untersuchungen die in mehr als 200 Fällen von den Verff. an Aussätzigen angestellt worden sind, haben niemals Spuren einer Retinal-Erkrankung er-kennen lassen. — Zu den häufigsten Localen Affectionen gehören lepröse Ablagerungen in die Augenlider; Aus-fallen der Augenbrauen ist einer der ersten und cha-racteristischsten Symptome der Krankheit. — Conjunc-tival-Infiltration kommt wohl nur bei Hornhaut-Er-krankung vor. — Schliesslich ist noch Paralyse des Orbicularis in Folge von leprüser Affection des Facialis zu erwähnen.

Langhaus (10) fand bei einem Falle von spora-discher Lepra anaesthetica, der einen 40 jährigen Mann mit Affection der Hände und des unteren Theiles der Vorderarme betraf und letal endete, bei der Section des Rückenmarkes starke Erweichung und Schwund der Commissur, der Clarke'schen Säulen und der Hinter-hörner, besonders in der Gegend der Halsanschwellung und am oberen Dorsalmark, weniger in der Gegend der Lendenanschwellung als Ausdruck der den leprösen Pro-cessen eigenthümlichen, übrigens bekannten, anatomischen Veränderungen (entzündliche Zellenwucherung und Binde-gewebsneubildung), in den peripherischen Nerven Ver-dickung des Peri- und Endoneuriums, Schwund der Markscheide, den Axencylinder noch erhalten.

Macrae (9) hat interessante Beobachtungen über Anästhesie bei Aussätzigen mitgetheilt. In einzelnen Fällen fand er bei vollkommen erhaltenem

Tastsinn absolute Analgesie; in andern Fällen bestand
an einzelnen Stellen der Körperoberfläche Verlust des
Drucksinnes, an andern Stellen dagegen Analgesie;
da, wo Tast- und Schmerzsinn gleichzeitig verloren
gegangen war, reichte die Analgesie immer viel weiter.
Nur in 2 Fällen war bei vollständigem Verluste des
Drucksinnes noch etwas Schmerzsinn übrig geblieben.
Gewöhnlich zeigt sich die Verbreitung der Anästhesie,
in Bezug auf den Verlust sowohl des Druck- wie des
Schmerzsinnes symmetrisch, auch war die Anästhesie
auf den Streckseiten der Extremitäten gewöhnlich
früher nachweisbar, als auf den Beugeseiten, und in den
Fällen, wo in Folge therapeutischer Eingriffe Besserung eintrat, zeigte sie sich an den zuerst genannten
Stellen früher als an den letztern. Nicht immer entsprachen isolirte, anästhetische Stellen dem Sitze von
Lepraflecken. Verf. glaubt in diesen Beobachtungen
eine Bestätigung der Ansicht zu finden, dass der
Druck- und Schmerzsinn durch verschiedene Nerven
vermittelt wird. — Da wo der Schmerzsinn aufgehoben
war, fehlte auch stets der Temperatursinn, nur in
einem Falle war bei vollständiger Analgesie der Temperatursinn, wenn auch geschwächt, erhalten. Nicht
selten bestand an den von leprösen Flecken bedeckten
Stellen der Haut Hyperästhesie. — Niemals fand Verf.
musculäre Anästhesie, auch war die electro-musculäre
Reizbarkeit stets intact.

Die drei von Donor (12) mitgetheilten Fälle
von Aussatz bieten in Bezug auf ihre Genese einiges
Interesse, insofern dieselben einen Engländer, einen
New-Yorker und einen Deutschen betreffen, bei welchen sich die Krankheit während ihres Aufenthaltes
in New-York entwickelt hatte, ohne dass sich bei
ihnen auch nur eine Spur von hereditärer Uebertragung
der Krankheit nachweisen liess. Bemerkenswerth ist
ferner die ungemein rapide Entwickelung bei dem erstgenannten Kranken, einem Manne von 48 Jahren, der
im Alter von 10 Jahren aus England nach New-York
gekommen war, und bei welchem das Leiden innerhalb 4—5 Monaten theils in anästhetischer, theils
knotiger Form nicht nur auf den äusseren Bedeckungen
sehr rapide Fortschritte gemacht hatte, sondern auch
bereits Affection der Mund- und Rachenschleimhaut
eingetreten war, die sich, sonst gewöhnlich erst nach
vieljährigem Bestande der Krankheit zu zeigen pflegt. —
Der zweite Fall betraf einen Eingeborenen aus New-
York, einen 63jährigen Mann, der die Stadt nie verlassen hatte, und dessen Vorfahren bis ins fünfte
Glied Bewohner von New-York gewesen waren. Die
ersten Erscheinungen der Krankheit zeigten sich vor
8-9 Jahren, d. h. als der Mann im 54. oder 55. Lebensjahre stand.
Der von Pye-Smith (13) mitgetheilte Fall von
Lepra tuberosa betrifft einen 16jährigen, in Indien
geborenen Knaben, sein Vater war aus Schottland dahin
gekommen, seine Mutter war eine Eingeborene. — Der
Beginn der Krankheit fällt in das 6. Lebensjahr des
Knaben. In seiner Familie sind, so viel er weiss, keine
Fälle von Aussatz vorgekommen. — Längere Zeit fortgesetzte Heilversuche mit der inneren und äusseren Anwendung von Cashow nut oil und Gourgon oil sind ohne
jeden Erfolg geblieben.

In dem von Southey (14) berichteten Falle von
Lepra anaesthetica handelt es sich um einen 25jäh-
rigen Mann, der von englischen Eltern abstammend, in
südlichen Theile von Indien geboren war, bis zum Jahre
1873 daselbst gelebt hatte und bei dem sich die ersten
Krankheitssymptome im Jahre 1869, angeblich unmittelbar nach syphilitischer Infection, gezeigt hatten. Bemerkenswerth ist hierbei der Umstand, dass sein Grossvater
von England nach Indien übergesiedelt war, seine Eltern
dagegen beide in Indien geboren sind.
Duckworth (15) berichtet über einen Fall von
gemischtem Aussatz bei einem 20jährigen jungen
Manns, der in Calcutta geboren war; sein Vater war
aus Bordeaux, seine Mutter, von französischen Eltern,
stammte aus Madras. Bis zu seinem 10. Lebensjahre
wohnte Pat. in Calcutta; bevor er Indien verliess und
mit seinen Eltern nach England übersiedelte, hat er sich
einige Monate in Rungpur aufgehalten, wo Aussatz endemisch herrschen soll. Die ersten Krankheitserscheinungen zeigten sich erst 2½ Jahr nach seiner Ankunft
in England. — Die längere Zeit fortgesetzten Versuche
mit der Anwendung des von Mac Dougal (vgl. Jahresber.
1874, I. S. 439) empfohlenen Gurjun-Oels haben in
diesem Falle ziemlich befriedigende Resultate ergeben;
allerdings bleibt die Frage offen, wie viel die verbesserten hygienischen und Nahrungsverhältnisse, in welche
der Kranke gebracht worden ist, zu seinem besseren
Befinden beigetragen haben. — Ueber denselben Kranken
berichtet Laycock (16), der ihn ein Jahr später (die
Mittheilungen von Duckworth datiren vom Jahre 1874
aus dem St. Bartholomew's Hospital in London) in die
Royal Infirmerie in Edinburgh aufgenommen hat. In
diesem Berichte wird hervorgehoben, dass die Eltern und
Geschwister des Kranken vollkommen gesund sind, eine
hereditäre Uebertragung der Krankheit nicht nachweisbar
ist. Die Untersuchung des Kranken ergab hier u. a.
leprose diffuse Infiltration der Cornea auf beiden Augen.
Vidal (18) berichtet über einen Fall von gemischtem Aussatz bei einem 37jährigen Manne, der
in Nantes (Departement Seine-et-Oise) von französischen
Eltern geboren war, welche das Land niemals verlassen
hatten. Die ersten Krankheitssymptome traten im Jahre
1873, d. h. im 35. Lebensjahre des Individuums auf.
Die Krankheitsgenese ist in vollständiges Dunkel gehüllt;
die Lebensweise des Kranken war eine in allen Beziehungen zweckmässige gewesen. Als Krankheitsursache
wird Erkältung geltend gemacht.

3. Pellagra.

1) Schreiber, S. H., Ueber Pellagra in Rumänien.
Vierteljahrsschr. für Dermatologie. Heft 4. S. 417. —
2) Gemma, A. M., Sulla etiologia della pellagra. Gaz.
med. ital. Lombard. No. 5. 6. (Fortsetzung der Polemik,
die sich bereits im vorigen Jahre zwischen dem Verf.
und Miconi, einem Anhänger der Ansichten über die
Pellagra-Genese von Lombroso, entsponnen hat, vergl.
Jahresber. 1874, I, S. 442. Neues weiss Gemma gegen
M. nicht vorzubringen.) — 3) Sull' azione dell' olio di
mais guasto. Relazione della commissione nominata del
R. Istituto Lombardo di scienze e letters per esaminare
e riferire intorno ai resultati del prof. C. Lombroso.
Ib. No. 21. 22. — 4) Lussana, F., Sull' azione della
cosi detta sostanza tossica del mais guasto e del cosi
detto olio rosso ed ossidato. Ib. Nr. 33. p. 257. —
5) Lombroso, C., Le sostanze tossiche del mais
guasto. Ib. Nr. 38. — 6) Derselbe, Sulle sostanze
tossiche (striciche) del maiz guasto. 2ª communicazione
preventiva. Rivist. clin. di Bologna Dicbr. p. 368.

Schreiber(1) hat in seiner Eigenschaft als Spital-
arzt, zuerst in Jassy, später in Bukarest die Ueberzeugung gewonnen, dass Pellagra in allen Bezirken Rumäniens von der südlichen bis zur nörd-

lichen, und von der westlichen bis zur östlichen Grenze heimisch ist; in der Bukowina und dem Banate scheint die Krankheit unbekannt zu sein, auch ist sie in einigen Districten der Moldau stärker verbreitet, als in andern und als in der eigentlichen Wallachei. — Das Hauptnahrungsmittel der wallachischen Bauern ist die aus Maismehl bereitete Polenta (Mamaliga), dazu kommen im Winter noch Zwiebeln und Knoblauch, im Sommer schlechtes Obst, rohe Gurken und Salatblätter; Brod- und Fleischnahrung ist denselben weniger angenehm als diese Kost. Hieraus erklärt sich die elende körperliche Constitution der rumänischen Bauern, im Gegensatze zu ihren Stammesgenossen in Siebenbürgen, welche mit der deutschen Cultur in die nächste Beziehung gekommen und sich dieselbe auch in der Nahrungsweise angeeignet haben. Auch bei ihnen spielt Mais eine Rolle, allein sie lassen das Getreide reifen und trocknen es später in Scheunen, während der Rumäne den Mais in unreifem Zustande erntet und ihn dann in Gruben aufschüttet, wo er dumpf wird. — Nach den statistischen Erhebungen über die Bevölkerung der Spitäler Rumäniens im Jahre 1870 sind daselbst 136 Pellagröse (d. i. etwa 3,5 pCt. sämmtlicher, in die Spitäler und Irrenanstalten aufgenommenen Kranken) in Behandlung gewesen, und zwar 94 Männer und 42 Frauen. — Der Verlauf der Krankheit bot nichts von der in andern Ländern beobachteten Gestaltung der Pellagra Abweichendes dar. — Neben der eigentlichen Pellagra unterscheidet Verf. eine Pseudo-Pellagra, bei welcher es sich nur um einzelne Symptome der Krankheit handelt (und deren Diagnose, wie Ref. vermuthet, auf manchen Irrthümern beruht). — In 14 tödtlich verlaufenen Fällen hatte Verf. Gelegenheit, Autopsie anzustellen; von diesen hatten 5 an Geistesstörung, alle an Diarrhoe gelitten. In allen Fällen bestand starke Hirnanämie, bei den Geisteskranken gleichzeitig Serumgehalt in den Ventrikeln und starke seröse Erweichung der Basaltheile des Hirns und der Ventrikelwandungen; in 7 Fällen war Tuberculose in mehr oder weniger hohem Grade, demnächst in allen Fällen das bekannte Exanthem, Anämie und allgemeiner oder partieller Hydrops und chronischer Magen-Darmkatarrh (3 mal oberflächliche Dickdarmgeschwüre, einmal chronische Dysenterie). Andere in den Leichen vorgefundene Organ-Erkrankungen (bes. der Milz und Leber) sind nicht auf Pellagra, sondern vorzugsweise auf voraufgegangene Malariafieber zurückzuführen. — Verf. glaubt nicht, dass die Krankheitsgenese in einer bestimmten Beziehung zum Mais-Genusse steht; er vermuthet vielmehr, dass gewisse andere, unbekannte Einflüsse in Verbindung mit den elenden socialen Verhältnissen das endemische Vorherrschen der Krankheit in Rumänien bedingen. — In den weniger weit vorgeschrittenen Fällen vermochte man bei guter Pflege und mit Darreichung roborirender Mittel (China, Eisen, Arsen) eine Besserung oder selbst temporäre Heilung herbeizuführen, die schweren Fälle gingen alle unter den Erscheinungen von Anämie und Diarrhoe marastisch zu Grunde.

Lombroso, der seit langer Zeit bereits die Ansicht vertritt, dass sich in verdorbenem (faulendem) Mais eine giftige Substanz entwickelt, und dass eben dieses Moment, resp. der Genuss von verdorbenem Mais die eigentliche Ursache der Pellagra abgiebt, hat in Verbindung mit Prof. Dupré im Jahre 1872 chemische Untersuchungen der von ihm aus verdorbenem Mais bereiteten Tinctur angestellt, und in derselben ein in Alkohol lösliches Oel, dass giftige Eigenschaften erkennen liess und ein ebenfalls giftig wirkendes Alkaloid gefunden; die mit diesen Präparaten an Thieren angestellten Experimente ergaben eine Reihe von Krankheitserscheinungen an denselben (Schwindel, Unruhe, Schlafsucht, Convulsionen, ferner Durchfälle u. s. w.), welche vielfach an den der Pellagra eigenthümlichen Symptomencomplex erinnerten. Diese Resultate wurden dem Lombardischen Institute der Wissenschaften mitgetheilt, welches eine Commission zur Prüfung derselben ernannte; der von Biffi erstattete Bericht dieser Commission (3) liegt jetzt vor, die Schlüsse, zu welchen dieselbe gekommen ist, bestätigen jedoch die von Lombroso gemachten Erfahrungen in keiner Weise. Die Versuchsthiere (Hühner), welche verdorbenes Maiskorn und das aus demselben bereitete Mehl gerne frassen, sind damit lange Zeit gefüttert worden, ohne dass sich bei ihnen die geringste Spur einer Erkrankung des Nervensystems, der Haut oder des Darmcanals gezeigt hätte, und auch die an ihnen später angestellte Autopsie ergab vollkommen normalen Zustand sämmtlicher Organe, und auch die wenigen Thiere, welche während der mit ihnen angestellten Versuche erlagen, zeigten keine Krankheitserscheinungen, welche irgend wie an Pellagra erinnerten. — Ebenso negativ fielen die Versuche aus, welche mit dem aus verdorbenem Mais hergestellten Oele an Hühnern angestellt worden sind; selbst in Dosen von 7 Gramm und darüber täglich und lange Zeit hindurch angewendet, zeigte es nicht die geringsten schädlichen Eigenschaften; in sehr grossen Dosen bis zu 20 Grm. trat bei den Thieren allerdings eine leichte Diarrhoe ein, sonst aber keine schweren Symptome, die auf Erkrankung des Nervensystems hindeuteten, und eben dieselben Folgen hatten auch entsprechend grosse Dosen von gewöhnlichem Olivenöl. Lussana (4) hat ebenfalls eine Reihe von Versuchen in der von Lombroso vorgeschriebenen Weise an Thieren (Hunden, vorzugsweise aber Hühnern) angestellt und absolut negative Resultate erhalten, so dass er zu dem Schlusse kommt, „dass keine der im Mais und auch im verdorbenen Mais enthaltenen Substanzen an sich irgend welche giftigen Eigenschaften hat." Diesen Erklärungen der Mailänder Commission, resp. von Biffi und Lussana entgegen, erklärt nun Lombroso (5) in einer vorläufigen Notiz, dass nach von Prof. Bragnatelli neuerlichst angestellten Analysen sich in verdorbenem Mais ein Alkaloid findet, welches in seinen chemischen und physiologischen Eigenschaften sich fast vollständig dem Strychnin an-

56

schliesst, dass höchst wahrscheinlich aber auch noch eine zweite giftige Substanz in demselben besteht, welcher eine narcotisch-paralysirende Wirkung eigenthümlich ist. – Verf. fordert diejenigen, welche über den Gegenstand experimentiren wollen, auf, die bezüglichen Präparate aus dem Laboratorium von Erba (in Padua) zu beziehen.

In einer zweiten vorläufigen Mittheilung (6) erklärt Verf., dass fortgesetzte Untersuchungen die Vermuthung bestätigt haben, dass neben jener dem Strychnin ähnlich wirkenden Substanz noch ein anderes, paralysirend wirkendes Gift in dem verdorbenen Mais vorhanden sein muss; Versuche mit dem Oele bei verschiedenen Thierclassen (Vögeln, Insecten, Fischen, kleinen Säugethieren, resp. Ratten und Mäusen) ergaben schnell eintretende Lähmungserscheinungen, und Verf. glaubt in der Herstellung eines wässerigen Extractes das paralysirende Gift getrennt von dem andern gewonnen zu haben. Beide Stoffe wirken übrigens ätzend auf die Gewebe. — Wir dürfen demnächst einem ausführlichen Berichte des Verf. über diesen interessanten Gegenstand entgegen sehen.

4. Acrodynie.

Bodros, A., Relation d'une petite épidémie d'acrodynie observée au camp de Satory en Juillet et Août 1874. Rec. de mém. de méd milit. Septbr. — Octob. p. 428.

Bodros berichtet über eine kleine Epidemie von Acrodynie, welche er im Sommer 1874 in einem französischen Linien-Regimente, das auf der Ebene von Satory lag, beobachtet hat. Die Zahl der Erkrankten betrug 14. – Die Krankheitserscheinungen waren dieselben, wie in allen früheren Epidemien des Leidens, nur die gastrische Affection fehlte in allen Fällen; über die Diagnose konnte, wie auch die vom Verf. kurz mitgetheilten, 8 Krankheitsgeschichten zeigen, kein Zweifel sein. In einigen Fällen entwickelte sich die Krankheit plötzlich, in andern steigerten sich die Zufälle allmälig, eben so verschiedenartig zeigte sich die Krankheitsdauer, die mitunter nur ein bis zwei Wochen betrug, andere Male sich über zwei Monate hinzog, in einem Falle sogar in leichten Andeutungen sich noch ein halbes Jahr später bemerklich machte. — Den Hauptsitz sowohl der nervösen Zufälle, wie der exanthematischen Erscheinungen bildeten die Hände und Füsse, nur in 2 Fällen verbreitete sich die Affection auch über die Arme. Niemals kamen die in anderen Epidemien beobachteten Hyperästhesien, ebensowenig Convulsionen, hydropische Erscheinungen etc. zur Beobachtung, nur in einem Falle kam Diarrhoe, in einem andern Conjunctivitis vor. In einigen Fällen hat Verf. Temperaturmessungen an den Kranken angestellt und die Temperatur um 3 - 4° unter dem Normalen gefunden, Abends, sowie nach körperlichen Anstrengungen, Arbeit etc. war die Temperaturerniedrigung wesentlich geringer. In 3 Fällen hatte die Krankheit einen exquisit chronischen Verlauf genommen; es waren dies sporadische Fälle, welche noch aus dem Jahre 1871 her datirten,

und welche erst bei Gelegenheit dieser Epidemie zur Kenntniss des Verf. gelangten. — Ueber die Aetiologie der kleinen Epidemie herrscht ein vollständiges Dunkel, äussere schädliche Einflüsse waren absolut nicht nachzuweisen; bemerkenswerth ist der Umstand, dass dieselbe mit Ausnahme eines einzigen Falles ausschliesslich auf ein Regiment beschränkt blieb.

5. Tropische Haematurie.

Crevaux, J., Sur l'hématurie chyleuse ou graisseuse des pays chauds. Journ. de l'anat. et de la phys.[d] No. 2. p. 172. (Vergl. Jahresber. 1872, I. S. 331, und 1874, I. S. 442)

6. Endemische Schlafsucht.

Gore, A. A., The sleeping sickness of Western Africa. Brit. med. Journ. Jan. 2. p. 5.

Verf. giebt eine Zusammenstellung früher beobachteter Fälle dieser interessanten, selten vorkommenden Krankheit. Er selbst hat zuerst einen Fall derselben im Jahre 1866 in Senegambien gesehen; auch in diesem Falle war die bereits von andern Beobachtern hervorgehobene Anschwellung der Nackendrüsen dem Ausbruche der Krankheit vorhergegangen. Später hat er mehrere Fälle von Schlafsucht in den Hospitälern der Sierra Leone und auf der Goldküste beobachtet; einen im letzten Stadium des Leidens befindlichen Kranken fand er abgemagert, bewegungs- und bewusstlos; bei heftigem Schütteln öffnete derselbe die Augen und blickte stier um sich, die Sphincteren waren gelähmt, sodass Urin und Faeces ohne Wissen des Kranken abgingen; wenige Tage später trat der Tod ein. — Von 179 Fällen von Schlafsucht, welche innerhalb 11 Jahren (1846 - 50 und 1859-66) in den Hospitälern auf der Sierra Leone-Küste behandelt worden sind, haben 172 tödlich geendet.

7. Endemische Beule.

1) Loewy, L., Ueber Bouton d'Alep. Wien. med. Presse No. 15. S. 337. — 2) Schlimmer, J., Die Aleppo-Beule. Wiener medicin. Wochenschrift No. 3?. S. 1140. — 3) Geber, R., Erfahrungen aus meiner Orientreise. Vierteljahrsschr. für Dermatologie. 1874. Heft 4. S. 445. — 4) Hillairet, Sur le bouton de Biskra. Gaz. méd. de l'Algérie No. 9. p. 101. — 5) Carter, V. H., Mycosis of the skin. Lancet. Aug. 28. p. 315.

Schlimmer (2), dessen Mittheilungen über die Aleppo-Beule (ein sehr unpassender Name, da die Krankheit, wie auch Verf. bemerkt, an zahlreichen Punkten des Orients heimisch ist) 27jährige Beobachtungen in Syrien, Mesopotamien und Persien zu Grunde liegen, spricht die Vermuthung aus, dass dieselbe auf ein parasitisches Leiden zurückzuführen sein dürfte, der Gedanke hat sich ihm bei der Analogie des typischen Verlaufes der Beule mit dem bei Filaria medinensis aufgedrängt.

Eine wenigstens theilweise Bestätigung dieser Ansicht findet man in einer (wie Ref. glaubt, mit Vorsicht aufzunehmenden) Mittheilung von Carter (5), welcher in einem ihm durch Dr. Weber aus London zugesandten Präparate einer Beule von Biskra deutliche Spuren eines wahren Pilzes gefunden zu haben erklärt; Verf. bemerkt, dass die Untersuchung des Präparates noch nicht beendet ist, er behält sich speciellere Mittheilungen vor.

Eine sehr radicale Beurtheilung hat die Natur der Aleppo-Beule von Seiten Geber's (3) erfahren, der die Krankheit als solche überhaupt aus der Nosologie streichen will, indem er erklärt, dass die Aleppo-Beule nicht einen einheitlich-pathologischen Process darstellt, sondern der Ausdruck mannigfacher Hautkrankheiten, besonders syphilitischer, lupöser und scrophulöser, ist, welche man aus einem in eben jenen Gegenden des Orients einmal eingewurzelten Irrthum und auf mangelhafte und flüchtige Diagnosen gestützt, in den Begriff „Aleppo-Beule" zusammengefasst hat. Zur Begründung dieser Ansicht theilt Verf. eine grosse Zahl von ihm sorgfältig angestellter und gesammelter Beobachtungen mit, aus denen allerdings hervorgeht, dass manche der Aleppo-Beule zugezählten Fälle von Hauterkrankungen bestimmten specifischen Processen, besonders der Syphilis, angehörten, dass mit dem Namen also jedenfalls ein Missbrauch getrieben wird, und man wird das Verdienst des Verf., auf diesen Missbrauch aufmerksam gemacht zu haben, gewiss anerkennen müssen, wenn man sich mit seinem kritischen Radicalismus auch vielleicht nicht ganz einverstanden erklären wird.

Hillairet (4) erklärt, dass die Beule von Biskra ein viel leichteres Uebel ist, als man gewöhnlich annimmt, wenn man sich nur davor hütet, gleich von vorn herein örtliche Reizmittel dagegen anzuwenden; am schnellsten erzielt man eine Heilung mit Anwendung einfacher Cataplasmen. Vor kurzem hatte er Gelegenheit, die Beule bei einem jungen französischen Militärarzte zu sehen, der sich in Biskra durch absichtliche Ueberimpfung des Secretes inficirt hatte. H. zweifelt daran, ob es sich hier wirklich um Uebertragung eines Contagiums gehandelt hat, indem er hinzufügt, dass derselbe die Impfung vornahm, nachdem er bereits 6 Monate lang in Biskra gelebt hatte. Uebrigens trat in diesem Falle bei exspectativem Verfahren schnelle Heilung ein.

8. Madura-Fuss. Mycetoma.

1) Carter, H. V., On mycetoma or the fungus disease of India. London 1874, 4. 115 pp mit 11 colorirten Kupfertafeln. — 2. The so-called fungus foot of India. Ind. med. Gazette. Febr. 1.

Carter (1) giebt in dem vorliegenden Prachtwerke eine monographische Bearbeitung dieses von ihm zuerst angeregten Gegenstandes und zwar von dem Standpunkte der Beobachtungen und Anschauungen, welche den zahlreichen, früheren Mittheilungen des Verf. über denselben, so namentlich dem vorjährigen Artikel in der Lancet (vgl. Jahresbericht 1874, I. S. 443) zu Grunde liegen; namentlich hält er an der Ueberzeugung von dem parasitären Character der Krankheit fest.

Gegen diese Ansicht Carter's, dass der Madora-Fuss die Folge einer Zerstörung der Weichtheile und des Knochens durch Eindringen und Wucherung eines parasitischen Pilzes sind, werden von einem Ungenannten (2), der jedoch offenbar botanische Sachkenntnis besitzt und die Krankheit durch eigene Beobachtung am Orte ihres Vorherrschens kennen gelernt hat, bestimmte Zweifel ausgesprochen. (Vgl. hierzu Jahresbericht 1871, I. S. 300 und 1874, I. S. 443.)

9. Weichselzopf.

Mettenheimer, C., Zur Entstehungsgeschichte der weichselzopfartigen Bildungen. Jahrb. für Kinderheilkunde. IX. Heft 2. S. 149.

Verf. hatte Gelegenheit, an einem übrigens gesunden Knaben die Bildung eines sogenannten Weichselzopfes zu beobachten und sich davon zu überzeugen, dass es keineswegs des Schmutzes, Kopfhauteczems u. s. w. zum Zustandekommen des Artefactes bedurfte, sondern dass in diesem Falle die ungewöhliche Länge des Haupthaares, besonders am Hinterkopfe, und eine starke Schweisssecretion, so dass die Ueberzüge des Kopfkissens fast immer feucht waren, verbunden mit der Gewohnheit des Kindes, den Hinterkopf sehr häufig und manchmal Stunden lang auf dem Kissen hin und her zu reiben, ausgereicht haben, eine solche Verfilzung der Haare herbeizuführen. — Die mikroskopische Untersuchung der abgeschnittenen Zöpfchen zeigte eine wunderbare Verknotung und Verfilzung der an sich ganz gesund erscheinenden Haare; in die Verfilzung waren aber feine, gefärbte und ungefärbte Baumwollen- und Leinenfäden, wie sie den Geweben des Bettzeuges und den Kleidern des Kindes angehörten, sowie feine Federchen und Staubtheile mit eingeschlossen. Von Pilzvegetation (Sporen oder Fäden) vermochte Verf. nicht eine Spur nachzuweisen. — Kamm und Schoore sind daher nicht bloss die wichtigsten Mittel zur Heilung, sondern auch zur Verhütung des „Weichselzopfes".

Geschichte der Medicin und der Krankheiten

bearbeitet von

Prof. Dr. ROMEO SELIGMANN in Wien.

Bibliographie, Biographie. Lehrbücher.

1) Spencer F. Baird. Anual Record of science
and industry. London. — 2) Zeiss, Verzeichniss aller
Programme, welche in Baiern von 1823 an erschienen.
1. Abth. von 1823–1860; 2. Abth. von 1860–1873.
Landshut. — 3) Catalogue générale de la librairie française depuis 1840 par Lorenz. T. IV. Paris. — 4) A
reference Catalogue of current litterature, containing the
fulltitles of books, now in print. London, Berlin.
VIII. 1973 pp. — 5) De Mülinen, Specimen d'un
dictionnaire biograph. et bibliograph. des historiens et
erudits de la Suisse. Revue critique No. 38. — 6) Dictionnaire des sciences philosophiques, sons la direct. de
M. Ad. Franck. 2. édit. Paris. 10. livr. — 7) Dictionnaire biographique et bibliographique, alphabétique
et méthodique des hommes les plus remarquables dans
les lettres, les sciences et les arts chez tous les peuples,
à toutes les époques, par Alfred Dantés. Paris.
Livr. 1 et 2. — 8) Galton, English men of science.
London 1874. gr. 8. — 9) Wittstock, A., Autodi-
dakten-Lexikon. Lebensschilderung der Personen aller
Völker und Zeiten, welche sich in Wissenschaft und
Kunst auf aussergewöhnlichem Bildungsgange empor-
arbeitet. 1. Band Aasen — Clare. Leipzig. XV u. 240 S.
Lex.-8. — 10) Allgemeine deutsche Biographie. Leipzig.
Von der historischen Commission der Münchener Aka-
demie. 1. Heft A — Ahlefeldt Elise. — 11) Badische
Biographien, herausgegeben von Weech. Heidelberg
(10. Lieferung. Darunter die Aerzte, Anatomen. Naturforscher: Arnold, Baumgartner, Beck, Bischof,
Bronn, Braun Alexander, Chelius u. s. w. —
12) Haan, W., Sächsisches Schriftsteller-Lexikon. Leipzig. Alphabetisch geordnete Zusammenstellung der im
Königreich Sachsen jetzt lebenden Gelehrten etc. gr. 8.
3 Bll., folgt König, Prinzessin, Minister, sodann die
Uebrigen. von A—Z. 391 S. — 13) Cyclopedic of
American Literature. Embracing personal and critical
notices of Authors and selections from their writings
from the earliest period to the present day with portraits,
Autographes and other illustrations. Evert A. Duyking
and George L. Duyking. Edited to date by M.
Laird Simons. 2 Vol. gr. 4. XXII u. 990 p. und XIV
und 1054 S., 52 Portraits, 500 Holzschnitte, 200 Auto-
graphien. (Ist eine neue Auflage.) — 14) Biographie
belge, publieé par l'acad. roy. de Belge etc. (Seit 1866
bis jetzt 4 Bände: A—C.) — 15) Pezholdt, Adress-
buch der Bibliotheken Deutschlands. Dresden. —
16) Compendium der neueren medicinischen Wissenschaften, enthaltend: 1) Thermometrie; 2) Sphygmogra-
phie; 3) Percussion und Auscultation; 4) Ophthalmosko-
pie; 5) Mikroskopie; 6) Uroskopie; 7) Laryngoskopie;
8) Sprachanomalien; 9) Otiatrik; 10) Electrotherapie;
11) Hygiene. Mit 71 Tafeln. Unter Mitwirkung hervorragender Fachmänner u. s. w. von Dr. B. Kraus.
Wien. kl. 8. X und 851 S. (Mehrere dieser Abschnitte
enthalten historische und biographische Angaben, u.
ausführlichsten die Mikroskopie, Uroskopie und Electrotherapie.) — 17) Basser, H., Lehrbuch der Geschichte
der Medicin und der epidemischen Krankheiten. Jena.
3. völlig umgearb. Aufl. Geschichte der Medicin 1. Band
(Alterthum und Mittelalter). 5. und 6. Liefer. (Schluss
dieses Bandes.) S. 642 bis 875.

Somit wäre der erste Band des fortan allen Ge-
schichtsforschern unentbehrlichen Werkes von Basser
(17) vollendet. Die 4. Lieferung schloss mit den Wer-
ken der heil. Hildegardis (vergl. Jahresber. für 1874
S. 386). Es folgt nun: Die Med. auf den ältesten
Universitäten S. 642. Salerno S. 645. Padua, Bologna.
Montpellier, Paris. Die ältesten Universitäten in Spa-
nien, England und Deutschland S. 652 ff. Die Heil-
kunde in Salerno. Periode der Herrschaft der griech.
Medicin S. 659 ff. Beginnender Einfluss der arabischen
Medicin S. 666. Anonyme Schriften, Lehrgedichte
S. 669 ff. Aegid. v. Corbeil S. 673. Leistungen der
Salernit. in einzelnen Fächern der Heilkunde S. 675 f.
Erstes Bekanntwerden der arabischen Medicin im
Abendlande im elften Jahrhundert S. 682 ff. Die
Uebersetzer des zwölften und dreizehnten Jahrhun-
derts S. 685. Die Heilkunde in der Periode der
Scholastik. S. 690. Naturhistorische Schriften der
scholast. Periode S. 693. Die Hauptvertreter d. schol.
Med. Bologna S. 699 ff. Padua S. 703. Med. Wörter-
büch. u. Compend. S. 707. Vorboten der Wiedergeb.
des geist. Lebens. Roger Baco S. 714. Arnald v.
Villanova S. 718 ff. Die Arnaldisten S. 726. Das
vierzehnte Jahrhundert. Die Anfänge d. Humanismus
S. 728 ff. Die Wiederbelebung der Anatomie. Die
Vorgänger Moudino's S. 733. Mondino S. 737 f. Die
Nachfolger Mondino's. Anfänge anatom. Studien in
Frankreich und Deutschland S. 744. Pharmakolog.
u. balneolog. Schriftst. S. 747. Samml. v. Consilien
S. 750. Die Chirurgie vom dreizehnten bis fünfzehn-
ten Jahrhundert S. 752. Wundärzte der Baiernit.
Schule S. 754. Wundärzte der Schule von Bologna
S. 760. Frankreich: Das Collège de St. Côme. Lan-
franchi, Henri de Mondeville S. 766. Jehan Yper-
man S. 769. Guy v. Chauliac S. 772. England: Johr

Ardern S. 784. Die Chirurgie im fünfzehnten Jahrhundert. Italien S. 785. Deutschland S. 788. Unbers. der allgemeinen Zustände der Chirurgie in den letzten Jahrhunderten des Mittelalters. Wunden, Ligaturen, Bernein, Steinschnitt S. 792. Die plast. Operation. Anaesthes. Inbal. S. 795 ff. Geburtshülfe, Kinderkrankheiten, Psychiatrie S. 803. Med. Verwaltung. Gerichtliche Medicin S. 806. Die Thierheilkunde S. 811. Die Buchdruckerkunst. Die frühesten Erzeugnisse der med. Presse S. 814. Popul. med. Literatur S. 816. Aeussere Verhältnisse des ärztlichen Standes im Abendlande während des Mittelalters. Der med. Unterricht, Lehrer, Schüler S. 821. Der med. Unterricht S. 824. Akad. Würden S. 828. Bürgerliche Stellung der Aerzte. Aerzte aus dem geistlichen Stande S. 831. Aerzte aus dem Stande der Laien S. 835. Bader, Barbiere, Chirurgen, Hebammen, Pfuscher, Aerstinnen S. 839. Stadtärzte, Feldärzte, Leibärzte S. 845. Die Apotheker. Die Krankenpflege des Mittelalters im Abendlande S. 849. Ritterliche Krankenpflegerschaften. Die Johanniter S. 852. Der Deutsche Orden. Die Lazaristen S. 858. Bürgerliche Krankenpflegerschaften S. 863 ff. Sodann ein ausführlichen Namen-Register dieses Bandes. Doch fehlt hier Nicolaus Damascenus, auch Kaiser Michael, der muthmassliche Verfasser des Falkenbuches, so wie Hammer-Purgstall, der Herausgeber desselben im Falkenklee (Wien 1840), wo der grosse Gelehrte die Mitwirkung des Referenten (S. 98) anzuführen die Güte hatte. Auch Referent fehlt im Register, da seine Schrift: Ueber drei seltene persische Handschriften, ein Beitrag zur Literatur der orientalischen Arzneimittellehre, Wien 1833, und die Episome des Abu Mansur (lateinischer Auszug), Vind. I. 1830, II. 1833 im Werke selbst nicht erwähnt sind. (Die Prolegomena und der persische Text sind 1859 erschienen, nicht 1869; die Prolegomena auch separat.) Abu Mansur selbst steht an einer wunderlichen Stelle; schon Choulant hat in der Recension der Epitome (Haller Lit. Zeit. 1835 No. 85) darauf hingewiesen, dass Abu Mansur darum so wichtig, weil er die Lücke zwischen Ali Abbas und Ibn Sina ausfüllt, da er schon Arzneimittel bespricht, von welchen man bisher glaubte, dass sie zuerst bei Avicenna genannt werden. Bei dieser Gelegenheit sei erwähnt, dass Choulant's Angabe (Handbuch der Bücherkunde, 2. Aufl. S. 390), die Epitome sei unter Hammer's Leitung entstanden, ein drolliges Missverständniss einer Stelle der Vorrede ist. Als nämlich den ersten Band der Epitome vollendet war, stellte sich Ref. dem berühmten Orientalisten, der von dessen Existenz und Arbeit keine Ahnung hatte, selbst vor und ersuchte ihn (Vorrede der Epitome I. S. XI.) um die Angabe der jetzt üblichen Aussprache der arabischen und persischen Eigennamen zum Behufe der Transscription in lateinischen Buchstaben. Ueber die genaue Würdigung des Abu Mansur und der Textausgabe: Fluegel, die arabischen, persischen und türkischen Handschriften der kk. Hofbibliothek zu Wien, 2. Band (Wien, 1865, S. 534 bis

536). — Doch genug hiervon. Es sind dies nur Kleinigkeiten. Eine eingehendere Besprechung wird nach Vollendung des zweiten Bandes stattfinden. Die grosse Bewegung, welche die medicinisch-historischen Forschungen in Betreff der Urzeiten wie der Araber und des Mittelalters in neuester Zeit ergriffen hat, wird wohl in den Beiträgen zum zweiten Bande, auf welche der Verf. selbst hinweist, berücksichtigt und hier manches Andere nachgetragen werden. So ist s. B. S. 454 bei Oribasius der bereits 1873 erschienene 5. Band nicht berücksichtigt (or wurde aber wahrscheinlich erst 1874 ausgegeben), ferner wäre die irrige Angabe (S. 454), welche seit einem halben Jahrhundert durch die Welt läuft, richtig zu stellen: dass sich in Pest ein vollständiger Oribasius befinde. Es ist ein Papiercodex aus dem 16. Jahrhundert, welcher Stücke aus der Synopsis und die ganze Euporista enthält. Die lateinische Aufschrift des Einbandes: Oribasii opera mag irregeführt haben, ein Blick auf die 1. Seite des 318 Fol.-Blätter starken, weit geschriebenen Textes hätte enttäuscht. Die ersten 20 Blätter enthalten die Emplastra, einige wenige andere Recepte und das Ende des 9. Buches der Synopsis. Dann folgt die ganze Euporista. Die Handschrift ist also weder „vollständig noch vorzüglich."

Allgemeines. Unterricht. Stand.

1) Conring, Justus, Ueber moderne Vorstellungen der Materie und deren Einfluss auf die wissenschaftliche Weltanschauung. Diss. Göttingen 1874. 8. 63 S. — 2) Haller, Die Weltanschauung des Naturforschers. Jena. XIII und 249 S. — 3) Secchi Angelo P., Die Einheit der Naturkräfte. Ein Beitrag zur Naturphilosophie. Nach der 2. französischen und autorisirten italienischen Ausgabe von L. R. Schultze, mit eingedruckten Holzschnitten. Leipzig. 1. Lieferung. — 4) Dietrich, K., Philosophie und Naturwissenschaft, ihr neuestes Bündniss und die monistische Weltanschauung. Tübingen. 8 90 S. — 5) Misos, Kleine Schriften. gr. 8 VIII und 560 S. Leipzig. Eine neue Auflage der auch unter diesem Namen erschienenen Schriften des grossen Denkers und Humoristen (Fechner). (Beweis, dass der Mond aus Jod. Panegyricus der jetzigen Medicin (vor 50 Jahren geschrieben), Schutzmittel für die Cholera. Vergleichende Anatomie der Engel. Letztere Abhandlung von fast platonischer Schönheit. Ref.) — 6) Fechner, Ueber den räumlichen und zeitlichen Zusammenhang der Verschiedenheit der Menschengrösse. Zeitschr. Gesundheit L 1—4. — 7) Preyer, W., Die Hypothesen über den Ursprung des Lebens. Deutsche Rundschau (von Rodenberg). Erster Jahrg. April-Heft. — 8) Virchow, R., Ueber die Heilkräfte des Organismus, Sammlung gemeinverständlicher Vorträge von Virchow und Holtzendorff. X. Serie. Heft 221. gr. 8. — 9) Ruemelin, G., Reden und Aufsätze. Tübingen. VI und 454 S. (Ueber Begriff und Dauer einer Generation. Ueber die Malthusischen Lehren.) — 10) Ueber die Lebensfähigkeit verschiedener Menschenracen. Gesundheit. 1. Jahrgang. 6. Heft. — 11) Dana, A. H., Ueber die Lebensdauer. Public Health III. 32. Aug. — 12) Richardson, Ueber die Vitalität verschiedener Nationen. Sanit. Record III. 69. Oct. — 13) Müller, T. W., Ueber das Greisenalter. Deutsche Klinik No. 3, 4, 6. — 14) Lubbock, Sir John, Die Entstehung der Civilisation und der Urzustand des Menschengeschlechtes, erläutert durch das innere und äussere Leben der Wilden. Nach der 3. vermehrt. Auflage von

A. Passow, mit einleitendem Vorwort von Virchow. Jena. gr. 8. XXIII und 472 S. — 15) Rüdinger, Ueber die willkürlichen Verunstaltungen des menschlichen Körpers. Berlin. gr. 8. 43 S. Sammlung gemeinverständlicher wissenschaftlicher 'Werke. Heft 215. — 16) Kuykendall, Ueber die Medicin bei den Indianern. Philad. med. and surgical Report XXXIII. 10 p. 181. Sept. — 17) Browne, W. A. F., Ueber Cannibalismus. Journal of ment. science XX. p. 551. N. Ser. No. 56. Jan. — 18) Hartley, E. B., Ueber die Medicin und die Gesundheitsverhältnisse unter den Basutos. Brit. med Journal. Oct. 23. — 19) Draper, Will. J., Geschichte der Conflicte zwischen Religion und Wissenschaft. Autorisirte Ausgabe. Leipz. XXIV. 83 S. gr. 8. — 20) Grau, Ursprünge und Ziele unserer Culturentwickelung. Pätersloh. gr. 8. VI. 280 S. - 21) Angelo, Messedaglia della scienza nell età nostra. Padova. Sacchetto 1874.| (Antrittsrede.) — 22) Müller, Max, Ueber Volksunterricht in England. Beil. z. Allgem. Ztg. No. 307. 3. Novbr. — 23) Sybel, H. v., Die deutschen Universitäten, ihre Leistungen und Bedürfnisse. Bonn 1874. kl. 8. 67 S. — 24) Müller, Zur Reform der höheren Unterrichtsanstalten. Berlin.— 25) Hartmann, E. v., Zur Reform des höheren Schulwesens. — 26) Legislazione scolastica comparata. Vol. I. Firenze. (Vergl. Beer und Höchegger: Die Fortschritte des Unterrichtswesens in den Culturstaaten Europas. Wien. 2 Bände. 1867 — 1868.) — 27) Meyer, J. Bona, Deutsche Universitätsentwickelung, Vorzeit, Gegenwart und Zukunft. Deutsche Zeit- und Streitfragen. Berlin. Holtzendorff und Onken. Jahrg. III. Heft 48. 100 S. (Vergl. J. B. Meyer, Die Gemeinschaft der Facultäten. Rede. 1869. Bonn.) — 28) Meyer, J. Bona, Zum Bildungskampfe unserer Zeit. (Wesen, Aufgabe, Wunderschwindel.) Bonn. gr. 8. XVIII und 404 S. — 29) Die deutschen Hochschulen, sonst, jetzt, künftig. Allgem. Zeitung, Beil. 26. August. — 30) Ten Brook, American States Universities: Their origin and progress. A History of congressional University Laud Grants: a particular account of the vise and development of the university of Michigan and Hints towards the future of the American University System. Cincinnati. — 31) Rümelin, G., Ueber das Verhältniss der sittlichen und intellectuellen Bildung. Rede an der Univers. Tübingen. 6. Oct. — 32) Ueber das Studium der Medicin und dessen Lehrkräfte. Allgem. Zeitung Beil. 20. April. — 33) Panum, P. L, Om den Udvikling de for Physiologers og den teoriske Patologia Studium etc. etc. (Schwedisch.) Ueber die Institute für Physiologie und theoretische Medicin in den letzten Decennien, in Leipzig, Prag, Wien, Breslau und Berlin. (Vergl. Jahresber. für 1874. 1. Bd., S. 243. Nordisch. med Archiv Bd. 6, No. 4. 1874.) — 34) Benedikt, Ueber den medicin. Unterricht der Zukunft. Vortrag im medicin. Doctoren-Collegium. Med.-chirurg. Rundschau. 3. Heft. Dec — 35) Der ärztliche Stand und das Publikum. München. gr. 8. 16 S. — 36) Baas, Hermann, Der Stand der Aerzte. 1) In den Urzeiten der Stämme und im griech.-röm. Alterthume. Unsere Zeit. 4 Heft. S. 285 ff. 2) Im Mittelalter. Ebend. 11. Heft. S. 816 ff. — 37) Marx, K. F. H., Bemerkungen über inneres und äusseres Leben, als Winke zur Einsicht und Vorsicht. Nebst einem Gespräche über die Stellung der Aerzte in der Gegenwart und Zukunft. Göttingen. 8.

Alterthum.

1) Ramée, D. (Architect), Histoire de l'origine des inventions des découvertes et des institutions humaines. Par. gr. 8. VIII u. 510 pp. — 2) Vivien de St. Martin, Histoire de la Geographie. Paris. 1873—74. — 3) Guillemin, Amedée, Les Comètes. Paris. — 4) Baer, H. E. v., Geographische Fragen aus der Vorzeit. Dorpat 1874. gr. 8. (Vergl. dessen Studien und Reden. 2. Bd. 1874.) — 5) Suter, H., Geschichte der mathe-

matischen Wissenschaften. 1. Thl. Von der ältesten Zeit bis zum Ende des 16 Jahrhunderts. 2. Aufl. Mit Tafeln. 1873.— 6) Fürst Galitzyn, Allgemeine Kriegsgeschichte aller Völker und Zeiten. 1. Abtbl. Allgemeine Kriegsgeschichte des Alterthums. 2 Vol fol. — 7) Alphand, A., Les Promenades de Paris. Avec une introduction. formant une étude historique et pratique sur l'état des jardins. (Geschichte der Gärten seit ältester Zeit.) — 8) Zur Geschichte der Schrift. Beilage zum kgl. preuss. Staatsanzeiger. No. 38. — 9) Gaubert, B., Traité sur le monopol des inhumations et des pompes funèbres, précédé d'un historique sur les moeurs chez les Egyptiens, les Grecs et les Romains. 1. T. Marseille. 8. 480 pp. — 10) Rominger, Emil, Die Glaubwürdigkeit und der Werth der ältesten Geschichte. Grenzboten No. 38. — 11) Heimann, L., Zur Geschichte der Kirchhöfe. Die Gegenwart. No. 38. — 12) Maspero, G., Histoire ancienne des peuples de l'Orient. Als 9. Band der Collect. Duruy. 12. 608 pp. Paris. (Zuerst hier die ägyptische Lederhandschrift des Berliner Museums benützt.) — 13) Léon, Carré, L'ancien Orient, études historiques réligieuses et philosophiques. I. L'Egypte, la Chine. l'Inde; II. la Perse, la Chaldée et la Palestine depuis les temps les plus reculés. Paris. 3. und 4. Band. — 14) Lenormant, Fr., Die Anfänge der Cultur, Geschichte und archäologische Studien Autor. u. v. Verf. revidirte Ausgabe. 2 Bde. I. Vorgeschichte. Archäologie. Egypten. II. Band Chaldäa und Assyrien. Phönicien. gr. 8. VIII. 267 und 309 S. Jena. (Die Originalausgabe im Jahresber. für 1874. Vgl. Lenormant, Fr., Manuel d'histoire ancienne de l'orient jusqu'aux guerres médiques. 2 Vol. 12. 1868.) — 15) Duncker, Geschichte des Alterthums. 1. Gesammtausgabe. 4 Aufl. 1, 2. und 3. Band. 1. Hälfte. 1874—1875. 2. Band. IX und 485 S.

China und Japan.

1) Legge, James, The Chinese Classics. (Seit 1860 herausgegeben. Ein Prachtwerk, dazu populäre Ausgabe von 1867 bis 1875.) — 2) Junker, Kien-lien die goldene Lilie. Eine Beschreibung der Zergliederung eines künstlich verkrüppelten chines. Fusses. Archiv f Anthrop. VI. Bd. S. 213. 1874. Tafel XL XII. XIII. — 3) Pfizmayer, Denkwürdigkeiten aus den Thierreiche Chinas. — 4) Derselbe, Von den Bäumen Chinas. (Ergänzung der früheren Abhandlung. Sitzungsber. der Akad. 10. Novbr. (126 Nummern mit den aufgef Beschreibungen.) — 4a) Bretschneider, E., Chinesische Reisende des Mittelalters nach Westasien. In Petermann's geogr. Mittheilungen. Band X. — 4b) Leland, Charles, Fu Sang or the discovery of America by Chinese Buddhist in the 5. Century. London. — 5) Encyclopédie Japonaise, le Chapitre des quadrupèdes, avec la première partie des oiseaux. Traduction française sur le texte original avec facsim. par L. Serrurier. X. 60 Bl. Text. XLII. lithog. Tafels. — 6) Bibliotheca Japonica. Verzeichniss einer Sammlung japanischer Bücher in 1408 Bänden. (Im Besitze von Wilhelm Ritter von Branmüller in Wien.) — 7) Wernich, A., Ueber die Fortschritte der modernen Medicin in Japan. Berliner klin. Wochenschrift. XII. No. 32. 34. 43.

Aegypten.

1) Pierret, P., Dictionnaire d'archéologie égyptienne 12. Paris. 576 pp. (Fast nichts über Medicin.) — 2) Egypt. By S. Birch. 8. London. (Erster Theil der von der Society for promoting christian Knowledge unter dem Titel: „Ancient history from the monuments" publicirten archäologisch-historischen Handbücher.) — 3) Lauth, Aus altägyptischer Zeit. Beil. z. Allgem. Zeitung. 10., 13., 14., 25., 26. Juli. 2., 3., 19., 20. August. — 4) Naville, La Litanie du Soleil. Inscrip-

tiou recueillie dans les tombeaux des rois des Thebes. Traduite et commentée par —. Leipzig. IV. u. 138 SS. — 5) Der alten Aegypter Jagd- und Kampfgenossen aus dem Thierreich. Europa. No. 38. — 6) Lepsius, Richard, Ebers, Georg, Deutsche Professoren (No. 9). Daheim No. 51. — 7) Brugsch-Bey, L'exode et les monuments egyptiens. Discours prononcé à l'occasion du congrès oriental à Londres. Leipzig. gr. 8. 35 pp. mit 1 Karte. — 8) Richardson, Benjamin W., Das Einbalsamiren der Leichen, theoretisch und praktisch. 1. Vorlesung in med. Times. Gaz. 1871. 9. Dec. 23. Dec. 2. u. 3. 1875. 2. Jan. — 9) Pietschmann, Hermes Trismegistos. Nach ägyptischen, griechischen und orientalischen Ueberlieferungen. Leipzig. gr. 8. 58 SS. 1 Bl. — 10) Schwimmer, Ueber die ersten Anfänge der Heilkunde und Medicta der Aegypter. Pest. med. chir. Presse XI. No. 43. — 11) Contes et Romans de l'ancienne Egypte. Revue de deux mondes. 2. Bd. p. 791. — 12) Reinisch, L., Aegypt. Chrestomatie. 2 Lief. Fol. Braunschweig. — 13) Records of the past being. English translations of the Assyrian and Egyptian monuments. London. 4 Vol. 8. — 14) Ebers, G., Eine ägyptische Königstochter. Hist. Romao. 4. Aufl. 3 Bde. gr. 8. XXIV. 247, 272, 303. (Reich an naturhistor. und medicinischen Notizen.) — 15) Derselbe, Das Kyphi Recept aus dem Papyros Ebers. Lepsius Zeitschr. für ägypt. Spr. 1874. Sept. Oct. S. 106. — 16) Lauth, Papyros Ebers. Allgem. Zeitung. Beil. No. 234. 22. August. — 17) Papyros Ebers. American and oriental record. Trübner special number. London. 1874. 72 pp. 8. (Vortrag v. G. E. über seinen Papyros auf dem orient. Congress zu London. — 18) Papyros Ebers. Nochmals der Kalender auf der Rückseite des Leipziger Papyros Ebers. Lepsius Zeitschr. 1874. Novbr. Decbr. p. 3. — 19) Papyros Ebers. Ausg. II. Das hermetische Buch über die Arzneimittel der alten Aegypter in hieratischer Schrift, herausgegeben mit Inhaltsangabe und Einleitung von Georg Ebers versehen. Mit einem hieroglyphisch lateinischen Glossar von Ludw. Stern. Mit Unterstützung des k. sächs. Cultusministeriums. 2 Bde. gr. Fol. Leipzig. (Ausg. I. 270 Mk., nur in wenig Exemplaren gedruckt, Ausg. II. 210 Mk.) Bd. I. Einl. und Text. Tafel I. bis LXIX. (VIII. u. 36 SS. und 69 Steindrucktafeln.) Bd. II. Glossar und Text. Tafel LXX. bis CX. (VIII. u. 63 SS. mit 41 Steindrucktafeln.)

Seit der Bekanntmachung des Papyrus Brugsch konnte es keinem Geschichtsforscher verborgen bleiben, dass für die Geschichte der Medicin eine neue Epoche beginnen werde. Weitere Entdeckungen haben es auch für andere Wissenszweige bestätigt, so z. B. für die Mathematik.

Mit ungeahnter Schnelle und in kaum geahnter Bedeutung ist diese Erwartung durch die Erscheinung des colossalen und prachtvollen Werkes erfüllt worden.

Eine genau eingehende Würdigung, die aus manchen Gründen nöthig wäre, ist vor der Bekanntmachung des ganzen Textes kaum möglich, und wir geben für jetzt den Inhalt, so weit er in den Einleitungen der beiden Bände vorliegt. Ob das Alter so weit hinaufzusetzen ist, wie der Papyrus selbst angibt, ist eine der zu erörternden Fragen. Die Abfassung weist durch ihre Schrift auf ein ohnedies hohes, freilich undatirtes Alter. Es ist ein graphisches Kunstwerk in der Weise der schönsten aegyptischen Zeit (16. Jahrh. v. Chr.). (Wohl sind antike Kunstwerke in späterer Zeit von grossen Künstlern täuschend nach-

geahmt worden.) Der auf der Rückseite des Papyros angebrachte, nicht dazu gehörige Kalender hat dieselbe Schrift und hilft dort die genannte Zeit bestimmen.

In der Einleitung ergänzt Ebers das von ihm früher Publicirte, er nimmt ein noch viel älteres Original als das Urwerk an, und vertheidigt dadurch seine Ansicht, dass hier eins der hermetischen Bücher selbst vorliege. Ausserdem wird die bisher bekannte, medicinische Papyrusliteratur ausführlich und vollständig besprochen. Nach der Vorrede (VIII. S.) beginnt mit Arab. Pagin. (S. 1–36) Beschreibung des Fundortes, Materials u. s. w.

S. 3. Alter des Papyrus.

S. 7. Der Königsname und die kalendarische Notiz lässt für die Zeit der Abschrift nur die Wahl v. 90–87 a. Chr. oder 1550–1547 a. Chr.

„Die Form der schriftbildenden Zeichen unseres Papyros schliesst die Möglichkeit aus, den fraglichen König (Ba-kerh-Rá, König von Ober- und Unterägypten) so spät wie 90 a. Chr., also ans Ende der Ptolemäer-Zeit zu setzen, und wir brauchen sie ferner nicht zu berücksichtigen," sagt Ebers; ferner:

S. 9. Der Papyros ist eines der 6 von Clemens von Alexandrien erwähnten, hermetischen Bücher über die Medicin und zwar das Buch über die Arzneimittel (περὶ φαρμάκων).

Ein Beweis dafür (S. 11): „In der Bibliothek des Khedive zu Derbei Gamâmis (Cairo) fand Ludwig Stern das medicinische Werk des Abu Sahl Isa ben Yahya el Mesibl, wie es scheint eines bekehrten Kopten". Den Schluss desselben bilden Recepte, indem sich einzelne merkwürdige Krankheiten unseres Papyros geradezu übersetzt finden, und eines alten Buches des Hermes öfters erwähnt wird, ja, die Ueberschrift der ersten Receptzusammenstellung des Papyros heisst, wörtlich in's Griechische übersetzt: „βίβλος περὶ φαρμάκων".

Es beginnt die Darstellung des Inhaltes nach den Hauptabschnitten, welche als selbstständige Stücke zu betrachten sind, mit der oben erwähnten Ueberschrift: Das Buch von der Bereitung der Arzneimittel; und zwar für die Krankheiten des Magens, — des Unterleibes — der Harnblase — Arzneien, um die Drüsen in den Weichen fallen zu lassen — zur Abtödtung der Kehu-Milben u. s. w.

Folgt das Buch von den Augen — Arzneien gegen Geschwüre am Kopf — Haarwuchsmittel — gegen Krebs — Wunden — Fisteln — Schorfe — Jucken — gegen Nervenleiden — gegen Zangenleiden — zur Kräftigung des Zahnes — gegen Flöhe und Läuse — Arzneien für das Gehör — Text für das Riechorgan — Bereitung des Kyphi — folgt:

Das Geheimbuch des Arztes: Die Wissenschaft vom Gange des Herzens, und die Wissenschaft vom Herzen. (Nach der Lehre des priesterlichen Arztes Nebsext.)

S. 12. Augenrecepte nach Angabe eines Semiten aus Kepni, welches Byblos ist. — Ebers fügt hinzu, dass diese Mittheilung, die Aegypter hätten im 16. Jahrh. vor Chr. G. wissenschaftliche Erkenntnisse der Phönizier benützt, von unschätzbarer Wichtigkeit sei.

Es beginnt das Buch von „der Vertreibung der

Schmerzen", gefunden unter dem Fusse einer Anubis-statue zu Sechem, ist von archaistischem Gepräge, in Stil und Form des Vortrages von dem frühern abweichend.

8. 13 untersucht Ebers die Frage, in welchem Priestercollegium das Sammelwerk entstand, und ob es thatsächlich zu heiligen Zwecken benützt worden. Er kommt zum Schlusse, es stamme aus On (Heliopolis), wo die grosse Halle des Collegiums, einem Museom gleich, zu den Versammlungen der Gelehrten und Schüler diente, wohl auch mit Ordinationslocalitäten — dem Museum der Ptolemäer ähnlich. Dass der Papyrus wirklich benutzt worden, zeigen Randnoten von fremder Hand, wie „gut", „gut zubereitet" etc.

8. 19. Ausführliche Bereitung des Kyphi, um angenehm zu machen den Geruch des Hauses und der Kleider — auch Mundpillen für Frauen, um angenehm zu machen den Geruch des Mundes. (Noch heutzutage kauen die orientalischen Frauen Mastix, der auch hier genannt wird, zu demselben Zweck. Ref.) Wir können die höchst wichtigen weiteren Details (Ueberschrift des Nutzens jeder Receptgruppe) nicht verfolgen und schreiten zur Inhaltsangabe des zweiten Theiles. Nach dem Haupttitel (dem des 1. Theiles gleich) folgt auf dem 2. Blatte der Titel: Glossarium Hieroglyphicum, quo Papyri medicinalis Hieratici Lipsiae asservati, et a clarissimo Ebers editi Vocabula collegit, locos transscripsit, interpretionem brevem subjunxit Ludovicus Stern.

Von V. bis VIII. bespricht der gelehrte Verfasser die grammatische und lexicalische Bedeutung des ausserordentlichen Werkes, das in dem goldnen Zeitalter der ägyptischen Literatur entstand, aus welchem keines so vollständig und so elegant erhalten ist wie dieses — sodann die Transscription und endlich die Schwierigkeit, die Heilmittel zu deuten (Stern ist nicht Arzt, auch Ebers nicht). Lepsius übernahm die Metalle. — Aber die ungeheure Menge der andern, woran Aegypten so reich! Auf dem Grabe eines Schreibers bei Abdel Gurneh sind allein 16 Arten Bäume aus einem Garten genannt. Verf. führt aus dem Reisewerke des Ali Ibn Abibekr el Herawi den Reichthum Aegyptens an Blumen, Früchten u. s. w. an, und nennt sodann die weiteren Hülfsmittel, die ihm für das Glossar dienten. Er geht dann genauer auf das im I. Theile genannte, arabische Werk ein, welches den ununterbrochenen Zusammenhang mit der altägyptischen Medicin beweise: „Dies sah ich in dem Buche eines unbekannten Autors, das ich in Kahira fand: Compendium medicaminum, dem Papyrus im Inhalte höchst ähnlich, so dass die meisten Krankheiten, welche in diesem sich finden, in jenem vorkommen und dieselben Arten der Heilmittel. Derselbe Codex enthält auch noch die letzten 30 Kapitel des Werkes von Abu Sahl Isa Ibn Yabya el Mesihi „de ro medicinali", das sich auf alte Tradition und frühere Werke stützt, und den El Qifti, der berühmte Biograph (gest. 646) höchst erfahren in Alterthümern nennt. Vielleicht hat Abu Sahl auch obiges Com-

pendium geschrieben, welches von alten Werken nur das Buch des Hermes lobt." Der Verfasser nennt dann noch mehrere Werke arabischer Pharmacologie, zuletzt das vor etwa 10 Jahren gedruckte tezkirei Dawud (Arzeneischatz des Dawud el Antaki, der in Cairo 1005 H. starb), das noch in Aegypten sehr werth gehalten ist. „Diese und Andere, wenn sie sagen: Dixerunt medici Coptorum, haben sicher die seitdem verlorenen ägyptischen Werke vor Augen gehabt, oder folgten im Volke verbreiteten Traditionen."

„Ich habe sehr wenig davon im Glossarium aufgenommen aus Mangel an Zeit und weil ich glaube, dass die Medicin der alten Aegypter nur aus der griechischen und arabischen eruirt werden kann, und dies würde nicht 9 Monate, wie ich jetzt verwandte, sondern 9 Jahre in Anspruch nehmen". — Folgt das Glossar, S. 1—63. Referent hat geglaubt, so weit es hier nur der Raum ermöglicht, den Inhalt eines Werkes besprechen zu müssen, dessen noch unzuberechnende Bedeutung für die Geschichte der Medicin, ja der ganzen Cultur, seiner Kostbarkeit wegen, sehr wenigen zugänglich sein dürfte; er hat Blatt für Blatt das Werk (den ägyptischen Text selbst ausgenommen) durchgegangen und grösstentheils die Worte der beiden Verfasser gebraucht. Vielleicht dürfte eine genauere Würdigung an einem andern Orte folgen.

Babylon. Assyrien und Semitismus im Allgemeinen.

1) Records of the past, being English translations of the Assyrian and Egyptian monuments. Published under the sanction of the society of biblical archeology. Vol. III. Assyrian texts. London. S. IV. 162 pp. · 2) Smith, G., Assyria. (2. Theil der von der Society to prom. Christian knowledge herausgeg. Werke.) London. — 3) Schrader, Semitismus und Babylonismus. Jahrbücher für protest. Theologie. Jena. — 4 Renan, E. Mission de Phenicie. 1. Vol. Paris, 1874. (Vgl. Kerue de deux mondes. 15. Decbr. p. 183. ff.) La Phenicie. — 5) Sprenger, Die alte Geographie Arabiens als Grundlage der Entwickelungsgeschichte des Semitismus. Bern. — 6) Kremer, F. v., Semitische Culturen aus dem Pflanzen- und Thierreiche. Stuttg.

Jüdische Medicin.

1) Steinschneider, Die hebräischen Handschriften der königl. Hof- und Staatsbibliothek in München. Sitz.-Ber. der Bayr. Akad. phil. Cl II. Bd. 2. Heft. — 2) Riehm, E. C. A., Handwörterbuch der biblischen Alterthumskunde für gebildete Bibelleser. Mit Illustr. Karl. Bielefeld. 4. Lief. — 3) Bamburger, Real-Encyclopädie für Bibel und Talmud zum Handgebrauch für Theologen. Abth. II. Heft 1. A—Essäer. Strelitz, 1874. — 4) Haneberg v., D. B., Die religiösen Alterthümer der Bibel. 2. umgearb. Auflage des Handb. der bibl. Alterthumskunde. 2 Theile u. 1 Titelbl. gr. 8. — 5) Schenkel, Bibl. Lexicon. 5 Bände. 1869—1875 Leipzig. gr.8. — 6) Graetz, H., Geschichte der Juden von der ältesten Zeit bis auf die Gegenwart. Aus den Quellen neu bearbeit. gr. 8. 2· Bd. XII. 495 SS. Leipzig. — 7) Löw, Leopold, Die Lebensalter in der jüdischen Literatur. Vom physiologischen, Rechts-, juridischen und religionsgeschichtlichen Standpunkte. „Beiträge zu jüdischen Alterthumskunde. II.) Szegedin. gr. 8. XVI. 459 SS. — 8) Worcester, John. Correspondence of the Bibel. „The Animals". London. — 9) de Pérez, Jules, La Phylloxera dans la Bible. Univers. Août.

— 10) Thein, Salomon, Der Talmud und das Princip des planetarischen Einflusses nach der Anschauung des Talmud. Prag, 1874. — 11) Rozsay, Jozsef, Lev. Tagtol, Tanulmany a régi zsidok orvostuuarol. Budapest. (Die Medicin im Talmud.) — 12) Siegfried, C., Der jüdische Hellenismus. Zeitschrift für wissensch. Theologie v. Hilgenfeld. 18. Bd. 4. Heft. — 13) Sharpe, Samuel, Geschichte des hebräischen Volkes und seiner Literatur. Mit Bewilligung des Verf. bericht. und ergänzt von H. Jolowicz. — 14) Siegfried, C., Philo von Alexandrien als Ausleger des alten Testamentes. — 15) Eisler, M., Vorlesungen über die jüdische Philosophie des Mittelalters. 1. Abtheil.: Darstellung des Systems Saadia's, Bachja's, Ibn Gebuol's, Jehuda Halevi's und Ibn Esra's. Wien. X. 128 SS. gr. 8. Die 2. Abtheil. schon 1870. Jüdischer Aristotelismus, Autor u. Förderer Maimonides. — 16) Hirsch, Julius, Die Küche der Juden. Eine Reihe von Aufsätzen v. hist. Interesse. Presse. Oct. Novem. — 17) Braunschweiger, M. D., Geschichte der Juden und ihrer Literatur in den romanischen Staaten im Mittelalter von 700—1200. Würzburg.

Indien und Persien.

1) Asmus, D. P., Die indogermanische Religion in den Hauptpunkten ihrer Entwickelung. Ein Beitrag zur Religionsphilosophie. 1. Band. Indogermanische Naturreligion. 8. Halle. — 2) Ludwig, Die philosophische und religiösen Anschauungen der Vedas. 8. Prag. — 3) Vaux, Ancient history from the Monuments. Persia. Society for promoting Christian Knowledge. 8. London.

Griechenland.

1) Dictionnaire des antiquités grecques et romaines par Daremberg et Saglio. Paris. 4. Livr. — 2) Eyssenhardt, Fr., Die Homerische Dichtung. Sammlung gemeinwissensch. Vorträge von Virchow u. Holtzendorff. Heft 229. Beil. 8. 32 SS. — 3) Mohr, Fr., Naturwissenschaftliche Ausdrücke Homerischen Ursprungs. Gera. 11. Jahrg. 12. Heft. — 4) Forchhammer. P. W., Daduchos. Einleitung in das Verständniss der bellenischen Mythe, Mythensprache und mythische Bauten. Kiel. — 5) Bursian, Ueber den religiösen Charakter des griech. Mythos. Festrede, gehalten in der Akad. der Wissensch. in München. 30. März. 4. 27 SS. — 6) Mahaffy, Social Life in Greece from Homer to Menander. London. — 7) Grasberger, L., Erziehung und Unterricht im Alterthum. 2 Theile. Würzburg. 8. VIII. 422 SS. — 8) Schiern, Fréderic, Le pays de plumes. Remarques sur quelques passages du 4. livre d'Herodote. Copenhague. 8. 16 pp. Vgl. unt. Riese. — 9) Gevaert, F. A., Histoire et théorie de la musique de l'antiquité. I. Bd. Gand. — 10) Wachsmuth, Curt, Die Stadt Athen im Alterthum. Bd. I. Leipzig, 1874. — 11) Mommsen, A., Griechische Jahreszeiten. 3. Heft. — 12) Classen, Das alte Olympia in geographischer und historischer Beziehung. Im 2. Jahresber. der geograph. Gesellschaft in Hamburg. 1874—1875. — 14) Curtius, E., Alterthum und Gegenwart. Gesammelte Reden und Vorträge. Berlin. 8. VII. 383 SS. — 15) Derselbe, Griechische Geschichte. 2 Bd. 4. Aufl. gr. 8. Berlin. 1874. 841 SS. — 16) Derselbe, Ueber die Plastik der Hellenen an Quellen und Brunnen. Berl. Akad. Mon.-Ber. Sept. Oct. — 17) Das alte und das neue Syrakus. Histor.-polit. Blätter v. Jörg. 76. Bd. 9. Heft. — 18) Lloyd, W. W., The age of Pericles. A history of the politics and arts of Greece from the Persian to the Peloponnesian war. 2. Aufl. London. 8. 820 pp. — 19) Jahn, Otto, Aus der Alterthumswissenschaft. Pop. Aufsätze mit 8 Tafeln. Bonn. — 20) Roediger, F., Die Musen. Eine mytholog. Abhandlung. 1873. — 21)

Schauspiele und Schauspielkunst im griechischen Alterthum. Raumer's hist. Jahrb. Herausg. v. Riehl. Leipz. — 22) Raibel, G., Ein Würfelorakel. Hermes. 10 Bd. 2. Heft. — 23) René, Brian, Asclepion. Aus dem Dictionnaire des antiquités. Gazette hebdomadaire. No. 2. — 24) Thomas, B. Jul., Ueber den klimatischen Curort Gaiens: Tabiae. Deutsche Klinik No. 3. — 25) Macpherson, John, Ueber den Golf v. Neapel als Curort in alter und neuerer Zeit. Edinb. med. Journ. XX. p. 812 und 1103, XXI. p. 46. — 26) Piew, E., Ueber den Ursprung des Serapis. N. Jahrb. für Phil. 1874. 109. et 110. Band 2. Heft. — 27) Steffens, Fr., Welcher Gewinn für die Kenntniss der griechischen Philosophie von Thales bis Platon lässt sich aus den Schriften des Aristoteles schöpfen? Zeitschr. für philosoph. Kritik. 67. Band. 2. Heft. — 28) Quaestiunculae Empedocleae. Comment. philol. scrips. Seminarii philol. sodales. Lipsiae 1874. — 29) Thilo, Kurze pragmat. Geschichte der Philosophie. 1. Th. Griech. Philosophie. Coethen. 8. — 30) Schultes, Fritz, Platonische Forschung. Bonn. gr. 8. 80 SS. — 31) Stein, H. v., Sieben Bücher zur Geschichte des Platonismus. 3. (letzter) Theil. VIII. 415 SS. Göttingen. (Das Verhältniss des Platonismus zur Philosophie der christl. Zeit.) — 32) Zeller, Aristoteles und Philolaos. Hermes. Band X. 2. Heft. — 33) Gomperz, Th, Beiträge zur Kritik und Erklärung griech. Schriftsteller. 1. und 2. 8. Wien. 48 SS. und 24 SS. — 34) Müller, G., De particularum usu apud Theophrastum. Arnst. 1874. — 35) Comparetti, Domenico, Papiro Ercolanense inedito. Estratto dalla rivista di filosofia e d'istruzione classica. Anno 3. p. 449 ff. 8. Firenze. 112 pp. 4to. — 37) Weniger, Das alexandrinische Museum. Eine Skizze aus dem gelehrten Leben des Alterthums. Samml. gemeinverst. wissenschaftl. Vorträge von Virchow u. Holtzendorff. Heft 231. 8. 32 SS. — 38) La Bibliothèque d'Alexandrie et sa destruction. Gaz. hébdom No. 31. 30. Juli. — 39) Galeni libellus quo demonstratur optimum medicum eundem esse philosophum. Recognovit et enarravit Iwan Müller. Editio altera auctior et emendatior. Erlaug. gr. 8. 52 pp. — 40) Rydberg, Der letzte Athenienser. Culturhistor. Roman. 4 Hände. 1874. — 41) Jacoby, Zur Beurtheilung der Fragmente des Nicolaus Damascenus. Commentar. philol. Seminar. Lips. 1874. — 42) Hertzberg, G. F., Der Untergang des Hellenismus und der Universität Athen. Halle. gr. 8. VIII. 571 SS. — 43) Morel, De vocabulis partium corporis in lingua graeca metaphorice dictis. Genevae. — 44) Oeuvres d'Oribase, Texte grec en grande partie inédit, collationné sur les Mss. pour la première fois en français avec une introduction des notes des tables et des planches par les Drs. Bussemaker et M. Daremberg. T. V. Paris. 1873. gr. 8. VII. 956 pp. — 45) Hermanni Hageni, De Oribasii versione latina Bernensi commentatio. Solemnia Universalia conditao Universitatis etc. etc. Rector. et Senatus. inest. . . Bernae. 4to. XXVI. u. 24 pp.

Im Jahre 1862 erschien der 4. Band der Werke des Oribasius (44), den Abschluss der Synagoge enthaltend. Die beiden gelehrten Herausgeber starben vor wenigen Jahren, hinterliessen aber die grossartige Arbeit in einem so geordneten Zustande, dass die Beendigung derselben in zwei weiteren Bänden möglich ist. Der eine Band liegt vor, der andere ist unter der Presse. Der 5. Band enthält die drei Bücher der Synopsis und die 4 Bücher der Euporista. Da diese beiden Werke bis jetzt nur in lateinischer Uebersetzung gedruckt waren (ausgenommen das 1. Buch der Euporista), blieb der griechische Text ungedruckt; obgleich die griechischen Handschriften zahlreich

sind), so haben wir hier eine wahre Bereicherung der
griechisch-medicinischen Literatur. Nach der Euporista beginnen die alten lateinischen Uebersetzungen der Synopsis, u. zw. Buch I., II., III. (Der VI.
Band wird den Rest enthalten.) Diese Uebersetzungen,
welche bis zum 7. Jahrhundert p. Chr. zurückgehen,
sind in linguistischer und culturhistorischer Hinsicht
von höchster Bedeutung. Der gelehrte Palaeograph
A. Mollner hat die Redaction mit seiner bekannten
Gewissenhaftigkeit und Gelehrsamkeit besorgt.

Das Werk von Hagen (45) enthält Bruchstücke
einer lateinischen Uebersetzung der Synopsis auf 18
Blättern. Schrift des 6. Jahrhunderts. Blatt 1—16
Theile der das 6. Buch beginnenden 33 Capitel, Blatt
16—18 das Ende des 4. Buches (Cap. 33—42).
Beigefügt ist: Galeni epistola de febribus, eben-
falls aus einem Berner Codex (des 8· Jahrhunderts).
Gewissenhaft genauer Textabdruck mit zahlreichen
kritischen Bemerkungen über dieses merkwürdige
Vulgär-Latein voll Barbarismen und Solöcismen.

Diese treffliche Arbeit schliesst sich absichtslos der
obiger an (Verf. kannte diesen 5. Band des Oribasius noch nicht) und ergänzt sich auf höchst merkwürdige
Weise. Der Codex ist älter als der älteste, der den
Herausgebern des Oribasius vorlag; er ist aus dem
6. Jahrhundert p. Chr., sprachlich ist aus dem 6.
deutung. Da die Fragmente (aus dem 4. u. 6. Buche
der Synopsis) da beginnen, wo der 5. Band des Oribasius endet, so wird eine diplomatisch genaue Ab-
wägung beider älteren Versionen später sehr leicht
sein. Von welcher Bedeutung eine sichere und ununterbrochene Reihe lateinischer Uebersetzungen aus dem
6., 7., 8. Jahrhunderte von nachclassischer griechisch-
medicinischer Literatur ist, braucht nicht weiter betont zu werden.

Griechisches und Römisches Alterthum.

1) Guhl, Ernst u. Kohner, Wilh., Das Leben
der Griechen und Römer nach antiken Bildwerken. 4te
verm. Aufl. Mit über 500 Holzschn. 4. Liefer. Berlin.
gr. 8. 272 SS. -- 2) Robert, Edmond, Les domestiques. Etudes de moeurs et d'histoire. Paris. 8.
(Ueber den Ursprung des Miethdienstes, von den Griechen und Römern angefangen.) — 3) Blümner, H.,
Technologie und Terminologie der Gewerbe und Künste
bei Griechen und Römern. B. I. Bd. (Vergl. Blümner, H., De Vulcani in veteribus art'um monumentis
figura. Vratislav. 8. 1870.) — 4) Grueber, Bernh.,
Die Elemente der Kunstthätigkeit. Leipzig gr. 8. IX.
290 SS. (Mit wichtigen naturgesch. Nachweisen.) — 5)
Treu, Georg lus, De ossium humanorum larvarumque
apud antiquos imaginibus. Capita duo. Dissert philol.
Berol. 1874 VII. 60 pp. — 6) Begbie, Warbur-
ton, Ancient and modern practice of medicine. Annal.
meeting of the british medical association at Edinburgh.
August. The Lancet. II. 7. August. p. 191 ff. —
7) Gaupp, Das Sanitätswesen in den Zeiten des
Alterthums. Blaubeuern. 4. (Eine vermehrte Ausgabe des früheren Programmes mit demselben Titel.
1869.) — 8) Delair, P. E., Essay sur les fortifications
anciennes. Paris. T. I. — 9) Favaro, Antonio,
Intorno ai mezzi usati dagli Antichi per attenuare le
disastrose consequenze dei Terremoti. Venezia. 1874.
(Eine ebenso interessante wie gelehrte Arbeit über die
Ansichten der Alten von Entstehung der Erdbeben, der

Mittel, ihren Verwüstungen Einhalt zu thun und sie zu
schwächen, die Anzeichen des Auftretens u. s. w., nl:
ausserordentlich reicher Literatur des Gegenstandes:
und fortgesetzt in demselben Verf.: Nuovi Sindi etc.
Venezia) — 10) Riese, A., Die Idealisirung der Natur-
völker des Nordens in der griech. und römischen Literatur. Heidelb. gr. 4. 46 SS. (Vergl. ob. Schiern, Le
pays de plumes. Copenhagen. 8. 16 SS. Herodot's
Federnland. Nicht Schneewehen oder Schneefall, es waren
wirkliche Federn von Geflügelopfern, welche weithin die
Felder deckten.)

Von Blümner's Werk (3) ist nun der erste Theil
vollendet (die erste Hälfte erschien 1874), es wird ein
unentbehrliches Handbuch für den Alterthumsforscher.

Dieser Band enthält Brotbereitung, Kleidermachen
(aus Gespinnstfasern, Wolle, Seide, Thierhäuten), Fär-
berei, Gerben, Geflochte (Seile, Netze, Körbe), Papir
und Schreibmaterial, Oele und Salben, mit zahlreichen
Bildern.

Vergleiche Desselben: Die gewerbliche Thätigkeit
der Völker des classischen Alterthums, Leipzig 1869.
Dazu noch über Kränze: Garke de Horatii corollis con-
vivalibus, Altenburg 1860 und über Oelsorten: Ph.
Kohlmann, Neue Scholien zur Thebais des Statius,
Posen 1873, 8. 13.

Treu (5) bespricht in seiner ebenso erschöpfenden, wie gelehrten Abhandlung die Darstellung der
menschlichen Skelete, Skelettheile und Larven auf
alten Denkmälern.

Das 1. Capitel des 1. Abschnittes ist die kurze
Aufzählung der wahrscheinlich zu ärztlichem Gebrauche bestimmten Nachbildungen.

2. Cap. Mythische Darstellungen mit Skeleten etc.

3. Cap. Darstellung von Menschen mit Todten-
schädeln (Philosophen, Schauspieler, Landleute).

4. Cap. Skelete und Schädel mit Inschriften etc.

Es ist eine vollständige Musterung aller Darstellungen dieser Art auf Gemmen, Vasen, Sarkopha-
gen etc. Der zweite Abschnitt behandelt die Frage,
wann die Alten dergleichen Gegenstände zu bilden
anfingen. Diese Frage, bekanntlich so meisterhaft
behandelt von Lessing in der berühmten Schrift:
„Wie haben die Alten den Tod abgebildet?" (Lessing's Name kommt nur einmal hier vor) beantwortet
der Verfasser dahin: „Die griechischen Künstler bildeten noch vor der Römerzeit menschliche Knochen etc.
auf ihren Werken ab, dass sie dies aber auch mit
Larven (mit Haut überzogenen Skeleten) gethan hätten,
ist durchaus unbewiesen (gegen Olfers). Der Verfasser verspricht ein grösseres Werk mit den dazu gehörigen Abbildungen, was wohl die Hauptsache und
für die Geschichte der Medicin höchst wünschenswerth
wäre. Die Darstellung von tausenden Larven bildet
einen merkwürdigen Uebergang zu den Todtentänzen
des Mittelalters. Ref.)

Römische Medicin.

1) Teuffel, W. S., Geschichte der römischen
Literatur. Leipzig. 3te Auflage. 8. XVI. 1216 SS.
— 2) Parker, The archeologie of Rome. II Vol.
London. 8. — 3) Velissky, Ueber einige wich-
tige Bestandtheile des römischen Hauses. Oestr. gym.
Zeit. Heft 11. — 4) Hemans, C. J., Historie and

monumental Rome. A Handbook for the students of classical and christian antiquity in the Italian capital. London. (Anhang über Menschenopfer (gegen Mommsen). Auch Döllinger, der ein gewaltiges Material (in: „Heidenthum und Judenthum") darüber sammelte, muss sie zugeben; selbst Hadrian's Edict vermochte sie nicht gänzlich auszurotten. Die Märtyrer-fläschchen enthalten wirkliches Blut. Eine Ausgrabung in St. Agnese mit der Inschrift: Sanguis Saturnini. soll es klar beweisen; es ist also nicht sacramentaler Wein. Das Werk bildet gewissermassen ein Supplement zu des Verf. Medieval christianity and sacred Art in Italy.) — 5) Keller, Balineum, balineae. N. Jahrb. für Philolog. von Fleckeisen. 1873. Bd. 107. 108. Heft 12. — 6. Overbeck, Pompeji. 3. Aufl. Leipzig. gr. 8. XVI und 580 S. — 7) Tabulae ceralae. (Eine ganze Kiste zu Pompeji gefundener Rechnungsbücher (Holztafeln). · Die ersten, bis jetzt einzigen, einem Leichencassenverein angehörigen sind von Massmann 1840 edirt.) Ausland. No. 51. — 8) Mommsen, Römische Geschichte. 3. Bd. 6. Aufl. gr. 8. Berlin. XI und 630 S. — 9) Gaston, Boissier, Etudes sur la vie et les ouvrages de Terentius Varro. 1 Vol. 8. Paris. — 10) Veitch, Lucretius and the Homeric theory. 8. Glasgow. — 11) Lefevre, Fragments de Lucrèce. 8. Livr. 5 und 6. 36 pp. Versailles. ·· 12) Schwartz, W., Naturanschauungen des Quintus Smyrnaeus und Lucretius vom mythologischen Standpuncte. N. Jahrb. für Philolog. 1873 von Fleckeisen. 48. Jahrg. Bd. 109. :10. 5. und 6. Heft. — 13) Stüremburg, H., De Carminis Lucretii libro primo. Acta soc. phil. Lips. T. II fasc. 2. 1874. — 14) Marquardt und Mommsen, Th., Handbuch der römischen Alterthumskunde. 2. Band, 1. Abth. Leipzig. gr. 8. 1874. XIV und 697 S. 2. Band, 2. Abth. X und 704—1067 S. — 15) Rapisardi, Mario, Catullo e Lesbia. Venezia. (Meisterhaft übersetzt und mit reichen antiquarischen und sittenschildernden Anmerkungen.) 16· Schömann, Zu Cicero de Natura Doorom. Neue Jahrb. für Philol. und Pädagog. 10. Heft. S. 691 ff. — 17) Schiebe, Th., De fontibus librorum Ciceronis, qui sunt de divinatione. Diss. Jenae. 38 pp. — 18) Metzger, Zur Psychologie: Mens, animus, ingenium. Jahrb. für Philolog. von Fleckeisen. III. 111.und 112. Band. 10. Heft. — 19) Schmitz, Von Rom nach Brundisium vor 1900 Jahren. Sonntagsblatt von Liebetreu. No. 45. — 20) Die Gesichtsfarbe des Horaz. Beil. der Allgem. Ztg. 26. Juni. — 21) Mommsen und Jungemeister, Ueber die im k. Museo angekauften Schleuderbleie. Monatsbericht der königl. preuss. Akademie. Juli, August. — 22) Froelich, Celsus de medicina. 5. Capitel des 7. Buches (Kriegschirurgie), übersetzt und mit Anmerkungen. Deutsche milit. Zeitschrift. 1. Jahrgang 1872. 11. Heft. — 23) Fiedler, Ein priesterliches Festmahl im alten Rom. Allgem. Ztg. Hauptbl. No. 235, 23. August und Beilage 236, 24. August. — 24) Caix de Saint-Aymour, Note sur un temple romain découvert dans le foret de Halatte (Depart. de l'Oise). Paris. 12. 35 p. (Mit zahlreichen Weihgeschenken, somit ein Tempel einer Heilgottheit, wahrscheinlich des Acskulap. Eine grosse Publication mit 200 Abbildungen steht bevor.) — 25) Choisy, A. (Architect), L'art de batir chez les Romains. Paris. 3 Bl., 216 pp., 24 Thle. gr. 4. (Die Fehlerhaftigkeit in der Construction der Kuppel der Minerva medica deutet auf eine späte und vielleicht selbst byzantinische Zeit) — 26) Cassel, P., Löwenkämpfe von Nemea bis Golgatha. Eine wissenschaftliche Abhandlung. - 27) Plinii Secundi Nat. hist. libri XXXVII. Post Ludov. Jani obitum recognovit et scripturae discrepantium adjecta ·edidit Carolus Mayhoff. Leipzig. — 28) Stabr, M., Bilder aus dem Alterthum. Das grosse Kampfschauspiel. Westermann's illustrirte Monatshefte. VI. 1. April und 2. Juni. — 29) Ritterhain, G. v., Die Heilkünstler des alten Roms und ihre bürgerliche Stellung. Sammlung gemeinverständlicher wissenschaftlicher Vorträge. 238 Hft. 8. 39 S. — 30)

Ribbeck, Die römische Tragödie im Zeitalter der Republik. — 31) Becker, Die römischen Inschriften und Steinskulpturen des Museums der Stadt Mainz. — 32) Die attischen Nächte des Aulus Gollins. Zum ersten Male vollständig übersetzt und mit Anmerkungen versehen von Fritz Weiss. Leipzig. 1. Theil. Buch 1 bis VIII. gr. 8. XVI und 408 S. (Vergl. Herta M., Vindiciae Gellianae alterae. Leipzig 1873) — 33) Doetsch, Chrestomathia Juvenaliana. Mit besonderer Hervorhebung der römischen Alterthümer. — 34) Hüfner, J. M., Untersuchungen zur Zeit des Kaisers L. S. Severus und seiner Dynastie. Giessen. 1. Band. 1874—1875. gr. 8. 328 S. — 35) Cantor, Moriz, Die römischen Agromensoren und ihre Stellung in der Geschichte der Feldmesskunst. Eine histor.-matematische Untersuchung. Mit 5 lithographirten Tafeln. Leipzig. (Die erste Hälfte über Hero von Alexandrien, 100 Jahre alter Spiegel zu Geistererscheinungen, Dioptra, Distanzmesser u. s. w. Die Römer haben nur das Ueberkommene erhalten. Vgl. Jahresbericht für 1872, S. 69.) · 36) Hygini Astronomia. Ex codicibus a se primum collatis recens „Bernh. Bunte.' Lips. — 37) Juergensen, De tertio Martiani Capellae libro. In comment. philol. sem. Lips. 1874. — 38) Plinii Sec. quae fertur una cum Gargilii Martialis medicina. Nunc primum edita Valentino Rose. Lips. kl. 8. 238 pp. (Enthält: I. Plinii Secundi junioris (Pseudo-Plinius) de Medicina libri tres, p. 3—128. Auf Grund der Abhandlung des Verf. in Bermes', Band VIII; vide Jahresbericht für 1872. S. 295. Nebst wichtigen Indices. II. Gargilii Martialis medicinae ex oleribus et pomis, p. 129—222. III. Appendix ad Plinium über den Codex Vossianus (Plinius parvus). — 39) Holder Egger, Ueber die Weltchronik des Sulpitius und die südgallischen Annalen des 5. Jahrhunderts. — 40) Ciampi, Ignazio, Viaggiatori Romani men noti. Roma.— 41) Dubarry, Armand, Le Brigandage en Italie depuis les temps les plus reculés jusqu'à nos jours. Paris.

Erstes Christenthum und Byzanz.

1) Overbeck, Fr., Studien zur Geschichte der alten Kirche. Heft 1. — 2) Müller, E., Parallelen zu den Messianischen Weissagungen in Typen des alten Testaments aus dem hellenischen Alterthum - 3) Zöckler, Das Kreuz Christi. Religionshistorische und kirchlich archäologische Untersuchung. XXIV. 484 S. — 4) Kind, August, Teleologie und Naturalismus in der altchristlichen Zeit. Der Kampf des Origenes gegen Celsus um die Stellung des Menschen in der Natur. Jena. 8. 38 S. (Vgl. Keim, Celsus wahres Wort. Jabresber. für 1873. 8. 293) — 5) Bohringer, Fr., Athanasius et Arius und der erste grosse Kampf der Orthodoxie und Heterodoxie. Stuttgart. — 6) Berthold, C., Basilius der Grosse. Homilien über das 6. Tagewerk. Naturund Offenbarung. 21. Band. 10. Heft. — 7) Beyschlag, Willibald, Griechenthum und Christenthum in ihrer ersten Wechselwirkung. Zwei Vorträge. Berlin. 8 179 S. — 8) Gfrenrer, Byzantinische Geschichte, aus dem Nachlasse ergänzt und fortgesetzt von Weiss. 2. Bd. 8. 670 S. Von Constantin dem Grossen bis ins 11. Jahrhundert. Graz. — 9) Hilberg, J., Zu Michael Psellus dem Jüngeren. Zeitschrift für österr. Gymnasien. 25. Jahrg. 8.—9. Heft.

Arabische Medicin.

1) Kremer, A. v., Culturgeschichte des Orients unter den Chalifen. I. Bd. gr. 8. Wien. XI. S. 547. (Vgl. desselben Culturgeschichtliche Beziehungen zwischen Europa und dem Orient.) — 2) Amari, Appendice à la biblioteca arabo-sicula. Leipzig. — 3) Wüstenfeld, Die Statthalter Aegyptens zur Zeit der Chalifen. 1., 2., 4. Abth. 1874 u. 1875. · 4) Diercks, Gust., Die Araber im Mittelalter und ihr Einfluss auf die Cul-

tur Europas. Essais. VIII. 121 pp. — 5) Mercier, E.,
Histoire de l'établissement des Arabes dans l'Afrique
septentrionale selon les docum. arabes, et l'hist.
de Berbères. gr. 8. XII. 406 pp. Paris. — 6)
Saadja Alfajjumi, Die Attributenlehre des, von D.
Kaufmann. Diss. Leipzig. — 7) Hankel, H., Storia
delle matematiche presso gli Arabi. Tradotta da f. Keller.
Roma. 1873. 4to. 61 pp., übersetzt aus Hanke, Zur
Geschichte der. Mathematik im Alterthum und Mittelalter. Leipzig. 1874. — 8) Schems Ed-din Abou Abdal-
lah Mohammed. Manuel de la Cosmographie du moyen-
age. Traduit de l'Arabe par A. F. Mehren. Copenhague. 8. (Längst erwartet, wichtig für Mineralogie,
schon angekündigt. Jahresbericht. 1873.) — 9) Alkindi
als Astrolog von Otto Lott. Morgenländ. Forschungen. Festschr. zu Fleischer's Jubiläum 1874. S. 260
bis 309. — 10) Müller, August, Die griechischen Philosophen in der arabischen Ueberlieferung. Separ.-Abdr.
aus d. Festsch. der Fränkischen Stiftungen zum Doct.-
Jubil. Bernhardy's. Halle. 1873. 59 SS. — 11) Philosophie und Theologie des Averroes. Aus dem Arabischen übersetzt von Marcus Joseph Müller. Aus dem
Nachlasse. Königl. bayr. Acad. der Wiss. München. 4.
122 SS. — 12) Lasinio, Il testo arabo del Commento
medio di Averroe della retorica di Aristotele per la
prima volta. Estratto dalle publ. del. Istit. di Fi-
renza. (Früher die Paraphrase der Poetik.) · · 13) Le
Clerc, Lucien, Abd-er-Ressaq-ed-Djezairy Eaechof-er
Roumouz. Revelation des émigrés) ou Traité de mat. med.
Trad. et annoté par —. Paris. 8.) — 14) Derselbe, Revue sommaire de la Medecine arabe neuvième
— onzieme siècle. Gazette méd. de Paris. No. 1, 7, 9.
Fortsetz. v. No. 50. 1874, (von Avicenna bis Mesue ju-
nior ohne weiteres Eingehen). — 15) Derselbe, Ebn-
El-Beithar. Gazette hébdom. No. 7. 9. (Der treffliche
Orientalist hat sich mit der Herausgabe des grössten
Botanikers des Orients befasst. Die vorliegenden Artikel sind von grosser Bedeutung in biographischer und
literarischer Beziehung.) — 16) Derselbe, Terminologie médico-pharmaceutique etc. par J. M. Schlimmer. Teheran. 1874. Gazette hébdom. No. 13. (Ausführ-
iche, sehr wichtige Kritik dieses vom Ref. im vorjähr.
Jahresb. S. 390 besprochenen Werkes. (Atecbeq, das für
Syphilis jetzt gebräuchliche persische Wort heisst wörtlich Feuerchen, brulure, der Volksausdruck: sich verbrennen! Ref.)

Vom Mittelalter bis zum 15. Jahrhundert.

1) Zschimmer, W. A., Salvianus der Presbyter
von Massilien und seine Schrift. Diss. Jena. 2 Bl.
90 SS. 8. (5. Jahrh.) — 2) Li Dialoge Gregoire le Pape.
Altfranzösische Uebersetzung des 12. Jahrh. mit dem
latein. Original und Anhang: Sermo de Sapientia et
moralium in Job. zum 1. Mal von W. Förster. 1. Th.
Text gr. 8. Halle. — 3) Werner, Karl, Beda,
der Ehrwürdige. Wien. gr. 8. VIII. 235 SS. (Der geist-
volle Verf. weist in der Vorrede auf seine Schrift über
Wilhelm von Conches hin. (vide Jahresb f. 1873. S. 96),
welche die Fortsetzung der im 4. Abschnitte des vorliegenden Werkes enthaltenen Darstellung der Kosmo-
logie und Naturlehre des früheren Mittelalters bildet.
Hiemit ist auch die Wichtigkeit dieser trefflichen Schrift
für unsere Zwecke dargethan.) — 4) Noack, L., Johannes Scotus Erigena, Ueber die Eintheilung der Natur.
Uebersetzt und mit einer Schlussabhandlung über Leben
und Schriften des E., der Bildung seiner Zeit. Leipzig.
I. Abthl. VIII. 418 SS. (2. Abthl. 416 SS. ist bloss die
Uebersetzung. Die Schlussabhandlung ist bis jetzt nicht
erschienen.) — 5) Jundt, A., Histoire du Panthéisme
populaire au moyen age et au XVI. siècle. Paris. gr. 8.
300 pp.) Beginnt mit Scotus Brigena und Joachim de
Flore. Meister Ekbardt bildet den grössten Theil des
Buches.) — 6) Ueber die St. Gallischen Sprachdenk-
mäler bis zum Tode Karls des Grossen. Strassb. XIII.

159 SS. Quellen und Forschungen für Sprach- und
Culturgeschichte, herausgegeben von den Brink.) — 7)
Scherrer, Gustav, Verzeichniss der Handschriften der
Stiftsbibliothek von St. Gallen. Herausgegeben mit Unterstützung des kathol. Administ.-Raths. Halle Waisen-
haus. — 8) Heinsch, Im Reiche der Angelsachsen zur
Zeit Karl des Grossen. — 9) Sichel, Th., Alcuinsta-
dien. Wien. 8 92 SS. Separatabdr. Sitzb. d. G. Ac.
hist. phil. Kl. No. 2. S. 40. (Wichtig. Nachträge zu der
Ausg. von Dümmler. Carl d. Gr. sammelte A.sBriefe.)
— 10) Dümmler, Grabschrift des Abtes Walahfried
Zeitschr. f. deusch. Alterth-K. von Steinmayer. N. F.
7. Bd. 2. Hft. — 11) Gilbort, C. E., Les moines au
moyen age, leurs influences à l'etude des sciences chimiques naturelles pharmaceutiques et les branches qu'
en dependent. Moulins. 8. IV. 300 pp. — 12) St. Hil-
degardia, Die Werke der, und ihrer neueste Kritik
Hist. polit. Blätter für das kathol. Deutschl. 76. Bd. 8.
Heft 8 und 9. Schluss. — 13) Berrad von Landspertz.
Abtiss. zu Holenburg und St. Odilien im Elsass im 12.
Jahrh. und ihr Werk Hortus deliciarum. Ein Beitrag
zur Gesch. der Wissenschaften, Liter., Kunst, Kleidung,
Waffen und Sitten des Mittelalters von Chr. M. Engel-
hardt. Mit 112 Kupfertafeln. Fol. Stuttgart. 818 SS.
— 14) Maulde, De la condition des hommes libres
dans l'Orleanais au 12. siècle. Orleans. 8. 32 pp. —
15) Heinrich von Neustadt a) Apollonius, b) Von Gottes
Zuokunft. Im Auszug mit Einleitung, Anmerkung und
Glossar von Jos. Strobl. Wien. XXXVII. 29 8SS. (Ueber
die erste Erzählung Apollonius v. Tyros, Jahresb. 1872.
Die Literatur darüber Graeese. Allg. Literaturgesch. Bd.
III. 1. S. 457—460. Meister Heinrich von der Neustadt
war Arzt daselbst „ein puocharzt von der Kunst", wie
er sich selbst nennt) — 16) Heidemann, Jul., Peter
von Aspelt als Kirchenfürst und Staatsmann Ein Beitrag zur Geschichte Deutschlands im 13. und 14 Jahrh.
Berlin. gr. 8. — 17) Castan, M. A., Coup d'oeil sur
l'histoire de la faculté de Médecine de Montpellier. Première leçon du Cours d'histoire de la Médecine. Mont-
pollier medical. Juin. — 18) Boehmer, J. F., Regests
imperii, Die Regesten des Kaiserreichs unter Kaiser
Karl IV. 1346—1378. Herausgegeben von J. Huber. —
19) Redepenning, Ueber den Einfluss der Ethik des
Aristoteles auf die Moral des Thomas v. Aquin. Diss. Jena.
8. 31 SS. — 20) Wallon, St. Louis et son temps. Paris 8. —
21) Antonio di San Filippo. Die ältesten itali-
nischen Reisenden an der Küste des mittelländischen
Meeres. (Im 2. Bd. der Esped. scientif. der Societ. geogr.
Italiana.) — 22) Scherer, W., Geschichte der deutschen Dichtung im 11. und 12. Jahrhundert. Strassburg.
(Bedeutende Darstellung des Lebens und der Literatur.)
— 23) Bech, F., Ein mitteldeutscher Liebesbrief. Zeitschrift für Philol. 6. Band 4. Heft. — 24) Geschichte
der Buchmalerei. Bucher's Geschichte der technischen
Künste 3. und 4. Heft. Stuttg. — 25) Dohme, R.,
Kunst und Künstler des Mittelalters und der Neuzeit.
Biographien 1. Lief. — 26) Sauter, Fr., Diplomati-
sches ABC, oder Alphabete, Zahlzeichen, Abbrevia-
turen u. Textproben vom 6. Jahrhundert bis zum 16ten.
Stuttg. — 27) Jourdain, Ch., Nicolaus Oresme et les
astrologues de la Cour de Charles V. Paris. 8. 28 p
— 28) Viollet-Leduc, Dictionnaire raisonné du
mobilier français de l'Époque Carlovinguienne à la renaissance 6. u. 7. Band. (Schluss.) (Geschichte der mittel-
alterlichen Kriegführung, sämmtliche Angriff- u. Schutz-
waffen mit Bildern und Text.) — 29) Guicherat, J.
Histoire du Costume en Franç; depuis les temps les
plus reculés jusque à la fin du 18. siecle. Paris. — 30)
Reinhard Richard, Der Tanz zum Tode. Ein Nacht-
stück aus dem 14. Jahrhundert. Nach urkundlicher
Mittheil. des Professor Delitzsch. Leipzig. IV. 80 S.
— 31) Dufour V., La danse Macabre composée par J.
Gerson.) peinte en 1425 au cimetière des Innocents.
Facsim. de l'éd. de 1484. Paris. 4. 23 p. — 32) Dahl-
mann, T. C., Quellenkunde der deutschen Geschichte.

4. Aufl. · 33: Waitz, P., Quellen und Bearbeit. der deutschen Geschichte neu zusammengestellt. 2. Auflage. Göttingen. — 34) Comparette Domenico, Virgil im Mittelalter. Deutsch von H. Dütschke. gr. 8. XIV. u. 318 S. Bonn. — 35) Hans, Beiträge zur Geschichte des Augsburger Schulwesens im Mittelalter. Zeitschrift des histor. Vereins für Schwaben und Neuburg. 2. Jahrg. (Ueber Dom, Stift und Klosterschule und ihre Glanzzeit. Verf. verspricht die im 16. Jahrhundert eingetretenen Umwälzungen in den Schulverhältnissen in einer folgenden Abhandlung, vergl. unten Marx, Biographie des Arztes Henisch.) — 36) Mülverstedt, G. A. v., Beiträge zur Kunde des Schulwesens im Mittelalter und über den Begriff Scholaris. Zur 200jährigen Feier des Dom-Gymnasiums. Magdeburg. 8. 28 S. (Nicht im Buchhandel. Wichtig für die Geschichte im Mittelalter. Der Scholaris ist eine Art Abbé. Der unterrichtete Begleiter eines Geistlichen geeignet, ihn in gewissen Fällen zu vertreten. Das Englische Scolar kommt dem Begriff nahe.) — 37) Richter, Albert, Lesen und Schreiben im Mittelalter. Westerm. ill. M. Heft 1874. Mai 161 S. — 38) Richter Arthur, Beiträge zur Geschichte des Stephaneums zu Halberstadt. 4. 83 S. (R. hält an der Gründung durch Carl d. Gr. fest.) — 39) Steub, Kleine Schriften. 4. Bd. Stuttg. No. 12. Zu den deutsch. Familiennamen. No. 15. Die Wiege Carls des Grossen. — 40) Geschichte des Bisthums St. Poelten, herausgegeben von A. Kerschbaumer. 1. Bd. Vorgeschichte 1. Heft. Wien. gr. 8. — 41) Barre, Ueber die Bruderschaft der Pfeiffer im Elsass. 8. 1874. — 42) Reuter, H., Geschichte der religiösen Aufklärung im Mittelalter. 1. Band Berlin. 8. XVI. 334 S. — 43) Vom Hausl:alt auf dem Frauenwörth 1. Allg. Zeit. Beilage No. 309. 310. H. Hptbl. 319. Beil. No. 320 Schluss. — 44) Zorn, Ph, Staat und Kirche in Norwegen bis zum Schlosse des 13. Jahrhunderts. — 45) Jugler, A., Aus Hannovers Vorzeit. Ein Beitrag zur deutschen Culturgeschichte. Hannover. — 46) Roeger, P. M., Bilder aus Mecklenburgs Vor- u. Jetztzeit. — 47) Schmoller, G., Strassburgs Blüthe und die volkswirthschaftliche Revolution im 13. Jahrhundert. Rect. Rede 1874. 35 S. Strassburg. {Quellen u. Forschungen zur Sprach- u. Culturgeschichte. — 48) Die Chroniken der niederrheinischen Städte. 12. Band. Cöln. 1. Band XCIV. u. 444 S. Leipzig. 1) Reimchronik des Stadtschreibers Gottfr. Hagen 1252—1271. 2) Die Weberschlacht 1369—1371. 3) Das sogenannte Neue Buch 1360—1396. 4) Memoriale bisher ungedruckt.) — 49) Dürre, Geschichte der Stadt Braunschweig im Mittelalter. — 50) Baudissin, M. Graf, Eine Wanderung durch Jahrtausende. Culturgeschichtlicher Novellencyclus aus der Schwäbischen Vorzeit. gr. 8. |VIII. 320 S. — 51) Capponi Gino, Storia della republica de Firenza. Firenze. T. I. XX. 667 pp. T. II XIX. 632 pp. (Voll interessanter Nachrichten über alte ital. Sprache, über Literatur etc.) — 52) Albanese, F., L'inquisizione religiosa nella republica de Venezia. Ricerche storiche e raffronti. Venezia. 8. 182 pp. (Der Process des Cecco v. Ascoli (1327 in Florenz hingerichtet) eingehend behandelt, eine Venezianer Ausgabe des malleus maleficarum ist vom Jahre 1574. Ref.) — 53) De Gubernatis, A., Storia dei Viaggiatori italiani nelle Indie orientali. Livorno 16. 400 pp. (Verm. und verbesserte Ausgabe der Viaggiatori italiani dal Secolo XIII. al XVI.)

15., 16. und Anfang des 17. Jahrhunderts.

1) Hequets, Ch., Fragments historiques. Le siège de Toul en 1420. Nancy. 24 pp. — 2) Chum, D. W., Ein thüring.-baierscher Briefsteller des 15. Jahrhunderts. Herausgeg. und in seinem culturhist. Wettbe erläutert. Halle. 8. — 3) Kanke, Geschichte der romanischen und germanischen Völker· von 1494 bis 1535. Neue Auflage des selten gewordenen Werkes (v. 1824). Leipzig. 1874. — 4) Lecoy de la Marche, Le roi

René, sa vie et ses travaux. Paris. 8. — 5) Albanese, F., L'inquisizione religiosa nella republica di Venezia. Venezia. — 6) Maxmilian I. Vertraulicher Briefwechsel mit Sigmund Pruschenk Freiherr von Stettenberg, herausgeg. v. V. v. Kraus. Innsbruck. 8. — 7) Leonardo da Vinci als Naturforscher. Gaea. No. 9. — 8) Schmoller, G, Strassburg zur Zeit 'des Zunftkampfes und die Reform seiner Verfassung und Verwaltung im 15. Jahrh. Rede zur Feier der Stiftung der Univers. Strassburg (Mai 1875). Strassburg. 1. Bl. 88 SS. (Quellen und Forschungen zur Sprach- und Culturgeschichte.) — 9) L'oeuvre et la vie de Michel Ange. Publication de la Gazette de beaux arts. Paris. 350 pp. mit Kupferstichen. — 10) Die Kunstbestrebungen am bairischen Hofe unter Herzog Albrecht V. und seinem Nachfolger Wilhelm V. von Stockbaner. Wien. 1874. 8. 144 SS. VIII. Band der Quellenschriften für Kunstgeschichte und Kunsttechnik. (Mannigfaches über Aberglaube, Sammelgeist und Wunderfurcht der früheren Zeit.) — 11) Dupré Lasale, Michel de l'Hôpital avant son election au poste de Chancelier de France (1505—1558) 4 Vol. Paris. (Schilderung der Zustände von Padua, Rom, Bologna, Ferrara und der wichtigsten Personen, die an der Renaissancebewegung Theil nahmen. Er war Kanzler der Margarethe von Frankreich.) — 12) Curtze, M., Reliquiae Copernicaune Leipzig. IV. und 66 SS. — 13) Lochner, Des Johann Neudorfer Schreib- und Rechenmeister zu Nürnberg Nachrichten von Künstlern und Werkleuten daselbst aus dem Jahre 1547. 10. Bd. d. Quellenschr. f. Kunstgesch. Wien. 8. — 14) Grün, Carl, Kulturgeschichte des sechszehnten Jahrhunderts 8. — 15) Piccolomini Enéa, intorno alle condizioni ed alle vicende della Libreria Medicea privata. Firenze. gr. 8. 147 pp. (Zustand der Medicea 1494 bis 1508. Inventar von 1495 im Anhang der Büchersammluug von Cosimo 1456. Aelteste Drucke der Medicea; sehr interessant.) — 16) Häber, Johannes, Savanarola. Ein Kulturbild der Renaissance. Raumor histor. Taschenbuch, herausgeb. von Riehl. Leipzig. (Zumeist nach Pasquale Villari's berühmtem Buch Storia di Girolamo Savanarola, vgl. oben Albanese, L'inquisazione religiosa nella rep. di Venezia. Process u. Hierichtung S.'s 1498 zu Florenz.) — 17) Tollin, H., M. Servet als Geograph. Zeitschr. der Ges. f. Erdkunde. Berlin. 10. Bd. 3. u. 4. Heft. 1873. — 18) Derselbe, Servet's Kindheit und Jugend. Zeitschr. f. hist. Theol. Bd. 45. S. 595 — 616. — 19) Derselbe, Mich. Servet und die Bibel. Zeitschr. für wissenschaftliche Theologie. 18. Jahrgang. Leipzig. S. 75—116. (Ueber den Lyoner Buchdruckerstreit 1538.) — 20) Derselbe, Dr. M. Luther und Dr. M. Servet. Eine Quellenstudie. Berlin. 8. 61 SS. — 21) Derselbe, Ueber die Toleranz im Zeitalter der Reformation. Raumer's histor. Taschenbuch, herausgeg. von Riehl. Leipzig. — 22) Derselbe, Toulouser Studentenleben im Anfange des 16. Jahrh. Histor. Taschenbuch v Riehl. N. f. Jahrg. 4. Leipzig. 1874. S. 77 bis 98. — 23) Derselbe, Wie Michael Servet ein Mediciner wurde. Deutsch. Klin. 8. 9. Mit Nachtr. von Goeschen. S. 68. (Früher über S. in Virch. Arch. 61 Bd. Heft 3. S. 1., sowie über Symph. Champier und dessen Schüler Hieronym. Montuns. Vergl. Potton, Sur la vie et les travaux de Symphorien Champier. Lyon. gr. 8. 1863.) — 24) Norman Moore, An essay of the history of Medicine in Ireland founded on an examination of some Mss. in the British Museum. St. Barthol. Com. Hospit. Report. Vol. XI. p. 145 ff. (Höchst interessante gaelische medicin. Literatur vor nach Sydenham's Zeit, in welcher man in ganz Irland noch gaelisch sprach, alle vor Syd. verfassten med. Werke Irland's (aus dem 15. Jahrh.) sind gaelisch. Es sind Uebersetzungen der Griechen, Araber u. s. w. und aller jener, die Chaucer in der bekannten Stelle seiner Tales of Canterbury nennt.) — 25) Lyte, H. C. M., A history of Eton College 1410 1875. 8. 540 pp.

— 26) Edinburgh, The British Medical Journal. Juli 3!. (Eine Monographie, die vor waltend die Universität, ihre Geschichte, ihre Anstalten und die Lehrer der medicinischen Facultät bespricht.) — 27) Amiet, J. J., Hans Wurster, Beitrag zur ältesten Geschichte der Buchdruckerkunst. Allg. Zeitung. Beil. No. 201. 20. Juli. (Der Herausgeber der Schriften des Peter v. Abano, Arnald v. Villanova, Math. Sylvaticus, Mesue, Saliceto. Er druckte von 1472 bis 75 in Mantua und Modena.) — 28) Pennino, S. A., Catalogo ragionato dei libri di primi stampa e delle edizioni Aldine e rare esistenti nella Biblioteca nazion. di Palermo. Palermo 1. 374 pp. — 29) Didot, Ambroise Firmin, Alde Manuce et L'Hellénisme à Venise. Paris. (Mit vielen neuen Briefen, doch kennt Verf. nicht die in Mailand in der Ambrosiana befindlichen au Aldus gerichteten. Vergl. Geiger, Zeitschrift f deutsche Kulturgesch 2. Heft.) — 30) Van der Haeghen, Ferd., Musee Plantin à Anvers. Notice sur la Bibliotheque Plantinienne. Gant. (Die Stadt Antwerpen hat die berühmte Pl. Buchdruckerei erworben. Haus, Bibliothek (8000—9000 Bde.). Pressen, Lettern, Holzstöcke und Kupferplatten, wie die Correspondenz mit den Gelehrten sind aus der Gründerzeit vorhanden.) — 31) Pattison, Mark, Isaak Casaubonus 1559—1614. London. (Der berühmte Philolog war Prof. in Montpellier.) — 3'a) Pauli, Paracelsus. Deutsche Klin. No 4. (Erwähnung zweier wenig bekannter Schriften: Loos, Erinnerung au die Naturphilosophie einiger Aerzte, Cabbalisten, Rosenkreuzer aus dem vorigen Jahrhundert. In: Neues Museum der Philos und Lit. von Bonterweck. III. Bd. 1. Heft. 1805 und Loos, Schilderung des Th. P. in: Studien, herausgeg. von Creuzer und Daub. Frankf. 1805.) — 32) Mook, Ueber Paracelsus. Sitzungsber. der Würzb. phys. med. Gesellsch. Jahrg. VIII. L. 3 u. 4 p. ff. (Verzeichniss der Schriften des P., soweit dieselben während Lebzeiten erschienen und aufgefunden worden.) — 33) Rittmann, Kulturgeschichtliche Abhandlungen über die Reform der Heilkunst. 4. Heft. Das reformierende Deutschland und sein Paracelsus. Wien. gr. 8. 57 SS. — 34) Giordano Bruno. Die geistliche Inquisition in Venedig. Allgem. Zeitung. Beil. 30 Mai. (Vergl. Albanese, L'inquisizione religiosa etc.) — 35) Liliencron, Froih. v, Mittheilungen aus dem Gebiete der öffentl. Meinung in Deutschland während der zweiten Hälfte des 16. Jahrhunderts. Edinb. 8. 1. II III. München. — 36) Borsiaa, Die Antikensammlung Raimund Fugger's. Sitzungsber. der phil. hist. Akad. München. 1874. Heft 2. — 37) Smets, Moritz, Wien im Zeitalter der Reformation. Pressburg. 8. 261 SS — 38) Rollet, Zur Geschichte des wissenschaftlichen Lebens in Gratz seit dem 16. Jahrb. Eröffnungs-Rede der I. Sitzung der Vers der Deutsch. Naturf. zu Gratz. Tageblatt. Bd. 11 u. 12. — 39) Bechstein, R, Aus dem Kalenderungsbuche des Victoria Schönfeld. Ein Beitrag zur Universitätsgesch. des 16. Jahrh. Rostock. (Sch. war Prof. der Mathematik und der Medicin zu Marburg; aus 9 hinterlassenen Schreibkalendern v, 1555—1563.) — 40) Witte, F., Geschichte des Domgymnasiums zu Merseburg. 1. Theil. Die Stiftsschule am Dom zu Merseburg 1543—1668 — 41) Kaemel, Die Universität Köln in ihrem Kampfe gegen die aufstrebenden Humanismus. N. Jahrb f. Philol. u. Pädag. v. Fleckeisen. 111 u. 112. Bd. — 42) Pennington, The Life and Character of Erasmus. London. · 43) Horawitz, Die Bibl. und Correspondenz des Beatus Rhenanus zu Schlettstädt. Wien. — 44) Brunner, P. L, Aus dem Hörmann'schen Archiv. Bildungsgeschichte des Anton Chr. Hoermann an den Schulen in Augsburg, Padua, Basel bis 1594. Zeitschr d. hist. Ver f. Schwaben und Nürnb. 1. Jahrg. 2. Heft. 1874. — 45) Vadianus (Joachim von Watt). Arzt, Dichter, Theolog. Chronik. 1. Hälfte, herausgeg. v. Goetzinger. 8. 565 SS. — 46) Lotichius, Arzt und Dichter, Roman von O. Müller). Prof. zu Heidelberg, in Montpellier vergiftet. Allg. Zeit. Beilg.

S. 2847. Juni. 47, Otto, C, J. Cochlaeus: Humanist, Breslau. 1874. (Dessen Kosmographie erschien zu erst 1512, erwähnt die neuentdeckte Welt nicht, wie die damaligen Geographen überhaupt.) — 48) Hable, der schwäbische Humanist Jacob Locher. 2 Thle. 1874 — 49) Derselbe, Nachträge zu Jacob Locher's Polomusus. Programm. Ebingen. 4. 12 SS. — 50) Schwarz, Bernhard, Jacob Wimpheling, der Altvater des deutschen Schulwesens. Gotha. 8 (Gegner Locher's. — 51) Marx, K. F. H., Zur Anerkennung des Arztes und Schulmannes Dr. Georg Honisch. Aus dem 20. Bande der Abhandlg. des k. G. d. Wiss. zu Göttingen 4. 39 SS.

(51). Ein kleines Meisterstück. Die Schilderung des Wirkens eines Mannes, der oben nicht unter die Meister ersten Ranges gehört — das Treffliche wird hervorgehoben, das Geringe dadurch ausgeglichen; es wird das Bild eines Gelehrten entrollt, des Thätigkeit nach den vielseitigsten Richtungen. Bedürfniss ist, der dazu Fähigkeiten besitzt und das Leben sich nicht durch blosse Arbeit, die Arbeit nicht durch allzu ängstliche Akribie vermehren lässt. Dies wird oft nur angedeutet. Die Kritik der Kritiker des H. ist eine treffliche Illustration des summa jus, summa injuria. Das Ganze ist eines Gelehrten Stillleben mitten im Kampfe und Sturmgetriebe der Reformatoren und Humanisten Deutschlands, innerhalb und ausserhalb der Schule, die sehr häufig nichts weniger als human war. Wir haben diese Männer mit Absicht vor Henisch gruppiert.

Das 17. und 18. Jahrhundert.

1) Lewes, G. H., Geschichte der neuen Philosophie. — 2) Fischer, Kuno, Francis Bacon und seine Nachfolger. Entwickelungsgeschichte der Erfahrungsphilosophie. 2. völlig umgeänderte Auflage. Leipz. gr. 8. XX 788 SS. — 3) v. Liebig, Justus, Reden und Abhandl. über Bacon.) — 4) Gillespie, J. D., Shakespeare. Edinb. med. Journ. XX. p. 1061. No. 4 de Juno. — 5) Reusch, T. H. Der Galilei'sche Process. Ein Vortrag. Sybel's histor. Zeitschr. Bd XXXIV. — 6) Guy, William A., Harvey. The Harveian Oration delivered before the royal College of Physicians. June 25. British medic. Journ. London. July 3. — 7) Aveling, J. H., Ueber einen Brief und anderes, noch nicht veröffentlichte von Harvey. Obstetr. Journ. III. No. 28—29. July und August. — 8) Ruini, Carlo, Curiosita storiche e Bibliographiche intorno alla scoperta della circulazione del sangue. Memoria di Prof. Ercolani letta nelle sessione 5 Decembr. 1872. Atti della Societ. medico-chir. di Bologna. T. III. — 9) Langer, K., Rede, gehalten beim Abtritte des Rectorates am 15 Oct. S. A. 'aus der Wiener Zeitung. 8. 24 SS. (Ueber Willis als Anatom. Er war der Vorläufer Buffon's, indem er zuerst den Begriff der moderneu Entwickelungsgeschichte aufstellt. Ref.) — 10) Ravaisson, Fr., Archives de la Bastille. T. V. (Bericht über die Chambre de Poison, den berühmten Vergiftungsprocess der 17. Jahrhunderts.) — 11) Men and Manners 'at the Court at Florenz 1740 — 1786 founded on the letters etc to Horac Walpole. By Dr. Doran. London. (Mit Details der Section des Papstes Gaganelli, der angeblich an tift starb.) — 12) Biedermann, K., Deutschland im 18. Jahrhundert. 2. Band. (Geistige, sittliche und gesellige Zustände.) — 13) König, P. Georg (Franciscaner), Wienerische Reissbeschreibung. Anf. des 18. Jahrh. Herausgeg. von Dr. Jacob Baechtold in S

lothurn. (Der reisende Pater findet in Pressburg im Kloster der Ursulinerinnen zusammengewachsene Zwillinge (Mädchen) ähnlich der zweiköpfigen Nachtigall.) — 14) K o s e r, R., Doctor Eisenbart in Wetzlar. Aus den Tagen des alten Reichs. Gartenlaube. No. 4. S. 65 ff. — 15) D e s n o i s t e r r e s, G. Voltaire. T. VII. Volt. à Genève. Paris. (Die famose Guerre de Genève, die Geschichten mit Haller, Piron etc.) — 16) v. H e k k e r, Albrecht v. Haller, Festrede zum 403. Stiftungstage der Münchener Universität. München. — 17) P a g e l, Julius, L., Ueber die Geschichte der Göttinger medic. Schule im 18 Jahrh. Diss. Berl. 8. 54 SS. — 18) T o p i u a r d, P., Etudes sur Camper. Revue d'Anthrop. (Broca.) T. III. 1874. p. 163. — 19) K e r n, Th., v., Geschichtliche Vorträge u. Aufsätze. Tübingen. 8. (Die Reformen der Kaiserin Maria Theresia.) — 20) W o l f, G., Die Krankheit Kaiser Joseph's II. nach archivalischen Quellen. Wiener medic. Wochenschr. No. 8. — 21) T o n e r, Jos., Contributions to the Annals of med. Progress and med. education in the U. St. before and during the war of independance. Wash. Gov. off. 1874. 16 u. 118 SS. — 22) L o r i u g, George, B., Die Aerzte in Massachusetts während des Unabhängigkeits-Krieges. Boston. med.-chirurg. Journ. XCII. 31. p. 704. Juni 17. 23) S i e r k e, Eugen, Schwärmer und Schwindler zu Ende des 18. Jahrhunderts. Leipzig. 1874. VII. u. 462 pp. (Swedenborg — Mesmer am ausführlichsten) — Gassner Schröpfer — Cagliostro.) — 24) Z a c h a r i a s, O., Zur Erinnerung an den Philosophus Teutonicus (J. Böhme). Die liegenwart No. 95 — 25) D u B o i s - R e i m o n d, La Moltrie. Rede in der öffentl. Sitzung der kön preuss Akad. der Wissensch. zur Gedächtnissfeier Friedr. II. am 28. Jan. Berlin. Mit dem Motto:

„De las cosas mas seguras
La mas seguraes dudar "

gr. 8. 37 SS. — 26) N e r é e Quepat, La Philosophie materialiste au XVIII. siècle. Essai sur La Mettrie, sa vie et ses oeuvres. Paris. 1873. (Mit der vollständ. Angabe seiner zahlreichen Schriften.) — 27) S t r i c k e r, W., Johann Philipp Burggrave (1700 — 1775). Ein Charakterbild aus der Geschichte der Medicin. Virch. Archiv Bd. 64. 1874. S. 566 28) V o l t a, Z., Alessandro Volta, Studio. P. I. Biografia. Libr. I. Della giovinezza. Milano. 8. 216 pp. — 29) G o d e f r o i, M. J., Het Leven van Dr. van Ingen-Housz., Geheimraad en Leyfarts van L. M. Keizer Josef II. van Oostenrijk. Nederl. Tijdsch. voor geneesk. Afd. M. p. 285 ff.

Das Leben von I n g e n - H o u s z ist in Folge einer von D e g r e e z, dem verstorbenen Verwandten gestellten Preisaufgabe, nach vorhandenen Briefen des grossen Naturforschers bearbeitet. Der Verfasser wäre kaum an die Arbeit gegangen; wäre nicht die Arbeit von D a n i e l s erschienen (über die Kinderpockenimpfung in Niederland), worin der Name I n g e n - H o u s z so häufig genannt wird. Die Biographie ist leider viel zu kurz für den grossen Arzt und Naturforscher, der der Vorläufer S a u s s u r e's, der wahre Entdecker der Ernährungs- und Athmungslehre der Pflanzen war. Dass er der Entdecker der Scheiben-Electrisirmaschine war, statt R a m a t o n, welcher sich diese Erfindung anschreibt, sagt der Verfasser. 1765 ging er nach London, wo ihn vor Allem die Pockenimpfung beschäftigt. Er schreibt, dass jetzt nur 1 von 300 im Findelhause sterben, während es früher täglich 3 bis 4 Todte gab. S u t t o n habe die Methode gefunden, die Impfung sehr leicht verlaufen zu

machen; er und seine Söhne hatten 40000 geimpft. D i m s d a l e hat 1500 geimpft, ohne ein einziges Kind zu verlieren. „Ich habe nach seiner Methode 400 mit demselben Erfolge geimpft." Von nun an war die Verbreitung des Menschenpockenimpfung nach D i m s d a l e's Methode (besonders: fortwährender Aufenthalt in freier Luft) seine Lebensaufgabe. Die Kaiserin Maria Theresia, welche das Unglück gehabt hatte, zwei Kinder an den Pocken zu verlieren, wandte sich, durch die günstigen Nachrichten aus London veranlasst, an den berühmten Dr. P r i n g l e. Dieser schlug I n g e n - H o u s z als den geeigneten Mann für Wien vor. 1768 war er daselbst. Die Briefe von Wien sind merkwürdig genug. „Die Spitalsärzte L o c k e r und C o l l i n a, welche gehört hatten, weswegen ein fremder Arzt berufen werden sollte, beeilten sich zuvorzukommen. Sie impften etwa ein Dutzend Neugeborener; da sie aber D.'s Anweisungen missverstanden, so starben ihnen drei, ich glaube aber nur einer davon in Folge der Impfung. Sie haben auch eine Menge älterer Leute geimpft, aber thörichter Weise darunter 'Viele, die schon die Pocken gehabt habt hatten. Von 30 bekamen sie bei 4 einen Erfolg. Sie veröffentlichten darüber ein lächerliches Journal." Die Gemüther waren höchst aufgeregt. De H a e n war fanatisch dagegen und that Alles, um I n g e n - H o u s z die Aufgabe zu erschweren. Im 2. Theile der Ratio medendi theilt er einige Todesfälle mit, ohne der Anzahl der glücklichen Fälle zu erwähnen. „Personne n'est mort à la suite de l'inoculation faite par moi à Vienne. Le cas, que Mr. de H a e n décrit, est malicieux et faux ainsi que les autres. Il serait trop ennuyeux pour en détailler la circonstance. Ce fanatique est trop dangeroux pour l'attaquer, il est comme un chien enragé, qu'il est plus prudent de fuir que d'attaquer. Il croit d'etre appelé du ciel pour le venger l'injure que lui font les Cieulistes, Inoculistes et médecins qui rencontrent chez leurs malades de pétechiae et Miliaria." Diese Rücksichtslosigkeit, die dem sonst so bescheidenen, friedfertigen Manne nur der Angriff auf seine grosse Lebensaufgabe dictirt zu haben scheint, schildert in wenigen Worten die vielfachen leidenschaftlichen Kämpfe De B a e n's. I n g e n - B o n s z wurde der wahre Prinzenimpfer. Aber sein Glück erkaufte er mit fortwährender Aufregung. Bei jedem neuen Falle war er in Angst und Zittern, und dies scheint auch seine zeitweilige Heftigkeit verursacht zu haben. Leider enthält die Biographie nichts von seinem Verhältniss zu M e s m e r in Wien, gegen den er mit S t ö r c k und B a r t h in dem berüchtigten Falle des blinden Fräuleins P a r a d i s auftrat. — Zu Ende der Abhandlung ist das Verzeichniss der sämmtlichen Schriften von I n g e n - H o u s z in lateinischer, englischer und holländischer Sprache: Ueber Impfung, Anatomie des Torpedo, Chemie, Pflanzenphysiologie, Electricität, über die Heilung des Krebses und veralteter Geschwüre Mittel gegen Brand und Stein. — In der letzten Zeit seines Lebens scheint I n g e n - H o n s z einen lebhaften Briefwechsel mit J e n n e r über die Kuhpocken-

impfung, deren erklärter Gegner er war, geführt zu
haben. Alle Nachforschungen nach diesen Briefen
waren bis jetzt vergebens.

Das 18. und 19. Jahrhundert.

1) Rohlfs, Heinrich, Geschichte der deutschen Medicin. Stuttgart. gr. 8. IV. 556 SS. Die medicinischen
Classiker Deutschlands. Erste Abtheil. S. 1–31. Allgemeine Charakteristik der Classiker. S 31. Werlhof
der Grosse. S. 82. Der Ritter von Zimmermann. S. 135
Wichmann der Diagnostiker. S. 176. Der Archiater
Heusler. S. 248. Stieglitz der Kritiker. S. 323. Marx
der Einzige. S. 480. Der alte Beim. S. 520. Der Kliniker Peter Krukenberg. — 2) Pfleiderer, Otto, Friedrich Wilhelm Joseph Schelling. Gedächtnissrede zur
Feier seines Säcularjubiläums am 27. Juni 1875. Stuttgart. gr. 8. 68 SS. — 3) Hahnemann, Samuel, Sa
vie et ses oeuvres par M. V. Léon Simon D. M Mémoire couronné par la société Hahnemannienne de Madrid. Paris — 4) Bufalini, Maurizio Ricordi, Auto-
biografia, ed. da Fr. Marlotti. Firenze. — 5) Lasègue
et Strauss. Duchenne de Boulogne, sa vie et ses travaux. Arch. génér. C S. XXVI p. 687. Déc. — 6)
Littré, E., Litterature et histoire Paris. Der letzte Band
(als demi-livre vid. Jahresb. f. 1872). VIII. 460 pp. — 7)
Kendreck, Joh. P., Biograph Notizen über Prof. John
Hughes Benett Edinb. med. Journ. XXI. p. 466 No 245.
Novbr. — 8) v. Ringseis, Jugenderinnerung. Histor.-
polit. Blätter. von Jörg. 7G. Bd. 10. Heft. — 9) Gou-
riet, Ed., Vie et travaux de J. Z. Amussat. Paris. —
10) Pollak, B. W., Jean Amussat. Biographische
Skizze. Wiener allgem. med. Zeitg. No. 35, 36. — 11)
Wilmanns, Zur Geschichte der Universität Münster
von 1802—1818. Münster. — 12) Kursalon (der
Anspacher Arzt), Biographie von L. Feuerbach. Aus seinem Briefwechsel und Nachlasse. 2 Bde. Leipzig, 1874.
(Wiederabdruck der Biographie von 1858.) — 13) Hen-
ken, Die Frequenz der Universität Zürich in den ersten
40 Jahren ihres Bestehens, von Ostern 1833 bis Ostern
1873. gr. 8. 1874. — 14) Guteeit, 30 Jahre Praxis.
2. Theil. Wien. gr. 8. VI. 398 SS. — 15) Beclard,
Eloge de Cruveilhier. (int. des hôp. No. 53. — 16)
Stromeyer, Georg Friedrich Louis, Erinnerungen eines
deutschen Arztes. 2 Bde Hannover. Erster Band: Leben und Lernen. Zweiter Band: Leben und Lehren. —
17) Guyon, Eloge de Pierre Charles Huguier. Bullet.
et Mém. de la Société de chirurg. Nouv. Sér. 1. 1.
p. 48. — 18) Renz, With. Theodor, v. Meine früheren
Mittheilungen aus der Praxis. Gesammelt und mit Nach-
trägen versehen. Wildbad. gr. 8. XII. 213 SS. (Mannigfache interessante Curiosa und Historica. so S. 32. ff.
Zett, Michael, Der oberschwäbische Steinopera-
teur. Ein Beitrag zur Kunde vaterländischer Krankheiten und Heilkünstler. (Der 1864 im Alter von 86
Jahren Verstorbene hat 107 Steinschnitte ausgeführt.) —
19) Wyman, The brain of Agassiz. Lond. med. Rec.
March. 1874. — 20) Heim, Theodor, Nachruf von Dr.
Preyss. Wiener medicin. Wochenschr. No. 35. — 21)
v. Luschka, B., v. Langer. Ebend. No. 47. (Vergl.
Allgem Zeit. Beil. 22. August.) — 22) Loebel, G.,
Gallerie berühmter Aerzte. Der Kursalon. No. 7. —
23) Hirschfeld, J., Gallerie berühmter Kliniker und
hervorragender Aerzte unserer Zeit, mit deren Biogra-
phien, als Beitrag zur Geschichte der Medicin. In 10
Lief. Wien. 4. 1. Lief. 8 Ill. 4 Holzschn.-Tafeln.
(Rokitansky, Skoda, Wunderlich, Botkin, Billroth, Vir-
chow, Arlt, Frerichs, Pettenkofer, Braun, W. Gruber,
Ivanebich.)

Jedes Buch ist polemisch, sagt Steffens.
Auch das von Rohlfs (1), welches doch die enke-
miastische Tendenz an der Stirne trägt, ist es. Aber ist

dieses in seiner Art einzige Buch, und es dürfte es
wohl auch in jedem Sinne bleiben, wirklich nur enke-
miastisch und polemisch? Ein Laudator temporis acti
der einen Lebenden als Musterbild aufstellt, der ein
Buch mit Gegensätzen füllt, voll Gelehrsamkeit und
voll Leidenschaft, mit weitem Blick und doch auch
das Kleinlichste schildert und eine Gruppe von
Männern darstellt, die kaum etwas gemein haben,
als dass sie (sämmtlich gute Aerzte und Einige derselben mittelmässige Poeten), auf demselben Niveau
stehen, um einen von ihnen Alle weit über-
ragend scheinen zu lassen, — ja scheinen zu
lassen!

Wenn ein grosser Schauspieler oder ein trefflicher
Sänger gleich anfangs gewaltig loslegt und sich über-
schreit, so wird ein kühler Beobachter nicht in Zweifel sein, dass hier eine Absicht vorliegt, die Absicht,
sich über das Publikum zu moquiren oder einen berühmten Collegen zu karikiren.

Als der Artikel: „Marx der Einzige" als eine
Art Vorläufer erschien (Wiener med. Presse No. 168.),
stutzte der Eine, Andere blickten erstaunt sich an;
und viele Verehrer des trefflichen, geistvollen, leut-
und schreibseligen alten Herrn fühlten sich unangenehm berührt. Man wusste nicht, was diese glühende
Adoration, dieser orgiastische Marx-Cultus, der wie
jede Extase hie und da in bedenkliche Capriolen aus-
lief, eigentlich wollte. Aber auch David tanzte vor
der Bundeslade des Herrn und „en toute chose c'est
l'émotion qui est sublime", sagt der geistreiche Prince
de Ligne. Als man aber das Buch selbst las da musste
die Stelle von Sydenham über Don Quixote wohl
Alles klar machen. — Dieses Buch ist ein Werk des
vollendetsten Humors, eine unvergleichliche Mysti-
fication. Wie Abraham seinen geliebten Sohn Isaak,
so opfert hier Rohlfs seinen heissgeliebten Freund
dem höchsten Zwecke, ihm mit gewaltigem Humor
die Thorheit und zugleich die Hoheit seines idealen
Strebens im Spiegelbild der sogenannten Classiker zu
zeigen, zu lehren, wie er hätte Geschichte schreiben sollen, und doch dabei humoristisch anzudeuten,
wie Geschichte nicht geschrieben werden soll. Den
Marx'schen Genrebildchen der meist unberühmten
Aerzte des 17. Jahrhunderts, wahre Muster der Klein-
kunst mit Arabesken von weisen Sprüchlein verziert,
sehen wir hier Celebritäten des 18. Jahrhunderts gegenüber gestellt, die mit echtem Humor von dem
benannt werden, was sie nicht sind.

Der grosse Werlhof, der kleinlich genug dachte,
die Ewigkeit der Höllenstrafen in einem Gedichte zu
besingen, der Ritter von Zimmermann, der so unritter-
lich, ja niederträchtig an seinen Kindern handelte,
der alte Heim, der ein klassischer — Grobian war, —
man merkt die Absicht, und — es stimmt uns heiter.
Fast Jeder dieser Männer hat irgend eine Eigenschaft,
die der vorausgehenden Definition des classischen
Arztes widerspricht, und das ist der Humor von der
Sache. Manche diese Männer sehen wir bis aufs
Kleinste in allen ihren Eigenheiten beschrieben, Mund
Nase werden hie und da geschildert. Der grossartig

Humor, der so durch und durch waltet, geht manchmal über das grosse Vorbild hinaus, und wird colossal
wie bei Rabelais, so der Uebergang, (S. 341) von beinahe faust'scher Schilderung von Lippen und Wangen,
zu: „Könnte man aus Göthe's und Mendelssohn's Gesicht Eins machen, so würde man Marx haben!" Es
giebt keine grossartigere Parodie des Ausrufs Hamlet's
- Satyr und Hyperion! Göthe's Apollokopf und das
Bocksgesicht des jüdischen Philosophen!

Wenn die Schilderung dieser Männer ein Wink
für die alles Aehnlichen ermangelnden Darstellungen von
Marx ist, so sind die unglaublich langen Auszüge aus
den Schriften ein köstlicher Wink mit der Keule für
die heutigen Geschichtschreiber der Medicin, die wie
Pilze aus dem Boden schiessen, (Engländer, Franzosen, Deutsche), die hier gebotene deutsche Uebersetzung von Werlhof's Abhandlung über die methodische Schule, die schon vollständig in Becker's Archiv (1799) steht, deutet offenbar auf Bouchut, dessen
Werk durch solche Auszüge allein so dickleibig wurde.
Wir würden nicht enden, wollten wir alle Anspielun-
gen des überreichen Werkes nur andeuten. Seit Misas
wieder wieder einmal ein echter grosser Humorist in
der Medicin. Möge er noch Andere zu Klassikern erheben. Auch der Don Quixote ist vielleicht nicht
des Cervantes satirischestes Werk, sein Viaje al Par-
naso schildert die Dichter, deren problematisches
Lob ebenfalls ein Meisterstück verhüllten Spottes ist.

Geschichte der Mineralogie, Geologie und Palaeontologie.

1) Noeggerath, Jacob, Geschichte der Platina.
Westermann's illustr. Monatsh. Januar. p. 385. ff. —
2) Neumann-Spallart, v., Die Edelmetalle im Cultur-
leben. I. Gold und Silber in der Sage und Mystik.
II. Gold- und Silbergewinnung in alter und neuer Zeit.
Deutsche Rundsch. I. Heft. S. 99 ff. — 2a) Schlei-
den, M. J., Das Salz. Seine Geschichte, Symbolik und
seine Bedeutung im Menschenleben. Eine monogr. Skizze.
gr. 8. Leipzig. VIII. u. 236 SS. — 3) Life of Sir
Frederic Murchison etc. by Archibald Geikie.
London. (Enthält einen Abriss der Geschichte der Geo-
logie in England.) — 4) Zittel, V. A., Beiträge zur
Geschichte der Palaeontologie. Histor. Taschenbuch von
Raumer. (Herausg. von Riehl.) Leipzig.

Geschichte der Physik.

1) Berthold, Graf Rumford und die mechanische
Wärmelehre. Versuch einer Vorgeschichte der Wärme-
lehre. Heidelberg. gr. 8. IV. 84 SS. — 2) Merkel,
Fr., Das Mikroskop und seine Anwendung. München.
XII. 224 SS. 8. (Die Naturkräfte. 14. Band. 2. Ab-
schnitt. Ausführliche Geschichte des Mikroskops und der
Mikroskopie.) — 3) Rossi, U., L'enoncé du principe
de la théorie du timbre est du à Monge. Comptes rendus
LXX. No. 15. 1874. (Monge soll schon Helmholtz's
Entdeckung ausgesprochen haben: dass die Obertöne die
Ursache der Klangfarbe sind.)

Geschichte der Botanik.

1) Sachs, Julius, Geschichte der Botanik vom
16. Jahrh. bis 1860. (Gesch. der Wissensch. in Deutschland. 15. Band). München. gr. 8. XII. u. 612 SS.
— 2) Friedel, E., Fränkische Thier- und Pflanzen-

namen aus dem XI. Jahrh. Earl. Zeitschr. für Ethnologie. 1873. (97 Namen in barbar. Latein und Deutsch,
z. B. Verris-Ber, Onager-Scelo, Rhinocerotes-unicornis
etc.) — 3) Kobell, v., Die Pflanzensagen und Pflan-
zensymbole. Ein Vortrag, gehalten in München im botanischen Verein. München. — 4) Carus Sterne, Der
Baum des Lebens (Thuja). Gartenlaube No. 13. — 5)
Strantz, M. von, Die Blumen in Sage und Geschichte.
Skizzen. Berlin. (Die Rose, der Lorbeerbaum, die Lilie,
der Granatbaum, das Veilchen, die Myrthe, das Stief-
mütterchen, Sinnviole, Pensée. Die Cypresse, die Ca-
melie, der Ephen, die Nelke, die Reseda, Gänseblüm-
chen, Marlieb, Tausendschön, Bellis perennis, die Schwert-
lilie, Iris germanica, die Orisedera, die Tulpe, die Hya-
cinthe, der Himmelsschlüssel, Primula veris, Levkoye
und Goldlack, die Orange, Citrone, Pommeranze, das Ver-
gissmeinnicht, die Rose von Jericho, der Weissdorn
und Schwarzdorn. Das Heidekraut, Erika. Die Georgine
oder Dahlia, Kaiserkrone, Türkenbund. Die Victoria Regia. Die Hortensia. Der Lotos. Der Rosmarin.
Die Distel. Die Aloe und Agate. Die Passionsblume.
Das Geranium und Pelargonium. Die Fuchsia.) — 6)
Mannhardt, W., Die Baumcultur der Germanen und
ihrer Nachbarstämme. Berl. gr. 8. XX. 646 SS. (Mit
Beschwörungsformeln gegen Krankheiten.) — 7) Bernhard, A., Geschichte des Waldeigenthums u. der Wald-
wirthschaft und Forstwissenschaft in Deutschland. 3. Bd.
— 8) Darwin, Ch., Insectivorous Plants. London. 8.
(In der Einleitung das vollständig historische Detail
dieser bahnbrechenden Entdeckung Darwin's, deren
Einzelheiten seit einigen Jahren bekannt, doch selbst in
den neuesten Lehrbüchern nicht erwähnt sind.)

Geschichte der Alchemie und Chemie.

1) Kopp, H., Beiträge zur Geschichte der Chemie.
1. 2. u. 3. Stück (jetzt zusammen herausgegeben) 1869
bis 1875, das 3. Stück auch separat erschienen, unter dem
Titel a) Ansichten über die Aufgabe der Chemie und die
Grundbestandtheile der Körper bei den bedeutenderen
Chemikern von Geber bis Stahl; b) Die Entdeckung
der Zusammensetzung des Wassers. Braunschweig. gr. 8.
IX. u. 310 SS. — 2) Ladenburg, Die Entwickelungsgeschichte der Chemie in den letzten 100 Jahren. Braunschweig. gr. 8. 1874. — 3) Kunckel, Biographie, in:
F. Meyer, Berühmte Männer Berlins und ihre Wohn-
stellen vom 16 Jahrhundert bis zu Friedrich dem Grossen
Zeit. Nach urkundlichen Quellen bearbeitet. Berlin. —
4) Krafft, Fr., Ueber die Entwickelung der theoretischen Chemie. Worte, gesprochen in der Aula der Universität Basel am 16. November. Basel. gr. 8. 56 SS.
— 4a) Hartsen, Die philosophischen Grundlagen der
Chemie.

Geschichte der Zoologie.

1) Vogt, K., Ueber Schmarotzerthiere. Westermanns
ill. deutsch. M. H Oct. Decbr. — 2) Lichtenfeld, F.,
Der Salamander. Ebendas. Januar. S. 389. (Gute Dar-
stellung der Sagen, Berichte, Abbildungen, seit alter
Zeit. Verbesserung einer v. Lenz (Zoologie der alten
Griech. u. Römer) unrichtig übersetzten Stelle.) — 3)
Boll, F., Ein historischer Beitrag zur Kenntniss von
Torpedo. Archiv für Anat. u. Physiol. 1874. S. 152.

Geschichte der Anatomie.

1) Florian, Jul., Die Anatomie des Magister
Richardus Anf. des 14. Jahrhunderts, zum 1. Male herausgegeben und Bemerk. über die Geschichte d. Anat.
im Alterth. und Mittelalter. Diss. Breslau. 8. 32 S. —
2) Corradi, Dello Studio et dell'insignamento dell'
Anatomia in Italia. Padora 1873. — 3) Langer, C.,
Ossiculum Lus sive Albadaran. (Histor. Notiz.) Wien. med.

58

Wochenschr. No. 25. — 4) His, W., Ueber die Entdeckung des Lymphgefässsystems. Zeitschr. für Anat. u. Entwicklung. 1. Jahrg. Leipzig. 8. 1. und 2. Heft. S. 128 ff. (vergl. dessen Bose'sches Stift-Programm. 1874. 4. 19 S. Jahresber. f. 1874.)

Geschichte der Physiologie und Entwickelungs-Lehre.

1) Claude-Bernard, Définition de la vie. Les theories anciennes et la science moderne. Revue de deux mondes. 15. Mai. — 2) Preyer, W., Die Hypothesen über den Ursprung des Lebens. Deutsche Rundschau von Bodenberg. Heft 7. S. 58 ff. — 3) Sachs, C., Anatom. und physiol. Untersuchung über die sensiblen Nerven der Muskeln. Reichert u. Du Bois Archiv 1874. S. 195 ff. S. 491 ff. mit einer historisch-kritischen Zusammenstellung der Lehre von der Muskelempfindlichkeit. — 4) Carvilla et Duret H., Sur les fonctions des hemisphères cerebraux. Archiv de Physiol. norm. et pathol. VII. No. 3 u. 4. (1. Theil: Geschichte von Haller bis auf die neueste Zeit.) — 5) Lustig, A., Zur Lohre von d. vasomotorischen Neurosen. Diss. Breslau. Mit kurz histor. Skizze der Lehre v. d. vasom. N. — 6) Haeckel, Ziele und Wege der heutigen Entwicklungsgeschichte. 2. Bl. 99 S. gr. 8. Jena. — 7) Schultze, Kant und Darwin, Ein Beitrag zur Geschichte der Entwicklungslehre. Jena. gr. 8. 278 S. — 8) His, W., Unsere Körperform und das physiologische Problem ihrer Entstehung. Briefe an einen befreundeten Naturforscher. Leipzig. XIV. und 224 S. S. 130 ff.: Die Theorie der Zeugung. S. 145 ff.: Die Theorie der übertragenen Bewegung. — 9) Sevilla y Garcia José, Historia de los Eunucos y explicacion sobre los hermaphroditos de la especie humana con varios opiniones a cerca de su engendro. Madrid 1874.

Geschichte der pathologischen Anatomie.

1) Rokitansky, C., Freiherr v., Abschiedsrede. Wien. gr. 8. — 2) Heschl, R., Die pathologische Anatomie als medicinische und akademische Doctrin. Antritts-Vorlesung am 12. October. gr. 8. Wien.

Diaetetik und Nahrungsmittel.

1) Niemeyer, P., Med.-Abhandlungen. 3. Band Grundzüge einer klinischen Hygiene und Diaetetik nebst einem Resumé über Schwindsucht. Stuttgart. — 2) Schimz, A, Ein Beitrag zur Geschichte des Vegetarianismus. Sonntagsbl. von Liebetreu. No 52. — 3) Seefeld, Alfons v., Die modernen Theorien der Ernährung und des Vegetarianismus. 2 Vortrâge. Hannov. — 4) Dumas (sen.), Grand Dictionnaire de Cuisine. Paris. (Voll histor. Anecdoten.)

Materia medica.

1) A memoir of the Lady Anna de Osorio, Countess of Chinchou and Vice-Queen of Peru 1829-39. By Clement R. Markham. London. — 2) Geschichtliches über die Cinchonen. Zeitschr. des allgem. österr. Apoth.-Verein. S. 125. — 2a) Hassler, F. A., Materia medica und Therapeutik vor 150 Jahren. Med. and surg. Rep. XXXII. 4. p. 54. Jan — 3) Cauvet, M. D., Sur le Silphion. Bullet. de la Société botanique de France. T. XXII. Compt. rend. des sciences. I. Paris. (Vergl. Silphium, Lotos. Zeitschr. für Naturwissensch. 25. Jahrg. S. 56. Ueber diese Controversen mit Hinweisung auf die Arbeiten von Schroff sen., welche bei Cauvet nicht erwähnt worden und die Sache wohl längst entschieden haben.) — 3a) Lender, Zur Einführung des Ozons in die Diätetik und Heilkunde. Oest.

Badezeitg. No. 4. 9. — 3b) Jackson, J. R., Die Anwendungen der Agave Americana. (Die Geschichte des bekannten berauschenden Trankes (Pulque auf mexikanisch) geht bis in die Tollcken-Zeit zurück. Zeitschr. d. allg. öst. Apoth.-Vereins. S. 537.) — 3c) v. Schlagintweit, H., Ueber das Genus Rosa in Hochasien und über das R. Wasser und Oehl. Ebend. S. 61. (Ihre Verbreitung durch die Phönizier nach Westen.) — 3d) Godeffroy, R., Die Opiumkultur in Oesterreich. Ebend. S. 242. Mit hist. Rückblicken von der ältesten Zeit an. — 3e) Flückiger and Hanbury Pharmacographia, A history of the principal drugs. London. 1874. gr. 8. 704 pp. (Wichtig für die Geschichte der Arzneimittelkunde, Zeit der Einführung und die weiteren Schicksale jeder Drogue werden erörtert.) — 4) v. Schroff, sen., Haben die örtlichen Verhältnisse Einfluss auf die giftige oder nicht giftige Eigenschaft des Aconits. Sep.-Abdruck aus der Zeitschr. des allgem. öst. Apoth.-Vereins. No. 19. 20. gr. 8. 11 SS. (In Beziehung auf einen Artikel über Geschichte und Wirkung des Aconit in Flückiger and Hanbury Pharmacographia weist der gelehrte Verf. in diesem historisch sehr instructiven Artikel nach, wie er vor 25 Jahren und sein Sohn Carl v. Sch. erst kürzlich, den Beweis führten, dass der Standort, unter ein natürlicher ist, keinen Einfluss auf den Grad der Giftigkeit hat, dass aber die verschiedenen Species darin höchst verschieden und manche in manchen Theilen ganz unschädlich sind. Die berühmte Stelle Linné's, der in Lappland Aconitum-Kraut als Gemüse verspeiste, wird abermals sicher gestellt, die Literatur genau besprochen, vor Allem die Erzählung des Polen Martin Bernhard a Bernis, die auf eine ähnliche Suppengeschichte hinausläuft, rectificirt.) — 5) Corradi, Alf., Tossicologia in re venerea. Studio critico. Milano. gr. 8. 72 pp. (Giftlehre in Sachen der Liebe, besonders eingehend über Canthariden, historisch ebenso reich, wie an Literatur. Für Pathologie, Nosologie, gerichtl. Medicin und Culturgeschichte wichtig.) — 6) Knapp, Ueber Arsenikesser. Rede. Versammlung der Naturforscher zu Graz. Wien. med. Wochenschr. No. 47. — 7) Imbert-Gourbeyre, La mort de Socrate par la ciguë ou recherches botaniques, philosophiques, historiques, physiologiques et thérapeutiques sur cette Plante. Paris. VIII. 159 pp. (Ein Theil dieser Schritt: die Ausführung, dass Socrates mit Conium mac. vergiftet worden, das in Attica häufig vorkommt, während dies bei Cicuta gar nicht der Fall ist, ist ebenfalls von Schroff sen. schon vor Jahren richtig gestellt worden. Vergl. in dessen Pharmacologie über Conium.)

Geschichte der Narkotisation und der Pharmacie.

1) Madden, Thomas More, Notes on the probable Employment of Anaesthetics in ancient times in Scotland and Ireland. Dubl. Journ. of med. sc Januar. p. 32 ff. — 2) Flückiger, Documente zur Geschichte der Pharmacie. Archiv der Pharmacie von Reichart. Hett 11 u. 12 (Fortsetz. folgt). (Höchst wichtige Abhandlung über Documents beginnend mit dem Edicto Diocletians. es folgen die Gewürzpreise zu Lyon von 1245 u. s. w. Vergl. den höchst seltnen Druck: Specificatio der Medicamenten von denen Officinen zu Paris (sic) zum künftigen Gebrauch in Copia präpariret werden. 4. a. a. A C. 2 Bll. Ref.) Sodann: Zur Geschichte des Verkehrswesens und der Preise vor 100 Jahren. Zeitschr. d. hist. Vereins f. d. Württ. Franken. 10. Bd. 1. Hft. — 3) Proceeding of the American Pharmaceutical association. Anual meeting. Louisville. 1874. (Ueber den Namen Apothecary, dessen Alter, Anselm, Eigenthümlichkeit etc.)

Ein Kenner des Celtischen machte Madden (1) auf eine Stelle in Pinkerton's Ausgabe des Lebens von St. Mungo aufmerksam (Vitae sanator. Scotiae, p. 191), das im 12. Jahrhundert von Jocelyn von Furness geschrieben wurde. Hier wird eines Potus oblivionis quem Physici letargion vocant, erwähnt, wodurch zu Operirende eingeschläfert werden, so dass sie von der Operation nichts spüren. Mit Hülfe von Sprachkennern untersuchte Verf. die irischen medic. Handschriften der Kön. Irischen Academie und fand zahlreiche Stellen, Citate aus Plinus, Isidor v. Sevilla über Mandragora, die dasselbe sagen. — Nach weiteren Citaten, unter welchen auch der Mesmerismus eine Rolle spielt, erwähnt Verf. das 1551 erschienene „Herball" des Dr. W. Turner, in welchem ebenfalls Mandragora als Anästh. bei Operationen genannt wird.

Geschichte der Balneologie.

1) Belot, Adolphe, Mystères mondains. Les baigneuses de Trouville. Paris. (Historisches über die Kunst der Venezianer Damen, die Haare blond zu färben, Arte biondeggiante). — 2) Braun, Karl, Carlsbader Culturstudien. Westermann's ill. Monatsh. Octbr., Novbr., Decemb. 1874. Januar, Febr. 1875. Schluss. — 3) Radics, P. von, Robitscher Füllung 1685. Bittе Skizze. Oest. Badezeit. No. 18, 21. (Ueber Dr. Joh. Ben. Grundel, Badearzt von Rohitsch.) — 4) Renz, v., Wilh. Theod., Das Wildbad im Königr. Württemb. wie es ist und war. Ein Beitrag zur Landeskunde. 8. 36 Bogen mit 6 Tabellen und 1 Karte. Wildbad. 1874. — 5) Derselbe, Schriften und Schriftsteller, Reminiscenz u. Dichtungen über das Wildbad. 8. Wildbad. 1874. 7 Bogen. Mit Justinus Kerner's Portrait. (Vergl. desselben: Historische Briefe über das Wildbad. Stuttgart. 1871. 8.)

Geschichte der allgemeinen Pathologie, Aetiologie und der Therapie.

1) Janovski, Victor, Historischer Rückblick auf die Contaglenlehre früherer Zeiten mit besonderer Rücksicht auf die Contag. anim. Boehm. ärztliches Corresp.-Blatt, III, No. 23. 1874. — 2) Hoppe-Seyler, F., Ueber die Processe der Gährungen und ihre Beziehungen zum Leben der Organismen. Archiv für Physiol. XII. 1. S. 1. — 3) Davaino, Ueber die ersten Entdeckungen der Bacterien. Bull. de l'Acad. 2. Ser. IV. 21. Mai 25. p. 581. — 4) Rothe, Ueber den gegenwärtigen Stand der Bacterien.frage. Memorabilien. Band XX, 7. und 8. Heft. — 5) Chomel, Effets et influence de la musique sur la santé et sur la maladie. Paris 1874. — 6) Coën, R., Ueber eine neue Behandlungsmethode des Stotterns. Wiener allg. med. Zeit. No. 35. (Historische Uebersicht der Heilmethoden von Demosthenes bis jetzt.) — 7) Angell, C.C., Ancient and modern inunction in health and disease. New-York med. Record. 30. Oct. (Vergl Eschenbach, de inunctionibus gentilium. Diss. Jena 1687. 4. Mit Kupfern. Ref.) 8) Thomas, Geschichtliche Skizze der Hochgebirgsbehandlung bei Phthisis. Berliner klin. Wochenschr. XII. 3. 8. — 9) Politzer, L. M., Zur Kritik und Reform der Therapie. Wiener med. Wochenschr. No. 17, 18, 26, 47. (Fortsetzung.) — 10) Clarke W. Mitchell, Zur Geschichte des Aderlasses und über den Missbrauch desselben. Brit. medic. Journ. Juli 17

Geschichte der Psychologie und Psychiatrie.

1) Gordon, A., Spinoza's Psychologie der Affecte mit Rücksicht auf Descartes. Diss. Leipzig 1874. — 2) Heintze, Leibnitz und sein Verhältniss zu Spinoza. Im Neuen Reich No. 50. — 3) Kirchner, Leibnitz'

Psychologie, Ein Beitrag zur Geschichte der Philosophie und Naturwissenschaften. Cöthen. VIII. 104 S. gr. 8. — 4) Stricker, Sprache u. Naturwissenschaft. D. zool. G. No. 8. — 5) Rothe, A., Zur Geschichte der Psychiatrie in Polen. Vortrag, gehalten in der psychologischen Section der Naturforscher in Graz. Psych. Centralblatt. Wien. No. 8 und 9. (Seit 1650 eine Anstalt für Geisteskranke in Warschau, zuerst für 8 Kranke, doch nicht ausschliesslich Irre. 1667 durch Privatwohlthätigkeit vergrössert.) 6) Hitzig, Ziele und Zwecke der Psychiatrie. Antrittsrede. Zürich. 8. — 7) Bouchut, Ueber spontanen Hypnotismus. Gaz. des Hopit. 25. — 8) Derselbe, Ueber Cerebroscopie. Gaz. des Hopit. 1 2 — 9) Schmidt, A., Epochen und Katastrophen. Berlin 1874. gr. 8. X. 405. (Ausser Perikles, der Niceaufstand, Don Carlos und Philipp II., Die Controverse mit Maurenbrecher vide Jenaer Lit. Zeit. No. 51.) — 10) Hoppe, Geschichte der quietistischen Mystik in der katholischen Kirche. gr. 8. Berlin. V 258 S. (Ein grosser Theil des Buches beschäftigt sich mit der Lehre der Frau von Guyon, deren Zustand wohl ein pathologischer war. Ref.)

Geschichte der Chirurgie.

1) Krönlein, R. N., Historisch-kritische Bemerkungen zur Theorie der Wundbehandlung. Langenbeck, Archiv. XVIII. Bd. 1. Heft. (Geschichte der Wundbehandlung von der ältesten Zeit bis jetzt.) — 2) Rochard, Jules, Histoire de la Chirurgie française au XIX siècle, étude historique et critique sur les propres faits en chirurgie et dans les sciences qui s'y rapportent depuis la suPPression de l'academie royale de chirurgie jusqu'à l'epoque acttuelle. Paris 1873. 1 Vol. gr. 8. XIV und 896 p. — 3) Fonssagrives, Histoire de la chirurgie française au XIX. siècle. (Auszug aus Rochard's Werk.) Gaz. hébdom. de Médecine et Chirurgie No. 35. — 4) Billroth, Th., Zur Discussion über einige chirurgische Zeit- und Tagesfragen. III. Zur Massage, C. A., De Frictie en Massage Deventer. 8. 49 Bl. — 6) Nussbaum, Ueber Transplantation von Knochenstücken Aerztl. Intelligenzbl. No. 8. München. (Dabei das Historische.) — 7) Falck, Aug., Historische Beiträge zu den Versuchen über Einführung grösserer Wassermengen in den Darmcanal des Menschen und der Thiere. Deutsch.Arch. f. klin. Med. XVI. 1. S. 103. — 8) Ceron, J., Nouveaux faits pour servir à l'histoire de la rectotomie lineaire. Thèse. Paris. — 9) Landois, L, Die Transfusion des Blutes. Versuch einer physiologischen Begründung nach eigenen experimentalen Untersuchungen. Mit Berücksichtigung der Geschichte, der Indicationen, der operativen Technik und der Statistik. 4 Tafeln. Leipzig. gr. 8. X und 358 S. (S. 1—41 Einleitung zur Geschichte der Transfusion von der ältesten bis auf die neueste Zeit. Die Statistik der Transfusion. S 327 ff. geht bis 1874.) — 10) Livi, C. La Lipomania stupida e la transfusione del sangue. Archiv ital. per le malatt. nerv. Januar bis März. (Mit kurzer Geschichte der Transfusion.)

Geschichte der Kriegsmedicin.

1) Ludw. Graf Ueterodt zu Scharffenberg, Zur Geschichte der Medicin. Darstellungen aus dem Bereiche der Volkskrankheiten und des Sanitätswesens im deutschen Mittelalter, mit besonderer Berücksichtigung der Lagerepidemien und der Militärkrankenpflege in den Kriegen jenes Zeitraums. Berlin. gr. 8. X. 490 SS. I. Abschnitt: Volkskrankheiten und Sanitätswesen im deutschen Mittelalter (zur Geschichte der Lepra, der Krankenpflege, der Leprosen und der Folgen für das Sanitätswesen. Die psychischen Krankheiten). II. Abschnitt: Geschichte des Sanitätswesens (vom Sanitätswesen der Imperatorenzeit bis zu den Gesetzen Frie-

drich II., die Folgen der Kreuzzüge, der schwarze Tod, das griechische Kaiserreich, die Syphilis und zum Schluss die Typhen im Heere vor Metz 1552). — 2) Gaupp, Das Sanitätswesen in den Heeren der Alten. Blaubeuern. — 3) De Riancourt, Les militaires blessés et Invalides, leur histoire en France et à l'étranger. Paris. 2 Bd. gr. 8. XVI. 424. IV. 756. (Historische Einleitung.) — 4) Virchow, Die Fortschritte der Kriegsheilkunde, besonders im Gebiete der Infectionskrankheiten. Rede, geh. zur Feier des militärärztl. Bildungs-Institut. am 2. Aug. 1874. Berlin. 1874. gr. 8. 37 SS. — 5) Gurlt, E., Die Kriegschirurgie der letzten 150 Jahre in Preussen. Rede, geh. zur Feier der Stiftung der mil.-ärztl. Bild.-Anst. am 2. August. Berlin. 8. (Beginnt mit Fried. Wilh. I. dem Schöpfer der milit.-med. Organisation in Preussen und feiert die berühmten Feldärzte Schmucker, Theden, Bilguer, Rust, Gräfe, Langenbeck etc.) — 6) Frölich, B., Ueber eine die Kriegschirurgie des Mittelalters betreffende Entdeckung. Deutsche milit.-ärztl. Zeitschr. Heft 11. 1874. — 7) Derselbe, Ueber die älteste Bücherkunde der Militärmedicin. Vierteljahrschrift für öffentl. Gesundheitspflege. 3. Hft. S. 362 ff. — 8) Derselbe, Wegweiser für die Erforschung der milit.-medicin. Geschichte des Alterthums. Milit.-ärztl. Zeitschr. IX. No 18, 20 und 43. Schluss. — 9) Derselbe, Ein militär-ärztlicher Blick in das morgenländ. Alterthum. Allgem. militärärztl. Zeitschr. Beil. der W. med. Presse No. 35, 36, 37 und 39. — 10) Derselbe, Zur Militär-Medicinal-Geschichte Englands. Der Militärarzt. Beil. der W. med. Wochenschrift No. 3, 6. 19. März. Schluss. — 11) Derselbe, Ueber die Vortheile der Anatomie und ihrer Lehrmittel für den Militär-Sanitätsdienst. Allgem milit.-ärztl. Zeitschr. No. 9. (Beilage der Wiener med. Presse. — 12) A report on the Hygiene of the United States Army with description of military Posts. Circular No. 8. War departement. Surgeons general office Washingt. May 1. Wash. govern. Print. office. gr. 4. LIV. und 567 pp. with plates. (Hiezu umfassende Medicinal-Statistik und Meteorol. Tabel, durch 4 Jahre zusammengestellt von J. J. Woodward; das Ganze unter J. K. Barnes' Direction. Ueber Wohnung, Nahrung, Kleidung, Spitäler.) — 13) Princessin Felix zu Salm-Salm, Zehn Jahre aus meinem Leben. 1862—1872. 3 Bde. Stuttgart. (Amerik. Krieg — deutscher Krieg — die Krankenpflegerin-Rolle der Prinzessin in letzten Kriege.) — 14) Dritter Jahresbericht über die Heilstätte der Frau Marie Simon in Loschwitz in Dresden. Dresden. 8. 11 SS.

Geschichte der Geburtshülfe.

1) Phoebus Hitzerus Themmen. Diss. de mensibus ex materia quadam peculiari ovariis secreta oriundis. Diss. Lugd. Bat. 1871. Gazette hebd. de med. No 24. (Interessanter Bericht von Dr. Achille Chereau über diese unbekannte Dissertation, welche zum Theil wichtige Bemerkungen über Ovulation und Menstruation enthält.) — 2) Mayerhofer, C., Ueber die gelben Körper und die Ueberwanderung des Eies. Alte und neue Ansichten von der Bedeutung der gelben Körper. Wien. medicin. Wochenschr. I. 3. 5. 7. 16. 20. II. 29. III. 36. IV. 47. — 3) v. Bischoff, Ueber Ovulation und Menstruation. Ebend. No. 21, 22. 24. Schloss. (Vergl. Beigel in Krankheiten des weiblichen Geschlechts. 1874. 1. Theil.) — 4) Les six couches de Marie de Medicis Reine de France et de Navarre racontées par Louise Bourgeois dite Boursier, sa sage femme. Paris 12. Nur in 300 Exempl. (Zum ersten Male diese Memoiron der L. B. vollständig.) — 5) Hennig, Ueber die Geschwülste des Eierstockes nebst geschichtlichen Vorbemerkungen über Ovarien und Tuben. Vortr. gehalten in Leipzig. Arch. f. Anat. und Physiol. von Reichert. Jahrg. 1875. Heft 6. S. 713 ff. (H. citirt

Recepte aus dem Papyrus Ebers, um die Gebärmutter an ihre Stelle zurückzubringen, gegen das Fallen der Eierstöcke, die wohl einen ganz andern Sinn haben. Ref.) — 6) Thomas More Madden, Geschichtl. Bemerkungen über Anwendung der verschiedenen Geburtszangen. Dubl. Journ. LX. p. 332. 3. Ser. No. 46. October und Obstetric. Journ. III p. 532. Noshr. — 7) Haussmann, Ueber die erste Beobachtung von Cysten in der Scheide. Archiv f. Gynäk. VIII. p. 402. — 8) Stricker, Der künstlich erregte Abortus in Japan. Virch. Arch. 62. Bd. 2. Heft. S. 272. 1874. — 9) Egan, Charles, Geburtsh. Mittheilungen aus dem brit. Kaiserlande. Med. Times und Gaz. Jan. 9. — 10) Faber, Johnson Joseph, Ueber Eigenthümlichkeiten der Entbindung bei Negerinnen. American Obstetr. Journ. VIII. 1. p. 88. — 11) Dobrn, Ueber die operative Geburtshülfe Nassau's in den Jahren 1860 bis 1866. Archiv f. Gynäkol. VI. 2. S. 321. — 12) Corradi, Alfonso, Dell ostetricia in Italia della metà del lo scorso secolo fin al presente. Commentario di —. In risposta al programma di concorso della società medico chirurgica di Bologna per anno 1871 e premiato della società medesina. Parte II. Lezione 1 u. 2. 4. Bologna. — 13) Broers, M. J., Geschiedenis der Verloskunde in Nederland. Onze onde Verlosendige Bolken. Geschichte der Geburtshülfe in den Niederlanden. Unsere alten geburtshülflichen Bücher. Weekblad van het Nederl. Tijdsch. voor Geneesk. No. 5. 32 u. 33.

Das Erstaunen über Corradi's (12) Arbeit wächst mit der Anzahl der Bände; es giebt kein Werk über die Geschichte einer medicinischen Disciplin, das sich an Umfang, Genauigkeit und Vollständigkeit mit diesem messen könnte. Es ist nebstbei ein vollständiger Realkatalog der ganzen Geburtshülfe mit fortwährenden Rückblicken auf die ältere Geschichte jedes geburtshülflichen Vorganges, jeder Abnormität u. s. w., ebenso reich an Auskünften, wie an Belehrung. Dieser Theil ist fortlaufend in den Capiteln und Pagin., mit P. I. beginnt p. 379 bis 950.

14. Cap. Vom Becken im Allgemeinen; dasselbe betrachtet vom Standpunkte der Geburtshülfe. Anweisungen von Prof. Fabbri. II. Von den Ursachen, welche die Geburt bewirken, und von der Ursache, welche dieselbe entscheidet.

15. Cap. I. Dauer der Vorbereitung zur Geburt, wie dieselbe nicht immer gleich lang ist, und von den verschiedenen Gefahren je nach der Geschlechte der Frucht. II. Alter der Gebärenden mit Bezug auf die Vorfälle bei der Entbindung und auf die Fruchtbarkeit. III. Von dem Vorliegen und den Kindeslagen.

16. Cap. I. Von der Geburt in der Scheitellage. II. Von der Gesichtslage. III. Von der Geburt bei vorliegenden unteren Kindestheilen.

17. Cap. I. Von der Hülfe bei gebärenden Frauen. Verschiedene Lagen im Gebartsacte. II. Gebärstühle und Geburtsbetten. Hülfsbewegungen. III. Art und Weise, den Damm gegen Einrisse zu schätzen, und von der Bedeutung der Ansichten von Denman und Goodell über den Einfluss der religiösen Ideen auf die Schicksale der Geburtshülfe. IV. Von der Anästhesirung bei der Geburt. V. Von der Austreibung des Mutterkuchens. II. Abschnitt. Von der normwidrigen Geburt (Dystokia).

18. Cap. I. Von den Wehen bei der regel- und

bei der unregelmässigen Geburt. Ursachen der regel-
widrigen Geburt, welche in der Mutter selbst gelegen
sind. II. Von den Beckenfehlern im Allgemeinen.
Geschichtliche Nachforschungen und Untersuchungen
über dieselben. Von der Rhachitis und der Osteoma-
lakie in geburtshülflicher Hinsicht.
19. Cap. I. Vom schief-ovalaeren Becken. Studien über diesen Gegenstand von Fabbri. II. Von
der Beckenmissbildung in Folge des Hinkens. III.
Von anderen Ursachen der Verunstaltung und der
Verengerung des Beckens.
20. Cap. Von den Haupthülfeleistungen bei den
verschiedenen Arten der Beckenfehler.
21. Cap. I. Unregelmässige Geburt wegen fehler-
hafter weicher Geburtstheile und anderer im Becken
enthaltener oder hineingebrachter Theile, Geschwülste
der Ovarien, des Bindegewebes im Becken, des Mastdarms, der Blase, der Gebärmutter und der Scheide.
II. Schiefstellung und Dislocation des Uterus. III.
Abweichungen von der Gestalt.
22. Cap. I. Verengerungen und Verwachsungen
der Geburtswege und des Uterushalses. II. Schritt-
weise Eröffnung des Uterus.
23. Cap. I. Trägheit der Gebärmutter. Vom Gebrauche des Mutterkorns. II. Von der Chinarinde und
ihren Präparaten und von anderen inneren und äusseren, die Geburt beschleunigenden Mitteln. III. Vom
Uteruskrampf und dem Uterus-Starrkrampf. IV. Von
der übermässig beschleunigten (überstürzten) Geburt.
24. Cap. I. Von den Blutflüssen in den letzten
Monaten der Schwangerschaft und im Geburtsact.
(Vorliegender Mutterkuchen, rasche Vornahme der
Geburt). II. Blutungen aus speciellen Ursachen (wie
Zerreissung der Nabelgefässe und Blutungen relativer
Art (aus anderen vom Uterus entfernten Theilen
Nase, Mund, Lungen) nach Asdrubali zubenannt.
Von der Abhandlung Bigeschi's über die Gebärmutter-
blutungen. III. Andeutungen über die Geschichte
der künstlichen Geburt und die bei der Cur von Uterin-
Blutflüssen von den Alten befolgte Regel.
25. Cap. Ueber die Zerreissung der Gebärmutter
und über Scheidenrisse.
26. Cap. Ueber Querrisse und Risse anderer
Theile.
27. Cap. I. Von der Eklampsie und im Allgemeinen von den Convulsionen bei Schwangeren, Kreissenden und Wöchnerinnen. II. Von der allgemeinen
Schwäche, von den Herzkrankheiten, der Hautwassersucht u. s. w. als Hindernissen der Geburt.
28. Cap. I. Vom Tode der Schwangeren und Gebärenden und vom Kaiserschnitte nach dem Tode.
II. Von der künstlich eingeleiteten (augenblicklichen)
Frühgeburt des Rizzoli (erzwungene Geburt) auf natürlichem Wege, welche dem vorerwähnten Kaiserschnitt
substituirt werden soll. Von der Extraction der Leibesfrucht auf denselben Wegen bei sterbenden Schwangeren nach Esterle. III. Betrachtungen über das
Vorerwähnte.
Cap. 29. I. Ursachen der unregelmässigen Geburt, welche von der Frucht herrühren. Unregel-

mässige Vorlagerung von Theilen und Veränderungen
der Lage in dem vorliegenden Theile. II. Schulter-
geburt; Selbstwendung und Herausbeförderung. III.
Verschiedene operative Eingriffe in solchen Fällen
von regelwidriger Vorlagerung (Absetzung des Kopfes,
Zerstückelung der Wirbelsäule, Herausbeförderung des
vom Stamme getrennten Kopfes).
30. Cap. I. Gleichzeitige Vorlagerung mehrer
Theile der Frucht. II. Krankheiten und Gebrechen
der Frucht selbst, welche die Geburt schwierig oder
unmöglich machen: Uebermässige Leibesgrösse, zu
weit greifende Verknöcherung des Schädels, Wasser-
kopf. III. Hirnvorlagerungen (fälschlich Brüche),
getheiltes (nicht verwachsenes) Rückgrat, Wassersucht. IV. Verschiedene Geschwülste an der Oberfläche und im Innern des Leibes der Frucht. Kreuz-
bein- und Dammgeschwülste; andere verborgene
oder äussere herrührende Geschwülste. V. Missgeburten durch Ueberzahl oder Hemmungsbildung.
VI. Verwachsungen der Frucht mit der Gebärmutter
oder mit der Placenta. VII. Von der mehrfachen
Geburt (parto composito), Zwillings - Fötus - Mulon-
geburt.
31. Capitol. I. Ursachen der erschwerten Geburt,
welche von den mit der Frucht zusammenhängenden
Theilen herrühren. II. Vorfall des Nabelstranges.
III. Zurückbleiben des Mutterkuchens, Aufsaugung
desselben, Verfahren bei Anwachsung. IV. Eingeklemmter und eingesackter Mutterkuchen. V. Mo-
lengeburt.
32. Cap. I. Vom Unterbleiben der Geburt (Zurückhaltung der Frucht über die normale Zeit). II.
Vom Tode der Frucht.
Die I. Abhandlung von Broers (13) betrifft die:
Korte en bondige verhandeling van de voortteeling en 4
Kinderbaren met den aankleve van dien, tot onderrigt
der genen, die sig in sulke gevallen behoorlyk soeken
tegedragen door S. J. M. Dr. — En van eenander met
verklaring eeniger plaatsen verrykt met kopere platen
verciert 't Amsterdam gedrukt by Timotheus van
Boorn beekverkooper in de Nesnaast de Brakke grond
(zonder jaartal).
Kurze und bündige Abhandlung von der Zeugung
und Schwangerschaft, mit einem Anhang für Jene, die
sich in solchen Fällen gehörig benehmen wollen etc.,
zum anderen Mal mit Erklärung einiger Stellen vermehrt, mit Kupferstichen etc.
Ein Handbuch der Geburtshülfe, mehr für wissenschaftlich gebildete Aerzte. Der Verfasser ist: S.
Jansen, lateinisirt Jansonius; er practicirte einige
Zeit in Westindien, wo, wird nicht gesagt, reiste dann
in England und Irland, lebte um 1660 in Rotterdam,
gab 1682 das Flagellum Veneris heraus und dann das
obengenannte Werk, dessen 2. Ausgabe von 1685 ist.
Der Autor mochte Gründe haben, sich nicht mit vollem
Namen zu nennen, wie er es doch bei dem Flagellum
that. In der Vorrede ist der berühmte Fall von Li-
thopädium erzählt. Ein mit dem Kopfe vorliegendes
Kind kann in dreifacher Weise genommen werden: 1)
mit den nöthigen Handgriffen, 2) mit Instrumenten

wie das Speculum von Roeff die scharfen Haken und Knochenzangen, 3) durch den Kaiserschnitt. Diesen verwirft er durchaus, auch nach dem Tode der Frau (wogegen ein Jahr später van der Sterre die später zu erwähnende Schrift herausgab. Jansen hat ihn in den folgenden Ausgaben dieser Schrift gar nicht erwähnt). Sodann sagt er Folgendes: „Die Art, ein Kind, das mit dem Kopf voran kommt, herauszuholen, ist die sicherste und wird mit Instrumenten bewerkstelligt; aber die richtige Weise ist wenig bekannt, obwohl sie in Frankreich viel in Gebrauch ist, wird aber nirgends in der Welt meines Wissens so trefflich ausgeführt als in Irland durch den unvergleichlichen Dr. Paulus Chamberlain. Der Vater und zwei Brüder üben diese Kunst in England mit nicht minderem Glücke. Diese Operation findet in allen Fällen statt, in welchen die Geburt nicht von selbst erfolgt.“ Br. sagt mit Recht, dass es klar ist, der so viel gereiste Arzt kannte das berühmte Geheimniss der Chamberlain's, und übte es in Rotterdam, da es scheint, dass er in vielen Fällen zu Hilfe gerufen wurde. Wir hätten also hier den ersten Besitzer der später so berühmt gewordenen Roonhuys-schen Geheimnisse. Siebold urtheilt freilich anders, aber er spricht von Hugh Chamberlain, während Jansen bestimmt Paul nennt, und Siebold weiss nicht, dass Jansen in England und Irland war. Er würdigt ihn auch nicht genug, dagegen hält er den Zustand des Hebammenunterrichtes bei uns in jener Zeit für besser als er war; er war ganz elend, und ein Beweis dessen ist die Entbindung von Lysbert Jan van Ravenswaag, die so viele Abhandlungen und ärgerliche Streitschriften veranlasste, in welche die tüchtigsten Männer jener Zeit hineingezogen wurden, und wovon Siebold nichts weiss.

II. Heelkonstige aanmerkingen van Hendrik van Roonhuyse Ordinaris Heelmeester der stad Amsterdam: betreffende de gebrekken der vrouwen. 't Amsterdam by de Weduwe van Thounis Jacobsz boekverkoopster op 't Water in de Lootsman Anno 1663. (Heilkundige Bemerkungen in Bezug auf die Krankheiten der Frauen.) Ein sehr gutes Buch in Briefform voll interessanter Fälle.

Ein zweites Werk desselben: Genees en heelkundige aanmerkingen enz. Amsterd. 1672.

Roonhuyse ist der wissenschaftliche Grundleger der Theilung des Faches, der Begründer der Gynäkologie.

III. Embryulcia ofte afhalinge eenes doeden vrucht door de handt van den heelmeester beschreven door Cornelis Solingen, Ordinaris Chirurgyn in's Gravenhage. Te's Gravenhage by Joh. en Daniel Steucker, boekverkoopers op de Zaal 1673.

Embryulcia oder das Herausholen einer todten Frucht durch die Hand des Arztes; beschrieben etc. Er war der Schüler von Antony de Roxere. Er beschäftigte sich vorzüglich mit der operativen Geburtshilfe, aber v. Siebold hat Unrecht zu sagen, er habe alles Heil von Instrumental-Eingriffen erwartet. Wer sein Werk aufmerksam liest, sieht, dass er überall die Wendung voranstellt, nur dass er meist gerufen wurde, wenn das Kind todt war.

S. 488. 10 Jahre nach der Embryulcia erschien die Schrift: Ampt ende plicht der vroedevrouwen (Amt und Pflicht der Hebammen), die auch separat gedruckt worden zu sein scheint; dann aber aufgenommen wurde in sein grosses Werk: Manuale operatiën der Chirurgie beneffens het ambt en pligt der vroedvrouwen mitsgaders besondere aanmerkingen, de vrouwen en kinderen betreffende, door Cornelis Solingen de Medicinae Doctor en Mr. chirurgyn te's Gravenhage, met schoone kopere platen 't Amsterdam by Jan Bouwman, Boekverkooper in de Kalverstraad. Anno 1684.

S. 490. Was van der Aa in seinem biographischen Werke von C. S. sagt, beweist, wie Vieles noch über ihn berichtigt werden muss.

Alle seine Schriften befinden sich selbst nicht in der Bibliothek der Gesellschaft für Förderung der Heilkunde; selbst die nach seinem Tode von T. Schoon veranstaltete Herausgabe seiner Werke nicht, worin die von S. gelobte Embryulcia vera vorzukommen scheint. S. rühmt sich der Erfahrungen, die er auf dem Schiffe des Admirals C. Tromp gemacht. Van der Aa sagt in seiner Biographie weiter noch, dass er 1600 (?) geboren, und dass der Buchhändler T. Schoon 1698 eine Ausgabe aller seiner Werke veranstaltet, mit dem Titel: „Alle de medicinale en chirurgicale werken van C. Solingen, Amsterdam“, ferner dass S. das Werk der Justine Siegismunden, ins holländische übersetzte um 1691, unter dem Titel: „Spiegel der vroedvrouwen“. Aus der Vorrede der deutschen Uebersetzung der Embryulcie, Frankfurt 1693, geht hervor, dass er damals nicht mehr lebte.

IV. S. 497 ff. Voorstelling van de noodzakelykheid der keyserlyke Snee; daarnevens de verhandeling van de Teeling en Baaring door Dionysius van der Sterre, Med. Dr., briefwys opgedragen aan den onvermooide Geneesheer Cornelius 's Gravensande Shepen der Stadt Delft tot Leyden by Daniel van Gaesbeek. 1682.

(Darstellung von der Schädlichkeit des Kaiserschnittes nebst einer Abhandlung über Zeugung — Schwangerschaft etc.)

Das Werk ist eine fortwährende Kritik gegen Alles, was Jansen geschrieben, nichtbloss gegen den Kaiserschnitt, wie Siebold mit Haller meint, Beide scheinen das Werk nicht gelesen zu haben.

S. 502. Er bildet ein Instrument ab, welches zeigt, wie es nach der Erfindung der Zange war. Auch dies wirft ein Licht auf die Zeit, die der Geschichte des R.'schen Geheimnisses voranging. Ueberall hatte man Ch.'s Erfindung gehört und viele gingen in ihrer Weise daran, sie nachzufinden.

„Ich habe vor mehr als 25 Jahren gesagt, dass der Hebel die Hälfte von Chamberlain's Zange war“, fügt Br. hinzu.

S. 503. Er schrieb noch ein anderes Werk: Verhandeling der Genées-en Heelkunstige practyk der medicynen stonnende op de ondervinding van verschijde aanmerkingen door Dionysius van der Sterre medicynen Doctor 't Amsterdam by Jan ten Horn boek verkooper over het Oude Heere Logement 1687, 354 paginas Klein 8vo.

Er war in Polemik mit den Chirurgen, weil er
viel operirte, und schrieb eine anonyme Streitschrift
mit dem Motto:

Geen nijd en deerd   (Ohne Neid und Streit,
Maar loord en eerd.   Aber gelehrt und geehrt.)

Van der Aa sagt er, sei zu Dorf Engelen bei
Heusden geboren. Haller missverstand dies und
nannte ihn einen englischen Arzt. Derselbe Biograph
sagt, es erschien von ihm zu Amsterdam 1687 ein
Büchelchen in 12mo.: Epistolae duae de generatione
ex ovo nec non de monstrorum productione, mit einem
Brief aus Caraçao an Boerhave über Seekrankheit.
Er starb 1691, wo ist unbekannt.

Der vroedvrouwen verrekijker, waarin getoond
werd verscheijde Ongehoord seltzame Dragten der
Kinderen en Wandschepels in 't Menschen Lichaam:
En der selver woonderlijke Verlossingen voorgevallon
op verscheijde platsen in Duidsland, Nederland, Vrank-
rijk etc. Seer met en dienstig voor alle Medicijnj Chirur-
gijns en Vroedvrouwen 't Amsterdam by Jan Tok Hoorn
Bookverkooper over het Oude beere Logement.
8. 509. (1790. Der Hebammen Fernrohr, worin
besprochen werden verschiedene Schwangerschaft von
Kindern und Missgeburten im Menschen und wunderbare Geburt etc.)

Die meisten Fälle sind aus Frankreich, Italien,
Ungarn; ein Fall aus Laland, bei welchem er den an
ihn persönlich gerichteten Brief anführt. Es liegt
vielleicht hier ein erstes Werk des grossen H. van Deventer vor. Die Richtung ist die seinige; er hatte
ja die Lust zu ungewöhnlichen Titeln wie: Morgen-
röthe der Geburtshilfe, Neu Licht, Lapis Lydius, Cly-
peus obstetricum u. s. w.

Ich habe so viel als möglich nachzuweisen gesucht,
dass van Deventer der Autor des „Fernrohrs" ist, und
wünschte sehr das Urtheil der gelehrten Collegen
Israels und Kiestra zu hören. An das Exemplar des
„Fernrohrs" das sich in der Bibliothek der Gesellschaft zur Förderung der Heilkunde befindet, ist
eine aus dem Französischen von V. de Blegny übersetzte Erzählung von einer Leibesfrucht, die 25 Jahre
in der Gebärmutter blieb und ein Lithopaedium wurde
angebunden, sie stammt nicht von demselben Autor, der
das Fernrohr schrieb, man sollte eher an van Bontekoe oder
van Solingen denken, die ihren Stil mit französischen
Worten spickten, ebenfalls in 12mo. 36 S., herausgegeben zu 's Gravenhage bei Pieter Hagon boever-
kooper in der Hogstraat in de Pauw.

(Ref. glaubt, dass die Feststellung der Autorschaft
in Betreff jenes Buches aus dem Inhalte der übrigen
Schriften sichergestellt werden könnte. D. spricht in
diesem so oft, ja fortwährend von seinen Prinzipien,
von der Neuheit derselben, von der Wichtigkeit dessen
für die Hebammen, was ihnen früher noch Niemand
gesagt habe: wie die Nothwendigkeit der manuellen
Untersuchung und die Berücksichtigung der rechten
oder schiefen Stellung der Gebärmutter, dass es
kaum glaublich, dass in jener Schrift nicht von diesen
Dingen die Rede sein sollte, und dies wäre wohl entscheidend.)

Geschichte der Augenheilkunde.

Hirschberg, Ueber das Studium der Augenheilkunde. Einleitungsvorlesung. Wiener medic. Presse.
No. 49.

Geschichte der Zahnheilkunde.

1) Scheff, Jul., Die Zahnheilkunde an der Wiener
Universität. Wien. Verl. des Verfassers. — 2) Cart-
wright, Hamilton, Ueber die Ausübung der Zahnheilkunde. Brit. med. Journ. 1-10. Decbr.

Geschichte der Ohrenheilkunde

Kramer, Die Ohrenheilkunde in den letzten 50
Jahren. 2. umgearb. u. vorm. Auflage.

Geschichte einzelner Krankheiten.

1) Stoerk, Karl, Mittheilungen über Asthma bronchiale und die mechanische Lungenbehandlung. Stuttgart. gr. 8. IV. 102. Mit einigen histor. Notizen. —
2) Barety, A., De l'Adenopathie trachéobronchique
en général et en particulier. Thèss Paris. 1874. 317 pp.
(Einleitung in die Literatur und Geschichte dieser von
Gueneau de Mussy zuerst genannten Krankheit. —
3) Friedmann, L., Ein Fall von primärer infectiöser
Osteomyelitis. Vortrag in der Berliner med. Gesellsch.
vom 17. Novbr. Sitzungsber. No. 10. — 4) Ogle,
Part of a clinical lecture on Aphasia. Brit. med. Journ.
August. 8. p. 163. (Mit dem Falle von Aphasia des
berühmten Gelehrten Dr. Johnson.) — 5) Hjelt, Vorkommen des Wechselfiebers in Finnland. Virchow's
Archiv LXV. 4. S. 513. — 6) London, Mittheilungen aus den Leprosenhütten (Blut el massakin) in Jerusalem. Wiener med. Wochenschr. 13. 14, Schluss.
— 7) Espinet, On the lepra asylum of Trinidad. Report of the med. superintendent of the lepra rayl for
the year. 1874. Legisl. council. Juin.

Geschichte der Syphilis.

1) Proksch, J. K., Die Schrift des Petrus May-
nardus. Ein Beitrag zur Geschichte der Medicin.
Wien. med -chir. Centralblatt. No. 37. — 2) Qutst,
D. C, Die neuerlichen urkundlichen Nachrichten über
das Auftreten der Syphilis im 15. Jahrhundert. Virch.
Archiv. 64. Bd. S. 307. 1874. — 3) Zeissl, Prof.
Hermann, Therapie der Syphilis. Historische Skizze
der Entwicklung der verschiedenen antisyphilitischen Behandlungsmethoden. Allg. W. med. Zeitung. No 33.
1874. (Aus der unter der Presse befindlichen 3. Ausgabe des Lehrbuches.) — 4) Müller, Fr. W., Pathologie und Therapie der Harnröhreutrippers. Stuttgart.
gr. 8. XII. 186 SS. Mit histor. Notizen. — 5) Zeissl,
Prof. H., Lehrbuch der Syphilis und der mit dieser verwandten örtlichen venerischen Krankheiten. 3. veräud.
und verb. Aufl. 2 Bände. Wien V. 238 SS. XI. u.
435 SS. - 6) Hermann, Jos., Ueber die Natur und
Wesenheit der Syphilis und deren Behandlung ohne
Mercur. Allgem. W. medic. Zeitung. No. 48. 7)
Proksch, J. K., Das Quecksilber-Sublimat gegen Syphilis Eine histor. Skizze. Wien. med.-chir. Centralbl
No. 40. — 8) Kassowitz, M., Die Vererbung der Syphilis. Wien. 1876. gr. 8. 137 SS. (S. 2—10, Geschichtliches.) — 9) Boeck, W., Erfahrungen über
Syphilis. Stuttgart. gr. 8. 282 SS. (S. 76 bis
85, Historisches. Ricord's Anschauungen, Basse-
rau's Aufstellung der Dualität. Auzias Turenne.
Clerk's und Anderer Anschauungen. Morgan. Bä-
rensprung (die deutsche Dualität). Wallace.) — 10)
Wolzendorff, Die heutigen Ansichten über Initial-
Erscheinungen und Prognose der Syphilis. Verglichen
mit denen des 18. Jahrhunderts. Berlin. klin. Wochen.
schrift. XII. 9, 10. — 11) Kohn, E., Die Syphilis
während der Periode ihrer Initial- und Frühformen und
deren Behandlung. Auf Grund von Fournier's Leçons
„sur la Syphilis". Wien. gr. 8. XII. 296 SS.

Epidemische Psychosen.

1) De la Demonalité et des animaux incubes et succubes. Par le père L. M. Sinistrani d'Ameno ouvrage inédit publié d'après lo manuscrit original et traduit de latin par J. Liseux. Paris et London. — 2) Petersen, Der Aberglaube in Frankreich. Deut. Warte. 9. Bd. Novemberheft. — 3) Wallon, H., Jeanne d'Arc avec six illustrations d'après les monuments. 1. Vol. Paris. — 4) Birlinger, A., Aberglauben. 1—4. Alamannia. 3. Jahrg. 2. Heft. — 5) Perels, Vorträge über Sinnesempfindung, Sinnestäuschung und Dämonomanie. München. 8. — 6) Brunnhofer, H., Zur Ethnologie und Geschichte des Aberglaubens. 3. 4. 5. Globus. 28. Bd. No. 10 u. 11, 12, 14. Schluss. — 7) Nippold, Die gegenwärtige Belebung des Hexenglaubens. Mit einem liter. Anhang über die Quellen und Bearbeitungen der Hexenprocesse. Berlin gr. 8. 95 SS. Deutsche Zeit- und Streitfragen von Holtzendorf und Ammon. 57. u. 58. Heft. — 8) Ueber Hexenglauben und Hexenverfolgung. Neuer Pitaval, fortgesetzt von A. Vollert. N. F. 10. Bd. 1. u. 2. Heft. Leipzig. — 9) Niehues, B., Zur Geschichte des Hexenglaubens und der Hexenprocesse, vornehmlich im ehemaligen Fürstenthum Münster. Münster. gr. 8. — 10) Langer, Anton, Altösterreichische Rechtszustände. 1. Der Besenprocess der Else Plainacher. 2. Der Crucifixlästerer. Tagbl. 30. 31. — 11) Warlomont, Louise Lateau. Rapport médical sur la stigmatisée de Bois d'Haine. Bruxelles. gr. 8. 194 pp. — 12) Jones (Arzt in Düren), Louise Lateau, die Stigmatisirte von Bois d'Haine, kein Wunder, sondern Täuschung. Cöln. 3. Aufl. S. 94. 13) Majunke, Monographie über die Stigmatisirte von Bois d'Haine. 1874. — 14) Brück, A. T., Louise Lateau's drei Vorgängerinnen in Westphalen. Sep.-Abdruck aus No. 1. 2. 3. der Deutschen Klinik. — 15) Eine ertappte Lateau. Gartenlaube. S. 21. (Geschichte der Therese Staedele zu Menzingen, einer Stigmatisirten, nach Blunschli, J. M. A., in Zug. 1849. Der Hexenprocess und die Blutschwitzprocedur, zwei Fälle aus der Criminalpraxis.) — 16) Brentano, Clemens, Die Betrachtung der gottseligen Anna Catharina Emmerich. Nebst dem Lebensumriss dieser Begnadeten. Neuester unver Abdruck. Stuttgart.

Oeffentliche und Seuchenhygiene.

1) Herczeghy, M., Etude medico-pratique sur les épidémies et sur les moyens pour combattre ces fléaux. Budapest. — 2) Hirsch, A., Ueber die Verhütung und Bekämpfung der Volkskrankheiten mit specieller Beziehung auf die Cholera. Deutsche Zeit- u. Streitfragen von Holtzendorf u. Onckon. Heft 51. gr. 8. 40 S. — 3) Pettenkofer, v., Künftige Prophylaxis gegen Cholera nach den Vorschlägen in den amtlichen Berichten Franks. München 1873. — Derselbe, Ueber Hygiene und ihre Stellung an den Hochschulen. Brief. Mittheil. Wiener med. Wochenschr. No. 6. 12. Schluss. — 5) Lahillonne, Ueber den internationalen med. Congress zu Brüssel. Gaz. de Paris. 48. — 6) Walbaum, Das Wesen der öffentl. Sanitätspflege und ihre Feinde. Gera. 8. — 7) Langer, Carl. Die Assanirungsfrage in Rom in den Jahren 1695—174 Vortrag geh. am 21ten April in der Section Wien des Vereins der Aerzte in N.-Oest. Sep.-Abdr. aus No 2 der Mittheil. d. V. d. Aerzte in N-Oest. gr. 8. 16 S. (Anmuthige historische Darstellung der Verdienste Lancisi's in dieser Angelegenheit mit Rücksicht auf Roms Vergangenheit in sanitaerer Hinsicht. Vergl. d. berühmten Mnsikers Guido v. Arezzo Brief bei Gregorovius Rom. IV. 289 Note. — 8) Ponzi. Ueber die geologische Veränderung des Tiberbettes seit dem 4. röm. König, Ancus Martius bis auf die Gegenwart. In dem 1. Band der Esped. scientif. der Società geograf. Ital. — 9) Balestra, P., L'Igiene nella campagna e città di Roma. Roma. — 10) Die Campagna Roms und die Garibaldischen Projecte. Beilage der Allg. Zeitg. 2. October. Vergl The Life of Charles Dickens by J. Forster (meisterhafte Schilderung der Malerei Roma im Jahre 1853).

Geschichte der Impfung.

1) Pissin, Die beste Methode der Schutzpockenimpfung. Gekrönte Preisschr. Berlin 1874. gr. 8. 11' 179 S. (Zur 100jähr. Feier der Inoculation Catharinas II. und ihres Sohnes Paul.) Cap. I. Geschichte der Menschenblattern. — 2) Daniel, Zur Geschichte der Vaccination in den Niederlanden; Nedorl. Tijdsch. 2. Afd. XII. p. 17. — 3) Burgrave, Monument à Jenner en histoire générale de la Vaccine à l'occasion du premier centennaire de son invention. Bruxelles gr. Fol. XVI. 377 pp. 6 planches. — 4) Pochman, E., Die Ursachen und die Entstehung der Blattern-Epidemien sowie ihre Verhütung. Prag. Selbstverlag.

Geschichte der Spitäler.

1) Oppert, Hospitäler und Wohlthätigkeitsanstalten. 4. vermehrte Auflage. Hamburg — 2) Hallin, O. F., Ueber das Lazarethwesen in Schweden im Jahre 1874. Hygieia XXXVII. 12. S 657. — 3) Die Blindenanstalten der Gegenwart. N. fr. Presse 28. April 1873. — 4) Merrnan, Ch., Souvenirs de l'Hotel de Ville de Paris. Geschichte der Administrations-Verbesserungen von Paris. — 5) Rose, Hugh James, Untrodden Spain and her black country. 2 Vol. London. (Gute Schilderung der Spitäler und Armenanstalten in Spanien.) — 6) Sander, Fr., Geschichte, Statistik, Bau und Einrichtung der Krankenhäuser nebst Bericht über das Krankenhaus der Stadt Barmen. Köln. gr. 4. 32 S. mit 6 Tbln. — 7) Maxime de Camp, Paris, ses Organes, ses fonctions et sa vie dans la moitié du 19. siècle. VI. Vol. Paris. (Letzter Band. Friedhöfe, Bibliotheken, Journale etc.) — 8) Das Thomas-Hospital in London. Gartenlaube, Heft 7. — 9) Fischötter, Verwaltungsbericht des Katharinenspitals zu Stuttgart vom 1. Juli 1873—74. Württemb. Corresp.-Blatt XLV. 39. — 10) Börner, Paul, C. H. Esse und seine Bedeutung für das Krankenhauswesen der Gegenwart. Deutsche Vierteljahrsschr. für öff. Ges. VII. 3. S. 337. — 11) Jahresbericht über die Verwaltung des Medicinalwesens, der Krankenanstalten und der öffentlichen Gesundheitsverhältnisse der Stadt Frankfurt a. M. XVIII. Jahrgang 1874. Frankfurt a. M. gr. 8. IV und 278 S. — 12) Lachr, B., Die Heil- und Pflegeanstalten für psychische Kranke in Deutschland. Schweiz und den benachbarten Ländern. Berlin. XIV und 183 S. — 13) Allen, Nathan, Ueber Sanitätsmassregeln in öffentlichen Anstalten. Public Health III. 45. Dachr. — 14) Bockendahl, J., Generalbericht über das öffentliche Gesundheitswesen der Provinz Schleswig-Holstein für das Jahr 1874, nebst einem Rückblick auf die verflossenen Verwaltungsjahre. Kiel. 4. 68 S. mit 2 Tafeln und Tabellen.

Gerichtliche Medicin.

1) Rosenthal, M., Untersuchungen und Beobachtungen über das Absterben der Muskeln und den Scheintod. Separatabdruck aus den med. Jahrb. Wien. 19. Heft. 1872. (Zur Geschichte der Anwendung der Electricität zur Erkennung des Scheintodes vor und nach der Entdeckung des Galvanismus. S. 6. (Seit dem Jahre 1781.) — 2) Schmidt, E. H. L., Wagner, Goethe's Jugendgenosse. Jena 1873. Der Kindermord in der poetischen Literatur der Goethe'schen Zeit. (Die Protokolle die Bürger führte u. s. w.) 3' Kaspar Hauser von Ernst Dorn. Westermann's illustrirte Monatshefte. September. — 4) Mittelstädt, W., Kaspar Hauser und der Streit um seine badische Abstammung. Allg. Zeitung. Beilage 30. 31. August, 2. September Schluss. (Der erneuerte Streit in Folge der im Juni 1875 veröffentlichten Documente über den Tod des Sohnes des Grossherzogs Carl.)

DRITTE ABTHEILUNG.

Arzneimittellehre, öffentliche Medicin.

Pharmakologie und Toxikologie

bearbeitet von

Prof. Dr. THEODOR HUSEMANN in Göttingen.

I. Allgemeine Werke.

1) Husemann, Th., Handbuch der gesammten Arzneimittellehre. Mit besonderer Rücksichtnahme auf die Pharmakopöe des deutschen Reiches, für Aerzte und Studirende bearbeitet. 2. Bd. gr. 8. XII. u. S. 433 bis 438. — 2) Köhler, H., Handbuch der physiologischen Therapeutik und Materia medica. Zweite Hälfte. gr. 8. VIII. u. S. 481 1336. 3) Buchheim, R., Lehrbuch der Arzneimittellehre. 3 Aufl. I. Lief. gr. 8. S. 1—176. Leipzig. — 4) Fleury, A. de, Leçons de thérapeutique générale et de pharmacodynamie. 8. XXL u. 718 pp. 4 Tafeln. Bordeaux. — 5) San Martin y Satrustegny, A., Nuevos elementos di terapeutica (materia medica, terapeutica experimental y arte de recetar). IV. 1012 pp. Madrid. — 6) Calaborra della Orden, E., Curso elementare di materia farmaceutica. I. parte (que comprende la farmaceutica mineral). IV. 247 pp. Madrid. — 7) Schrott. C. v., Trattato elementare di materia media e terapeutica con applicazione alle farmacopee. Prima tradux. Italiana di M. Semmola. 8. XVI. u. 840 pp. Napoli. — 8) Jackson. Scoresby, R. E., Note-book of materia medica, pharmacology and therapeutics. 3. ed. revised, enlarged etc. by Angus Macdonald. 8. 662 pp. Edinburgh. — 9) Heckel, Histoire médicale et pharmaceutique des principaux agents médicamenteux introduits en thérapeutique depuis ces dix dernières années. 8. 182 pp. Bruxelles. — 10) Derselbe, Suite et complément de l'ouvrage du Dr. Guibert: Histoire naturelle et médicale des nouveaux médicaments introduits en thérapeutique de 1830—1865. 8. XXL u 681 pp. Bruxelles. — 11) Waring, Edward John, Remarks on the uses of some of the bazaar medicines and common medical plants of India. 3. ed. 12. 252 pp. London. — 12) Müller, F. W., Klinische Pharmacopee. Die

gebräuchlichen Arzneimittel der deutschen Medicin, ihre Wirkungen und Anwendungen. Nebst 400 beliebten Receptformeln für innere und äussere Krankheiten. gr. 16. VI. u. 128 SS. Erlangen. — 13) Beck, G., Receptalmanach (Fortsetzung des kleinen Almanachs, enthaltend ein Verzeichniss der neuesten Heilmittel und Heilmethoden, Apparate u. s. w. für prakt. Aerzte. Jahrg. 1875. gr. 16. 62 SS. Zürich. — 14) Rabow, S., Die gebräuchlichsten Arzneiverordnungen der medicinischen Klinik und Poliklinik zu Strassburg. Zweite vermehrte und verbesserte Auflage. gr. 16. 46 SS. Strassburg. — 15 Saintpierre, C., De los medicamentos incompatibles bajo el punto del vista del arte de recetar. Trad. per Marcellino Gesta y Leceta IV. 44 pp. Madrid. — 16) Griffiths, W. H., Lessons on prescription and the art of prescribing. 8. 150 pp. London. — 17) Falck, Carl Ph., Uebersicht der Normalgaben der Arzneimittel mit tabellarischer Vorführung der Einzelgaben und der grössten Tagesgaben, sowie mit Berücksichtigung der Pharmacopoea Germanica. gr. 8. VIII. u. 140 pp. Marburg. — 18) Henry, A., Posological and therapeutical tables; containing the doses, actions and uses of the medicines of the British Pharmacopoeia. IV. 66 pp. Edinburgh. — 19) Hirsch, B., Die Prüfung der Arzneimittel mit Rücksicht auf die wichtigsten europäischen Pharmakopöen, nebst Anleitung zur Revision der öffentlichen und der Hausapotheken, Dispensir- und Mineralwasser-Anstalten, Droguen- und Materialwaaren-Handlungen. Zum Gebrauch für Medicinalbeamte, Apotheker, Aerzte und Droguisten. 8. X. u. 1704 SS. Berlin. (Sehr empfehlenswerth.) — 20) Halinbourg, J., Régistre d'inscription des substances vénéneuses. Fol. 104 pp. Paris. — 21) Mohr, F., Toxicologie chimique. Guide pratique pour la détermination des poisons. Traduit de l'allemand par Gautier. 8. VIII. u. 208 pp. Avec 56 fig. dans le texte. Paris.

II. Einzelne Heilmittel und Gifte.

A. Pharmakologie und Toxikologie der unorganischen Stoffe und ihrer Verbindungen.

1. Sauerstoff.

1) Buchheim, R., Ueber die therapeutische Verwendung des Sauerstoffs. Arch. für exper. Pathol. und Pharmakol. Bd. 4. H. 2. S. 142. — 2) Derselbe, Ueber den Einfluss der Apnoë auf Strychnin- und Brucinvergiftungen. Arch. für die ges. Physiol. XI. H. 2 und 3. S. 179. — 3) Dogiel, Ueber Ozon und seine Wirkung auf das Blut. Centralbl. für die med. Wissenschaft. 30. S. 499. — 4) Dall' Oppio, Luigi, L'ozono, appunti critici ed alcune esperienze 8. 105 pp. Bologna. — 5) Lender, Zur Einführung des Sauerstoffes und Ozonsauerstoffes in die Diätetik und Heilkunde. Separatabdruck aus der Oesterr. Badeztg. 8. 40 SS. Wien. — 6) Derselbe, Der Ozonsauerstoff. Vortrag. Separatabdr. aus No. 4 der Monatsschr. des Vereins zur Beförderung des Gartenbaues in den kgl. preuss. Staaten für Gärtnerei und Pflanzenkunde. gr. 8. 12 SS. Berlin. — 7) Derselbe, Sauerstoff und Ozonsauerstoff. Deutsche Zeitschr. für pract. Med. No. 33 8. 265. (Neue Vertheidigung des Ozonwassers im Hinweis auf eine Empfehlung desselben als diätetisches Prophylacticum in Epidemien durch Frerichs und günstige Erfolge Lövinson's in einem desperaten Falle von Croup und mehreren Fällen von Typhus recurrens.)

Buchheim (1) bezeichnet die durch Einführung sauerstoffreicherer Luft oder reinen Sauerstoffs bewirkte Erhöhung des Sauerstoffgehaltes im Blute (meist nicht über 1 Volumprocent) als unerheblich und unter Hinweis auf die bekannten Versuche von Regnault und Reiset, wonach beim Aufenthalte in sehr sauerstofreicher Luft nicht mehr Kohlensäure als gewöhnlich gebildet wird, als ohne besondere Bedeutung für den Stoffwechsel, weshalb er die Erfolge der Sauerstoffinhalationen und des Aufenthaltes in comprimirter Luft nicht von dem erhöhten Sauerstoffgehalte des Blutes ableiten möchte. Da nach Ewald die Sauerstoffzunahme im Blute bei Apnoe noch unerheblicher als bei den Inhalationen ist (0,1—0,9 Volumprocent) und bei letzteren niemals Apnoe vorkommt, wenn nicht gleichzeitig künstlich respirirt wird, ist die Apnoe nicht vom O abhängig, sondern entweder von der durch Hering und Ewald übereinstimmend ermittelten Kohlensäureanhäufung im Blute oder von der durch die lange fortgesetzte, künstliche Athmung modificirten Thätigkeit der Athemmuskeln. Die Sauerstoffzunahme im Blute als Ursache der von Rosenthal und Loube gefundenen, bekanntlich von Rossbach nicht bestätigten Lebensrettung mit Strychnin und analog wirkenden Stoffen vergifteter Thiere anzusehen, hält Buchheim auf Grundlage seiner früheren, in Gemeinschaft mit Ebner (Ber. für 1870. I. S. 363) ausgeführten Versuche, wonach passive, in Art künstlicher Respiration ausgeführte Bewegungen ohne künstliche Athmung das Auftreten von Strychninkrämpfen verhindern (?), ebenfalls für irrig.

Nach Dogiel (3) macht Ozon Blut anfangs dunkler, nach einiger Zeit lackfarben und klebrig, bei längerer (3—4stündiger) Einleitung gelbgrün und schliesslich farblos unter Ausscheidung einer fibrinähnlichen oder mit Fibrin identischen Substanz aus der (vorher defibrinirten) Blutflüssigkeit. Essigsaure Haematinlösung wird durch Ozon entfärbt. Kohlenoxydblut entfärbt sich durch Ozon minder rasch als gewöhnliches Blut und büsst später das Vermögen ein, auf Zusatz von Alkohol, Aether und Chloroform Haemoglobinkrystalle auszuscheiden. Das Blut mit Kohlenoxyd vergifteter Thiere bekommt nach D. durch Contact mit Ozon die Eigenschaften normalen Blutes wieder, und zwar unter gleichzeitiger Ausscheidung von Kohlensäure. Galle wird durch Ozon anfangs gelbbraun, später farblos, Chlorophyll gelb. Die Veränderungen im Blut erfolgen bei Verdünnung prompter.

2. Brom.

1) Danton, Jules-Antoine, Essai physiologique sur le bromure de potassium. Thèse. Paris. 1874. IV. 42 pp. — 2) Geneuil, Ant. M. (Montguyon). Du bromure de potassium dans les épistaxis, les hémorrhagies utérines et le coryza. Union méd. 130. p. 675. — 3) Renton, J. Crawford, Therapeutical note. Glasgow med. Journ. Oct. p. 518.

Zur therapeutischen Verwendung des Bromkaliums bringen Danton (1) und Geneuil (2) Beiträge, wobei sie sich beide auf die von Sée aufgestellte Hauptwirkung des Mittels, die Contraction der Gefässe, beziehen. D. rühmt namentlich die Wirksamkeit desselben in Compensationsstörungen bei Mitralis-Insufficienz, wo es in Verbindung mit Milchdiät, Scilla und Eisen Dyspnoe, Cyanose und Hydrops beseitigt. D. weist auch auf die Elimination des Bromkaliums durch die Respirationsschleimhaut hin, in Folge wovon hartnäckiger Husten und Hämoptysis nicht selten nach dem Gebrauche vorkommen. Nach Geneuil (2) hebt Injection von concentrirter wässriger Lösung von KBr (gleichviel ob lauwarm oder kühlt in die Nasenhöhle raschesten Epistaxis selbst in Fällen, wo Eisenchloridlösung im Stiche lässt, auch bei Uterinblutungen nützt die Einführung mit derartiger Solution getränkter Tampons; intern ist es bei wirklichen Haemorrhagien zu meiden, da die gefässcontrahirende Wirkung meist erst in einigen Stunden zu Stande kommt. Coryza soll durch derartige Injection in wenigen Stunden geheilt werden, doch ist das Verfahren nicht ohne Schmerzen.

Renton (3) empfiehlt bei Intoleranz gegen Opium oder Morphium jeder Gabe eine Dosis von 1 Grm. Kalium bromatum folgen zu lassen, wodurch das Auftreten von Erbrechen regelmässig gehindert wird.

3. Jod.

1) Kämmerer (Nürnberg), Zur Erklärung der arzneilichen Wirkung des Jodkaliums. Archiv für pathol. Anat. und Physiol. LXIII. H. 1 und 2. S. 279. (Polemik gegen einzelne Bemerkungen Buchheim's über Kämmerer's Theorie der Jodkaliumwirkung und kritische Bemerkungen zu Buchheim's eigner Theorie — vergl. den vorj. Ber. I. 448 —, worauf hervorzuheben ist, dass Jodkalium durch verdünnte Salzsäure nicht in Jodwasserstoffsäure und Chlorkalium verwandelt werde und somit eine Veränderung im Magen nicht erfährt, und dass die Bildung von Jodalbuminaten nicht ohne Beihülfe von Jodwasserstoff möglich sei.) — 2) Schönfeldt, J. B. E. (Dorpat), Ueber die arzneiliche Anwendung des Jodbleies, mit Berücksichtigung der Umsetzung der Jodsalze im Organismus im Allgemeinen. Arch. für pathol. Anat. und Physiol. LXV. S. 425. — 3) Colis. L'iode est-il un agent antivirulent. Bull. de l'Acad. 2 p. 45. (Wenig beweiskräftige Versuche, indem Jodjodkaliumlösung und Blut milzbrandkranker Thiere, ersteres bis zu 5fach grösserer Quantität, unter die Haut verschiedener Stellen des Körpers inoculirt wurde, wonach heftiges Fieber und Tod erfolgte, auch das Blut der inoculirten Thiere contagiös blieb.) — 4) Fenwick. Severe case of iodism; tracheotomy. Lancet. Nov. 13. p. 698. — 5) Wilson, Mitchell J., Iodide of pot. in asthma. Brit. med. Journ. Jan. 2. p. 8. — 6) Lawrie James (Glasgow), The therapeutical value of iod. of pot. Ibid. — 7) Bellini, Ranieri (Firenze), Di un medicamento da introdursi nella terapeutica tossicologica (l'ioduro di smido). Lo Sperimentale. Sett. p. 237.

Schönfeldt (2) verwirft eine Zersetzung der Jod-metalle im Darmcanal, da beim Zumischen von Hühner-eiweiss oder geäuertem oder ungesäuertem Pepsin zu Jodka-lium, Jodeisen, Quecksilberjodid und Jodblei Reaction auf freies Jod nicht eintritt, welche sogar beim Zumischen von Jodtinctur zu Eiweiss (nicht bei Pepsin) schwindet, auch Dextrin und Traubenzuckerlösung, ebenso schwache Salz-säure, aus Jodkalium und Jodblei Jod nicht frei machen. Höchstens will Sch. eine Zersetzung einzelner Jodverbin-dungen in den unteren Partica des Darmcanals zulassen, da Schwefelwasserstoff Jodquecksilber und Jodblei, nicht aber Jodeisen aus Lösungen fällt. Eine Einwirkung schwacher Säuren auf die Zersetzung von Jodmetallen, sei es im Drüsengewebe (Binz) oder auf der Haut (Braune), stellt Sch. in Abrede, indem er für die Zersetzung von Jodmetallsalben den activen Sauerstoff in Anspruch nimmt, der aus Jodmetalllösungen, ebenso wie Chlor, Jod sofort frei macht. Ozon müsste auch als das die Zersetzung in der Blutbahn bedingende Agens angesehen werden, da freie Kohlensäure auf Jodmetall-lösungen nicht in gleicher Weise wirkt; doch fand Sch., dass bei Zuleiten frischen, arteriellen Blutes zu diluirten Lösungen von Jodkalium, Jod-eisen und Jodblei Reaction auf freies Jod nicht eintritt, so dass die Ausscheidung der Verbindungen des Jods mit Schwermetallen im Harn unter der Form von Alkalijodüren nur durch die Annahme einer Zer-setzung in den Organen erklärt werden kann, wobei vielleicht die Harnsäure eine Rolle spielt, da nach Sch.'s Versuchen Harnsäurelösung mit Jodtinctur eine klare Jodlösung giebt, während bei Zusatz von harnsaurem Natron oder freiem Natron die Reaction sofort aufgeho-ben wird. Als Wesen der Wirkung der Jodmetalle be-zeichnet Sch. Verdichtung der Capillaren und Gewebe in Folge einer Albuminatbildung der Metalloxyde und die Verflüssigung der Gewebsbestandtheile durch das in lösliche Verbindungen übergeführte Jod, die mit der grossen Löslichkeit der Jodalkalien, welche zur Vermeh-rung und Beschleunigung der Wasserdiffusion führt, in Connex steht. Von den wirksamen Jodpräparaten hält Sch. für eines der besten das Jodblei, das ihm inner-lich und äusserlich bei Lupus, Sclerosis, rheumatischen Exsudationen, Balggeschwülsten die vorzüglichsten Dienste leistete, und welches er namentlich zur Prüfung der ho-moeoplastischen und heteroplastischen Neubildungen empfiehlt.

Sehr bemerkenswerth ist ein im London Hospital von Fenwick (4) beobachteter Fall von Jodismus bei einem anscheinend gegen Jod besonders empfindlichen Patien-ten, der gegen Rheumatismus im Verlaufs von 2 Tagen 6 Dosen von 10 Gran Jodkalium mit 15 Gr. Kali bicarb. genommen hatte und danach neben Schwellung des Ge-sichts und der Augenlider, Chemosis und papulöser Erup-tion an Vorderarm und Hand, extreme Schwellung der Zunge und eine derartige, auf Laryngealstenose beru-hende Dyspnoe bekam, dass die drohende Erstickungs-gefahr die Tracheotomie als einziges Mittel zur Lebens-rettung erscheinen liess, auch seinen Zweck nicht verfehlte, obschon bei der Vornahme die Respiration be-reits cessirte. Minder heftigen Jodismus hatte Pat. schon früher 3 mal gehabt. Fenwick will nach Jodkalium wiederholt Hautaffectionen (Pusteln) beobachtet haben, bei denen die Haarbälge und Talgdrüsen namentlich affi-cirt waren.

Lawrie (6) will die günstigen Effecte des Jodka-lium bei Asthma auf den stimulirenden und die Se-cretion anregenden Einfluss desselben auf die Bronchial-schleimhaut (und die Schleimhäute überhaupt) beziehen und empfiehlt das Mittel beim sog. Catarrhus siccus nach vielfachen Erfahrungen, während er bei Catarrhen mit starker Schleimabsonderung Jodkalium für contraindicirt hält. Selbst die alterativen Wirkungen des Jodkalium ist er geneigt, auf eine analoge Wirkung auf Magen und Leber zu beziehen (?). Nebenerscheinungen (Ptyalismus, Coryza) beobachtete L. bei nervösen Personen schon

nach wenigen 2gränigen Dosen, während ihm Individuen von biliöser Constitution besonders Resistenz zeigten.

Bellini (7) empfiehlt Jodamylum als Antidot bei Vergiftung mit Substanzen, welche im Tractus Schwefelwasserstoff bilden (Sulfide der Alkalien und Er-den. Schwefel) und mit Alkaloiden; doch sind die etwai-gen Vorzüge vor Chlorwasser in ersterem und von Jodjodkalium in letzterem Falle höchstens in der minder starken Irritation, welche Jodamylum hervor-bringt, begründet. Das durch Einwirkung von Jodamy-lum auf Strychnin gebildete Jodstrychnin wirkt vom Unterhautbindegewebe aus und intern giftig, so dass das neue Antidot in keiner Weise die Emetics entbehrlich macht. Die Verwendbarkeit bei Vergiftung mit causti-schen Alkalien und als Ersatzmittel des Jod- und Brom-kaliums zur Elimination von Blei und Quecksilber bei chronischem Saturnismus und Mercurialismus ist wohl kaum von irgend welcher praktischen Bedeutung. Be-züglich der Anwendung von Eisensalzen als Gegengift von Sulfiden bemerkt B., dass dieselben nur in alkali-schen oder neutralen Medien Schwefelwasserstoff binden, nicht aber in sauren, somit im Magen unwirksam blei-ben müssen, wovon er sich auch beim Kaninchen über-zeugt haben will; auch finde im Magen geradezu Zer-setzung von Schwefeleisen und Bildung von Schwefel-wasserstoff statt. Im Blute will B. nach Einführung von Jodtinctur in den Magen nicht freies Jod, wohl aber Jodalkalien constatirt haben, auf deren Bildung er die übrigens experimentell nicht dargethane Elimination von Mercur und Blei unter Jodamylum-Gebrauch bezieht. Die Warnung vor der Anwendung zu hoher Gaben Jodkalium u. s. w. bei chronischen Metallvergiftungen, um nicht durch die plötzlich in grösserer Menge freigewordenen Metalle Intoxication zu erhalten, scheint berechtigt zu sein.

[Chydrynski (in Lemberg), Ueber das Jod vom kli-nisch-praktischen Standpunkte. Przegi. lek. No. 37 und 38.

Um den Fälschungen, hohen Preisen und sowohl für den Arzt, als auch den Kranken unangenehmen Neben-wirkungen, welche durch das Jodkali hervorgerufen wer-den, vorzubeugen, empfiehlt der Verf. schon seit dem Jahre 1873, in allen Fällen, in welchen dieses Salz in-dicirt ist, die Jodlösung (1,0, 10,0 Alcoh., 1000,0 Aq.) auf Grund von 208 Beobachtungen.

Oettinger (Krakau).

Hjelt, O., Fall af förgiftning med saltsyra. Finska läk. sällsk. handl. Bd. 15. S. 255. (Fall von Salzsäure-vergiftung mit den bekannten Corrosionsveränderungen bis ins Jejunum hinunter und peritonitischen Ablage-rungen an der ässeren Oberfläche des Dünndarms.)

F. Warncke (Kopenhagen).]

4. Stickstoff.

Blanche, Tony. Recherches expérimentales sur le protoxyde d'azote. Thèse 1874. Paris. IV. 78 pp. (Enthält die ausführliche Darstellung der bereits 1873 — I. 360. — referirten Arbeiten von Blanche und Jolyet über Stickoxydul.)

5. Phosphor.

1) v. Mering. Ein Fall von acuter Phosphorvergif-tung. Deutsche Zeitschr. für prakt. Med. 41. S. 329. (Aus der Frerich'schen Klinik mitgetheilte, in sechs Tagen letal endende Intoxication mit 100 Zündholzkup-pen in Milch aufgeweicht, bemerkenswerth durch die neben sehr ausgedehnter Verfettung, welche die Capilla-ren und Arterienwandungen, die peripherischen Nerven u. a. Organe, jedoch nicht die Nervencentra betraf, be-

obachtete Gastroenteritis hämorrhagica; die Untersuchung
des Harns ergab keine Verminderung von Harnstoff und
Harnsäure, noch Fleischmilchsäure, welche M. in einem
anderen Falle neben Harnstoffabnahme constatirte; in
Leber und Harn wurde Traubenzucker nicht ermittelt.)
— 2) Thiernesse, Considérations sur les injections
d'oxygène dans les veines comme antidote dans les empoisonnements par le phosphore. Presse méd. Belge. 15.
p. 115. (Vergl. vorj. Ber. I. S. 454.) — 3) Jagu, A
l'étude de la nécrose de cause phosphorée. Gaz. des
hôp. 40. p. 315. — 4) Broadbent, W. H., Further
illustrations of the therapeutic uses of phosphorus: in
angina, essential or pernicious anaemia, leucocythae-
mia. Practitioner. Jan. p. 16. — 5) Méhu, Administration du phosphore. Bullet. de thérap. Avr. 30. p. 356.
Mai 15. p. 408.

Broadbent (4) bestätigt die günstigen Effecte der
Phosphorthorapie bei Neuralgien, wo er dieselbe
sich namentlich in Fällen bewähren sah, in denen bei
gesunkenem Tonus des Nervensystems verschiedene Nerven Sitz des Schmerzes sind, während da, wo die Paroxysmen durch Berührung, Bewegung oder Luftzug
hervorgerufen werden, Phosphor in der Regel wirkungslos bleibt. An die Mittheilung zweier Fälle von Angina
pectoris, in denen das Mittel echtanten Nutzen gewährt
zu haben scheint, schliesst B. die Darlegung seiner Ansicht, dass die Heilwirkung des Phosphors in Veränderung der organischen Processe, welche zu einer Verbesserung der Ernährung der Nervengebilde führe, beruhe. Diese Theorie leitete ihn zum Gebrauche derselben Medication bei der von Trousseau als essentielle Anämie bezeichneten Affection, und sah er in
zwei Fällen den entscheidensten Erfolg davon; ebenso in
einem Falle mit excessiver Anämie verbundener Leukämie, wo auch die Milzvergrösserung, welche B. bei
Leukämie als Secundärerscheinung betrachtet, unter der
Phosphorbehandlung abnahm. B. vermuthet, dass auch
bei Addison'scher Krankheit Phosphor von Nutzen sein
könne, und glaubt, dass die Effecte bei der Leukämie nicht
in Zweifel zu ziehen sind, weil in seinem Falle neben
dem Phosphor kein anderes Medicament zur Anwendung
kam.

Als bestes Phosphorpräparat bezeichnet Méhu
(5) in einer durchgängig berechtigten Kritik der neueren
Vorschläge zur Phosphorverordnung ein durch Erhitzen
von Mandelöl auf 200—250°, Filtration und Auflösen
von 1 pCt. Phosphor in hermetisch verschlossenem Gefässe bereitetes Oleum phosphoratum, das er in
Capsules mit 1 Mgrm. Phosphor für die medicinische
Verwendung am zweckmässigsten betrachtet und welches
so ausserordentlich haltbar sein soll, dass es selbst nach
7jähriger Aufbewahrung im Lichte sich nicht verändert.
Das von Einzelnen vorgeschlagene Oleum pedum
tauri phosphorisatum ist unzweckmässig, da es in
seinem Lösungsvermögen für Phosphor sehr variirt und
im Handel häufig verfälscht (aus Hummel- oder Pferde-
füssen dargestellt) vorkommt.

6. Arsen.

1) Gähtgens, C., Zur Kenntniss der Arsenwirkungen. Centralblatt für die med. Wissenschaften. 32.
S. 529. — 2) Kossel, Albrecht, Zur Kenntniss der
Arsenwirkungen. Archiv für exper. Pharmakol. Bd. 5.
lieft 1 und 2. S. 128. — 3) Scolosuboff (Moscou),
Sur la localisation de l'arsénic dans les tissus à la suite
de l'usage des arsénicaux. Arch. de Physiol. norm. et
pathol. 5 p. 653. — 4) Derselbe, Note préliminaire
sur la paralysie arsénicale et sur la localisation de l'ars.
dans les divers tissus. Gaz. méd. de Paris. Juill. 31.
p. 383. — 5) Zunz, N., Arsenvergiftung durch einen
grünen Lampenschirm. Berliner klin. Wochenschr. 43.
S. 587. — 6) Stevenson, Thomas, Toxicological cases.
I. Arsenical poisoning. Guy's Hosp. Rep. XX. p. 145. —
7) Knapp (Deutsch-Landsberg), Ueber Arsenikesser.

Allgem. Wiener medic. Ztg. 33. 40. S. 355- 362. — 8)
Scolosuboff (Moscou), Observations cliniques de paralysie arséuicale. Gaz. méd. de Paris. 32. p. 396. (Ca-
suistisch.) — 9) Marmé, W., Vergleichende Versuche
über die Wirkungen der arsenigen Säure und der Arsensäure. Göttinger Nachrichten. 23. S. 614.

Versuche, welche Gähtgens (1) und Kossei
(2) am hungernden Hunde über den Einfluss vorsichtig gesteigerter und später toxischer Gaben (0,03 bis
0,35 pro die) von Arsensäure (als Natriumverbin-
dung) auf den Eiweissumsatz im Organismus anstellten,
ergaben mit Bestimmtheit eine Steigerung der Strick-
stoffausscheidung, welche im Laufe des Versuches von
4,5 auf 4,8 — 5,9 — 6,6 — 6,8 — 7,8 — 8,4 —
8,7 (nach Liebig'scher Bestimmung) stieg und in
dieser steigenden Tendenz nur wenige Intermissionen
zeigte. Die vermehrte Stickstoffausscheidung geschah
in der Form von Harnstoff; Peptone und Milchsäure
fanden sich im Harn nicht.

G. glaubt, dass diese Wirkung der Arsensäure, obschon durch toxische Dosen gewonnen, auch im Wesentlichen bei medicinischer Verwendung der Arsenicalien
bestehe sei, d. h. dass dieselben die eiweissstoffigen
Körperbestandtheile verändern, jedoch ohne deren vollständigen Zerfall zu bewirken, in Folge dessen der Stick-
stoffantheil als Harnstoff in den Harn übergeben müsste.
In dem Verlaufe der Vergiftung fand sich Eiweiss und
Gallenfarbstoff im Harn; die Section war Verfettung der
Magendrüsen und der graden Harncanälchen nach, nicht
aber der Leber und der Muskeln.

Scolosuboff (3 und 4) fand bei Hunden, denen
er Arsenikalien längere Zeit verabreichte, Arsen vorzugsweise im Gehirn und Rückenmark (36 bis
37 Mal so viel wie in den Muskeln und 4 Mal so viel
wie in der Leber). Noch ausgesprochener erschien
die Deposition im Gehirn und (etwas schwächer)
im Rückenmark bei acuter Vergiftung mittelst
Subcutaninjection von arsenigsaurem Kali, wo Muskeln
und Leber ganz frei blieben. S. betrachtet deshalb
die von ihm im Arbeiterspital zu Moskau häufig beobachtete Arsenparalyse, welche alle Extremitäten, am
meisten aber die äussersten Partien afficirt, und sich
als höchst intensive Muskelatrophie mit Verlust oder
Abnahme des electro-musculären Contractilität bei
Faradisation und Galvanisation, bald als Vermin-
rung der Sensibilität gegen die verschiedensten Einflüsse, bald als trophische Störung mit Temperaturabnahme bei Farbeveränderung und Exanthembildung
auf der Haut, Oedem und Gangrän, unter einer Formen, welche gleichzeitig Aehnlichkeit mit Saturnismus
und Ergotismus zeigen, darstellt, als ein vom Nervensystem abhängiges Leiden. S. erhielt bei Thieren,
denen er Arsenicismus chronicus erzeugen wollte, niemals eigentliche Steatose der Leber, doch waren die
Leberzellen mit Körnchen gefüllt, und in den Muskeln
zeigte sich beträchtliche Wucherung der Kerne des
Sarcolemma bei Verschwinden der Querstreifung der
feinkörniger und bisweilen fettiger Degeneration der
Fibrillen.

Knapp (7) hat sich das Verdienst erworben, durch
Vorstellung von zwei Arsenophagen auf der Naturforscherversammlung in Graz, welche im Beisein der
medicinischen Section Arsenicalien (3 Dgrm. Schwefel-

arsen, resp 4 Dgrm. arsenige Säure, verzehrten, und in deren Urin das Vorhandensein von Arsen demonstrirt wurde, jeden Zweifel an dem Vorhandensein der Steiermärker Arsenophagen beseitigt zu haben. Nach K.'s Erfahrungen ist die Arsenophagie sowohl in Ober- als in Mittelsteiermark stark verbreitet und wird oft schon im 17. 18. Jahre begonnen und bis ins hohe Alter (in einem Falle z. B 40 Jahre bis ins 70. Lebensjahr) fortgesetzt. Als Hauptmotiv wird Schutz vor Krankheiten und der Wunsch, blühend auszusehen, angegeben. Abnahme des Geschlechtstriebes kommt ebenso wenig wie Arsenikcachexie vor, wohl aber Arsenicismus acutus bei zu hohen Dosen Die grösste, von K. constatirte Dose. welche ein Arsenophage nahm, betrug 14 Gran; die Zeiträume zwischen den einzelnen Dosen wechseln von 8 zu 14 Tagen.

Auf die nervösen Erscheinungen bei Arsenicismus acutus weist Stevenson (8) bei Gelegenheit der Mittheilung einer tödtlichen Vergiftung von 5 Personen und der Erkrankung mehrerer anderer durch den Gebrauch von Wasser aus einem nicht gehörig gereinigten Eimer, in welchem sich eine zur Schafwäsche bestimmte Mischung von arseniger Säure, Schwefel und Seife befunden hatte, hin, indem in dem einen Falle heftige tetanische Convulsionen neben Erbrechen u. s. w. vorkamen, und erwähnt dabei intoxication durch mehrere Dosen von ¼ Gran Arsen, bei welcher die Paralyse, von den Beinen zum Thorax aufsteigend, die auffälligste Erscheinung bildete.

Marmé (9) hat in Gemeinschaft mit Flügge eine vergleichende Untersuchung der Wirkung der arsenigen Säure und der Arsensäure (als solche oder als arsenigsaures resp. arsensaures Natron gelöst und verabreicht) vorgenommen und dabei ermittelt, dass die Giftigkeit der arsenigen Säure eine weit höhere ist, als ihrem Arsengehalte im Vergleiche zum Arsengehalte der Arsensäure entspricht, ein Resultat, welches Ref. nach früheren eignen Versuchen vollkommen bestätigen kann, und das sehr eclatant auch bei der Vergiftung niederer Thiere mit Lösungen beider Säuren hervortritt, z. B. bei Verwendung derselben zu Fliegenpapier. Im Uebrigen stimmen nach M. die Wirkungen qualitativ überein, nur dass sie bei Arsensäure und noch mehr beim arsensauren Natron erst allmälig und viel langsamer erfolgen, und dass bei interner Einführung die örtlichen Läsionen milder auftreten, was bei subcutaner Anwendung und Infusion nicht der Fall ist, wo sich bei Kaninchen (anscheinend nicht bei Katzen und selten bei Hunden) zahlreiche, punktförmige bis linsengrosse Extravasate in der Schleimhaut des Magens und Substanzverluste finden, welche M. nicht als eine Eliminationswirkung ansehen möchte, da As dabei stets nur in Spuren im Magen und Darm sich fand. M. will die Ursache der langsameren Wirkung der Arsensäure nicht in einer Verschiedenheit der Beeinflussung des Blutes finden, das ausserhalb des Körpers sich zwar im Contact mit Arsensäure rascher dunkel färbt als mit arseniger Säure, aber dasselbe Hämoglobinspectrum und erst bei längerer Berührung ein — beim vergifteten Thiere niemals vorkommendes — Hämatinspectrum zeigt. Blutkörperchenzerstörung findet durch Arsensäurevergiftung nicht statt; ebensowenig Reduction zu arseniger Säure im Blute.

Die auch der Arsensäure zukommende Wirkung

auf die vasomotorischen Nerven und Unterleibsgefässe (vgl. Jahresber. 1874. I. 456) wird nach M. auch durch eine Anzahl als Dermeretbiastica characterisirter Mittel hervorgebracht und durch Extractum secalis cornuti, Chlorbaryum und am meisten durch Cytisin beschränkt.

7. Antimon.

1) Feltz, V., und Baraban. L., Les effets du tartre stibié à haute dose. Journ. de l'Anat. et de la Physiol. Nr. 4. p. 439 — 2· Mosso, A., Sull'azione del tartaro emetico. Lo Sperimentale. Dic. p. 617

Nach Feltz und Baraban .1) bedingt Brechweinstein bei Einspritzung von 26 Cgrm. per Kilo des Körpergewichts in die Venen sofortige Paralyse der Muskeln, momentane Beschleunigung von Puls und Athmung, welcher rasch Sinken derselben und der Temperatur folgt, und Tod in einer Viertelstunde: Erbrechen erfolgt hier nicht, wohl aber bei den ebenfalls stets letzten Dosen von 2 13 Cgrm. per Kilo, bei denen der Tod nur später eintritt. Durch die letzteren Gaben wird die bewusste Empfindung eher als die Reflexsensibilität aufgehoben; die anscheinend paralysirten Muskeln reagiren auf periphere Reize bis zur Agone, das Verff. veranlasst, dem Brechweinstein eine mehr auf das Nervensystem, als auf die Muskeln, welche mikroskopische Veränderungen nicht zeigen, gerichtete Action zuzuschreiben. Der Blutdruck steigt, sinkt aber später mit zunehmender Herzschwäche ab; die Respiration ist anfangs beschleunigt, später vermindert und irregulär, die Temperatur sinkt. Erbrechen und Diarrhoe mit Epithelabschilferung und Polycholie, sowie mit Abnahme der Harnsecretion oder Anurie sind nur bei den kleinsten letalen Dosen sehr ausgesprochen. Bei wiederholten Dosen von 1 Cgrm. per Kilo ist die Temperatur meist etwas erhöht. P., R. und Blutdruck unverändert; in den Stühlen tritt Blut, im Harn Gallenfarbstoff und bisweilen Brechweinstein auf; wenn Tod erfolgt, scheint er die Folge von intestinalen Hämorrhagien zu sein, welche demselben neben starker Abmagerung vorausgehen. 26 Cgrm. per Kilo tödten auch vom Magen aus unter den den Infusionsdosen von 2—13 Cgrm. zukommenden Erscheinungen; interne Gaben von 1—8 Cgrm. sind nicht tödtlich und wirken genau wie die kleinsten, in die Venen injicirten Mengen.

Mosso (2) bestätigt die Thatsache, dass Brechweinstein bei Einspritzung von erst zu 2—2½ Dgrm. emetisch wirkt, und bestreitet die Annahme, dass der Magensaft auf die brechenerregende Wirkung des Mittels ohne Einfluss ist, nicht nur weil, wie freilich auch auf andere Weise erklärt werden kann, die Injection von Tart. stib. nach vorgängiger Digestion mit künstlichem Magensaft in die Venen oder unter die Haut nicht stärker wirkt als Brechweinstein ohne derartige Präparation, sondern besonders weil er sich überzeugt haben will, dass (bei Magenfistelhunden) Brechweinstein auch bei neutraler Reaction des Magensaftes genau in gleicher Weise emetisch und irritativ auf die Schleimhaut wirkt. Versuche, welche M. an Hunden, denen er die Vagusäste unterhalb des Diaphragma durchschnitten hatte, anstellte, ergaben, dass bei denselben die doppelte Menge T. st. (0,08–0,1) nöthig war, um vom Magen aus Erbrechen hervorzurufen; wie die Injection in die Venen dadurch beeinflusst wird, giebt M. nicht an, so dass ein stricter Beweis für seine Behauptung, dass das Erbrechen nach Infusion von T. st. durch directe Reizung des Brechcentrums resultire, nicht geliefert ist. Auch die angebliche raschere Wirkung des in die Venen injicirten Brechweinsteins beweist wenig, da sie doch nicht vor 5 Minuten eintritt und manchmal nach längerer Zeit auf sich warten lässt.

Bei sich selbst constatirte M. die bekannte Steigerung der Pulsfrequenz beim Eintritt der Nausea; bei (curarisirten oder nicht curarisirten) Hunden fand M. nach Einspritzung in die Venen zunächst keine Veränderung in Zahl und Rhythmus des Herzschlags, dann Pulsbeschleunigung mit langsamem Sinken des Blutdrucks, hierauf Irregularität mit anfallsweise auftretender und meist mit epileptiformen Anfällen correspondirender Verlangsamung, welche letztere durch Vagussection vollständig aufgehoben wird und auch nach vorausgegangener Anwendung von Atropin ausbleibt, weshalb sie M. als Reizungszustände des Vagus auffasst. Durchschneidung der Vagi sowohl am Halse als auch unterhalb des Zwerchfells verhindern auch das Zustandekommen der bei Brechweinstein auftretenden Hyperämie im Magen, was zu dem Schlusse führt, dass dem Vagus ein directer Einfluss auf die Erweiterung der Magengefässe zukommt, und dass die durch Brechweinstein bedingte Magenhyperämie als eine vom Nervensystem abhängige anzusehen ist. Die von Magendie als wesentliches Phänomen bei Brechweinsteinvergiftung hingestellte Lungenhyperämie findet sich bei nicht zu colossalen Dosen nur ausnahmsweise.

7. Silber.

1) Hoppe, J. (Basel), Das Abbrechen und Verschlucken von Höllensteinstückcu beim Aetzen im Halse. Memorabilien. XX. H. 9. S. 385. (Fall, wo das Verschlucken eines beim Aetzen im Halse zufällig abgebrochenen Stücks Höllenstein (etwa 2—2½ Grm schwer) keinerlei Erscheinungen bedingte, obschon kein Antidot in Anwendung kam.) — 2) Cramer, J. G. (Biel), Das Abbr. und Verschl. von Höllensteinstückchen etc. Memorab. 11. S. 496. (Analoger Fall, wo jedoch Salzwasser als Gegengift sofort in Anwendung kam.) — 3) Riemer, Ein Fall von Argyrie. Archiv der Heilkunde. B. 4. S. 296. H. 5 und 6. S. 385. — 4) Curci, Antonio (Neapel), Azione del argento sul sistema nervoso e muscolare. Lo Sperimentale. Dic. p. 636.

Ueber die physiologischen Wirkungen des Silbers giebt Curci (4) Mittheilungen nach Thierversuchen mit einer Lösung von Chlorsilber in Solution von unterschwefligsaurem Natrium, woraus sich eine Differenz verschiedener Thierklassen insofern ergiebt, als bei Fröschen, Kröten und Eidechsen Steigerung der Sensibilität und Tetanus der Paralyse vorausgeht, welche bei Warmblütern ohne voraufgehende Krämpfe eintritt. Der Tetanus, dessen Intensität im gleichen Verhältnisse zur Dosis steht, erscheint vorzugsweise, wenn nicht ganz, auf einer Erregung der Reizbarkeit des Rückenmarks beruhend, und erscheinen dessen Hinterstränge und reflexleitenden Ganglien besonders betroffen, da der Tetanus stets ausbleibt, wenn nicht Hyperästhesie besteht, und bei Anwendung von Aether nicht durch Silber hervorgerufen wird. Ausser dieser primären Wirkung auf das Rückenmark vindicirt C. dem Silber eine Steigerung der Muskelirritabilität, weil die Injection locale Muskelzuckungen auch in Extremitäten mit unterbundenen Gefässen oder durchschnittenen Nerven bedingt,

und des Muskeltonus, weil die Muskelbewegungen verstärkt scheinen. Auf diese, von C. als erste Periode der Silberwirkung bezeichnete Steigerung den Rückenmarks- und Muskelerregbarkeit folgt als zweite bei Kaltblütern zunächst Aufhebung der Respiration, der Sensibilität und der Reflexbewegung bei Fortdauer der Willkürbewegung, woran sich später Aufhebung der letzteren, dann Sistirung der Circulation und endlich Aufhebung der Nerven- und Muskelirritabilität schliesst. Die Aufhebung der Respiration bezieht C. auf Lähmung des sensitiven Respirationscentrum, da das motorische, wie die unter dem Einflusse der Electricität in normaler Art vor sich gehende Athmung erweise, intact bleibe, wobei er sich gegen die von Luciani angenommene Autonomie des respiratorischen Centrums ausspricht. Der Herzstillstand ist ein diastolischer (auch nach Vagussection), doch kann im Contact mit der Luft das stillstehende Herz aufs Neue pulsiren und später in Systole stillstehen. Die allgemeine Lähmung ist nach C. als Reflexparalyse aufzufassen, und der Tod erfolgt nicht durch Lungenödem, sondern durch centrale Asphyxie, welche zur Bildung von Lungenödem führen kann.

In therapeutischer Beziehung verspricht sich C. von Silberpräparaten, unter denen er die von ihm benutzte Lösung als nicht kaustisch wirkend dem Silbersalpeter vorzieht, bei degenerativen Processen in den Nervencentren (Tabes dorsualis, Paralysis agitans). Nichts, wohl aber da, wo es sich um Herabsetzung der Reizbarkeit, z. B. bei Epilepsie und nervösem Asthma, handelt, bei welcher letzteren Affection die Wirkung des Silbers auf das respiratorische Centrum das Mittel besonders indicirt erscheinen lässt.

Riemer (3) beschreibt einen Fall von Argyrie bei einem mit Silbersalpeter behandelten Tabetiker, bei welchem die Section neben der Hautverfärbung Silberablagerung in verschiedenen serösen Häuten und Schleimhäuten, Gefässen und inneren Organen, besonders auffallend an den Plexus chorioidei, den Glomeruli der Nieren, der Intima der Aorta und den Mesenterial-Lymphdrüsen, nachwies, wobei das Pigment ein äusserst feinkörniges war und nur an den meist betroffenen Partien irreguläre oder strichförmige Gestalten bot und nie an zellige Elemente gebunden oder in Intercellularsubstanz eingebettet war, sondern in der bindegewebigen Grundsubstanz mit besonderer Vorliebe für bestimmte, den Bindegewebe angehörige, homogene Membranen ein- oder angelagert erschien. R. glaubt, dass es sich bei Argyrie um mechanische Ablagerung von höchst feinem, reducirten Silber handelt, das in Form von Höllensteinpillen eingeführt, welche fast nur reducirtes Silber enthalten, vom Darmcanal durch die Lymphgefässe und hauptsächlich durch die Blutgefässe in die einzelnen Körpertheile verbreitet werde, durch die Gefässwandungen dringe und schliesslich an bestimmten Gewebsstellen dauernd aufgespeichert und insbesondere auf dem Wege der Elimination durch bestimmte Membranen zurückgehalten werde.

In Bezug auf die Ablagerung in der Haut betont R. das vollständige Freibleiben der Epithelien auch an den stärkstaffcirten Partien (Gesichts-, Kopf- und Periaxillarhaut), wo sich das Silber als schwarzer Saum dicht unter dem Rete Malpighii scharf abgreuzt; vorzugsweise versilbert erscheint die unmittelbar unter dem Epithel befindliche Bindegewebslage des Corium, darauf das zunächst darunter liegende Bindegewebe, das jedoch viel weniger dicht mit Silberkörnchen durchsetzt ist; das tiefere Bindegewebe ist nur an den stärkstgefärbten Stellen verändert, wo einzelne ganze Fasern eine röthlich braune Färbung zeigen, wie sie Gewebe bei nach einander folgender Einwirkung sehr verdünnter Höllensteinlösung, Kochsalz und Licht annehmen. Narbengewebe ist silberfrei. An den Lippen ziehen die Silberfasern, durch Aneinanderlagerung zuweilen Silberstränge bildend, mehr vertical zum Lippensaume bis mittelbar an das Epithel hin.

Das Unterhautfettgewebe ist im Allgemeinen silberfrei mit Ausnahme der Lippen und der Augenlider, wo sich das Silber in Form grösserer Körnchen sogar zwischen die obersten Muskelprimitivbündel erstreckt. Die Schweissdrüsen waren sämmtlich afficirt, ohne dass jedoch auch hier Drüseninhalt und Drüsenzellen versilbert waren; die gewöhnlichen Schweissdrüsen der Gesichts-, Brust- und Periaxillarhaut, welche makroskopisch im Hautdurchschnitt als kleine schwarze Punkte erschienen, zeigten feinster Silberkörnchen in die Grundmembran des ganzen Drüsenschlauches, und zwar am geringsten (mitunter gar nicht) am Ausführungsgange, ausserdem Einschnürungen, Ausbuchtungen und Unregelmässigkeiten der Membrana propria bei sonstiger Integrität; von den Schweissdrüsen der Handfläche und Fusssohlen zeigten die engen, mit gleichmässig alternirendem Epithel versehenen Drüsen keine Versilberung, wohl aber die weiten, mit Zellen unregelmässig gefüllten die Veränderungen der gewöhnlichen Schweissdrüsen, doch war die Farbe nicht, wie bei jenen, grau oder schwarz, sondern dunkelbraun; die grossen Axillardrüsen und deren Ausführungsgänge ermangelten des Silberpigments. An den Haaren und Haarbälgen waren ebenfalls alle epithelialen Gebilde silberfrei, besonders betroffen dagegen die homogenen Häute, und zwar am meisten die hochgradig unregelmässig ausgestülpte Glashaut des Haares, an welcher einerseits gleichmässig feinkörnige, im Ganzen zu schwärzlicher Färbung führende, andererseits eine mehr strich- und streifenförmige, diffus rothbraune — erstere besonders an dem Winkel, wo sich das Epithel zur Haarbalgbildung eingestülpt hat, letztere an einer tiefer unterhalb des Fundus der Talgdrüse gelegenen Stelle — Färbung sich manifestirte; auch an der Papilla pili fanden sich stets Silberkörnchen (oft sehr grosse). Die nervösen Gebilde und Lymphwege der Haut schienen silberfrei zu sein, während die glatten Muskeln durch übermässig dichte, gleichmässige, feinkörnige Silberablagerung fast schwarz erschienen, und zwar besonders an muskelarmen (und daher das Liegenbleiben der Silberkörnchen befördernden) Stellen, nicht so an muskelreichen (Tunica dartos, Kopfhaut). Von den Gefässen der Haut zeigen nur die kleinsten, unmittelbar in Capillaren sich auflösenden Silberkörnchen in ihrer Wand, und zwar sowohl in der Media als in der Adventitia, Silber in Form kleinster eben noch sichtbarer Körnchen, während die Venen silberfrei sind. — In Hinsicht auf den Tractus fand Riemer alle epithelialen Gebilde des Oesoph., Magens, Dünn- und Dickdarms silberfrei, ebenso Epithel und Drüsenzellen, sowie die homogene Membran der Drüsen im Magen- und Duodenum, während die Schleimdrüsen an den Lippen zarte feinkörnige Färbung der Grundmembran zeigten. Im tieferen Gewebe der Schleimhaut finden sich überall Silberkörnchen, besonders aber in den Zotten des Dünndarms und am Grunde derselben in der Umgebung der Lieberkühn'schen Drüsen, namentlich in den mittleren Dünndarmschlingen, wo die ganze Zotte mit Silberkörnchen, die sich nach der Spitze zu ein wenig häufen, durchsetzt ist. Eine Lagerung in den Zellen der Zotte selbst hat R. nicht constatirt. In der Umgebung der Drüsen fand R. eigenthümliche netz-

förmige Figuren, die mit den Blut- und Chylusgefässen in keinem Zusammenhange standen, neben eigenthümlicher, gelbbrauner Färbung, welches Beides im Dickdarm fehlte; während im Magen am Grunde der Pepsindrüsen das reticulirte Bindegewebe Silberablagerung darbot. Die Submucosa enthielt im ganzen Tractus vom Magen reichlich Silberpigment, während die glatten Muskelfasern davon mehr oder minder frei waren. Besonders auffallend war die Gleichmässigkeit der Pigmentirung an den kleineren und namentlich an den kleinsten arteriellen Verzweigungen, wie sie abgesehen von der Haut sich in keiner anderen Körperpartie geltend machte; auch zeigte sich die Pigmentirung an den Venen, jedoch nur in der Submucosa. Eine sehr zarte Vertheilung der überall im Bindegewebe gleichmässig verstreuten Silberkörnchen ergab die Dermserosa, sowie auch die Peritonealüberzüge der Leber, Milz und des Zwerchfells. Im Omentum fand sich Silber nur an den kleinsten Arterien, im Mesenterium auch gleichmässige Durchsetzung und Durchdringung gewisser Bindegewebszüge. Die Mesenterial- und einige Retroperitonealdrüsen waren durch Kleinheit und dunkle, beinah schwarze Färbung auf Oberfläche und Durchschnitt von allen übrigen Drüsen makroskopisch unterschieden und zeigten mikroskopisch bei Nichtbetheilung der Drüsenzellen gleichmässige Durchsetzung der Kapsel und Septa, im Bindegewebe des Hilus und in den kleinsten Arterien, sowie totale Schwarzfärbung sämmtlicher Spannfasern, welche in den Portaldrüsen nicht vorhanden war, wo das Silberpigment neben anderem Pigment zwar vorkam, aber auch in den Gefässen zu fehlen schien, während in den Brochialdrüsen Silberpigment überhaupt nicht vorkam. (R. glaubt in der Vertheilung des Silbers im Darm und seinen Adnexa eine grosse Aehnlichkeit mit den Bahnen der Fettresorption zu erblicken, welche für seine oben angegebene Theorie sprechen sollen.) — In der Substanz des Gehirns und Rückenmarks fand sich keine Silberablagerung, ebenso wenig an Pia und Arachnoides, wohl aber deutliches Silberpigment in der Dura zwischen den Bindegewebsfasern (analog dem Verhalten des Silbers im Peritoneum). Auffallend war die tintenschwarze Färbung der Plexus choroidei, wo das Silber in dichten schwarzen Körnchen regelmässig angeordnet überall und gleichmässig am Grunde der Epithelien eine exquisite Silbermembran bildet, die sich von der silberfreien Gefässwand isoliren liess. Eine ähnliche starke Pigmentirung zeigten auch die ihrem Bau nach mit den Plexus choroidei im Bau übereinstimmenden Gelenkzotten. Ausserdem betont R. noch das Vorkommen von Silberfärbung in den zotten unmittelbar in Knorpel und Knochen übergehenden Schichten des Periosts und Perichondrium (nur am hyalinen Knorpel, nicht am Netz- und Faserknorpel), während das eigentliche Knorpel- und Knochengewebe Silber nicht nachwies. In der Leber war das Pigment der bindegewebigen Grundsubstanz des interacinösen Bindegewebes eingelagert, ohne in die Acini zu dringen, gleichmässig in der Umgebung der Portalvenen, Arterien und Gallengänge und fand sich ausserdem in der Intima der kleinsten Arterien; in der Milz in der Kapsel und den Trabekeln, sowie in der Wand und Umgebung der kleinsten Art.; in den Nieren in der Wand der Gefässschlingen der Glomeruli, deren Kapsel silberfrei war, in der Membr. propria der Schleifen, der graden Harncanälchen und Sammelröhren, spärlicher im Bindegewebe der Papille und in der Kapsel; im Hoden in der Albuginea und in der Membran pr. der Samencanälchen. In Bezug auf das Herz zeigte das Pericardium geringe Pigmentirung, das intermusculäre Bindegew. grössere Pigmentkörnchen, das Endocard an einzelnen Stellen reichlichere Ablagerung. In der Aorta fand sich dichtes und dunkles Pigment auf bestimmten Stellen der Intima und die innerste Lage mit Pigment durchsetzt. Lungen und Pleuren enthielten kein Silber, dagegen fand sich solches am Perichondrium der Bronchial-Knorpelstücke.

In dem betr. Falle waren 34 Grm. Höllenstein in Pillen (meist nicht frisch) gegeben und die ersten Erscheinungen im Gesicht nach 17,4 Grm. etwa nach 1 Jahre aufgetreten.

Die Löslichkeit des Silberpigments in Cyankalium ist nach R i e m e r für dasselbe nicht characteristisch, sondern kommt auch andern, im Darm vorkommenden Pigmenten zu.

8. Quecksilber.

1) M a r l e , Max, (Breslau), Ueber den Einfluss des Quecksilbersublimats auf die Magenverdauung. Arch. für exp. Pathol. und Pharmakol. Bd. 3. H. 5 und 6. S. 697. — 2) B a x t e r , G. A., Subacute gastritis from the inhalations of bed-bug poison. Newyork med. Record. Oct. 2. p. 660. (Brennende Schmerzen im Magen, Tympanites und Tenesmus, Durst, Erbrechen, Schmerzen in der Nierengegend, wahrscheinlich Folge des Schlafens in einer Bettstelle, deren Fugen mit einer starken Lösung von S u b l i m a t bestrichen waren.)

In Bezug auf die von J u l i u s M ü l l e r empfohlene Verbindung des Sublimats und Chlornatriums als Ersatzmittel des S u b l i m a t s weist M a r l e (1) nach, dass dieselbe für die interne Anwendung nicht zweckmässig sei, weil das Kochsalz in grösseren Mengen die verdauungshemmende Action des Sublimats in hohem Grade befördert, ein Umstand, welcher auch die Enthaltung von stark gesalzenen Speisen während interner Sublimatcuren rathsam erscheinen lässt. Im Breslauer Allerheiligen-Hospital sind diese Nachtheile eines grösseren Kochsalzzusatzes zum Sublimat auch bei Kranken beobachtet, so dass man jetzt nur Sublimat mit der 50fachen Menge Chlornatrium anwendet, wobei übrigens in Hinsicht der zur Heilung der Syphilis erforderlichen Sublimatmenge sich durchaus kein Vortheil ergeben lässt. Bei Subcutaninjection hat dagegen die Sublimatkochsalzlösung vor s t ä r k e r e n (0,8 pCt.) Solutionen von Sublimat entschieden den Vortheil, dass sie geringere Schmerzen und minder intensive, entzündliche Bindegewebsknoten erzeugt.

M a r l e hat das Verhalten des S u b l i m a t s gegen saure Eiweisslösung völlig abweichend von dem gegen alkalische Eiweisslösung gefunden, indem in ersterer Sublimatlösung (selbst nicht bei Anwendung von 1 Ccm. 4 pCt. Lösung auf 10 Ccm. Eiweisslösung) keinen Niederschlag erzeugt. Dagegen entsteht Fällung bei Zusatz einer Lösung von Sublimat und Kochsalzlösung (1 pCt. Subl. und 20 pCt. Chlornatrium), und zwar bei einer Concentration, in welcher Kochsalz für sich eine solche nicht zu erzeugen vermag: der Niederschlag enthält Hg. Im Magensaft bewirkt Sublimat einen pepsinhaltigen Niederschlag nur dann, wenn die Concentration der Sublimatlösung 1 pCt. übersteigt. P e p t o n e verhalten sich dem Sublimat gegenüber wie alkalische Eiweisslösung und werden durch Zusatz von 1procentiger Sublimatlösung gefällt; dagegen erzeugt eine der innerlichen medicinischen Anwendung entsprechende Concentration (0,03 pCt.) keine Trübung und bei Anwendung von Peptonlösung (6:1 der 0,03 pCt. Sublimatlösung) tritt selbst, wenn die Flüssigkeit alkalisch gemacht wird, keine Trübung ein. S e r u m a l b u m i n wird durch Sublimat analog dem alkalischen Hühnereiweiss verändert: Zusatz von 10 pCt. Kochsalz zum Sublimat verhindert die fällende Wirkung desselben. — Die von M. angestellten Versuche über den Einfluss des Sublimats auf die Ueberführung von Fibrin und Hühnereiweiss in P e p t o n e ergeben eine auffallende Retardation, welche schon durch kleine Mengen Sublimat hervortritt, mit der Quantität desselben zunimmt und im Verhältniss zur zunehmenden Stärke der Verdauungsflüssigkeit abnimmt. Grössere Sublimatmengen (10 Mgm. bei einem Pepsingehalt von ¹/₁₀) heben die Verdauung ganz auf. Im Laufe der Versuche nimmt die verdauungshemmende Wirkung des Sublimats an Intensität zu. Zerstörung des Pepsins wird durch den Sublimat nicht bedingt; Verdünnung des Gemisches führt trotz der dadurch bedingten Verdünnung des Pepsins Steigerung des Verdauungsvermögens herbei. Eine Schrumpfung der Eiweisskörper findet durch Sublimat ebenfalls nicht statt, und ist es wahrscheinlich, dass die Eiweisskörper in Folge der Bildung einer chemischen Verbindung, die der Sublimat auch in saurer Lösung mit ihnen eingeht, widerstandsfähiger gegen Pepsin werden. Kochsalz beeinflusst in kleinen Mengen die Verdauung nicht merklich, verlangsamt in grösseren Mengen dieselben, jedoch in weit geringerem Maasse als Sublimat; die durch Kochsalz bedingte Schrumpfung des Fibrins beruht ausschliesslich auf Wasserentziehung und ist nicht mit Auflösung des Fibrins verbunden. Das Doppelsalz, welches Sublimat mit Kochsalz bildet (ClHg + ClNa), sowie Sublimat mit kleinen Mengen Kochsalz wirken auf die Eiweissverdauung nicht stärker hemmend als dieselbe Menge Sublimat für sich; dagegen wird, wenn man zu einer mässigen Sublimatdosis grosse Kochsalzmengen (50—100 — 200:1 Sublimat) setzt, die Peptonisirung enorm verzögert, ohne dass eine beträchtlichere Schrumpfung als durch dieselbe Kochsalzmenge entsteht. Wahrscheinlich bietet die Verbindung des Sublimats mit dem durch das Kochsalz geschrumpften Eiweiss eine besonders starke Resistenz gegen Peptonisirung.

[B a l o g h K á l m á n , Ueber die Wirkung des Corrosiv's (Hg Cl 2) u. des Quecksilberaethyls (Hg (C₂ H ₃) ₂. Orvosi hetilap. No. 51. 52.

Wird Kaninchen eine Corrosivlösung (von 5 Milligr. bis 0,05) subcutan injicirt, so geben sie an starker Temperaturabnahme (bis auf 34,7° und 33,6° C.) unter Schüttelfrost und wässerigen Entleerungen halt zu Grunde. Der bei kleinen Dosen scheinbar vermehrte Urin bleibt bei grösseren ganz aus, enthält jedoch immer Eiweiss. Zucker fand B. nicht. Die Section dieser Thiere ergibt: starke Anämie des Gehirnes, die Lungen lackfarben glänzend und von einzelnen braunen Knötchen durchsetzt, welche mikroskopisch sich als grosse, durchsichtige, die Alveolenräume ganz ausfüllende, ins Bindegewebe eingebettete Protoplasmazellen differenziren. B. muss diese Zellen als Bindegewebszellen und wuchernde Perithelien des Blut- und Lymphgefässystems ansprechen. Ferner Hyperämie des Verdauungscanales, theilweise Abschilferung der Darmzottenkuppen. Die Nieren geschwellt, blutreich, matsch, die gelbbräunliche, blasse Rindenschichte fühlt sich beim Zerreiben sandig an. Die Harncanälcheneptihelien körnig getrübt — theils fettig entartet. Das Markgewebe unverändert. Auf Grund dieses Befundes nimmt B. zu den bisherigen Erklärungen für den Gehalt von Eiweiss im Urin noch die an, dass durch die Degeneration der Epithelien, sei es durch einen entzündlichen Reiz oder Umhüllung mit Kalksalzen, dieselben indlig werden, dass ihnen zugeführte Eiweiss aufzunehmen, welches dann im Urin nachgewiesen wird. Die Ergebnisse der Untersuchung mahnen zur Vorsicht bei Verabreichung des Corrosivs als Medicament. Zur Prüfung der Wirkung von Hg-Diaethyl wird einem Kaninchen unter der Glasglocke mit Hg-Aethyl geschwängerte Luft zugeführt. Nach dem Verbrauch von 1,91 Gramm wird das Thier an die frische Luft gesetzt, verendet jedoch nach 36 Stunden. Hyperämie des Gehirnes und seiner Häute, die Lungenspitzen hepatisirt, in dem geschwellten interalveolaren Bindegewebe massenhafte, riesige Zellen. Auf Grund vergleichender Untersuchung sind es keine ausgewanderten Blutzellen, sondern nach B. aus dem Bindegewebe (im Wege der Biodiaerese?) entstandene. Die Corticalsubstanz der Nieren fettig degenerirt, die Marksubstanz körnig getrübt. Im Urin Eiweiss und viel degenerirte Epithelcylinder.

Alcoholische Lösungen (0,005 : 0,5) subcutan injicirt, oder in die V. femoralis (beim Hunde) eingespritzt, setzen alsbald Temp., Puls und Respiration merklich herab, es erfolgt wohl wieder ein Heben derselben, wenn aber zu 1,5 Hg-Diaethyl-Einspritzung noch ein Plus von 0,5 Centigramm kommt, so wird die Respiration so schwach, dass sie auf die Curve der Pulsfrequenz (105 in der Minute) weiter keinen Einfluss ausübt. Im Urin stetig Eiweiss, auch Leucinkrystalle. Reichliche Speichelsecretion mit deutlichem Hg-Diaeth.-Geruch. Die Section der Thiere ergibt denselben Befund, wie oben, sowohl in den Lungen, als auch in den Nieren. Dabei sind die rothen Blutkörperchen an der Dellenstelle eingezogener als im Gesunden, und viel geringer im Durchmesser. Als absolut tödtlich wirkende Menge genügt bei einem 1700 Grm. schweren Hunde 0,1 Grm. Hg-Diaethyl. Subcutan injicirte Hg-Diaethylmengen alteriren die Gestalt und Grösse der rothen Blutkörperchen keinoswegs.]

9. Kupfer.

1) Galippe, Etude toxicologique sur le cuivre et ses composés. Gaz. hébdom. de méd. et de chir. 38. p. 598 Gaz. des Hop. 143. p. 140. — 2) Bureq et Ducom, Action de cuivre à l'état de métal, d'oxyde et de sel sur les chiens. Bull. de l'Acad. de méd. 25. p. 763.

Die Frage über die Giftigkeit der Kupferverbindungen wird in Frankreich aufs Neue angeregt und von Galippe (1) einerseits und von Bureq und Ducom (2, andererseits negativ beantwortet. Letztere behaupten die Unschädlichkeit kupferner Geschirre u. s. w., weil die Beimischung von Kupfer und Kupferoxyd zur Speise (selbst bei Anwendung von 6 Grm. täglich) ausser unbedeutendem Erbrechen und Durchfall keine Störung des Befindens und der Ernährung bewirke. Galippe behauptet dasselbe in Bezug auf viele von ihm versuchte Kupfersalze (neutrales und basisches Acetat, Citrat, Tartrat, Solfat, Lactat, Carbonat, Oxalat und Chlorkupfer). Die Leber der wochen- und monatelang damit gefütterter Hunde, die ausser etwas Diarrhoe keine Störungen zeigten. enthielt stets reichlich Kupfer (0,2—0,31 Grm.). Galippe läugnet ferner die Giftigkeit grosser Dosen Cupr. sulf., da dieselben stets Vomitus erregen, welcher auch bei Einführung von Kupfersalzen in das Rectum eintritt, und hält eine tödtliche intoxication mit Kupfervitriol nur bei Selbstvergiftung möglich.

10. Blei.

1) Frank, Ueber die Pulsveränderungen bei der Bleikolik. Verhandlungen des allg. ärztl. Vereins in

Cöln. Berl. klin. Wochenschr. 9. S. 118. — 2) Derselbe, Ueber die Veränderungen am Circulationsapparate bei Bleikolik Aus dem Cölner Bürgerhospitale. Arch. für klin. Med. 16. H. 3 u. 4. S. 423. — 3) Shearman, F. J. (Rotterdam), Two cases of lead poisoning with very large quantities of albumen in the urine. Practitioner. June p. 420. (Ohne Bedeutung.) — 4) Béhier, Intoxication saturnine. Gaz. des Hop. 24. p. 185. — 5) Bucquoy, Intoxication saturnine chronique; paralysie des extenseurs du poignet et des doigts. ibid. 90. p. 173. 91. p 723. — 6) Colombel, Colique de plomb chez un lapidaire, guérie rapidement à l'aide de l'appareil vaporifère du Dr. Lefèvre. ibid. 40. p. 315. — 7) Johnson, George, Case of chronic lead-poisoning in a ballet-dancer, the result of using flake white as a cosmetic. Med. Times and Gaz. Aug. 28. p. 233. — 8) Renaut, J., De l'intoxication saturnine chronique. 8. Paris. — 9) Piné (dit Pinot), J. A., Essai sur la goutte saturnine. 1874. Paris. Thèse. IV. 50 pp. — 10) Dowse, Unusuwell case of lead poisoning Brit. med. Journ. Apr. 17. p. 525. — 11) Wilks, Saturnine gout. Ibid. Jan 2. p. 9. Guy's Hosp.

Nach Beobachtungen an 85 Bleikolikkranken im Kölner Bürgerhospital schreibt Frank (1) dem Pulse eine eigenthümliche Curve zu, deren Haupteigenschaften ein sehr langsamer Abfall der Descensionslinie, insbesondere des relativ verlängerten Endstücks, stark ausgeprägte Elasticitätselevationen, relativ kleine Rückstosselevation, Näherrücken der secundären Ascension an den Scheitel der Curve und in exquisiten Fällen eine eigenthümliche, aus zwei Zacken bestehende Gipfelkuppe sind. Diese Pulsveränderungen machen sich auch nach längerer Einführung von Bleiacetat bemerklich und verlieren sich bei fortschreitender Besserung ganz allmälig. Sie sind nicht von der Herzthätigkeit abhängig, da sie bei ganz differentem Verhalten der Herzaction sich gleich bleiben, und, da eine Verminderung der Elasticität schon wegen der stark ausgeprägten Elasticitätselevationen auszuschliessen ist, wahrscheinlich von erhöhetem Gefässtonus abhängig, welcher sowohl der Ausdehnung, als der Zusammenziehung der Arterie Widerstand entgegensetzt, der während der Diastole durch die Herzaction überwunden wird, dagegen im systolischen Moment deutlich hervortritt. F. hält es für wahrscheinlich, dass die Erhöhung des Gefässtonus nervösen Ursprunges sei, während er sich gegen die Auffassung derselben als reflectorische Hemmung der Herzbewegung ausspricht. Interessant ist, dass Amylnitrit den Bleipuls sofort in einen Pulsus celer verwandelt und gleichzeitig die Colikschmerzen so lange aufhebt, bis der Bleipuls wiederkehrt — nicht nachhaltig — so dass es den Anschein hat, als ob eine der Veränderung der Radislarterie analoge Alteration an den Abdominalarterien im Colikanfalle bestehe, welche einen höheren Grad von Anämie und damit gesteigerte Irritatioo der nächsten sensibeln Nerven bedingt.

Unter 82 Bleikolikfällen (57 Ersterkrankungen) constatirte Frank 8 mal Atherom der Arterien; 30 mal ungewöhnliche Schwäche des Herztons. 3 m. Verstärkung desselben, 22 m. metallisch. 7 m. metall. Klang des 2. Aortentones: 2 mal später schwindende Geräusche; 12 mal auffallende Verlangsamung (nur in frischen Fällen constant), 8 m. Beschleunigung des Pulses; 13

mal war P. sehr gross, 11 m. klein; in ⅔ aller F. bestand beträchtliche Spannung der Radialarterie.

Unter der diesjährigen Casuistik der chronischen Bleivergiftung ist ein von Bébier (4) beobachteter, in wenigen Stunden tödtlich verlaufener Fall von Hemiplegie und Epilepsie bei einem Mennigarbeiter bemerkenswerth, bei welchem starke Anämie des ganzen Gehirns und amyloide Degeneration der Medulla oblongata post mortem constatirt wurde, während sich nirgends ein Bluterguss fand. In einem von Powse (10) mitgetheilten Falle, wo bei einem Maler zu der Lähmung der Flexoren sich allgemeine Paralyse plötzlich gesellte, fand sich subarachnoidale Hämorrhagie über dem linken Parietal- und Occipitallappen und Sclerose einzelner Hirntheile; dem Tode ging Albuminurie voraus, die mit beginnender Nierendegeneration im Zusammenhange stand, und im Hirn und Rückenmark fand sich viel Blei (¹/₂₃₀ Gran pr. Drachme).

Piné (9) giebt eine Uebersicht der bisherigen Beobachtungen von saturniner Gicht unter Hinzufügung eines neuen Falles und betont als Charakter dieser Krankheit die Abwesenheit einer hereditären Anlage und eines zu Gichtanfällen prädisponirenden Régime, das vorzugsweise Auftreten bei solchen Personen, welche sehr lange Zeit kleinere Mengen von Blei incorporirten (daher nicht bei Bleiweissarbeitern, mehr bei Malern u. s. w.), die regelmässige jährliche (bisweilen häufigere) Wiederkehr der Anfälle im Frühjahr oder im Herbst, das Alterniren mit Kolik, welche nur selten später als die Gichtanfälle auftreten, die Neigung des Leidens, sich auf andere, als die zuerst befallenen Gelenke auszudehnen und zur Bildung bedeutender Tophi Veranlassung zu geben, die Intensitätszunahme der Anfälle, die beträchtliche Verminderung der rothen Blutkörperchen (in einem Falle fast um die Hälfte) und das gleichzeitige Bestehen von chronischer Nierenentzündung.

Wilks (11) legt ebenfalls eine Lanze für die Existenz saturniner Arthritis unter Hinweis auf das Fehlen prädisponirender Momente und die Combination mit Morbus Brighti und der diesem eigenthümlichen Spannung der Arterien ein. In Bezug auf andere Formen des Saturnismus bemerkt er, dass unter dem Einflusse von sehr starker Bleiincorporation auch acute Schwächezustände entstehen können, deren Ursache der Bleisaum des Zahnfleisches oft allein enthüllt. W. hat keinen Fall von Bleiparalyse beobachtet, der nicht unter dem Gebrauche des constanten Stromes gebessert wäre, während er von Faradisation keinen Nutzen sah. Bei Kur mit Jodkalium sah er nie Auftreten von Kolik, wohl aber bisweilen Deutlicherwerden des Bleisaumes.

In ätiologischer Hinsicht verdient das von Johnson (7) beobachtete Vorkommen von Bleiparalyse bei einer Ballettänzerin, welche „flake - white", eine Mischung von Bleiweiss und Kalk, zum Bepudern des Gesichts gebrauchte, und bei einem Sattler, der viel mit einem als Robertson's overland cloth bezeichneten Material zur Anfertigung von Mantelsäcken zu thun hatte, das einen dicken, schwarz überstrichenen Bleiweissüberzug hatte.

11. Barium.

1) Böhm, R., Ueber die Wirkungen der Barytsalze auf den Thierkörper, nebst Bemerkungen über die giftige Wirkung des Wasserschierlings auf Frösche. Arb. aus dem pharmacolog. Institut zu Dorpat. Z. Th. nach in Gemeinschaft mit C. Mickwitz angestellten Versuchen. Arch. für experim. Patholog. und Pharmacol. Bd. 3. B. 3 u. 4. S. 216.

Böhm (1) und Mickwitz haben durch Versuche mit Chlorbarium und anderen löslichen Bariumsalzen (Acetat, Nitrat) constatirt, dass die Barytsalze, wie dies die bisherigen Beobachtungen allerdings auch wahrscheinlich machen, eine Doppelwirkung, welche einestheils auf das Nervensystem, anderntheils auf das Herz und die Circulation gerichtet ist, besitzen. In Hinsicht auf das Nervensystem zeigen sich besondere Wirkungen, namentlich bei kleineren Dosen, an Fröschen, wo das Gift ganz analoge convulsivische Erscheinungen wie Cicuta virosa hervorruft, welche ihrerseits eine bedeutende Analogie mit den Symptomen der Pikrotoxinvergiftung haben.

0,06 Grm. Chlorbarium oder Bariumacetat bewirken bei Fröschen subcutan applicirt nur Lähmung der willkürlichen Bewegung und der Reflexaction; 5—10 pCt. Lösungen erzeugen diffuse Röthung der benachbarten Muskeloberfläche, Injection in der Umgebung der Einstichstelle und langdauernde Zuckungen in den Muskeln; der Lähmung geben flimmernde Muskelzuckungen voraus. 2 pCt. Lösungen haben keine locale Action; Dosen von weniger als 0,01 sind ohne entfernte Wirkung. 0,012—0,02 Grm. bedingen nach 15—20 Min. eigenthümliche Veränderungen der Stellung der Oberschenkel zur Rumpffläche, so dass erstere in einem Winkel von nahe 90° zur Körperaxe stehen, krampfhaftes Auseinandersperren der Schwimmhäute, Aufsperren der Kinnlade, Auftreiben des Rauches, anhaltenden tonischen Krampf der Vorder- und manchmal auch der Hinterbeine, später in Parese übergehend, mit deren Beginn auf mechanische Reize anhaltender Krampf der Bauchmuskeln eintritt, durch welchen die in den stark aufgeblähten Lungen enthaltene Luft mit einem langgezogenen schrillen Schrei ausgepresst wird (Glottiskrampf). Dieser Schreireflex tritt erst ¼ Stunde nach der Intoxication auf und kann Tage lang anhalten. Die Krämpfe sind niemals allgemein; die Lähmung durch grössere Giftmengen ist nicht mit Herabsetzung der Erregbarkeit der Muskeln und Nerven verbunden, auch zeigen die Muskelcurven keine Abnormität. Wasserschierling erzeugt bei Fröschen ein Prodromalstadium, das der Barytvergiftung identisch ist, dann in 1¼ Stunden epileptiforme Krämpfe der Muskeln des Rumpfes und der Hinterbeine bei klonischen Krämpfe der Vorderbeine; auch hier ist das eigenthümliche Geschrei ausgesprochen.

Böhm nimmt an, dass Bariumsalze und Cicuta krampferregende Centra in der Medulla oblongata und in den oberen Theilen des Markes in dauernd erhöhte Erregbarkeit versetzen, wobei er es unentschieden lässt, ob die Krämpfe durch directe Reizung entstehen oder auf dem Wege des Reflexes ausgelöst werden, welches letztere bei Barium und Cicuta, die die characteristischen Krämpfe viel langsamer als Cicuta (noch langsamer als Bariumsalze) bewirken, Regel zu sein scheint.

Directe Application auf das von Heubel entdeckte Krampfcentrum der Frösche führte zu keinem positiven Resultate; doch waren Böhm's Versuchsthiere, da mechanische Reizung des Krampfcentrums nur von sehr kurzdauerndem Schreikrampf gefolgt war, vielleicht zu derartigen Versuchen ungeeignet. Durchtrennung des Rückenmarkes unterhalb des Krampfcentrums soll die Convulsionen und bei Barytfröschen auch das Schreien aufheben, ohne die practischen Erscheinungen zu beeinflussen. Die eigenthümlichen Wirkungen der Barytsalze auf bestimmte Krampfcentra kommen bei Säugethieren nicht vor, welche dagegen in Bezug auf die Circulation durch grosse Dosen Barytsalze fast noch auffallendere Phänomene — namentlich unter gewissen Verhältnissen eine colossale Blutdrucksteigerung — darbieten.

Von Säugethieren werden Hasen und Kaninchen durch 0,1—0,2 Grm. subcutan oder in die Vena jug.

gespritzt, Katzen durch 0,03—0.05 Grm., Hunde durch 0,1—0,2 Grm. in die Vene und 0,3 Grm. subcutan getödtet. Nach Application .5 pCt. Lösungen treten locale Erscheinungen nicht ein; die Resorption ist langsam, da Vergiftungssymptome bei subcutaner Application erst in 20 Min. erfolgen. Bei Einspritzung in die Drosselader resultiren sofort allgemeine tonische und klonische Krämpfe aller Muskeln, denen energische Koth- und Harnentleerung folgt und welche entweder einem paretischen Zustande weichen oder den Tod unter asphyctischen Krämpfen bedingen. Bei Subcutanapplication erfolgt zuerst reichliche Diurese und Defäcation, Tympanites mit starker Beschleunigung der Peristaltik, Unruhe und Winseln (Leibschmerzen), daneben Speichelfluss (nicht bei Katzen); zu den in auffälliger Weise wiederholten, flüssigen Entleerungen nach unten gesellt sich bei Hunden mehrmaliges, bei Katzen meist nur einmaliges Erbrechen, und allmälig bildet sich in Folge davon ausserordentliche Prostration und Muskelschwäche aus, bis der Tod unter schwachen Convulsionen in 3 bis 6 Stunden erfolgt. Die Gehirnfunctionen bleiben bis zum Ende intact.

Die durch Barytsalze erzeugten Veränderungen in der Blutcirculation bei Säugethieren äussern sich am auffälligsten bei Katzen, indem nach Einspritzung von 0,2 Gramm in die Drosselader sofortige geringe Steigerung des Blutdrucks, hierauf 20—30Min. anhaltendes, bedeutendes Sinken, dann aber ganz plötzlich eine enorme Steigerung (200—220 Mm.) erfolgt, die auf dem Niveau des 2—2⅓ fachen des normalen Blutdrucks länger als 5 Minuten anhält, worauf Sinken bis zur Norm und bei tödtlichen Dosen bis auf die Nulllinie folgt.

Bei 0,3 Grm. sinkt der Blutdruck bis zum Tode. Auf der Höhe des Ansteigens findet bedeutende Pulsbeschleunigung statt, die später verschwindet. Wird durch künstliche Respiration und Compression des Thorax die Thätigkeit des durch Barytsalze stillstehenden Herzens wieder in Gang gebracht, was in analoger Weise wie bei Kalivergiftung möglich ist, so verhalten sich Blutdruck und Herzaction vollständig normal, während ohne diese Massregeln Asphyxie und systolischer Herzstillstand eintritt.

Durchtrennung des Halsmarks verhindert das Zustandekommen der normalen Blutdrucksteigerung durch Barytsalze nicht, was für eine besondere contrahirende Action derselben auf die Arterien hindeutet, welche auch am Mesenterium direct beobachtet wird, während Carotis und Aorta erweitert und hart sich finden. Auf die Widerstände im Gefässsystem weisen auch der Contraction des r. Vorhofs isochronische Pulsationen in den Unterleibsvenen hin. Auf die hohe Spannung im Capillarsystem deutet auch die constante Füllung der Chylusgefässe mit farbloser Flüssigkeit. Auch tritt bei Kaninchen mit einseitig durchschnittenem Halssympathicus durch Baryt Blässe beider Ohren ein. Vielleicht sind die Muskelgefässe weniger contrahirt, da die Muskeln sehr roth erscheinen und aus einem Muskelquerschnitt während der Blutdrucksteigerung vermehrtes Ausströmen von Blut stattfindet. Durchtrennung der Vagi vor oder während der Vergiftung ist ohne Einfluss; die Wirkung elektrischer Reizung derselben auf das Herz ist aufgehoben. Reizung des Depressor bewirkt eine deutliche, aber geringe Erniedrigung bei der Blutdrucksteigerung.

Die durch Barytsalze bedingten Respirationsstörungen

sind offenbar centralen Ursprungs: die Gastrointestinalreizung beruht nicht auf materiellen Veränderungen im Darmrohre, wo sich höchstens leichte Hyperämie und Schwellung findet.

Auf das Froschherz wirken die auf das Nervensystem influirenden Dosen von 0,01—0,03 Grm. nicht lähmend, verstärken vielmehr die Arbeitsleistung des Herzens sowohl am Vorhof wie am Ventrikel bei gleichbleibender oder etwas verminderter Schlagzahl; bei grösseren Dosen entsteht mangelhafte Dilatationsfähigkeit des Ventrikels, Herabsetzung der Energie und Frequenz des Herzschlages und schliesslich systolischer Stillstand. Der Hemmungsvagus verliert durch Barytsalze seine Erregbarkeit bald: Muscarinstillstände werden durch Bariumchloid überwunden. Die Schwimmhautgefässe werden durch letzteres nicht alterirt.

12. Lithium.

1) Lévy, E., Essai sur l'action physiologique et thérapeutique du bromure de lithium. Thèse. IV. 40 pp. Paris. — 2) Husemann, Th., Ueber das Rabuteau'sche Gesetz der toxischen Wirkung der Elemente und die Action des Lithiums. Gött. Nachrichten 5. S. 97.

Die Irrigkeit des Rabuteau'schen Gesetzes, wonach die Giftigkeit der Elemente im graden Verhältnisse zur Grösse des Atomgewichts stehe, thut Husemann (2) am Lithium dar, dessen Verbindungen (Chlorlithium, Lith. carbon.), wie aus einer von C. Hesse ausgeführten Versuchsreihe erhellt, trotz des niedrigen Aequivalentgewichtes des Li in den nämlichen Dosen wie die entsprechenden Kaliumverbindungen, auf Frösche und Kaninchen toxisch und letal wirken. Lithiumsalze führen diastolischen Herzstillstand zu einer Zeit herbei, wo Nervencentren, Nervenstämme und Muskeln ihre Reizbarkeit erhalten haben; vor dem definitiven Herzstillstande treten diastolische Stillstände ein, welche bei Vagusdurchschneidung ausbleiben und durch Atropin vorübergehend aufgehoben werden. Lithium setzt auch die Erregbarkeit der Nerven und Nervencentren (Aufhebung des Strychnintetanus) und der Muskeln (insbesondere an der Applicationsstelle) herab und bedingt bei Warmblütern starkes Sinken der Temperatur, mitunter auch diuretische Effecte.

Von Lévy (1) liegt eine Studie über das als Antiepilepticum empfohlene Bromlithium vor, dessen antiepileptische Wirkung indess von Sée neuerdings bestritten ist. L. erklärt es für angenehmer schmeckend als Bromkalium, für nicht irritirend (bei Subcutaninjection von 0.02 Grm.), für ausgesprochen hypnotisch wirkend und Herabsetzung der Reflexsensibilität bedingend und ohne irritative Wirkung auf den Tractus; auch beobachtete er niemals Acne danach. Auf die Ausscheidung von Harnstoff und Harnsäure hatte Bromlithium in Selbstversuchen Lévy's keinen Einfluss und liess sich nach der Dosis von 4 Grm. eine besondere Beeinflussung des Pulses und der Temperatur nicht constatiren. Der Uebergang des Bromlithiums in den Urin beginnt schon nach 8 Min. und cessirt erst 3 Tage nach dem Aufhören der ingestion; auch im Speichel findet es sich wieder. Nach vergleichenden Versuchen mit K Br und Li Br an Hunden, Kaninchen und Fröschen will Lévy schliessen, dass das Bromlithium keine Wirkung auf die Muskeln, dagegen eine energischere und rapidere Action auf das Mark und die sensiblen Nerven ausübe, und dass der dadurch bedingte Verlust der Sensibilität an den peripherischen Nerven beginne und sich später

60*

auch auf Rückenmark und Gehirn erstrecke. Die von L. gesammelten therapeutischen Erfahrungen scheinen eine günstige Wirkung bei Arthritis zu bestätigen, obschon ein besonderer Einfluss auf die Harnsäureausscheidung nicht constatirt wurde. Bei Epilepsie fand er es in steigender Dosis von 0,5—3 Grm. selbst nützlicher als Bromcalcium. Bei Chorea hatte er (vielleicht in Folge zu kleiner Dosen) Misserfolge; bei Hysterie und nervöser insomnie empfiehlt er Dosen von 2 Dgrm. Die Wirkung des Bromkaliums bei schmerzhaften Brectionen fand L. wiederholt auch beim Bromlithium.

13. Calcium.

1) Lestage, Chéry, Recherches expérimentales et cliniques sur quelques préparations de phosphate de chaux. Thèse. IV. 44 pp. Paris. — 2) Colomer, Note sur une nouvelle préparation de phosphate de chaux: le glycéro-phosphate de chaux, sel défini soluble. Gaz. des Hôp. 3. p. 307.

Lestage (1) hat über verschiedene, in der Neuzeit gebräuchliche Präparate des phosphorsauren Kalks (basisch phosphorsaurer Kalk, saurer phosphorsaurer Kalk, Lactophosphat, Chlorhydrophat und Glycerophosphat) ermittelt, dass nur die drei letzteren resorbirt werden, aber auch beinahe vollständig in kurzer Zeit durch den Urin ausgeschieden werden, so dass mit Zurechnung der durch die Faeces eliminirten, auf etwa ⅓ zu schätzenden Menge, im Körper nur minimale Mengen zurückbleiben. Am leichtesten resorbirt wird das Chlorhydrophosphat, danach das Glycerophosphat und in dritter Linie das Lactophosphat. Bei Fütterungsversuchen, welche an Meerschweinchen mehrere Monate hindurch angestellt wurden, ergab normale Fütterung ohne Kalk in Bezug auf die Zunahme des Körpergewichtes das beste Resultat; die mit Lactophosphat gefütterten Thiere magerten ab und starben, während Glycerophosphat anscheinend am besten tolerirt wurde. Eine bedeutende Vermehrung der Kalksalze in den Knochen wurde durch die Präparate nicht erzielt, ebenso wenig ergaben sich bei rachitischen Kindern prägnante Resultate. Auch bei letzteren schien Glycerophosphat am besten zu wirken, indem es das Körpergewicht hob, das unter Gebrauch von Chlorhydrophosphat abnahm. Das Glycerophosphat oder der glycerinphosphorsaure Kalk, C3 H7 Ca PHO6 wird von Colomer (2) als vollkommen stabile und in kaltem Wasser lösliche und wegen ihres schwachsüssen Geschmacks angenehm und längere Zeit zu nehmende Verbindung zu 0,5—1 Grm. 2 mal täglich vor den Mittagund Abendessen als Ersatzmittel des phosphorsauren Kalks empfohlen und soll besonders da indicirt sein, wo durch geistige Ueberanstrengung, die mit Destruction von Lecithin und vermehrter Ausscheidung von Phosphaten (in Folge von Spaltung des Lecithins in Neurin und Glycerinphosphorsäure?) einhergeht, Schwächezustände bedingt sind. Das Präparat ist im krystallinischen Zustande indess zu theuer, und selbst die von C. proponirte flüssige, in Pillen oder Solution zu dispensirende, syrupöse Form wird in dem hohen Preise einen Widerstand gegen ihre Verwendung finden.

13. Kalium. Natrium.

1) Buchheim, R., Ueber die Wirkung der Kaliumsalze. Archiv für exper. Path. und Pharmakol. III. H. 3 u. 4. S. 252. — 2) Mickwitz, J., Vergleichende Untersuchungen über die physiologischen Wirkungen der Salze, der Alkalien und alkalischen Erden. 8. Dorpat. 1874. — 3) Dyce Duckworth, On the relief of toothache by bicarbonate of soda. Practitioner. Apr. p. 260. (Bekanntes.) — 4) Isambert, Nouvelles expériences sur l'action physiologique, toxique et thérapeutique du chlorate de potasse. Gaz. méd de Paris 17. p. 199. 35. p. 431. 41. p. 510. 43 p. 587.

— 5) Bouchardat, Sur le sirop de cinq rashes apéritives au point de vue thérapeutique. Bull. gén. de Thérap. Dec. 15. p. 481. (Empfiehlt die Combination von Kali acet. mit dem genannten Syrup 1:20 bei chronischen Leber- und Darmleiden.)

Buchheim (1) betrachtet als das wesentlichste Moment zur Erklärung der verschiedenen Wirkungen der Kalium- und Natriumsalze das grössere Diffusionsvermögen in der ersteren, welches am bedeutendsten bei dem oxalsauren und salpetersauren Kali, minder bedeutend beim Chlor-, Jod- und Bromkalium und am wenigsten bedeutend beim schwefelsauren, phosphorsauren und doppeltkohlensauren Kalium ist. Die am leichtesten diffusibeln Kaliverbindungen wirken vermöge ihres starken Diffusionsvermögens in conc. Lösung irritirend auf die Magenschleimhaut, indem durch die Intensität des Diffusionsstromes der arterielle Druck in den Capillaren aufgehoben wird und in Folge des Austausches grösserer Mengen von Blutflüssigkeit gegen ungleich geringere der Salzlösung, enorme Anhäufung von Blutkörperchen in den Capillaren stattfindet; in diluirter Lösung werden sie rasch im Magen resorbirt und rufen deshalb die entfernten Wirkungen leichter hervor als die übrigen, welche in Folge ihres geringen Diffusionsvermögens nur langsam resorbirt werden, und zum grossten Theil in den Darm gelangen, wo sie wie die entsprechenden Natriumsalze abführend wirken, wonach dann die Entleerung mit dem verflüssigten Darminhalt geschieht Doppelkohlensaures Kalium und pflanzensaure Kalisalze gehen in grösseren Mengen in den Harn über, weil sie minder stark auf den Tractus einwirken. In Bezug auf die lähmende Einwirkung der Kalisalze auf das Herz lässt B. es unentschieden, welcher Antheil dabei den Muskeln und den Nerven zukommt. Die deletäre Wirkung grösserer Mengen derselben auf Muskeln glaubt er aber verknüpfen zu müssen mit der grossen Bedeutung, welche die Kalisalze für die Ernährung der Muskeln haben, wodurch er zu der Hypothese gelangt, dass die contractile Substanz der Muskeln eine moleculäre Verbindung gewisser eiweissartiger Stoffe mit Kalisalzen darstelle, und dass in Folge des Hinzutretens grösserer Mengen von Kaliumsalz dieselbe in ihrer Zusammensetzung geändert werde, womit ein Verlust ihrer Function (Contractilität) einhergehe.

Mickwitz (2) gelangte bei Versuchen mit Kali- und Natronsalpeter, Chlorbarium, Chlorstrontium und Chlormagnesium an Katzen und Hunden (meist in Lösungen von 1:10 von Chlorbarium 1:50, in die Drosselader injicirt), sowie an Fröschen zu dem Schlusse, dass die Giftigkeit der Barytverbindungen am stärksten sei, worauf der Reihe nach Kalium, Magnesium, Kali, Strontium und Natriumsalze folgen, und dass sie alle auf das Circulationssystem in kleineren Dosen erregend, in grossen lähmend wirken, und zwar zuerst auf das Herz. Die in zweiter Linie auftretende Wirkung auf das Nervensystem beschränkt sich nach M. auf die Centralorgane; die Nerven- und Muskelfunction wird erst bei länger dauernder Vergiftung mit Kali und Baryt alterirt. Als eigenthümliches Symptom der Kalisalze hebt M. erheblichen Zuckergehalt des Urins hervor, als solches des Calciums Lähmung der Sensibilität und schlafähnlichen Zustand. Natriumnitrat und Strontiumchlorid bedingen bei Infusion von 0,6—1,2 keine schädliche Wirkung. Zusammendrücken des Thorax für sich oder in Verbindung mit künstlicher Respiration bei Katzen bedingte nach erfolgtem Stillstand des Herzschlages durch Kalisalze Wiederbelebung des

Herzschlages und Lebensrettung. Compression des Thorax ist wesentlich und wird am besten ausgeübt, indem man mit der linken Hand die linken Rippenbögen umfassend, die untere Thoraxapertur zusammenpresst und zugleich einen starken Druck nach der Wirbelsäule und dem Kopfe des Thieres hin ausübt, während die rechte Hand den Thorax rhythmisch in der Herzgegend comprimirt. Die innerhalb 15—20 Minuten je 5—6 mal ausführten Compressionen müssen mit der passiven Exspiration coincidiren. Analog verhielt sich auch Vergiftung mit Chlorbarium, Chlormagnesium und Choroform.

Ueber die Wirkung des Kali chloricum hat Isambert (4) seine Untersuchungen (1856) wieder aufgenommen, und bestätigt derselbe die Angabe von Podkopaew, wonach 2 Grm. in die Vena cruralis gespritzt in sehr kurzer Zeit Herztod bedingen, während bei Injection in die Arterien etwas später ebenfalls die Reizbarkeit des Herzmuskels erlischt, welche Wirkungen von der durch Laborde supponirten, gewaltsamen Eintreibung in die Cefässe unabhängig sind.

Vom Magen ertragen Hunde, weil sie leicht erbrechen, selbst bis 30 Grm., bei Einführung in eine Darmschlinge, wo die übrigens bald verschwindende Röthung der Mesenterialvenen bemerkenswerth ist, wirken 50 Grm. in einigen Stunden tödtlich, ohne Krämpfe zu erzeugen. Isambert und Milon nahmen nach Einführung einer Tagesgabe von 20 Grm. bei sich selbst nur etwas Magendrücken. Speichelfluss und vermehrte Diurese mit starker Harnsäureausscheidung wahr. Von den in den Organismus eingeführten Salze fanden Isambert und Hirne 95 bis 99 pCt. in den Secreten wieder, und eine Reduction ausserhalb des Thierkörpers konnte weder in gährender Zuckerlösung noch durch Schwefelwasserstoff oder Ammoniumsulfhydrat zu Stande gebracht werden. Die von Gubler behauptete Vermehrung der Chlorüre im Harn nach Einführung von Kali chloricum findet nach Isambert und Hirne nicht statt.

Die hellrothe Färbung, welche chlorsaures Kali bei Zusatz zu Blut erzeugt, erreicht nach J. die Nüance des arteriellen Blutes nur bei gleichzeitigem starkem Schütteln, derartiges Blut casuirt in der nämlichen Zeit wie normales Blut und geht in eine dunkelbraune Masse über, in der die Blutkörperchen zuerst zerreissen, am folgenden Tage aufgelöst sind. Schwefelsaures Natron und Chlornatrium machen das Blut noch stärker hochroth, lösen jedoch die Blutkörperchen nicht auf und verbindern dagegen die Gerinnung des Fibrins, was chlorsaures Kali nicht thut, das die Fällung des Fibrins verzögert oder die Elasticität desselben verringert, so dass das Coagulum einige Zeit als gallertartige Masse persistirt. Das Blut von Menschen, welche mehrere Tage 6—8 Grm. K. chloric. genommen haben, nahm nach J. uie eine heilere rothe Farbe an. Die Wirkung bei directem Zusatze zu Blut ist analog der der kohlensauren Alkalien.

Hinsichtlich der therapeutischen Verwendung des chlorsauren Kali bezeichnet I. dasselbe als unwirksam bei Noma, dagegen heilsam bei fötiden, ulcero-membranösen Mundentzündungen, wobei er das durch den Speichel bei interner Anwendung eliminirte Salz an dem Heileffecte mitbetheiligt ansicht. I. betont, dass K. chloric. Speichelfluss orzenge und nichtsdestoweniger Ptyalismus mercurialis beseitige, wobei er die Bildung eines Doppelsalzes für unwahrscheinlich erklärt und die Effecte einer substitutiven Wirkung auf die Speicheldrüsen

zuschreibt. Auch bei der durch Zinn oder Ammoniak hervorgebrachten Salivation soll sich das Mittel bewähren. Bei einfachen Anginen ist nach I. der interne Gebrauch nützlich, doch weichen Geschwüre im Halse nur localer Anwendung. Bei Angina diphtheritica, wo Aetzmittel die Wirkung des intern gereichten K. chloric. abschwächen sollen, hält I. gleichzeitige interne und topische Anwendung für am zweckmässigsten. Bei Croup bewährte sich ihm das Mittel nicht, selbst nicht bei Einführung in die Tracheotomie-Wunde, dagegen als Topicum bei Coryza chronica und Bronchitis chronica. Bei Hautgeschwüren zieht er Jodoform vor, und eine Wirkung auf Cancroide hält er nicht für erwiesen.

[Weinberg, Ueber das Citronsäure-Bor-Magnesia-Wasser. Gaz. lek. XIX. No. 19.

Der Verfasser theilt die Geschichte der Anwendung des Boractt's und Sal ammoniacum boraciticum, Boraciteitrats mit und empfiehlt, auf die Becker'schen Experimente (1869 — 1870) gestützt, das gasbaltige Citronsäure-Bormagnesia-Wasser bei Lithiasis, weil dieses Salz Harn-, Phosphor- und Oxalsäure-Salze löst
Oettinger (Krakau).]

B. Pharmakologie und Toxikologie der organischen Verbindungen.

a) Künstlich darstellbare Kohlenstoffverbindungen.

Kohlenoxyd.

1) Torrance, Robert, Poisoning by coke from its use for domestic purpose. Brit. med. Journ. March 6. — 2) Bergeron, G., Empoisonnement par l'oxyde de carbone. Gaz. des Hôp. 43. — 3) Jacobs, Vergiftungen durch Leuchtgas nach eigenen Beobachtungen und den Erfahrungen deutscher und englischer Aerzte. 8. Köln. — 4) Lockey, Stewart, A case of poisoning by the inhalation of coal gas. Brit. med. Journ. Septomb. 25. p. 392. (Leuchtgasvergiftung mit tödtlichem Ausgange binnen 3 Tagen; im Verlaufe durch Krämpfe der Augenmuskeln — rotirende Bewegungen der Bulbi — und Steigen der Temperatur ausgezeichnet; die Section wies Hirnhyperämie und punktförmige Extravasate in der Hirnsubstanz, hellroth gesprenkelte Färbung der Lungen. Ausdehnung der rechten Herzhälfte mit theilweis geronnenem Blut und Nierenhyperämie nach. Inhalation von Sauerstoff übte keinen Einfluss auf den Zustand aus, kalte Begiessung wirkte nur vorübergehend. In dem Schlafzimmer, wo das Gas ausgeströmt war, brannte eine Gasflamme während der ganzen Nacht.) — 5) Bocholt, Emil (Innsbruck), Zur Casuistik der Leuchtgasvergiftung. Wiener medicinische Presse. 49. S. 1157.

Von den Kohlenoxydvergiftungen hat der Fall von Torrance (1) Interesse dadurch, dass zwei Personen in der Küche am offenen Feuer bei der Bereitung von Marmelade durch das Gas ohnmächtig wurden, während im Falle von Bergeron (2) der spectroscopische Nachweis des Kohlenoxydhämoglobins in dem Blute zweier, todt im Botte aufgefundener Personen die durch äussere Umstände nicht nachweisbare Todesursache aufklärt, an deren Vorhandensein das kirschrothe, theerartige, halbflüssige Blut und die rothe Färbung der Muskeln, bei beiden Vergifteten, sowie das Vorhandensein eigenthümlicher, rosafarbiger Flecken an der inneren Fläche der Schenkel und Knöchel und auf der Brust bei dem einen (der andere Leichnam zeigte nur die gewöhnlichen violetten Todtenflecke) allerdings hindeutete. Auch in dem von Rocholt (5) referirten Vergiftungsfalle durch Leuchtgas, welches aus einem beschädigten Rohre der unterirdischen Gasleitung auf der Strasse in ein 2 Schuh entferntes Wohnhaus sich Bahn gebrochen hatte, gelang der spectroscopische Nachweis des Kohlenoxydhämoglobins im Blute zweier Obducirter und gab die Natronprobe im Aderlassblute eines Wiederhergestellten positives Resultat. Interessant ist die Krankengeschichte des Letzteren, nicht nur, weil nach erloschener spontaner Athmung und kaum noch wahrnehmbarem Herzschlage die Wiederherstellung regelmässiger Athemzüge durch Einleitung künstlicher Respiration gelang, sondern weil nach Beseitigung des asphyctischen und paralytischen Zustandes (die Sprache kehrte erst in 5 Tagen wieder) sich ein Zustand von primärem Blödsinn mit vollkommener Theilnahmlosigkeit und Verlust der Vorstellung von sinnlichen Objecten bei gleichzeitigem Verlust der Sensibilität der Haut und Motilität entwickelte, welche Erscheinungen erst nach vielen Wochen sich besserten und erst nach Monaten vollkommener Gesundheit Platz machten.

2. Aethylalkohol.

1) Daub, P. (Bonn), Ueber die Wirkung des Weingeistes auf die Körperwärme. Arch. für exper. Pathol. und Pharmacol. III. Heft 3 u. 4. S. 260. — 2) Lewin, L. (Berlin), Ueber die Verwerthung des Alcohols in fieberhaften Krankheiten. Deutsches Arch. für klin. Med. Bd. 16. Heft 5 u. 6. S. 564. (Vergl. Ber. für 1874. I. S. 569.) — 3) Strassburg, H., Experimenteller Beitrag zur Wirkung des Alcohols im Fieber. Arch. für pathol. Anat. und Physiol. LXII. No. 2 u. 3. S. 437. — 4) Richardson, B. W., On alcohol. Med. Press and Circ. March 24, 31. p. 254, 265. — 5) De l'alcool en thérapeutique. Bullet. gén. de thér. Octb. 15. p. 289. — 6) Jeoffroy, A., De la médication par l'alcool. 8. Paris. — 6a) Falin, De l'action physiologique et thérapeutique de l'alcool. 8. Paris (Vergl. vorj. Ber. 1. 469.) — 7) Mulvany, John, Alcohol as a generant of thermoelectric currents in the system; one of its modes of action. Lancet. July 31. p. 164. — 8) Berry, William, Alcohol as a medicine. Brit. med. Journ. Jan 16. p. 78. (Raisonnement.) — 9) Alcoholic phthisis. Med. Times and Gaz. Aug. 7. p. 166. — 10) Kapf, Vergiftung durch Kirschengelat. Württ. med. Corrsbl. 32. S 152. — 11) Wadham, Case of acute alcoholic poisoning. Lancet. Jan. 2. (Tod in 20 Stunden nach dem Genusse einer grossen Quantität Brandy; die Section wies leichte Entzündung an der Cardia und bedeutende Hyperämie der Lungen und Bronchien bei mässiger Hirn- und Hirnhauthyperämie nach.) — 12) Bastwood, J. W., Treatment of habitual drunkards. Brit. med. Journ. July 3 p 7. (Nichts Neues.) — 13) Reincke (Hamburg), Beobachtungen über die Körpertemperatur Betrunkener. Arch. für klinische Med. Bd. 16. Heft 1 S. 12.

Die Frage über die Anwendung des Weingeistes in fieberhaften Krankheiten ist der Gegenstand einer lebhaften Discussion auf dem internationalen Congress in Brüssel (5) gewesen, in welcher Desguin, Crocq und Mabanx sich gegen, Semmola und Beaumetz für die Zulässigkeit des Todd'schen Verfahrens aussprachen. Nach Desguin ist die Herabsetzung der Temperatur und die Verminderung der Harnstoffausscheidung nur möglich, wenn man durch grosse Dosen Weingeist einen „therapeutischen Alcoholismus" erzeugt, welcher die „organische Läsion maskire" und die natürliche Entwicklung der Krankheit hemme, die Aufsaugung der

Rxsudate verhindere und die Heilung erschwere und verzögere. Letzteres behauptet Crocq auf Grundlage eigener Erfahrungen im Typhus und in der Pneumonie, wo, abgesehen von der cerebralen Excitation, besonders die Störungen der Digestionsorgane und der Leber schädlich seien, und gibt als Antipyreticum bei Lungenentzündung dem Brechweinstein und Fingerhut den Vorzug, während Mabanx im Typhus vom Chininsulfat gute Erfolge hatte. Achmet-Bey will den Alkohol sehr günstig bei schweren Haemorrhagien gefunden haben. Semmola hält den Alkohol bei sehr hohen Fiebertemperaturen für weit besser als Chinin, das nur sehr geringe Herabsetzung bedingt, und für minder gefährlich als Digitalis, und Beaumetz betont, dass die auch mittleren Dosen zukommende Herabsetzung der Verbrennungsprocesse weit sicherer als die excitirende Action des Alkohols sei, auf welche Desguin und Crocq allein die therapeutische Verwendung desselben im Verlaufe fieberhafter Affectionen limitirt wissen wollen. Nach B. beschränkt sich indess in Frankreich die Alkoholtherapie vorzüglich auf putride Infection und Puerperalfieber, so wie auf Pneumonie mit Adynamie oder excessivem Fieber, während sie im Typhus selten, und nur bei intensiver Adynamie, in Frage kommt.

Daub (1) sucht die Fehlerquellen darzulegen, welche Rabow u. A. zu dem Resultate führten, dass Aethylalcohol die Körperwärme steigere, und betont die Nothwendigkeit, die Temperatur im Mastdarm zu messen, da längeres Liegenlassen des Thermometers in der Achselhöhle in Folge dadurch gesetzten Reizes und die forcirte Contraction in der Nähe liegender Muskeln Steigen des Thermometers bedingen können, wozu dann ausserdem noch die normalen Temperaturschwankungen beitragen. Für Alcoholstudien sind Messungen der Achselhöhlentemperatur wegen der modificirten Turgescenz der Haut um so mehr zu meiden. Durch Parallelversuche, in denen gleichzeitig im Mastdarm und in der Achselhöhle gemessen wurde, zeigt Daub die Unzuverlässigkeit der Achselhöhlenmessung, selbst wenn das Thermometer nur 10 Minuten liegen gelassen wurde, und weist gleichzeitig nach, dass bei diätetischen Alcoholgaben bei nicht an Spirituosa gewöhnten Personen zu der Zeit, wo die normale Temperatursteigerung eintritt, durchschnittlich ein Abfall der Eigenwärme (in dem mitgetheilten Versuche 0,44° betragend) erzeugt wird. Dass auch bei Thermometermessungen im Mastdarm Irrthümer stattfinden können, wenn das Thermometer in Kothmassen geräth, wird von D. ebenfalls betont und durch Versuche belegt.

Mulvany (7) will sich experimentell davon überzeugt haben, dass Alcohol thermoelectrische Ströme im Organismus erzeuge, und bezieht darauf die erregende Wirkung desselben auf geschwächte Nervenfunction und Circulation. Da Kälte nach den Erfahrungen von M. ebenfalls thermoelectrische Ströme erzeugt, hält er den Genuss von Spirituosa unter Umständen für ein Ersatzmittel kalter Bäder, und will er bei einem Aufenthalte im Persischen Meerbusen bei Windstille die Erfahrung gemacht haben, dass Abstinenz von geistigen Getränken zur Abnahme des Körpergewichtes, der Musculatur und der Willensenergie führte, die der Genuss von Alcoholica verhinderte. Besonders soll sich Alcohol auch bewährt haben, wenn die Abnahme des Körpergewichtes mit profusen Schweissen einberging, in welchen Fällen er eine Verringerung der thermoelectrischen Ströme wahrgenommen haben will

Richardson (4) will unter den Formen des chronischen Alcoholismus auch eine mit pleuritischen Schmerzen beginnende und in ⅓ der Fälle mit Haemoptysis rasch verlaufende Phthisis alcoholica unterscheiden, welche meist gegen Ende des 5. Lebensdecenniums auftritt und eine äusserst schlimme Prognose hat.

In dem von Kapf mitgetheilten Vergiftungsfalle (10) durch 1 Liter Kirschgeist, welches ein Gefangener wahrscheinlich in selbstmörderischer Absicht auf einmal verschluckt hatte, ist die auffallend blasse Färbung des Magens und Duodenums, sowie des Gehirns bemerkenswerth. Aus dem Magen wurden in diesem Falle 55 Grm. absoluter Alkohol abdestillirt.

Reincke (13) berichtet über die **Temperaturverhältnisse von 16 im höchsten Stadium der Betrunkenheit aufgefundenen Personen**, bei denen, wenn nicht eine gleichzeitige Temperaturentziehung durch kalte Umgebung stattfand, die Eigenwärme nur wenige Grade (2°) sank, während bei Mitwirkung äusserer Kälte äusserst tiefe Temperatur beobachtet wurde (in 1 Fall, wo Erholung eintrat, sogar bis 24°), weshalb R. auf eine durch den Alkohol ganz besonders begünstigte Wärmeabgabe schliesst.

3. Aether.

1) **Ewald**, Ein Aetherathmer. Berliner klinische Wochenschr. 11. 8. 133. — 2) **Jordan**, Furneaux (Birmingham), A suggestive incident which occurred during etherisation. Brit. med. Journ Jan. 30 p. 132. — 3) **Keith**, Thomas (Edinburgh), The use of sulphuric ether as an anaesthetic. ibid. p. 136. — 4) **Richardson**, B. W., Note on the late reported case of death from the inhalation of ether and on the amyles as anaesthetics. Lancet. Mai 22. p. 719. — 5 **Bailey**, G. H., Death during the administration of ether. With notes of B. W. Richardson. ibid. Juli 3. p. 36. (Asphyxie im Verlaufe von Aethernarcose bei Exstirpation eines Carcinoma linguae; die Section wies als Todesursache das Hineinfliessen von Blut in die Luftwege, welches die Trachea verstopfte, nach.) - 6) **Hawksley's** new ether inhaler. Brit. med. Journ. Aug. 7. p. 177. — 7) **Pollock**, George, Chloroform or other. Lancet. August 7. p. 226. — 8) **Carter**, Brudenell, Ueber denselben Gegenstand. ibid. S. 227. — 9) **Harward**, Warrington, Ueber dasselbe. ibid. S. 228. — 10) **Bodges**, Frank H. (Leicester), Chloroform or Ether. Ibid. Aug. 14. p. 261. — 11) **Chambers**, Thomas, Chloroform or ether. ibid. Aug. 21. p 294. — 12) **Jessop**, T. R. (Leeds), Ueber dasselbe. ibid. Aug. 28. p. 326. — 13) **Hogg**, Jabez, Ueber dasselbe. ibid. p. 327. — 14) **Farqharson**, Robert, Ueber dasselbe ibid. — 15. **Higgens**, Charles, Ueber dasselbe. ibid. — 16) **Skinner**, Thomas, Ether as an anaesthetic. Brit. med. Journ. Oct. 2. p. 423. — 17) Chloroform and other as anaesthetics. ibid. Dec. 25. p. 781. — 18) **Perrin**, Anésthésiques. Bull. gén. de Thérap Août 15. p. 111. — 18a) **Letamandi**, Un descubrimiento sobre la anestesia local. La Inependcia med. de Barcelona. May 1. 11. — 19) **Cardenal**, S., Une découverte du Dr. Letamandi sur l'anéstésie locale. Arch. de Physiol. norm. et pathol. 5. p. 769.

Dass eine der Dipsomanie ähnliche Sucht nach Aether in Form von Inhalationen vom Taschentuche aus angewandt, zu einer ausserordentlichen Höhe anwachsen kann, beweist der von Ewald (1) beschriebene Fall des sogenannten Aetherfritze, welcher durch einen an sich angestellten Versuch des Narkotisirens, der ihm die gewünschten mystischen Traumbilder verschaffte, zu der gedachten Leidenschaft kam, in Folge wovon er 10 Jahre später täglich 2, selbst 2½ Pfund

Aether consumirte. Derselbe bot ausser mässigem Lebertumor, etwas Tremor und Hyperämie der Bindehaut keine besonderen Erscheinungen, welche dem Aether direct zugeschrieben werden konnten, und wurde bei einem Versuche mit 207 Grm. Aether (aus einem Beutel inhalirt) in 33 Minuten anästhesirt (jedoch nur auf sehr kurze Zeit), wonach sich im Urin weder Zucker noch Gallenfarbstoff fand. Extr. Gannah. inol. brachte in etwas grösserer Dose bei den Patienten Phantasmagorien, denen er sich jeden Augenblick entziehen konnte, zuwege.

Die Frage über die Vorzüge des Aether oder Chloroform ist in England und Frankreich der Gegenstand neuer Discussionen geworden, aus denen wir indess nur einzelne neue Momente hervorheben können. Jordan (2) beobachtete bei einer Ligatur der Poplitea, dass in der tiefsten Aethernarcose beim Einschneiden der Haut reflectorisch störendes Muskelzittern entstand, welches er bei tiefer Chloroformnarcose nie beobachtete, weshalb er für grössere Operationen dem Chloroform oder der durch Chloroform eingeleiteten und mit Aether fortgesetzten Narcose den Vorzug giebt, wobei er beiläufig vor Anwendung jedes, mit Ventilen versehenen Apparates und vor furchtsamem Chloroformiren warnt und die Insensibilität der Cornea als ein unsicheres Zeichen completer Anästhesie bezeichnet, die sie namentlich bei Kindern oft vor der Hautanästhesie eintritt, weshalb Kneifen der Haut mit einer Arterienpincette sicherere Auskunft über den Zustand der Anästhesie giebt. Jessop (12) hat nach Aetherinhalationen wiederholt das Auftreten von Bronchitis bei der vorsichtiger Zuleitung) von mehreren Tagen Dauer beobachtet. die in einem Falle von Wheelhouse sogar zum Tode führte, und hebt die häufig beobachtete, delitirendo Unruhe hervor, welche beim Erwachen aus der Narcose erfolgt und zum Abreissen des Verbandes oder, wie Mills hervorhebt, zur Verschiebung von Bruchenden nach der Einrichtung von Knochenbrüchen führen kann. Einzelne Augenärzte werfen ihm vor, dass er passive Hyperämie des Bulbus und der Orbita begünstige, und Higgens (15) erklärt den Aether unter allen von ihm benutzten Anästhetica für das schlechteste, eine Mischung von Aether, Alkohol und Chloroform für das beste, obschon er auch diese nicht für absolut sicher hält, vielmehr für jedes Anästheticum die Möglichkeit des Eintritts lebensgefährlicher Zustände in Anspruch nimmt, namentlich bei besonders prädisponirten Personen, wie er selbst einen Todesfall in der Narcose durch Methylenäther bei einer an Basedow'scher Krankheit leidenden Person erlebte, der ohne Zweifel auch unter Aether oder Chloroform vorgekommen wäre. Im Ganzen scheint übrigens in London der reine Aether an Verehrern eher zu gewinnen, als zu verlieren, und im St. George's und London Hospital wird er mit wenigen Ausnahmen — in ersterem bei Operationen an Mund und Nase, bei Staphyloraphie, wo er durch Hustenreiz oder örtliche Reizung schädlich wirken kann, und wo Chloroform vorgezogen wird, bei Zahnextractionen, wo Stickoxydul angewendet wird, obschon im London Hospital nach dem Gebrauche desselben einmal monatelanges Ohrenklingen und einmal eine schmerzhafte, mit Intermittens verbundene Beraaffection vorkam — entweder allein oder nach vorgängigem Gebrauch von Stickoxydul benutzt, während in Guy's Bosp. das Chloroform bevorzugt wird (17).

Für den Aether plädirt Keith (3) bei der Ovariotomie, auf 135 eigene Erfahrungen gestützt, indem dadurch das bei Anwendung von Chloroform fast nie ausbleibende und beim Bestehen von Adhäsionen oft lebensgefährliche, nachträgliche Erbrechen verhütet wird. Derselbe hält jedoch die Benutzung reinen wasserfreien Aethers für nothwendig, dessen Gebrauch auch Richardson (4) befürwortet, unter Perhorrescens des von ihm zu locirer Anästhesie proponirten Aethers, einer Mischung von Aether mit Amylhydrür, deren Benutzung als allgemeines Anästheticum in Manchester zu einem Todesfalle führte, der schon wegen des syncoptisch eingetretenen Endes nicht als Folge des Aethers anzusehen ist. Pollock (7) weist auf die besonderen Vorzüge des Aethers bei sehr schweren Operationen oder bei bereits bestehender, starker Depression hin, wo die Aethernarcose gradezu als Excitans wirken soll, und Carter (8) sieht in ihm ein absolut sicheres (?) Anästheticum, während Harward (9) genaue Beaufsichtigung der Respiration auch bei der Aetherisation nöthig hält, bei der er ausserdem allmälige Zuleitung der Dämpfe, Lagerung des Patienten in einer Weise, dass der Speichel Abfluss hat, und Vermeidung vorheriger Darreichung von Stimulantien für nothwendig hält. In Hinsicht auf die Gebrauchsweise des Aethers machen sich differente Ansichten geltend, doch scheint der Apparat von Hawksley (6), in welchem der Aether in einem in warmem Wasser gestellten, graduirten Glassgefässe sich befindet, und der nicht unter dem Mundstücke ein Exspirationsrohr und ausserdem ein Ventil zur Zulassung von Luft hat, nach Erfahrungen im Middlesex und St. Georges Hospital binnen 5 Minuten Narcose ohne vorherige starke Excitation zu geben. Skinner (16), welcher Aether als das passendste Anästheticum bei Iridectomie (?), Cataract (?), Ovariotomie und Herniotomie betrachtet, sonst für Chloroform ist, spricht sich schon der Reinlichkeit wegen gegen jeden schwer zu reinigenden Apparat mit Mundstück aus und empfiehlt die Inhalation aus einem der Form nach der Nase von Punch nachgebildeten, innen aus Filz und aussen aus Leder gemachten Sacke, in welchen der Aether aus einer mit einem durchbohrten Korke versehenen, gelben oder durch einen Lederüberzug vor dem Licht geschützten Flasche geschüttet wird. Durch Aufsetzen dieses Sackes auf Mund und Nase soll der Zutritt von Luft kaum behindert und Asphyxie in keiner Weise bedingt werden. Für diese Art der Inhalation soll sich Aether von 0,735 sp. Gew. besser als Aether purus von 0,720 sp. Gewicht eignen, da die Beimengung von etwas Weingeist und Wasser absolut nichts schadet, welche Ansicht auch von Clover vertreten wird.

Letamendi (18) und Cardenal (19) geben eine neue Erklärung für das Zustandekommen der localen Anästhesie durch Aetherverstäubung, gestützt auf L.'s Beobachtung, dass die mit unangenehmem Kältegefühl verbundene Dilatation der Hautgefässe, die sich durch Röthung manifestirt, sofort einer Ischämie Platz macht, wenn man die geröthete Stelle leicht incidirt, so dass nur Oberhaut und das oberste Gefässnetz der Cutis getroffen wird, worauf sich sofort um die Incision eine sich im Umfange vergrössernde Zone bildet, welche bei fortgesetzter Irrigation absolut blutleer ist und nach aussen von einem halbanämischen Hofe begrenzt ist, der leicht durch den Aetherstrahl völlig anämisch und anästhetisch wird. L. und C. betonen die Tendenz einer einmal anästhesirten Hautpartie, einige Secunden nach dem Verschwinden derselben durch den Aetherstrahl wieder anämisch zu werden, ohne dass eine neue Incision nöthig ist, und die Begünstigung des Zustandekommens der Localanästhesie durch zarte und dünne Haut, starke Vascolarisation der einzelnen Hautstellen und vorheriges Reiben mit einer starken Bürste.

L. folgert hieraus, dass die Anästhesie durch „extremen Krampf der vasomotorischen Nerven" entstehe, zu dessen Zustandekommen eine Reactionsbewegung der dilatirten Capillaren erforderlich sei, die man durch fortgesetzte Irrigation nur ausnahmsweise erziele (in den meisten Fällen soll dabei der halbparalytische Zustand

der Gefässe fortdauern), während eine leichte Entleerung der hyperämischen Gefässe oder eine geringe Steigerung der nervösen Spannung des Gefässnetzes, wie sie die leichte incision bedinge, rasch den Gefässkrampf veranlasse, welcher, wie Cardenal meint, darauf beruht, dass der leichte Reiz durch den Schnitt in den gefässverengernden Nervenfasern die während ihrer Unthätigkeit angehäufte Kraft mit einem Schlage frei macht. L. und C. weisen auf die hinterähnliche Consistenz der anästhesirten Partie und auf die Nothwendigkeit, reines Aether zur localen Anästhesirung zu benutzen, hin, da nach Versuchen von Vulpian Aether mit 30 pCt. Alkohol gar nicht topisch anästhesirend wirkt.

4. Chloroform.

1) Budin et Coyne, P., De l'état de la pupille pendant l'anesthésie chloroformique et chloralique et pendant les efforts de vomissement. Gaz. méd. de Paris. 6. p. 67. — 2) Dieselben, Des phénomènes pupillaires dans l'asphyxie; différences de ces phénomènes dans l'anesthésie chloroformique et dans l'anésthésie asphyxique. Ibid. 8. p. 90. Arch de physiol. norm. et pathol. 1. p. 61. — 3) Simonin, Les températures motivées chez l'homme par les diverses périodes de l'éthérisme produit par le chloroforme. Bull. de l'Acad. de méd. 14. p. 389. — 4) Brunton, Lander, Remarks on one of the causes of death during the extraction of teeth under chloroform. Brit. med. Jour. Dec 4. p. 695. — 5) Stewart, The use of anaesthetics in extraction of teeth. ibid. Dec. 11. p. 733. — 6, Sewill, Henry, Extraction of teeth under chloroform. Ibid. — 7) Two deaths from the administration of chloroform. Med. Times and Gaz. July 21, p. 99. (Zwei Fälle syncopalen Chloroformtodes im Londoner Ophthalmic Hospital und im Addenbrook's Hospital in Cambridge, beide Male vor dem Beginne der Operation eintretend.) — 8) Another case of death from chloroform. Ibid. Oct. 16. p. 442. (In gleicher Weise verlaufen; die Section wies ein Hirnleiden nach, über welches Näheres nicht angegeben ist.) — 9) Girolamo, Leonardi. Intorno all' uso degli anestetici. Lettera al Dott. Oscar Giacchi. Il Raccogl. med. Luglio 20—30. p. 39. — 10) Giommi, Mario, Di un accidente occorso nel chloroformizzare. ibid Sett. p. 191. — 11) Copeland, G. W., An unnatural position of the head a cause of death from chloroform and other anaesthetics. Philad. med. Times 1874. May 30. p. 550. — 12) Bergeron, Albert, Le chloroforme dans la chirurgie des enfants. Paris 1874. 72 pp. — 13) Camuset, A propos de l'anesthésie par le chloroforme. Gaz des Hôp. 65. p. 316. — 14) Discussion in der Soc. de méd. zu Paris. ibid. — 15) Fifield, C. B., Ether and chloroform. Brit. med. Times. May 29. p.703. (Erfahrungen Pariser Chirurgen über Chloroform) — 16) Perrin, La question des auästhésiques. Bull. gén. de Thérap. Août 15. p 111. — 17) Bader, C., The dangers of chloroform etc. and the nitrite of amyl. Lancet. May 8. p. 644. — 18) Hodges, Chloroform or ether. Lancet. Aug. 14. p. 261.

Budin und Coyne (1) schildern, nach Versuchen an Menschen und Hunden, die (bei letzteren weit deutlicher auftretenden) Pupillenveränderungen unter dem Einflusse der Chloroformnarkose, wonach im Beginne des Chloroformirens die Iris träger auf Lichtreiz reagirt, dann unter gleichzeitiger Pupillenerweiterung gegen Licht unempfindlich wird. Diese Mydriasis fällt in das Stadium der Excitation und fehlt, wo ein solches nicht vorhanden ist; auch steht sie im graden Verhältnisse zur Intensität der Aufregung. Im Stadium der Narkose beginnt langsam und fortschreitende Myosis, welche bei incompleter Anästhesie auf Kneifen einer Dilatation (oft ad maximum) Platz macht, bei completer mit Immobilität verbunden ist. Diese Contraction und Immobilität erachten B. und C. von besonderer Bedeutung in Fällen, wo längere Narkose nothwendig ist, indem bei Wiederkehr der Erweiterung auch das Gefühl wiederkehrt, was bei Operationen an nervenreicheren Theilen eher statthaben soll (?). Elektrische Reizung des ischiadicus hebt complete Unbeweglichkeit der Pupillen beim Hunde rasch auf, nicht aber Reizung der äusseren Haut. Eintreten von Erbrechen im Beginne der Anästhesie und im späten Verlaufe des Stadium anästheticum bedingt dauernde Pupillenerweiterung und häufig Rückkehr der Sensibilität und des Bewusstseins, dagegen bei tiefer Narkose Dilatation und Sensibilität bei Fortdauer der Bewusstlosigkeit; wird mehr Chloroform gegeben, so contrahirt sich die Pupille unter gleichzeitigem Wiedereintritte von Anästhesie. Apomorphin erzeugt bei chloroformirten Hunden die nämlichen Pupillenveränderungen wie spontanes Erbrechen bei Mäuschen. Ganz analoge Wirkungen auf die Pupille wie Chloroform, hat nach B. und C. auch das Chloral, welches im 1. Stadium sogar noch stärkere Mydriasis als Chloroform bedingt. Hiergegen behaupten M. Schiff und Foà, dass Chloroform nur pupillenerweiternd wirke und bei Eintritt von Myosis der Tod zu erwarten sei, während Chloral Myosis erzenge, die bei nachträglicher Anwendung von Chloroform sich in Mydriasis verwandele. B. und C. glauben, dass bei den Versuchen von S. und F. in Folge unzweckmässigen Chloroformirens aus einer Blase ein Gemenge von Anästhesie und Asphyxie erzeugt sei, welche letztere bei chloralisirten Thieren sich rasch in Mydriasis verwandelt, während bei vorsichtiger Zuleitung von Chloroform die myotische Pupille chloralisirter Thiere sich nicht ändert. Bei einfacher Asphyxie existirt nach B. und C. anfangs ein Mittelzustand zwischen Dilatation und Contraction, bei Eintritt der Convulsionen enorme Mydriasis, welche durch äussere Reize nicht verändert wird.

Simoniu (3) hat während der Chloroformisation die Temperatur in der Achselhöhle gemessen und dabei constatirt, dass die Temperatur in der Excitationsperiode um 0,1—0,8° steigt, in der Narkose gewöhnlich 0,2—0,8° sinkt (ausnahmsweise um 0,1° steigt) und im Collaps noch weiter um 0,9") sinkt, während beim Erwachen die anfängliche Höhe oder eine um 0,2—0,5" höhere oder 0,1—0,6° niedrigere Temperatur als beim Beginn der Narkose vorkommt. Alter und Geschlecht scheinen das Verhalten nicht zu beeinflussen und das Auftreten des Temperaturabfalls nur ausnahmsweise durch Blutverlust bedingt zu sein Die Temperatursteigerung will S. nicht auf Paralyse der vasomotorischen Nerven beziehen, während er die Theorie einer besonderen Wirkung auf die Nervenursprünge zulässt.

Die von Bergeron (12) bejahte, fast absolute Unschädlichkeit des Chloroforms für Kinder, die sich selbst auf die ersten Lebenswochen erstreckt und nach B. ihren Grund darin haben soll, dass das Kind die moralische Erregung und Furcht, welche beim

Erwachsenen sich findet, nicht besitzt, und daher in den durch Schreck herbeigeführten Zustand von Apnoe nicht geräth, leugnet Camuset (13) auf Grund einer Beobachtung an einem 11jährigen Mädchen, welches behufs einer Schieloperation chloroformirt wurde und nach vier Inhalationen Trismus, Lividität des Gesichtes und Stillstand der Resp. zeigte, welche mehrere Minuten anhielt und die Anwendung künstlicher Respiration und anderer Mittel erforderlich machte. Ob in diesem Falle die auf das Taschentuch geschüttete Chloroformmenge (10 Grm.) zu hoch war, steht dahin; doch sollen durch Chloroform, wie C. berichtet, ähnliche Erscheinungen vorgekommen sein, welche z B. Wecker dahin führten, bei Augenoperationen das Chloroform mit dem Aether zu vertauschen. Auch Beauvais (14) hat mit Bouvier einen ähnlichen Fall von „Sideration" eines Kindes beim Chloroformiren gesehen.

Brunton (4) betont, dass manche Fälle von Chloroformtod die Folge von Shok bei incompleter Anästhesie sind, wobei entweder das Herz durch Reizung des Vagus sofort stillsteht oder durch Einwirkung auf das vasomotorische Centrum Dilatation der Abdominalvenen erfolgt, wie beim Goltz'schen Klopfversuch, wo dann der Herzschlag erst nach einigen, immer schwächer werdenden Contractionen cessirt. B. hebt hervor, dass die intime anatomische Verbindung des Trigeminus mit dem Vagus grade bei Zahnextractionen plötzlichen Herzstillstand mit grösster Leichtigkeit bedingen kann, indem die Ausgleichung dieser Herzstillstände durch die von den zum Grosshirn tretenden Trigeminuszweigen vermittelte Contraction der Vorhöfe bei gesunkener Thätigkeit des Gehirns zu einer Zeit ausbleibt, wo die Ganglien an der Basis des Gehirns und die Medulla noch functionsfähig sind und somit der reflectorische Herzstillstand nicht ausbleibt, während bei starker Narcose auch letzterer nicht zu Stande kommt, wie dies Kaninchenversuche, bei denen in tiefster Narcose die sonst so leicht durch Einwirkung irritirender Dämpfe auf die Nasenschleimhaut eintretende Herzschlagverlangsammung nicht erfolgt. Brunton befürwortet somit tiefe Narcose, wofür auch der Fall von Giommi (10) spricht, indem bei Trismus und Tetanus der Armflexoren im Verlaufe des Chloroformirens durch weitere Inhalationen schwanden. Die günstige Wirkung der horizontalen Lage, welche Brunton davon ableitet, dass bei Skok wie beim Goltz'schen Klopfversuche das Blut aus den erweiterten Venen leichter ins Herz fliesse, steht aber offenbar, wie dies schon im Vorjahre Copeland (13) darlegte, mit der leichteren Athmung, welche das bei sitzender Stellung zurücksinkende Haupt oft beeinträchtigt, in Zusammenhange. Auch Perrin (16), welcher für das Chloroform gegen die in der neueren Zeit vorgeschlagenen Verfahren zum Anästhesiren eine Lanze bricht und die in England beobachtete Häufigkeit der Chloroform-Todesfälle auf fehlerhafte Anwendung des Mittels zurückzuführen geneigt ist, warnt vor der Benutzung ungenügender Chloroformmengen bei kürzeren Operationen.

Bader (17) will unter dem Einflusse der Inhalation weniger Tropfen Amylnitrit asphyctische Erscheinungen im Verlaufe von Chloroform- oder Aethernarcosen auffallend rasch beseitigt gesehen haben, und hofft von der subcutanen Injection noch bessere Erfolge. Hodges (18) hält Niedrigerlegen des Kopfes, Lüften des Kinnes und sachte Lagerung auf die linke Seite für die besten Mittel bei Chloroformasphyxie, welche ihm nie den Dienst versagten.

Gegen die von Cl. Bernard auch neuerdings wieder empfohlene Combination der Morphininjection mit der Chloroformnarcose erhebt Perrin (16) vorzüglich auf Grundlage der Beobachtung von Rigaud und Sarasin, welche B. mittheilt, Bedenken, indem auch bei vorheriger Morphineinspritzung 4 bis 6 Minuten dauernde Excitation mit Agitation, Spasmen und Convulsionen vorkommt, andrerseits für prolongirte Operationen das Chloroform allein ausreiche und der durch die während der Narcose ausgeführte Injection producirte, mehrstündige Schlaf den Operateur nöthige, vor dem Erwachen den Patienten zu verlassen, und noch dazu in einem Zustande, der zu Collaps disponire und mit Pulsverlangsamung verbunden sei, durch welche die Quelle beim Erwachen eintretender Blutungen verdeckt werden könne. Dieselben Nachtheile hat nach P. auch das Verfahren von Forné, das Chloroform im Chloralschlafe anzuwenden, wozu noch die Erfahrungen von Dolbeau und Guyon (12) kommen. wonach die Forné'sche Methode einen Zustand von Stupor und längerem Scheintod produciren kann; doch ist P. selbst bei dem Verfahren auf keine Inconvenienzen gestossen und befürwortet dasselbe für Fälle, wo das Chloroformiren mit grosser Mühe verbunden ist.

5. Bromoform.

Rabuteau, Recherches sur les propriétés anésthésiques du bromoforme Gaz. méd. de Paris. £. p. 61. (Weitere Versuche an Thieren und an sich selbst, welche die Gleichartigkeit der Wirkung des Chloroforms und Bromoforms demonstriren, welches Jod mit carmoisinrother Farbe löst und dadurch vom Chloroform leicht zu unterscheiden ist.)

6. Jodoform.

Bailey (Knoxville), Jodoform - Oxalate of cerium. Philadelphia med. Reporter. Jan. 9. p. 25.

Bailey empfiehlt Jodoform bei schmerzhafter Menstruation zu 0,06 Grm. 8 Tage vor der zu erwartenden Periode täglich 1mal beim Essen in Pillenform (bei hartnäckiger Obstipation mit Laxantien, bei Anämie mit Ferrum) und bei Schleimhautgeschwüren z. B. am Muttermund in Pulver oder in Ceraten (mit Ol Cacao). Oxalsaures Cerium ist nach B. ein nie fehlschlagendes Mittel bei Vomitus gravidarum und hysterischen Magenaffectionen (Dosis 0,06 Grm. mit oder ohne Bism. nitr.)

7. Chloral.

1) Tizzoni, Guido und Fogliato, Giacinto (Pisa), Dell' anestesia per le injezioni intravenose di closalio. Rivista clinica di Bologna 12. p. 353. — 2) Keen, W. W, The anatomical, path. and surg. uses of chloral. Amer. Journ. of med. Sc. July. p. 77. — 3) Coignard, Charles, Des applications externes de l'hydrate de chloral. Thèse. Paris. IV. 79 pp. — 4) Miquel, Alfred, Du chloral et de son emploi après les opérations chirurgicales. Thèse. 1874. Paris. 32 pp. — 5) Lissonde, Laurent, Du chloral hydraté. Etude chimique, physiologique et thérapeutique. Thèse. IV. 104. pp. Paris. — 6) Atkinson, W. B., Chloral. Philad. med. Times. Juli 24. p. 673. — 7) Marsh, Madison, Hydrate of chloral. Philad med. and surg. Rep. Jan. 16. p. 45. — 8) Beaunetz, Chloral contre l'éclampsie. Gaz. hébd. de méd. 47. p. 147. — 9) Héger und Stiénon, Action du chloral sur les nerfs vasomoteurs. Expériences faites au laborat de phys. de Bruxelles Journ. de méd de Bruxelles. Mars. p. 197. — 10) Deneffe, Analyse der vorigen Arbeit. Bull. de la Soc. de méd de Gand. Juin. p. 229. — 11) Deneffe und Van Wetter, Del' anésthésie produite par injection intraveineuse de chloral selon la méthode de Mr. le prof. Oré. 8. Paris. — 12) Doneffe und van Wetter, Nouveaux cas d'anésthésie par injection intraveineuse de chloral selon la méthode de Mr. Oré. Annal. de la Soc. de méd. de Gand Janv. p. 13. Juill. p. 163 Août p 177. — 13) Oré, La neutralisation

de l'acidité de l'hydrate du chloral par le carbonate soude retarde la coagulation, en conservant les propriétés physiologiques. Trois nouveaux faits d'anesthésies chez l'homme. Compt. rend. LXXX. 3. p. 199. — 14) Derselbe, Observation d'un cas de névralgie épileptiforme de la face, traité par la section des nerfs nasal interne et nasal externe, avec l'anésthésie par injection intra-veineuse de chloral ibid. LXXI. 5. p. 241. — 15) Perrin, Anésthésiques. Bull. gén. de Thérap Juillet 30. p. 49. — 16) Anésthésie par injection intraveineuse de chloral. Bordeaux méd. 42. p. 334. — 17) Mayet, Suppositoires de chloral. Gaz. hébdom de méd. 17. p. 269. — 18) Mering, Joseph von, Einige Untersuchungen über die Wirkungen des Chloralhydrats und Crotonchloralhydrat. Arch. für exp. Path. und Pharmakol. III. H. 3 S. 185. — 19) von Mering und Musculus, Ueber einen neuen Körper im Chloralharn. Ber. der Deutsch. chem. Gesellsch. S. 662. 20) Chouppe, Empoisonnement par une forte dose de chloral, prise par la bouche. Gaz. hébdom. de méd. 6 p. 82. (Unabsichtl. Vergiftung durch 12—15 Grm. Chloral; bei schon nicht mehr wahrnehmbarem Herzschlage und bis auf 30° gesunkener Temperatur scheint Faradisation des Phrenicus das Leben gerettet zu haben. — 21) Crequy, Chloral dans les fissures anales. Gaz. hébd. de méd. 47. p. 147.

Eine monographische Bearbeitung des Chloral hydrata liefert Lissonde (5), worin er hervorhebt, dass entgegen den Angaben von Dujardin-Beaumeta und Birne (Ber. 1873, I. 380) auch die Hefegährung durch Chloral retardirt wird, ja dass Zusatz von 3 pCt. dieselbe sofort sistirte, und auf Grund der antiseptischen Wirkung des Chlorals dasselbe zur Aufbewahrung anatomischer Präparate empfiehlt, wofür auch nach weiteren Erfahrungen (vgl. vorj. Ber. I. S. 476) Keene (2) plaidirt, der zur Injection von Cadavero jetzt 4 pCt. Lösungen in Wasser ohne Zusatz von Alkohol oder Glycerin verwendet, wobei ½ bis ¾ Pfd. Chloralhydrat ausreicht.

Das Verfahren stellt sich billig, da man recht wohl die billigeren, unreinen Handelssorten benutzen kann. Ein Zusatz von ätherischen Oelen ist überflüssig, da die präservirten Cadaver völlig geruchfrei bleiben, auch nicht nach Chloral riechen. Schimmelbildung und Maden kommen dabei nur höchst ausnahmsweise vor. Besonders vortheilhaft ist das Chloral nach Keen zur Präservation von Tumoren (vielleicht mit Ausnahme von Fettgeschwülsten) und zum eigentlichen Einbalsamiren, indem die natürliche Hautfarbe erhalten bleibt, ferner bei pathologischen festen und flüssigen Präparaten, deren mikroskopische Structur intact bleibt, endlich zum Conserviren von Alkaloidlösungen; dagegen giebt es für die Aufbewahrung von Mollusken und Medusen keine günstigen Resultate. Hermetischer Verschluss der Gefässe ist nicht nothwendig.

Schliesslich erwähnen wir die von Keen proponirte Benutzung des Chlorals zur Verhütung der ammoniakalischen Zersetzung des Urins in Harnrecipienten und als Desodorans fötider Wunden und Geschwüre, wo es K. wegen des weit schwächeren eignen Geruches der Carbolsäure und wegen Nichtbeschädigung der Wäsche dem übermangansauren Kali vorzieht und in Lösung von 1—3 : 100 als Verbandmittel verwendet.

Eine ausführliche Darstellung des externen Gebrauches des Chlorals giebt Coignard (3), namentlich unter Beziehung auf die neuere italienische Literatur, aus welcher er u. a. die von Gesare Ciattaglia gemachte Anwendung mit Chlorallösung getränkter Charpie gegen Haemorrhagien und den Nutzen hervorhebt, welchen man von dieser hämostatischen Wirkung bei blutenden, krebsigen Geschwüren, z. B. bei Gebärmutterkrebs, welche an sich die Benutzung von Chloral wegen der local anaesthesirenden und antiputriden Action desselben indiciren, ziehen kann, sowie die neueren, günstigen Beobachtungen von Parona und Valerani über die Behandlung von Varicen nach dem Verfahren von Porta (Ber. für 1870. I. 343) bespricht. Besonderes Gewicht legt er auf die antiputride und modificirende Wirkung der externen Chloralapplication bei phagedänischen und fungösen Geschwüren, worüber er eigene, unter Guyon gemachte Erfahrungen über äusserst prompte Reinigung varicöser Fussgeschwüre unter Verband mit Chlorallösung (1:100) mittheilt, während ein die Vernarbung fördernder Einfluss nicht zu constatiren war, vielmehr in manchen Fällen die Cicatrisation gehindert wird, weshalb das Aussetzen des Verbandes nach einiger Zeit sich empfiehlt. Weitere neue Beobachtungen betreffen die Behandlung von Lupus mit Chloral und Methchloral, von Bubonen, bei denen er die Anwendung concentrirterer Solutionen als rascher wirkend befürwortet, sowie von breiten Condylomen, die bei gleichzeitigem Gebrauche antisyphilitischer Mittel in 8 bis 17 Tagen heilen, ohne dass die benutzte 1 pCt. Solution Schmerzen erzeugt. Injection von letzterer Lösung bei Schleimflüssen der Harnröhre erwies sich zwar als nicht schmerzhaft, aber auch als ohne Einfluss auf die Secretion, welche nach Keen und Dickson durch Einspritzung von 4 pCt. Chloralsolution in 4 Tagen geheilt werden soll, und ebenso scheint bei Blythiitis und Ophthalmia purulenta Argentum nitricum einen gewissen Vorzug zu besitzen. Bei Cystitis sind Chloralinjectionen zu irritirend; dagegen leisten sie nach den Erfahrungen von Desnos bei ammoniakalischer Harngährung häufig und rasch Vorzügliches, obschon nicht in allen Fällen. Die von Dujardin-Beaumetz in der neuesten Zeit unternommenen Curen von Favus mit Chloral sind nach Coignard noch nicht spruchreif. Bei nicht operirbaren Krebsen sind nach C. 4 pCt. Lösungen, und nach Coignard noch nicht spruchreif. Bei nicht operirbaren Krebs Suppositorien mit 0,25 Chloralhydrat am zweckmässigsten.

Crequy (21) empfiehlt 1 pCt. Chloralsolution als Verbandmittel bei Mastdarmfisteln; die 15malige Einführung damit getränkter Charpiewicken soll zur definitiven Heilung genügen, was von C. Paul bestätigt wird, nach welchem übrigens der Anus eine erhöhte Empfindlichkeit gegenüber dem Rectum ausweist. Letzterer bezeichnet auch die von Mayet (17) als Masse für schlafmachende Suppositorien angegebene Mischung (Cetaceum 2, Butyr. Cacao 3, Chloral. pulv. 3 Grm.) als zweckmässig. Keen (3) hat Chloral auch bei Erysipelas und nach K.'s Angabe Dickson mit grossem Erfolg bei Fisteln, Caries u. s. w. gebraucht.

In Hinsicht auf die entfernten Wirkungen des Chlorals sucht Lissonde die Theorie der Spaltung in Chloroform und ameisensaures Kali von Neuem zu stützen, indem er sich durch Versuche überzeugt haben will, dass beim Erwärmen mit Chloral versetzten Blutes auf 30–35° vorübergehend, so lange das kohlensaure Alkali zur Sättigung genüge, Chloroformgeruch und in dem zum Nachweis des Chloroforms benutzten Apparate Chlorsilber auftrete, dass dieser Geruch auch bei chloralisirten Thieren im Athem sich manifestire, und dass im Urin, welcher weder Chloral noch Chloroform einschliesse, Vermehrung der Chlorüre und bei Anwendung grosser Chloralgaben ameisensaures Alkali sich finde.

Im Gegensatze hierzu ist freilich in Deutschland die Frage über die Verwandlung des Chloral-

hydrats im Thierkörper durch Untersuchungen von v. Mering und Musculus (19) in ziemlich unvermutheter Weise dahin beantwortet, dass ein geringer Theil unverändert im Harn mit der Isocyanphenylreaction nachweisbar ist, während der grösste Theil im Urin in Gestalt einer Säure erscheint, welcher die Formel $C_7H_{12}Cl_2O_6$ zuzukommen scheint.

Die Säure krystallisirt in farblosen, seidenglänzenden, sternförmig gruppirten Nadeln, die sich leicht in Wasser und Weingeist lösen, in Aetherweingeist löslich, dagegen in reinem Aether unlöslich sind, besitzt linksseitige Circumpolarisation, röthet Lakmuspapier, zersetzt kohlensaure Salze, reducirt beim Kochen alkalische Kupferlösung, Silber- und Wismuthoxyd, färbt mit kohlensaurem Natron schwach alkalisch gemachte Indigolösung gelb, bildet mit K, Na, Ba und Cu krystallinische Salze und zersetzt sich in der Hitze leicht, so dass sie sich schon bei 100° bräunt. Beim Kochen mit Kalilauge entwickelt sie Caramelgeruch, bräunt sich und giebt ihr Cl an K ab; beim Erhitzen mit Anilin und alcoholischer Kalilauge entwickelt sie kein Isocyanphenyl. Nach dem specifischen Drehungsvermögen des Kalisalzes der Säure zu urtheilen, enthält der Harn nach Einführung von 5–6 Grm. Chloral etwa 10 Grm. der Säure, deren reducirendes Vermögen auf Wismuthoxyd u. s. w. mehrere Autoren zur Annahme von Zuckergehalt des Urins nach Chloralgebrauch brachte, welchen v. M. durch directe Gährungsversuche nicht constatiren konnte. v. Mering und Musculus proponiren für diese Säure die Bezeichnung Urochloralsäure. Reduction und Linksdrehung im Harne beobachteten dieselben auch nach Crotonchloral und nach Morphin. In der Exspirationsluft chloralisirter Thiere wurde Chloroform nicht aufgefunden.

Von der intravenösen Chloraleinspritzung ausgehend, haben Tizzoni und Fogliato (1) Studien über die Einwirkung des Chlorals auf Hunde gemacht, welche sie theils zu einer Verurtheilung des Verfahrens von Oré, theils zu einer neuen Theorie des Chloralschlafes führten, den sie nicht als primär durch Einwirkung auf das Gehirn, sondern als secundär aus der Einwirkung des Chlorals auf das Herz hervorgehend ansehen, eine Theorie, deren Begründung nicht als vollkommen ausreichend angesehen werden kann.

Bei ihren mit Chloral von Johst angestellten Experimenten fanden die Verff., dass dasselbe mehr hypnotisch als anästhesirend wirke und complete Anästhesie nur erzeuge, wenn wirkliche Lebensgefahr besteht. Die Ueberwachung der Cornea in der Chloralanästhesie bezeichnen sie als werthlos, weil die Einwirkung des im Blute vorhandenen Chlorals nicht beseitigt werden kann. Bei incompleter Anästhesie ist die Pup. unverändert und die Sensibilität der Cornea oft erhalten. Excitation kommt bei Infusion von Chloral in nicht erheblichem Maasse vor, insbesondere wenn sehr wenig Chloral injicirt wird. — Die Coordination der Bewegungen war in den Versuchen eher gestört, als das Bewusstsein erlosch; dazu kam Pulsverlangsamung, hierauf Hinstürzen und complete Muskelerschlaffung, unvollständige Hautanästhesie (am Anästhesie der Schleimhäute). In einzelnen Fällen kamen Thromben in der Femoralis und Embolien in der Aorta vor. Die Herzaction wird bei Fröschen durch Chloral verlangsamt; der diastolische Herzstillstand, welcher constant sowohl bei Infusion als bei Einführung unter die Haut oder in seröse Säcke eintritt, während bei directer Application auf das Herz tetanische Contraction des Herzmuskels (vielleicht durch Eiweisscoagulation, analog wie bei dem willk. Muskeln bei directer Application) eintritt, ist bei starken Dosen momentan, und erklären T. und F. die Diastole für eine active, was sich bei Anwendung weniger concentrirter Solutionen durch den Dicrotismus und die Prävalenz der Diastole über die Systole zu erkennen giebt. Auf Reizung des diastolisch stillstehenden Herzens kehrt die Systole zurück. Directe Application von Chloral auf das Auge bewirkt Mysis. Die Wirkung auf das Herz ist nicht durch das Nervensystem vermittelt und tritt auch bei curarisirten Thieren ein. — Für ihre Ansicht, dass die Hypnose durch Verlangsamung und veränderte Füllung des cerebrospinalen Gefässnetzes als Resultante der Herzwirkung des Chlorals zu betrachten sei, führen T. u. F. an, dass Individuen mit Hirn- und Rückenmarksleiden durch Chloral nur Stupor, nicht reellen Schlaf bekommen ?), dass Injection in die Carotiden zwar identische, aber leichtere Erscheinungen als die Einspritzung in die Venen hervorruft, und dass wirkliche Neurotica, wie Strychnin, Atropin und Curare die Wirkung des Chloralhydrats nicht aufheben. — Bei prolongirter Hypnose scheint den Verff. kalte Douche auf Kopf und Wirbelsäule am geeignetsten, während Niederhängen des Kopfes und Strychnin ohne Erfolg sind, letzteres sogar entschieden die Lebensgefahr vergrössert.

Héger und Stiénon (9) bestätigen das durch Infusion von Chloral bewirkte Sinken des Blutdruckes, das bei Dosen von 2 Dgm. pr. Kilo plötzlich erfolgt und oft bis zum Nullpunkt geht, vor dem Eintritte der Anästhesie sich einstellt und, solange das Thier unter dem Einflusse des Chlorals ist, nicht zur Norm zurückkehrt; bei schwachen Dosen erfolgt das Sinken des Blutdrucks allmälig bei Beschleunigung der Pulsfrequenz. Auch H. und St. beziehen das Blutdrucksinken auf die Beeinflussung des vasomotorischen Nervensystems, indem das Chloral, welches bei kleinen Dosen die Reflexfunction der Vasomotoren intact lasse, bei höheren Dosen die Irritabilität der vasomotorischen Centren herabsetze und schliesslich lähme. Der Tod durch Chloralinfusion ist nach H. und St. bei grossen Dosen und bei Injection in die Nähe des Herzens ein syncoptischer, bei kleineren, in die peripheren Venen eingespritzten Mengen ein asphyctischer.

Für die Anwendung der Injection von Chloralhydrat in die Venen als anästhesirendes Verfahren (vgl. Ber. für 1874, I. 476) suchen Oré (13 und 14) und Deneffe und van Wetter (11 und 12) neue Propaganda zu machen. Oré will den Nachweis geführt haben, dass die von ihm benutzte, alkalische Chloralsolution, durch Zusatz von 2 Tr. einer 10 proc. wässrigen Lösung von Natr. carb. auf 1 Grm. Chloral erhalten, die Coagulation des Blutes geradezu verhindert und beim Thiere die gefürchteten Embolien niemals hervorruft. Deneffe und van Wetter bringen eine ziemlich bedeutende Casuistik, in welcher sie das Oré'sche Verfahren benutzten, wobei sie besonders hervorheben, dass dieses Verfahren sich bei der Staaroperation empfehle, indem es weder Erbrechen noch Excitation wie die Inhalation von Chloroform u. s. w. hervorrufe, die während der Operation die grössten Gefahren bedingen können, und dass in keinem Falle Coagulation in der Vene oder Phlebitis entstand, während in einigen Fällen allerdings Haematurie und Albuminurie von geringer Bedeutung und kurzer Dauer beobachtet wurden. Indessen werden die Mittheilungen von D. und v. W. doch wohl Veranlassung dazu bieten, dass andere Chirorgen die Chloralanästhesie nicht aufnehmen oder bald wieder ad acta legen, indem das Chloral, in dieser Weise benutzt, bereits sein erstes

Opfer gefordert hat, an welchem übrigens das Verfahren der Infusion keine Schuld trägt, da was bei der Section weder Embolien noch Phlebitis constatirte. Das Verhältniss von 1 Todesfall auf 65 Fälle, wie von Chloralinfusion, wie es D. und v. W. selbst angeben, ist doch gar zu erschreckend, selbst im Vergleiche zu den schlimmsten Zahlen der Chloroformtodesfälle, und dabei ist ein 2. Todesfall während einer Ovariotomie, wo allerdings wohl die stattgefundene starke Blutung Todesursache war, der Chloralcasuistik nicht beigezählt, obschon derartige Fälle in der Chloroformcasuistik gewiss mehrere inbegriffen sind.

Der fragliche Fall betrifft einen Mann mit beiderseitiger Cataracta, welcher in 6 Minuten 6 Grm. Chl. in die Vena basilica bekam (anfangs ½ Grm. in der Minute, später dieselbe Menge in 30 Min.) und danach Insensibilität der Cornea zeigte. Beim Beginne der Operation des zweiten Auges cessirten Athmung und Herzschlag, und wenn es auch gelang, durch Faradisation des Vagus und Phrenicus Resp. und P. auf kurze Zeit wieder in Gang zu bringen, so versagte doch plötzlich der Apparat, und damit trat noch aufs Neue Syncope und Tod ein, gegen welchen weder Einblasen von Luft, noch Flagellation der Genitalien, Application des Glüheisens auf die Brust u. s. w. irgend etwas fruchteten. Die Section ergab starke Adhäsionen beider Lungen und ausgesprochene Lungenhyperämie, keine Embolie der Lungenarterien, welche mit flüssigem Blute gefüllt waren, Anfüllung des Herzens mit flüssigem Blute, venöse Hyperämie im Abdomen, in der Schädelhöhle und im Rückenmark (sowohl der Häute als der Centren); die zur Injection benutzte V. mediana basilica wie die Armvenen überhaupt waren leer und zeigten nirgends Gerinnsel.

Selbst in der Stadt, wo die Chloralinfusion ihre Geburtsstätte hat, erheben sich Stimmen gegen Oré's Verfahren, welche namentlich die Gefahren der Thrombose und Phlebitis betonen. Lanelongue (16) beschreibt derartige Fälle, z. B. eine Ablatio testiculi, so dass Verfahren 48stündige Anurie und Bildung eines Gerinnsels in der wohlgeschätzten Vene, das am 4. Tage deutlich zu constatiren war, erzeugte, obschon das Chloral mit 5 Th. Wasser verdünnt und neutralisirt angewendet wurde. In einem 2. Fall (Enucleatio bulbi bei einem Trinker) rief die infusion starke Aufregung und heftige Schmerzen im Arme vor dem Einschlafen, sowie Excitation und Delirien nach dem Erwachen hervor; später entwickelten sich Schmerzen an der Einstichstelle bei Integrität der Vene, während in der Vena basilica und cephal. Thromben gebildet sind, die da Patient Schmerzen bis in die Schultern fühlte, wahrscheinlich auch in höher gelegenen Venen sich fanden. In einem 3. nicht genau beschriebenen Falle von Dudon trat Phlebitis und Pyämie und in Folge davon der Tod ein. In einem Falle von Tetanus, welchen Azam und Oré gemeinsam behandelten, fand sich nach dem Tode ein schwarzes, sehr consistentes, theilweise der Gefässwand adhärentes Gerinnsel in der zur Injection benutzten Radialvene, bis zur Vena axillaris reichend, ein Coagulum von derselben Beschaffenheit in der Saphena, während in den übrigen Venen das Blut lockere Gerinnsel bildete (15).

Die Verwendung des Chlorals zur Bekämpfung von Agitation, Insomnie und Delirien einerseits und von Schmerzen andererseits nach chirurgischen Operationen wird von Miquel (4) warm befürwortet, und räth derselbe an, nach jeder Operation im Gesicht, an den Geschlechtswerkzeugen und Harnwegen, wo voraussichtlich Agitation eintritt, das Mittel prophylaktisch zu verabreichen, am besten innerlich anfangs in der Dosis von 1 Grm. und später zu ½ Grm. viertelstündl., bis der gewünschte Effect eintritt.

Lissonde (5) bezeichnet Chloralhydrat als contraindicirt bei allgemeiner Paralyse und als von zweifelhaftem Erfolge bei Eclampsia parturientium, in Bezug auf welche letztere Affection auch Beaumetz und Paul Misserfolge berichten 8).

Auf die Gefahren des Chloralgebrauchs ohne ärztliche Verordnung und der daraus resultirenden Gewöhnung an das Mittel weist Marsh (7) bin unter Mittheilung von 4 Fällen, wo der Tod in wenigen Minuten oder einige Stunden nach dem Genusse der gewöhnlichen Chloralgabe (in einem Fall z. B. 45 Gran (3,0) in 2 Dosen) bei Personen, welche Chloralhydrat längere Zeit (in 1 Fall nur 8 Tage im Puerperium, meist sonst bei Potatoren oder Politikern) erfolgte, ohne dass ein anderes Moment zur Erklärung des Todes vorliegt. In 1 Falle führten 45 Grau auf 2 Mal genommen bei einer Frau, welche 3 Monate lang nach der Entbindung Chloral genommen, zu completem Coma mit Anaesthesie und mehrtägiger Unfähigkeit zu gehen und zu stehen. Uebrigens will W. auch durch den Gebrauch von Chloral heftige acute Bronchitis und in 2 Fällen wohlentwickelte Meningitis spinalis beobachtet haben. Dass gerade Amerika derartige Intoxicationen in ausgedehnter Weise darbietet, bedingt der Umstand, dass es in einzelnen Gegenden zeitweise ganz allgemein gebräuchliches Antineuralgicum gewesen ist, wie dies Atkinson (16), sonst ein Verehrer des Mittels, das er bei Delirium tremens, puerperalen Convulsionen und während der Geburt, auch bei falschen Weben gegen Ende der Schwangerschaft mit Erfolg benutzte, in Californien 1871 beobachtete. Atkinson sah einen Fall, wo eine an Hyperästhesie leidende Frau die Dosen zu rasch auf einander folgen liess und in 24 Stunden anhaltenden, maniacalischen Zustand mit nachfolgendem Verlust des Gedächtnisses verfiel.

[Chiarleoni, L'idrato di cloralio alla clinica ostetrica di S. Caterina in Milano. Gazetta medica Italiana Lombardia. No. 6.

In einem kurzen, sehr lesenswerthen, Aufsatz empfiehlt Chiarleoni dringend die Anwendung des Chlorals in der Geburtshülfe. Seine angeführten Beispiele beweisen ausreichend die von Chiara aufgestellten Behauptungen, welche er an die Spitze seiner Abhandlung stellt, und die so lauten: 1) Man kann während und nach dem Geburtsact das Chloralhydrat in Dosen von 4, 6, 8 Grm. im Verlauf von 2 bis 10 Stunden ohne Gefahr für Mutter und Kind anwenden. 2) Während des Schlafes und der mehr oder weniger erzielten Anästhesie bleiben die Functionen des Uterus unbeeinträchtigt. 3) Auch für operative Eingriffe genügt die durch das Chloral geschaffene Ruhe und Anästhesie. 4) Man kann das Mittel in sehr nützlicher Weise zur Bekämpfung derjenigen schmerzhaften Zufälle anwenden, welche, ohne dass gerade eine Operation erforderlich wäre, den natürlichen Geburtsverlauf zu stören und den normalen Ablauf des Wochenbetts zu beeinträchtigen im Stande sind. — Der Autor schreibt vor, eine Lösung von 6 Grm. des Mittels auf 100 Grm. Wasser in Anwendung zu ziehn und zwar jede 10 Minuten einen Esslöffel bis zur Wirkung zu geben, oder auf einmal ein Clystier von 4 Grm. auf 60 Grm. Wasser zu appliciren. Bernhardt (Berlin).]

7. Butylchloral (Crotonchloral).

1) Weill, A., Du croton-chloral hydraté, ses propriétes, son emploi. Thèse. IV. 48 pp. Paris 1874. — 2) Mering, Ueber die physiologischen und therapeutischen Wirkungen des Crotonchloralhydrats. Berl. klin. Wochenschr. 21. S. 281. — 3) Mering, Jos. v., Einige Untersuchungen über die Wirkungen des Chloralhydrat und Crotonchloralhydrat. Archiv für exper. Pathol. und Pharm. III. H. 3. S. 185. (vergl. Chloral). — 4) Lie-

reich, Ueber die Wirkung des Crotonchloral. Verhandl. der Berl. med. Gesellsch. Berl. klin. Wochenschr. 41. S. 563. — 5) Trayer, Jos. J., Croton-chloral-hydrate. Med. Times and Gaz. July 31. p. 131. — 6) Will, J. C. Ogilvie, Crotonchloralhydrate, its mode of administration: therapeutical effects and action. Med. Press and Circular. May 12. p. 400. — 7) Tommasi, S., Note sul crotoncloralio. Il Morgagni. Fasc. 1 und 2. p. 62.

Ueber das Butylchloral, wie wir nach den neuesten Untersuchungen von Krämer und Pinner das sog. Crotonchloral von nun ab zu nennen haben, liegen mehrere Untersuchungen vor, welche jedoch höchst divergente Resultate geliefert haben und weitere Prüfungen nothwendig machen.

v. Mering (3) ist durch Thierversuche zu der Anschauung gelangt, dass Butylchloral in Bezug auf die Respiration kaum eine quantitative Wirkungsverschiedenheit vom Chloralhydrat habe, indem beide beim Kaninchen stark herabsetzend auf die Respirationszahl und später vernichtend auf die Athmung wirken, bei Fröschen die Pulszahl stark verlangsamen und bei Säugethieren anfangs steigern, später dauernd herabsetzen, schliesslich lähmen, was beim Butylchloral plötzlicher als beim Chloral eintritt. Auf beide erfolgt nach kleinen Dosen vorübergehend, auf grosse fast continuirlich Sinken des Blutdrucks bis zum Nullpunct, was in Verbindung mit den Veränderungen der Pulsfrequenz auf eine Lähmung des vasomotorischen Centrums und später des Herzens hindeutet. Die seit dem Nachweise, dass Crotonchloral Butylchloral ist, hinfällige Hypothese Liebreich's, dass dasselbe durch Abspaltung von Dichlorallylen im Blute wirke, erklärt v. M. für unstatthaft, weil Trichlorcrotonsäure, die sich mit kaustischem Alkali analog dem Crotonchloral spalten müsste, selbst zu 5 Grm. als trichlorcrotonsaures Natron subcutan ohne jede Wirkung ist. Liebreich (4), welcher beiläufig die differente Wirkung der Trichloressigsäure, welche er als in grösseren Dosen ermüdend, nicht hypnotisch bezeichnet, von der des Chlorals dadurch erklären will, dass aus ersterer sich im Blute nur äusserst langsam Chloroform abspalte, hält seine früheren Angaben über die primäre anästhesirende Wirkung des Butylchlorals und Dichlorallylen auf das Hirn und die geringere Schädlichkeit für Herz und Athmung aufrecht. Dagegen konnte Mering (2) mit Dichlorallylen ein Kaninchen nicht vollständig narkotisiren und beobachtete danach nur anfangs Beschleunigung, später bedeutende Verlangsamung der Respiration und Irregularität der Herzaction. Im Urin fand Mering in Gemeinschaft mit Musculus eine geringe Menge Crotonchloral und die beim Chloral beschriebene Urochloralsäure. Hunde besitzen gegen Crotonchloral stärkere Resistenz, Katzen sind äusserst empfindlich dagegen.

Auch in Bezug auf die Wirkung des Crotonchlorals beim Menschen ist M. zu abweichenden Ergebnissen gelangt, indem er dasselbe sowohl bei Gesunden als bei Geisteskranken in gleicher Dosis weit weniger hypnotisch und anästhesirend fand, wie Chloral, wie es auch bei Prosopalgie, Cardialgie u. a. schmerzhaften Leiden, wo Morphin half, seinen Dienst versagte. In zwei Fällen bedingte es gastrische Störung, in zweien anfallende Excitation von 1 Stunde Dauer. inwieweit diese Misserfolge und namentlich die beobachtete Aufregung, wie Liebreich (4) supponirt, mit der Darreichung des Mittels in wässrig-spirituöser Lösung in Zusammenhange stehen, bleibt dahingestellt.

Weill (1) vindicirt nach Kaninchenversuchen dem Crotonchloral die Eigenthümlichkeit, dass es, statt wie Chloral anfangs Excitation zu bedingen, Torpor bewirkt, welcher auch nach Beendigung des Schlafes noch einige Zeit anhält, und dass es nicht so erheblich die

Temperatur herabsetzt. Die Respiration wird dadurch verlangsamt, jedoch weniger als bei Chloral; der Herzschlag wird nicht durch Dosen afficirt, in denen Chloral Verlangsamung und selbst Herzstillstand veranlasst; grössere Dosen bewirken Asystolie, Schwäche der Contractionen und Stillstand. Frösche starben von 0,02 subcutan, und schienen sogar etwas empfindlicher als gegen Chloral zu sein; bei grösseren Dosen wird der Herzschlag schwächer, ohne dass die Frequenz wie beim Chloral abnimmt. W. bestätigt auch die Angabe Liebreich's, dass die Sensibilität am Kopfe zu einer Zeit herabgesetzt ist, wo dieselbe am Rumpfe völlig intact ist, und hebt die bei Säugethieren zu beobachtende, spastische Contractur der Kaumuskeln hervor, welche das Mittel bedingt, während die übrigen Muskeln erschlafft sind. Bei der Section ist Hyperämie der Hirnhäute stets ausgesprochen. In medicinalen Dosen stört es beim Menschen die Verdauung nicht und erregt Nausea nur durch seinen schlechten Geschmack; auch bleibt der Muskeltonus im Crotonchloralschlafe weit besser erhalten, als im Chloralschlafe.

In therapeutischer Hinsicht berichtet Weill sehr günstige Erfolge von der Anwendung als Hypnoticum bei Phthisikern, wo es zu 0,5 Grm. mehrstündigen Schlaf bedingt und nur ausnahmsweise höhere Dosen von Anfang an erforderlich sind, während solche bei längerem Gebrauche allerdings nöthig werden. Auch bei Schlaflosigkeit in Folge von Schmerzen bewährte sich das Mittel. Subcutaninjection bedingte Entzündung und Anschwellung der Injectionsstelle mit nachfolgender längerer Induration, in einem Falle Gangrän der Einstichstelle. Als die zweckmässigste Form erwies sich eine Mixtur aus 2 Theilen Crotonchloral in 6 Theilen heissem Glycerin gelöst, 4 Theile Extr. Liquir. und aa. 45 Theile Aqua und Zuckersyrup, wodurch Eintritt von Nausea verhütet wird.

Trayer (5), welcher im Crotonchloralhydrat kein besonderes Hypnoticum sieht, fand es von vorzüglicher Wirksamkeit als „pain-killer" bei drohendem Abortus, heftigem Reizhusten und cardialgischen Beschwerden.

Will (6) benutzt das Mittel in Form eines Syrups (1:30 einer Mischung von Glycerin und Syrup fl. aurant.), aus dem sich auch bei längerem Stehen das Butylchloral nicht ausscheidet. Günstige Erfolge hatte er bei Gesichtsneuralgien (mindestens palliative), bei denen es am besten in kleinen Dosen (½ ständl. 1 Theelöffel Syrup) gegeben wird (in einem Falle gab W. 0,9 Grm. in 2 Stunden), ferner bei Ulnarneuralgie, Ischias und Colica renalis, während es bei Lumbago Nichts half; endlich bei Keuchhusten und nächtlichem Husten der Phthisiker. W. betrachtet das Mittel als dasjenige Hypnoticum, welches die wenigsten Nebenerscheinungen bedingt.

Tommasi (7) sah selbst von 2 Grm. nur 10 Minuten langen Schlaf, der erst nach 70 Minuten eintrat, keine Anästhesie des Gesichts, und keine Herabsetzung des Herzschlages, dagegen ein Gefühl von Stupor. Nach 4 Grm. erfolgte in ¼ Stunde Schlaf von 5 Stunden Dauer, aber ebenfalls keine Anästhesie im Gesicht. Bei einem schmerzhaften Gesichtsleiden auf syphilitischer Basis verfehlte das Mittel selbst zu 1 Grm. ständlich jede schmerzlindernde Wirkung und bedingte ausserdem Nausea, Kopfschmerz und allgemeinen Tremor mit Frost ohne nachweisbare Veränderung der Temperatur. In einem Falle von wirklicher Gesichtsneuralgie (Caries dent.?) beruhigten 2 Grm., in 1 Stunde gegeben, den Schmerz und setzten die Sensibilität im Gesicht und an der Stirn herab; doch traten auch hier die erwähnten, unangenehmen Nebenerscheinungen, noch verstärkt durch krampfhafte Contractur der Kiefer-, Brust- und Bauchmuskeln ein.

8. Amylnitrit.

1) Evans, George H. (Middlesex Hospital), Nitrite of amyl in facial neuralgia. Practitioner. Sept. p. 179. — 2) Mayer, S. und Friedrich. J. J., Ueber einige physiologische Wirkungen des Amylnitrit. Archiv für exper. Pathol. und Pharmakol. V. H. 1 u. 2. S. 53. — 3) Veyrières, Félix, Recherches sur le nitrite d'amyle. Action physiologique, effets thérapeutiques. 1874. Thèse. IV. 49 pp. Paris. — 4) Munro, W., Nitrite of amyl and chloroform. Boston med. and surg. Journ. June 19. — 5) Samelsohn, Julius, Zur physiol. und therap. Beurtheilung des Amylnitrits. Berl. klin. Wochenschr. 24. 25 S. 332—349. — 6) Filehne, W., Zur Wirkung des Amylnitrits. Ebendas. 44. S. 601. — 7) Mitchell, S. Weir, On the use of nitrite of amyl in various forms of spasm. Philad. med. Times. March. 6. p. 353. Philad. med. Rep. March. 13. p. 208. — 8) Hinton, Rufus R., Nitrite of amyl in hysterical convulsions, the cold stage of intermittents, and chloroform narcosis. Philad. med. Times. July 31. p. 694. — 9) Kelp, Amylnitrit. Arch. für klin. Med. Bd. 15. Heft 5. u. 6. S. 602.

In Hinsicht der therapeutischen Anwendung des Amylnitrits lenkt Evans (1) die Aufmerksamkeit auf den günstigen Erfolg, welchen er von der Inhalation des Mittels in solchen Fällen von Gesichtsschmerz sah, wo derselbe entweder auf Anämie beruhte oder in den Anfällen sich mit Blässe der schmerzhaften Partie verband.

In einem Falle wurde das Leiden durch einmaliges, starkes Inhaliren völlig beseitigt; in 2 anderen wurde der Schmerz in den Anfällen bedeutend herabgesetzt oder durch rechtzeitiges Einathmen das Eintreten der Anfälle verhütet.

Mitchell (7) berichtet mehrere Fälle von Epilepsie, in denen Inhalation von Amylnitrit epileptische Anfälle coupirte, und betont, dass auch bei Eclampsia puerperalis und (palliativ) bei Krämpfen aus Meningitis tuberculosa leidender Kinder das Mittel günstig wirke, welches übrigens bei Epilepsie nur in Fällen mit länger dauernder Aura und bei rasch hinter einander folgenden Paroxysmen in Frage kommen kann. Epileptischer Schwindel scheint nicht durch Amylnitrit beseitigt zu werden. M. will dasselbe auch diagnostisch bei Schwindel oder Gleichgewichtsstörungen verwenden, indem bei Abhängigkeit derselben von congestiven Zuständen Amylnitrit die Erscheinungen verschlimmert oder selbst hervorruft. Hinton (8) rühmt Amylnitrit bei hysterischen Convulsionen, im Frostanfall bei Intermittens und bei Chloroformsyncope. Kelp (9) sah von Amylnitrit (5 Tropfen 2—4 Mal täglich) bei Melancholia stupida keinerlei Einfluss auf die Psychose.

Einen gewissen Antagonismus zwischen Amylnitrit und Chloroform hebt auch Munro (4) hervor, indem er bei Kaninchen Erwachen aus der Chloroformnarcose in der Hälfte der Zeit beobachtete, wenn er etwas Amylnitrit inhaliren liess, und bei einer Frau schwere Erscheinungen durch Amylnitrit nach Einathmen von Chloroform ebenfalls weit rascher als sonst schwinden sah.

Dass übrigens Amylnitrit im Stande ist, beunruhigende Erscheinungen zu machen, beweist eine Beobachtung von Samelsohn (5), wo bei einer an Blepharospasmus leidenden und gerade menstruirenden Frau nach den gewöhnlichen Erscheinungen plötzlich krampfhaft tiefe Inspirationen mit Kühle des Bauts, kalten Schweissen und kleinem, fadenförmigen Pulse eintrat, welche Symptome anhaltende Wiederbelebungsversuche von 1 Stunde Dauer erforderten, da die Dyspnoe und zeitweise Apnoe wiederholt wiederkehrte.

In diesem Falle war übrigens das Amylnitrit aus einem damit gefüllten Gläschen inhalirt, und vertrug die Kranke spätere Amylnitritinhalationen ohne Schaden. Auch Sander sah wiederholt Collaps nach Amylnitritinhalationen, ohne dass die Art des Inhalationsverfahrens näher angegeben wird.

Veyrières (3) beobachtete an sich selbst bei etwas längerer Amylnitritinhalation Schwindel und Stupor von 6—8 Minuten Dauer, wonach zweistündiges Kopfweh folgte. Der Aufenthalt in einer amylnitrithaltigen Atmosphäre (bei Darstellung des Präparats) bedingte bei V. Eingenommenheit des Kopfes, welche arbeitsunfähig machte, Brechneigung, Schwäche, Kühle der Extremitäten bei Wärme des Rumpfes, Pulsbeschleunigung, profuse Schweisse, Abnahme des Appetits und unruhigen Schlaf in der darauf folgenden Nacht. In diesen Beobachtungen am Menschen fehlen die bei Thieren wiederholt und auch von V. constatirten Convulsionen nach Amylnitritvergiftung, welche übrigens dem Rausche, Stupor und Zustand von Muskelschwäche folgen, mit Zittern einhergehen und das Stadium der allgemeinen Resolution mit Anästhesie und Lähmung der Sphincteren einleiten. Von sonstigen Wirkungen des Amylnitrits erwähnt V. bei Menschen Hustenreiz (nicht constant), bei Thieren Abnahme der Temperatur im Mastdarm bei anscheinender Steigerung der Temperatur am Nacken, sowie Salivation (erst spät eintretend). Abscessbildung erfolgte bei subcutaner Application nicht, dagegen Verlust der elektrischen Reizbarkeit in den damit in Contact gesetzten Muskeln. P. m. fand V. constant chocoladenbraune Färbung des Blutes und der durch grosse Brüchigkeit ausgezeichneten Leber, sowie eigenthümlichen Geruch der Körperhöhlen, wovon er erstere auf eine Veränderung der rothen Blutkörperchen bezieht, obschon er sich mikroskopisch nicht von dem Vorhandensein einer solchen überzeugen konnte.

Mayer und Friedrich (2) wollen die Wirkungen des Amylnitrits nicht auf blosse Zersetzung des als Sauerstoffträger fungirenden Baamoglobins bezogen wissen, welche die chocoladenbraune Farbe des Blutes andeutet, um mit den möglicher Weise als Wirkung eines Sauerstoffräubers aufzufassenden Krämpfen und Athembeschleunigung Erscheinungen am Herzen (Beschleunigung) und Blutdruck (Sinken) sich verbinden, welche eine besondere Action wahrscheinlich machen, die bei kleinen Dosen vorzugsweise gewisse Hirntheile und die Gefässmuskeln betrifft und erregender Art ist, während sie bei grossen auch auf andere Organe, z. B. das Herz, übergreift und anfangs erregend, später herabsetzend ist. Den von Filehne gezogenen Vergleich der durch Amylnitrit hervorgerufenen Gefässerweiterung mit der Schamröthe halten M. und F. für nicht genügend physiologisch begründet.

Mayer und Friedrich prüften die Wirkung des Amylnitrits auf Kaninchen und Hunde, welche letzteren viel weniger empfindlich gegen dasselbe als erstere sind, und fanden in Uebereinstimmung mit Filehne, dass beim Einblasen in die Trachea primär bedeutende Vermehrung der Herzschlagzahl resultirt, welche nicht rasch genug eintritt, um als Reflex angesehen zu werden, und auch bei injection in die Venen erfolgt, insbesondere nicht als reflectorische Herabsetzung der tonischen Erregung der cerebralen Endigungen der Herzhemmungsnerven zu deuten ist, da alsbald nach Unterbindung der zum Hirn führenden Gefässe die Steigerung der Pulsfrequenz ausbleibt. Reflec

torische Erregung der beschleunigenden Herznerven ist nicht anzunehmen, da die Pulsbeschleunigung an die normale Verbindung von Herz und Hirn durch die Vagi gebunden ist, welche letzteren in ihrem Verlauf und in ihren Endigungen stets elektrisch normal reagiren, weshalb die Herabsetzung oder Vernichtung des Vagustonus die beste Erklärung bietet. Für letzteres spricht nicht allein die Beseitigung der Irregularität des Herzschlages beim Hunde durch Amylnitrit, die Aufhebung der durch Sauerstoffverarmung des Blutes bedingten Erregung des Vagustonus und das Ausbleiben der Pulsvermehrung durch Exclusion des Blutes vom Hirn. Schwache und mittlere Dosen Amylnitrit vernichten die Erregbarkeit des Hemmungscentrums gegen Reflexreiz und dyspnoischen Reiz nicht, starke Dosen setzen letztere ausserordentlich stark herab und heben erstere ganz auf. M. und F. bestätigen auch Filehne's Angabe, dass durch grosse Dosen Amylnitrit auch das Herz selbst afficirt wird (Herztod nach injection in das Blut, Herzschlagverlangsamung bei länger fortgesetzter Inhalation, allmälige Abnahme der durch Aortencompression möglichen Steigerung des gesunkenen Blutdrucks, auffallend rasche deletäre Wirkung des Aussetzens der künstlichen Respiration auf die Herzaction bei mit Amylnitrit vergifteten Thieren u. a. Momente). — In Hinsicht auf die Herabsetzung des Blutdruckes durch Amylnitrit, welcher bei Einathmung durch die Nase reflectorisch vorübergehende Erhöhung vorausgeht, constatirten M. und F., dass dieselbe in gleichem Verhältnisse mit der Dosis an Intensität und Dauer zunimmt. Reflectorisch entsteht dieselbe nicht, da zuvorige Durchschneidung der Vagi und Depressores sie ebenso wenig verhindert, wie vollständige Abtrennung des amylnitrithaltigen Blutes vom Gehirn und durch directe Infusion auftritt. Bezüglich der Drsache der durch das amylnitrithaltige Blut bedingten Gefässerweiterung bestätigen M. und F. sowohl Brunton's Angabe, dass Amylnitrit auch nach Durchschneidung des Halsmarkes noch weiteres Sinken des Blutdruckes bedingt, als die von Bernheim, dass Amylnitrit selbst in starken Dosen die Erregbarkeit der vasomotorischen Nervenstämme (Splanchnicus) nicht vernichtet, obschon es dieselbe allerdings stark herabsetzt, doch halten sie eine periphere Wirkung, und zwar wahrscheinlich auf die Gefässwandungen, für evident, da auch bei völliger Functionsunfähigkeit des Gehirns in Folge von dauerndem Ausschluss sämmtlicher Blutzufuhr zu demselben Amylnitrit Blutdrucksenkung bedingt. Bei Versuchen, welche das Amylnitrit ausschliesslich zum Hirn, nicht zu den übrigen Körpertheilen gelangen liessen, blieb die Wirkung auf den Blutdruck aus. — Die durch Amylnitrit bedingte, primäre Beschleunigung und Vertiefung der Athmung, welcher bei fortgesetzter Inhalation langsames und sehr flaches Athmen folgt, erachten M. und F. in Uebereinstimmung mit Filehne nicht als einen Reflexact, ausgelöst von den pulmonalen Vagusendigungen auf das Respirationscentrum, da dieselbe viel später eintritt, als z. B. nach Chloroform, und durch vorherige Vagusdurchschneidung nicht alterirt wird, sondern als directe Erregung des Athmungscentroms, welcher später bei starken Dosen Herabsetzung folgt. Dass die Dyspnoe von dem niedrigen Druck abhängt, wie Filehne will, verwerfen M. und F., da bei Reizung der Nervi depressores bisweilen Athembeschleunigung neben starker Blutdrucksenkung resultirt. Bei Einathmung durch die Nase resultirt reflectorisch Athem und Herzstillstand.

Die durch Amylnitrit constant kurz nach Beginn der Blutdrucksenkung eintretenden Krämpfe werden durch Erregung gewisser Hirnpartien bedingt, da sie durch Compression der zum Gehirn führenden Arterien aufgehoben werden; bei grossen Dosen werden die tetanische Reizbarkeit und elektromotorisches Verhalten der Nerven und Muskeln durch Amylnitrit nicht alterirt.

9. Cyanverbindungen.

1) **Preyer, W.** (Jena), Ueber den Antagonismus der Blausäure und des Atropins. Archiv für experim. Pathol. und Pharmakol. III Heft 5 und 6. S 361. — 2) **Valcourt** (Cannes), Empoisonnement par le cyanure de potassium Union méd. 126. p. 621. (Letale Vergiftung eines Kindes durch 1 Esslöffel Cyankaliumlösung (1 : 2000., statt Bromkalium aus einer Flasche verabreicht, auf deren Etiquette die ursprüngliche Bezeichnung Cyanure de potassium in ihrem ersten Worte im Laufe der Zeit verwischt war.)

Preyer (1) weist die gegen den **Antagonismus der Blausäure und des Atropins** erhobenen Einwände als auf nicht genügenden Versuchen basirend zurück, und bezeichnet insbesondere die von **Knie und Böhm** (vgl. Ber. für 1874, I. S. 480) gemachten, die antidotarische Wirkung des Atropins bei Blausäurevergiftung angeblich widerlegenden Versuche, weil sie an Thieren, welche durch vorhergehende Operationen geschwächt waren, denen zuerst Chloralhydrat und später auch die Blausäure direct in die Halsvenen gespritzt war, als vollkommen verfehlt. Durch eine grosse Anzahl neuer Versuche an Meerschweinchen und Kaninchen führt P. den Nachweis, dass sowohl Meerschweinchen, welche bei einer Schwere von nicht über 600 Grm. durch subcutane Injection von 0,2 Ccm. 2 pCt. Blausäure zu Grunde gehen, als Kaninchen, welche durch 0,1 Ccm. bei Injection in die Nase und bei 0,2 Ccm. subcutan injicirt (nicht immer) sterben, die Vergiftung durch letale Dosen überstehen können, wenn ihnen vorher Atropin in angemessener Menge hypodermatisch applicirt wird. Bei Meerschweinchen genügten 0,5 Ccm. 1 pCt. Atropinlösung, bei Kaninchen waren 5 Mgm. schwefelsaures Atropin ausreichend, um die Dosis von 4 Mgm. wasserfreier Blausäure zu paralysiren.

In manchen Fällen, wo Lebensrettung nicht erzielt wurde, weil zu wenig Atropin in Anwendung kam, war der Vergiftungsverlauf ein protrahirterer. Die Reflexaction war bei den atropinisirten Thieren nach der Application der Blausäure meist erhöht, bei Meerschweinchen kamen reichliche Defaecationen und wiederholte Harnentleerung vor; ausserdem eigenthümliche mahlende Kaubewegungen. Biswellen übten sehr grosse Atropindosen, wenn sie mehrere Tage vor der Blausäurevergiftung gegeben wurden, noch eine antidotarische Nachwirkung aus. Hyoscyamin theilt nach Preyer's Versuchen die antidotarische Wirkung des Atropins.

10. Carbolsäure.

1) **Grote, C. H.**, Die Carbolsäure in der Medicin. Nach einem Vortrage in der Gesellschaft der Aerzte des Osterlandes. 8. Berlin. — 2) **Davidson**, Case of carbolic poisoning; recovery after taking four ounces of crude carbolic acid. Med. Times und Gaz. Nov. 27. p. 597.- (Fall bemerkenswerth durch die grosse Dose (1 Theetasse voll) roher Carbolsäure, welche offenbar in Folge prompter Anwendung der Magenpumpe überstanden wurde, ausserdem symptomatologisch durch die beim Menschen selten vorkommenden. leichten Zuckungen der Extremitäten.) — 3) **Woodmau**, Case of poisoning by carbolic acid. Med. Times und Gaz. Octb. 9. p. 421. (In 12 Stunden tödtlich verlaufen, obschon nach Anwendung der Magenpumpe das Bewusstsein der an Ascites leidenden 7jähr. Patientin zurückkehrte; wohl in Folge intensiver Localaction der Säure.) — 4 **Shaw,**

J. E. (Bristol), Nearly fatal case of poisoning known dose of carbolic acid; venous injection of monia; recovery. Lancet. Sept. 25. p. 451. (giftung einer Kranken, welche ohne Wissen der Wärterin 1 Unze Oleum acidi carbolici — 1:10 Ol. Lini intern genommen hatte; trotz der bereits 10 Minuten später in Anwendung gebrachten Magenpumpe Eintritt von Coma, Lividität der Körperoberfläche, Pupillenerweiterung, profuse Perspiration, Erschlaffung der Gaumensegel und Zungenmuskeln bei verlangsamter Athmung und erhaltener Sensibilität der Conjunctiva: raschr Besserung des vorher unfühlbaren Pulses nach mehrmaliger Infusion von 2 Tr. Liq. ammon. in Verdünnung: Rückkehr des Bewusstseins in ¼ Stunde.)

[Rydygier, Beitrag zur Lehre von der Wirkung der Carbolsäure · Gaz. lek. XIX. No 14.

Der Verfasser führte in C. Hueter's Laboratorium eine Reihe von Experimenten an Fröschen durch, um sich von der Wirkung der Carbolsäure auf die Monaden und Micrococcen zu überzeugen, die nach Hueter's Theorie als Ursache der Entzündungen angesehen werden. R pinselte bei seinen Experimenten den Bauch und die innere Oberfläche des Femur mit 3 pCt. Solution der Carbolsäure, anderen Fröschen injicirte er dieselbe Solution (¼ der Pravaz'schen Injectionsspritze). Aus diesen Experimenten folgt, dass die allgemeine Wirkung der Carbolsäure auf der Formveränderung der rothen Blutkörperchen und der Störung und Erschwerung der Blutcirculation beruhe; ferner dass, Neuman's Behauptungen zuwider, nach Muskelinjectionen sowohl bei Fröschen, als auch nach parenchymatösen Injectionen bei Menschen, keine örtlichen Veränderungen folgen. Der Verfasser kann sich der Behauptung Binz's nicht anschliessen, dass die Carbolsäure ein Nervengift im strengen Sinne des Wortes sei, und schreibt die Nervensymptome nach Carbolsäureinjectionen einer veränderten Ernährung des gesammten Nervensystems zu. In Folge globulöser Stasen des verminderten, an Sauerstoff ärmern Blutes. **Oettinger** (Krakau.)]

11. Kreosot.

1) **Büttger** (Dessau), Die Anwendung des Kreosot in Substanz bei Blutungen. Memorabilien. 11. S. 497 (Fälle von Blutung aus Zahnhöhlen, Epistaxis u. s. w., gestillt durch mit Kreosot getränkte Charpie.) — 2 **Stevenson**, Poisoning by creasots. Guy's Hosp Rep. XXXII. p. 155. (Zweifelhafter Fall von Selbst- oder Giftmordsversuch einer Gravida mit Kreosot oder unreiner Carbolsäure; stertoröses Athmen, Insensibilität, Schäumen des Mundes, Livor faciei; Brechmittel; Genesung. Bemerkenswerth erscheint der gelassene mädchige, schwärzliche Urin, von dem 4 Unzen 3 Gran unreine Carbolsäure lieferten, und welcher mit Eisenchlorid eine schmutzig grünbraune Farbe gab, was vielleicht auf die Benutzung von Kreosot schliessen lässt.)

12. Salicylsäure.

1) **Kolbe, H**, Vorläufige Mittheilung über die Darstellung von Salicylsäure und Paraoxybenzoesäure Journ für pract. Chemie. N. F. Bd. 8. S. 41. 1874. — 2 Derselbe, Ueber eine neue Darstellungsmethode und einige bemerkenswerthe Eigenschaften der Salicylsäure. Ebendas B. H. H. 1 u 2. S. 89. 1874. — 3) Derselbe, Weitere Mittheilungen über die Wirkung der Salicylsäure. Ebendas Bd 11. H 1. S. 9. R. 3. S. 213. — 4) Neubauer, C., Ueber die gährungshemmende Wirkung der Salicylsäure. Ebendas. Bl. 11. H. 1. S. 1. — 5) Derselbe, Die gährungshemmende Wirkung der Salicylsäure. Zweite Abhandlung. Ebendas. Bd. 11. Heft 6. S. S. 354 Dritte Abhandl. Band 11.

II. 5—8. S 331. — 6) Wagner, W., (Friedberg), Praktische Beobachtungen über die Wirkung der Salicylsäure. Ebendas. Band 11. Heft 2. S 57. — 7) Fontheim. C., (Markoldendorf), Ueber die Wirkung der Salicylsäure als Arzneimittel. Ebendas. Band 11. H. 3. S. 211. — 8) Zürn, Die Salicylsäure in der Veterinärpraxis. Ebendas. Band 11. B. 3. S. 215. — 9) Knop, Ueber die antiseptische Wirkung der Salicylsäure. Ebendas. Band 10. H. 7 und 8. S. 351. Repertorium für Pharmacie. XXIV. H. 2. (Einfluss der Salicylsäure auf die Keimung). — 10) Müller, Ueber die antiseptische Eigenschaft der Salicylsäure gegenüber der Carbolsäure. Journ. für pract. Chemie. Band 10. Heft 9. S. 444. Berl. klin. Wochenschr. 19. S. 250. — 11) Schaer, Ed., Ueber die Veränderung einiger Fermente durch Salicylsäure und einige andere antiseptische Mittel. Journ. für prakt. Chemie Band 12. S. 123. — 12) Meyer, E. v. und Kolbe, H., Versuche über die gährungshemmende Wirkung der Salicylsäure und einiger aromatischer Säuren. Ibid. S. 133 — 13) Dieselben, Ueber die antiseptischen Wirkungen der Salicylsäure und Benzoësäure in Bierwürze und Barn. Ebendas. H. 4. S. 178. — 14) Kolbe, Abweisung nicht begründeter Urtheile von Halbchemikern über die antiseptischen Eigenschaften der Salicylsäure. Ibid. S. 161. — 14a) Ueber die Wirkung der Salicylsäure als Arzneimittel. Drei Abhandlungen von K. Fontheim, H Kolbe und F. A. Zürn. Aus dem Journal für prakt Chemie Bd. XI. besonders abgedruckt. Leipzig. 8. 11 S. (Enthält die unter 3, 7 und 8 genannten Abhandlungen.) — 15) Salkowski, E., Ueber die antiseptische Wirkung der Salicylsäure. Berl. klin. Wochenschr. 22. S. 297. — 16) Tichborne, C. R. C., Salicylic acid as a disinfectant Med. Press and Circul. May 5. p 380. — 17) Béchamp, Du rôle de quelques acides organiques, notamment de l'acide salicylique et de quelques autres de la série aromatique comparée à celui de la créosote et de l'acide phénique comme antiseptique. Montpellier méd. Nov. p. 425. — 19) Eudemann (New York), Parncressylsäure, Carbolsäure und Salicylsäure als Desinfectionsmittel. Journ. f prakt. Chem. Bd. 12 S. 260. — 20) Celli, Osservazioni sperimentali interno all' azione dei acido salicilico. Il Morgagni. Sett. p. 677. — 21) Fürbringer, Paul (Heidelberg), Ueber die antifebrile Wirkung der Salicylsäure, insonderheit über ihre temperaturherabsetzende Kraft bei septischem Fieber. Centralbl. für die med. Wissensch. 17. S. 273. — 22) Derselbe, Die Wirkung der Salicylsäure. Jena. 8. 120 SS. — 23) Buss, Carl Emil (Basel), Die antipyretische Wirkung der Salicylsäure. Centralbl. für die med. Wissensch. 18. S. 276. — 24) Derselbe, Ueber die Anwendung der Salicylsäure als Antipyreticum. Arch. für die klin. Med. Bd. 15 Heft 5 u. 6. S. 457 Auch als Baseler Inaugural-Diss. 45 SS. 8. — 24a) Derselbe, Die antipyretische Wirkung der Salicylsäure. Vortr. in der Vers. der Schweizer Aerzte. Correspondenzbl Schweiz. Aerzte. 13. S. 333. — 25) Johannsen, Heinr. Chr., Ueber die antifebrile Wirkung der Salicylsäure. Diss. 8. 30 SS, Berlin. — 26) Rosenthal, Paul, Ueber die autifebrile Wirkung der Salicylsäure. Diss. 8. 30 SS. — 27) Zimmermann, Eugen, Experimentelle Untersuchungen über die Anwendung der Salicylsäure bei septischem Fieber. Diss. 8. 38 SS. Greifswald. — 28) Derselbe (Eulenburg), Ein Beitrag zur Kenntniss der antifebrilen Wirksamkeit der Salicylsäure. Archiv für exper. Pathol. und Pharmakol. Bd. 4. Heft 3. S. 248. — 29) Wolffberg, A. (München), Ueber die antipyretische Bedeutung der Salicylsäure. Arch. für klin. Med. Band 16. H. 2. S. 162 — 30) Hiller (Berlin), Ueber die fieberwidrigen Eigenschaften der Salicylsäure beim Wechselfieber. Ebendas. Heft 5 und 6. S. 644. — 31) Fischer, A. (Dresden), Zur antipyretischen Wirkung der Salicylsäure und des salicylsauren Natrons Deutsche Zeitschr für prakt. Med. 50 S. 433. — 32)

II. 5—8. S 331. — 6) Wagner, W., (Friedberg), Praktische Beobachtungen über die Wirkung der Salicylsäure. — Moeli, C., Ueber den Ersatz der Salicylsäure als Antifebrile durch das salicylsaure Natron. Berliner klin. Wochenschr. 38. S. 518. — 33) Riess, L., Ueber die innerliche Anwendung der Salicylsäure. Berl. klin. Wochenschr. 50. S. 673 51. S 690. — 34) Boyland, Haisted George, Practical notes on the use of salirylic scid. Philadelphia med. surg. Rep. Apr. 17. p. 301. — 35) Edwards, Mead A., Salicylic acid as a therapeutic agent. New York med. Rec. May. 8. p. 329. — 36) Schwarz, J. (Wien), Practische Mittheilungen über die Wirkungen der Salicylsäure. Wien. med. Presse 27, 28, 29 S. 613, 623, 651. — 37) Fleischer, R., Ueber die Einwirkung der Salicylsäure auf den Barn und Vorkommen von Brenzcatechin im Harn. Berl. klin. Wochenschr, 39, 40. SS. 529, 547.

Es ist das Verdienst Kolbe's (2), die Medicin um eine neue antiseptische Substanz in der Salicylsäure, die er schon früher in Gemeinschaft mit Lautemann durch Vereinigung von Phenol, C_6H_6O, und Kohlensäure, CO_2, künstlich gewonnen hatte und neuerdings aus diesen beiden Componenten in einfacherer Weise darstellen lehrte, bereichert und durch die Entdeckung der fraglichen Eigenschaften dieser früher schon von Tichborne (16) als wahrscheinlich stark desinficirend vermutheten Verbindung die Anregung zu einer sehr ausgedehnten Reihe von Versuchen nach verschiedenen Richtungen hin gegeben zu haben, deren Resultate indessen keineswegs in allen Punkten übereinstimmen. Soviel lässt sich jedoch mit Sicherheit daraus abstrahiren, dass die Salicylsäure auf verschiedene Gährungs- und Fäulnissvorgänge bei Anwendung in hinreichenden Mengen hemmend zu wirken im Stande ist, welche durch die der Salicylsäure isomeren Säuren, Oxybenzoësäure und Paroxybenzoesäure, und endlich salicylsaures Natron nicht beeinflusst werden, und dass dieselbe in dieser Beziehung mit den bisherigen geschätztesten Antiseptica zu rivalisiren im Stande ist, obschon sie auf Micrococcen und ähnliche Gebilde nicht verderblich einwirkt.

Kolbe (2) constatirte die in grossen Gaben suihobende und in kleinerer hemmende Wirkung der Säure auf Amygdalin- und Myrosin-Fermentwirkung, sowie auf Hefegährung, wobei er schon Zusatz von $\frac{1}{1000}$ Salicylsäure die Gährung völlig aufhob, während das Freibleiben von mit weniger als $\frac{1}{1000}$ Säure versetztem Bier von Schimmelbildung, Verzögerung der Gerinnung der Milch und Verhinderung der Zersetzung des Harns, endlich Hemmung der Fäulniss von Fleisch unter dem Einfluss des Mittels In einer 2. Versuchsreihe (3) wies er nicht allein die Wirksamkeit der beiden oben genannten Isomeren und des Natr. salicyl., sondern auch die des Salicins und Saligenins, der Gallus- und Pyrogallussäure, der Phtal- und Isophthalsäure, auf alkoholische Gährung nach; während Salicylsäure-Aldebyd eine geringe retardirende Action zu haben scheint, fand K., dass die aus Salicylsäure der Salicylsäure dargestellte Kresotinsäure auf die Alcoholgährung in gleicher Weise retardirend resp. sistirend wirkt, ebenso die Chlorsalylsäure, nicht aber die Isomeren dieser beiden Säuren (Mandelsäure und Chlordracylsäure), während Benzoësäure auf die Hefewirkung zwar stark retardirend, aber nicht so energisch wie Salicyls wirkte. In Gemeinschaft mit E. v. Meyer fand Kolbe (12) ferner, dass innerhalb gewisser Grenzen (0,4 0,75 pr. Liter Zuckerlösung) die gährunghemmende Kraft mit ihrer Menge rapid wächst,

62

während unterhalb derselben nur allmäliges Sinken stattfindet, wie nach Neubauer (4) selbst 0,055 Mastgährung retardiren kann, dass dagegen die Verdünnung der gährenden Flüssigkeit ohne Rücksicht auf die vorhandene Zuckermenge den Einfluss modificirt. Die durch Salicylsäure unwirksam gemachte Hefe erlangt ihr Fermentvermögen nicht wieder, während die benutzte Salicylsäure eine Verminderung oder Veränderung nicht erfährt.

In Hinsicht auf die Verbindung von Salicylsäure mit Stoffen, welche deren Löslichkeit befördern, fanden E. v. Meyer und Kolbe (14), dass, indem dabei andere chemische Verbindungen entstehen, auch bei vollständiger Bindung der Salicylsäure (1 Mol. Borax absorbirt z. B. 3 Mol. Salicylsäure, und 2 Grm. phosphorsaures Natron vermag 0,5 Grm. Salicylsäure chemisch zu binden) ein retardirender Einfluss auf die Hefegährung resultirt, welcher sich erst geltend macht, nachdem die Salicylsäure durch Salzsäure freigemacht wurde. Eine chemische Bindung von Salicylsäure findet auch im Blutserum statt, welches in den Versuchen von M. und K. zu 200 Ccm. von 1 Grm. Salicylsäure 0,66 chemisch band, so dass offenbar bei Darreichung als internes Mittel ein beträchtlicher Theil eine antiseptische Wirksamkeit ganz bestimmt nicht zu entfalten vermag.

Müller (10) fand Salicylsäure bei Hefegährung noch in Verdünnungen antifermentativ, wie Carbolsäure, in Bezug auf Milchsäuregährung beide gleichwerthig, dagegen in Hinsicht auf Conservation und Fäulniss von Leber bei Weitem der Carbolsäure nachstehend. Amygdalinwirkung wird schon durch 0,2 pCt. Salicylsäure, dagegen erst durch 10 pCt. Carbolsäure gehemmt; ebenso wirkt erstere auf Ptyalin 10 mal und auf Leberferment 20 mal stärker als letztere, wie auch auf Pepsinwirkung Salicylsäure weit entschiedener agirt, obschon, wie sich M durch Selbstversuche überzeugte, das Mittel auch in Dosen von 0,2—0,5 die Verdauung nicht stört. Einen völligen Ersatz der Carbolsäure sieht M. in der Salicylsäure nicht, weil sie der Aufnahme und Entwicklung der in der Luft schwebenden Keime geringen Widerstand entgegensetzt, wie auch bezüglich ihrer prävalenten Action auf Leberferment u. s. w. ihre Eigenschaft als Säure eine besondere Rolle spielt.

Weniger befriedigende Ergebnisse über den antiseptischen Werth der Salicylsäure erhielt Salkowski (14) bei Versuchen mit faulendem Fleische, dessen Zersetzung in 1 pCt. Carbolsäurelösungen verhindert, durch Eisenvitriol und Chlorkalk um einige Tage verzögert, dagegen durch minimale Mengen Schwefelsäure (0,2 0,4 pCt.) ebenfalls verhindert wurde. Salicylsäure schob in conc. Lösung die Fäulniss zwar auf, doch trat sie später unter Schimmelbildung und alkalischer Reaction auf; Desodorisation wurde nicht dadurch bewirkt. Als eine die Fäulniss vollkommen verhindernde Säure ermittelte S. dagegen die Benzoësäure, gleichviel ob aus Benzoë oder Kuhharn dargestellt, welche auch die Lebensfähigkeit der Bacterien in weit stärkerem Maasse vernichtet, so dass S. sie auch wegen ihrer grösseren Billigkeit als externes Antisepticum vorzieht, während er für interne Verwerthung den sich mit Alkalien verbindenden Säuren Phenol und Substitutionsproducte des Phenols z. B. Monobromphenol vorzieht.

In Hinsicht auf die Wirkung von Carbolsäure und Salicylsäure auf Micrococcen, Bacterien und Infusorie ermittelte Zürn (8), dass Carbolsäure dieselben in Lösungen von ¹⁄₁₀— ¹⁄₇₀ pCt. rasch tödtet, während sie in Salicylsäurelösungen noch Stunden lang leben. Auch essigsaure Thonerde ist auf diese Thiere viel deletärer als S., die auch Milben in wässriger Lösung nicht tödtet. Auch Endemann (19) hat S weniger wirksam auf Bacterien als Paracresylsäure und Phenol gefunden.

Bezüglich der Wirkung der Salicylsäure auf nicht organisirte Fermente (Emulsin, Myrosin,

concedirt Schaer (11) derselben nur (in Folge Coagulation begleitender Albuminate) eine geringe retardirende, niemals aber eine ganz aufhebende Kraft; auch fand er, dass die Säure weder bei Diastase noch bei Ptyalin die durch das Verhalten gegen Wasserstoffsuperoxyd gegebenen Reactionen (Katalyse und Ozonübertragung) verhindert oder merkbar schwächt. Ganz analog verhalten sich Chininsalze.

Versuche über die innere Application der Salicylsäure bei Gesunden und bei Thieren haben die später auch am Krankenbette bestätigte Unschädlichkeit kleiner und selbst grösserer Dosen der Salicylsäure ergeben, insbesondere bei Anwendung in Dilution, wo selbst die längere Zeit fortgesetzte Einverleibung einen störenden Einfluss auf die Verdauung nicht hat, wie Kolbe (3) zuerst durch Selbstversuche mit 1—1,5 Grm. in wässeriger und spirituöser Lösung zeigte.

Die örtlich reizende Wirkung der Säure in Pulverform auf Mund-, Speiseröhre- und Magenschleimhaut und die dadurch bedingte, vorübergehende Weissfärbung der Stellen im Munde, mit denen sie in Contact kommt, wurde zuerst von Kolbe (3) hervorgehoben, später besonders von Fürbringer (21) und Wolffberg (29) betont, welcher Letztere nach dem Verschlucken von 2,5 in Pulverform eine mit Brennen im Halse und Schlingbeschwerden verbundene, hämorrhagische Pharyngitis beobachtete. Ausserdem fand W. bei mehreren Kranken (Typhus, Phthisis), welche gepulverte Salicyls. erhielten, Erosionen u. kleine Geschwüre im Magen und Darm, welche nur als Effecte der Salicyls. angesehen werden konnten und nicht immer bei Lebzeiten mit Brennen in der Magengegend verbunden waren, übrigens auch in einem Versuche am Hunde experimentell erzeugt wurden. In wieweit Beimengung von Carbolsäure in nicht völlig chemisch reiner Handelswaare, wie Johannsen (25) meint, die corrosive Action verstärkt, ist aus den bisherigen Mittheilungen nicht ersichtlich; dagegen verbürgen Riess (33) u. A., dass weder dilute Lösung von Salicylsäure noch salicylsaures Natron im Magen Geschwüre erzeugen.

Die schon durch Bertagnini bekannte, rasche Elimination der Salicylsäure, welche nach Kolbe (3) von der Epidermis nicht resorbirt wird, ist von den verschiedensten Seiten bestätigt. Das Auftreten der Salicylsäure im Harn erfolgt nach Kolbe (2) bei interner Darreichung von 0,3 schon nach 3 Stunden und noch nach 20 Stunden. Nach Fürbringer (21) kann die Säure im Harn vermittelst der Eisenchloridreaction, welche beim Verhältniss von 1 : 5000 Urin deutliche Violettfärbung erzeugt, bei einmaliger Zufuhr von 0,1 Grm. 1½—12 Stunden, bei Einzeldosen von 2 Grm. 70 Min. bis 45 Stunden nach dem Einnehmen nachgewiesen werden; im Harndestillat und Aetherextract schon nach 30 Min. und noch nach 56 Stunden. In den Fäces fand F. die Säure nicht wieder; ebensowenig in Schweiss und Sputis. In lilute konnte F. dieselbe ausnahmsweise bei directem Zusatze des Reagens, in einmaliger Gabe nur im Destillat oder Extract mit Aether constatiren; ebenso im Pleural- und Peritonealtranssudat, sowie in der Flüssigkeit der Hirnventrikel; Galle, Bronchialsecret, Caverneninhalt und Empyemeiter lieferten ganz negatives Resultat. Im Darme fand sich Salicyls. nach Einbringung grösserer Dosen nur bis zur Mitte des Jejunum. Auch bei Subcutaninjection giebt der Harn Salicylsäurereaction. Die von Feser und Friedberger behauptete Umwandlung der Salicylsäure im Blut in Albuminat hält F. für nicht erwiesen, da sich das Blut von Thieren, welche Salicylsäure erhalten haben, nicht anders verhält wie wässrige Salicylsäurelösung bei Gegenwart von phosphorsaurem Natron, welches die Löslichkeit der

Salicylate im Aether zu hindern vermag. Aether verwandelt übrigens nach F. Salicylate theilweise in freie Säure, wie das Verhalten des Aetherrückstandes gegen Eisenchloridflüssigkeit (flammrothe Färbung, bei Säurezusatz in reines Violett übergehend) beweist.

Nach Fleischer (37) ist die gewöhnlich bei auffallendem Lichte braune, bei durchfallendem Lichte grüne Färbung des Harns nach dem Einnehmen von Salicylsäure (salicylsaurem Natron) nicht Folge von Vermehrung des Indicans, und kann die in einzelnen Fällen vorkommende Dunkelfärbung nicht auf ammoniakalische Gährung bezogen werden. Auch nach salicylsaurem Natron ist der Harn sauer und hält sich lange Zeit unzersetzt, obschon nur sehr geringe Mengen freier Salicylsäure darin sind; die Harnmenge erscheint oft vermehrt, das specifische Gewicht 1014—1032, die Harnstoffmenge vermindert. Bei Einführung von 5 Grm. war Salicylsäurereaction im Harn schon nach 75 - 90 Minuten, bei längerer Darreichung noch 4 Tage, sonst nur 2—3 Tage zu constatiren.

Noch unaufgeklärt bleibt das von Fleischer (37) beobachtete Auftreten eines eigenthümlichen Körpers im Urin mit Salicylsäure in grossen Dosen behandelter Kranken, welcher auf alkalische Kupferlösung reducirend wirkt und sich mit Kalilauge bräunt (nicht mit Aetzammoniak), jedoch weder mit Alkapton, noch mit Brenzcatechin, noch mit Chinon identificirt werden konnte. Wie er sich zu der von Bertagnini gefundenen Salicylursäure verhält, ist nicht ausgemacht.

Die antiseptischen Eigenschaften der Salicylsäure führten zunächst zur Verwendung als antiseptisches Verbandmittel durch Thiersch auf der Leipziger Klinik, dessen günstige Erfahrungen, wonach die Salicylsäure die guten Wirkungen der Carbolsäure, nicht aber deren unangenehme habe, auch Kolbe (2) mittheilt, über welche jedoch, wie überhaupt über den Salicylsäureverband, zur Behandlung von Wunden, das Nähere im Referate für Chirurgie Besprechung finden wird. Ebenso liegt die zuerst von Credé (3) eingeführte Verwendung der Salicylsäure in Lösungen von 1:300 — 900 zur Desinfection der Hände und zu Vaginaldouchen oder als Pulver mit 5 Theilen Amylum zum Bestreuen von Puerperalgeschwüren ausserhalb der Grenzen dieses Referats. Nach dem Bekanntwerden der relativen Unschädlichkeit der Salicylsäure lag es nahe, dieselbe auch bei verschiedenen Leiden innerlich zu verwerthen, welche mit Gährungs- oder Fäulnissvorgängen in Zusammenhang stehen, in welcher Beziehung auch von Wagner (6) und Fontheim (7) die ersten günstigen Resultate erzielt worden sind.

Wagner (6) benutzte Acid. salic. bei oberflächlichen Quetschwunden und frischen Verbrennungen (aufgestreut, mit Watteverband), bei nässenden Kopf- und Gesichtsexzemen und bei atonischen Geschwüren (1½ Grm. in 3 Alkohol gelöst und 15 Fett) mit Erfolg, während ihn das Mittel bei Ulcus molle im Stiche liess; ferner in Mund- und Gurgelwässern bei Foetor oris, Zahngeschwüren, Stomatitis und Diphtherie; innerlich bei Gährungsprocessen im Magen mit Dilatation, bei chronischem Magenkatarrh mit fauligem Aufstossen, bei Diarrhöen mit starker Zersetzung der Darmcontenta (zu 0,05—0,1 bei Kindern in Pulverform) und ebenfalls bei Diphtherie (zweistündlich 0,15—0,3 in Wasser oder Wein, bei grösseren Kindern mit gleichzeitigem Gurgeln), wo das Mittel den Verlauf erheblich abkürzte.

Fontheim (7) erhielt mit Salicylsäure weit günstigere Resultate bei Behandlung von Diphtheritis, als bei der Abreibung der Membranen mittelst eines in Alaun- oder Carbolsäurelösung getauchten Schwammes, und zwar sowohl in Hinsicht der Mortalität, als in Bezug auf die Dauer der Affection, welche bei schweren Fällen von 12—15 Tagen auf höchstens 8 und bei leichten Fällen von 5—7 auf 2—4 Tage herabgemindert wurde, als endlich in Bezug auf das Vorkommen von Nephritis und Lähmungen Auch glaubt F. durch prophylaktische Anwendung der Salicylsäure als Gurgelwasser und intern in verschiedenen Familien die Verbreitung der Diphtheritis beschränkt zu haben. F. benutzte Mischungen von 2 Grm. Salicylsäure in Spir. q. s. gelöst und 200 Grm. Aq. dest., wovon er ca. 3stündlich 1 Theelöffel voll innerlich nehmen und womit er stündlich gurgeln lässt und den Schwamm zur Entfernung der Belege tränkt. Nebenbei wendet er Chinin an. Ferner hat F. Salicylsäure in Salbenform bei Trachom und in Injection bei Fluor albus mit entschiedenem Nutzen verwerthet; auch nahmen 4 von ihm mit Salicylsäure behandelte Masernfälle einen auffallend leichten Verlauf.

Günstige Effecte bei Diphtheritis berichtet auch Edwards (35) nach Erfahrungen von Van Wagenen über Bepinselung mit Glycerinlösungen; ebenso solche nach Archibald Mercer bei complicirten Fracturen, Uterinleiden, Geschwüren am Muttermund, Vaginitis und hartnäckigem Eczema capitis.

Zu den Affectionen, gegen welche Salicylsäure sich bewährt, gehören nach Fürbinger (21) chronische Darmcatarrhe mit fauliger Zersetzung der Darmcontenta, wo die innere Anwendung erfolglos bleibt, während Klystiere von ⅓ — ½procentigen Lösungen (die stärkeren erregen manchmal heftigen, brennenden Schmerz im Rectum) meist rasch helfen. Günstige Effecte sah F. ferner von Irrigationen mit Salicylsäurelösung oder von Bestreuen mit Salicylsäure und Amylum (20 : 100) bei Decubitus und Glossitis gangraenosa, endlich von Inhalation (½procentiger Lösung) in einem Falle von Bronchiektasie.

Schwarz (36) empfiehlt Salicylsäure als den Verlauf nicht unwesentlich abkürzend bei Angina tonsillaris und Diphtherie, welche letztere Affection unter Gebrauch von Gargarismen und noch besser bei Bepinselung in 3—8 Tagen schwand, bei Variola, wo Waschungen mit starken Lösungen (2 : 100) die Eiterung der Exanthems verhüten sollen, bei chronischen Geschwüren des Unterschenkels und bei Verbrennungen (in Fomenten von 1 : 200), endlich in geringen Mengen als Zusatz zu Emulsionen, um deren Zersetzung zu hindern.

Behufs örtlicher Anwendung empfiehlt Kolbe (3) auch Zahnpulver mit Zusatz von Salicylsäure oder etwas Salicylsäure-Methyläther, ein Mundwasser aus einer spirituösen Lösung mit etwas künstlichem Ol. Gaultheriae, und Streupulver zur Beseitigung der Fötidität der Fussschweisse (Talk, Amylum, Seife und Salicylsäure) als von vorzüglicher Wirkung.

Auf Grund der von ihm bestätigten Thatsache, dass geringe Mengen Salicylsäurelösung die alkalische Harngährung verhindern, das wässrige Solution von Salicylsäure (1 : 200) die im ammoniakalischen Urin enthaltenen Bacterien rasch tödtet, versuchte Fürbringer (22) in einem Gebrauch des Mittels bei Affectionen der Harnwege mit alkalischer Harngährung mit günstigem Erfolge, indem danach zwar nicht der Catarrh schwand, wohl aber die Fötidität und Alkalinität des Urins und die in demselben vorhandenen Bacterien. Salicylsaures Natron hatte keinen Effect auf die Fötidität des Harns; aber auch die Salicylsäure zeigte bei Vorhandensein tiefergreifender Läsionen der Blasenschleimhaut sich unzureichend, und selbst bei Abwesenheit solcher trat einige Tage nach dem Aussetzen der Salicylsäure die ammoniakalische Harnzersetzung wieder ein. Bei Gonorrhoe und gewöhnlicher Cystitis leistete Salicylsäure intern nichts.

Celli (20) fand in einem Falle von chronischer Cystitis mit ammoniakalischer Gährung Nutzen von der Salicylsäure, welche er nach 0,5 nach 14—15 St. im Urin nachwies, dagegen stets Verschlimmerung der Schmerzen in frischen Fällen. Weniger günstig war der Effect bei Pneumonie mit Gangrän, wo das Mittel, da dasselbe nur in sehr geringen Spuren in die Sputa übergeht, zu Inhalationen verwendet wurde. Eine Tödtung der Bacterien in fauligen Sputa fand C. durch Salicylsäure nicht bewirkt, obwohl die Fortschritte der Fäulniss verhindert wurden.

Riess (33) fand Salicylsäure bei Cystitis ziemlich gut, bei Magenerweiterung nur mässig gut wirkend und in letzterem Falle dem Benzol nachstehend.

Eine fast noch grössere Bedeutung hat die Salicylsäure als Antipyreticum in den verschiedonsten fieberhaften Krankheiten gewonnen: Die von Buss (24) in dieser Beziehung gemachten Angaben haben zwar von einzelnen Seiten Widerspruch erfahren, doch sind die entgegengesetzten Resultate von Fürbringer (21) u. A. zum Theil auf Rechnung der angewandten, zu kleinen Dosen zu beziehen und die dem Verfahren von Wolffberg (29) beigelegten Gefahren unter Vermeidung der Pulverform durch Anwendung von Lösungen der Salicylsäure oder des salicylsauren Natrons zu beseitigen, welches nach den Erfahrungen von Moeli (32) und Riess (33) in gleicher Weise antifebril wirkt, ein Umstand, welcher einen strengen Gegenbeweis liefert gegen die Anschauung, dass die antipyretische Action von dem antifermentativen Vermögen abhängig ist, da salicylsaures Natron auf Fäulnissprocesse nicht sistirend wirkt. Hierbei spricht auch die von Moeli (3) nachgewiesene Unwirksamkeit der nach Salkowski's Parallelversuchen der Salicylsäure in antifermentativer Hinsicht weit überlegenen Benzoesäure im Fieber und die Activität der Salicylsäure gegen alle möglichen Formen des Fiebers (wahrscheinlich mit Ausnahme der Intermittens), nicht bloss bei den septikämischen, welche sogar nach den Thierversuchen von Fürbringer (22) und Zimmermann (28) am wenigsten beeinflusst wird, und den zymotischen Krankheiten, sondern auch bei entzündlichen Affectionen und besonders beim acuten Rheumatismus. Die Wirkung darf auch, wie Riess (33) betont, nicht auf die Schweisse bezogen werden, welche bei Salicylsäurebehandlung zwar häufig, aber keineswegs constant eintreten, und ist bei den meisten Affectionen, z.B. Typhus, auf die fieberhaften Symptome beschränkt, während eine Abkürzung des Verlaufes oder eine Verringerung der Mortalität bis jetzt nicht nachgewiesen ist.

Buss (22) hat bei Versuchen im Cantonshospitale zu St. Gallen die Ueberzeugung gewonnen, dass die Salicylsäure als kräftiges Antipyreticum bezüglich seiner Anwendbarkeit und seiner Wirkung selbst mit dem Chinin wetteifert, welches B. seiner relativen Unschädlichkeit wegen für das beste der bisher benutzten Antipyretica hält. Bezüglich anderer Antipyretics bemerkt Buss, dass er selbst bei 60 Gramm des stärksten Itums nie eine bemerkenswerthe Veränderung im Verlaufe der Temperatur beobachtet habe, dass aber Steigerung der Temperatur durch Spirituosa nicht zu befürchten und somit die Darreichung von Wein u. s. w. als Excitans bei Fiebernden nicht contraindicirt sei. Chinoidin (amorphes Chinin) ist als antipyretisches Substitut des Chinina nach B. nicht brauchbar, weil es schon bei nicht grossen Gaben regelmässig starke Nausea, Erbrechen und Collaps bedinge, auf welchen letzten B. die dadurch gesetzte Temperaturverminderung bezieht, da letztere von ihm weder bei Anwendung von Chinoidin als Clysma (in Lösung), noch bei interner Anwendung, wenn Erbrechen und Collaps fehlte, beobachtet wurde. Nach Salicylsäure treten antipyretische Effecte jedoch erst bei grossen Einzeldosen hervor, und zwar nach B. ungefähr bei der doppelten Menge der vom Chinin erforderlichen, antipyretischen Dosis, wobei B. die Beobachtung machte, dass Gaben über 3—4 Grm. etwa nach 1 Stunde Ohrensausen erregen, dass selbst 10 Grm. ohne weitere Erscheinungen als Ohrensausen, das übrigens 1 Tag lang bestehen kann, und vorübergehenden Ekel tolerirt werden, und dass die höheren Gaben Störungen der Verdauung und des Appetits nicht bedingen, dagegen grössere antipyretischen Effect als die kleineren, ohne Ohrensausen wirksameu 2 (Grm.), weshalb Buss 4—8 Grm. ein oder zweimal täglich als mittlere Gaben empfiehlt. Bei Nichtfiebernden ist B. nicht über 4 Grm. hinausgegangen, weil er von höheren Dosen analog wie beim Chinin grössere Störungen befürchtet; die erwähnte Dosis ruft kurz nach der Aufnahme Congestion nach dem Kopfe, Wärme des Gesichts und der ganzen Haut, leichten Schweiss, Verminderung der Gesichts- und Gehörschärfe, ausnahmsweise Ekel, constant nach 2 Stunden Ohrensausen von 6 Stunden Dauer (auch nach 3 Grm., welche jedoch nicht Schwerhörigkeit bedingen) hervor. Eine Einwirkung auf die normale Temperatur und normale Pulsfrequenz sowie narcotische Wirkung bei Salicylsäure nicht; die hypnotischen Effecte bei starkem Fieber sind offenbar indirecte und beruhen nicht auf einer narcotischen Wirkung des Mittels.

Die antipyretischen Effecte bei Fieber verbanden sich nach B.'s Erfahrungen niemals mit Collapserscheinungen, dagegen, wenn sie ausgesprochener waren, meist mit profuser Schweisssecretion. Das Mittel wurde wegen unangenehmen Geschmackes, welcher jedoch keineswegs mit dem des Chinins zu vergleichen ist, am liebsten in einer Einzeldose genommen. Erbrechen kam bei Fiebernden nur ausnahmsweise vor, bisweilen sofort nach dem Genuss, bisweilen erst nach 3—4 Stunden, selbst nicht bei einer und derselben Person regelmässig. Die Pulsfrequenz stieg kurz nach dem Einnehmen um ein Geringes, sank aber constant nach dem Eintritte der Temperaturerniedrigung Eine irritirende Action auf die Blasenschleimhaut machte sich auch bei den grösseren Gaben nicht bemerklich; ebenso wenig reizten Salicylsäureclystiere die Mastdarmschleimhaut. Eine verkleinernde Action auf die Milz hält sich B. nicht berechtigt, dem Mittel zu vindiciren, obschon im Abdominaltyphus die Milz sich verkleinerte.

Die Ausscheidung von Salicylsäure geschieht nach B. nicht allein im Harn, sondern noch in den Spatis, im Speichel und im Schweiss.

Unter den Bedingungen der antipyretischen Wirkungen der Salicylsäure hebt B. die Dosis hervor, welche jedoch nur insofern direct influirt, als sie die Temperatur zur Norm zurückführt; grössere Mengen als die zur Herbeiführung von Apyrexie erforderlichen machen höchstens das Sinken rapider und die Apyrexie von längerer Dauer. Das Fieber des Rheumatismus acutus und des Erysipelas scheinen der antipyretische Wirkung der Salicylsäure den grössten Widerstand entgegenzusetzen; am leichtesten gelingt die Temperaturherabsetzung kurz vor dem Eintritt der natürlichen Deferrescenz. Die Neigung der Körpertemperatur, allmälig bis zur Abendexacerbation anzusteigen, lässt sich beim Abdominaltyphus viel schwieriger überwinden, als den zur Morgenremission tendirenden Temperaturverlauf zu einem Ausschlage bringen, der bis zur Norm sinkt, weshalb Abendgaben stets zweckmässiger sind. Die Hauptwirkung erstreckt sich auf etwa 12 Stunden, wobei die grösste Temperaturerniedrigung etwa auf die 5. Stunde fällt; die ganze Dauer der Action beträgt etwa 24 Stunden. Nach Beendigung der Hauptwirkung steigt die Temperatur rasch wieder an, selbst wenn die Salicylsäure noch nicht völlig eliminirt ist. B. nimmt einen cumulativen Effect des Mittels an, insofern es z. B. nicht gelingt, durch eine Morgengabe von 6 Gramm bei heftigem Fieber eine Tagesintermission zu bewirken, wohl aber wenn Abends zuvor eine gleiche Dosis verabreicht wurde. Ein Unterschied der Chinin- und der Salicylsäurecurven ist nach B. in dem steilen Auf- und Absteigen der letzteren ersichtlich. Buss weist schliesslich auf die grossen Ersparnisse hin, welche die Salicylsäurebehandlung vor der Chininbehandlung bei Fiebern hat, indem erstere 5 mal billiger zu stehen kommt, und betont die Verwendbarkeit in der Armenpraxis um so mehr, als hier die Wärmeentziehung durch Bäder etc. mit welcher sonst die Salicylsäure recht wohl zu combiniren ist, nicht wohl anwendbar ist.

Nach Erfahrungen im Dresdener Stadtkrankenhause bewährt sich sowohl die Salicylsäure als das salicylsaure Natron in gleicher Weise als Antifebrile, beim Typhus ebenso sicher als Chinin, wenn die gehörige Dosis (6 Grm. Acid. salicylicum, 8 Grm. Natron salicylicum pro die in 2 Gaben) angewendet wird.

Auch Fischer (31) empfiehlt dabei das Natronsalz, obschon er auch bei der Darreichung des Säurepulvers, ausser etwas Brennen im Halse, keine Uebelstände örtlicher Wirkung beobachtete. Von den Nebenwirkungen (Ohrensausen, Schwerhörigkeit) wird betont, dass dieselben nicht stärker, als nach 1 Grm. Chinin waren; Erbrechen war selten und blieb bei wiederholter Darreichung aus; der in 2 Fällen eingetretene Collaps schwand rasch. F. plaidirt für die Combination der Salicylsäurebehandlung mit kühlen Bädern, und bezeichnet es am zweckmässigsten, um zuverlässige, gute Effecte zu haben, die erste Gabe Salicylsäure Abends, die zweite Morgens (nicht umgekehrt) zu verabreichen. Bei Natron salicylicum waren Schweisse weniger häufig, Collaps trat nicht ein, wohl aber Ohrensausen und Schwerhörigkeit. Auch bei hectischem Fieber, Erysipelas, Pneumonie ergaben sich antipyretische Effecte, jedoch im Ganzen weniger stark als beim Typhus; bei intermittens wirkte Salicylsäure entschieden viel weniger gut als Chinin.

Moeli (32) hat die antipyretische Wirkung des salicylsauren Natrons bei Ileotyphus, Erysipel, Rheum. acut., Phthisis, Abscess nach Diphtheritis, Bronchitis acuta, Intestinalkatarrh und Parametritis constatirt und erwähnt auf der Rostocker chirurgischen Klinik erhaltene, günstige Erfolge bei Phlegmone, Periostitis, Hospitalbrand und einfachem Wundfieber. Am meisten resistent zeigte sich Erysipel mit Pyämie, wo aber auch Chinin und kühle Bäder nicht günstiger wirkten, während sonst der Temperaturabfall ein rascher und starker war. Bei einer Dosis von 5 Grm. traten erhebliche Nebenerscheinungen nicht auf, selbst nicht bei weniger kräftigen Individuen; auch 12,5 Grm., in 4—5 Stunden genommen, brachten keine anhaltende Erkrankung zuwege, obschon starke Uebelkeit, Brechen, colossaler Schweiss und Ohrensausen auftraten. Die schwächere Wirkung von Morgengaben konnte M. nicht bestätigen, während er deutliche Verstärkung des Effects durch eine zweite, einige Stunden später gerichtete Gabe sah. Vom Mastdarm aus sind grössere Dosen erforderlich.

Dass das salicylsaure Natron antipyretische Wirkung besitzt, beweisen ferner die von Riess (33) im städtischen allgemeinen Krankenhause zu Berlin angestellten Versuche mit Lösungen von Salicylsäure und Natron carb. oder phosph. in Wasser, welche selbst ohne Corrigentien meist gut genommen werden und nur ausnahmsweise unbedeutendes Erbrechen bedingen. Als beste Dosis der Salicylsäure in dieser Form ergab sich 5,0 (bei Kindern von 6—12 Jahren 2,5) Grm., welche auch bei Gesunden ausser etwas Eingenommensein des Kopfes, mässigem Schweiss, vorübergehendem Ohrensausen und manchmal Amblyopie keine Störungen veranlassten, dagegen stets die Temperatur um durchschnittlich 0,9° herabsetzten. Bei Kranken fand R. Abfälle von 3—4° (selbst auf 34°), wobei die Einwirkung mehrere, bisweilen selbst 24 Stunden dauerte.

Die Effecte zeigten sich namentlich im Ileotyphus (260 Fälle), in einer schweren und durch hohe Mortalität (24,2 pCt.) ausgezeichneten Epidemie, wo R. das Mittel so oft wiederholte, wie die Temperatur über 39° stieg und in schweren Fällen mit kalten Bädern combinirte; in mittelschweren Fällen bedurfte es meist täglich nur einer Dosis, in der zweiten Woche nur alle 36 bis 48 Stunden einer solchen, und vom 13.—14. Tage blieb die Temperatur meist normal. Der Puls wird nach R. durchgehends in seiner Frequenz nicht beeinflusst, hebt sich aber und verliert seine dicrote Beschaffenheit. Cuilapa trat niemals ein; die Nebenerscheinungen waren nicht stärker als bei Gesunden, nur wenige Male kam es zu kurzdauernden, psychischen Aufregungszuständen, oft profuser Schweiss von 1—2 Stunden Dauer, oft dem Temperaturabfalle coincidirend. Kühle Bäder steigerten die antipyretischen Effecte und wirkten so zu sagen cumulirend. Bei schweren und letalen Fällen trat eine grössere Resistenz gegen die Salicylsäure zu Tage, so dass die Gabe dreimal täglich gereicht werden musste, und gab oft die Wirkungslosigkeit der Salicylsäure zum Stellen einer ungünstigen Prognose Veranlassung, obschon auch Fälle tödtlich endeten, in denen der antipyretische Effect ein ausgesprochener war, indem die Abnahme der übrigen Typhussymptome keineswegs überall gleichen Schritt mit dem Fieber hielt, selbst nicht bei sehr kurzem Verlaufe des Fiebers, der in leichten Fällen, wo der definitive Fieberanfall schon auf den 5. Tag fallen kann, oft auf den 8.—9. Tag fällt, so dass hier eine Abkürzung durch die Salicylsäure kaum zweifelhaft erscheint. In den frischen Fällen mit günstigem Verlauf betrug die Dauer des Fieberstadiums nur 13,1 Tag durchschnittlich (trotz des ungünstigen Charakters der Epidemie und schwerer Complicationen in einzelnen Fällen). Die Dauer der Reconvalescenz war kurz und Recidive selten.

Riess constatirte die antipyretischen Effecte des salicylsauren Natrons auch bei Pneumonie, wobei häufig Abfälle von 40 auf 35° vorkamen, im Allgemeinen jedoch die Wirkung nicht so lange vorhielt, wie beim Typhus, bei ganz frischen Fällen auch der Verlauf bedeutend abgekürzt zu sein scheint, während im Allgemeinen die Localaffection nicht beeinflusst wurde: ferner beim Rheumatismus acutus, wo ebenfalls ganz frische Fälle die meisten Chancen boten, so dass bisweilen 1—3 Dosen zur Herbeiführung der mit Nachlass der Schmerzen constant verbundenen Temperaturkrise genügten; desgleichen bei Erysipelas, wo gradezu Coupirung in einzelnen Fällen erzielt worden zu sein scheint. Bei hectischem Fieber fand R. ausnahmslos starke Abfälle, am besten auf der Höhe des Fiebers (Nachmittags) gegeben, jedoch nie dauernd; in einzelnen Fällen leistete Salicylsäure mehr als Chinin; intern wirkte sie stärker als im Klystier, wo die dreifache Menge zu antipyretischen Effecten erforderlich wurde. Bei Intermittens war die Wirkung unsicher, meist gleich Null.

Johannsen (25) glaubt nach Versuchen Senator's im Augusta Hospital der Salicylsäure auch bei Intermittens Werth beilegen zu müssen, obschon er auch entschiedene Misserfolge sah und die raschere und sichere Wirkung des Chinins nicht in Abrede stellt.

Bei Febris hectica waren die Resultate nicht ermunternd, da die nicht völlig reine Säure den Hustenreiz vermehrte und die Darreichung grösserer Gaben verbot.

In strictem Gegensatz zu den Ergebnissen von Buss steben die negativen Resultate Fürbringer's (22) in der Heidelberger medicinischen Klinik, obschon die Salicylsäure als Antipyreticum nur bei solchen Affectionen zur Anwendung kam, wo das Vorhandensein einer pyretogenen Substanz im Blute vorausgesetzt werden konnte (Typhus, hektisches Fieber bei grossen Lungencavernen), und obschon die Salicylsäure in Substanz in Einzeldosen von 2 Grm. gegeben wurde. Zu höheren Dosen konnte sich F. nicht entschliessen, weil bei ihm selbst geringe, aber entschiedene Befindensstörungen (Schwindel, Appetitmangel, Uebelkeit, gestörtes Allgemeinbefinden wie bei leichtem Katarrhalfieber, jedoch ohne Temperaturerhöhung und auffallende Pulsfrequenz, auch ohne Ohrensausen) von einigen Stunden Dauer hervortraten. Bei den 7 von F. mit Salicylsäure behandelten Phthisikern äusserte das Mittel auch keinen Einfluss auf das Befinden überhaupt und die sonstigen Symptome; ebenso blieb bei Typhus der Milztumor unafficirt, was auch in 1 Falle von Intermittens der Fall war. In 1 Fall von Rheumatismus acutus blieb bei Dosen von 1,5 Grm. jede Wirkung auf Fieber und Localaffection aus. F. ist deshalb geneigt, die von Buss erhaltene Defervescenz als Folge der profusen Schweisse zu betrachten, welche nach B. mit grossen Gaben Salicylsäure sich verbinden.

Fürbringer (21) hat bei Kaninchen und Hunden nach subcutaner Injection von 1 resp 5 Dgrm. niemals febrile oder subnormale Temperatur beobachtet; doch waren die Grenzen der Temperaturschwankungen bei den mit Salicylsäure behandelten Thieren, welche danach Veränderungen ihrer Munterkeit und Fresslust nicht zeigten, relativ enger als sonst. Auch bei Menschen mit normaler Körperwärme wirkte Salicylsäure selbst in Dosen von 2,5 Grm. weder temperaturerhöhend noch herabsetzend. Versuche an fiebernden Thieren stellte er in der sehr empfehlenswerthen Weise an, dass er zunächst die normalen Temperaturschwankungen durch zahlreiche Messungen während einer Reihe von Tagen feststellte, dann durch Einspritzung von Faulflüssigkeit septisches Fieber erzeugte, dessen Curve er bestimmte, dann einige Tage nach Ablauf des Fiebers demselben Thiere die gleiche Menge putrider Flüssigkeit und gleichzeitig oder später Salicylsäure injicirte, um dann das ohne den Einfluss des Mittels nach früheren Erfahrungen stets bedeutendere und länger anhaltende zweite Fieber zum Ausgangspunkte der auf die Salicylsäurewirkung bezüglichen Schlüsse zu machen. In diesen Versuchen ergab sich, dass unter 16 Fällen 13 mal die 2. Curve von der Zeit an, wo die Entfaltung der Salicylsäurewirkung angenommen werden kann (durchschnittlich 2—6 Stunden nach der Einbringung) in Bezug auf Intensität und Dauer der Temperaturerhöhung beträchtlich, stets deutlich niedrigere Werthe als die erste ergab. Die Salicylsäure wurde in diesen Versuchen entweder subcutan oder per clysma (hier in Amylumdecoct, weil es in wässrig-spirituöser Lösung reizend auf die Mastdarmschleimhaut wirkt) zu 0,1—0,3 Grm. gegeben. Die Darreichung grosser Dosen (bis 0,5 Grm.) vor Einführung des putriden Giftes vermochte in 7 Versuchen nur 1 mal das septische Fieber ganz zu unterdrücken, in den übrigen 4 war der Effect theils gering und vorübergehend, theils negativ. In den Fällen, wo Entfieberung stattfand, blieb das Befinden der Thiere nichtsdestoweniger gestört, so dass ein Parallelismus der Entfieberung und der Desinfection des Blutes ebensowenig wie zwischen septischer Infection und Temperaturerhöhung besteht. F. hält nach seinen Versuchen es für geboten, mit grösseren Dosen Salicylsäure Versuche bei Septicämie am Menschen anzustellen: doch gelang es ihm selbst nicht, den Nachweis zu führen, dass schwere putride Infection bei Thieren durch Salicylsäure günstig beeinflusst werde. Entschieden negativ fielen Versuche mit 0,1 0,15 bei entzündlichem Fieber aus, das durch Bestreichen der Löffel mit Crotonöl bei Kaninchen bedingt war; dagegen wurde in 4 Fällen von Fieber in Folge der Einspritzung guten Eiters 3 mal ein antipyretischer Effect wahrgenommen.

Zu wenig günstigen Resultaten über den antifebrilen Werth der Salicylsäure bei putriden Affectionen ist Zimmermann (27) bei Versuchen an Kaninchen, denen er durch subcutane Application entsetzten Harns oder Blutes Fieber erzeugt hatte und vorher oder nachher Salicylsäure in wässeriger Lösung per os oder subcutan applicirte, gekommen. Obschon Z bei wiederholter Application bis zu 0,4 Grm. stieg, vermochte er doch unter 6 Fällen nur 1 mal völlige Apyrexie zu erzielen, während 4 mal kein Sinken der T. bis zur Norm erhalten wurde. Der antipyretische Effect, mit welchem sich auch ein geringes Herabgeben der Pulsfrequenz meistens verband, zeigte sich nur nach der ersten Gabe, während die zweite weniger und die dritte gar keinen fieberwidrigen Effect zeigte, obschon die Application in Intervallen von wenigen Stunden stattfand. Das Sinken der Temperatur erfolgte in 1½—3 Stunden bei beiden Applicationsweisen in gleicher Art. Z. gelangt zu der Ansicht, dass die Alkalescenz des Blutes einerseits und die rasche Elimination Factoren sind, welche die entfernte Wirkung der Salicylsäure entschieden beeinträchtigen.

Wolffberg (29) bezeichnet die Salicylsäure nach Beobachtungen im Typhus für ein weit unter dem Chinin stehendes Antipyreticum, das zu 4,0—5,0 bei abendlicher Darreichung nur ganz ausnahmsweise, in grösseren (6 Grm.) nur unzuverlässige und meist schnell vorübergehende Wirkung auf die Fieberhöhe hat, und sucht auch aus den Beobachtungen von Boss nachzuweisen, dass der antipyretische Effect der Salicylsäure sich vorzugsweise auf labile Formen des Fiebers erstreckt. Von fortgesetzter Anwendung der Salicylsäure in Lösung bei Typhus hat W. keinerlei Einfluss auf den Verlauf der Krankheit und den Typhusprocess überhaupt gesehen.

Zu den Gegnern der Fieberbehandlung mit Salicylsäure zählt auch Rosenthal (26), der auf der Frerichs'schen Klinik 24 Fälle (Typhus, Pneumonie, Erysipel, Intermittens) damit behandelte, wo das Mittel in Spiritus, Glycerin und Wasser oder in Glycerin und Wasser gelöst verabreicht wurde, indem er den grossen Widerwillen der Kranken, auch bewusstloser Typhuskranker, gegen die Mischung, das danach constant auftretende Brennen im Munde, längs des Oesophagus und in der Magengegend, das Vorkommen von Erosionen an der hinteren Pharynxwand in einzelnen Fällen und das Auftreten von plötzlichem Erbrechen, das übrigens durch Eisstückchen leicht gestillt wurde, endlich die unbeständige, temperaturniedrigende Action des Mittels hervorhebt. Als constante Wirkung bezeichnet er Verstopfung und mehr oder minder starken Schweiss; Collaps trat nie ein. Einen Unterschied der Dosis (2,5—5) in Bezug auf die Herabsetzung der Temperatur glaubt R. nicht constatiren zu können, wohl aber bei Verabreichung mit oder ohne Alcohol, indem bei spirituösen Solutionen die Temperatur um 0,65. sonst nur um 0,17° herunterging. Bei Intermittens war das Resultat rein negativ. Bei Pneumonie bemerkt R., dass auf anderen Abtheilungen der Charité Heruntergeben des Fiebers unter die Norm beobachtet sei, während er selbst ein Sinken um 0,8° fand. Eine Veränderung der Harnstoffausscheidung fand nicht statt, und will R. die Effecte auf die Temperatur auf Contraction der kleinsten Gefässe der Haut und dadurch verminderte Wärmeabgabe beziehen, die sich nach dem Einnehmen grösserer Dosen durch Blässe und Cyanose manifestire.

Zum internen Gebrauche empfahl Wunderlich (3) die Emulsion von Acid. salic. 1,0, Ol. amygd. dulc. 20,

Gil. arab. 10, Syr. amygd. 25, Aq. flor. aur. 45, welche den Geschmack der Salicyls. verdeckt u. sich vorzüglich hält, dagegen schon der Masse wegen sich nicht bei der Verwendung gegen Fieber eignet. Statt der hiefür von Buss angerathenen Pulverform (mit ½ Zucker in Oblate oder in Wasser vertheilt) sind Lösungen, am zweckmässigsten unter Zusatz des von Buss proponirten Corrigens, Succus liquiritiae depuratus, entweder der Salicylsäure mit Beihülfe von Natr. carb. oder phosph. oder borac., oder des Natrium salicylicum, im Wasser zu benutzen. Abstrahirt man vom Natron, so kann man nach Fürbringer (22) wässrige Lösungen bis zur Stärke von 1 : 120 bereiten, wenn man die Säure ½ Stunde lang mit Wasser kocht; doch molestirt eine so concentrirte Lösung bei empfindlichen Personen den Pharynx, und ist das Verhältniss von 1 : 200 das beste, wo dann freilich die Einzelgabe auf 4 Esslöffel zu stehen kommt. In passenden Fällen ist als angenehmer, aber sehr theuer eine Lösung von 3 Grm. in 60 Grm. Cognac und 80 Grm. Sherry unter Zusatz von 30 Grm. Syr. aur. vorzuziehen, welcher auch Eisenchloridlösung zu 1 Grm. zugesetzt werden kann. Gegen die Müllersche Lösung in 20 Th. heissem Glycerin und 80 Th. Wasser wird das Auskrystallisiren geltend gemacht; dagegen empfiehlt F. die Schüttelmixtur mit schleimigem Vehikel. Wechseln der Formen ist anzurathen, da selbst anfangs nicht unangenehme Salicylsäuremixturen z. B. Emulsion mit Mandelöl auf die Dauer nicht munden. — Subcutanapplication ist wegen Schmerzhaftigkeit und örtlicher Entzündung nach F. zu vermeiden. Im Clysma giebt F. Lösungen von 1:300, zur Irrigation empfindlicher Schleimhäute solche von 1:1000—500 – 300; zu Streupulvern 2—10:100 Amylum

[1) Fudakowski, (Warschau), Salicylsäure und Tymol als Heilmittel. Medycyna No. 23. — 2) Kaczorowski (Posen), Ueber die therapeutischen Experimente mit Salicylsäure. Przegl. lekarski No. 38. (Der Verfasser empfiehlt dieses Heilmittel zur Bestrenung bei Geschwüren mit septischer Eiterausscheidung. Auf frische Wunden wirkt die Salicylsäure nicht vortheilhaft. Ein gutes Desinfectionsmittel für die Mundhöhle.)

Fudakowski (1) bringt nebst der neusten Literatur dieses Gegenstandes Resultate eigener Forschungen und Experimente. In Harn, welcher Eiweiss und Zucker enthielt und auf den er Schimmelpilze übertrug, gab er 0,33 pCt. Salicylsäure. Nach 11 Tagen senkten sich Harnsäuresalze, und der Harn wurde durchsichtig, klar, reagirte sauer, und die Pilze starben gänzlich ab. In einer Traubenzuckerlösung, welcher er 1 pCt. Salicylsäure beimischte, entwickelte sich die Alkoholgährung gar nicht, die Hefe verlor in dieser Lösung gänzlich ihre Eigenschaften. Eine Beimischung von 0.5 Salicylsäure verhindert gänzlich die Wirkung der Emulsionsolution auf reines Amygdalin. 2 pCt. Salicylsäure hält nach F. die saure Gährung der Milch auf; nach Verlauf von 8 Tagen war die Milch flüssig. Am 11ten Tage begannen sich Milchsäure und Alkohol zu entwickeln. Salicylsäure vernichtet sichtlich die Wirkung des Gerinnungsfermentes, wenigstens wirkt sie auf das Ferment der sauren Gährung, am wenigsten aber auf das Ferment der Alkoholgährung. — M. Rozsnya's Behauptung zuwider empfiehlt F. zur Lösung 1 Grm. Salicylsäure, 0,82 Natr. phosphorici und 100,0 warmes destillirtes Wasser

Tymol. Nachdem der Verfasser die Arbeiten Pacquet's, L. Lewin's citirt hat, giebt er seine eigenen Experimente an. 1/100 pCt. bis ½ 10 pCt. Tymol halten nicht die saure Gährung der Milch auf, und hindern aller Wahrscheinlichkeit nach die Wirkung des Emulsins auf das Amygdalin. Tymol braucht zur Lösung 1 : 1000 reines Wasser. — Tymolpaste empfehle sich zur Vergiftung entblösster Nerven (der blossliegenden Zahnpulpa) in morschen Zähnen, welches Mittel Pacquet zuerst anwendete. Oettinger (Krakau).]

Ruth, J., Ueber die bisherige Verwendung der Salicylsäure in der Geburtshülfe und Gynaecologie. Orvosi betilap. No. 32.

Nach seinen Erfahrungen spricht sich R. sehr günstig für die Salicyls. aus. Er hat mit Plosz gefunden, dass sich 5 Grm Salicylsäure und 1 Grm. caust. Natron in 100 Grm. heissem Wasser leicht lösen, ohne dass beim Erkalten das Salicyl gefällt wird. Eine solche Lösung enthält 3,5 V. saures salicyls. Natron, 1,5 V. freie Salicylsäure und ist gegen Vaginitis und Cervicitis angewendet von günstigstem Erfolge.]

13. Nitrobenzin.

1) Bruglocher (Schwabach), Eine Vergiftung mit Nitrobenzin. Bayr. ärztl. Intellbl. 1. S. 1. (Vergiftung eines Seifensiedergesellen durch ca. ¼ Liter mit Nitrobenzin denaturirten Sprits, etwa 20—25 Grm. Nitrobenzin entsprechend; nach ungewöhnlicher Gesprächigkeit träges Verhalten, später complete Bewusstlosigkeit, Trismus, Cyanose, Lähmung der Körpermuskeln, stertoröses Athmen u. s. w.; Bittermandelgeruch der Atmosphäre des Kranken und der durch die Magenpumpe entleerten Flüssigkeit; Rückkehr des Bewusstseins in 5½ Stunden, nachdem vorher kalte Begiessungen ohne Einfluss geblieben waren.) — 2) Ewald, C. A., Zwei Fälle von Nitrobenzolvergiftung mit Glycosurie. Berl. klin. Wochenschr. 1. S. 3.

Das von Ewald (2) bei Thieren constatirte Auftreten von Zucker im Urin nach Nitrobenzin scheint auch bei zwei in der Frerichs'schen Klinik vorgekommenen, günstig verlaufenen Intoxicationen mit 4 resp. 10 Grm. Nitrobenzin stattgefunden zu haben; das Blut der Vergifteten, von denen die eine noch am dritten Tage Blaufärbung der Oberfläche und Bittermandelgeruch zeigte, war bräunlich, bot aber keine abweichenden, spectro- und mikroskopischen Erscheinungen.

14. Diazobenzol.

Jaffe und Donchin, Ueber die physiologischen Wirkungen der Diazobenzolsalze. Verhandlungen des Vereins für wissensch. Heilk. in Königsberg. Berl. klin Wochenschr. 2. S. 21.

Jaffe und Donchin, welche die Entstehung von Carbolsäure im Blute mit Diazobenzol vergifteter Kaninchen nunmehr auch durch die Reaction von Jacquemin nachgewiesen haben, betonen die auffallend lange Persistenz der Contractionen des r. Vorhofs bei raschem asphyctischem Tode nach Diazobenzol, eine Erscheinung, welche von dem Vorhandensein von Carbolsäure im Herzmuskel abgeleitet werden kann, da auch Carbolsäure und, wie es scheint, viele gährungs- und fäulnisshemmende Stoffe (z. B. Strychnin) dasselbe Phaenomen erzeugen.

15. Chloroxalaethylin.

1) Binz, C., Ueber die Wirkung eines neuen synthetischen Alkaloids. Archiv für exper. Pathol. und Pharmakol. IV. B. 4. S. 340. — 2) Hertz, A., Das Chloroxalaethylin toxisch und pharmakodynamisch untersucht. Diss. 8. Bonn.

Die von Wallach durch Einwirkung von Fünffachchlorphosphor auf Diaethyloxamid erhaltene neue Base von der Formel $C_6H_9ClO_3$, welche er als Chloroxalaethylin bezeichnet hat, und welches ein Glied einer homologen Reihe von der Formel C_n $H_{2n-3}ClN_3$ (Chloroxal-Methylin u. s. w.) bildet, ist nach Thierversuchen von Binz und Bertz (1,2) mit dem im Wasser leicht löslichen, chlorwasserstoffsauren Salze ein interessantes Gift, welches bei Fröschen deprimirend auf die Nervencentra und gleichzeitig — jedoch nicht so intensiv wie Coniin — lähmend auf die peripherischen Nervenendigungen wirkt, während Herz und Resp. zwar auch, jedoch in geringerer Weise, afficirt werden.

Auf Hunde und Kaninchen scheint es selbst bei Unterbindung der Harnleiter nicht zu wirken; dagegen erzeugt es bei (jungen) Katzen Narkose, Temperaturerniedrigung und selbst Tod (zu 0,1 subcutan). (Aehnlich wirkt auf Katzen salzsaures Aethylamin, jedoch drei mal schwächer.) Directe Application 1—2 procentiger Lösung vernichtet die Erregbarkeit der peripherischen Nerven und der quergestreiften Muskeln rasch. Auf die Herzthätigkeit des Frosches wirkt das neue Gift in ähnlicher Weise wie Atropin; die durch Muscaria bedingte Reizung der Hemmungsorgane wird dadurch compensirt. Bei Kaninchen wird die Reizbarkeit des Vagus dadurch stark herabgesetzt, welchen Effect Aethylamin nicht hat. Mydriatisch wirkt Chloroxalaethylin auch in grossen Mengen bei Application auf das Auge nicht. Im Harne wurde es mit Sicherheit ermittelt; bei der Ausscheidung scheint es irritirend auf Nieren und Blase zu wirken. Das Alkaloid bildet ölige Tropfen von opiumähnlichem Geruche, während das Salz in hygroskopischen Nadeln oder Prismen krystallisirt.

16. Trimethylamin.

Spencer, W. H. (Bristol), On the treatment of rheumatismus and gout with trimethylamine. Practitioner. Febr. p. 20. March. p. 165.

Spencer hat im Bristol Infirmary bei 60 an Rheumatismus oder Gicht leidenden Personen Trimethylamin oder chlorwasserstoffsaures Trimethylamin meist in Solution (mit Aq. Menth. pip. und Syr. zingiberis) und in Dosen von 4—8 Gran stündlich oder zweistündlich bis zum Verschwinden der Schmerzen, worauf bei Gicht und acutem Rheumatismus das Mittel mit Chinin vertauscht wurde, gegeben. Im Allgemeinen urtheilt Spencer sehr günstig über das Mittel, von welchem in den meisten Fällen ½ gränige Dosen ausreichten, während nur in einzelnen höhere Gaben sich als nothwendig erwiesen, was am meisten bei chronischem Rheumatismus der Fall war, der bisweilen trotz ausserordentlich langem Bestehen und vergeblicher Anwendung von vielen anderen Curen unter Trimethylaminbehandlung in 1—3 Wochen wich. Ebenso erstaunlich rasch waren bisweilen die Erfolge bei Gicht, wo namentlich Zunahme des Appetits und der Körperkräfte mitunter sehr rapide auftrat. Bei Rheumatismus gonorrhoicus war dagegen die Heilwirksamkeit eine geringe und beschränkte sich höchstens auf temporäre Herabsetzung der Schmerzen; curativ wirkte hier indess nur Jodkalium. Bei manchen Patienten trat nach dem Gebrauche von Trimethylamin Kopfschmerz ein, niemals jedoch in solcher Intensität, dass die Medication ausgesetzt werden musste; bisweilen kommen danach auch gastrische Störungen und Diarrhoe vor, jedoch anscheinend nur bei besonderer Disposition der allgemeinen Constitution oder des Tractus und ohne auf die Verminderung der Schmerzen einen störenden Einfluss zu haben. S. will auch gefunden haben, dass Trimethylamin im Rheumatismus acutus weit günstigere

Dienste bei Personen mit sanguinischem als mit phlegmatischem Temperament leiste. Die günstige Wirkung trat auch in protrahirten und selbst mit Kachexie verbundenen Fällen zu Tage; doch schien Trimethylamin ungünstigen Einfluss auf bestehende Ulcerationen und Suppurationen zu äussern, die sich sofort nach dem Aussetzen des Mittels besserten. In manchen Fällen wurde rasche und stetige Abnahme der Fiebertemperatur und der Pulszahl constatirt, die mit rapider Verminderung der Schmerzen zusammenfiel; in anderen war die antipyretische Wirkung des Medicaments nicht so ausgesprochen. Die in 1 Falle gemachte Bestimmung des Harnstoffs unter Trimethylamingebrauch scheint keine constante Alteration zu ergeben. Complication von acutem Rheumatismus mit Purpura oder Erythema nodosum wurden durch das Medicament in derselben günstigen Weise wie uncomplicirte Fälle beeinflusst. Uebrigens ist Spencer der Ansicht, dass bei der Anwendung von käuflichem unreinen Trimethylamin (sog. Propylamin) auch andere Factoren eine Rolle spielen, namentlich Ammoniak und andere in Häringslake vorhandene Amine, welche das Trimethylin — ebenso wie deren chlorwasserstoffsaure Verbindungen, das käufliche Trimethylaminum hydrochloricum — begleiten; auch ist er geneigt, anzunehmen, dass das Trimethylamin beim acuten Rheumatismus ganz nach Art der Alkalien wirkt und die Elimination unvollständiger Verbrennungsproducte fördern hilft.

b) Pflanzenstoffe und deren Derivate.

1. Fungi.

1) Hutchinson, Charles, F., Case of mushroom-poisoning. Brit. med Journ. Jan. 9. p. 43. (Angebliche Pilzvergiftung bei einem schwächlichen Manne, welche sich durch das Eintreten von einem starken Schwächezustande an den beiden folgenden Tagen, später durch Dyspnoe, cerebrale Erregung mit Fieber und einem Exanthem, das als dem durch den Genuss von Schellfischen bisweilen entstehenden ähnlich beschrieben wird, charakterisirt haben soll und trots Anwendung von Atropin, das äusserst heftige Delirien producirte, in 14 Tagen tödtlich verlief; nach Ansicht des Ref. gar nicht zur Pilzvergiftung gehörig.) — 2) Harnack, Erich (Strassburg), Untersuchungen über Fliegenpilz-Alkaloide. Archiv für experim. Pathol. und Pharmakol. Bd 4. H 3. S. 168. — 3) Harnack, E. und Schmiedeberg, O., Ueber die Constitution und Darstellung des Muscarins. Centralbl. für die med. Wissensch. 36. S. 198. — 4) Carville, Des modifications de la température dans l'empoisonnement par l'Amanita muscaria. Gaz méd. de Paris. 15. p. 181. — 5) Alison, Des agents qui peuvent faire cesser l'arrêt diastolique du coeur produite par l'extrait d'Amanita muscaria ou faosso orange. Ebeodas 8. p. 98 — 6) Zweifel (Strassburg), Ueber das Secale cornutum. Archiv für exper Pathol. und Pharmakol. Bd IV. Heft 5 u. 6. S. 409. — 7) Lombroso, Gesare, Sull sostanze tossiche del maiz guasto (stricniche). Rivista clin. di Bologna. 12. p. 368.

Neben dem Muscarin finden sich im Fliegenpilz noch verschiedene, schon früher von Schmiedeberg aufgefundene, jedoch unwirksame Körper, welche wie auch das Muscarin, in chemischer Beziehung von Harnack (2) einer eingehenden, obschon nicht völlig abgeschlossenen Untersuchung unterworfen sind. Eine andere giftige Substanz findet sich im alkoholischen Extracte ganz trockener Fliegenschwämme nicht, da deren ganze Wirkung durch Atropin aufgehoben wird. Im frischen Fliegenpilze scheint allerdings noch ein anderes giftiges Princip zu existiren, da das Muscarin auf Fliegen nicht giftig wirkt, welche auch durch wässerige und alkoholische Auszüge von getrockneten Fliegenpilzen nicht vergiftet werden. Diese fliegentödtende Substanz, welche in anderen frischen Giftpilzen, z. B. Amanita phalloides, vermisst wird, fehlt auch in dem getrockneten und als Berauschungsmittel präparirten Fliegenpilz der Kamtschadalen, wie Schmiedeberg an Schwämmen sich überzeugte, welche v. Maydell aus Ochotsk mitgebracht hatte, und die evidente Muscarinwirkung zeigten. Reines Muscarin bedingt zu $\frac{1}{30}$ — $\frac{1}{40}$ Mgm. (entsprechend $\frac{1}{20}$ — $\frac{1}{30}$ Mgm. chlorwasserstoffsaurem Muscarin) beim Frosche Herzstillstand. Gewöhnlich erhält man indess weit schwächere Präparate, welche Gemenge aus reinem Muscarin und einer damit zum Verwechseln ähnlichen Base, welche Harnack vorläufig Amanitin zu nennen proponirt, und die manchmal die Hälfte des Ganzen bildet, darstellen.

· Das reine Muscarin, welches am besten aus dem Gemenge durch Trennung der Golddoppelsalze dargestellt wird, von denen das Muscarinsalz sich leichter in heissem Wasser löst, scheint der Formel $C_5H_{14}NO_2$ (oder $C_5H_{12}NO_2$?) zu entsprechen, und würde dann isomer mit Betain, Oxyneurin und Lycia sein, von denen die starke Alkalinität des Muscarins und seine grosse Giftigkeit es natürlich scharf trennen. Das Amanitin scheint sich nur durch ein Minus von 1 Atom Sauerstoff zu unterscheiden, und würde, wenn es die Formel $C_5H_{14}NO$ besitzt, mit dem Bilineurin oder Cholin isomer oder identisch anzusehen sein. Für die Identität spricht ausserdem die Uebereinstimmung der Eigenschaften und das Verhalten bei trockener Destillation, bei welcher übrigens neben Trimethylamin noch eine andere flüchtige Bass von der Formel $C_4H_{12}NO$ entsteht, welche, wie das Cholin als Trimethyloxaethylammoniumoxydhydrat, als Oxaethyldimethylamin betrachtet werden kann. Zweifelhaft erscheint die Identität deshalb, weil bei Oxydation des Amanitins mit Chromsäure oder übermangansaurem Kali dasselbe zu einem kleinen Theile in einen nach Art des Muscarins auf das Froschherz wirkenden Körper verwandelt wird, während bekanntlich Cholin zu dem unwirksamen Betain oxydirt wird. Uebrigens lieferten die Oxydationsprocesse nicht immer ein gleiches Resultat, und jedenfalls wurde nie die gesammte Masse des Amanitins in Muscarin, sondern weitaus der grösste Theil in eine auf das Froschherz nicht wirkende Verbindung übergeführt. Möglicherweise ist übrigens, wie schon oben angedeutet, die Zahl der Wasserstoffatome im Amanitin und Muscarin nicht 14, sondern 12, wonach es dann als Trimethyloxyvinylammoniumoxydhydrat erschiene, von dem das Muscarin eine höhere Oxydationsstufe darstellte.

Durch Behandeln des rohen Muscarins mit Jodwasserstoff und Entfernen des Jods mit Silbercarbonat orbielten Schmiedeberg und Harnack einen neutralen, unwirksamen, mit Säuren verbindbaren Körper, dem die empirische Formel $C_6H_{14}NO_3$ zuzuschreiben sein dürfte, und welche vielleicht zu den substituirten Ammoniaken gehört. Harnack fand ausserdem im rohen Muscarin einmal einen Körper von der Formel $C_5H_{14}NO_3$ (Muscarin + O), doch konnte derselbe später nicht wieder erhalten werden.

In einer weiteren vorläufigen Mittheilung bezeichnen Harnack und Schmiedeberg (3) das Amanitin als Hydroxaethylidentrimethyl-Ammonium

$$N \begin{cases} (CH_3)_3 \\ CHOH-CH_3 \\ CH \end{cases}$$

und das Muscarin als

$$N \begin{cases} (CH_3)_3 \\ CHOH-CHO \\ CH \end{cases}$$

und erklären ersteres für identisch mit der aus Eierlecithin gewonnenen Base, die bei der Oxydation ebenfalls Muscarin liefert, wonach es also möglich ist, aus Hühnereiweiss Muscarin darzustellen, welches vollkommen identische Wirkung mit dem aus Fliegenpilz gewonnenen zeigt. Ein kohlenstoffreicheres Muscarin, welches ganz wie Fliegenpilzmuscarin wirkt, jedoch die Pupille nicht verengt, erhielten H. und Sch. aus Trimethylamin und käuflichem Isoamylenbromid.

Bei Versuchen, welche Carville (4) mit Saft und Extract von Amanita muscaria bei Hunden (subcutan) ausführte, ergab sich nach kleinen Dosen Steigen der Eigenwärme um einige Zehntelgrade bis 1—2°, bei mittleren und grossen Sinken, das bei tödtlichem Ausgange constant zunimmt. Die durch Muscaria gesunkene Temperatur erfährt durch Atropin eine Steigerung.

Alison (5) zeigt, dass die durch Fliegenpilzextract bewirkten diastolischen Herzstillstände durch die verschiedensten Agentien (Luft, Licht, Nicotin, Strychnin, Eserin, Digitalin u. a. m.) aufgehoben werden, dass aber die Wirkung des Atropins die dauerndste und intensivste ist, und noch eintritt, wenn die Wirkung anderer Reize sich bereits erschöpft hat. Herzstillstände durch Digitalin und Tabak lassen sich wie A. vorübergehend durch directe Application von Fliegenpilzextract aufheben, solche durch Calabar vermittelst örtlicher Application von angesäuertem Wasser und Kerzenlicht, welches letztere auch Digitalin- und Atropinstillstände aufhebt.

Zweifel (6) erklärt die Gefässverengerungen der durchsichtigen Froschtheile bei Subcutanapplication von Mutterkornextract für eine Folge der Reflexwirkung des durch die Injection bedingten, sensiblen Reizes (Schmerzes), indem Bubentaninjection sehr verdünnter Salz- und Schwefelsäurelösung, von verdünntem Glycerin, Solutionen von Chlorkalium und Pflanzenextracte das gleiche Phänomen, und zwar theilweise graduell noch stärker, erzeugen, wie dasselbe auch nach Kneifen der Pfoten und elektrischer Reizung auftritt. Bei curarisirten Fröschen erfolgt die Gefässverengerung gewöhnlich etwas später als bei nicht curarisirten, wo Z. dieselbe meist in $\frac{1}{2}$, seltener in 2—2$\frac{1}{4}$ Minute wahrnahm. Bei vollkommen durch Chloralhydrat oder Chloroform narcotisirten Fröschen bleibt dieselbe in der Regel aus, nur nicht nach Wernich's Extract, was jedoch nicht die Folge eines darin enthaltenen, organischen Giftes ist, da auch Lösung des eingeäscherten Extracts in gleicher Weise wirkt. Nach längerer Zeit auftretende Erweiterung der Gefässe findet sich sowohl bei ergotinisirten als bei nicht ergotinisirten, in derselben Position gehaltenen Fröschen. Als reelle Mutterkornwirkung, welche auch durch wässrige Auszüge hervorgerufen wird, bezeichnet Z. bei Fröschen eine an den Hinterbeinen beginnende und allmälig auf die Vorderbeine fortschreitende Lähmung, deren erste Erscheinungen erst ½ Stunde nach der Einführung des Giftes resultiren. Bei mittleren Dosen bleiben Herz und Respiration ganz intact; ebenso ist die Reizbarkeit der Muskeln und Nerven unverändert. Der von Köhler u. Eberty nach Injection von Mutterkornextract in die Bauchvene beobachtete, unmittelbare Herzstillstand wird von Z. für die Deutung der Secalewirkung als indifferent angesehen, da auch 10 pCt. Kochsalzlösungen einen analogen Effect haben. Die Mutterkornparalyse ist nicht von den anorganischen Bestandtheilen abzuleiten, da die Lösungen von einer dem Dreifachen der letalen Dosis des Wernich'schen Extr. Secalis cornuti entsprechenden Menge Mutterkornextractasche, nach zuvoriger Neutralisation subcutan applicirt, nicht lähmend wirkten. Auch bei Säugethieren betrachtet Z. die Lähmung als das hauptsächlichste Symptom und glaubt, dass damit auch die Erscheinungen bei Ergotismusepidemien vollkommen im Einklange stehen, wofür er freilich den Beweis schuldig bleibt. Nur bezüglich der Gangrän giebt er den Versuch einer Erklärung, indem er dieselbe als Folge mechanischer Einwirkung auf die durch das Mutterkorn gelähmten und anästhetisch gewordenen Körperstellen, also auf Decubitus beruhend ansieht, da bei Menschen und Thieren vorzugsweise die Partien afficirt werden, welche äusseren Insulten und dem Druck der Rumpflast beim Anstossen und Hinfallen ausgesetzt sind, wobei freilich unberücksichtigt bleibt, dass der Ergotismus gangraenosus spec. bestimmten Gegenden und Epidemien zugehört. Dass die arzneiliche Verwendung des Mutterkorns weder eine Stütze noch eine Erklärung in den toxicologischen Versuchen finde, bezweifelt Zweifel selber nicht.

In Bezug auf das wirksame Princip des Mutterkorns ist Z. zum Abschlusse nicht gekommen. Der in destillirtem Wasser lösliche Theil eines mit absolutem Alkohol bereiteten Extracts lähmt Frösche nicht; ebenso scheint der fettige Rückstand ohne Einfluss. Bei Einengung wässriger Auszüge findet stets eine Abschwächung der Wirkung statt und zwar um so stärker, je intensiver und je länger die einwirkende Temperatur ist. Die von Z. zu seinen Versuchen verwendeten Extracte waren deshalb nach vorgängiger Reinigung mit Bleiessig im möglichst niedriger Temperatur eingeengt und mit absol. Alkohol gefällt. Natron befördert die Zersetzlichkeit des activen Princips; vorübergehendes Erhitzen hebt die Wirkung nicht ganz auf. Wernich's durch Dialyse bereiteter Extract wirkt stärker toxisch als ein solches Präparat und als Bonjean's Ergotin, jedoch nur in Folge der durch die Dialyse in das Präparat übergehenden Menge von Kalisalzen. Das wirksame (lähmende) Princip des wässrigen Extracts lässt sich aus conc. wässrigen Lösungen durch Alkohol ausfällen, und lässt sich so eine hellgelbe, in wenig Wasser lösliche, nicht hygroskopische Masse erhalten, die bei Fröschen die charakteristische Lähmung bedingt. Dieselbe wird bei Gegenwart von Ammoniak von basischem Bleiacetat gefällt, und erhält man nach Entbindung einen amorphen, bisweilen fast weissen, meist gelblichen, in Wasser in allen Verhältnissen löslichen Niederschlag,

dessen Lösungen sauer reagiren und mit Natron neutralisirt sehr langsam, aber charakteristisch die Mutterkornparalyse hervorbringen. Das wirksame Princip muss somit doch gemäss der Angabe von Wernich als Säure betrachtet werden: basische Körper fand Z. zwar auch im Sec. corn., jedoch waren dieselben unwirksam. Das von Z. erhaltene Präcipitat lässt sich über Schwefelsäure trocknen und pulverisiren, jedoch unter Abnahme der Wirksamkeit: an der Luft backt es leicht zusammen; Kleber ist demselben nicht beigemengt. Die Substanz ist N-haltig, wird durch Gerbsäure, Phosphorwolframsäure und Silbernitrat, nicht aber durch Quecksilbersublimat, Phosphormolybdänsäure und Barythydrat gefällt.

Nach Lombroso (7) hat Brugnatelli im kranken Mais eine Substanz mit den chemischen und physiologischen Eigenschaften des Strychnins aufgefunden. Indessen treten bei Fröschen durch dieselbe vor dem Tetanus stets Parese und Narkose auf, und ebenso ist Paralyse bei Säugern und Vögeln ausgesprochen, weshalb A. einen 2. Körper darin vermuthet (die Analogie der Wirkung mit dem Ergotin ist nicht zu verkennen Ref.). Ein durch Behandlung des alkalischen Extracts mit Wasser erhaltenes Extr. aquosum bedingte nur Lähmung und klonische terminale Krämpfe, nicht aber Tetanus; dagegen wirkt es wie die strychninähnliche Substanz kaustisch auf die Haut.

2. Gramineae.

Fleming, G., The toxical properties of Lolium temulentum and Lolium linicola. Edinb. med. Journ. Aug. p. 139. Oct. p. 308. (Monographie der Vergiftung mit Taumelloich, mit interessanten historischen Notizen aus älteren englischen Autoren; polemisirt namentlich gegen die in England durch A. Stephen Wilson aufgestellte Behauptung, dass die Samen von Lolium temulentum nicht an sich giftig seien, sondern nur wenn Mutterkornbildung an ihnen stattfindet (Gardener's Chronicle 1874. Jan. 24.). F. führt gegen die negativen Resultate W.'s wonach 561 Gran der Samenkörner, entspr. 3100 Stück, zu Brod verbacken innerhalb 28 Tagen genossen, ebenso 2000 Gran in 7 Tagen, wobei an einem Tage 500 Gran verzehrt wurden, beim Menschen keine Spur einer berauschenden Wirkung erzeugen, ebenso die Dosen zu 94 Gran keine Krankheitserscheinungen hervorriefen, die bekannten Versuche von Baillet und Filhol zu Felde, ohne selbst neues experimentelles Material zu bringen.)

3. Melanthaceae.

1) Edson, O. M. P., Veratrum viride. Boston med. and surg. Journ. Jan. 14. p. 44. (Fälle von Croup, klonischen Krämpfen und acuter Manie, in denen sich Tinct. veratri viridis bewährte, welches Mittel E. auch als Sedativum bei Meningitis im kindlichen Lebensalter in kleinen, häufig repetirten Dosen empfiehlt.)

4. Asparageae.

1) Rabuteau, Contribution à l'étude physiologique de l'asparagine. Gaz. méd. de Paris. 2. p. 21. (Bestätigt durch Selbstversuche mit 1 und 2 Grm. Asparagin, welche keine Erscheinungen bedingten, die Thatsache, dass der nach Spargeln auftretende Geruch des Urins nicht von Asparagin stammt, das sich bekanntlich im Thierkörper nach den Versuchen von Hilger in Bernsteinsäure und Ammoniak zersetzt.)

5. Liliaceae.

1) Husemann, Th., Ein Beitrag zur Wirkung der Meerzwiebel. Deutsche klin. Wochenschr. 9. S. 102. 10

S. 110. — 2) Koenig, Adolf, Einige Untersuchungen über die Wirkungsart des Extractum scillae und des Theveresins. Dissert. 8. 36 SS. Göttingen. — 3) Craig, William, Notes on „changed aloine" and the resin of aloes. Edinb. medic. Journ. May. p. 1002. June p. 1087.

Th. Husemann (1) hat in Gemeinschaft mit A. König (2) toxicologische Versuche mit dem von der Ph. Germ. eingeführten, spirituösen Extract von Scilla maritima und dem Scillitin von Merck angestellt und dabei gefunden, dass ersteres ein exquisites Herzgift darstellt, welches nach Art von Digitalis bei Katzen, Kaninchen, Tauben und Fröschen Verlangsamung des Herzschlages und bei tödtlichen Dosen systolischen Herzstillstand, vor dem Cessiren der Respiration eintretend, und Verlust der Irritabilität des Herzmuskels lange vor dem Erlöschen der Reflexaction und der Reizbarkeit der peripherischen Nerven und willkürlichen Muskeln bedingt. Dass das Scillaextract sich in Hinsicht auf die während der Intoxication gesteigerte Erregbarkeit der Vagi und bei Combinationsversuchen mit Curare und Atropin genau so verhalte wie Digitalin, so wie auch dass die bei Digitalin und Kombi beobachteten Irregularitäten der Action des Froschherzen insgesammt bei der Vergiftung mit Scillaextract zu beobachten sind, wurde constatirt. Da von vier aus verschiedenen Bezugsquellen stammenden, nach der Vorschrift der Ph. Germ. angefertigten, spirituösen Meerzwiebelextracten sich keines von qualitativ andere Wirkung zeigte noch auch bezüglich der Stärke der Wirkung erhebliche Unterschiede darbot, liegt die Vermuthung nahe, dass das als Herzgift wirkende Princip auch in der nach Schroffs Versuchen viel schwächeren Scilla alba des Handels vorkommt. Die durch dasselbe bewirkte Steigerung des Blutdruckes erscheint als das einzige Moment, welches zur Erklärung der diuretischen Wirkung der Scilla dienen kann, da bei Subcutanapplication des Extracts besondere Veränderungen in den Nieren nicht nachweisbar sind, ein Umstand, der auch für die Indicationen und Contraindicationen des arzneilichen Gebrauches der Meerzwiebel von Gewicht sein muss, indem bestehende Herabsetzung des Blutdruckes sie als vorzugsweise geeignet erscheinen lässt, während das Vorhandensein leichter nephritischer Zustände nicht geradezu den Gebrauch derselben verbietet. Stärkere Entzündung im Magen und Tractus fehlte bei den Versuchsthieren auch nach interner Application grösserer Gaben, und ist die Befürchtung, dass solche bei den gebräuchlichen Scillagaben entstehen, um so mehr als Illusion zu betrachten, als Home u. a. ältere Aerzte weit höhere Gaben als die jetzt üblichen anwendeten. Die tödtliche Dosis des officinellen Extractum scillae ist durchgängig für Kaninchen bei subcutaner Application auf ca. 1—1,5 Grm. zu setzen, während intern 3 Grm. und mehr gegeben werden können, ohne etwas Anderes wie Herabsetzung der Pulsfrequenz zu bewirken.

Die bisweilen nach Meerzwiebelextr. beobachteten Stillstände des Herzens in der Diastole, welche frühere Forscher die Eigenschaft des Giftes als Herzgift übersehen liessen, sind entweder dadurch bedingt, dass in der Scilla neben dem Herzgifte noch eine andere toxische Substanz sich findet, welche die Wirkung des ersteren modificirt, oder können von dem Herzgifte selbst abhängig sein, da auch die reinen Digitalisglycoside manchmal diastolischen Herzstillstand bedingen. Eine temperaturherabsetzende Action kommt dem Extractum scillae nicht zu; in den Versuchen wurden nur unbedeutende Schwankungen und kurz vor dem Tode starke Temperatursteigerung beobachtet.

Das im Handel unter dem Namen Scillitin (von Merck) vorkommende, gereinigte Extract scheint durch den Reinigungsprocess den Hauptbestandtheil der Scillawirkung eingebüsst zu haben, da es bei Fröschen zu 0,5 und bei Kaninchen zu 1,8 Gramm subcutan keine wesentlichen Störungen verursacht. Mit den früher von Schroff zu 1 Grm. beim Kaninchen tödtlich gefundenen Merck'schen Scillitin war das benutzte Präparat wohl nicht identisch.

Craig (3) hat mit einer von ihm als „verändertes Aloin" bezeichneten, aus Lösung krystallinischen Aloins bei monatelangem Stehen spontan gebildeten, unkrystallinischen, dem Aloeharze ähnlichen Substanz Versuche gemacht, wonach dieselbe auf Kaninchen auch bei Subcutaninjection zu purgiren scheint und beim Menschen zu 1—2 Gran in Pillenform als milderöffnendes Mittel, ohne Leibschmerzen zu erregen, wirkt. Aloeharz übte selbst zu 2 Gran subcutan auf Kaninchen keinen purgirenden Effect und blieb in völlig reinem Zustande zu 12 Gran auf Menschen ohne Erfolg, während es in unreinem Zustande zu 8 Gran mehrere wässrige Stühle bedingte. Leibkneifen wird durch das Harz nicht hervorgerufen.

6. Coniferae.

1) Crucis, Léon, Action physiologique et morbide de la térébenthine et de quelques autres hydrocarbures. Thèse. IV. 35 pp. 1874. Paris. — 2) Dogg, F. R., On the various uses of turpentine. Med. Times and Gaz. Apr. 17. p. 414. (Zusammenstellung; boht Terpentbin in remittirenden Fiebern versuchen zu können.) — 3) Sim, Brown, J (Nottingham), Notes on a case of poisoning with oil of savine. Glasgow med Journ. Oct. p. 516. (Vgflg. mit 150 Minims Oleum Sabinae als Abortivum in Dosen von 60 u. 90 M. auf 2 Mal genommen; Anschwellung und Empfindlichkeit des Abd. bei Berührung, grosser Durst, kühle und feuchte Haut, keine Strangurie; Genesung unter Behandlung mit Tr. Opii und Bism. nitr.)

Crucis (1) hat die Erscheinungen, welche Oleum Terebinthinae bei länger fortgesetzter Einführung kleiner Mengen, intern oder eingeathmet, bedingt, studirt, und darnach besonsers Veränderungen in Lunge und Leber constatirt, in ersterer Infarcte, apoplectische Heerde und katarrhalische Pneumonie, in letzterer, welche gross, brüchig und anscheinend verfettet erschien, graue Punkte, welche eigenthümliche, sternförmige Zeichnungen im Gewebe bilden und ebenfalls Infarcte darstellen, neben Körnchenbildung in den Leberzellen, ausserdem dunkles und leicht gerinnendes Blut, sowie Oedem und Röthung der Portio pylorica des Magens (auch bei Inhalation).

Bei ihm selbst rief 10stündig. Aufenthalt in einem kleinen verschlossenen Raume, wo 15 Grm. Ol. tereb. verdunsteten, ein Gefühl von Leere im Kopfe, Kopfschmerz und 30 stünd. Veilchengeruch des Urins hervor, 1 mal auch 2—3 täg. Conjunctivitis, Die erstgenannten Erscheinungen mit allg. Unwohlsein, Uebelkeit und Erbrechen verursachte auch ein zerbrochenes Flacon Oleum lavandulae und ein anderes Mal ein verschüttetes Liter Petroleum, wozu in letzterem Falle noch Frostschauer und eine Art Trunkenheit mit wankendem Gange kamen. Benzin soll bei fortgesetzter Einathmung selbst den Tod herbeiführen können und scheint bei Kaninchen die nämlichen anatomischen Laesionen wie Ol. ter. zu erzeugen.

7. Laurineae.

1) Johnson, George, Another case of poisoning by homoeopathic solution of camphor. Brit. med. Journ. Febr. 6. (Ohnmacht und Collaps b. e. an Erkältung leidenden 35jährigen Frau, unmittelbar nach dem Genusse von 7 Tropfen homöopathischer Camphorlösung, entsp. 0,35 Grm. Camphor.) — 2. Ellerton, Frederic, Poisoning of homoeopathic tincture of camphor. Brit. med Journ. Febr. 20. p. 243. (Dieselben Erscheinungen bei einem jungen Manne, welcher mehrmals 2 Tropfen concentrirte Camphorsolution (homöopathische Muttertinctur) in einen hohlen Zahn gebracht hatte.) — 3) Legat, A, Case of poisoning by homoeopathic solution of camphor. ibid. (Convulsionen und Bewusstlosigkeit bei einer jungen Dame, durch dieselbe Tinctur, zu 15 Tropfen gegen Erkältung genommen.) — 4) Bourneville, Sur quelques points de l'action thérapeutique et physiologique du camphre monobromé. Compt. rend. LXXXI. 6. p 284. (Vergl. Ber. 1874. I. 489.) — 5) Lawson, Robert (West Riding Lunatic Asylum), On monobromide of camphor. Practitioner, Apr. p. 262. — 6) Pathault, Des propriétés physiologiques du bromure de camphre et de ses usages thérapeutiques. 8. 50 pp. Paris. — 7) Des usages thérapeutiques du bromure de camphre. Gaz. des Hôp. 111. p. 885. — 8) Valenta y Vivo, Sur un nouvel antidote de la strychnine. La Independenzia med. d. Barcelona. Journ. de pharm. et de chém. Nov. p. 364.

Lawson (5) hat bei neueren Versuchen mit Monobromcamphor in reinem Zustande die Ueberzeugung gewonnen, dass trotz unbestrittener, schlafmachender und beruhigender Wirkungen des Mittels dasselbe sich wegen seiner Unlöslichkeit in differenten Vehikeln einerseits und wegen der durch dasselbe bedingten Störungen in den ersten Wegen, welche namentlich bei Delirium tremens, Hysterie u. a. fast immer mit Irritabilität des Magens verbundenen Nervenleiden das Medicament contraindiciren, andererseits zu einer allgemeineren Verwendung in praxi sich eignet, namentlich auch nicht in der Irrenhauspraxis, wo noch dazu die Effecte des Monobromcamphors zu definitiver Besserung oder Heilung nicht ausreichen. Als Ergebniss seiner an Meerschweinchen, Kaninchen und Hunden angestellten Versuche führt Lawson an, dass Monobromcamphor Schlaf erzeugt, welcher anscheinend mitunter durch Hallucinationen unterbrochen ist, dass es Respirations- und Pulszahl, sowie die Temperatur herabsetzt, dass es in fortgesetzten kleinen Gaben Störung des Appetits und Abnahme des Körpergewichts herbeiführt, und dass absolut letale Gaben continuirliches Sinken der Eigenwärme bis zum Tode, etwas geringere, jedoch ebenfalls tödtliche Dosen zuerst Sinken, dann langsames Wiederansteigen und schliesslich wieder Sinken der Temperatur zur Folge haben. Ohr- und Bindehautgefässe contrahiren sich unter dem Einfluss des Mittels; ausgeprägte Convulsionen sind selten, doch treten fast constant anfallsweise, namentlich zur Zeit des tiefsten Temperaturstandes, Horripilationen ein In den meisten Fällen

wurde kurz nach der Einführung per os oder anus, sowie bei subcutaner Injection Entleerung orangefarbener Flüssigkeit durch Mund und Harnröhre, häufig auch Stuhlentleerung beobachtet. Wurden die Versuchsthiere in erhöhter Temperatur gehalten, so trat Wiederherstellung such nach sonst absolut letalen Gaben ein.

In Frankreich scheint man nach den Mittheilungen von Pathault (6) die Form der Dragées (mit 0,1, mit der Capsules (mit 0,2) für die Darreichung des Bromcamphor zu bevorzugen. Günstige Erfolge sahen Desnos und Gallard in einigen Fällen von Chorea, Vulpian, Mathieu und Potain bei Hysterischen mit Palpitationen u. s. w., wobei namentlich die Abnahme der Pulszahl und die Wiederherstellung der Regularität des Herzschlages sich geltend machte, Charcot und Decès (7) bei Epilepsie, wo eine erhebliche Minderung der Zahl der Anfälle erzielt wurde, Potain bei Dyspnoe und Desnos in 1 Falle von Prosopalgie. Sehr gute Dienste soll Bromcamphor auch bei Pollutionen (Vulpian), bei Priapismus, bei Tenesmus vesicalis (Siredey) und nervösen Blasenschmerzen (Desnos) leisten. Lannelongue fand Bromcamphor bei Entzündung des Blasenhalses von rascher Wirkung, wenn der Schmerz nicht die Folge organischer Veränderungen ist, dagegen bei Complication mit starkem Blasenkatarrh kaum von Nutzen.

Nach Valenta y Vivo (8) ruft bei Hunden Camphor in toxischen Dosen Zittern, klonische Convulsionen. Drehbewegungen und Salivation, dagegen gleiche Menge Camphor und Bromkalium ausser Salivation Zittern, Prostration, Somnolenz und wenig Krämpfe hervor; die letztgenannten Erscheinungen treten auch auf, wenn Bromcamphor gleichzeitig mit einer tödtlichen Gabe Strychnin ingerirt wird. V. glaubt daher, dass die Anwendung von 4—6 Grm. Bromcamphor in alcoholischer Lösung bei Tetanus von Nutzen sein könne.

8. Santalaceae.

1) Nirgon, C. M., De l'essence de santal, ses avantages dans le traitement de la blennorragie, son meilleur mode d'administration. Gaz. des Hôp. 143. p. 1140. — 2) Durand, Georges, Etude sur les Santalacées et sur les propriétés chimiques et thérapeutiques de l'essence de santal citrin. Thése IV. 72 pp. Blois.

Nach Durand (2) ist die mikroskopische Structur der im Handel als Santelholz in Malabar, Bombay, Zanzibar und Australien vorkommenden Bolzarten dergestalt übereinstimmend, dass mit Wahrscheinlichkeit die Abstammung von einem Baume (Santalum album L) anzunehmen ist, während das sog. weisse Santelholz im Bau abweicht und vermutlich von Santalum myrtifolium abstammt. Bezüglich des Oleum Santali citrini, welches am reichsten im Saatelholz von Bombay enthalten ist (2½—3 pCt.), betont D. die im Vergleich mit Copaivabalsam weit milderen Wirkungen auf den Tractus, so dass selbst Dosen von 8 bis 10 Grm. die Verdauung nicht stören, wie auch bei langer Darreichung das Mittel gut ertragen wird. Das Oel erscheint schon in kurzer Zeit im Urin, in welchem Salpetersäure eine ähnliche Trübung wie beim Copaivabalsam hervorbringt, ohne dass je dabei Albuminurie vorkommt (selbst nicht nach 10 Grm.), der Geruch ist noch nach 24 Stunden vorhanden. Nierenschmerzen scheinen nur in höchst ausnahmsweise nach grossen Dosen vorzukommen und sind von äusserst kurzer Dauer. Als Mittel gegen Gonorrhoe fand D. es von vorzüglichem Effect, indem es meist in 24 Stunden, höchstens erst nach 48 Stunden, bei acutem Tripper den Schmerz stillt und gleichzeitig den purulenten Ausfluss in einen serösen oder mucösen verwandelt, der auch beim Fortgebrauche des Mittels erst in 1—2 Wochen schwindet, so dass das Oel mit dem besten Effecte bei frischem Tripper angewendet wird. Sehr günstige Erfolge hat D.

auch bei Cystitis und zwar nicht nur bei Fortsetzung der Gonorrhoe auf die Blase, sondern auch bei idiopatischer Cystitis acuta und chronica — von Oleum Santali gehabt; ebenso Simonnet und Caadmont, von denen Letzterer das Mittel auch bei Urethritis, Prostatitis und selbst bei Stricturen verwendet, während Gubler es bei Enteritis chronica anwendet. D. empfiehlt bei frischem Tripper am 1. Tage 4—5 Grm., an den beiden folgenden 1—1½ Grm. mehr und nach Besserung der Beschaffenheit des Ausflusses täglich um ½ bis 1 Grm. weniger zu geben; bei Cystitis 4—5 Grm. hinter einander. Die Anwendung geschieht in Capseln, 2 mal täglich vor dem Essen.

9. Urticeae.

Kuykendall, G. D., Personal experience of the effects of Cannabis Indica. Philadelphia med. Rep. May 29. p. 42!. (6—7 Stunden anhaltende Störungen psychischer Art in bekannter Manier nach dem Genusse von ca. 0,06 Gram eines frischen, ungewöhnlich stark betäubend riechenden Extr. cannab. indicae, zuerst nach 1 Stunde mit Schaudergefühl beginnend, Pupillen nicht dilatirt; das Extr. war bei leerem Magen genommen.)

10. Euphorbiaceae.

Denig, Robert M. (Columbus Ohio), Fatale case of poisoning by croton oil. New York med. Rec. July 29. p. 503. (Vergiftung eines Mannes durch ½ einer Mixtur aus 2 Unzen Crotonöl, statt Castor-Oel irrthümlich vom Apotheker dispensirt, und 2 Dr. Terpentinöl, in ca. 12 Stunden unter choleriformen Symptomen tödlich endend; ausser starker Entzündung im Magen — mit Hämorrhagie unter der Schleimhaut — fand sich ein äusserst festes Fibringerinnsel im rechten Herzen, welches D. wohl mit Unrecht als Todesursache betrachtet.)

11. Labiatae.

1) Husemann, Th., Notiz zur Wirkung der Phenole, insonderheit des Thymols. Nachrichten der Gesellsch. der Wissensch. zu Göttingen. 18. 8. 481. — 2) Derselbe, Ein Beitrag zur Wirkung der Phenole und des Thymols insbesondere. Arch. für experim. Pathol. und Pharmakol. IV. H. 4. S. 280. — 3) Derselbe, Zwei neue Gifte. Arch. der Pharm. Septbr. — 4) Valverde, P. J., Versuche über die Wirkung des Thymols. Diss. Göttingen. 8. 23 SS. — 5) Lewin (Berlin), Das Thymol ein Antisepticum und Antifermentativum. Archiv für pathol. Anat. und Physiol. LXV. H. 2. S. 164.

Th. Husemann (1 u. 2) zeigt auf Grundlage von Versuchen mit Thymol, welche zum Theil in Gemeinschaft mit Valverde (4) unternommen wurden, dass das vermeintliche Glieder einer homologen Reihe eine gleichartige und von ihrem Kohlenstoffgehalte abhängige Wirkung besitzen sollen, nicht überall Geltung habe, indem in der Phenolreihe das kohlenstoffreichere Thymol, $C_{10}H_{14}O$, weit weniger giftig sei als die Carbolsäure, C_6H_6O, und ausserdem auch qualitative Wirkungsdifferenzen zeige.

Während Carbolsäure ausgewachsene Kaninchen schon zu 0,4 Grm. subcutan und zu 0,5 Grm. intern tödtet, werden durch Thymol erst vorübergehende Störungen hervorgerufen, wenn man dasselbe zu 2 Grm. subcutan oder zu 4 Grm. innerlich applicirt; 3—4 Grm. hypodermatisch und 5—6 Grm. bei Einführung in den leeren Magen wirken tödlich. Der Tod erfolgt in der Regel später als bei Carbolsäurevergiftung, kann indess nach

sehr grossen Dosen schon in 1 Stunde eintreten. Die Giftigkeit erstreckt sich sowohl auf Kaninchen als auf Tauben, Frösche, Kröten und Salamander. In Bezug auf die Qualität der Wirkung ist die örtliche Action des Thymols eine entschieden geringere als die der Carbolsäure; epidermatisch ist ersteres fast völlig unwirksam, während es sowohl auf der Conjunctiva und am Lippensaume, wie auf der Magenschleimhaut (bei toxischen Gaben) und bei subcutaner Application (in erwärmter Lösung, wobei dann regelmässig Ausscheidung von Thymolkrystallen stattfindet) irritirend und entzündungserregend (nicht corrodirend) wirkt. In Hinsicht der entfernten Erscheinungen ist am auffallendsten das Fehlen der für Carbolsäure — und das neuerdings den Phenolen zugezählte Santonin — so charakteristischen Convulsionen, an deren Stelle sich bei letalen Dosen ein stetig zunehmender Zustand von Adynamie entwickelt, ohne dass es zu completem Coma, Paralyse und Anästhesie kommt, obschon Motilität und Sensibilität herabgesetzt wird. Bei kleineren Gaben (2 Grm. subcutan bei Kaninchen) sinkt Respirationszahl und Temperatur, letztere oft um mehr als 1°, während die Pulsfrequenz zunimmt; bei letalen Dosen sind dieselben Erscheinungen vorhanden, und beträgt die Temperaturabnahme oft über 3°. Auch die Temperatursteigerung post mortem findet bei Thymolvergiftung nicht statt. Die dunkle Färbung und flüssige Consistenz des Blutes, welches an der Luft sich röthet und keine Veränderung der Blutkörperchen darbietet, der diastolische Herzstillstand und die Ungleichheit der Blutvertheilung in den einzelnen Körperhöhlen verhalten sich wie bei Carbolsäure, während bei Thymol ausserdem Bronchitis und Hepatisation der Lungen (nicht embolischer Natur) und Nierenentzündung neben Albuminurie vorkommen. Ein auffallender Befund ist die Fettentartung der Leber, die in einzelnen Fällen höchst exquisit war. In den Urin geht das Thymol theilweise als solches über, daneben erscheint aber noch ein pfefferminzähnlich riechender Körper, welcher vielleicht Thymoil ist. Die Farbenveränderung des Carbolharns wurde bisher am Thymolharn nicht constatirt. Die electrische Reizbarkeit der Muskeln war bei Säugethieren nicht verändert, die Todtenstarre normal, die Muskelfibrillen in einzelnen Fällen, wo exquisite Leberverfettung bestand, körnig degenerirt. Bei Kaltblütern (Rana temporaria, Bufo variabilis, Triton) sind die Wirkungen der Carbolsäure und des Thymols ziemlich gleich. Subcutaninjection wässriger Lösung unter die Haut einer Froschextremität bedingt Rigidität der Muskeln und Anästhesie; als entfernte Wirkungen zeigt sich zuerst Schwinden der willkürlichen Bewegung, dann der Respiration, hierauf der Sensibilität und Reflexaction; die electrische Reizbarkeit der Muskeln überdauert die der Nervenstämme. Am längsten bleibt die Action des Herzens, welches in Diastole stillsteht, bei Fröschen erhalten.

Im Ganzen steht die Wirkung des Thymols manchen aetherischen Oelen näher als der Carbolsäure, doch fehlt ersterem die den Terebenen zukommende Action auf die Peristaltik. Mit der Carbolsäure theilt Thymol die antiseptische Wirkung (vgl. Jahresber. 1868. I. 351), indem die Cadaver mit Thymol vergifteter Thiere sich bei heissem Wetter lange unverändert halten und Fleisch und Eiweissstücke in kalt gesättigter wässriger Thymollösung sich bei nicht völligem Luftabschluss Monate lang unverändert halten. Bei Aufbewahrung an freier Luft übertrifft Thymol wegen seiner geringen Flüchtigkeit und schwierigeren Destruction die in gleicher Lösung benutzte Carbolsäure entschieden.

Wie schon 1872 Sulima-Samuillo eine Hemmung der Zucker- und Buttersäure-Gährung durch Thymol constatirte, und zwar energischer als durch Carbolsäure und Chininsulfat, beweist auch **Lewin** (5), dass **Thymol** schon in $^1/_{10}$ pCt. Lösungen die **Zuckergährung absolut aufhebt**, während Carbolsäure und Salicylsäure dies nicht in 4fach so starker Lösung vermögen, und ebenso eine **stark hemmende Wirkung auf die Gährung und Fäulniss der Milch, sowie auf Amygdalinwirkung besitzt**. Auch einen die Carbol- und Salicylsäure übertreffenden Einfluss auf Fäulniss von Eiweiss und Harn fand L., während bei künstlichen Verdauungsversuchen mit Thymol eine Verminderung der Pepsinwirkung nicht zu Stande kam. An Fröschen constatirte L., dass die Haut und die darunter liegenden Partien beim Hineinsetzen in $^1/_{10}$ pCt. Lösungen anästhetisch wurden, dass auch bei subcutaner Injection die Centralorgane des Nervensystems nicht afficirt werden, während die Zahl der Herzschläge dadurch vermindert wird, was jedoch in weit höherem Grade bei directer Application der Fall ist. Bei Kaninchen wirkten 120 Grm. $^1/_{10}$ pCt. Solution 10 Tage hinter einander gereicht nicht giftig; ebenso wenig 2—5 Grm. Thymol in Oel gelöst; die Fresslust soll dadurch gesteigert werden. Auf Wundflächen erzeugt Thymol in $^1/_{10}$ pCt. Solution keine Schmerzempfindung, auf Schleimhäute wirkt es in dieser Form adstringirend. Bei abnormen Gährungsprocessen im Magen mit Dilatation soll Thymol nach einiger Zeit Erbrechen stillen und Retraction des Magens bewirken.

12. Scrophularineae.

1) **Haddon**, John, On the successful treatment of a case of peritonitis and diphtheria by digitalis. April. p. 271. (Ohne Bedeutung.) — 2) **Murrell**, William, On a case of typhoid fever which suddenly terminated fatally during its treatment by digitalis. Ibid. Novbr. p. 345. — 3) **Schmiedeberg**, O., Ueber die „Digitalinwirkung" am Herzmuskel des Frosches. Beiträge zur Anatomie und Physiologie. (Festgabe für C. **Ludwig**.) Separatabzug. 4. Leipzig. Fol. — 4) **Koppe**, Robert, Untersuchungen über die pharmacologischen Wirkungen des Digitoxins, Digitalins und Digitaleins. Archiv für exper. Pathol. und Pharmacol. Band III. Heft 3 und 4. S. 274. (Auch als Dorpater Inaugural-Dissertation veröffentlicht.) — 5) **Perrier**, Henri, Des effets de la toxicorésine et de la digitalirésine. Dissert. inaug. Strassburg 1874. 8. 36 pp. — 6) **Derselbe**, Ueber die Wirkungen des Toxiresins und des Digitaliresins auf den thierischen Organismus. Aus dem Französischen übersetzt von E. **Harnack**. Archiv für exper. Pathol. und Pharmacol. Band IV. Heft 3. S. 194. — 7) **Otto**, A. (Pforzheim), Ueber die physiologische Wirkung des Digitalin. Deutsches Archiv für klin. Med. Band 2 und 3. S. 110.

Schmiedeberg (3) weist nach, dass der **systolische Digitalinstillstand durch Digitalin und analog wirkende Stoffe**, zu denen nach S. auch zwei, von ihm im Oleander aufgefundene Glykoside gehören, nicht als Lähmung aufzufassen ist, da bei Einführung von Kochsalzlösung oder Serum in das stillstehende Herz bei einem gewissen Grade der Ausdehnung des letzteren kräftige Contractionen des Ventrikels und der Vorhöfe resultiren, welche nur bei den stärksten Giftdosen, zumal bei directer Application auf das Herz ausbleiben, und da auch nach Einwirkung ermüdender oder lähmender Einflüsse (Muskelgifte, Blutleere) ein fester systolischer Stillstand bei Rana temporaria nicht zu Stande kommt. Bei Rana esculenta ist nach S. der nur durch grössere Dosen zu erreichende Herzstillstand meist kein vollständiger, indem schwache Pulsationen der Kammer bestehen bleiben; beim Flusskrebs scheint das Herz durch Digitalin nicht afficirt zu werden. Die Wiedererregung der Contractionen bei R. temporaria ist, da sie nur bei starker Ausdehnung erfolgt, nicht als Folge der Wirkung des Serums oder der Kochsalzlösung anzusehen, welche dagegen als solche am digitalinisirten Herzen Beschleunigung der Pulsfrequenz erregt, woraus erhellt, dass Digitalin die automatischen Centren nicht reizt und der systolische Stillstand nicht als Tetanus aufzufassen ist. Auch diejenigen Vorrichtungen im Herzen, durch deren Vermittelung bei Reizung der zugehörigen, im Vagus verlaufenden Fasern, Beschleunigung der Pulsfrequenz und eine Art von Tetanus des Herzens hervorgerufen werden, sind unbetheiligt, und muss die Wirkung im Muskel selbst gesucht werden. Einen Tetanus durch directe Erregung der Muskelsubstanz weist **Schmiedeberg** ab, weil das Bestreben, den höchsten Grad der Verkürzung einzunehmen, sowohl in dem lebensfähigen als in dem abgestorbenen Ventrikelmuskel in gleicher Weise hervortritt, und hält dagegen einen erhöhenden Einfluss auf die Elasticität im Gegensatze zu den Muskelgiften, welche die Elasticität herabsetzen, für wahrscheinlich.

Ueber die von **Schmiedeberg** (Ber. für 1874. I. 492) isolirten **Digitalisstoffe** liegen verschiedene Arbeiten aus dem Strassburger Institut für experimentelle Pharmacologie vor. R. **Koppe** hat das **Digitoxin**, **Digitalin** und **Digitaleïn** an verschiedenen Thieren geprüft und sämmtlich als Herzgifte erkannt, welche jedoch in Hinsicht auf den Grad ihrer Wirkung und auch in manchen anderen Beziehungen differiren.

Digitoxin bewirkt bei Rana temporaria schon zu $^1/_{10}$ Mgrm., sicher zu $\frac{1}{2}$—1 Mgrm. in 5—7 Minuten systolischen Ventrikelstillstand; bei Rana esculenta, welche die peristaltischen Bewegungen des Ventrikels viel weniger exquisit zeigt, erst zu 1—$1\frac{1}{2}$ Mgrm. 1 bis 3 Mgrm. erregen bei Rana temporaria in etwa einer halben Stunde lähmungsartige Zustände, welche selbst nach 2—4 Mgrm. bei Rana esculenta nicht exquisit hervortreten. **Digitalin** und **Digitaleïn** führen bei Rana temporaria zu $\frac{1}{2}$—$\frac{3}{4}$ Mgrm., bei Rana esculenta zu 1—$1\frac{1}{2}$ Mgrm. zum systolischen Herzstillstande; Muskellähmung wurde bei beiden Froscharten nach 2 Mgrm. nicht beobachtet. Unter die Haut in Substanz eingeführt wirkte Digitoxin in Folge seiner absoluten Unlöslichkeit in Wasser selbst zu 4—5 Mgrm. gar nicht.

Ein wesentlicher Unterschied des Digitoxins von den beiden übrigen Digitalisherzgiften ergiebt sich bei Säugethieren in der durch ersteres an der Applicationsstelle erzeugten, phlegmonösen Entzündung mit nachfolgender Vereiterung, die bei Hunden schon durch Subcutaninjection von $^1/_{10}$—1 Mgrm. nie ausblieb, dagegen bei den viel leichter löslichen und daher rascher resorbirbaren Digitalin und Digitaleïn nicht beobachtet wurde. Digitoxin ruft bei Hunden zu 2 Mgrm. mehrmals sich wiederholendes Erbrechen, zu 5—6 Mgrm. Verminderung der Pulsfrequenz, Abgeschlagenheit und Schwäche, sowie die übrigen, durch Herzgifte erzeugten Symptome, zu 8 Mgrm. (1,7 Mgrm. per Kilo) und mehr systolischen Herzstillstand hervor. Von Digitalin und Digitaleïn scheint es zur Erzielung gleicher Effecte der 6—10fachen Menge zu bedürfen. Bei Katzen, wo die Herabsetzung der Herzschlagzahl erst bei sehr grossen Gaben Digitoxin auftritt und die Hinfälligkeit ebenfalls minder ausgesprochen ist, tödtet schon 1 Mgrm. (0,4 Mgrm. per Kilo) und bewirkt schon ½ Mgrm. Erbrechen mit nachfolgendem, mehrtägigem Kranksein. Bei Kaninchen, welche ausgesprochene Lähmungserscheinungen und bei Freilegung der Muskulatur eine beträchtliche Herabsetzung der Erregbarkeit zeigen, so dass Reizung des Ischiadicus nur schwache Zuckungen erzeugt, sind 4 Mgrm. nicht letal, während 5—6 Mgrm. (3,5 Mgrm. per Kilo) durch complete Lähmung tödten; das Herz schien hier in Diastole stillzustehen.

Selbstversuche Koppe's mit Digitoxin, wovon er zuerst ½ Mgrm. ohne irgend welche Befindensänderung, dann am Tage darauf 1 Mgrm., wornach körperliche Verstimmung und schlechter Appetit eingetreten zu sein scheint, dann 4 Tage darauf 2 Mgrm. nahm, führten zu ziemlich intensiver Intoxication, welche schon eine Stunde nach der letzten Dosis mit Uebelkeit, Unbehagen und leichtem Schwindelgefühl begann, wozu nach drei Stunden hochgradige Nausea und Schwäche bei Sinken der Pulszahl (von 80 auf 58) und Intermittenz derselben sich gesellte, welche Erscheinungen in den folgenden Stunden noch zunahmen. Zu wiederholtem Erbrechen, welches immer nur vorübergehende Erleichterung verschaffte, und grosser Muskelschwäche, welche K. aus Bett fesselte, gesellte sich Schwachsichtigkeit und Gelbsehen, namentlich der helleren Gegenstände und Insomnie, vorzüglich durch die quälende Nausea unterhalten. Erst am 4. Tage wurde der Puls wieder normal und verlor sich die Nausea, während Adynamie und Sehstörung erst vom 5.—7. Tage sich besserten. Sphygmometrische Curven, welche Jolly aufnahm, zeigen am 2. Tage auf je zwei Pulswellen, von denen die zweite viel kleiner ist, eine Intermission, die sich subjectiv durch ein Gefühl von Unruhe und schwacher Präcordialangst zu erkennen gab, am dritten Tage grosse Unregelmässigkeit in Höhe und Form der Welle und in den Intervallen, am fünften Tage war der Puls noch. Die grösste Pulsverlangsamung bestand ca. 5—6 Stunden nach der Ingestion; am zweiten Tage Puls 54, am dritten Puls 60.

In Hinsicht auf den Blutdruck fand K. Digitoxin, Digitalin und Digitalein in gleicher Weise wirkend, wobei er jedoch eine Abweichung von der durch subcutane Injection der drei Herzgifte bedingten Veränderung der Pulsfrequenz constatirte, indem bei directer Infusion auf die Verlangsamung stets eine hochgradige Beschleunigung kurz vor dem Tode folgt, dagegen nicht bei hypodermatischer Einführung. Die Blutdrucksteigerung als Erstwirkung machte sich auch am atropinisirten Hunde geltend.

Perrier (5) hat Versuche über die von Schmiedeberg als Toxicoresin und Digitaliresin bezeichneten Spaltungsproducte des Digitoxins und Digitalins angestellt, woraus hervorgeht, dass beide auf Frösche und Säugethiere (Kaninchen, Toxicoresin wurde noch an Hunden und Katzen geprüft) in derselben Weise, nämlich convulsionserregend wirken, wobei jedoch das Digitoxin in gleichen Dosen rascher und stärker als das Digitaliresin zu wirken scheint.

Die durch Toxicoresin bedingten Convulsionen treten anfallsweise auf und sind bald klonische, bald tonische (meist Opisthotonos), bei Säugern meist mit Myosis, Trismus und Schäumen des Maules verbunden, und von einem paralytischen Zustande gefolgt, welcher nebst der dadurch herbeigeführten Asphyxie als Ursache des Todes zu betrachten ist; ausserdem ist bei Säugern die starke Beschleunigung der Respiration Folge des Giftes. Nach physiologischen Versuchen an Fröschen sind die Krämpfe nicht aus directer Reizung des Rückenmarks abzuleiten, obschon die Reflexaction unmittelbar nach Injection des Giftes erhöht ist; dieselbe sinkt aber sofort bis zum Eintritte der Convulsionen, während derer sie aufs Neue ansteigt, um bald darauf völlig zu verschwinden. Wie das Rückenmark werden auch Sehhügel und Grosshirn nicht betroffen, und ist die Ursache der Krämpfe in Erregung gewisser, in dem verlängerten Marke belegener Centren zu suchen, wofür auch der Umstand spricht, dass Chloralhydrat und Chloroform (nach Froschversuchen) das Zustandekommen der Krämpfe verhindern oder doch beträchtlich verzögern und sie eines grossen Theiles ihrer Intensität berauben. Die Digitalisspaltungsproducte zeigen in dieser Beziehung eine analoge Wirkung mit dem Picrotoxin und Coriamyrtin, welches letztere nach Versuchen von Schmiedeberg noch heftiger krampferregend zu wirken scheint, als Toxicoresin, übrigens sich von letzterem durch den (auch schon von Roeber beim Picrotoxin beobachteten) charakteristischen Schrei beim Eintritt der Convulsionen und Abschwellen des vorher aufgeblasenen Thieres unterscheidet. Perrier vindicirt dem Toxicoresin auch eine lähmende Wirkung auf die Muskelerregbarkeit, da bei Fröschen Paralyse, bisweilen ohne vorgängige Krämpfe, eintritt (nach sehr grossen Dosen) und die Muskelerregbarkeit in durch Ligatur geschützten Extremitäten besser erhalten bleibt. Ferner setzt Toxicoresin die Zahl und Energie der Herzcontractionen herab, was sich schon bei schwachen Dosen, übrigens vorzugsweise erst nach Aufhören der Convulsionen, geltend macht. Bei dieser Wirkung scheint die Action auf den Herzmuskel die Hauptsache, da Vagusdurchschneidung sie nicht beeinflusst, während allerdings Atropin die Zahl der Pulse auf kurze Zeit wieder steigern zu können scheint. Frösche werden schon durch ½ Mgrm. Toxicoresin getödtet, Kaninchen durch 5 Mgrm.; Katzen und Hunde durch weniger als 20 Mgrm., bei letzteren scheint die subcutane Injection leicht Eiterung bedingen zu können.

Nach verschiedenen Versuchen Otto's (7) bei Epileptikern und Gesunden bewirkt subcutane Injection von Digitalin von Merck zu 1—3 Mgrm., gleichviel ob in spirituöser oder in Glycerinlösung (1:9—19) applicirt, ebenso interne Darreichung constant nach einigen Stunden (4—6 Stunden) einen Frostanfall mit Uebelsein, Mattigkeit, schwerem Krankheitsgefühl, Steigerung der Temperatur im Mastdarm und in der Achselhöhle, welche schon einige Zeit vorher (3—4 Stunden) beobachtet wird, aber weiter (selbst bis zu 3°), in der Regel bis 10 Stunden, steigt, Pulsbeschleunigung und Pupillenerweiterung, einige Stunden später trockne Haut mit Brennen, mit den nämlichen Veränderungen von P. und T., die erst später nach Eintritt von Schweiss oder ohne solchen schwindet. Die Höhe dieser Fiebererscheinungen steht nach O. in gleichem Maasse zur Dosis und ist bei Subcutaninjection bedeutender als bei Einführung per os; bei einer nach dem Nachlass der Erscheinungen weiteren Injection steigen Temperatur und Puls meist nicht so hoch, wie nach der 1. Injection. Die Pulserhöhung steht in gradem Verhältnisse zur Temperaturhöhe; sphygmographisch gleicht der Puls dem dicroten Fieberpulse. Der farblose, helle Urin enthält fast keine Phosphate. O. betrachtet die sonst wahrgenommenen, gegentheiligen Wirkungen auf Puls und Temperatur als Ermüdungsfolgen, da bei der Digitalinfieber meist Sinken beider unter die Norm beobachtet, und er leitet die Erhöhung beider von einer Erregung des excitocalorischen Centrum und der Vasomotoren, die Mydriasis von Reizung des Halssympathicus ab. Bei Combination von Chloral und Digitalin wurde die Temperatur im Mittel um 1° weniger, der Puls um 12° weniger erhöht; auch unterbrach Chloral im Digitalinfieber gegeben das Ansteigen desselben (nach O. durch herabsetzende Wirkung auf die Vasomotoren), Chinin hatte keinen herabsetzenden Einfluss, kühles Bad ebenfalls keinen oder nur ganz vorübergehenden Einfluss auf die Steigerung der Temperatur durch Digitalin.

[Schnabl (Warschau). Die Wirkungen des Digitalin's auf den Blutkreislauf. Pam. Tow. lek. Warsz. IV.

Der Verfasser unternahm viele Experimente an Hunden, Kaninchen und Fröschen. Die Experimente weisen nach, dass das Digitalin anfangs die Erregbarkeit der Vagusnerven vermehrt, dann sie langsam vermindert und am Ende ganz vernichtet. Darum sehen wir zuerst eine Verlangsamung und nachher eine Beschleunigung der Herzschläge. Eine bedeutende Verlangsamung tritt nach einer Digitalininjection durch den peripherischen Theil der Carotiden geradeaus ins Gehirn. Dieses Resultat spricht dafür, dass das Digitalin vor allem die Centren der Vagusnerven erregt. Der Blutdruck steigt constant nach der Injection und erreicht am Ende manchmal eine doppelte Höhe, und beginnt noch kurz vor dem Tode des Thieres zu fallen, der Puls verlangsamt sich nur unmerklich und bleibt plötzlich stehen. Verfasser untersucht ferner, welchen Einfluss das Digitalin auf die, die Herzbewegungen beschleunigenden Nerven habe, und seine Experimente zeigen, dass es gar keinen Einfluss auf die excitomotorischen Nerven des Herzens besitze. Was den Einfluss des Digitalins auf das Herz selbst anbetrifft, so sah Verf. nach Durchschneidung der Portio cervicalis, des Vagus und Sympathicus die Herzschläge bei kleinen Gaben anfangs sich beschleunigen, dann aber sich verlangsamen; bei grösseren Dosen hingegen verlangsamt sich der Herzschlag immer mehr, bis er endlich in Folge der Lähmung gänzlich sistirt. Die allgemeine Wirkung des Digitalins drückt der Verfasser in folgenden Worten aus: das Digitalin erregt im Anfange, später aber lähmt es die den Blutkreislauf regulirenden Organo. Oettinger (Krakau).]

13. Solaneae.

1) Heckel (Montpellier), De l'influence des Solanées vireuses sur les rongeurs et les marsupiaux. Compt. rend. LXXX. No. 25. p. 1608. — 2) Davison, Frank (Edinburgh), Case of poisoning by liniment of Belladonna. Med. Press and Circular. March. 31. p. 267. (Vergiftung durch Verschlucken von ca. 1 Theelöffel Linimentum belladonnae; vorübergehende Convulsionen, Brechmittel, Tr. Opii. Genesung.) — 3) Hadler (Cacheraleben), Ein Fall von Atropinintoxication. Berl. klin. Wochenschr. 34. S. 471. (Vergiftung eines 14jährigen Mädchens mit einer nicht genau bestimmbaren Menge Atropinlösung; erstes Auftreten von Symptomen nach ca. 4 Stunden. erfolglose interne Anwendung von 0,01 Morphin (in 4 Pulvern). prompte Beseitigung der Unruhe, Krämpfe u. s. w. durch subcutane Injection von 5 Mgrm. Morphin.) — 4) Husemann, Th., Ueber die Wirkung des Solanina und Solanidins. Arch. f. exper. Pathol. und Pharmakol. IV. H. 4. S. 369. — 5) Halmanya, Antonio (Cuba), Versuche über die Wirkung des Solanin und Solanidin. Diss. 8. 37 SS. Göttingen. 1874. — 6) Purent, Henry. Du tabar. Thèse. IV. 36 pp. 1874. Paris — 7) Morgan, E. R., Poisoning by tabacco. Brit. med. Journ. Oct. 16. p. 287.

Die bekannte Immunität der Kaninchen, Meerschweinchen und Ratten gegen Atropin erstreckt sich nach Heckel (1) auch auf Hyoscyamin und Daturin, und ist eine Monate lang fortgesetzte, ausschliessliche Ernährung der erstgenannten beiden Thiere mit Pflanzentheilen von Atropa Belladonna, Hyoscyamus albus und niger, sowie mit Datura Stramonium und Tatula möglich. Bei alten Thieren ist die Gewöhnung an die ausschliessliche Solaneen-Diät in den ersten 8 Tagen mit Abmagerung verbunden, nicht so bei jungen Thieren, welche sogar bei der Entwöhnung von dieser Kost schwächer werden. Auch

bei Känguruhs (Halmaturus Billardieri, Cuscus maculatus) findet eine ähnliche Toleranz statt, und Mydriasis tritt bei den betreffenden Fütterungsversuchen nicht ein. Im Urin der mit Belladonna gefütterten Thiere findet sich nach H. kein Atropin, und die Iris reagirt bei directer Application auf das Auge derselben viel weniger, als die normal gefütterter Kaninchen. Atropinsulfat, Daturinsulfat und Hyoscyamin wird von den Belladonnakaninchen subcutan in höheren Dosen tolerirt, als von anderen, welche nach H. durchgängig von 0,45—0,5 Atropinsulfat zu Grunde gehen. Grössere Dosen bedingen übrigens auch bei ersteren Elimination von Atropin im Urin und Mydriasis, und zwar sowohl bei interner als subcutaner Einführung, was H. zu dem Schlusse führt, dass die von ihm als Grund der Immunität vermuthete, rasche Destruction der Alkaloide nicht im Magen vor sich geht. Das Fleisch der mit Belladonna gefütterten Kaninchen wirkte auf Hunde nicht giftig.

Th. Husemann und Balmanya (4 u. 5) haben die Wirkung des Bolanins und seines hauptsächlichsten Spaltungsproductes, des Solanidins, zum Gegenstande einer ausgedehnten Versuchsreihe gemacht, als deren vorzüglichstes Resultat die Unabhängigkeit der giftigen Action des Solanins von den Spaltungsproducten erscheint, indem das Solanidin zwar ebenfalls, jedoch bedeutend schwächer giftig ist, auch qualitativ in einigen Beziehungen differirt, und das durch Behandeln des Solanidins mit Chlorwasserstoffsäure erhaltene (unreine) Soisnicin in den Dosen des Solanidins ohne jede Wirkung auf den thierischen Organismus ist.

Das aus Kartoffelkeimen dargestellte Solanin ist für Hunde, Katzen, Kaninchen, Tauben, Frösche und Wassersalamander ein tödtliches Gift und verhält sich Tauben gegenüber ganz anders wie Morphin und Opium, indem es schon in relativ kleinen Mengen (0,15 Grm. als Acetat subcutan applicirt) in kurzer Zeit (2 Stunden) den Tod herbeiführt. Für Kaninchen stellt sich die letale Dosis des Solanina bei subcutaner Injection einer Lösung des Alkaloids in Essigsäure auf weniger als 1 Dgrm. Die Vergiftungserscheinungen, welche bei Kaninchen bei Subcutaninjection schon in 5—10 Minuten beginnen, zerfallen in zwei deutlich geschiedene Stadien. ein längeres Stadium der Apathie und ein kürzes. dem Tode vorausgehendes, convulsivisches Stadium. In dem Stadium der Apathie nimmt es weder zu complette Paralyse noch zu einem ausgeprägten Schlafe oder Sopor, vielmehr nur zur Herabsetzung der Mobilität, insbesondere der willkürlichen, und der Sensibilität, namentlich der Schmerzempfindung, minder der tactilen Empfindung; daneben ergab sich leises Zittern der Musculatur und klonischer Krampf der Kiefermuskeln, biweilen eigenthümliche, schon früher von J. Clarus beobachtete Bewegungen des Kopfes. Constant ist in diesem Stadium stetig zunehmendes Sinken der Temperatur, das 1—2—3° betragen kann; anfangs stark beschleunigte Respiration, dann starke Herabsetzung der Athemzahl und Dyapnoe; ferner geringe Pulsbeschleunigung im Anfangs, welcher mitunter Verlangsamung folgte. die jedoch bei sehr grossen Dosen ziemlich früh, bei kleineren gegen Ende des ersten Vergiftungsstadiums wieder einer Acceleration Platz macht, die stets mit einer starken Verminderung der Herzenergie verbunden ist. Frühzeitig tritt Röthung der Ohren, später Lividität der sichtbaren Schleimhäute auf; die Pupille ist im 1. Stadium unter ändert, auch findet Vermehrung irgend einer Secretion nicht statt. Die 2. Periode, welche meist 5—10 Minuten, bisweilen selbst nur 1½ Min. dauert, charakterisirt sich durch tonische und klonische Convulsionen sämmtlicher Muskeln und durch starke Mydriasis; die Respiration erlischt stets früher als der Herzschlag. Die Section zeigt die Erscheinungen des Erstickungstodes; das diastolisch stillstehende Herz ist gleich nach dem Tode, ebenso wie Muskeln und Nerven, electrisch reizbar, die peristaltische Bewegung erhalten, obschon etwas vermindert. Post mortem steigt die Temperatur constant. Bei Tauben sind die Vergiftungssymptome im Wesentlichen dieselben; auffallend ist die ausserordentliche Schwäche der Beine und Dyspnoe, ausserdem kommt Erbrechen vor. Bei Fröschen ist, wenn Solanin in Substanz unter die Rückenhaut eingeführt wird, eine Schwächung der Motilität vor dem Aufhören der willkürlichen Bewegung unverkennbar, bei Einführung in Lösung werden beide anscheinend gleichzeitig aufgehoben. Erst später erlöschen die Reflexaction und die Athmung, welche schon frühzeitig irregulär ist; das in seiner Schlagzahl schon früh verminderte Herz pulsirt noch 2—3 Stunden länger und steht in Diastole still. Die Lähmung tritt auch im unterbundenen Schenkel ein; Nerven und Muskeln bleiben noch längere Zeit electrisch reizbar.

Das Solanin erscheint nach diesen Versuchen nicht als ein eigentliches narcotisches oder hypnotisches Gift, ebensowenig aber als Acre, indem es weder den Magen und Darm, noch das Unterhautzellgewebe reizt und das bei einzelnen Thierspecies vorkommende Erbrechen offenbar centralen Ursprunges ist; vielmehr muss als die Hauptwirkung eine lähmende oder herabsetzende Action auf die motorischen Centra angenommen werden, welcher vielleicht bei Säugethieren eine besonders an den vom Gehirn innervirten Partien hervortretende Reizung vorausgeht, und ist die Folge dieser Einwirkung auf einer damit sich verbindenden Action auf das respiratorische Centrum die Anhäufung von Kohlensäure im Blut, mit welcher die zeitweise vorkommende Herabsetzung der Sensibilität, die Temperaturabnahme, die vor dem Tode bei Warmblütern auftretenden Erstickungskrämpfe, die spät eintretende Mydriasis und der Sectionsbefund im innigen Zusammenhange stehen. Das Verhalten des Herzschlages und der Athmung zeigt eine gewisse Analogie mit derjenigen des Nicotins, und treten die Erscheinungen der Athmung auch nach zuvoriger Vagusdurchschneidung auf; an den Veränderungen des Herzschlages scheint besonders der primär erregte und später gelähmte Vagus betheiligt, daneben auch der Sympathicus, nicht aber der Herzmuskel.

Das Solanidin erzeugt bei Kaninchen im Ganzen das nämliche, in zwei deutlich geschiedenen Stadien verlaufende Vergiftungsbild, doch fand sich bereits im 1. Stadium früh Mydriasis, welche im 2. Stadium noch annahm, ferner constante Temperatursteigerung trotz des ruhigen Verhaltens des Thieres; ferner kam Entzündung an den Einstichstellen bei subcutaner Application von Solanidinacetat vor. Bei Fröschen bewirkt das Gift centrale Paralyse wie Solanin. Vergiftungserscheinungen treten bei Kaninchen erst nach 0,4-0,5 Grm. auf; bei Fröschen, wo Solanin zu 0,03-0,06 Grm. in 1—2 Std. tödtet, ist dieselbe Menge Solanidin zwar auch letal, aber erst in 6 Std.

H. und B sind auf Grundlage der Differenzen der Wirkung des Solanins und Solanidins zu der Ueberzeugung gekommen, dass manche ältere Experimentatoren (Fronmüller, Leydorf) statt Solanin ein Gemenge von Solanin und Solanidin oder letzteres allein in Anwendung zogen. Um zu prüfen, ob der Ursprung des Solanins aus verschiedenen Solanum-Arten auf die Wirkung desselben modificirend sich verhalte, wurden einige Versuche mit officinellem Extractum dulcamarae angestellt, welches bei innerer Application zu 12,5—15 Grm. auf schwere Kaninchen tödtlich wirkt. Das Vergiftungsbild entsprach demjenigen des Solanins, insofern Pupillenerweiterung erst im 2. Stadium auftrat, daneben aber zeigte sich, nachdem in der ersten halben Stunde Sinken der Temperatur stattgefunden hatte, von da ab constant Steigen, entweder bis zum Tode zunehmend oder durch geringe Senkungen unterbrochen, welche offenbar im Zusammenhange mit der stets bei der Section constatirten Entzündung der Magenschleimhaut (bei Integrität der Darmschleimhaut) steht, als deren Ursache die im Dulcamara-Extract enthaltenen, sauren Salze anzusprechen sind.

14. Valerianeae.

Bock, E., Experimente über die Wirkungsweise der Radix Valeriana. Göttingen 1874. 35 S.

Bock bestätigt durch seine im Göttinger pharmacologischen Institute ausgeführten Versuche die bekannte Thatsache, dass die Wirkung des Baldrians nicht von der Baldriansäure, sondern von dem ätherischen Oele abhängt, welches, wie bereits Grisar nachwies, auf die Reflexaction herabsetzend wirkt. Nach Bock tritt diese Wirkung bei Fröschen — neben starker Verminderung der Respirationsfrequenz — intensiv, sowohl nach grossen als nach kleinen Gaben, nach letzteren jedoch langsamer, ein, während bei Säugethieren verhältnissmässig grosse Gaben, bei Katzen selbst solche, welche vollständige Narkose erzielen, zur Erzielung einer solchen Wirkung erforderlich sind. Unabhängig von der Herabsetzung der Reflexerregbarkeit scheint die durch Oleum valerianae, selbst in kleinen Dosen, bei Fröschen bedingte, mit ersterer entweder gleichzeitig oder etwas später als letztere auftretende Verminderung der Herzschlagzahl zu sein, welche auch bei durchschnittenen Vagi eintritt und auch vom Sympathicus anscheinend unabhängig ist. Bei Säugethieren setzen grosse Dosen Oleum valerianae den Blutdruck rasch und intensiv herab, während kleine Gaben nur in geringem Maasse, oder auch gar nicht wirken. Was die Baldriansäure anlangt, welche in Bock's Versuchen als baldriansaures Natrium ausnahmslos angewendet wurde, so ergab sich, dass dieselbe in Form dieses Salzes bei Fröschen die Reflexaction ebenfalls herabsetzt, und zwar noch schneller als das Baldrianöl, dass aber diese, offenbar in Folge rascherer Resorption schleuniger erfolgende Wirkung weit unbeständiger und vorübergehender ist. Einen Einfluss auf die Herzschlagzahl zeigten nur grosse Dosen Natrium valerianicum bei Fröschen, und auch diese nur vorübergehend. Bei Säugethieren wirkten selbst grosse Dosen des Salzes (z. B Infusion von 7 Ccm. einer 20 proc. Lösung) nicht auf Blutdruck und Reflexerregbarkeit ein. Tinctura und Extractum valerianae zeigten bei Fröschen nur sehr unsichere und wechselnde Wirkung auf Herz und Respiration und setzten nur vorübergehend und in sehr differentem Maasse die Reflexerregbarkeit herab; Infusion frischer Baldrianabkochung bewirkte beim Hunde starkes Sinken des Blutdrucks, ohne Herz, Athmung und Reflexaction zu modificiren. Eine Mässigung der Strychninkrämpfe durch Oleum valerianae, wie sie Grisar fand, bestätigt Bock; doch ist dasselbe, wie er richtig hervorhebt, antidotarisch nicht verwendbar, weil es zu langsam resorbirt wird. Baldriansaures Natrium vermochte bei Fröschen das Auftreten von Strychninconvulsionen nicht zu verhindern.

15. Lobeliaceae.

Ott (Easton), Note on the action of lobelina on the circulation. Philadelphia med. Times: Dec. 11. p. 121 Boston med and surg. Journ. Febr. 4. p. 123.

Ott ist bei einigen an Kaninchen und Katzen mit Lobelin von Hance Bros und White und Extractum Lobeliae angestellten Versuchen zu dem Resultate gekommen, dass das Alkaloid in kleinen Dosen Erhöhung des Blutdruckes durch Reizung des peripherischen vasomotorischen Systems und anfangs Verminderung, später Zunahme der Pulsfrequenz bedingt. dass es aber vorzugsweise ein respiratorisches Gift ist, welches bei Katzen auch die Temperatur stark herabsetzt.

Vorherige Vagusdurchschneidung ändert an der Wirkung des Lobelins auf den Blutdruck Nichts, Nicotinisirung lässt denselben nicht deutlich hervortreten, wohl aber Atropinisirung. Sehr erheblich gesteigert wird der Blutdruck nach Abtrennung des vasomotorischen Centrum, während bei Anwendung von Amylnitrit der nämliche Effect wie bei Nicotinisirung erhalten wird.

16. Loganiaceae.

1) Falck, F. A., Brucin und Strychnin. Eine toxikologische Parallele. Vierteljahrschr. für gerichtl. Med. H. 1. S. 78. — 2) Freusberg, A. (Strassburg), Ueber die Wirkung des Strychnins und Bemerkungen über die reflectorische Erregung der Nervencentren. Arch. für exp. Pathol. und Pharmacol. 3. H. 3 u. 4. S. 204. H. 5 und 6. S. 348. — 3) Spear, David Dana (Freeport), Bromids of potassium in strychnine poisoning. New-York med. Record. July 17 p 493. (Vergiftung eines Erw. mit 6 Gran Strychnin, reichliches Erbrechen nach Senf und Ipec, Verschwinden der Krämpfe unter Anwendung von 10 Dosen Bromkalium, zu 15 Gran alle 10 Min. gereicht.) — 4) Will, Ogilvie. Case of poisoning by strychnia, treated by chloral hydrate and followed by recovery. Edinb. med. Journ. Apr. p. 307. (Selbstvergiftung mit 4—6 Gran Strychnin, Brechmittel wenig erfolgreich; Abnahme der Zahl und Intensität der Anfälle nach Subcutaninjection von 30 Grau Chloral, Wiederholung der Einspritzung in halb so grosser Dosis, ruhiger Schlaf, Genesung.) — 5) Charteris, M, Strychnia poisoning: recovery by hydrate of chloral. Apr. 10. (Selbstvergiftung mit einer 4 Gran Strychnin entspr. Menge von Gibsons vermin killer; Brechmittel aus Zinkvitriol nur theilweise wirksam, später Darreichung von Chloral, welches anfangs die Krämpfe nicht beseitigte, später günstig wirkte.) — 6) Bivine, C., A case of poisoning by strychnia, treated with chloral hydrate and potassium bromide. Philadelphia med. Times. Aug. 14. p. 721. (Vergiftung eines Mädchens, unter Anwendung von Milch, Tanuin, Chloralhydrat und Bromkalium günstig verlaufen: Bromkalium schien für sich zu 8 Gran die Krämpfe auf der Höhe der Intoxiration nicht beseitigen zu können, während Chloral Schlaf schaffte, aus welchem Pat. nach einigen Stunden mit einem tetanischen Anfalle erwachte: die Combination beider Mittel in kleineren Gaben hatte anscheinend den günstigen Effect; im Ganzen wurden in 36 Stunden 20 Grau Chloral und 80 Grau Bromkalium gebraucht.)— 7) Sim, Brown J., Case of poisoning by liquor strychniae, recovery. Lancet. Aug. 28. p. 310. (Vergiftung einer Dienstmagd mit ca.6 Or. Liq. strychn., entspr. 0,2 Strychnin, unter Chloroforminhalationen günstig verlaufend ; ein anfangs benutztes unreines Präparat schien die Krämpfe zu steigern, später wirkte reines Chlorof.

in entschiedenster Weise günstig.) — 8) Horner, F., Poisoning by strychnia. Philadelphia med. Rep. Febr. 20. p. 144. (Fall von Selbstmord und Giftmord, ohne besondere Bedeutung; der Tod erfolgte beide Male im 4. Anfalle.) · 9) Johnson, Lawrence, A case of poisoning by strychnia, successfully treated with chloroform and Cannabis Indica. New-York med. Rec. Jan. 20. p. 70. (Selbstvergiftung mit 5—6 Grau Strychnin, der Antheil der Gegenmittel an der Rettung ist nicht evident, da auch Zinksulfat concurrirt.) — 10) Böhm, R. Ueber paradoxe Vaguswirkungen bei curarisirten Thieren: Beiträge zur Kenntniss der Physiologie der Herznerven und zur Pharmacologie des Curare. Arbeiten aus dem pharmakol. Inst. der Univ. Dorpat Arch. für exper. Pathol. und Pharmakol. Bd. 4. H. 5 und 6. S. 351.— 11) Tarchanoff, J., De l'influence du curare sur la quantité de la lymphe et l'émigration des globules blancs de sang. Arch. de physiol. norm. et path I. p. 33. tiaz. méd. do Paris. I. p. 10. — 12) Steiner, J. (Halle), Ueber die Wirkung des amerikanischen Pfeilgiftes Curare. Archiv für Anat. und Physiol. Heft 2 Seite 145.

Falck jun. (1) hat bei genauen Versuchen mit reinem salpetersaurem Brucin und Strychnin an Kaninchen gefunden, dass bei subcutaner Injection von ersterem 23, von letzterem 0,6 Mgm. pr. Kilo als kleinste letale Dosis zu betrachten sind, wonach das Strychnin 38½ mal schwächer toxisch als Brucin erscheint und die früheren Angaben von Magendie und Andral über 12 resp. 24 fach grössere Wirkung des Strychnins Resultate von Versuchen mit nicht völlig reinen Präparaten gewesen sein müssen. Die Zeitdauer der Intoxication mit minimal letalen Brucingaben ist ausserdem 3,06 mal so lang wie bei entsprechenden Strychninmengen (49 Min. gegen 16 Min.). Diese Verlängerung der Intoxication, deren Symptomatologie sonst übereinstimmt, ist vorzüglich Folge des protrahirteren Verlaufes des 1. Stadiums, indem vom Brucin eine viel grössere Menge ins Blut aufgenommen werden muss, um Wirkung auszuüben.

Als minimale letale Dosis des Strychninnitrats für Mus musculus ermittelte F. 2,4 Mgm. pr. Kgrm., somit etwa so viel wie für Frösche. Die Benutzung der Mäuse zum physiologischen Nachweise der Strychninvergiftung ist nach F. unthunlich, weil das eigentliche tetanische Stadium der Vergiftung bei Mäusen nur von äusserst kurzer Dauer ist. Es ist geneigt, die 4 mal grössere Receptivität des Kaninchens gegenüber der Maus auf den langsameren Stoffwechsel zu beziehen.

Freusberg (2) bestreitet die von Maier aufgestellte Theorie der Strychninwirkung, wonach die Strychninkrämpfe nicht von einer Steigerung der Reflexaction des Rückenmarks, sondern aus primärer Erregung der Medulla oblongata abzuleiten sind, auf Grundlage zahlreicher Versuche, wonach bei Rückenmarkstrennung Strychnin zwar unmittelbar nach der Durchschneidung keine Krämpfe in den unteren Partien des Körpers erzeugt, wohl aber nach Ablauf einer gewissen Zeit, wo gar kein Unterschied in den Partien, welche von dem mit der Med. oblong. in Zusammenhange stehenden Rückenmarkstheile innervirt werden, und in den vom abgetrennten Rückenmark versorgten Partien besteht. Bei jungen Thieren wird sogar die Reflexfunction des Lendenmarks durch Rückenmarksdurchschneidung auch nicht vorübergehend aufgehoben. Mitunter treten die Krämpfe in den vom Lendenmark innervirten Theilen selbst früher auf, was stets der Fall ist, wenn durch kurz vorhergehende Ischiadicus-Durchschneidung ein dauernder Reiz gesetzt ist. Die Krämpfe des Hinterkörpers sind meist klonischer Natur, bisweilen aber auch wirklich tetanische, und lässt sich aus dieser Differenz ein specifischer Unterschied der Wirkung des Strychnins auf die Medulla oblongata und lumbaria nicht ableiten, da tonische Krämpfe nur eine stärkere Erregung, nicht eine völlig differente Action auf die Centralorgane andeuten, wie klonische. Bei langhaltenden Reizen, z. B. Application des Thermometers in das Rectum, geht der klonische Krampf des Sphincter ani in tonische Contraction über.

Im weiteren Verfolge seiner Arbeit sucht F. darzuthun, dass kein wesentlicher Unterschied zwischen der reflectorisch und der auf irgend eine andere Weise (vom Gehirn aus oder an Ort und Stelle vom Blute) angeregten Thätigkeit der Centralorgane existire, und dass es nicht verschiedene Centren für einen und denselben Vorgang gebe, von denen das eine durch Blutbestandtheile, das andere reflectorisch erregt wird, ferner dass die einzelnen Innervationscentren nicht specifische Uebertragungsapparate für die verschiedenen Arten der Reizung haben, und dass eine specifische Empfänglichkeit einzelner Centren für specifische Reize nicht existirt, obschon allerdings der Grad der Reizbarkeit ein verschiedener ist. In specieller Rücksicht auf das Strychnin tritt F. der Angabe von Meihuzen entgegen, dass Str. die Reflexerregbarkeit für chemische Reizung nicht erhöhe, indem bei Anwendung stärkerer Säure nach Eintauchen der Pfote bei strychninisirten Fröschen Tetanus resultirt und auch bei schwächeren Säuregraden Differenzen in der Intensität und Zeit der Reflexzuckungen eintreten, welche auf gesteigerte Reflexerregbarkeit hindeuten. Von der Angabe, dass stärkere mechanische Reize beim Strychninfrosche weniger leicht Tetanus erzeugen als schwächere, konnte sich F. nicht überzeugen. Auf thermische Reize sah er Tetanus mit Leichtigkeit erfolgen. Die Frage, ob Str. ausschliesslich die Reflexerregung der Centralorgane steigert oder ausserdem reizend auf die Med. oblongata direct wirkt, beantwortet F. nur unbestimmt. Einerseits ist nach Massgabe der oben präcisirten Theorien der Steigerung der Erregbarkeit der Centren für andere Reize, wie für sensible, als erhöht zu betrachten, andererseits können zur Erklärung der als spontan gedeuteten Krämpfe die niemals zu verhindernden Erregungen dienen, welche dem vergifteten Thiere seitens der höheren Sinne und seitens der Zustände des Körpers, z. B. der Muskeln, des Verdauungscanals zugehen, ferner auch der Umstand, dass alle motorischen Centren des Gehirns und Rückenmarks auf einen hinlänglich hohen Gehalt des Blutes an Stoffwechselproducten mit Krämpfen reagiren und dies bei Steigerung ihrer Erregbarkeit durch Str. leichter thun werden, womit F. auch den Umstand in Verbindung setzt, dass die durch die geringsten Strychninmengen erzeugten Convulsionen den Erstickungskrämpfen auffallend gleichen. Eine erregende Wirkung kommt dem Strychnin in letalen Dosen auch in Bezug auf die Peristaltik zu. Die Unruhe der mit Str. vergifteten Thiere beruht dagegen nicht auf Erregung des Grosshirns, da auch decapitirte Frösche analoges Verhalten zeigen.

Die Nothnagel'sche Theorie, dass Strychnin reflexhemmende Vorrichtungen im Rückenmark lähme, bezeichnet F. als unzureichend zur Erklärung der Symptome des Strychnismus, indem sie für das Endstadium der Lähmung, wo die Reflexaction entschieden herabgesetzt ist, die unzulässige Annahme einer Kräftigung der Hemmungsapparate beim absterbenden Thiere nothwendig

macht. Das von N. angenommene, rasche Absterben dieser Apparate nach der Rückenmarksdurchschneidung leugnet F., da nach dieser Procedur absterbende Frösche durch Strychnin tetanisirt werden können.

Im Anschlusse an die von ihm vorgetragene Ueberzeugung, dass es keine toxische Substanz gebe, welche ein bestimmtes Centrum errege und alle übrigen intact lasse, oder welche auf dieselben in verschiedenem und entgegengesetztem Sinne wirke, weist Fronsberg die Angabe von Heubel, wonach Nicotin specifisch reizend auf das Krampfcentrum in der Rautengrube, dagegen lähmend auf die graue Substanz der Vorderhörner im Rückenmarke wirke, zurück, da die von H. als für die Reizung des Krampfcentrums im Gehirn charakteristische Krampfstellung auch nach Entfernung der Med. oblongata durch Nicotin hervorgerufen wird, und dass bei schwach nicotinisirten Fröschen stets Steigerung der Reflexerregbarkeit zu beobachten ist. Die colossale Herabsetzung der Reflexerregbarkeit durch Digitalis bei den der Hemisphären beraubten Fröschen, welche nach Entfernung des Mittelhirns und der Med. oblong. schwindet, will F. daraus erklären, dass Digitalis die automatischen Centren im verlängerten Mark in den äussersten Erregungszustand versetzt, welcher auf die motorischen Centren hemmend wirkt. Diese Reflexhemmung erstreckt sich übrigens nicht allein auf das Rückenmark (bei nicht decapitirten Fröschen wird auch die Reflexbewegung des Lidschlusses durch Digitalis gehemmt); bei kleinen Dosen ist die Reflexerregbarkeit stark gesteigert und das auf sensible Reize nicht mehr reagirende Rückenmark decapitirter und absterbender Frösche lässt sich durch Digitalis bedeutend heben und längere Zeit erhalten.

Nach Böhm (10) sind die im Handel vorkommenden Curaresorten hauptsächlich unter 4 Kategorien zu bringen, die sich nach hinsichtlich ihrer Activität unterscheiden, und sind diese Differenzen für die Dosirung namentlich bei physiologischen Versuchen von Interesse, als, wie schon Bezold zeigte, der Vagus auf verschiedene Dosen des Giftes in verschiedener Weise reagirt, so dass, wenn man die Giftstärke übersieht, dieselbe Dosis Curaro ganz paradoxe Erscheinungen am Vagus zur Beobachtung gelangen lässt. Mitunter sind übrigens, wie Ref. aus eigener Erfahrung bestätigen kann, Stücke einer und derselben Curaresorte von verschieden starker Wirkung.

Am intensivsten wirkt nach B. ein Curaro, welches grosse, dunkelbraune, auf dem Bruche und in Pulver rothbraune Stücke bildet und sich in kaltem Wasser nur langsam löst, indem schon 1 Cgrm. bei Hunden und Katzen den Vagus total lähmen kann. Darauf folgt Curare von lufttrockner und grobkörniger Beschaffenheit und chocoladenbrauner Farbe, das sich leicht pulvern lässt, ohne dass die Farbe dabei viel heller wird, in kaltem Wasser unvollständig, in Wasser von 70—80° zu einer leicht filtrirbaren, rothbraunen, sauer reagirenden Flüssigkeit sich löst. Die drittstärkste Sorte hat Farbe und Consistenz des Lakrizensaftes und löst sich leicht in Wasser, aber mit starkbrauner Farbe; dieselbe findet sich in kleinen, runden Thontöpfchen. Am schwächsten erweis sich Curare, welches aus schmutziggrauen, trucknen, harten Stücken besteht, die sich nur schwer in kaltem, leicht in heissem Wasser mit bedeutendem Rückstande lösen und eine auffallend helle Flüssigkeit geben. Böhm zeigt, dass alle diese Curaresorten in genügender Menge (die schwächsten zu ½—1 Dgrm.) in die Venen gespritzt die hemmende Wirkung des gereizten Vagus auf die Herzbewegung, ohne dass dabei Puls und Blutdruck afficirt werden, aufheben. Nach dieser Wirkung aber kommen bei Vagusreizung paradoxe Erscheinungen vor, welche sich nur dadurch erklären lassen, dass neben den zuerst durch Curare gelähmten, hemmenden Fasern auch noch beschleunigende, welche Curare nicht lähmt und vasomotorische für die Baucheingeweide (vgl. unten die Arbeit von Rossbach über Atropin und Physostigmin) centrifugal verlaufen. So nur findet das von Böhm constatirte Factum, auf welches früher schon Wundt und Schelske hinwiesen, dass auf der Höhe der Curarewirkung Vagusreizung Pulsbeschleunigung ohne Blutdrucksteigerung bedingt, während später Blutdrucksteigerung anfangs neben Acceleration, hierauf neben normaler Pulsfrequenz und schliesslich neben Pulsverlangsamung auf Vagusreiz erfolgt, ihre Deutung. Es ergeben sich so, indem gegen Ende der Intoxication wieder normale Vagusreizung mit nachträglicher Steigerung des Blutdrucks und der Pulsfrequenz hervortritt, sechs Stadien der Curarevergiftung, soweit dabei der Vagus betheiligt ist.

Tarchanoff (11) hat die bisher unberücksichtigt gebliebene Studie von Drozdoff über Curare, wonach dasselbe die weissen Blutkörperchen sowohl ausserhalb des Organismus als in lebenden Fröschen zerstört, einer Nachprüfung unterworfen und bestätigt die Destruction in ersterem Falle, welche jedoch nicht durch alle Curaresorten, ohne dass eine Beziehung zu der stärkeren oder geringeren toxischen Wirksamkeit oder zu ihrer Alkalinität besteht und im Allgemeinen (wahrscheinlich in Folge günstigerer Lebensbedingungen bei T.'s Versuchsanordnung) weniger rasch als in D.'s Versuchen, auch nicht bei allen weissen Blutkörperchen zu gleicher Zeit eintrat. Dagegen fand beim lebenden Frosch während der Curareparalyse niemals vollständige Zerstörung, wohl aber eine colossale Verminderung statt, welche jedoch ihren Grund nur darin hat, dass die Lymphsäcke der Thiere sich in diesem Zustande mit Lymphe und farblosen Zellen vollpfropfen, welche erst durch die Wiederaufnahme derselben gebildet, dann aber rasch entleert werden. Hiernach findet offenbar eine Emigration der weissen Blutkörperchen statt, und zwar durch kleine Dosen stärker als durch grosse, rasch paralysirende, wovon sich T. auch direct unter dem Mikroskope überzeugt hat, und welche von Paralyse der Vasomotoren abhängt. Im Verlaufe der Curareparalyse erscheint das Blut in Folge seiner Concentration an rothen Blutkörperchen reicher. T. parallelisirt die Emigration der Blutkörperchen bei Curare mit derjenigen bei Entzündung und will auch bei letzterer keinen pathologischen Zustand der Gefässwandungen als Grundbedingung ansehen, wie er auch in den weissen Blutkörperchen nicht allein die Quelle der Eiterbildung sehen zu können glaubt, da die Eiterung selbst nach seinen Versuchen mit Zunahme der farblosen Zellen im Blute sich verbindet. Electrisation (Muskelbewegung) bedingt rasches Zurückströmen der weissen Blutkörperchen im Laufe der Curarelähmung in die Blutgefässe. — Nach weiteren Versuchen T.'s wirkt das Blut curarisirter Frösche nur sehr kurze Zeit lähmend auf andere Frösche, nicht aber mehr nach einigen Stunden, die Lymphe gar nicht, ebenso wenig die Galle, wohl aber während der ganzen Paralyse der Harn, der diese Eigenschaft beim Erwachen des Thieres verliert, ein Umstand, welcher gegen die Anhäufung von Curarin in Blut und Lymphe und daraus folgende Destruction der weissen Blutkörperchen, dagegen für die Zerstörung des in den Nieren angeschiedenen Giftes in der Blase spricht.

Nach Steiner (12) wirkt Curare bei Fischen lähmend auf das Centralorgan der willkürlichen Bewegung, auf das Athemcentrum und auf die motorischen Nerven und zwar in distincten Zeiträumen nach einander. Die Lähmung der periph. Nerven erfolgt bei Fischen im Allgemeinen spät als bei den höheren Wirbelthieren, ohne dass jedoch ein schroffer Gegensatz besteht, da z. B. Tritonen zur completer Lähmung kaum weniger Zeit bedürfen als Gobius und Leuciscus (ca. 18—20 Min.), während allerdings bei Aalen und noch mehr bei Rochen und Haien

mehrere (3—12) Stunden bis dahin vergehen. Bei den elektrischen Rochen tritt die Lähmung des elektrischen Nerven noch später ein als die der motorischen. Bei Krebsen wirkt C. relativ noch später lähmend als bei Fischen; bei Schnecken, Seesternen und Holothurien lähmt es das Centralorgan der willkürlichen Bewegungen, während es bei Medusen nicht zu wirken scheint.

17. Apocyneae.

1) Sawyer, James (Birmingham), On Gelseminum sempervirens in the treatment of odontalgia. Practitioner Aug. p. 115. (Bestätigt aufs Neue die günstige Wirkung der Tinctura Gelsemii, zu 15 Tropfen 6 mal täglich gegeben, bei cariösem Zahnschmerz.) — 2) Jurasz, A. (Heidelberg), Gelsemium sempervirens als antineuralgisches Mittel. Centralbl. für die med. Wissensch. 31. S. 513. · 3) Berger, O., Zur physiologischen und therapeutischen Würdigung des Gelsemium sempervirens. Ebendas. 43. 44. 8. 721. 737. — 4) Hertzka, Carl, Zur therap. Würdigung des Gelsemium sempervirens. Ebendas. 56. S. 803 — 5) Ott, J. (Philadelphia), Physiological action of Gelsemia. Philadelphia. 8. 17 pp. Philadelphia med. Times. July 31. p. 689.

Die jetzt auch auf den Continent importirte Gelsemiumtinctur hat als Antineuralgium zu 5 bis 20 Tropfen 3 mal täglich an der Heidelberger Poliklinik nach Jorass (2) überraschende Resultate ergeben und selbst in 2 Fällen inveterirter Neuralgien rasche Heilung geschafft, wie auch Hertzka (4) andererseits einen Fall von Klavierspielerkrampf, der allen anderen Mitteln getrotzt hatte, damit rasch heilte. Dagegen läugnet Berger (3) auf Grundlage zahlreicher Versuche die Wirksamkeit des von ihm als Extract und Tinctur angewandten Mittels gegen Neuralgien und erklärt die von Andern erhaltenen Erfolge für Zufälligkeiten. Dosen von 0,1—0,5 des Extracts bedingten bei B.'s Pat. Eingenommenheit des Kopfes, Schwindel, Doppelsehen, Flimmern, Zufallen der Augenlider, Erschwerung der Zungenbewegungen Zittern der Hände, Taubheit der Finger, Uebelkeit, Erbrechen, allgemeines Kältegefühl und beträchtliche Dyspnoe.

Nach Thierversuchen mit Extractum Gelsemii aquosum bezeichnet Berger (3) das Gift als bei Warmblütern die motorischen Centren im Gehirn zuerst reizend, dann lähmend, ohne die Sensibilität wesentlich zu afficiren; ausserdem fand er dadurch die Athemfrequenz sehr herabgesetzt und den Tod stets — auch bei durchschnittenem Vagi, wo die Athemfrequenz nicht sank — asphytisch durch Lähmung des respiratorischen Centrums erfolgen. Auf die Reflexerregbarkeit wirkt Gelsemium zuerst erhöhend, später herabsetzend; auf das Herz verlangsamend, jedoch nur secundär durch den dyspnoischen Reiz auf das Vaguscentrum, nicht bei künstlicher Respiration; grosse Dosen bewirken mässige Erniedrigung des Blutdrucks. Bei Fröschen sind die Wirkungen ähnlich, doch wird hier die Herzschlagzahl direct herabgesetzt und ausserdem die Erregbarkeit der peripherischen Nerven und Muskeln vermindert.

Ott (5) hat mit essigsaurem Gelsemin, welches übrigens sehr harzfrei war, an Fröschen und Warmblütern experimentirt und gelangt dabei zu dem Schlusse, dass es bei Kaltblütern zuerst die sensiblen Ganglien, dann die motorischen Centren lähmt, ohne auf die Muskelirritabilität zu wirken, während es sich bei Warmblütern als respiratorisches Gift ausweist und die motorischen Centren vor den Sensibeln paralysirt. Ferner constatirte Ott, dass Pulsfrequenz und Blutdruck durch Gelsemin herabgesetzt worden, und zwar letzterer in erheblichem Maasse, dass die Pulsverlangsamung vom Vagus unabhängig ist und ihren Grund im Herzen selbst hat, dass auch die Herabsetzung des Drucks zum Theil von verminderter Irritabilität des Herzens abhängt, zum Theil aber auch mit einer Herabsetzung des vasomotorischen Tonus in Verbindung steht, endlich dass der N. depressor nicht durch Gelsemin afficirt wird. Die allmälige Abnahme der Athemfrequenz rührt von directer Beeinflussung der respiratorischen Contra her, da eine Einwirkung des Giftes auf Vagus, quergestreifte Muskeln und motorische Nerven nicht statthat. Auf die Pupillen wirkt Gelsemin erweiternd, auf die Temperatur herabsetzend.

18. Synanthereae.

1) Becker, Paul, Ueber Santoninvergiftung und deren Therapie. Centralbl. für die med. Wissensch. 33. S. 547. - 2) White, James, The poisonous action of tincture of arnica upon the skin. Boston med. and surg. Journ. 3. p. 61. — 3) Guillemot, Auguste, Essai sur les propriétés physiol. et thérapeutiques de l'arnica. IV. 38 pp. Paris. 1874.

Becker (1) beschreibt einen Fall von Vergiftung eines 2jährigen Kindes durch 0,1 Santonin, wo die Krämpfe erst nach 10 Stunden begannen und die Eigenthümlichkeit zeigten, dass sie zuerst im Gesicht auftraten, dann auf die Extremitäten übergingen und schliesslich die Athemmuskeln afficirten. Auffallend ist die Wiederkehr der Krämpfe bis zum 3. Tage, wo Genesung eintrat. Bei Thierversuchen fand B., dass die durch Santoninsanton bei Fröschen hervorgerufenen Krämpfe nach Durchtrennung des Halsmarks an den Extremitäten aufhörten, während Abtrennung des Grosshirns sie nicht sistirte. Bei Kaninchen und Katzen, wo neben den Krämpfen geringer Temperaturabfall und Reizung des Harnwegs nach Natr. santon. auftreten, werden erstere durch eine vorgängige Dosis Chloralhydrat verhütet und durch Inhalation von Chloroform oder Aether unterdrückt oder bei bereits starker Entwicklung stark verkürzt, wodurch bei letalen Dosen Lebensrettung erfolgt. Künstliche Athmung mindert Intensität und Zahl der Anfälle, coupirt dieselben aber nicht in gleicher Weise. Amylnitrit ist ohne Einfluss.

Dass Arnicatinctur unverdünnt oder nicht gehörig mit Wasser verdünnt bei Application auf die unverletzte Oberhaut Röthung und Blutung eines im Aussehen und Verlaufe mit Eczema acutum übereinstimmenden, mit heftigem Jucken und mässigem Brennen verbundenen Ausschlag, der sich auf die Applicationsstelle beschränkt, hervorbringen kann, beweisen 8 von White (2) gemachte Beobachtungen und ein Selbstversuch von Guillemot (3), welcher übrigens nach den Erfahrungen im Val-de-Grâce der Tinctura arnicae einen hohen Rang unter den zur Behandlung von Contusionen und gerissenen Wunden üblichen Topica beilegt. Nach wenigen Thierversuchen, wonach Arnicatinctur irritirend (Tenesmus bei Hunden nach Application im Clysma) wirkt und

ausserdem Muskelcontractionen mit Erschlaffung abwechselnd und Lähmung des Hintertheils verursacht, und auf Grund älterer Intoxicationsgeschichten bei Menschen will Guillemot die Arnica als Gift und Medicament in eine Reihe mit Veratrum album gestellt wissen.

19. Rubiaceae.

1) Binz, Das Chinin nach den neueren pharmacologischen Arbeiten dargestellt. 8. 76 SS. Berlin. — 2) Derselbe, Chinin bei künstlicher und spontaner Septicämie, sowie im Abdominaltyphus; Unterschied seiner Wirkung bei Fiebernden und Gesunden. Berliner klin. Wochenschr. 8. S. 96. (Abschnitt aus der unter 1 genannten Schrift.) — 3) Schroff, C., v., jun., Beiträge zur Kenntniss der Chininwirkung. Medic. Jahrb. II. 2. S. 175. — 4) Heubach, Hans (Bonn), Beiträge zur Pharmacodynamik des Chinin. Arch. für exper. Pathol. und Pharmacol. V. 1 u. 2. S. 1. — 5) Jerusalimsky, Ueber die physiologische Wirkung des Chinin. 8. Berlin. — 6) Binz, Literarische Notizen zu vorstehendem Thema. Arch. für exper. Path. und Pharmacol. V. 1 u. 2. 8. 89. — 7) Chiroue, Vincenzo, Meccanismo dell'azione della chinina sul sistema circolatorio ed azione sulla fibra muscolare in generale. Lo Sperimentale. Agosto. p. 125. Oct. p. 393. Nov p. 507. — 8) Derselbe, Mécanisme d'action de la quinine sur la circulation. Gaz. hébd. de méd. 2. 4. 5. 9. 11. 13. pp. 23. 52. 70. 132. 167. 199. — 9) Sacchi, P., intorno all' azione del solfato di chinina sull' utero e sulla temperatura. Rivista clio. di Bologna Sett. p. 268. - 10) Monteverdi, A., De l'action excito-motrice de la quinine sur les fibres musculaires de la vie organique. Bull. de la soc. de méd. de Gand. Mai. p. 185. — 11) Brochin, De l'action du sulfate de quinine sur l'utérus. Gaz. des hôp. 24. p. 187. (3 Fälle, in denen 4 - 5täg. Gebrauch von 1 Grm. Chininsulfat gegen intermitt. auf die bestehende Gravidität ohne Einfluss blieb.) — 12) Brakenridge, David J. (Edinburgh), On the use of quinine as a gargle in diphtheritic, scarlatinous, and other forms of sore-throat. Practitioner. Aug. p. 110. — 13) Hesse, H., Ueber die Behandlung des Keuchhustens mit Chinin. 8. 47 SS. Dissert. Göttingen. — 14) Maclean, W. C., On the true composition and therapeutic value of Warburg's Tincture. Lancet. Nov. 13. p. 716. — 15) Gubler, M. A., Note sur l'emploi thérapeutique du bromhydrate de quinine. Journ. de thér. 13. p. 497. 17. p. 657. — 16) Maury, Phénate et salicylate de quinine. Lyon méd. 29. p 429. 30. p. 472. — 17) Paret, Jules-Alexandre, Quelques résultats obtenus par l'emploi du valérianate de caféine. Thèse. IV. 61 pp. 1874. Paris. — 18) Policbronie, C. A., Etude expérimentale sur l'action thérapeutique et physiologique de l'ipécacuanha et de son alcaloïde. Thèse. IV. 100 pp. 1 pl. Paris. 1874. (Vergl. Ber. 1874. 1. S. 500.)

Nach C. v. Schroff jun. (3) bedingt Injection von salzsaurem Chinin (zu 38—125 Mgm. bei Kaninchen und zu 105—180 Mgm. bei Hunden) sowohl bei peripherer Application in die Carotis oder Art. cruralis, als bei centraler in die Drosselvene bei intacten und durchschnittenen Vagi constant Sinken des Blutdrucks (bei Einspritzung in die Carotis meist nach vorübergehendem, bedeutendem Steigen), der sich in den nächsten 3—5 Minuten nicht wieder auf die normale Höhe hebt, und bei mehrmaliger, jedoch nicht Tod durch Herzlähmung bewirkender Injection so tief wie nach Halsmarkdurchschneidung sinkt, während die Herzaction fortdauernd verlangsamt ist, ohne an Energie erheblich abzunehmen. In dieser Zeit ist die Reflexerregbarkeit der Vasomotoren erheblich her abgesetzt, so dass die Reizung des Ischiadicus nur höchst unbedeutende Hebung des Blutdrucks hervorruft; auch Athmungssuspension steigert in dieser Zeit den Blutdruck nicht. In gleicher Weise verhält sich auch der Blutdruck, wenn das Gehirn in der Höhe des vorderen Randes der Varolsbrücke durchtrennt wird, wodurch der Einfluss der nach Simonoff in den vorderen Lappen der grossen Hemisphären liegenden, reflexhemmenden Centra aufgehoben ist, und kann daher die Reflexhemmung der Vasomotoren nicht auf Reizung reflexhemmender Centra im Gehirn, sondern nur auf Verminderung der Erregbarkeit der Med. oblong. und spinalis bezogen werden, welche bei der gleichbleibenden Herzaction nur als directe Wirkung des Chinins aufgefasst werden kann.

Heubach (4) giebt die Details seiner Versuche über die Einwirkung des Chinin (Chinoïdin) auf die Reflexerregbarkeit, deren Resultate schon im vorigen Jahresberichte (I. 498) referirt wurden. Als neues Factum heben wir hervor, dass die beim Frosche stattfindenden Veränderungen der Reflexthätigkeit dieselben bleiben. mag das Chinoïdinsalz unter die Rückenhaut oder am Unterschenkel injicirt sein. Bezüglich der oben referirten Versuche von Schroff jun. bemerkt Heubach, dass der Einfluss des Chinins auf die Vasomotoren wohl nur bei toxischen Dosen und namentlich bei directer Einspritzung in das Blut stattfinde, und dass die Drucklähmung auch einfach Folge der Herzverlangsamung sein kann. Bei Subcutaninjection von kräftigen Dosen von Chininum muriaticum amorphum erhielt H. keine Depression der Reflexerregbarkeit der Gefässe, wohl aber bei letalen Gaben (0,6 Grm.); auch kam eine solche bisweilen bei unvergifteten Thieren ganz ohne nachweisbaren Grund vor. In Hinsicht auf die Beeinflussung anderer Körperfunctionen bei Warmblütern constatirte H., dass der Respirationsstillstand zwar die primäre Todesursache, dass aber auch das Herz afficirt ist, weil künstliche Respiration dessen Stillstehen zwar verzögert, aber nicht aufhebt; ferner, dass die Verhältnisse der Temperatur nach Thierspecies und Versuchsanordnung sehr variiren. Bei Katzen rief Morphininjection (1 Cgrm.) in Verbindung mit Chinoïdininjection (0,04) heftige Krämpfe hervor. Weiter fand H., dass bei localer Application von Chinin auf dem Nerven die Erregbarkeit desselben anfangs erhöht, später schneller herabgesetzt und vernichtet wird, als ein mit indifferenter Chlornatriumlösung behandeltes Präparat. Schliesslich theilt H. einige Versuche mit, wonach Chinin in sehr energischer Weise das Leuchten faulender Seefische beeinflusst und in Quantitäten sofort vernichtet, in denen Zusatz von Carbolsäure derartige Wirkung nicht zeigt, um an diese Aufhebung des von Pflüger als leuchtende Respiration lebender Parasiten gedeuteten Phänomens der Phosphorescenz den Satz zu knüpfen, dass das Protoplasma vieler lebender Zellen durch ganz kleine Dosen neutralen Chinins unfähig gemacht werde, Sauerstoff in bisheriger Weise aufzunehmen.

Chirone (7. u. 8) schliesst auf Grundlage der bereits im vorigen Berichte I. 499 mitgetheilten und weiterer Studien über das Chinin, dass es eine directe Wirkung auf den Herzmuskel besitzt, welche nicht in einer Lähmung der Contractilität, sondern in einer Steigerung der Extensibilität besteht, weshalb die durch Chinin bedingte Diastole nicht nur eine stärkere als die normale Diastole bei Lebzeiten und nach dem Tode ist, ja selbst post mortem eine Abnahme erfährt. Ch. sieht mit Luciani in der Contractilität und Extensilität zwei verschiedene Muskelfunctionen und führt für die Abwesenheit einer completen Lähmung den Umstand an, dass das diastolische Chininharz durch Krötengift in Systole gebracht werden kann, so dass also die Annahme von zwei Arten Herzgiften, von denen die einen systolischen, die anderen diastolischen Tetanus erzeugen, nahe liegt. Eine analoge dilatirende Wirkung auf die Gefässmusculatur vindicirt Chirone dem Chinin ebenfalls.

Bei starker Chininwirkung antwortet das Herz auf elektrische Reizung des peripheren Vagusstumpfes nicht mit diastolischem Stillstand, während der Vagus selbst seine Leitungsfähigkeit nicht eingebüsst hat, da Reflexerscheinungen nach Reizung der centralen Vagusstümpfe ausgelöst werden. Die Unwirksamkeit chemischer und elektrischer Reizung des Herzens macht sich schon vor dem definitiven Stillstande zu einer Zeit geltend, wo die willkürliche Bewegung noch besteht, die Muskeln sonst noch auf Electricität normal reagiren und Reizung des Rückenmarks Muskelbewegungen bedingt, ohne accelerirend auf den Herzschlag zu wirken. Vorherige Durchschneidung des Vagus und des Sympathicus ist auf die Chinindiastole ohne Einfluss. Elektrisation derjenigen Stellen des Herzens, wo die Herzganglien eingebettet sind, führt nicht zu Herzcontraction, sondern zu Reflexbewegungen. Auch bei Lähmung aller peripherischen Nervenendigungen (incl. Vagus) durch Curare bleibt die Chinindiastole nicht aus, obschon in Folge retardirter Resorption der Herzstillstand später erfolgt. — Die von ihm beobachteten Chininphänomene (vgl. Bericht 1874. I. 499) deutet Ch. so, dass Chinin zuerst die Extensilität reizt, in Folge wovon zunächst vermehrte Aspiration von venösem Blut seitens des Herzens stattfindet, welche anfangs zu kräftigeren Systolen fährt — daher grössere Ausgiebigkeit der Herzbewegung überhaupt mit Blutdrucksteigerung —, an deren Stelle später eine Präponderanz der Diastole über die Systole tritt (Sinken des arteriellen und Zunahme des venösen Blutdrucks, das nicht von wirklicher Herzlähmung abhängt). Dass die Contractilität des Herzmuskels nicht völlig aufgehoben wird, schliesst Ch. daraus, dass das Herz bisweilen sich auf mechanischen Reiz contrahirt, wenn Faradisation nicht mehr wirkt, und dass durch langere Faradisation einer beschränkten Herzpartie sich bleibende topische, blasse Depressionen ausbilden, die erst nach dem Tode verschwinden. — Die Lymphherzen fand Chirone meist gleichzeitig mit den Blutherzen, ausnahmsweise erst 1—2 Minuten später, stillstehend.

Chirone hat seine früheren Beobachtungen an der Froschschwimmhaut, dass Chinin nie die Gefässe verenge, sondern stets primär erweitere, auch am Kaninchenohr sowohl für grosse als für kleine Dosen constatirt, wobei letztere geringes Steigen der Temperatur, erstere Sinken derselben hervorriefen. Das Phänomen der Gefässdilatation erwies sich als vollkommen unabhängig von der Innervation (Trigeminus, Sympathicus, Obrast des Plexus brachialis), und wird von Ch. nach kleinen Gaben auf active Erweiterung der Arterien, nach grossen auf venöse Hyperämie bezogen. Die Wirkung des Chinin auf die Gefässmusculatur manifestirt sich nach Ch. im Verhältniss zur Reichhaltigkeit der Muskeln in den einzelnen Gefässabschnitten, und ist deshalb am deutlichsten am Herzen, dann an den mittleren und schliesslich an den kleinen Arterien, während an den grossen sich die hydraulischen Consequenzen der Wirkung auf das Herz deutlich machen.

Aus Versuchen mit localer Application von Chininbisulfatlösungen auf Muskeln und Nerven folgert Chirone, dass Nerven davon nicht alterirt werden, während es die Irritabilität der Muskeln — und zwar früher die des Herzens als der übrigen quergestreiften

Muskeln — in Folge chemischer Veränderungen vernichtet, wobei es besonders stark wirkt, wenn die Muskeln noch im Zusammenhange mit dem Körper stehen und eine intime Berührung durch das circuitvende Chinin möglich gemacht wird. Als ein eigentliches Muskelgift will er dagegen das Chinin nicht angesehen wissen, da er ein frühzeitiges Erlöschen der Reizbarkeit der der willkürlichen Bewegung dienenden Muskeln weder an vergifteten Thieren noch an vergifteten Extremitäten constatiren konnte, und da das elektromotorische Vermögen der Muskeln sich nicht änderte. Ch. vindicirt danach dem Chinin eine specifische Action auf die organischen Muskelfasern, von welcher er sich noch in Bezug auf die Darmmuskeln und den Uterus experimentell überzeugte.

Während Ch. bei sich selbst nach Chinin Verstopfung beobachtete, sah er bei Thieren Zunahme der Peristaltik bei gleichzeitiger Erweiterung des Darmlumens, auch noch einige Zeit nach dem Tode anhaltend. Eine Verkleinerung der normalen Milz konnte Ch. bei Kaninchen nicht erzielen, und schreibt die gegentheiligen Beobachtungen auf Täuschung durch das Eintrocknen der exenterirten Milz oder auf Differenzen des Versuchsthieres (Schwein).

Von anderen Wirkungen des Chinins hebt Chitone hervor, dass es die Pigmentzellen beim Froschs verkleinert und ihre Sternform in eine runde oder ovale verwandelt, und dass es die Bewegungen der Samenfäden zuerst stürmisch macht, später völlig aufhebt. Die spontane Bewegung getrennter Eidechsenschwänze wird dadurch nicht alterirt.

Ueber die Beziehungen des Chinins zum Uterus, welche auch in diesem Jahre in italienischen, französischen und belgischen Zeitschriften Gegenstand der Discussion sind, spricht Chirone nach Thierversuchen die Ansicht aus, dass Chinin kein sicheres Abortivum sei, indem es einerseits auf die Frucht oft nicht schädlich einwirke, zumal da es nicht in die Amniosflüssigkeit übergehe, andererseits selbst bei Darreichung einer für das trächtige Versuchsthier tödtlichen Dosis nicht regelmässig Abortus hervorrufe, dass dagegen allerdings durch Chinin die Geburt in Folge von Contractionen der Gebärmutter verfrüht werden könne, welche Effecte nicht die Folge specifischer Action auf den Uterus, sondern die einer solchen auf die glatten Muskelfasern überhaupt darstelle, die um so stärker hervortreten müsse, je stärker entwickelt dieses Gewebe bei vorgerückter Gravidität sei. Ch. concedirt die Möglichkeit einer menstruationsbefördernden Wirkung auf Grund der durch Chinin bewirkten Steigerung des venösen Blutdruckes und andererseits auch die Möglichkeit der Erfolge bei Blutungen als Folge der Abschwächung der Herzsystole und betont, dass das häufig beobachtete Ausbleiben von Abortus bei Intermittenskranken, welche grosse Chiningaben erhielten, nicht allein davon herrühre, dass überhaupt sehr grosse Chinindosen erst Abortus bedingen, sondern auch davon, dass hier das Chinin in anderer Weise im Organismus verbraucht werde. Ch. glaubt, dass auch am Uterus das Chinin vorzugsweise die Extensilität reize und daher sich besonders in Fällen eigne,

wo der Uterus übermässig contrahirt sei, während das Mutterkorn im Gegensatze von Dilatationszuständen der Gebärmutter indicirt werde.

Diese Resultate Chirono's stehen im Wesentlichen im Einklange mit klinischen Beobachtungen von Sacchi (9), welcher gleichfalls eine abortive Wirkung des Chinins in medicinalen Dosen läugnet, dagegen eine Einwirkung auf die Uterincontractionen und die Erweiterung des Muttermundes zugiebt, obschon er auch völlig negative Erfolge hatte. Bei mehreren Puerperae überzeugte sich S. von der temperaturherabsetzenden Wirkung des Mittels, welche er nach 1 Grm. im Mittel auf ⅓° kurz nach der Application und von 2° in einem halben Tage setzt, sowie von der Beförderung der Involutio uteri. In Hinsicht der Lochien glaubt S. annehmen zu dürfen, dass Chinin der Fötidität derselben entgegenwirkt und zum Eintritt einer serösen und mucösen Beschaffenheit derselben beiträgt, ohne auf die Menge und anscheinend auch auf den Blutgehalt der Lochialflüssigkeit einzuwirken.

Mit Rücksicht auf die physiologischen Wirkungen des Chinins als fäulniss- und entzündungswidriges Mittel hat Brakenridge (12) in Royal Infirmary zu Edinburgh Versuche über den Heileffect von Chinin-Gurgelwässern bei Halsentzündungen der verschiedensten Art mit sehr günstigem Erfolge angewendet. Die dabei benutzten Lösungen enthielten in der Regel 2 Gran Chininum sulfuricum und 5 Tropfen verdünnte Schwefelsäure in 1 Unze Flüssigkeit; bisweilen wurden stärkere, manchmal aber auch wegen Intoleranz schwächere Lösungen nothwendig. Einfache, nicht syphilitische Geschwüre bekamen unter dieser Behandlungsweise rasch ein besseres Aussehen und heilten rasch, und auch bei syphilitischen Belagschwüren schien die locale Behandlung den Einfluss des Jodkaliums und ähnlicher Mittel zu beschleunigen. Sehr auffallend ist der günstige Effect von Chinin-Gurgelwässern bei Angina scarlatinosa, während dieselben wenig Nutzen im Anfangsstadium von Angina tonsillaris haben, in welcher Affection sie bei eintretender Eiterbildung allerdings günstig einwirken. Vorzügliche Dienste sah B. davon ferner bei diphtheritischer Angina, und zwar allein in leichteren Formen, wo die Ausdehnung der Affection dadurch beschränkt und die Lösung der Membranen befördert wurde, sondern auch in drei äusserst schweren Fällen ächter Diphtherie. B. sah auch günstigen Erfolg von Chinin-Collatorien bei Aphthen, Stomatitis u. a. Mundaffectionen; doch hält er die Zahl seiner Beobachtungen für unzureichend zu sicheren Schlussfolgerungen. Entschiedenere und zahlreichere Erfolge beobachtete Brakenridge bei Decubitus und Hautgeschwüren von Chininsulfat in Lotionen.

Die günstige Wirkung des salzsauren amorphen Chinins bei Keuchhusten betont Hesse (13) nach Beobachtung einer kleinen Epidemie in der Göttinger Poliklinik, wobei sich bei nicht unterbrochener Cur mit täglich Abends einer Dose rasche Heilung (in durchschnittlich 17 — 18 Tagen, manchmal viel rascher) und ganz besonders eine Verminderung der Zahl und Intensität der Anfälle ergab, die bei Aussetzen des Mittels sofort recidivirte.

In Fällen, wo Chinin die Magenverdauung störte oder Diarrhöen hervorrief, wirkten Chininklystiere vorzüglich, auch bewährte sich in 1 Fall das Einblasen. Die Gaben waren grosse, indem jedes Kind soviel Dgm. erhielt, als es Jahre zählte.

Als ein neues Chininsalz, welchem indess Wirkungen sui generis zukommen sollen, empfiehlt Gubler (15) das von Boille dargestellte, neutrale bromwasserstoffsaure Chinin, welches 75 - 76 pCt. Chinin und 18 pCt. Brom enthält und sich in 5 Th. seinem und 60 Th. kaltem Wasser, auch leichter in Weingeist als Chininsulfat löst, von welchem man übriges stabile, wässrige

Lösungen im Verhältniss von 1:15 erhalten kann, wenn man zur heiss gesättigten Lösung 10 Th. Wasser hinzufügt. Dasselbe wird vom Magen ausserordentlich gut tolerirt, wenn es in Oblate oder in Pillen zu 4—6—8 Dgm. pro die gegeben wird, und scheint auch bei Subcutaninjection (1 : 10 mit Zusatz von wenig Weingeist) keine Irritation zu bedingen. Bei den grösseren Dosen (0.4) tritt neben Ohrensausen und Kopfschmerz als Chininsymptom auch Muskelschlaffheit und Schlafneigung ein, welche G. als Bromwirkung aufzufassen geneigt ist. Ganz besonders günstig erwies sich das Mittel bei hysterischem Erbrechen, selbst wenn solches durch andere Mittel nicht gestillt werden konnte, während es bei Dyspepsia irritativa unwirksam bleibt, ohne die Reizung zu steigern. Weitere günstige Wirkungen erzielte G. mit dem Präparat bei congestiven periodischen Neuralgien, bei pseudointermittirendem Fieber, besonders aber in vielen Fällen von Cephalaea und Hirncongestionen, sowie visceralen oder articulären Fluxionen auf rheumatischer oder arthritischer Basis oder im Zusammenhange mit anatomischen oder functionellen Störungen des Nervensystems; ferner auch als Antipyreticum subcutan bei Pleuritis, während es in einem Falle von Peritonitis puerperalis nicht ausreichte.

Salicylsaures Chinin empfiehlt Maury (15) zu Versuchen bei Intermittens und putriden Affectionen. In Hinsicht der Hemmung der Zuckergährung steht das Chininsalicylat der Carbolsäure und Salicylsäure nach, leistet aber dasselbe wie Chininsulfat. Perroud wandte das salicysaure Chinin als Antipyreticum in 2 Fällen von Pneumonie und Meningitis mit Erfolg an. Von der Verbindung des Chinin mit Carbolsäure hat M. zwei verschiedene Salze dargestellt, von denen das saure Phenat eine stark irritirende oder kaustische Wirkung auf den Tract äussern soll. Bei Darreichung von Chininsalicylat zu 0,2 entstehen keine Inconvenienzen seitens des Magens und ist Salicylsäure im Harn nachweisbar.

Parot (17) fand das von Lagnoux dargestellte, baldriansaure Coffein von vorzüglicher Wirksamkeit bei hysterischem Erbrechen, das in verschiedenen Fällen dadurch vollständig gestillt wurde, während es bei Vomitus gravidarum und bei Erbrechen von Phthisikern ohne Wirkung blieb. Das Mittel wurde 2—3 Mal täglich zu 0,1 in Pillen gegeben, und soll sich nach Labadie-Lagrave auch bei Keuchhusten, wo es als Sirop de caféine benutzt wurde, durch Verminderung der Anfälle nach 8 tägigem Gebrauche von Nutzen erwiesen haben.

20. Cucurbitaceae.

1) Rachel, M. E., De la partie active des semences de Courge employée comme taeniicides. Compt. rend. LXXXI. 7. p. 345. — 2) Strambio, Gaetano, Il Tayuyo nelle forme sifilitiche e scrophulose. Gazz. med. Ital. Lombardia. 44. p. 345. — 3) Martin, Stan., De la composition et des usages du tayuia. Bull. gén. de Thérap Août 30. p. 174.

Nach Heckel (1) ist in den Samen von Cucurbita Pepo und C. maxima nicht der Embryo, sondern die innere Samenhaut, welche aus 2 Membranen besteht, deren eine viel Harz enthält, der Sitz des bandwurmtödtenden Princips, dessen Wirksamkeit durch vorherige Darreichung von Ricinusöl erhöht wird.

Aus Brasilien hat der italienische Reisende Ubicini eine bei einzelnen indianischen Völkerstämmen als Specificum gegen Syphilis in hohem Ansehen stehende Droge, Tayuya oder Tayuia, die Wurzel oder Knolle einer Cucurbitacee, nach Garavaglia von Dermatophylla pendulina Manso, wahrscheinlicher von einer Trianophora abstammend, in Europa eingeführt. Die nach einer Zusammenstellung von Strambio (2) mit einer daraus bereiteten Tinctur, die man zu ½—1 Theelöffel mit Spiritus und Wasser verdünnt, nehmen lässt, gemachten Beobachtungen ergeben, dass viele italienische Aerzte an die Heilwirkung nicht nur bei Syphilis, sondern auch bei Scrophulose glauben. St. Martin (3) hat in der bittern Droge ein Alkaloid nicht auffinden können. Grössere Dosen Tinctur (aus Wurzelrinde?) können nach Bellussi Nausea und Erbrechen erregen, obschon man nach Ubicini in Brasilien von der Knolle bis zu 8 Grm. pro dosi geben soll.

21. Umbelliferae.

Lautenbach, B. F., The physiological action of hemlock and of its alkaloids. Philad. med. Times. Apr. 17. p. 449.

Nach Lautenbach sind die deletären Effecte, welche spirituöses Schierlingsextract auf Pflanzen äussert, nicht vom Coniin abhängig, welches vielmehr das Absterben derselben verhüten soll. Die locale Action des Coniins auf Nerven, Muskeln u. s. w. schwindet bei nicht zu langem Contacte von selbst. Hypnotisch wirkt Schierling nach L. nur indirect durch Herbeiführung completer Ruhe. Die bei Coniinvergiftung hervortretenden Convulsionen sind nicht von den peripherischen Nerven, noch von den Muskeln abhängig, und werden von L. als cerebral aufgefasst, weil Rückenmarksdurchschneidung sie in den unter der Durchschnittstelle belegenen Theilen anthebt; dagegen ergiebt sich ein lähmender Einfluss auf das Rückenmark, indem Ligatur der Gefässe einzelner Extremitäten die Abnahme der Reflexerregbarkeit nicht hindert. Für die von ihm bestätigte Lähmung der peripherischen Nervenendigungen durch Coniin führt L. einen neuen Beweis durch gleichzeitige Injection von Coniin und Strychnin bei einseitiger Ligatur, wobei in der unterbundenen Extremität starker Tetanus auftritt, während sonst gemischte Symptome von Paralyse und Krämpfen resultiren Eine Beeinträchtigung der Sensibilität findet nicht statt. Die bei Vagusdurchschneidung ausbleibende Beschleunigung des Herzschlages bezieht L. auf Lähmung der Hemmungsnerven (central), die Pulsverlangsamung auf Lähmung der vasomotorischen Herznerven. Der Blutdruck sinkt anfangs und steigt später über das ursprüngliche Niveau. Auch die primäre Athembeschleunigung scheint vom Vagus abhängig, da sie bei Durchschneidung der Vagi ausbleibt. Hunde erbrechen nach Schierlingspräparaten auch bei subcutaner Application; ebenso tritt Speichelfluss bei dieser Applicationsweise ein. Ferner beobachtete L. nach Coniin Contraction der Eingeweide und der Blase, sowie eine verschiedene Steigerung der Körpertemperatur, selbst nach medicinalen Dosen beim Menschen auftretend und ¼—½ Stunde anhaltend. Schliesslich glaubt er, eine etwaige Zersetzung des Coniins im Organismus dadurch abweisen zu können, dass auch in abgeschnittenen Extremitäten injection von Coniin in die Arterien die Lähmung der peripheren Nervenendigungen hervorbringt.

22. Ranunculaceae.

1) Schrott sen., C. D. von, Haben die örtlichen Verhältnisse einen Einfluss auf die giftige oder nicht

giftige Eigenschaft des Aconits. Sep.-Abdr. aus der Zeitschr. des allgem. Oesterr. Apotheker-Vereins No. 19 u. 20. 8. 11 SS. — 2) Wright, C. R. Alder, Report on the chemistry of aconite alkaloids. Pharm. Journ. and Transact. Sept. 4. p. 187. — 3) Poisoning by an aconite liniment. ibid. Oct. 2. p. 277. (Tödtliche Vergiftung einer Wöchnerin durch ein aus Aconittinctur, Spiritus und Camphor bestehendes Liniment, welches in Folge von Verwechslung mit einem Purgirtrank innerlich verabreicht wurde; Tod in ⅓ Stunde.) — 4) Poisoning by neuraline. Ibid. p. 279. (Selbstmord durch Austrinken von zwei Flacons eines in England vielbenutzten, schmerzlindernden Geheimmittels (Neuraline), welches aus Aconittinctur, Chloroform und Rosenwasser besteht.) — 5) Sedgwick, William, A case of poisoning by neuraline. Lancet. Septbr. 25. p. 454. (Betrifft den sub 4 erwähnten Fall.) — 5) Lowne, Thompson, Notes and observations on a case of poisoning by aconite. Edinb. med. Journ. Apr. p. 885. (Vergiftung durch eine Mixtur, welche durch ein Versehen des Apothekers eine zu grosse Menge Aconittinctur enthielt, so dass die Kranke etwa 280 Tropfen Tinct. aconiti pro dosi erhielt; die Lebensrettung scheint hauptsächlich der prompt eingeleiteten Emese zu danken zu sein, doch dauerten die schweren Vergiftungserscheinungen noch mehr als 7 Stunden an; die Anomalien des Herzschlages sehr ausgeprägt.) — 6) Molènes, J. J. V. de, De l'aconitine cristallisée et de son azotate. IV. 60 pp. Thèse. Paris. 1874. — 7) Lewin, Louis, Experimentelle Untersuchungen über die Wirkung des Aconitin auf das Herz. 8. 52 SS. Berlin. — 8) Laborde, De la diversité des effets physiologiques et toxiques de l'aconitine. Gaz. des Hôp. 141. p. 1125. — 9) Levi, Giuseppe, Note de thérapeutique comparée: Sur l'aconite et l'aconitine. Journ. de Thérap. 11. p. 413. (Antifebrile Wirkung von Aconittinctur bei Typhus und Pneumonie der Pferde.) — 10) Ott, Isaac, Physiological action of Lycoctonia. Philad. med. Times. Oct. 16. p. 25.

Gegenüber der allgemein verbreiteten und neuerdings wieder von Flückiger und Hanbury aufrecht gehaltenen Ansicht, dass Aconitumspecies an gewissen Localitäten ihre Giftigkeit völlig einbüssen, weist Schroff sen. (1) nach, dass die alten Berichte von Linné und Martin Bernhard (1671) sich beide unzweifelhaft auf die Blätter von Aconitum Lycoctonum und zwar auf die sowohl in Lappland als in den Karpathen vorkommende, blaublühende Varietät A. septentrionale Koelle beziehen, welche nach Schroff's Versuchen zwar eine giftige Wurzel, aber unter allen Umständen ungiftige Blätter besitzt. Die Angabe des Oberst Munro, dass dieselbe Species von Aconitum auf dem Himalaya an trocknen und sonnigen Stellen ungiftig, an feuchten und schattigen sehr heftig giftig sei, scheint nach den neuesten Mittheilungen in Booker's ostindischer Flora sich auf bestimmte Varietäten von Aconitum Napellus, welche als A. multifidum und A. rotundifolium bezeichnet werden, und von denen die erstgenannte nach Royle der ungiftigen europäischen Species Aconitum Authora nahe steht, zu beziehen.

Wright (2) hat versucht, Klarheit in das dunkle Verhalten der Aconitalkaloide durch die Elementaranalyse der von Groves dargestellten Alkaloide aus den Knollen von Aconitum Napellus und Aconitum ferox zu bringen. Die Resultate waren indessen theilweise einander geradezu widersprechend, so dass man

als erwiesen nur das betrachten kann, dass 1) neben dem krystallisirten Aconitin in Aconitum Napellus sich noch eine durch Mangel an Schärfe, Bitterkeit und geringere Activität ausgezeichnete Base findet, welche in ihrer Zusammensetzung und in ihrem übrigen chemischen Verhalten von dem von Broughton in Napellusknollen (?) entdeckten Atisin abweicht; dass 2) das Groves'sche Aconitin vielleicht mit dem von Duquesnel identisch, also wahrscheinlich mit Geiger's Aconitin nicht identisch, seiner elementaren Zusammensetzung nach nicht mit dem Pseudaconitin aus Aconitum ferox (sog. englisches Aconitin) übereinstimmt, und dass 3) bei Reinigung des Pseudaconitins und wahrscheinlich auch des Aconitins mit Kaliumquecksilberjodid dessen Moleculargewicht und elementare Zusammensetzung (auch die Wirkung? Ref.) geändert wird.

In Frankreich scheint das krystallisirte Aconitin von Duquesnel, welchem die Formel $C_{24}H_{40}NO_{20}$ beigelegt wird, und das einen bittern Geschmack besitzt, welchem ein Gefühl von Stechen und Kriebeln auf der Zunge folgt, sich kaum in Wasser, dagegen leicht in Weingeist, Aether, Benzin und insbesondere in Chloroform löst, und das salpetersaure Salz desselben, welches ebenfalls krystallisirt und ausserdem in Wasser sich löst, die Gemüther zu beschäftigen. Molènes (6) fand beide von höchst deletärer Wirkung, so dass sie zu ⅛ Mgrm. Kaninchen und Meerschweinchen in 4—30 Minuten tödteten, und vindicirt ihnen eine örtliche, irritirande Action auf das Unterhautbindegewebe und die Schleimhäute (weniger ausgesprochen in Mund und Schlund), Vermehrung der Speichelsecretion und Harnabsonderung, und als Erstwirkung auf das Nervensystem eine Action auf die Med. oblong., in Folge wovon die Respiration cessirt. Auf den Herzschlag wirken Ac. crist. und das Nitrat anfangs vermehrend, später stark herabsetzend; bei Fröschen cessirt danach die Bewegung des Ventrikels, später auch die der Vorhöfe; auch bei directem Contact wird die Herzbewegung dadurch sistirt. Die Sensibilität scheint vor der Motilität zu schwinden, doch treten bei Warmblütern frühzeitig incoordinirte Bewegungen ein, später Convulsionen, die mit der beginnenden Asphyxie in Zusammenhang stehen. Bei Menschen beobachtete M. bei Darreichung in Granules Gefühl von Wärme im Magen und selbst Nausea, wenn das Mittel während der Digestion verabreicht wird, später auch Salivation und Stechen und Gefühl von Kühle auf der Zunge und am Gaumensegel wie nach directer Application; bei subcutaner Injection derartiges heftiges Brennen, dass diese Applicationsmethode verwerflich erscheint. Ohrensausen beobachtete M. nur ausnahmsweise, ebenso Pupillenerweiterung, gesteigerte Diurese und Diaphorese gar nicht, constant Sinken der Pulszahl. Als Dosis bei Neuralgien giebt M. höchstens ⅛ Mgrm. pro die; grössere Dosen können Schwindel und Schwäche in den Beinen und Collaps setzen.

Eine vollkommene Reinheit scheint auch dies am stärksten wirkende Aconitin nicht zu besitzen, da es nach Laborde (8) quantitative Differenzen der Giftigkeit zeigt, wenn es aus Sturmhutknollen verschiedener Standorte bereitet wird; Knollen aus der Schweiz sollen stärkeres Aconitin als solche aus der Dauphiné und diese stärkeres als solche aus den Vogesen liefern. Die beiden ersten tödten zu 1 Mgrm. Hunde in 43 resp. 95 Minuten; von letzterem ist 1 Mgrm. nicht tödtlich.

Mit deutschem Aconitin von Lewin (7) angestellte Versuche zeigen bei Fröschen continuirliche Herabsetzung (in einigen Versuchen kurzdauernde Steigerung) der Herzschlagzahl, Irregularität des Herzschlages und Herzstillstand, nach dessen Eintritt bisweilen noch electrische Reizbarkeit fortdauert, nach 15—20 Mgm., Herabsetzung der Reizbarkeit der peripherischen Nerven durch 5—8 Mgm. Im Gegensatze zu Achscharumow stellt L. das Aconitin zu denjenigen Herzgiften, deren tödtliche Wirkung beim Säugethiere sich durch künstliche Respiration, während deren Salivation und sonstige Secretionsvermehrung unverändert fortdauern, viele Stunden hinausschieben lässt. Das Vorkommen einer doppelten Reihe von Anomalien der Herzaction bei curarisirten und nicht curarisirten Thieren, die einmal wie bei Digitalin sich verhält, andererseits unter Abnahme der Herzenergie rapide sinkt, erklärt sich nach L. daraus, dass die Laesion der gangliösen Centra im Herzen bald mit Integrität und bald mit einer Reizung oder raschen Lähmung der intracardialen Vagusendungen einhergeht, welche Differenz wenigstens theilweise auf individuellen Verhältnissen, vielleicht auch auf Verschiedenheit des nicht als einfacher Körper anzusehenden Alkaloids beruht. Die nach Aconitin vorkommende Arythmie bezieht L. auf ungleichzeitiges und ungleich starkes Einwirken auf die einzelnen Herzcentra.

Bei Versuchen mit Lycoctonin (von Tromsdorf) fand Ott (10), dass dasselbe bei Fröschen die Irritabilität der Nerven vernichtet oder herabsetzt, die Herzaction nicht wesentlich alterirt, nicht auf die Sensibilität und die Rückenmarksfunctionen wirkt, endlich auch eine Verlängerung der Muskelcurven nicht bedingt. Bei Säugethieren, auf welche übrigens Lycoctonin weit minder giftig als Aconitin wirkt, tödtet es durch Respirationsstillstand, besitzt jedoch auch eine Action auf Circulation und Blutdruck, indem es letzteren sowohl als die Herzschlagzahl (ohne das dem Aconitin eigenthümliche Steigen derselben) herabsetzt. Letzteres Phänomen ist von den Vagis unabhängig, welche nur durch sehr grosse Dosen Lycoctonin gelähmt werden, und tritt auch nach Durchschneidung aller Nerven ein; das vasomotorische Centrum bleibt selbst bei sehr grossen Dosen des Giftes direct oder reflectorisch erregbar. Kleine Mengen Lycoctonin erzeugen Arythmie, welche nicht durch Atropin aufgehoben wird.

23. Papaveraceae.

1) Vibert, Emile, Etude pratique sur les injections sous-cutanées de morphine. 4. 6. 12. 20. pp. 129. 211. 453. 787. — 2) Park, R., On the palliative and remedial effects of subcutaneous injection of morphia in chronic Bright's disease. Practitioner. Oct. p. 241. — 3) Anderson, James Keith, On the treatment of spasmodic asthma by the subcutaneous injection of morphia. Ibid. Nov. p. 321. — 4) Moinet, Francis W., On the administration of opium. Edinb. med. Journ. Aug. p. 134. — 5) Levinstein, Eduard (Berlin), Die Morphiumsucht. Berliner klin. Wochenschr. 48. S. 646. — 6) Derselbe, Die Morphiumsucht. Vortrag in der Grazer Naturforscherversammlung. Allg. Wiener med. Ztg. 39. S. 353. 40. S. 361. — 7) Demontporcellet, C., De l'usage quotidienne de l'opium; les mangeurs d'opium. Thèse. IV. 31 pp. 1874. Paris. — 8) Mattison, J. B, Successful management of an opium habit, morphia hypodermically of nearly seven years duration. New York med. Rec. Apr. 10. p. 249. — 9) Cuthbert, Clarkson, A case of accidental poisoning of a child, 2 years and 3 months old, by 2 drachms of Bow's liniment; recovery. Edinb. med. Journ. Oct. p. 302. (Vergiftung durch eine als Bow's Liniment bezeichnete Mischung von Opium 1 Th., Sapo medicatus ¼ Th. und Spiritus camphorae comp. 8 Th., wovon eine mindestens 1 Grm.

Opium und 2 Grm. Liq. ammonii fortis entsprechende Menge genommen wurde; die Erscheinungen anfangs die der Vergiftung mit kaustischem Ammoniak — croupöse Dyspnoe u. s. w. - bei Behandlung mit Oleum olivarum sich bessernd, dann die des Meconismus, unter Anwendung von Excitantien und Electricität trotz wiederholter Verschlimmerung beseitigt; der günstige Ausgang hängt übrigens wohl grösstentheils von dem frühzeitigen, durch Senf bewirkten Erbrechen ab. C. will in noch 2 anderen Fällen von Opiumvergiftung die Faradisation an den Brustmuskeln, den Waden und den Ohrzipfeln in Anwendung gebracht haben.) - 10) Heaton, J. D., A case of opium poisoning successfully treated by Belladonna. Med. Times and Gaz. Apr. 17. p. 413. — 11) Bois, Sur l'antagonisme de la morphine et de l'atropine. Bull. gén. de thérap. Mars 30. p. 271. (Reclamirt auf Grundlage seiner 1·65 veröffentlichten Thierversuche die Priorität der Behauptung, dass Morphin und Atropin keine Antagonisten sind.) — 12) Wood, H. C. Clinical lecture on the treatment of opium poisoning. Philad. med Times. Decemb. 25. p. 145. — 13) Dujardin-Beaumetz, Sur un cas d'empoisonnement par le pavot chez un enfant de trois semaines traité avec succès par des lavements de café. Bull. gén. de thérap. Avril 30. p. 359. (Vergiftung durch einen couc. Aufguss von ½ Mohnkapsel: erfolglose Anwendung von 40 Grm. Ipecacuanbasyrup, Wiederherstellung unter Gebrauch von 1½ Liter schwarzen Kaffee in wiederholten Klystieren und von Hautreizen.) — 14) Clark, J. Penn, Suicide by laudanum. Med. Times and Gaz Aug. 14. p. 185. (Pupille kurz vor dem Tode erweitert und reactionslos! Bluterguss in beide Seitenventrikel und Ecchymosen an der Hirnoberfläche; kein Opiumgeruch im Magen, in welchem jedoch Meconsäure und Morphin chemisch nachgewiesen wurden.) — 15) Wright, Alder C. R., New derivatives from the opium alcaloids. Pharm. Journ. and Transact. Sept. 25. p. 249. — 16) On hydrocotarnine. Amer. Journ of Pharm. Oct. p. 447. — 17) Routy, Claude-Josèphe, De l'emploi de l'apomorphine comme vomitif administrée par injection hypodermique Thèse IV. pp 44. Paris. — 18) Tassinari, Goffredo Gabriele, Sull' apomorphina, osservazioni ed esp. Ann. univers. di Med. Dic. p 385. — 19) Bourgeois, Victor, De l'apomorphine: recherches cliniques sur un nouvel émétique. Thèse IV. 64 pp. Paris 1874. — 20) Prevost, J. L., Note sur un cas de collapsus inquiétant produit par l'apomorphine. Gaz. hébdom. de med. 2. p. 20. — 21) Jurasz (Heidelberg), Ueber die Wirkungen des salzsauren Apomorphin. Eine klin. Studie Deutsches Arch für klin. Med. Bd. 16. H. 1. S. 41. — 22. Pierce, F. M. (London), On the physiological action of some new morphine and codeine derivatives. Practitioner. June. p. 437. — 23) Ott, J. (Easton), The physiological action of thebaine. Boston medic. and surg. Journ. Apr. 8 p. 401.

Vibert (1) liefert eine umfangreiche Studie über die subcutane Morphiuminjection, die er in einer von dem gewöhnlichen Verfahren etwas abweichenden Weise vornimmt, indem nach seinen Erfahrungen die Dosis für die einzelnen Individuen sich nicht von vorn herein feststellen lässt, sondern erst dadurch erkannt werden kann, dass die Pupille sich verengt. V. injicirt deshalb eine kleine Dose, untersucht nach 20 Minuten die Pupille und injicirt von Neuem alle ½ Stunde, bis der für die einzelne Affection erwünschte Grad der Pupillenerweiterung eintritt, womit er einerseits die Erfolglosigkeit zu geringer Dosen, andererseits das Eintreten schlimmer Folgen bei Idiosynkrasien vermeidet.

In Hinsicht auf die therapeutische Anwendung der Morphininjectionen giebt Vibert an, dass das

Verfahren sich vorzüglich bei asthmatischen Anfällen, welche in 10—20 Minuten dadurch beseitigt wurden, ferner bei Oppression der Brust aus verschiedenen Ursachen bewährte, und dass selbst Herzfehler, vielleicht mit Ausnahme der Aorteninsufficienz, das Verfahren nicht contraindiciren. Weitere günstige Wirkungen sah V. bei Delirien, zunächst im Gefolge von Erysipelas, dann bei Thyphusdelirien, wo häufig unmittelbar nach der Injection bis zur Erzielung mittlerer Pupillencontraction das Sensorium freier wurde, der Puls sich hob und später Schlaf oder mindestens Ruhe eintrat; ferner bei Delirium tremens, wo oft 5—7 Cgrm. binnen einigen Stunden nöthig sind, um Ruhe herbeizuführen; doch waren die Effecte nur bei asthenischen Delirien ausgesprochen, wo nach V. die erweiterte Pupille eine besondere Indication darzubieten scheint, während z. B. bei acuter Manie die subcutane Morphiuminjection von V. wiederholt erfolglos versucht wurde. Weiter erwähnt V. Cholera nostras, welche durch kein Mittel so rasche Besserung erfährt, als durch Morphin subc., Dysenterie, wo das Verfahren durch Beseitigung verschiedener Symptome auf den Krankheitsverlauf günstig influirt, Coliken, Colica hepatica und renalis, welche, so weit sie rein nervös oder congestiv sind, sämmtlich dadurch gebeilt, sonst aber mindestens palliativ gebessert werden; auch rühmt er das Verfahren vor der Taxis eingeklemmter Brüche unter gleichzeitigem Gebrauche von Chloroforminhalationen, die für sich nicht so gute Resultate zu geben schienen. Bei Colica saturnina bringt das Verfahren oft rapide Linderung, jedoch durch verhältnissmässig starke Dosen (2—3 Cgm.), während in anderen Fällen die Behandlung selbst 14 Tage dauert und gleichzeitige Anwendung anderer Mittel benöthigt. Bei Neuralgien, auch bei intermittirenden, sowie bei Gastralgie und Enteralgie, fand V. die Morphininjection mehr palliativ als curativ; günstige Dienste leistete sie bei Zona, bei Krebskranken, wo er Steigerung der Dosis bis schliesslich 0,75 pro die nöthig werden sah, bei entzündlichen Brustaffectionen, wo Schmerz und Oppression gelindert und die Athemzüge vermindert wurden, sowie bei Peritonitis. Cephalaea wird stets dadurch gebessert, wenn sie mit Mydriasis sich verbindet. Hysterische Convulsionen werden meist erst sehr spät und durch grosse Dosen (5 bis 7 Cgrm. im Laufe von 2 Std.) in günstiger Weise beeinflusst, bisweilen gar nicht. In 12 Fällen von Totanus hatte V. stets negativen Effect, ebenso bei Paralysis agitans.

Bei drohendem Abortus wandte V. das Verfahren mit Erfolg mehrmals an und zieht es der Darreichung von Opium per os oder per rectum, das leicht wieder entfernt wird, vor.

In Bezug auf das Verfahren bei der subcutanen Injection von Morphin befürwortet Vibert wässerige Lösungen von Morph. acet. oder hydrochl. im Verhältniss von 1:20, weil stärkere Solutionen (1:15) die Inconvenienz des Auskrystallisirens der Morphinlösung darbieten. Bei sehr empfindlichen Personen, welche schon nach 2 bis 3 Mgrm. Morphin Schwindel bekommen, räth V. die entsprechende Dosis in der Spritze mit etwas Wasser zu verdünnen, da dadurch die Nebeneffecte gemindert würden. Perpendiculäres Einstechen der Nadel in die Hautfalte ist nach V. am wenigsten schmerzhaft und vermeidet man die durch etwaiges Eindringen der Flüssigkeit in eine Vene entstehende Gefahr des Collaps am besten dadurch, dass man nach dem Einstich sich durch Lösen der Nadel von der Spritze sich davon überzeugt, dass kein Blut aus der Nadel quillt. Nachspritzen von ein wenig Luft ist völlig unschädlich und gewährt eine Bürgschaft sowohl für die völlige Entleerung des Spritzeninhaltes als gegen den Rückfluss aus der Stichwunde. V. hält die locale, calmirende Wirkung der Morphininjectionen nach vielen Erfahrungen für unbedeutend und befürwortet, den Leib als Injectionsstelle, welche am wenigsten Schmerz verursacht, zumal an Stellen, wo

Narben sich finden, zu benutzen. In Hinsicht auf die zu verwendende Dosis bietet der Zustand der Pupille einen sicheren Massstab, insofern man einerseits niemals weiter, als bis zum Eintritte von Myosis mit Unbeweglichkeit der Pupille gehen darf, welchem Zustand eine graduelle Pupillenverengerung vorausgeht, andererseits aber eine verengernde Einwirkung auf die Pupille statt finden muss, um überhaupt eine Wirkung des Mittels als Anodynum zu erhalten. Nebenerscheinungen sind bei Männern nach der richtigen Dosis selten, bei Frauen resultirte bisweilen ein bald vorübergehender, acuter Schwächezustand und Schwindel. V. glaubt, dass Morphininjectionen den besten Nutzen bei Personen mit blasser Haut gewähren, und dass Cyanose und venöse Stase den Eintritt der Morphinwirkung bisweilen verhindern können. Als unangemessen betrachtet V. die Application kurz nach den Mahlzeiten. Schädliche somatische und psychische Folgen will V. auch vom längeren Gebrauche selbst starker Morphininjectionen, z. B. bei Krebskranken, niemals gesehen haben. Nach V. toleriren nur sehr wenige Patienten Morphin gar nicht; 1—2 Mgrm., welche er vorzugsweise zum 1. Male injicirt, sind in einzelnen Fällen ausreichend zur Myosis und dürfen dann nicht überschritten werden. In manchen Fällen glaubt V. in dem Vorhandensein von Pupillenerweiterung eine Indication für die Anwendung des Morphins zu sehen.

Als Ersatzmittel der subcutanen Morphininjection bei schmerzhaften Affectionen empfiehlt Vibert, kleine Vesicatore, in welche Morphin (4—8 Cgrm.) incorporirt ist, mehre Tage auf die schmerzhaften Stellen zu appliciren. Von Atropininjection ist er ganz zurückgekommen.

Park (2) hält die Darreichung von Opium und Morphin per os oder per anum bei chronischem Morbus Brighti wegen der dadurch bedingten gastrischen Störungen für unangemessen, dagegen die subcutane Morphininjection für unbedenklich und in vielen Fällen von entschiedenem Nutzen, und theilt zum Belege dafür eine ausführliche Krankengeschichte mit, wo viele Wochen lang Morphin subcutan injicirt wurde und einen besonders günstigen Einfluss beim Auftreten febriler Exacerbationen, die sich durch gesteigerte Pulsfrequenz, Oedema pedum und Insomnie zu erkennen gaben, ausübte, überhaupt geradezu zur Verlängerung des Lebens beitrug.

Anderson (3) empfiehlt auf Grundlage von 12 Fällen von Asthma spasmodicum Subcutaninjection von 1 Cgrm. Morphinum hydrochloricum, welche den Anfall in 5—10 Minuten beseitigt, ohne andere Nebenwirkungen als etwas Nausea zu äussern.

Moinet (4) macht auf die Gefahren länger fortgesetzter Verordnung von Opiaten als Schlafmittel bei chronischen Krankheiten aufmerksam, da dieselbe häufig Veranlassung zur Opiophagie giebt, wovon ihm zwei Fälle zur Beobachtung kamen, und empfiehlt zur Kur der Opiophagie völlige Entziehung auf einmal und bei etwaiger maniakalischer Aufregung in Folge davon eine einzige volle Gabe Opium, welche stets Ruhe schafft, ohne der Opiumsucht selbst Vorschub zu leisten.

Demontporcellet (7) bringt einen von Gombault beobachteten Fall von acuter Opiumintoxication bei einem Opiophagen, welche durch ausserordentlich heftige tetanische Convulsionen und heftige, vom Rumpf in die Extremitäten ausstrahlende Schmerzen, Unterdrückung der sonst intensiven, habituellen Schweisse, reichliche Salivation, Diarrhoe, vollkommen normales Verhalten der Harnexcretion, sowie das späte Eintreten von Hautjucken sich von den gewöhnlichen Fällen der Opiumvergiftung unterscheidet.

Levinstein (5) bringt drei weitere Fälle der von Fiedler (Ber. 1874, I. 502) beschriebenen Morphiumsucht und parallelisirt letztere mit der Trunksucht, mit welcher sie die beim Delirium tremens zu

65*

beobachtenden Angstzustände, Tremor und Hallucinationen und den schweren Verlauf entzündlicher
Processe gemeinsam hat, während die Fettentartung
der Organe und eigentliche Manie als psychische Erkrankungsform der Morphiumsucht abgeben.

In den 3 Fällen hatte das eine Mal täglich subcutane
Injection von 1 Grm. 5 Jahre hindurch stattgefunden,
während im 2. Falle 3 Jahre lang mehr als 1 Grm. und
im 3. (bei einer Dame, welche im Kriege von 1870 zur
Beschwichtigung ihrer Sorgen um die im Felde abwesen-
den Verwandten zum Morphin gegriffen hatte) in den
letzten 3 Jahren täglich 8 Dgrm. subcutan angewendet
wurden. L. empfiehlt zur Beseitigung des Leidens, von
welchen übrigens nur 25 pCt. völlig genesen, die plötzliche Entziehung des Morphins unter sorgfältigster persönlicher Ueberwachung seitens des Arztes; die nach
der Entziehung auftretende Angst und Verzweiflung, die
sich stets mit Appetitlosigkeit und schlechtem Aussehen
verbindet, erfordert, da sie zum Selbstmord führen kann,
besondere Ueberwachung. Gegen den 12 Stunden nach
der Entziehung eintretenden Collaps ist ruhige Lage im
Bett und die Anwendung schwerer Weine zu empfehlen;
unter Umständen ist der Collaps so gross, dass Lebensgefahr Subcutaninjection von Liq. amm. anisatus erforderlich macht. Neuralgien, welche zur Zeit der Abstinenz
eintreten, weichen dem Gebrauchs prolongirter Wasser-
bäder; die stets unmittelbar nach der Entziehung erfolgende Diarrhoe bedarf keiner medicamentösen Behandlung, höchstens sind copiöse Klystiere von lauwarmem
Wasser indicirt. Das oft sehr heftige Erbrechen macht
mitunter künstliche Ernährung per rectum erforderlich.
Von der 3. Woche ab erscheint neben tonisirender so-
matischer Behandlung auch psychische Behandlung
(geistige Beschäftigung, Hebung des Selbstvertrauens)
nothwendig. L. kann eine Beseitigung der Gefahr des
häufigen Vorkommens der Morphiumsucht nur darin
erblicken, dass der Arzt die Morphininjectionen stets
selbst ausführt und nicht dem Kranken oder Heildienern
und Hebeammen überlässt, nicht aber in strengeren
Gesetzen gegen Morphinverkauf oder in Denuncia-
tionen der dawider handelnden Apotheker seitens der
Aerzte.

Mattison (8) hält es nach seinen Erfahrungen für
zweckmässig, nicht sofort das Morphin auf einmal zu
entziehen, sondern zunächst auf die Minimaldosis zu beschränken und glaubt in einem Falle, wo heftige
Ischias zur Morphinsucht führte, die Kur durch Einleitung prolongirten Schlafes durch subcutane Injection
von Chloroform und nachfolgende Darreichung von Chloral gefördert und den sonst unausbleiblichen „Shok"
überwunden zu haben; Heilung der Ischias durch flie-
gende Vesicatore verhütete das Recidiviren.

Wood (12) warnt vor der übertriebenen Anwendung
des Ambulatory treatment und der Flagellation bei Opiumvergiftung, weil dieselben Lebensgefahr durch Erschöpfung bedingen können, und
empfiehlt als äusseren Hautreiz besonders den elektrischen
Pinsel, der bei Anwendung starken Stromes die Patienten
rasch zum Bewusstsein zurückführen könne. Ebenso
sah er von kalten Douchen gute Erfolge und räth abwechselnd kalte und warme Douchen auf Kopf, Nacken
und Brust zu appliciren. Atropin will W. nicht als
Antidot, sondern als Stimulans der respiratorischen
Centra angewendet wissen, wenn die Respiration bei
Meconismus auszusetzen beginnt, wo es dann der Kohlensäureanhäufung entgegenwirkt, und zwar nur in
kleinen, nicht in grossen, paralysirenden und den Zustand verschlimmernden Dosen, weshalb er auch davon
abräth, die Wirkung auf die Pupille als Prüfstein für
die Entscheidung, ob genug Atropin gegeben sei, zu
benutzen, als welchen er die Zunahme der Respirationsfrequenz ansieht, deren Wiederabnahme eine Erneuerung
der Dose nöthig macht. Als Stimulans für das Gehirn

räth W. Coffein an (obschon er selbst von der Anwendung schwarzen Kaffees niemals Effects gesehen hat).
Im Stadium des Collaps fand er Alkohol und externe
Application von Wärme, selbst bei kleinen Kindern, am
förderlichsten. Directe künstliche Respiration nach Syl-
vester's Methode hält W. in Fällen, wo die Athmung
durch Atropin u. s. w. nicht in Gang gebracht werden
kann, für weit besser, als die Faradisation des Phrenicus, die erschöpfender auf den Patienten und bei längerer Anwendung auch auf den Phrenicus selbst erschöpfend
wirkt. — Auch Boston (10) plaidirt für kleine Dosen
Atropin (1 Mgrm.) — in einem Falle von Intoxication
mit ca. 60 Grm. Opiumtinctur besserte schon die erste
Subcutaninjection das Coma und führten fünf weitere
Dosen zur Genesung — und räth, bei Meconismus nicht
eher Schlaf zu gestatten, bis der Puls kräftiger, die
Pupille weiter geworden und das Bewusstsein zurückgekehrt ist.

Ueber die physiologische Wirkung des
Thebains giebt Ott (23) nach Versuchen, welche
er mit Merck'schen Thebain an Fröschen, Tauben
und Kaninchen anstellte, an, dass dies Opiumalkaloid
mit Sicherheit als ein durch directe Einwirkung auf
die spinalen Ganglien tetanisirendes Gift betrachtet
werden kann, welches bei Fröschen schon zu 0,75
Mgrm. seine Action zeigt und auch Tauben in gleicher
Weise wie Batrachier und Säugethiere afficirt. Die
sensiblen Nerven, nach der Methode von Bezold
untersucht, erwiesen sich als unverändert, ebenso die
motorischen Nerven; dagegen tritt heftiger Tetanus
bei directer Application auf das Rückenmark ein, während bei Durchtrennung des Rückenmarks und der
Abdominalzweige der Aorta die Hinterbeine nicht tetanisirt werden. Auch die Muskeln lässt Thebain nach
Untersuchungen mit Pflüger's Myographion völlig
intact. Versuche an curarisirten Kaninchen, bei denen
der Blutdruck in der Carotis mittelst Ludwig's
Kymographion bestimmt wurde, ergaben, dass bei Infusion neutraler Lösung von chlorwasserstoffsaurem
Thebain in die Jugularis Pulszahl und Blutdruck steigen, letzterer manchmal nach vorübergehendem Fallen
von wenig Secunden Dauer unmittelbar nach der Injection. Der Vagus ist dabei unbetheiligt; nach Durchtrennung des Halsmarks und der zum Herzen führenden Nerven bedingt Thebain zwar Pulsbeschleunigung,
aber keine Steigerung des Blutdrucks, so dass als Ursache der Pulsfrequenz, da Thebain auf quergestreifte
Muskeln nicht wirkt, eine Reizung der im Herzen belegenen excitomotorischen Ganglien, als Ursache der
Blutdrucksteigerung Reizung des vasomotorischen Cen-
troms anzusehen ist, welches während der Intoxication
durch Reizung eines peripherischen Nerven eine weitere Erhöhung seiner Thätigkeit, durch weitere Blutdrucksteigerung ausgedrückt, erfährt. Die Reflexaction
des N. depressor fand Ott durch Thebain nicht afficirt.

Das von Falck jun. toxicologisch geprüfte Hydrocotarnin (vgl. Jahresbericht für 1872. I. 389) hat
Wright (15) künstlich theils durch Behandeln von
Cotarnin mit nascirendem Wasserstoff, theils durch Behandeln von Narcotin in zugeschmolzenem Glasrohr mit
Wasser bei erhöhter Temperatur, wobei sich das Narcotin in Hydrocotarnin und Meconin spaltet, künstlich
dargestellt. Das künstlich dargestellte Hydrocotarnin
wirkt nach Versuchen von Pierce (16) wie die von
Falck untersuchte Basis und bedingt in Dosen von

0,5 Grm. epileptiforme Convulsionen und Tod bei Kaninchen, Meerschweinchen und jungen Katzen. Gleiche Dosen Cotarnin sind auf das Befinden der Thiere ohne Einfluss, und hat somit in diesem Falle durch die Addition von 2 H (Cotarnin = $C_{12} H_{13} NO_3$ + 2 H = Hydrocotarnin = $C_{12} H_{15} NO_3$) eine sehr erhebliche Verstärkung der Wirkung auf den Organismus stattgefunden.

Eine auf viele Beobachtungen gestützte Darstellung der A p o m o r p h i n w i r k u n g bei Verabreichung in brechenerregenden und gebrochenen Dosen giebt J u r a s z (21) unter besonderer Berücksichtigung des k i n d l i c h e n L e b e n s a l t e r s, in welchem A pomorphin als Emeticum insofern abweichend wirkt, dass die ersten Phänomene der Wirkung weit früher ($\frac{1}{2}$—1—3 Minuten gegen 2—7 Min. nach J.'s eigenen Erfahrungen) auftreten und (statt Schwindel und Schwere des Kopfes) in einer plötzlich eintretenden, ausserordentlichen Apathie bestehen, die mit oberflächlicher Athmung, schwachem Herzschlag und kühlen Extremitäten einhergeht, somit in einem Collapszustand, welcher übrigens rasch vorübergeht und ohne Gefahren ist (Ausdruck von Uebelkeit?), also dem Gebrauche des Apomorphins in der Kinderpraxis als Brechmittel nicht entgegensteht, welches J. wiederholt bei Bronchitis und Bronchiolitis, v. Dusch auch bei Croup mit Nutzen subcutan anwendete.

Nach J. sind grüngefärbte Lösungen selbst im Alter von 2—19 Monaten brechenerregend; örtliche Irritation sah er nie in hohem Grade, höchstens diffuse, aber in einigen Stunden verschwindende, mehr als thalergrosse Röthung der Umgebung der Injectionsstelle (bei langsamer Resorption auch urticariaähnliche Infiltration). K r y s t a l l i n i r t e s M e r c k'sches Apomorphin ist constant bei Erwachsenen zu 10 Mgrm., oft zu 8 Mgrm. wirksam. Bei Kindern, wo $\frac{1}{2}$ pCt. Lösung am zweckmässigsten ist, bewirken relativ grosse Dosen entweder heftiges Erbrechen mit sehr starkem Collaps oder bleiben ganz wirkungslos. Als passendste Dosis giebt J. für Kinder bis zu 3 Monaten 0,5—0,8 Mgrm., vom 3. Monat bis 1 Jahr 0,8—1,5 Mgrm., vom 1.—5. Jahre 1,5 - 3 Mgrm., vom 5.—10. Jahre 3—5 Mgrm., über 10 Jahre 5—8 Mgrm. Die Erscheinungen bei älteren Kindern kommen denen bei Erwachsenen gleich; bei jungen Kindern ist Salivation häufig, nach dem Erbrechen erfolgt Schlaf. Das durch Apomorphin bedingte Sinken der Temperatur, besonders nach erfolgtem Erbrechen, steht in keinem causalen Zusammenhange mit der Wirkung auf die Schweisssecretion. Als nervöse Nebenerscheinungen beobachtete J. auffallendes Vor- und Rückwärtsbewegen des Kopfes, Pronation und Supination des rechten Armes, Zucken und krampfhafte Bewegung der Extremitäten, Kaubewegungen (besonders bei Kindern), Singultus, ferner mehrmals bei Kindern erhöhte Reizbarkeit und sogar Steigerung. der Reflexaction; doch waren diese Phänomene selten. Erfolglos bleibt Apomorphin bisweilen bei Krankheiten der Respirationsorgane mit mangelhafter Decarbonisation des Blutes in Folge starker Herabsetzung des Brechcentrums.

Als Expectorans wirkt Apomorphin nach J u r a s z durch Verflüssigung zäher Secrete, indem es durch Reizung der Muskelaction und ist am zweckmässigsten innerlich in nicht zu kleinen Gaben — bei Erwachsenen 1 Mgm. bis 2 Cgm., bei Kindern bis 5 Mgm. – zu verordnen. Trockne Rasselgeräusche wandeln sich rasch in feuchte um und ist trockener Husten eine besondere Indication.

T a s s i n a r i (18) hat bei seinen, unter C o r r a d i unternommenen Versuchen auch die e m e t i s c h e Wirksamkeit englischen und französischen Apomorphins durch das Grünwerden der wässerigen Lösungen selbst bei jahrelanger Aufbewahrung sich nicht mindern gesehen, und hebt hervor, dass bei dieser Farbenveränderung eine Gewichtszunahme (um 6 pCt.) und leichtere Löslichkeit resultirt. Die von C o y n e und B u d i n constatirte Hämorrhagie im Darm nach grossen Dosen sah T. niemals, wohl aber, jedoch nicht constant, Manège- und Drehbewegungen; dagegen scheinen nach seinen Versuchen Hunde allmälig grössere Mengen zu toleriren. Bei Hühnern, welche bis 6 Cgrm. toleriren, ist die Agitation sehr ausgesprochen, später folgt Depression und Ausfliessen farbloser oder gallig tingirter Flüssigkeit aus dem Schnabel. Vollständig anästhetische Thiere konnte T. auch mit grossen Dosen nicht zum Erbrechen bringen; doch trat Vomitus nach dem Erwachen ein.

B o u r g e o i s (19) bestätigt durch Versuche an Hunden und Menschen im Wesentlichen die Resultate von S i e b e r t (Bericht 1871. I. 358), namentlich die völlige Indifferenz der subcutanen Injection von chlorwasserstoffsaurem Apomorphin auf den Tractus; die Wirkung auf die Temperatur war beim Menschen gleich Null, während beim Hunde meist Steigen um einige Decigrade vorkam. Eigentlich toxische Wirkungen ergaben auch sehr hohe Dosen nicht; bei den Versuchspersonen war Nausea stets vorhanden, obschon mässig, bei Einzelnen starker Kopfschmerz, in einem Falle heftige Dyspnoe, Schwäche und Blässe, nach dem Erbrechen unwiderstebliche Schlafneigung. Für das von ihm benutzte Edinburger Apomorphin will B. die medicinische Dosis für den Erwachsenen auf 10 Mgrm., für Frauen auf 8 und für Kinder auf 6 Mgm. gesetzt wissen, welche Gabe jedoch, wie R o u t y (17) richtig bemerkt, zu hoch ist, da B. 8 Mgrm. bereits Erbrechen bei einem Manne erregten, der sich anderen Brechmitteln gegenüber refractär erwiesen hatte. Eine Gewöhnung an Apomorphin wird sowohl von B o u r g e o i s als von R o u t y in Abrede gestellt, welcher letztere das Zustandekommen der Apomorphinwirkung bei durchschnittenen Vagi und das Ausbleiben in tiefer Anästhesie hervorhebt.

Die Nothwendigkeit einer vorsichtigen Dosirung ergiebt eine weitere Mittheilung von R o u t y über einen Fall von excessiver Nausea, Erbrechen und Gesichtsblässe nach Apomorphin und eine solche von P r e v o s t (20), wo nach Subcutaninjection von 3—4 Mgrm. einer von anderen Kranken sehr gut tolerirten Apomorphins bei einer an Magenkatarrh leidenden Frau mehrmals sich wiederholende Anfälle von Syncope mit wechselnder Mydriasis und Myosis und Zucken der Mundwinkel, die auch durch den Eintritt des Erbrechens nicht cessirten und nach Wiederherstellung des Herzschlages und der Circulation von Schlaf gefolgt waren, nach dessen Beendigung noch mehrmals wieder heftige Ohnmachtsanfälle sich geltend machten. P. ist sogar der Ansicht, dass man Patienten nach Apomorphininjection nicht verlassen dürfe, wenn man nicht Gefahr laufen wolle, syncoptischen Tod eintreten zu sehen, der in seinem Falle nur durch energische Wiederbelebungsmittel abgewandt wurde. Die auch in unserm vorjährigen Berichte, I. S. 407, in Folge eines Druckfehlers in den Compt. rend. übergegangene Angabe, dass Sauerstoffinhalation nach D a v i d die Apomorphinwirkung modificire, wird von Prevost dahin berichtigt, dass gerade das Gegentheil stattfindet.

P i e r c e (22) hat 3 von W r i g h t entdeckte Derivative des Morphins, nämlich α D i a c e t y l m o r p h i n H y d r o c h l o r a t, $C_{34}H_{36}(CH_3O)_2 N_2 O_6$, 2 HCl, ein sehr hygroskopisches, in kaltem Wasser schwerlösliches Salz, das demselben isomere β D i a c e t y l m o r p h i n h y d r o c h l o r a t, welches sich durch seine leichte Spaltung in Mor-

phin und Acetylsäure auszeichnet, und das Tetracetyl-
morphinhydrochlorat, $C_{34}H_{34}(C_2H_3O)_4N_2O_6$, 2HCl,
und ein analoges Derivat des Codeins, das Diacetyl-
codeinhydrochlorat, $C_{36}H'_{39}C_2H_3O)_2N_2O_3$, 2 HCl,
in ihrer toxischen Wirksamkeit bei Hunden und Kaninchen geprüft. In Gaben, welche 5 Cgm. wasserfreien
chlorwasserstoffsauren Morphins entsprachen, subcutan
injicirt wirkten die genannten Morphinderivate ziemlich
gleich und bedingten rasch grosse Prostration und
Schläfrigkeit mit Empfindlichkeit der Augen, Pupillenerweiterung, Salivation und Neigung zu Erbrechen, ohne
dass es zu wirklichem Erbrechen kam; die Resp. wurde
anfangs beschleunigt, später verlangsamt, die Herzaction
herabgesetzt und unregelmässig. Die auffälligsten Erscheinungen waren Störungen in der Coordination der
Muskelbewegungen und Schwäche des Hintertheils nebst
Sinken der Temperatur im Rectum um 4° C., welche indessen, ebenso wie die Salivation, bei Kaninchen viel
weniger als bei Hunden ausgesprochen waren. Bei β
Diacetylmorphin trat kurz nach der injection ziemlich
starke Aufregung ein, weniger bei α Diacetylmorphin,
noch weniger bei Tetracetylmorphin. Auch Diacetyl-
codein wirkte in derselben Richtung, beeinträchtigte jedoch das Coordinationsvermögen nicht so stark und erwies sich insofern minder giftig, als die Genesung viel
früher (8 Stunden gegen 24 Stunden) eintrat; der
Speichelfluss war dagegen bei Hunden bedeutender. Im
Ganzen entsprach das Verhalten der Acetylbasen dem
des Dioxymorphins und Dioxycodeins.

[Ambrosoli, Carlo, Storia di un caso d'avvele-
numento di codeina in un bambino di che anni feli-
cemente combattuto. Gazetta medica Italiana-Lombardia
No. 6.

Wegen eines Bronchialkatarrhs hatte ein 2jähriges
Kind von einem Arzt 10 Centigramm Codein erhalten
und innerhalb vier Stunden verbraucht. Das Kind
war bleich, kalt, machte 12 Respirationen in der Min.;
der Puls war unfühlbar, der Leib aufgetrieben, alle
Secretionen unterdrückt. Die Pupillen waren weit und
starr. — Durch äussere Zuführung von Wärme, Legung
von Senfteigen, Einflössen von starkem, schwarzen Kaffe,
Wein etc. gelang es, das Kind nach einigen Tagen,
nachdem die nachfolgende Hirnhyperämie durch Eis-
application auf den Kopf und Blutegel an den Proc.
mast. weiterhin wirksam bekämpft wurde, wieder herzustellen.   Bernhardt (Berlin).

1) Heiberg, E. T., En Observation in Morphin-
indiströitung. Ugeskrift for Laeger. R. 3. Bd. 20. p. 460.
— 2) Bendz, V., Det saltsare Apomorphin som Brok-
middel. Ugeskrift for Laeger. R. 3. Bd. 20. p. 365.
p. 474.

Heiberg (1) hat an einem an neuralgischen Schmerzen
im Beine leidenden Manne beobachtet, dass subcutane
Morphiumeinspritzungen ein prickelndes Gefühl hervorriefen an den Stellen, wo Einspritzungen früher gemacht
waren; danach schwollen dieselben an, so dass man
deutlich die Spuren älterer, vor Monaten gemachter Ein-
stiche sah.

Durch Versuche an Thieren und Menschen hat Bendz(2)
die bekannten vorzüglichen Eigenschaften des Apomorphins als Brechmittel constatirt. Seine Resultate stimmen
mit den von Sibert erlangten, ausgenommen, dass
die Fresslust der Thiere etwas langsamer zurückkehrte,
und dass ein einzelner Hund Neigung zu bestimmten
Drehbewegungen zeigte.
                        F. S. Warncke (Kopenhagen).

1) Paszkowski, Beiträge zur physiologischen
Wirkung des salzsauren Apomorphins. Przeglad lekarski
34—36. — 2) Rydygier, Einige Bemerkungen über
die Wirkung des Morphins. Gaz. lek. XIX. No. 19.

(Auf Grund einiger Experimente schliesst der Verfasser,
dass man den hypnotischen Einfluss des Morphins eher
einer chemischen als einer mechanischen Veränderung
der Blutkörperchen zuschreiben müsse.)

Paszkowski (1) hatte an mehreren, in der Klinik
des Prof. Korczynski angestellten Versuchen über die
Wirkung des salzs. Apomorph. an Gesunden sich überzeugt, dass zu kleine Dosen von salzs. Apomorph.
ebenso verderblich wirken, als zu grosse und, dass die
deletäre Wirkung dieses Mittels überhaupt beim Ausbleiben des Brechactes zu Tage tritt.

Verfasser erklärt dies aus dem antagonistischen Verhältnisse, in welchem das Brechcentrum zu den motorischen und respiratorischen Centren steht. Der Brechact,
das Resultat der Reizung des Brechcentrums, wirkte be-
ruhigend auf die durch das Apomorphin ebenfalls gereizten, motorischen und respiratorischen Centren. —
Bei kleinen nicht brechenerregenden Dosen fehlte die
Dilatation der Pupille in keinem Falle, weshalb Verf.
geneigt ist, die primäre Wirkung des salzs. Apomorph.
auf den N. sympathicus zurückzuführen; aus der Blut-
schwankung erklärt er die secundäre Wirkung auf das
Brechcentrum und den Vagus.

                        Oettinger (Krakau).]

24. Menispermeae.

Crichton Browne, On the actions of picrotoxine
and the antagonism between picrotoxine and chloral-
hydrate. Brit med. Journ. March. 27. p. 409. Apr. 3.
p. 442. Apr. 10. p. 476. Apr. 17. p. 506. Apr. 24. p. 540.

Browne hält die Theorie von Röber, wonach
die Picrotoxinkrämpfe nur durch Reizung der
im verlängerten Mark belegenen, motorischen Centren
entstehen, für irrig, weil das Eintreten derselben
nach Durchschneidung aller oberhalb der Med. obl. ge-
logonon Centren nicht beweist, dass die in Unthätigkeit gesetzten Centren wirklich unbetheiligt seien. Die
eigenthümliche Reihenfolge der Spasmen in verschiedenen Muskelbezirken beweist nach B., dass die im
Gebiete der mittleren Hirnarterien belegenen Centren
zuerst afficirt werden, und zwar zuerst eine Stelle an
der unteren Seite der Frontallappen des Grosshirns,
wodurch Bewegungen der Ohren und des Kopfes als
erste Krämpfe resultiren, dann die Umgebung dieser
Stelle, deren Reizung Bewegungen der Lider, Augenbrauen, des Mundes und der Vorderpfoten hervorruft,
dann eine entfernte Partie an den letzten Verzweigungen der Arterie, woraus die spastischen Bewegungen der Hinterbeine resultiren. • Erst später werden
die übrigen Centren im Gehirn ergriffen, wobei der
Eintritt von Opisthotonos das Ergriffensein der Corpora
quadrigemina, der von Nystagmus die Affection des
Kleinhirns und die starke Zunahme der Convulsionen
die Theilnahme der Med. obl. andeutet. B. bezeichnet
die Intensität der Krämpfe als ein Moment, welches die
Krämpfe als nothwendig vom Gehirn abhängig erscheinen
lässt, dessen Ergriffensein auch ein frühzeitig eintretender Stupor andeutet, der übrigens beim Beginn
der ersten Krämpfe wieder verschwunden ist, später
aber durch Erschöpfung des Hirnes bedingtem Coma
Platz mache. Die Sensibilität und Reflexaction sind
herabgesetzt, dagegen rufen willkürliche Bewegungen öfters Krämpfe hervor oder steigern dieselben.

Ueber sonstige Erscheinungen der Picrotoxinvergif-

lang giebt B an, dass die Pupille in den Krampfanfällen sich verengt, der Augenhintergrund hyperämisch erscheint, Salivation constant vorkommt (öfters schon vor den ersten Krämpfen) und ebenso pulpöse Fäces in Folge beschleunigter Peristaltik ohne gleichzeitige Darmentzündung. Die Herzaction wird anfangs beschleunigt, mit Eintritt der Krämpfe langsamer, im Coma langsamer; der Herzstillstand ist diastolisch. Die Athmung wird anfangs frequenter, im Coma langsamer; Lungenhyperämie findet sich bei der Section nicht. Die Temperatur fällt stetig bis zum Tode, oft um mehrere Grade; selten finden in den Krämpfen geringe Steigerungen statt.

Grosse, aber nicht letale Dosen Chloral vermögen bei Kaninchen und Meerschweinchen nach Picrotoxinvergiftung zu retten, selbst wenn das Fünffache der kleinsten letalen Dosis ($\frac{1}{10}$ Grm. bei 3 pfd. Kaninchen, $\frac{1}{30}$ Grm. bei 1$\frac{1}{4}$ pfd. Meerschweinchen) und verlängern das Leben selbst um das Achtfache der gewöhnlichen Dauer der Picrotoxinvergiftung bei noch höheren Dosen, wo der Tod entweder durch Erschöpfung oder in einem convulsivischen Anfalle erfolgt. Die Lebensrettung gelingt noch, wenn das Gegengift selbst $\frac{1}{2}$ Stunde nach der Vergiftung nach mehreren vorausgegangenen Krampfanfällen injicirt wird. Dagegen übt Picrotoxin keine lebensrettende Wirkung nach Einbringung tödlicher Chloraldosen (12 Grau pr. Pfd. beim Kaninchen) aus, sondern mindert höchstens die Tiefe des Chloralschlafes, der durch Perioden von Halbwachsein mit spontanen Bewegungen unterbrochen wird, und scheint auch das Sinken der Resp. aufzuhalten, dem Fallen der Temperatur etwas entgegenwirken (?) und die durch Chloral bedingte Hyperästhesie (?) zu beseitigen. Gleichzeitige Injection absolut letaler Dosen beider Gifte tödtet rascher als Chloral.

Bei Katzen erweist sich Chloral gegen Picrotoxin als Antidot unbrauchbar, weil es theils langsamer hypnotisch (nach vorausgegangener Excitation) wirkt, theils selbst viel gefährlicher (zu 5 Gran pr. Pfd. tödtlich) ist, theils in Gemeinschaft mit Picrotoxin eingeführt, rasch Herzstillstand herbeiführt. Analog verhalten sich Chloral und Strychnin bei Katzen.

25. Myrthaceae.

Ortal, Albin, De l'Eucalyptus globulus et de ses principales applications à la médecine et à l'hygiène. Thèse IV. 39 pp. Paris 1874. (Zusammenstellung.)

26. Erythroxyleae.

Sondet, Louis, Etude synthétique sur le cora. Thèse IV. 38 pp. Paris 1874. (Bekanntes.)

27. Rhamneae

1) Reich, Paul (Stuttgart). Ein angenehmes Abführmittel. Berl. klin Wochenschr. 41. S. 561. — 2) Will, Ogilvie, Ehamaus Frangula as a substitute for castor oil. Med. Times and Gaz. Febr. 6. p. 141.

Reich (1) und Ogilvie (2) empfehlen die Faulbaumrinde als mildes Purgans, Letzterer in Form eines Fluid-Extracts zu 10—12 Grm. bei Kindern 4—5 Grm), Reich in Form einer Tinctur (oder richtiger eines mit noch 4.8 Spir. dil. versetzten Fluid-Extracts) zu 1 bis 2 bis 4 Theelöffel voll pure oder mit (kohlensaurem) Wasser verdünnt.

28. Geraniaceae:

Van der Espt, Du Geranium maculé. Journ. de méd. de Bruxelles, Févr. p. 113. (Empfehlung des in den Ver. Staaten längst gebräuchlichen Medicaments und des daraus dargestellten Resinoids Geraniin als Adstringens in geeigneten Krankheitsfällen, Blutungen, Uterinkatarrh mit Wucherungen im Coll. uteri u. s. w., wozu sie der Gehalt an Tannin und Gallussäure, deren Uebergang in den Urin durch schwarze Niederschläge von Methuminsäure sich zu erkennen giebt, wohl qualificirt.)

29. Rutaceae.

1) Hardy, Sur la composition du jaborandi. Gaz. méd. de Paris. 14. p. 169. — 2) Hardy et Bochefontaine, De l'action des alcaloides du jaborandi sur les sécrétions des glandes. Ibid. 25. — 3) Byasson, H., Note sur la présence dans les feuilles du jaborandi d'une substance offrant les caractères des alcaloides naturels. Journ. de Thérap 5. p. 175. — 4) Carville (Galippe et Bochefontaine), Note sur la détermination du principe actif du jaborandi. Gaz. méd. de Paris. 11. p. 131. — 5) Galippe und Bochefontaine, Note sur l'action comparée de l'écorce et de la feuille du jaborandi. Gaz. méd. de Paris. 8. p. 93. — 6 Vulpian, Antagonisme de l'atropine et du jaborandi sur les sécrétions salivaire et sudorale. Gaz. hébdom. de méd. 6. p. 81. — 7) Derselbe, De l'action du jaborandi et de l'atropine sur la sécrétion de la sueur. Gaz. méd. de Paris. 7. p. 79. — 8) Carville, Deuxième note relative à l'action physiologique du jaborandi sur la glande sous-maxillaire du chien. ibid 1. p. 9. — 9) Robin, Albert, Action du jaborandi sur les voies digestives. Gaz. méd. de Paris. 13 p. 141. — 10) Féréol, Note sur le jaborandi du Dr. Coutinho. Journ. de Thérap. 2. p. 45. — 11) Derselbe, Vortrag in der Soc. de biol. Gaz des Hôp. 40. p. 316. — 12) Créquy, Cas de pleurésie guérie par le jaborandi. Gaz. hébdom. de méd 17. p. 269. (Soc. de Thérap.) — 12a) Robin, Albert, Etude physiologique et thérapeutique sur le jaborandi Journ de Thérap. 1. 5. 7. 8. 9. 11. 15. p. 11. 178. 255. 292. 339. 545. 585. — 13) Biot, Quelques mots sur le jaborandi. Lyon méd. 19. p. 47. — 14) Czernicki, Le jaborandi comme sialagogue dans un cas de métastase des oreillons. Gaz. méd. de méd. 14. p. 214. — 15) Pillicier, H. (Genf), Contribution à l'étude du jaborandi: médicament sudorifique et sialagogue. Lausanne. 8. 22 pp. (Berner Inauguraldissertation, unter Quincke gearbeitet.) — 16) Derselbe, Ueber die Wirkung des Jaborandi. Corrsbl. Schweiz. Aerzte 14. S. 395. 17) Cantani, A., Sullo jaborandi. Lezione clinica sperimentale. Il Morgagni Disp. 1 und 2. p. 71. — 18) Ambrosoli, Carlo, Sullo jaborandi. Ricerche sperimentali. Memoria letta nella seduta del 4. Febbr. del R. Instituto di Sc. Gazz. med. pubbl. Marzo. p. 81. Gazz. med. Lombardia. 11. p. 86. — 19) Derselbe, Ancora sullo Jaborandi. Ibid. 28. p. 217. — 20) Tonoli, Stefano, Contribuzione alla storia del jaborandi. Gazz. med. Italiana. Lombard. 20. p. 153. — 22) Machiavelli, Paolo, Lo jaborandi del Brasile et lo iaguarundi del Paraguay. 18. p 137. — 23) Derselbe, Nuovo contributo alla storia dello iaburandi. ibid. 25. p. 177. — 24) Tizzoni, Guido, e G. B. Chiocc0ni (Pisa), Ricerche sperimentali sul jaborandi. Rivista clin. di Bologna. Maggio. p. 129. — 25) Casagrande. Giuseppe (Petritoli), Di alcuni esperimentali sul jaborandi. Il Raccoglitore med. 20. — 30. Sett. p 242. 10. - 20. Oct. p. 297. — 26) Derselbe, Sperimenti col Jaborandi. Lettera al Prof. Cantani. Il Morgagni. Disp. 6. p. 409. — 27) Riegel, Franz (Cöln), Ueber die therapeutische Anwendung des Jaborandi. Berliner klin. Wochenschr. 6. 7. 8. 69. 83. — 28) Derselbe, Nachtrag über Ja-

borandi. Ebend. 11. 8. 141. — 29) Derselbe, Ueber Jaborandi. Ebend. 46. 8. 621. — 30) Oehme, W. (Dresden), Ueber Jaborandi. Deutsche Zeitschrift für prakt. Med. 17. S. 133. — 31) Lobrisch, Robert, Ueber die Wirkungen des Jaborandi. Aus d. Frerichs-schen Klinik. Berliner klin. Wochenscr. 18. 8. 233. — 32) Derselbe, Ueber die Wirkungen des Jaborandi. Dissertation. 8. 33 S. Berlin. — 33) Rosenbach. Ottomar (Jena), Ueber die Wirkung des Jaborandi. Berlin. klin. Wochenschr. 23. 8. 315. Klinik von Noth-nagel. — 34) Purjesz, Siegmund (Pest), Ueber die Wirkungsweise und den therapeutischen Werth des Ja-borandi. Klinik v. Wagner in Pest. 34. 35. 8. 466. 471. — 35) Merkel (Nürnberg), Berba Jaborandi, das neue Diaphoreticum. Bayr. ärztl. Intell.-Bl. 16. 8. 155. — 36) Schmidt, E., Ueber Jaborandi. Aerztl. Mitth. aus Baden. 13. 8. 414. — 37) Girgensohn (Riga), Ein Beitrag zur Wirkung des Jaborandi. Berliner klin. Wochenschr. 38. 8. 522. — 38) Drasche, Ueber Se-ronia Jaborandi. Sitzung des Wiener Doct.-Coll. Allg. Wiener med. Ztg. 22. 8. 215. Wiener med. Wochen-schrift 5. 6. 7. 8. 9. 14. — 39) Sakowski, P., Jabo-randi als schweiss- und speicheltreibendes Mittel. Wien. med. Presse. 45. 8. 1042, 1074. Aus der medicinischen Klinik von Korczynski in Krakau. — 40) Stumpf, Untersuchungen über die Wirkung der Herba Jaborandi. Aus der medicinischen Klinik in München (Ziemssen). Deutsches Archiv für klin. Med. Band 16. Beft 3 und 4. S. 255. — 42) Gerrard, J. W., A chemical research upon jaborandi. Pharm. Journ. and Transact. Sept. 18. p. 227. — 43) Murrell, William, A report upon the physiological effects of an alcaloid obtained from jabo-randi. Ibid. p. 228.— 44) Ringer, Sidney u. Gould, P. Alfr., On Jaborandi. Lancet. Jan. 30. p. 157. — 45) Langley, J. N., Preliminary notice of experiments on the physiological action of Jaborandi. Brit. med. Journ. Febr. 20. p. 241. — 46) Ringer, Sidney und Murrell, W., On Jaborandi. Brit. med. Journ. April 24. p. 543. — 47) Langley, J. N., The action of Jaborandi on the heart. Journ. of Anat. and Physiol. Oct. p. 187. — 48) Jaborandi. Brit. med. Journ. Febr. 27. p. 281. — 49) Cory, Robert (Carlisle), Jaborandi. Ibid. Febr. 27. p. 275. — 50) Greene, Francis V., Jaborandi. Philadelphia med. Times. Oct. 30. p. 49. — 51) Penzbold (Erlangen), Die Wirkung der Jaborandi. Berliner medic. Wochenschrift. 23. 8. 317. Aus der Leube'schen Klinik.

Eine grosse Anzahl von klinischen und experi-mentellen Studien bezieht sich auf die im vorjährigen Berichte S. 508 erwähnten Folia Jaborandi, über deren Abstammung auch bis jetzt völlige Klarheit nicht gewonnen ist, was um so mehr bedauert wer-den muss, als in dem Heimathlande der Drogue die Bezeichnung Jaborandi für verschiedene auf Schweiss-und Speichelsecretion wirkende Pflanzen benutzt wird. Es ist sogar nicht unmöglich, dass nach Europa verschiedene Jaborandisorten gelangt sind, und dass wir die sehr schwachen Wirkungen einzelner Präpa-rate auf den Speichelfluss, wie sie z. B. in den ersten Beobachtungen von Ambrosoli (18) und Berutti (25) vorkommen, deren Aufgüsse durch sehr starkes Aroma sich auszeichneten, hierdurch erklären müssen.

Die Bezeichnung Jaborandi, wie sie in Brasilien heisst, oder Yaguarandi, wie sie in Paraguay heisst, ist eine generelle, welche besonders auf Angehörige der Piperaceae, insbesondere auf Serronia Jaborandi Gandichaud (Ottonia Jaborandi Kunth) und verschiedene Arten Buckta (Piper reticulatum L., P. nodu-losum Lk.), aber auch auf Scrophularineen, wie Herpestes gratioloides, endlich auf Rutaceen aus

der Gattung Pilocarpus, zu dem nach Bolme's und Planchon's Untersuchungen von Blüthentheilen und Früchten die von Coutinho importirte Drogue und überhaupt die meiste exportirte Waare zu gehören scheint, welche vielleicht, da die Unterfläche der Blätter bald glatt, bald flaumig ist, zwei Varietäten (oder, wie Greene (50) vermuthet, Alterszustände) derselben Species einschliesst, die nicht in der Nähe von Pernam-buco, sondern nordwestlich davon in der Provinz Ceara wächst. Sowohl im französischen als im deutschen Handel, wie einerseits Decaisne und Gubler, andrerseits Girgensohn (37) zeigt, sind auch völlig unwirksame Jabo-randisorten vorgekommen, welche im Aeussern Aehn-lichkeit besitzen.

Die Wirkung des Jaborandi muss nach den neue-ren Untersuchungen in dem Vorhandensein eines Alkaloides gesucht werden, welches von verschiedenen Chemikern, Hardy (1), Byasson (3), Gerrard (42) gleichzeitig entdeckt wurde und für welches, da das betr. Jaborandi aller Wahrscheinlichkeit nach von Pilocarpus-Species abstammt, der Name Pilocarpin festzuhalten sein dürfte (gewiss nicht Serronia, wie es Drasche (38) getauft hat, oder Jaborandin, welcher Namen, wie Macchiavelli (22) mittheilt, schon für ein in einer Südamerikanischen Piperacee von Parodi aufgefundenes, dem Piperin ähnliches Al-kaloid benutzt ist). Nach Hardy existirt noch ein zweites krystallisirbares Alkaloid in den Jaborandi-blättern, welches ebenfalls bei Thieren Salivation er-zeugt (?). Nach Langley (47) ist es indess nicht unmöglich, dass noch ein weiteres actives Princip existirt, da die physiologischen Effecte des Alkaloids und der Drogue sich nicht vollständig decken (vgl. wei-ter unten).

Drasche's Serronia bewirkte beim Hunde zu 5—6 Cgm. Speichel- und Thränenfluss, Unregularität des Herzschlages, Sehstörungen und leichte Myosis, welche in 2½ Stunde verschwanden. Gerrard's Pilocarpin wirkte nach Murrell (53) zu 3 Cgm. subcut. bei Fröschen steigernd auf die Reflexaction und nach Art des Strych-nins tetanisirend (Auftreten der Krämpfe in ¼—1 Std., Tod in 2—3 Stunden); ausserdem bedingten sowohl grössere als kleine, nicht toxische Dosen Viscosität der Haut. Infusion von 6 Mgm. in die Jugularis rief bei Hunden fast unmittelbar, bei Kaninchen nach 3 Min. profuse, durch Atropin stillbare Salivation hervor, ausser-dem Verlangsamung des Herzschlages. Auch auf Fliegen wirkte es giftig. Hardy (3) erwähnt ebenfalls Speichel-und Thränenfluss, auch Diarrhoe als Symptome der Pilocarpinvergiftung bei Thieren. Auch Byasson's Pilocarpin zeigte nach Galippe die Wirkung der Jab. auf Hunde. (4).

Die von Rabuteau behauptete diaphoretische Action des ätherischen Jaborandiöls ist als Folge der Unter-suchung einer falschen Jab. anzusehen, da Andereau und Laborde darthaten, dass ätherisches Pilocarpusöl (Pilocarpen, zu den Terebenen gehörig). an der Wirkung der Folia Jaborandi unbetheiligt ist, indem Destillat und spirituöse Macerationstinctur auf Thiere nicht toxisch wirken, was in Bezug auf die letztere auch Pilicier (15) bestätigt.

Ueber die Frage, welche Theile der Jaborandi-pflanze das wirksame Princip, dessen Löslichkeit im Wasser durch die Wirksamkeit der wässrigen Aus-züge dargethan wird, am meisten enthalten, sind ge-nauere Untersuchungen erwünscht. Holz und Mark sind nach Lobrisch(30), Tizzoni und Chiocceoi

(24) und Rovida völlig unwirksam, während die von Holz und Mark befreite Rinde in Abkochung sich dem Erstgenannten wirksamer als die Blätter erwies (1,5 bis 2,0 : 4—5). Die Wurzelrinde wirkt nach Galippe und Bochefontaine (4) auf Thiere entschieden schwächer als Folia jaborandi, was bei dem grossen Gehalte derselben an Oleoresin für die Abhängigkeit der Jaborandiwirkung vom Pilocarpin spricht.

Ueber die Wirkung der Jaborandirinde im Vergleiche mit derjenigen der Folia jaborandi haben Galippe und Bochefontaine (5) Thierversuche angestellt, nachdem G. selbst nach dem Kauen der anfangs aromatisch, später scharf schmeckenden Rinde Schwindel, Nausea, Erbrechen, Salivation und Schweiss bekommen hatte. Auch bei Kaninchen, Hunden und Meerschweinchen ergab sich eine gleiche Wirkung der Rinde auf die Speicheldrüsen und die Papillon, welche bei Intoxication durch J. erweitert werden sollen, jedoch nicht so erheblich wie durch Atropin, wobei der Augengrund Veränderungen nicht zeigt. Zerstörung des Sympathicus am Halse hebt nach G. und B. die Pupillendilatation auf. Diarrhoe und vermehrte Diurese fand sich bei den Versuchsthieren sowohl nach der Rinde als nach den Blättern. Ringer und Gould (44) bezeichnen die Stammrinde als gerade so wirksam wie die Blätter; Chicconi und Tizzoni (24) als stärker. Nach Stumpf (40) ist der wirksame Bestandtheil in den Blättern mehr als in den Stengeln enthalten, während nach Penzold (51) Blätter und Stiele ziemlich gleich wirken. Machiavelli (23) giebt an, dass die fruchttragenden Aehren des Yaguarundi von Paraguay (Piper Jaborandi Velloso) noch besser schweisstreibend als die Blätter wirken sollen.

Eine sehr grosse Anzahl klinischer Versuche aus fast allen europäischen Ländern bestätigt die Thatsache, dass Jaborandi in hohem Grade erregend auf die Schweiss- und Speichelsecretion wirkt, wobei bald eine Prävalenz des Schweisses über den Speichel, bald das Umgekehrte stattfand, und wobei die Wirkung in der Regel sehr rasch (in 5 Minuten bis 1 Stunde) sich geltend macht und mehrere Stunden (selten mehr als 2) dauert.

In Frankreich hat Robin (12) seine ausführliche Studie über Jaborandi vollendet, in Deutschland Riegel (27) das Mittel zuerst versucht und besonders Stumpf (40) unter Ziemssen ausgedehnte Versuche (54 Vers. an 30 Kranken); in Oesterreich ist es von Drasche (38), in Italien von Cantani (17) und in Nordamerika von Green (50) eingeführt worden.

Nach den Angaben der meisten Autoren scheint in der Regel der Schweiss etwas später einzutreten und nicht ganz so lange zu dauern wie die Salivation, ausserdem sich erst nach und nach an den einzelnen Körpertheilen zu entwickeln; doch findet sich bei Anderen, z. B. von Féréol (10), das Gegentheil, reichlicher Schweiss bei mässiger Salivation, sich hervorgehoben. Von Riegel (27), Penzhold (51), Cantani (17) u. A. wird z. Th. auf Grund vergleichender Versuche hervorgehoben, dass die hidrotische Wirkung des Jab. (in kaltem Aufgusse) die der Folia Sambuci, Flor. Tilias und des Ammonium aceticum übertrifft, und unter den ungünstigsten äusseren Bedingungen eintritt, von Riegel (27) und Stumpf (40) die Gleichwerthigkeit der Transpiration mit der durch im Dampfbad erzeugten betont; nur Oehme (30) will das Uebergewicht der Fol. J. über die gebräuchlichen Schwitzmittel nicht anerkennen und vindicirt ihnen als constant nur sialagoge Action. Ausnahmsweise wurden Ausbleiben des Schweisses oder auch der Salivation — letzteres z. B. von Poothold (51). beobachtet; Ringer und Murrell (46) hatten in 68 Versuchen 59 mal Schweiss und Speichelfluss, 5 mal Schweiss allein und 4 mal Salivation allein, fanden aber bei einzelnen Personen 6 Grm. zur Erzeugung reichlicher Transpiration nöthig, wie auch manchmal bei demselben Individuum der Effect der nämlichen Dose verschieden war. Merkel (35) hebt hervor, dass einzelne Individuen besser auf Bäder reagiren. Oehme (30) will in 15 Versuchen nur 3 mal profusen Schweiss eintreten gesehen haben, 3 Mal fehlte er vollständig; in 1 Fall wirkte Lindenblüthe schweisstreibend, wo Jab. den Dienst versagte; in einem andern umgekehrt. Nach Stumpf (40) ist dagegen der Schweiss fast constant, so dass er nur in 4 pCt. solcher Fälle fehlt, wo nicht frühzeitiges Erbrechen erfolgt, und beträgt die Menge der Haut- und Lungenausdünstung (im Mittel 474 Grm.) mehr als das Fünffache der normalen Grösse. Sakowski (39) fand bei 40 Versuchen die Menge des Schweisses in der Regel kleiner als die des Speichels, dessen mittlere Menge 200—400 Grm. (Max. 700 Grm.) betrug. Auch in Cantani's (17) Versuchen überwog in der Regel die Salivation den Schweiss, bisweilen mehr als um das Doppelte (z. B. bei einem Diabetiker).

Sehr spätes Vorkommen des Schweisses notiren in einzelnen Fällen Merkel (35) nach 6 Stunden, Oehme (30) nach 4 Std., ein sehr frühes (3 Min.) Lobrisch (31). Das erste Auftreten geschieht nach Cantani (17) im Gesicht, nach Rosenbach (38) am Manubrium sterni, nach Lobrisch (31) an Brust und Bauch; meist ist der Schweiss an den Extremitäten am geringsten.

Die Beschaffenheit des abgesonderten Speichels ist nicht überall dieselbe. Robin (12) nennt ihn reicher an Carbonaten, Sulfaten, Chlorüren, Rhodankalium und Harnstoff und leitet ihn theils von vermehrter Zufuhr von Material, theils von vermehrter Production der Speicheldrüsen ab, zu welcher sich auch eine vermehrte Production der Drüsen am Zahnfleisch und am Gaumen gesellt, welche R. direct beobachtete. Während Sakowski (39) den Speichel als dünnflüssig und klar, Purjesz (34) als dünnflüssig und neutral, Rosenbach (39) als neutral bezeichnet, nennt ihn Stumpf (40) zähe und fadenziehend; derselbe reagirte nach letzterem stets alkalisch, verwandelte Stärke prompt in Zucker und enthielt Rhodankalium in geringerer Menge. Nach Analyse von Voit waren die festen Bestandtheile nur ausnahmsweise vermindert; die Salze vermindert, die organischen Bestandtheile vermindert. Pilicier (15) konnte im Speichel kein Rhodankalium, wohl aber das saccharificirende Ferment finden, und bezeichnet den Speichel als alkalisch, klar und von 1002—1004 spec. Gewicht. Nach Lohrisch (31) ist der Speichel gewöhnlich klar, nicht sehr dünnflüssig, zeigt nur wenige zellige Bestandtheile und meist kein Rhodankalium, wohl aber das saccharificirende Ferment, und wird im Laufe des Versuches bald alkalisch, bald neutral; an seiner Production scheinen alle Speicheldrüsen betheiligt.

Weniger übereinstimmend sind die Angaben der Experimentatoren über die Wirkung auf die Nierensecretion, welche einerseits von Cantani (17) so vermehrt gefunden wurde, dass er zu den hauptsächlichsten Indicationen der Jaborandiblätter die Erregung der Diurese rechnet und das Mittel selbst als das kräftigste Hydragogum ansieht, während andererseits z. B. Tizzonni u. Chicconi (24) Vermehrung des Urins constant bei Hunden, dagegen nicht bei Menschen fanden. Die Differenzen dürften ihre Erklärung theilweise darin finden, dass die Zeiträume der Beobachtung von verschiedener Länge waren, andererseits auch Dosen und individuelle oder pathologische Verhältnisse influirten.

Nach Robin (12) findet bei starken Dosen in den 24 Stunden der Jaborandieinführung eine Verminderung der Harnmenge (im Mittel von ca. 300 Ccm., in Grenzen von 20 – 100) statt, dagegen steigt dieselbe am zweiten Tage selbst bis über die ursprüngliche Harnmenge hinaus; die erste Verminderung ist um so beträchtlicher, je stärker der Schweiss ist, und umgekehrt, beträgt aber nie so viel, wie die Zunahme der Ausscheidung von Wasser durch die Haut und Speicheldrüsen, worin R. eine Indication für Gebrauch von J. als Antihydropicum in Fällen, wo Nierenentzündung diuretische Mittel contraindicire, sieht. Sowohl die Abnahme, als die Zunahme, welche R. als Compensation der am zweiten Tage stattfindenden. veränderten Ausscheidung des Speichels ansieht, sind bei Fiebernden weniger ausgesprochen. Kleine Dosen Jaborandi wirken nach R. deutlich diuretisch am Jaboranditage (um 300 bis 600 Ccm.). — Cantani (17) hebt als merkwürdig hervor. dass während der Ausscheidung von enormen Quantitäten Flüssigkeiten durch Haut und Schweissdrüsen die Urinsecretion nicht allein nicht unterdrückt, sondern mitunter sogar bedeutender ist, als Schweiss oder Speichel, und wie letztere eine Verminderung des specifischen Gewichts erfährt. Tonoli (21) fand die Diurese quantitativ meist ziemlich normal, in einem Falle stark gesteigert, Casagrande (26) in 13 Fällen constant vermehrt. Ambrosoli (19) fand sowohl die Menge des Harns, als des Harnstoffs und der Chlorüre am ersten Tage vermindert, am zweiten Tage vermehrt, will dagegen, wie Robin, bei kleinen, nicht schweisstreibenden Gaben einen erheblichen Einfluss auf die Diurese gefunden haben. — Stumpf (40) constatirte in 34 Fällen zwölfmal Vermehrung der 24stündigen Harnmenge, neunzehnmal Verminderung und dreimal Gleichbleiben; gegenüber dem zweiten Tage am Versuchstage zwölfmal Vermehrung. sechsmal Verminderung und einmal Gleichbleiben, und schreibt die erhaltene Vermehrung auf Zufuhr von reichlichem Getränke in Folge des Durstes. Riegel (27) constatirte in der Regel in den ersten 4 Fällen Vermehrung der Diurese (selten sehr bedeutend), ausnahmsweise geringe Verminderung; die Harnmenge in den folgenden 24 Stunden war in der Regel dem Vortage gegenüber vermindert, welche, durch die copiösen Schweisse zu erklärende Abnahme meist über den Jaboranditag hinaus dauerte. Lobrisch (31) nennt den Urin weder vermehrt, noch vermindert, noch in seinen Bestandtheilen verändert; Sakowski (39) heller und von vermindertem specifischem Gewicht; Merkel (35) dunkel, nach Jaborandi riechend, im Schweiss vermehrt; Drasche (40) eher vermindert, als vermehrt. Purjesz (34) fand (bei M. Brighti) die Diurese am Jaboranditage und am zweiten Tage vermehrt, am dritten Tage vermindert; Ringer und Gould (44) negiren diuretische Effecte. ◆

Ebenso differiren die Angaben über die Veränderungen der einzelnen Harnbestandtheile während der Jaborandiwirkung ausserordentlich.

Nach Robin (12) nimmt das specifische Gewicht des Urins während der Wirkung unbedeutend (um 0.001 bis 0.004) zu und wird am folgenden Tage normal. Die Harnstoffausscheidung bei Nichtfiebernden fand er in den 24 Stunden der Jaborandiwirkung in toto constant vermindert (um 21 pCt.), dagegen per Liter meist vermehrt; am Tage nachher durchschnittlich im Ganzen schwach vermindert und per Liter der Ausscheidung stark vermindert gegen diejenigen am Tage vor der Anwendung; die Verminderung im Schweiss ist um so bedeutender, je reichlicher der Schweiss ist, während am zweiten Tage nach starken Schweissen entschiedene Vermehrung des Harnstoffs, nach schwachem Schweisse Verminde-

rung beobachtet wird. Die Verminderung des Harnstoffs in der Schweissperiode, welcher übrigens eine schwache Vermehrung des Harnstoffs im Schweiss und Speichel entspricht, die den betreffenden Verlust nicht völlig compensirt, bezieht Robin auf eine geringe Bereitsetzung der Verbrennungsprocesse im Körper; das stärkere Sinken der Harnstoffausfuhr durch die Nieren bei sehr intensiver Wirkung auf die Schweissdrüsen leitet er von der Vermehrung des Harnstoffs in Schweiss und Speichel ab. Bei fiebernden Kranken (Rheumatismus acutus) scheint die Harnstoffausfuhr durch die Nieren am Tage des Schweisses nicht nur im Ganzen, sondern auch per Liter, jedoch nicht erheblich, sich zu verringern; auch hier ist eine geringe Herabsetzung der Verbrennungsprocesse anzunehmen, da der Harnstoff in Schweiss und Speichel sich wie bei Nichtfiebernden verhält. Féréol (10) will in zwei Fällen constatirt haben, dass die Harnstoffausfuhr keine wesentlichen Veränderungen erleide. Stumpf (40) fand das specifische Gewicht des Urins unter 36 Fällen neunzehnmal erhöht, zehnmal vermindert, siebenmal gleich; die chemischen Verhältnisse nicht geändert.

Die Harnsäureausscheidung wird nach Robin (12) durch Jaborandi in der Weise beeinflusst, dass bei Nichtfiebernden in den 24 Stunden der Jaborandiwirkung Abnahme um 15,5 pCt. bei starker und um 8,6 pCt. bei schwacher Diaphorese eintritt, und dass am zweiten Tage nach reichlichem Schweisse Zunahme, bei schwachem eine weitere Abnahme vorkommt, während bei Fiebernden überhaupt nur Abnahme vorkommt. Eine gleiche Abnahme constatirte Robin auch für die Chlorüre (trotz Zunahme im Speichel); doch wurde die Ausscheidung derselben bei Fiebernden viel weniger als bei Nichtfiebernden beeinflusst.

Die von Robin (12) in 1 Falle und mehrfach von Ringer und Gould (44) const. Vermehrung der Milchsecretion durch Jaborandi scheint inconstant, da sie weder von Robin in einem anderen Falle, noch von Riegel (27) u. a. Beobachtern in einschlägigen Fällen wahrgenommen wurde.

Eine Vermehrung der Bronchialsecretion, welche Robin (12) fast constant beobachtet haben will, und welche ihm dazu geführt hat, das Mittel bei entzündlichen Affectionen der Brustorgane zu verwenden, wird von den meisten Beobachtern in Abrede gestellt und scheint jedenfalls minder häufig als eine Vermehrung der Thränen und des Nasalschleims.

So von Cantani (17), welcher nur Vermehrung des Nasenschleims beobachtete, dagegen in Folge der vermehrten Blutzufuhr zu den Drüsen Abschwellung der krankhaft geschwollenen Bronchialschleimhaut und Abnahme der Dyspnoe beobachtete. Riegel (27). Lobrisch (32), Tonoli (21) und A. Ringer und Gould (44) wollen unbedeutende Vermehrung in der Hälfte ihrer Versuche bei Erwachsenen beobachtet haben. Stumpf (40) fand Vermehrung der Thränensecretion in 75 pCt., des Nasenschleims in 66 pCt., dagegen Vermehrung des Bronchialsecrets nur in 8 pCt.; die ersten beiden erscheinen meist gleichzeitig kurze Zeit nach dem Schweisse und kommen etwas kürzere Zeit als letzte. Die Betheiligung der Nasenschleimhaut wird von Oehme (30), Merkel (35) betont. Nach Robin (12) führt Drang zum Schnupfen nach Jaborandi bei Menschen constant und kommt auch bei Hunden und Pferden vor; die Vermehrung der Bronchialsecretion und Trachealsecretion soll gleichen Schritt mit der Salivation und dem Schweiss halten. Bei bestehendem Bronchialkatarrh findet sich nach R. keine beträchtliche Secretionsvermehrung, dagegen wird die Expectoration leichter und das Spülen flüssiger. Pharyngeal- und Laryngealschleimhaut werden nach Robin (12) mitunter gleichfalls afficirt.

Ueber das Verhalten der Temperatur unter der Jaborandiwirkung gehen die Angaben weit auseinander, so dass z. B. Cantani (17) eine Steigerung der Verbrennung im Organismus annimmt und darauf die Indication zur Anwendung von J. bei Krankheiten mit partieller oder allgemeiner Retardation des Stoffwechsels (Polysarcie, Gicht, chronischer Rheumatismus, Lithiasis, Oxalurie) und bei Syphilis gründet, während andrerseits Robin (12), Stumpf (40) u. A. in ihm ein zur Bekämpfung febriler Processe geeignetes Mittel erblicken, in welchen Cantani eine Contraindication desselben sieht.

Cantani (17) erblickt schon in dem Stabilbleiben der Körperwärme (in der Achselhöhle) trotz der enormen Verdunstung einen Beweis für die Steigerung der Wärmeproduction, fand aber meist Steigen und nur da Abnahme der Temperatur, wo Erbrechen stattfand oder wo die Schweisssecretion präponderirte. Nach Lohrisch (31) wird die Temperatur bei Gesunden gesteigert, bei Fiebernden nicht beeinflusst, während nach Casagranda (25) überall Steigerung, jedoch nicht bedeutend, eintritt. Steigen um einige Decigrado giebt auch Drasche (38) an. Nach Tizzoni und Chiocconi (24) steigt die Temperatur im Momente des beginnenden Schweisses; später findet im graden Verhältnisse zur Menge des abgesonderten Schweisses Sinken (um 0,1—1,5°) statt. Pilicier (16) constatirte in der Achselhöhle in den ersten 20 Minuten meist Steigen um 0,2°—0,5°, ausnahmsweise selbst um 1°, in den beiden folgenden Stunden Fallen um 0,2—1°; die grösste Zunahme kam bei Ausbleiben des Schweisses, das grösste Sinken bei starkem Erbrechen vor.

Nach Robin (12) steigt bei Fieberlosen die Temperatur bis zur Ausbildung des Schweisses um ca. 0,4°, sinkt auf der Höhe des Schweisses ein wenig, stärker und bis unter die Norm gegen Ende des Schweisses, um erst nach längerer Zeit wiederum zur Norm zurückzukehren. Kleine Dosen haben Sinken unter die Norm nicht zur Folge; bei wenig reichlichem Schweiss kann auch die Anfangssteigerung fehlen; bei sehr starkem Schweiss ist die Temperatur auch noch am zweiten Tage gesunken. Bei Fiebernden ist die Anfangssteigerung geringer (meist nur 0,1°), bei starkem Schweiss die Abnahme bedeutender und noch am folgenden Tage (oft 1° unter der ursprünglichen Temperatur) deutlich. Vergleichende Untersuchungen in Axilla und Rectum bei fieberhaften und nicht fiebernden Individuen zeigten auch anfängliches Sinken im Mastdarm bei Steigen in der Achselhöhle; im Anfange des Schweisses ist die Mastdarmtemperatur ein wenig höher, als in der Achsel, und sinkt hier überhaupt nicht so tief, schliesst Robin, dass Jaborandi keine erhöhte Wärmeproduction, sondern nur verschiedene Vertheilung der Wärme bedinge, und dass Sinken nicht Folge der Abnahme des Stoffwechsels, sondern zum grössten Theile die der Verdunstung sei. — Nach Riegel (16) ist die Wirkung des Jaborandi auf die Temp. dadurch ausgezeichnet, dass letztere nicht, wie bei den durch Beschränkung der Wärmeabgabe diaphoretisch wirkenden Methoden, anfangs gesteigert sei (höchstens Schwankungen um einige Zehntelgrade). Ebenso giebt Penzhold (51) constantes Fallen der Temperatur im Rectum (unter 15 Fällen siebenmal mehr als ½°, einmal über 1°) ohne vorübergehende Steigerung als normalen Effect der Jaborandi an. Nach Ringer und Gould (44) sinkt die Temperatur bei Erwachsenen constant, ebenso nach Biot (13). Nach Merkel (35) sinkt die Temperatur in den ersten 3 Stunden um 0,3—0,6° und

steigt dann rasch zur Norm: bei fiebernden Kranken beobachtete er Sinken bis selbst um 2°. Auch Stumpf (40) betont die Erniedrigung der Körpertemperatur, welche oft schon vor dem Eintritt des Schweisses sich geltend macht, um während desselben in Folge der Verdunstung weiter zu sinken, so dass bei Gesunden Abfall um 1,3° vorkommen (im Mittel 0,51°); auch nach Beendigung des Schweisses kann die niedrige Temperatur persistiren. Bei Fiebernden war der Abfall in dem Versuche oder nachher grösser (im Maximum 2,2°), aber nicht so constant. In drei Versuchen ging dem Sinken ein unbedeutendes Steigen voraus. Sakowski (39) fand die Temperatur bis zur Salivation unverändert oder um einige Zehntel steigend, dann sinkend; bei Ausbleiben des Schweisses war die Temperatur entweder normal oder stieg um einige Zehntel. Oehme (30) fand stets beim Schwitzen Sinken um ½° und darüber (bis 1,4°) auf die Zeit von 3—4 Stunden, sowohl bei Fiebernden als bei Nichtfiebernden. Greene (50) und Ambrosoli (19) bezeichnen Temperatur und Puls anfangs steigend, später sinkend, ausnahmsweise (bei Blässe, Nausea und Singultus) fallend, in der Regel bis zum zweiten Tage wieder normal. Tonoli (21) erklärt die Temper. für nicht regelmässig und wesentlich beeinflusst, bald steigend, bald fallend (beides nicht über ½°). Cory (49) fand Puls und Temperatur etwas steigend (Selbstversuch).

In Hinsicht auf den Puls haben die meisten Autoren eine anfängliche Beschleunigung constatirt, Einzelne auch eigenthümliche qualitative Veränderung, während die Athemzüge meist als normal bezeichnet werden.

Nach Robin (12) steigt bei Nichtfiebernden die Pulsfrequenz bis zum Schweisseintritt, bleibt dann im Schweissstadium stationär, steigt danach um 1—2 Schl. oder fällt um dieselbe Zahl, von wo ab Sinken bis zum folgenden Tage eintritt. Die höchste Steigerung beträgt 22—26; bisweilen fehlt dieselbe, während Sinken im Anfang ausserordentlich selten ist. Nach sphygmographischen Untersuchungen von Robin ist der aufsteigende Schenkel der Pulscurve grösser, der absteigende schräger; beide Linien unregelmässiger, der Dicrotismus im Beginn des Schweisses markirter, die Irregularität auf der Höhe des Schweisses stärker; nach dem Schweisse der aufsteigende Schenkel kürzer, schräger, der absteigende fast horizontal, bisweilen bis zum 2. Tage. Hiernach nimmt Robin als Jaborandiwirkung eine Abnahme des arteriellen Drucks an, worauf auch die durch Erweiterung der Capillargefässe bedingte Hautröthung beruht; nach Beendigung des Schweisses scheint der Druck zu steigen. Diese Verhältnisse sind bei febrilen Affectionen, wo die Frequenzveränderungen prägnanter hervortreten, gleiche, jedoch accentuirter, besonders die Irregularität, woraus R. schliesst, dass J. bei Herz- oder Herzklappenfehlern contraindicirt sei, zumal beim Bestehen von Asystolie.

Cantani (17) beobachtete Zunahme der Pulszahl selbst in Fällen, wo die Temperatur sank, auch Tonoli (21) und Casagranda (24) fand P. und R. meist vermehrt. Nach Stumpf (40) erfährt der Puls bei fieberlosen Kranken Vermehrung um 15 Schläge, Sinken um 19, und ist Verminderung seltene Ausnahme. Purjesz (34) beobachtete im Anfange der Wirkung Vermehrung der Pulsfrequenz und Vollerwerden des Pulses. In Fällen, wo der Schweiss ausblieb, fand Sakowski (39) Sinken, sonst Vermehrung der Frequenz; bei reichlichem Schweisse war der Puls weicher und grösser. Ringer und Marrell (48) wollen bei Nichtfiebernden Beschleunigung, bei Fiebernden Verlangsamung beobachtet haben. Oehme (30) bezeichnet den Puls als schwankend, meist etwas frequenter. Rosenbach (33) nennt den Puls wenig verändert, in 23 Fällen zweimal Steigerung um 10—12; die Arterie erweitert und öfters die Spannung der Arterie sehr verringert. Nach Sakowski (39) verkürzt Atropin den auf- und absteigenden Arm der durch J. bedingten Pulscurven und legt die Rückstosselevation bedeutend höher. Riegel (27) bezeichnet nach sphygmographischen Untersuchungen als constant Erschlaffung des Arterienrohres und Verstärkung der Herzenergie im Anfange der Jaborandiwirkung; später fand er oft auffallende Kleinheit des Pulses bei verminderter Herzkraft. Nach Penzhold (51) wird P. in der Regel, anfangs um 10—12 Schläge frequenter und voller, gegen Ende des Vers. höchst variirend. Drasche (39) weist auf eigenthümliche Retraction der Arterie hin; Merkel (35) nennt den Puls weich und unterdrückbar. Biot (13) nennt den Herzschlag regelmässig und die Spannung der Arterien enorm herabgesetzt.

Ganz isolirt stehen Tizzoni und Chiocconi (24) da, welche bei Vermehrung der Pulsschläge Steigerung der systolischen Energie und des arteriellen Drucks beobachtet haben wollen.

Cantani (17) constatirte eine Herabsetzung der Respirationszahlen nach voraufgehender kurzer Beschleunigung; ebenso Ambrosoli (19). Stumpf (40) fand in 53 Versuchen 29mal Beschleunigung (bis um 16 Athemzüge), 22mal Verlangsamung (bis um 12), 1mal Gleichbleiben der Respiration.

Eine Abschwächung der Wirkung bei wiederholtem Gebrauche von Jabor. wird von verschiedenen Seiten in Abrede gestellt, so von Stumpf (40), während Purjess (34) angibt, dass, je öfter Jaborandi (bei M. Brighti) gereicht wurde, die Wirkungen auf Secretion, P. und T. stets geringer ausfallen, und Ringer und Gould (44) bei Kindern, nicht aber bei Erw., Abnahme der Effecte am 2. Tage constatirten.

Neben den durch Jaborandi hervorgerufenen Wirkungen auf die Secretionen haben sich dem meisten Experimentatoren mehr oder weniger häufig Nebenerscheinungen ergeben, welche mitunter so lästig wurden, dass der Fortgebrauch des Mittels von den Kranken entschieden verweigert wurde, während andreKranke es ohne Murren wiederholt nahmen, z. B. ein Patient von Féréol (10) 15 mal in 6 Wochen, und welchen Pillcier(16), Riegel(26), Lohrisch (31), Purjess (34) u. A. eine solche Bedeutung beilegen, dass sie in ihnen einen Grund gegen die Verallgemeinerung des Mittels als schweisstreibendes und hydragoges Mittel erkennen. Diese Nebenerscheinungen sind einerseits Nausea und Erbrechen, welches manchmal, wie Riegel (26) und Merkel (35) anfangs vermutheten, Folge des Verschluckens grosser Speichelmengen ist, andrerseits Störungen seitens des Nervensystems und einzelner Partien desselben, insbesondere der Augennerven, endlich Blasenkrämpfe.

Nur wenige Beobachter, z. B. Cantani (17), negiren das Vorhandensein neurotischer Nebenerscheinungen, welche Merkel (35) und Drasche (39) auf den Gebrauch zu hoher Dosen (Infus von 6 Grm.) bezieht. Auf Nervenstörungen dürfte auch wohl das von Stumpf (40) auf Hypersecretion der Magenschleimhaut zurückgeführte Erbrechen beruhen, insofern dasselbe nicht unmittelbar dem Genusse des Jab. vorausgeht, zumal da es auch nach Einführung von J.-Aufguss in das Rectum von Penzhold (51) und Rosenbach (33) beobachtet wurde. Robin (9) ist der Ansicht, dass Erbrechen und Diarrhoe in der Regel nach Jaborandi nur dann erfolgen, wenn die Wirkung auf Haut und Speicheldrüsen gehemmt ist und nur ausnahmsweise bei normaler Wir-

kung auftritt. Um Erbrechen zu verhindern, hält er es für zweckmässig, den Pat. das Niederschlucken des Speichels, und solchen, welche constant starken Durst nach J. bekommen, das viele Trinken zu untersagen und ihnen schwachen Kaffee oder Pfeffermünzthee in geringen Mengen zu geben; ferner zu starke Dosen und zu frische Blätter zu vermeiden, welche meist sehr rasch Nausea und Erbrechen bedingen und die Disphorese stören; weiterhin die Kranken das Mittel stets nur völlig nüchtern nehmen zu lassen, da 70 pCt. aller Personen, welche (selbst 1—2 Std.) nach der Mahlzeit J. nahmen, erbrachen, während im Allgemeinen nur 42 pCt. erbrechen. Bei spätem Eintritt des Erbrechens reagiren die erbrochenen Massen alkalisch, während manchmal gegen Ende der nicht sehr stark ausgesprochenen Wirkung auf die Haut auch saures Erbrechen vorkommt, in welchem Erbrechen R. eine abnorme Wirkungsrichtung auf die Magendrüsen entweder in Folge von Idiosynkrasie oder von Erkältung im Momente des beginnenden Schweisses sehen will. In letzterem Falle begleitet das Erbrechen stets Diarrhoe, welche mit dem Erbrechen cessirt und vermuthlich mit der Elimination im Zusammenhang steht, übrigens nach R. nicht mit den weichen Stuhlentleerungen zu verwechseln ist, welche nach Jaborandi vor dem Schweisse oder in den ersten Stunden nach demselben auftreten, dagegen, wie auch das Erbrechen, in Parallele mit der Hyperämie des Magens und Darmes gesetzt werden kann, welche die Einspritzung von Jaborandi-Aufguss in die Venen bei Thieren, welche nicht schwitzen, hervorbringt. Im Uebrigen hält R. eine Vermehrung des Appetits für Normalwirkung der Drogue und constatirt nur ausnahmsweise Abnahme der Esslust, weshalb er sogar bei Anorexie den Gebrauch von Jab. befürwortet. Tonoli (21) sah Nausea fast regelmässig als Begleiterscheinung der Action. Casagrande (24) sah Erbrechen in 18 Fällen 13 Mal. Das von Rovida als Mittel gegen das durch J. bedingte Erbrechen empfohlene Morphinhydrochlorat gewährte Casagrande nur zweifelhaften Erfolg. Riegel (26) sah Nausea und Erbrechen in 41 Vers. 18 Mal eintreten, ausserdem 10 Mal Uebelkeit ohne Erbrechen und 1 Mal Singultus, ausnahmsweise auch Magen- und Darmschmerzen; Pilicier (16) unter 20 Fällen 8 Mal Erbrechen und 9 Mal mehrstündige Nausea. Oehme (30) hatte unter 15 Fällen 10 Mal Aufstossen und Brechneigung, 2 Mal wiederholtes Erbrechen. Nach Stumpf (40) verschwindet die im Beginne der Salivation auftretende Uebelkeit meist rasch, und kommt nur bei Fiebernden in dieser Zeit Erbrechen vor, während meist Uebelkeit und Singultus erst in 1½ Std. auftritt, und nach dem Cessiren des Schweisses (bis auf wenige Ausnahmen, wo sie 24 Std. dauert) verschwindet. Nausea traf St. unter 54 Fällen 27 mal (50 pCt.), Erbrechen 16 mal. Minder häufig hat Sakowski (39), vielleicht in Folge der Anwendung minder unangenehmer Präparate (Elixir, Syrup, Störungen des Tractus beobachtet, nämlich unter 40 Fällen 7 mal Brechneigung ohne Erbrechen und 9 mal heftiges Erbrechen; ausserdem kam 6 mal mehrere Stunden dauernde Cardialgie und 4 mal Singultus vor. Rosenbach (33) beobachtete in 23 Vers. 4 mal Uebelkeit ohne Erbrechen, 12 mal Erbrechen, meist mit Nausea, mehrmals mit Collaps, 1 mal länger dauerndes Uebelsein mit Appetitverminderung. Ringer und Gould (44) hatten in 9 Fällen 6 mal Uebelkeit.

Reizende Einwirkung auf die unteren Partien des Tractus ist relativ selten, so dass z. B. Cantani (17) niemals Diarrhoe, höchstens vermehrte Stuhlentleerung beobachtete, während Casagrande (25) in 18 Fällen 14 mal starke Leibschmerzen und 2 mal Diarrhoe angiebt. Drasche (38) bezeichnet breiigen Stuhl als gewöhnlich.

Von den übrigen Nebenerscheinungen steht Kopfschmerz neben Röthung des Gesichts, die in der Regel dem Schweisse vorangeht, obenan. In Bezug auf ersteren weist Stumpf (40) auf die Persistenz

des von ihm in 54 Fällen 14 mal beobachteten Phänomens nach dem Aufhören der übrigen Erscheinungen
hin, die selbst bis zum folgenden Tage dauern kann,
wobei es sich meist um Gefühl von Schwere und Eingenommenheit des Kopfes handelt. Sakowski (39) constatirte bei 40 Vers. 16 mal Kopfschmerz und eine Art
Betäubung bei Röthung des Gesichts. Riegel (26)
beobachtete Kopfschmerz insbesondere bei solchen, welche
gegen Ende des Schweisses über leichtes Frösteln klagten.
Nach Ringer und Murrell (46) beschränkte sich der
von ihnen in 68 Vers. 31 mal beobachtete Kopfschmerz
meist auf den Vorderkopf und war in einzelnen Fällen
halbseitig.

Rosenbach (33) fand Röthung des Gesichts besonders stark ausgeprägt bei Herz- und Nierenleiden,
gleichzeitig mit Herzklopfen, Kopfschmerz und Augen-
flimmern.

Beim Menschen können Wirkungen auf die Pupille nach Jaborandi in keiner Weise als constant angesehen werden. Stumpf (40) constatirte in 54 Fällen
17 mal Wirkungen auf den Accomodationsapparat und die
Pupille von 15 Minuten bis 18 Stunden Dauer; Pupillenverengerung trat dabei nur 5 mal auf. Auch
Sakowski (39) hat Myosis unter 40 Fällen nur 1 mal
gesehen, wobei auch Flimmern vorkam, ebenso beobachtete Riegel (27) nur Nebelsehen, nicht Myosis.
Drasche (38) erklärt die Myosis nicht für sehr ausgesprochen; Merkel (35) führt sie als Nebenerscheinungen
nicht an, wohl aber Diplopie. Oehme (30) sah sie bei
Personen, welche über Nebelsehen klagten, nicht; ebenso
wenig Ringer und Gould (44). Robin (12) giebt
über die Beiwirkung von Jaborandi an, dass es die
Thränensecretion vermehre, wobei die Thränen alkalisch
reagiren, und dass die Action auf die Thränensecretion
in gleichem Verhältnisse zu der Wirkung auf Schweiss
und Speichel stehe. Im Momente der Verallgemeinerung
des Schweisses contrahirt sich nach R. die Pupille in
sehr vielen Fällen, und überdauert diese Wirkung die
Schweisssecretion manchmal 1—2 Stunden. R. betrachtet Myosis als constant bei grossen Dosen; doch
bleibt sie bei einzelnen Individuen aus. Ausser Nebelsehen, in Folge stärkerer Thränenabsonderung, beobachtete R. selten Amblyopie, in 1 Falle mit Gesichtstäu-
schungen verbunden. Thränen ist nach R. ausserordentlich häufig bei Meerschweinchen, Hunden und Pferden,
insbesondere bei ersteren. Tonoli (21) bezeichnet
gradezu Pupillenerweiterung als constantestes Phänomen der Jaborandiwirkung; Störungen des Sehvermögens fand T. nur ausnahmsweise. Ebenso sah Biot
13) die Pupille stets erweitert.

Von sonstigen nervösen Erscheinungen,
welche nur vereinzelt vorkamen, werden von
Stumpf (40) Schwindel, Palpitationen und (4 mal
bei demselben Patienten) Zittern der Extremitäten
erwähnt; auch Casagrande (24) redet von Zuckungen
in den Armen. Dagegen kommen verhältnissmässig häufig
Dysurie oder Harndrang mit schmerzhaftem Brennen
in der Urethra vor, welche mit Schmerzen in der
Lendengegend fast regelmässig verbunden sind. Auf
diese Symptome weisen Pilicier (15), Oehme (30),
Lohrisch (31), Sakowski (39), Drasche (38),
Stumpf (40) u. A. hin. Robin (12) sah als Nebenerscheinungen seitens der Harnwege auch vorübergehende
Urethrorrhoe mit Tenesmus vesicalis; Dysurie kam ihm
zu jeder Zeit des Schweisses und ausnahmsweise selbst
bis zum 2. Tage persistent vor. Ringer und Murrell
(46) reden von Schmerzen oberhalb der Pubes,
die sie in 63 Fällen 13 mal gesehen haben wollen; Casagrande (25) von Schmerzen in den Gelenken.

Als Folge der Jaborandiwirkung kommt öfters
vorübergehender Schwächezustand und
Schläfrigkeit vor, auf welche Stumpf (40),

Sakowski (39), Riegel (26), Penzhold (51) u. A.
hinweisen.

Nach Stumpf dauert die Schlafsucht, die er in 54
Fällen 19 mal beobachtete, oft 6—7 Stunden, und ist
wahrscheinlich Folge einer durch die Fluxion zur Körperoberfläche bedingten Anämie des Gehirns. Sakowski (39) redet von Ermüdung, die er in allen
Fällen neben bedeutender Schwäche wahrnahm; unter
40 Fällen 6 mal Collaps. Auf collabirtes, blasses
Aussehen nach dem Schweisse macht auch Riegel
(28) aufmerksam, doch war dasselbe rasch vorübergehend.
Nach Lohrisch (30) ist die Schwäche und Mattigkeit
gradezu constant; nach Ringer und Gould (44) Schläfrigkeit bei Kindern constant, bei Erwachsenen in ⅓ der
Fälle zu beobachten.

Als Nachkrankheit verdient noch Erwähnung schmerzhafte Anschwellung der Speicheldrüsen, welche
Casagrande (24), Oehme (30) und Merkel (35) an
den Submaxillares und Robin (12) auch an den übrigen Speicheldrüsen, nach dem Aufhören der übrigen
Wirkungen, persistiren sahen. Dieselbe kommt nicht
bloss bei öfterer Wiederholung der Cur, verschwindet
meist in einigen Stunden, selten in 2—3 Tagen, ohne
schlimme Folgen zu hinterlassen. R. fand vor ihrer
Entstehung den Speichel sehr viscös, während ihres
Bestehens die Speichelsecretion ausserordentlich vermindert.

Nach Ringer und Gould (44) sind Kinder sehr
unempfindlich gegen Jaborandi in Dosen von 2—4 Grm.,
indem unter 17 F. 7 mal gar kein und nur 2 mal reichlicher Schweiss zu Stande kam, auch fast immer die
Salivation fehlte. Schläfrigkeit ist bei Kindern sehr
häufig; Röthung des Gesichtes, welche bei Erwachsenen
fast immer vorkommt, zeigt sich nur in Fällen, wo
Schweiss reichlich auftritt.

Die durch Jaborandi bisweilen bedingten Sehstörungen haben Ringer und Gould (44) zu Versuchen über die Einwirkung von Extractum jaborandi
in Glycerin gelöst, bei directer Application auf
das Auge geführt, und constatirten dieselben bei
31 Personen 17 mal Myosis, welche in 1 F. 20 St.
anhielt und sich ausnahmsweise mit Vermehrung der
Thränen und des Nasenschleims verband. Tweedy
beobachtete bei sich Myosis, Tension des Accomoda-
tionsapparates mit Näherung des Nahe- und Fern-
punkts und amblyopische Beeinträchtigung des Sehvermögens in Folge beeinträchtigter Empfindlichkeit
der Retina, welche Erscheinungen in 40 Minuten ihr
Maximum erreichten und in 1¼ St. verschwanden. Bei
mehreren Patienten Tweedy's war die Action inconstant.

Neben den mannigfachen Versuchen an gesunden
und kranken Menschen liegen auch verschiedene physiologische Versuche mit Jaborandi vor, als deren
Hauptergebniss die zuerst von Carville (8) hervorgehobene, grosse Analogie der Wirkung des neuen
Medicaments mit dem aus dem Fliegenpilz dargestellten Muscarin, dessen eigenthümliche Wirkung auf das
Herz es besitzt, ergeben haben. In Folge davon haben
denn auch Vulpian (6) und Carville (8) die Beziehungen von Jaborandi zum Atropin untersucht und
sind zu dem Ergebnisse gelangt, dass Atropin die
Wirkungen von Jaborandi aufzuheben im Stande sei,

Dieses Resultat führte wiederum zu Prüfungen des nämlichen Verhaltens beim Menschen, und hat sich auch hier den meisten Autoren in Bezug auf Schweiss und Salivation das Atropin als fähig erwiesen, der Vermehrung derselben entgegenzuwirken, was nach Andern auch in Bezug auf manche Nebenerscheinungen der Fall ist.

Carville (8) fand, dass nach Abtrennung des Ganglion cervicale und des Vagus, sowie des einen Lingualis, Jaborandi vom Blute aus Vermehrung der Secretion der Submaxillares bedingt, welche durch Atropin sofort aufgehoben wird, wonach Jaborandi auf die peripherischen Endigungen der secretorischen Fasern der Chorda tympani wirkt, da Atropin eine Lähmung der zur Drüse verlaufenden Nervenzweige des Sympathicus nicht bewirkt. Vulpian (6) glaubt, dass Jaborandi die Schweisssecretion analog beeinflusse (indem nach Cl. Bernard Reizung des Sympathicus die Schweisssecretion aufhebt), d. h. die peripheren Endigungen der Nerven reize, welche Atropin lähme. Andre Erklärungsversuche giebt Milne Edwards, welcher Jaborandi einen Einfluss auf die secretorischen Nerven und den Sympathicus zuschreibt, während Rabuteau die Wirkung auf die glatten Muskelfasern und die antagonistische Wirkung des Atropins auf eine kleinen 'Dosen dieses Alkaloids zukommende Erregung der glatten Muskelfasern bezieht, welche Jaborandi lähmen soll. Vulpian (6) constatirte zuerst, dass Jaborandi nach Art von Muscarin, Herzverlangsamung und diastolische Herzstillstände bei Fröschen zuwege bringe, welche durch Atropin beseitigt werden können; bei directer Application in wässriger Lösung fand er Blässe und Contraction des Ventrikels.

Langley (47) hat bei den diastolischen Herzstillständen durch wässriges und spir. Extr. jab. den Ventrikel zuerst stillstehen gesehen, während sich die Veränderungen der Herzaction überhaupt am frühesten an den Vorhöfen geltend machen; der Wiedereintritt der Bewegungen ist am frühesten an den Vorhöfen und bleibt bisweilen auf dieselben beschränkt. L. läugnet im Gegensatze zu Vulpian, dass Curare bei vorheriger Application die durch Jaborandi bedingte Herzverlangsamung nicht zu Stande kommen lasse, und fand auch keine Beschleunigung bei nachträglicher Curarisation, was bei Warmblütern und Fröschen in gleicher Weise der Fall ist. Während der Wirkung des Jab. fand L. bei Anwendung von Extractea die Reizbarkeit des Vagus bei Kaltblütern erhöht, nicht aber bei Kaninchen; dagegen war eine Herabsetzung resp. Aufhebung der Vaguserregbarkeit bei Kalt- und Warmblütern stets bei Anwendung von Pilocarpinum nitricum von Gerrard, welcher Umstand Langley bestimmt, in dem Jab. verschiedene wirksame Principien anzunehmen und die Lähmung der Hemmungsfasern durch Pilocarpin als Endstadium der Action zu betrachten. Die zur Herbeiführung der Aufhebung der Erregbarkeit der Vagushemmungsfasern nöthige Menge Pilocarpin übt auf die Zahl der Herzschläge keinen Einfluss; grössere Dosen führen zu Pulsverminderung und diastolischem Herzstillstand. Beim Frosche scheint nach Langley's Vers. auch nachträgliche Application von Jab. das Herz des atropinisirten Frosches — unter gewissen Verhältnissen der Dosis — in seiner Frequenz zu beeinträchtigen, was beim Kaninchen zweifelhaft blieb. Directe circumscripte Application von Batr. jab. auf die Venensinus oder die Vorhöfe oder den Ventrikel bedingt Stillstand derselben bei Fortdauer der Contraction der übrigen Theile des Herzens auf kurze Zeit, und lässt sich durch Atropin die Contraction dieser einzelnen Partien wieder herstellen. L. glaubt hiernach eine Reizung der Vagusendigungen oder der inhibitorischen Ganglien als besondere Wirkung des Jab. nicht annehmen zu dürfen, und vermutet sowohl für Jab. als für Atropin einen Einfluss auf den gesammten Muskel-Nervenapparat des

Herzens; auch glaubt er, dass seine Versuche die Annahme eines besonderen excitomotorischen Centrum in den Sinus und eines Hemmungscentrum an den Vorhöfen unwahrscheinlich machen. Nach dem Ventrikelstillstande zeigt sich nach L. oft ein regelmässiger Rhythmus des Bulbus arteriosus, der nicht mit dem der Vorhöfe und venösen Sinus isochronisch ist und auch nach Wegschneiden der Spitze des Ventrikels fortdauern kann. Das Sinken der Pulsfrequenz bei Säugethieren ist von der Vagussection unabhängig; das constante Sinken des Blutdrucks kommt bei langsamer Injection auch vor der Pulsverlangsamung zu Stande, und wird durch Atropin der Normalstand des Blutdrucks trotz Steigerung der Pulsfrequenz nicht wieder hergestellt; bei vorheriger Appl. von Atropin sinkt der Blutdruck ebenfalls, aber nicht so tief; Reizung des Depressor setzt den gesunkenen Blutdruck noch weiter herab, wirkt aber schwächer herabsetzend als gewöhnlich. L. will den bei Fröschen beobachteten theilweise auf Wirkung des dabei benutzten Glycerins gebracht wissen; bei Anwendung wässr. Extr. bleiben die Thiere bis zum Tode ruhig und zeigen anfangs bei Irregularität des Herzschlages normales Verhalten, später Abnahme der Reflexaction und gleichzeitig der Willkürbewegung. Ein Einfluss auf die peripherischen Nerven findet nicht statt. In der Froschschwimmhaut findet sich Erweiterung der Gefässe und Stase, auch bei Durchschneidung des Ischiadicus; bei einseitiger Durchschneidung des Symp. wirkt Jab. auf die Ohrgefässe anfangs contrahirend, dann erweiternd, und zwar ausgesprochener an der Operationsseite. Durchschneidung der Chorda tympani verhindert beim Hunde das Zustandekommen der Salivation nicht; elektrische Reizung der Chorda bedingt Zunahme der Salivation, jedoch weniger als in der Norm. Die klebrige Beschaffenheit der Froschhaut nach Jab. wird durch Section des Ischiadicus nicht beeinträchtigt.

Nach Thierversuchen von Pilicier (15) tritt die Wirkung wässr. Aufgüsse oder Extr. qualitativ gleich vom Magen, Unterhautzellgewebe und vom Blute aus, am raschesten bei Infusion ein, und bedingt Jab. bei Hunden, Katzen und Kaninchen Vermehrung der Thränen und des Speichels, sowie Diarrhoe, bei Kaninchen auch des milchartigen Secrets der Harder'schen Drüse, bei Hunden und Katzen Erbrechen; ferner häufiges Uriniren, Zittern und selbst wankenden Gang; in kleinen Dosen Beschleunigung, in grössern Verlangsamung und später Beschleunigung des Pulses, Sinken der Temperatur um 2—4° und Vermehrung der Peristaltik. Blutdruck und die Ohrgefässe werden nicht entschieden beeinflusst; bisweilen kommt Myosis vor, welche bei localer Application auf das Auge stets eintritt. Kaninchen sind resistenter als Hunde und Katzen; bei tödtlicher Vergiftung sind häftiges Erbrechen, Dyspnoe und starkes Sinken der Pulsfrequenz bei Lebzeiten, diastolischer Herzstillstand und starke Contraction der Eingeweide und Blase p. m. die vorzüglichsten Erscheinungen. Bei Hunden mit Magenfistel ergiebt sich bedeutende Vermehrung des Magensaftes (ohne Rücksicht auf den verschluckten Speichel); eine Vermehrung der Gallensecretion findet dagegen nicht statt. Bei Fröschen wird durch conc. Inf. die Motilität herabgesetzt und vernichtet; die Aufhebung des Herzstillstandes durch Atropin erfolgt auch am excidirten Herzen, das in Jab. zum Stillstand gebracht wurde, in neutralen Atropinlösungen.

Robin (12) hebt die Salivation als Hauptsymptom der Jab.-Wirkung bei Thieren hervor; ausserordentlich reichlich ist dieselbe bei Pferden, welche selbst durch 60 Grm. Fol. jab. nicht schwitzen. Bei den ebenfalls stark speichelnden Meerschweinchen sind Speicheldrüsen nebst Umgebung sehr hyperämisch.

Tizzoni und Chiocconi (24) wollen Jab. nicht als auf den Sympathicus wirkend ansehen, weil sonst alle Secretionen vermehrt sein müssten, und weil bei Hunden die für Sympathicuslähmung charakteristische

Gefässerweiterung fehle, und halten einen Vergleich mit Muscarin wegen der Prävalenz der Systolen für unstatthaft. Hypodermatische Injection von Ergotin oder interne Darreichung von Mutterkorn stören den Verlauf der Jaborandiwirkung nicht.

Drasche (38) konnte die durch 3 Mgm. Atropin beim Bunde bedingten Erscheinungen nicht durch Subcutaninjection von 6 Cgm. Serronin aufheben, während 3 Mgm. Atropin den durch 6 Cgm. Sorronio bedingten Speichel- und Thränenfluss auf der Stelle sistirten. Dagegen sah Riegel (26) von 0,6 Mgm. Atropin subcutan nie vollständige Aufhebung der Jaborandiwirkung beim Menschen, selbst 1,2 Mgm. unterdrückte dieselbe in 9 Versuchen nur 1 Mal vollständig. Zur Erklärung dieses Resultats dient R. die grosse Wirksamkeit der benutzten Jaborandi.

Greene (50), welcher in einem Krankheitsfalle Mydriasis unter dem Einflusse eines Fluid Extract of Jaborandi schwinden sah, will die durch Atropin bedingte Pupillenerweiterung vermittelst localer Application des genannten Extracts beseitigt haben. Nach Ringer und Murrell (46) verschwinden auch nach Subcutaninjection von 0,6 Mgm. die durch Jaborandi bewirkten Kopfschmerzen und Schmerzen im Hypogastrium mit dem Schweiss, während nach Ringer und Gould (44) in Hinsicht auf die Röthung des Gesichts, die Blasenreizung und die Pulsbeschleunigung ein Antagonismus zwischen J. und A. nicht existirt.

In Hinsicht auf die Erklärung des Zustandekommens der Jaborandiwirkung bemerkt Riegel (2), dass der Ausbruch des Schweisses nicht als secundärer Zustand in Folge primärer Ueberhitzung durch gesteigerte Wärmeproduction oder Wärmeretention zu deuten sei, und führt Versuche an nicht schwitzenden Thieren (Kaninchen, Hunden) an, wo während der Dauer der Jaborandiwirkung (Ptyalismus) ein continuirlicher Temperaturabfall stattfand, während das relative Verhältniss der Oberflächenzur Innentemperatur nicht wesentlich geändert wurde. Die charakteristische Veränderung des Pulses geht dem Ausbruche des Schweisses constant voraus.

Die interessanten physiologischen Effecte des Jaborandi haben leider bis jetzt wenige, besonders hervorragende, therapeutische Wirkungen zur Seite stehen, und die aprioristischen Indicationen, welche von Gubler, Robin (12), Cantani (17), Ambrosoli (18) u. A. in Masse aufgestellt sind, haben sich bei näherer Prüfung z.Tb. als viel zu weit gehend erwiesen, z.Tb. liegt bis jetzt eine ungenügende Zahl von Beobachtungen oder ein widersprechendes Resultat verschiedener Autoren vor. Wir lassen die einzelnen Erkrankungsformen, über welche Beobachtungen vorliegen, der Reihe nach folgen:

1) Rheumatismus acutus, Arthritis, chronischer Rheumatismus.

Aus 15 Beobachtungen zieht Robin (12) den Schluss, dass Jaborandibehandlung die Dauer des acuten Rheumatismus nicht abkürzt und überhaupt nur symptomatisch günstig wirkt, ausgenommen in subinflammatorischen Fällen und ganz im Beginne des Leidens, wenn die Gelenkschmerzen auftreten, wo J. nach Art anderer Diaphoretica derivirend wirkt. Indicationen für Jab. in Rheum. sent. sind nach R. heftige Schmerzen mit Insomnie, Anschwellung der Gelenke, excessives Fieber mit Trockenheit der Haut, endlich Anorexie; pericarditische Ergüsse scheinen dadurch leichter zur Resorption gebracht, Lungencongestion, Angst, Dyspnoe und Delirium (alcoh.) bisweilen dadurch gemindert zu werden. Grosse Vorsicht erfordert J. bei Complication mit Pleuropneumonie und frischen oder alten Herzklappenfehlern oder Myocarditis. 3—5malige Anwendung genügt nach R. und ist die Behandlung auszusetzen, sobald, was nach J. relativ häufig der Fall ist, Epistaxis auftritt oder die

Harnmenge nicht wieder zum normalen Niveau zurückkehrt. — Auch zwei günstige Erfolge 2—3maliger Anwendung von Jab. bei Rheumatismus arthriticus und einem von Maillard beobachteten Fall von Arthritis, wo eine einzige Dosis Jaborandi dem Eintreten von Lungenentzündung vorbeugte (?), theilt Robin (12) mit. In 3 Fällen von Rheumatismus muscularis wichen die Schmerzen der 1—3maligen Schweisscur. — Féréol (10) sah günstige Erfolge bei Lumbarschmerzen und Rheum acut. in Hinsicht auf die Schmerzhaftigkeit, während bei anderen ähnlichen Leiden das Mittel selbst ungünstig wirkte, so dass in einem Falle bald nachher ein Gichtanfall sich einstellte, in einem anderen Hemicranie an Intensität bedeutend zunahm. — Tonoli (21) hatte günstige Erfolge in frischem Muskelrheumatismus, mässige in anderen rheumatischen Affectionen, welche in allen Fällen ausblieben, wo Erbrechen stattfand. Auch Tizzoni und Chiocconi (24) bezeichnen J. als sehr günstig bei chronischem und acutem Rheumatismus; bei letzterem auch Sakowski (39), Stumpf (40) bei Residuen ärzten und chronischen Gelenkrheumatismus; Greene (50) bei chronischem und subacutem Rheumatismus.

2. Brustkrankheiten. Nach 3 Beobachtungen bei Pneumonie vindicirt Robin (12) dem J. Nutzen im Beginne der Krankheit, wo es die Intensität der Lungencongestion mindern soll, doch erfordere das Mittel eine genaue Accomodation an den Zustand des Kranken, um das Eintreten von Adynamie zu verhindern. Die Temperatur sank jedesmal sofort; in einem Falle verschwand auch Albuminurie und Insomnie. Bei schwerer Pneumonie mit grauer Hepatisation blieb J. ohne Wirkung. Bei beginnender Pleuritis fand Gubler J. nützlich, weniger bei starkem Exsudat; auch in einem Falle von Pleuritis diaphragmatica mit Catarrh. suffoc. hatte Maillard raschen Erfolg. Besonders günstig wirkt J. nach Robin und Gubler bei Bronchitis acuta und Bronchitis bei Emphysematikern, wo die trocknen Rasselgeräusche sofort in feuchte umgewandelt werden, Hustenreiz und Dyspnoe sich mindern; bei Bronchorrhoe nimmt die Secretion durch 1—2 Schweisse auf 1 bis 2 Tage ab. Bei asthmatischen Anfällen soll J. nach Gubler beim Auftreten der ersten Athemnoth gegeben, dieselben coupiren können; in den meisten Fällen tritt mit dem Erscheinen der Salivation Erleichterung und in einer Stunde Cessiren des Anfalls ein. Crequy (12) berichtet von einem in 14 Tagen geheilten Falle von Pleuritis (2maliger Gebr. von Jab.), bei welcher Affection auch Machiavelli (23) Erfolge erzielte. Negativen Erfolg bei Bronchitis acuta u. s. w. hatte Sakowski (39). Cantani (17) konnte in einem Falle von pleuritischem Exsudate deutliche Verminderung des letzteren nach dem jedesmaligen Gebrauche plessimetrisch nachweisen.

3) Hydrops und Exsudate; Nierenleiden. Bei Morbus Brighti hat Robin (12) Heilung durch Jaborandi nicht erzielt, giebt aber an, dass in der ersten ordentlichen Periode die Hautwassersucht und Eiweissabscheidung, Faserstoffcylinder und Blut im Harn gemindert und einzelne Symptome (Lumbarschmerzen, Anorexie, Insomnie), sowie temporär Allgemeinbefinden und Ernährung gebessert werden. Bei Nierenatrophie erklärt R. Jaborandi für contraindicirt und fordert grösstmögliche Vorsicht bei der Jaborandi-Diaphorese, um Erkältung (Pneumonie) zu vermeiden. Rasches Schwinden des Oedems und Abnahme des Eiweiss beobachtete R. in einem Fall von frischer, durch Erkältung entstandener Albuminurie; ferner Eiweissverminderung bei Albuminurie im Verlaufe von Fiabern. Bei Anasarca war die Wirkung auf Haut und Speicheldrüsen meist ausgesprochen, und beobachtete R. trotz der verringerten Harnmenge Verschwinden von Oedemen; doch ist bei älteren Fällen die Wirkung vorübergehend und kommt sogar Steigerung vor. Tizzoni und Chiocconi (24) rühmen Jab. als Antihydropicum sehr, vorausgesetzt dass kein hydrämi-

scher Zustand besteht, welchen Cantani (17) gradezu den Indicationen des neuen Hydragogum zuzählt. Girgensohn (37) sah in 3 Fällen von Morbus Br. Verminderung des Oedems, in 1 Falle nicht. Cantani (17) sah vollständiges Verschwinden von Hydrothorax nach 2maliger Anwendung von Jaborandi. Nach Stumpf (40) besitzt Jaborandi nicht zu unterschätzenden Einfluss auf Oedeme und brachte bei 4maliger Darreichung in 1 Falle von allgemeinem Hydrops (mit Herzleiden) eine Abnahme des Transsudats in starkem Maasse und Verminderung des Körpergewichtes um mehrere Kgrm. zu Wege; Pilicier (15) sah im Allgemeinen keinen Einfluss des Mittels auf Oedeme und seröse Ergüsse mit Ausnahme eines einzigen Falles, wo das Oedem vorübergehend abnahm. Sakowski (39) beobachtete bei Morbus Brighti Eiweissabnahme bei Gleichbleiben des Oedems. Nach Rosenbach (33) mindert Jaborandi selbst bei Anwendung starker Dosen bei Herzfehlern mit gestörter Compensation oder Nierenleiden den Hydrops nicht, erzeugt dagegen constant congestive Zustände zum Kopfe, Kopfschmerz und Flimmern vor den Augen und kann sogar durch herbeigeführtes Erbrechen gefährlich werden. Nach Purjesz (34) ist Jaborandi bei parenchymatöser Nephritis als Antihydropicum nicht brauchbar, weil es mit der Vermehrung der Diurese auch eine Zunahme des Eiweiss und Blutes im Harn herbeiführt. Lohrisch (32) hat bei Hydropikern sehr häufig Erbrechen und meist wenig Schweiss bei starkem Speichelflusse beobachtet, auch bedeutende Abnahme der Harnmenge, während die Oedeme unbeeinflusst blieben. Riegel (26) nennt Jaborandi bei Hydrops mit bedeutenderen Schwächezuständen gradezu contraindicirt und betont, dass Hydropiker mit fortgeschrittener Nierendegeneration Jaborandi schlecht toleriren.

4) Syphilis secundaria. Die zuerst von Cantani (17) befürwortete Anwendung des Jaborandi bei Syphilis wird von Tizzoni und Chiocconi (24), sowie von Greene (50) als erfolgreich bezeichnet. Letzterer wandte das Mittel auch bei Orchitis an.

5) Meningitis cerebrospinalis. Machiavelli (22) berichtet über einen Fall, wo Jaborandi mehrstündigen profusen Schweiss hervorrief (dagegen keine Salivation), Puls und Temperatur herabgesetzt wurden, Schlaf und Abnahme der Erscheinungen erfolgte, ausserdem (23) auch 4 analoge Beobachtungen von Pelldao. Robin (12) sah ebenfalls vorübergehenden Erfolg.

6) Colica saturnina. In 2 frischen Fällen hatte Robin (12) eclatanten Nutzen. Der Schweiss war auch bei Bleikachexie sehr ausgesprochen, meist auch Stuhlbeschleunigung zugegen, in je 1 Fall beseitigte das Mittel vorübergehend bestehende Paralyse resp. Anaesthesie. Eine eigentliche Elimination des Bleies durch den Schweiss scheint nicht stattzufinden, obschon derselbe bei Bleiweissarbeitern bleibaltig ist. Bei stark ausgesprochener Kachexie ist Jaborandi als deprimirend zu meiden.

7) Sonstige Affectionen. Robin (12) wandte Jaborandi bei Diarrhoea phthisicorum ohne Erfolg an; ebenso bei Intermittens, Erysipelas, Typhus. Rasche Besserung sah R. in Folge der Diaphorese bei acuter Mandelentzündung. Bei Eczema sah R. nach 6mal. Applic. keine erhebliche Besserung, während Chiron bei Psoriasis günstige Erfolge gehabt haben will.

Bei Diabetes mellitus proponirte Cantani (17) das Mittel, von dem er sah, dass der Zucker in dem während des Schweisses secernirten Urin verschwand. Negativen Erfolg hatte Sakowski (39).

Endlich ist noch eine Beobachtung von Czernicki (14) zu erwähnen, nach welcher eine metastatische Bodenentzündung im Verlaufe von Mumps nach ein-

maliger Anwendung von Jaborandi verschwand; auch hier trat reichliche Salivation nach dem Mittel ein.

Die Anwendungsweise des Jaborandi hat erhebliche Verbesserungen nicht erfahren. Biot (13) zieht das Decoct dem Infus vor, weil durch ersteres alles Wirksame ausgezogen werde. Nach Tizzoni und Chiocconi (24) und nach Merkel (35) ist die Wirkung von Aufgüssen und Decocten der Folia jaborandi vollständig die gleiche.

Das Einnehmen des Rückstandes neben dem Augusse hat, wie Stumpf (40) u. A. bezeugen, auf die Wirkungen keinen besonderen Einfluss und scheint nur die Entwickelung der Nausea zu begünstigen. Auch vom Rectum aus ist nach Penzhold (51) die hidrotische Action zu erzielen; doch treten nach Rosenbach (33) Salivation und Schweiss später (nach ½ Std.) ein und bleibt die gewöhnliche Menge (Aufguss von vier Gramm) wirkungslos. Nach den Erfahrungen von Sakowski (39) sind auch die Jaborandipräparate von Grimault (Elixir, Syrup) recht wirksam. Gould. Ringer und Murrell (46) empfehlen eine spirituöse Tinctur, während Ambrosoli (19) von alkoholischen Auszügen nicht die volle Wirkung der wässrigen Aufgüsse erhielt. Drasche (38) fand eine Tinctur sehr wirksam, jedoch bei empfindlichen Verdauungswerkzeugen nicht empfehlenswerth, da sie leicht zu Uebelkeit Veranlassung gebe.

[Biering, F., Om Jaborandi. Ujeskrift for Laeger. R. 3. Bd. 20. p. 377 og 396.

Im Kopenhagener Communehospital (Abtheilung des Dr. Trier) hat Verf. Versuche über die Wirkung des Jaborandi an 11 Erwachsenen angestellt. Gegeben wurde ein Infus (4 : 150) mitsammt den infundirten gepulverten Blättern nach ½ Abkühlung der Flüssigkeit. Nach 10—12 Min. trat eine starke Salivation ein (280 bis 1040 Ccm., durchschnittlich 570 Ccm.), die durchschnittlich 4½ Stdn. andauerte, 15—30 Min. nach der Eingabe trat reichlicher Schweiss ein, der 1½ — 4 Std. (durchschnittlich 3½ Std) andauerte. Der Puls wurde etwas beschleunigt. Die Wirkung auf die Körperwärme war nur gering und inconstant. Die Kranken fühlten sich schwach, oft schläfrig, und bei Einzelnen zeigten sich stärker hervortretende Nebenwirkungen: Uebelkeit, starkes Erbrechen, Thränenfluss, Contraction der Pupillen, heftiges Erbrechen, Kopfschmerz, Schmerzen über der Symphysis mit häufigem Drang zum Harnlassen, Schütteln mit Kälteempfindung und Zittern der Extremitäten. Bei einem Kranken mit parenchymatöser Nephritis, starker Albuminurie und Oedem der Beine trat eine überreichliche Nierenblutung ein, woran er früher nicht gelitten hatte; in einem anderen Falle von Nephritis entwickelte sich ein starker Collaps.

T. S. Warncke (Kopenhagen).

Iwaszkiewich, Ueber die Wirkung des Jaborandi. Medycyna 39.   Oettinger (Krakau).

Korányi, Frigyes, Ueber die Wirkung des Jaborandi. Orvosi hetilap. No. 20.

Abgesehen von der Verminderung des Eiweissgehaltes und der Menge im Urin bei an Morb. Brightii Erkrankten und mit Jaborandi Behandelten ergiebt die Beobachtung K.'s, dass während des Schwitzens die Temperatur nie über das Normale steigt, und dass die Hauptwirkung des Mittels in der erhöhten Speichelsecretion besteht. Dieser enthält kein Eiweiss, wenig Mucin und Rhodankalium und entspricht somit nicht dem bei Sympathicus-Reizung sondern bei Lähmung des genannten Nerven oder der Chorda tymp. entstandenen.

Zanski, Ueber die Wirkungen des Jaborandi bei Nephritis. Medycyna No. 40.

Zanski wandte in einem 2 Monate dauernden Falle von Nephritis parenchymatosa, verbunden mit einem allgemeinen Hydrops und einer bedeutenden Albuminurie, nach erfolgloser medicamentöser Behandlung warme Bäder an, und bei der durch dieselben bewirkten Diaphorese, begann zwar die Wassersucht abzunehmen, die Menge des Albumen blieb jedoch unverändert. Nach der Darreichung eines Infusum von 6,0 Fol. jaborandi, welche eine 3 Stunden dauernde Schweissabsonderung und einen 10 Stunden anhaltenden Speichelfluss nach sich zog, stieg die Harnmenge um das 3½fache, die Menge des Eiweisses verminderte sich stark, und zugleich zeigte sich eine bedeutende Abnahme der Wassersucht. Zwei weitere Gaben Jaborandi in derselben Menge nach 3 resp. 4 Tagen bei gleichzeitiger Anwendung von warmen Bädern hatten ein gänzliches Schwinden des Eiweisses und der Wassersucht und eine vollständige Herstellung der Gesundheit zur Folge. Bei der Discussion über diesen in der Dubliner med. Gesellschaft vorgetragenen Fall erwähnt Talko eines ebenso günstigen Falles, wo der nach einer Nephritis parenchymatosa acuta bei einem 3jährigen Manne entstandene Ascites nach zwei Gaben eines Infusum jaborandi (2,0) vollständig wich. Jaworowski berichtet, vom Jaborandi bei Ascites e cirrhosi hepatis gar keinen Erfolg gesehen zu haben.   Oettinger (Krakau).]

30. Sumachineae.

1) White, James C. (Boston), Ivy poisoning. Boston med. and surg. Journ. Sept. 2. p. 265. — 2) Fouqnior, Poisoning by Rhus Toxicodendron. Philad. med. and surg. Rep. Oct. 16. p. 306. — 3) Morrison, S. W., Poisoning by Rhus radicans. Ibid. July 3.

White (1) giebt zur Prophylaxe der Vergiftung mit Rhus Toxicodendron den Rath, jeden in Gehölzen oder an Felsen wachsenden Klimmstrauch oder Strauch mit dreizähligen, glänzenden oder im Herbst bunten Blättern zu vermeiden, und empfiehlt nach der Berührung unmittelbar Waschungen mit Alkalien oder Seifenlauge, später entzündungswidrige Fermente, unter denen er die Aqua phagedaenica nigra vor Kupfervitriol- und Bleizucker-Lösungen bevorzugt. Obschon die meisten Intoxicationen im Sommer während der Blüthezeit vorkommen, fehlt es doch auch nicht an Fällen im Herbst und selbst im Winter, welche durch die Stengel verursacht werden. Rhus venenata soll selbst Individuen afficiren, welche durch den Contact mit Rhus Toxicodendron keine Entzündung der Haut bekommen. Morrison (3) rühmt als unfehlbar gegen die Hautaffection Waschungen mit 1 Th. Carbolsäure, 6 Theilen Natron sulfurosum und 48 Theilen Aqua font.; Fouquier (2) Kalkwasser mit Sublimat (Aqua phagedaenica flava).

31. Anacardiaceae.

Taylor, Frederick, Case of poisoning by the Indian marking nut. Med. Times and Gaz. Nov. 6. p. 419.

An die Vergiftung mit Rhus Toxicodendron schliesst sich der Symptomatologie nach aufs Engste die durch Application des in tropischen Ländern zum Zeichnen der Leinwand benutzten Saftes der unter dem Namen der ostindischen Elephantenläuse bekannten Früchte von Semecarpus Anacardium an, dessen Application auf den Vorderarm zweier Knaben zum Zwecke der Tätowirung erysipelatöse Schwellung mit Bildung eczematöser Eruption sowohl an dem zur Application benutzten Arme als an ent-

fernten Körperstellen (Gesicht) hervorrief, welche Erscheinungen erst sehr spät (nach ca. 8 Tagen) auftraten und unter einfacher Behandlung mit Bleiwasser im Verlaufe von 14 Tagen schwanden.

32. Sapindaceae.

1) Wurm (Teinach), Zur Anwendung der Guarana. Württemb. med. Corrspbl. 30. S. 238. — 2) Przybyszewski, Franz, Einige Versuche über die äusserliche Wirkung des Saponins. (Greifswalder pharmakol. Institut.) Arch. für exper. Pathol. und Pharmakol. Bd. 5. H. 1 u. 2. S. 137.

Nach Wurm (1) passt die Guarana als coffeinhaltige Drogue nur in der neuralgischen und anämischen Form der Migräne, wo sie durch Steigerung des Blutdrucks und Erhöhung der Oxydation günstig wirkt, nicht aber bei der congestiven Form, und kann selbst bei ersterer Nebenerscheinungen produciren, welche am häufigsten in Ischurie, bisweilen in Röthung des Gesichtes, Beschleunigung und Irregularität des Kreislaufs, Delirien, Schwindel, Ohrensausen, Schwerhörigkeit und „Darmkrämpfen" bestehen. Diese Erscheinungen treten bisweilen schon nach ¼ Grm. ein, und ist die Dosis zweckmässig auf 0,25—0,5 Grm. 2 stdl. zu reduciren, die man in Pulverform rein oder bei besonderen Indicationen mit Chinin und Morphin verabreicht und woneben Diät, Ruhe und die locale Application trockner Wärme die Migräne am günstigsten beeinflussen.

Przybyszewski (2) fand Saponin ähnlich wie Chloroform n. a. Anaesthetica (Ber. 1874. I. 471) sowohl bei localer Application als bei directer Infusion globulöse Stase hervorbringen. Das charakteristische Erblassen des Blutkörperchenstroma und das Verschwinden bis auf ein kernartiges, lymphoides Gebilde tritt bei directem Zusatze von 1 Tr. à pCt. Saponinlösung in diversen Thierblutarten bei der Temperatur des Körpers ein. Die Angaben Köhler's über Saponinwirkung (Ber. 1873. I. 478) bestätigt P. im Allgemeinen; doch fand er die Muskeln in der Umgebung der Injectionstelle der Querstreifung beraubt, brüchig und selbst structurlos wie bei Myositis.

33. Leguminosae.

1) Gallois et Hardy, Sur les effets toxiques de l'écorce de Mancône. Journ. de pharm. et de chim. Sept. p. 218. Compt. rend. LXXX. 18. p. 1221. — 2) Kübler, H. (Halle), Die Beeinflussung der grossen Körperfunctionen durch Cumarin. Centralbl. für die med. Wissensch. 51. 52. — 3) Cotton, L'influence du bois de Campèche sur l'alcalinité de l'urine. Lyon méd. 4. p. 129. — 4) Rizica, Giuseppe, Sul principio amaro e venefico dei semi di lupini. Rivista clin. di Bologna 12. p. 368. — 5) Bellini, R., Doll' avvelenamento prodotto nell' uomo e nei bruti dalla decozione del lupino. Lo Sperimentale. Marzo. p. 260. — 6) Martin, John W. (Portlaw), Cases of laburnum poisoning. Med. Press and Circ. Oct. 27. p. 34. (Vergiftung von 2 Kindern und 1 Erwachsenen durch unreife Goldregenhülsen, wovon erstere 2, letzterer 3—4 genossen hatten; Nausea, Erbrechen, heftige Leibschmerzen, Kopfweh, Sinken des Pulses; Besserung nach Emeticum und Oleum Ricini; Schwäche noch einige Tage anhaltend,

Dieselben Erscheinungen mit starker Pulsverlangsamung und Muskelschwäche beobachtete M. auch bei einem 4 jährigen Knaben nach 3—4 unreifen Hülsen.) — 7) Clonet, M. J. (Rouen), Empoisonnement par les fleurs de cytise. Gaz. hébdom de méd. 17. p. 737. Journ. de Pharm. Nov. p. 380. (Vergiftung von 5 Personen mit Krapfen, zu deren Bereitung die von den Stielen befreiten Blüthen von Cytisus Laburnum gedient hatten; die Symptome bestanden in Erbrechen, Schwindel, kalten Schweissen, Athembeschleunigung, Verfall der Gesichtszüge, heftigen Muskelcontractionen und später Schlafneigung von kurzer Dauer mit nachfolgender Insomnie; die Erscheinungen traten ½—2 Stunden nach dem Mahle — bei 1 Person, welche die Krapfen kalt gegessen hatte, erst in 10 Stunden - auf und verloren sich in 12—24 Stunden, am raschesten bei denen, welche stark erbrochen hatten; die von Chevallier empfohlene Weinsäurelimonade erwies sich ohne jeden Nutzen.) — 8) Duquesnel, Note sur le bromhydrate neutre d'ésérine. Bull. de l'Acad. de méd. 5. p. 123. — 9) Rossbach, M. J. (Würzburg), Weitere Untersuchungen über die physiologischen Wirkungen des Atropin und Physostigmin, mit einem Beitrage zur Physiologie des Vagus. Archiv für die ges. Physiol. X. Heft 8 u. 9. S. 385. — 10) Harnack, Erich, Ueber M. J. Rossbach's „Weitere Untersuchungen über die physiologischen Wirkungen des Atropin und Physostigmin" etc. Archiv für exper. Pbatol. und Pharmokol. IV. Heft 1 u. 2. S. 146. (Polemisch.) — 11) Blatin, La fève de Calabar et son alcaloïde l'ésérine; action physiologique élémentaire de l'ésérine; les indications de son emploi dans le traitement des accidents strychniques, du tétanos, de la chorée et de la paralysie agitante. Union méd. 64. 65. 66. p. 797. 809. 827. — 12) Dixon, E. L., Copaiba as a diuretic. Practitioner. Febr. p. 81. — 13) Hall, A. R., The therapeutic value of the balsam copaibas. Ibid. Apr. p. 241.

Unter dem Namen „Ecorce de Mancône" beschreiben Gallois und Hardy (1) die von afrikanischen Völkerschaften als Pfeilgift und Ordeal gebrauchte Rinde von Erythrophlaeum Guineense, einem in seiner Heimath als Tall bezeichneten Baume, in welcher sie nach Versuchen mit daraus bereitetem Extract an Katzen, Meerschweinchen und Fröschen ein zur Classe der Herzgifte gehöriges Gift erkannten, das systolischen Herzstillstand bedingt und gleichzeitig die Muskelirritabilität herabsetzt. Die Rinde ruft beim Pulvern starkes Niesen hervor.

Nach Köhler (2) wirkt Cumarin bei Kalt- und Warmblütern in hohem Grade herabsetzend auf die Grosshirnfunctionen und die Reflexaction und bewirkt Sopor, Anaesthesie und Tod ohne voraufgehende Convulsionen. Der Setschenow'sche Schnitt durch die Hemisphären verhindert die Herabsetzung der Reflexthätigkeit. Weiter wirkt Cumarin lähmend auf die im Herzen belegenen Hemmungsmechanismen und bedingt bei Fröschen Dilatation der Gefässe, welche nach Zerstörung des Halsmarks ausbleibt; die Schlagfolge des Herzens ändert sich dabei nicht. Bei Warmblütern erzeugt Cumarin zunächst erhebliches Absinken, dann Steigen des Blutdrucks bei stetigem Sinken der Harzschlagzahl; auf die mehr oder minder beträchtliche Abnahme der Höhe der Pulswelle folgt nach wiederholten Cumarininjectionen Zunahme der Höhe der Pulswelle um das 20fache und mehr, wobei letztere den Charakter der bei Halsvagusreizung auftretenden

Wellen zeigen; hierauf kommt es bei Katzen und Hunden nach weiterem allmäligen Einführen des Giftes zu langsamen Absinken bei normaler oder selbst wachsender Zahl der Herzcontractionen und zur Unerregbarkeit des Vagus und der Venensinus, während beim Kaninchen der Tod durch Vagusreizung (Herzstillstand in Diastole) schon vorher erfolgen kann. Neben dem Vagus ist auch der Herzmuskel betheiligt, dessen auf ein Minimum herabgesetzte Erregbarkeit als Ursache des Blutdrucksinkens anzusehen ist, da dasselbe auch nach Durchschneidung der Depressoren, der Vagi und des Halsmarkes auftritt. Auch bei Warmblütern nimmt K. Lähmung des vasomotorischen Centrums an. Eine Erhöhung des Vagustonus constatirte K. nicht.

Von sonstigen Wirkungen des Cumarins hebt K. hervor: bedeutende Retardation der Athmung in Folge Herabsetzung des vasomotorischen Centrums (durch Vagusdurchschneidung unbeeinflusst), Sinken der Temperatur und Aufhebung der Peristaltik. Die Erregbarkeit der pheriph. Nerven und der Muskeln wird durch C. nicht beeinflusst, die Pupille nicht constant vermindert. 26 Ccm. wässriger Cumarinlösung (1:500) in die Vene injicirt und 39-40 Ccm. per os tödten Kaninchen von 1⅓ Kgrm.

Cotton (3) schreibt dem Campeche-Holz vorzügliche sistirende Wirkung auf alkoholische Gährung und ammoniakalische Harngährung zu und benutzte es auch gegen letztere praktisch mit Erfolg.

Nach Rizica (4) sind die Stengel der Lupinen ein vorzügliches Wurmmittel, und können die von Bitterstoff nicht völlig befreiten Samen bei Kindern Erscheinungen von Narcotismus hervorrufen. Zu 1—3 Stück sind Semina lupini in einzelnen Gegenden Italiens ein geschätztes und sicheres Mittel gegen Tertiana, wobei die wilde Pflanze (Lupino silvestre) bevorzugt wird. Auch Bellini (5) berichtet über eine durch die Empfehlung einer Abkochung der Semina lupina in Klystierform als Anthelminthicum durch Chirone und Semmola veranlasste Intoxication von 2 Knaben im Alter von 8—10 Jahren, indem ein viel zu starkes Decoct (durch 7 - 8stünd. Kochen von 300 Grm. Lupinen erhalten) zur Anwendung kam. Die Symptome bestanden in rasch auftretendem Gesichtsverlust, Mydriasis, Unvermögen zu gehen, Kältegefühl, Nausea, Erbrechen, Strangurie und schwanden unter Behandlung mit Excitantien in 5—6 Std. bis auf die noch am folgenden Tage persistirende Pupillenerweiterung. Eine ähnliche Intoxication kam auch beim Erwachsenen nach dem Genusse von 150 gekochten, aber von ihrem Bitterstoff nicht völlig befreiten Lupinen vor. Diese Erscheinungen könnten möglicher Weise den von Sievers in den Lupinen entdeckten Basen, in specie dem Methylconydrin, zugeschrieben werden, zumal da nach Thierversuchen von Bellini mit einem eingeengten Decoct Lähmung der Motilität als Giftwirkung ausgesprochen ist. R.'s Experimente beweisen die Giftigkeit für Regenwürmer, Blutegel, Schleien, Aale, Frösche, Finken, Tauben und Kaninchen. Bei letzteren bewirkte das Gift keine besonderen Schmerzensäusserungen, bei der subcutanen Injection, Hyperämie der Ohren, Temperatursteigerung und Mydriasis, Lähmung, Anästhesie, Zunahme der Athemund Pulszahl, später Sinken der Respiration und des Herzschlages, ohne dass Genesung war die Pupillenerweiterung das am längsten anhaltende Symptom. Bei Fröschen bewirkt das Gift Herabsetzung der Schlagzahl des Herzens ohne Verstärkung der Diastolen, Abnahme der Hautsensibilität vor Verlust der willkürlichen Bewegung, Herabsetzung der Irritabilität der peripherischen Nervenendigungen und der Muskeln bei Integrität der Medulla spinalis.

Nach D u q u e s n e l (8) ist b r o m w a s s e r s t o f f s a u r e s E s e r i n das zur localen Application als Myoticum geeignetste Eserinsalz, weil es schön krystallairt, in Wasser sich vollständig zu einer neutralen Flüssigkeit löst und selbst an feuchter Luft sich nicht zersetzt.

Nach R o s s b a c h 's (9) neuesten Untersuchungen mit P h y s o s t i g m i n von M e r c k, welches zu seinen früheren Versuchen diente, wirkt dasselbe auf starke Frösche tetanisirend und durch Erschöpfung paralysirend, bei sehr schwachen Fröschen dagegen sofort lähmend, ohne vorher zu tetanisiren. Die Dauer des Tetanus bei stärkeren Fröschen ist ebenfalls von der Individualität der Thiere, nicht von der Dosis abhängig. Die Anschauung von M a r t i n - D a m o u r e t t e, wonach Physostigmin Steigerung der Reflexaction und Muskelirritabilät neben Lähmung der peripherischen Nervenendigungen bedinge, kann R. nicht theilen, da bei mehrfach variirten, myographischen Versuchen keine Veränderung der Muskelcurven durch Physostigmin sich constatiren liess, und namentlich tritt er der von D a m o u r e t t e behaupteten Begründung der Physostigminlähmung durch Präponderanz der Lähmung der motorischen Nerven über die spinale Reizung entgegen, weil bei Fröschen auch in durch Arterienligatur geschützten Extremitäten Krampf eintritt und der N. ischiadicus erst längere Zeit nach Eintritt der Reflexlähmung seine Reizbarkeit einbüsst. Schmerzempfindung bleibt nach Physostigmin auch bestehen, wenn die Motilität schon sehr abgenommen hat, welches letztere zuerst in den Hinterbeinen und erst später in den Vorderbeinen stattfindet.

Eine Verschiedenheit des von ihm benutzten Physostigmins von anderen Präparaten, wie sie H a r n a c k (vgl. vorjährigen Bericht, I. 495) zur Discreditirung der von R o s s b a c h (vgl. Bericht für 1873, I. S. 405) bei Untersuchung des Antagonismus von Physostigmin und Atropin erhaltenen Resultate benutzte, kann Rossbach ebenso wenig einräumen, wie den Einfluss der Benutzung von Winterfröschen, da deren Herzen nach R o s s b a c h 's vielfachen Untersuchungen mit gleicher und selbst grösserer Energie pulsiren, als die von Sommerfröschen, und da ausserdem nach Versuchen von F r ö b l i c h (Bericht für 1874, I. S. 419) die nämlichen Erscheinungen am Herzen bei Herbstfröschen, wie bei Winterfröschen beobachtet wurden. Die von Rossbach wahrgenommenen diastolischen Stillstände nach Atropin sind den letzteren, und nicht etwa anderen, von B a r n a c k vermutheten Momenten zuzuschreiben, so namentlich nicht vorhandenen Contraulsionen, wie beigegebene Curvenzeichnungen beweisen, bei Rossbach's Fröschen nie vorhanden waren, noch von zu starken Insulten des Herzens, da auch bei subcutaner Atropininjection ohne jede Berührung diastolische Herzstillstände vorkommen, während weder Berührung noch elektrische Reizung in der von R. ausgeführten Weise zu diastolischem (Erschöpfungs-) Stillstande führen. R. theilt ferner Versuche mit, aus denen hervorgeht, dass weder Injection von Aq. dest., noch von Kochsalzlösung in die Bauchvene eine auch nur kleine Verlängerung der Diastole bedingen, noch solche von Digitalin, Antiarin, Picrotoxin, Strychnin, Colchicin, Kebolin und Aconitin je andere als die gewöhnlichen, nach Subcutaninjection eintretenden, charakteristischen Veränderungen hervor-

rufen, ja dass selbst Aufblasen des Herzens mit Luft keinen diastolischen Herzstillstand bedingt. Dass die auf Sinnesreizung hervortretenden diastolischen Herzstillstände bei Atropinismus der Ausdruck der trotz Atropin erregbar gebliebenen Hemmungsapparate sind, folgert R. daraus, dass sie das die Nicotinstillstände sich von den durch ihn wahrgenommenen Atropinstillständen in nichts unterscheiden. In Hinsicht auf die von H e i d e n h a i n nach nach neueren Untersuchungen behauptete antagonistische Wirkung des Physostigmins gegen die Action des Atropins auf die Speichelsecretion konnte R. trotz aller Cautelen keine Bestätigung erhalten.

Ausgedehntere Studien legt R o s s b a c h noch in Bezug auf die von ihm constatirte Blutdruckerhöhung, welche nach vorausgegangener Atropinvergiftung durch Reizung des peripheren Halsvagus, vor. Dieselbe erscheint danach unabhängig von der Thierspecies, indem R. sie bei Kaninchen, Katzen und Hunden wahruahm, ferner von Verschluss der Stimmritze und Krämpfen, da sie auch bei curarisirten und tracheotomirten Thieren vorkommt, wohl aber von der Dosis, indem sie nach Gaben von 0,008 fast nie, bei Dosen unter 0,004 immer vorkommt. Bei Kaninchen beträgt sie bis 4, bei Hunden bis 5 Mm., und beginnt entweder unmittelbar nach Anfang der Reizung, steigt während derselben und sinkt nach Beendigung auf die frühere Höhe oder fängt erst am Ende oder einige Secunden nach Aufhören der Reizung an. Wiederholung der Reizung auf der Acme der Blutdrucksteigerung kann noch weiteres Ansteigen bedingen. Die Frequenz der Herzaction und Grösse der Herzhube sind dabei unverändert, ebenso bei noch nicht vollständiger Lähmung des Vagus tritt Sinken der Pulsfrequenz und Verstärkung der Herzpulsationen, in einzelnen Fällen auch bloss letztere ein. Steigerung der Pulsfrequenz durch Vagusreizung bei atropinisirten Kaninchen kam in R o s s b a c h 's Versuchen nicht vor. Eine ähnliche Blutdrucksteigerung durch Vagusreizung fand R. auch bei Katzen nach Colchicin, welches die Erregbarkeit der Hemmungsapparate bei diesen Thieren gleichfalls herabsetzt.

Aus dem eigenthümlichen Verhalten des Blutdrucks schliesst R o s s b a c h, dass im Vagus zwei Fasersysteme verlaufen, von denen das eine zum Herzen geht und dort mit den Hemmungsapparaten in Verbindung steht, während das andere, bei Erregung Blutdruckerhöhung bedingende, nicht zum Herzen geht und gegen Atropin sich 2—3 mal so resistent wie ersteres verhält, und dass bei Reizung des Vagus in unverändertem Zustande die Reizung der hemmenden Fasern die blutdrucksteigernden übercompensirt.

Bei nicht vollständiger Lähmung der Hemmungsfasern ruft stärkere Reizung Pulsverlangsamung und Sinken des Blutdrucks, schwächere dagegen, welche nicht erregend auf diese zu wirken vermögen, Blutdrucksteigerung bei unveränderter Pulsfrequenz hervor. Die Erhöhung der Herzhube scheint ausschliesslich Folge des gesteigerten Blutdruckes zu welche, sie ist meist mit dessen Maximum zusammenfällt. R. fand weiter, dass die blutdrucksteigernden Fasern in der Chordae oesophageae zu den Unterleibsorganen verlaufen. Denn während seinen Versuchen zufolge Reizung des peripheren Endes des zum einem Drittheile der Reizung durchschnittenen Vagus Verengerung der Blutgefässe des Magens und des Darms und eine bedeutende Erhöhung des Blutdrucks in der Carotis bewirkte, rief noch Durchtrennung beider Bauchvagi Reizung der peripheren Halsvagusstümpfe nie mehr ein so beträchtliches Anwachsen des Blutdruckes am Ende der diastolischen Stillstände wie bei durchschnittenen Vagi hervor, und konnte dann bei Vergiftung mit kleinsten Atropindosen vom Halsvagus aus nie mehr Blutdruckerhöhung bedingt werden. Ein auffallendes Verhalten ergab sich bei directer Reizung der peripheren Enden der durchschnittenen Bauchvagi, indem bei verhältnissmässig schwachen Reizungen Erhöhung des Blutdruckes, bei starken stets während der Reizung unter Irregularität des Pulses Sinken und erst nach Beendigung der Reizung Steigen über das ursprüngliche Niveau eintrat. R. nimmt hiernach an, dass wie im Splanchnicus, so auch im Hals- und Bauchvagus vasomotorische Nervenfasern zu den Abdominalorganen verlaufen, deren Reizung Contraction der Unterleibsgefässe und in Folge davon Steigerung des Blutdruckes im grossen Kreislauf bewirkt, und dass die am normalen Thiere nach Auftreten des Vagusreizberzstillstandes und am atropinisirten Thiere unmittelbar auf Vagusreiz hervortretende Blutdruckerhöhung Folge der Reizung dieser Fasern ist.

Die Empfehlung des Capaivabalsams als Diureticum bei Hydrops durch Wilka hat Dixon (12) in drei Fällen bestätigt gefunden, in denen andere Diuretica ohne Erfolg benutzt waren. Die Harnmenge wuchs danach in wenigen Tagen bedeutend, während das spec. Gewicht des Urins abnahm. In einem Falle bestand Albuminurie, welche durch das Mittel nicht verschlimmert wurde. Hall (13) rühmt nach reichen Erfahrungen in Indien grosse Dosen bei Iritis und Ophthalmien mit Eiteransammlung in der vorderen Augenkammer, wo er selbst dreimal täglich 2 Drachmen in Mucilago gab, ohne dass danach die bei Terpenthinölbehandlung so oft störende Strangurie eintrat. Bepinselung des unteren Augenlides, der Schläfen und Wangen mit Capaiva leistete ihm bei Ophthalmia purulenta vorzügliche Dienste, ebenso Bestreichen der Mamma mit dem Mittel bei drohender Mastitis. Nach H. ist Capaiva bei allen Schleimhautkatarrhen, in specie auch bei Bronchitis von Nutzen, und kann gemäss der Erfahrung von Body in Devonshire in 20gränigen Dosen mit Nutzen bei Dysenterie gegeben werden. Ferner bewährte sich ihm der Balsam bei Cystitis chronica und bei chronischem Rheumatismus alter Leute, sowie local applicirt bei alten indolenten Geschwüren der Unterschenkel. H. ist der Ansicht, dass die Effecte des Mittels auf einer theils durch das Nervensystem vermittelten, theils directen Reizung der Capillaren beruhe.

c. Thierstoffe und deren Derivate.

1. Insecta.

1) Galippe, Action de la cantharidine. Soc. de Biol. Gaz. méd. du Paris. 6. p. 75. — 2) Derselbe, Recherches sur l'empoisonnement par la poudre des cantharides. ibid. 25. 26. 33. — 3) Corradi, Alfonso, Tossicologia in re venerea. 1. Afrodisiaci (Cantaridi). Annal. univ. di med. e chirurg. Marzo. p. 433.

Corradi (3) liefert eine vorzügliche kritische Studie über die Cantharidenvergiftung, in welcher er das Vorhandensein der Geschlechtserregung und der Gangrän der Genitalien bei Cantharidismus abweist und verschiedene Irrthümer in der Darstellung Tardieu's darthut, wobei er das bis jetzt vorhandene klinische und experimentelle Material in grösster Ausführlichkeit vorführt. Dagegen will Galippe (1) bei einem Hunde, welchem 5 Mgrm. Cantharidin in die Venen injicirt, hochgradig gesteigerten Begattungstrieb wiederholt beobachtet haben, welche vielleicht mit der p. m. constatirten hämorrhagischen Entzündung der Urethra und starken Congestion der Hoden, Nebenhoden und des Samenstranges in Verbindung stand. Auch führt G. einen Fall von Voisin an, dass bei einer bereits deflorirten Epileptica 1 Mgrm. Cantharidin ein angenehmes Pulsiren und Wärmegefühl der Genitalien hervorrief, sowie einen zweiten, wo ein 60jähriges Mitglied des Corps législatif in Folge einer Dosis der ihm gegen Cystitis chronica verordneten Tinctura cantharidum die

seit 25 Jahren vermissten Erectionen wiederbekam. Endlich erwähnt G. auch das Vorkommen einer Steigerung des Geschlechtstriebes bei Arbeitern, welche Canthariden pulvern oder das Pulver durchsieben, bei denen übrigens mit häufiger eigenthümliche Keratitis, Schwellung des Gesichtes und Entzündung der Lippen und Nasenschleimhaut vorkommt.

Unter den Symptomen der Cantharidinvergiftung, welche auch an nicht direct vergifteten Thieren, denen das Blut eines mit Cantharidin vergifteten Thieres in die Adern geleitet wird, auftreten, hebt Galippe als constant und bei Einführung von 1 Grm. und mehr in das Blut, ausserordentlich rasch eintretend, Mydriasis, bis zum Tode anhaltend, hervor, ausserdem Beschleunigung der Respiration und des Herzschlages, welche sich Dyspnoe, Stupor, Albuminurie, schliesslich Anästhesie und asphyctischer Tod anschliessen. Als besondere Sectionsbefunde erwähnt G. nach Einspritzung von Cantharidin in die Venen hämorrhagische Ulcerationen im Herzen, in das Muskelgewebe bis zu einer gewissen Tiefe eindringend, subpericardiale Ecchymosen, pericardialen Erguss mit Trübung und blutiger Färbung des Herzbeutels, Pleuritis, Hyperämie, Oedem und Emphysem der Lungen, entzündliche Erscheinungen in Magen und Darmcanal, in letzterem an einzelnen Stellen (Duodenum, S romanum, Rectum) mit Geschwürsbildung, Nierenhyperämie, ulcerative Entzündung der Harnblase und der Pars prostatica der Urethra. Aehnliche Symptome und Sectionsbefunde constatirte G. auch bei Subcutaninjection von Cantharidin, nach welcher nur der Vergiftungsverlauf ein protrahirter (bis 5 Tage anhaltend) ist; bei Einführung in den Magen resultiren stärkere locale Alterationen, während Blase und Urethra biswellen intact bleiben; die Pupillenerweiterung ist in beiden Fällen ausgesprochen und tritt auch bei Application von Spanisch-Fliegenpflastern, hier jedoch in grösster Stärke erst nach 12—24 Stunden) auf, und zwar nach den Erfahrungen von Laborde auch bei Menschen.

2. Fische.

Münchmeyer, F., Vergiftung durch Rogen von Cyprinus Barbus. Berliner klin. Wochenschr. 4. S. 46 (Drei Fälle von Vergiftung durch Barbeneier, charakterisirt durch plötzlich auftretendes Erbrechen, wiederholte Darmentleerungen, Mydriasis und Brennen im Schlunde, zweimal mit starker Prostration; die Personen, welche nur von dem Fischfleische gegessen hatten, blieben gesund.)

3. Säugethiere.

1) Hofmeister (Dresden), Prüfungsmethode und Wirksamkeit käuflicher Pepsinpräparate. Deutsche med. Wochenschrift. 2. S. 16. 3. S. 30. — 2) Cruiss, Sur la pancréatine. Soc. des Sc. méd. de Lyon. Gaz. méd. de Paris. 41. p. 650. — 3) Müller, Ludwig (Oeynhausen), Die Wurstvergiftung zu Middelburg in Holland. Deutsche Zeitschrift für prakt. Med. 1, 2, 3. S. 1, 9, 17. (Reflexionen über die im vorjährigen Berichte, I. 516, beschriebene Middelburger Leberwurstvergiftung.) — 4) Sabowski-Makarow, Paul, Du Koumys et de son rôle thérapeutique. 1874. Thèse. Paris. IV. 48 pg. — 5) Landowski, Quelques considérations sur le koumys. Extrait de koumys, et autres produits de la fermentation lacto-alcoolique. Journ. de Thérap 16. p. 617. 18. p. 697. 19. p. 745. — 6) Du koumys et de son rôle thérapeutique. Gaz. des Höp 21. p. 363.

Hofmeister (1) fordert, dass die zur Verordnung kommenden Pepsinpräparate des Handels vor ihrer Anwendung durch künstliche Verdauungsversuche mit Eiweisswürfeln im Brütofen auf ihre Peptonisirungsfähigkeit zu prüfen seien, da im Handel sowohl Pepsinweine als Pepsinarten vorkommen, welche gar keine peptonisirende Wirkung zeigen. Derartige Versuche können jedoch nur für die Wirksamkeit oder Unwirksamkeit der Präparate entscheidend sein, und darf der Umstand, dass auch das beste trockene Pepsin Hühnereiweisswürfel nicht vollkommen auflöst, nicht dazu benutzt werden, um die therapeutischen Effecte des Pepsins überhaupt in Frage zu stellen, da der Magen wesentlich günstigere Bedingungen für die Peptonisirung als künstliche Verdauungsversuche bietet. Von trocknem Pepsin gab Rostocker Pepsin die besten künstlichen Verdauungsresultate, danach Pariser Pepsin, ein Wiener und ein Stettiner Präparat (Pepsinpastillen) blieben ganz ohne Effect. Inwieweit die Wirkungsdifferenzen auf Verschiedenheiten des Alters der einzelnen Präparate oder der Bereitungsweise beruhen, dürfte noch festzustellen sein, doch ergeben die Versuche mit Bestimmtheit, dass frischer Pepsinwein besser peptonisirt als älterer.

Crolas (2) empfiehlt das nach der Methode von Defresne durch 24stündige Digestion zerkleinerte Pancreas mit Aether und rasches Verdunsten als blassgelbes, mit Wasser eine klebrige Lösung gebendes Pulver erhaltene Pancreatin als Digestivum, welches die 9fache Menge Amylum zu saccharificiren, die 24fache Menge Eiweiss zu peptonisiren und die 80fache Quantität Fett zu verseifen vermag.

Auch im Jahre 1875 hat die Behandlung von Zehrkrankheiten und namentlich der Tuberculose mit Kumys Fortschritte gemacht, besonders in Paris, wo ein aus gleichen Theilen Kuh- und Eselinnenmilch gewonnenes Präparat nach Sabowski-Makarow (4) in vielen Hospitälern z. B. von Dujardin-Beaumetz und Guéneau de Mussy mit Nutzen — wenigstens für eine Zeit lang — Verwendung gefunden hat. Nach Landowski (5) ist es besonders die torpide Phthise, wo die brillanteste Effecte (Beseitigung der Nebenerscheinungen, rascher Fettansatz) erzielt werden (bei starker Adynamie mit Kumys No. 2) und zwar am eclatantesten im ersten Stadium; doch tritt auch bei galoppirender Schwindsucht und beim Vorhandensein von Cavernen Besserung dadurch ein.

Aus dem genauen Studium der Literatur der Kumysbehandlung erhielt L. unter 100 Fällen von Phthisis in 12 Fällen scheinbare Heilung, in 30 beträchtliche Besserung, in 30 Besserung, in 8 vorübergehende Besserung — mit einer Körpergewichtszunahme von durchschnittlich 2686 Grm. in 6 Wochen in den Grenzen von ½—1 Kgm. bei den Einzelnen. In 12 Fällen langsamer Reconvalescenz und Erschöpfung war Kumys stets wirksam, bei 5 Fällen von Albuminurie trat in 4 Fällen, bei 10 Fällen von Diabetes 8 mal Besserung ein.

Zur Erleichterung der Fabrication von Kumys an Orten, wo keine Anstalten bestehen, dient nach Landowski das in Paris durch Concentration im Vacuumapparate bei niederer Temperatur erhaltene, mit durch Destillation aus altem Kumys gewonnenem Alkohol und mit Milchzucker versetzte Extract de koumys, ein syrupöses Fluidum von weissgrünlicher Farbe, welches zu gewöhnlicher Kuhmilch (etwa 45,0 auf 1000) gesetzt, bei öfterem Umschütteln des Gefässes in 48—72 Stunden einen trefflichen Kuhkumys liefert, dessen crèmeartige Beschaffenheit durch Zusatz von ana frischer Molke verbessert werden kann.

III. Allgemeine pharmakologische und toxikologische Studien.

1) Bennett, J. H., Report of the committee of the British med. Association to investigate the antagonisme of medicines. Brit. med. Journ. Jan. 23. p. 97. (Schlusssätze der bereits im vorj. Bericht referirten, jetzt auch als besondere Schrift erschienenen Arbeit.) — 2) Amagat, Recherches expérimentales sur l'antagonisme en thérapeutique. Journ. de Thérap. 3. 6.8.12. p. 92. 226.30.0.467. — 3) Coudereau, Note sur l'intensité d'action des médicaments, proportionelle à l' augmentation ou à la diminution de poids de l'animal, à propos d'expériences sur l'action physiologique du menthe-chloral. Gaz. méd. de Paris. 2. p. 21. — 4) Bernard, Claude, Leçon sur les anésthésiques et sur l'asphyxie. 8. avec figures. Paris. — 5) Héger, P. (Brüssel), Rapport sur la valeur des expériences toxiées sur les circulations artéficielles. Gaz. hébdom. de méd. 47. p. 741. — 6) Dujardin-Beaumetz et Audigé, Sur les propriétés toxiques des alcools par fermentation. Compt. rend. LXXXI. 4. p. 191. — 7) Dieselben, Recherches experimentales sur les alcools par fermentation. Bull. gén. de Thérap. Août 30. Sept. 15. 30. Oct. 15. Nov. 15. pp. 167. 210. 265. 310. 365. 404. — 8) Rabuteau, A., Sur les effets toxiques des alcools de la série $C_nH_{2n}+_2O$. Compt. rend. LXXXI. 15. p. 631. — 9) Snow, Herbert L., Some remarks on the condition of the cerebral circulation produced by stimulants and hypnotics. Brit. med. Journ. Oct. 2. p. 324. (Nur Räsonnement.) — 10) Chouppe, H., Recherches expérimentales sur le mode d'action des vomitifs les plus employés. Arch. de physiol. norm. et path. 1. p. 100. — 11) Kulischer, Ueber blutstillende Mittel bei ihrer örtlichen Anwendung. Arch. für klin. Med. H. 2. S. 144 — 12) Meyer, H., Ueber den Einfluss einiger flüchtigen Stoffe auf die Zahl der farblosen Zellen im Kreislauf. Diss. Bonn 1874. 8. — 13) Binz, C., Ueber einige Wirkungen ätherischer Oele. Arch.f.exp.Pathol. u. Pharmakol. Bd. V. H. 1 u. 2. S. 109. — 14) Brunton, Lauder T., Lectures on the experimental investigation of the action of medicines. Brit. med. Journ. Febr. 13. p. 201. Auch als besondere Schrift, London. 8. 87 pp., erschienen. (Sehr brauchbare Zusammenstellung der für pharmacologische Untersuchungen nothwendigen physiologischen Experimentirmethodik.) — 15) Mackay, Allan D., On certain drugs, their value. St. George Hosp. Rep. VII. p. 237. — 16) Limousin, Du sucre-tisane. Journ. de thérap. 8. p. 289. — 17) Die Pharmacopoea elegans. Aerztl. Mittheil. aus Baden. 13. 8. 111. — 18) Besnier, Charles-Aimé, Histoire naturelle et médicale du lait. Thèse. IV 49 pp. Paris. 1874. (Studie über die Bedeutung des Milchsaftes in den Pflanzen und Zusammenstellung der in der Materia medica und Toxicologie wichtigen Milchsaftpflanzen.) — 19) Duboué, De quelques principes fondamentaux de la thérapeutique: recherches sur les propriétés thérapeutiques du sulfate de quinine, de l'eau froide. 8. Paris. — 20) Blyth, Winter A., The identification of the poisonous alkaloids. Med. Times and Gaz. Apr. 10. p. 387. — 21) Southey, Reginald, Jodic acid as a test for strychnia and a new test of opium. St. Bartholom. Hosp. Rep. 10. p. 301.

Amagat (2) betont bei sogenannten antagonistischen Versuchen mit verschiedenen Substanzen die ungleichmässige Beschaffenheit vieler im Handel befindlicher, angeblich reiner Pflanzenstoffe, z. B. Eserin, Hyoscyamin, Nicotin, von welchem letzteren er sogar ganz unwirksame Sorten im Handel constatirte. Die Versuche A.'s betreffen Eserin und Hyoscyamin (Extractum hyoscyami), Eserin und Daturin, Eserin und Nicotin, Strychnin und Nicotin und Strychnin und Chloral, sind aber, da sie meist an sehr kleinen Kaninchen angestellt wurden, weniger concludent. Am evidentesten ergiebt sich der bekannte Werth des Chlorals gegen Strychnin in den bekannten Grenzen, dass sehr kleine Dosen die Krämpfe manchmal nichtverhindern und zu grosse zwar die Krämpfe verhindern, aber selbst den Tod durch Paralyse herbeiführen, während bei starken, nicht paralysirenden Gaben das Leben von Kaninchen selbst nach dem Zehnfachen der letalen Dosis Strychnin (nach A. über 1 Mgm. für Kaninchen von 6 Kgm. Schwere, ¼ Mgm. für junge Kaninchen) nach längerem Chloralschlafe gerettet werden kann.

Nicotin (ziemlich schwaches Präparat, da junge Kaninchen erst durch 0,04 – 0,06 starben) verzögerte bei vorheriger Einführung den Eintritt der Strychninconvulsionen, nicht aber bei gleichzeitiger oder nachträglicher Application; complete Verhinderung der Convulsionen trat nur ein, wenn Nicotin vorher motorische Paralyse bedingt hatte; lebensrettend scheint es nicht zu wirken. Auch bei Vergiftungen mit Eserin (in A.'s Ppt. zu 5 Mgm. bei jungen K. tödtlich und anfangs tetanisirend, später paralysirend) vermochte Nicotin die Krämpfe zu verhindern, ohne die Paralyse und Tod abzuwenden. (Nach A. wirkt Nicotin zuerst paralysirend auf die peripherischen Nervenendigungen, viel später auf die resp. Centren und ist darin dem Aconitin und Eserin gleich.) Daturin kann bei Tauben und Kaninchen, vorher administrirt, jede Spur von Eserinkrämpfen verhindern und in vielen Fällen lebensrettend wirken (in den Versuchen wurde die tödtliche Dosis nicht mehr, als ein Fünftel überschritten); ebenso Hyoscyamin und Bilsenextract.

Coudereau (3) glaubt aus Versuchen, welche er mit Mentha-Chloral, einer Mischung von 1 Th. Pfefferminzöl mit 2 Th. Chloralhydrat, an Kaninchen, Meerschweinchen, Hunden und Katzen anstellte, den Schluss ziehen zu dürfen, dass nur bei Herbivoren die Grösse der Wirkung (Hypnose) im umgekehrten Verhältnisse zum Gewichte des Thieres stehe, während bei Carnivoren die Wirkung gleicher Dosen im geraden Verhältnisse zur Schwere der Thiere !stehe — ein Schluss, zu welchem jedoch die Zahl der Versuche Ref. nicht ausreichend erscheint.

Héger (5) hat an exstirpirten Organen mit künstlicher Circulation nachgewiesen, dass Gifte verschiedener Art den Blutstrom in demselben erheblich beeinflussen. So wirkt Atropin anfangs herabsetzend, dann erhöhend auf die Schnelligkeit der Circulation in Lungen und Nieren; Nicotin in kleinen Dosen vorübergehend herabsetzend, in grossen unmittelbar steigerod; Chloralhydrat (zu 1—2 pCt.) allmälig steigernd, in grösseren Mengen in den Lungen in Folge oedematöser Infiltration' herabsetzend. H. betont die

Congruenz dieser Erscheinungen mit den bei Lebzeiten durch die betr. Gifte gesetzten Veränderungen und glaubt, dass die durch eine grosse Zahl von Giften hervorgebrachten Modificationen der Vasomotoren nicht auf die Centren, sondern auf die Peripherie des Gefässsystems zu beziehen sind. Ein auffallendes Factum, welches H. bezüglich des Nicotins constatirte, ist, dass dasselbe bei der künstlichen Circulation in der Leber das Blut verlässt und sich in seiner Totalität im Gewebe des Organes anhäuft. Bei den minimalen Giftmengen, welche zur Erzielung der Effecte in den Organen mit künstlicher Circulation nöthig sind, kann von einer mechanischen Beschleunigung resp. Verlangsamung der Stromgeschwindigkeit nicht die Rede sein; ebenso hat die etwaige Zerstörung der Blutkörperchen Nichts damit zu thun, da auch Mischungen mit Blutserum denselben Effect haben. Hiernach bleibt nur die Annahme einer Action auf die irritabeln Elemente der Gefässwand übrig, wofür auch die analoge Wirkung des constanten Stromes auf die offenbar noch eine Zeitlang nach dem Tode des Thieres bei künstlicher Circulation fortlebenden Organe ist. H. ist geneigt, die hypothetischen, regulatorischen Endapparate für den Gefässtonus zu negiren und in der Gefässwandung selbst zu suchen und betont, dass nach Massgabe dieser Versuche in jedem Gefässgebiet für sich in Folge localer Einflüsse, die nicht auf die Muskelelemente wirken, der Gefässtonus modificirt werden kann.

Dujardin-Beaumetz und Audigé (6) sind bei Versuchen mit Aethylalkohol, Propylalkohol und Amylalkohol zu der schon früher von Croc, Richardson und Rabuteau (8) gewonnenen Anschauung gelangt, dass die Glieder der Reihe der einsäurigen Alkohole eine gleichartige, jedoch in gleichem Verhältnisse mit der Zahl ihrer C-Atome an Intensität zunehmende Action besitzen. Die entfernte Wirkung sämmtlicher Alkohole macht sich sowohl vom Magen als vom Unterhaut-Bindegewebe, und zwar von ersterem rascher und intensiver geltend und tritt stärker hervor, wenn durch Verdünnung mit Glycerin die örtliche, kaustische Action abgeschwächt wird. Die toxischen und letalen Dosen der 4 Alkohole per Kilogramm Hund bei den verschiedenen Applicationsweisen ergeben sich aus folgender Zusammenstellung:

	Tödtliche Gabe bei subcut. Injection pur:	Tödtliche Gabe bei subcut. Injection mit Glycerin.	Tödtliche Dose vom Magen aus (mit Glycerin).
Aethylalcohol $C_2 H_6 O$	6—8 Grm. (Tod in 36 bis 48 Std.).	7,2 Grm. (Tod in 24 Std.).	5,5—6,5 Grm. (Tod in 12 bis 15 Std.).
Propylalcohol $C_4 H_8 O$	4—4,5 Grm.	3—3,65 Grm. (Tod in 24 bis 36 Std.).	3—3,3 Grm. (Tod in 12 Stunden).
Butylalcohol $C_5 H_{10} O$	2—2,3 Grm. (Tod in 6 bis 7 Std.).	1,92 Grm. (Tod in 24 Std.).	1,76 Grm.
Amylalcohol $C_8 H_{12} O$	1,8—2,3 Grm. (Tod in 2 bis 7 Std.).	1,3—1,63 Grm.	1,4—1,55 Grm. (Tod in 3 bis 10 Std.).

Unter den Vergiftungserscheinungen dieser Stoffe heben Dujardin-Beaumetz und Audigé das Sinken der Temperatur hervor, welches sie am intensivsten bei jüngeren Thieren beobachteten, und das bei geringen

Gaben nur einige Zehntelgrade, bei letalen Dosen Propylalcohol selbst bis 17° (bei Amyl- und Butylalcohol über 10°) betrug. Der Temperaturabfall wurde unmittelbar nach der Einführung wahrgenommen und stieg im

Laufe der Vergiftung. Die durch die Alcohole bedingte Lähmung zeigte sich zuerst an den Hinterbeinen, am spätesten am Nacken; die Respiration war anfangs beschleunigt, bei Eintritt des Coma unregelmässig und diaphragmatisch und cessirte stets vor dem Herzschlage. Erbrechen erfolgt beim Hunde auch bei Subcutaninjection, beim Propylalcohol selbst nach den kleinsten Dosen. Die irritativen Erscheinungen waren beim Propylalcohol ebenfalls sehr ausgesprochen, so dass z. B. Hämorrhagie aus dem Mastdarme stattfand. Die Section wies Hyperämie der Eingeweide, der Meningen und der Lungen bei allen Alcoholen, sehr stark auch beim Propylalcohol nach, wo Duodenum und Rectum intensiv betroffen (Mucosa erweicht, schwärzlich) sind und ausgesprochenere Leberhyperämie besteht. Die Erscheinungen seitens des Darmes treten auch bei Subcutanapplication auf, vielleicht im Zusammenhange mit der Elimination; die Lungenhyperämie fand sich beträchtlicher bei Einführung in den Magen, was D. und A. darauf beziehen, dass in diesem Falle die Lungen ausschliesslich die Elimination besorgen.

Mischung der monatomigen Alcohols zerstört ihre Wirkung nicht, weshalb, wie dies früher auch Rahuteau (8) hervorhob, Getränke, welche die höheren Gileder der Alcoholreihe einschliessen, gefährlicher als Dilute von reinem Aethylalcohol sind. Schliesslich glauben die Verff., die hartnäckigen Magenleiden bei Kellerarbeitern, welche nicht Potatoren sind, auf den durch den Magen ausgeschiedenen Alcohol, welcher ihnen von aussen zugeführt wird, beziehen zu müssen.

Chouppe (10) ist durch vergleichende Versuche zu der Ansicht gelangt, dass das Emetin seine brechenerregende Wirkung stets bei jeder Art der Einführung durch directe Reizung der Vagusendigungen hervorbringe, während Brechweinstein und Apomorphin sowohl auf die Nervenendigungen, als auf das verlängerte Mark wirken, ersterer jedoch rascher auf die Magennerven als auf die Centren, weshalb von den Venen aus höhere Dosen nöthig sind, letzteres umgekehrt.

Emetin wirkt bei Injection in die Venen in denselben Dosen (0,025—0,1) bei Hunden emetisch, wie bei subcutaner Injection, jedoch rascher (später dagegen als bei interner Einführung) und bedingt niemals Erbrechen bei vorheriger Vagusdurchschneidung, während letztere das Zustandekommen des Erbrechens nach Tart. stib. und Apomorphin nicht hindert, ja selbst beim Apomorphin und anscheinend auch beim Brechweinstein die Infusion grösserer Mengen (2 Mgm. Ap., 4—5 Cgm. T. stib.) nicht erforderlich macht. Auch bei Einführung von Emetin in den Magen nach vorheriger Vagusdurchschneidung entsteht kein Erbrechen, dagegen bedingt Apomorphin auch nach Entfernung des Magens Brechbewegungen.

Nach Versuchen an Fröschen, bei denen Compression erst in verhältnissmässig langer Zeit Blutungen stillt, bezeichnet Kulischer (11) Eisenchlorid und essigsaures Blei als wirklich styptisch, während Zinksulphat, wässeriges Mutterkornextract (in 30proc. Lösung), Kinotinctur und Aqua haemostatica Neljabini wirkungslos blieben.

Eisenchlorid wirkt am raschesten in 30 pCt. Lösung, bei Verdünnung bis zu 10 pCt. büsst es seine blutstillende Wirkung mehr ein, als dass letztere durch die verhältnissmässig längere Einwirkungsdauer ersetzt werden könnte, was indess für Verdünnungen unter 20 pCt. nicht mehr der Fall zu sein scheint. Essigsaures Bleioxyd steht dem Eisenchlorid weit nach, so dass 30 pCt.

Bleiacetatlösung nicht besser wirkt als 10 pCt. Eisenchloridlösung. Versuche, in denen Blut, Serum und Gerinnsel mit den einzelnen Styptica in Contact gebracht wurden, ergaben, dass Eisenchlorid auch mit solchen Blutbestandtheilen feste Verbindungen bildet, auf welche das Bleiacetat nur wenig und die übrigen Styptica gar nicht coagulirend wirken, und dass Eisenchlorid in 30 pCt. Lösung eine gleichmässigere Verhärtung der mit ihr in Berührung gekommenen Coagula hervorbringt, welche selbst 24 Stunden anhält. Den officinellen 43procent. Liquor ferri perchlorati hält K. für minder zweckmässig, als 30 pCt., weil durch ersteren die peripherische Schicht des Coagulums so hart wird, dass durch dieselbe hindurch eine weitere Einwirkung kaum stattfinden kann.

Binz (13) theilt die Ergebnisse einer grösseren Anzahl von Studien über die Wirkung ätherischer Oele mit, welche von verschiedenen seiner Schüler in den letzten Jahren angestellt sind und zum grössten Theile bereits in diesem Berichte Mittheilung gefunden haben, so dass wir auf Ber. für 1870. I. S. 357 (Baum und Binz, über die Pharmakodynamik des Camphors), Ber. für 1873. I. S. 402 (Binz und Siegen, über Oleum eucalypti) und 410 (Grisar, über die Einwirkung verschiedener Aetherolea auf die Reflexthätigkeit) verweisen müssen. In Hinsicht auf die Reflexerregbarkeit hebt Binz hervor, dass bei Fröschen nach Durchschneidung der Medulla hinter der Rautengrube constant resultirende Reflexerhöhung nicht eintritt, wenn vorher die Reflexerregbarkeit durch ätherische Oele herabgesetzt wurde, wo vielmehr ein Sinken bis auf Null resultirt, so dass also hier das Rückenmark auf den Reiz der peripheren Schnittfläche nicht mehr reagirt. Unberücksichtigt sind bis jetzt Studien von Meyer (12) und Siegen geblieben, wonach Terpenthinöl, Baldrianöl, Zimmtöl, Fenchelöl, Camphor und Camphorcymol bei Einführung von 5—15 Tropfen der Oele oder 0,25 Grm. in den Magen, nicht aber bei Subcutaninjection (von Cymol), eine erhebliche Vermehrung der farblosen Blutkörperchen bewirken, welche nach Abiant von 1—1½ Stunden wieder schwindet und in den ersten 10—25 Minuten selbst über das Doppelte der Normalzahl betragen kann. Analog wirken Caryophylli, Macis, Piper album, Tr. corticis aurantii, in geringerem Grade Tr. chinae (nicht Chinin), starker Aether und Essigäther, während Alkohol ohne Einfluss ist. Abweichend wirkt Oleum menthae piperitae, das sogar eine Verminderung der weissen Blutzellen bedingt, übrigens sich auch durch das auf der Zunge danach hervortretende, von localer Anaemie begleitete Kältegefühl von den übrigen ätherischen Oelen unterscheidet. Binz betrachtet als Ursache der Vermehrung der farblosen Zellen im Blute eine durch die verdampfenden Oele in den Wandungen der Eingeweide und der Nachbarschaft gesetzte Erschlaffung der Gefässe, welche, wie bei der Entzündung die Auswanderung der weissen Blutkörperchen, auch umgekehrt deren Einwanderung begünstigen.

Mackay (15) giebt eine Uebersicht derjenigen Medicamente, welche sich ihm in der Praxis vorzugsweise bewährt haben, woraus die Verwendung von Acidum nitricum und hydrochloricum bei Dyspepsie, wo M. es dem von ihm nicht sehr geschätzten Pepsin vorzieht, ferner diejenige von Guajacum (zu 0,6 Grm.) in Verbindung mit Natr. bicarb. zum Coupiren von Angina tonsillaris, der interne Gebrauch von Belladonna bei scrophulöser Augenentzündung und der von Chinin (mit Hyoscyamus und Oxymel scillae) bei chronischen Bronchialleiden Hervorhebung verdienen.

Eine sehr bequeme neue Arzneiform ist die Snaretisane von Limousin (16), welche in der Weise bereitet wird, dass nach Massgabe der in den Pharmakopöen gegebenen Vorschriften concentrirte flüssige

Auszüge im Vacuum oder bei niederer Temperatur dargestellt und in weissen Zucker incorporirt werden. Jedes Stück entspricht einer Theetasse voll Tisane der betr. Pflanzentheile, deren Geruch, Farbe und active Principien erhalten bleiben, und lässt sich durch einfaches Auflösen in heissen oder kalten Thee zur ex tempore Darstellung der verordneten Tisane verwenden. Die Form erinnert an den früher besonders zum Export in tropische Länder bestimmten trocknen Syrup von Menier und verschiedene Saccharolata und Saccharureta des Code français.

Zur Identificirung bei gerichtlicher Analyse isolirter Alkaloide empfiehlt Blyth (20) neben den Farbenproben mit Schwefelsäure und Salpetersäure und der Sublimation die Destillation eines Theiles mit alkalischer Lösung von Kaliumpermangat und Bestimmung des freigewordenen Ammoniaks mittelst Nessler's Reagens. Die meisten Alkaloide geben bei der Destillation die Hälfte ihres N als Ammoniak, Atropin und Narkotin ihren ganzen N. Weniger als 1 pCt. Ammoniak liefert Solauin, 2½—3 pCt. Morphin, Codëin, Papaverin, Veratrin, 3½—5½ pCt. Aconitin, Narkotin, Brucin, Coniin, Strychnin und Atropin, 10 pCt. Nicotin.

Nach Southey (21) erzeugt Jodsäure mit Strychnin eine charakteristische, über 1 Std. anhaltende, und daher besser als die gewöhnlichen Farbenproben in foro zu verwendende, rothe Färbung, welche allmälig fleischfarben, später rothbraun wird.

Elektrotherapie

bearbeitet von

Prof. Dr. W. ERB in Heidelberg.

I. Allgemeine Arbeiten. Physiologisches. Methoden.

1) Pierson, R. H., Compendium der Elektrotherapie. Zum Gebrauch für Studir. u. Aerzte. Leipzig. 8. (Ganz brauchbare Compilation des Wissenswerthesten aus der Elektrotherapie; dürfte etwas kritischer gemacht sein.) — 2) Beard, G. M., The elements of electrotherapeutics. A series of letters. Archiv d. Electrolog. and Neurology. I. Nov. 1874. p. 158—166. — 3) Poore, Vivian G., Lectures on Electrotherapeutics. VII. Electric. in spasmodic affections and „writers cramp." Lancet. Jan. 23. (Fortsetzung der im vorjähr. Bericht erwähnten, ganz lesenswerthen Vorträge von Poore; der vorliegende enthält mehr Pathologisches über den Schreibekrampf und andere Krampfformen, als Elektrotherapeutisches.) — 4) Fieber, F., Mittheilung über 16,000 (!) Fälle von Nerven-, Brust- und Kehlkopfkrankheiten. Separat-Abdruck aus der Allg. Wien. med. Zeitung. 1874. (Enthält nichts von Bedeutung.) — 5) Althaus (London), Des applications thérapeutiques de l'électricité. Gaz. des hôp. No. 31. u. 34. (Es liegt uns nur ein erster Artikel vor, der sich mit den verschied. galv. Batterien beschäftigt; enthält nichts Neues.) — 6) Rockwell, A. D., The relation of electrotherapentics to electrophysiology. New-York med. Record. Febr. 20. (Nichts Neues.) — 7) Schiel, J. (Baden), Electrotherapeut. Studien. Arch. f. klin. Medic. XV. S. 191—214. — 8) Beard, G. M., Cases illustrating different degrees of susceptibility to electricity. Philad. med. Tim. Jan. 2 und 16. Febr. 20. (Nicht von Bedeutung.) — 10) Väter, Ritter v. Artens, Der electr. Palmospasmus. Allgem. Wien. med. Zeitung. No. 32—35. — 11) Fischer, Georg (München), Experiment. Studien zur therapeut. Galvanis. des Sympathicus. Archiv für klin. Med. XVII. S. 1—73. Mit 2 Tafeln. — 12) Vulpian, Sur les effets de la faradisation des ventricules du coeur chez le chien. Gaz. méd. de Paris. No. 2. — 13) Ottoni, Gregor., Rivista elettroiatrica. Ann. univers. Gennaj. p. 95—153. (Enthält manches Beachtenswerthe.) — 14) Zoch, P., Die Physik in der Electrotherapie. Mit 50 Holzschn. 8 Tübingen. 172 SS.

Beard (2) beginnt in seiner Zeitschrift eine Reihe von Briefen, in welchen er supponirte Fragen von Collegen über verschiedene Gegenstände der Electrotherapie in kurzer und gesprächsähnlicher Form erörtert. Zuerst ein Brief, welcher sich mit der Frage beschäftigt, „zu was die Electricität gut sei?" und die Antwort gibt, dass sie ein stimulirendes, sedatives und tonisches Mittel sei und in allen entsprechenden Zuständen Anwendung verdiene. Der zweite Brief bespricht die Wahl einer Batterie, der dritte besagt, dass gegen veraltete Chorea die centrale Galvanisation, die Galvanisation des Rückenmarks, und milde allgemeine Faradisation am wirksamsten seien; der vierte Brief spricht sich dahin aus, dass neben der electrischen Behandlung der gleichzeitige Gebrauch von innern Mitteln nicht bloss erlaubt, sondern in vielen Fällen sehr indicirt sei.

Schiel (7) wirft in seinem Aufsatz eine Reihe interessanter Fragen auf und sucht denselben auf experimentellem Wege näher zu treten. Leider wird aber keine derselben bis zu dem Punkte verfolgt, an welchem eine nutzbringende Verwerthung für die Praxis beginnt. Zunächst werden einige Versuche mitgetheilt, welche den Zweck haben, das Verhalten der Pilze und verwandter Gebilde gegen den galv. Strom kennen zu lernen. Die Resultate sind verschieden und lassen noch keine sicheren Schlüsse zu. Merkwürdig sind einige Beobachtungen an Froschlarven, welche in ihrer Richtung innerhalb eines Gefässes mit Wasser durch die Richtung eines durchgeleiteten galv. Stroms bestimmt werden. Ganz lehrreich — wenn auch nichts Neues bietend — sind die Versuche, welche die Verbreitung des Stroms in der ganzen Masse eines flüssigen Leiters beweisen, wenn der Strom mit zwei Drähten an irgend einer Stelle in denselben eingeführt wird. — Die Versuche über chemisch-physikalische Wirkungen des Stroms im Innern des durchflossenen Körpers ergaben keine brauchbaren Resultate. — Verf. bestätigt die Angaben von Legros und Ouimus, nach welchen ein aufsteigender Strom im Nerven die dazu gehörigen Capillaren verengere, während ein absteigender Strom sie erweitere. — Die Methoden der unipolaren Electrisation, wie sie von Clemens und neuerdings von Radcliff in die Praxis einzuführen versucht wurden, werden einer kurzen, negirenden Kritik unterzogen. — Weiterhin entwickelt Verf. in sehr richtiger Weise die Verhältnisse der Gesammtstromstärke bei in Nebenschliessung eingeschaltetem Stöpselrheostaten; er macht darauf aufmerksam, dass jede Veränderung des Widerstands im Rheostaten auch nothwendig eine Veränderung der Gesammtstromstärke zur Folge haben müsse, wird jedoch damit den mit der Physik einigermassen vertrauten Electrotherapeuten nichts Neues sagen. — Schliesslich beschreibt und empfiehlt Verf. wiederholt seinen in sehr practischer Weise construirten Flüssigkeitsrheostaten.

Unter „Empfänglichkeit für Electricität" (Electrosusceptibility) versteht Beard (8) diejenige Eigenschaft des Organismus, welche ihn fähig macht, von dem electrischen Strom in guter oder schlimmer Richtung beeinflusst zu werden, und er unterscheidet wieder eine Empfänglichkeit für den faradischen und für den galv. Strom. Er setzt des Breiteren auseinander, wie diese Empfänglichkeit bei verschiedenen individuen eine sehr verschiedene sei, ähnlich wie für Opium und andere Medicamente; dass sie bei der Aufstellung der Indicationen und der Prognose berücksichtigt werden müsse, und dass von ihr vielfach die Wahl der Methoden und der Stromstärke abhänge. Besonders seien in dieser Beziehung folgende Thatsachen bemerkenswerth: Kinder sind weniger empfänglich (empfindlich) für Electricität als Erwachsene. — Personen, welche anfangs in lästiger Weise „empfänglich" waren, können mit der Zeit so tolerant gegen Electricität werden, dass sie günstige Wirkung von ihr haben. — Manche Personen bleiben immer so hochgradig „empfänglich", dass die Behandlung nicht fortgesetzt werden kann. — Es gibt einzelne Individuen, welche sehr wenig „empfänglich" sind, hohe Dosen ertragen und doch in keiner Weise gebessert werden. Einige Fälle werden zur Bekräftigung dieser etwas vagen Sätze angeführt. — Auch in chirurgischen Fällen sollen sich ähnliche Differenzen in der Fähigkeit, durch Electricität beeinflusst zu werden, finden.

Väter (10) theilt in ausführlicher Weise einen Fall von progressiver Muskelatrophie mit, in welchem sich — nachdem er bereits 4 Monate in Be-

handlung war und von dem fraglichen Phänomen nichts gezeigt hatte — eine sehr merkwürdige Reactionsform der Nerven und Muskeln gegen eletrische Ströme herausstellte, die bisher noch nicht bekannt war.

Es stellte sich nämlich in den atrophischen und gelähmten Muskeln des rechten Vorderarms nach Entfernung der Elektroden eines mässig starken, faradischen Stroms heftige, krampfartige Bewegung des Vorderarms und der Hand ein, so dass rapide Schwingungen der Hand erfolgten, welche nach kurzer Frist in schnelle kreisförmige Bewegungen der Hand übergingen, welche dann wieder von abwechselnden Seitwärtsbewegungen, Drehungen, Flexionen etc. abgelöst wurden. Nach 2½ Minuten etwa beruhigten sich die Krämpfe und machten fibrillären Zuckungen in allen Theilen des Vorderarms und der Hand Platz. Diese Bewegungen konnten selbst durch die kräftigste Willensanstrengung nicht unterdrückt werden. — Dieselbe Erscheinungsweise trat auch beim Oeffnen eines mässig starken galvan. Stromes vom N. radialis, ulnaris und medianus dext. aus ein. Verf. nennt diese Erscheinung „elekt. Palmospasmus (Schüttelkrampf)" und hat mehrere Monate hindurch sie bei der betreffenden Kranken verfolgt und endlich verschwinden sehen, während zugleich eine erhebliche Besserung in der Ernährung und Motilität der erkrankten Muskeln eintrat. — Folgende Schlussfolgerungen ergaben sich aus dieser Beobachtung: 1) Es giebt eine patholog. Veränderung der galvanischen Reaction, darin bestehend, dass nach der AnO Palmospasmus von kürzerer oder längerer Dauer eintritt. Diese Veränderung kann mehrere Wochen lang bestehen. — 2) Dieselbe Veränderung zeigt sich bei faradischer Exploration durch sofortiges Eintreten des Palmospasmus nach dem Abheben der Elektroden. — 3) Diese Veränderung der faradischen Erregbarkeit kann die gleichnamige Veränderung der galvanischen Erregbarkeit eine Zeit überdauern. — 4) Der magnet-elektrische Strom kann auch dann noch Palmospasmus zu Stande bringen, wenn dies durch den elektro-magnetischen Strom nicht mehr möglich ist. — 5) Es giebt eine Reactionsveränderung, bei welcher es nur gelingt, durch synchrone Anwendung des galvanischen und faradischen Stroms (Galvano-Faradisation) unter gewissen Umständen Palmospasmus zu erzeugen. — 6) Der elektrische Palmospasmus kommt bei der progressiven Muskelatrophie vor.

Eine sehr umfangreiche, wenn auch nicht sehr ergebnissreiche Arbeit über die therapeutische Galvanisation des Sympathicus verdanken wir Georg Fischer (11).

Die Arbeit enthält in ihrem ersten Theil eine ziemlich vollständige historische Uebersicht des vorliegenden pathologischen oder physiologischen Materials über diese Frage. Zuerst werden die am lebenden Menschen, besonders bei Gelegenheit pathologischer Beobachtungen in Bezug auf die Sympathicusgalvanisation gefundenen Thatsachen referirt und dabei die oft sehr differenten Ansichten der verschiedensten Forscher (Gerhardt, Remak, Benedict, Fliss, Eulenburg u. Schmidt, Landois u. Mosler, Mor. Meyer, Chvostek, Holst, Beard u. Rockwell etc.) mitgetheilt. — Hierauf folgt eine Darstellung des vorhandenen experimentell-physiologischen Materials und der aus demselben zu gewinnenden Folgerungen. Das Endergebniss dieser Zusammenstellung ist ein für die praktischen Anforderungen und die praktische Verwerthung noch durchaus ungenügendes. — Verf. hat deshalb eine Reihe von experimentellen Untersuchungen gemacht, um über die hier obschwebenden wichtigen Fragen etwas mehr Klarheit zu erlangen. Dieselben haben jedoch im Ganzen nur dürftige und für die elektrotherapeutische Praxis noch kaum verwerthbare Resultate gegeben.

Einige Versuche wurden an Pferden angestellt. Verf. suchte zu bestimmen, ob der Blutdruck in den vom Sympathicus innervirten, äusseren Kopfarterien durch die am Halsstamme angewandten Elektrisationsmethoden alterirt werde. Er untersuchte zu diesem Zweck den Blutdruck in der Maxillaris interna, während der blossgelegte Sympathicus am Halse faradisirt oder galvanisirt wurde. Er bediente sich der graphischen Methode und erhielt dadurch zugleich Aufschluss über die jeweilige Höhe der Pulswellen (mittlere Elevation) und die Pulsfrequenz, die Frequenz der Herzcontractionen. Es zeigte sich, dass bei der Faradisation des Sympathicus der mittlere Blutdruck während der Stromdauer constant erhöht war, nach der Stromöffnung wieder sank; die mittlere Elevation der Pulscurven war während der Stromdauer geringer als vorher; die Herzthätigkeit in der Mehrzahl der Fälle beschleunigt. Es ist also möglich, durch faradische Reizung des Halssympathicus den Blutdruck in der Maxillar. interna zu steigern, eine vermehrte Spannung der Arterienwand zu bewirken.

Die Galvanisation des Sympathicus ergab sehr unsichere und man kann fast sagen, negative Resultate. Auffallende und irgendwie gesetzmässige Veränderungen des Blutdrucks traten selbst bei Anwendung sehr hoher Stromstärken nicht ein.

Verf. wählte zu weiteren Versuchen, besonders über den letzteren Punkt, die Katze als Versuchsthier. Zunächst wurde das Verhalten der oculo-pupillären Fasern im Halssympathicus geprüft. Hier ergaben die Versuche allerdings positive, aber bei den Einzelversuchen sehr verschiedene und in ihren Bedingungen noch durchaus nicht klare Resultate. Die percutane Reizung des Halssympathicus gelang gar nicht, wohl aber die des Sympathicus in situ nach Anlegung eines Hautschnitts; hierbei schien aber die gleichzeitige Reizung des Vagus von entscheidendem Einfluss auf die Resultate, besonders bei der Galvanisation zu sein; bei blossgelegtem und isolirten Sympathicus war die faradische Reizung ausserordentlich wirksam, die galvanische Erregbarkeit aber sehr gering und erlosch bald völlig; auch hier wirkte die gleichzeitige Reizung des Vagus erheblich modificirend auf die Versuchsresultate. Reflectorische Erregungen scheinen dabei mit im Spiele zu sein. Jedenfalls ist die Anzahl und Modification der Versuche zur Zeit noch ganz ungenügend, um irgend welche positiven Schlüsse zu erlauben.

Zur Entscheidung der wichtigsten Frage, ob nämlich die Circulationsverhältnisse im Gehirn und seinen Häuten durch die Galvanisation des Sympathicus zu beeinflussen seien, stellte Verf. eine Reihe von Gehirndruckversuchen nach einer schon von Jolly angewandten, aber etwas modificirten Methode an. Auch hierbei waren Katzen die Versuchsthiere. Als Grundlage der Schlussfolgerungen diente der Satz, dass Steigung des Blutdrucks im Schädel auch eine Steigung des Gehirndrucks bewirke. Bei den acht Versuchen mit faradischer Reizung des isolirten Sympathicus trat 5 mal eine Steigerung, 3 mal ein Absinken des Gehirndrucks ein. Es scheint sonach, als ob im Halssympathicus der Katze vasomotorische Fasern für die intracraniellen Gefässe verliefen; aber wahrscheinlich nur ein kleiner Theil. — Die galvanische Reizung ergab noch dürftigere Resultate. Fast während jeder Reizung traten „irgend welche", wenn auch „minimale" Veränderungen und Eigenthümlichkeiten auf, die bei unbeeinflussten Curren nicht statthatten. Es wird dadurch die „Möglichkeit" eröffnet, dass das ruhige Fliessen des Stroms „gewisse" Einflüsse auf die vasomotorischen Fasern haben „könne". (!)

Bei doppelseitiger Faradisation der Nu. sympathici alleg der Gehirndruck rasch und bedeutend und in allen (4) Versuchen traten in tiefster Narcose des Thiers Convulsionen auf.

Die Schlussresultate sind für die Elektrotherapie sehr wenig befriedigend. Unerwartet gering erscheint der Einfluss einseitiger Sympathicusgalvanisation auf Blut- und Gehirndruck. Ein den Erscheinungen der „Zuckungsgesetze" gleichzustellender Vorgang ist am Halssympathicus mit der nöthigen Exactheit nicht hervorgerufen. Bei der gewöhnlich geübten therapeutischen „Galvanisation des Sympathicus" kommt eine Anzahl von Factoren zur Thätigkeit, deren Effect unter Umständen in höherem Grade alterirend auf die Gehirncirculation und Blutdruck einwirken kann, als die elektrische Reizung des Halssympathicus selbst.

Vulpian (12) fand, dass an dem blossgelegten Herzen von Hunden eine selbst kurz dauernde Einwirkung eines faradischen Stroms auf die Oberfläche der Ventrikel schon genügt, eine hochgradige Störung und Irregularität der Ventrikelcontractionen herbeizuführen, welche in kurzer Zeit zum Herzstillstand und zum Tode führen und durch nichts beseitigt werden können. Dasselbe ist der Fall, wenn man das unversehrte Herz mittelst einer Acupuncturnadel faradisch reizt. — Beim Meerschweinchen tritt jedoch diesen Erfolg nicht ein. — Vulpian macht auf die Gefahren aufmerksam, welche nach diesen Experimenten der Versuch einer Wiederbelebung der Herzthätigkeit mittelst der Faradopunctur beim Menschen haben könnte.

Das Buch von Zech (14) ist eine werthvolle Gabe für den Electrotherapeuten. Verf. hat sich etwas mit den Bedürfnissen der Electrotherapeuten bekannt gemacht und seine Darstellung im Wesentlichen auf das diesen Nothwendige und Wissenswerthe beschränkt. Das Buch enthält in einfacher, klarer und sachgemässer Darstellung Alles, was aus der Physik erforderlich ist, um sich mit einiger Sicherheit und Klarheit auf dem Gebiete der Electrotherapie zu bewegen. Kein Electrotherapeut wird dasselbe ohne Nutzen lesen.

II. Electrotherapie der Nerven- und Muskelkrankheiten.

1) Ullersperger, J. Bapt., Die Anwendung der Electricität bei Behandlung der Geisteskrankheiten. Eine von der Soc. méd. d'Anvers mit Mention honorable und Diplom ausgezeichnete Preisschrift. München. Finsterlin. 8. 51 S. (Ungeniessbares und völlig werthloses Machwerk.) — 2) Sinkler, Wharton, On the treatment of neuralgia by the constant current. Philad. med. Tim. Jan 30. — 3) Knott, S. J., Cases of sciatica and neuralgia successfully treated by galvanism. Lancet Dec. 18. — 4) Servaes (Köln), Ueber den Nutzen der Electrotherapie bei der Behandlung von cerebral. Lähmungen. Deutsche med. Woch. No 8. (Nichts Neues, aber ganz gute Bemerkungen über dieses Thema.) — 5) Lewin, L., Ueber complete Paraplegie in Folge von acuter Myelitis und die electr. Behandlung derselben. Deutsche Klin. No. 11. — 6) Wilhelm, Ueber infantile Lähmung und deren Behandlung mit der Electricität. Allg. Wiener med. Zeitung No. 24. 26 — 28. 30. 32. 34. 38. 40. (Ohne Werth.) — 7) Buzzard, Thomas, Details of electr. examination and treatment in a case of peripheral paralysis of the facial and oculomotor nerves. Lancet. Oct. 2. — 8) Bernhardt, Eigenthümlicher Verlauf einer (schweren) peripheren Lähmung des N. facialis. Arch. f. klin. Med. XIV. S. 433. 1874. — 9) Fischer, Franz (Heidelberg), Zwei Fälle von Neuritis. Berl. klin. Woch. No. 33. — 10) Sturgis, S. E., In-

contin. of urine cured with electricity. Philad. med. surg. Report. Sept. 25.". (Ohne Werth.)

Wharton Sinkler (2) theilt die Geschichte von 10 Neuralgien — meist Trigeminusneuralgien — mit, welche mit dem galvan. Strome behandelt wurden.

5 Fälle wurden geheilt, 3 gebessert, 2 nicht gebessert. Von den Ergebnissen seiner Beobachtung sei erwähnt, dass die angewendete Stromstärke eine sehr mässige sein soll, dass die Dauer einer Sitzung nicht 5 bis 10 Minuten überschreite; dass die Sitzungen täglich, nicht selten sogar 2—3 Mal täglich stattfinden sollen. Die Stromesrichtung sei in den meisten Fällen gleichgültig; doch sah Verf. in einem Falle den aufsteigenden Strom verschlimmernd wirken, während der absteigende heilte, in anderen Fällen das Umgekehrte. — Der Strom soll immer stabil angewendet werden.

Lewin (5) berichtet von einem Falle acuter spinaler Erkrankung (unter Fieber und Schmerzen eingetretene Paraplegie mit Contracturen, ohne Sensibilitätsstörung, ohne Störung der Reflexe, aber mit Sphincterenlähmung), in welchem relativ rasche Besserung und Heilung während des Gebrauchs ansteigender stabiler Ströme von ziemlicher Stärke (30—40 Elem.) eintrat. Der Fall ist bemerkenswerth, wenn auch wenig beweisend.

Buzzard (7) berichtet in einer für englische Autoren seiten ausführlichen Weise über einen Fall von schwerer rheumatischer Facialparalyse mit Entartungsreaction und dem gewöhnlichen Verlauf; er bringt für den deutschen Leser durchaus nichts Neues. Bei demselben Kranken kam 2 Jahre später eine — wahrscheinlich ebenfalls rheumatische — Oculomotoriusparalyse zur Beobachtung, und die von dem Verf. zur Heilung derselben angewendete Galvanisationsmethode verdient Erwähnung und Nachahmung.

Er benutzte nämlich als erregende Electrode für die Augenmuskeln einen Finger seiner rechten Hand, der mit durchfeuchteter Leinwand umhüllt war, während Verf. den einen Pol mit der linken Hand hielt; der andere Pol wurde dem Kranken auf die Schläfe (zweckmässiger jedenfalls in den Nacken, Ref.) gesetzt und nun mit dem Finger jeder beliebige Augenmuskel durch die geschlossenen Lider hindurch möglichst direct und sorgfältig gereizt. Es geht das jedenfalls sicherer und bequemer als mit jeder andern Electrode. Die Heilung erfolgte prompt. Man kann in dieser Weise sowohl den faradischen wie den galvanischen Strom anwenden; den besten Massstab für die erforderliche — ziemlich hohe — Stromstärke hat man in dem Gefühle des operirenden Fingers.

Bernhardt (8) theilte schon im vorigen Jahre eine Beobachtung von rheumatischer Facialslähmung mit, in welcher sich die el. Erregbarkeit in der Weise verhielt, wie sie im vorj. Bericht S. 529 als für die „Mittelform" der Facialislösung charakteristisch bereits genauer bezeichnet wurde.

Fr. Fischer (9) theilt aus dem Ambulatorium des Ref. zwei Fälle von Neuritis mit, welche ein gewisses electrotherapeutisches Interesse darbinten; besonders wegen der auffallenden katalytischen Wirkungen in dem ersten Fall.

1) Frau von 40 Jahren; wird im Wochenbett von Formication und Schmerzen im Gebiet des rechten Me-

dianus befallen; heftige Schmerzen, besonders nächtliche Exacerbationen und dadurch Schlaflosigkeit. Die Untersuchung ergiebt: Verbreitung der abnormen Sensationen und Schmerzen genau dem Medianusgebiet an der Hand und den Fingern entsprechend; der N. medianus oberhalb des Handgelenks als dicker, spindelförmiger, empfindlicher Strang deutlich zu fühlen. Trophische Störungen der Haut und Nägel im genannten Verbreitungsbezirk. Sensibilität nicht verändert, bei Druck auf die Finger tritt Formication ein, Gefühl von Geschwollensein der Finger. Motilität der Muskeln des Thenar nicht erheblich gestört, wohl aber die Handarbeit häufig wegen schmerzhafter Ermüdung unterbrochen. Die faradische und galvanische Erregbarkeit des rechten N. medianus etwas erhöht.

Galvanische Behandlung: Stabile Anwendung der Anode auf die geschwollene Stelle. Besserung sehr auffallend, und sofort nach der ersten Behandlung schon eintretend und sich nach und nach steigernd, so dass schliesslich völlige Heilung eintritt. — In der Epikrise bespricht Verf. die einzelnen Erscheinungen dieses Falles genauer.

2) Frau von 33 Jahren. Im Februar 1874 wurde ihr durch ein Wagenrad die Endphalange des linken Mittelfingers abgequetscht; langsame Heilung und Vernarbung der Wunde. Anfang Juni 1874 heftige Schmerzen im Mittel- und Ringfinger (der ebenfalls mit verletzt worden war), die sich allmälig über Hand und Vorderarm verbreiteten. Die Untersuchung ergab eine Neuralgie der Hand und des Vorderarmes ohne erhebliche Sensibilitätsstörung (nur an einer kleinen Stelle des Handrückens war die Empfindung etwas abgestumpft). — Die Behandlung bestand in stabiler Anwendung der Anode auf den N. medianus oberhalb des Handgelenks und in der Eilenbeuge. Nach 8 Sitzungen war erhebliche Besserung, nach späteren 12 weiteren Sitzungen völlige Heilung eingetreten.

III. Electrotherapie bei Krankheiten der Sinnesorgane.

1) Dutrait, Du traitement galvan. dans certains formes de renversement des paupières. Lyon. médic. No. 32 und 33. — 2) Carnus, Henri, Des troubles du corps vitré et de leur traitement par les courants continus. Thèse. Paris. 1874. 4. 43 pp. — 3) Seely, W. W., Galvanism in ocular and aural affections. Arch. of Electrol. and Neurol. I. Nov. 1874. p. 213—224.

Dutrait(1) macht weitläufige Auseinandersetzungen über die Natur und die Ursachen gewisser Formen von En- und Ectropium, die er auf Atonie und Atrophie bestimmter, in den einzelnen Fällen verschiedener Bündelchen des Orbicularis palpebrarum zurückführt. Gegen diese Formen ist die vorsichtige Anwendung der Faradisation der betreffenden Muskelbündelchen angezeigt.

Dieselben werden mittels einer feinen Electrode aufgesucht, und zwar besonders diejenigen gereizt, deren Contraction eine Redressirung der falschen Lidstellung zur Folge hat. Die Behandlung muss exact gemacht und ausdauernd längere Zeit fortgesetzt werden. Frische Fälle sind natürlich die günstigeren. Die Erfolge scheinen im Ganzen gute zu sein.

Carnus (2) hat eine Dissertation über die Behandlung der Glaskörpertrübungen mittels des galvanischen Stromes geschrieben, auf Veranlassung von Onimus, welcher dieselben zum Gegenstand galvanotherapeutischer Versuche machte.

Im ersten Theil schildert Verf. die Anatomie und Physiologie des normalen Glaskörpers und bespricht die

Pathogenese und die Pathologie der in demselben vorkommenden Trübungen, ohne wesentlich Neues zu bringen. Im zweiten Theil bringt er 8 einschlägige Beobachtungen, in welchen die Anwendung des galvanischen Stroms zum Theil von sehr anfallendem Erfolge war, die Trübungen ziemlich rasch zum Verschwinden brachte und die Sehschärfe der Kranken erheblich besserte. Die Methode war gewöhnlich die, dass die Anode auf das gleichseitige Gangl. suprem. des Sympathicus, die Kathode auf die geschlossenen Lider applicirt wurde; schwacher, stabiler Strom, Einwirkung 2—5 Minuten lang; Sitzungen täglich oder seltener. In einem Falle wurde auch die Anode auf das Auge, die Kathode hinter das Ohr applicirt. — Zur Begründung der Methode giebt Verf. dann weitläufige theoretische Auseinandersetzungen über die Wirkung des galvanischen Stromes auf Circulation und Ernährung, ganz den bekannten Ausführungen von Ouimna folgend; wir können dieselben hier füglich übergehen. — Unter den Schlussfolgerungen findet sich, dass die Anwendung des galvanischen Stroms zur Beseitigung der Glaskörpertrübungen durch die Erfahrung als eine vortheilhafte erwiesen werde; dass man von diesem Verfahren Gebrauch machen werde in den Fällen, wo frische traumatische oder schwere organische Läsionen fehlen; dass man mit grosser Vorsicht verfahren müsse, um nicht allzustarke Ströme anzuwenden.

Seely (3) macht einige flüchtige Mittheilungen über seine Resultate der galvanischen Behandlung von Augen- und Ohrenleiden.

Er hat Amblyopie bei Schielenden in Folge von Unterdrückung des Bildes des einen Auges mit Erfolg galvanisch behandelt; bei Sehnervanatrophie erhielt er immer negative Resultate; zwei Fälle von Commotio retinae wurden mit glänzendem Erfolg galvanisirt; gegen Mydriasis kein bemerkenswerther Erfolg; mehr gegen Insufficienz der Recti interni etc. etc. Die Bemerkungen des Verf. über Galvanisiren der Hörnerven zeugen von geringer Sachkenntniss und wenig eigener Uebung auf diesem, für manche Leute so überaus schwierigen Gebiet.

IV. Electrotherapie bei Krankheiten der übrigen Organe. Galvanochirurgie.

1) Schwalbe, C., Electrotherapeut. Beiträge. Virch. Arch. Band 63. S. 462. — 2) Billroth, zur Discussion über einige chirurgische Zeit- und Tagesfragen. II. Zur Electrolyse. Wien. med. Wochenschr. No. 12 u. 13. (Spricht sich im Ganzen gegen Electrolyse aus, ohne specielle und ausreichende Begründung.) — 3) Clark, Thomas E., Therapeutic use of the continuous galvan. current. Brit. med. Journ. Febr. 27. — 4) Clemens, Th, Neue Erfahrungen auf dem Gebiete der Heilelectricität in der Chirurgie. 1. Die electrische Behandlung der Eierstocksgeschwülste. Deutsch. Klin No. 6 u. 7. (Unvollendet.) — 5) Knott, S. J, Forty cases of naevi successfully treated with electrolysis. March 20. — 6) Althaus, J. (London), Further observations on the electrolytic dispersion of tumors. Brit. med. Journ. Nov. 13. — 7) Comegys, E. T., Report of a case of recurrent tumor of the neck, with some remarks on the electrolytic treatment of tumors. New York. med. Record. Oct. 2. — 8) Beard, G. M. (New York), Cases of benign and malignant tumors treated by electrolysis. Ibid. Dec. 11. — 9) Wilhelm, Die Zertheilung der Drüsengeschwülste durch Electricität. Pest. med.-chir. Presse. 1874. No. 49. s. Centralbl. 1875. No. 14. — 10) Smith, Andrew H., Cyst of the thyreoid gland cured by electrolysis after injections had failed. New York. med. Record. Aug. 7. (In die Cyste wurde eine Nadel, mit der Kathode verbunden, eingestochen, die Anode ruhte in der Hand; nichts Besonderes im ganzen Verlauf.) — 11) Fischer, Franz (Heidelberg), Ein Fall von Aortenaneurysma behandelt

mit der Galvanopunctur nach Ciniselli. Berl. klin. Wochenschr. No. 45. — 12) Malachia de Cristoforis, Elettrolisi, sfigmografia, paralisi del pneumogastrico e del ricorrente negli aneurismi intratoracici. Annal. univers. Aprile. p. 37—51. — 13) Mc. Call Anderson, The treatment of aneurysm of the aorta by means of galvanopuncture. Brit. med. Journ. No. 773. — 14) Machiavelli, Paolo, Sull' elettro-ago-puntura applicata a mezzo curativo degli aneurismi dell' aorta toracica. Gazz. med. ital. Lomb. No. 22, 24—26. — 15) Frank, T. F., Cases of hydrocele. Recovery under electrolytic and galvanocaustic treatment. Arch. of Electrol. and Neurol. I. Nov. 1874. p. 170—174. (Nichts Besonderes.) — 16) Tripier, A. (Paris), Disorders of nutrition and displacements of the womb and their treatment by faradisation. Ibid. I. p. 146—158. — 17) Mario Giommi, Di un caso di ostruzioni intestinale guarito coll' applicazione della corrente indotta. Il Raccogl. med. Nov. 20. p 401. — 18) Macario, De l'emploi de l'électricité dans l'iléus, dans l'hydrocèle et dans la paralysie de la vessie. Compt. rend. LXXX. No. 9. p. 556. (Mohr als schwach; es ist unglaublich, dass solche Mittheilungen Aufnahme in die C. R. finden.) — 19) Wagner, C., Cases of nervous affections of the throat. Med. Press and Circul. Febr. 3 (Einige Fälle von Aphonie u. Dysphonie durch Lähmung verschiedener Kehlkopfmuskeln, welche durch Application der Electricität geheilt wurden; nichts Besonderes.) — 20) Späth (Esslingen), Pseudarthrose durch Electropunctur geheilt. Württemb. med. Corresspbl. No. 27. — 21) Leute, Fred. D., On the treatment of vomiting by electricity. Arch. of Electrol. and Neur. I. 1874. p. 193—205. — 22) Elias, Carl (Breslau), Zur Electrotherapie der Leukämie. Deutsch. Klin. No. 5.

C. Schwalbe (1) veröffentlicht eine Reihe ganz interessanter Resultate der Behandlung mittels der faradischen Geisselung. Bei Varicen der unteren Extremitäten sind die Erfolge befriedigend, oft glänzend. Man wendet die Geissel auf jede Stelle der Gefässe nur einen Moment an; man steigt vom Fuss, dem Lauf der Venen entsprechend, aufwärts, geisselt aber auch die Hautstellen, an welchen keine Venen sichtbar sind. Dauer der Application für die ganze untere Extremität 5—10 Minuten. Der Strom darf nur mässig stark sein und auf jede Hautstelle nur momentan einwirken. Während der Sitzung kann man jede Hautstelle 5—10 mal reizen. Eine bis zwei Sitzungen täglich. Die Varicen selbst verschwinden nicht; der Erfolg zeigt sich hauptsächlich an dem Verschwinden der secundären Erscheinungen, der Schmerzen, Oedeme und Infiltrationen. Die Kranken fühlen sich aber dadurch wesentlich erleichtert.

Auch bei Ulcus chronicum mit und ohne Varicen wirkt die Geisselung der umgebenden gesunden sowohl, wie infiltrirten Haut sehr günstig; das Geschwür selbst wird dabei mit einfachen Verbänden behandelt. Die Heilung gelingt nicht selten, auch während die Patienten dabei herumgehen.

Auch Erysipelas, mag dasselbe in Folge chronischer Geschwüre, oder spontan, oder sonstwie entstanden sein, hat Verf. erfolgreich mit der Oetsselung behandelt. Das Verfahren ist ganz dasselbe, ist aber besonders im Gesicht recht schmerzhaft. Schmerz, Schwellung und Spannung lassen rasch nach, der Verlauf der Krankheit wird bedeutend abgekürzt. Als Beleg dafür werden 9 Krankheitsfälle angeführt, welche von sehr günstigen Erfolgen sengen. Von **Varicocele, Urticaria, Purpura** berichtet Verf. nur wenig.

Auch bei **Krankheiten der Gelenke** hat er die **Geisselung** nützlich gefunden, sowohl bei acuten, wie bei chronischen, schmerzhaften Affectionen einzelner Gelenke. Fieber ist ihm dabei keine Contra-indication.

Selbst auf **Lungenkrankheiten**, besonders **Schwindsucht**, dehnte Verf. seine **electrotherapeutischen Versuche** aus. Bei pleuritischen Affectionen geisselt er die Haut über dem ganzen Thorax, besonders aber die Sternalregion, 5—10 Minuten lang. Der Erfolg soll ein glänzender sein. Auch für die chronischen Pleuritiden der Phthisiker und die von ihnen ausgehenden lästigen Schmerzen ist die electrotherapeutische Geisselung ein vorzügliches Mittel.

Endlich sieht Verf. in der **systematischen electr. Erregung aller Thoraxmuskeln** ein sehr bemerkenswerthes Heilmittel bei Phthisis. Er pflegt dabei die Muskeln, besonders den Cucullaris, Omohyoideus, Scaleni, Levator ang. scap. und den Phrenicus, einzeln faradisch 10—30 Secunden lang zu reizen; ebenso den Pectoralis bei fixirtem Arme und die Intercostales. Die Erfolge sollen sehr in die Augen fallend sein: Thoraxeinsenkungen werden ausgeglichen, der paralytische Thorax wird zur Poitrine bombée umgestaltet etc. (Verf. schreibt sich, wie wir glauben, irrthümlich die Priorität dieser „Erfindung" zu; wenn wir nicht irren, ist vor 8—10 Jahren von einem belgischen Arzte, dessen Name uns entfallen, ein ganzes Buch über die Behandlung der Phthisis mit Faradisation der Brustmuskeln erschienen. Ref.)

Th. E. Clark (3) beschreibt drei Fälle, in welchen der **galvanische Strom** auffallende Wirkung hatte.

1) Einen Fall von **Endometritis** mit sehr üblem Ausfluss, in welchem die dreimalige Einführung der Kathode in den Uterus, während die Anode über der Symphyse stand, völlige Heilung bewirkte.

2) Einen Fall von **Lipom**, welches nach 15 matiger Elektrolyse (Ka im Tumor) im Verlauf eines Jahres zur fast völliger Schrumpfung gebracht wurde. Und

3) einen Fall von **Prostatorrhoe** (schleimiger, brennender Ausfluss aus der Urethra nach jeder Harn-oder Stuhlentleerung), welche nach vielen vergeblichen Heilversuchen endlich durch den galvan. Strom beseitigt wurde. Die Kathode wurde ins Rectum, die Anode auf das Perineum applicirt; Stromdauer 5—10 Minuten; Heilung nach 12 Sitzungen.

Knott (5) rühmt die Resultate der Electrolyse zur Beseitigung der **Naevi**.

Er benützt 6—8 Elem. Stöhrer, sticht bei kleinen Naevis 1—2 Nadeln mit der Kathode verbunden in den Tumor ein (bei grösseren Naevis entsprechend grössere Zahl von Nadeln) und lässt den Strom (wie lange?) einwirken. Die Geschwulst nimmt eine bläulichweisse Farbe an, fibröse Degeneration und schliesslich Vernarbung stellen sich ein. Einige kurz mitgetheilte Fälle dienen als Belege.

Althaus (6) macht einige neuere Mittheilungen über die **electrolytische Zerstörung von Tumoren.**

Er preist die Elektrolyse als das vorzüglichste Mittel zur Beseitigung der **Naevi**; besonders bei den flachen, runden, schillingsgrossen Formen sei sie rasch erfolgreich, weniger bei den „Portweinflecken." Man führt die Neubildung ein; die Zerstörung ist an der Anode ausgiebiger als an der Kathode. In der Regel wird dabei kein Tropfen Blut verloren. — Nach der Operation sind die Beschwerden sehr gering: Verband ist nicht nöthig; nach 10 oder 14 Tagen fällt der Schorf ab und hinterlässt eine gut vernarbende Hautfläche. Gegen **Cystenkropf** ist ebenfalls die Elektrolyse (Ka in der Geschwulst) sehr wirksam; weniger sicher ist der Erfolg bei soliden Strumen. Hier verdient die Elektrolyse Anwendung, wenn die Geschwulst einen gefährlichen Druck auf die Nachbartheile auszuüben beginnt. Verf. theilt ausführlich einen merkwürdigen Fall mit, in welchem die Operation für unmöglich erachtet war und die Elektrolyse noch Heilung brachte. Auch gegen **Balggeschwülste** hat er die Elektrolyse mit Erfolg (beide Pole in dem Tumor) angewendet. Manchen Erfolg verspricht er sich auch gegen **recidivirende Fibroide**, vorausgesetzt, dass dieselben frühzeitig in Angriff genommen werden, ehe sie eine beträchtliche Grösse erreicht haben. Bei **Krebs** lässt sich nicht viel erwarten; doch gelingt es manchmal, durch das Verfahren die Schmerzen zu beseitigen, Schlaf und Appetit zu fördern, das Allgemeinbefinden zu bessern.

Comegys (7) berichtet von einem Fall, in welchem ein kleines, **recidivirendes Fibrom** (?) am Halse während der Anwendung der Paradopunctur rapider zu wachsen anfing und alle Charactere einer bösartigen Geschwulst annahm. Der Kranke starb nach wiederholten Exstirpationen der Geschwulst, und erwies sich das zuletzt exstirpirte Stück carcinomatös. (Die früher exstirpirten Tumoren waren nicht untersucht worden.) Verf. untersucht an der Hand dieses Falls den Werth der electrolyt. Behandlung von Geschwülsten, und kommt zu dem Resultat, dass dieselbe ganz werthvoll sei, da, wo man mit dem Messer nicht beikomme, dass sie aber unter allen Umständen unsicher und gefährlich sei; unsicher, weil sie so selten und nur bei kleinen gutartigen Tumoren Erfolg habe; gefährlich, weil sie oft Ulcerationen hervorrufe, deren Folgen für den Kranken deletär sein können. Weiterhin fragt Verf., ob nicht die mit der Electrolyse verbundene Reizung im Stande sei, eine gutartige Geschwulst in eine bösartige umzuwandeln, ähnlich wie dies von andern Irritationen bekannt sei. Er kommt zu dem Schlusse, dass dies in seinem Falle geschehen sei (bezieht sich jedoch nur auf die Faradopunctur) und ferner, dass die Electropunctur zur Behandlung von Tumoren nur dann anzuwenden sei, wenn dieselben sehr klein und allen andern Methoden unzugänglich seien.

Beard (8) berichtet über einige Fälle von Geschwülsten, die nach verschiedenen, bereits in früheren Berichten geschilderten (s. vorj. Ber. S. 533) Methoden von ihm behandelt sind. Einige Drüsentumoren, Naevi, Scirrhus, Epitheliome wurden mit nicht besonders glänzendem Erfolge behandelt. Die eingestreuten Bemerkungen enthalten manche practische Winke, wenn auch nicht viel Neues.

Wilhelm (9) „empfiehlt als ein wirksames Verfahren zur Zertheilung von Drüsengeschwülsten die Anwendung des constanten Stroms (10—12 Lelanché Elemente) in der Art, dass mittelst der Electroden ein starker Druck auf die zwischen beiden liegende Geschwulst während des Stromdurchgangs ausgeübt wird. In zwei kurz mitgetheilten Fällen wurde Heilung erzielt."

F. Fischer (11) theilt in ausführlicher Weise die Geschichte eines Falles von Aneurysma des Arcus aortae mit, welcher auf der Friedreich'schen Klinik beobachtet und bei welchem ein Versuch mit der Galvanopunctur nach der Methode von Ciniselli (s. Jahresber. f. 1870.) gemacht wurde. Für die Details des Falles verweisen wir auf das Original, hier nur das Wichtigste hervorhebend.

Der 31jährige Kranke, ein Matrose, litt seit ca. ½ Jahr, wahrscheinlich in Folge von Ueberanstrengung bei Gelegenheit eines Schiffbruchs, an allmälig zunehmenden Symptomen eines intrathoracischen Aneurysma. Die objective Untersuchung liess ein solches mit Leichtigkeit constatiren (pulsirend. Tumor neben dem Sternum etc.). Es bestand hochgradige Dyspnoe, fast constant und in einzelnen Anfällen exacerbirend, heftige Neuralgien im Gebiet des Plexus brachialis und im Auricul. magu. sin., Dysphagie, Benommenheit des Kopfs und Ohrensausen; endlich von Zeit zu Zeit auftretende, epileptiforme Anfälle. Erste Elektropunctur am 15. Juni. 3 Nadeln, Wechsel der Pole nach Ciniselli's Angaben, 6—12 Elem. Stöbrer, Dauer 23 Minuten. Darauf wurden die epileptiformen Anfälle leichter und seltener und verschwanden für kurze Zeit ganz, die Dyspnoe hörte fast vollständig auf; die Dysphagie war geringer; nur die Neuralgien bestanden in gleicher Heftigkeit fort und nahmen eher noch zu. Gleichzeitig konnte eine Abnahme des Tumor constatirt werden. Erst am 29. Juli kehrte die Dyspnoe wieder und der Tumor fing wieder an, an Grösse und Schmerzhaftigkeit zuzunehmen. Zweite Elektropunktur am 13. August: 3 Nadeln, Wechsel der Pole, 5—11 Beetz'sche Elemente, Dauer 30 Minuten, darauf gar kein Erfolg. Wachsen des Tumors, Zunahme des Dyspnoe, weitere Verbreitung der Schmerzen, Zunahme der Schlingbeschwerden, Tod am 10. September. Sectionsbefund: Grosses sackförmiges Aneurysma des Aortenbogens mit Usur des Sternums und der Rippen. Endarteritis der Aorta etc.

Verf. zieht aus diesem Falle folgende Schlüsse: „Nach den bisherigen Erfahrungen gibt es zwei Indicationen für die Electropunctur der Aortenaneurysmen. Man kann die Electropunctur entweder zur Heilung des Aneurysma, und, wo diese ausgeschlossen werden muss, zur Beseitigung der durch dasselbe bedingten Neuralgien zur Anwendung ziehen. Diese letztere Indication erleidet durch unsern Fall eine Beschränkung insofern, als wir nach dem Verlaufe desselben zu der Annahme gezwungen werden, dass es auch Fälle gibt, in welchen durch die Electropunktur die Neuralgie weder beseitigt noch gemildert, die andern Compressionserscheinungen dagegen, wie die Dyspnoe und Dysphagie, in deutlicher Weise gebessert und zum Aufhören gebracht werden. Unter welchen Umständen wir das eine oder andre zu erwarten haben, ist nicht zu bestimmen."

Malachia de Cristoforis (12) theilt wieder zwei Fälle von intrathoracischen Aortenaneurysmen mit, in welchen die Galvanopunctur für längere Zeit palliativen Erfolg gehabt hat. Methode der Anwendung des Stroms die bekannte. Auch die Schlussfolgerungen, die der Verf. zieht, sind dieselben, die er bereits in einer früheren Arbeit mitgetheilt hat. Erwähnenswerth ist noch, dass Verf. mit Hülfe des Sphygmographen, welchen er auf den pulsirenden Tumor, vor und nach der Operation applicirte, ein objectives und genaues Bild von der Abnahme der Pulsationen des Aneurysma zu gewinnen wusste.

Machiavelli (14) theilt zuerst den Sectionsbefund eines Mannes mit, der nach der erfolgreich ausgeführten Galvanopunctur noch über zwei Jahre gelebt hatte. Es handelte sich um ein grosses Aneurysma des Aortenbogens. — Weiterhin folgt die Geschichte eines Falles von Aneurysma der Aorta ascendens, in welchem ebenfalls die Galvanopunctur angewendet wurde. Der Kranke starb 4 Wochen darnach, und die Section ergab eine enorme aneurysmatische Erweiterung der aufsteigenden Aorta, welche erhebliche Ausbuchtungen falscher Aneurysmen aus der Brust heraus entsandt hatte. Hier konnte die Galvanopunctur keinen Erfolg haben. — Dagegen wurde in einem dritten Fall ein sehr befriedigender Erfolg erzielt. Verf. wandte dabei, um die beim Wechseln der Pole unvermeidlichen Erschütterungen zu vermindern, ein etwas modificirtes Verfahren an, indem er mit jedem Pol ausser den für die Nadeln bestimmten Zuleitungsdrähten noch eine Schwammelectrode verband, die während der Operation neben dem Aneurysma auf die Haut aufgesetzt wurde. Die Diagnose war auf ein sackförmiges Aneurysma des Aortenbogens, besonders dessen link. vord. Wand gestellt, die Prognose zweifelhaft gelassen werden. Die Operation wurde in der gewöhnlichen Weise (mit obiger Modification) mit einer Batterie von 21 Elementen (Bargano) ausgeführt und dauerte 35 Minuten. Erhebliche Blutung folgte nicht; die nachfolgenden Beschwerden waren äusserst gering; die Geschwulst wurde hart und solide und etwas kleiner; Pat. kehrte zu seiner ziemlich anstrengenden Beschäftigung zurück und war zur Zeit der Publication (15 Monate nach der Operation) noch in einem durchaus befriedigenden Gesundheitszustande.

Tripier (16) beschreibt des Breiteren seine Methode, den Uterus zu faradisiren, um Lageveränderungen und Flexionen desselben zu beseitigen. Er wendet eine recto-uterine Faradisation an, um vorwiegend die hintere Wand des Uterus zur Contraction zu bringen und dadurch Anteversionen und Anteflexionen zu beseitigen: eine Electrode (geeignete, bis zum Knopf isolirte Sonde) wird in den Uterus, die andere (gebogen, mit olivenförmigem Kopf) in den Mastdarm so hoch eingeführt, dass ihr Knopf die hintere Uteruswand dicht berührt und derselben fest angedrückt werden kann. — Die vesico-uterine Faradisation wird gegen Retroversionen und Retroflexionen angewendet. Dabei wird die eine Electrode in die Blase eingeführt. In den Uterus kommt immer der negative Pol.

Andere, zur Anwendung kommende Methoden sind

noch: die abdomino-uterine und die sacro-
uterine Faradisation, ferner die recto-vesi-
cale und sacro-abdominale Faradisation,
deren Methode sich überall aus dem Namen ergiebt.
— Von der bi-inguino-uterinen oder bi-in-
guino-vaginalen Faradisation (dabei kommt eine
gedoppelte positive Electrode auf die Leistengegenden,
die negative in Uterus oder Vagina) will Verf. guten
Erfolg bei Senkung und Schlaffheit des Gebärorgans
gesehen haben. — Beim Faradisiren des Uterus entstehen wehenartige Schmerzen, die mit dem Faradisiren aufhören. — Die beste Zeit zum Beginne der
Behandlung ist 5—6 Tage nach Aufhören der Menses.
Im ersten Monat tägliche Sitzungen, im 2. nur drei
wöchentlich, im 3. nur zwei. Bei einfachen Versionen
ist dies das beste; bei Flexionen ist die Behandlungs-
dauer länger, die Sitzungen seltener. — Dauer der
Sitzungen einige Minuten; die Contractionen des Uterus treten gewöhnlich erst nach einiger Einwirkung
des Stroms auf; in den ersten Tagen zeigt sich gewöhnlich ein vermehrter leucorrhoischer Ausfluss.

Mario Glummi (17) theilt folgenden bemerkenswerthen Fall von hartnäckiger Obstruction
mit, welcher durch Faradisation geheilt wurde:

51 jähriger, robuster Bauer hatte am 22. Juli Leibschmerzen bekommen, die von wenigen geringen Stuhlentleerungen gefolgt waren und litt seitdem an einer
allen Mitteln trotzenden Verstopfung. Am 8. August
Eintritt ins Hospital. Hochgradiges Leiden, enormer
Meteorismus, viel Aufstossen geruchloser Gase, erschwer-
tes Athmen, trockne Zunge etc. Umfang des Bauches
99 Ccm. — Sonorer Percussionsschall. Eine alte
Scrotalhernie konnte als Ursache des Leidens mit Sicherheit ausgeschlossen werden, Verf. nahm deshalb eine
einfache Atonie der Muscularis des Darms an und beschloss die Anwendung der Elektricität. Vorher wurden
noch Wasserinjectionen, Coloquintben und Nux vomica
vergebens versucht. Eine Elektrode ins Rectum, die
andere auf die Bauchwand über dem Colon transversum;
stärkster faradischer Strom. Erste Sitzung von 15 Min.;
darauf kein Erfolg; nach der 2. Sitzung von 20 Min.
eine geringe Entleerung gelblicher Masse; der Zustand
des Kranken eher schlimmer. Nach der 3. Sitzung zwei
reichliche Entleerungen mit viel Gas, Umfang des Leibes
auf 82 Ccm. reducirt. Nach der 4. Sitzung weitere Entleerungen und dann fortschreitende Besserung bis zur
Heilung. Bei der Entlassung am 2. September Umfang
des Leibes 72 Ccm.

Nach Aufzählung einiger von Birch, Lente,
Burmann, Koll und Hahn beschriebener Fälle von
Pseudarthrosen, die durch Electropunctur
zur Heilung gebracht wurden, erzählt Späth
(20) einen von ihm selbst beobachteten Fall dieser
Art.

Oberschenkelbruch bei einem 29 jährigen Arbeiter.
Nach 5 monatlichen, wiederholt angelegten, festen Verbänden, nach Anwendung der Exasperation etc. war
keine feste Vereinigung erfolgt, sondern eine Pseudarthrose entstanden. Jetzt Elektropunktur mit 6 Zink-
kupferelementen; Kathode mittels einer spitzen stählernen
Nadel in das ligamentöse Zwischengewebe eingeführt;
Kette mittels feuchten Schwamms (Anode) auf der
innern Oberschenkelfläche geschlossen; Stromesdauer
10 Minuten; wiederholte Stromwendungen. Dann wieder
Gypsverband. Nach 6 Wochen war feste knöcherne
Vereinigung erfolgt. Nach weiteren 3 Wochen konnte

Patient ohne Stock gehen. — Jedenfalls sollte sonach
vor Anwendung eingreifender Operationen bei Pseudarthrosen immer zuerst ein Versuch mit der Electropunktur
gemacht werden.

Fred. D. Lente (21) theilt 19 Beobachtungen
mit, in welchen hartnäckiges Erbrechen durch
Application des faradischen Stroms z. Th. in sehr
frappanter Weise beseitigt wurde. Es handelte sich
um Erbrechen aus den verschiedensten Ursachen:
Schwangerschaft, Wochenbett, Morbus Brightii, Intermittens, Migräne, Dysmenorrhoe, Magencatarrh etc.
Die Behandlung bestand in Application eines mässig
starken faradischen Stroms, theils vom Nacken, theils
von den unteren Brustwirbeln zum Epigastrium (hier
öfter die Hand als Electrode benützt); Dauer 5—30
Minuten; öftere Wiederholung, meist sofortige Erleichterung; Resultate theilweise sehr glänzend. — Verf.
ist der Ueberzeugung, dass dies auch das beste Mittel
gegen die Seekrankheit sein werde, hat aber bis jetzt
nur von einem erfolgreich damit behandelten Falle
Kenntniss erhalten.

Elias (22) hat auf Grund der Botkin'schen
Empfehlung in einem Falle von lienaler Leucämie mit sehr beträchtlichem Milztumor die Faradisation des Bauches zur Verkleinerung dieses Tumors versucht. Das Resultat von 12 Sitzungen war
ein vollkommen negatives; nur durch die starke Contraction der Bauchmuskeln wurde eine mechanische
Verschiebung des Tumors nach oben und dadurch eine
scheinbare Verkleinerung desselben zu Stande gebracht. Verf. spricht dieser Methode jede Bedeutung
für die Therapie der Leucämie ab.

[Kramsztyk, Heilung einer haardünnen Thränensackfistel vermittelst Elektrolyse. Pamietnik. tow. lek.
warsz. Bd. 121. p. 508.]

Ein 11 jähriges Mädchen litt seit einigen Jahren an
einer Thränensackfistel nach Blennorrhoe. Verf. führte
systematisch längere Zeit eine Sonde ein und applicirte
ausserdem örtlich Adstringentia. Die Blennorrhoe und
das Thränenträufeln hörten auf, die Fistel zeigte jedoch
keine Neigung zur Vernarbung. Verfasser beschloss daher, die Elektrolyse hier in Anwendung zu bringen. In
den Thränensackgang wurde zuerst eine dickere Bow-
mann'sche, in die Fistel eine Anel'sche Probesonde
eingeführt und nachdem ihr Contact sicher gestellt war,
die erste Sonde entfernt. Jetzt wurde die Verbindung
der Anel'schen Sonde mit dem negativen Pole einer
Stöhrer'schen Batterie hergestellt, während der positive Pol am Nacken kam. Man steigerte allmälig
die Stromstärke bis auf 10 Elemente und nach einer
Wirkungsdauer von 2 Minuten wurde der Strom langsam
abgeschwächt, zuletzt unterbrochen und die Sonde entfernt. Die Kranke gab nur ein unbestimmtes Gefühl an.
Nach der Operation erfolgte beim Druck auf die Fistel
ein Ausfluss einer röthlich schaumigen Flüssigkeit.
Am folgenden Tage war die Fistelöffnung grösser, die
Secretion ebenfalls. Es wurden die Ränder der Oeffnung
mit Heftpflaster einander genähert und die örtliche Behandlung wie früher fortgesetzt. Erst nach 12 Tagen
wurde eine Verkleinerung der Oeffnung wahrgenommen,
zwei Tage darauf war die Fistel vollständig geheilt.
Der Verf. zieht daraus den Schluss, dass die Elektrolyse bei geringen Erfolgen anderer therapeutischen
Methoden eine Berücksichtigung verdienen dürfte.

Skórczewski, Ueber den Einfluss des inducirten Stromes auf Milztumoren und das Wechselfieber. Prze-glad lekarski 48—52. (Auch im Separatabdrucke.)

Nach einer sehr genauen Schilderung der bisherigen, einschlägigen Literatur spricht der Verf. die Ansicht aus, dass der Milztumor beim Wechselfieber neuropara-lytischen Ursprunges sei, wodurch erst das Miasma in der Milz eine bequeme und dauernde Brutstätte finde. Ist dem wirklich so, dann ist der electrische Strom als das wirksamste Antiparalyticum an erster Stelle in-dicirt.

Verf. schildert zuerst ausführlich die Methode, mit-telst welcher die Grösse der Milz bestimmt wurde. Es wurde dazu die sogenannte Diagonallage gewählt und mit Beobachtung sämmtlicher Cautelen die Milzdämpfung zuerst mit blauer Kreide und dann mit Lapisstift be-grenzt, woraus man später auf einem in Qu.-Ctm. ge-theilten Papiere einen Abdruck und somit den Umfang der Milzdämpfung erhielt. Der inducirte Strom wurde mit Hülfe des grösseren Hirschmann'schen Inductions-Apparates mit stark befeuchteten Rheophoren, und zwar der eine an den vorderen, der andere an den hinteren Rand des Milztumors applicirt. Leider giebt der Verf. die ungefähre Stärke des Stromes (Rollenabstand) nicht an. Mit Verweisung auf das sehr lesenswerthe Original führen wir an dieser Stelle nur folgende Krankenge-schichte an:

Ein 28jähriger Bauer kam mit Wechselfieber und Milztumor in die Klinik, der in der Parasternallinie 22 Ctm., in der Mamillar- 17, in der Axillarlinie 13 Ctm., im Querdurchmesser 38 Ctm. betrug, und eine Dämpfung von 520 Qu.-Ctm. darbot. Der Kranke bekam vier Tage hindurch je 1 Grm. Chinin in Lösung, wobei eine Verkleinerung der Leberdämpfung und ein Unver-ändertbleiben des Milztumors constatirt wurde. An den folgenden 10 Tagen gab man dem Kranken nur Indiffe-rentes, wobei man ihn jedoch genau beobachtete. So betrug am 11. April das Verhältniss der weissen zu den rothen Blutkörperchen Vormittags 1:388, Nachmittags 1:222, 13. April 1:336 und 1:223, 14. April 1:421. 18. April Fiebertag 1:115.

Am 19. April applicirte man den faradischen Strom, wobei man alsbald eine bedeutende Verkleinerung der Milz constatirte. Man liess den Strom 15 Minuten lang wirken und überzeugte sich von der Verkleinerung der angegebenen Dimensionen um 1, 2, 3 Ctm., was einer Fläche von 432 Qu.-Ctm. Milzdämpfung entspricht. 50 Stunden darauf war die Milz noch kleiner (mit 400 Qu.-Ctm. Dämpfung). Das Verhältniss der weissen zu den rothen Blutkörperchen war vor dem Electrisiren 1:236, nach dem Electrisiren 1:192. Am folgenden Tage hat man den Strom wiederholt applicirt und eine Verkleinerung der Milzdämpfung um weitere 25 Qu.-Ctm. erzielt.

Die Schlussfolgerungen sind folgende:

1) Der faradische Strom verkleinert beinahe constant den Milztumor.

2) Diese Verkleinerung ist am grössten nach der ersten Electrisirung und desto geringer, je öfter man die Electricität in Anwendung zieht.

3) Bei gleichzeitigem Gebrauche des Chinins nimmt die Milz viel rascher ab.

4) Was die Wirksamkeit des electrischen Stromes

betrifft, verhalten sich die einzelnen Fälle verschieden, jedoch im Allgemeinen: je frischer und weicher der Milztumor ist, desto eher ist eine Verkleinerung dessel-ben zu beobachten.

Es giebt Fälle: 1) in denen unmittelbar nach der ersten electrischen Sitzung keine Abnahme des Milz-tumors zu constatiren ist und selbe erst nach längerer Zeit, etwa 24 Stunden, bemerkbar wird; 2) in denen die alsogleich verkleinerte Milz am folgenden Tage sich wiederum vergrössert; 3) in denen sie am folgenden Tage dieselbe Grösse beibehält, wie nach dem Electri-siren; 4) in denen die schon verkleinerte Milz weiter abnimmt, so dass die Electricität allein zur völligen Be-seitigung sogar grösserer Milztumoren hinreicht.

In Betreff der Paroxysmen selbst war das Verhalten verschieden: 1) in einem Falle kam kein Paroxysmus mehr zum Vorscheine; 2) in 5 Fällen wurden die Pa-roxysmen schwächer und blieben endlich ganz aus; 3) in vier Fällen waren sie sogar stärker. Dabei bemerkte man, dass während der electrischen Behandlung der Typus des Wechselfiebers sich oft ändert, aus einem regelmässigen ein postponirender oder anteponirender, aus einem tertianen ein quartaner wird oder umgekehrt. Nach dem Electrisiren fand man sehr oft im Blute Klümpchen von braunem oder schwarzem Farbstoff, wo er früher gar nicht oder in einer sehr geringen Menge zu constatiren war. Während der Electrisiren über-einstimmend mit den Angaben Lapczyneki's und Bogomoloff's die Blutkörperchen irrreguläre Klümp-chen bildeten, lagerten sie sich nach dem Electrisiren geldrollenartig aneinander an.

Wiewohl der Verf. selbst aus seiner in der Klinik des Prof Korczynski in Krakau unternommenen Ar-beit keine weitgehenden Schlüsse zieht, so glaubt er doch einen Einfluss der Electricität auf das Wechsel-fieber annehmen zu müssen und stellt diesbezügliche weitere Forschungen seinerseits in Aussicht.

Oettinger (Krakau).]

V. Elektrotherapeutische Apparate.

1) Gariel, C. M. (Paris), Les nouveaux appareils d'électric. médicale. Arch. génér. Dec. 1874. p. 732. Physikal. (Kritik einiger neueren Apparate u. Batterien.) — 2) Lewandowski, R., Studien über transportable electrische Batterien. Wien. med. Pr. No. 29, 30, 33 bis 35 und 37. (Besprechung der Vor- und Nachtheile verschiedener Batterien, besonders der Braunsteinelemente; Schilderung eines neuen Princips der Füllung und Ent-leerung von Batterien vermittelst Luftdrucks, das zur Construction leicht transportabler sog. Luftdruckbatterien durch Leiter führte; dem Ref. nicht vollständig zuge-gangen. — 3) Rains, G. W., Description of a portable medical battery. Arch. of Electrol. and Neurol I. Nov. 1874. p. 205—213. (Combinirter farado-galvan. Apparat, dessen genauere Beschreibung man im Orignal nach-lesen möge.) — 4) Clifford Albutt, The clinical thermopile. Brit. med. Journ. March. 6. (Notiz über einen zur Messung der Hauttemperatur benutzten thermo-electrischen Apparat, ganz ähnlich einem von Lombard beschriebenen Instrumente.)

Balneotherapie

bearbeitet von

Sanitätsrath Dr. L. LEHMANN in Oeynhausen (Rehme).

Brunnen- und Badekuren, naturwissenschaftlich-medicinische Hydrologie überhaupt. — Zeitschriften.

1) K i s c h, E. E., Jahrbuch für Balneologie, Hydrologie und Klimatologie. Wien. — 2) B o s c h a u und B a m b u r g e r, Oesterreichische Badezeitung. Wien. — 3) Union, Deutsche Badezeitung. Frankfurt a. M. — 4) K l e n c k e, H., Taschenbuch für Badereisende und Kurgäste. Frankfurt a. M.

A. Naturwissenschaftliche und technische Hydrologie.

(Physik, Technik, Chemie.)

5) D e G o u v e n a i n, Sulfuration du cuivre et du fer par un sejour prolongé dans la source thermale de Bourbonne l'Archambault; observation d'une brèche avec strontiane sulfatée et plomb sulfuré dans la cheminée ascensionelle de cette source. Compt. rend. LXXX. No. 20. — 6) G a r r i g o u, Résultats des nouvelles recherches sur les eaux minérales des Pyrénées. Journ. de thérap. 10. Mai.

Analysen einzelner Wässer.

7) P o g g i a l e, Sur l'eau de Cormillon en Trièves (Isère). (Von der Prüfungscommission der Badequellen als unbrauchbar erklärt.) — 8) Sur l'eau de Montpezat (Ardèche). — 9) Sur la source du Régal (Ardèche). — 10) Sur l'eau de Dolaincourt (Vosges). — 11) Sur les eaux de la Bretonnière (Drôme). Bulletin de l'acad. de méd. No. 6. — 12) B o u d e t, Sur les eaux d'Evian-les-Bains (Haute-Savoie). — 13) Sur l'eau de Bagnères-de-Luchon (Haute-Garonne). — 14) Sur les eaux d'Eugénie-les-Bains (Landes). Bullet. de l'acad. de méd. No. 22. — 15) C h e v a l l i e r, Sur la source salée de Vittel (Vosges). — 16) Sur la source Lamartina k Vals (Ardèche). — 17) Sur les sources de Neyrac (Ardèche). Bull. de l'acad. de méd. No. 10. — 18) B e r t h e r a n d, A., L'eau sulfureuse, goudronnée, arsénicale et iodurée de Saint-Boës. Gaz. méd. de l'Algérie. No. 2. — 19) S c h m i d t, M., Der Grindbrunnen zu Frankfurt a. M. Frankfurt a. M. — 20) L a n g e, C, Die Mineralwässer des Kaukasus. Eine balneologische Studie. Riga. 8. 101. — 21) L e n z b e r g, Die Bäder zu Salzuflen. Berliner klin. Wochenschr. No. 17. — 22) F i s k, On Bathorn Spring Mineral Water. Boston med. and surg. Journ. June 10. — 23) K a c h l e r, Analyse des Poschitzer Sauerbrunnens. Sitzungsber. der Wiener Acad. LXX. Abth. II. — 24) H e r m a n i d e s, Orezza-Water. Weekblad van het Nederlandsch Tijdschrift voor Genees-k. No. 31. — 25) C h e v a l l i e r, Sur les eaux de Vals (Ardèche). Sources Augustine et Marguerite. — 26) Sur l'eau de la source la Favorite, de

Vals (Ardèche). — 27) Sur l'eau de la source Prunette de Vichy. Bull. de l'acad. de méd. No. 45. — 28) H a b e r e r, Die neuen Stahlquellen Griesbach's. Aerztl. Mittheil. aus Baden. Herausgeg. von R. V o l z. — 29) K i s c h, E. H., Die Alexandrinenquelle, eine neue Quelle in Marienbad. Berliner klin. Wochenschr. No. 27. — 30) B u c h n e r, Analyse der Moritzquelle in Sauerbrunn bei Rohitsch. Sitzungsber. der Wiener Acad. Abthl. II. Heft 2.

Nachträglich eingesehene Analysen.

a) C h e v a l l i e r, Sur l'eau de la solfatare de Pozzuoli (Italie). (Enthält viel freie Schwefelsäure und wird nicht concessionirt, weil gesundheitsschädlich.) Bull. de l'acad. de méd. No. 25. — b) Sur l'eau de Hencheloup (Vosges). Ibid. — c) Sur les sources du Bastion et Sainte-Marguerite k Dax (Landes). — d) Sur l'eau des Combettes, commune de la Terrasse (Isère). — e) L'eau de Mabourat (k Cauterets). Cfr. No. 74. — f) D e a m o n s, G., Etude sur l'établissement thermo-minéral de St. Amandles-Eaux (Nord). Thèse pour le doctor. en méd. prés. et soutenue le 29. Juill. 1874. (Ausführliche Geschichte und Beschreibung des Bades, welches seinen Hauptschwerpunkt in den Schlammbädern hat und als Ersatz für deutsche Schlammbäder mit politischer Begründung hingestellt wird. Der Schlamm enthält nach E. P a l l a s in 100 Grm. 45 feste Substanzen. Die feste Substanz besteht aus:

Kohlensäure	0,010
Schwefelwasserstoff-Säure	0,0033
Extractivstoff . . .	1,220
Organischen Stoffen . .	6,800
Kohlensaurem Kalk . .	1,569
Kohlensaurer Magnesia .	0,568
Eisen	1,450
Schwefel	0,250
Kieselerde	30,400.)

Der Akademie (5) wurde am 22. Februar Bericht erstattet über eine durch fortgesetzte Einwirkung des Thermalwassers von B. les Bains auf Metallstücke zu Stande gekommene Bildung verschiedener Sorten Mineralkrystalle. Bei einer bergmännischen Arbeit an der Quelle von Bourbonne l'A r c h a m b a u l t, welche das Trockenlegen des jetzigen Quellenreservoirs und das Eintreiben eines dafür nöthigen, seitlichen Stollen in den benachbarten Felsen zum Ziele hatte, wurden ähnliche Beobachtungen gemacht.

Die Quelle (B.-l'Archb.) sprudelt aus einer Art kleiner, eng umgränzter Granitinsel, welche wie ein isolirtes

Punkt im bunten Sandstein sitzt, hat beinahe 52° C., 2,942 Grm. feste Stoffe im Liter, deren Hauptmasse Chlornatrium, dann Sulfate, Alkali- und Erdbicarbonate ausmachen, und in welcher dann noch ein wenig Thonerde, Eisenoxyd und Kieselerde sich finden. In minimaler Quantität fand G.: Jod, Brom (0,007), Fluor (0,003), und mittels der Spectralanalyse: Caesium, Rubidium und Strontian in den Incrustationen der Röhrenleitung.

Die Quelle ist über Gneis gefasst in einem rechtwinkligen, unterirdischen Reservoir, in welchem die Quelle bis zum Niveau der benachbarten Mündung aufsteigt. Diese Anlage ruht auf einem römischen Unterbau.

Bei Gelegenheit der Eingangs-genannten Arbeit entdeckte man ein Detrituslager von 1,50 Met. Dicke, dessen Beschaffenheit unbekannt war, und das wegzuräumen für gut befunden wurde. Es musste zunächst das Quellen-Niveau niedriger gelegt werden, was mittels Dampfmaschinen, als Pumpwerk benutzt, geschah.

Das Detrituslager bestand aus sehr feinkörnigem, weiss hyalinem Quarz, mit eingestreuten Feldspathtrümmern. Dasselbe enthielt eine organische Materie, aus den Resten der in Thermalquellen sich bildenden Conferven herstammend. — In B.-l'Arch. wurden nur römische Bronzemünzen gefunden, keine einzige Silbermünze. Einige derselben waren nur wie abgegriffen und kaum noch zu bestimmen. Man erkannte jedoch noch Licinius, der mit Constantia regierte, und Constantius Chlorus. Eine Anzahl anderer haben eine Art Schwefelmetallpanzer und sind an der Oberfläche mit zahlreichen Sandkörnern verquickt. Einige dieser Stücke sind kaum ganz Schwefelmetall, sie sind vielmehr in den Zustand von Kies übergegangen. Andre Stücke zeigen im Centrum sich angefressen, dann eine schwarze Stelle von Schwefelkupfer, streifigem Kupfer und aussen Kupferkies mit eingestreuten Sandkörnern. Das Kupfer hat sich demnach unter dem Einfluss der Quelle mit dem Schwefel der Sulfate und der organischen Stoffe verbunden. Denn nach Art einer Cementirung absorbirte das Schwefelkupfer diejenigen Eisenquantitäten, welche sich eben sowie jenes gebildet hatten und die zu seiner allmäligen Umformung zu Kupferkies die Veranlassung waren. — Auf dem Bruch eines solchen Stückes fand sich ein weisses, durchscheinendes, in Blättchen sich theilendes Mineral, schwefelsaures Strontian, welches als solches durch alle charakteristischen Reactionen diagnosticirt wurde.

Die Quelle kommt aus einer Spalte, welche in der grossen Achse des Reservoirs liegt, und dessen ganze Länge sie einnimmt. In den entfernten Stellen dieser Spalte hat der Abraum aus den seitlich eingetriebenen Stollen als die Gebirgsschichten erkennen lassen: aus Quarz, weissem Feldspath und bronzirtem Glimmer bestehenden Gneis; in der Nachbarschaft der Quelle ändert sich das Gebirge. Es geht zu Stigmatite über mit zahlreichen Aederchen violetten Flussspaths, an einigen Punkten gebildet von Quarz- und Feldspathkörnern, welche in dem Flussspath eingebettet und enthaltend Adlerstein von grünlicher Farbe, über welchem eine Lage Eisenkies liegt. Wahrscheinlich ist die Rolle des Fluor, welche sich hier abspielte, in einer sehr weit zurückliegenden Erdperiode unter Einfluss anderer Bedingungen als jetzt walten, zu Stande gekommen. Die Wände der Spalte, aus welcher die Quelle zu Tage tritt, zeigen ein wenig consistentes Geröll, bestehend aus an einander gekittetem, weiss hyalinem Quarzsand, in welchem Glimmerblättchen glitzern. Das Gebirge enthält zwei bemerkenswerthe Minerale: Bleiglanz und weisses Strontiansulfat. — Eine Anzahl Stücke der gefundenen Münzen liegen zur Veranschaulichung des Vorgetragenen bei.

Die chemischen Analysen (G), welche Garrigou an Mineralquellen Frankreichs angestellt hat und sich auf die Constitution der Schwefelquellen und auf die Existenz der unendlich kleinen Mengen von Stoffen beziehen, verdienen hohe Anerkennung und Bewunderung. Selbst wenn die Therapie vorläufig keinen Gebrauch davon zu machen weiss, sind die feinen, schwierig erhobenen Thatsachen als solche von hohem Werth. Die neueste Arbeit beschäftigt sich mit den minimalen Stoffen in den Quellen der Pyrenäen.

Ein Cubikmeter Wasser wurde unter Abhaltung von Luft und Staub in Platinschaalen abgedampft. Nur Glas und Kautschuk kamen mit dem Abdampfapparat in Berührung. Vermittels eines Regulators wurde der Stand des Wassers in dem Destillirkolben stets in gleicher Höhe erhalten, und so geschah über Gas die Abdampfung ununterbrochen bis zu Ende. Die erhaltenen, in Gläsern gut verschlossenen Sedimente wurden der Prüfung unterworfen. Wenn während des Abdampfens die Flüssigkeit sehr concentrirt, das Sediment sehr dick zu sein schien, wurde es aus dem Kolben entfernt und sorgfältig aufgehoben. Nachdem die ganze Abdampfung beendet, wurden nun die eingedickten Flüssigkeiten sowohl, wie die trocknen Sedimente in Dialysatoren der Behandlung mit destillirtem Wasser ausgesetzt, welches absolut frei von aller organischen Beimischung sein muss. Das dialysirte Wasser wird so lange im Marienbade eingedampft, bis es endlich kein Sediment mehr lässt, was anzeigt, dass nichts Lösliches mehr durch die dialysirende Membran geht. Dann werden die nun getrennten löslichen und unlöslichen Stoffe bis zum Trocknen eingedampft. Die organische Materie stellte sich dabei heraus: 1) als krystalloide Substanz, welche durch den Dialysator diffundirt; 2) als colloide, nicht diffundirende Substanz. Die erstere war unlöslich in Aether, löslich in Alkohol. In Alkohol gelöst und eingedampft konnte Wasser die Substanz nicht mehr lösen, z. B. in der Ravi-Quelle (Suchon). Diese Substanz giebt dem eingedichten Wasser und den darin befindlichen Salzen eine grünlich-gelbe Farbe. Die trocknen Salze werden durch Auswaschen mit Alkohol ganz weiss. Geruch der Substanz in den verschiedenen Quellen nicht sehr verschieden, ist manchmal fade und penetrant, manchmal angenehm und lieblich. Einige Nitrate, Jodüre, Bromüre etc. geben bei dieser Procedur mit über und werden in dem Residuum der abgedampften Alkohollösung wiedergefunden. Die quantitative Analyse derselben wurde, da die organische Materie sehr minimal vertreten war, hauptsächlich bezweckt. Nun wird das Verfahren behufs Anstellung der quantitativen Analyse des Genauesten beschrieben. Wir müssen den sich dafür Interessirenden an das Original verweisen. Das chemische Detail führt hier zu weit. Es sei nur noch bemerkt, dass die Spectralanalyse für die qualitative Analyse bei unendlich gering vertretenen Substanzen angewandt wurde. Nebenbei wird auf des Verf. Arbeit in Compt. rendus, III, 1874 (cfr. dieses Werk 1874, S. 542) verwiesen. In 10 Liter der alten Quelle zu Eaux-Bonnes konnte man die Anwesenheit folgender fixer Substanzen constatiren: Schwefel als Schwefelwasserstoff, Schwefelleber, Schwefel-, Kohlen-, Kiesel-, Phosphor-, Salpetersäure, Natrium, Kalium, Rubidium, Lithium, Calcium, Magnesium, Thonerde, Eisen, Mangan, Kupfer, Arsenik. Ja an zwei Quellen meint Verf. in einem Liter die genannten Substanzen nachweisen zu können. Thallium ist ebenfalls gefunden in einer der Pyrenäenquelle. Doch ist die betreffende Arbeit noch nicht zur Veröffentlichung reif. Strontian wurde nachgewiesen in Aulus, St.-Boès, Capvern, Trémésaygues. Kupfer, Arsenik haben nirgends gefehlt (S.-de-Béarn nicht untersucht), für E. chaudes ist die Anwesenheit derselben zweifelhaft. Antimon begleitete Arsenik in Aulus, Barèges, Capvern, Cauterets. Kobalt ist in St. Boès, Capvern, Gamarde, Luchon; zweifelhaft in Aulus und E. Bornes. Tellurium wahrscheinlich in Aulus und Capvern. Blei in Aulus, Capvern, E.-chaudes, Gamarde, Luchon, St.-Sauveur.

Bismuth nur in Luchon. Caesium und Rubidium in Ax, Luchon, Trémesaygues. Rubidium in E.-Bonnes. Jod in St. Boès, Luchon und S.-de-Béarn. Brom nur in S.-de-Béarn. Fluor in St.-Boès und Luchon. Chrom in Aulus.

I. An CO₂ arme Wässer.

a) Gewöhnliche Wässer (ohne Werth).

Nach **Bouis** enthält L'eau d'Evian-les-Bains (12) in 1 Liter:

Kieselerde und Thonerde	0,012
Kohlensauren Kalk	0,180
Kohlensaure Magnesia	0,085
	0,277

b) Eisenwässer.

Nach den Analysen v. **Bouis** ist in dem L'eau de Montpezat (8) enthalten in 1 Liter:

Doppelt kohlensaures Eisenoxydul	0,051
Doppelt kohlens. Kalk	0,115
Doppelt kohlens. Magnesia	0,068
Schwefelsaurer Kalk	0,016
Chlornatrium	0,008
Mangan	Spuren
Unlöslicher Rückstand	0,040
	0,298

La source du Regal (9) enthält in 1 Liter:

Doppelt kohlensaures Eisenoxydul	0,044
Doppelt kohlensaurer Kalk	0,270
Doppelt kohlensaure Magnesia	0,080
Chlornatrium	0,015
Unlösliche Stoffe	0,038
	0,447

L'eau de Bagnères-de-Luchon (13) enthält nach **Bouis** in 1 Liter:

Kohlensaures Eisenoxydul	0,030
Kohlensauren Kalk	0,080
Kohlensaure Magnesia	0,020
Schwefelsauren Kalk	0,100
Chlornatrium	0,050
Arsenik, Kupfer, Mangan	Spuren
Unlöslichen Rückstand	0,008
	0,288

c) Schwefel- und Sulphatwässer.

Nach **Bouis** enthält die Quelle von Dolaincourt (Vonges) (10):

Schwefelnatrium	0,057
Doppelt kohlensaures Natron	0,780
Doppelt kohlensaurer Kalk	0,018
Doppelt kohlensaure Magnesia	0,015
Schwefelsaures Natron	0,103
Chlornatrium	1,243
Eisen, Arsenik	Spuren
Unlöslichen Rückstand	0,050
	2,266

L'eau d'Eugénie-les-Bains (Landes) (14) 1 Liter:

Schwefelwasserstoff . . .	0,002
Kohlensauren Kalk . . .	0,150
Kohlensaure Magnesia . . .	0,050
Schwefelsauren Kalk . . .	0,035

Chlornatrium	0,015
Organische Stoffe	Spuren.
Summa .	0,252

Das Wasser von Vittel (Vosges) (14) 1 Liter:

Schwefelsauren Kalk . . .	1,785
Schwefelsaure Magnesia . .	0,670
Kohlensauren Kalk . . .	0,137
Chloralkalien	0,045
Unlöslichen Rückstand . .	0,043
Summa .	2,680

Fresenius (19) hat den Grindbrunnen zu Frankfurt a. M. neu analysirt. In 1000 Theilen:

Chlornatrium	2,346399
Chlorkalium	0,032886
Bromnatrium	0,003970
Jodnatrium	0,000500
Salpetersaures Natron	0,002240
Phosphorsaures Natron	0,000201
Schwefelsaures Kali	0,004450
Doppeltkohlensaures Natron . .	0,364312
Doppeltkohlensaures Lithion . .	0,006648
Doppeltkohlensaures Ammoniak .	0,022585
Doppeltkohlensauren Baryt . .	0,003639
Doppeltkohlensaures Strontian .	0,007657
Doppeltkohlensauren Kalk . .	0,305555
Doppeltkohlensaure Magnesia .	0,324576
Doppeltkohlensaures Eisenoxydul	0,001724
Kieselsäure	0,011190
Humusartige organische Substanz	0,008105
Harzartige organische Substanz .	0,000296
Summe aller festen Bestandtheile	3,446933
Freie CO₂	0,032925
Freier SH₂	0,009332
Summe aller Bestandtheile	3,489190

In Piatigorsk (20) existiren 14 Schwefelquellen: die Nicolai-, Alexander-, Jermolow-, Elisabeth-, Michael- (äussere), Michael- (innere), Warwaziew-, Konstantin-, Sabenew-, Alexander-Nicolai-, die warm-schweflige und halle Quelle, der grosse Durchbruch (Bassin) und der grosse Durchbruch (See). Th. **Schmidt** hat sämmtliche Quellen analysirt. In 1 Liter sind enthalten:

	Maximum.	Minimum.
Chlorkalium	0,1153	0,0919
Chlornatrium	1,6095	0,13894
Schwefelsaures Natron .	1,2499	0,9617
Schwefelsaure Magnesia .	0,1495	0,0328
Schwefligsaures Natron .	0,0180	0,0
Kohlensaurer Kalk . . .	0,1800	0,7450
Kohlensaure Magnesia . .	0,1363	0,0470
Kieselsaure Magnesia . .	0,1004	0,0690
Feste Theile	4,3881	3,7492
Schwefelwasserstoff . .	0,0098	0,0
Halbgebundene CO₂ . .	0,5885	0,3670
Freie CO₂	1,4762	0,6167
Summa aller Bestandtheile	6,2474	4,8014
Temperatur	45,5° C.	28,5° C.
Specifisches Gewicht . .	1,0048	1,0038.

Am meisten feste Bestandtheile hat die Alexanderquelle, am wenigsten der grosse Durchbruch (Bassin).

Das Wasser von Mahourat nach **Byasson** (e):

Kieselsaures Natron . . .	0,0935
Schwefelsaures Natron . .	0,0314
Kieselsaure Thonerde . .	0,0260
Kohlensaures Natron . .	0,0177
Schwefelsauren Kalk . .	0,0155
Unterschwefligsaur. Natron	0,0098
Chlornatrium	0,0072
Chloraluminium	0,0054

	Gramm.
Chlorlithium	0,0038
Schwefelnatrium	0,00015
Borsaures Natron . . .	Spur
Kali-Magnesia-Eisensalze .	Spuren ·
	0,21045
Verlust	0,00300
Organische Substanz . .	0,033
Stickstoff	6,1 Ccm.
Sauerstoff	3,3 ·
Kohlensäure	2,7 ·

Essentuki (20). 4 Quellen, $10^0 - 13^0$ und 3,6 und 6,7 Festgehalt:

Schwefelsaurer Kalk . . .	0,36 u. 0,56
Chlorkalium	0,02 - 0,03
Chlornatrium	0,74 - 1,7
Doppelkohlensaures Natron	1,25 - 3,00
„ „ Kalk .	0.03 - 0.16
„ „ Magnesia	0,26 - 0.33
Kieselerde	0,02 - 0,03
Schwefelwasserstoff . . .	0,0055 u. 0,0268
Freie Kohlensäure . . .	0,7435 - 1,2551

d. Jod-, Brom- und Chlorwässer.

α. Soolen.

Die neue Soolquelle (21) zu Salzuflen im Fürstenthum Lippe-Detmold, 1 Stunde von der Stadt Herford, ist vom dortigen Apotheker Brandes analysirt worden. In 1000 Theilen sind enthalten:

	Gramm.
Schwefelsaures Kali	0,520
Schwefelsaures Natron . . .	2,791
Chlornatrium	33,978
Chlormagnesium	1,934
Brommagnesium	Spuren
Schwefelsaure Kalkerde . . .	2,026
Kohlensaure Kalkerde . . .	0,574
Kohlensaure Magnesia . . .	0,050
Kohlensaures Eisenoxydul . .	0,010
Kieselsaure Alaunerde . . .	0,019
Kieselerde	0,014
Feste Bestandtheile	41,916
Temperatur	10,2° R.

[Wreden und Fuchs, Chemische Analyse der 3procentigen Soole von Ciechocinek, sowie auch des Mineralschlammes. Gazeta lekarska XIX. 3. (Die Analyse ergiebt in der Soole in 1000 Grm. 35,439 fester Bestandtheile, und zwar von wirksamen Stoffen: Chlornatrium 30,204, Chlormagnesium 1,682, Chlorcalcium 1,578, schwefelsauren Kalk 0,882, Brommagnesium 0,012 und Jodmagnesium 0.003. In 1000 Theilen des trockenen Mineralschlammes 764 Chlornatrium, 71 Gyps, 62 Chlormagnesium und 30 Chlorcalcium. Durch Vergleichung mit anderen Soolwässern gelangen die Verf. zu dem Resultate, dass das Ciechocinker Wasser dem Meerwasser nahekommt, mit dem Unterschiede jedoch, dass statt des in dem letzteren befindlichen, schwefelsauren Magnesium, von welchem Ciechocinek keine Spur aufweist, Chlornatrium in weit grösserer Quantität, als im Seewasser vertreten ist.)   Oeffinger (Krakau).]

β. Einfache Kochsalzwässer.

Die Trinkquelle zu Uflen (21) ist folgendermassen zusammengesetzt. — In 1000 Theilen sind nach Brandes enthalten:

	Gramm.
Schwefelsaures Kali	0,186
Schwefelsaures Natron . . .	1.096
Chlornatrium	11,365
Chlormagnesium	0,564
Brommagnesium	Spuren
Schwefelsaure Kalkerde . . .	0,538
Kohlensaure Kalkerde . . .	0,320
Kohlensaure Magnesia . . .	0,003
Kohlensaures Eisenoxydul . .	0,005
Kieselsaure Alaunerde . . .	0,014
Kieselerde	0,003
Feste Bestandtheile	14,094
Freie CO2 . .	3½—4 Vol.

γ. Alkalisch-muriatische Wässer.

Heilung des Verfassers (22), der folgende Krankheitssymptome darbot: Hartnäckige Schlaflosigkeit, Schwindel, Taumeln, entstanden durch geistige Arbeit. Körperbewegung erschöpfte leicht. Grösste Nervenerschöpfung, Mangel an Verdauung, schwache Herzthätigkeit, Oedem der Beine. Organische Erkrankung bestand nicht. — Quelle entdeckt 1868. Dieselbe in 1 Gallone.

	Gran.
Chlornatrium	509,968
Chlorkalium	9,597
Bromnatrium	1,534
Jodnatrium	0,198
Fluorcalcium	Spuren
Doppeltkohlensaures Lithion .	11,447
Doppeltkohlensaures Natron .	4,288
Doppeltkohlensaure Magnesia .	176,463
Doppeltkohlensauren Kalk . .	170,646
Doppeltkohlensauren Strontian .	Spuren
Doppeltkohlensauren Baryt . .	1,737
Doppeltkohlensaures Eisenoxydul .	1,128
Phosphorsaures Natron . . .	0,006
Doppeltborsaures Natron . . .	Spuren
Thonerde	0,131
Kieselerde	1,260
Organische Stoffe	Spuren
Sa. der festen Bestandtheile	888,403

CO2 in 1 Gallone: 375,747 C. Z. Spec. Gewicht 1,009.

Die Quelle von Combettes (d) enthält nach Bonis:

Kohlensaures Natron . . .	0,340
Kohlensauren Kalk	0,150
Schwefelsaure Magnesia . .	0,162
Schwefelsaures Natron . . .	0,113
Chlornatrium	0,183
	0,958

e) Erdige Quellen.

Die Quelle von Hencheloup (b) nach Bonis:

Schwefelsauren Kalk . . .	1,819
Schwefelsaure Magnesia . .	0,407
Kohlensauren Kalk	0,178
Chlornatrium	0,010
Eisenoxyd	Spur
	2,414

Die Quellen Bastion und St. Marguerite in Dax (c) nach Bouls: (Therme = 59° 90).

Schwefelsauren Kalk . . . 0,344
Schwefelsaure Magnesia . . 0.171
Schwefelsaures Natron . . . 0,080
Chlornatrium 0,224
Kohlensauren Kalk 0,146
                            1,005

II. An CO_2 reiche Wässer.

α Eisensäuerlinge.

Poschitz (23) Gemeinde Landeck. Moorboden, unter welchem lehmiger Sand. Neue hölzerne Fassung. Klares Wasser von 6—7° C. Temperatur, von schwach saurer Reaction. Geschmack schwach prickelnd, tintenartig. 2 Quellen, A. und B. Die Analysen wurden im Laboratorium des Prof. Lieben ausgeführt. — Quelle A. enthält in 1000 Theilen:

Calciumphosphat . . . . . Spuren
Calciumsulfat 0,00265
Calciumbicarbonat . . . 0,41056
Eisenbicarbonat 0,09825
Magnesiumbicarbonat . . 0,20573
Kaliumsulfat 0,01971
Natriumsulfat 0,04475
Natriumchlorid 0,00504
Thonerde 0,00743
Kieselsäure 0,07930
freie CO_2 1,95182
                 Summa 2,82524

NB. Quelle B. siehe unter „alkalische Eisensäuerlinge."

Die Quelle La Bretonnière (Drôme) (11) ist 13,8° C. und hat einen festen Gehalt von 0,500 Grm. Nach Bouis:

Eisen- und Manganoxyd . . 0.020
Kohlensauren Kalk 0,385
Kohlensaure Magnesia . . . 0,040
Chlornatrium 0,025
Schwefelsauren Kalk . . 0,012
Unlöslichen Rückstand . . 0,018
Gasreich (?)   0,500

Das Wasser von Grossa (24), empfohlen bei Chlorose mit begleitenden gastrischen Störungen, bei denen die gebräuchlichen Stahlwässer nicht vertragen wurden, nach Poggiale:

Kohlensauren Kalk 0,602
Kohlensaure Magnesia . . . 0,074
Kohlensaure Lithion } . . Spuren
Kohlensaure Magnesia }
Kohlensaure Eisenoxydul . . 0,128
Schwefelsauren Kalk . . . 0,021
Chlorkalium und Chlornatrium 0,014
Thonerde 0,006
CO_2 (frei oder gebunden) Lit. 1,248
Kieselsäure 0,004
Arsenik . . . . }
Fluorcalcium . . . . . } Spuren
Organische Bestandtheile . }
       Feste Bestandtheile 0,845

β. Alkalische Eisensäuerlinge.

Quelle B. in Poschitz (23) enthält in 1000 Theilen:

Calciumcarbonat . . . 0,41882
Eisenbicarbonat. . . . 0.00615
Magnesiumcarbonat . . 0,27392
Natriumbicarbonat . . . 0,05486
Kaliumsulfat 0,01406
Natriumchlorid 0.00694
Thonerde 0,00042
Kieselsäure 0,07571
Freie CO_2 . . . . . 1.88820
          Summa . . 2,73908

Die beiden Quellen in Neyrac (17) (Ardèche) nach Bouis in 1 Liter:

Eisenbicarbonat . . . 0,022
Natriumbicarbonat . . 1,116
Kaliumbicarbonat . . 0,065
Calciumbicarbonat . . 0,975
Magnesiumbicarbonat . 0,346
Chlornatrium 0,016
Natriumsulfat 0,016
Unlösl. Rückstand . . 0.052
                      2,608
CO_2 . . . . . . (?)

Zwei neue Quellen in Vals (sources Augustine et Marguerite) (25) nach Bouis:

	Source Augustine.	Source Marguerite.
Doppeltkohlens. Natron .	5,384	4.116
Doppeltkohlens. Kalk . .	0,216	0,066
Doppeltkohlens. Magnesia .	0,147	0,068
Chlornatrium	0,125	0,033
Schwefelsaures Natron . .	0,048	0,073
Eisen, Borsäure.	Spuren	Spuren
Rückstand	0,125	0,080
	6,045	4,456
CO_2 . . . . nicht angegeben.		

Aehnlich diesen beiden Quellen in Vals ist das Wasser der source la Favorite (26) zusammengesetzt. Letztere enthält:

Doppeltkohlensaures Natron 5,306
Doppeltkohlensauren Kalk 0.144
Doppeltkohlensaure Magnesia 0,098
Schwefelsaures Natron 0,206
Chlornatrium. 0,125
Kieselerde 0,095
                                 Summa 5,974

Kohlensäure nicht angegeben.

γ. Salinische Stahlquellen.

Die neuen Quellen Griesbach's (28) sind im Laboratorium von Bunsen analysirt und unterscheiden sich von den alten Mineralquellen des Ortes durch den verschwindend geringen Gehalt an schwefelsaurem Kalk, schwefelsaurer Magnesia und durch geringeren Gehalt an Eisen und kohlensaurem Kalk. Hinsichtlich der chemischen Zusammensetzung sind sie der Trinkquelle von St. Moritz äusserst ähnlich. In 1000 Theilen enthält die Catharina-Quelle:

Doppeltkohlensauren Kalk 1,19
Doppeltkohlensaures Eisenoxydul 0,036
Schwefelsaures Natron 0,20
Freie CO_2 . . . . 1160 Ccm.
Temperatur . . . . 9,7° C.
Eisen . . . . 1,9 pCt.
Feste Bestandtheile 1,80

Die 1872 neu entdeckte Quelle Marienbads (Alexandrinenquelle) (29) enthält nach Lerch in 1 Civilpfunde (9° C., spec. Gew. 1,00284):

Schwefelsaures Kali	0,2780 Gran
Schwefelsaures Natron	11,3080 »
Chlornatrium	3,8360 »
Kohlensaures Natron	4,9083 »
Kohlensauren Kalk	2,3877 »
Kohlensaure Magnesia	2,2391 »
Kohlensaures Eisenoxydul	0,2488 »
Kohlensaures Mangan	0,0276 »
Basisch-phosphorsaure Thonerde . . .	0,0461 »
Kieselsäure	0,5868 »
Summa der festen Bestandtheile	25,8664 Gran.
Freie CO₂	11,7930 »

In der Nachbarschaft von Piatigorsk liegen die Eisenquellen von Schelesnowodsk (20) gegen 20 an der Zahl, theils mit Namen, theils mit Nummern bezeichnet. Nach Th. Schmidt in 1000:

		Maximum		Minimum
Schwefelsaures Kali	zwischen	0,07169	und	0,01468
Schwefelsaures Natron	»	1,24779	»	0,99932
Chlornatrium	»	0,43553	»	0,32737
Kohlensaures Natron .	»	0,24070	»	0,05028
Kohlensaurer Kalk . .	»	0,85640	»	0,55711
Kohlensaure Magnesia .	»	0,17417	»	0,13822
Kohlensaures Eisenoxydul	»	0,04140	»	0,00332
Kieselerde	»	0,06048	»	0,02324
Feste Bestandtheile	zwischen	2,92230	und	2,25950
Freie CO₂ . . .	»	1,41400	»	0,52361
Temperatur . . .	»	42° C.	»	15° C.
Spec. Gew. bei 18,7° C.	»	1,00329	»	1,00251

Die meisten festen Bestandtheile hat die Barätinsky-Quelle, die wenigsten: Quellen No. 1 und 2.

δ. Alkalisch-salinische Wässer.

Die Morizquelle in Sauerbrunn (Südsteiermark) (30), von M. Buchner analysirt, enthält in 1000 Theilen:

Kaliumsulfat	0,04068
Kaliumnitrat	0,00404
Natriumsulfat	0,52125
Natriumchlorid	0,04623
Natriumcarbonat	0,22385
Calciumcarbonat	0,90230
Magnesiumcarbonat	0,55660
Strontiumcarbonat	0,00044
Ferrocarbonat	0,00505
Thonerdephosphat	0,00274
Calciumphosphat	0,00054
Kieselsäure	0,02270
Feste Bestandtheile	2,32642
Halbgebundene CO₂	0,75813
Freie CO₂	2,32387
Summe der wägbaren Bestandtheile .	5,40842

Essentuki (20) mit 5 alkalisch-salinischen Quellen von 3,9 und 8,0 festen Bestandtheilen und 12°5—17°5 Temperatur und spec. Gewicht zwischen 1,00325 mit 1,00567. In 1 Liter nach Schmidt:

Schwefelsaurer Kalk . .	zwischen	0,0550	und	0,580
Schwefelsaures Kali . .	»	0,015	»	0,037
Schwefelsaures Natron .	»	0,5107	»	2,5409
Chlornatrium	»	0,5174	»	2,1726
Bromnatrium	»	0,0	»	0,0087
Jodnatrium	»	0,0	»	0,001

Doppeltkohlensaures Natron zwischen	0,7030	und	3,407
Doppeltkohlensaure Magnesia	»	0,394	»	0,531
Doppeltkohlens. Eisenoxydul	»	0,0	»	0,0041
Kieselerde	»	0,0185	»	0,0211
Freie Kohlensäure . . .	»	0,2233	»	1,2606

Ausser diesen sind in Essentuki noch fünf andere Quellen, welche zum Theil keine Sulfate, zum Theil kein Alkalicarbonat haben.

B. Theoretische Balneologie und Hydropoele.

31) Buchheim, R., Ueber die Wirkung der Kaliumsalze. Archiv für exper. Path. und Pharmakolog. — 32) Dietl, J., Experimentelle Studien über die Ausscheidung des Eisens. Wien. Sitzungsbericht LXXI. 3. Mai. — 33) Gaudin, G., Physiologie et indications thérapeutiques des bains de mer. Thèse pour le doctorat en médicine presentée et soutenue le 16 jouillet. (Nichts Neues. Deutsche Autoren mit Ausnahme Roerig's d. Verf. unbekannt. Die Erklärung der Secretionsvermehrung nach kalten Bädern durch vermehrten intraarteriellen Druck glaubt Verf. für sein Eigenthum erklären zu dürfen. (P. 25. und 26) Vergl. des Ref. Arbeit in Virch. Archiv Bd. LVIII.) — 34) Czerwinsky, J., Compendium der Thermotherapie (Wasserkur) Wien. gr. 8 — 175. — 35) Schelle, B. Balneologische Betrachtungen. Münchener Aerztl. Intelligenzblatt No. 4. — 36) Caulet, De la suralcalisation du sang et des urines sous l'influence de la chaux et de la magnésie. Bull. génér. de thérapeut. p. 349. — 37) Pupier, Action des eaux de Vichy sur la composition du sang. Réfutation de la prétendue anémie alcaline. 8. Paris.

Kalium und Natriumsalze, so lange für gleichwirkend angesehen, sind nach Buchheim (31) verschieden wirkend.

Die Kalisalze unterscheiden sich durch grösseres Diffusionsvermögen, welches durch Säuren modificirt wird. Das grösste Diffusionsvermögen besitzen die oxalsauren und salpetersauren Kalisalze, dann in absteigender Reihe die ClK, BrK, JK. Ungleich langsamer diffundirt schwefelsaures, phosphorsaures und doppelt kohlensaures Kali. In Beziehung auf den Darmcanal zerfallen die Salze in 2 Gruppen, 1) die leichtest diffusibeln Salze; diese erzeugen im Magen Schmerz, Erbrechen, Kolbe der Schleimhaut und Ecchymosen, nicht Diarrhoe, ferner Gastritis toxica, entstanden durch lebhaften Diffusionsstrom, welcher den arteriellen Druck in den Capillaren überwindet. Blutkörperchen häufen sich in den Capillaren an, treten wohl aus. Diese Diffusion kann durch Umstände, z. B. Anfüllung des Magens verhindert werden. Oxalsaures und salpetersaures Kali erzeugt diese Gastritis toxica vorzüglich, während Brom- und Chlor-Kalium nur unter günstigen Umständen sie hervorruft. Ist der Diffusionsstrom nicht zu gross, und treten also keine krankhaften Erscheinungen ein, dann gehen die Salze vom Magen aus ins Blut, oder vom Dünndarm aus spätestens; 2) die weniger leicht diffusiblen Salze gelangen in den Dünndarm und wirken wie die Stoffe aus der Glaubersalzgruppe. Den Uebergang zwischen 1. und 2. scheint das schwefelsaure Kali zu machen. Bunge fand 62 pCt. davon im Urin wieder. Von dem phosphorsauren Kali fand B. etwa 57 pCt. im Urin. Das einfach kohlensaure Kali wird durch die freie CO₂ des Magens sehr bald in doppelt kohlens. Kali verwandelt. Es fährt schwächer ab, als die vorgehenden, und nur bei empfindlicher Darmschleimhaut. Pflanzensauren Salze werden schon im Darmcanale in kohlensaure verwandelt. Bei ihnen fand B. 81 pCt. Kali im Urin wieder. Die pflanzensauren Alkalien (Seignettesalze u. s. w.) sind daher unsichere Abführmittel.

So wie hier die Erscheinungen im Darmcanal durch die Diffusibilität hervorgerufen werden, so auch die anderen, z. B. die Resorption der Salze ins Blut und die Ausscheidung aus demselben. Es gehen trotz des Gehaltes der Nahrung an Kalisalzen nur innerhalb gewisser Grenzen Quantitäten ins Blut. Eine der Gesammtheit schädliche Aufnahme von Kalisalzen in das Blut kann nur dann stattfinden, wenn grosse Mengen der diffusiblen in den leeren Magen gebracht werden. Nur die diffusiblen lassen sich verwenden für eine Einwirkung auf Herz und Muskel. Das ClNa lässt sich aus dem Blute mit noch so viel Wasser nicht auslaugen. Es bleibt immer davon mehr im Binte, als im Urin ist. Es scheint, dass das ClNa sich in molecularer Verbindung mit den Eiweissstoffen befindet, und dass nur so viel ClNa ausgewaschen wird, als von dem Eiweiss nicht zurückgehalten wird. Da scheint, dass die Kalisalze zu den organisirten Blutbestandtheilen (Kügelchen), die Natronsalze zu den nicht organisirten des Blutes (Serum) in Beziehung stehen. Kali ist aber auch vorwaltend in den aus Eiweiss aufgebauten Organen. Das wenige Natronsalz in ihren Aschen rührt wahrscheinlich vom beigemengten Blutplasma her. Da das Kali also im Blutserum sehr wenig ist, so kann eine vorübergehende Vermehrung desselben grosse Störung verursachen. Die Störungen sind: Verlangsamung des Herzschlages und endlich Stillstand des Herzens in der Diastole. Kalisalze werden daher Muskel- (Nerven?) Gift. Die Muskeln gehören zu den kalireichsten Organen. Derselbe Stoff, welcher also unumgänglich nöthig für die Ernährung der Muskeln ist, tödtet sie, wenn im Uebermaass vorhanden. Möglicherweise steht der Kaligehalt mit der Contractilität der Muskeln in causalem Zusammenhang, gewissermaassen eine moleculare Verbindung der contractilen Substanz mit Kalisalz. Das ist eine Hypothese, welche jedoch mit den bekannten Thatsachen nicht in Widerspruch steht.

Verf. (32) versuchte an einem 6,5 Kilogr. schweren Hunde, wie die Eisenausscheidung bei fast völlig eisenfrei gemachter Nahrung sich verhalte.

In 27 Tagen nahm der Hund mit der Nahrung ein an Eisen 0,0395 Grm. und schied aus 0,0898, sodass der Körper einen Verlust von 0,0503 Grm. an Eisen erlitt. Die Ausscheidung erfolgte ziemlich gleichmässig in gleichen Zeiträumen und betrug täglich 0,003325 Grm. gegenüber einer Einnahme von 0,001462 Grm. Der Harn enthielt nur Spuren von Eisen, 0,00175 auf 1000. Die Hauptmenge des Fe wurde mit dem Kotb entleert, der durchschnittlich 0,03 pCt. Fe enthielt. Quelle des Fe in den Faeces ist die Galle, welche ihren Eisenreichthum aus dem Blute bezieht. In diesem Bundefalle entspricht der tägliche Fe-Verlust 0,444 Bämoglobin. — Nach dieser Entziehungsperiode wurde dem Bunde eisenreiche Kost in Form von Eisenalbuminat gereicht. Der erlittene Verlust wurde nicht durch das eingeführte Fe gedeckt. An den 5 Versuchstagen empfing der Bund 0,0116 Grm. und gab aus 0,1145 Grm.

Eine mit Sachkenntniss geschriebene, rhetorisch begeisterte Abhandlung (34) in 3 Abschnitten, deren erster eine Einleitung ist, sucht nachzuweisen, dass man künftig „Thermotherapie" statt „Hydropathie" oder „Hydrotheraphie" sagen und schreiben müsse.

Die Wärmebehandlung mache das Wesen der Sache aus, nicht das Wasser als solches. Ausser diesem principiellen Orunde sei die Opportunitätsgrund weil das Wort „Kaltwasserkur" etc. die Laien abschrecke, die Aerzte präoccupire. Die „thermische" Kur werde als Bezeichnung schicklicher sein. Die sog. Hydropathen, als Fanatiker und Ignoranten dargestellt, fordern zu einer Scheidung dieser von den wissenschaftlichen

Vertretern der Methode auf. „Hie „Hydropathie", hie „Thermotherapeuten." „Naturärzte", Vegetarianer werden in ihrer Mangelhaftigkeit dargestellt, rhetorisch bei Seite geschoben, und in „ihres Nichts durchbohrendem Gefühle" geschildert. Dann folgt eine streng wissenschaftlich begründete physiologische Anschauung des „thermischen" Heilverfahrens, fliessend geschrieben und nichts Wesentliches vergessend. Der 3. Abschnitt giebt ein Verzeichniss der verschiedenen Proceduren des Heilverfahrens, Flussbad und Seebad eingereiht, mit Indicationen und Contraindicationen. Erwähnenswerth ist hier des Verf.'s Mittheilung, dass in der ersten Zeit seines Heilverfahrens Priessnitz „Vollbad" und „Halbbad" nicht unterschied. Erst als dasselbe inne wurde, dass in vielen Fällen höhere Temperaturgrade, als die natürliche Wärme des Wassers, nöthig waren und diese durch Feuerung erzielt werden musste, wurde der Sparsamkeit wegen wenig Wasser für solche Bäder verwandt, „Halbbad". Die Nachbeter P.'s sahen in dieser Form eine besondere Nützlichkeit, ohne des wahren Sachverhalts gewahr zu werden. Das „Halbbad", dem „Vollbade" gegenüber, bedeutet nach Verf. temperirtes Bad gegenüber dem ganz kalten Bad, und die Entstehungsgeschichte der Bezeichnung dieser Badeformen lehrt, dass nur blinde Nachbeter ihres Meisters gerade in dem Halbbade eine andere, heilsame Heimlichkeit vermuthen und demgemäss predigen. Bei der Einpackung, „wenn das Verfahren methodisch angewird", erscheinen nach Verf. „die Nitrogenverbindungen spärlicher, und die Wage weist eine stetige Zunahme des Körpergewichts nach", während in der dritten Periode (Schweissbildung) das Gegentheil stattfindet. Ref. erlaubt sich zu fragen, wo und von wem und wie dies Verhalten, namentlich die erste Hälfte der Behauptung bewiesen worden ist. — Weiter behauptet Verf. „die trockene Luft sei thermotherapeutisch nicht zu verwerthen". Aber im türkischen und römisch-irischen Bade ist doch die entgegenstehende Thatsache bekannt. — Weiter glaubt der Verf., dass alle neueren Beobachter übereinstimmten, die Temperatur des Patienten, nach der ersten Minute des kalten Bades werde erhöht. Es ist aber nachgewiesen (Senator), dass diese Temperaturerhöhung nicht für die Innenwärme gilt (Mastdarm), sondern nur an der Peripherie (Achsel) häufig, und auch hier nicht ausnahmslos. Dann eifert Verf. mit Recht gegen die unzweckmässige Methode der Professoren bei der Behandlung des Typhus mit Kaltwasser. Er weist denselben die grössten Fehler nach, dass sie statt Einpackungen kalte Bäder verwenden. Er zeigt, dass z. B. Liebermeister nicht einmal gewusst habe, dass Priessnitz acute Krankheiten mit Einpackungen behandelt habe. Liebermeister schreibt: „P., der, weiss Gott was Alles mit Wasser behandelt hat, hat gerade keine acuten Krankheiten mit Wasser behandelt!" Dagegen der Verf.: „Der Herr Prof. mag es mir glauben, dass P. unvergleichlich mehr acute Fälls durch Wasser behandelt hat, als irgend ein Experimentator, und dass er diese Fälle gerade immer mit Einpackungen behandelte, während Liebermeister dieselben nur dort empfiehlt, wo keine andere Badeform ohne Strafe angewendet werden kann." — Schliesslich stellt Verf. die Indicationen für die Wasserkur nach eigner Erfahrung auf; dieselben sind zwar nicht neu, aber lobenswerth.

Endlich enthält die Schrift eine kurze Darstellung und Geschichte der „Schrot'schen Semmelkur" und ihre Würdigung.

Hypothese zur Erklärung der Bäderwirkung (35), sich stützend auf bekannte physicalische Vorgänge (im Gebiete der Elektricität), welche alsdann auf Nerv und Muskel übertragen und vergleichsweise zurückbezogen werden.

Die Leydener Flasche — Prototyp der elektrischen

Organe — kann umso stärker geladen werden, je besser für Ableitung des äusseren Belages gesorgt ist. Steinheil's Versuche bewiesen, dass man mit Hülfe von Elektromotoren dadurch elektrische Ströme erzeugen kann, dass ein oder auch beide Pole ergiebig abgeleitet werden. Eine 'geeignete Ableitung der Pole zur Erde wirkt wie eine Schliessung der Kette.

Die unipolare Zuckung stellt ebenfalls Entladungserscheinungen dar, welche die Folge der ergiebigen Ableitung eines Poles eines Electromotors ist. — Analog diesen Erfahrungen sind diejenigen Bäder, welche die Elektricität am besten leiten, der elektrischen Bewegung besonders günstig, im Allgemeinen Mineralbäder mehr, als Fluss- und gewöhnliche Bäder. Reines Wasser hat einen Leitungswiderstand, welcher 3000mal grösser ist, als jener der gesättigten Kochsalzlösung. — Ein grosser Antheil an der Heilwirkung der Mineralbäder gebührt darum der Elektricitätsleitung. Wie der Galvanismus localen therapeutischen Zwecken diene, so das Soolbad zur Wirkung auf den Gesammtorganismus.

Verfasser (36) stellte Versuche über die Frage an, von welchem Stoff die alkalische Reaction des Urins beim Gebrauch der erdigen Mineralquellen abhänge.

Die Schriftsteller beantworteten diese Frage leichthin, ohne Versuche anzustellen, mit der Annahme, dass die alkalische Reaction vom kohlensauren Kalk herrühre. Aber man kann leicht constatiren, dass nicht der Kalk, sondern ein Ueberschuss von Natron den Urin alkalisch macht. Durch Kochen des Urins und Filtration des kochenden müssen die Erden sämmtlich ausfallen. Dennoch ist das Filtrat alkalisch, wie Verf. oft gesehen hat, wenn er die Wirkung durch Brunnen von Pougnes, Chateldon, Condillac, St.-Galmier auf den Urin untersuchte. — Das mit den Wassern eingenommene Natron (0,16—0,72 in 1 Liter) ist an Gewicht zu unbedeutend, um die alkalische Reaction des Urins ihm anschreiben zu dürfen. In der That erwies sich der gekochte Brunnen von Pougues, aus dem also die Erden gefällt waren, während das Natron darin blieb, als unwirksam, den Urin alkalisch zu machen, wenn man dieselbe Quantität davon trank, als man vom natürlichen Brunnen zu trinken pflegt. Demnach macht das mit dem Wasser eingenommene Natron den Urin nicht alkalisch. Nun bereitete sich Verf. Lösungen von Kalksaccharat und von Kalk- und Magnesiacarbonat. Seine Lösung von Kalkcarbonat enthielt 2—2,50 Kalksalz, mehr also, als die Brunnen aufweisen. Es konnte ausgemacht werden, dass der Urin nach allen diesen Präparaten alkalisch wurde, jedoch am Energischsten nach der Kalklatwerge. Nach den Lösungen (400—500 Grm. bei Tische) wurde erst eine Stunde später die neutrale Reaction bewirkt, und erst nach 4—5 Stunden die alkalische. Das hatte 1870 W. T. Brands bereits beobachtet. — Durch Kochen und Filtriren des kochenden blieb die Alkalicität. Demnach ist der Schluss gerechtfertigt, dass nach Einnahme von Erden der Urin einen Ueberschuss von Natron aufweist.

Eine weitere Untersuchung stellte die Frage, ob das Einnehmen der Erden die Urin-Erden vermehre, ausser Zweifel. Zur Bestimmung der Erden dienten (nach Beneke's Vorgang) kleine Kolben, in welche 1/100 des 24stündigen Urins vor dem Einnehmen und nachher dem Augenmaass nach abgeschätzt wurden, eine Reihe von 13 Tagen hindurch. Eine Vermehrung oder Verminderung der Erden im Urin nach dem Gebrauch von St.-Galmier oder von Pougues wurde nicht wahrgenommen. Deshalb machen die Erden nach Gebrauch derselben den Urin nicht alkalisch. Es muss demnach das Natron sein, welches nach dem Gebrauch der Erden den Urin alkalisirt. Schon Brande hatte das richtig erkannt. Aus dieser Erkenntniss resultirt erst die richtige Deutung der klinischen Thatsachen. Nicht hätten erdige Brunnen für Gries und Stein auflösende und lithotriptische Bedeutung haben können, wenn die Erden vermehrt in den Urin übergegangen wären, da harnsaurer Kalk unlöslich, und da Harn- und Phosphorsäure mit dem Kalk unlösliche, concrementbildende Verbindungen formiren. Der Urin hätte also, statt klarer, sedimentös werden müssen. Auch wäre nicht mehr die beobachtete Identität der therapeutischen Wirkung erdiger und alkalischer Quellen gegen Stein und Katarrhe der Urinwege zu erklären. Beim Menschen und den Säugethieren ist das Verhältniss zwischen Harn- und Phosphorsäure und dem Kalk im Urin stets ein umgekehrtes, je mehr von jenem, desto weniger von diesem, und umgekehrt. Der grösste Theil des auszuscheidenden Phosphors verschwindet durch die Excremente (v. Haxthausen, Ac. phosphor. urinae et excrementorum. Haise 1860). Sonst sähe es schlimm aus, und der Mensch würde selten ohne Concremente im Urin davon kommen. Wenn alle 24 Stunden 1 Grm. Harnsäure und 3,50 Phosphorsäure mit dem Harn ausgeschieden werden, würde das ungefähr 10 Grm. unlöslicher Salze ausmachen, wenn Erden die sättigenden Basen abgeben sollten. Aber glücklicher Weise sind Kalk und Magnesia nur in Spuren vertreten. Nach Neubauer gehen die eingenommenen Erdsalze nicht in den Urin über. Dieser enthält nur 0,18 Kalk und 0,23 Magnesia in 24 Stunden, und diese Grössen schwanken nur in sehr engen Grenzen. Beim Löwen, Tiger, Leopard ist neben 10 Grm Harnsäure und 8 Grm. Kalkphosphat nur 0,18 Kalk und 0,23 Magnesia. Bei den Herbivoren dahingegen erscheinen beträchtliche Mengen Erden im Urin, dafür nur wenig oder gar keine Harnsäure und keine Phosphate. Concremente von harnsaurem Kalk sind sehr selten, häufig diejenigen von Harnsäure und anderen harnsauren Salzen, zum Zeichen, dass Kalk im Urin der Gichtsteine nur minimal vertreten ist. Die Concremente von Kalk- und Tripelphosphat hängen meistens von einer localen, nicht von einer allgemeinen Krankheit ab. Wenn nun das Alkalischwerden des Urins vom überschüssigen Natron abhängt, so muss weiter die Frage beantwortet werden, ob die Vermehrung desselben absolut oder relativ (durch spärlichere Absonderung der Säure) stattfindet. Dass die Erden resorbirt werden können, beweist die Thatsache, dass sie Aschenbestandtheile des Körpers bilden. Dass sie aber noch resorbirbar, wenn sie der Verbindung im organischen Zusammenhang der Nahrungsmittel entkleidet sind? Verf. stellte an mehreren Personen Versuche mit Erdsalzen organischer Säuren an (milch-citronen-essig-saure Erden), bei Personen, wo die pflanzensauren Alkalien den Urin alkalisch gemacht hatten, und der Urin blieb sauer; die Salze waren also nicht resorbirt worden. Daraus schliesst Verf., dass die eingenommenen Erden nicht direct, durch Eintritt ins Blut, dieses alkalisch machen, sondern indirect durch Reizung des Magens, welcher saurere Säfte absondert. Die dadurch das Blut verlassenden Säuren machen dasselbe, und in Folge davon auch den Urin, alkalischer. Beurtheilt man also die Einwirkung der Erden, abgesehen von ihrer localen Einwirkung, als adstringirende (Kalk), abführende (Magnesia) Mittel, so vermehren dieselben, wie die Alkalien, die Alkalicität des Blutes. Aber ihre Wirkung und die der Alkalien unterscheidet sich dennoch in folgenden Stücken:

1) Die Erden wirken nicht so sicher, wie die Alkalien, in den Fällen, wo der Magen krank ist und auf die Reize nicht normal reagirt, z. B. in der chronischen parenchymatösen Gastritis, wo die Erden die Alkalien nicht weiter ersetzen können.

2) Die indirecte Wirkung der Erden tritt später ein und hält länger an, als die der Alkalien, welche sofort wirken, aber durch schnelle Ausscheidung die Continuität der Wirkung einbüssen.

3) Die Erden sind vergleichsweise Mittel, welche

ähnlich den alkalischen Lösungen (Tinctura kalina) im Blute zur Erzeugung von alkalischen Molekeln in Statu nascendi beitragen, wahrscheinlich von Natronhydrat, dessen Einwirkung viel mächtiger, als die von Natroncarbonat ist, ähnlich wie die Untersuchungen von Parkes ergaben, dass Kalisalze den Urin zwar alkalisch machten, aber sonst dessen Zusammensetzung wenig beeinflussten, während die Tinctura kalina eine Menge von Schwefelsäure im Urin ausscheiden machte, hinreichend, um all das Kalt zu sättigen, welches man als Kalisulfat im Urin findet. Es werden daher von den Klinikern gegen Gicht und Harngriess den Erden eingreifendere, dauerndere, also wirksamere Kräfte zugestanden, als den Alkalien. So hat Hoffmann schon vor zwei Jahrhunderten die Magnesia als vorzüglichstes Lithotripticum proclamirt, und Brandes und Bome haben durch ihre Versuche bewiesen, dass man mit täglich einigen Gran Magnesia Harngries in 3 Wochen heilen könne, selbst in Fällen, wo täglich 10—3 Grm. Alkalicarbonat vergeblich genommen worden wären.

4) Endlich unterscheidet sich die physiologische Einwirkung der Erden von derjenigen der Alkalien, dass diese die Salzbestandtheile des Blutes vermehren, während jene dieselben vermindern. Sie entziehen Säuren, welche in Form unresorbirbarer Salze mit den Fäces ausgeschieden werden, und entziehen Alkalien, welche mit dem Urin zur Ausscheidung kommen. Diesen vermehrten oder verminderten Einfluss in Beziehung auf die Mineralbestandtheile der Körpersäfte kann man klinisch in geeigneten Fällen verwerthen.

C. Geschichte der Balneologie. Nationale Entwicklung. Statistik.

38) Lange, C., Die Mineralwässer des Kaukasus. Eine balneolog. Studie. Riga. gr. 8. 101. — 39) Terrais, J., Étude sur le système thermal actuel en France. Thèse pour le doctorat en méd. prés. et sout. le 1. Mai. Paris. gr. 4. 41. — 40) Bäder-Sommer 1874. Aerztliche Mittheilungen aus Baden, herausgegeben v. B. Volz. No. 8

Ausführliche Geschichte (38) der blühend sich fortentwickelnden Bädercolonien im Kaukasus, statistisch interessante Notizen und Bericht über die Verdienste Balkow's und die Berufung des um die Fassung der Mineralquellen Frankreichs so sehr verdienten Jules François. — Dann werden speciell Piatigorsk, Sbelesnowodsk, Essentuki, Kislowodsk beschrieben, die Pharmacodynamik der alkal., Schwefel- und Eisenquellen nebst den Indicationen dargestellt. Es folgen Analysen (s. diese), ausserdem Notizen über ökonomische und sociale Verhältnisse der dortigen Gegenden. Eine Karte über Situation der Bäder ist beigegeben. (Vergl. über dieselben Bäder: dieses Werk, 1870. S. 406.)

Die Balneologie (39) hat in Frankreich seit den letzten Jahren eine fast exclusiv nationale Färbung angenommen.

An der Spitze stehen Herr Gubler, Durand-Fardel, Labarthe. Man erstrebt 2 Ziele: Man ignorirt die deutschen Leistungen in Beziehung auf balneologische Fragen, macht sich ein eigenes, französisches balneotherapeutisches System; und zweitens treibt man Politik, sucht die deutschen Bäder der französischen Nation auszureden und französische dafür einzusetzen. Man kann kaum eine balneologische Schrift der Franzosen durchblättern, ohne etwas dieser Art gewahr zu werden. Die vorliegende Dissertation ist unter Leitung des Herrn Gubler geschrieben und enthält Vorschläge

zu einer radikalen Reform der Gesetzgebung und Verwaltung in Beziehung auf Bäder und Brunnen. Zunächst wird scharf getadelt, dass Private meistens die Pächter oder Besitzer der Bäder sind. Die Aerzte sind die zurücktretenden Kräfte bei der Verwaltung. Daher wird das Bad nicht eine öffentliche Wohlthätigkeitsanstalt, sondern eine Anstalt zur Bereicherung des Besitzers, Pächters oder einiger Einzelnen. — Ferner der Luxus, der Reichthum, die Ueppigkeit treibt sich in den Bädern herum, der Kranke ist Nebensache, oft ein Hinderniss für die Bestrebungen der Privatspeculation. — Die Berichte über Erfolge und Misserfolge, welche jährlich von den Aerzten einzureichen sind, scheinen mehr Empfehlungsschreiben von Kaufleuten ähnlich zu sein, als der Leistung wissenschaftlicher Männer, die Wahrheit zu fördern, Krankheiten heilen und die Kenntniss über die Heilwirkung der Mineralquellen fördern zu helfen. — Weiter wird getadelt, dass nur ein kleiner Theil des Jahres (Mai — October) die Bäder den Kranken geöffnet sind. Das schlechte Wetter der andern Jahreszeiten sei kein genügender Entschuldigungsgrund; denn in einzelnen Bädern seien die Militärhospitäler das ganze Jahr geöffnet mit dem besten Erfolge, z. B. Barèges. In Vernet und Amélie-les-Bains sei gerade die kalte Jahreszeit die vorzüglichere für Kuren. Der Hauptgrund sei, dass die Vergnügungen im Winter auf dem Lande aufhörten, und in der Stadt anfingen; dies diene zum Beweise, dass die Bäder nicht Krankheits-, sondern Vergnügungsanstalten seien. Der Staat müsse die Sache in die Hand nehmen, dem Beispiele des alten Rom folgend, grossartige Bauten zum Zwecke des Badens und Wohnens anführen, den Armen und den zarten Kindern aus den Hospitälern der Städte den Weg in die Bäder öffnen u. s. w. Alles stehe unter Aufsicht und Verantwortlichkeit der Aerzte, und unterrichteter Aerzte. Zum Unterrichte derselben sei an allen Universitäten ein Specialcolleg für Balneotherapie zu gründen. Von der genaueren Unterrichtung geben die späteren selbständigen Beurtheilungen des Arztes aus. Das Heil des ganzen zukünftigen Geschlechts und eine Verbesserung der Race hänge mit diesen Fragen auf das Engste zusammen.

(40) Griesbach 1874: Frequenz 1217 (990 Kurgäste). Bäder 9119. Wasserversandt 10,100 Flaschen. Für Trinkkuren die neue Katharina-Quelle mitbenutzt (cfr. Analysen).

Freiersbach. Kurgäste 327. Bäder 1855. Wasserversandt 270,583 Flaschen.

Antogast. Kurgäste 556. Bäderzahl 2908. Versandt 10,000 Flaschen.

Sulzbach. 442 Kurgäste. 4000 Mineralbäder. 270 Fichtennadelbäder.

Rippoldsau. 1779 Fremde (1141 eigentliche Kurgäste). Kiefernadelbäder 908. Douchen 254. Mineralbäder 5931. 5000 Gläser Milch und Molken. Mineralwasser-Versandt 156,987 Flaschen (2242 Flaschen Natroine, 200 Flaschen Wenzelquelle).

Baden. Zahl der Fremden 41,464. Bäder in verschiedenen Badehäusern 56,514. Dampfbäder 1639. Russische Dampfbäder 4669. Mineralwasser in der Trinkhalle 12,736 Flaschen. Molken 9232 Gläser, Kuh- und Ziegenmilch 37,601 Gläser.

Badenweiler. Frequenz 3437 Personen. 5088 Thermal-, 132 Sitz-, 129 Fichtennadel-, 228 Kloten-, 27 Stahlbäder. 59 Douchen. 5288 offene Bassinbäder. Molkenverbrauch 9807 Gläser (im Abnehmen begriffen). Eselinnenmilch 320 Schoppen. Verschiedene Mineralwässer verbraucht 4646 Krüge.

70

Langenbrücken. 326 Kurgäste. Wannenbäder 3226. Inhalationen 1953. Douchen 144. Dampfbäder 2. Versandt 2600 ganze und 1735 halbe Krüge. Ueberlingen. 424 Fremde. 4524 See-, 3400 warme Mineralbäder. Dürrheim. 336 Bagegäste. Soolbäder 9650. Dampfbäder 592. Donaueschingen (Dürrheimer Soole). 579 Kurgäste. 5743 Soolbäder. 208 Douchen. 53 Dampfbäder. Rappenau. Badende 842. Bäder 7827. Vierordtbad bei Karlsruhe, durch den Wohlthätigkeitsinn eines Bürgers neu errichtet. Das ganze Jahr geöffnet. Warme Wannenbäder 22,609. 2154 russische Dampf-, 302 irisch-türkische Bäder, 1084 kalte Douchen.

[1] Pilecki, Druskieniki im Jahre 1874. Gazeta lekarska XVIII. 17. — 2) Kopernicki in Rabka (Galizien), Bericht über die Badesaison 1874 in der Heilanstalt Rabka (in Galizien). Krakau. 8. 8. 23. — 3) Wyrzykowski, Bericht über die Bade-Saison in Solec im Jahre 1874. Gazeta lekarska XVIII. 3. 10. — 4) Stockmann, Badearzt in Ciechocinki, Beobachtungen aus der Badepraxis. Gazeta lekarska XVIII. 10. — 5) Mieczkowski, Die wichtigeren Ergebnisse aus der Badepraxis in Ciechocinck im Jahre 1874 Gazeta lokarska XVIII. No. 12, 13, 16, 21, 22. — 6) Rieger, Truskawiec im Jahre 1874. Aerztlicher Bericht. Lemberg. 8. 14 SS. (Die Schwefelwasser-Anstalt in Truskawiec (Galizien) besuchten im v. J. 717 Badegäste, welchen 20,283 Bäder verabreicht wurden.) — 7) Szczepanski, Bericht über die Badesaison 1874 in Zegiestow. Krakau. 8. 17 SS. (Die kleine, aber wegen ihrer kräftigen Eisensäuerlinge und der wellenreichen Flussbäder im Poprad beachtenswerthe Badeanstalt in Zegiestow besuchten im v. J. 430 Badegäste. Die Versendung des Mineralwassers belief sich auf 53,764 Flaschen.) — 8) Dobieszewski (Marienbad), Ueber die Indicationen zur Anwendung des Marienbader Wassers. Medycyna No. 10, 11, 12, 13 und Separatabdruck. 24 SS. 8. (Ein mit einigen Krankengeschichten aus eigener Praxis versehenes Résumé über Marienbad's Heilquellen und ihre Gebrauchs-Indicationen.) — 9) Zieleniewski, Die Entwickelung der Badeanstalt in Krynica im Verlaufe der letzten 17 Jahre (1857—1873). Krakau. 4. 44 SS. — 10) Trembecki, Bericht über die Badesaison 1874 in Szczawnica. Krakau. 8. 18 88. — 11) Dymnicki, Siebzehnter Bericht über die Badesaison in Busk. Warschau. 8. 166 SS.

Pilecki (1). Druskieniki, eine jodbromhaltige Soolquella in Lithauen, 9 Stunden von Warschau mit der Eisenbahn zu erreichen, in schöner Gegend gelegen, erfreut sich einer von Jahr zu Jahr zunehmenden Frequenz. Im vorigen waren daselbst 4906 Badegäste, von welchen die grössere Hälfte die Mineralwasserkur gebrauchte. Zu den häufigsten, daselbst behandelten Krankheiten gehören: verschiedene Formen von Scropheln, Rheumatismus, Gicht, Unterleibsleiden und langwierige Hautübel. Derselbe Verf. giebt in No. 15 des XIX. Bandes der Gazeta lekarska eine kurze Uebersicht der Badesaison im Jahre 1875, die nur als vorläufige Mittheilung betrachtet werden kann.

Kopernicki (2). Die kaum vor 10 Jahren eröffnote Badeanstalt in Rabka wird von Jahr zu Jahr mehr besucht. Im vorigen Jahre betrug die Anzahl der Badegäste 445, denen 7274 Bäder verabreicht wurden. Das Wasser in Babka, das zu den wichtigsten jod- und bromhaltigen Kochsalzwässern gehört, und was den Gehalt an festen Bestandtheilen anbelangt, Kreuznach und

Hall übertrifft, wird in Flaschen zahlreich im Lande selbst und in die Nachbarländer versendet. Wyrzykowsi (3). Solec liegt im Bezirke Stopnica Gouvernement Kielce im Königreiche Polen. Das Wasser gehört zu den schwefelhaltigen, alkalisch-salinischen Mineralquellen. Es wurden im Jahre 1874 daselbst 583 Kranke behandelt und 9323 Bäder verabfolgt. Verschiedene Formen von Scropheln, Rheumatismus, Gicht, sowie auch von Nerven- und Frauenkrankheiten wurden mit gutem Erfolge behandelt.

In zwei Krankengeschichten Stockmann's (4) werden überraschend günstige Erfolge der Badekur geschildert. Die Fälle sind: I. Eine eitrige Entzündung der Rückenwirbel (Spondylarthrocace) mit nachfolgender Verhärtung der linken unteren Extremität. II. Eine Meningitis spinalis mit nachfolgender Parese der unteren Extremitäten.

Mieczkowski (5) hat vor einigen Jahren seine Arbeit über den Gebrauch der Ciechociner Soolquellen veröffentlicht, jetzt beschränkt sich dieselbe auf die Beilresultate des Wassers in Haut- und Nervenkrankheiten.

Die Hautübel als Folge der Scrophulose werden sehr oft in Ciechocinck mit gutem Erfolge behandelt. Als Beleg werden einige Krankengeschichten mitgetheilt. Von Nervenübeln werden zwei Fälle vorgeführt: eine chlorotische allgemeine Atonie und eine hysterische Parese.

Zieleniewski (9), einer der eifrigsten Badeärzte, Verf. einer speciellen Balneologie und zahlreicher, in dieses Fach einschlagender Schriften vergleicht im 1. Theile seiner Arbeit den Zustand der Anstalt, in welchem sich dieselbe vor 17 Jahren befand, mit dem gegenwärtigen, beschreibt die Wohnungen, Anstalten, Promenaden, und eine beigefügte Tabelle zeigt die Zunahme der Frequenz von 700 auf 2000; die Zahl der verabreichten Bäder stieg von 7000 auf 37000, das jährliche Ertragniss von 3200 Fl. auf 42000 Fl. In den folgenden Theilen liefert Z. über die Klimatologie von Krynica einen ausführlichen Bericht, sowie auch über die Literatur des Badeortes, über die Bade- und Trinkanstalten u. s. w.

Trembecki (10). Die Szczawnicaer, 7 Quellen entsteigenden, muriatisch-alkalischen Säuerlinge gaben schon vor Jahren zur Entstehung einer Badeanstalt Veranlassung, die in fortwährender Entwickelung begriffen, jetzt zu den ersten galizischen Kurorten gehört und die grösste Anzahl von Badegästen nachweist. Szczawnica ist seiner Heilwirkung nach Gleichenberg an die Seite zu setzen, daher kommen hier mit gutem Erfolge zur Behandlung: Catarrhe der Respirations- und Verdauungsorgane, die ersten Stadien der chronischen catarrhalischen Pneumonie und der Tuberculose, die leichteren Formen von Scrophulose und Anaemie u. s. w. Im vorigen Jahre besuchten über 2300 Personen den Kurort; vom Mineralwasser werden jährlich über 100,000 Flaschen ins Land umher und in die Nachbarländer versendet.

Dymnicki (11), seit 18 Jahren Badearzt in Busk (Königr. Polen) veröffentlicht jedes Jahr seine Beobachtungen. Besondere Aufmerksamkeit widmete er verschiedenen Formen von Syphilis, die beim Gebrauche des Schwefelwassers in Busk in Verbindung mit Quecksilberpräparaten, auch in veralteten und hartnäckigen Fällen, mit eclatantem Erfolge behandelt werden. In den früheren Berichten wurden Drüsen- und Knochenaffectionen besprochen; im letzten liefert der Verf. eine ausführliche Abhandlung über die syphilitischen Exantheme und deren Behandlung. Viele lehrreiche Krankengeschichten sind angeschlossen. Im vorigen Jahre waren in Busk über 1000 Kurgäste.

Oettinger (Krakau).

1) Levertin, A., Nagra nya undersökningar om Torpa källa. Nordisk. medicin. Arkiv. Bd. 7. — 2) Kiönig, C., Beretning om Thorsökilens Bad og dets Virksomhed 1871—1874. Norsk Magazin for Läge-

vidensk. R. 3. Bd. 5. p. 142. (Thorsökilens Bad, eine halbe Meile von Frederiksstad in Norwegen, ist ein neu angelegtes Seebad, mit Mineralquellen, deren eine freies kohlensaures Natron enthält (alkalische Reaction) und sich bei dyspeptischen Zuständen bewährt hat.) — 3) Rabbe, J. G., Om badanstalten i Sandefjord. Finska läk. Sällsk. handl. Bd. 15. p. 203. (Darstellung der Anwendungsweise der „Gytje" (Moor) in Sandefjord (Norwegen) und Angaben über die Zusammensetzung derselben, sowie des Schwefelwassers.) — 4) Fåge, F. C., Badeanstalten Schinznachs (Schweiz). Norsk. Mag for Lägevidensk. R. 3. Bd. 5 p. 176. (Eine auf eigene Erfahrung gestützte Beschreibung von Schinznach.)

Verf. (1) giebt eine geolog. Beschreibung der Gegend, in welcher die Heilquelle Torps (Schweden) liegt, sowie die Resultate einer von Prof. Almén ausgeführten Analyse des Wassers derselben. Dieses nähert sich am meisten dem der Elisenquelle in Kreuznach; beide enthalten fast gleich viel Kochsalz, die Jodmenge ist aber 16 Mal grösser im Wasser von Torps; die Elisenquelle enthält viel mehr Brom- und Chlorcalcium, wie die Quelle bei Torps, letztere ist dagegen viel reicher an Alkalisalzen. Die von der Torps-Quelle gelieferte Wassermenge ist zwar nicht gross genug, um ein vollständiges Bade-Etablissement daselbst anlegen zu können, aber für das Trinken am Orte, sowie für Versendung ist genug vorhanden. T. S. Warncke (Kopenhagen).]

D. Balneotherapie im engeren Sinne.

41) Kisch, E. H., Handbuch der allg. und spec. Balneotherapie. 2. mit einem allg. Theil vermehrte Auflage. Nebst einer Karte der Heilquellen und Kurorte Mittel-Europas. Wien. 8. 391. — 42) Zinkeisen, A., Compendium der Balneotherapie zum Gebrauch für Studirende und prakt. Aerzte. Leipzig. 8. S. 436. — 43) James, C., Guide practique aux eaux minérales, aux bains de mer et aux stations hivernales, augmenté d'un traité des éruptions de la face. Paris. — 44) Hahn, A., Die vorzüglichsten Bäder, Heilquellen und Kurorte Deutschlands, Oesterreichs und der Schweiz, ihre Analysen, Temperatur, Lage etc. Nach Originalangaben zusammengestellt. Mit 12 Ansichten (in eingedr. Holzschnitten). gr. 16. Breslau. — 45) Hirschfeld, J. und Pichler, W., Die Bäder, Quellen und Kurorte Europas. 2 Bände. gr. 8. Stuttgart. — 46) Body, A., Bibliographie spadoise et des eaux minérales du pays de Liège. 8. Bruxelles.

Das Kisch'sche Werk (41) umfasst seinen Stoff in zweckmässiger Anordnung, indem an eine Reihe chronischer Krankheiten in 16 Capiteln der eigentliche Inhalt, die Kurorte mit Bädern und Brunnen, sich anschliesst.

Auf diese Weise wird wenigstens ermüdende Wiederholung, der man in anderen Werken dieser Art begegnet, vorgebeugt. Auch ist angenehm bemerkt worden, dass die pathologischen und pathologisch-anatomischen Details, welche andere Balneotherapien mehr, als wünschenswerth ist, mit einem ungehörigen Material anfüllen, hier in sehr mässigen Grenzen sich bewegen und nur so viel figuriren, als das Verständniss erfordert, aber nicht so viel, um aus der Balneotherapie eine eigenartige Seitenbildung eines Lesebuchs über specielle Pathologie zu machen. — Die Bademittel sind erschöpfend, namentlich bei die künstlich darzustellenden Bäder (Kräuter-, Schlacken-, Thierbäder etc.) und die Kuren mit Molke, Milch, Weintrauben, die Schroth'sche Semmelkur etc. je an ihrem Platze bei gerade abgebandeiter Krankheit zur Sprache gebracht worden. — Für den Gebrauch des Praktikers ist demnach das Werk bequem. Es ist indessen kein System, d. h. ein Werk, in welchem der eigentlichste Stoff so angeordnet ist,

dass von Grundlage bis zum Dach das ganze Gebäude einen sich gegenseitig stützenden und bedingenden Einfluss habe, dass in demselben die Orientirung durch Uebersichtlichkeit leicht gemacht, und Ordnung und Vertheilung als nothwendigen Bestimmungsgründen folgend erkannt werden könnten. — Die zerfahrenen Theile der Bäder, Brunnen, und dabin zu zählenden Kuren mit Molke, Trauben etc. bleiben ungesammelt. Nur bei Krankheitszuständen werden sie wieder herbeigebracht, ohne dass einem die Begründung klar ist. — Es fehlt uns ein Lehrbuch über Bäder und Brunnen, in welchem gerade die Bäder und Brunnen und nicht bloss nach chemischen Schablonen, die Anordnung bestimmten. — Bei der Ausführung des Einzelnen wäre eine detaillirtere Analyse wünschenswerth gewesen. Es sind nur die hauptsächlichsten Quellen-Bestandtheile angegeben. Die Zahlen beziehen sich meist als Grane auf das Medicinalpfund. Temperaturen sind meist R. Grade.

Bei den Indicationen ist S. 292 die Therapie der Herzkrankheiten z. B. nicht ganz correct wiedergegeben. Dieselbe ist nicht ganz so ungünstig, wie Verf. annimmt. Vergl. des Ref. Monographie über Oeynhausen; Beneke, über Nauheim. (Berl. kl. Wochenschrift. No. 9—10.). — S. 312. Bei chronischer Myelitis spinalis ist die Anwendung der kohlensauren Thermalbäder im Gegensatz zur Ansicht des Autors oft heilsam. Auch Cudowa (Scholz Monographie) ist angezeigt, desgl. Meinberg. — Seite 326. Gegen die Folgen der Apoplexia cerebri ist Teplitz nicht allein hervorragend heilfend. Rehme ist im Gegensatz zu dem Seite 329 ausgesprochenen Zweifel oft eminent erfolgreich gewesen. Auch die Kaltwasserkur zählt hier zu den wirksamen. — Die eben vorliegende Ausgabe dieses Werkes ist die zweite Auflage, welche der Autor um einen sogenannten „allgemeinen" Theil vermehrt hat. — Die Frage der Diffusion der Badestoffe durch die Haut wird ausgiebig historisch beleuchtet (S. XL. fehlen die Versuche von Currie, W. Zuelzer) und schliesslich resumirt, dass eine Resorption in „unleugbar Weise" stattfände, „weil das chemische oder pharmaceutische Experiment dieselbe nachgewiesen habe, und dies gewiss der exacten Untersuchungsmethode durch bessere Hülfsmittel noch später gelingen werde." (S. L.) Die Negirenden zeigten, „dass sie sich die Resultate der neuesten Forschung nicht zu eigen gemacht hätten. Das „zu eigen Machen" beweist bei schwer verdaulichen Dingen nicht immer eine schlechten Magen, sondern so oft vielmehr die ungeeignete Kost. Die meisten Experimente, welche die Diffusion der Stoffe durch die Haut beweisen sollen, sind als solch ungeeignete Kost aber nachzuweisen, so z. B. die auf Wägung des Badenden beruhenden (Kahtler, Alfter, Villemin, Young und Madden, Berthold, Durian). Es giebt keine Wage (Decimalwage ist noch weniger fein, als eine Balkenwage), welche bei gegenseitiger Belastung von 60 Kilogramm, dem Gewicht eines Badenden, nicht Fehler von mindestens 50 Gramm zuliesse. Da die Wägung zwei mal, vor und nach dem Bade, zu geschehen hat, so verdoppelt sich der Fehler, und da derselbe positiv und negativ ausfallen kann, so vervierfacht er sich. Demnach sind Differenzen unter 200 Gramm bei solchen Versuchen innerhalb der Fehlergrenzen und lassen keinen berechtigten Schluss zu. Vergleicht man mit dieser Fehlergrenze jene Resultate (Madden 800 Gran = 50 Grm. in Maximo), so zeigen sich dieselben zur „Aneignung" nicht gemacht. Cf. über alles dies, namentlich über Kahtler: Virchow's Archiv XXII. 1 u. 2. — Alfter hat seine für Bejahung der Diffusionsfrage publicirten Beobachtungen selbst revocirt (cf. dessen Monographie 1856). Villemin fand auf dem Koeppelin'schen Hydrostat (!) „welcher bei Belastung von 150 Pfd. noch 2½ Gramm nachweist" (!) das Körpergewicht 18 mal stationär, 10 mal geringer, 3 mal vermehrt. Corrigirt man diese Versuche nach den Fehlergrenzen, so beweisen sie das Gegentheil der W.'schen Schlüsse u. s. w. u. s. w. — Zweitens sind alle auf Urinbeschaffenheit (sauer, alkal., neutr.) nach dem Bade beruhenden Versuche ungeeignet, die Aufnahme von Alkalien aus dem Bade zu beweisen, da auch das gewöhnliche Wasserbad den Urin oft neutral, ja alkalisch machen kann. (cf. d. Soolth. Oeynh. Gött. 1856. S. 17). — Drittens ist die pulsseltnermachende Folge der Digitalisbäder ungeeignet, an Digitaliswirkung zu glauben, da alle Bäder mit gewöhnlichen Badetemperaturen dieselbe Folge haben u. s. w. — Wenn ein Kaninchen viertens nach Laryngotomie, geknebelt im Coniübade nach 10 Minuten verendet, braucht nicht Coniïn die Todesursache gewesen zu sein u. s. w. Die Versuche von Chrzonszewsky allein können alsdann als Beweis gelten, wenn sie nach allen Versuchsbedingungen werden geprüft und untadlig befunden worden sein. — Noch einige Notizen: die exacte Messung der durch kaltes Wasser entzogenen Wärmegrösse (LII) ist zuerst vom Ref. gemacht worden. (Arch. d. Ver. I. 4.) — (LIII.) Die vermehrte CO$_2$-Ausscheidung nach Bädern ist nicht Ausdruck einer gesteigerten Verbrennung, sondern eines gesteigerten intraarteriellen Drucks. — (LXXIX) Hautröthe nach dem Bade erkennt der Autor nicht als „ein charakteristisches Unterscheidungszeichen, sondern als ein Symptom des mächtigen Reizes." Aber das ist keine Antithese. Was ein leicht zu erkennendes „Symptom" (besser die Folge) des Reizes ist, ist darum eben ein Unterscheidungszeichen. (LXXXIII) Vermehrung des Harnstoffs nach Soolbädern ist nicht zuerst von Beneke, sondern vom Ref. (1855) beobachtet worden.

Einige Druckfehler: 129. Oeynhausen; 315 Kathegorie; 317 Erfahrungsgemäss; 326 hütben.

Schliesslich sei das Werk als brauchbar, bequem und erschöpfend hierdurch dem Practiker warm empfohlen. Die beigegebene Karte der Kurorte Mitteleuropas ist übersichtlich angenehm.

Ein zweckmässig angelegtes, nach theils physikalischen, theils anatomischen Gesichtspunkten in neuer Manier den Stoff disponirendes, sehr vollständig alles Wichtige wiedergebendes, für raschen Ueberblick geschickt verfasstes, fliessend geschriebenes Compendium (42), welches Studirenden und auch praktischen Aerzten empfohlen zu werden verdient.

Es bringt die ganze Reihe der Bäder, Brunnen, der diätetischen und Obst-, Milch- und Molkenkuren, die künstlichen Brunnen und Bäder, eine Klimatotherapie, ja sogar — was kaum noch zur Sache gehört — die Pneumatotherapie in gedrängter, knapper, doch genügender Weise zum Vortrag. — Für eine schnell nöthigwerdende 2. Auflage macht Referent das Desiderium, dass der für Physiologie der Bäderwirkung auf den Einfluss auf die Ausscheidung der Athemluft Erwähnung finde (Zuntz-Röhrig, Liebermeister, Referent); dass der Bitterbrunnen in Oeynhausen zum Kochsalzwasser umgestaltet werde (Berl. klin. Wochenschr. 1875, No. 21); dass bei Lippspringe die Gasuntersuchung von Zuntz Erwähnung finde (dieses Werk 1874); dass S. 76 statt E. Lehmann (Sitzbäder) L. Lehmann geschrieben werde, da dieser und der S. 79 genannte L. Lehmann (Rehme), so wie der Referent dieser Zeilen identisch sind. — Endlich folgende Druckfehler:
S. 229 Wipfeld im Harr.
S. 297 „obsolut" statt „obsolet".

Die 9. Auflage eines sehr ausführlichen, durchweg nur praktische Gesichtspunkte verfolgenden Buches (43) über bekanntere Quellen, sowohl Frankreichs, als auch der übrigen Welt.

Die deutschen Kurorte werden hier nicht ganz und gar ignorirt, sondern mit aufgeführt. Die politische Parteinahme für die französischen Kurorte im Vergleiche mit deutschen tritt nicht so grell und crass hervor, doch wird in den meisten Fällen, wenige Ausnahmen wie Karlsbad und einige andere bei Seite, der deutsche Kurort mindestens als überflüssig für das französische Publikum nachgewiesen. Mit der Orthographie deutscher Orte und Bäder ist es nicht immer genau genommen. Im Allgemeinen wird die Methode und die locale Ausstattung der Franzosen gegenüber der Methode und der localen Ausstattung der Bäder in Deutschland rühmend hervorgehoben, während für das sociale Leben und den Luxus in Deutschland viel mehr geleistet werde. Letzteres sei eher ein Nachtheil als ein Vorzug, weil der Behandlung häufiger schädlich als nützlich. — Eine Tabelle giebt eine Uebersicht über die Kurorte des Auslandes, welche gleichwerthige in Frankreich haben. Unter den 58 angeführten dieser Art sind substituirt für:

Carlsbad	Vichy, Brides-les-bains	
Ems	Royat	
Ischl, Nauheim . .	Salins (Jura), Salina-Montiers	
Pyrmont	Orezza, Marcols	
Rehme	Salies	
Schwalbach . . .	Orezza, Marcols	
Teplitz	Néris, Plombières	
Wiesbaden . . .	Bourbonne, Balaruc	
Wildbad	La Malon, Luxeuil	
	u. s. w	

Ein Blick auf die Analysen der genannten Quellen zeigt aber grosse Ungleichartigkeit.

Eine Klimatotherapie bildet den letzten Theil der Schrift mit vielen interessanten Details, welche meist aus eigener Erfahrung und Anschauung gesammelt wurden. Egypten, Algier, Madeira, Italien, Frankreich, Deutschland sind eingehend in klimatotherapeutischer, topo- und ethnographischer Beziehung besprochen.

Eine Abhandlung über Gesichts-Ausschläge, namentlich Acne-Formen und die Behandlung derselben nicht allein mit balneotherapeutischen, sondern auch mit pharmaceutischen Mitteln, beschliesst das Ganze. — Beigegeben ist eine Karte zur Uebersicht der abgehandelten Kurorte und eine Anzahl hübscher Stahlstiche als Illustration der berühmteren französischen Kurorte.

Ein Nachschlagebuch (45) über sämmtliche gekannte und nicht gekannte Bäder und Brunnen Europa's.

Die Nennung der Namen ist ziemlich vollständig, aber die Angaben über Analysen und örtliche Details sind an vielen Stellen theils veralteten Nachrichten gemäss, theils geradezu irrthümlich. Die meisten Analysen sind nach Medicinalpfund und Gran, die Temperaturen nach R. Der hier dargebotene Raum lässt eine eingehendere Nachweisung des ausgesprochenen Urtheils nicht zu. Es diene als Beispiel „Oeynhausen". Bekanntlich giebt es daselbst dreierlei Quellen: Thermalsoole, gewöhnliche Soole, und eine Kochsalzquelle. — II. S. 168 wird nur eine Quelle, und zwar mit veralteter Analyse gegeben; die gewöhnliche Soole nur erwähnt, ohne Analyse. — Bekanntlich sind diese Quellen analysirt worden von Bischof, Hoppe, Finkener, während eine veraltete, jetzt aufgegebene Analyse der Kochsalzquelle von Gnüge stammt. Hier wird Letzterer allein, als der Analytiker für Oeynhausen genannt. Auch hier werden die Angaben nach Pfund und Gran gemacht. Da die Einrichtung des vorliegenden Quellen-Lexicons bequem ist, so ist bei einer nöthig werdenden 2. Auflage eine eingehende Durchsicht fast aller Einzelheiten dringend erwünscht.

a. Kur mit gemeinem Wasser (Dampf-bäder).

47) Leroy-Dupré, Des indications et des contre-

indications de l'hydrothérapie. Paris. — 48) A n d r e s s e n, J., Die Wasserkur in ihrer Stellung zur Heilkraft des Organismus und zur ärztlichen Kunst. gr. 8. Berlin. — 49) S c h u l z e, Fr., Ueber die Resultate der Kaltwasser-Behandlung des Typhus abdominalis im Acad. Krankenhause zu Heidelberg. Abhandl. d. Heidelb. naturhistor. Vereins. — 50) W u r m, Einige Modificationen der hydrotherapeutischen Einwicklungen. Württemb. med. Correspondenzbl. No. 28. (Die bekannten hydrotherapeutischen Proceduren eingehend besprochen.) — 51) R i e s s, L., Aus der inneren Abtheilung des städtischen allgemeinen Krankenhauses zu Berlin. Ueber die innere Anwendung der Salicylsäure. Berl. klinische Wochenschr. No. 50. — 52) C o r d e s, E., Erkältbarkeit und Abhärtung. Deutsche Klinik No. 10 u. 12. (Nichts Neues.) — 53) R i t t e r, B., Das altrömische Bad mit türkisch-irischer Modification, seine Wirkung und Anwendung mit besonderer Beziehung zu Imnau. Med. Correspondenzbl. d. Württemb. ärztl. Vereins No. 9.

In 10 Jahren 648 Typhus-Fälle (49), wovon 63 Todesfälle = 10 pCt. Sterblichkeit. 355 M., 293 F.

Es starben 23 Männer, 40 Frauen (6,5 — 13,6 pCt.). In den ersten 4 Jahren wurde nicht mit W a s s e r behandelt, nur bei hochgradiger Somnolenz und Apathie; kalte Uebergiessungen im warmen Bade. Die Sterblichkeit war gering. 1868 — 1870 wurden zweimal täglich halbstündige Vollbäder (von 26 — 18° abgekühlt) verordnet. Die Sterblichkeit war die grösste. — 1871 — 73 wurden bei über 39,5° Vollbäder mit Uebergiessung kalten Brunnenwassers über den Kopf angewandt. Temperatur des Bades 16 — 24°, oft 10 Bäder in 24 Stdn., daneben auch dauernde Wärmeentziehung durch Wasserkissen, Eisbeutel, Einwicklungen u. s. w. Collapsus, Darmblutungen, Darmdurchbohrungen, Herzfehler wurden als Contraindication aufgefasst. Andere Mittel: Calomel, Salzsäure, selten Chinin, Cognacmixtur, roborirende Diät — alles wie bei der Vor-Kaltwasserbehandlung. Das Sterblichkeitsverhältniss zwischen Nichtwasser- und Wasserbehandlung wie 11,4 : 10,4 pCt., also 1 pCt. günstiger. Bei anderer Zusammenstellung 4 pCt. günstigeres Resultat. Darmblutungen 9,6 pCt. gegen 5,3 pCt. bei Nichtwasserbehandlung. — R e c i d i v e bei Wasserbehandlung 5 pCt. gegen 15 pCt., 14 pCt. der Vorjahre. V e r l a u f des Typhus durchschnittlich 23 Tage gegen 27½ bei Nichtwasser.

Unterstützt wurde die W i r k u n g der S a l i c y l s ä u r e in schweren Typhusfällen (51) durch k ü h l e (15° — 20°) Bäder.

Dabei zeigte sich, dass Salicylsäure und kaltes Bad in ihrer Wirkung sich cumuliren. Oft sank die Temperatur, die nach einer mittägigen Dose der Salicylsäure Abends wieder gegen 40° gestiegen war, nach einem kalten Bade bis zum nächsten Vormittag auf oder unter die Norm.

In I m n a u (53) ist ein modificirtes römisch-irisches Bad nach Angabe des Prof. B ä u m e r construirt. Höchste äussere und innere Eleganz; Decoration und Anlage nach Art der in Pompeji gemachten Funde. Das Heizsystem im Calidarium hat eine Construction, wodurch der Fussboden nicht so erwärmt wird, dass man mit blossen Füssen ihn nicht betreten könnte, und die Ventilation möglichst vollkommen. Eine getrennte Zelle kann gleichzeitig als russisches (auch als Fichtennadel-Dampf) Dampfbad verwandt werden. Zuletzt ist auch ein Inhalationszimmer hinzugefügt. — Folgt schliesslich eine Auseinandersetzung über physiologische Einwirkung und über Indicationen.

[S o k o t o w s k i, Ueber die Anwendung der warmen Bäder bei Brustkranken im Allgemeinen, und besonders bei Schwindsüchtigen. Medycyna No. 44.

S o k o t o w s k i, Assistenzarzt an der Heilanstalt für Brustkranke in Görbersdorf, fügt den Beobachtungen S o u p l e t's (Jahrb. f. Balneologie 1874) die Resultate seiner eigenen Erfahrung bei. Nach ihm sind die warmen Bäder bei Brustkranken indicirt: 1) Zur Reizung der Haut. 2) Bei Menstrualrheumatismus, der manchmal im Verlaufe der Schwindsucht auftritt, und zwar nach dem Gebrauche von kalten Douchen, und aus anderen Ursachen. 3) In Fällen temporären Fiebers bei reizbaren Individuen, und besonders bei schwächlichen Frauen. Ausser den allgemeinen Bädern, verordnete S. auch warme Fussbäder, besonders bei Menstruationsstörungen, bei Gesichtsneuralgien und rheumatischen Zahnschmerzen. Ob die warmen Bäder eine günstige Wirkung auf die nächtlichen Schweisse der Schwindsüchtigen ausüben und ob dieselben die Körpertemperatur zu mässigen im Stande sind (wie S o u p l e t angiebt), kann S. aus eigener Erfahrung nicht angeben.

Oettinger (Krakau).]

b. Kur mit Mineralwasser incl. Seewasser.

54) L i s l e, E., De l'emploi de l'eau de mer à l'intérieur, des moyens de l'administrer et de ses indications générales. Bull. génér. de thérapeutique. 15. Febr. — 55) Prosper di Pietra Santa, Sur l'emploi de l'eau de mer à l'intérieur. Au comité de redaction du bulletin de thérapie. Bull. gén. de thérapeut. Juin. — 56) B ü n a n, v., Regeln für den Gebrauch der Sool-und Seebäder mit besonderer Rücksicht auf das Sool-und Seebad Colberg, nach 25jähriger Erfahrung entworfen. 3. umgearb. und verm. Aufl. Colberg. — 57) cfr. No. 33 d. Berichtes. — 58) K o r t u m, A., Ueber Frühlingskuren im Seebad, speciell im Ostseebad Heiligendamm. Mit Ozontafel und Grundriss von Heiligendamm. 2. Aufl. gr. 8. Rostock. — 59) Magdeburg, W., Specifische Heilungen durch die Thermalwasser von Wiesbaden. Indicationen für Sommer- und Winterkur. Contraindicationen. Wiesbaden als Trauben-Kurort. 8. Wiesbaden. — 60) H ö f l e r, M., Therapeutische Verwendung und Wirkung der jod- und schwefelhaltigen doppelt-kohlensauren Natronquellen zu Krankenbad-Tölz f. Aerzte u. Kurgäste. Mit 5 chromo-lith. Beil. gr. 8. Freiburg. — 61) D o l h a s s, G., Die Wirkungen der Thermalquellen und Moorbäder zu Teplitz-Schönau das beim Gebrauch derselben zu beobachtende Verhalten für Kurgäste dargestellt. 2. Ausg. gr. 16. Teplitz. — 62) K n a u t h e, Th., Ueber die schwefelsauren Eisenoxydulwässer im Allgemeinen und über die von Südtyrol im Besonderen. Archiv der Heilk. Heft 2. — 63) B o e h r i g, A., Ueber die Indicationen der jod- und bromhaltigen Soolquellen in der Gynäkologie nach physiologischen Grundsätzen und praktischer Erfahrung. Berliner klin. Wochenschr. 15. Nov. S. 625. — 64) F l ü c k e s, L., Ueber einige Leberleiden, die sich für den Gebrauch von Karlsbad nicht eignen. Deutsche Klin. No. 10. — 65) D e r s e l b e, Die Gegenanzeigen der Karlsbader Beilquellen in einigen chronischen Magenleiden. Wiener med. Presse. No. 6. — 66) B e n e k e, Meine Erfahrungen über die Wirkungen der kohlensäurehaltigen Soolthermen Nauheim bei Gelenkrheumatismus und den mit ihm verbundenen Herzkrankheiten. Berl. klin. Wochenschrift. No. 9 u. 10. — 67) G r a n d i d i e r, Ueber Lungensyphilis und ihre Heilbarkeit durch die Schwefelquellen zu Nenndorf. Ebendas. No. 15. — 68) M ö l l e r, E., Der Giessbübler Sauerbrunnen in therapeutischer Beziehung. Casuistische Beiträge. Allgem. Wien. med. Zeitung. No. 4, 5 u. ff. (Fälle von chronischem Kehlkopfkatarrh etc., Magen-, Darmkatarrh radical geheilt.) — 69) S c h n e i d e r, M., Ueber Krankheitsmaterial und Behandlung im Kurorte Reichenhall. Münchener

ärztl. Intelligenzbl. No. 16. — 70) Cardelli, H., De quelques contre-indications de l'emploi des eaux sulfureuses tirées de leur action sur le coeur. Bullet. gén. de thérap. 30. Mars. — 71) Barudel, Du diabète sucré, de son traitement par les eaux de Vichy et divers médicaments auxiliaires, l'eau oxygénée, les inhalations de gaz oxygène et des bains de gaz carbonique. Gaz. méd. de l'Algérie. No. 1. — 72) Comaudré, Aphonie datant de 2 ans guérie après l'usage des eaux de Cauterets. L'Union méd. 19. Sept. — 73) Carlotti, Du traitement arsénico-ferrique. Gaz. des hôpit. No. 89. — 74) Bertherand, A., L'eau sulfureuse, goudronnée, arsénicais et iodurée de St. Boès. Cfr. No. 18 dieses Ber. (Der Gehalt an Naphta, Arsenik, Jod etc. berechtigt, das Wasser gegen die Krankheiten der Respirationsorgane, vom Katarrh bis zur Tuberculose, als Heilmittel zu benutzen. Auch Pietra-Santa ist der Ansicht, dass das Wasser bei Lungenphthise Werthschätzung verdiene.) — 75) Fellner, L., Resultate der Localbehandlung bei Frauenkrankheiten während der Trink- und Badekur. Wiener med. Presse. No. 24—35. (Gynäkologisch und polemisch gegen Hamburger, der die Localtherapie der gynäkologischen Krankheiten Badeärzten verbieten will.) — 76) Byasson, L., Essai sur les causes des dyspepsies et sur leur traitement par l'eau minérale de Mahourat (à Cauterets) avec une nouvelle analyse de cette eau. Thèse pour le doctorat en méd. prés. et soutenue le 30. Mars 1874. (Exposition der verschiedenen Ursachen der Dyspepsie, insofern dieselbe entstehe durch fehlerhafte Nahrungsaufnahme, fehlerhafte Verdauung, mangelhafte Resorption oder krankhafte Innervation. Analyse cfr. alkal. muriat. Schwefelthermen.) — 77) Courier, Em. Philippe J. Mar., Considération sur les eaux sulfureuses, sur les indications et contre-indications de leur emploi dans le traitement de la phthisie. Thèse. 24. Janvier 1874. — 78) de Ranse, F., Aperçu général des indications et des contre-indications des eaux de Néris. Gaz. méd. de Paris. No. 11.

Verf. (54) hat sich zur Aufgabe gemacht, die innere Verwendung des Seewassers mehr, als das bis jetzt gebräuchlich und möglich war, gebräuchlich und möglich zu machen.

Die Analyse desselben stellt das Seewasser in die erste Reihe der Kochsalz- und salinischen Mineralwässer, was er durch eine zusammenstellende Uebersicht von den Seewässern bei Arcachon und den Mineralquellen von Balaruc, Nauheim, Kreuznach, Soden und Homburg darzuthun sucht. In dieser Zusammenstellung figurirt das Meerwasser mit 2, ja 3 Mal so vielen festen Stoffen, als die zum Vergleich ausgesuchten Kochsalzquellen darbieten. (Verf. vergisst bei diesem Vergleich, dass man zu den Versuchen Pasquier's gekommen, das Meerwasser mit 2, ja 3 Mal so viel festen Stoffen, als die zum Vergleich ausgesuchten Kochsalzquellen darbieten. (Verf. vergisst bei diesem Vergleich, dass es natürliche Soolen giebt, welche 2 und 3 Mal so viel und noch viel mehr feste Stoffe haben, als das Meerwasser. Soll also das Gewicht der fixen Stoffe entscheiden, so ist das Meerwasser bei Weitem nicht an erster Stelle. Auch die einzelnen Stoffe selbst, welche im Meerwasser vorkommen, sind diesem nicht ausschliesslich zu eigen.) Verf. glaubt, dass der schlechte Geschmack des Meerwassers die innere Anwendung desselben Aerzten und Laien unpassend habe erscheinen lassen. Deshalb sei man zu den Versuchen Pasquier's gekommen, das Meerwasser mit Kohlensäure zu imprägniren, und ferner zu dem Versuche, Meerwasserbrod zu backen (cfr. dieses Werk 1873, S. 440). Es wird eine, den Verf. betreffende, durch dieses Brod erzeugte Krankengeschichte (periodische Magen-Neurose) mitgetheilt. Die Versuche, genannte Brodbäckerei im Grossen ins Werk setzen zu lassen, hatten durch leicht begreifliche Hindernisse keinen durchschlagenden Erfolg. Deshalb suchte L. nach neuen Mitteln, das Meerwasser in Formen zu conserviren, in welchen es nicht verdürbe und dem Geschmack nicht unmöglich scheine. Seine Studien der Alten, über welche eingehender künftig noch Bericht gegeben werden dürfte,

führten zunächst zu Plinius, der mit einer Art Seewasser-Latwerge ein abführendes, sich gut conservirendes, nicht unangenehm schmeckendes Präparat dargestellt habe. „Inveteratur quod vocatur thalassomeli, aequis portionibus maris, mellis et imbris; ex „alto et ad hunc usum advebunt, fictilique vase et picato condunt. Prodest ad purgationes maxime sine stomachi vexatione et sapore grato et odore. (Plin. Histoire natur. lib. XXXL 6.)

Verf. machte dieses P.'sche Präparat nach und probirte es an sich selbst. Er fand es wohlschmeckend und sicher wirkend, wie Seydlitz- und Epsom-Salz. — Nun ging er weiter, ersetzte den Honig bei Plinius durch Zucker, Syrup und versuchte Alcohol, Rum, unter Beigabe einiger Tropfen irgend aromatischer Essenzen. Der Erfolg übertraf alle Erwartung. Versuche an anämischen Kranken der eigenen und seiner Collegen Praxis stellten die abführende und blutverbessernde Wirkung der Präparate ausser Zweifel. Die 3 Präparate zur inneren, arzneilichen Verwendung des Meerwassers, welche vorgeschlagen werden, sind demnach:

1. Das Meerwasserbrod. Der Teig geht langsamer und muss länger geknetet werden. Man benutzt die gewöhnlichen Sauerteig unter Zuthat von ein wenig Bierhefe. Das Brod wird leichter gar, als bei der gewöhnlichen Brodbäckerei. Sehr bald wird die nöthige Geschicklichkeit für diese Herstellungsweise erworben. Unerlässlich für das Gelingen ist, dass die Hefe nicht das ein Fünftel des Brodes damit zu fertigenden Teiges überschreite. 1 Pfund so bereiteten Brodes enthält 4,867 Grm. des festen Meerwassergehaltes. Die ersten 5 Tage fängt man lieber mit ½ Pfund für den Tag an. als Tages-Dosis.

2. Meerwasser-Latwerge. Seewasser 250 Grm. Zucker q. s., um 500 Grm. Latwerge zu haben. Ein Löffel (15 Grm.) enthält demnach 7—8 Grm. Meerwasser oder 0,25 der festen Rückstandes. Die Anfangsdosis für Kinder von 2½—3 Jahren ist 2 Theelöffel voll täglich, für Kinder von 3—12 Jahren 2 halbe Esslöffel, für Kranke über 12 Jahre 2 Esslöffel.

Man kann täglich bis zur Tagesdosis von 7 Esslöffeln steigen, so dass die mittlere Tagesgabe 4—5 Esslöffel, so viel demnach 1 Grm. Salzrückstand, beträgt. Diese Gabe ist nicht so gross, als beim Meerwasserbrod, indessen ausreichend. Beim Brodbacken wird der Salzgehalt vielleicht irgendwie verändert, und darum ist die dem Gewichte nach grössere Dosis in der ersteren Form nicht so stark wirkend.

3) Meerwasser-Elixir: Meerwasser 200 Grm., Rum 20 Centiliter, Zucker q. s., ut f. 500 Grm. Dies Präparat ist noch wenig schwächer, die tägliche Anfangsdosis 3 Esslöffel. Latwerge und Elixir werden, gemischt mit 2 oder 3 Volumen Wasser, im Anfang oder eine kleine Viertelstunde nach der Mahlzeit genommen. Zur Bezeichnung dieser inneren Medication des Seewassers, im Gegensatz zur äusseren Anwendung, schlägt Verf. den Namen „thalassische Cur" (medication thalassique, im Gegensatz zu traitement marin) vor. Die Indicationen will Verf. noch nicht erschöpfend formuliren, da eine viel reichere Erfahrung dafür nöthig sei. Er glaubt, dass alle chronischen Krankheiten und Schwächen mit dem unzweideutigen Charakter der Blutarmuth für seine thalassische Cur passen. Dann aber die zahlreichen, hier nicht zu wiederholenden, nach dem Dict. des eaux minér. aufgeführten Indicationen für die Kochsalzquellen. — Es werden dann noch Resultate von Wärmemessungen (Achsel) mitgetheilt, welche Verf. an sich anstellte, unter dem Gebrauche der verschiedenen Präparate, ergebend, dass die Achseltemperatur viel höher stand Abends mit Rum, als ohne die Präparate (0,5°). Aber Chlornatrium in anderer Weise genommen, selbst in viel grösserer Dosis (13 Grm.), hatte den die Wärme erhöhenden Effect nicht.

(55) Eine bittere Abfertigung des vorstehenden Artikels des Dr. Lisle mit dem Nachweis, dass dieser

sich durchaus irre, wenn er glaubt, etwas Neues vorgetragen zu haben, und namentlich etwas Besseres, als längst, ja im Alterthum schon, bekannt gewesen ist. Schon 1860 habe er (P. Santa) einen Chlornatriumsirop angegeben, der unter den magistralen Formularen des Prof. Bouchardat figurire. In den Hospitälern Italiens, am mittelländischen und adriatischen Meere, kenne man genaue Vorschriften für den inneren Gebrauch des Meerwassers. Man habe längst Dauer (mehrere Monate), Art der Präparation (weit von der Küste, aus grosser Tiefe, wird das Wasser geschöpft, filtrirt, lauge in Ruhe stehen gelassen, vorsichtig decantirt etc.) gekannt. Es wird ohne Geschmackcorrigens in gewöhnlicher Temperatur (4—800 Grm.) getrunken. Er (P. Santa) habe sich längst bemüht, ein chemisch reines Chlornatrium zu erhalten, in möglichst concentrirter Lösung und von möglichst angenehmem Geschmack. Folgendes Recept (nach Trébyon): Kochsalz 100; Zucker 400; destillirtes Wasser 200; Aq. laurocerasi 30. — Ferner habe Lubanski (Nizza) durch subcutane Injection einer concentrirten Scezsalzlösung gute Resultate gegen Dyspepsie erhalten.

Aber auch die Brodbäckerei des Herrn L. sei seit lange an der ganzen Küste des Mittelmeeres geübt worden und nach einer wissenschaftlicheren Vorschrift, als L.'s sei. (Rabuteau, Lubanski.)

Streitschrift (63) zum Schutze des Werthes der schwefelsauren Eisenoxydulwässer (Mittelbad, Ratzes, Muskau, Lausigk, Parad, Levico, Ronneby, Roncegno, Alexisbad) gegenüber den in den neueren Lehrbüchern über Balneotherapie ausgesprochenen Ansichten, dass nur die kohlensauren Eisensalze in den Mineralquellen den Werth derselben bezeichneten, und dass die geringen Mengen von Eisensulfat im Vergleich mit den künstlich zu verschreibenden, viel concentrirteren Lösungen keine grosse Rolle spielen könnten. Verfasser betont den reicheren Gehalt dieser Quellen an Eisensalz; bei den sogenannten Stahlwässern huldigt man für Erklärung der Eisenwirkung homöopathischen Grundsätzen. Ferner betont Verfasser die erfahrungsmässig leichte Verdaulichkeit gegenüber der in jenen Büchern behaupteten Schwerverdaulichkeit. Eine künstlich bereitete, eintache Lösung von Eisensulfat (3 Grm.: 16 Unzen) prüfte der Verf. an Kranken. Dieselbe erwies sich als schlecht verdaulich im Verhältniss zur natürlichen Quelle. Eine Erklärung dafür fehlt dem Verf. — Schwarzgrüne Farbe der Fäces beobachtete der Verf. höchst selten, ein Beweis, dass das Eisen zur Resorption gelangte. Alaun, Arsenik wirken in einigen dieser Quellen noch mit. — Die Indicationen nach Verf.:

1) Chronische Durchfälle kleinerer Kinder (2—5 J.). Ebenso Durchfälle, welche das Symptom allgemeiner Schwäche sind, wie es bei der alleinigen Milchnahrung in Folge der Stallfütterung der Thiere vorkommt. Endlich Durchfälle der zarthäutigen Kinder, die siech werden, weil ausser Milch keine kräftigende Nahrung vertragen wird. Unter der Cur mit schwefelsaurem Eisenoxydulwasser hebt sich die Ernährung, Appetit kommt, andere Nahrung wird vertragen, und das Siechthum weicht. Ein Fall von Marasmus in Folge chronischer Diarrhoe ohne nachweisbare anatomische Veränderung illustrirt diese Indication.

Ausser der adstringirenden Wirkung kommt diesen Eisenquellen eine desinficirende zu, wie man Eisenvitriol bekanntlich als Zerstörungsmittel von niedrigen Organismen (Ansteckungsstoffen) verwendet. Die Pilze, welche vom Anfang bis zum Ende des Verdauungscanales vorkommen, werden durch das Wasser zerstört, und dadurch wird es bei mehreren Magen- und Darmkrankheiten zum Heilmittel. Der aus der Mundhöhle kommende üble Geruch, komme er von cariösen Zähnen, oder von sich zersetzendem Schleim, verschwindet. Nachtheiligen Einfluss auf die Zähne hat Verf. nicht bemerkt.

2) Chronischer Darm- und Magenkatarrh Erwachsener und das runde Magengeschwür.

3) Chlorose, Oligämie in den Entwickelungsjahren, Menstruationsanomalien, Neuralgien.

Contraindicirt ist die Trinkcur bei Neigung zu Apoplexie. Herz- und Leberkrankheiten, Lungenphthise. Die Einwirkung des Wassers auf die Schleimhäute wird hervorgehoben. Das Bad wirke als Warmwasserbad. Methode der Anwendung bekannt.

Nun werden die betreffenden Quellen Südtirols beschrieben als reine, als alaunhaltige und als arsenikhaltige schwefelsaure Eisenoxydulwässer. — Die ersteren meist im Ultenthal (westliches Seitenthal des Etsch); a) Laderbad (für Bauern), noch nicht analysirt, 6—8°, klar, tintenhaft schmeckend, schwefelsaures Eisenwasser. Dann kommt eine Viertelstunde weiter, in einem südwärts laufenden Nebenthal (Maraner-Thal, b) das Mitterbad, 3459 Fuss hoch, am Fuss der berühmten Laugenspitze. Wohnungen leidlich, Verpflegung gut. Die Trinkcur wurde vom Verf. eingeführt. Die Quelle aus verwittertem Porphyr, 8—10°, rein, hell, nicht sauer, tintenhaft, sehr angenehm zum Trinken, geruchlos, perlt nicht. Luft erquickend und belebend. Eröffnung 1. Juni. c) Weiter im Ultenthal Lotter- oder Innerbad, ca. 3500 Fuss hoch, mit einer ähnlichen Quelle, wie das Laderbad, auch noch nicht analysirt, für Bauern. d) Das Thalerbad, eine halbe Stunde weiter, 4500 F. hoch, Bauernbad. e) Das Völlauerbad, im gleichnamigen Thale, welches dem Ultenthal parallel läuft, 4000 Fuss hoch. Die nicht analysirte Quelle ist ein schwaches, schwefelsaures Eisenoxydulwasser von 14°.

Die alaunhaltigen, schwefelsauren Eisenoxydulwasser: a) Batzes, 5 Stunden von Botzen, ca. 3500 Fuss hoch, am Fusse des Plateaus der Seisseralpen. Station Atzmang (Brennerbahn). Seit 1715 bekannt. Einrichtungen beschoeidenen Ansprüchen genügend. Juni und September kühl, Juli und August grosse Tageshitze, aber erquickende Morgen. Eine Eisenquelle entspringt eine halbe Stunde vom Badehause östlich, aus Thonschiefer und verwittertem Porphyr, 10°. Analyse nicht zuverlässig. Das Wasser wird nicht getrunken. b) Levico, 6 Stunden von Verona, 4 Stunden von Botzen (cf. dieses Werk 1873, S. 432 und 442). Arsenikhaltiges, schwefelsaures Eisenoxydulwasser ist in Südtirol nur in c) Roncegno, Dorf in Valsugana, 1857 entdeckt. Es nennt aus einer Schicht von Mispichel. Die Bauern nennen es „Giftloch", weil man ehemals dort Arsenik grub. Wasser hell, kalt, schwach adstringirend, mit Gasblasen, sedimentirt an der Luft orangegelb, Arsengehalt variirt. Cf. Analysen. Leidlich eingerichtetes Badehaus. Gegend und Klima wie Levico.

Die physiologischen Grundsätze sind die von Röhrig (63) vortrefflich in vorhergehenden Arbeiten (cf. Jahrb. f. Kindhk. 12, 8. 296. 1874. Canst. Jahresb. 1874, S. 548) entwickelten.

Die praktischen Erfahrungen beziehen sich 1. auf den chronischen Gebärmutter- und Scheidenkatarrh. „Derlei Affectionen sind oft genug als Theilerscheinungen von Lungen- und Herzkrankheiten zu betrachten, in der Mehrzahl der Fälle aber auf eine scrophulöse oder chlorotische Dyskrasie zurückzuführen." Die „Erlahmung der Herzenergie zusammen mit einem atonischen Zustand der Gefässe" macht eine Neigung zu chronischen Katarrhen, sowohl so gut in den Sexualwie in sudern Organen. Bäder heilen die Scrophulose und die davon abhängigen Katarrhe. Verf. kann also nicht genug hervorheben, dass alle chronische Uterusund Vaginal-Blennorrhoen den Soolbädern zugewiesen werden müssen. Die Injectionen sind indicirt bei Scheiden-Blennorrhoen, nicht indicirt bei Uterus-Bienorrhoen.

Die chronische Metritis ist durch Soolb. zu verbessern, wie Verf. versichert. Man kann mit Hilfe der Soolb. sehr wohl auf eine Volumsveränderung des entzündlich angeschoppten Uterus einwirken. Das spätere Stadium der narbigen Retraction des Bindegewebes zu einer festen, fibrillären Masse mit Veränderung der Gefässe bei natürlich unheilbar. Salinische Abführmittel entsprechen dabei mehr dem Heilzwecke als die Kreuznacher Elisabethquelle. Der Reiz durch Bäder u. s. w. bewirkt Uterus-Contractionen, ähnlich wie Saugen an der Brustwarze. Bekanntlich ist das Nichtstillen die häufigste Ursache chronischer Metritis.

Folgen des Verf.'s Ansichten über Anwendung der Vaginaldouche von sehr warmem Wasser und starkem Strahl. Knorpelharte Anschwellungen wurden dadurch erweicht. Aber auch traurige Resultate waren zu verzeichnen. Das Mittel wird zu leicht vom Laienpublikum übertrieben, in Rücksicht auf Temperatur und auf Mutterlaugenconcentration. Vorsicht zu empfehlen. — Bespülungen des Scheidengewölbes mit lauem Soolwasser wirkten erspriesslich, kalte Injectionen bekommen schlecht. Sitzbäder sind selten indicirt, weil sie solchen Patienten Schmerzen durch die hockende Lage und gar Deviationen des Gebärorgans machen können. — Parametritis und Perimetritis werden durch Jodsoolbäder, Sitzbäder und feuchtwarme Mutterlaugenumschläge, Darreichung der Elisenquelle, der Kissinger oder Marienbader Brunnen sehr erfolgreich behandelt, Verdickungen, sowie ligamentöse Adhäsionen zwischen Peritoneum und Uterus können zur vollständigen Resorption gelangen.

Damit entsteht gleich die Beziehung, in welcher die Lagenabweichung der Gebärmutter erfolgreich behandelt werden kann. — Wo Erschlaffung des uterinen Gewebes zum Grunde liegt, in Verbindung mit Schlaffheit der Gesammtconstitution, da erst recht hilft das Soolbad. Starke Mutterlaugenzusätze können Schmerzen im Unterleibs erzeugen, die Verf. für Uterus-Contractionen anspricht. — Daher ist Gravidität Contraindication für Kreuznach.

Die normale Menstruation erfahre durch K. eine Verzögerung und Metrorhagien werden günstig beeinflusst. — Die Soolbäder haben hämostatische Wirkung bei activen Uterus-Hyperämien durch die Leitung von Blut nach der Rant. Je häufiger diese Ableitung durch Soolbäder erfolgt, desto nachhaltiger werden die „hydraulischen Stromveränderungen“, ähnlich wie der Reiz der frischen Luft bei anhaltendem Aufenthalt in derselben eine stärkere Vascularisation des Antlitzes und der unbedeckten Körpertheile hervorzubringen pflegt. — Bei der profusen Menstruation aus Atonie wird eine regsamere Innervation der musculösen Elemente gesetzt. Kühle Vollbäder mit kühlen Sitzbädern und Mutterlaugenumschläge wirken nach Analogie des Secale cornutum, nur schwächer, dafür desto nachhaltiger und zweckmässiger mit Rücksicht auf die anämische, scrophulöse Constitution. — Die Soolbäder können durch Vermehrung der Blutmasse und durch Beförderung der Stoffumsatzes Emmenagoga werden (Amenorrhoea, Menstr. retardata). Wirkungslos ist Kreuznach gegen jene Formen von Metrorhagien, welche Nebenerscheinungen von granulären Erosionen, fungoidem Granulationen, oder eines Polypen sind. Dahingegen ist K. wirksam gegen Blutflüsse von fibrösem Tumor im Uterus. Auch solche Arten von Blutungen, welche kein Intervall mehr zwischen zwei Menstruationsperioden erkennen lassen, sind nicht contraindicirt. — Stillstand im Wachsthum der Fibroide nach 1—3 jährigem Gebrauchs und Abnahme des Tumor in einer beschränkten Zahl hat Verf. beobachtet.

Unter 96, meist unverheiratheten Frauen sah Verf. Verschwinden des Tumor nie, eine Abnahme des Tumor wenigstens um den vierten Theil seiner ursprünglichen Grösse in 23 Fällen, ein bis zu wenigstens 4 Jahren nachgewiesenes Beharren auf der einmal erreichten Grösse in 48 Fällen, keinen Einfluss auf das Volumen der Geschwulst in 25 Fällen. Die günstigsten Erfolge zeigten sich dort, wo in Folge des Bades die Menses 6 - 13 Monate cessirten. Die Elisenquelle leistet

hier nicht so viel, wie die stärker abführenden Kissinger und Marienbader Brunnen. Subcutane Injectionen von Ergotin erwiesen sich neben der Kur als für die Zukunft entbehrlich. — Aber auch als symptomatische Hülfe, Kräfte und Ernährung zu verbessern, verdiene K. bei Tumoren dieser Art empfohlen zu werden. Die chronische Oophoritis hat Verf. erfolgreich behandelt. — Gegen hydropische Ovarial-Anschwellung nützt nicht Kreuznach, nicht andere Medicin. Die Therapie fällt der Chirurgie zu. Die unzählig dennoch zur Behandlung in K. sich meldenden Patienten dieser Art können aus Humanitätsrücksichten nicht fortgewiesen werden und finden auch Verbesserung der allgemeinen Constitution. — Gegen chronische Hypertrophie der Brustdrüse (diffuse Hyperplasien, lobuläres Fibrom) wirkt das Soolbad nicht radical, doch wird die Geschwulst oft verkleinert oder sie gelangt zum Stillstand.

Nach Fleckles(64) eignen sich für Carlsbad: die Leberhyperämie, die Fettleber und das Entwickelungsstadium der cirrhotischen Leber.

Die Hyperämie, welche das Prodromalsymptom auch der carcinomatösen, cirrhotischen und amyloiden Metamorphose bildet, sobald sie das Anfangsstadium lange überschritten hat, ist sie für die Anwendung von Carlsbad contraindicirt. — Die Cirrhose der Leber im Stadium der Schrumpfung der Exsudates und Verkümmerung des Organes mit prononcirter Hypertrophie der Milz, Ascites und hochgradigem Icterus, ist contraindicirt. Hat die interstitielle Phlogose und ihr Exsudat noch keinen hohen Grad erreicht, ebenso auch nicht der begleitende Magen-Darmkatarrh, die hydropischen Erscheinungen, der Icterus, wo der Schmerz nicht gross ist, Herzkrankheit kein Bedenken erregt, kann von vorsichtigem Gebrauch Carlsbad's die Rede sein. Aber der Erfolg ist auch dann nur selten.

Die Fettleber aus luxuriöser Lebensweise, oft mit chron. Diarrhoea, Gicht, Hämorrhoiden in Verbindung, und wo die allgemeine Fettleibigkeit nicht vorwaltend ist, so dass sie die Ernährung stört, passt für Carlsbad. — Auch hier nur mässiger Gebrauch und oft, mit folgenden Eisenquellen. Die Fettleber ist aber ganz contraindicirt, wenn sie mit Anämie, Chlorose, Tuberculose oder complicirt mit Fettherz höheren Grades auftritt, dann passen alkalischmuriatischen oder eisenhaltige Wasser, letztere wenn man Grund hat, den Uebergang der Fettleber in die fettige Degeneration des Organes zu befürchten. Auch ist ein mildes Gebirgsklima dann oft noch heilsam. — Carlsbad ist contraindicirt bei der amyloiden Degeneration der Leber, die durch Scrophulose, Intermittens, Mercurialismus, Syphilis sich entwickelte (Speckleber). In solchen Fällen dienen oft die alkalischen Thermen von Ems oder das Weilbacher Schwefelwasser noch besser.

Contraindicirt für Carlsbad (65) ist der chron. Magenkatarrh bei Mädchen zur Zeit der Entwicklung; die Gastropathie mit neuralgischen Beschwerden bei jungen Frauen, welche durch rasch auf einander folgende Entbindungen heruntergekommen sind und an Anaemie leiden. (Diese passen für die Eisenwässer.) In seltenen Fällen ist die Leber hyperämisch, und kann kurze Zeit mässiger Gebrauch der minder warmen Quellen nützlich sein. Der Nachgebrauch der Eisenwässer ist aber unerlässlich. Selbst bei vorsichtigem Gebrauche der alkal. Quellen entstehen nicht selten hydrämische Erscheinungen. Diese Gastropathie sei bezüglich des Gebrauchs der alkal.-salinischen Heilquellen von Carlsbad ein „Noli me tangere.“ Hier ist Franzensbad am Platze. — Der chronische Magenkatarrh bei schwächlichen Frauen und bei Männern als Symptom einer Spinalirritation oder qualvoller Hypochondrie eigne sich nur für die Eisenquellen von

Pyrmont oder Spaa, weil nur diese „reicheisenhaltige Quellengruppe am Sichersten das tiefalterirte Nervensystem stärkt und die gefährdete Plastik hebt."

Der chron. Magenkatarrh als Folge von chronischen Sexualleiden, der wieder mit Leber- und Milzaffectionen in genetischem Zusammenhange steht, kann durch eine Vorkur in Carlsbad geheilt werden. Es muss aber die örtliche Therapie vorausgegangen sein, welche während der Thermalkur unzweckmässig sein würde. — Cardialgie, am häufigsten eine Hyperästhesie des Solargeflechtes in Folge von Krankheiten der sexualen Organe des Weibes, aber nur wenn sie complicirt mit Leiden der Leber, Gallenblase, Mila sind, finden in Carlsbad Linderung. — Gegen Cardialgie ohne die genannte Complicationen passen: Eisenquellen, indifferente Thermen, oder Seebäder. — Auch die Cardialgien bei Lebemännern ex abusu in Venere oder Baccho können wegen gleichzeitig bestehender Leber- und Harnleiden, oder Goncrementbildung wohl einen kurzen Kurversuch in Carlsbad machen, müssen aber Stahlbäder, indifferente Quellen, Seebäder, oder allein Seeluft, eine climatische Behandlungsweise als ihre Kur betrachten.

Der chron. Magenkatarrh, der schon lange dauert, der mit Atonie und bedeutender Magenausdehnung sich kund giebt, wo Brechreiz am Morgen, auch Erbrechen zäher Schleimmassen, die überliechen, besteht, passen für alk.-muriatische kalte Quellen, für Natronsäuerlinge, oder milde muriat. Thermen, wie: Kreuznach, Ems, Homburg, Kissingen, Selters, Obersalzbrunn, Vichy, Luhatschowicz, Bilin und Giesshübel.

Beneke (66) bestätigt seine Erfahrungen, Rheumatismus und Herzkrankheiten betreffend. (Ref. erlaubt sich zu bemerken, dass er bereits 1859 in Göschen's „Deutsche Klinik" S. 358, auf die Beilkräftigkeit der Rehmer Bäder gegen genannte Zustände aufmerksam gemacht und in seiner Schrift über Rehme 1863 dieses abermals gethan hat.)

Die Zahl der neuerdings behandelten Fälle beträgt 45, wozu noch 8 Fälle ohne Herzaffection und einzahl Patienten aus früheren Jahren hinzutreten. Zweifellose Thatsache sei Verf. zu sein: Beruhigung der Herzthätigkeit und Schwund der Gelenkexsudate. Folgt eine Krankengeschichte. St., 41 jährig, bereditär „Gicht", erkrankte vor 10, 9, 8, 7 Jahren an Gelenkrheumatismus. Seit 4 Jahren quaelendes Herzleiden. Dyspnoe, Cyanose, Oedema pulmonum, stark eiweisshaltiger Harn. Beträchtliche Insuffizienz der V. mitralis mit Stenose. — Kur: Anfangs diluirter Nauheimer Kurbrunnen, dann ein Bad, 2¼ pCt. Soole, 26° R., und so 25 Bäder. Grosse Besserung des Herzens. — Dann wird ein Fall von Misserfolg mitgetheilt. — Nach Vf.'s Ansicht handelte es sich in diesem Falle um „feste Adhäsionen beider Pericardialblätter und zwischen diesen und Pleura, wodurch eine compensatorische Erweiterung des rechten Herzens inhibirt wurde. Die zunehmende Schrumpfung der bindegewebigen Adhäsionen war vielleicht Ursache der zunehmenden und schliesslich den Tod bedingenden Stauungserscheinungen." Die sorgfältige Beobachtung vor und nach dem Bade kann hier nicht entbehrt werden, um Schaden zu verhüten. Der betreffende Fall war der folgende: 16½ jähriger Sohn eines Arztes erkrankte 1872 an den Masern und befand sich Ende des Jahres wieder gut. 1873 Erkältung, Husten, schlechtes Aussehen, flüchtige Schmerzen in den Handgelenken, durch die Brust. Intercostalschmerz, Herzaffection. Es traten Entzündungen des Endocardium, der Pleura ein. Statt des ersten Tones ein systolisches Geräusch an der V. mitralis und Exsudat in beiden Pleuren, Erguss ins Pericardium. Puls 140, 40° C., 30—40 Respirationen pro forte rheumatische Schweisse. — Grosse Gaben Chinin (1,5 Gramm) leisteten Wunder; es trat nach und nach Euphorie ein. Anfangs Mai 1873

in sehr hoffnungsvollem Zustande. Am 11. Juni trifft Patient in Nauheim ein. Herzstoss im 5. Intercostalraume, in der Mammillarlinie fühlbar. Leichtes Fremissement. 108—110 Schläge. Kleine Dosen verdünnten Kurbrunnens und verdünnte Soolbäder. — Bis zum 21. Juni nimmt das Wohlbefinden zu, von da ab wechselnd, ohne auffällige örtliche Befunde. Matt, hohläugig, anämisch. Puls nimmt im Bade nicht ab, sondern mehrfach zu. Am 28. stieg die Frequenz von 118 auf 124; am 29ten von 120 auf 128. Am 28ten Dämpfung in der Axillarlinie bis fast Mammillarhöhe, Herzdämpfung vergrössert. Am 1. Juli abnehmender Appetit, Diarrhoe, Harn eiweissfrei. Am 18. Juli Erbrechen; am 30. Juli Heimreise. Bald Ecchymosen an der Conjunctiva, Erlöschen des Bewusstseins, Anschwellung der Leber, Oedeme. Am 18. August Tod.

Der Schwund der Exsudate nach acutem Gelenkrheumatismus ist sehr constant. Bei der Arthr. deformans ist dies in viel geringerem Grade der Fall. (Vergl. des Referenten Monographie über Oeynhausen 1863, Seite 42.) — Doch Exsudate älteren Datums, schon verbunden mit bindegewebigen Verdickungen der Gelenkkapseln oder der Synovialhäute gehen in verhältnismässig kurzer Zeit mitunter noch zurück. Ein Fall betrifft einen Arzt. Dieser hatte ein ganz steifes und geschwollenes Fussgelenk in Folge von acutem Gelenkrheumatismus. 1873 schon grosser Erfolg, 1874 konnte man dem Gang noch kaum etwas anmerken.

Ferner verspricht das Soolbad die zu befürchtenden Recidive. Viele bestätigende Fälle kennt der Verf., doch muss die Diät fortgesetzt danach sein: Nur mässige Zufuhr von Albuminaten, Ausschluss von Eiern, aber frische Vegetabilien, leichter Wein und schwarzer Thee, und daneben Morgens 6—8 Unzen einer 1 proc. Kochsalzlösung. — Im Allgemeinen setzen die Soolbäder die Neigung zu Erkältungen herab. — Ferner beobachtete der Verf. den Schwund frischer endocarditischer Neubildungen an den Herzklappen in Folge des Bad- und Brunnengebrauches. 3 Fälle werden zur Bestätigung beigebracht und der Rath ertheilt, Convalescenten von Rh. ac. art. frühzeitig dem Gebrauche der Salzbäder zu unterwerfen. Den Schluss bildet eine Ansichtsäusserung über Blutveränderung der Rheumatiker und die Diät, welche im Original nachgelesen werden müssen.

Die Seltenheit gut begründeter Diagnose von Lungensyphilis (67) wird in der Literatur nachgewiesen. Es ist auffallend, dass bei der weiten Verbreitung constitutioneller Lues Lungensyphilis verhältnismässig selten Gegenstand klinischer Beobachtung ist. Deshalb erachtet es Verf. für seine Pflicht, seine in dem letzten Jahre beobachteten 30 Fälle von Lungensyphilis zu besprechen, in denen auf Grund der Erscheinungen im Leben, der Anamnese und des Erfolges der Behandlung mit hoher Wahrscheinlichkeit die Diagnose gestellt werden konnte. Das Betreffende hierüber ist lesenswerth und kann auszüglich nicht leicht mitgetheilt werden.

Es ist die Regel, dass bei Lungensyphilis die Dämpfung sich am rechten mittleren Lappen befindet (Reg. interscapularis bis zur Mitte der Basis am rechten Schulterblattes). Die Dämpfung verliert sich allmälig nach oben, unten und seitlich. Die Dämpfung ist gleichzeitig vorn im 2. u. 3 Intercostalraum rechts. — Nur selten wird das linke Lunge ergriffen. In 30 Fällen fand Verf. 27 mal diese Verhärtung des rechten mittleren Lungenlappens, 2 mal war auch die rechte Lungenspitze, einmal nur die linke Lunge infiltrirt. Die functionellen Symptome der Lungensyphilis waren: Kurzathmigkeit, von andern Ursachen nicht herzuleitendes Asthma beim Steigen, Schmerz bei

Inspiration und Percussion, trockner Husten, zuweilen reichlicher blutiger Auswurf. — Dann trägt zur Diagnose bei die Anamnese und die Coincidenz anderer constitutioneller Erscheinungen, und endlich die Indicatio ex juvantibus. — Der Erfolg von Neundorf gegen die Krankheit war in einigen Fällen schon nach 5—6 Wochen radikal, in anderen Fällen erfolgte das Resultat erst nach wiederholten Kuren zu N. Bei fast allen Kranken Besserung und wurde ein Fortschreiten der Krankheit verhindert.

Die Kurmethode bestand in Schwefelwasser zum Trinken, Baden und Inhaliren, um den Eintritt des Schwefelwasserstoffs auf allen möglichen Wegen zu bewirken. Daneben Jodkali, seltener die kleine Schmierkur. — Auch im Winter zu Hause wurde Schwefelwasser verordnet. Der Vorzug Neundorfs vor anderen Schwefelquellen bestehe in der grösseren Quantität von SH2 und in der vortrefflichen Einrichtung für Bad und Inhalation.

Ein ärztlicher Vereinsvortrag (69), der in knapper Form die Indicationen für Reichenhall behandelt und die Praxis nach jeder Richtung beschreibt. Das Gebiet der Behandlungsformen für R. umfasst die Krankheiten der Respirationsorgane (vom einfachen Katarrh bis zur vollendeten Phthisis) und die Scrophulosis und Anämie mit ihren Folgezuständen. Bei der Auswahl eines Luftkurorts entscheidet meist die Luftfeuchtigkeit. „Es ist das grösste Vergehen, einen lymphatischen Menschen, phlegmatischen Temperaments, mit käsiger Pneumonie behaftet und beginnenden Evacuationen bei ohnedies schon reichlicher Expectoration, in einen Kurort mit hoher Luftfeuchtigkeit zu schicken, während ein ähnlicher Kranker von sanguinischem Temperament, reizbarer Constitution sich subjectiv vortrefflich befindet. Wenn ein mit Cavernen Behafteter aus seiner Heimath mit mehr oder minder trockner Luft in ein tief gelegenes Gebirgsthal mit höherer Luftfeuchtigkeit kommt, so erhöht sich dessen Blutdruck, und ausserdem begünstigt das plötzliche Steigen der relativen Feuchtigkeit den Zerfall des kranken Gewebes (acute Cavernenbildung mit Zerreissung der Gefässe), und daher die oft plötzlichen und colossalen Blutstürze."

Ausser noch manchem Lesenswerthen in diesem Vortrag kommt auch die Rede auf den Werth der Molke, der gegenüber den vielen Verdächtigungen der Letztzeit in Schutz genommen wird. Die Chemie sei ein Anderes und die ärztliche Praxis ein Anderes. Es sei nicht richtig, dass die Molke schwer verdaulich sei und eitel Gerede, dass die oft schwer verdauliche Milch jene ersetzen könne, Die Molke wie wie ein örtlich (für den Larynx) mildes, laues, einhüllendes Bad, weiter wie ein mildes Aperiens und enthalte nur absorbirende Stoffe. Die Milch verschleimt Viele, die Molke löst den Schleim. Die Mehrzahl der beobachteten Magenkatarrhe stehe auf Seite der Milchtrinker und nicht der Molkentrinker, welche zweckmässig trinken.

Cardelli (70) hat aus längerer Erfahrung die folgenden Aphorismen über die Wirkungen von den Schwefelquellen in Cautorets aufgestellt, und einige bezügliche Fälle genauer beschrieben. Die Aphorismen lauten:

Die innere Anwendung der Schwefelquellen Raillère und César können Herzklopfen machen, welches idiopathisch oder symptomatisch ist, und zwar ersteres bei Anämischen — dann vergeht dasselbe nach einigen Tagen und die Kur kann fortgesetzt werden — letzteres bei bestehenden Herzaffectionen. Bei Anämischen kann ohne Herzaffection das Herzklopfen sehr andauernd und beschwerlich werden, und auch da ist Vorsicht bei der genannten Kur geboten. Bei Herzaffectionen entstehen gleichzeitig eine Reihe anderer Symptome: Präcordialschmerzen, Angst, Ohnmacht, die Herzgeräusche,

welche schon bestehen, werden deutlicher und schärfer. Auch bei Anämischen können die vorkommenden Herzund Nonnengeräusche sich stärker entwickeln. Wo bei Klappenfehlern noch kein entschiedenes Geräusch wahrzunehmen war, kann es sich unter dem Einfluss dieses Brunnens entwickeln. Alle Herzkrankheiten, mit Ausnahme der anämischen, nur symptomatischen Fälle, contraindiciren die Schwefelquellen. Wo eine andere, nebenher bestehende, schwere Krankheit, z. B. Lungentuberculose, die Kur dringend erfordert, sei man äusserst vorsichtig, gebe den Brunnen in sehr kleinen Dosen, ¼—½ Glas, mit häufigen Unterbrechungen der Kur, unter gleichzeitigem Gebrauch von Digitalis. — Zu diesen Schlusssätzen der Abhandlung berechtigte Verf. eine Casuistik, aus welcher einige Beispiele mitgetheilt werden:

1. Fall. Juni 1874. Mann von 55 Jahren. Auscultation ergab ausser Schleimrasseln in geringem Grade an der Lungenbasis nichts Abnormes, namentlich keine Herzsymptome. Pat. trank nach Verordnung 2 Tage lang je ½ Glas Césarquelle. Am 3. Tage kam der geängstete Pat. bereits zum Verf. Sein Aussehen war verändert, er befand sich unwohl, wäre beinahe im Kurgarten ohnmächtig geworden und bekam während des Frühstücks eine Art Anwandlung davon. Starkes Herzklopfen. Der systolische Ton in der Submammillargegend war schwach und merklich verlängert. Es wurde angenommen, dass das früher schon disponirte Herz nun bereits durch die Kur angegriffen worden sei. Aussetzen der Kur; Digitalis und sehr milde Bäder. Nach 2 Tage war Alles vorüber und ruhig. Wiederbeginn der Trinkkur, und sofort Wiederanfang der beunruhigenden Herzstörung. Daher wurde nach 10 Tagen die Kur abgebrochen.

2. Fall. Juli 1873. Frau von 45 Jahren, stark, Embonpoint, erkältbar. Trinkkur: Césarquelle, ½ Glas. Sie wurde sehr müde dannach. Nach 2 Tagen: Lebhafter Präcordialschmerz, ausserdem Herzklopfen, Dyspnoe, Neigung zu Ohnmacht. Auscultation ergab: ein dumpfes, den 1. Ton verdeckendes Geräusch. Verf. diagnoscirte einen Mitralklappenfehler, eine Diagnose, die bis zum Beginn der Kur nicht hatte gestellt werden können. Die Kur wurde aufgehoben; Digitalis. Wiederaufnahme der Kur und Wiederbeginn der beunruhigenden Symptome. Verf. rieth zum Abbruch der Kur. Im Winter sah derselbe die Patientin wieder. Das Herzgeräusch war nicht mehr so klar ausgesprochen; das Allgemeinbefinden gebessert. Im Sommer 1874 kam Patientin gegen den Rath Verf.'s nach Ganteret zurück und nach einigen Tagen wieder dieselben Scenen des vorigen Jahres. Patientin war leidend, bleich, schwach. Dyspnoe ausgesprochener, die Präcordialschmerzen häufiger, manchmal fieberhaft.

3. Fall. Herr C., 45jährig, früher im Süden, seit 8 Jahren in Paris wohnhaft, führte ein sehr bewegtes, thätiges Leben, jagte etc., hatte zuweilen ein sehr unbedeutendes Herzklopfen. Vor 10 Jahren rechtsseitige Pleuritis. 1873 Husten, Abendfieber, Blutspeien in mässigem Grade. Eine fieberhafte, papulöse Affection trat auf mit Verbesserung des Hustens und der übrigen Symptome. Der Urin ziegelmehlsedimentirend. Allgemeinbefinden nicht schlecht. Brustbeklemmung, manchmal Dyspnoe, Husten und wenig Auswurf, Schmerz bei der Percussion an der rechten Lungenspitze, Regio subscapularis matte Percussion, Rasseln in der Lungenspitze, dies waren die Erscheinungen, Lungentuberculose oder eine käsige Pneumonie zu repräsentiren. Herz nichts Abnormes. 1874 Beginn der Kur in Cauteret; ½ Glas Raillère-Quelle. Am 2. Tage nach einer solch lächerlich unbedeutenden Kur wko Patient beinahe im Kurhause ohnmächtig geworden. Gesicht injicirt, heftiges Herzklopfen. Herz nichts Abnormes bei der Auscultation. Ruhe, Digitalis. Nach 2 Tagen Wiederaufnahme der Kur; Abends Digitalis. Doch kehrten Ohnmacht und die anderen Symptome verschiedene Male zurück. Allmälig indessen fing Patient an, unter Weitergebrauch der Di-

gitalis, ½ Becher zu vertragen, und das Lungenleiden wurde relativ gebessert.

Die Aorta-Affectionen verhalten sich im Allgemeinen in derselben Weise zu der Behandlung mit Schwefelquellen.

4. Fall. Ein junger Mann von 26 Jahren hatte eine Insufficienz der Aorta. An ihm liess sich feststellen, dass man solchen Zustand nicht mit Cauteret behandeln darf, wenn nicht die äusserste Nothwendigkeit dazu drängt Indessen kann man es vorsichtig dahin bringen, dass sehr kleine Dosen des Wassers vertragen werden. Indessen sind im Ganzen die Aortenaffectionen noch eher, als die Mitralklappenfehler, in Cauteret zu behandeln. Der Fall ist folgender: A., Advocat aus Paris, hat auf Grund der physikalischen Erscheinungen Aorteninsufficienz und beginnende Lungentuberculose, also eine Affection (die letztere), welche C. indicirt, eine, welche C. contraindicirt. Die Behandlung bestand in ½ Glas Brunnen neben Digitalis des Abends. Nach 2 Tagen stellten sich die gefürchteten Folgen ein: Herzklopfen, stechender Schmerz in der Submammillargegend. Absolute Ruhe, beruhigende Bäder und Fortsetzung der Digitalis. So, und mit Unterbrechungen der Kur alle 3 Tage, gelang es allmälig, den Kranken weiter zu behandeln und bis auf ½ Glas der Raillèrequelle steigen zu lassen. Einen Monat lang ging das gut; dann steigerte Verf. die Dosis auf ein ganzes Glas. Alsbald stellte sich Herzklopfen, Schmerz, Athemnoth wieder ein. Die Hoffnung, dass Patient in Bezug auf seine Tuberculose Besserung finde, liess die Behandlung nicht gänzlich aussetzen.

Barudel (71). Erster Fall. M. B., 51jährig, gute Constitution, sanguinisch. Krankheit 2 Jahre. Anfang der Cur Juni 1871. Die Analyse, 4. Mai, ergiebt: Sauren Urin, specifisches Gewicht 1036, Zucker 20 Grm. im Liter. (Wie viel Liter? Ref.) — 17. Mai: Urin sauer, spec. Gewicht 1025, 28 Grm. Zucker. — 1. Juni: Urin sauer, spec. Gewicht 1023, keine Spur Zucker. Nach 30 Tagen der Cur ist der Zucker verschwunden. 1872, 30. August, Wiederholung der Cur. Jetzt war der Urin leicht sauer, oxalsaurer Kalk erhebliche Menge, Tripelphosphat, Epithelialzellen, Zucker, 31 Grm. im Liter, Gesammtquantum 5 Liter, spec. Gewicht 1035. — Cur; täglich zwei Gläser Grande-grille-Quelle, da Patient etwas anämisch ist, Nachmittags ein Glas Mesdames und ein halbes Liter Sauerstoffwasser Mittags. Ausserdem täglich ein Bad. Die Anzahl Gläser von der Grande-grille-Quelle wird allmälig auf vier gesteigert. — Am 3. September: Ausserdem täglich vor dem Bade eine lauwarme Douche. — Am 12. September: Urin sauer, oxalsaurer Kalk verschwunden, Zucker 4,5 im Liter. — Am 22. September: Urin sauer, oxalsaurer Kalk verschwunden, spec. Gewicht 1,024, Spuren von Zucker. Abschied des Patienten am 26. September. Er hatte gebraucht: 18 Mineralwasserbäder, 12 Douchen und durchschnittlich täglich 4 Gläser Grande-grille, 1 Glas Mesdames und 3 Gläser Sauerstoffwasser. Dieses ist klar, rein, von geringem Geschmack. Diabetische Diät. Also hatten 28 Tage der Cur ein bewunderungswürdiges Resultat gehabt.

Zweiter Fall. M. D, 45 Jahre. Keine erbliche Disposition. 1855 hatte Patient eine jetzt keine Spur mehr zeigende Pericarditis. War drei Jahre in Algier, hatte keine Fieber. Viele Excesse in Venere und verschiedene syphilitische Affectionen, auch in Baccho (Branntwein und Absynth). Vor 4 Jahren Urticaria. Vor einiger Zeit Abmagerung, Durst, Schmerz im Perineum und Dysurie. Die Bäder von Bourbonne hatten keinen Erfolg. Vor 15 Monaten war Patient im Hospital von Bayonne, ebenfalls ohne Erfolg. Da zuerst wurde die Analyse gemacht und Zucker gefunden. Von da wurde er 1871 nach V. gesandt. Er zeigte 7 Grm. Zucker im Liter, grosse Blasenschmerzen. Nach 35 Tagen der Cur (täglich 4 Gläser Grande-grille, 25 Bäder, 15 Douchen) waren Zucker und Blasenschmerzen verschwunden. Seitdem lebte der Kranke unbekümmert

um seine Krankheit und kehrte am 22. August 1872 zurück. Jetzt ist Alles normal, Ernährung gut, Durst kaum gesteigert. Hier und da Schmerz in der Lumbalgegend, aber unbedeutend. 2 Liter farblosen, leicht moussirenden Urins in 24 Stunden. Patient empfängt jetzt die Diät der Diabetiker, 1 Glas Hospital-Quelle, 1 Glas Mesdames. Täglich 6 Liter Urin. Spec. Gew. 1040, Zucker 38 Grm. Die Dosis wird auf je 2 Gläser gesteigert und Sauerstoffinhalationen verordnet, jeden dritten Tag. Am 10. September ist der Zucker verschwunden; auch am 25. fand man keine Spur mehr. Die Besserung sieht einer Heilung ähnlich.

Dritter Fall. M., 43jährig, seit 8 Monaten Soldat, lymphatisch, von sehr starker, jetzt heruntergekommener Constitution. Aufnahme den 2. Mai 1873. Keine hereditäre Disposition. Juli 1870 Schanker. Anfang des Diabetes 15. Februar 1873. Urin blass, kein Sediment, spec. Gewicht 1030, Zucker 64 Grm. im Liter, 6 Liter in 24 Stunden. Patient gebrauchte Anfangs 2, dann 6 Gläser Grande-grille. Am 10. Mai 75 Grm., am 13. 55, am 16. 44 Grm. Zucker und 7 Liter Urin. Am 18. heftige Diarrhoe. Grosse Urinverminderung. Zucker ist verschwunden. Fäces zuckerfrei. Am 22. hörte die Diarrhoe auf und der Zucker kehrt zurück, 12 Grm. im Liter, 4 Liter täglich. Am 13. Juni Abschied; noch 34 Grm. Glycose im Liter. Allgemeinbefinden verbessert. Statt 6 Liter Urin entleert der Kranke noch 3, statt 64 Grm. Zucker noch 34.

Canaudré (72) erzählt ausführlich einen Fall von Stimmlosigkeit bei einem jungen Mädchen, die an Chlorose gelitten, davon aber geheilt war. Anatomische Störungen sonst nicht vorhanden. Laryngoskopisch sah man die Larynxschleimhaut ohne Granulationen, bleich; die Stimmbänder sehr zart und rosenfarben in Gestalt von Saiten, nicht von Rändern, sich gut von einander entfernend, so dass man die Luftröhrenringe sehen konnte. Elektricität 5 Tage lang (40 Minuten jedesmal) ohne Erfolg; desgleichen nach Betupfung der Stimmbänder mit Argent. nitr.-Lösung. Nach 35 Tagen Abreise ohne jeglichen Erfolg. 3 Wochen später ist Patientin im Vollbesitz ihrer Stimme, in Folge der Nachwirkung. — Diese Beobachtung steht nicht alicia. Ein junger berühmter Tenorist, Boyer mit Namen, bekam eine Rauhigkeit der Stimme, die dieselbe klanglos machte. Ohne Resultat zu erzielen, reiste er ab, aber ungefähr zwei Monate später wurde er gesund und blieb es bis heute.

Carlotti (73) theilt 5 Fälle mit, welche die Heilkräftigkeit der Dominique-Pastillen des Bades Vals gegen Leiden der Digestions- und Respirationsorgane bei Anämischen beweisen sollen. Täglich 4—6 in einer Totalanzahl von 60.

Erster Fall. Cardialgie, Miasma-Intoxication. Patient war in Algier gewesen, hatte Sumpfmiasma aufgenommen, sitzende Lebensweise geführt, Intermittens und Magenkrankheit bekommen. Vichy nützte nicht. Melancholie stellte sich ein. Da begann die Cur mit den genannten Pastillen. Nach 4 Tagen des Gebrauches fühlte Patient sich besser und war nach 3 Wochen geheilt.

Zweiter Fall. Anämie, Hepatitis chronica. Eine Dame, 32 Jahre. Der Aufenthalt in Algier hatte zwar kein Fieber, aber Leberhypertrophie, Bleichheit des Blutes etc. hervorgebracht. Die Patientin war obstipirt, hatte wenig Appetit. Am Herzen ein Blasebalggeräusch. 1½ Monate des Gebrauches jener Pastillen stellte Patientin wieder her.

Dritter Fall. Chloro-Anämie. 16jähriges Mädchen, wurde gegen Chlorose mit allen möglichen Mitteln, sogar dem berühmten Orezzawasser, und passender Diät vergeblich behandelt. Die Dominique-Pastillen halfen in nicht ganz 14 Tagen.

Vierter Fall. Frau, Mutter von 4 Kindern, zart, mit

71*

erregtem Herzschlage, Nervenerregtheit, träge Verdauung, Semi-Aphonie, ohne das laryngoskopisch ein anatomischer Grund zu finden war. Patientin war nach 14 Tagen geheilt.

Fünfter Fall. Frau D., 52jährig, seit 10 Jahren nicht mehr menstruirt, Mutter von 3 Kindern. Früher Bronchitis, die jetzt geheilt ist, und operirt an einem Polyp des Orif. ext. uteri. Seit Kurzem Brustschmerzen, grosse Schwäche und Oedem der Beine. Auscultation und Percussion ergaben nichts Abnormes. Die genannten Pastillen heilten Patientin völlig.

Ausführliche Abhandlung (77) über die Charakteristik, Pharmakodynamik, Methode der Anwendung und Indicationen der Schwefelquellen als Getränk, Bad und Inhalation. Die Indicationen sind in Rücksicht auf die Behandlung der Phthise so gefasst: Die phthisische Anlage passt für die Behandlung. Auch die Phthise im ersten und zweiten Stadium passt für die Schwefelquellen, wenn sie die „torpide" Form zeigt. Die floride Phthise ist überhaupt ausgeschlossen. In der käsigen Pneumonie beschleunigen die Schwefelquellen die Lösung der Krankheitsproducte. Hämoptoe, hektisches Fieber contraindiciren. Die vorzüglichsten Schwefelquellen gegen Phthise in Frankreich sind: Eaux-Bonnes, Cauterets, Allevard, Labassère, Amélie-les-bains, Enghien.

Nervenkrankheiten sind das Hauptcontingent der Patienten in Néris (78).

In erster Reihe ist die Hysterie in allen ihren proteusartigen Aeusserungen ein erfolgreiches Feld für N. Katalepsie nicht ohne Erfolg. Ein Arzt liess eine Patientin 260 Stunden (!) ununterbrochen im Bade. Epilepsie ohne Erfolg. — Hypochondrie häufig mit Erfolg. Chorea nicht ohne Erfolg nach Angabe einiger Aerzte. Idiopathische Neuropathien weichen. Symptomatische Neuropathien müssen nach dem Grundleiden beurtheilt und behandelt werden. Die Diagnose ist schwer. Anämie, Chlorose, Gicht, Diabetes u. s. w., wie auch Localaffectionen der Sexual- und Urinorgane etc. Aber in allen solchen Fällen hat N. sedirende, calmirende Einwirkung. Bei den gichtischen Neuropathien ist in den Schmerzanfällen Vichy contraindicirt. Dann sind Bäder, wie N., am Platze. Neuralgien werden mit vorzüglichem Erfolg behandelt. Rheumatismus, Ischialgie (Piscines, heisse Douchen, Dampfdouchen, Gasdouchen), Migränen, Ellenbogen-, Intercostalschmerzen, Gesichtsschmerzen, Lumbarschmerzen etc., Gastralgie, Hysteralgie, Ovarialneuralgie etc. — Anästhesien sind kein günstiges Behandlungsobject für N. — Dies gilt jedoch für hysterische Anästhesie nicht. — Contracturen (spastische) bei Hysterischen wurden erfolgreich behandelt, weniger erfolgreich diejenigen Contracturen, welche die Knotengicht oder fixe Muskelrheumatismen begleiten. — Ueber Zittern bei Lähmung, über Gesichtskrampf, Schreiberkrampf, krampfhafte Contractur der Extremitäten fehlt dem Verf. Erfahrung. — Paralysen (nach Apoplexie) passen nicht für N. Recidive der Blutung wären durch die Excitation des Bades wahrscheinlich. — Spinale Paralysen, essent. Kinderlähmung, acute Spinalerkrankung der Erwachsenen (letztere nach der Heilung des acuten Processes) passen für N. Bei den progressiven spinalen Processen passt N. nicht. — Paralysis agitans hat keinen Erfolg in N. — Erkältungs- oder traumatische Lähmungen, bei denen der Nerv noch reparirt werden kann, haben Aussicht auf Heilung in N.

Progressive Muskelatrophie. Verf. fehlt die Erfahrung. Ferner betrachtet Verf. für N. indicirt die Uterusaffectionen, wenn die acuten örtlichen Vorgänge beseitigt sind, bei rheumatischen und gichtischen Constitutionen, bei letzteren unter grosser Vorsicht und Rücksicht auf Recidiv, Blutung etc. — Alle organische Leiden (Geschwülste, Polypen, Cancer) sind in N. nicht zu bekämpfen, wenn auch manchmal die davon abhängenden Nervenerscheinungen gemildert werden. — Prurigo vulvae wurde gebessert. — Vaginismus, namentlich wenn derselbe über Blase, Ureter und Rectum sich ausbreitet, passt für N. — Coccyadynie wurde mit Erfolg behandelt. — Nymphomanie wurde erfolgreich behandelt; Metritis nur vorsichtig bei acutem Stadium. Nach Verschwinden des letzteren ist die zweckmässige Periode unter Aenderung der Methode, innerer Douche etc., so dass dieselben Kurmittel je nach der Anwendung sediren oder excitiren. — Dysmenorrhoea nervosa ist indicirt, D. congestiva contraindicirt. — Ferner: Hautkrankheiten mit dem Character des Erethismus und chirurg. Krankheiten. Contraindicationen: Grosse Schwäche, Neigung zu Congestionen und Hämorrhagien, das Nebenherbestehen einer schweren organischen Erkrankung; Schwangerschaft, letztere nicht absolut contraindicirend.

c. Kur mit künstlichen Bädern (Molke).

79) Siegmund, G., Ueber künstliche Soolbäder. Vortrag, gehalten in der Berl. med. Gesellschaft am 4. Novbr. 1874. Berl. klin. Wochenschr. 8. 18 ff. — 80) Hirschfeld, Bemerkungen zu Siegmund's Artikela über künstliche Soolbäder. Ebendas. — 81) Plotzer, Heinr., Bad Kreuth und seine Molkenkuren. München. 8.

Der Vortrag von Siegmund (79) hat zum Zweck, die künstlichen Sool- und Mutterlaugenbäder als nicht genügend der Quantität nach übereinstimmend mit ihren natürlichen Vorbildern nachzuweisen, wenn man die gewöhnliche Praxis und auch einschlägige Bücher befragt.

2—6 Pfd. schreiben die Lehrbücher der Arzneimittellehre, der Pr. Medic. Kalender setzt sie zu bis 10—15 Pfd. Aber wenn man die Gesammtquantität des Badewassers gleich 300 Liter setzt, so ergiebt 10 Pfd. Salz noch immer erst 1,7 pCt., eine Concentration, die bei Weitem unter derjenigen in den natürlichen Soolbädern bleibt. Tabellen weisen dies Verhältniss nach. Verschiedene Badeorte zeigen nach Usus und Routine verschiedene concentrirte Badewasser, deren Analysen zwar angegeben wären, nicht aber der Grad der Verdünnung, der dabei gewöhnlich zur Anwendung komme. 2, 3, selten 8 pCt. wären die verschiedenen Sättigungsgrade. (Hier irrt Verf. Ebenso irrt derselbe in seinen Zahlen für Rehme. In Rehme kann kommen und kommt in passenden Fällen eine mittels Dampfes gewärmte Soole von 9,7 pCt. zur Anwendung und ca. 400 Liter derselben in einem Bade = 38,8 Kilogramm feste Substanz.) Um ein künstliches Soolbad herzustellen, bedürfe es einer ähnlichen Concentration von mindestens 2—3 pCt. Bottiche, gefüllt mit saturirter Lösung, müssen dastehen für den städtischen Gebrauch, deren Gehalt in jedem Augenblick durch die Baumé'schen Aräometer zu controliren ist, und aus denen die Einzelbäder bereitet werden. Früher liessen die hohen Preise des Salzes eine solche Motbods nicht zu. Heute aber lassen sich für wenige Pfennige das Pfd. Salz, nicht zwar Chlornatrium — und dies sei ebenfalls in den natürlichen Bädern zwar vorwaltend, aber doch in verschiedener Höhe des Verhältnisses vertreten — aber doch ein Gemenge von Chlorsalzen und Sulfaten aufbringen. In Stassfurt wird ein Badesalz (der Ctr. zu 50 Pfg.) bereitet von folgender chemischer Zusammensetzung:

Chlorkalium . . . . 16,8 pCt.
Chlormagnesium . . . 26,5 „
Chlornatrium . . . . 13,6 „
Chlorcalcium . . . . 0,4 „
Schwefelsaure Magnesia 11,6 „
Unlöslich . . . . . . 0,8 „
Wasser . . . . . . 30,3 „

In Stassfurt wird das sogenannte Kaliabfallsalz gegraben, welches mehr Chlornatrium, aber den unlöslichen Kiserit ($MgOSO_3 + HO$) enthält. Letzterer quillt, bevor er sich löst, und steht im Rufe, die Bottiche sprengen zu können. Man würde aber vielleicht durch Hineinstellen von Körben in die Bottiche diesem Uebel ausweichen. Der Preis dieses gemahlenen Salzes ist pro Ctr. 3½ Sgr. — Folgende 4 Analysen (die Ausdrücke: „Anhydrit, Kiserit, Carnallit, Sylvin" sind in die chemischen Ausdrücke übersetzt):

Kali-Abfallsalz, 100:	I.	II.	III.	IV.
Schwefelsaurer Kalk . .	5,019	1,14	0,961	1,5
Schwefelsaure Magnesia	16,684	15,64	19,742	15,6
Chlorkalium	12,047	9,71	10,998	9,4
Chlormagnesium	15,531	12,52	12,985	12,8
Chlornatrium	28,821	42,92	34,118	40,0
Wasser	21,275	18,07	20,877	17,7

In die kleinsten Kinderwannen gehöre 1 Pfd. Salz wenigstens auf 50 Liter Inhalt = 1 pCt., für Erwachsene 8,4 Kilogramm auf 210 Liter. Bei einer Wanne von 300—400 Liter Capacität seien 48 Pfd. Salz nöthig, um eine 4 procent. Lösung zu erhalten. — So werden die natürlichen Quellen im Salzgehalte nicht mehr prävaliren. Man wird CO_2 hineinleiten, Inhalatorien anlegen u. s. w., und so werden die Besitzer der natürlichen Quellen erst nachweisen müssen, dass das vorwaltende Chlornatrium in letzterem von besonderer Wichtigkeit sei.

Nach Hirschfeld (80) ist unerwiesen, dass ein 3 bis 4 procentiges Bad mehr leiste, als ein 1—2 procentiges. Wenn man an Badeorten mit stärkerer Soole sich die Mühe der Verdünnung erspare, so geschehe dieses nicht, um höheren Effect zu erzielen. Der S.'sche Satz: „nur ein vorläufiges Kriterium haben wir, das ist die Menge der Salze", sei nicht zu vertheidigen für Verf., der verdünnte und concentrirte Bäder habe wirken sehen. Die pulsvermindernde Wirkung des Bades rühre mehr von der Temperatur als von der Concentration her. ¼—½ Pfd. Salz auf jeden Eimer sei genug. Die Erfahrung spräche dafür, dass Cl Na unter den Chlorsalzen in Fällen, wo das concentrirtere Bad erwünscht sei, am besten vertragen werde, und dass die anderen Salze nicht stärker als mit 1—1½ pCt. vertreten sein sollten. Für Resorption von Exsudaten leisteten nach Verf.'s Erfahrung starke Sool- und Mutterlaugenbäder nicht mehr, als mässig concentrirte. Temperatur, Dauer, Häufigkeit und Gehalt — darauf komme bei den Bädern Alles an. — Die Billigkeit der Herstellungskosten bei S. werde zugegeben, indessen dürfe man deshalb auf die Concentration der Bäder kein übergrosses Gewicht legen. Auch dürfe man deswegen für die natürlichen Bäder keine zu erfolgreiche Concurrenz fürchten.

Plotzer (81), Freund des lange von ihm besuchten Kreuth und ebenso durch langjährige Erfahrung Freund der Molke, die namentlich in Kreuth so vorzüglich bereitet wird, sendet sein Schriftchen, um den ihm werth gewordenen Kurort zu empfehlen und gegenüber den vielen Anfeindungen, welche die Molke in neuerer Zeit erfuhr, ihr seine Protection zuzuwenden.

Herr Jul. Lehmann hat 1872/73 die Kreuther Molke analysirt, die Ergebnisse werden hier veröffentlicht. —

1000 Grm. der im Septbr. 1872 gesammelten Molken enthielten:

Eiweiss 6,20
Butterfett . . . 0,21
Milchzucker . . 47,72
Salze 7,04
Wasser 938,85
────────
1000,00

Ziegenmilch (gesammelt Juni 1873):	Molke (bereitet aus dieser Milch):
Eiweissstoffe . . 27,78 Grm.	5,81
Butterfett . . . 38,38 -	0,20
Milchzucker . . 42,47 -	49,69
Salze . . . . 7,43 -	6,65
Wasser . . . 883,94 -	937,65

Die Molkensalze bestehen aus:

Kali 2,973, Natron 0,340, Kalkerde 0,483, Bittererde 0,166, Phosphorsäure 0,864, Schwefelsäure 0,182, Chlor 1,940, CO_2 0,130.

Für das Chlor die äquivalente Menge Sauerstoff 0,437 in Abzug.

Diese Stoffe lassen sich zu folgenden Salzen verbinden:

Chlornatrium 0,641
Chlorkalium 3,259
Dreibas. phosph. Kali 1,373
Dreibas. phosph. Kalk . . . 0,891
Dreibas. phosph. Magnesia . . 0,362

Gerade die Salze verdienen bei der Molkewirkung vorzüglich ins Auge gefasst zu werden. Sie sind bei der Molke nicht anders als bei dem Brunnen wirksam zu denken. Der Reichthum an Kalisalzen (Chlorkalium in Verbindung mit der Hälfte dreibas. phosph. Kali) macht, dass mit 3—400 Grm. Molke schon 1—2 Grm. Kalisalze aufgenommen werden. Die Wirkung der Kalisalze ist gewiss nicht unbedeutend, wenn auch noch nicht völlig klar. (Vergl. dieses Werk No. 31.) — Hier aber, bei der Molke, ist nun neben diesen Salzen ein leicht assimilirbarer Nährstoff (Eiweissstoffe, Fett, Milchzucker) gegeben, durch welche Verbindung die Wirkung der genannten Salze modificirt wird. — Mittels des Soleil'schen Saccharometers fand man im Sommer 1856 in der Molke (100 Loth) nach Stephan und Fehling zwischen 4,7 und 5,3 Loth Milchzucker. — Auf Pettenkofer's und Voit's Versuche verweisend, betont Verf. die Sparkraft, welche die Kohlenhydrate in Beziehung auf Verbrauch der stickstoffhaltigen Gebilde entwickeln, und die günstige Einwirkung bei Kranken mit beträchtlichem Fleisch- und Fettverlust. — Neben reicher Fleischkost habe also die Molke einen Nährwerth. — Resumirend erklärt der Verf. die Wirkung der Molke zusammengesetzt aus der Wirkung dreier Factoren: der Salze, des Milchzuckers, des lauwarmen Wassers. Versuche über Wirkung der Salze in Gemeinschaft mit dem Milchzucker müssen erst Genaueres lehren. „So lange die Wirkung derselben nicht als richtig erwiesen werden kann, so lange ist über die Molke noch nicht das Verdammungsurtheil zu sprechen." Cfr. die Ansicht No. 69. Referent empfiehlt die Schriftchen des erfahrenen Herrn Verfassers mit Vergnügen Jedem, der sich für die Molkenfrage interessirt. Die Molke ist in vielen Krankheiten ein so schätzbares Mittel, dass es keine Bereicherung des Heilmittelschatzes ist, wenn man dieselbe daraus wegdisputirt. Kaum auch die Molke die Milch nicht ersetzen oder verdrängen, so kann auch die Milch die Molke nicht ersetzen. Man kann beide sehr wohl neben einander anerkennen.

B. Kurorte.

82) Schmitt, Gregor, Ludwigsbad Wipfeld im bayerischen Kreise Unterfranken, dessen Schwefelquelle und Schwefelmineralmoor. Mit 3 eingedr. Holzschn.,

3 Holzschntaf., einer Situationskarte etc. 8. Würzburg. — 83) Berrenberg, C., Die Nordseeinseln an der deutschen Küste nebst ihren Seebade-Anstalten. Mit einer Karte der Nordsee-Inseln. 3. vorm. und verb. Aufl. 8. Norden. — 84) Derselbe, Das Seebad Norderney. Mit e. Plane des Bades. 8. Ebendas. — 85) Alter, Der Kurort Pystjan in Ungarn, Aerzten und Laien gewidmet. Mit e. Krankheitstabelle, Eisenbahnharte etc. 8. Pressburg. — 86) Hueber, Bad Homburg and its resources. for the use of english visitors especially. gr. 8. Homburg. — 87) Hoisel, J., Der landschaftl. Kurort Rohitsch-Sauerbrunn in Steiermark. Mit e. lith. Tafel etc. Wien. 8. — 88) Michaelis, R, Bad Rehburg. Mit e. Titel-Litho-Photogr. und 2 lith. Karten. Lex.-8. Hannover. — 89) Hansen, Hans J. v., Gleichenberg in Steiermark, sein Klima und seine Quellen. Balneolog. Skizze zur Anleitung für Kurgäste. 2. verm. Aufl. 8. Wien. — 90) Küchler, Der Kurort Lubatschowitz in Mähren. Seine Trink-, Bade- und Molken-Anstalten in histor., topograph., chem. und therapeut. Hinsicht dargestellt. 8. Wien. — 91) Koehler, H., Der Kurort Soden am Taunus und seine

Umgebungen. 2. veränd. Aufl. Frankfurt a M. — 92) Kopf, Joh., Der Kurort Johannisbad in Böhmen. 3. Aufl. Mit e. Karte vom Riesengebirge etc. gr. 8. Neustadt a. Mettau. Breslau. — 93) Brum, J., Das Mineralbad Tüffer (Kaiser Franz-Josefs-Bad). 8. Wien. — 94) Mautner, E. und Klob, J., Die euganäischen Thermen zu Battaglia. 8. Wien. — 95) Hirschfeld, Das Sool- und Seebad Colberg. 2. verm. Aufl d. 1864 erschienenen „Summe unseres Wissens vom Sool- und Seebads Colberg.* gr. 8. Colberg. — 96) Killias, E., Die Heilquellen und Bäder (Tarasp-Schuls) im Unter-Engadin, Graubünden. Eine gedrängte Uebers. f. pract. Aerzte. 7. Anfl. gr. 8. — 97) Thomas, H., Badenweiler und seine Heilmittel. gr. 8. Mülheim. — 98) Weinberger, S., Der Kurort Pystjan in Ungarn und seine Heilquellen, mit besonderer Rücksicht auf Elektricität. 8. Wien. — 99) Seebohm, A, Pyrmont und seine Kurmittel. gr. 8. Berlin. — 100) Heymann, C., Mineralquellen und Winteraufenthalt in Wiesbaden. Herausgegeben von dem Kurverein der Stadt Wiesbaden. gr. 8. Wiesbaden. — 101) Caster, Bad Johannisberg im Rheingau. 8.

Gerichtsarzneikunde

bearbeitet von

Prof. Dr. LIMAN in Berlin.

I. Das Gesammtgebiet der gerichtlichen Medicin umfassende Werke.

1) Gallard, Notes et observations de Med. légale. Paris. 8. — 2) Garibaldi, Manuale di Medicina legale ad uso degli studenti di Legge, con note sui termini tecnici. Genova 1876. — 3) Friedberg, Gerichtsärztliche Gutachten. Erste Reihe. Braunschweig. 8.

Gallard (1) veröffentlicht eine Reihe von Abhandlungen allgemeineren Inhaltes, wie uns scheint, gesammelte Abhandlungen aus periodischen Zeitschriften.

Dieselben datiren aus den Jahren 1861 bis 1867, zumeist aber aus der ersten Hälfte der sechziger Jahre und dürften nicht alle von gleichem Interesse sein. Die Relation des Pommeroyschen Processes, welche allein fast den 4. Theil des Buches einnimmt, ist sicherlich den meisten Lesern nicht neu. Was die Strychninvergiftung betrifft, so führt er an, dass Casper sie mit Stillschweigen übergehe. Er kennt offenbar die neueren Auflagen nicht, und wenn er 1875 eine Arbeit von 1862 herausgiebt, so hätte er wohl sie noch einmal durchsehen sollen.

Garibaldi (2) hat einen kurz gefassten Leitfaden der gerichtlichen Medicin veröffentlicht, vornämlich für Juristen und, was zweckmässig genannt werden muss, auf die Erklärung der Termini technici überall Rücksicht genommen, so dass das Werkchen für Juristen brauchbar wird. Es liegt uns nur der erste Band vor, welcher von den geschlecht-

lichen Verhältnissen und dem Kindesmord handelt. Das Werk charakterisirt sich als Compilation, in welcher Casper's Handbuch vielfach benutzt ist, jedoch ist Neueres aus demselben, als was sich in der der italienischen Uebersetzung zu Grunde liegenden Anflage befindet, nicht benutzt.

Friedberg (3) veröffentlicht eine Reihe (30) Gutachten von Fällen mit tödtlichem Ausgang. In seiner Vorrede führt er aus, dass das gerichtsärztliche Gutachten eine dem Richter überzeugende, klinische Darstellung des Falles sein soll, und motivirt diesen Ausspruch in sehr befriedigender Weise. Die Gutachten selbst sind von diesem Standpunkte aus gearbeitet und verdienen als Vorbilder aufgestellt zu werden.

[Collegii medici i storfurstendömet Finland afgifna utlåtanden i medikolegala mål 1871, 1872 och 1873. Bihang till Finska läk. sällsk. handl. för år 1873. (22 vom Colleg. med. in Finland abgegebene gerichtsärztliche Gutachten.) Joh. Möller (Kopenhagen).]

II. Monographieen und Journalaufsätze.

A. Untersuchungen an Lebenden.

1. Allgemeines.

1) Schaal, Principien der Strafrechtspflege. Vierteljahrsschrift f. ger. Med. und öffentl. Sanitätsw. Heft 1.

— 2) Blumenstock, Gerichtsärztliche Bemerkungen über den Entwurf des neuen Strafgesetzes. Wien. Med. Presse. 1. 2. 4. 5 6. — 3) Fürst, Ueber die gerichtsärztlichen Gutachten betr. den Vollzug von Haftstrafen an säugenden Müttern. Aerztlich. Intelligenz-Bl. No. 45. — 4) D'Herrelot, De la vue distincte applications à la médecine légale. Annales d'hygiène. Joillet. — 5) Oesterlen, Zur gerichtsärztlichen Casuistik. Vierteljahrschrift für ger. Med. und öffentliches Sanitätswesen. Heft 2. (1. Fahrlässige Verbreitung der Pockenkrankheit. 2. Beleidigung durch die Presse. 3. Widerrechtliche Freiheitsberaubung.)

Blumenstock (2) bespricht mit bekannter Sachkenntniss den Entwurf des neuen österreichischen Strafgesetzes, der, wie er sagt, demjenigen Gerichtsarzte nicht viel Neues bietet, welcher mit dem deutschen Strafgesetzbuch und dessen Motiven bekannt ist. Es liegt uns in den oben angezogenen Nummern nur die Besprechung des Verletzungsparagraphen (§ 236) vor, die in klarer und lehrreicher Weise alle Controversen und gegen den § 224 D. St. G. sowohl als gegen den § 236 vorzubringenden Bedenken bespricht, und auf die vorhandene Literatur rücksichtigt. Wir danken dem Verf., dass er uns hie und da beispringt. Es ist offenbar besser, offen die Schäden aufzudecken, als in schmiegsamer Weise zu interpretiren und nach links und rechts hin Rechnung zu tragen.

Nach Fürst (3) sollte eine Person, welche nachgewiesenermassen ihr Kind säugt, im I. Jahr stets Strafaufschub und zwar in Rücksicht auf ihr Kind erhalten. Denn bis zum VIII. Monat sei die Muttermilch für das Kind unter allen Umständen, während des VIII. bis XII. in Krankheitsfällen die vorzüglichste Nahrung. Im II. Jahr sollte die Stillende einen einmaligen Aufschub auf 2—3 Wochen in Rücksicht auf ihr eigenes Befinden erhalten, da ein plötzliches Absetzen des Kindes häufig Brustdrüsenentzündungen zur Folge hat. Diese Maassnahmen hätten nur im Falle polizeilicher Haftstrafen Platz zu greifen.

Herrelot's (4) Arbeit betrifft die Analyse über ein Mémoire des Dr. Vincent über die Fragen: Bis zu welcher Entfernung kann ein Zeuge ein Verbrechen und den Thäter erkennen, so dass er dessen Identität eidlich versichern kann? und bis zu welcher Entfernung kann derselbe Zeuge die verbrecherische Handlung genau unterscheiden und ihre verschiedenen Incidenzpunkte angeben? Fragen, welche unseres (Ref.) Erachtens in abstracto nicht beantwortet werden können.

2. Streitige geschlechtliche Verhältnisse.

1) Popesco, De l'hermaphrodisme au point de vue médico-légale. Thèse p. le. doct. en méd. Paris. 1874. — 2) Schlemmer, Das Zeugungsvermögen bei beiden Geschlechtern. Mit Bezug auf § 60 des bürgerlichen Gesetzbuches. Wiener med. Presse No. 16 — 24. — 3) Liégey, Une question physiologique dans un cas pathologique. Un vieillard de 75 ans incompletement paraplégique, depuis longtemps, par l'effet d'une maladie de la moelle épinière est il capable de procréer?

Journ. de Méd. de Brussk. Novembre. (Es ist unmöglich aus dem Mitgetheilten einen sichern Schluss auf die Zeugungsfähigkeit des nebenbei schwachsinnigen Greises zu ziehen.) — 4) Kuby, Canthariden als Aphrodisiacum. Anklage auf Mordversuch. Friedreich Bl. f. ger. Med. Hft. 5. (In einen Kuchen gebacken, wurden nicht genommen.) — 5) Cauvet, Attentat à la pudeur. Annales d'hygiène publ. Octbr. — 6) Schumacher, Verbrechen der Nothzucht. Allgm. Wiener medicinische Zeitung No. 28. (Ohne interesse.) — 7) Derselbe, Eine Nothzucht. Friedreich Bl. f. gerichtl. Med. Hft. 6. — 8) Reimann, Ein Fall von unnatürlicher gewaltsamer Nothzucht. Vierteljahrsschr. f. ger. Med. und öffentliches Sanitätsw. Hft. 1. (Einriss am Rande des Anus. Schwellung und Röthung der Rectumschleimhaut und der Umgebung des Anus. Excoriationen am Perineum, Fingernägeln entsprechend.)

Popesco (1) beschreibt die verschiedenen Formen des Hermaphroditismus, ihre Entwickelungsgeschichte und Physiologie, ihre Stellung im bürgerlichen Leben. Am Schlusse 3 selbstbeobachtete, nicht uninteressante Fälle von Androgynie an, einen 4., in welchem kein ganz sicheres Urtheil in Betreff der Classification gefällt werden konnte, und endlich 2 von Hermaphroditismus bisexuelis, deren einer von Cocoberelli, der andere von Odin schon früher mitgetheilt sind.

Schlemmer (2) bespricht in einer sehr gefälligen Anordnung die allgemeinen somatischen und psychischen und schliesslich die anatomischen Bedingungen der Beischlaffähigkeit, resp. der Impotentia coeundi, ohne neue, selbst beobachtete Fälle mitzutheilen.

Cauvet's (5) Schlussfolgerungen, dass nämlich das untersuchte Hemd den Stuprator nachweist, ist sehr kühn und nicht nachahmungswerth. In dem Hemde fanden sich — mikroskopisch constatirte — Blutflecke, aber nicht mit Sicherheit Spermatozoen. Ihre Anwesenheit in einem Männerhemd würde natürlich nichts beweisen, ihre Abwesenheit aber unseres Bedünkens ein Stuprum unwahrscheinlich machen. Statt dessen schliesst C., dass die Spermatozoen sich abgerieben hätten und zerstört seien!

Der von Schumacher (7) mitgetheilte Fall, eine Nothzucht betreffend, ist interessant durch ihre näheren Umstände, und dadurch, dass der Befund durch eine Nothzucht, wie sie behauptet wurde, nicht füglich hervorgebracht worden sein konnte; denn es handelte sich darum, dass ein 74jähr. Mann eine 30jährige taubstumme, schwachsinnige Person der Art stuprirt haben sollte, dass eine heftige Entzündung der Scheide, Ritzwunden in derselben und bedeutende Anschwellung der grossen Lefzen gefolgt sein sollte. Der Angeschuldigte gab zu, den Beischlaf mit der connivirenden Person ausgeübt zu haben, doch habe er gar nicht eine volle Erection gehabt, und nicht ejaculirt, was bei einem 70jährigen Greis wohl glaublich ist. Ob andere Brutalitäten stattgefunden hatten, ist nicht festgestellt worden. Wir geben den Gutachtern darin Recht, dass der behauptete Beischlaf diese Folgen nicht gehabt haben könne, nicht aber, wenn sie behaupten, dass es eine Erfahrungsthatsache sei, dass eine erwachsene, gesunde, nur mässig starke Praenusperson, welche bei vollem Bewusstsein ist, von einem einzelnen Manne durchaus nicht genothzüchtigt werden könne, vorausgesetzt, dass dieser nur körperliche Gewalt und keine Entkräftung oder Betäubung des Mädchens bewirkende Misshandlung angewendet hat, da Erfahrungen vom Gegentheil vorliegen.

3. Streitige körperliche Verletzungen ohne tödtlichen Ausgang.

1) Horteloup, Sur un cas de transmission de la Syphilis. Annales d'hygiène publ. Janvier. — 2) Lagneau, Sur un cas de transmission de Syphilis d'un nourrisson à sa nourrice. Annales d'hygiène. Juillet. (Nichts Neues.) — 3) Hall, Charles John, Railway Pathology case of Harris versus the Midlead Railway Company. The british med. Journal. Decbre. — 4) Kuby, Stich mit einem Pfeifenräumer in den Kopf. Eindringen des Instrumentes in die Kopfhöhle? Schnelle Heilung. Friedreich Bl. f. ger. Med. Hft. 5. (Der Umstand, dass keine Gehirnerscheinungen folgten und Versuche an Leichen, wobei mit grosser Kraftanstrengung es nicht möglich war, derartige Instrumente in den Schädel einzutreiben, liessen eine Gehirnverletzung ausschliessen.) — 5) Blumenstock, Schlag in die Stirn. Kerato-Iritis, ursächlicher Zusammenhang? (Die Verletzung überhaupt stellte sich als fraglich heraus, und trat die Augenkrankheit 5 Wochen nach der angeblichen Verletzung auf, wonach allein schon der Causalzusammenhang ausser den sonst noch geltend gemachten Gründen von B. verneint werden musste.) — 6) Derselbe, Einige gerichtsärztliche Fälle von Augenverletzungen: 1. Kopfverletzung mit darauf folgender hochgradiger Amblyopie. Simulation und Nachweis derselben. 2. Schlag in das linke Auge; beiderseitiger Linsenstaar, ursächlicher Zusammenhang? (Letzterer wird negirt.) — 7) Hirschberg, Das Auge in forensischer Hinsicht. Vierteljahrsschr. f. ger. Med. und öffentl. Sanitätsw. BR. 2. (Eine ausführliche Arbeit über Blindenstatistik.) — 8) Tilbury, Feigned „erythema gangraenosum". Lancet. Octbr. 30. — 9) Dublau, Rapport médico-légal sur un accident de chemin de fer ayant entraîné un accès d'aliénation mentale. Annal. méd.-psycholog. Juillet. (Patient machte sogar einen Versuch, durch Selbstmord sein Leben zu enden.)

Horteloup (1) theilte der Société de méd. lég. de Paris einen zweifelhaften Fall von übertragener Syphilis mit. Es sind die allgemein bekannten Lehren der Syphilidologie auf den speciellen Fall angewendet und ergaben sich folgende Conclusionen: 1) der untersuchte 6½jährige Knabe zeigt die Zeichen secundärer Syphilis, 2) diese ist nicht hereditär, sondern direct übertragen; 3) der Angeschuldigte, welcher sie in päderastischer Weise mitgetheilt haben sollte, zeigt (4 Monat nach dem angeblichen Vorfall) kein Zeichen von Syphilis; 4) die Untersuchung der Haut, der Schleimhäute, der Lymphganglien, und die Angaben des Angeschuldigten über seine Antecedentien, weisen die Annahme zurück, dass er im Juli übertragungsfähige syphilitische Symptome gehabt habe.

Hall's (3) Auseinandersetzungen über Eisenbahnunfälle sind wesentlich polemischer Natur gegen die in dieser Beziehung vorgebrachten Uebertreibungen Seitens der Aerzte und Simulationen Seitens der Kranken.

Er behauptet und nicht mit Unrecht, dass das „rail-wayspine" bald der Vergangenheit angehören werde, dass dasselbe keine pathologische Berechtigung habe. Eine Verletzung des Rückenmarkes, ob durch Eisenbahn-Unglück oder Fall von einem Gerüst hervorgerufen, kann nur gefährlich sein, je nachdem das Rückenmark oder seine Häute afficirt sind. Dieser Ansicht schliesst sich auch Erichsen 1875 an, indem er sagt, dass die durch Eisenbahnunglück erzeugten Spinalaffectionen sich nicht unterscheiden von anderen, durch andere Unfälle erzeugten Rückenmarkverletzungen.

Tillbury (8) theilt den seltenen Fall eines fingirten Erythema gangraenosum mit. Die Gründe, weshalb er dasselbe für fingirt und zwar durch Blasenpflaster oder dergleichen erzeugt hielt, waren: 1) der allgemeine Gesundheitszustand des jungen Mädchens; 2) der Verlauf; 3) die Vertheilung der einzelnen Flecke (nur die linke Seite des Körpers war afficirt); 4) widersprechende Angaben in Bezug auf die Anästhesie der weissen und abgehobenen Stellen; 5) dass sie nach wenigen Dosen einer Schleimmedicin sich „besser" befinden wollte, während sie niemals über Uebelbefinden geklagt hatte. Ein Motiv der Simulation lag nicht vor, war wenigstens nicht bekannt, da das Mädchen poliklinisch behandelt wurde.

[1] Obalinski, Ist ein Rippenbruch nach dem österr. Straf-Gesetzbuch als schwere körperliche Beschädigung zu betrachten? Przegląd lekarski XIX. 3. — 2) Friedberg, Schwere Verletzung und bleibender Nachtheil in Folge von Fussschlägen. Przegląd lekarski. No. 5.

Mit Bezug auf § 152 des österr. Straf-Gesetzbuchs (nach welchem u. A. eine Gesundheitsstörung oder Berufsunfähigkeit von mindestens 20tägiger Dauer zum Begriffe der schweren körperlichen Beschädigung gehört), ist Obalinski (1) der Meinung, dass der Bruch einer oder zweier Rippen, wenn er nicht mit einer Affection eines benachbarten Organes oder mit einer äusseren Wunde complicirt ist, gewöhnlich eine leichte körperliche Beschädigung im Sinne des österr. Straf-Gesetzb. bildet, und zwar aus folgenden Gründen: a) Weil alle mit einem solchen Uebel behafteten Kranken, deren er in seiner Abtheilung des St. Lazarusspitals mehr als 10 während 4 Jahren beobachtet hat, vor dem 20. Tage das Krankenhaus verliessen, ja die meisten verlangten, schon nach einigen Tagen entlassen zu werden. b) Da ein Schenkelbeinbruch durchschnittlich schon zwischen dem 20. und 30. Tage durch den Callus insoweit vereinigt ist, dass eine abnorme Beweglichkeit an der Bruchstelle fehlt, so ist umsomehr anzunehmen, dass ein Rippenbruch vor dem 20. Tage durch den Callus vereinigt sein werde, und ein solcher Zustand ist als Heilung zu betrachten, denn die Rippe ragt weder isolirt nach aussen, noch hat sie die Aufgabe, ein bedeutendes Gewicht zu heben, wie dies z. B. mit den Knochen der Extremitäten der Fall ist. c) Damit stimmt auch die Erfahrung Billroth's überein, welcher behauptet, dass zur Vereinigung gebrochener Rippen 10 bis 20 Tage nöthig seien.

Friedberg (2). In Folge von Fussschlägen in die Gegend der Genitalien stellte sich bei einem 60jährigen Manne Cystitis und Oedema scroti et penis, darauf Brand des Scrotum ein; die Boden zogen sich in den Leistencanal zurück und der Verletzte kam mit dem Verluste des Hodensackes und einer Fistel des membranösen Theiles der Harnröhre davon.

Oettinger (Krakau).]

4. Streitige geistige Zustände.

1) **Kornfeld**, Zum § 51 des Strafgesetzbuches für das deutsche Reich. Vierteljahrsschrift für gerichtliche Med. und öffentl. Sanitätswesen. Heft 1. — 2) **Brièrre de Boismont**, L'hérédité au point de vue de la médicine légale et de l'hygiène. Annales d'hygiène publ. Janvier. (Theoretische Betrachtungen über die Erblichkeit der Eigenschaften und der psychischen Anlagen, der Geisteskrankheit etc.) — 3) **Nicolson**, The morbid psychology of criminals. Journal of mental sciences. Januar, April, Juli. — 4) **Bradley**, Moral responsability. Journal of mental sciences. July. — 5) **Gray**, Responsability of the insane Homicide in insanity. American Journal of insanity. July and October. — 6) **Folsom**, Ch. F., Limited responsability. A discussion of the Pomeroy case. The boston medical and surgical journal. Vol. XCIII Decbr. 30. No. 27. — 7) **Lecour**, De suicide et de l'aliénation mentale dans les prisons cellulaires du département de la Seine. Archives générales de Médecine. Août. (Lecour sucht statistisch nachzuweisen, dass die Einzelhaft weder die Zahl der Selbstmords, noch der psychischen Erkrankungen unter den Gefangenen vermehre.) — 8) **Waidell, C.**, Zur Frage der Zurechnungsfähigkeit. Aerztliche Mittheilungen aus Baden. No. 18. (Enthält nichts wesentlich Neues.) — 9) **Baggi**, Antigono, Gli scritti dei pazzi considerati nella loro essenza et nella loro utilità pratica medicolegale. Bologna 1874. 8. — 10) **Gallard**, Sur les dispositions législatives qu'il conviendrait de prendre, afin de protéger efficacement la société contre les actes violents des aliénés et des épileptiques reconnus dangéreux. L'union médicale. No. 125. — 11) **Neumann** (Pöpelwitz), Der Process Kullmann. Gerichtsärztliche Reflexionen. Berlin. 8. — 12) **Vogt**, Aerztliche Plaidoyers vor dem Schwurgerichte zu Unterfranken. Anklage gegen Ed. Kullmann wegen Verbrechens des Mordversuchs. Friedreich, Bl. für gerichtl. Medic Heft 1. — 13) **Hughes**, State of Missouri. vs. Benj. F. Cronenbold: Murders in the first degree. Journal of insanity. April. (That eines Schwachsinnigen ohne Interesse.) — 13a) **Sizaret**, Rapport médico-légal concernant le nommé Cl. C. inculpé de vols. — Faiblesse intellectuelle congénitale. — Responsabilité limitée. (Auffallendes Missverhältniss zwischen den Dimensionen des Gesichts und des Schädels zu Ungunsten des letzteren.) — 14) Special-Correspondent. **O'Connor**, Arthur. The british med. journ. May 22. (Berichtet, dass O'Connor — jener Knabe, der auf die Königin von England schoss — den Tuke vor den Assisen damals für schwachsinnig erklärte, ohne mit seinem Urtheil durchzudringen — jetzt von Australien zurückgekehrt, sich entschieden als solcher zeige und Tuke's Urtheil über ihn bestätige.) — 15) **Schumacher**, Gerichtsärztlicher Bericht über den Geisteszustand der wegen des Verbrechens der verübten Brandlegung angeklagten Johanna K. Friedreich, Bl. f. ger. Med. Heft 6. (Schwachsinniges Individuum für zurechnungsfähig erklärt.) — 16) **Krafft-Ebing**, Castrirungsversuch an einem Knaben. Zweifelhafte Geistesstörung. Psychischer Degenerationszustand mit Ferversion des Geschlechtstriebes. Friedreich, Bl. für gerichtl. Med Heft 3. — 17) **Arndt, R.**, Gerichtsärztliches Gutachten. Vierteljahrsschrift für ger. Medic. und öffentl. Sanitätswesen. Heft 2. — 18) **Hofmann**, Zur Casuistik des Verfolgungswahns. Friedreich, Bl. f. gerichtl. Med. Heft 3. — 19) **Krafft-Ebing**, Mord. Zweifelhafter Geisteszustand. Wahrscheinlich Verfolgungswahnsinn. Facultätsgutachten. Friedreich, Bl. für gerichtl. Med. — 20) **Kornfeld**, Blödsinnigkeits-Erklärung. Bl. für ger. Med No. 6. (Ein Fall von Paralyse mit Delirium ambitionis bei einer Frau.) — 21) **Preuss**, Zur Casuistik der zweifelhaften Geisteszustände. Vierteljahrsschrift für gerichtliche Medicin und öffentliches Sanitätswesen. Heft 1. (Enthält nichts Bemerkenswerthes.) — 22) **Lafargue**

et Bulard, Epilepsie larvée. Assassinat. Rapport medico-légal. Le Bordeaux médical. 23. Mai. — 23) **Legronx**, Des actes commis par les épileptiques. Annales d'hygiène publ. Janvier. — 24) **Legrand du Saulle**, Des actes commis par les épileptiques. Annales d'hygiène publ. Avril. — 25) Société de Méd. légale de Paris. Discussion sur la responsabilité des actes commis par les épileptiques. Annales d'hygiène publ. Octbr. — 26) **Ordronaux**, Case of Isabella Jenisch, epilepsie homicide. Americain Journal of Insanity. Avril. (Nach einem epileptischen Anfall hielt eine Mutter ihr Kind über das Feuer auf dem Heerd und legte es danach in ihr Bett zurück.) — 27) **Legrand du Saulle**, Rapport méd. légal sur un cas d'alcoolisme suraigu, avec simulation de l'amnésie et de l'épilepsie. Annales d'hygiène publ. Janvier. — 28) **Foville**, De l'influence de l'alcoolisme chronique sur la responsabilité criminelle. Rapport méd. légal sur l'état mentale du nommé L.... accusé d'une tentative de meurtre sur la personne de son fils. Annales d'hygiène publ. Avril. — 29) **Leopold**, H., Tödtung der eigenen Frau im Säuferwahnsinn. Vierteljahrsschrift für ger. Medic. und öffentl. Sanitätsw. Heft 2. — 30) **Peddie**, Remarks on the necessity of legislation for the control and treatment of insane drinkers. The british Med. Journ. August 28. — 31) **Dauby**, Affaire Hasquin, Homicide volontaire. Dipsomanie. Annal. méd.-psychol. Jan. et Févr. (Enthält nichts Bemerkenswerthes.) — 32) **Berliner**, Zur Lehre vom transitorischen Irresein. Fall von Mania transitoria epileptica. Vierteljahrsschrift für ger. Med. u. öffentl. Sanitätsw. Heft 1. — 33) **Blanche**, Bergeron-Lasègne, Du délire par accès, avec impulsion homicide. Archiv génér. de médicine. Janvier. — 34) **Stark**, Geisteskrankheit und Simulation. Friedreich's Bl. für ger. Med. Heft 2. — 35) **Lagarville**, Affaire Goulfer. Folie simulée trois ans avant le crime — assassinat suivi de vol — condemnation à mort. Annal. psychol. Septembr. — 36) **Debout**, Rapport méd.-légal sur l'état mental de la femme Manguen, inculpée de meurtre. Simulation. Condemnation. Annal. méd.-psychol. Mars et Avril. (Betrifft einen wenig interessanten Fall von sehr ungeschickter Simulation einer dem Trunke ergebenen Prostituirten.) — 37) **Petrucci**, Rapport médico-légal sur l'état mental du nommé Rouget, inculpé du crime de bigamie. Paralysie générale. Annal. médico-psychol. Mai. — 36) **Schumacher**, Schwurgerichtsverhandlungen gegen H. W. wegen Verbrechens der Brandlegung und gegen Martin R. wegen Verleitung hierzu. Wiener med. Wochenschrift No. 30. (Ohne Interesse.)

Nach **Kornfeldt** (1) sei folgende Fassung des § 51. wünschenswerth: a) ein Verbrechen ist nicht vorhanden, wenn der Thäter zur Zeit der That bewusstlos oder in Folge von Seelenstörung unzurechnungsfähig war; b) bei partieller Zurechnungsfähigkeit ist immer unter das höchste Strafmass, insbesondere nie auf Todesstrafe zu erkennen; c) moralisch irre Verbrecher sind zu deportiren.

Eine grössere, recht lehrreiche, mit vielen Beispielen untermischte Abhandlung über die bei **Verbrechern beobachteten, psychischen Störungen** liefert **Nicolson** (3). Er theilt die Geistesstörungen ein in 1) einfache Geistesschwäche (angebornen, erworbenen oder Altersblödsinn); 2) Depressionszustände (Melancholie inclusive Hypochondrie, Heimweh, Selbstanklagen); 3) Exaltationszustände (Gemüthsexaltation, Exaltation mit Wahnvorstellungen).

In den ersteren ist der Defect das Characteristische, in den sub 2 genannten Zuständen die Inertia, das Darniederliegen der geistigen Thätigkeit, in der dritten Form die Störung des Gleichgewichts mit vorwiegender Activität.

Bei Beurtheilung der geisteskranken Verbrecher, das ist das Resultat der Abhandlung, muss man die Verbrecher studiren in Bezug auf ihr Verbrechen, auf das Irresein in seinen speciellen Formen und ihr Verhalten unter einander, indem sie den gesellschaftlichen Beziehungen entfremdet unter der speciellen Disciplin der Haft stehen. Zehn Photographien von Geisteskranken sind der Abhandlung beigefügt.

Der Mensch, sagt Bradley (4), ist nicht mehr verantwortlich für seine moralische Disposition zum Guten, Schlechten, Furchtsamen, Muthigen, Lügen, Wahrheitsliebe, Grausamkeit, als für die Farbe seiner Haare oder die Form seiner Nase. Alles ist angeboren und das Product von Umständen und Einflüssen. Wie man diese Doctrin voll annimmt, so wird man vorsichtiger sein in der Wahl seiner Weiber (ob? und die Weiber doch auch wenigstens in der ihrer Männer! Ref.) und weniger auf Mitgift und dergl. als auf die Tüchtigkeit moralischer Eigenschaften sehen.

Gray (5) steht in seinen Anschauungen und in der Beurtheilung Geisteskranker in foro auf dem Standpunkt der heutigen deutschen Schule und spricht dies in seiner Einleitung auch aus. Die Verschiedenheit der Fälle, sagt er, beruht nicht in der Art des Irreseins, die Fälle von Manie, Melancholie und Demenz sind nicht nach ihrer Art in moralisches und intellectuelles Irresein abzutheilen, sondern unterscheiden sich durch den Grad und die Intensität des psychischen Ergriffenseins, den Umfang der Wahnvorstellungen und die Schwächung der psychischen Energien.

Verf. erörtert 58 Fälle von Tödtung und 67 Fälle von Mordversuchen, von Personen verübt, die vom Jahre 1843—1875 in die Irrenanstalt aufgenommen worden sind. Diese Fälle sind tabellarisch übersichtlich zusammengestellt und zwar:

Erste Reihe.

1. Motive oder Wahnvorstellungen, unter deren Einfluss der Mord begangen worden.

In 39 Fällen hatten die Kranken bestimmte Wahnvorstellungen, welche die That beeinflussten. In 8 Fällen war die That verübt während eines Wahnsinnsparoxysmus, drei Fälle hatten, obgleich die Thäter offenbar geisteskrank waren, solche Motive, wie auch ein Gesunder haben kann, nämlich Rache, Irrthum in der Person, Trunkenheit, fünf waren epileptisch, wovon zwei im maniacalischen Paroxysmus, drei in der den Anfällen folgenden Verwirrung handelten. Ein Fall in Trunkenheit verübten Mordes, zwei im Delirium tremens, vier waren nicht krank, einer davon simulirte acute Manie. Einer war imbecil. Erschossen wurden 12, durch Wurf mit Steinen etc. getödtet 11, erstochen 8, durch Axtschläge getödtet 8, durch Kehlabschneiden 6, strangulirt 5, mit Messern etc. geschnitten 4, zum Fenster hinausgeworfen 1, ertränkt 1, vergiftet 1, verbrannt 1. Unter den Thätern befanden sich 43 Männer und 15 Weiber. Der jüngste war ein Knabe von 13, der älteste ein Mann von 64 Jahren. Die grosse Mehrzahl fällt zwischen 30 und 50 Jahr, der allgemeinen Regel der Häufigkeit des Irreseins dem Alter nach folgend. Erblichkeit war vorhanden bei 14, d. h. etwa 33 pCt. Bei Tage wurden verübt 48, bei Nacht 10. Selbstmords-

versuche nach der That unternahmen 7 Männer und 4 Weiber. — Die einzelnen Fälle werden alsdann beschrieben.

Die vorstehende, wie die Statistik der Mordversuche, unterstützt nach Verf.'s Meinung nicht die Theorie der impulsiven Handlungen, oder des impulsiven Irreseins. Wahnvorstellungen sind in den meisten Fällen die Hebel der Handlungen Irrer.

Folsom (6) macht seine Betrachtungen über verminderte Zurechnung an einem Fall, den Knaben Pomeroy betreffend, der des Mordes angeschuldigt war. Die Species facti wird als bekannt vorausgesetzt, und so lässt sich für uns über die Sache nicht urtheilen. Ueberdies ist der Gang des Beweises, nämlich, dass Pomeroy weder an Wahnsinn, noch an Masturbations-Irresein, noch an epileptischem Irresein, noch an Moral insanity, noch an Moral imbecility gelitten habe, also zurechnungsfähig sei, kein correcter, denn zunächst ist und wäre zu fragen gewesen, ist P. irre oder nicht, und wenn, welchen bekannten Formen reihe ich seine Krankheit an, aber nicht umgekehrt.

Raggi (9) widmet dem so wichtigen Gegenstande der Schriftstücke der Irren eine interessante Abhandlung. Er betrachtet die Schriftstücke im Allgemeinen nach Form und Inhalt, ihre Bedeutung für Diagnose und Prognose und giebt vielfache Beispiele, an welche er seine Erörterungen anknüpft.

Gallard (10) wünscht dem Artikel 66 des Code pénal angesetzt zu wissen einen 2. Paragraphen des Inhalts, dass die geisteskranken Verbrecher freigesprochen, bis zu ihrer vollständigen Genesung in einem Krankenhause detenirt und bewacht werden. Ihre Entlassung aus denselben müsse wiederum auf Geheiss des Richters geschehen. Dem Artikel 340 des Code pénal müsse die Verpflichtung des Präsidenten hinzugefügt werden, stets, sobald auch nur ein geringer Zweifel an der psychischen Gesundheit des Angeklagten entstehe, die Frage aufzuwerfen, ob Angeklagter wahnsinnig sei.

Mit scharfer und schlagender Kritik, welche wir von Neumann gewohnt sind, bespricht derselbe das im Process Kullmann abgegebenen ärztlichen psychologischen Gutachten, deckt unbarmherzig unseren Mangel an Wissen über die Erblichkeit der Psychosen etc. auf, und führt diesen, wie manchen anderen Punct auf den Werth, der ihnen in foro beigemessen werden kann, zurück. An allgemeinen Gesichtspuncten reich, an persönlicher Kritik massvoll und würdig, liest sich die Abhandlung sehr angenehm und lehrreich.

Vogt (12) theilt den Wortlaut seines in der Kullmannschen Sache abgegebenen Gutachtens mit, dessen Inhalt aus der Neumann'schen Schrift bekannt ist. Es ist aber sehr zweckmässig, den Wortlaut zur Hand zu haben.

Krafft-Ebing (16) theilt den folgenden, recht interessanten Fall als Referent der Facultät, welche um ein Gutachten angegangen war, mit.

Der Angeschuldigte ist ein im hohen Grade schwachsinniger, selbst dem Laien als solcher aufgefallener Mensch, bei welchem seit der Pubertät eine instinctive Abneigung gegen das andere Geschlecht besteht, dafür Hang zur Onanie, der sich selbst bereits in seiner Jugend — zur Zeit der That ist er 38 Jahr — Schnitte in den Hodensack beigebracht hatte, wovon noch zahlreiche Narben vorhanden, in der Absicht, sich zu entmannen, und der bei dem Versuche, einen Knaben zu castriren, betroffen wurde. Er hielt das Umbringen der Kinder, oder wenigstens das Castriren der Knaben, als das Vernünftigste, „damit die Erde sich nicht vermehren so le".

Diese Anschauungsweise, führt Ref. aus, ist bei ihm nicht entstanden auf dem Boden misanthropischer Laune, oder sittlicher Verkommenheit, sondern hat ihre Wurzel in dem Defect organischer Empfindungen.

Arndt (17) bespricht einen Fall von primärer Verrücktheit. K. leidet an Grössen- und Verfolgungs-Wahn; da er an einem chronischen Darmcatarrh laborirt, so ist er überzeugt, dass man vermittelst der Speisen ihm zu schaden, resp. ihn zu vergiften trachtete.

v. Krafft-Ebing's (19) Fall betrifft einen wahrscheinlichen Verfolgungswahn. Die Facultät konnte bei mangelhaft vorliegendem Material und wenig substanzirten Vorgutachten nicht anders urtheilen, sie musste sich vielmehr darauf beschränken, nachzuweisen, dass bei dem schon früher geisteskranken Menschen, der nicht geheilt aus der Irrenanstalt entlassen war, die Gesundheit nicht erwiesen war, und dass Wahnideen bis in die neueste Zeit bei ihm vorhanden waren.

Legroux (23) Arbeit über Handlungen Epileptischer ist eine der interessanten, welche wir zu registriren haben. In der Einleitung kommt er durch Beispiele illustrirt auf das bereits vielfach Bekannte zurück, jedoch ist, was er vorbringt, klar und verständlich geordnet. Besonders macht er mit Recht darauf aufmerksam, dass schon bei Gericht schlecht beleumundete Epileptiker bei impulsiven Handlungen übel daran sind. Der von ihm mitgetheilte Fall gehört seiner Complicationen wegen zu den interessanteren.

Ein gewisser D. ist aus dem Bett aufstehend zu seinem grossen Erstaunen und zu seiner Beunruhigung am 11. Nov. 1873 arretirt. Als Grund giebt man ihm Betrügereien bei zwei Restaurants an, bei denen er ohne Zahlung gespeist habe. Man hält ausserdem Haussuchung bei ihm und findet eine Anzahl Kragen, Flanellhemden, weisse Handschuhe, Regenschirmknöpfe, welche aus einem Magazin de nouveautés entstammten, in welchem D. conditionirt hatte. Ausserdem fand man Karten mit seinem Namen und „Beamter im Finanzministerium," während er diese Stelle nur ambirte. Hiedurch schwanden die Anklagepunkte noch auf Diebstahl und Anmassung von Titeln und hiezu kam noch, dass D. bereits verurtheilt war, zu 50 Fr. Strafe, weil er einmal seinen Dienstherrn auf offener Strasse geohrfeigt hatte.

Während seiner Verhaftung je mehr die Anklagen sich gegen ihn häuften, wurde er je mehr und mehr unruhig, verlor den Schlaf, verfiel so, dass man ihn der Beobachtungsstation mit einem Attest „Meningitis" überwies.

Hier fand der behandelnde Arzt ihn andern Tages auf seinem Bett sitzend, den Kopf aufrecht, oft ihn plötzlich vorbeugend, die Augen gross geöffnet, als ob er mit denselben vorüberziehende Gegenstände verfolge. Um die Umgebung kümmert er sich nicht. Angeredet scheint er nicht zu hören, und wenn man ihn scharf anredet, lebhaft schüttelt, wendet er die Augen und wirft einen weniger erstaunten als missmüthigen Blick auf den, der ihn anredet, wendet den Kopf wieder um und scheint seinen Vorstellungen zu folgen.

Im Allgemeinen antwortet er nicht oder durch inarticulirte Laute. Die rechte Pupille etwas weiter als die

linke. Kein Strabismus, keine Lichtscheu. Zunge breit, feucht, normal gefärbt. Kein Erbrechen, keinen eingezogenen Leib, wenig meningitische Flecke.

Druck auf Hirn und Schläfe scheint keinen Schmerz hervorzurufen, aber eine Berührung des Nackens bewirkt Stöhnen. Der Kranke wirft den Kopf nach vorwärts, das Gesicht röthet sich, die Gesichtszüge verzerren sich, der Blick ist wüthend, die Schmerzen nehmen ab, jemehr man sich vom Nacken die Wirbelsäule herab nach unten entfernt.

Das Gesicht ist ziemlich lebhaft, wechselt aber zwischen Röthe und Blässe. Die Gliedmassen sind bisweilen durch zuckende Bewegungen unregelmässig bewegt. Fast allgemeine und vollständige Anästhesie. Ausser in dem Nacken kann man wohin man will stechen, kneifen, ohne dass der Kranke es zu merken scheint. Auch die Conjunctiva ist unempfindlich. Bei Berührungen plinkt der Kranke nicht. An Arm und Hand werden die Stiche langsam empfunden, er zieht das Glied erst zurück, wenn man lange und intensiv sticht. Die Abwesenheit von Fieber, Erbrechen, Convulsionen, Einziehung des Bauches, Coma und Wortdelirien lassen die Diagnose auf Meningitis verwerfen, und vielmehr die auf Stupor stellen, activen Stupor in dem Sinne, dass er theilnahmslos gegen die Aussenwelt, jedenfalls inneren Vorgängen ohne äussere Manifestation hingegeben war.

In diesem Zustand verblieb er mehrere Tage hindurch. Respiration und Circulation normal. Gefrässigkeit, gleichgültig ob die Nahrungsmittel kochend oder kalt waren, fest oder flüssig. Knochen, Gräten, werden ohne Unterschied mit verschlungen. Zu Anfang der Mahlzeit muss man ihn instigiren, ihm mit Nachdruck das Brod hinhalten, und hat er die Bewegungen verstanden, so ging das Fressen los, so dass das Fleisch nicht gekaut wird, und wenn man ihm dazwischen seine Pantoffel oder einen anderen Gegenstand hinhält, so führt er ihn maschinenmässig an den Mund, beisst darauf, und stösst den Gegenstand erst zurück, wenn er merkt, dass seine Anstrengungen fruchtlos sind, um in den früheren Zustand zurückzufallen. Die Anästhesie war so vollkommen, dass jeder Gedanke an Simulation aufgegeben werden musste. Die Anwendung der Electricität erregte nirgend schmerz. Setzte man die Electrophoren in den Nacken, so schrie er laut. Die Besserung hielt gleichen Schritt mit der Empfindlichkeit gegen die Electricität. Hallucinationen des Gesichtes und Gehörs. Nach 8—10 Tagen konnte man anfangen, mit ihm zu sprechen, und ergab sich aus dem Examen: Keine Erblichkeit, er lernte schwer sprechen, stotterte, doch überwand er es so weit, dass es nur in Aufregungen kam. Er war leicht heftig, lernte schwer, diente bei dem Militär und fing, wegen harter Behandlung, wieder an zu stottern. Im December 1866 fiel er nach einer Unannehmlichkeit plötzlich bewusstlos nieder, und gewann Klarheit erst wieder nach 12 Tagen. Er wusste nicht, wie mit ihm geschehen, und hatte keine Erinnerung. Er blieb noch einen Monat im Hospital. In seiner Jugend habe er oft Anfälle von kurzem Unwohlsein, mit Gesichtsstörungen gehabt, und sich setzen müssen; er verlor dabei das Bewusstsein nicht vollständig. Ein Unbehagen meldete ihm den Eintritt des Anfalles, so dass er sich niederlegen konnte. Nach dem Anfall im December häuften sich die Anfälle und Verschwinden des Bewusstseins. Er beging danach thörichte Handlungen, liess sich aber lieber bestrafen, als seinen Zustand zu entdecken.

Die Anfälle waren mitunter durch einen Schmerz längs der Wirbelsäule eingeleitet und von Kopfschmerzen gefolgt gewesen. Nach auch nur wenig Wein hat er Kopfschmerz. Nach einem geringen Excess in Baccho war er zwei Tage ohne Besinnung. Bei Sedan gefangen, wurde er in Pillau internirt. Dort wurde er, nach einem Versuche auszubrechen, zum Tode verurtheilt, aber da er sofort schwer erkrankte, begnadigt. Seine

Anfälle kehrten während seiner Gefangenschaft häufig wieder. Im Jahre 1871 kam er nach Frankreich zurück und erhielt 1873 einen unbestimmten Urlaub. Er kam nach Paris, beschäftigte sich mit Pferdedressur, seiner Passion. Zu Pferde hat er niemals einen Anfall gehabt. Seit Juli 1873 hat er mehrfache Anfälle gehabt; auch offenbare Anfälle von Vertigo epileptics. Er begegnet einem Freund, der ihn fragt, wohin er wolle, antwortet ihm, dass er mit der Eisenbahn nach Hause fahren wolle, der Freund begleitet ihn, er hört aber nicht dessen Unterhaltung, geht wie im Traume, erwacht auf dem Boulevard Magenta, weiss nicht wo er ist und begreift nicht, dass er habe abreisen wollen, da er nur 30 Sous in der Tasche habe. Einmal hat er sein Bett zerschnitten und sich nachher darüber gewundert, sein Eigenthum der Art beschädigt zu haben etc.

Während des Verhörs ist er auf den Richter losgegangen, so dass er kaum zu bändigen war.

Er rechnet in den letzten Jahren etwa 5–6 grosse Anfälle von einem bis zu mehreren Tagen und etwa 20 von kurzer Dauer, d. h. 1 Viertelstunde bis zu mehreren Stunden, gehabt zu haben. Es komme vor, dass er in einem Tage mehrmals „abwesend" sei.

Im Gutachten wird ausgeführt, dass die Krankheit des D. einem vorkommenden Typus entspreche, und Simulation auszuschliessen sei.

Die angeschuldigten Handlungen zerfallen in zwei Categorien: 1) in die fortgesetzten Betrügereien bei Restaurants und 2) in die Diebstähle in den Magazinen, in denen er conditionirte.

In Betreff der ersteren sei es unmöglich, den Character eines schwindelartigen, impulsiven, accidentellen Deliriums, ohne berechnete Combination zu finden.

Die zweite Categorie betreffend, so ist, ohne weitere Thatsachen, es zulässig anzunehmen, dass D. sie entwendet habe, ohne volles Bewusstsein, unter dem Druck eines Anfalles, von dem er keine Erinnerung gehabt haben.

Das Gutachten resumirt sich dahin:

1) dass D. gehirnkrank ist, zeitweise epileptischen Schwindel mit Delirien habe, und darauf begründete Handlungen begehe (Diebstähle, zweckloses Umberlaufen etc.);

2) dass die Betrügereien, deren er angeklagt ist, er mit Bewusstsein begangen habe, unabhängig von dem Drucke jener Anfälle, und er dafür verantwortlich zu machen sei.

In seinem Discours über die Handlungen Epileptischer sagt Legrand du Saulle(24): „Wenn ein Verbrechen unerklärt und im Widerspruch mit den Antecedentien des Angeschuldigten dasteht, und dieser als Epileptiker oder Irrer nicht bekannt ist, wenn es in ungewöhnlicher Plötzlichkeit begangen ist, so hat man Grund, sich zu fragen, ob nicht nächtliche und misskannte Anfälle von Epilepsie vorliegen."

Er schildert die an Epilepsie larvée Leidenden folgendermassen: Zu Zeiten, mitunter periodisch, zeigen sich plötzlich intellectuelle Anomalien von sehr kurzer Dauer, Sonderbarkeiten des Characters, hastige Sprache, absonderliches Benehmen, schreckliche Antriebe mit oder ohne Gesichtshallucinationen, bisweilen mit einer veritablen Aura, aber stets mit Verlust des Gedächtnisses für Alles, was in jenen Lücken des Bewusstseins, des Willens und der moralischen Freiheit

sich ereignet hat. Diese Individuen, welche bisweilen die unerwartetsten Handlungen begehen, sind excentrisch, immoralisch und bösartig nur zu gegebener Zeit, und jedesmal, wenn sie von ihrem Anfall ergriffen werden, sagen sie identisch dieselben Worte, ereifern sich in derselben Weise, begehen dieselben Handlungen und gehorchen denselben Impulsionen, wie ein Repetirwerk, wie ein neuer Abzug eines bereits vorhandenen.

Diese Individuen sind auch häufig in ihren Anfällen von dem Bedürfniss ergriffen, automatisch vor sich hin zu gehen ohne Zweck und Ziel, kommen zu sich und kehren auf dem kürzesten Weg nach Hause zurück. Bei ihnen findet man nur die intellectuelle Seite der Neurose, Schwindel, unvollkommene und vollkommene Anfälle fehlen oder kommen erst später.

Die Arbeit ist mit mehreren Fällen geziert, welche aber das Gesagte nur zum Theil erläutern.

In der Société de méd. légale fand eine grosse Discussion über die Zurechnungsfähigkeit Epileptischer statt. Diese umfasst sechzig Druckseiten, kann also hier nicht wiedergegeben werden.

Von einer Commission wurden folgende Conclusionen als das Resultat der Discussion zur Abstimmung gebracht:

In Erwägung, dass unter der Epilepsie krankhafte Zustände verstanden werden, die den gemeinsamen Charakter haben, intermittirend, convulsiv, mit Schwindel verbunden etc. zu sein, die sich aber unterscheiden durch den Typus, Intensität, Frequenz, Dauer und Form der Anfälle;

dass die Geistesstörung solcher Individuen verschieden ist nicht nur bei den verschiedenen Subjecten, sondern bei demselben Individuum, unabhängig von geschicktester Voraussicht;

dass die Epilepsie sich durch die alleinige Thatsache längeren Bestehens und Wiederholung der Anfälle verändert;

dass der Geisteszustand sich ebenso verändert nach Alter und Erlebnissen des Kranken;

dass es nicht gefahrlos ist, ein allgemeines Gesetz für Fälle aufzustellen, welche eine sorgfältige Analyse erfordern;

ist die Gesellschaft der Meinung, dass die allgemeinen Grundsätze, welche bei Untersuchung Geisteskranker überhaupt leitend sind, auch auf die Epilepsie anzuwenden sind, mit Berücksichtigung der besonderen Schwierigkeiten, welche ein Zustand darbietet, dessen Ausbrüche plötzlich erfolgen, mitten in normaler Function der Geistesthätigkeit, um ohne weitere Spur vorüberzugehen.

Diese Conclusionen werden mit grosser Majorität angenommen.

Béhier, von dem Gesichtspunkt ausgehend, dass in den Motiven die Rede sei von allgemeinen Regeln bei Beurtheilung Epileptischer, welche selbst wieder strittig sein könnten, schlug eine Resolution vor, die auch uns präciser und einfacher erscheint:

„Es giebt keine allgemeinen Regeln für die Beurtheilung des Geisteszustandes Epileptischer. Die Untersuchung jedes einzelnen Falles ist unentbehrlich, um den Grad der gesetzlichen Unzurechnungsfähigkeit zu bestimmen."

Legrand du Saulle giebt von dem Exploranden an: „Krämpfe, unruhigen Schlaf, Schlaftrunkenheit, Visionen, Illusionen, Hallucinationen des Gehörs, Zittern der Hände, zeitweise Impotenz, Verfolgungsideen, krankhafte Einbildungen, Durchfälle, Vergiftungsfurcht, Befürchtungen, wegen eines eingebildeten Verbrechens verfolgt zu sein, und diagnosticirt daraus subacuten Alcoholismus, in welchem der Angeschuldigte plötzlich und anscheinend ohne Veranlassung Frau und Schwägerin, mit der er gleichzeitig gelebt zu haben scheint, erschlug. Sofort nach der That äusserte er: „die Weiber wollen mich vergiften, ich werde nicht fortgehen, bis die Polizei nicht gekommen ist", „ich bin ein verlorner Mann." Biernach diagnosticirt Legrand du Saulle subacuten Alcoholismus, den er aber 100 Tage nach der That nicht mehr wahrnehmen konnte. Er urtheilt in uns unverständlicher Weise: „Unter Voraussetzung der Richtigkeit, dass ein subacuter Alcoholismus vorgelegen habe, hat Angeschuldigter doch im Augenblicke der That ein gutes Theil seiner Verstandesthätigkeit und seines Willens behalten und ist in vermindertem Grade zurechnungsfähig, denn seine Intelligenz war nur „partiell und begrenzt", und Niemand hätte an der Integrität seiner Intelligenz gezweifelt (sic!). Er konnte über sich disponiren und dem Triebe der Selbsterhaltung folgen (!!!). Wäre er geisteskrank oder unzurechnungsfähig, so würde er sich ganz anders benommen haben". (Und das ist ein Professor der gerichtlichen Medicin in Paris. Ref.) Die Jury verurtheilte selbstverständlich zum Tode. (Es ist sehr erstaunlich, dass Niemand im Saale klüger war, als Herr Legrand du Saulle. Ref.)

Foville's Fall (28) enthält zwar nicht neue Thatsachen, würdigt aber recht gut den Zustand des chronischen Alcoholismus, den er im vorliegenden Fall der Demenz unterordnet und damit die Einstellung des Verfahrens gegen den Angeschuldigten erwirkte.

Der von Leopold (29) berichtete Fall ist dadurch interessant, dass kurz nach der Ermordung der Frau und während der Recognition deren Leiche, eine beträchtliche Remission des Delirium tremens, wenn auch nur auf kurze Zeit, sich einstellte.

Die Kranke, über welche Stark (34) referirt, war unter dem Verdacht der Simulation in die Anstalt aufgenommen. Sie war des Verbrechens des Kindesmordes beschuldigt. St. weist aus der Anamnese und dem Verlauf das Bestehen der Geisteskrankheit (Hallucinationen, Verfolgungswahn) nach, mit Uebergang in Schwachsinn, durch den gleichzeitig die Simulation des Gedächtnissmangels für die die That betreffenden Umstände bedingt wird.

Lagarville (35). Gousler, der schon häufig wegen Diebstahl, Widersetzlichkeiten gegen Beamte, Schlägereien, mit Gefängnissstrafen belegt war, gerieth in den Verdacht, den Fuhrmann L. ermordet und beraubt zu haben. Er giebt im Verhör an, vor drei Jahren an Typhus oder Gehirnentzündung gelitten und seit dieser Zeit mehrmals maniakalische Anfälle von sehr kurzer Dauer durchgemacht haben. Ausserdem leide er an Epilepsie. Mitten im Verhör stellt er plötzlich das Antworten auf die Fragen des Richters ein.

Die Untersuchung Lagarvile's ergiebt, dass G. aus einer von psychischen Krankheiten nicht heimgesuchten Familie stammt, dass die vor 3 Jahren überstandene Krankheit weder Typhus noch Gehirnentzündung gewesen, dass die Tobsuchtsanfälle nur auftraten, wenn G. wegen Ungehörigkeiten bestraft wurde, aber ausblieben, wenn er, von seiner Umgebung als schwachsinnig betrachtet, sich ungestraft gehen lassen durfte, dass die Epilepsie simulirt wurde, dass sein Benehmen vor wie nach jener Krankheit in der Zeit, die er ausserhalb des Gefängnisses zubrachte, bei Keinem aus seiner Umgebung den Verdacht einer Geisteskrankheit auftauchen liess, dass er als vollständig zurechnungsfähig und für seine Handlungen verantwortlich zu betrachten sei.

Petrucci (37) gibt in einem sich durch Klarheit auszeichnenden Gutachten über den Geisteszustand des der Bigamie angeklagten Bouget, der nach einem sehr unstäten Leben eine höchst unglückliche Ehe einging, ein Jahr darauf in paralytischen Blödsinn verfiel, nach 10 Monaten, wenn auch mit wesentlicher Verminderung seiner geistigen Qualitäten, als gebessert aus dem Irrenhause entlassen wurde, seine Ansicht dahin ab, dass R. nicht für verantwortlich gehalten werden könne für das Eingehen einer zweiten Ehe, da er am Tage der Untersuchung grosse Störungen der Sensibilität und der Motilität, Zeichen bedeutender Schwäche, der Intelligenz, des Gedächtnisses und der Willensenergie darbot.

[1] Vizioli, Cantani e Gallozzi, L'emiplegie e simulata oppur no? li Morgagni. Disp. VIII. — 2) Consulto medico-legale sullo stato mentale di G. P. — Relatore Salemi-Pace. Gazetta clinica dello spedale civico di Palermo. Febbrajo.

Vizioli (1). Nach einem Schlag auf die rechte Kopfhälfte war ein gewisser R. besinnungslos zu Boden gefallen, später zeigte er eine linksseitige Hemiplegie. Die prüfenden Aerzte erklärten den pp. R. für einen Simulanten,
1. weil er stets angab, Schmerz zu empfinden, wenn die Stromstärke eines Inductions-Apparats verringert wurde;
2. weil er angab, den Boden mit den Sohlen sammtartig zu fühlen, aber trotzdem mit verbundenen Augen sicher ging;
3. weil er in einem Momente, wo er mit dem constanten Strom untersucht werden sollte, die bisher unbeweglich gehaltene, linke Oberextremität in unbedachter Weise plötzlich frei bewegte.
(2) Es handelte sich um einen Mörder, welcher im Gefängniss Wuthanfälle bekam, in ein Krankenhaus übergeführt, und von den Experten in der That für geisteskrank erklärt wurde, einmal wegen der Anfälle, in denen er tobte und unter Anderem seinen Koth ass und sich beschmierte, sodann weil er heftig aus dem Irrenhaus entlassen zu werden verlangte und jeden anfiel, der ihn verrückt nannte. — Er sei aus Gewissensbissen und weil Alles gegen ihn zeugte geisteskrank geworden. Bernhardt (Berlin).]

B. Untersuchungen an leblosen Gegenständen.

1. Blutflecke. Saamenflecke.

1) Woodward, On the similarity between the Red Blood-Corpuscles of Man and those of certain other manuals especially the dog considered in connection with the diagnosis of Blood-stains in criminal cases. Amer Journ. of med. sciences. January. — 2) Hemphill,

Examination of minerals blood-stains in medico legal investigations. Dubl. Journ. of med. scienc. April. — 3) Cauvet, Taches de sperme et taches de sang. Ann. d'hygiène. Juillet. (Betrifft die Untersuchung zweier Hemden auf Saamen- und Blutflecke, ohne Interesse.) — 4) Malinin, Ueber die Erkennung des menschlichen und thierischen Blutes in trockenen Flecken in gerichtlich-medicinischer Beziehong. Archiv für pathol. Anat. und Physiol. und für klinische Medic. Band 55. S. 528 bis 538.

Woodward (1) macht gegen Richardson, welcher behauptet hatte, dass man selbst eingetrocknetes Säugethierblut bei grossen Vergrösserungen erkenne, geltend, dass das nicht der Fall sei, da Hunde- und Menschenblut sich in der Grösse der Blutkörperchen von einander zu wenig unterscheiden und vollends im eingetrockneten Zustand, in welchem die Blutkügelchen otwa um die Hälfte ihres Durchmessers kleiner werden, dies nicht möglich sei. Er macht mit Recht auf die Gefahren aufmerksam, welche durch ein zu dreistes Vorgehen in dieser Beziehung in foro veranlasst werden.

Hemphill (2) theilt 4 Fälle von Untersuchungen von Blutflecken an verdächtigen Personen mit. Verf. entfernt die Blutflecken nicht mit einem Messer oder scharfen Instrument, sondern mittelst einer mit Glycerin bestrichenen Glasfläche oder so bestrichenem Löschpapier. Als Zusatzflüssigkeit benutzt er Glycerin mit Wasser 1 : 9, und empfiehlt stets dieselbe Vergrösserung von 300—400 anzuwenden. Ueber die Spectralanalyse und Guajacreaction sagt er nichts Neues.

Malinin (4) stellt als ein unfehlbares Mittel zur Entscheidung der Frage, ob ein trockener Fleck ein Blutfleck sei, folgende Untersuchungsmethode hin.

Man behandle minimale Partice des betreff. Fleckes „mit einer Lösung von Kali causticum in Alcohol von 90 pCt. nach 24stündigem Infundiren des Alcohol mit Kali causticum im Ueberschuss". Handelt es sich um einen Blutfleck, so sieht man die Lösung sich roth färben, sodann erscheinen „weisse Blutkügelchen", wenn das Blut von Säugethieren, oder eine Menge von Kernen, wenn es Vogelblut ist. Hernach treten oft sehr bald wieder zerfliessende, kleine Hämlnkrystalle auf. Bei Anwendung einer Lösung von Natr. caust. in Alcohol geht die Bildung der Krystalle langsamer vor sich. Zur Entscheidung der Frage, von welchem Säugethiere das Blut des betreffenden Fleckens stammt, behandelt Malinin das vollständig trockene Präparat mit 30- und 32proc. Kalilösung gegen 15 Minuten und misst die Grösse der Kügelchen. Beträgt der Durchmesser derselben weniger, wie 0,0060 Mm., so stammen sie nicht vom Menschen, bei einem Durchmesser von 0,0070 Mm. und mehr kann man das Blut „der Wahrscheinlichkeit nach" für Menschenblut halten. Ein Durchmesser des Kügelchens zwischen 0,0060 und 0,0070 Mm. spricht für Hunde-, Schweine-, Menschenblut, aber ganz sicher gegen Ziegen-, Ochsen-, Hammelblut. Um bei diesen Messungen Fehlerquellen möglichst zu vermeiden, muss man sehr kleine und dünne Blutflecken untersuchen, namentlich wenn dieselben auf einem hygroskopischen Gegenstande sich befinden.

[Capezzuoli, S., Sul modo di riconoscere il sangue nelle questioni medico-legali. Lo Sperimentale. Ottobre.

Unter den Flüssigkeiten, welche geeignet sind, aus Blutkörperchen die Form der Blutkörperchen wieder herzustellen, empfiehlt C. die von Pacini und von Roussin. Die erstere besteht aus einer 10gradigen Chlorallösung. die zweite aus 3 Theilen Glycerin, 1 Theil Schwefelsäure und so viel Wasser, dass das specifische Gewicht der Gesammtflüssigkeit 1028 wird. Mit nur geringem Erfolg benutzte Verf. die „Liquido dilatatore del Borgogne" genannte Flüssigkeit. Die von Pacini hat dagegen Vortheil, die rothen Blutkörperchen nicht allein prompt und sicher zum Vorschein kommen, sondern auch den, dass mit ihr behandelte Blut für eine spätere Hämiprobe noch brauchbar zu lassen. (Dies ist bei der Roussin'schen Flüssigkeit nicht der Fall.) Das Alter der Blutflecken ist hinsichtlich der Reproduction der Blutkörperchen ohne wesentliche Bedeutung; ja, Verf. giebt sogar an, dass ihm die Reaction bei 18 Monate alten Flecken besser gelungen sei, als bei 12 Monate alten. Trockenes Blut mit Pacini'scher Flüssigkeit und mit Alkalien behandelt, gab immer eine grünliche Färbung, welche bei Säurezusatz rothbraun wurde. Einige vegetabilische Bestandtheile, z. B. Porfiridium crnestam werden, mit Ammoniak behandelt, zuerst dunkel und verlieren dann überhaupt ihre Farbe, gegen Alkalien bleiben sie unempfindlich.

Bei spectroskopischen Untersuchungen erhielt Verf. die charakteristischen Streifen auch mit faulem Blut, und Tamassia aus eben solchem faulen Blut Häminkrystalle. Dasselbe ist mit trockenem und sehr altem Blut der Fall Die spectroskopische Untersuchung kann resultatlos ausfallen, wenn das Blut „ungelöst" ist, z. B. bei Behandlung mit Gerbsäure oder bei wiederholten Seifeeinwirkungen, eine Lösung von kohlensaurem Alkali kann in solchem Fall das Blut zur Lösung bringen, aus welcher Lösung sich dann das Hämatin darstellen lässt. Fügt man kohlensaures Alkali zu einer Blutlösung, so erscheinen im Spectroskop nicht die Streifen des alkalischen Hämatin, ebenso wenig die des sauren, wenn Essigsäure zugefügt wird. Behandelt man dagegen das isolirte Hämatin mit diesen beiden Reagentien, so erscheinen im Spectroskop die entsprechenden Streifen.

Bernhardt (Berlin).]

2. Untersuchungen an Leichen. Gewaltsame Todesarten.

1) Crothers, Indications from the rapid and retarded cooling of the cadaver. Philad. med. and surg. reporter. Febr. — 2) Zaggl, Tod durch Stösse auf Hinterhaupt und Magengegend. Friedrich Bl. f. ger. Med. (Tod durch acutes Lungenödem in Folge Hirnerschütterung.) — 3) Mair, Körperverletzung mit nachgefolgtem Tode. Bruch des Schläfenbeines, alte oder neue Entzündungsproducte. Mildernde Umstände. Ebendas. Heft 6. (Alltäglicher Fall. Die „alten" Entzündungsproducte sind vom Verf. nur hineininterpretirt.) — 4) Schumacher, Tod durch Todtschlag. Ebend. H. 3. — 5) Falk, F., Aus der Gerichtspraxis. Ebendas. Heft 3. — 6) Máday, Verbrechen des Todtschlags. (Schwurgerichtsfall.) Allgem. Wiener med. Zeitung. No. 22. — 7) Schumacher, Todtschlag. Uebertretung gegen die Sicherheit der Gesundheit. Rhendas. No. 18. — 8) Máday, Verbrechen des Todtschlages. (Schwurgerichtsfall.) Ebendas. No. 2. (Ein in medicinischer Beziehung nicht ungewöhnlicher Fall.) — 9) Horstmann, Körperverletzung mit nachfolgendem Tode. Vierteljahrschrift für ger. med. u. öffentl. Sanitätsw. Heft 1. — 11) Ehmer, J., Mord oder Todtschlag. Sitzungsber. des Vereins der Aerzte in Steiermark. 1873/1874. — 12) Derselbe, Ein Fall von Todtschlag. Ebendas. 1873 1874. — 13) Besek, Leberruptur bei einem erhängt Gefundenen, Mord oder Selbstmord — oder keines von beiden. Allgem. Wiener med. Zeitung. No. 2. — 14) Reimann, Fall von ge-

waltsamer Verrenkung eines Halswirbels. Blätter für ger. Med. No. 6. — 15) Bond, Post-mortem examination of the remains of Harriet Lane. Lancet. Dechr. — 16) Larkin-Bond, The Whitechapel Tragedy. Report of the post mortem examination of the remains. The British medical journ. Decbr. (S. oben.) — 17) The Wainwright case in its medico-legal aspects. Ibid. Decbr. (Enthält eine kurze Darstellung des ganzen den Mörder der Harriet Lane betreffenden Processes, des subjectiven, wie objectiven Thatbestandes. Letzteres s. unten) — 18) Blumenstock, Ein zerstückelter Rumpf. Tod durch Verblutung. Wiener med. Wochenschr. No. 21 u. 22. — 19) Güterbock, P., Ueber Todesfälle durch Embolie nach anscheinend leichten Verletzungen. Vierteljahrsschrift für ger. Med. und öffentl. Sanitätsw. Heft 2. — 20) Auer, Bascher Tod durch acutes Lungenödem. Schwurgerichtlicher Fall. Friedreich, Bl. für ger. Med. Heft 5. (Verf. stellt sich dem apodictischen Urtheil des obigen Falles von Zaggl entgegen, indem er das acute Lungenödem, welches tödtlich geworden, nicht den Schlägen auf das Hinterhaupt, auch nicht dem Fauststoss vor die Magengegend durch Shok erzeugt, zuschreibt, sondern der Gemüthsbewegung, in welcher sich die Verstorbene befand. Die Ausführungen des Vorfs. sind überzeugend.) — 21) Mair, Stich in den Rücken. brandiges Rothlauf, Durchbohrung der Pleura, Tod. Ebendas. Heft 3. — 22) Kornfeld, Ueber einen Fall von Rippenfellentzündung durch Contusion der Brust mit tödtlichem Ausgange. Ebendas. Heft 3. (Causalzusammenhang durch die Continuität der Erscheinungen nachgewiesen.) — 23) Kluczenko, Ein Beitrag zur gerichtsärztlichen Casuistik. Wiener med. Wochenschr. No. 48. — 24) Trélat, Sur un cas de mort violente par blessure de l'artère fémorale. Annales d'hygiène. Juillet. — 25) Cohn, Tod durch Erschiessen. Ob Mord? ob Selbstmord? Vierteljahrsschrift für ger. Med. und öffentl. Sanitätsw. Heft 1. (Unzweifelhafter Selbstmord. Schuss in die linke Lunge.) — 26) Cullingworth, Note on a case of homicide by throttling. Lancet. May 1. (Fall von Erwürgen, ohne Interesse.) — 27) Kraus, Im Walde „liegend" aufgefundene Leiche — deutliche Strangulationsmerkmale — Mord oder Selbstmord. Allgem. Wiener med. Zeitung. No. 5. 6. (Enthält nichts Bemerkenswerthes.) — 28) McClelland, Suicide external appearences after death by Hanging. New-York med. record. Juni 26. (Nichts Besonderes.) — 29) Tardieu, Question médico-légale de la pendaison. Distinction du suicide et de l'homicide. Annales d'hygiène etc. Janvier. — 30) Chailloux, G., Quelques considérations sur les fractures de larynx consécutives à la strangulation et à la pendaison. Thèse pour le doctorat en méd. Paris. 1874. — 31) Falk, F. A., Brucin und Strychnin. Eine toxicologische Parallele. Vierteljahrsschrift für ger. Medic. und öffentl. Sanitätswesen. Heft 1. — 32) Merbach, Obergutachten über einen Fall acuter Arsenikvergiftung. Vierteljahrsschrift für ger. Med. und öffentl. Sanitätswesen. Heft 1. — 33) Cauvet, Empoisonnement par l'arsénic. Ann. d'hygiène publ. etc. Avril. (Nichts Neues.) — 34) Altschul, Vierfacher Giftmord durch Arsenik. Exhumirungen nach 14 und 13 Jahren. Blätter für ger. Med. No. VI. — 35) Kornfeld, Ueber eine Vergiftung durch Fliegenpapier. Vierteljahrsschrift für ger. Med. und öffentl. Sanitätswesen. Heft 2. (Eine subacute Vergiftung durch arsenigsaures Natron.) — 36) Sonnenschein, Ueber die Umwandlung des Brucins in Strychnin. Vierteljahrsschrift für ger. Med. und öffentliches Sanitätswesen. Heft 2. — 37) Mair, Giftmordversuch durch Phosphorzündhölzchen. Friedreich, Blätter für ger. Med. Heft 3. — 38) Schumacher, Schwurgerichts-Verhandlung wegen des Verbrechens des versuchten Meuchelmordes durch Vergiftung mittelst Phosphor. Vierteljahrsschrift für gerichtl. Med. und öffentl. Sanitätswesen. Heft 2. — 39) Roucher, Etude sur la présence du plomb dans le système nerveux et de la

recherche de ce métal dans les cas d'empoisonnement. Annales d'hygiène. Juillet. — 40) Gaultier de Claubry, Expertise relative à du beurre ayant donné lieu à la mort de quatre personnes et à des accidents chez plus de quinze personnes. Annales d'hygiène. Juillet. (Lu der Butter fand sich Bleizucker. Krankheitserscheinungen und Obductionen sind nicht angeführt.) — 41) Falk, Fr., Casuistische Notizen. Vierteljahrsschrift für ger. Medic. und öffentl. Sanitätswesen. Heft 1. — 42) Caussé, Asphyxie de trois personnes par le gaz d'éclairage. Annales d'hygiène publ. Octobre. (Eine zufällige Vergiftung, deren Details kein Interesse haben. Spectroskopische Untersuchung nicht gemacht.) — 43) Jäderholm, Om den rättsmedicinska diagnosen af koloxidförgiftning. Nord med. Arkiv. 1874. Band VI. — 44) Tardieu et Roussin, Cas d'asphyxie par les vapeures nitreuses. Annales d'hygiène publ. Octobre. — 45) Chevallier, Asphyxie double par la viduage d'une fosse d'aisance. Annales d'hygiène. Juin. — 46) Littlejohn, Accidental suffocation, attended with suspicious circumstances. Edinb. med. Journal. March. — 47) Roussin, Assassinat par arme à feu. Intervention debile de l'analyse chimique. Annales d'hygiène publ. Juillet. — 48) Hoffbauer, Vergiftung durch ein Pulver von Moloě proscarabaeus und M. violaceus. Vierteljahrsschrift für ger. Med. und öffentliches Sanitätswesen. Heft 2. — 49) Schumacher und Spängler, Tödtliche Vergiftung durch Nitrobenzol. Wiener medicinische Wochenschrift. No. 12. — 50) Winkler, Ueber Chloroformirung zum Zweck der leichteren Verübung von Verbrechen. Vierteljahrsschrift für gerichtl. Medicin und öffentl. Sanitätswesen. Heft 1. (Enthält nichts Neues.)

Die mehr oder weniger schnelle Abkühlung des Cadavers gibt Crothers (1) zu einer Abhandlung Veranlassung. Doch kommt er auf den sicherlich zu unterschreibenden Satz hinaus, dass jeder Fall nach seinen Eigenthümlichkeiten erwogen werden muss. Als allgemeine Sätze stellt er auf: 1. Wenn ein Körper gefunden wird, so kann seine Temperatur Aufschluss geben über seine Geschichte durch Vergleichung mit den umgebenden Medien. 2. Wenn die Wärme desselben unter der der umgebenden Luft ist, so folgt, dass die Temperatur des Körpers die ist, welche die Luft hatte zur Zeit seiner vollendeten Abkühlung. 3. In allen solchen Fällen ist eine weitere Untersuchung geboten. 4. Weder Wärme noch Kälte der Leiche ist ein absolutes Symptom für einen voraufgegangenen pathologischen Process, oder kann Licht geben über Art, Weise oder Zeit des Todes.

Der von Schumacher (4) berichtete Fall betrifft eine Körperverletzung durch einen sogenannten Todtschläger mit nachfolgendem Rothlauf und pyämischer Infection. Der Rothlauf wird im Gutachten als nicht den tödtlichen Ausgang bedingend eliminirt.

Die von Falk (5) mitgetheilten 3 Fälle betreffen Verletzungen.

Der erste derselben behandelt eine Kopfverletzung, die nicht, wie Verf. sehr gut und einleuchtend auseinandersetzt, die Ursache des Todes war, der vielmehr durch einen typhösen Process mit Endocarditis und Embolie bedingt war. Der zweite Fall betrifft eine Herzlähmung angeblich während eines Beischlafes erfolgt. Es sind anatomische Veränderungen am Herzen gefunden worden; Verwachsung des Pericardium mit dem Herzen, dieses vergrössert, rechte Hälfte breit, linke Kammer verdickt, Herzfleisch fast durchweg in eine granfaarige, bindegewebige Masse verwandelt, Mitralis verdickt, an beiden Flächen graue Auflagerungen vorbanden, starke Blutfülle in Herz und grossen Gefässen, zudem Lungen braun indurirt und ödematös. Diese Befunde rechtfertigen die Ausführungen des Verf.'s, dass am Tode eine fremde Person nicht schuld sei. Der dritte Fall behandelt eine vermuthete und von Falk als solche beurtheilte Opiumvergiftung eines Säuglings, der an Brechdurchfall leidend, im Ganzen 0,06 in Einzeldosen von 0,01 erhalten hatte und sofort in Coma verfallen war, nachdem die erste Dosis eingenommen war.

In den Máday'schen (6) Fall differirt die Anschauung der Sachverständigen und die der Geschworenen über die Entstehungsweise des intracraniellen Blutergusses der Donata wesentlich. Während Erstere aus dem Sitz und der Configuration der Hämorrhagie in den mittleren Partien der Kopfschwarte, aus dem Bruch der VI. Rippe, sowie aus der Betrachtung der äusseren Umstände sich zu dem Schlusse berechtigt glaubten, dass ein Todtschlag vorläge, sprachen die Geschworenen den Angeklagten frei.

Schumacher (7) bespricht einen Fall von colossalem Rückenabscess und eitriger Kniegelenksentzündung bei einem sehr decrepiden und während seiner Krankheit sehr übel behandelten Kinde nach einem Sturz aus beträchtlicher Höhe, welcher von den ersten Sachverständigen, die die Ursache jener Leiden in dem Kinde absichtlich zugefügten Missbandlungen sehen zu müssen glaubten, als Basis einer Anklage auf Todtschlag benutzt worden war.

Horstmann (9). K., Potator; erhielt von N. 9 Wunden mittelst eines Taschenmessers, von denen eine tief in das linke Auge drang und dessen Sehfähigkeit aufhob, eine andere die Art. brach. sin. frei legte und den Medianus verletzte, die übrigen Verletzungen waren nicht bedeutend. Nach 3 Wochen fing Pat., der rüstig auf dem Wege der Genesung fortgeschritten war, an, die Verordnung im Betreff der knappen Diät und absoluten Ruhe arg zu vernachlässigen. Das Aneurysma, welches sich gegen den Musc. triceps. brach. hin entwickelt, barst, es trat eine starke Blutung ein. Pat. starb 2 Tage darauf. Das ärztliche Gutachten sowie das Obergutachten sprachen sich dahin aus, dass bei ordnungsmässigem Lebenswandel und pünktlicher Befolgung der ärztlichen Vorschriften der Tod hätte abgewendet werden können.

Ehmer (11). Der stark angetrunkene J. K. wurde von einem Fusswege auf eine etwa 1 Meter tiefer gelegene Fahrstrasse herabgestürzt, so dass er mit dem Gesicht den Boden berührte. Sodann tractirten ihn die beiden Angreifer mit Fusstritten und Faustschlägen. Einige Zeit darauf griffen sie den inzwischen seinen Heimweg fortsetzenden K. nochmals an, indem der eine mit einem sehr schweren, rundlichen Feldsteine, der andere mit einem stumpfkantigen Ziegelsteine mittlerer Grösse nach ihm warf. K. stürzte sofort nieder und wurde am nächsten Morgen an demselben Orte todt gefunden.

An der Leiche fanden sich: erstens eine Durchtrennung der weichen Schädeldecken in der Mitte des rechten Seitenwandbeines, zweitens 2 Excoriationen an der linken Schläfe, unter letzterem Zermalmung des Musc. temporalis, Splitterfractur des sehr dünnen Schäfenbeins, Durchlöcherung der Dura mater, Prolaps des Gehirns, Bluterguss zwischen harter und weicher Haut oberhalb der linken Grosshirn-, der rechten Kleinhirn-Halbkugel, in der Nähe des Türkensattels, sowie Fissuren der Schädelbasis.

Als Todesursache wurde Gehirnlähmung in Folge des Wurfes mit dem Ziegelstein angenommen, während die Verletzung sub 1 durch den Fall auf die Strasse, die beiden Excoriationen linkerseits durch einmalige Gewalteinwirkung bedingt, angesehen wurden.

Ehmer (12). Der im schnellen Laufe begriffene Knecht A. P. erhielt einen Steinwurf auf die Bauchgegend, worauf er zusammenbrach und nach wenigen Athemzügen den Geist aufgab. Die Obduction ergab gleichmässige Erweiterung beider Pupillen, ausgesprochene Starre der Kaumuskeln und der Flexoren der Finger, Oedem des Hirns, Hyperämie der Lungen und der Leber, Erschlaffung des Herzens im Zustande der Diastole, Ansammlung von grossen Mengen unvollkommen geronnenen Blutes in den Ventrikeln und den grossen Gefässen, Ueberfüllung des Magens mit Speiseresten, Leere der Harnblase, äusserlich war ebenfalls keine Verletzung nachweisbar. Als Todesursache wurde Shok, d. h. Lähmung des Herzens vermittelst der Vagi in Folge von sehr starker Erregung der sensiblen Eingeweidenerven angenommen.

Rezek (13) berichtet: Ein Sicherheitsbeamter suchte einen Erhängten, an dem er noch Lebenszeichen wahrnahm, zu retten, indem er den an einem hohen Ast befestigten Strick durch Säbelhiebe zu trennen sich bemühte. Nach einigen vergeblichen Hieben gelang dies und der Körper des Lebensmüden stürzte zu Boden. Die Wiederbelebungsversuche waren ohne Erfolg. Bei der Section fand man keine Suffocationserscheinungen; der Tod war durch Verblutung aus mehreren Leberrupturen erfolgt. Der Gerichtsarzt, dem die Angaben des Sicherheitsbeamten nicht zugegangen, schloss aus dem Leichenbefund, der Denatus wäre ermordet und dann aufgehängt. R. hält es für höchst wahrscheinlich, dass die Leberruptur und in Folge davon der Tod durch Fall des Erhängten nach der Durchtrennung des Strickes erfolgt sei.

Reimann (14) berichtet: Ein Arbeiter versuchte einem anderen, der auf dem Rücken lag, die Beine gewaltsam gegen den Kopf zu beugen. Darauf fühlte dieser starke Schmerzen und konnte nicht aufstehen. Im Krankenhause constatirte man einen Puls von 40 Schlägen in der Secunde, Unterextremitäten vollständig, die oberen in geringerem Grade gelähmt und unempfindlich. Erectionen von fast 24 stündiger Dauer. Tod am 3. Tage unter starker Athemnoth.

Die Section ergab eine Luxation des 7. Halswirbels nach vorn, die vorderen „Bänder des Rückenmarkes" unverletzt. Das Mark an dieser Stelle Stelle erweicht; die Erweichung setzt sich nach oben bis zum Kopf fort. Zwischen Pia mater und Medalis spin. geronnenes Blut. Unterhalb der Verrenkung findet sich eine bedeutende Ansammlung von Serum. Rückenmark von „fester Beschaffenheit." Man muss annehmen, dass der untere Theil des Körpers als Hebel wirkte und seinen Stützpunkt in der Gegend des 7. Halswirbels fand.

Bond (15) theilt sein Urtheil über die Ueberreste der Harriet Lane mit.

Sie musste mindestens vor einigen Monaten gestorben sein, wegen der Trockenheit und Mumification einzelner Theile und der Umwandelung in Adipocire anderer Theile. Aber sie konnte auch nicht schon vor Jahren gestorben sein, denn das Muskelfleisch war noch erhalten, feucht, welk und blassroth. Die Knochen den noch mit Knorpel bedeckt. Man könnte sagen, dass die Reste einem Körper angehörten, der etwa vor zwölf Monaten begraben war. Aber man konnte nicht sagen, dass der Körper nicht auch vor sechs oder vor acht Monaten hätte begraben sein können. Ferner stellte B. fest, dass die beiden Pistolenschüsse in das Gehirn bei Lebzeiten der Verstorbenen stattgefunden haben mussten, weil zur Zeit des Todes nicht eine solche Blutung mehr erfolgt wäre. (Blutkügelchen konnten deutlich nachgewiesen werden, nicht Häminkrystalle.) Zur Beurtheilung, ob Mord oder Selbstmord, musste die Bals-schnittwunde in Rechnung gesetzt werden. Diese nahm Verf. nicht als selbstmörderisch an 1) wegen ihrer Tiefe (der Schnitt ging fast durch den Körper des Proc. transversus des 3. Cervicalwirbels hindurch), 2) wegen der Richtung von oben und vorn nach rückwärts und weil der Schnitt oberflächlich begann und tiefer wurde unter dem Wirbel des linken Unterkiefers. Der Selbst-mord wurde aber vollkommen ausgeschlossen dadurch, dass nach dem ersten Schuss in das Gehirn unmöglich der zweite, der eine coordinirte und dirigirte Bewegung voraussetzt, abgefeuert werden konnte, und dass ein dritter Schuss von hinten her abgefeuert in dem Toupet (pad) gefunden wurde. Die Identität endlich konnte festgestellt werden durch die Schmuckgegenstände, wel-che im Grabe gefunden wurden und H. Lane gehört hatten und durch die anatomischen Befunde, welche zu ihrer Beschreibung passten. Interessant bei diesen Be-stimmungen ist, dass die Grösse um 1 Zoll differirte, was der Eintrocknung der Wirbelknorpel zugeschrieben werden musste, ferner das Alter, welches aus der Dicke und Verbindung der Knorpel mit den Epiphysen und dem noch nicht stattgehabten Durchbruch des Weis-heitszahnes linkerseits, während sonst alle Zähne durch-brochen waren, eruirt wurde. ¡Den Hauptbeweis der Identität aber lieferte eine Narbe, von Verbrennung oder Verbrühung herrührend, in der Nähe des linken Knie-gelenks, die noch deutlich constatirt werden konnte.

In dem von Blumenstock (18) mitgetheilten Falle hatte die vollständig zurechnungsfähige F. ihr 14tägiges Kind, um sich dessen zu entledigen, durch einen tiefen Schnitt in den Hals getödtet und dann den Körper desselben zerstümmelt. Nirgends zeigten die mit scharfen Rändern versehenen Schnittwunden oder Trennungsflächen Sugillationen. Alle Theile waren sehr blutleer.

Güterbock (19) theilt 1 selbstbeobachteten und 2 der englischen Literatur entnommene Fälle mit, in welchen nach geringfügiger Einwirkung stumpfer Körper auf den linken Unterschenkel, ohne dass Continuitätstrennungen entstanden, der Tod nach relativ langer Zeit eingetreten ist, in Folge von Em-bolien, 2mal der Lungenarterie, einmal der Vena cava inferior in unmittelbarer Nähe des Herzens, die von thrombotischen Processen in den Schenkel-venen ihren Ausgang nahm. Nur in einem Falle waren die Venen des verletzten Beines varicös. In allen Fällen ergab die Section des linken Beines chro-nische Phlebitis und Periphlebitis. Von den Patienten war die verordnete ruhige Lage nicht streng und lange genug durchgeführt.

Kluczenko (23) theilt einen Fall mit von Ruptur des verfetteten rechten Herzens und der Leber mit beträchtlichen Blutergüssen in die betreffenden serösen Böhlen, ohne Veränderung der Bauch- und Brustwand in Folge von ihrem Mechanis-mus nach nicht genau ermittelten Misshandlungen.

Trélat's (24) Fall betrifft eine 15 Mm. lange, 15 Mm. breite Verletzung der Arteria femo-ralis und konnte die Frage, wie lange der Verletzte noch habe „sich aufrecht halten" können nicht anders beantwortet werden, als dass der Verletzte nach er-haltener Wunde weder einen grösseren Weg habe zurücklegen können, noch grössere Anstrengungen

babe machen können, und dass er bereits nach einigen Minuten habe zusammen sinken müssen.

Tardieu (29) theilt einen Fall mit, in welchem es zweifelhaft war, ob Mord oder Selbstmord vorliege. Er entschied mit Recht für den letzteren 1) weil Erhängungstod vorlag, 2) weil keine andere Todesart nachweisbar war, namentlich ein Mord durch Erwürgen oder Erdrosseln vor dem Aufhängen ausge-schlossen war; 3) weil die Erhängung sich unter den gewöhnlich bei dieser Todesart beobachteten Umstän-den präsentirte; 4) weil weder in der Stellung der Leiche, noch in dem Umstande, dass der Kopf ver-hüllt war, noch in der Wahl oder Art der Disposition des Strangwerkzeuges etwas Besonderes gefunden werden konnte. Tardieu führt in dem Gutachten an, dass selbst ein Tampon im Munde den Selbstmord nicht ausschliesst, wofür er Beobachtungen habe, und zeigt, wie die Anknotung des Strickes an den Balken und Umschnürung des Halses, welche Bedenken er-regt hatten, in sehr leichter Weise ausführbar sei und keineswegs technische Kenntnisse voraussetze.

Chailloux (20) stellt am Schluss des Aufsatzes, in welchem ein von Déprés jüngst beobachteter Fall von Bruch der Cartil. cricoides und Ruptur der Membrana crico-thyreoidea nach Auf-zählung älterer Beobachtungen über den gleichen Ge-genstand mitgetheilt wird, folgende Sätze auf: 1) die Larynxfracturen deuten bei Tod durch Erwürgen auf beabsichtigte oder fahrlässige Tödtung; 2) sie sind immer während des Lebens entstanden; 3) bei Erhängten schliessen sie den Verdacht auf Selbst-mord nicht aus.

Falk (31) fand, dass die Dosis von 23 Milligrm. Brucinnitrat die Dosis letalis minima für 1 Kilo Kaninchen sei, dass ein Zusammenhang zwischen In-toxicationsdauer und der Grösse der rel. Dosis bestehe. Die Phaenomenologie der Brucinvergiftung stimmt mit der der Strychninintoxica-tion überein. Nach F. ist die Dosis minima letalis für Strychninnitrat 0,61 Milligrm. für 1 Kilo Kanin-chen. Die Intensität der Wirkung des Strychnin, zu der des Brucin-Nitrats verhält sich wie 1 : 38,33 oder, da das Strychnin 3,06mal schneller als Brucin tödtet, wie 1 : 117,4. Der Hauptunterschied liegt in der Zeitdauer des Resorptionsstadiums. Diese Differenz scheint da-durch bedingt zu sein, dass erst eine grössere abso-lute Menge Brucin in das Blut aufgenommen sein muss, bis eine Wirkung eintritt, während vom Strych-nin schon viel kleinere Mengen dieselben Symptome hervorrufen. Auch vergleicht Falk die Intensität des Strychnin und Brucin mit der der Tetanus erzeu-genden Opiumalkaloide. Am stärksten wirkt Strych-nin, dann folgt Thebain, Brucin, Laudanin, Codein, Hydricotarnin. — Um 1 Exemplar von Mus masculus L. zu tödten, ist dieselbe absolute Menge von Strych-nin nothwendig wie für 1 Rana esculenta. Nichtsdesto-weniger ist zum physiologischen Nachweis des Strych-nin die Benutzung des Frosches vorzuziehen, da die characteristischen Vergiftungserscheinungen, die tetanischen Anfälle bei ihm viel deutlicher auftreten. Endlich constatirt F., dass die Receptivität des Kaninchens eine viermal grössere, als die der Maus ist, welches Factum wohl aus dem beschleunigten Stoffwechsel der letzteren zu erklären ist.

Merbach (32). Nach dem Genusse von Arsenik enthaltender Ziegenmilch erkrankten die Eheleute D. plötzlich und sehr heftig unter den den Arsenvergiftungen eigenthümlichen Symptomen.

Die Frau starb nach drei Tagen. Der Mann, der ein geringeres Quantum der schädlichen Milch getrunken, genas. Er hatte ausser dem Magen-, Darm- und Nierenleiden auch einen Hautausschlag am ganzen Körper, mit Ausnahme des Gesichtes, dargeboten, welcher einem intensiven Scharlachexanthem zuerst sehr ähnlich sah. Am zweiten bis dritten Tage bedeckte sich die geröthete und geschwollene Haut mit unzähligen Friesselbläschen. Nach 5—6tägiger Blüthe blasste der sehr juckende Ausschlag ab, und nun begann eine sehr langsam vorschreitende Abschuppung.

Verschiedene Verdachtsgründe erhoben sich im Laufe der Untersuchung, dass der D. seine Frau vergiftet habe. Der Staatsanwalt stellte darauf hin zuerst an den betreffenden Kreisphysicus, dann an das Medicinal-Colleg die Frage, ob es wahrscheinlich sei, dass die Erscheinungen des D. auf die Wirkung von Brechwein zurückzuführen seien, welchen er, um eine zufällige Vergiftung seiner selbst und seiner Frau vorzutäuschen, genommen hätte. Der Staatsanwalt führt als Stütze seiner Vermuthung an, dass in dem 5 Stunden nach der Vergiftung von D. Erbrochenen, nachdem schon zahlreiche Entleerungen per os stattgefunden hatten, kein metallisches Gift nachgewiesen war. Das Collegium wies diese Anschauung zurück, unter Rücksicht auf die oben geschilderten Charaktere des Ausschlages, auf die kurze Dauer der Diarrhoe — D. hatte nur zwei dünne Stühle gehabt — und auf das Auftreten der Nierenkrankheit.

Altschul (34) berichtet: Die zwei Ehemänner und ein Kind der F. K., sowie der Gatte ihrer Tochter, starben plötzlich nach einem 10—14tägigem Unwohlsein unter Erbrechen und Durchfall. Durch die Untersuchung mittelst der Marsh'schen Probe wurde in den vier Leichen Arsen nachgewiesen. Während in der Erde von einem Theile des Friedhofes, in welchem sich keine Gräber befanden, Arsen nicht aufgefunden wurde, konnte dieses Metall nachgewiesen werden in der aus dem Grabe des vor drei Jahren verstorbenen Kindes entnommenen Erde, ebenso in der Erde unmittelbar über den Sargdeckeln des vor 14 und des vor 13 Jahren verstorbenen Mannes. Die Untersuchung des vierten Opfers geschah vor der Beerdigung.

Sonnenschein (36).

$$Brucin \quad C_{22}H_{24}N_2O_4$$
$$+ O_4$$
$$\overline{ C_{22}H_{24}N_2O_8}$$
$$ H_4 \quad O_2$$
$$- \quad C_2 \quad O_4$$
$$Strychnin \quad C_{21}H_{22}N_2O_2$$

Diese Umwandlung wird bewerkstelligt, indem man Brucin mit dem 4—5fachen Gewicht verdünnter HNO_3 erwärmt. Hierbei entweicht CO_2. Wird nun die Lösung nach Eindicken im Wasserbade mit Kali im Ueberschuss vermischt, mit Aether geschüttelt, so bleibt nach Verdunsten desselben eine röthlich gefärbte Masse zurück, in der Strychnin vorhanden ist. S. warnt vor der unvorsichtigen Anwendung von oxy-

direnden Körpern bei Untersuchung organischer Substanzen. — Strychnin setzt sich unter Erhitzung in einer zugeschmolzenen Glasröhre im Wasserbade, nach Zusatz von starken Basen und Wasser, in einen dem Brucin ähnlichen Körper um.

Einen Giftmordversuch mit Abschabseln von Zündhölschen theilt Mair (37) mit. Es waren in einer Suppe, von der diejenige, welcher sie zugedacht war, nichts genossen hatte, höchst geringe, unwägbare Spuren von Phosphor gefunden worden, und führte das Gutachten die bekannten Reflexionen der absoluten und relativen Geeignetheit des Stoffes zur Zerstörung der Gesundheit aus; vergeblich, denn die Geschworenen verurtheilten nichtsdestoweniger.

Schumacher (38). Durch den Genuss von Caffee, der von dem Angeklagten mit durch Abschaben einiger Streichhölzer gewonnenem Schwefel und Phosphor verunreinigt war, acquirirte die K. A. am 21. Juni ein einige Stunden anhaltendes Unwohlsein, am 25. Juni eine Gesundheitsstörung von 3tägiger Dauer. Erbrechen, Diarrhoe, Bauchschmerzen, Appetitlosigkeit, Schwächegefühl waren die hervorragendsten Symptome.

Roucher (39) macht darauf aufmerksam, dass das Blei, wie schon mit längerer Zeit bekannt, im Gehirn nachgewiesen werden könne, und ferner, was wichtiger ist, dass diejenigen Methoden, welche eine Carbonisation der zu untersuchenden Substanzen bezwecken, zu verbannen seien und durch solche zu ersetzen seien, welche eine Einäscherung bewirken. Man muss ferner im Auge behalten, dass die geeigneten Reactionen nur in neutralen Flüssigkeiten oder schwach sauren vorgenommen werden müssen, um nicht ganz oder theilweise die aufzufindende Substanz zu verdecken.

Falk (41) theilt erstens einen Fall von zufälliger Vergiftung durch dilurte Schwefelsäure mit. Die Schleimhaut des Oesophagus, des Magens und des Duodenums nicht angeätzt. Der 12 Stunden nach Injection des Giftes erfolgte Tod wird durch Herrlähmung, die die resorbirte Säure verursacht haben soll, erklärt. In dem Obductionsprotokoll wird erwähnt, dass das linke Herz leer (?) war.

Die zweite Mittheilung betrifft eine tödtliche Stich-Schnittwunde vermittelst eines Taschenmessers, durch welche die Bauchdecken und der Magen verletzt waren. Es waren keine Blutextravasate in den Wundrändern oder deren Umgebung zu constatiren.

An die Beschreibung des dritten Falles, eines beiderseitigen Hämato-Pneumo-Thorax mit Stichwunden in den Rücken mittelst eines Taschenmessers, knüpft F. eine Besprechung über die Incongruenz der Form der Wunde mit der des verletzenden Instrumentes. Seine Versuche an Leichen haben bestätigt, dass spaltrunde, dornförmige Werkzeuge häufig lineare Spalten bewirken, welche an verschiedenen Körperstellen eine verschiedene Richtung haben, je nach dem Verlaufe der Faserzüge der getroffenen Hautpartie. Drang das Instrument bis in die ersten Muskelschichten vor, so bot die Wundöffnung in der Haut häufig eine dem Werkzeuge conformere Gestalt dar. Die häufig beobachtete Verschiedenheit der Grösse der Wundöffnung und der des Instruments hängt ausser von der Schärfe des letzteren und dem Zuge der Muskeln davon ab, ob die Richtung der Verletzung mit der der Hautfaserzüge coincidirt oder nicht.

Viertens giebt F. das Sectionsprotocoll eines ertrunkten Kindes, in dessen Pharynx, oberem Theil des Oesophagus, sowie in den Athmungsorganen grüne Schlammpartikel gefunden wurden, während solche im Magen sich nicht nachweisen liessen.

Jäderholm (43) prüfte experimentell die Sicherheit der Methoden zum Nachweise des CO im Blute.

Er fand, dass die Spectralanalyse CO in dem Blute von mit Leuchtgas oder reinem CO vergifteten Thieren stets nachwies bis an das Ende der ersten Woche nach dem Tode, wenn das betreffende Blut dem Luftzutritt ausgesetzt war, bis zum Schluss des 4.—5. Monats, wenn das Blut in gut verschlossenen Gefässen aufbewahrt war. In welcher Zeit CO aus dem Blute einer intacten Leiche verschwinde, konnte J. nicht feststellen. Der Absorptionsstreifen des reducirten Hämoglobins nimmt nicht genau die Mitte ein zwischen denen des Oxyhämoglobins, derselbe erstreckt sich auch weiter gegen das Roth, Thatsachen, die für die Diagnose des sowohl O- als CO-Hämoglobin enthaltenden Blutes wichtig sind. Als bestes Reductionsmittel empfiehlt J. die alkalische Lösung des Tart. sulf.

Die Hoppe-Seyler'sche Natronprobe hat J. stets positive Resultate gegeben. J. constatirte bei der Untersuchung des längere Zeit der Luft ausgesetzten normalen Blutes, welches mit der Natronlösung behandelt war, dass das Hämochromogen Hoppe-Seyler's identisch sei mit dem reducirten Hämatin Stockes'. Die rothe Farbe des mit Natron behandelten CO haitigen Blutes stamme von dem CO-Hämatin Popoff's.

Die von Eulenberg angegebene Modification, der Natriumlösung Calciumchlorür zuzusetzen, habe keine Vortheile.

Die Sicherheit der Kaliumferricyanür-Probe hat J. nicht bestätigen können. Die Eulenburg'sche Aspirationsmethode hat J. keine günstigen Resultate gegeben.

Tardieu (44) veröffentlicht den seltenen Fall einer Vergiftung durch salpetersaure Dämpfe.

Der Tod erfolgte schnell, die Krankheitserscheinungen sind so wenig als der Leichenbefund beschrieben, nur die chemische Untersuchung. Die Lungen fanden sich in dem zur chemischen Untersuchung zurückgestellten Gefäss erweicht und gallertartig, nur einzelne Theile zeigten noch eine normale Consistenz. Nachdem sie mit lauwarmem Wasser abgespült waren, erschienen sie sichtlich gelb. Die chemische Untersuchung, deren Details zu weit führen würden, liess Krystalle von Natron nitricum darstellen.

Der Fall Chevallier's (45) betrifft einen bei Räumung einer Grube asphyctisch gewordenen, genesenen und einen gestorbenen Mann. Autopsie ist nicht gemacht. Bei der chemischen Analyse des Grubeninhaltes wird bewiesen, dass der Tod durch Schwefelwasserstoff erfolgt ist, und Fahrlässigkeit angenommen.

Littlejohn (46) giebt ein recht lehrreiches Beispiel für die Vorsicht, deren man sich im Urtheil in foro befleissigen muss. Ein Mann wurde todt auf der Strasse gefunden, im Blute schwimmend, Blut im Zimmer, am Messer auf der Erde etc., kurz, Umstände waren vorhanden, welche auf Mord deuteten, dessen der Schlafgenosse bezichtigt wurde. Die Obduction ergab Erstickung und Schädelbruch. Es wurde festgestellt, dass Denatus am Nasenbluten gelitten habe, sich zum Fenster hinausgelegt und hinausgestürzt sei. — Einen andern Fall einer zufälligen Erstickung theilt L. mit, dadurch herbeigeführt, dass ein Tonsillarabscess barst.

Ronccia's (47) Fall ist dadurch interessant, dass bei Gelegenheit eines Mordes chemisch festgestellt werden konnte, dass die in dem Schädel des Erschossenen gefundene Kugel dieselbe Zusammensetzung hatte, als diejenigen, welche bei dem muthmasslichen Mörder gefunden wurden. Sie hatten sämmtlich denselben Schmelzpunkt, und die Legirung des Zinnes und Bleies war bei allen dieselbe.

Hoffbauer (48). Der seit Jahren, nach seiner Ansicht an Gicht leidende A. nahm ein ihm von einem Quacksalber eingehändigtes Pulver. Es traten bald darauf starkes und wiederholtes Erbrechen, heftiger Durchfall nebst Bauchschmerzen, schmerzhafter Harndrang mit höchst unangenehmen Empfindungen in der Nierengegend auf. Unter sehr rasch sich steigerndem Schwächegefühl starb Patient nach 24 Stunden.

Die Section ergab: einen sehr intensiven, acuten Katarrh des Magens, am ausgesprochensten in der Regio pylorica und dem Anfangstheile des Düundarmes, Hyperämie der Nieren und Harnblase neben Veränderungen älteren Datums in den Lungen. und in der Umgebung des linken Ellenbogen- und Hüftgelenkes. In dem Mageninhalt, der durch eine Beimischung von unregelmässigen, zum Theil dunkelblau schimmernden Körpern auffiel, wies Prof. Landois Theile von Käfern, die den Arten Meloë proscarabaeus und M. violaceus angehören, nach. Die chemische Untersuchung vermochte Cantharidin, welches jene Käferarten in nicht ganz geringen Mengen enthalten, sowie im Magen, noch in den Nieren mit Sicherheit zu erkennen.

Schumacher (49) und Spangler berichten: Der 7jährige L. genoss den Bodensatz des im Hause wie gewöhnlich bereiteten Branntweins, dessen einer Bestandtheil Mandelgeist war, um $2\frac{1}{4}$ Uhr, erbrach um $3\frac{3}{4}$ Uhr stark nach Bittermandelöl riechende Massen, „sah starr davon, ächzte stark, erschien somnolent.“ Er nahm kuhwarme Milch; starb gegen $12\frac{1}{2}$ Uhr Nachts. An der Leiche waren beide Pupillen gleichmässig stark erweitert. Geruch von Bittermandelöl wurde an dem Schädelinhalt, den Lungen, dem Mageninhalt und dem Herzblut wahrgenommen. Blutleiter der harten Hirnhaut, Gefässe des Gehirns, der grossen Drüsen des Abdomens, das rechte Herz sowie die darin einmündenden Venen strotzten von dünnflüssigem Blut. Ausserdem fanden sich subpleurale Ecchymosen und kleine Hämorrhagien in der Magenschleimhaut. Die chemische Untersuchung, die an $1\frac{1}{2}$ Tropfen der als „Mandelgeist“ bezeichneten Flüssigkeit angestellt wurde, erwies die letztere mit absoluter Sicherheit als Nitrobenzol.

Die übrigen Mitglieder der Familie, die nur von dem über dem Satz stehenden Branntwein genossen hatten, erkrankten nicht.

(1). Janikowski, Mordversuch mit Anschein von Selbstmord, schliesslich wirklicher Selbstmord. Przegląd lekarski XIV. 45. 46. — 2) Blumenstock (Krakau), Bemerkungen über verkohlte Leichname. Ebend. No. 44. — 3) Derselbe, Bemerkungen über Vergiftung mit Cyankalium. Ebendas. No. 11.

Janikowski (1). Die Einzelheiten dieses ziemlich complicirten Falles lassen sich schwerlich excerpiren. Es sei hier nur erwähnt, dass die ursprüngliche Halsschnittwunde in der Höhe des Cartil. thyreoidea von oben und rechts nach unten und links verlief. Ausser anderen Umständen wurde aus dieser Richtung geschlossen: es sei wahrscheinlicher, dass der Schnitt von einer fremden vor dem (laut Aussagen, auf der rechten Seite liegenden) Denatus, oder links von demselben stehenden Person aufgeführt wurde, als dass er von eigener Hand vollzogen worden wäre.

In einem in der ärztlichen Gesellschaft gehaltenen Vortrage erörtert Blumenstock (2) die Veränderungen, welche an dem Feuer ausgesetzten Leichen wahrgenommen werden, von der äusseren Decke angefangen bis zu den inneren Organen, und illustrirt seine Bemerkungen durch zwei Fälle aus seiner gerichtsärztlichen Praxis.

Anknüpfend an einen Fall von Selbstmord mittelst Cyankalium, in welchem die gerichtliche Section an einem vor einigen Stunden bereits obducirten, 20jähr. Individuum abermals von ihm vorgenommen wurde, erörtert Blumenstock (3) in einem in der ärztlichen Gesellschaft gehaltenen Vortrage die Differenzialdiagnose zwischen Cyankalium- und Kohlendunstvergiftung, constatirt das Vorhandensein von Ecchymosen in der Schleimhaut des Magens, welche nach Liman besonders bei Vergiftung mit Cyankalium constant sein sollen, hebt die Wichtigkeit der von Schönbein modificirten, Preyer-schen Guajak-Kupfersulphatreaction hervor, mittelst welcher es in diesem Falle gelang, in einem minimalen Reste des Harnes den Blausäuregehalt nachzuweisen, schliesst Vergiftung mittelst Ammoniakgas aus, welches ähnlich reagirt, und widerlegt die von Geinitz gemachte Angabe, wonach bei Blausäurevergiftungen die rothen Blutkörperchen zusammenschrumpfen und durch ihr Verschwinden die helle Blutfarbe bedingen. Die Spectralanalyse ergab ein negatives Resultat, was für die Abwesenheit von Kohlenoxyd entscheidend ist.

Oettinger (Krakau).]

III. Streitige Kunstfehler.

1) Jacobs, Anwendung des § 222 und 230 des Strafgesetzb. f. d. D. R. auf Medicinalpersonen. Vierteljahrsschr. f. ger. Med. und öffentl. Sanitätsw. Hft. 1. — 2) Becker, Ein Apothekergehülfe als Frauenarzt. Ebendaselbst. — 3) Nussbaum, Tod durch Fahrlässigkeit einer Pfuscherin. Friedreich Bl. f gerichtl. Medicin. Heft 5.

Jacobs (1). Eine Hebamme wurde mit Gefängniss von 2 Monaten bestraft, weil sie durch das Ablehnen, einen ihr vorgeschlagenen Arzt zu rufen, „die Wendung so erschwert hatte, das das Kind starb." Dr. X. hatte eine Kreissende ohne Stellvertretung (Hebamme) verlassen, als die Weite des Muttermundes die Grösse eines 2 Thalerstückes betrug und die Blase sich gestellt hatte. X. sah die Gebärende erst wieder,

als der Kopf im Einschneiden war. Das Kind wurde in Folge von Erstickung (durch Compression der vorgefallenen Nabelschnur?) todt geboren. Dr. K. wurde mit Gefängniss von 4 Wochen bestraft.

Becker (2). Ein Apothekergehülfe S., der sich in G. „als für Frauenkrankheiten niedergelassen" hatte, punktirte 1 Cystomyom des Uterus von sehr beträchtlichem Umfang, ohne das Eindringen der Luft in die Höhle zu verhindern. Er liess sogar die Canüle liegen und 2 mal täglich Jodtinctur durch dieselbe injiciren. Nach 36 Stunden traten Fieber und Schmerzen in dem Abdomen auf. Er liess sich jedoch trotz mehrfacher Aufforderungen in den ersten 4 Tagen bei der Patientin nicht sehen; er verordnete nur kalte Umschläge auf das Abdomen. Am 5. Tage wurde von ihm eine nochmalige Punction, wenn auch ohne Erfolg, ausgeführt, die Canüle wieder in der Wunde befestigt, die Jodinjectionen fortgesetzt. Der Zustand der Patientin soll (?) sich in den nächsten 6 Tagen nicht verschlimmert haben. Am folgenden Tage verlor Patientin die Sprache, das Bewusstsein; nach circa 48 Stunden erfolgte der Tod. Die Section ergab eine eitrige (oder jauchige?) Entzündung der Cystenwand und circumscripte Peritonitis in deren Umgebung; S. wurde in den Anklagezustand wegen fahrlässiger Tödtung versetzt.

Ein 4½jähriger Knabe, erzählt Nussbaum (3), war von einem noch nicht 1jährigen Ziegenbock an den linken Oberarm gestossen worden, weinte ein wenig, hatte aber bald keine Klage mehr, hob den Arm ebensogut, als den gesunden rechten. Andern Tags klagte er über Schmerz, schlief die zweite Nacht unruhig und ging den Mutter mit dem Kinde zu einer Pfuscherin. Diese drehte und dehnte den Arm vielfach, womit sie ihn einzurichten vorgab, wickelte den Arm mit einer in der Mitte des Oberarmes beginnenden Binde ein, liess diese mit einer spirituösen Flüssigkeit begiessen. Das Kind erkrankte sofort schwer, starb 5 Tage nach der Verletzung. Bei der Obduction fand sich, dass die linke Hals- und Schultergegend dunkel und missfarbig waren, auf der Haut baumförmige Verästelungen der oberflächlichen Venen mit rothbrauner Farbe, an der linken Schultergegend quoll beim Einschneiden Eiter und Jauche hervor, ebenso aus dem Schultergelenk selbst, die Epiphyse des Humerus war gelockert, und brach bei dem etwas forcirten Hervorziehen ab. Die Münchener Facultät, an welche der Fall gedieh, begutachtete, dass der Tod der fahrlässigen und gefährlichen Behandlung der Pfuscherin zuzuschreiben sei, weil nur eine einfache Quetschung vorgelegen und die Zerrungen des Armes, wie die Einwickelung in eine benetzten Binde, die acute Gelenkentzündung hervorgerufen hätten. Die erstere Manipulation, welche das Gegentheil der nothwendigen Ruhe ist, bewirkte ein Zerfallen der Zellenwucherungen und purulente Infiltration und das Einwickeln noch dazu derselben Extremität mit einer nassen, sich contrahirenden Binde Stauungen und Thrombose.

[Porro, Processo per procurato aborto; verdetto della scienza, e verdetto delle coscienze. Annali universali di Medicina. Luglio. Agosto.

Eine im 2ten Monat ausserehelich schwangere Frau vertraute sich einer Hebamme an, welche ihr Injectionen in die Scheide machte; am vierten Tage abortirte die Frau und starb am 11. Tage an Entero-Peritonitis. — Bestand, so fragte das Gericht, die Absicht der Hebamme, den Abort herbeizuführen? Nach dem ärztlichen

Gutachten wird diese Frage insoweit bejaht, als warme Injectionen in die Scheide im Stande sind, ein solches Ereigniss herbeizuführen. Der Tod aber und die ihn bedingende Krankheit seien die Folge innerer und äusserer Mittel, deren sich die Frau selbst zur Herbeiführung eines Aborts bedient hätte. Später zeigte es sich, dass das von der Hebamme eingespritzte Wasser nicht heiss, sondern nur lauwarm, dass es nicht 1 Liter, sondern nur der vierte Theil eines solchen war, und dass das Injectionsinstrument in einer einfachen Klystierspritze bestanden hatte. Hiernach gaben die Sachverständigen nur noch die Möglichkeit zu, dass dadurch der Abort habe herbeigeführt werden können. Trotzdem blieben die Geschworenen bei ihrem verurtheilenden Votum.

Bernhardt (Berlin).]

[Dahlerup, E., Tre Retssager i Anledning af Död, for aarsaget ved Soedekure, austillede of Kvaksalvere. Ugeskr. for Laeger. R. 3. Bd. 19. p. 377, 393.

Drei durch Schwitzkuren von Quacksalbern verursachte Todesfälle; zwei davon sind früher in der Literatur mitgetheilt worden (der eine von Speck in Vierteljahrsschr. f. ger. Med. Neue Folge. B. 21. H. 2. 1874, der andere im Jahresber. des dän. Sanitätscolleg. f. d. J. 1870. S. 41); der dritte, hier früher veröffentlichte Fall betrifft ein Kind, das, um von der Krätze befreit zu werden, in einen noch nicht abgekühlten Backofen eingebracht wurde, aus diesem nach einigen Stunden bewusstlos und mit zahlreichen Brandwunden bedeckt herausgenommen wurde und bald darauf starb.

Joh. Möller (Kopenhagen).]

IV. Untersuchungen an Leichen Neugeborener.

1) Blumenstock, Zur Verwerthung der Ohrenprobe für die Diagnose des Ertrinkungstodes. — 2) Derselbe, Die Wreden-Wendt'sche Ohrenprobe und ihre Bedeutung in foro. Wiener Med. Wochenschrift No. 40 u. ff. — 3) Ogston, Memorandum on the prevalence of air in the middle ear as a sign of live birth. Brit med. Soc. Med. review. Octbr. — 4) Hofmann, E., Ein neuer Fall von Luftathmen der Frucht während des Geburtsactes. Vierteljahrsschrift für ger. Med. und öffentliche Sanitätsw. Heft 2. (Ein im Wesentlichen dem in dem vorigen Heft dieser Jahresschrift veröffentlichter analoger Fall.) — 5) Pincus, Zur Casuistik über die Todesarten neu geborener unehelicher Kinder. Drei Fälle von Leberruptur bei Neugeborenen. Ebendas. Heft 1. 6) Hofmann, E., Ein Fall von Luftathmen im Uterus. Ebendas. Heft 1. — 7) Derselbe, Fraglicher Kindesmord. Fortdauer der Menstruation während der Schwangerschaft. Ebendas. Heft 1. — 8) Brunner, Anklage wegen Kindesmord. Friedreich. Bl. für ger. Med. Heft 1 u. 2. — 9) Bittner, Zur Casuistik der Leberrupturen bei Neugeborenen. Vierteljahrsschrift für ger. Med. und öffentl. Sanitätsw. Heft 1. — 10) Goeze, Kindestödtung durch vorgehaltenes Meconium. Ebendas. Heft 2. — 11) Schumacher, Schwurgerichtsverhandlung gegen Marie G. wegen Verbrechen des Kindesmordes. Allgem. Wiener med. Ztg. No. 19, 20, 21. — 12) Jösting, Obductionsbericht in der Untersuchungssache wider die verehelichte Gärtner F. u. s. w. Vierteljahrsschrift für ger. Med. u. öffentl. Sanitätsw. Heft 2. (Tod eines Neugeborenen durch Erstickung ohne nachweisbare Spuren der Einwirkung einer „äusseren Gewalt".) — 13) Miquel, Tödtung eines Säuglings durch die eigene Mutter. Ob zurechnungsfähig? Ebendas. Heft 2. (Raptus melancholicus im Anschluss an ein Wochenbett.) — 14) Curtze, Obductionsbericht über die Legalsection des auf Mist aufgefundenen Leichnams eines neugeborenen Kindes nebst Gutachten. Bela' Memorabilien XX. 1. — 15) Derselbe, Obductionsbericht über die Legalsection des im Schlammbassin der B.'schen Zuckerfabrik zu Hoyem aufgefundenen Leichnams eines neugeborenen

Kindes weiblichen Geschlechts nebst Gutachten. Ebend. XIX. 12.

Blumenstock (1) fand in der rechten Paukenhöhle eines nachgewiesenermaassen ertränkten Kindes eine „kaum nennbare", in der linken eine etwas bedeutendere Menge von Flüssigkeit, in der sich durch das Mikroskop ähnliche Formelemente nachweisen liessen, wie in dem Flusse, in dem die Leiche gefunden war.

Blumenstock (2) stellt nach seinen Erfahrungen an 18 Leichen von Neugeborenen die Ohrenprobe höchstens der Breslau'schen Magen-Darmprobe an Dignität gleich. Sie kann bestimmen, ob das lebendig geborne Kind kräftig geathmet habe, also nicht gleich etwa nach den ersten Athemzügen gestorben ist. Bei der Beantwortung der Frage, wodurch das Kind gleich nach oder während der Geburt gestorben sei, sei der Befund in der Tube und Paukenhöhle von wesentlicher Bedeutung, da in derselben je nach dem Medium, in welchem das Kind ertrinke, sich bald Fruchtwasser, bald Flusswasser oder Cloakenjauche nachweisen lasse und zwar mit grösserer Sicherheit als in den Respirations- und Verdauungsorganen. Drittens könne die Untersuchung der Paukenhöhle für die Diagnose des Ertrinkungstodes auch bei Erwachsenen von Bedeutung sein, da ein postmortales Eindringen von Flüssigkeit in dieselbe nach Hofmann nicht eintrete. Endlich würde der Inhalt des Cavum tympani auch darüber Auskunft ertheilen, ob die Beschleunigung der Geburt indicirt gewesen sei oder nicht, eine Frage, die bei Anklagen wegen Kunstfehler gestellt werden könnte.

Ogston (3) widerspricht den Wreden'schen Beobachtungen (Monatsschrift f. Ohrenheilkunde. 1868) durch 15 Beobachtungen an Neugeborenen bis 9 Wochen alten Kindern. Er fand trotz ausgedehnter Lungen Flüssigkeit im Mittelohr.

Pincus (5) theilt 3 Fälle von Ruptur des rechten Leberlappens neugeborener, unehelicher Kinder mit, deren Entstehungsweise nicht vollständig ermittelt werden konnte.

In dem I. Falle war der Tod durch Verblutung in die Bauchhöhle von der Rissstelle aus erfolgt, in den II. und III. wurden zugleich Suffocationserscheinungen gefunden. Die betreffenden Mütter gaben im I. und III. Falle an, dass durch einen starken, auf das Abdomen mittelst der Finger oder Hand ausgeübten Druck die innere Verletzung vielleicht entstanden sei. P. hält dies nicht für unmöglich, neigt aber mehr zu der Ansicht, dass eine bei weitem grössere Gewalt als Ursache der Ruptur anzunehmen sei. Jedenfalls sei durch noch so gewaltsame Manipulationen an der Nabelschnur die Entstehung der nicht einmal in der Nähe der Vena umbilicalis am stärksten auftretenden Risse, wie Thiele es behauptet, unmöglich.

Hofmann (6) publicirt, nachdem er die von Breisky, Hecker, C.H. Müller beschriebenen, einschlägigen Fälle erwähnt, einen von ihm selbst beobachteten.

Eine Primipara von schwächlicher Constitution gebar nach 4 tagelangem Kreissen ohne Kunsthülfe ein höchstens 4—5 Stunden vor der Geburt gestorbenes Kind, an welchem der bereits welken Nabelschnur wegen keine Wiederbelebungsversuche angestellt wurden. Zugleich mit dem Kinde wurden unter gurrendem Geräusche eine

Menge Gase aus den Geschlechtswegen ausgestossen. Sowohl während des Touchirens wie auch in den Zwischenpausen hatte die Kreissende häufig, grosser Schmerzen wegen, die Lage gewechselt. Der Uterus hatte sich nach dem Blasensprung der Frucht nicht so eng angelegt wie gewöhnlich. Der Kindeskopf hatte lange in hoher Stellung verharrt.

Die Section des keine Spur von Fäulniss darbietenden Kindes ergab nicht unbeträchtlichen Luftgehalt der Lungen, des Magens und des Duodenums, Verstopfung der Luftwege mit meconiumhaltigem, zähen Schleim, ausserdem die gewöhnlichen Suffocationsphänomene.

Es ist unzweifelhaft, dass die Luft innerhalb des Uterus von dem Kinde aufgenommen ist. Durch die unruhige Lage der Kreissenden ist der intraabdominelle Druck häufig negativ geworden. Bei dem Touchiren ist der durch den Hochstand des Kopfes nicht sehr sichere Verschluss der Gebärmutterhöhle überwunden: es trat Luft in dieselbe. Letzteres wurde in diesem Falle noch begünstigt durch die Nachgiebigkeit der Uterus- und Bauchwand, in Folge ihrer durch die lange Geburtsthätigkeit eingetretenen Erschlaffung.

Hofmann hält es nicht für unmöglich, dass auch einmal bei verheimlichten Geburten die zum Lufteintritt in den Uterus nöthigen Bedingungen gegeben sind.

Hofmann (7). Die Leiche eines etwa 32 Wochen alten, sehr schwächlich gebauten, männlichen Kindes - es wog nur 2 Pfund 4 Loth - wurde in einem Fluss 30 Stunden post mortem gefunden.

Die Section ergab blutigen Schaum in der Trachea, dunkelblaue, etwas lufthaltige Lungen, im Magen ein kleines Blutgerinnsel. Das Blut war dunkelbläulich, dünnflüssig. Die Organe der Bauchhöhle, sowie das Herz und die grossen Gefässe blutarm. Der 3 Zoll lange Nabelschnurrest bot eine glatte Trennungsfläche dar, war nicht unterbunden. Die L „Sachverständigen" schlossen aus diesem Befund, dass der Tod des Kindes durch Verbluten aus den Nabelschnurgefässen erfolgt sei, indem sie ausdrücklich den Erstickungstod als unmöglich hinstellten. H. demonstrirt in schlagender Weise, dass für den Tod durch Verblutung aus den Nabelgefässen Nichts mit Sicherheit spricht, dass vielmehr der Zustand des Blutes, der Lungen, die Anwesenheit von Blut in Trachea und Magen für den Tod durch Erstickung in blutigen Massen zeuge. Dass Blut sich nicht in den obersten Theilen d er Luftwege bei der Section gefunden, daraus könne man nicht schliessen, dass dasselbe intra vitam nicht dort etwa hingelangt gewesen wäre. Die dort etwa befindlichen Massen können leicht durch das Wasser des Barbes fortgespült sein.

Ebenso logisch begründet H. die Glaubwürdigkeit der von Eden I. Gerichtsärzten als unwahr bezeichneten Aeusserungen der Angeklagten über die Vorgänge während und nach der Entbindung. Die Trennung der Nabelschnur durch Riss sei trotz der glatten Beschaffenheit der Trennungsfläche nicht auszuschliessen; die Schmerzen bei der Geburt eines kleinen Kindes könnten wohl mit kolikartigen Schmerzen bei der Menstruation von einer Erstgebärenden verwechselt werden, namentlich wenn dieselbe durch das Fortbestehen des Blutabganges aus den Genitalien während der Gravidität über ihren Zustand im Zweifel sei, u. s. w.

Ein im Ganzen alltäglicher Fall von Geburt auf dem Abtritt und Tod des Kindes durch Erstickung, welcher von einem Vorgutachten in etwas zu weitläufiger und mehrfach befangener und theoretisirender Weise begutachtet ist, giebt Brunner (8), der ihn „mit Randbemerkungen" referirt, Anlass, sich über die Ausbildung in foro zu consultirender Aerzte zu verbreiten. Er hat ganz Recht, wenn er sagt: „es ist ein Unterschied zwischen heilärztlichem und gerichtsärztlichem Wissen, ersteres schliesst die Möglichkeit der Erlernung des letzteren in sich, ist

aber noch nicht letzteres"; und er hat ferner Recht, wenn er sich dagegen erhebt, dass die Gerichtsärzte sich nicht erst dadurch bilden sollen, dass sie die Strafjustiz aufs Eis geführt haben, sondern dass vorher bereits sie durch Studium und Theilnahme an demonstrativen und practischen Cursen in der Beurtheilung gerichtlich-medicinischer Fälle sich üben müssen, ehe sie angestellt werden wollen. Wenn dagegen die unterzeichnete Redaction meint, dass „der bestunterrichtetste Arzt auch der beste Gerichtsarzt sein wird, und jeder tüchtige Arzt die Anwendung der Medicin in foro wohl fertig bringen wird, so erlaube ich mir, auf vielfältige Erfahrung gestützt, zu erwidern, dass dies ein ganz ideeller und theoretischer Standpunkt ist, dass „best unterrichtetste" Arzt eben nicht in die Lage kommt, sich täglich mit denjenigen Fragen und Untersuchungen zu beschäftigen, welche in foro verlangt werden und, weil es ihm an der in der forensischen Casuistik zu machenden Erfahrung mangelt, er unsicher auf diesem Gebiete ist. Was meint die Redaction dazu, wenn der bestunterrichtetste Arzt behauptete, auch der beste Redacteur einer Zeitschrift zu sein?

Bittner (9) secirte die Leiche eines schlecht entwickelten, gegen 37 Wochen alten Kindes, das, in aufrechter Stellung der Mutter geboren, mit dem Schädel nach Durchreissung der Nabelschnur auf eine mässig feste, in geringer Entfernung befindliche Unterlage anfiel und kein Lebenszeichen von sich gegeben haben soll. Die Mutter bedeckte es mit ausgerupftem Gras und mittelst Grabscheit mit einigen „Schaufeln Sandboden". Es fand sich ein Bruch des rechten Scheitelbeines und beträchtliche Schwellung durch Bluterguss, namentlich in der Gegend des rechten Ohres, „mit welcher Stelle das Kind sicherlich nicht aufgefallen ist", eine Ruptur des Oberlappens der rechten Lunge mit rechtsseitigem Pneumo-Hämato-Thorax, mehrfache tiefe Einrisse an den hintern Rande des rechten Leberlappens und eine Hämorrhagie in dem perinephritischen Bindegewebe derselben Seite. An der Oberfläche der rechten Körperhälfte werden, entsprechend den inneren Verletzungen, mehrere bogenförmige, schmale „Hautritze" bemerkt. Aus diesem Befunde schlossen die Sachverständigen, dass das Kind durch Schläge mit dem Grabscheite, die auf den kleinen, dasselbe bedeckenden Sandhügel geführt wurden, getödtet ist.

In dem von Schumacher (11) mitgetheilten Falle hatte eine Drittgebärende ihre letzte Schwangerschaft verheimlicht, keine Vorbereitungen zur Pflege des Kindes getroffen, die Entbindung in einem abgelegenen, nicht zu kalten Viehstall abgewartet, das Kind nach Durchreissung der Nabelschnur in der Rückenlage mit Moos so zugedeckt, dass die Absicht, es durch Ersticken oder durch Erfrierenlassen zu tödten, nicht daraus hätte geschlossen werden können. Sie selbst hätte den Morgen nach der Niederkunft ihre gewohnte Thätigkeit verrichtet, und als ihr das von einem Knecht gefundene Kind übergeben, es nicht als das Ihrige anerkannt, sich nicht um dasselbe bekümmert. Ihre Handlungsweise sei aus dem Gefühl der Scham entsprungen, sie hätte für das Kind zu sorgen beabsichtigt und nach der Lage ihrer Verhältnisse auch vermocht. Sie wurde des Verbrechens des versuchten Kindesmordes schuldig erkannt.

Fall von Curtze (14). Die Section eines ausgetragenen, männlichen Kindes, welches von der Mutter, da sie an ihm kein Lebenszeichen bemerkt haben will, auf dem Miste in einem Viehringe liegen gelassen war, ergab, dass das Kind nach der Geburt gelebt, die sehr kurze Nabelschnur durch Riss getrennt war. Abnorme Befunde wurden in keinem Organ constatirt. Es finden sich freilich Fracturen mehrerer Röhrenknochen und Rippen, sowie Verrenkung der Wirbelsäule, aber alles dies stellte sich als post mortem entstanden heraus. Als Todesursache wurde Erschöpfung angenommen, da dem Kinde nach der Geburt Alles fehlte, was beim Einfluss der kalten Witterung zur Erhaltung des Lebens nothwendig war.

Curtze (15). Eine schon stark in Verwesung begriffene Leiche eines ausgetragenen, weiblichen Kindes wurde in einem Bassin, dessen Durchschnittstemperatur + 30° war, 2 Tage nach der Geburt, gefunden. Aus der Existenz einer Kopfgeschwulst wurde auf das Leben während, aus der Anwesenheit von Sugillationen am Halse unmittelbar nach der Geburt geschlossen. Der Nachweis der Todesursache ist nicht mehr möglich, der Erstickungstod in der Flüssigkeit des Bassins am wahrscheinlichsten. Die Trennung der Nabelschnur schien durch Riss erfolgt zu sein.

Die Mutter, die schon 9 Kinder geboren, wollte weder von dieser ihrer letzten Schwangerschaft eine Ahnung gehabt, noch auch die auf einem oberhalb des Bassins gelegenen Abtritte erfolgte Entbindung als solche erkannt haben. Urtheil: Kindesmord unter Annahme mildernder Umstände.

Sanitätspolizei und Zoonosen

bearbeitet von

Prof. Dr. SKRZECZKA in Berlin.

Sanitätspolizei.

A. Allgemeines.

1) v. Fuller, Entwurf zur Sanitäts-Reform nebst Motiven. Ein Mahnruf an die Sanitätsbeamten. Vierteljahrschr. f. ger. Medicin. Januar S. 88. — 2) Pistor, Beitrag zur Reform des Apothekenwesens in Preussen. Ibidem S. 103. — 3) Börner, Ueber die amtliche Stellung und den Wirkungskreis des Medical Officer of Health in England. Vortrag, gehalten in der Sitzung der deutschen Gesellschaft f. öffentl. Gesundheitspflege vom 21. April 1874. Ibidem S. 176. — 4) Loewenhardt, Ansichten über Sanitätsreform. Ibidem, Juli. S. 165. — 5) Klusemann, Besprechung des Entwurfs zur Sanitätsreform des Herrn Bezirks-Physikus Dr. v. Poller in Berlin. Ibidem S. 176. — 6) Schwarz, Reiseerinnerungen aus England. Ibidem October. S. 332. — 7) Geigel, Ueber die Einrichtung von Gesundheitsräthen nach dem Gutachten des Obermedicinal-Ausschusses zu München. Deutsche Vierteljahrsschr f. öffentl. Gesundheitspflege. VII. 2. Heft. S. 312 — 8) Müller, E. H., Ueber Medicinal-Pfuscherei. Berliner Klinische Wochenschrift, No. 1. — 9) Derselbe, Zur Reorganisation der öffentlichen Gesundheitspflege. Ibidem No. 2. — 10) Auguste, Etude hygiénique sur l'usage de la danelle Thèse. 1874. Paris. — 11) Bineau, De la necessité de la gymnastique. Thèse. 1874. Paris. — 12) Brauser, Die Thätigkeit der bayerischen Aerztekammera im Jahre 1874. Aerztliches Intelligenz-Blatt No. 3. — 13) Brück (Osnabrück), Louise Lateau's drei Vorgängerinnen in Westphalen. Deutsche Klinik. No. 1. 2. 3. — 14) Rühle (Bonn), Was kann die öffentliche Gesundheitspflege zur Bekämpfung der Lungenschwindsucht thun? Vortrag, gehalten in der General-Versammlung des Niederrheinischen Vereins für öffentliche Gesundheitspflege zu Düsseldorf am 14. Nov. 1874. Correspondenzblatt d. Niederrh. Ver. f. öffentl. Gesundheitspflege. S. 41. — 15) Cameron, Ch. A., A Manual of Hygiene, Public and Private, and Compendium of Sanitary Laws for the Information and Guidance of Public Health Autorities, Officers of Health, and Sanitarians Generally. With 35 Illustrations. 8. Dublin. — 16) Silberschlag, C., Die Aufgabe des Staates in Bezug auf die Heilkunde und die öffentliche Gesundheitspflege. gr. 8. Berlin. M. 1. — 17) Wasserfuhr, Die Verhandlungen der Kreis-Gesundheitsräthe in Unter-Elsass 1872 und 1873, nach den Sitzungs-Protocollen zusammengestellt und geordnet. gr. 8. Strassburg.

[1] Kongl. Majestät uådiga hälsovårdsstadga för riket, gifven den 25. Septbr. 1874. Svensk Författn.-saml. 1874, No. 68. Hygiea 1874. p. 575 u. 629. — 2) Råd och anvisningar meddelade af Kongl. Sundhets-Kollegium i anledning af hälsovårdsstadgan. Hygiea p. 349, 401, 463, 517. — 3) Diskussion om den nya hälsovårdsstadgan i Svenska läkaresällskapet. Svenska läkaresällsk. förhandl. p. 43, 80, 110. — 4) Kongl. Sundhetskollegii underdåniga förslag till förordning om, hvad till förekommande af smittosamme, epidemiska sjukdomars införande och utbredning i riket i agttagas bör. Hygiea. p. 119 — med betänkande ibid. p. 168. — 5) Kongl. Majestäts förordning angående åtgärder mot införande och utbredning af smittosamma sjukdomar bland rikets invånare, gifven den 19. mars. Svensk Författn.-samling No. 21. Hygiea. p. 235 — 6) Kongl. Majestäts förordning angående hvad iakttages bör till förekommande och hämmande af smittosamma sjukdomar bland busdjuren, gifven den 19. april. Svensk Författn.-samling No. 56. — Hygiea. p. 294.

Eine Verfügung vom 25. September 1874 (1) bestimmt die Ordnung der öffentlichen Gesundheitspflege in Schweden. Die oberste Aufsicht ist beim Sanitätscollegium; die unmittelbare Leitung und Beschäftigung mit den Gesundheitsangelegenheiten wird in den Städten einer Sanitätscommission, auf dem Lande dem Gemeinderathe übertragen. Die Sanitätscommission soll in der Regel aus dem Vorstande der Polizeibehörde, dem Stadtarzte und einem vom Magistrate nebst vier von der Gemeinde gewählten Mitgliedern bestehen. Die sanitätspolizeilichen Beschlüsse der Commission sollen vom Vorstande der Polizeibehörde ausgeführt werden; dieser kann sich der Ausführung weigern, und die Sache wird dann der Amtsbehörde zur Entscheidung überlassen. Versäumt Jemand eine ihm obliegende Arbeit

rücksichtlich der Gesundheitspflege, kann die Sanitätscommission dieselbe auf seine Kosten ausführen lassen;
die Commission kann übrigens durch Geldstrafen die
Erfüllung ihrer Vorschriften erzwingen. — Die Verfügung bespricht darnach die einzelnen Gesundheitsangelegenheiten (Begräbnissplätze, ungesunde Wohnungen,
Trinkwasser, Nahrungsmittel, Fabriken und Magazine,
Ställe, Abtritte, Auswurfstoffe u. s. w.) nebst einigen
Vorschriften betreffend die ansteckenden Krankheiten.—
Zum Unterrichte der Gesundheitsbehörden hat das Sanitätscollegium Rathschläge und Anweisungen rücksichtlich der Ausübung der erwähnten Bestimmungen herausgegeben (2); in der schwedischen Gesellschaft der
Aerzte ist die Verfügung in mehreren Sitzungen discutirt
worden (3).
    Ein Supplement der Verfügung vom 25. Sept. 1874
ist die Verfügung betreffend die Maassregeln gegen
die Einführung und Verbreitung anstecken-
der Krankheiten unter die Einwohner des Reichs.
Der Vorschlag (4) zu dieser Verfügung wurde vom
schwedischen Sanitätscollegium abgefasst und mit
einigen geringen Aenderungen vom Könige unter dem
19. März 1875 bestätigt (5). Die früheren Maassregeln
gegen epidemische Krankheiten wurden hierdurch wesentlich abgeändert. Gegen die Einführung der Cholera (und
des gelben Fiebers) in das Reich ist wesentlich dasselbe System der Inspection der ankommenden Schiffe
angenommen, das vom Sanitätscongresse in Wien
empfohlen wurde. Schiffe, die aus Choleraorten kommen
oder mit solchen oder mit Choleraschiffen Berührung
gehabt haben, werden untersucht, in der Regel von
Aerzten, die Kranken werden auf passende Weise isolirt,
den gesunden Passagieren wird es erlaubt, ins Land zu
gehen, die Besatzung aber und das Schiff werden abge-
sperrt, wenn Cholera vorgekommen ist, bis die erforderlichen Reinigungs- und Desinfectionsvorkehrungen ausgeführt sind; die Aufsicht mit allem diesem liegt der
Sanitätscommission ob. Gegen die Importirung der
Pocken, des Ileotyphus, des exauth. Typhus, des Schar-
lachs, der Diphtherie und der Dysenterie kommt dasselbe Isolirungsverfahren zur Anwendung, das gegen die
Zerstreuung dieser Krankheiten in dem Reiche festgesetzt ist, und das im Artikel 11. der hier besprochenen
Verfügung angegeben ist. Jeder Arzt, im öffentlichen
Dienste stehend oder nicht, ist nämlich verpflichtet, jeden
Fall der eben genannten Krankheiten so wie auch der
Cholera anzumelden. Wenn auch nur einzelne oder
zerstreute Fälle vorkommen, wie im Anfange einer Epidemie, soll doch die Anmeldung möglichst bald geschehen, und die Sanitätscommission oder (in den Lan-
desdistricten) der Gemeinderath soll beaufsichtigen, dass
die Kranken entweder zu Hause gehörig isolirt, gepflegt
werden, oder dass sie, ohne dadurch die Ansteckung zu
verbreiten, nach einem gehörig abgesonderten Krankenhause geführt werden, und ausserdem die nothwendige
Desinfection unternehmen lassen. Der Kranke darf nicht,
wenn der Transport ohne grosse Lebensgefahr geschehen
kann, sich der Einlegung ins Krankenhaus weigern,
wenn die Verhältnisse in der Heimath nach dem Urtheile der Sanitätscommission nicht hinlängliche Garantie
gegen die Verbreitung der Krankheit darbieten. Die
Masern sind nicht in diesen Bestimmungen einbegriffen.
— (6) ist eine Verfügung betreffend die Vorbeugung
und Hemmung der Epizootica.

    1) Lov af 4. May 1875 om Forandring i Lov om
Ligsyn af 2. Januar 1871. Ugeskrift for Läger. R. 3.
Bd. 20. S. 12. — 2) Bekendtgörelse fra Justitsministeriet
af 15. Decbr. 1875 angaaende Dödsattester. Ibid. R. 3.
Bd. 20. S. 476. — 3) Instruction fra Justitsministeriet
af 15. Decbr. 1875 betraeffende Dödeligbedsstatistiken.
Ibid. R. 3. Bd. 21. S. 45. — 4) Cirkuläre fra Justits-
ministeriet af 15. Decbr. 1875. Ibid. R. 3. Bd. 21.
S. 68. — 5) Anvisning fra Sundhedskollegiet af 16. De-
comb. 1875 for Läger med Hensyn til Udstedelsen af

Dödsattester. — 6) instruktion fra Sundhedskollegiet af
16. Decbr. 1875 for Läger med Hensyn til Sygeligheds-
statistiken og Medicinalberetningerne.

    Durch die obengenannten Verfügungen ist eine be-
deutungsvolle Umordnung der dänischen Medicinal-
statistik durchgeführt worden. Die Statistik ist hierdurch in vollerem Maasse, als früher, vorzugsweise in den
Dienst der Gesundheitspflege genommen, ihre Grundlage ist zuverlässlicher geworden, die Möglichkeit einer
mehr umfassenden und schnelleren Bearbeitung und Veröffentlichung ist erreicht, und die Statistik der Provinzen
ist zum Theil in die Hände der Districtsärzte, d. i. der
Medicinalbeamten der kleineren Bezirke, gelegt, während
sie früher wesentlich nur die grösseren Abschnitte, die
Physikatskreise, umfasste. Um dieses zu erreichen, sind
durch obengenannte Verfügungen verordnet: veränderte
Formulare für Todesbescheinigungen bei den gewöhnlichen Todesfällen und neue, ausführliche Formulare, die
bei Selbstmord und anderen, durch unglückliche Ereignisse eingetroffenen, plötzlichen Todesfällen gebraucht
werden sollen, eine veränderte Nomenclatur für die Mortalitätstabellen und die Krankenlisten, veränderte Bestimmungen, betreffend die jährlichen Berichte der Aerzte
und die Berichte über die auf öffentliche Kosten behandelten epidemischen Krankheiten, ein neues Schema für
die Berichte aus den Krankenhäusern und schliesslich
mehrere Bestimmungen, betreffend die Registrirung der
Todesfälle, die Einsammlung und Bearbeitung der Todesscheine sammt der Abfassung der Mortalitätstabellen und
der Krankenlisten. — Die Statistik der Todesursachen
in Dänemark muss zwar, wenn sie zuverlässlich sein soll,
vorläufig nur früher auf die Städte beschränkt werden;
denn für diese allein gilt die Verordnung, dass die
Leichenschau nur von Aerzten vorgenommen, und die
Todesscheine von ihnen ausgestellt werden müssen:
diese Statistik wird aber künftig vollständiger, zuverläs-
licher und schneller veröffentlicht werden können. In
Kopenhagen ist schon seit Neujahr 1876, gleich wie in
vielen anderen grossen Städten in und ausserhalb Europa, vom Stadtarzte wöchentlich eine Uebersicht über
die Todesfälle und Todesursachen nebst den (auch früher veröffentlichten) Mittheilungen der von den Aerzten
angemeldeten epidemischen Krankheitsfällen herausgegeben. — Auch die Berichte über die Gesundheits- und
Krankheitsverhältnisse, namentlich die epidemischen Krankheiten, die für das ganze Reich — Landdistricte sowohl,
als Städte — abgegeben werden, können häufig ausführlicher und genauer erwartet werden.

    1) Kvaksalverlavgivningen. Ugeskrift for Läger. R. 3.
Bd. 19. S. 62, 137. — 2) Sörensen, Th., Et Par Ord
om Kvaksalveriet. Ibid. R. 3. Bd. 19. S. 433. (1—2
enthalten eine Discussion über zwei dem dänischen
Reichstage vorgelegte Gesetzvorschläge betreffend die
Quacksalberei und die Freigebung der ärztlichen Wirk-
samkeit. Die Behandlung der Vorschläge wurde im
Reichstage nicht beendigt.) — 3) Skrivelse fra Justi-
ministeriet af 5. Januar 1875 til Bestyrelsen for danske
Tandlägeforening. Ibid. R. 3. Bd. 19. S. 119. (Ein
ministerieller Ausspruch, dass die Einsetzung künstlicher
Zähne den Unexaminirten nicht verboten werden könne.
wenn sie nicht diejenige Wirksamkeit, die Allen und
Jedem zukommt, überschreite.) — 4) Cirkulär fra det
kongl. Sundhedskollegium af 13. Juli 1875. ibid. R. 3.
Bd. 20. S. 78. (Ein Circular des dänischen Sanitäts-
collegiums, das präcisirt, in welchen Fällen es den Aerzten erlaubt ist, Arzneien ihren Kranken zu distribui-
ren.) — 5) Kritische Bemerkungen zu diesem Circulare
von Giersing. Ibid. R. 3. Bd. 20. S. 161. 201. —
6) Yngvar Nielsen, De reelle Apotaker-Privilegier
för 1814. Norsh. Magaz. for Lägevid. R. 3. Bd. S. 57.
(Historische Mittheilungen über die Privilegien der norwegischen Apotheken.)

1—2) Beretning om Forhandl. pra den alm. danske Lägeforenings 12. og 13. Mode. Følgeblad til Ugeskrift for Läger. R. 3. Bd. 20. No. 4. u. No. 27, 28. (Berichte über die Verhandlungen der jährlichen Versammlung des allgemeinen Vereins dänischer Aerzte in den Jahren 1874 und 1875.) — 3) Krebs, J., Sygekasserne og Lägeras. Ugeskrift for Läger. R. 3. Bd. 19. S. 1. 17. — 4) Petersen, Jul., Endnu Lidt om Sygekasser og om Lägernes professionelle Stilling. Ibid. R. 3. Bd. 19. S. 81. (3 und 4 enthalten eine Discussion über Krankenkassen und namentlich über die geringe, den Aerzten derselben gebotene Entgeltung.)

In der Versammlung der dänischen Aerzte im Jahre 1874 (1) wurden folgende Fragen von allgemeinerem Interesse discutirt: Die Gestattung der Frauen zur Ausübung der ärztlichen Praxis (welche nur geringen Anschluss unter der Versammlung fand), die Medicinalreform und das Gesetz zum Arbeiten der Kinder und jungen Menschen in Fabriken; im Jahre 1875 (2): Das Verhältniss der Aerzte zu den Krankenkassen, die freiwillige Krankenpflege im Frieden und im Kriege (die Bedeutung beider Institutionen wurde in der Versammlung fast einstimmig anerkannt) und die Taxen und Honorare der Aerzte.

1) Goldkuhl, A. E., Allmän hälso- och sjukvardslära. 3dje omarbetade upplagan. Stockholm, 1874. (Eine schwedische populäre Darstellung der Gesundheits- und Krankenpflege.) — 2) Kullberg, A., Hygieniska anteckningar under en utrikes resa. Hygiea. 1874. S. 241, 297, 345 u. 393. (Hygienische Reisebeobachtungen aus England, Schottland, Deutschland und Schweiz.) — 3) Björnström, Fr., Strodda anteckningar vid ett besoh i Tyskland hösten 1874. Upsala läk. fören. förh. Bd. 10. S. 399. (Reisebericht über die klinischen Anstalten und die neueren Krankenhäuser in Berlin und Leipzig.) — 4) Bidenkap og Worm-Müller, Om hygiejniske og kemiske Undersögelseinstituter. Norsk. Magaz. for Lägevid. R. 3. Bd. 5. Forh. 1874. S. 231. (Unter Hinweisung auf die hygieinischen und chemischen Institute in Dresden, Pest, München, Breslau und Leipzig und auf die Stadtchemiker in mehreren englischen und deutschen Städten wurde in der medicinischen Gesellschaft in Christiania das Bedürfniss eines auf öffentliche Kosten zu errichtenden Institutes für Untersuchungen der Nahrungsmittel, des Trinkwassers u. s. w. hervorgehoben.) Joh. Müller (Kopenhagen).]

B. Specielles.

1. Neugeborene. Ammen.

Appay, Camille, De la transmission de la Syphilis entre nourrices et nourrissons. 8. Paris. 9.

2. Wohnstätten und deren Complexe als Infectionsheerde.

1) Winter, von (Danzig), Allgemeine Erläuterungen der Canalisationsanlagen Danzigs. Rede, gehalten in der 2. Sitzung des deutsch. Vereins f. öffentl. Gesundheitspflege vom 13. Septbr. 1874 zu Danzig. Deutsche Vierteljahrsschr. f. öffentl. Gesundheitspflege VII. H. 1. S. 77. — 2) Dünkelberg (Poppelsdorf bei Bonn), a. Aphorismen über Bewässerung der Ländereien mit städtischem Canalwasser. Ebendas. Hft. 2. S. 250; b. Die Bewässerung der Ländereien im Anschluss an die Canalisation der Städte. Skizze eines freien Vortrages gehalten auf der Generalversamml. des Niederrh. Vereins f. öffentl. Gesundheitspflege im Jahre 1874. Correspondenzbl. des niederrh. Vereins f. öffentl. Gesundheitspfl. S. 181. — 3) Lissauer (Danzig), Ueber die Resultate einer mit dem Inhalt englischer Schwamm-

canäle ausgeführten Berieselung. Referat erstattet auf der 48. Versammlung deutscher Naturforscher und Aerzte in Graz. Deutsche Vierteljahrsschr. f. öff. Gesundhtspfl. VII. Hft. 4. S. 728. — 4) Helm (Danzig), Ueber die chemische Beschaffenheit der Canalflüssigkeit und des Abflusswassers der Danziger Rieselanlagen. Ebendas. S. 721. — 5) Fintelmann (Breslau), Ueber die Anwendung der Canal- (Sewage-) Berieselung auch in den Waldungen, Obstgärten und Baumschulen. Ebendas. Hft. 2. S. 263. — 6) Carpenter, Alfred, The Practical Power of Soil and Air combined with Vegetation, to Purify the Sewage of Water-closet Towns. Med. Times and Gazette. 5. June. p. 618. — 7) Gérardin, Altération, corruption et assainissement des rivières. Annales d'hygiène. Janvier p. 5 et Avril p. 261. — 8) Durand-Claye, Assainissement de la Seine. Ibidem. Octobre. p. 242. — 9) Lacoste, Projets d'égouts de la ville de Pau. ibidem. Juillet. p. 5. — 10) Wolffhügel (München); Ueber die Verunreinigung des Bodens durch Strassencanäle, Abort- und Düngergruben. Zeitschr. f. Biologie. XI. Hft. 4. S. 459. — 11) Reinhard und Morbach (Dresden), Amtlicher Bericht über die auf einer Reise nach Holland in Betreff des Liornur'schen pneumatischen Systems daselbst gesammelten Erfahrungen. Vierteljahrsschr. f ger. Med. Juli. S. 189. — 12) Scott, Adam, Darlegung und Kritik des Liernar'schen Städtereinigungssystems. Sanitary Record. Wochenschr. f. öffentl. Gesundheitspfl. 21. Novbr. 1874. Besprochen in der Zeitschr. f. Epidemiologie. II. S. 101. — 13) Lang (München), Ueber die Porosität einiger Baumaterialien. Zeitschr. f. Biologie. XI. Hft. 3. S. 313. — 14) Strassmann (Berlin), Anforderungen der öffentlichen Gesundheitspflege an die Baupolizei in Bezug auf neue Stadttheile, Strassen und Häuser. Referat, erstattet in der 1. Sitzung des deutschen Vereins für öffentliche Gesundheitspflege in Danzig vom 12. Septbr. 1874. Deutsche Vierteljahrsschr. f. öffentl. Gesundheitspflege. VII. H. 1. S. 52. — 15) Schwabe (Berlin), Einfluss der verschiedenen Wohnungen auf die Gesundheit ihrer Bewohner, soweit er sich statistisch nachweisen lässt. Ebendas. S. 71. — 16) Schürmann (Dresden), Das Petri'sche Desinfectionsverfahren. Ebendas. H. 4. S. 747. — 17) Weber (Würzburg), Das Pferd und dessen Wohnung im Interesse der Gesundheitspflege des Menschen. Ebendas H. 3. S. 366. — 18) Trask, Jos., House sewerage. A remarkable group of disorders in one family, the result apparently of a defect in drain pipe. New York med. record. Oct. 16. — 19) Volz, Die Kartoffelstärkemehl-Fabriken. Aerztl. Mittheil. aus Bayern. No. 7 15. April. — 20) Schülke (Stadtbaumeister in Duisburg), Ueber Canalisation. Vortrag, gehalten im deutschen Verein zu Duisburg am 4. Novbr. 1875. Correspondenzbl. des niederrh. Vereins f. öffentl. Gesundheitspfl. S. 182. — 21) Eassie, W., The Sanitation of houses, especially in the matter of drainage. British Medical Journal. Sept. p. 388. — 22) Ortsstatut der Stadt Frankfurt a. O., Die Anlegung und Veränderung von Strassen betreffend. vom 20. Oct. 1875. Correspondenzbl. d. niederrh. Ver. f. öffentl. Gesundheitspflege I. S. 188. — 23) Fischer, Ferdinand, Die Verwerthung der städtischen und Industrie-Abfallstoffe. Mit besonderer Rücksicht auf Desinfection, Städtereinigung, Leichenverbrennung und Friedhöfe. Leipzig.

Die erste Stadt des Continents, welche neben vollständiger Wasserversorgung durch eine Quellwasserleitung, die Canalisation vollständig durchgeführt und die Reinigung der Canalflüssigkeiten, welche auch sämmtliche Excremente enthalten, durch Ueberrieselung von Land bewirkt hat, ist Danzig. Ueber die Einrichtung der ganzen Anlage berichtet der Oberbürgermeister von Danzig, v. Winter (1), speciell über die Rieselfelder Dünkelberg (2) und

Lissauer (3), welcher namentlich den Grad der Reinigung ins Auge fasst, den das Schmutzwasser durch die Rieselung erfährt, indem er sich auf die Special-Untersuchungen von Beim (4) über die chemische Beschaffenheit des Danziger Canalwassers stützt.

Der Beschluss, Danzig nach Wiebe'schem Plane systematisch zu canalisiren, wurde im März 1869 gefasst und im December 1871 war durch Herrn Aird die Canalisation im Wesentlichen vollendet.

Der auf der Muttlau-Insel gelegenen Pumpstation wurden die sämmtlichen schwemmbaren Unreinigkeiten der Stadt durch drei Hauptcanäle zugeführt, welche in Cementziegelmauerwerk ausgeführt, 4 F. hoch, 2 F. 8 Z. weit, eiförmig sind, und in welche die einzelnen Strassenrohre aus Steingut, 9—18 Zoll weit, einmünden. Die Canäle haben eine Gesammtlänge von 132.460 Fuss, wovon 13,400 auf die gemauerten Canäle, 118,000 auf die Thonröhren, 1060 Fuss auf einige schmiedeeiserne Drücker kommen. Die ganze Anlage inclusive der Pumpstation und der Leitung des Schmutzwassers von dieser zu den Dünen, welche berieselt werden, kostet 701,000 Thaler. Von den 4000 Häusern der Stadt sind 3640 bereits an die Canalisation angeschlossen. Die Spülung der Canäle erfolgt zum Theil durch das Seewasser selbst, welches erforderlichen Falls an den Strassenkreuzungen, wo sich Einsteigekammern befinden, gestaut und in einem oder den andern Theil des Canalsystems vorübergehend reichlicher eingeleitet werden kann, zum Theil durch die Hydranten der Wasserleitung, zum Theil auch, wenn erforderlich, durch Einleitung des Wassers der Radaune in den obersten Theil des Canalsystems. Eine übermässige Füllung der Canäle bei Platzregen kann durch 10 Regenauslässe, welche zur Mottlau führen, verhindert werden. — Die Canäle werden ventilirt durch 118 eigne Ventilationsschachte, während zugleich die 310 Einsteigebrunnen in derselben Weise wirken. Die Ventilationsschachte führen nur bis zum Pflasterniveau, und ihre Oeffnungen sind wie die der Einsteigebrunnen durch besondere Einsätze (Schnecken aus Drahtgeflecht, welche mit Kohlenpulver gefüllt werden können) verschlossen. — Das Eindringen von Canalluft in die Häuser wird durch Wasserabschlüsse an den Hausröhren verhindert, und es wird kein Abfallrohr geduldet, das nicht durch Fortleitung nach oben über das Dach des Hauses ventilirt wäre. — Um die drainirende Wirkung der Canalisation zur Geltung zu bringen, wurden im Unterlauf der Sielrohre und Canäle in geeigneter Tiefe zugleich Drainröhren gelegt, welche vorzüglich functioniren und eine merkliche Austrocknung des Untergrundes bereits bewirkt haben. — Das Canalwasser wird auf das Dünenterrain bei Heubude geleitet und hier zur Ueberrieselung benutzt. Eine Fläche von 2000 Morgen ist an den Erbauer der Canäle, Herrn Aird, zur landwirthschaftlichen Ausnutzung auf 30 Jahre überlassen, wofür er die ganze bauliche Unterhaltung der Canäle, den Betrieb der Pumpstation, der Spülung etc. übernommen hat, während nach 30 Jahren die ganze Rieselanlage (ausschliesslich der Gebäude) an die Stadt fällt. Zur Zeit sind 500 Morgen in Cultur und werden mit Gemüsen, Rüben, Mais, Oelfrüchten, Gerste, Hafer etc. bebaut, während nur ein kleines Stück Land als Wiese angelegt ist. Die Erträge waren äusserst befriedigend: Gemüse gab z. B. 110 Thlr. pro Morgen, Rüben 56 Thlr. Brutto-Ertrag. Die Erfahrungen betreffs der Rieselung im Winter werden als noch nicht abgeschlossen angesehen, doch hat sich bis jetzt auch im Winter wenig Eis gebildet, und wo es sich bildete, floss unter demselben das Wasser fort und wurde vom Boden aufgenommen. — v. Winter hofft, dass die landwirthschaftliche Verwendung des Canalwassers bei eventueller Benutzung der vorhandenen unbestellten Ackerflächen auch im Win-

ter keine Schwierigkeit haben wird. — Der deutsche Verein für öffentliche Gesundheitspflege besuchte bei seiner diesjährigen Jahres-Versammlung in Danzig die Rieselfelder, und constatirte, dass bei dem Gange längs des offenen Hauptgrabens, der das Rieselfeld in gewisser Linie bis zum Meere durchzieht, oder wenn der Wind grade über ein grade unter Rieselung stehendes Feld strich, ein gewisser Geruch allerdings wahrnehmbar war, dass derselbe aber weder sehr stark, noch unangenehm war.

Dünkelberg (2) geht vom Standpunkte des Guitar-Ingenieurs noch näher auf die Einrichtung der Rieselfelder ein und berechnet, dass Danzig mit seinen 80517 Einwohnern auf Jahre hinaus sein Canalwasser auf einer Bodenfläche von 500 Morgen unterbringen und sogar mit demselben eine grössere Fläche nicht wohl in geordnetem Rieselbetriebe erhalten könne, während thatsächlich 2000 Morgen zur Disposition stehen. — Die für die Gesundheitspflege wichtigsten Fragen: 1) ob das Canalwasser durch die Rieselung genügend gereinigt werde, um unbedenklich den Flüssen zugeführt werden zu können; 2) ob durch die Rieselanlagen die Gesundheit der Anwohnenden gefährdet werde und 3) ob auch im Winter gerieselt werden könne, werden von Lissauer (3) in Bezug auf die Danziger Anlagen erörtert.

L. hat eine Reihe von Laboratoriumversuchen mit dem Boden der Danziger Rieselfelder angestellt und dabei die Bodenarten, die noch gar nicht berieselt worden waren, mit denen verglichen, die bereits 1—2—3 Jahre im Rieselbetrieb gestanden hatten. Alle Bodenarten hielten selbst so feine suspendirte Stoffe, wie pulverisirtes Amylum, vollständig zurück, die Schnelligkeit der Filtration aber war geringer bei dem Boden, der bereits länger überrieselt worden, als bei reinem Sande. Die Filtrationsdauer des letzteren = 10 gesetzt, war die des Bodens, der seit 1874 berieselt war, = 15.3, des Bodens von 1873 = 19, von 1872 = 22, für Wiesenmoorboden = 22, lockeren Lehmboden = 52, festen Lehmboden = 430. Was nun die Absorption gelöster Stoffe bei der Filtration betrifft, so beurtheilte L. dieselbe nach der Verminderung des specifischen Gewichtes, das die filtrirte Flüssigkeit vor und nach der Filtration zeigte, und bezeichnet das Verhältniss zwischen den Zahlen des specifischen Gewichts als Absorptionscoefficient für die betreffende Bodenart. Zu den Versuchen wurde Urin benutzt und ausser dem specifischen Gewicht die Chloride, Phosphate und Sulfate bestimmt. Es stellte sich nun heraus, dass der Absorptionscoefficient des Bodens steigt, je länger er bereits überrieselt worden ist, d. h. beim Rieselbetrieb wird der Boden mit der Zeit etwas weniger durchlässig, aber er steigert sich seine Fähigkeit, Schmutzwasser zu reinigen. Der höchste Absorptionscoefficient reinen Sandes war 2,7, bei Boden von 1874 (d. h. nach einjähriger Rieselung) 6,5, von 1873 7,7, von 1875 10,3, die Absorptionscoefficienten verhielten sich also wie 10 : 24 : 28 : 38. Von den einzelnen Harnbestandtheilen wurden die Chloride bei der Filtration fast gar nicht vom Boden zurückgehalten, von den Sulfaten nur wenig, von den Phosphaten das meiste; die Herabsetzung des specifischen Gewichts bei der Filtration ist somit bedingt durch die Zurückhaltung der Phosphate und der stickstoffhaltigen Substanzen, und die Menge der Chloride im Filtrirwasser kann keinenfalls als Massstab für den Grad der durch die Filtration erzielten Reinigung von Schmutzwasser angesehen werden. Gartenerde, mit Gras besetzt und von Wurzelfasern durchzogen, zeigte gegenüber reinem Sande etwa die 2½fache Absorption-kraft bei der Filtration. Auf den Danziger Rieselfeldern sammelt sich das Wasser, welches den Boden durchsetzt hat, in kleinen Gräben zur Seite des Feldes, an vertieften Stellen des unbebauten Landes und fliesst in drei grösseren Gräben zusammen, von denen einer direct in die Weichsel, die beiden anderen in die Festungsgräben bei Weichselmünde führen. (Die Eigenthümlichkeit der Bodenschichtung, die ein Zutagetreten des Rieselwassers aus dem durchlässigen Sande, der es zunächst aufnimmt, bedingt, ist nicht klar gelegt. Ref.)

Die Untersuchungen von H e l m (4) ergeben, dass das Abflusswasser hellgelb, etwas trübe ist, sich beim Stehen nicht völlig klärt, einen modrigen Geschmack, keinen Geruch hat. Es enthielt gelöst in 100,000 Theilen 8,4—8,6 organische, aber stickstofffreie Substanz (aus dem Glühverlust berechnet), und 37,1 Theile anorganische Substanz, wobei 4,44 Chlor, 1,75 Schwefelsäure, 43 Ammoniak, von Phosphorsäure nur Spuren. Die ungelösten Stoffe, deren das Abflusswasser reichlich enthielt, setzten sich als braunrother Schlamm ab. Letzterer enthielt: 59,1 pCt. organische Substanz, 23,3 Eisenoxyd, 15,4 Kieselerde und Sand, 0,9 kohlensauren Kalk, 1,3 Thonerde. Der reichliche Gehalt des Abflusswassers an suspendirten organischen Stoffen ist nicht Folge mangelhafter Reinigung des Canalwassers, und stammt nicht aus diesem her, sondern wird durch das Canalwasser aus dem Dünensande ausgezogen. Derselbe ist bei Danzig hier und da in Streifen und Nestern durchsetzt von einer sandigen, braunrothen oder rothgelben Bodenart, dem sogenannten „Fuchssande", welcher 1,74 pCt. organische, humöse Substanz, neben Eisenoxyd, Thon- und Kalkerde enthält und aus reinem Seesande besteht, dessen Körnchen mit der rothbraunen Substanz gewissermassen incrustirt sind. Durch Schütteln mit Wasser wird diese Substanz von den Körnchen abgespült, sie geht leicht selbst durch feine Filter und wird deshalb auch vom Boden des Rieselfeldes nicht zurückgehalten; sie löst sich in ammoniakalischen Flüssigkeiten und giebt auch dem filtrirten Rieselwasser seine gelbe Farbe. L i s s a u e r erklärt durch die H e l m 'schen Analysen die völlig genügende Reinigung des Canalwassers von Danzig durch die Rieselung für völlig erwiesen, da die Beschaffenheit des Abflusswassers selbst den Ansprüchen der Londoner Rivers Polution Commission entspräche. Auch das Vorkommen von Algen wie Leptothrix ochracea und Stereonoma in dem von dem Abflusswasser abgesetzten, rothbraunen Schlamme spricht für die erfolgreiche Reinigung, da diese Algen in Fäulnisszersetztem Wasser nicht vorkommen.

Ein nachtheiliger Einfluss der Rieselanlagen oder ihrer Abflüsse auf die Gesundheit der Anwohnenden ist keineswegs zu constatiren. — Die Heftigkeit der Choleraepidemie von 1873 in Weichselmünde wurde mit den Rieselanlagen in Zusammenhang gebracht und behauptet, dass speciell durch das dorthin geführte Abzugswasser die Krankheit verschleppt, resp. verschlimmert worden sei. Die Untersuchungen und Nachforschungen, welche H i r s c h, als Commissar des Ministeriums, an Ort und Stelle in Bezug hierauf angestellt hat, ergaben aber die Unbegründetheit der Behauptung, dass das aus den Sielen kommende Wasser einen directen Abfluss in die Weichselmünder Gräben hat; dagegen steht fest, dass das Rieselwasser, d. h. das bereits durch den Boden gedrungene und von hier abfliessende Wasser der in der Umgebung von Danzig angelegten Rieselfelder dahin gelangt und zwar in Gräben, welche mit der Weichsel in offener Communication stehen; das Wasser in diesen Gräben ist selbstverständlich nicht zum Trinken oder für anderweitige Hauszwecke bestimmt, allein die Bewohnerschaft von Weichselmünde und namentlich die in den hinteren, gegen die Gräben gelegenen Strassen angesessenen Bewohner des Ortes ziehen dies Wasser dem übrigens schlechten Brunnenwasser vor, und eben darauf, wie auf die Annahme hin, dass die aus diesem Wasser sich entwickelnden Emanationen die Luft verpesten, hat man die Verbreitung der Cholera daselbst mit den Rieselwässern in Verbindung gebracht. Die Annahme, dass es sich hier um eine Verpestung der Luft handle, ist vollständig unbegründet, sie wird einfach durch den Umstand widerlegt, dass die Festungsgarnison, welche diesen angeblich schädlichen Emanationen mindestens in demselben Grade als die Bewohnerschaft des Dorfes Weichselmünde ausgesetzt gewesen ist, von der Cholera vollkommen verschont blieb; die Behauptung dagegen, dass der Genuss jenes Grabenwassers schädliche oder vielleicht selbst specifische Wirkungen geäussert hat, lässt sich nicht ohne Weiteres in Abrede stellen, nur ist es eben nicht das in die Gräben einfliessende Rieselwasser, sondern es sind die Abfälle und Excremente anzuklagen, welche die Bewohner der hinteren Strassen des Dorfes eingestandenermassen in die Gräben an denselben Stellen hineinschütten, von welchen sie ihren Wasserbedarf beziehen; dass auf diese Weise Choleradejectionen in das Grabenwasser gekommen sind, scheint kaum einem Zweifel zu unterliegen. Abgesehen von diesem Cholerajahre (1873), zeigt eine statistische Vergleichung, welche L i s s a u e r in Bezug auf die Sterblichkeit von Weichselmünde von den Jahren 1865—1874 angestellt hat, dass die Rieselung keinerlei nachtheiligen Einfluss auf die Gesundheit der Weichselmünder Bevölkerung ausgeübt hat. Danach war die Gesammtmortalität in Weichselmünde in den ersten sieben Jahren vor der Rieselanlage schon eine enorme, die niedrigste Zahl war 2,6 pCt., die höchste 5,2 pCt. Nach Einführung der Berieselung war das Jahr 1872 ein mittleres, wie manches vorher, das Jahr 1874 aber, in welchem 250 Morgen, d. h. noch einmal so viel als 1873, Tag und Nacht berieselt wurden, die Schädlichkeit sich also am deutlichsten herausstellen musste, so gesund wie keines der vorhergehenden. Uebrigens raffte die Cholera von 1866 auch schon 3,1 pCt. der Bevölkerung hin, wurde also von der Epidemie von 1873 nur um einen kleinen Bruchtheil an Intensität übertroffen, während der Typhus seit Einführung der Berieselung weder ab- noch zugenommen hat. Auch in Heubude starben 1866, also vor der Berieselung, 1,45 pCt., 1873 1,56 pCt. an Cholera; an Typhus aber, der ja besonders gern in der Nähe fauliger Ansammlungen sich entwickelt, starben daselbst jährlich 1 - 10 Menschen, nach der Einführung der Berieselung nur einer im Jahre 1872, in den beiden letzten Jahren keiner. Die Sterblichkeit in Heubude war also, wie die Tabellen derselben von 1865 - 1874 ergaben, während der drei Rieseljahre nicht so hoch, wie vorher. Die Cholera hat 1866 fast ebenso stark gewüthet als die von 1873, und der Typhus ist vor der Einführung der Rieselanlage entschieden viel heftiger aufgetreten als nachher. — Danzig ist wohl die kälteste Stadt, welche bisher eine Rieselfarm angelegt hat, und es sind daher die Resultate, welche dort erzielt wurden, für Deutschland von grosser Wichtigkeit. Lissauer giebt die Temperaturverhältnisse der drei Winter 1872·73, 1873·74 und 1874·75 an. Im ersten war die Temperatur der Luft vom November bis zum März auf — 10° R. gesunken; der zweite Winter war verhältnissmässig milde, die Temperatur der Luft sank am Tage nicht unter — 6°; der dritte dagegen war ein recht strenger zu nennen, indem die Temperatur am Tage bis auf — 19,2 sank, im ersten Winter zeigte das Canalwasser bei seiner Ankunft in der Rieselfarm nie unter + 5° R. Obwohl wegen mangelnden Canalwassers nur intermittirend gerieselt wurde, so soll doch eine mit Raygras bestandene Fläche den ganzen Winter hindurch überrieselt worden sein, ohne dass der berieselte Boden gefror. Es bildete sich eine leichte Eisdecke zwar an vielen Tagen, unter der aber die Rieselwässer sog der Boden nach wie vor das aufgerieselte Wasser ein. Das Gras selbst fror nicht aus, blieb aber sehr kümmerlich. Auch in dem dritten Winter zeigte das Canalwasser auf dem Kieselfelde nie unter + 4° während der strengsten anhaltenden Kälte der Luft. Es hatte im November 1874 noch eine mittlere Temperatur von + 10°, fiel dann im December auf + 8°, im Januar auf + 7,1° und im

Februar auf + 5,6°, um im März wieder auf + 5,8° zu steigen. Die kälteste Temperatur hatte es an einem Februartage, nämlich + 4°, gewöhnlich aber sinkt es an der Ausflussstelle nicht unter + 5° trotz anhaltender, grossen Kälte. Im Allgemeinen ist festgestellt, dass das Wasser, so lange es aufrieselt, selbst bei der grössten Kälte nicht friert; dass es allerdings, sobald die Berieselung längere Zeit unterbrochen worden, bei strenger Kälte in und mit dem Boden friert und diesen dann so fest macht, dass alle spätere Flüssigkeit ihn nicht mehr aufthaut, sondern darüber hinwegfliesst. Im Hauptcanal friert also das Wasser niemals, auch bei der strengsten Kälte nicht, und bei ununterbrochenem Rieseln auch auf der Fläche nicht. Es können demnach Grasflächen bei einer Kälte bis zu — 10° den Winter hindurch berieselt werden, ohne auszufrieren, wenngleich der Ertrag nur ein kümmerlicher ist. Auch von Bunzlau, wo seit langen Zeiten ein Canalsystem besteht, berichten die Pächter der beiden Communal-güter, wohin die Entleerungen der Aborte, sowie die Haus- und Spülwasser geschwemmt werden, dass sie den ganzen Winter hindurch das Rieselwasser auf ihren Wiesen verbrauchen, dass zwar das Gras im Winter nicht sichtbar wachse, dass es aber nie ausfriere trotz der strengsten Kälte, wenn nur der Nachwuchs nach dem letzten Schnitt im November noch heruntergehauen werde, geschehe dies nicht, so faule allerdings die Gras-wurzel aus. Der Einfluss der Ueberrieselung auf die Tragfähigkeit des Dünensandes ist ein wunderbarer gewesen. Während in der Danziger Gegend von den besten Wiesen nie mehr als 2 Schnitte jährlich gewonnen werden, wurden hier sogar 6 Schnitte dem sterilen Sande abgewonnen, und ebenso wurden die Sandflächen in den üppigsten Gemüsegarten verwandelt. Zum Schlusse giebt L. auch einen Einblick in die Rentabilität des Unternehmens im Ganzen, indem er folgende Daten mit-theilt. Der Pächter zahlt als Pacht an die Stadt die jährlichen Unterhaltungskosten des ganzen städtischen Canalnetzes und die Anlage der Rieselfarm, welche nach Ablauf von 30 Jahren der Stadt als Eigenthum zufällt. Augenblicklich ist der Pächter im Begriff, das ganze Areal für 20 Thlr. pro Morgen zu verpachten, hat also jetzt eine Einnahme von 10,000 Thlr. jährlich. Nach einer vorläufigen Berechnung würde bei 1020 Morgen schon eine Rente von 20 Thlr. pro Morgen alle Kosten decken; und so wird in reichen Ernten dem Boden immer wieder abgenommen, was er von der Canalflüssig-keit zurückbehalten.

Die Furcht vor einer schnellen Uebersättigung der Rieselfelder mit Dungstoffen, die auch ihre Ab-sorptionsfähigkeit für Schmutzwasser beeinträchtigen würde, ist eine übertriebene. Es steht zu erwarten, dass benachbarte Güter auch Abnehmer der Canal-wässer werden, und ein passender Wechsel der Früchte und ein wohlgeübter Raubbau der zu zeitigen Ueber-düngung Schranken setzen wird. Auch meint Fin-telmann (5), der Breslauer Forst- und Oeconomie-rath, dass der Ueberfluss der Canalwässer mit grossem Nutzen der Wald-Cultur zugewandt werden könne. Nach seinen Erfahrungen wird eine mässige Canalwasserberieselung auf den Wuchs aller unserer Waldholzgattungen, namentlich auf ur-sprünglich armem Boden immer günstig einwirken, ohne die Güte des Holzes dadurch zu beeinträchtigen; aber starke Berieselung wird, insbesondere auf von Natur schon besseren Böden, wahrscheinlich ihren Wuchs derartig beschleunigen, dass das Gefüge des Holzes ein loseres und seine Verwendbarkeit wahr-scheinlich auch eine beschränktere sein wird. Es wird

mehr als Brennmaterial verwendet werden müssen, was unter Umständen und bei dem grossen Massen-zuwachse der so behandelten Waldbestände immer ein grosser Gewinn sein kann. Unzweifelhaft ist aber, dass eine übermässige Berieselung mit städti-schem Canalwasser vernichtend auf den Holzwuchs einwirken wird. Was die Jahreszeit betrifft, in welcher die Waldberieselung mit dem besseren Er-folge zur Ausführung gelangen dürfte, so sprechen die Düngungsversuche mit Cloakeninhalt entschieden für die Zeit vom erwachsenden Frühjahr bis Anfangs Juli. Flächen, welche erst aufgeforstet, aber nach ihrem Abtriebe wieder angebaut werden sollen, eignen sich am besten für die Winterberieselung; ebenso wäre die letztere für alle diejenigen Holzgattungen anzu-wenden, welche entweder wie die Eiche etc. Ueber-schwemmung dulden, oder überhaupt einen nassen Standort wie die Erle lieben. Was daher die Land-wirthschaft und der Gartenbau von den Canalwässern nicht zu verwenden vermögen, lasse man den Wäl-dern und überhaupt der Holzzucht ankommen, welche in vielen Fällen die Flüsse durch Aufnahme der Schmutz- und Sinkwässer ersetzen können.

Es gibt nach Carpenter (6) eine Grenze der Absorbirfähigkeit des Bodens für orga-nische Stoffe, wie überhaupt eines jeden Filters. Wird diese Grenze überschritten, so wird das durch das „reinigende" Filter laufende Wasser noch schmutzi-ger gemacht, wie in der Schule von Wordsworth an-gestellte, chemische Untersuchungen darthaten. Das durch das allzulange und ununterbrochen gebrauchte Filter gelaufene Wasser war reicher an Stickstoff und Phosphorsäure als, ehe es das Filter passirt hatte. Es verstopfen sich mit der Zeit die Poren des Filters mit Wasser, und bis durch seinen längern Nichtge-brauch dieses Wasser wieder durch Luft ersetzt wird, ist das Filter eben kein Filter mehr. So darf auch die Einleitung des Canalwassers in den Boden nur eine intermittirende sein, damit derselbe seine Filtrir-fähigkeit immer wieder von neuem gewinnt. Die organischen Stoffe, die in dem Boden zurückgehalten sind, oxydiren, werden zu organischen Salzen und geben bei neuer Filtration, in Wasser aufgelöst, als salpeter-saure und salpetrigsaure Salze wieder ab. Ein Filter, wie der Boden, bedarf daher auch der Ruhe, um Sauer-stoff zur Oxydation zuzulassen. Die mit dem Canal-wasser in den Boden gelangenden, organischen Stoffe sollen aber eigentlich gar nicht oxydirt werden, son-dern, ohne erst in Salze umgewandelt zu werden, di-rect in Pflanzen übergehen. Schon 1863 wies C. nach, dass Raygras mittelst seiner Wurzelfäserchen diesen directen Process bewerkstelligte. Neueste Forschun-gen haben hier auch dargethan, dass die Drosera Di-onaea kleine Thierchen gleich einem Thiermagen ver-daue, d. h. ohne sie vorher chemisch aufzulösen. So werden auch die stickstoffhaltigen Elemente der Canalwässer von den Wurzelenden der Pflanzen unter Entwicklung von Sauerstoff und Kohlensäure resor-birt, so dass sie weder physikalisch noch chemisch mehr die früheren Stoffe sind. Nach Pettenkofer soll die Erde an und für sich nur desodorisirend wirken, nicht aber die Fähigkeit besitzen, Krankheitskeime zu zerstören. Die den Erdclosets daher anhaftenden Gefahren, Krankheiten zu verbreiten, würden der Canalisation mit Berieselung nicht innewohnen, da die Wurzelfasern mit allen stickstoffhaltigen Elementen auch die Krankheitskeime total umwandeln und das abfliessende Wasser völlig frei von solchen schädlichen Substanzen machen. Die völlige Unschädlichkeit dieser Wässer zeigt die seit einer Reihe von Jahren schon dauernde, ausgedehnte Berieselung im Districte von Croydon, wo die Sterblichkeitsverhältnisse seitdem sich sogar wesentlich verbessert haben, speciell auch bei den in den Rieselfarmstellen und deren nächster Nähe Angesessenen. Die Sterblichkeitsziffern der im District von Croydon befindlichen Ortschaften würden noch günstiger sein, wenn nicht der Unrath aus den Häusern in überlaufende Gruben abgegeben würde, in deren unmittelbarer Nähe häufig die Brunnen sich befinden. Im letzten Jahre ist im District von Croydon kein einziger Todesfall an Fieber vorgekommen; ein Todesfall an Scharlach, 2 an Masern, 2 an Erysipelas bei Kindern unter einem Jahre, 2 an Stickhusten, 7 Todesfälle an zymotischen Krankheiten bei einer Bevölkerung von circa 3800 Personen, also 1,82 pro Mille. Auch sonstige Unannehmlichkeiten, die von dem abfliessenden Wasser veranlasst worden wären, sind trotz sorgfältigster Nachforschungen nirgendwo aufgefunden worden; dafür sind die durch das Raygras gewonnenen Futtermengen ausserordentlich gross und nicht minder Quantität und Qualität der anderen, bei Croydon gewonnenen Producte, wie Fleisch, Milch, Vegetabilien zu loben. Das auf Rieselfeldern gewonnene Heu hatte ein angenehmeres Bouquet als das von anderm Heu; und der Werth der dortigen Ländereien hat sich derart gehoben, dass ein Acre Land kürzlich für 1000 Pfund verkauft worden sei, der früher nur die Hälfte werth gewesen sei.

Auf Grund zahlreicher, an der Seine und anderen verunreinigten Wasserläufen in der Nähe von Paris gemachter Beobachtungen weist Gerardin (7) darauf hin, dass ein werthvoller Anhalt für die Beurtheilung des Grades der Verunreinigung eines Wassers durch die Bestimmung der thierischen und pflanzlichen Organismen gewonnen werden kann, welche in demselben angetroffen werden, und des Sauerstoffgehaltes der Wässer, welcher mit jenen in Wechselbeziehung steht.

Sobald die Gewässer verunreinigt werden, erkranken augenscheinlich zunächst die sie bevölkernden Fische. Sie steigen zur Oberfläche des Wassers, wo sie unbeweglich verharren, und sterben bald, wenn die Verunreinigung desselben anhält. Oft vereinigen sie sich in gedrängten Schaaren an den Punkten, wo einige Zuflüsse reinen Wassers stattfinden. Nöthigt man sie diese Stellen zu verlassen, so sieht man sie in Kurzem absterben. Auch die Mehrzahl der Mollusken gehen in den inficirten Gewässern unter, und die Zersetzung ihrer todten Körper vollzieht sich in kürzester Zeit. An der Luft können sie austrocknen, ohne zu sterben, und sie kehren nach mehrmonatlichem Erstarrtsein wieder zum Leben zurück, wenn man sie wieder ins Wasser setzt. Sobald ein Wasserverlauf sich verunreinigt, steigen die Mollusken an den Wasserpflanzen in die Höhe, wo sie sich unter den Blättern verbergen und warten, bis die Gefahr verschwunden ist, um wieder ins Wasser zurückzusteigen. Im Juli 1869, als die Fische in der Seine starben, blieben die Limnäen fünf Tage ausserhalb des Wassers und stiegen erst am sechsten wieder in dieses zurück. Die Brunnenkresse ebenfalls kann nicht in inficirten Gewässern leben. Vor einigen Jahren liess eine zu Louvres im Departement der Seine und Oise errichtete Stärkemehlfabrik ihre Industriewässer in den Gronit fliessen und zwar oberhalb der Kressenbeete von Gonesse. In einigen Stunden war alle Kresse zerstört. In dem darauf folgenden Processe verurtheilte der Gerichtshof die Stärkemehlfabrik zum Schadenersatz und verbot den Abfluss ihrer Wässer in den Fluss. Die dann wiederhergestellten Kressenbeete sind nunmehr wieder in vollem Gedeihen. G. stellt dann den Unterschied zwischen gesundem und verdorbenem Wasser kurz dahin fest, dass in ersterem höher organisirte Thiere und Pflanzen leben können, in letzterem aber absterben und in diesem nur Infusorien und Cryptogamen zu existiren vermögen. Schon im Jahre 1869 machte Domas, der beständige Sekretär der Academie der Wissenschaften, die Mittheilung, dass er den Ackerbauern, welche sich des Inhaltes der Pariser Gloaken bedienten, um damit ihre Felder zu düngen, die Verpflichtung auferlegt habe, diese Schmutzwässer nicht in die Seine abfliessen zu lassen, als bis sie einen kleinen Probecanal passirt hätten, in dem Fische und bestimmte Pflanzen sich befanden. Starben die Fische, so durften die Schmutzwässer, da sie noch nicht hinreichend gereinigt waren, nicht in die Seine gelassen werden. Von allen Wasserpflanzen scheint die Brunnenkresse gegen Verunreinigungen des Wassers am empfindlichsten zu sein, und beweist ihr Gedeihen, dass dasselbe von ausgezeichneter Beschaffenheit ist. Von den Mollusken lebt die Physa fontinalis nur im reinsten Wasser. Unter den Cryptogamen tragen die Algen wesentlich zur Verbesserung und Desinfection der Wasserläufe bei, da sie mit einer sehr lebhaften Respiration begabt mittelst des ausgeathmeten Sauerstoffs rasch die Zersetzung der das Wasser inficirenden, organischen Materien vollenden. Einen hohen Grad von Verderbniss bieten die Gewässer des Croult dar, nachdem derselbe die Abgänge der verschiedensten Fabriken sowie die Schmutzwässer von St. Denis aufgenommen. Auf dem in ihm gewaschenen Leinen zeigen sich eigenthümliche Flecken eines weisslichen Schleims, welche die Wäscherinnen mit einer Bürste entfernen, nachdem die Wäsche getrocknet ist. An den Schleusen, Dämmen, Wehren etc. findet man diese Masse gleichfalls. G. untersuchte dieselbe mikroskopisch und fand darin die Beggiotoa alba, eine zur Familie der Oscillarien gehörende Alge; und in ihr wiederum die Oscillaria nutans. Dagegen constatirte die mikroskopische Untersuchung der weissen Massen, welche bei einem Bache unterhalb einer Cartonfabrik abgelagert wurden, die Anwesenheit von Bacterien und zwar von Bacterium termo. Die Beggiotoa scheint charakteristisch für die Wässer der Stärkemehlfabriken zu sein, doch kann sie sich auch in solchen finden, die nicht durch Stärkemehl inficirt sind. Sie folgt den Bacterien, sobald das Wasser eine ganz geringe Verbesserung erfahren hat. Ist ein Gewässer durch in Zersetzung begriffene, thierische Materie inficirt, so treten in demselben mit Bestimmtheit die Euglenen (Euglena viridis und E. sanguinea) auf und steht ihre Menge im Verhältnisse zu der der verwesenden thierischen Substanzen. Man kündigte während der Belagerung von Paris die Euglenen der Bièvre die Etablirung der Schlächtereien des deutschen Heeres zu Long en Losas an, und gestatteten eine approximative Schätzung des dort vergossenen Blutes. Die in verdorbenen Wassern auftretenden Algen sind weisse, ohne Chlorophyll.

Ist die Wasserverderbniss eine vollkommene, so sind die weissen Algen sehr klein, ohne Verästelung und selbst ohne Gliederung. Von diesen ist die Beggiotoa alba die unterste Stufe. Man findet sie, wenn auch weniger massenhaft als in den Wässern der Stärkemehlfabriken, auch in den Cloakenwassern. Ist das Gewässer nicht ganz verdorben, so treten darin mit Chlorophyll versehene Algen auf. Ist es gesund, dann werden die Algen in demselben voluminöser, ihre Structur ist mannigfaltiger, ihre Gliederung ausgesprochener und oft sind die fruchttragenden Zellen unterschieden von den vegetativen. Die Höhe der Organisation der (mikroskopischen und makroskopischen) Flora und Fauna der Gewässer steht im Verhältniss zum Sauerstoffgehalt derselben und im umgekehrten Verhältniss zu ihrer Verunreinigung, welche den Sauerstoff an sich reissen. Enthält ein Gewässer seine normale Menge von Sauerstoff, so ist es sicherlich gesund und wahrscheinlich gut, und können in ihm Fische und höhere Pflanzenarten existiren. Verfasser will die Wasser, welche nur eines Theils ihres normalen Sauerstoffs beraubt sind als „alterirte", die welche ihn durch Einwirkung organischer Materien gänzlich verloren haben, „corrumpirte" nennen. Er fand keine Spur von Sauerstoff in den Wässern der Carton-, Darmsaiten-, Stärkemehl-, Dünger- und Poudrettefabriken, noch in denen der Knochensiedereien, der Gerbereien, der Flachsrösten etc. Da die Salubrität eng gebunden ist an die Gegenwart oder Abwesenheit des gelösten Sauerstoffs, so hat man, dosirt man seine Menge in dem mit Industrie- oder Hauswässern vermengten Wasser, die genaue Bestimmung der hygienischen Eigenschaften desselben und seines guten oder schlechten Einflusses auf die lebenden Wesen. Um die Sauerstoffmenge zu bestimmen, bedarf man eines sehr oxydirbaren Stoffs, der aber keine Niederschläge bilden darf mit irgend einem der in den verschiedenen Wässern vorhandenen Körper. Diese Eigenschaft besitzt das von Schützenberger vor einigen Jahren entdeckte $S_2 O_2$, NaO, HO, das in Gegenwart von freiem Sauerstoff sich durch Aufnahme von O_2 augenblicklich in $S_2 O_4$, NaO, HO verwandelt. Bei seiner Untersuchung des Wassers der Veste zwischen Rheims und Braisne fand G. seine Ansichten über das Verhältniss des Sauerstoffgehaltes, des Grades der Verunreinigung und der Natur der im Wasser anzutreffenden Organismen vollständig bestätigt. Er ist daher der Ansicht, dass man die Schmutzwässer, anstatt sie in schmalen Flussbetten von grosser Tiefe der fauligen Gährung zu überlassen, vor ihrem Eintritte in die Wasserläufe auf einer grossen Fläche zertheilen, und sie hier mit Sauerstoff sich sättigen lassen müsse, und zwar sollen die mögliche zertheilten Schmutzwässer sich auf einem vorher drainirten Terrain ausbreiten. An 2 Stärkemehlfabriken zu Gonesse und Bourget zertheilte er mit bestem Erfolge und kam zu dem Schlusse, dass die Wirkung um so grösser, je mehr die Vertheilung der Wässer statt gefunden, die am besten Tropfen für Tropfen auf den Erdboden fallen, um Rinnsale zu vermeiden.

In Folge Verfügung des Ministers der öffentlichen Arbeiten vom 22. August 1874 wurde eine Commission eingesetzt, welche geeignete Massregeln vorschlagen sollte, um der Infection der Seinewasser um Paris zu steuern.

Den Bericht dieser Commission liefert der Ingenieur der Brücken und Chausseen, Durand-Claye (8). Er schildert zuerst den Zustand der Seine bei Paris und die Ursachen ihrer Verunreinigung. Oberhalb Paris bietet die Seine wenigstens bei oberflächlicher Betrachtung einen befriedigenden Anblick dar. Der durch die Canalisation von Paris errungene Fortschritt offenbart sich auch innerhalb und kurz unterhalb der Stadt in augenscheinlicher Weise. An gewissen Puncten auf beiden Flussufern gelangen kleine Bäche unreinen Wassers, das von verschiedenen Fabrikanlagen oder Abtrittscanälen der Umgebung von Paris, oder auch von Cloaken, die der Canalisation von Paris noch nicht angeschlossen sind, herstammen, in den Fluss, verschwinden aber bald und ohne deutliche Spuren zu hinterlassen, in seinen Wassermassen. Die Fische leben in der ganzen Flussbreite, nicht minder schöner Art an seinen Ufern, und den Grund des Flusses bildet weisser Sand.[*] Während der Hitze und Dürre des letzten Sommers konnte Jedermann den befriedigenden Zustand der Seine in diesem Theile ihres Laufes constatiren. Unterhalb der Brücke von Asnières ändert sich die Situation plötzlich. Denn auf dem rechten Ufer daselbst befindet sich der Ausfluss des grossen Sammelrohrs von Clichy. Das Wasser, dessen aufs höchste verdorbener Zustand D. des näheren schildert, ist auf ciumal zu keinem häuslichen Gebrauche mehr tauglich; es schliesst in Gährung befindliche und inficirende Massen in sich, und der Sauerstoff ist völlig daraus verschwunden. Indem das Sammelrohr bei Clichy seinen Inhalt dem Flusse übergiebt, entsteht eine Verunreinigung desselben, gegen die die gleichzeitig stattfindenden, verschiedenen Fabrikabgänge verschwinden. Zwischen St. Denis und Epinay ergiesst sich der Croult in die Seine, der auch eine beträchtliche Menge Industriemassen derselben zuführt. Zwischen Argenteuil und Marly wird das Flusswasser weniger schmutzig und kann wieder zu verschiedenen häuslichen Zwecken, wenn auch nicht zum Genusse, dienen. Jenseits Marly schreitet die Besserung fort, das Wasser ist bei Conflans ziemlich gut, und zu Meudon durchaus gut zu nennen. Als Hauptursache der Wasserverderbniss nennt die untersuchende Commission mit Entschiedenheit den Zufluss der Sammelcanäle von Paris. Das Canalnetz von Paris, das 1856 erst 160 Kilometer betrug, umfasst heute bereits 573 Kilometer, und mit seinen Annexen 771 Kilometer. Dies ausgedehnte Netz sammelt die Regen- und Hauswasser, die Abgänge der öffentlichen Pissoirs, den Strassankehricht etc. Bei Clichy und St. Denis strömen der Seine im Durchschnitt täglich 200,000 Cubikmeter solcher Schmutzwässer zu. Die festen Bestandtheile derselben, welche pro Jahr ins Bett der Seine gelangen, betragen: aus dem Sammelrohr von Clichy 100,000 Tonnen und aus dem von St. Denis 25,000 Tonnen, in Summa 125,000 Tonnen.

Verf. geht nun auf die verschiedenen Methoden durch, welche man zur Verbesserung des Seinewassers vorgeschlagen hat: 1) Die Verlängerung der Sammelcanäle bis zum untersten Laufe der Seine oder bis zum Meere selbst. Dies Project würde mit enormen Kosten verbunden sein und die Infection einfach auf einen Punct der Meeresküste übertragen. 2) Verlängerung der Sammelcanäle bis zur Verbindung der Oise mit der Seine. Auch hierbei würde die Infection nur an eine andere Stelle verpflanzt und durch den stattfindenden Zufluss ausgebreitet werden, ohne dass ihre Hauptursache, die Gährung der verwesenden Substanzen, zerstört würde. 3) Verdünnung des Canalinhaltes durch reines Wasser, entweder im Laufe der Canäle oder an ihren Ausflüssen. Die Verdünnung hätte auch hier nur die Wirkung, der Infection eine grössere Ausbreitung zu verschaffen. Bei diesen drei Projecten würden ausserdem der Landwirthschaft die fruchtbringenden Elemente des Canalinhaltes verloren gehen. 4) Filtration der Canalwässer durch verschiedene Substanzen. Diese Methode wird stets ein unvollkommenes Resultat haben, und da ihre Ausführung eine beständige Unterhaltung verlangt, und ihre Bassins eine ernste Gefahr für die öffentliche Salubrität in sich schliessen, abgesehen von ihren bedeutenden Kosten. 5) Einrichtung von grossen Bassins an den Ausflüssen der Canäle, um den Inhalt derselben durch die Schwere zu klären. Diese Bassins müssten von den grössten Dimensionen sein und würden daher ausgedehnte Infectionsherde abgeben. Auch würde die Reinigung durch die Schwere allein stets unvollkommen und die Durchführung mit den grössten Uebelständen verknüpft sein. Endlich hat sich auch die Methode, auf chemischem Wege, speciell mittelst Schwefelsäure, die Canalwässer zu reinigen, als ungenügend und zu kostspielig erwiesen. Die Reinigung der Seine kann nach der Ansicht der Commission nur durch die verbundene Thätigkeit von Boden und Vegetation, d. h. durch die Berieselung stattfinden. Durch die Irrigation eines durchlässigen Bodens werden die Canalwässer nicht allein unschädlich, sondern auch fruchtbringend gemacht. Der öffentlichen Gesundheit wird völlig genüge gethan, und die Landwirthschaft findet eine Düngerquelle, die ihr bis dahin völlig verschlossen war. D schildert dann eingehend die Durchführung der beschlossenen Berieselung auf der Ebene von Gennevilliers, die dabei erzielten Resultate, die Verwendung des Inhaltes sämmtlicher Pariser Canäle zur Berieselung, sowie die Heranziehung der Gemeindeländereien des Waldes von St. Germain zu Rieselanlagen, und constatirt endlich, dass die Berieselung zu keinerlei Gesundheitsstörungen in den den Rieselfeldern benachbarter Ortschaften Veranlassung gegeben habe, da selbst die täglich noch wachsende Einwohnerschaft eines Dorfes (les Grésillons), das inmitten der Felder entstanden sei, von keinen auffälligen Krankheiten heimgesucht worden wäre.

Die Canalisirungsprojecte von Pau werden von Lacoste (9), einem Apotheker dieser Stadt, mitgetheilt und besprochen.

Pau liegt auf dem Südrande eines weiten Plateaus und ist vom Hédas durchströmt. Unterhalb der Stadt erstreckt sich eine Ebene, die im hohen Grade zur Berieselung geeignet erscheint. Durch die Natur drainirt, passt der Acker vortrefflich zur Verwerthung des Canalinhaltes. Die ad hoc eingesetzte Commission empfahl aufs Dringendste die Beschleunigung der Massnahmen, die zu dieser Verwerthung führen. Ausserdem kam sie am Ende ihrer Untersuchungen u. a. zu folgenden Schlüssen: 1) Der gegenwärtige Zustand der Gruben, Canäle und Cloaken von Pau ist völlig ungenügend, trotz der Anstrengung des Gemeinde- und Gesundheitsrathes, die zu verschiedenen Zeiten vergeblich eine Besserung hierin herbeizuführen gesucht haben. 2) Das zu London und in den Hauptstädten Englands und Belgiens eingeführte Canalisationssystem entspricht aufs beste den sanitären Anforderungen, indem es die Stagnation des Unrathes verhindert und seine ununterbrochene und rasche Entfernung bewerkstelligt. 3) Als erste und wesentliche Bedingung verlangt diese Methode eine fortgesetzte Wasserspülung in den Canälen, und zwar mittelst einer Minimalwassermenge von 100 Liter pro Bewohner und Tag. 4) Die Topographie von Pau eignet sich wunderbar für diese Canalisirung u. s. w.

In München, wo bisher die Excremente von den Canälen ausgeschlossen sind, verschliesst man sich auch nicht mehr der Einsicht, dass wegen der unvermeidlichen Verunreinigung von Luft und Boden eine baldmöglichste Entfernung der Abtrittsgruben dringend geboten sei; und ist nunmehr in Aussicht genommen, die Excremente sammt Gewerbs- und Hausabwasser den Canälen künftig zu überweisen und eventuell Rieselfelder anzulegen, sobald durch Vermehrung der Wasserzufuhr die Möglichkeit einer fortwährenden Spülung des Sielsystems gegeben sein wird. Die neu berufene Commission stellte sich zunächst die Frage, ob seit dem Jahre 1868, wo dieselbe eine Prüfung der Siele auf ihre Dichtigkeit vorgenommen hatte, eine Verminderung

oder eine Zunahme der Bodenverunreinigung durch dieselbe stattgefunden habe. Der Befund war nach Wolffhügel (10) so überraschender. Weder an den alten, noch an den neueren Canälen war ein Durchschwitzen ihres Inhaltes bemerkbar, nirgends an der Sielmauer fand man eine klebrige Ausschwitzung oder Auflagerung, und überall war dieselbe wie auch das umgebende Erdreich geruchlos. An jeder Ausgrabungsstelle wurde dicht unter der Sielsohle eine Probe des Bodens ausgehoben und im hygienischen Institut durch den Verfasser untersucht; und konnte derselbe weder beim Abdampfen noch beim Glühen die von Professor Feichtinger notirten, unangenehmen Gerüche nach faulendem stinkendem Leim wahrnehmen, obschon die Glühproben sich schwärzten und mitunter nachweisbare Ammoniakdämpfe gaben. Die chemische Analyse der Proben bestätigte den bei der Besichtigung der Ausgrabungsstellen schon gewonnenen Eindruck, dass eine entschiedene Besserung des früheren Verhaltens der Siele vorliege; und kommt Verfasser auf Grund seines Untersuchungsresultates zu dem Schlusse, dass die jüngeren Canäle für ihr Alter eine grössere Dichtigkeit zeigen, als die Canäle vom Jahre 1868, deren Poren sich erst mit der Zeit verlegt haben; sowie dass die durch die Siele verursachte Verunreinigung des Bodens eine relativ geringfügige sei.

Nachdem Schülke (20) (in einem Vortrage) die Frage ob „Abfuhr oder Canalisation?" beleuchtet, lezterer den unbedingten Vorzug zugesprochen, dann das Wesen derselben im Allgemeinen, und die dazu gehörigen Rieselfelder (von denen er die von Gennevilliers als Mitglied einer dorthin von der Stadt Duisburg entsandten Commission in Augenschein genommen) im Speciellen geschildert hat, berechnet er, dass wenn es gelänge die ungewöhnlich hohe Sterblichkeitsziffer von Duisburg (34 pro Mille nach dem Durchschnitt der letzten 10 Jahre) auf die Durchschnittsziffer für den ganzen preussischen Staat, welche 28 beträgt, durch die Einführung der Schwemmcanäle zu reduciren, bei 36,000 Einwohnern der Stadt jährlich 210 Menschen weniger sterben und 7140 Erkrankungen weniger vorkommen mit 142,800 Krankheitstagen. Rechnet man pro Krankheitstag 1½ Mark Verlust, so sind es 214,200 Mark jährlich, welche also einem Capital von 4,284,000 Mark entsprechen, ungefähr das Vierfache von den Kosten einer Canalisation Duisburgs.

Nach dem Reisebericht von Reinhard und Merbach (11) ist das Liernur'sche System in Holland zur Zeit nur in Amsterdam und Leiden zur Ausführung gekommen, und auch hier nicht durch die ganze Stadt, sondern nur in gewissen, von der Behörde dazu erwählten Häuserblocks oder Carré's.

In Amsterdam waren bis dahin acht Häusercomplexe von zusammen circa 8 Hectaren Grundfläche und mit über 4000 Einwohnern mit pneumatischer Canalisation versehen worden. Bei einer dieser Häusergruppen wohnten die Berichterstatter der Entleerung der Aborte durch eine Locomobile bei. Die Aborts befanden sich durchweg ausserhalb des Hauses, aber an dasselbe angebaut, sie waren vollständig geruchlos und zeigten im Inneren eine überraschende Reinlichkeit, zumal, da fast ausschliesslich Familien von Fabrikarbeitern und kleinen Handwerkern diese Wohnungen inne hatten. In einer anderen Häusergruppe mit besseren Wohnungen wuron die Aborte sogar in die Küchen eingebaut. Im östlichen Theile der Stadt befindet sich das Umfüllungsgebäude. Hierher werden die Kesseltauder gefahren, nachdem sie bei den einzelnen Häusergruppen mit den weggepumpten Fäcalien gefüllt worden sind, und erfolgt hier durch die Locomobile mit Luftpumpe die Ueberfüllung ihres Inhaltes in ein grosses, ebenfalls luftdicht geschlossenes und auf einem gemauerten Unterbaue erhöht aufgestelltes Reservoir, welches mit einer Reihe von Abzapfhähnen versehen ist, um die Fäcalien zum Transport ins Harlemer Meer und deren landwirthschaftlicher Verwerthung auf Fässer (Petroleumfässer) zu füllen. Reim Füllen der Fässer verfuhren die Arbeiter sehr nachlässig und liessen sie in einer Weise überlaufen, dass sie sich, den Fussboden und die Aussenseite der Fässer stark beschmutzten, so dass in dem Gebäude ein sehr übler Geruch herrschte und dieses selbst daher als eine Gesundheitsschädlichkeit angesehen werden muss. Per Schiff werden dann die gefüllten Fässer auf dem nahen Canal nach dem Harlemer Meer verfahren. Ueber die Bedingungen, unter welchen die Pächter die so gesammelten Fäcalien von der Stadt geliefert erhält, haben die Berichterstatter nichts Genaueres erfahren können. Trotz der bisherigen ungünstigen finanziellen Resultate gewinnt das System angeblich stetig an Boden, und soll die Ausdehnung desselben auf den ganzen südlichen neuen Stadtheil bereits beschlossen sein. In Leiden kam das Liernur'sche System schon Ende 1871 zur Anwendung und sind ebenfalls zur einige Häusercarré's mit zusammen circa 140 Häusern und etwas über 1200 Bewohnern mit demselben versehen worden. Während in Amsterdam die Häusercomplexe zerstreut liegen, befinden sie sich hier nebeneinander und bestehen sämmtlich aus älteren Häusern, bei welchen die Einrichtungen des Systems nachträglich nicht ohne einige Schwierigkeiten hergestellt worden sind, und zwar ganz auf städtische Kosten. Die besuchten Abtritts wurden, wie in Amsterdam, vielfach und vollständig geruchlos gefunden und nur die Pissoirs zeigten einigen Geruch nach zersetztem Urin. In der Centralstation geschah ungleich dem hierbei in Amsterdam beobachteten Verfahren die Umfüllung in der ordnungsmässigsten Weise, ohne dass ein belästigender Geruch dabei merkbar wurde, ja, ohne dass man von den Fäcalien dabei etwas zu Gesichte bekam. Ueberraschend war die geringe Zahl der hier verwendeten Arbeitskräfte, indem nur 4 Männer in täglich 4 Arbeitsstunden beschäftigt waren. Ein Landwirth im Harlemer Meerpolder, dessen Landgut circa 22 Kilometer von Leiden entfernt liegt, lässt wöchentlich einmal die gefüllten Fässer, in der Regel mittelst Wasserfracht, abholen. Bis Ende 1874 bezahlte derselbe der Stadt pro Hectoliter 30 Cents (ca. 50 Pf.), wodurch die Betriebskosten ungefähr gedeckt wurden, während das bei dem jetzt vereinbarten Preise von 40 Cents pro Hectoliter eine erhebliche Summe zur Verzinsung und Amortisation eines Theils des Anlagecapitals übrig bleiben wird. Auch die grosse Irrenanstalt der Provinz Nordholland Meerenberg besuchten die Reisenden; doch ist das Liernur'sche System hier nicht eigentlich zur Anwendung gekommen, indem die sämmtlichen Aborte in gewöhnliche Abtrittsgruben münden, und nur die Räumung dieser Gruben auf pneumatischem Wege erfolgt. Den Grund der Geruchlosigkeit der Aborte, welche die Berichterstatter allenthalben constatirt, auch in Amsterdam, wo doch die Räumung derselben nur 2—3 Mal wöchentlich geschieht, finden dieselben hauptsächlich darin, dass keine Bewegkraft von unten her sich entwickelnden Gase austreiben kann. In dem unterhalb des Trichters sich ansetzenden Syphon finden die Verff. ausserdem eine bequeme Einrichtung, die hier einige Zeit verweilenden Dejacte bei Cholera-

und Typhusepidemien gründlich zu desinficiren. In Bezug auf die weitere Verwerthung der durch das Liernur'sche System gesammelten Stoffe sei noch erwähnt, dass bei einer grösseren Ausdehnung desselben in Aussicht genommen ist, diese Stoffe nicht unmittelbar in dem Zustande, wie sie gesammelt sind, dem Ackerboden zuzuführen, sondern den flüssigen Stoff einzudicken und so transportabler zu machen. Der landwirthschaftliche Werth der gesammelten Stoffe wird übrigens durch eine in Amsterdam sowohl, wie in Leiden, in nicht geringem Maasse stattfindende missbräuchliche Benutzung der Aborte zum Ausguss von Haus-, Wasch- und Küchenwässern vermindert. Das Einbauen der Aborte in die Küchen leistet diesem Missbrauch Vorschub, und könnte nur durch Einrichtung von Gossen verhütet werden, dass es noch bequemer gemacht wird, die Hauswässer in diese auszuschütten, statt den Auguss ins Aborts. Aus dem dem Reiseberichte angeschlossenen Pachtvertrage zwischen der Stadt Leiden und dem abführenden Landwirth ist noch hervorzuheben, dass der Letztere verpflichtet ist, die mit Fäcalien gefüllten Fässer wöchentlich in Empfang zu nehmen, und dass dieselben auf keinen Fall länger, als siebenmal 24 Stunden innerhalb der Gemeinde bleiben dürfen. (Die Schwierigkeit, grosse Mengen von Koth regelmässig und genügend schnell bei Landwirthen unterzubringen, die Nothwendigkeit neben dem „Liernur'schen System" noch Canäle für Regen-, und alle Arten Schmutzwasser zu bauen und deren Inhalt gesondert zu beseitigen, dürfte nicht genügend gewürdigt sein. Ref.)

Adam Scott (12) bringt nach einer ausführlichen Besprechung der Liernur'schen Methode eine Darstellung der mittelst der Dampfmaschine vor sich gehenden Poudrettefabrikation, die in den pneumatischen Röhren gesammelten Substanzen jetzt unterzogen werden. Dieselben betragen im Durchschnitt 3 Pfund pro Kopf und Tag, von denen 90 pCt. Wasser sind. Zur Verdampfung dieses Wassers benutzt Liernur den abgehenden Dampf der Dampfmaschine. Jedoch reicht die Temperatur desselben nur unter vermindertem Luftdrucke aus; und um diesen herzustellen, wird das in den Zuckerfabriken übliche Verfahren nachgeahmt. Hierbei werden die düngenden Stoffe, organische und anorganische, in der Poudrette erhalten; nichts kann in Form von Gasen oder Dämpfen entweichen, da Alles in vacuo vor sich geht, und das abdestillirte Wasser hat sich reiner erwiesen, als was von der obersten Gesundheitsbehörde für Trinkwasser verlangt wird. Eine Analyse des Prof. Völker in London ergab in einer Probe dieser Poudrette: 8,64 pCt. Wasser, 62,96 organische Stoffe (enthaltend 9,35 Stickstoff), 3,29 Eisenoxyd und Thonerde, 1,76 Phosphorsäure, 0,86 Kalk, 6,22 Chlor, 6,02 Schwefelsäure, 8,20 Alkalien, 20,05 Kieselerde = 100 pCt. Prof. Völker berechnet demnach den Marktwerth dieses Düngers zu 8½ Mark den Centner. Es entzieht dem Düngerproduction von über 10 Mark per Kopf und Jahr. Scott bringt nun eine ausführliche Berechnung der Kohle, der Anlage und des Betriebes, sowie des Ertrages, deren Resultat ist, dass in einer Stadt von ca. 20,000 Einwohnern mindestens ein jährlicher Reingewinn von 60,000 Mark erzielt würde. (!Derartige günstige Berechnungen hat bis jetzt noch jede Poudrettefabrik aufgestellt und keine hat sich halten können. R.)

Im Anschluss an die Arbeiten von Pettenkofer,

Schürmann, Märker hat Lang (13) im Polytechnicum zu Münster die Porosität einiger Baumaterialien experimentell geprüft.

Ein Stück des betreffenden Materials von bestimmter Grösse und Dicke wurde luftdicht in eine Metallkapsel mit der einen Fläche angekittet und nun Luft unter gemessenem Drucke nach erfolgter Trocknung durch Schwefelsäure durch ein Rohr in die Metallkapsel gedrückt. Eine eingeschaltete Gasuhr lässt ablesen, wie viel Luft in gegebner Zeit durch den Mauerstein, Kalkstein etc. hindurchgedrungen ist. Die Baumaterialien wurden trocken, nach erfolgter grösstmöglichster Durchfeuchtung, in verschiedenen Stadien des Austrocknens, bekleidet mit Anstrich, Tapete etc. oder mit freien Oberflächen den Versuchen unterworfen. — Die Fähigkeit der Baumaterialien, Wasser aufzunehmen, wurde bestimmt, indem sie zunächst trocken gewogen wurden und dann in Wasser gekocht und mit demselben wieder abgekühlt, dann aber wieder gewogen wurden. — Die Versuche ergaben, dass die unter Druck durch poröses Material gehende Luft proportional ist einer von der Natur des Materials abhängigen Permeabilitätsconstanten, proportional der Druckdifferenz auf den beiden Seiten der porösen Scheidewand und umgekehrt proportional der Dicke derselben. Ihrer Permeabilität nach lassen sich die untersuchten Materialien in folgender Reihe ordnen, wobei mit den permeabelsten begonnen wird: Kalktuffstein, Schlackenstein (nicht die verglasten Hochofenschlackensteine, deren Undurchlässigkeit Pettenkofer betont, sondern aus zerkleinerten Schlacken mit Mörtel durch die Ziegelpress-Maschinen hergestellte Steine) Fichtenholz, Luftmörtel, Ziegel aus Osnabrück, Beton, starkgebrannte Münchner Ziegel, unglasirte Klinker, Portland-Cement, Münchener Maschinenziegel, oberbairischer und schweizer Grünsandstein, schwachgebrannte Münchner Handziegel, Eichenholz, gegossener Gips, glasirte Klinker. Jede Mauerbekleidung vermindert die Permeabilität erheblich; am wenigsten Kalkanstrich, dann Anstrich mit Leimfarbe, Tapeten, bei denen jedoch auch die Dichtigkeit des Klebstoffs in Betracht kommt, am meisten Oelanstrich. — Durchfeuchtung vermindert die Permeabilität für Luft um so mehr, je kleiner die Poren des Materials sind. Luftmörtel verliert bedeutend an Permeabilität, Beton und Cement werden durch längeres Liegen in Wasser bleibend undurchlässig. Das Austrocknen der Materialien erfolgt um so schneller, je grösser ihre Poren sind. Feucht gewordene Mörtelbänder trocknen langsam aus. Die Wasseraufnahme erfolgt am raschesten bei den Ziegelarten, dann bei den Osnabrücker Handpreussteinen, den Schlackensteinen, am langsamsten bei Sandstein. Die Fähigkeit Wasser aufzunehmen ist quantitativ am grössten bei Mörtel und Ziegelsteinen, dann Schlackenstein, Kalktuffstein, Beton, Portland-Cement, Grünsandstein, unglasirten Klinker, glasirter Klinker nimmt gar kein Wasser auf.

An der in Berlin bestehenden Baupolizeiordnung setzt Strassmann (14) in seinem Ref. für die Versammlung des deutschen Vereins für öffentliche Gesundheits-Pflege in Danzig aus, dass sie vorzugsweise im Hinblick auf Feuersgefahren und weniger auf Gesundheitsschädlichkeiten verfasst sei; so u. a. habe die Bestimmung, wonach die Höfe 17 Fuss lang und breit sein müssen, bezweckt, den Feuerspritzen zu ermöglichen, in ihnen sich umzuwenden. Indem nun die Höhe der Häuser von der Strassenbreite abhängig sei, in Berlin im Durchschnitt recht bedeutend sei, so seien bei der möglichsten Ausnutzung des Erlaubten Lichthöfe entstanden, deren Verhältnisse man mit Recht den Schäften eines Postillonsstiefels verglichen habe. S. stellt folgende

Anforderungen der öffentlichen Gesundheitspflege an die Baupolizei in Bezug auf neue Stadttheile, Strassen und Häuser: 1) Die Ansiedelung in der Nähe der Städte ist zu begünstigen. Dabei ist von der Festsetzung detaillirter Bebauungspläne abzusehen und sind nur die grossen Verkehrswege auf öffentliche Kosten frei zu legen. 2) Für neue Stadttheile ist ein den Anforderungen der Gesundheitspflege entsprechender Entwässerungsplan festzustellen. 3) Die Errichtung frei stehender Gebäude und Gebäudegruppen ist zu befördern und 4) für Strassen, welche nicht Häuserverkehrsadern bilden, sind mässige Strassenbreiten statthaft. 5) die Höhe der Gebäude darf das Mass der Strassenbreite nicht überschreiten und in keinem Falle über vier Stockwerke einschliesslich des Erdgeschosses hinausgehen. 6) Der dritte Theil eines jeden Grundstückes muss von der Bebauung frei bleiben. Diesen Anforderungen des Ref. fügt von Haselberg als Correferent noch folgende hinzu: 1) Vor jeder Umfangswand eines Gebäudes, in welcher sich Fenster von Wohnräumen befinden, muss in der Regel ein von Bauwerken und Bodenerhebungen freies Normalprofil vorhanden sein. 2) Wohn- und Schlafräume, deren Fussboden ganz oder theilweise unterhalb der umgebenden Erdoberfläche liegt, sind nur dann zulässig, wenn sie in Bezug auf Entwässerung, Lage über dem höchsten Grundwasserstande, Höhe im Lichten, Lüftung und Erhellung, sowie seitliche Trennung ihrer Wände vom Erdboden mindestens den für Wohnungen überhaupt zu stellenden Anforderungen entsprechen. 3) Es ist wünschenswerth, dass der Fussboden der Wohnungen von dem Baugrund getrennt werde.

In Bezug auf den Einfluss der verschiedenen Wohnungen auf die Gesundheit ihrer Bewohner, soweit er sich statistisch nachweisen lässt, kommt Schwabe (15) zu dem Resultate, dass die Sterblichkeit in den Kellerwohnungen stärker als in allen andern Wohnungen wächst; dass die Epidemien in den Kellern stärker als anderwärts auftreten, und dass die Keller den intensivsten Boden für die grosse Gruppe der Durchfalls- und Infectionskrankheiten bilden. Von 1000 Lebenden starben jährlich in Berlin in der Kellerwohnung 25,3, im Erdgeschoss 22,10, im 1. Stock (Beletage) 21,6, im 2. Stock 21,8, im 3. Stockwerk 22,6, vier und mehr Treppen hoch 23,2. — Dass die Sterblichkeit in den höchsten Stockwerken grösser ist als in den Kellern, rührt nicht daher, dass letztere gesünder sind als erstere, sondern daher, dass das Wohlhabenheit in den Kellerwohnungen grösser ist.

Das Dr. Petri'sche Desinfectionsverfahren unterzieht Schürmann (16) einer Besprechung, nachdem er einem im Uebrigen nichts Neues bringenden Vortrage des Erfinders und Versuchen desselben in Dresden beigewohnt. Als neu und eigenthümlich lässt er dem Verfahren 1) Vereinfachung des Mechanismus, da die Röhrschnecke nicht leicht in Unordnung gerathen kann; diese in einem unten am Sitze befindlichen Troge angebrachte Röhrschnecke soll einigemal des Tages gedreht werden, damit nicht grössere Mengen des Pulvers der Mischung mit den Fäcalien entgehen, 2) Verwendung der mit Torf und anderen Brennmaterialabfällen gemischten und in Ziegelform gebrachten, getrockneten Fäcalien als Brennmaterial. Das Petri'schen Desinfectionspulver besteht nach S. aus 3 Theilen Torf, 2 Theilen Steinkohlengrus, $\frac{1}{16}$ Theil schwerem Gastheer nach Belieben mit Sand oder trocknen Abfällen gemischt. Petri's „System" unterscheidet sich nicht von dem der Erdclosets.

Zahlreiche, theils gleichartige, theils einander schnell folgende Erkrankungen in einem Hausstande (mehrmals recidivirende Peritonitis nach eben überstandenem Puerperium, Fieber von typhösem Character mit und ohne Durchfälle und Roseola, Cerebrospinalmeningitis bei Kindern) führt Trosk (18) auf die schlechte Beschaffenheit der Ableitungs-Röhren für Closets und Grundwasser zurück, welche übelriechende Gase in die Wohnräume entweichen liessen. Analoge Fälle werden kurz erwähnt und hervorgehoben, wie wenig geschickt die Handwerker im Auffinden solcher schadhaften Stellen der Röhren zu sein pflegen.

Eassie (21) ,schildert die grossen Uebelstände mancher Häuser des vornehmen Westends von London in Bezug auf alte Abtrittsgruben derselben. In früheren Zeiten waren diese verhältnissmässig unschädlich, als jene Häuser noch freiliegende Villen waren, während sie jetzt eng umbaut sind. So entdeckte er kürzlich bei einem solchen Hause 3 Abtrittsgruben, die man verlassen und ausser Gebrauch gesetzt hatte, nachdem sie überfüllt waren. In 5 Karrenladungen wurde der Inhalt weggefahren, was nachweislich seit einem halben-Jahrhundert nicht mehr geschehen war. E. giebt dann Durchschnittzeichnungen von Bäusern mit alten Abtrittsanlagen und solchen mit Waterclosets, die er selber als Architect und Ingenieur erbaut hat.

Wols (19) macht auf die Folgen der Verunreinigung kleiner Bäche und Gräben durch Einleitung des Wassers der Kartoffelstärkemehlfabriken aufmerksam. Dieses Wasser enthält viel pflanzliche Beimischungen und begünstigt bekanntlich die überreichliche Entwicklung von mancherlei Conferven-Fäden (s. oben Gérardin) in den Bächen, die sich festsetzen und einen schwarzen Schlamm bilden, auch dem Wasser eine schwärzliche Färbung geben. Verf. erklärt diese durch die Bildung von Schwefeleisen aus dem Schwefelwasserstoff, den der sich zersetzende Schlamm bildet, und dem Eisen des Erdbodens. Dass in solchen Bächen die Fische sterben, sei wohl weniger Folge directer Vergiftung derselben, als der Erstickung, da das Schwefeleisen den freien Sauerstoff des Wassers an sich reisst.

[Amnéus, A. J., Någta grunddrag af Kloeettsystemerna i våra dagar. Ulpsala läk.-foren, förh Bd. 10. p. 362.

Der Verf. bespricht die verschiedenen Closetsysteme; er verwirft die Senkgruben und von einem prak-

tischen Gesichtspunkte aus auch die kleineren , transportablen Tonnen (sie müssen jeden Tag entleert werden, welches schwerlich befolgt wird). Moule's Erdclosets haben sich in kleinen Städten als sehr vortheilhaft erwiesen, in grösseren sind sie aber wegen des Bedürfnisses bedeutender Mengen trockener Erde unauwendbar. Die Kohlenclosets sollen alle Vortheile der Erdclosets haben, bieten aber weit geringere praktische Schwierigkeiten dar. (Die Kohlenmenge braucht nicht so gross zu sein.) Die Watterclosets können auch unter grossen Verhältnissen angewandt werden; dabei führen sie auf eine reinliche, bequeme und schnelle Weise allen Unrath aus den Häusern weg; sie sind aber kostspielig und schwierig anzulegen, und sie bieten die Unannehmlichkeit dar, dass sie stets sowohl den Boden als die Luft und das Wasser verderben, wo die Rohre von ihnen abgehen und ausmünden, und dass sie nicht eben selten Krankheiten in die Häuser, wo sie sich finden, hereinziehen. Das von Liernur erfundene und bei der Weltausstellung in Wien 1873 angewandte pneumatische System, nach welchem der Unrath durch Rohrleitungen mittelst einer Pumpeneinrichtung in einen Centralbehälter hineingesogen wird, in dem er ferner zu Poudrette verarbeitet wird, hat sich alle die Ansprüche erfüllend gezeigt, welche die heutige Theorie an ein Closet-System stellt. Dieses System ist doch weder durchgehends in grossen Städten noch unter schweren Epidemien geprüft worden.

Joh. Möller (Kopenhagen).]

3. Desinfection.

1) Salkowsky, Ueber einige Desinfectionsmittel. Vortrag gehalten in der Sitzung der deutschen Gesellschaft für öffentliche Gesundheitspflege vom 16. April. Vierteljahrschrift für ger. Medicin. October. S. 375. — 2) Krisman, Fr., Untersuchungen über die Verusreinigung der Luft durch Abtrittsgruben und über die Wirksamkeit der gebräuchlichsten Desinfectionsmittel. Zeitschrift für Biologie XI. S. 207. — 3) Camerer. (Langenau), Versuche über Desinfection der Excremente. Württemberg. med. Correspondenzblatt No. 29. S. 229.— 4) Moore, S. W., Notes on jodate of calcium, camphorated phenol, and salicylic acid as desinfectants and antiseptics. St. Georges¦Hospital Report. VII. p. 227.— 5) Fée, Do l'emploi de la terre argileuse comme désinfectant des matières fécales. Rec. de mém. de méd milit. (Erdclosets im Hospital von Bishna in Algier. R. Sept. et Oct. p. 515. — 6) Bond, Francis. On the conditions of efficient desinfection and on some new forms of desinfectant. British med. Journ. Feb p. 229. — 7) Carpenter, Note sur le cupralum et les désinfectants. Annal. méd. belges. p. 426. — 8) Mensel. De la putréfaction produite par les bactéries, en présouce des nitrates alcalina. Comptes rendus LXXXI No. 13. p. 533. — 9) Schürmann, (Dresden), Das Petri'sche Desinfectionsverfahren. (Siehe Wohnstätten No. 14.) — 10) Lewin, (Cand. med.), Das Thymol als antiseptisches und antifermentatives Mittel. Centralblatt für die med. Wissenschaften. S. 324. — 11) Vajda (Wien) und Heymann (Berlin). Ueber den Werth einiger organischer Desinfectionsmittel. Aus Professor von Sigmund's Klinik für Syphilis in Wien. Wiener med. Presse. No. 6. 7. 8. 10. 12. 15. 16. 18. 19. 21. 23. — 12) Fleck, H., Benzoesäure, Carbolsäure, Salicylsäure, Zimmetsäure. Vergleichende Versuche zur Feststellung des Werthes der Salicylsäure als Desinfectionsmittel etc. für Aerzte, Apotheker etc. gr. 8. München. — 13) Chaumont, Report on the effects of high temperatures upon woollen and other fabrics. The Lancet. Decemb. p. 830.

Ueber einige Desinfections-Mittel theilt Salkowsky (1) die Resultate seiner Versuche mit.

Von der Salicylsäure fand er, dass sie schon in ausserordentlich starker Verdünnung die Fäulniss beschränke, und liess z. B. eine 0,1 procentige Lösung derselben, womit gehacktes Fleisch übergossen und dann sich selbst überlassen wurde, anfangs bei einer Temperatur von 30°, später bei gewöhnlicher, die Fäulniss erst in 8 Tagen auftreten. Stärkere Concentrationen verhindern die Fäulniss vollständig, wenigstens sind derartige Gemische ganz unverändert geblieben. Die höchste zulässige Concentration ist 0,4 pCt.: grösser ist die Löslichkeit der Salicylsäure in kaltem Wasser nicht. Wenn man bereits faulige Gemische mit Salicylsäure versetzt, so bleiben Fäulniss und Geruch ganz unverändert: sie besitzt also zwar antiseptische Eigenschaften, desodorirt aber nicht. Da die Salicylsäure weder starke chemische Affinitäten hat, noch Niederschläge bewirkt, noch einen Geruch hat, nimmt S., um ihre Wirksamkeit zu erklären, an, dass sie als ein specifisches Gift auf die Bacterien wirke. Von der der Salicylsäure nahestehenden Benzoësäure fand S., dass ihre Wirkung derselben fast gleichkomme, und man darauf rechnen könne, dass Fleisch, mit 0,4 procentiger Benzoësäure übergossen, nicht fault. Auch die Versuche mit der Carbolsäure bestätigten, dass sie ein vortreffliches Antisepticum ist; doch wirkt sie nicht so stark auf die Bacterien, indem diese in einer Concentration von 0,5 pCt. derselben noch in Bewegung waren, dagegen in einer solchen von 0,4 pCt. der Salicylsäure sowohl wie der Benzoësäure starben. Von der Salicylsäure meint schliesslich S., dass sie als eigentliches Desinfectionsmittel nicht zu brauchen sei, einmal wegen des hohen Preises und dann wegen der fehlenden desodorirenden Kraft, wozu noch der Mangel der Controle durch den Geruch, im Gegensatze zur Carbolsäure, kommt. Dagegen wird sich die Salicylsäure empfehlen für die medicinische Anwendung und zur Conservirung von Nahrungsmitteln.

Eine Reihe von experimentellen Untersuchungen stellte Erisman (2) im hygienischen Laboratorium von Pettenkofer in München an, einmal, um die Menge der den Abtrittsgruben entsteigenden Fäulnissgase darzuthun, dann um zu prüfen, in welcher Weise die Verderbniss der Luft durch die Anwendung verschiedener Desinfections- und Desodorationsmittel gemildert werden kann.

Er fand, dass eine mittelgrosse Abtrittsgrube mit einer Excrementenmasse von 18 Cubikmetern in 24 Stunden der Atmosphäre übergiebt: 11,144 Kilogramm Kohlensäure, 2,04 Kilogramm Ammoniak, 33,3 Gramm Schwefelwasserstoff und 7.464 Kilogramm Kohlenwasserstoffe, Fettsäuren etc., Alles unathembare oder direct schädliche Substanzen! Die erstaunliche Quantität der von grösseren Anhäufungen von Excrementen abgegebenen, theilweise direct der Gesundheit schädlichen Gase, und die grosse Menge Sauerstoff, welche die Excremente der über ihnen stehenden Luft entziehen, erklären es hinlänglich, dass die Luft in schlecht ventilirten Gruben oder in mit Abtrittsjauche angefüllten Canälen einen äusserst giftigen Charakter annehmen und mitunter sehr bedauernswerthe Todesfälle verursachen kann, wenn Menschen an einen solchen Ort hingelangen, ohne dass derselbe vorher gehörig gelüftet ist. Bei den Versuchen mit den verschiedenen Desinfections- und Desodorationsmitteln handelte es sich nicht darum, direct die chemischen Veränderungen zu studiren, welche durch Beimischung dieser Mittel in den Excrementenmassen erzeugt werden, sondern E. wollte vor der Hand nur wissen, inwieweit wir vermittelst dieser Substanzen die Luft unserer Wohnungen da, wo Abtrittsgruben existiren, von der Beimischung mit Abtrittsgasen freihalten können; er beobachtete also an den mit Desinfectionsmitteln versetzten Excrementen dasselbe, worauf er früher

ohne Desinfectionsmittel sein Augenmerk gerichtet hatte, d. h. er bestimmte quantitativ die Abgabe von Kohlensäure, Ammoniak und kohlenstoffhaltigen, organischen Substanzen, und qualitativ die Abgabe von Schwefelwasserstoff. Die Desinfectionsmittel, mit denen E. experimentirte, waren: Sublimat, Eisenvitriol, Schwefelsäure, Carbolsäure, Kalkmilch, Gartenerde und Holzkohle. Am meisten wird die absolute Menge der aus einer Abtrittsgrube in die Luft übergehenden Stoffe verändert durch die 3 ersten Mittel; Sublimat reducirt dieselben auf ⅓ der ursprünglichen Grösse, die beiden anderen Mittel auf die Hälfte. Gartenerde und Kohle zeigten eine weniger intensive Wirkung, da sie die Abgabe von Ammoniak nicht verhindern. Im Uebrigen steht die Erde in ihrer Wirkung denselben am nächsten, da sie die überriechenden Kohlenwasserstoffe und Fettsäuren in grosser Menge zurückhält. Die Kohle leistet diesen Dienst weniger gut. Dass trotz jeder Desinfection die wesentlichsten Bedenken gegen die Abtrittsgruben bestehen bleiben und ihre Beseitigung überall angestrebt werden müsse, wird zum Schluss besonders hervorgehoben.

Camerer (3) theilt die Fortsetzung (cf. Jahresbericht 1874) seiner Versuche über Desinfection der Excremente und die dadurch gewonnenen Resultate mit. Während er die Monaden im Urin fand, ehe derselbe in Fäulniss übergegangen, bemerkte er in faulendem Urin Bacterien. Auch die bei früheren Versuchen in desinficirtem Urin beobachteten Organismen waren Monaden; und hält C. es für wahrscheinlich, dass diese eine niedere Entwicklungsstufe der Bacterien seien. Was schon Billroth gefunden, bestätigten auch C.'s Versuche, dass weit grössere Mengen der verschiedenen Desinfectionsmittel (z. B. Carbolsäure) zur Tödtung der Bacterien erforderlich seien, als man gewöhnlich annimmt. Für practische Zwecke zog C. aus seinen Resultaten folgende Schlüsse: 1) Die gewöhnlich ausgeübte Desinfection der Abtritte, wobei auf hundert Gewichtstheile Excremente höchstens ein Gewichtstheil Desinfectionsmittel kommt, ist eine vollkommen nutzlose Massregel, insofern sie die Ausbreitung der Epidemien verhüten soll. 2) Es ist möglich, Urin mit mässigen und dann praktisch anwendbaren Mengen eines Desinfectionsmittels vollständig organismenfrei zu halten. 3) Den eigentlichen Kothbrei zu desinficiren, d. h. das Entstehen der Infusorien und Bacterien in demselben zu verhindern, bedarf es auf 100 Theile Excremente ca. 5 Gewichtstheile der Desinfectionsmittel (Aetzkalk, Carbolsäure, Schwefelsäure und Eisenvitriol). Bei Cholera- und Typhusepidemien ist die Desinfection der Excremente (wie sie gewöhnlich erfolgt) nutzlos; solche Mengen der Desinfectionsmittel anzuwenden, welche nützen könnten, ist praktisch unausführbar.

Das Jodcalcium, der Phenolcampher, die Salicylsäure sind nach Moore (4) noch wenig bekannt und angewandt.

Seine Aufmerksamkeit ward zuerst auf das Jodcalcium gelenkt durch Sonstadt, der die Wirkung desselben als fäulnisswidriges Mittel bei leicht verwesenden Substanzen, Fleisch, Eiern etc. constatirte, und glaubte, dass es auch bei septischen Krankheitszuständen, wie Cholera, Typhus, Typhoid und Scharlach mit Erfolg angewandt werden könnte. Da Sonstadt Nichtmediciner, so wandte M., nachdem er zuerst die antiseptische Wirkung des Jodcalciums auf Wein, Milch und faule Eier

experimentell bestätigt, dasselbe am Krankenbett an und
fand, dass es, äusserlich wie innerlich angewandt, die
Beschaffenheit übelriechender Absonderungen verbesserte,
jedoch local zu stark reizend wirkte.   Temperatur und
Puls wurden durch die innerliche Anwendung herabgesetzt.

Vom Phenolcampher, einer Verbindung von Campher
und Carbolsäure, die eine ölige, auf Wasser schwim-
mende, in Alcohol und Aether lösliche Flüssigkeit darstellt, rühmt M. die therapeutischen Wirkungen, die
gleich der Carbolsäure, doch ohne deren gefährliche
Eigenschaften seien. Auf die Haut gebracht, äussert
der Phenolcampher keine ätzende Wirkung, reizt weder
wunde und offene Stelle, noch erzeugt er Schmerzen in
denselben; auch innerlich kann er in grösseren Dosen
als der Phenol allein gegeben werden. Als desodori-
sirendes und wahrscheinlich auch als desinficirendes
Mittel ist er jedoch weniger kräftig wie die Carbolsäure.
Es wurden nur wenige Versuche mit demselben beim
Wundverband gemacht, aber er schien nicht die der
letzteren zukommenden Vorzüge zu besitzen, sowie er
auch theurer als diese ist. Ueber die Salicylsäure, sowohl in seinen Experimenten mit derselben, wie in ihrer
Anwendung bei alternden Wunden etc., bringt Verf.
nichts Neues. Er äussert sich zum Schlusse über dieselbe, dass sie die Gährung und Zersetzung in organischer Flüssigkeit wohl zu hindern vermag, dass es
aber zweifelhaft sei, ob sie in Krankheitsfällen wirksam
sein könne.

Der Carbolsäure und dem hypermangansauren
Kali spricht Bond (16) jede eigentlich desinficirende
Wirkung ab und rühmt dafür eine Combination
von Alaun und Kupfersulfaten mit doppelt-
chromsaurem Kali, das desinficirende Eigenschaften im höchsten Grade besässe,
gleichzeitig das Eiweiss energisch coagulire, und in
Bezug auf Schwefelwasserstoff und Ammoniak ein
gutes Desodorisirungsmittel sei. Zu dieser anorganischen Verbindung fügte er noch das Terebene, (das
unter diesem Namen in den Läden verkauft wird und
eine höhere Oxydationsstufe des Terpenthinöles darstellt); und zwar nur eine kleine Quantität desselben
und auf mechanischem Wege. Das Terebene ist ein
vortreffliches Desodorisirungsmittel, was es wohl
seiner ozonisirenden Kraft verdankt. Sein Geruch
ist keineswegs unangenehm und gleicht etwas dem
des Thymian- oder Zimmtöls. Zerstreut man es in
der Luft, unter welchen Umständen es wahrscheinlich in die beginnende Oxydation eintritt, so hat es
ein ganz besonderes Arom, dem von frischem Kien-
holz vergleichbar, den es wohl dem Terpenthin verdankt. Die ozonisirenden Eigenschaften des Kien-
holzes hält B. beiläufig für mindestens zweifelhaft,
obschon man (Dr. Day in Australien) ihretwegen
schon Hospitäler für ansteckende Kranke aus solchem
Boize erbauen wollte. Der oben beschriebenen Mischung gibt Verf. den Namen Cupralum, während
er zu bloss desodorisirenden Zwecken, wonur die gröberen Products der Zersetzung, der Schwefelwasserstoff und das Ammoniak, in Betracht kommen, eine
Mischung von Eisen- und Alaunsulfaten mit Carbolsäure und Terebene combinirt, der er den Namen
Ferralum verleiht.

Das von Bond seinem Cupralum gespendete Lob veranlasste den Apotheker Carpentier

(7), dasselbe einer Untersuchung zu unterwerfen. Jedoch konnte er sich nicht in Besitz des Terebene
setzen, und daher mögen wohl die negativen Resultate
seiner Untersuchungen stammen. C. meint, wenn dem
Terebene allein die gerühmten günstigen Eigenschaften zukommen, so wäre es mindestens überflüssig,
die anderen kostspieligen Substanzen hinzuzufügen.
Der Carbolsäure lässt er ihre unbestrittenen Wirkungen, die Schnelligkeit, womit sie Leben niederer Art
zerstört, zahlreiche organische Processe aufhält, wie
z. B. die alkoholige Gährung und sogar die Umwandlung des Stärkemehls in Zucker hemmt. Ihre desodo-
rificirende Kraft erklärt er sich mit Andern dadurch,
dass sie den Sauerstoff der Atmosphäre in Ozon um-
wandle, welches nun durch Oxydation auf die übelriechenden Producto der fauligen Gährung wirke.

Man hat bisher angenommen, dass die Gegenwart der salpetrigen Salze in gewissen natürlichen
Wassern von einer Oxydation des Ammoniaks abhängig sei. Mensel (8) hat kürzlich ein Wasser
untersucht, das frisch keine Spur von Ammoniak,
noch auch von salpetrigen Salzen darbot, das aber
nach einiger Zeit die Gegenwart der letzteren zeigte.
Da das Wasser im frischen Zustande keine andere
Stickstoffverbindung enthielt als die Salpetersäure, so
konnte Verf. die Gegenwart der salpetrigen Salze nur
einer Reduction der Salpetersäure selber zuschreiben.
Diese Reduction war durch die Bacterien hervorgerufen, die Verfasser unter dem Mikroskope beobachtete. Auch hörte die Reduction auf, sobald dem
Wasser Carbol-, Salicyl- oder Benzoesäure, Alaun
oder selbst Kochsalz in concentrirter Lösung angesetzt
wurde. Um das Factum festzustellen, machte M. folgende Experimente.

Er nahm zunächst reines Wasser, das nur wenige
Bacterien enthielt und fügte salpetersaure Alkalien hinzu; er beobachtete keine Reduction. Er fügte dann
noch verschiedene organische Verbindungen hinzu, wie
Oxal-, Citronen-, Weinsteinsäure etc. Die Reduction
war so langsam, dass sie kaum merkbar war. Das Phänomen wurde aber ganz anders, als organische Verbindungen aus der Gruppe der Kohlenhydrate zugesetzt
wurden, wie Stärkemehl, Cellulose, Zucker etc. Namentlich erzeugte die Gegenwart verschiedener Zuckerreste
eine rapide Reduction; und diese hörte auf, sobald Carbolsäure, Salicylsäure etc. zugesetzt wurde. Frisch
destillirtes Wasser, mit Zucker und salpetersauren Alkalien gemischt, dann in einem Ballon erhitzt, dessen
Hals während des Siedens an der Lampe zugeschlossen
wurde, bot keine Reduction dar, selbst nicht nach Wochen; es fehlten eben die Bacterien. M. formulirt aus
seine Schlüsse folgendermassen: 1) Die Gegenwart der
salpetrigen Salze in gewöhnlichem Wasser ist an die
Gegenwart der Bacterien gebunden, wenn dies Wasser
salpetersaure Salze enthält und organische Körper, namentlich Zucker, Stärkemehl, Cellulose etc. 2) Die
Bacterien bewerkstelligen den Uebergang des Sauerstoffs,
selbst wenn er chemisch gebunden ist, und wahrscheinlich durch die Consumption des Sauerstoffs werden die
Bacterien dem Menschen so gefährlich. 3) Die salpetersauren Salze sind als Dungstoffe nicht nur durch den
Stickstoff, den sie enthalten, sondern auch durch den
Sauerstoff, mit dessen Hülfe die Bacterien die Cellulose
zerstören.

Auf Veranlassung Liebreich's untersuchte

Lewin (10) in dessen pharmacologischem Laboratorium das Thymol $(C_{10}H_{14}O)$ in seiner Wirkung gegen Fäulniss und Gährung.

Er fand, dass die Zuckergährung durch eine [1] 1oprocentige Thymollösung vollkommen inhibirt wurde. Milch mit Thymol versetzt, zeigte erst 20 Tage später die Erscheinungen der Gerinnung als mit einer gleichen Quantität Wasser gemischte Milch. Während normales filtrirtes Hühnereiweiss in Berührung mit der Luft bereits nach 3-4 Tagen fault, konnte in mit Thymolwasser versetztem Eiweiss nach 11 Wochen auch nicht das geringste Zeichen der fauligen Zersetzung nachgewiesen werden. Der mit Wasser und Thymol versetzte, putride Eiter verlor sofort seinen Geruch und hielt sich in diesem Zustande etwa 5 Wochen, bis er eintrocknete. Harn mit Thymolwasser gemischt ging erst nach durchschnittlich 5 Wochen Veränderungen ein, die auf Zersetzung hinwiesen. Ein geringfügiger Zusatz von Thymol genügte, um in Leim- und Gummilösungen die Fäulniss für 4-5 Monate und noch länger absolut zu verhindern. Endlich hebt das Thymol die Wirkung des putriden Eiters auf den thierischen Organismus auf, resp. lässt sie gar nicht eintreten, und wirkt höchst desodorisirend. Da das Thymol bereits in ganz geringen Concentrationen wirkt, so stellt es sich in der Praxis der Carbolsäure und Salicylsäure im Preise gleich Noch sei bemerkt, dass das Thymol in der ¼ 1oprocentigen Lösung im Munde ein leichtes Brennen verursacht und auf die Schleimhäute adstringirend wirkt.

Ueber den Werth der Carbolsäure, der Salicylsäure und der Kressylsäure als Desinfectionsmittel stellten Vajda und Heymann (11) eine Reihe von Versuchen an, indem sie zuerst mit den stärkst concentrirten, wässerigen Lösungen jeder der Säuren und dann mit gleichen Concentrationen derselben experimentirten.

Als die stärkste Concentration für die Carbolsäure ermittelten dieselben 1,30. In diesem Verhältnisse fanden sie dieselbe ätzend, Schleimstoffe und Eiweisslösungen coagulirend. Von der Salicylsäure nahmen sie als stärkste Solution die von Prof. Thiersch angegebene Lösung an, das ist: 1 Gewichtstheil Salicylsäure, 3 Theile phosphorsaures Natron und 50 Theile Wasser. Für die Kressylsäure zeigte sich das Verhältniss von 1:70 als das Maximum der Concentration. Das Verhältniss dieser concentrirten Desinfectionsmittel zu dem Substrat, welches ein blutiger Urin von einer blennorrhagischen Hämaturie herrührend bildete, war ein wechselndes, 1:1, 1:2, 1:3, 1:4. Nach 24, 48 und 72 Stdn. wurden die Wirkungen beobachtet. Aus den Versuchen ging hervor, dass die Salicylsäure die wirksamste von allen drei Säuren in Bezug auf Verhinderung der Alcalescenz ist, minder wirksam die Kressylsäure, am schwächsten die Carbolsäure. Die Annahme, dass das Alkalischwerden des Urins mit der Menge des Micrococcus ureae in einem gewissen Verhältnisse stehe, fanden die Verf. nicht immer bestätigt. Den Zerfall der Formelemente schob die Salicylsäure durch ihre conservirende Kraft um ein bedeutenderes hinaus, als die beiden anderen Säuren; und ebenso übertraf sie dieselben in ihrer die Pilzbildung hindernden Wirkung. Während nach 72 Stunden bei diesen freie Micrococcen in ziemlicher Anzahl vorhanden waren, traten bei jener solche erst nach 96 Stunden und in spärlicher Anzahl auf. Auf die Entwicklung höher organisirter Pilze (Favus) hatten die 3 Säuren eine gleiche hemmende Wirkung. Da die Salicylsäure nicht nur die Formelemente conservirt und ein pilzhemmendes Mittel ist, sondern auch in der stärksten Concentration keine üblen Localwirkungen zur Folge hat, ihr Geruch fast gleich Null und ihr Geschmack kein unangenehmer ist, so ertheilen die Verf.

derselben den Preis vor den beiden anderen Säuren zu. Auch für die therapeutische Verwendung (gegen üble Eiterungen u. dgl.) eignet sich die Salicylsäure besser, als die beiden anderen, weil sie weder local irgend erheblich reizt, noch resorbirt nach äusserer Anwendung irgend welche bedenklichen Erscheinungen hervorrief, dagegen vollkommen den Geruch beseitigte, die Pilzentwickelung verhinderte.

Chaumont (13) stellte Versuche an, um zu ermitteln, wie weit die Hitze bei der Desinfection von Kleidern, Wäsche etc. gesteigert werden könne, ohne dass die Stoffe darunter leiden. Er fand, dass wollne Stoffe weniger Hitze ertragen als baumwollene und leinene. Sie verlieren die Farbe, wenn sie 6 Stunden einer trocknen Hitze von 212° F. oder 2 Stunden von 220° F. ausgesetzt wurden, und erlitten bei höherer Temperatur oder längerer Einwirkung dieser Hitzegrade weitere Veränderungen. Baumwollene und leinene Stoffe können ohne Nachtheil 6 Stunden lang 212° F., oder 4 Stunden 220° F. ertragen und litten erst bei höheren Temperaturgraden, oder längerer Einwirkung der Hitze.

[Ostrowski, Vortrag über Desinfectionsmittel in einer Sitzung der ärztlichen Gesellschaft zu Plock. Gazeta lekarska. XIX. 23.

Die örtlichen Verhältnisse der Stadt Ploch berücksichtigend räth der Vortragende zur Desinficirung: 1) von Rinnsteinen, Canälen und Gruben u. s. w. eine Auflösung (1 Pfund auf 4 Quart Wasser) von schwefelsaurem Eisenoxydul; 2) von Abtritten das aus Chlorkalk gewonnene Chlorgas; 3) zum Abwaschen der Tische, Schlachtbänke, Küchengeräthschaften und Nachttöpfe eine Lösung von übermangansaurem Kali (1 Pfund auf 60 Quart Wasser): 4) zur längeren Conservirung des frischen und geräucherten Fleisches u. s. w. eine Lösung von Salicylsäure (1 Pfund auf 120 Quart Wasser).

Oettinger (Krakau).]

4. Luft.

1) Pettenkofer, Max v., Ueber den Kohlensäuregehalt der Luft in der libyschen Wüste über und unter der Bodenfläche. Zeitschr. f. Biol., Band XI. S. 381. — 2) Forster, J., Untersuchungen über den Zusammoubang der Luft in Boden und Wohnung. Ibidem, Band XI. S. 392. — 3) Wolffhügel, Gustav, Ueber den sanitären Werth des atmosphärischen Ozons. Ibidem, Band XI. S. 408. — 4) Fodor, J. v., Prof. in Budapest, Experimentelle Untersuchungen über Boden und Bodengase. Deutsche Vierteljahrschrift f. öffentl. Gesundheitspflege VII. Heft 2. S. 205. — 5) Port, (Stabsarzt), Beobachtungen über den Kohlensäuregehalt der Grundluft. Aerztliches Intelligenzblatt No. 9. S. 81. — 6) Schmidt. Rudolf, (Ludwigshafen), Der Meidinger- und Wolpert-Ofen. Deutsche Vierteljahrschr. f. öffentl. Gesundheitspflege, VII. Heft 3. S. 385. — 7) Ventilationsheizung mit Zimmeröfen. Deutsche Bauzeitung No. 17. Correspondenzblatt des Niederrh. Vereins f. öffentl. Gesundheitspflege S. 125. (Beschreibung und Zeichnung des Meidinger- und Wolpert-Ofen.)

Pettenkofer (1) untersuchte den Kohlensäuregehalt in der Luft der libyschen Wüste über und unter der Bodenoberfläche. Prof. Zittel hatte auf seiner Expedition mit Rohlfs an zwei verschiedenen Punkten der Wüste Luft und Grundluft gesammelt, indem er dazu Glasröhren wählte, welche etwa 5 Centimeter Durchmesser und 50 Centimeter Länge hatten, und an beiden Enden in viel engere Glasröhren von einigen Millimetern Durchmesser übergingen. Die dünnen, aus leicht schmelzbarem Glase bestehenden Endröhren waren offen. Diese Röhren konnten daher leicht von irgend einer Luft vollgesogen und dann an beiden Enden mit einer Spirituslampe abgeschmolzen werden; sie sollten etwa 1 Liter Luft fassen. Es gelang dem Reisenden, die Röhren unversehrt von seiner Expedition im Mai 1874 nach München zurückzubringen, wo sie P. im November desselben Jahres untersuchte. Aus den Resultaten der Untersuchung ging mit Bestimmtheit hervor, dass der Kohlensäuregehalt der atmosphärischen Luft in der Wüste kein anderer ist, wie bei uns in Thälern und auf hohen Bergen, wo er zwischen $2\frac{1}{4}$ und 5 Zehntausendtheilen schwankt. Mit gleicher Bestimmtheit ging daraus auch hervor, dass der Kohlensäuregehalt der Grundluft im vegetationslosen Wüstenboden wesentlich kein anderer ist, als der darüber hinziehenden atmosphärischen Luft, er erreicht in keinem Falle 1 pro mille, ja, er ist in 2 Fällen sogar unter dem der atmosphärischen Luft. Nur der vegetirende Boden in einem Palmengarten der Wüste zeigte einen erhöhten Gehalt an Kohlensäure in der Grundluft, und zwar 31,5 Zehntausendtheile! Aus diesem grossen Unterschied zwischen der Grundluft im Palmengarten und der Grundluft im Wüstenboden und in der atmosphärischen Luft resultirt also, dass zu einem erhöhten Kohlensäuregehalt der Grundluft in gewöhnlichem Boden, in welchem nicht etwa vulkanische oder mineralische Quellen von Kohlensäure einmünden, jedenfalls organische Substanzen und Wasser gehören, welches dieselben in den Boden hinabführt.

Um den Zusammenhang der Luft in Boden und Wohnung festzustellen, untersuchte Forster (2) die verschiedenen Räume eines Hauses und den des dazu gehörigen Kellers, in welchem gährender Wein vorhanden war, auf ihren Kohlensäuregehalt, und zwar genau nach der von Pettenkofer angegebenen Methode (vgl. Abhandl. der naturwissensch.-techn. Commission der bayer. Akad. d. Wissensch. II. Bd., S. 1 u. ff.). Er fand, dass aus den Kellerräumen kohlensäurereiche Luft in die Zimmer und Hausräume eindrang, und zwar um so mehr, je näher die letzteren dem Keller lagen. Die durch seine Untersuchungen erhaltenen Zahlenresultate sprechen mit Bestimmtheit dafür, dass die Luft in unseren Wohnungen im beständigen Verkehr mit der Kellerluft, und da wir im Ganzen die Luft in den Kellern als identisch mit der umgebenden Bodenluft betrachten können, mit der Grundluft unter unsern Füssen steht. Wir stehen demnach mit dem Boden unter uns durch die Luft in einem steten und unmittelbaren Verkehr.

In einer noch fragmentarischen Arbeit veröffentlicht Wolffhügel (3) die auf Anregung Pettenkofer's angestellten Untersuchungen über den sanitären Werth des atmosphärischen Ozons. Zur Bestimmung desselben bediente er sich, nach vergeblichem Bemühen etwas Besseres zu finden, des Kalium-

jodkleisterpapiers nach der Schönbein'schen Bereitungsweise; Verfasser erklärt, dass uns jede Berechtigung fehle, über das Wesen der Ozonschwankungen überhaupt und speciell über den sanitären Werth des atmosphärischen Ozons anders als in vermuthender Weise uns zu äussern, so lange wir einer einfachen Methode entbehren, den Ozongehalt mit Ausschluss aller anderen Bestandtheile der Luft, sei es gewichts- oder maassanalytisch, zu bestimmen. Dass die Luft ihr Ozon in geschlossenen Räumen verliert, rührt daher, dass die Verunreinigungen unserer Wohnräume und deren Luftwege das Ozon der Luft sofort für sich in Anspruch nehmen. Dass die Grundluft ozonhaltig sei, will W. auf Grund seiner Beobachtungen nicht verneinen, da trotz der negativen Resultate seiner Untersuchungen immer noch die Möglichkeit vorliegt, dass die Existenz des Ozons von zu kurzer Dauer ist, um zur Wahrnehmung zu gelangen. W.'s eingehende Kritik der bisherigen Beobachtungen über die Wirkungen des Ozon und der daraus hergeleiteten Folgerungen zeigt, wie wenig der sanitäre Werth des Ozons bisher als erwiesen angesehen werden darf.

Die Ergebnisse einer Reihe von Untersuchungen über Boden und Bodengase in Klausenburg, im Winter 1873 — 1874 vorgenommen, veröffentlicht Fodor (4).

1) Kohlensäure der Bodenluft. An vier verschiedenen Stellen, im Hofe des Universitätsgebäudes, im Universitätskeller, im Hofe des Karolina-Spitals und an einer Berglehne oberhalb der Stadt wurden eiserne Röhren (Gasleitungsröhren) bis zu 4,2 und 1 Meter Tiefe eingesenkt und zur Bestimmung der Kohlensäure das Liebig'sche und noch öfter das v. Pettenkofer'sche Verfahren angewandt. Im Durchschnitte fanden sich auf 1000 Theile Bodenluft 1) im Universitätshofe: bei 4 M. Tiefe 107,5, bei 2 M. 37,6 und bei 1 M. 18,7 Kohlensäure; 2) im Universitätskeller bei 2 M. 7,9, bei 1 M. 5,9 Kohlensäure; 3) im Karolinahospital: bei 2 M. 10,0, bei 1 M. 3,7 Kohlensäure; 4) am Berge: bei 2 M. 14.0 und bei 1 M. Tiefe 9,1 Kohlensäure. Am auffallendsten an diesen Zahlen ist der Kohlensäurereichthum der Bodenluft im Universitätshofe bei 4 M. Tiefe; sie besitzt doppelt soviel Kohlensäure als der Dresdener Bodenluft und viermal soviel als die Münchener, wobei noch zu bemerken, dass an letzteren beiden Orten die Analysen im Spätsommer vorgenommen wurden. Es weisen demnach die verschiedenen Städte, die verschiedenen Orte eine sehr verschieden zusammengesetzte Bodenluft auf. Die gefundenen Kohlensäureverhältnisse weisen auf ausserordentlich intensive, chemische Vorgänge im Boden hin. Die von 4 M. Tiefe heraufgeholte Luft war 400 Mal reicher an Kohlensäure als dasselbe Volum atmosphärischer Luft, und müsste eingeathmet, sofort den Tod herbeiführen. Aus dem Umstande, dass die Bodenluft im Spitale nur den 4. Theil an Kohlensäuremenge im Vergleiche zur Universitätsbodenluft zeigte, erhellt, dass auch eine und dieselbe Stadt verschiedene Verhältnisse in Hinsicht der Bodenluft aufzuweisen kann und eine Erklärung zur Erfahrung bietet, dass manche Krankheiten, speciell jene, die wir in ursächlicher Hinsicht mit Boden und Bodengase in Verbindung bringen, oft in eine und derselben Stadt nur einzelne Gegenden besonders heftig befallen, während andere, oft die nächsten Gassen oder Häuser verschont bleiben. Endlich ergiebt sich aus den oben angeführten Zahlenverhältnissen, dass sich die Kohlensäuremenge in der Bodenluft mit der Tiefe proportional vergrössert, und dass dieses Verhältniss nur in Ausnahme-

fällen gestört wird. 2) Die nach der Liebig'schen Methode ausgeführten Sauerstoff-Bestimmungen ergaben, dass die Bodenluft überhaupt weniger Sauerstoff enthält als die atmosphärische Luft; und zwar in manchen Fällen beträchtlich weniger. Sie ist manchmal so arm an Sauerstoff, z. B. im Universitätshofe bei 4 M. Tiefe, dass sie absolut unfähig wäre, das Leben zu erhalten; eine brennende Flamme müsste darin allsogleich erlöschen. Da Kellerwohnungen oft bis zu dieser Tiefe in den Boden hineinragen und die Bodenluft durch die in solchen Localitäten befindliche wärmere, also leichtere Luft aspirirt wird, so erscheint es erklärlich, warum die Kellerwohnungen so ungesund sind, und zwar mehr noch die in neuen Häusern als in alten, wo der Boden durch Feststampfen schon dichter geworden. Aus den mitgetheilten Analysen geht ferner hervor, dass der Sauerstoffgehalt der Bodenluft an verschiedenen Stellen ebenso variirt, wie die Kohlensäuremenge, ja sogar, dass beide parallel miteinander, aber in umgekehrtem Verhältnisse, einhergehen. Ueber die Ursachen der Vermehrung der Kohlensäure in der Bodenluft spricht sich F. mit Bestimmtheit dahin aus, dass die Kohlensäure sich im Boden entwickele und zwar durch Oxydirung der kohlenstoffhaltigen, organischen Verunreinigungsstoffe; wenigstens ist dies gewiss von dem allergrössten Theil der im Boden enthaltenen Kohlensäure. Es fragt sich nun, ob die Menge der Kohlensäure auch wirklich als Criterium benutzt werden kann, um daraus auf den Grad der Verunreinigung des Bodens, sowie auf die Lebhaftigkeit der Zersetzungs-Vorgänge schliessen zu können.

Die Menge der Kohlensäure ist in erster Reihe von der Permeabilität (nicht Porosität) des Bodens für Luft bedingt. Sie nahm zu mit der Tiefe, selbst wenn der Boden in den tieferen Schichten weniger verunreinigt war, als in den höheren. In dem Grade als die Mächtigkeit der Schicht wächst, welche die Luft durchdringt, verlangsamt sich nämlich ihre Bewegung, und es häuft sich in Folge der ununterbrochen vor sich gehenden Oxydation die Kohlensäure an. Dies ist in hygienischer Hinsicht eine wichtige Thatsache. Obzwar wir hierdurch die Kohlensäure als Criterium für den Grad der Verunreinigung des Bodens vor der Hand und bis zu einem gewissen Grade aufgeben müssen, gewinnen wir in dieser Thatsache eine brauchbare Grundlage für die allgemeine Beurtheilung des Bodens in unseren Städten, um unsere Wohnungen herum. Je reicher dieser an Kohlensäure, um so mehr ist es anzunehmen, dass der Untergrund dicht, für Wasser und Luft schwer durchdringbar ist; und entgegengesetzt, je ärmer die Bodenluft an Kohlensäure, um so lockerer dessen Consistenz. Doch muss dabei in Rechnung gezogen werden, dass bei gleichen Bodenarten der verunreinigtere doch einen grösseren Kohlensäuregehalt aufweisen kann, als der reinere Boden. Es erscheint demnach der Boden mit kohlensäurereicher Bodenluft hygienisch ungefährlicherer, besser als jener, dessen Luft an Kohlensäure arm ist, was gerade das Entgegengesetzte von dem ist, was man a priori anzunehmen geneigt gewesen. In Bezug auf die Schwankungen der Kohlensäure in der Bodenluft fand F., dass dieselbe solchen, selbst bei 4 Met. Tiefe, ausgesetzt ist, welche schon sehr bedeutend sein können; und unterliegt es wohl keinem Zweifel, dass die Ursache der Schwankung bloss eine abwechselnd aufund abwärts gerichtete Bewegung der Bodenluft sein kann. Diese Bewegungen waren während des Sommers am lebhaftesten. Von wahrnehmbaren Einfluss auf die Bewegung der Bodenluft sind: die Schwankung des Luftdrucks, die Winde und deren Richtung, der Regen. Bei ihren Strömungen erhebt sich die Bodenluft über den Boden, insbesondere Nachts erfolgen diese Erhebungen häufiger und in bedeutenderem Maass als bei Tage. Bei Zersetzung der organischen Verunreinigungsstoffe im Boden entsteht bald mehr, bald weniger Ammoniak; dagegen war Schwefelwasserstoff in der Klausenburger Bodenluft zur Zeit der Untersuchungen nicht nachweisbar. Endlich kommt Verfasser noch zu dem Resultate, dass Messungen der Regenmengen die Grundwassermessungen nicht zu ersetzen vermögen, sowie, dass die Bodenwärme von der Einwirkung verschiedener Verhältnisse abhängig ist.

Auf Anregung des Münchener ärztlichen Vereins wurde vom kgl. bayer. Kriegsministerium die Genehmigung zur Errichtung von 7 Stationen zur Bestimmung des Kohlensäuregehaltes der Grundluft ertheilt. Dieselben sind seit Mitte 1873 in Gang und werden von Militärärzten verwaltet.

Port (5) bringt eine tabellarische Uebersicht des Monatsmittels des Kohlensäuregehaltes der Grundluft auf diesen 7 Stationen (welche sich an den verschiedenen Casernen München's befinden) und zwar vom Mai 1873 bis December 1874. Aus der Tabelle ergibt sich Folgendes: 1) Die höchste Kohlensäuremenge tritt meist erst in den Herbstmonaten auf, in einzelnen Casernen fällt sie sogar in den Anfang des Winters. 2) Sehr verschieden ist die Zeit des grössten Tiefstandes der Kohlensäure-Entwicklung; (Januar, Februar, April, Mai, Juni) und unabhängig von der Bodentemperatur. 3) Bei den meisten Casernen war 1873 die Kohlensäuremenge höher als 1874. 4) Auf einzelnen Stationen kam es zeitweise vor, dass die Kohlensäuremenge bei 1,5 Meter Tiefe grösser war als bei 3,0; jedoch nur ausnahmsweise. Das Umgekehrte war die Regel. — Im Allgemeinen machen die bisherigen Untersuchungen den Eindruck, als wenn der Kohlensäuregehalt der Grundluft einen brauchbaren Massstab für den Verunreinigungsgrad des Bodens abgäbe; und glaubt P., dass die betr. Bestimmungen für München wenigstens viel verwendbarer sind als die Wasseranalysen, die hier fast ganz im Stich lassen. Auf der untern Terrasse wird nämlich theils durch die Isar selbst, theils durch die Isarcanäle, die eigentliche Bodenjauche durch reines Isarwasser verdünnt. Auf der mittlern Terrasse, deren Grundwasser von der Isar nicht mehr beeinflusst werden kann, wird dasselbe um so concentrirter sein, einen um so längeren Weg es unter der Stadt zurückgelegt hat, so dass am Rande der Stadt unter einem ganz rein gehaltenen Boden sich immer schlechtes Wasser befinden muss, und in der That stand der geringe Kohlensäuregehalt der Grundluft auf der hier befindlichen Station mit der Concentration des Grundwassers im grellsten Widerspruch. Nur für die ganz hochgelegenen Stadttheile scheint die Bodenverunreinigung mit der Grundwasserconcentration zu harmoniren.

Der Meidinger-Ofen hat durch Koldewey eine rühmende Erwähnung gefunden, der den vorzüglichen Gesundheitszustand auf seiner Nordpolexpedition wesentlich demselben zu verdanken glaubt, indem diese Oefen nicht allein ermöglichten, eine Cajüte fortwährend eine gleichmässige Temperatur von 12 bis 16° R. zu erhalten, sondern auch eine ausgezeichnete Ventilation hervorbrachten, so dass die Nordpolfahrer immer in einer reinen und verhältnissmässig trockenen Luft athmen konnten.

Der Wolpert-Ofen besteht wie der Meidinger ebenfalls aus einem Füllcylinder, an welchem unten sich ein Feuerraum befindet, in dem die Verbrennung stattfindet. Statt wie bei dem Meidinger aber die Gase durch den Brennstoff abziehen, geben sie bei Wolpert durch ein System enger Röhren, welche um den Füllcylinder angebracht sind und oben sich in einem Sammelkasten vereinigen, von wo sie in das Rauchrohr abziehen.

Beide Oefen empfiehlt Schmidt (6) bestens, nicht nur zur Zimmerheizung, sondern auch in Krankenzimmern und Schulsälen; wenn bei letzteren eine Verbindung mit der Aussenluft hergestellt wird, so werden die Oefen allen Anforderungen der Ventilation, Oekonomie und Bequemlichkeit gerecht werden. Als Vorzüge der Oefen nennt S.: Vollkommene Erwärmung der Luft, ohne durch Ueberhitzung dieselbe zu verderben; Aufhebung der strahlenden Hitze — daher bessere Ausnutzung der Räume. — Möglichkeit, behufs Lufterneuerung frisch gewärmte Luft in die Räume einzuführen; billiger Betrieb und geringe Mühe; Möglichkeit fortwährenden Betriebes ohne Ausgehen des Feuers; Ventilation durch besondere Vorrichtung am Rauchrohre. Als Nachtheile erwähnt er: Verschiedene Temperatur in der Höhenrichtung bei seiten geheizten Räumen; Unbequemlichkeit der Beschaffung geeigneten Brennmaterials durch oft nöthiges Zerklopfen desselben; etwas aufmerksamere Behandlung.

[Strzyzowski, Ozon und Ozonometrie. Medycyna No. 7.

Verfasser stellte in Petrikau meteorologische, besonders ozonometrische Beobachtungen 4 Monate hindurch an, und theilt die im November und December 1874 erhaltenen Resultate mit. Zuerst bediente er sich des Ozonometers von Schoenbein, später desjenigen von Houzeau. Der kurze Zeitraum der Beobachtungen berechtigt zu keinen, irgend werthbaren Schlüssen. Es werden auch die gleichzeitig verzeichneten, thermometrischen, barometrischen und hygrometrischen (Hygrometer von Saussure) Daten mit angeführt.

Oettinger (Krakau.)]

5. Wasser.

1) Reichardt (Jena), Ueber Quellwasser- u. Flusswasserleitung. Bericht des Ausschusses über die 2te Versammlung des deutschen Vereins für öffentl. Gesundheitspflege zu Danzig am 12. - 15. Septbr. 1874, 4te Sitzung. Deutsche Vierteljahrsschrift für öffentl. Gesundheitspflege. VI 1. Heft. S. 116. — 2) Krieger (Strassburg), Die projectirte Wasserversorgung von Strassburg im Elsass. Ibid. VII. 4. Heft. S. 513. — 3) Derselbe, Ueber die thermische Isolirung der Hochreservoir auf künstlichen Substructionen. Ibid. VII. 4. lieft. S. 674. — 4) Pettenkofer, Max von, Ueber ein Reagens zur Unterscheidung der freien Kohlensäure im Trinkwasser von der an Basen gebundenen. Zeitschrift für Biologie. XI. S. 308. — 5) Mac Intyre, Charles, On the detection of organic matter in drinking-watter. Philad. Medic. Times. — 6) Moutfort, Leon, Des eaux potables et de leur purification. Thèse. Paris. 1874. — 7) Chassagne, Dysentérie et diarrhée. Gazette hébdomadaire. No. 47. p. 743. — 8) Albu, J., Die Bodenwärme und das Grundwasser im

Jahre 1873 in Berlin. Zeitschr. für Epidemiologie II. S. 58. — 9) Hoedt, Das Grundwasser in seiner hygienischen Bedeutung mit Rücksicht auf die Verhältnisse der Stadt Crefeld. Correspondenzbl. des Niederrhein. Vereins für öffentl. Gesundheitspflege. S. 48. — 10) v. d. Mark, Chemische Untersuchung von vier Brunnenwässern für die Stadt Oberhausen Ibid. S. 89. — 11) Vergleichende Zusammenstellung der Wasserwerks-Tarife deutscher Städte. Ibid. S. 111. — 12) Gralen, Ueber Quellwasser- und Flusswasser-Versorgung. Vortrag, gehalten auf der 15. Jahres-Versammlung der Gas- und Wasser-Fachmänner in Mainz im Juni 1875. Ibid. S. 116 (G. bekämpft die von Reichardt (1) ausgesprochenen Ansichten und erklärt es für ungerechtfertigt, unbedingt alles Flusswasser, ohne weitere Untersuchung, für ungeeignet als Trinkwasser zu bezeichnen, dagegen schliesst er sich der von Mayer-Zenetti-Lindley in obengenannter Sitzung vorgeschlagenen Resolution an, die jedoch nicht die Genehmigung der Versammlung gefunden hatte.)

In seinem Referat (für die 2. Versammlung des deutschen Vereins für öffentl. Gesundheits-Pflege zu Danzig) über Quellwasser- und Flusswasserleitung spricht sich Reichardt (1) entschieden gegen die Benutzung des Flusswassers zur Wasserversorgung der Städte aus. Er weist sich auf eigne Untersuchungen des Canalwassers stützend, nach dass die Temperatur und Zusammensetzung des Flusswassers in sehr weiten Grenzen schwanke, selbst wo auffällige Verunreinigungen nicht anzunehmen sind, und dass in demselben meistens auch mancherlei Zersetzungs-Processe vor sich gehen. Alle Filter- und Klärvorrichtungen entfernten in Wesentlichen nur mehr und weniger die sichtbar suspendirten fremden Stoffe und liessen die gelösten unberührt. — Auch der Correferent Ingenieur Sellmick aus Frankf. a. M. tritt ihm bei, indem er von technischem Standpunkte die verschiedenen Arten erörtert, in denen unterirdische Wasserquellen erschlossen werden können. — Nach vorangegangener Discussion nimmt die Versammlung die Resolution an: dass für Anlage von Wasserversorgungen in erster Linie geeignete Quellen, natürliche oder künstlich erschlossene, in Aussicht zu nehmen sind, und es nicht eher zulässig erscheine, sich mit minder gutem Wasser zu begnügen, bis die Bestellung einer Quellwasserleitung als unmöglich nachgewiesen sei.

Die Ingenieure Gruner und Thieme haben für die projectirte Wasserversorgung von Strassburg i. E. trotz mehrfachen Nachforschens keine Quellen in den Vogesen auffinden können, welche selbst vereinigt auch nur annähernd das nöthige Wasser zu liefern im Stande gewesen wären. Das von denselben zur Ausführung empfohlene Project will das nöthige Wasser daher den tieferen Untergrundschichten in der Rheinebene südlich von Strassburg durch Brunnen entnehmen und durch Kraftmaschine in ein Hochreservoir drücken, welches dicht bei der Stadt thurmartig aufgebaut wird und als Vertheilungsreservoir dient.

Aus ihren Arbeiten ergeben sich: 1) Die Beweise für das Vorhandensein von unabhängigen Grundwasserströmen durch die Strömungsrichtung, durch den directen Erguss in den Rhein und durch die Analyse. 2) Die

Temperaturmessung in einer Tiefe von 12 Meter unter Terrain hat fast constant M. 8° ergeben, und da die Ergebnisse der Analyse befriedigend sind, so ist das Wasser als Trink- und Nutzwasser gut brauchbar. 3) Wenn auch schon jetzt an der hinreichenden Quantität nicht zu zweifeln ist, so ist doch der Nachweis hiervon durch Anlage eines Versuchsbrunnens zu führen, der auch, und zwar wesentlich, zu anderweitigen Versuchszwecken dient und später als Theil der Anlage fungirt. 4) Die Mächtigkeit der Kiesschicht beträgt mehr als 12 Meter. 5) Entnahme des Wassers aus den Grundwasserströmen am Kirschbeckelrain und Anlage der Pumpstation ebendaselbst. 6) Die Hebung des Wassers erfolgt mittelst Turbinen, welche durch Wasser, dem Rhein entnommen, betrieben werden. 7) Für aussergewöhnliche Fälle fungirt eine Reservedampfmaschine mit Pumpe und Kessel. Die neueste Entwickelung der Wasserfrage für Strassburg i. E. schildert Krieger(2). Darnach hat sich der Gesundheitsrath in seiner Sitzung vom 18. Februar nach eingehender Berathung einstimmig für das Rheinthalproject entschieden. Nach Annahme desselben begannen die Ingenieure Gruner und Thieme Ende März mit den Arbeiten, welche zur Aufstellung eines definitiven Projectes nothwendig erschienen, und zwar zunächst mit der Anlegung eines Versuchsbrunnens in der Nähe des Polygons auf dem sog. Festenfelde, welches ungefähr vier Kilometer oberhalb Strassburgs und beinahe zwei Kilometer vom grossen Rhein entfernt ist. Da das Terrain rund um den Versuchsbrunnen unbewohnt und städtisches Eigenthum ist, anderseits die Schürfversuche ergeben haben, dass die wasserhaltigen Schichten auch noch weiter oberhalb der projectirten Anlage überall mit einer ähnlichen undurchlässigen Lehmschicht überdeckt sind, so erscheint das Wasser vor Verunreinigungen und Infectionen in jeder Beziehung geschützt. Diese Verhältnisse sind für die künftige Wasserversorgung ebenso wichtig, als günstig, und erklären die durch die chemische Analyse festgestellte Reinheit des Wassers, und zwar die fast vollständige Abwesenheit von Ammoniak, sowie die geringen Mengen von organischen Substanzen. Die Prüfung der Qualität des Wassers ergab, dass dasselbe nach fortgesetztem Pumpen nie Zeichen von Verunreinigungen darbot. Es blieben ferner, als man drei Wochen lang unausgesetzt grosse Mengen von Wasser dem Brunnen entnommen hatte, Quantität und Verhältniss der in dem Wasser gelösten Bestandtheile die gleiche. Nach diesem Ergebnisse der chemischen Analyse darf man den wichtigen Schluss ziehen, dass von einem Eindringen des Rheinwassers in den Brunnen, wenigstens bei mittlerem Wasserstande des Rheins, nicht die Rede sein kann. Ende Mai wurden die Arbeiten der Ingenieure geschlossen und werden die Unterlage des definitiven Projectes bilden, das in zwei bis drei Monaten den städtischen Behörden vorgelegt werden soll.

Von der anerkannten Wichtigkeit einer gleichmässigen Temperatur hergeleiteten Wassers ausgehend stellte Krieger (3) Versuche zur thermischen Isolirung der Hochreservoirs für Wasserleitungen an, und bediente sich dabei dreier Methoden: Der einfachen Umschalung, der Umschalung, wobei die Zwischenräume mit schlechten Wärmeleitern gefüllt waren, und der Ueberrieselung der Aussenwände. Die einfache Umschalung hinderte die Wärmeaufnahme resp. Abgabe im Mittel um 38 pCt., während bei der thermischen Isolirung vermittelst Umschalung und durch schlechte Wärmeleiter die Wärmeaufnahme im Mittel 30 pCt. (also die Verminderung der Wärmeaufnahme 70°) betrug. Als schlechten Wärmeleiter benutzte K. lufttrocknes Heu, und

nimmt er an, dass man den thermischen Schutz mittelst Umschalung und einer grösseren Schicht von schlechten Wärmeleitern auf etwa 75 pCt. bringen könne. Dann würde z. B. im Winter bei der stärksten Kälte unseres Klimas das Wasser im Reservoir sich kaum um 1 Grad abkühlen. Um die bedeutende Wärmeaufnahme in Folge der Insolation abzuhalten, macht K. den Vorschlag, das Dach sowie die Seitenwände des Reservoirs im Sommer mit dem Wasser des Reservois fortwährend zu befeuchten resp. zu überriesein. Der Procentsatz der Wärmeaufnahme berechnete sich bei überrieselter Umschalung, die Zwischenräume mit Heu ausgefüllt auf 7,4 pCt. Im Mittel. Je stärker man überrieselt, je mehr Wasser man nimmt, je kühler dasselbe, desto besser werden die Resultate. Es kann durch diese Methode die Erwärmung des Wassers im Reservoir auf ein Minimum, und zwar auf nicht ganz einen halben Centigrad während 24 Stunden und bei der grössten mittleren Tagewärme unseres Klimas und der stärksten Insolation herabgesetzt werden.

Schon früher hat Pettenkofer (4) darauf aufmerksam gemacht, dass die Kohlensäure im Trinkwasser nur selten frei im Wasser absorbirt ist, sondern in der Regel an Basen, namentlich an Kalk und Bittererde gebunden ist, welche als doppeltkohlensaure Salze im Wasser gelöst sind, dass namentlich in den Quellen und Brunnen aus der Kalkformation in der Regel keine Spur mehr Kohlensäure enthalten ist, als zur Bildung der im Wasser enthaltenen doppeltkohlensauren Salze erforderlich ist. Ferner hat derselbe nachgewiesen, dass die Kohlensäure in den Quellen und Brunnen Münchens nicht erst im Grundwasser sich bildet, sondern dass sie aus der über dem Wasser stehenden Grundluft stammt, in welcher sie sich nur durch Verwesung organischer Substanzen erzeugen kann. Daher erklärt es sich auch, dass stellenweise aus Boden ein und derselben Kalkformation Wasser von so verschiedenen Härtegraden kommen kann, je nachdem eben das atmosphärische Wasser, bis es sich in grösseren Massen sammelt, durch Schichten dringt, welche mehr oder weniger organische in Verwesung begriffene Substanzen enthalten. Freie Kohlensäure im Wasser wird man daher mehr in Granitformationen, als in anderen, kohlensauren Kalk enthaltenden Formationen erwarten, der durch die entstehende Kohlensäure in doppeltkohlensauren Kalk verwandelt wird. Um nun das Wasser auf freie, ungebundene Kohlensäure zu prüfen, bedient sich P. der Rosolsäure, welche durch kohlensaure und doppeltkohlensaure Alkalien und alkalische Erden roth gefärbt, hingegen durch freie Kohlensäure entfärbt wird. Man löst hierzu ein Theil reine Rosolsäure in 500 Theilen 80procentigem Weingeist, neutralisirt diese Lösung mit etwas Aetzbaryt bis zur beginnenden röthlichen Färbung, und setzt von dieser Lösung ½ Ccm. auf ein Volum von etwa 50 Ccm. Wasser zu. Enthält das Wasser freie Kohlensäure, so ist die Flüssigkeit farblos oder gelblich, enthält es aber keine freie Kohlensäure, sondern nur doppeltkohlensaure Salze, so wird die Flüssigkeit roth.

Zur Prüfung des Trinkwassers auf seine organischen Bestandtheile empfiehlt Mac Intyre (5) die Methode von Chapman und Wanklyn. Dieselbe beruht darauf, dass eine Lösung von kaustischem Kali und hypermangansaurem Kali bewirkt, dass der Stickstoff der Albuminate eine Verbindung mit Wasserstoff eingeht und Ammoniak bildet, das dann nach Nessler bestimmt werden kann.

Zur Reinigung des Trinkwassers für den Soldaten im Felde verlangt Mortfort (6), dass der Regimentsarzt stets zu seiner Disposition haben müsse: kohlensaures Natron dem kalkhaltigen Wasser anzusetzen, um das Kochen des Gemüses mit demselben zu erleichtern; kaustischen Kalk für Wasser, das überladen mit Magnesia oder doppeltkohlensaurem Kalk ist, um so unlöslichen kohlensauren Kalk zu erhalten, ein Decigrm. Alaun pro Liter, um das mit erdigen Bestandtheile überladene Wasser zu reinigen. Vor allem aber empfiehlt er das hypermangansaure Kali, das die organischen Bestandtheile des Wassers oxydirt und unschädlich macht, und dem Wasser eine solch schöne Färbung giebt, dass es französische Soldaten mit Vorliebe trinken. (? R.)

Chassagne (7) beobachtete bereits im Juli und August 1874 eine kleine Epidemie von Dysenterien und Diarrhoen, die bei mehreren Regimentern im Lager von Rocquencourt herrschten, und deren Grund er in der Infection des Wassers der unteren Seine zu finden glaubte. Die Untersuchung des Wassers ergab, dass dasselbe fast völlig desoxydirt (1,9 Ccm. Sauerstoff auf 1 Ccm. Wasser) und im Uebermasse stickstoffhaltig war. Auch im Sommer 1875 kam dieselbe Epidemie bei den Truppen ebendaselbst wieder zum Ausbruch, jedoch diesmal 14 Tage später. Hieran hatten wohl die grossen Regenmengen des Sommers Schuld, die das Wasser der Seine erst später den gewöhnlichen Stand und die gewöhnliche Menge einnehmen liessen. Die Zahl der Kranken betrug bei 3 Cavallerie-Regimentern 111 bis 787 Verpflegungstage. Die Höhe der Epidemie correspondirte mit dem höchsten Wärmegrad des Sommers.

Als Nachtrag zu seiner Arbeit über die Sterblichkeit Berlins im Jahre 1873 bringt Albu (8) die älteren, von 1851—1864 reichenden Untersuchungen Dove's über die Bodenwärme Berlins, die jetzigen Messungen derselben und des Grundwasserstandes, sowie einen Vergleich der Grundwasser-Temperatur und der Erdtemperatur an den einzelnen Stationen. In seinen Resumé wiederholt er seine schon in der ersten Arbeit vorgebrachten Ansichten über den Zusammenhang dieser Verhältnisse mit der Sterblichkeit, und schliesst sich betr. die Cholera-Epidemie in Berlin vom Jahre 1866 dem Ausspruch von Hirsch an: dass eine bestimmt ausgesprochene Abhängigkeit von Bodenverhältnissen resp. der höheren oder tieferen Lage und der Durchfeuchtung des Bodens sich bei derselben nicht gezeigt habe.

Auf Grund seiner Betrachtungen und Beobachtungen über das Grundwasser Crefelds erklärt Hoedt (9) es für dringend nothwendig, um die Luft unserer Wohnungen und vor Allem unser Trinkwasser vor zunehmender Verschlechterung zu schützen, dass undichte Gruben und Canäle gedichtet, dass die neuen nach bestimmten Vorschriften angelegt, dass die bestehenden Senk- und Versickerungsgraben womöglich ganz beseitigt und die Anlagen von neuen Schlinggraben ganz verboten werden. Bei Anlage neuer Brunnen oder zur Verbesserung bestehender empfiehlt es sich, innerhalb des Brunnenkessels einen Kastenbrunnen von 25 Fuss Tiefe, der das obere Grundwasser hermetisch abschliesst, niederzutreiben, um unseren Wasserbedarf aus den Schichten zu entnehmen, wo der von Zersetzungsproducten noch freie Untergrund noch reines Wasser liefert.

(1) Aug. Fleury, En Rokke Drikkevands undersögelser. Kjöbenhavn 1875. 41 S. — 2) Kortfattet Veiledning tol quantitativ Bestemmelsi af de i hygieinisk Heuseende rigtige Stosser i Vandsk. Kjöbenhavn 1875. 32 S.

In der erstgenannten kleinen Schrift theilt Verf. eine Reihe Analysen mit von dem in der Vorstadt Frederiksborg bei Kopenhagen benutzten Trinkwasser. Nur zum Theil werden die Häuser von einer privaten Wasserkunst versorgt; die übrigen Häuser haben eigene Brunnen. Während das Wasser von der Wasserkunst als gut bezeichnet werden muss, liefern nur einzelne von den Brunnen gutes Wasser, der grösste Theil weniger gutes oder selbst schlechtes. Von der untersuchten Gegend wurden vom 1. Novbr. 1869 bis 1. Novbr. 1874 102 Fälle von typhrischem Fieber und Abdominaltyphus im Frederiksborger Hospital behandelt; nur 8 von diesen Kranken kamen aus den von der Wasserkunst versorgten Häusern, 80 aus solchen, die keine künstliche Wasserversorgung hatten; in 14 Fällen liess es sich nicht ermitteln, woher die Häuser Wasser bezogen.

In der zweiten kleinen Schrift giebt Verf. die Methoden an für die quantitative Analyse des Trinkwassers. T. S. Warncke (Kopenhagen).

Om vattnet i Arsta viken och Stockholms vattenlednings vatten. (Untersuchungen über das zum Verbrauche in der schwedischen Hauptstadt bestimmte Wasser und Vorschläge zur Verbesserung dieses Wassers.) J. Möller (Kopenhagen).

Dobieszewski, Wie man verunreinigtes Wasser trinkbar und zum Küchenbedarf verwendbar machen kann? Medycyna 1875. No. 50. (Nach dem Vorgange von Prof. Chevalier (Annales d'hygiène 1874) räth der Verfasser zum Reinigen des Wassers Kohle zu verwenden.) Oettinger (Krakau.]

6. Hygiene der Nahrungs- und Genussmittel.

1) Ruge, Ueber die Agitation der Vegetarianer. Vortrag, gehalten in der deutschen Gesellschaft für öffentliche Gesundheitspflege. Vierteljahrsschrift f. ger. Medicin. October. S. 373. — 2) Pauli (Departements- und Polizei-Thierarzt), Die Trichinose des Schweines und die Tuberculose des Rinds. Vortrag, gehalten in der deutschen Gesellschaft für öffentliche Gesundheitspflege. Kbend. S. 386. — 3) Dammann (Eldena), Bezeichnung derjenigen sanitätspolizeilichen Massnahmen.

welche nach den neuerdings in Berlin gemachten Erfahrungen erforderlich werden, um Menschen und Thiere zu schützen vor Infection mit Rotz durch Genuss des Fleisches von Thieren, welche von dieser Krankheit befallen sind. Vortrag auf der 47. Versammlung deutscher Naturforscher und Aerzte in Breslau. Deutsche Vierteljahrsschrift für öffentl. Gesundheitspflege. VII. 2. Heft. S. 289. — 4) Jäger (Elberfeld), Wie hat sich das Gesetz vom 18. März 1868, betreffend die Errichtung öffentlicher Schlachthäuser, bewährt? Zweite Versammlung des deutschen Vereins für öffentl. Gesundheitspflege in Danzig. Ebend. 1. Heft. S. 143. — 5) DuMesnil, P., Relation médicale de onze cas d'empoisonnement par de la viande de conserve altérée, observés au port de Lorient. Thèse. 1874. Paris. — 6) Annales d'hygiène publique et de médicine légale. Avril. p. 472. — 6) Wanklyn, Milk adulteration and the adulteration bill. British med. Journ. April 3. p 455. — 7) Lassing, Poisoning by pickles. Boston med. Journal. August 19. — 8) Pierre, Is., Sur les alcools qui accompagnent l'alcool vinique. Comptes rendus LXXXI. No. 19. p 803.
9) Chagnaud, Anatole, Des causes de l'alcoolisme. Thèse. Paris 1874. — 10) Drysdale (London), Le tabac et l'hygiène publique, discours prononcé un congrés internationale des sciences médicales de Bruxelles. La presse médicale Belge. p. 44. 3. Octobre. (Kurzes Referat. Nichts Neues.) — 11) Lailier, Etude sur la margaune en point de vue de l'hygiène alimentaire. Annales d'hygiène. Avril. p. 291. — 12) Hurel, Du régime alimentaire dans les maisons centrales. Ib. p. 336. — 13) Chevallier, A., Du Poivre, de ces usages, de ces propriétés, des falsifications qu'on lui fait subir, des moyens de les reconnaltre. Ibid. Juillet. p. 79. — 14) Wynter-Blyth, Etude chimique sur les poivres du commerce. Auszug aus The chemical news. Octobre 1874. Ibid. p. 96. (Bei mehreren Pfefferproben wurde Gehalt an Wasser, von durch Alkohol und durch Wasser extrahirbarer Substanzen und an Ammoniak bestimmt.) — 15) Adam (Augsburg), Bemerkungen zur Durchführung der obligatorischen Fleischbeschau. Deutsche Zeitschrift für Thiermedicin und vergleichender Pathologie. 1. Band. S. 407. (Verf. stellt als Grundsatz hin, dass in Städten und grösseren Orten mit bedeutendem Fleischconsum eine sachgemässe Fleischbeschau nur in gemeinschaftlichen öffentlichen Schlachthäusern mit Erfolg durchführbar ist. Bei der Fleischbeschau soll allein entscheidend sein, ob das Fleisch zum Genusse für den Menschen unschädlich, oder ob dasselbe gesundheitsschädlich ist; bez. der Preiswürdigkeit des Fleisches muss der Consument sich selbst sichern, damit er nicht übervortheilt wird.) — 16) Kornfeld (Wohlau), Zur obligatorischen Fleischschau. Virchow's Archiv. Band LXIV. Heft 1. S. 138. — 17) Heusner (Barmen), Ueber Ziele, Mittel und Grenzen der sanitätspolizeilichen Controlirung des Fleisches. Referat, erstattet in der dritten Versammlung des deutschen Vereins für öffentl. Gesundheitspflege zu München. Correspondenzblatt des Niederrb. Vereins für öffentl. Gesundheitspflege. S. 138. — 18) Jolly, Paul, Le tabac et l'absinthe. Leur influence sur la santé publique, sur l'ordre moral et social. 12. Paris.

Die Geschichte des Vegetarianismus nach Ruge (1) ist verhältnissmässig neu. 1847 wurde ein wirklicher Verein von Vegetarianern gegründet und zwar in Deutschland. 1871 gehörten 278 Männer, 186 Frauen und 284 Kinder zu demselben, worunter alle Stände vertreten sind. Das Hauptnahrungsmittel der Vegetarianer ist das sog. Grahambrod, ohne Sauerteig, aus gebeuteltem Mehl, welches in England überhaupt zur Erzeugung eines bequemen Stuhlgangs vielfach genossen wird. Ihr Hauptprinzip ist: möglichst

naturgemäss leben; sie erklären es für abscheulich im Ausgeruch der Städte zu leben, schlafen meistens Nachts bei offenen Fenstern, waschen sich Morgens kalt incl. Füsse, die Kopfbedeckung wollen sie beseitigen, auch wo möglich baarfuss laufen, dafür empfehlen sie Filstunterkleider. In Bezug auf die Diät geben die Vegetarianer, mit Ausnahme des Fleischverbotes, auseinander. Die Einen essen Linsen, Kartoffeln, Mehlspeisen, ein Anderer nur rohe Gurken, wieder Andere wollen Alles nur kalt geniessen. Viele verwerfen Tabak, Thee, alkoholische Getränke, Gewürze, sogar Kochsalz, auch frischgebackenes Brod u. s. w. Für das Verbot der Fleischnahrung werden religiöse, moralische, aber auch physiologische Gründe geltend gemacht.

Nach Pauli (2) sind es hauptsächlich 2 Krankheiten, welche die Nothwendigkeit erkennen lassen, dass alles Vieh in öffentlichen Schlachthäusern unter thierärztlicher Aufsicht geschlachtet werde. Diese Krankheiten sind die Trichinose der Schweine und die Tuberculose des Rindviehs. Während die Schädlichkeit des trichinenhaltigen Fleisches unzweifelhaft ist, zeigt sich in neuester Zeit in Bezug auf die Tuberculose (Perlsucht) der Rinder die Neigung, den Genuss solchen Fleisches für nicht schädlich anzusehen. Nach den fortgesetzten Versuchen von Gerlach ist die Uebertragbarkeit der Tuberculose des Rindviehs auf andere Thiere aber unzweifelhaft. Versuche mit Tuberkelmasse und zwar in allen Stadien sind von ihm an 40 Säugethieren ausgeführt worden, von denen das Ergebniss nur bei einem Pferd und einem Kalb zweifelhaft geblieben ist; von den übrigen 38 Thieren sind aber 35 tuberculös geworden, wie die Obduction ergeben hat. Unter den Versuchsthieren befanden sich 4 Schafe und 2 Ziegen, bei denen der Einwand, dass sie schon vorher tuberculös gewesen, nicht statthaft ist, weil bei diesen Thieren Tuberculose überhaupt noch nicht beobachtet ist. Dasselbe Ergebniss lieferten Fütterungen mit Fleisch von perlsüchtigem Rindvieh. Auch Versuche mit gekochten Tuberkelmassen, an 5 Ferkeln und 7 Kaninchen angestellt, ergaben, dass alle Thiere, wenn auch in geringerem Grade als nach den Fütterungen mit rohen Tuberkelmassen, tuberculös geworden waren. Die Resultate der Versuche mit Milch von perlsüchtigem Rindvieh sind noch nicht ganz feststehend. Jedenfalls rechtfertigen die bisherigen Resultate der Impf- und Fütterungsversuche mit Fleisch und Milch von tuberculosen Thieren die Annahme einer Infectionsgefahr für den Menschen und verdienen daher die höchste Beachtung der Sanitätspolizei. (Für abgeschlossen ist die Frage noch nicht zu halten. R.)

Wenn auch bis jetzt noch kein sicherer Fall von Rotzvergiftung durch Genuss von Fleisch rotzkranker Pferde constatirt ist, so kann die Möglichkeit einer solchen Infection doch nicht geleugnet werden, und gegen diese sind daher auch die Verordnungen des Berliner Polizei-Präsidiums vom 24. März 1854, betr. das Schlachten von Pferden, gerichtet. Danach darf dasselbe nur an bestimmten Schlacht-

plätzen stattfinden, weshalb man Ende 1860 ein gemeinsames Schlachthaus errichtet hat; ebenso darf
der Verkauf von Pferdefleisch nur an bestimmten
Stellen stattfinden, wo kein anderes Fleisch verkauft
wird; die Thiere müssen vor dem Schlachten von einem
Rossarzt untersucht werden, und führt der Schlächter
ein Buch, in das jedes Pferd eingetragen wird, und
unterliegt so der fortgesetzten, polizeilichen Controle.
Aus diesen Verordnungen hebt Dammann (3) einige
verbesserungsbedürftige Punkte hervor: 1) Es müsse
überall nur in besonderen Schlachthäusern, nicht auf
dem Grunde der Verkaufsstellen geschlachtet werden,
denn sonst sei eine genügende Controle vollkommen
undurchführbar. Er wolle nur daran erinnern, dass
die Rossschlächter zugleich meistens Rossbändler seien.
2) Es habe die Untersuchung nicht allein vor, sondern
auch nach dem Schlachten durch Section stattzufinden;
die Diagnose sei nicht immer leicht, und habe sich die
Untersuchung nicht bloss auf die Zunge, den Kopf und
die Nasenhöhlen zu erstrecken, sondern auch auf
Kehlkopf und Luftröhren. 3) Eine bessere Veterinärpolizei sei überhaupt nöthig, damit sich die Zahl der
rotzigen Pferde vermindere. In Preussen würden
jährlich 2000 Pferde an Rotz getödtet, in Bayern 200,
man könne sich da wohl einen Begriff machen, wie
viele Fälle verheimlicht würden. Nicht bloss die rotzkranken Pferde, nein, auch alle rotzverdächtigen
Pferde seien strengstens zu beseitigen.

Nach Jagor (4) hat die Einführung des
Schlachthauszwanges die davon erwarteten Wirkungen in den Staaten (Oesterreich, Bayern, Baden,
Würtemberg) und Städten (Solingen und Liegnitz),
wo derselbe bis jetzt eingeführt, überall gehabt, insbesondere werden die mit den Privatschlächtereien
erfahrungsmässig verbundenen Uebelstände, als Unreinlichkeit, Luftverderbniss durch die thierischen Abfälle, die mit dem Treiben des Viehs durch die Strassen
verbundenen Gefahren, die Gefahr des Genusses ungesunden Fleisches bezüglich des im Schlachthaus geschlachteten Viehs als beseitigt betrachtet. Was die
mit der Einführung des Schlachthauszwanges verbundenen Uebelstände anbelangt, so wurden bei der Berathung des preussischen Gesetzes vom 18. März 1868
deren namentlich zwei hervorgehoben; es wurde behauptet: 1) die zu gewährende Entschädigung erschwere die Anlage von Schlachthäusern; 2) das Gesetz enthalte bez. der Controle des von auswärts eingeführten Fleisches keine Bestimmung; der Mangel
der diesfälligen Controle werde die Einführung schlechten Fleisches von aussen zur Folge haben. Zu 1)
meint J., dass es nicht anzunehmen sei, dass die Ent-
schädigungsfrage der Anlage von Schlachthäusern hin-
dernd im Wege stehe, dass der erweislich wirkliche
Schaden, welchen die Fleischer dadurch erleiden, beschränke sich darauf, dass die zum Schlachtbetriebe
dienenden Gebäude und Einrichtungen ihrer Bestimmung entzogen werden. Was den 2. Punkt anbelangt,
so wird durch die Errichtung von Zwangsschlacht-
häusern allerdings eine vollkommene Garantie für den
Verkauf gesunden Fleisches nur bez. des im Schlacht-

haus geschlachteten Viehs gegeben. Da die Controle
von eingeführtem Fleisch stets mangelhaft bleiben
wird, so müsste vom sanitätlichen Standpunkte die
Einfuhr von Fleisch überhaupt verboten werden; wogegen sich aber andere Interessen geltend machen
dürften. Auch eine Vertheuerung der Fleischpreise
hat sich nirgendwo, wo der Schlachthauszwang eingeführt, ergeben.

Du Mesnil (5), dessen Arbeit über die verschiedenen Methoden der Conservirung des Fleisches der Jahresber. 1874, S. 600, bespricht, schildert
in seiner Doctor-Dissertation 11 Vergiftungsfälle
durch verdorbenes conservirtes Fleisch, die
er als Marinearzt im Hafen von Lorient beobachtet.
Am 6. Juli 1874 erhielten 11 Gefangene als ihre
Ration eine Fleisch-Conservebüchse vom Aviso
Archimède. Diese Blechbüchse von cylindrischer
Form und mit rother Ockerfarbe bemalt, war englischen Ursprungs; sie enthielt 2 Kilo Rindfleisch,
mageres und fettes in den gewöhnlichen Verhältnissen.
Nach den von du Mesnil gemachten Erkundigungen
war diese Büchse mindestens 2 Jahre alt; nichtsdestoweniger wurde ihr Inhalt am 1. Juli durch die Lebens-
mittel-Commission für gut und vollkommen zum Genusse geeignet erklärt. Verf. bemerkt jedoch, dass
die Büchse den 1. Juli geöffnet, erst den 6. Juli ab-
geliefert wurde, und dass das Fleisch so der Einwirkung der Luft während voller 6 Tage bei einer
Temperatur von 25 Grad ausgesetzt blieb; nach ihm
liegt in diesem Umstande die Entwicklung der giftigen
Eigenschaften, die sich nach dem Genusse des Fleisches
zeigten. Alle, die von demselben assen, haben übereinstimmend dem Arzte erklärt, dass es Geschmack
und Geruch von gesalzenem und verdorbenem Schell-
fisch gehabt habe. Die Hinzufügung einer starken
Gabe Weinessig verdeckte zum Theil wenigstens
diesen unangenehmen Geschmack und Geruch. Alle
11 Gefangenen erkrankten, 2 sind gestorben, der eine
den vierten, der andere den fünften Tag nach dem Genusse des verdorbenen Fleisches. Diese Beiden haben
von demselben eine bedeutend grössere Quantität als
die Andern zu sich genommen, jeder ungefähr 300 Grm.,
meistens aus Fett bestehend.

Die Krankheitserscheinungen waren in allen Fällen
identisch und nur durch den Grad der Schwere verschieden; die ersten Zufälle zeigten sich in 10 Fällen 12
Stunden ungefähr nach dem Genuss des Fleisches, in
einem einzigen Falle trat nach 3 Stunden Erbrechen
ein. 8 bis 12 Stunden nach der Mahlzeit biagten die
Kranken über eine excessive Trockenheit und schmerz-
haftes Brennen im Munde und Schlunde. Die Speichel-
absonderung war unterdrückt, heftiger Durst vorhanden,
das Herunterschlucken fester Substanzen wurde schwierig,
dann ohne Zuhülfenahme von Getränk unmöglich; später
konnten selbst Flüssigkeiten den Schlund nicht mehr
passiren; sie erzeugten starke Zusammenschnürung der
Speiseröhre und wurden durch Mund und Nase wieder
ausgeworfen; dann wurde der Kranke einer veritablen
Erstickung zur Beute. Die Respiration wurde pfeifend,
wie bei Glottisödem, der Husten rauh, guttural, und die
Gesichtszüge nahmen den Ausdruck höchster Angst an.
Die Zunge ist mit einem dicken und zähen Belag von
grauer Farbe bedeckt. Der Eingang vom Schlund- und
Kehlkopf ist roth und injicirt; die Schleimhaut trocken,

wie mit Firniss überzogen, vor Allem auf der Hinterwand des Schlundes, der ein granulirtes Ansehen darbot. Vom 5.—8 Tage röthen sich die Mandeln, schwellen an und zeigen oberflächliche, mit einem weisslichen Exsudat bedeckte Geschwüre. Die Kranken klagen vor Allem über Zusammenschnürungen von Schlund und Speiseröhre, die wie von einem Bande stark zusammengeschnürt erscheinen. Das Epigastrium ist wenig schmerzhaft, etwas galliges Erbrechen im Anfang, saures und brennendes Aufstossen, schwacher Appetit. Der Bauch ist hart, gespannt, leichter Meteorismus, mässiger Schmerz um den Nabel, hartnäckige Verstopfung, die den fortgesetzten Gebrauch der Klystiere nöthig macht; die Defäcation verlangt schmerzhafte Anstrengungen; die Fäcalien sind hart und gelblich; die Urinabsonderung ist sehr reichlich und anfangs ohne Schwierigkeiten, der Urin ist blass, sehr klar, ohne besonderen Geruch, das Uriniren geht langsam von Statten, der Strahl ist schwach; der Kranke macht längere Anstrengungen zum Uriniren, er klagt über ein zusammenschnürendes Gefühl in der Gegend der Pars membranacea der Harnröhre. In den schweren Fällen war die Harnverhaltung vollkommen und erforderte die Anwendung des Katheters. Die Respiration ist in den leichten Fällen normal, Schluckbewegungen allein erzeugen leichte Erstickungsanfälle und einen rauhen Husten. Beim Eintritt des Todes verlieren die Athembewegungen plötzlich ihre Kraft und Ausdehnung und scheinen die Athemmuskeln gelähmt zu sein. Die Athmung ist schwach, die Stimme näselnd; in den schweren Fällen wird sie rauh, verliert an Kraft und Aphonie tritt ein. Der Puls ist wenig beschleunigt, weich und unterdrückbar. Mit dem Eintritt des Todes sinkt er allmälig und wird unfühlbar. Die Herzbewegungen sind ohne Energie und werden mehr und mehr schwach. Der Tod tritt durch Paralyse des Herzens und der Athemmuskeln ein. Bei den Kranken, die starben, erreichte die Temperatur 40 Grad, bei den Anderen hat sie 38,5 Grad nicht überschritten. In diesem Zeitpunkt entzündeten sich die Mandeln und exulcerirten, was der nur temporären Temperaturerhöhung entsprach. Für gewöhnlich überschritt sie nicht 37,5 Grad und fiel zuweilen unter 37 Grad. Die Intelligenz blieb vollständig intact bis zum Ende, keine Hallucinationen und Convulsionen. Das Hautgefühl ist abgestumpft, Nadelstiche erzeugen keinen Schmerz, Schwindel beim sich Erheben, schwerer Kopf, aber keine Cephalalgie. Deutliche Schwäche der Beine, schwankender Gang. Die Prostration ist nicht sehr ausgesprochen. Das Gehör hat seine Schärfe bewahrt, aber der Gesichtssinn hat schwer gelitten. Die Pupille erweitert und unbeweglich. Die oberen Augenlider herabgesunken und unbeweglich. Lichtscheu und ein gewisser Grad von Strabismus. Auf eine gewisse Entfernung unterscheidet der Kranke nichts. Auf 10—15 Centimeter Entfernung ist der Blick verworren, auf 60 werden die Gegenstände doppelt und kleiner gesehen, in der Ferne ist der Blick wieder ganz verworren. Diese Störungen erscheinen vom 12.—13. Tage; sie stimmen mit der Intensität der anderen Symptome überein und verschwinden erst nach längerer Zeit. Die motorischen und Accomodationsmuskeln des Auges werden gelähmt. Die Reconvalescenz dauert lange, die Kräfte kehren nur langsam zurück. Der Appetit bleibt lange schwach; das Schlucken fester Speisen bleibt erschwert und die Gesichtstörungen verlieren sich erst allmälig. Die Section der beiden Gestorbenen wurde von Dumesnil gemacht und ergab Folgendes: Beträchtliche Congestion des Hirnsinus, der Pia mater und der Hirnsubstanz; schlaffes und weiches Herz, erfüllt mit schwarzem, flüssigen Blut. Lungen blutüberfüllt, die Schleimhaut der Bronchien stark injicirt. In einem Falle zahlreiche Ecchymosen auf Hals- und Brusttheil, des N. phrenicus, vagus und sympathicus, sowie in der Cellulosa der Brustaorta und im Zellgewebe des hinteren Mediastinums. Leichte Hyperämie des Neurilema obiger Nerven. Zunge bedeckt mit einem dicken, zähen Belag, die Papillen an der Basis geschwollen, sowie die Schlunddrüsen. Die Schleimhaut des Isthmus vom Kehlkopf und Schlund injicirt, violett, trocken; einige oberflächliche Geschwüre. Die Schleimhaut der Speiseröhre blass, längs-gefaltet, die vom Magen und Intestinum stellenweise stark injicirt. Leber überfüllt, Milz und Nieren gleichfalls.

Eine Blei-Vergiftung lag nicht vor, da die Versinnung völlig intact und in dem Darminhalte der Kranken Blei nicht nachweisbar war, die Symptome übrigens dafür auch nicht sprachen. Die characteristischen Gesichtsstörungen und des Zustand des Pharynx liessen an Vergiftung mit Belladonna oder eine andere giftige Solanee denken, aber das gänzliche Fehlen von Störungen der Intelligenz und speciell der Hallucinationen, der langsame und regelmässig fortschreitende Verlauf der Symptome sprachen gegen diese Idee. Dagegen findet eine vollständige Uebereinstimmung der Krankheitserscheinungen mit den von Kerner und Schumann beschriebenen statt, in den von diesen mitgetheilten Fällen von Vergiftung durch verdorbene Nahrungsmittel, und nahm daher Verf. die Entstehung eines giftigen Principe an, das sich bei der Gährung entwickele, welche hauptsächlich, wenn nicht ausschliesslich, in fetten Substanzen statt finde. Er hält es für wahrscheinlich, dass diesmal das Gift sich erst nach der Oeffnung der Metallbüchsen entwickelt habe, unter Mitwirkung der Luft und bei einer hohen Temperatur. Verf. kommt zu den Schlussfolgerungen, dass das Schnorfleisch unmittelbar nach dem Oeffnen der Büchsen verzehrt werden muss, soll es aber wenn auch noch so kurze Zeit, nach demselben genossen werden, so muss es vorher einer Prüfung unterworfen, und bei den geringsten Zeichen der Verdorbenheit weggeworfen werden.

Im Anschluss an den Bericht über die wichtige Arbeit du Mesenil's sprach Bouley in der Academie über den Conservirungsprocess des Fleisches durch die Kälte nach Tellier. (cfr. Ref. 1874, S. 601.) Die von der Academie gewählte Commission (Milne, Edwards, Péligot, Bouley) hat von November 1873 bis Juli 1874 Schlachtfleisch, Geflügel, Wildpret und Caustareen einer Reihe von Experimenten unterworfen, und bestätigten die gewonnene Resultate die Meinung Poggiole's von den Vortheilen der Methode Tellier's. In der That blieben die in die Kältekammer gebrachten, thierischen Substanzen frei von jeder Fäulniss, oder es hielt dieser Process sofort inne, wenn bereits in Fäulniss begriffene Theile hineingethan waren. Das Schlachtfleisch behielt vollkommen Geruch und Aussehn frischen Fleisches, und nur nach einer Anzahl Tage der Aufbewahrung in der Kältekammer, wurde die Färbung des Anschnittes etwas dunkler und an der Oberfläche zeigte sich ein leichter Grad von Trockenheit. Unter dieser ganz dünnen Lage war das Fleisch aber durchaus frisch. Auch das Fett trocknet etwas an der Oberfläche, wird aber nicht ranzig. Was die Dauer anbelangt, bis zu welcher das nach Tellier conservirte Fleisch aufbewahrt werden kann, so nimmt die Commission an, dass die Fäulniss überhaupt niemals eintrete, dass die Geniessbarkeit des Fleisches in der 1. Woche sich sogar verbessere, indem es ohne sein Arom zu verlieren, zarter und dadurch verdaulicher werde, und dass es nach 40—45 Tagen von ganz frischem Fleische noch nicht zu unterscheiden sei. Mit der Zeit aber nimmt das Weichwerden des Fleisches zu, und nach 12 Monaten erinnert der Geschmack etwas an Fett, namentlich wenn man zur Unterscheidung gleichzeitig frisches Fleisch geniesst. Die Commission experimentirte auch mit einem ganzen Ochsenviertel, um zu erfahren, ob die Kälte genügend tief eindringe, und ob nicht doch um die Knochenaxe Fäulniss entstände. In eine Ochsenkeule von 70 Kilo wurde in die Mitte der fleischigsten Partie ein Thermometer gesenkt, und sank dasselbe in 3 Tagen von + 36,6° auf Null. Diese Langsamkeit hat aber nichts Störendes, denn die Kälte der Kammer hindert die Entwickelung von Fäulnisskeimen, und die Oberfläche des Fleisches, die an diesen zunächst angegriffen wurde, befindet sich rascher über einem niedrigen Kältegrad. Uebrigens hat die Erfahrung gezeigt, dass der Kältegrad der Tellier'schen Kammer nicht durchaus nöthig ist zur Conservirung des Fleisches, indem diese auch keinerlei Unterbrechung erlitt, als an einigen heissen Junitagen die Temperatur derselben auf + 8° gestiegen und einmal sogar die Kälteentwicklung in der Kammer für 36 Stunden völlig unterbrochen war.

Nach Wanklyn (6) befinden sich in 100 Ccm. Milch 5,65 Grm. fester, incl. fetter Bestandtheile und 3,16 Grm. Fette. Um die Menge der festen Bestandtheile in der Milch zu bestimmen, muss man eine gegebene Quantität derselben einer Temperatur von 212 Grad Fahrenheit eine bestimmte Zeit lang aussetzen. Dann werden alle wässrigen Bestandtheile verdampfen und die festen unverändert zurück bleiben. Doch darf man nicht mehr als 5 Ccm. im warmen Wasserbade erhitzen und nicht weniger als 3 Stunden. Indem man, wie sonst in der Regel geschehen, grössere Milchmengen in kürzerer Zeit erhitzte, kam man zu unrichtigen Resultaten. W. bespricht dann die verschiedenen Arten der Milchverfälschung durch Zusatz mit Wasser und durch Mischung der frischen Milch mit abgestandener und abgerahmter. Er prüfte ca. 1000 Proben und fand durchschnittlich 90 Procent verfälscht, so untersuchte er z. B. von den 30 Arbeitshäusern Toulons 29 auf die ihnen gelieferte Milch, die nach dem Contract echt, frisch unabgerahmt sein und 10 pCt. Sahne enthalten musste. Diese Milch enthielt zur Hälfte Wasser! Solche und ähnliche Thatsachen führte zu der gegenwärtig dem Parlament vorliegenden Adulteration-Bill. Diese Bill enthält schwere Strafen für Vergiftung und leichtere für Verfälschung der Nahrungsmittel. W. tadelt an derselben, dass Vergiftung von Arzneien und Nahrungsmitteln auf gleichem Fuss abgethan werde, somit die Bestimmung, dass, um ein Nahrungsmittel für vergiftet zu erklären, es nöthig sei, dass hierzu ein an und für sich giftiger Stoff genommen sei.

In dem von Lassing (7) mitgetheilten Falle von Vergiftung durch Pickles fanden sich dieselben von metallischem Geschmack. Die Verfälschung derselben hatte stattgefunden durch den Gewürzkrämer, der an Stelle des vom Fabrikanten genommenen durchaus reinen Weinessigs verdünnte und unreine Schwefelsäure gethan hatte. Diese vergifteten Pickles sind in grossen Mengen über das Land verbreitet. Die Gegenwart der Schwefelsäure ist leicht durch salzsauren Baryt nachzuweisen, der durch Erzeugung des schwefelsauren Baryts einen milchigen Niederschlag hervorruft.

Dass die Eigenschaften des Wein-, Propyl-, Butyl- und Amyl-Alkohol sehr verschieden sind, ist schon mehrfach constatirt worden. Pierre (8) und Puchot haben alle diese verschiedenen Alcohole und zwar in beträchtlichen Mengen in dem unter dem Namen Trois-six ($\frac{3}{6}$) in Frankreich vielfach consumirten Brandwein, sowie in den Gährungsproducten des Korns und der Runkelrübe gefunden. Während Butyl- und Amyl-Alcohol durch den schlechten Geschmack, den sie dem Branntwein mittheilen, leicht erkennbar sind, ist dies mit dem Propyl-Alcohol nicht der Fall, den P. bis zu 3 pCt. dem Branntwein zusetzte, ohne dass die Personen, die ihn kosteten, denselben herausgeschmeckt hätten. Endlich fand P. auch in den Branntweinen von schlechtem Geschmack Essigäther. Die gefährlichen Wirkungen dieses Aethers, die schon bei kleinen Mengen desselben hervortreten und keineswegs in Trunkenheit bestehen, zumal der Geschmack desselben durchaus nicht abstossend ist, werden den Vf. zu neuen und ausgedehnten Untersuchungen veranlassen, da diese Frage ihm von grossem öffentl. Interesse dünkt. — Nach Chagnard (9) nehmen die giftigen Eigenschaften wie die Löslichkeit der Alcohole zu in dem Maasse, als sich das Radikal CH_2 in der chemischen Formel vermehrt; er gruppirt dieselben daher folgendermassen: Methylalcohol CH_3OH, Aethylalcohol C_2H_5OH, Butylalcohol C_4H_9OH, Amylalcohol $C_5H_{11}OH$, und ist also von diesen der Amyl-alcohol am giftigsten. Ausserdem fand C. in den schlecht schmeckenden Branntweinen auch Quantitäten Aldehyd und Glycerin. In Bezug auf die Verbreitung des Alcoholismus in Frankreich constatirt Verf., dass derselbe in den Weinländern verhältnissmässig selten, in Paris dagegen sehr ausgedehnt ist, sowie dass er von Süden nach Norden regelmässig fortschreitend sich vermehrt.

Das Margarin, aus Ochsenfett gewonnen, soll nach Lailler (11) ein billiges Surrogat der Butter sein. Kohlsuppen, verschiedene Gemüse und Kartoffeln liess derselbe mit Margario zubereiten und konnte er und andere Personen, die davon kosteten, keinen Unterschied constatiren zwischen diesen und denselben mit Butter zubereiteten Speisen. Nur die Fettschicht, die bei der Margarinzubereitung auf der Oberfläche schwamm, war deutlicher und zusammenhängender, wie bei der Butterzubereitung. Auch Kartoffeln à la maître d'hôtel mit Margarin zubereitet waren von Feinschmeckern nicht von solchen mit Butter zubereiteten zu unterscheiden. Was die hygienische Seite desselben angeht, so wurden

in dem Asyl, an welchen L. als Apotheker thätig ist,
sowohl die Morgensuppen als verschiedene Gemüse mit
Margarin zubereitet und zur Abwechslung wieder einmal mit Butter, um zu sehen, ob die Kranken einen
Unterschied bemerkten. Aber Niemand hat je eine
solche beobachtet oder überhaupt eine Beschwerde geäussert, und ebensowenig haben die Aerzte der Anstalt
jemals eine Verdauungsstörung in Folge Genusses der
mit Margarin zubereiteten Speisen constatirt, obgleich
Alles in Allem 400 Kilogramm verzehrt wurden. Die
Menge des den Speisen zugesetzten Margarin kann um
ein Drittheil geringer als die der zum selben Zweck
erforderlichen Butter sein. Denn während das Margarin
nur eine äusserst geringe Quantität Wasser enthält, finden sich in wohl präparirter, gewaschener und getrock-
neter Butter nach ·den Untersuchungen Bauring-
gault's 13—15 pCt. Wasser, und dies Verhältniss steigt
bis zu 24 pCt. Wasser bei Butter geringerer Qualität.
Zum Küchengebrauch verwendet man auch andere, meist
gesalzene Butter, d. h. Butter mit ca. 5 pCt. Salz, und
bei geringeren Sorten bis 14 pCt. Salz. Hieraus erhellt, dass ½ wasserfreies und salzloses Margarin gleich
sind einem Theil gewöhnlicher Butter. Es wäre das Margarin vollkommen im Stande, das zu Küchenzwecken
verwandte Fett und die gewöhnliche Butter zu ersetzen,
und nur die Butter erster Güte würde den Vorzug vor
demselben verdienen.

Nach der Ansicht Hurel's (12) ist die Kost der
Gefangenen in den französischen Gefängnissen eine
ungenügende, selbst bei denen, die eine Brodzulage
erhalten, und bei denen, die aus selbsterworbenen
Mitteln in der Gefängnisscantine sich noch Nahrungsmittel verschaffen können, eine eben auskömmliche
zu nennen, wie sie den gewöhnlichsten Lebensverhältnissen zuzukommen pflegt. H. berechnete, dass
ein gesunder Mann pro Tag ein Körpergewicht verliert, das 130 Gramm stickstoffhaltiger Substanzen
entspricht und 20 Gramm Stickstoff enthält. Ausser
diesen 130 Gramm Albuminaten, die den Organen
entstammen und durch die Secretionen eliminirt werden, verlieren wir alle Tage 310 Gramm Kohlenstoff, von denen 250 Gramm innerer Verbrennung
entstammend als Kohlensäure ausgeathmet werden,
und 60 Gramm in festen und flüssigen Entleerungen
abgehen. In 24 Stunden müssen die Nahrungsmittel
demnach enthalten 310 Gramm Kohlenstoff und mehr
als 130 Gramm stickstoffhaltige Substanzen mit
20 Gramm Stickstoff. Verf. bringt dann die Tafeln
von Payen, die die Mengen Stickstoff und Kohlenstoff in den verschiedenen Nahrungsmitteln angeben,
und berechnet an der Hand des Wochenspeisezettels
der Gefangenen den täglichen Gebrauch derselben an
letztgenannten Stoffen. Danach betrug die den Gefangenen täglich zukommende Stickstoffmenge im
Mittel 14 Gramm, was völlig ungenügend erscheint,
während die respiratorischen Nahrungsmittel in hinreichenden Mengen verabfolgt werden.

Chevallier (13) bespricht den Pfeffer, seine
Anwendung, Verfälschung und die Mittel, die letztere
zu erkennen. Die Pfefferkörner werden aus irgend
einem Brei mit Pfefferpulver gemischt nachgemacht,
den Körnern eine schöne weisse Farbe ertheilt durch
Zumischen von Stärkemehl, Kreide, mitunter aber
auch von Blei. Die Beeren von Rhamnus infectorius
und Cardomom-Körner werden mitunter den Pfeffer-
körnern beigemengt. Diese Fälschungen seien leicht
zu entdecken, viel schwieriger die des gepulverten
Pfeffers, was um so wichtiger ist, da die meisten Ge-
würzhändler den Pfeffer gepulvert kaufen. Allerlei
erdige Substanzen werden durch die Menge der Aschen-
rückstände erkannt, die verschiedensten vegetabilischen Pulver, von Bohnen, Grütze etc. können
nur durch den Geruch, Farbe des ätherischen Auszugs und namentlich durch das Mikroskop erkannt
werden.

[Rakowicz, Ein Apparat zur Untersuchung des
Roggenmehls. Vorgestellt in einer Sitzung der ärztlich.
Gesellschaft in Wilna. Medycyna No. 4.

Der von R. angegebene Apparat bezweckt den schnellen und genauen Nachweis, ob ein zur Brodbereitung
bestimmtes Roggenmehl den Anforderungen entspricht
oder nicht. Der ihm zu Grund gelegte Gedanke beruht
auf dem Unterschiede, welchen das specifische Gewicht
des reinen Chloroforms und verschiedener Mehlbestand-
theile darbietet. Der ganze Apparat besteht aus einigen
Probirgläsern gleicher Grösse, deren jedes in 24 gleiche
Räume eingetheilt ist, aus einem Metallbecken und aus
einem Löffelchen.

Nachdem man eine abgemessene Menge des Mehls
mit einer bekannten Menge Chloroforms in einem Probirglase zusammengemengt hat, lässt man das Probir-
glas ruhig stehen. Sand und andere Mineralbestandtheile fallen zu Boden. In einem jeden, auch guten
Roggenmehle findet sich davon eine gewisse Menge, also
erst ein Ueberschuss derselben weist uns nach, dass
diese Körper absichtlich beigemengt wurden. Oberhalb
der Mineralbestandtheile setzt sich zuerst Kleie ab und
war das Mehl fein, so nimmt sie als ein gelbrimmet-
farbiger Bodensatz 2 Theilstriche im Probirglase ein.
Bei mittelfeinem Mehls nimmt die Kleie 3—4 Theile
ein und ist der Bodensatz dabei grauzimmetfarbig. Sie
steigt endlich beim groben Mehle auf 4—6 Theile als
ein buntfarbiger Bodensatz. Jeder Theilstrich im Probirglase entspricht nach Berechnung 2½ Pfd. Kleie auf
40 Pfd., also z. B. 4 Theilstriche 10 Pfd. auf 40 Pfd.
Auf diese Weise lässt sich also leicht bestimmen, ob
man durch Beigabe von Kleie die Nahrhaftigkeit des
Mehles vermindert hat oder nicht.

Mittelst dieses Apparates kann man sich überzeugen,
ob das Mehl frisch, trocken oder verdorben ist. Beim
frischen Mehle nimmt das Chloroform, welches sich nach
Fällung der Kleie und der Mineralbestandtheile oberhalb des Bodensatzes befindet, eine Milchfarbe an und
wird undurchsichtig, was von einer Normalmenge der
Stärke und des Glutens herrührt. Die Milchfarbe
schwindet nach längerem Stehen. Bei trockenem Mehle
erhält sich die Milchfarbe sogar noch nach längerem
ruhigem Stehen. Gebranntes oder verdorbenes Mehl
färbt das Chloroform gelb, nach längerem Stehen wird
es jedoch farblos und durchsichtig, weil beim Vermischen mit Chloroform die Stärketheilchen, die beim
Verderben des Mehles zuerst einer Veränderung unterliegen, ausgeschieden werden. Oettinger (Krakau).]

7. Ansteckende Krankheiten.

1) Reinhard (Dresden), Grundlagen für die Reichsgesetzgebung gegen die Cholera. Referat erstattet in der
hygienischen Section der Versammlung deutscher Naturforscher und Aerzte zu Dresden. Deutsche Vierteljahrsschr. f. öffentl. Gesundheitspfl. VII. H. 2. S. 271. —
2) Reincke (Hamburg), Kritik der Quarantäne-Maassregeln zur Seeschiffe (Schluss). Vierteljahrsschr. f. ger.
Med. XXII. H. 1. S. 119. — 3) Vorstellung der deutschen Gesellschaft für öffentliche Gesundheitspflege in

Berlin, betr. „Die Einrichtung der Impflisten und Impf-
scheine nach den Forderungen des Impfgesetzes vom
8. April 1874 und deren Verwerthung für die Zwecke
der Statistik." Ebendaselbst. S. 194. — 4) Ebertz
(Weilburg), Ein Beitrag zu der Frage: Können durch
die Schutzpockenimpfung Krankheiten erzeugt werden?
Ebendaselbst. XXIII. B. 2. S. 308. — 5) Jeannel,
Nouvelles études sur la prostitution en Angleterre. Annales d'hygiène publ. Avril. p. 307. — 6) Ungon-
neau, Diminution des maladies vénériennes dans la
ville de Paris depuis la guerre de 1870—1871. Gaz.
des hôpitaux No. 87, 88, 91, 96, 99, 102, 103. —
7) Acton, William, On the prevalence and severity
of syphilis among the trups quartered in London, as
compared with the rarity of the disease among the sol-
diers in the garnisons of Paris and Brussells; from
observations the result of a personal investigation made
during the autaune of 1874. Royal med. and chir.
society. April. 13. — 8) Jacobs (Cöln), Das Impf-
gesetz für das deutsche Reich. Deutsche Klinik. No. 4.
S. 25. (Verfasser verlangt, dass der Privatverkauf von
Lymphe, besonders durch die Apotheker, verboten
werde, da er gar keine Garantie biete; sowie Anstellung
medicinischer Impf-Inspectoren, die unabhängig vom
Publicum sind und sich mit der technischen Ausführung
der Impfung selbst nicht befassen.) — 9) Mireur, H.,
La Syphilis et la Prostitution dans leurs Rapports avec
l'Hygiène, la Morale et la Loi. gr. 8. Paris.

Die sanitätspoliceilichen Massregeln gegen die Cholera, deren gesetzliche Einführung für
das gesammte deutsche Reich erforderlich und zweckmässig erscheinen, theilt Reinhardt (1) in 3 Gruppen ein, von denen die erste die Constatirung des
Auftretens der epidemischen Cholera und ihres jewei-
ligen Standes bezweckt, die zweite, die gegen den
Cholerainfectionsstoff, dessen Einschleppung und Vermehrung gerichteten Massregeln umfasst, und die
dritte die Massregeln, welche die persönliche Disposition der Bevölkerung in gefährdeten Orten zum Erkranken an Cholera herabzusetzen geeignet sind.

Die erste Gruppe, die Constatirung der Cholerafälle
betreffend und im wesentlichen statistischen Zwecken
dienend, würde enthalten: 1) die Verpflichtung der
Haushaltsvorstände, beziehungsweise der Aerzte zur Anzeige jedes in ihrer Familie oder Clientel ihnen zur
Kenntniss kommenden Cholerafalles und 2) die Verpflichtung der Ortspolizeibehörde, über die angezeigten
Fälle Listen zu führen. Zur zweiten Gruppe rechnet
R. vor Allem die Massregeln der Desinfection, die
als eine Verpflichtung der Ortsbehörde gesetzlich aus-
zusprechen wäre und die zu bestehen hat: 1) in der
Einrichtung von Desinfectionsanstalten behufs der Desinfection von Effecten, wie Wäsche, Betten, Kleider
u. s. w., welche von den Kranken benutzt worden sind
und 2) in Anstellung von Desinfectoren behufs der
Desinfection von Wohnräumen, Schiffen, Abtrittsgruben
u. s. w. einschliesslich der Lieferung der erforderlichen
Desinfectionsmittel. Ergänzt müssen diese Bestimmungen
noch werden durch Gewährung der Befugniss zur Ex-
propriation und Vernichtung geringwerthiger und schwer
desinficirbarer Gegenstände. Weiter sind aber auch hierher zu rechnen die Massregeln, welche in Betreff erkrankter Personen, der Leichen und der noch gesunden
Bewohner stark inficirter Häuser sich nothwendig machen
können. Zur Sicherung dieser Massregeln würde das
Gesetz dabei einerseits die Verpflichtung der Ortsbe-
börde zur Beschaffung von Krankenstationen im erforderlichen Umfange sowie die zur Herstellung von
Räumen zur zeitweiligen Unterbringung von Leichen,
wo Leichenhallen noch nicht bestehen, aussprechen, andererseits aber der Gemeinde die Ermächtigung zu

zwangsweiser Ueberführung Erkrankter in die Krankenstationen, zur Räumung stark inficirter Häuser von
deren noch gesunden Bewohnern und zur zwangsweisen
Ueberführung von Leichen in die Leichenhallen, sowie
eine Expropriationsbefugniss zur Gewinnung von Wohnräumen für die evacuirten Gesunden und von Räumen,
die als Leichenhallen dienen können, ertheilen, und
endlich aussprechen, dass die Kosten für alle Desinfec-
tionsmaassregeln, sowie für die expropriirten, nicht des-
inficirbaren Effecten und für die expropriirten Räume
zur Unterbringung von Gesunden der Staatskasse oder
Reichskasse zur Last fallen. Während diese beiden
Gruppen erst mit dem Auftreten der Cholera in Wirksamkeit treten und mit deren Erlöschen ihre Bedeu-
samkeit verlieren, müssen die Massregeln der 3. Gruppe,
welche die persönliche Disposition der Bevölkerung zum
Erkranken an Cholera herabsetzen sollen unausgesetzt
in Geltung bleiben. Es sind die, welche die Beinhaltung
von Boden, Luft und Wasser in den bewohnten Stätten
bezwecken. Als Inhalt des zu erwartenden Gesetzes ist
demnach zunächst die Verpflichtung der Ortspolizeibe-
börde zu fordern, dass alle ihr bekannt werdenden,
gesundheitsschädlichen Zustände, sei es auf öffentlichem
oder auf privatem Grunde, in Strassen, Plätzen, Pinse-
betten, Wohnhäusern, Höfen u. s. w., beseitigen zu
lassen habe, und dann die Bestimmung eines Verfahrens,
durch welche die rasche Beseitigung dieser Gesundheitsschädlichkeiten gesichert und nicht erst von der
vorgängigen Lösung streitiger nebensächlicher Fragen,
wie z. B., von wem die Kosten der Beseitigung zu
tragen seien, abhängig gemacht werde. Als eine
dringende Forderung bezeichnet R. endlich die erleichterte
Geldbeschaffung für grössere, im Interesse der Gesundheitspflege auszuführende Werke, und verlangt er, dass
der Staat eine Rentenbank organisire und dotire, aus
der die Gemeinden, welche im Interesse der Gesundheitspflege grössere Werke ausführen wollen, nach genauer Prüfung der Verhältnisse die Capitalien erhalten
können, und an welche sie die zur Verzinsung und
Amortisation erforderlichen Beiträge in jährlichen Raten
abzahlen.

Wasserfuhr, als 2ter Referent für die Frage wegen
der Grundlagen für die Reichsgesetzgebung gegen die
Cholera, macht Vorschläge, die der 2. und 3. Reinhardt'schen Gruppe entsprechen und verlangt, dass
durch Reichsgesetz zu verbieten seien: 1) Senkgruben
und andere durchlässige Gruben, welche zur Aufnahme
menschlicher Excremente bestimmt sind, 2) Rinnsteine
und unterirdische Abzugscanäle ohne hinreichende
Spülung und hinreichendes Gefälle, Brunnen ohne
genügende Tiefe und mit durchlässigen Seitenwänden,
4) Misthaufen, welche nahe zwischen Wohnhäusern und
öffentl. Strassen liegen. Ferner soll bestimmt werden,
dass 5) jede Gemeinde besondere Cholerakrankenhäuser
und 6) besonders Cholera-Leichenhäuser auf den Kirchhöfen und 7) eine Desinfectionsanstalt für Wäsche,
Betten etc. einrichte.

Reincke (2) beschliesst (cfr. Jahresbericht 1874
S. 604) seine kritischen Besprechungen der
Quarantäne-Maassregeln für Seeschiffe und
stellt betreffs der Quarantäne bei Gelbfieber, Cholera
und Pest eine Reihe von Forderungen auf; erwartet
aber erst von einer fortschreitenden wissenschaftlichen
Erkenntniss der Krankheitsgifte, ihrer Träger und
ihrer Reproduction rationelle Grundlagen für die Quarantäne und damit auch bessere Erfolge derselben.

Von 23 in demselben öffentlichen Impftermin geimpften Kindern erkrankten, wie Eberty (4)
mittheilt, 6 gegen Ende der 2. Woche nach der Impfung, 17 blieben gesund (wie verlief bei Ihnen die
Vaccinationskrankheit R. ?). — Vier von den sechs Er-

krankten bekamen nur leichtes Fieber und leichte erysipelatöse Röthung in der Umgebung der Impfstellen, leichteren Icterus und oedematöse Anschwellungen. Das 5. Kind, 7½ Monate alt, bekam in der 2. Woche nach der Impfung (Entwicklung und Verlauf der Pusteln etc.? R.) Fieber, „leichte Eklampsie" und Erysipel an beiden Armen. Das Fieber nahm zu, am linken Ellenbogen entwickelte sich eine rothe, diffuse, sehr empfindliche Anschwellung, die nach 5—6 Tagen fluctuirend wird. Es wird durch Einschnitt ziemlich viel serösflockige, mit dickerem Eiter gemischte Flüssigkeit entleert. — Dann liess das Fieber nach, Oedem und Icterus schwanden allmälig und nach langsamer Reconvalescenz erfolgte in circa 2½ Monaten völlige Heilung. Das 6. Kind, 4 Monate alt, starb am 12. Tage der Krankheit, am 25. Tage nach der Impfung. Am 13. Tage nach der Impfung entwickelte sich ein Erysipelas um die Impfstellen, das sich über den ganzen Körper verbreitete, oedematöse Anschwellung und Icterus verbanden sich damit, es traten flohstichgrosse bis linsengrosse Petechien auf, das Fieber war lebhaft, es erfolgte Coma und dann der Tod. - Bei der Obduction (72 St. p. m.) wurde der Icterus, dann Petechien, die teigige Beschaffenheit der Haut des ganzen Körpers constatirt. An der Impfstelle des rechten Oberarmes „zwei aneinander gereihte, unregelmässig geränderte, mit dunkler, missfarbig trüber Flüssigkeit bedeckte Geschwürsflächen", die Impfstelle des linken Arms infiltrirt, das Zellgewebe darunter blutig infiltrirt, die Musculatur am rechten Arm blutgetränkt braunroth, die des Thorax, namentlich an der rechten Seite, gleichfalls dunkelbraunroth, die Herzmusculatur stellenweise blassgelb, die Leber erheblich vergrössert, dunkelgelb bis braungelb, die Milz vergrössert, dunkelviolet, von der Schnittfläche fliesst eine dunkelkirschrothe Flüssigkeit, Nieren vergrössert, gelblich entfärbt, wie fettig entartet an der Oberfläche, wie auf Durchschnitten. — Der sphacelöse Belag der Geschwüre am rechten Arm war durchsetzt von Bacterien, Plasmakugeln, Micrococcen, ebenso die tiefer gelegenen Gewebe (Zellgewebe unter der Haut und zwischen den Muskeln und die Muskeln selbst) am Oberarm und der rechten Brustseite. Auch in den Blutgefässen des rechten Arms, der Herzmusculatur, der Leber, der Milz, der Nieren fanden sich Micrococcen und Bacterien. In der Leber und Milz ausserdem „Organismen", welche nicht näher beschrieben aber (unvollkommen) abgezeichnet sind als rundliche, mit einzelnen hellen, fetttröpfchenähnlichen Flecken durchsetzte, wie es scheint mit einer Art von Flimmerhaaren versehene Körper. — Die Petechien der Haut zeigten sich als durch Pilzembolien der Gefässe zu Stande gekommen. — Dass die Erkrankung des Kindes damit zusammenhing, dass zur Zeit seiner Impfung die Mutter und die Grossmutter desselben an „einfachem Erysipel" erkrankt waren, hält E. für sehr unwahrscheinlich, schliesst aber die Möglichkeit nicht aus, dass zu Zeiten und an Orten,

wo Erysipelas oder Diphtheritis herrscht, mit guter Lymphe geimpfte Kinder von den Impfwunden aus inficirt werden könnten. Näher scheint dem Verf. die Möglichkeit zu liegen, dass durch unreine Instrumente oder Finger des Impfenden eine Uebertragung der Pilze stattgefunden habe, und glaubt er, dass die Mischung von Lymphe und Glycerin „zur Aufnahme und Weiterentwicklung von pflanzlichen und thierischen Contagien" besonders geeignet sei. (Weshalb?) Ob im vorliegenden Falle Glycerin-Lymphe benutzt ist, ist gänzlich unbekannt.

Unter dem Namen der „Nationale der englischen Damen" setzt eine Gesellschaft in England eine lebhafte Agitation gegen die Contagious diseases acts von 1864 ins Werk. In Journalen, Brochüren, Meetings, Petitionen verlangt man namentlich die Aufhebung der regelmässigen Untersuchungen der Prostituirten und der Anordnung ihrer Internirung in Krankenhäusern, wenn sie syphilitisch befunden werden. Jeannel (5), dessen Bestrebungen für Beschränkung der Syphilis und Ueberwachung der Prostitution von dieser Gesellschaft angegriffen sind, unterzieht die Publicationen derselben einer schlagenden Kritik und beweist aus dem officiellen Bericht von Slogett, Oberinspector der Krankenhäuser für Syphilitische, die heilsamen Wirkungen, welche jene Akte in England bereits gehabt hat. Nach dem Army medical report von 1872 kamen in England beim Heere auf 1000 Mann in den der Akte nicht unterworfenen Städten von 1867—1872 durchschnittlich primäre syphilitische Erkrankungen 90 Mal vor, in den der Akte unterworfenen Städten nur 72 Mal. In derselben Zeit hatten die englischen Garnisonen auf 1000 Mann effectiver Stärke durchschnittlich täglich wegen Syphilis im Krankenhause in den der Akte nicht unterworfenen Städten 9,16 Mann, in den der Akte unterworfenen 4,49 Mann.

In demselben Sinne spricht sich Acton (7) aus. Die Syphilis ist in England im Ganzen sehr verbreitet und namentlich bei der Armee. Nach dem Armee-Bericht von 1874 kamen bei den Truppen in Gegenden, die nicht „beschützt" waren, d. h. nicht unter der Akte von 1864 standen, 123 Fälle von Syphilis auf 1000 Mann. Die Akte hat bewirkt, dass die Krankheit weniger schwer auftritt als früher und seltener geworden ist. Dies ist namentlich sehr sichtbar bei den Garnisonen von Greenwich und Woolwich, wo früher die schlimmsten Fälle häufig vorkamen. Im Hospital der Fussgarden zu London fand A. erschreckende Proportionen syphilitischer Erkrankungen. Im Jahre 1874 war der 5. Theil der Fussgarden erkrankt, d. h. 600 von 3000 Mann, welche die Gesammtstärke bilden. Die Dauer der Verpflegungstage dieser 600 Mann belief sich auf 2 Monate, innerhalb welcher demnach ein ganzes Bataillon zur Inactivität verdammt war. Im Vergleich zu den syphilitischen Erkrankungen der Garnison von Paris steht statistisch fest, dass 500 Soldaten in London mehr Kranke darbieten als 3841 Soldaten in Paris. Ebenso vergleicht

Verf. die Häufigkeit der Syphilis unter den Prostituirten von London und den beschützten Distrikten miteinander. Danach ist die Hälfte der Londoner Prostituirten syphilitisch, während in den „beschützten" Distrikten nur 8 pCt. bei den periodischen Untersuchungen erkrankt befunden wurden. In dem „beschützten" Distrikt von Woolwich war von der Garnison nur 1 Mann von 17 erkrankt, während in London 1 auf 6 kommt. Ständen aber auch die umliegenden Distrikte von Woolwich unter der schätzenden Akte, so würde die Zahl der Erkrankten nur 1 von 34 betragen, da die Hälfte aller Ansteckungen von dorther kommt, und würden somit die günstigen Verhältnisse von Paris beinahe erreicht sein. — Bei der Discussion (in der Clinical society) suchen Drysdall und Nevins statistisch nachzuweisen, dass die Akte gar keinen Nutzen gebracht habe, werden jedoch durch Lawson und Holmes widerlegt, welche die Anschauungen von Acton theilen.

Im Hopital Du midi zu Paris hat sich nach Hugonneau (6) seit dem deutschen Kriege die Zahl Derjenigen, welche sich in demselben an Syphilis umsonst behandeln lassen, um $\frac{3}{16}$ vermindert.

Sie betrug 1872: 23,392; 1873: 20,429; 1874: 18,419; 1875 (erstes Semester): 8249. Auch die Zahl der zahlenden syphilitischen Kranken hat sich gleichermassen vermindert, so zwar, dass die betr. Abtheilung des Hospitals, welche sonst überfüllt war, und für die es regelmässig Expectanten gab, nunmehr verhältnissmässig wenige Kranke noch hat. Die Zahlenzusammenstellung ergiebt, dass diese Kranken in den letzten 3½ Jahren sich um die Hälfte vermindert haben. Unter den Ursachen dieser Abnahme nennt H. die Entvölkerung und Verarmung in Folge des Krieges; vor Allem aber die Verminderung der heimlichen Prostitution. Verf. bespricht nun die Prostitution von Paris und theilt die Prostituirten ein, einmal, in solche, die nur davon leben, und solche, die ein ehrliches anderes Erwerbe noch haben oder verheirathet sind; dann in solche, die regelmässig alle 14 Tage untersucht werden, und in solche, die in bestimmten Häusern leben und alle acht Tage untersucht werden. Die Zahlenzusammenstellung der Erkrankungen unter diesen verschiedenen Classen von Prostituirten ergiebt als allgemeines Resultat, dass, je heimlicher die Prostitution betrieben wird, um so häufiger die Syphilis ist. Nun hat seit dem Jahre 1867 die Zahl der heimlichen Prostituirten sich in dem Maasse vermindert als die der eingeschriebenen in Folge grösserer Energie seitens der Polizei verringert hat. Auch in Folge der durch den Krieg entstandenen Armuth fanden die nicht eingeschriebenen, meist noch einem andern Berufe ergebenen Prostituirten die Prostitution selber weniger lohnend und wandten ihr vielfach den Rücken, so dass dies Feld mehr den eingeschriebenen, regelmässig untersuchten Mädchen verblieb. Ferner nennt Verf. als Ursache der Venerio die Zunahme der Ehen, indem seit dem Kriege im Jahresdurchschnitt 1500 mehr Ehen in Paris geschlossen wurden, als vor demselben. Endlich constatirt H., dass die Syphilis an Intensität abgenommen und die leichteren Formen gegen früher prävaliren. Die Gonorrhoe zwar ist im Allgemeinen sich gleich geblieben. Der Schanker aber, dessen phagedänische Form fast unbekannt geworden, und der selbst während der Belagerung von Paris, wo so Viele dem Hunger und dem Elend Preis gegeben waren, nur isolirt und ausnahmsweise aufgetreten ist, pflegt entschieden in milderer Weise sich zu entwickeln.

[1] Jörnblom, A., Om smittkoppor och skydds medlen mot dem. Uv vår tids Forskning. No. 9. Stockholm. 1874. — 2) Melander, A. F., Smittkoppor och andra ütslagsfebrar. Deras enda säkra förekommande samt igenkännande och behandling. — 3) Siljeström, P. A., Vakcinationsfrägen. Stockholm 1874. — 4) Törnblom, A., Om nyttan af vakcination och revakcination. Hygiea. 1874. p. 459 und 521. — 5) J. W., Nägra ord om obligatorisk revakcination. Stockholm. 1874 und Tillägg till Nägra ord etc. Stockholm. 1875. (Zwei geschichtliche und staatische Abhandlungen von Törnblom (1 und 4) über die Pockenkrankheit und die Vaccination nebst einigen Einsprüchen gegen die Wirksamkeit und die Gefahrlosigkeit der Impfung (2, 3, 5). — 6) Nyström, A., Om smittkopporna, devas behandling och skyddsmedlen däremot. Stockholm. 1874. — 7) Om skydds-och botemedel mot smittkopporna. Diskussion i Svenska läkaressällsk. den 26. Maj och 2 Juni 1874. Aftryck ur Hygiea. Stockholm. 1874. — 8) Nyström, A., Om medlen mot smittkopporna, en slutlig redogörelse etc. Stockholm. 1874. — 9—11) Key, A. und Nyström, A. in Hygiea. 1874. Sv. Läk. sällsk. Förh. p. 274 und ibid. 1875. Sv. Läk. sällsk. Förh. p. 12 u. 21 (Fortgesetzte Discussion.) — 12) Rabbe, F. J., Om Finlands äldsta receptur. Finska läk. sällsk. handl. Bd. 15. p. 193. (Historische Mittheilungen über einige vom schwedischen Könige Gustav I. während seines Besuches in Finland im Jahre 1555 beschlossene Vorkehrungen, um einige unter den Truppen in Viborg ausgebrochene Krankheiten zu hemmen.)

Eine Brochüre von Nyström (6) über die Wirksamkeit einiger internen Mittel (China, Carbolsäure und Amykos) als Prophylactica und Curativa in der Pockenkrankheit, nebst einer Discussion über diese Frage in der schwed. Gesellschaft der Aerzte (7—11), wo die behauptete Wirkung der genannten Mittel allgemein bezweifelt wurde. **Joh. Möller (Kopenhagen.)**

Friedberg (Jaworów), Ein Beitrag zur Statistik der Kuhpockenimpfung. Przeglad lek. No. 48.

Verfasser führt ein Beispiel von ungewöhnlicher Hartnäckigkeit der Pocken an; trotzdem man gewöhnlich im Dorfe Olszanica eifrig vaccinirte und revaccinirte und den Ort fast mit einem Cordon umzingelte, brachen die Pocken dennoch dreimal während des Jahres 1874 aus. Nach jedem Ausbruchs wurden dieselben Vorsichtsmassregeln wiederholt, dem ungeachtet zeigten sich die Pocken wieder im Frühlinge des Jahres 1875. Eine zweite Beobachtung beweist, dass gewisse Personen so nicht gewisse Lokalitäten eine merkwürdige Immunität gegen Pocken besitzen. Im Dorfe Starzyska impfte Verfasser 61 Kinder. Bei der am 8. Tage vorgenommenen Revision zeigten nur 8 ein positives Resultat. Bei einer 3. Besuche erwiesen sich 19 Kinder als erfolglos geimpft, 8 ohne Erfolg, bei 34 war das Resultat zweifelhaft. Im Allgemeinen waren von 61 Personen 10 3mal, 24 2mal und 27 einmal geimpft, 61 Personen hat man demnach 195 mal vaccinirt und dabei nur bei 12 einen guten Erfolg erzielt. Die Lymphe war gut und dieselbe, mit der man früher etliche hundert Kinder und ohne Ausnahme erfolgreich geimpft hatte. Verfasser hat einen zweiten so ungünstigen Fall noch nicht beobachtet, trotzdem er beinahe an 30,000 Kindern in seiner Praxis die Vaccination vollzog. Verfasser führt noch einen Fall von Immunität gegen Pocken an. Im Jahre 1867 impfte er ein Kind 2 mal im Jahre 1870 constatirte er die Erfolglosigkeit der Impfung und erfuhr dabei, dass während der Zeit das Kind noch 2 mal von einem anderen Arzte geimpft wurde. Im Jahre 1873 wurde an dem Kinde wieder 2 mal erfolglos vom Verfasser die Vaccination vorgenommen. Weitere Impfungen unterblieben. **Oettinger (Krakau.)]**

8. Hygieine der verschiedenen Beschäftigungen und Gewerbe.

1) Flinzer (Chemnitz), Die Krankheitsstatistik der Eisenbahnbeamten. Vierteljahrsschr. f. ger. Med. Octbr. S. 355. — 2) Lent (Cöln), Die Krankheitsstatistik der Eisenbahnbeamten der Rheinischen, Bergisch-Märkischen und Saarbrücker und Rhein-Nahebahn pro 1873. Mit 1 Tabelle. Correspondenzbl. des Niederrhein. Vereins für öffentl. Gesundheitspflege. S. 64. — 3) Hirt, Ludwig (Breslau), Ueber Frauenarbeit in Fabriken. Vortrag in der Versammlung des deutschen Vereins für öffentl. Gesundheitspflege in Danzig. Deutsche Vierteljahrsschr. für öffentl. Gesundheitspflege. VII. 1. Heft. S. 107. — 4) Göttisheim und Hirt, Welche Anforderungen sind vom hygienischen Standpunkte aus bezüglich der Beschäftigung von Frauen und Kindern an die Gesetzgebung zu stellen? Ebend. 2. Heft. S. 303. — 5) Lewy (Wien), Welche Anforderungen hat die öffentliche Gesundheitspflege an die Gesetzgebung betreffs Beschäftigung der Frauen und Kinder in Fabriken zu stellen. Ebendas. 4. Heft. S. 653. — 6) Huguin, Louis, Contribution à l'étude de l'intoxication par le sulfure de carbone chez les ouvriers en caoutchouc soufflé. Thèse. 1874. Paris. — 7) Riche, L., Pathologie de bouilleur. Thèse. 1874. Paris. — 8) Grand, Stéphane, De l'hygiène de la vue dans les travaux appliqués. Thèse. 1874. Paris. — 9) Veyrat, Eugène, Hygiène à bord d'un navue d'émigrants. Thèse. 1874. Paris. (Gesundheitsverhältnisse auf dem „Montezuma" bei der Fahrt von Havre nach Buenos-Ayres 1873.) — 10) Bourguet, Brulure par le grison et accidents produits par son explosion dans les mines de houille. Gazette des hôpitaux. No. 136, 142, 145, 148. — 11) Magitot, Pathogénie et prophylaxie de la necrose phosphorée. Compt. rend. LXXXL No. 17. — 12) Letheby, On noxious and offensive trades and manufactures, with especial reference to the best practicable means of abating the several nuisances therefrom. The medical Press and Circular. 10. und 24. Febr. 13) Ramskill, Remarks on lead-poisoning in lead-makers: with particulars showing the operations by which the poison is introduced into the system, and the symptomatic disturbance resulting therefrom, in twenty-five cases. The British med. journal. May 8. p. 599. — 13a) Lancereaux, E., Note sur l'intoxication saturnine déterminée par la fabrication du cordon briquet ou mèche briquet. Anat. d'hyg. publ. Oct. p. 399. — 14) Richardson, Lectures on industrial pathology. The Lancet. Dec. 18. p. 893. (Nichts Neues. Allgemeine Erörterungen über die Einflüsse, welche auf die arbeitenden Classen als Schädlichkeiten wirken. R.) — 15) Balmanno Squire, Do certain occupations produce skin disease? Medical Times and Gaz. May. p. 549. — 16) Spencer Watson, Imperfect Eyesight in Engine-drivers. Ibid. Dec. p. 651. (Fall von beginnender Amaurose mit bedeutender Beeinträchtigung der Sehkraft bei einem noch im Dienst stehenden Locomotivführer. R.) — 17) Roberts, Charles, The Physique of Factory children. The Lancet. Aug. p. 274. — 19) Stumpf (Zeitz), Berufskrankheiten der Schriftgiesser und Buchdrucker, mit besonderer Berücksichtigung der Verhältnisse in Leipzig. Archiv der Heilkunde. XVI. S. 471. — 20) Börner, Einige Gutachten, betreffend die Berufsgefahr der Porzellanmaler in Fabriken. Deutsche med. Wochenschr. Nov. S. 105. (Die Schädlichkeiten, denen die Porzellanmaler ausgesetzt sind, haben nach B. keine allzu grosse Bedeutung.) — 21) Krumme (Remscheid), Ueber die der Gesundheit schädlichen Einflüsse des Schleifens von Stahl- und Eisenwaaren und die Mittel zur Beseitigung derselben. Correspondenzbl. des Niederrh. Vereins für öffentliche Gesundheitspflege. S. 97. — 22) Layet, Alexandre, Hygiène des professions et des industries. Jan. 12.

Paris. — 23) Hirt, Ludw., Die Krankheiten der Arbeiter. Beiträge zur Förderung der öffentl. Gesundheitspflege. In zwangloser Folge. I. Abth. Die inneren Krankheiten der Arbeiter. 3 Thl. Die gewerbl. Vergiftungen und die von ihnen besonders heimgesuchten Gewerbe und Fabrikbetriebe. gr. 8. Leipzig.

Das Militär ausgenommen ist keine andere Berufs-Kategorie so geeignet für die Feststellung der Morbilitäts-Verhältnisse als das Beamtenpersonal der Eisenbahnen. Sie bilden eine feste Gruppe, von der man die Bedingungen, unter denen sie lebt, genau kennt, und der eine bestimmte ärztliche Hülfe geboten ist, in deren Wahl sie zwar eine gewisse Freiheit geniesst, aber stets verpflichtet ist, den Nachweis über die Art und Dauer der Erkrankens zu führen.

Nach Flinzer (1) hat die General-Direction der kgl. sächsischen Staatsbahnen die Einführung der Krankheitsstatistik der Eisenbahnbeamten ins Werk gesetzt und die Durchführung der Maassregel durch besondere Verordnungen geregelt. — Die Krankheitsmeldungen der Aerzte müssen im Original eingesandt werden; wenn ein Beamter nicht in dienstlicher Behandlung gestanden hat — was selten und nur bei ganz kurzer Krankheit vorkommt —, muss von dem nächsten Vorgesetzten möglichst genau ermittelt werden, woran der Kranke gelitten hat, oder es werden eventuell die Bahnärzte mit der Begutachtung des Krankheitsfalles beauftragt.

Bei den drei Eisenbahnen der Rheinprovinz, bei welchen eine Krankheitsstatistik eingeführt ist, hat man nach Lent's Bericht (2) die Methode der Zählblättchen in Anwendung gebracht, eben so werden die Todesfälle auf besonderen Zählblättern registrirt. Die Erhebungen durch dieselben beschränken sich auf: Beschäftigung, Alter, Namen der Krankheit (resp. Todesursache), Zeit und Dauer der Arbeitsunfähigkeit. Die Hauptthätigkeit bei Aufstellung der Statistik fällt den Aerzten zu; sie müssen bei jedem Krankheitsfall, der zur Arbeitsunfähigkeit Veranlassung giebt, bei Wiedererlangung der Arbeitsfähigkeit ein Zählblättchen ausfüllen. Dies wird von der Bahnverwaltung streng controlirt, und dieselbe fertigt alljährlich eine Zusammenstellung ihrer Beamten nach Lebensalter und speciellem Dienstzweig aus. Das gesammte, in den drei Jahren zur Beobachtung gekommene Personal beläuft sich auf 19,560 Individuen. Wenn auch die Procentzahlen der Summe aller Beamten, sowie der einzelnen Kategorien derselben eine grosse Uebereinstimmung, besonders betreffs der Zahl der Tage der Arbeitsunfähigkeit aufweisen, so traten doch erhebliche Differenzen in den Erkrankungszahlen mancher Beamtenkategorien bei den einzelnen Bahnen hervor. Während auf 100 Schaffner der Rheinischen Bahn 106, der Saarbrücker Bahn 133 Erkrankungsfälle kamen, weist die Märkische Bahn nur 30 pCt. auf und ebenso ist das Verhältniss bei den Bremsern 128 und 137 gegen 31. Die Locomotivführer sind am günstigsten bei der Rheinischen Bahn gestellt, die Heizer bei allen Bahnen beinahe gleich und zwar am ungünstigsten von allen Beamten. Zugführer und Packmeister stehen mit Bezug auf Erkrankungshäufigkeit bei der Bergisch-Märkischen Bahn ungefähr um das Doppelte günstiger als bei den anderen Bahnen, in Bezug auf die Dauer der Arbeitsunfähigkeit aber etwas ungünstiger als bei der Saarbrücker, um vieles günstiger dagegen als bei der Rheinischen Bahn. Die Bahnwärter und Stationsbeamten stehen bei der Bergisch-Märkischen Bahn ungünstiger als bei den anderen. — Die Expeditionsbeamten stehen besonders betreffs der Dauer der Arbeitsunfähigkeit überall gleich. Die Bureaubeamten gleichfalls bei der Rheinischen und Saarbrücker, dagegen viel günstiger bei der Bergisch-Märkischen Bahn. Aus

der Zusammenstellung der Krankheitsgruppen ergiebt sich, dass die Beamten aller drei Bahnen an denselben in auffällig gleichartiger Weise Antheil haben. — Was das Lebensalter der Erkrankten betrifft, so ist bei den Locomotivführern von allen drei Bahnen die mittlere Altersklasse von 31—50 Jahren günstiger gestellt, als die jüngeren. Bei den Heizern der Rheinischen und Saarbrücker Bahn findet dasselbe Verhältniss statt, bei denen der Bergisch-Märkischen Bahn stehen die jüngeren Altersklassen günstiger. Schaffner und Bremser der Rheinischen und Bergisch-Märkischen Bahn zeigen in der mittleren Altersklasse günstigere Verhältnisse als in der jüngeren, bei der Saarbrücker Bahn ist es umgekehrt. Dieselben Unterschiede und noch schärfer ausgesprochen, zeigen sich bei den Bahnwärtern der drei Bahnen. Aufklärung über diese Differenzen ist erst zu erwarten, wenn das statistische Material mehrerer Jahre vorliegt und eine vergleichende Statistik mit anderen Berufsklassen möglich sein wird.

Hirt (3) legt in seinem Vortrage klar, wie sehr die schwangeren Arbeiterinnen des gesetzlichen Schutzes bedürfen, sowohl um ihrer selbst willen, als der Frucht wegen, die sie in sich tragen. In Industriebetrieben, wo giftige Stoffe verarbeitet werden, abortiren die Arbeiterinnen ausserordentlich oft, und auch Experimente an trächtigen Thieren ergaben denselben Effect nach chronischer Beibringung giftiger Substanzen. Zu diesen Substanzen gehören in erster Reihe: Blei, Quecksilber, Phosphor, Anilin; in zweiter Arsenik und Kupfer. Ebenso ist erwiesen, dass, wenn schwangere Frauen sich kurze Zeit in einer Atmosphäre aufhalten, wo giftige Stoffe verarbeitet werden, diese Gifte durch die Mutterkuchen mittelst des Fruchtwassers in den Fötus übergehen, und hat man in dem neu geborenen Fötus z. B. das Blei nachweisen können, in dessen Atmosphäre die Mutter gearbeitet hat. Auch das Anilin ist nach Birt's Untersuchungen im Fruchtwasser nachzuweisen. Birt's Vorschläge gehen nun dahin, schwangere Frauen von der zweiten Hälfte der Schwangerschaft von den Fabriken auszuschliessen, wo giftige Stoffe verarbeitet und giftige Gase entwickelt werden. Wöchnerinnen aber sollen zur Arbeit in solchen Fabriken nicht vor 42 Tagen nach der Entbindung zugelassen, und in keinen Fabriken vor dem 9. Tage überhaupt beschäftigt werden. Für Frauen und jugendliche Arbeiter betonen Göttisheim sowohl wie Lewy (5) das Verbot des Arbeitens derselben in Fabrikräumen, wo mineralischer Staub herumfliegt. Auch im Uebrigen stimmen die Anforderungen im wesentlichen überein, die sie an die Gesetzgebung betr. Beschäftigung der Frauen und Kinder in Fabriken stellen, und die sie in einer Anzahl von Thesen formuliren.

Roberts (17) theilt nicht die Ansichten von Ferguson über die Degenerationen der Fabrikkinder und jugendlichen Fabrikarbeiter von Bolton, welche derselbe vor der Königl. Commission über die Fabrikakte veröffentlicht hat und das Publicum und Presse ihrer Zeit lebhaft beunruhigt haben, er glaubt sogar eine Besserung in den physischen Zuständen der Fabrikkinder gegen frühere Jahre annehmen zu müssen.

R. hat viele Tausende von Fabrikkindern in Bolton selbst und anderen Fabrikdistricten untersucht, gewogen und gemessen, und ist dabei zu folgenden Resultaten gekommen: Die Fabrikkinder sind gut entwickelt und bemerkenswerth frei von constitutionellen Krankheiten; mit Ausnahme einer Neigung zum Plattfuss und schlaffen Bändern an Ellenbogen und Knieen sind sie auch frei von Deformitäten. Im Vergleich zu den Ackerbauerkindern ist ihre Körperbildung allerdings nicht günstig zu nennen. Sie sind klein von Statur, haben dicke Gelenke und grosse Füsse und Hände. Im Allgemeinen erscheinen sie zu alt für ihre Jahre. Scropheln und Rhachitis sind unter den Fabrik- wie Landkindern gleich selten. Bei einer grossen Zahl von Fabrikkindern wurde das Zahnfleisch roth und schwammig gefunden, doch ohne dass es blutete oder sonst scorbutisch sich zeigte. Hieran mag wohl der Mangel an Gemüsen schuld sein, denn ihre Nahrung besteht in der Regel aus Rindfleisch und Kartoffeln an 3 Tagen in der Woche, und aus Brod und Butter nebst Thee oder Kaffee mit wenig Milch an den andern Tagen. In früheren Zeiten hatten die Kinder anstatt Thee und Butterbrot Suppen von Hafermehl und Milch, was entschieden besser war. Sehr schlecht war die Beschaffenheit der Zähne bei den Fabrikkindern; und im Gegensatz zu den Landkindern ist ihr Aeusseres, sowohl Haut wie Kleider, auffallend schmutzig. Die Haut selber bedeckt mit Flohstichen und Kratzwunden durch Läuse verursacht. Eine unregelmässige Form von Prurigo war übrigens fast die einzige vorkommende Ausschlagsform. Was nun das Gewicht der Fabrikkinder betrifft, so stellt Verf. Vergleiche hierüber an zwischen den Jahren 1835 und 1873, und vergleicht dasselbe auch mit dem der Ackerbauer- und Schulkinder. Aus der statistischen Zusammenstellung ergiebt sich, dass ein Fabrikkind unserer Zeit von 9 Jahren mehr wiegt als ein solches von 10 Jahren von 1835; ein jetziges von 10 Jahren mehr als ein damaliges von 11 Jahren, und ein jetziges von 11 Jahren mehr als ein damaliges von 12 Jahren. Die Fabrikkinder von 1835 sind aber an Körpergewicht den Londoner Kindern unserer Zeit überlegen. Die Ackerbauerkinder übertreffen dagegen an Körpergewicht die Fabrikkinder, und noch mehr thun dies die Kinder der öffentlichen und Mittelschulen. Letztere Wägungen fanden bei den Altersklassen von 9, 10, 11 und 12 Jahren 1873 statt.

Verf. glaubt, dass mit Besser- und Billigerwerden der Nahrung, mit kürzerer Arbeitsdauer, abnehmender Unmässigkeit und vollkommeneren sanitären Einrichtungen die ganze englische Race einer besseren physischen Zukunft entgegen gehen wird.

Eine statistische Zusammenstellung über die Hautkrankheiten bei den verschiedenen Berufsklassen liefert Balmanno-Squire (15), Arzt am British Hospital für Hautkrankheiten, indem er, um den Einfluss der Oertlichkeit möglichst zu vermeiden, die Register der beiden im Osten und Westen von London (Finsburysquare und Great Marlboroughstreet) befindlichen Abtheilungen dieses Hospitals und zwar über einen Zeitraum von 5 Jahren benutzt. Resultate von allgemeiner Bedeutung sind jedoch aus diesen Zusammenstellungen nicht hervorgegangen.

Neun Fälle von Vergiftung durch Schwefelkohlenstoff bei Kautschukarbeitern theilt Hugulin (6) mit, von denen er 4 selbst beobachtet, die andern aus der Literatur entnommen hat.

Er unterscheidet eine acute und chronische Vergiftung; bei der acuten wird der Kranke mitten in der Arbeit von heftigem Kopfweh mit Gesichtsstörungen, Ohrensausen und Schwindel befallen, fühlt sich dabei ausserordentlich schwach, und beginnt anhaltend zu vomiren. So rasch wie die Erscheinungen entstehen, pflegen sie auch wieder zu verschwinden, und meist am andern Tage schon kehrt der Arbeiter zur Fabrik zurück. Bei der chronischen Vergiftung sind, unter specieller Berücksichtigung der vom Verfasser beobachteten Fälle, 2 Perioden zu unterscheiden. Die erste zeichnet sich durch eine gesteigerte Erregung aus und beginnt mit Kopfschmerzen und Schwindel. Die Erregung manifestirt sich durch Lachen, Plaudern, Weinen, unmotivirte Heftigkeit; dazu Sinnesstörungen, Doppelt- und Farbensehe, abnorme Geschmacksempfindungen und Geruchsschärfe, auch gesteigerter Geschlechtstrieb. Dabei erfolgt hartnäckiges Erbrechen, das auch in der zweiten Periode, welche durch Depression charakterisirt ist, andauert. In dieser Periode treten auch Lähmungserscheinungen auf. So ernst die Krankheit erscheint, so muss die Prognose doch günstig genannt werden, denn noch kein Fall mit ungünstigem Ausgang ist zur Beobachtung gekommen.

Nach **Magitot** (11) kommt in **Phosphorfabriken** nur bei denjenigen Arbeitern die Kiefernekrose zur Entstehung, welche an penetrirender Caries der Zähne leiden. — Um die Kiefernekrose gänzlich zu vermeiden, bedarf es seiner Ansicht nach nur der Beachtung folgender Regeln:

1) Die Fabrikinspectoren sind gehalten, unter staatlicher Controle den Mund der Arbeiter vor ihrem Eintritt in die Fabrik zu besichtigen. Jedes Individuum, bei dem eine penetrirende Caries erkannt wird, wird zurückgewiesen, oder bis zur Verstopfung des Loches im Zahn, oder Entfernung des Zahnes und Heilung der betreffenden Wunde fern gehalten.

2) Alle die, welche nur Zeichen von Zahnfleischerkrankung, oder nur Caries der früheren Periode darbieten, können ungestraft zur Arbeit zugelassen werden.

3) Eine halbjährig stattfindende Untersuchung der Arbeiter in den Fabriken könnte diejenigen feststellen und eliminiren, welche nach ihrem Eintritt in die Fabrik an penetrirender Caries erkrankt sind.

Ramskill (13), hat im London-Hospital besondere Gelegenheit, Bleivergiftungen zu beobachten, da im Ostende der Stadt viele **Bleiweiss-Fabriken** existiren und die in denselben Erkrankten in diesem Hospitale Hülfe zu suchen pflegen. Abgesehen von den ambulatorisch behandelten Kranken, deren Zahl nicht festgestellt werden konnte, wurden in den letzten beiden Jahren sechzig an ausgesprochener Bleivergiftung Leidende im Hospital behandelt. Von diesen waren 33 männliche und 27 weibliche, von den männlichen waren 19 zwischen 20 und 30 Jahren, 8 zwischen 30 und 40 und nur 1 über 40 Jahre alt.

Das Factum, dass die Mehrzahl der erkrankten Männer unter 30 Jahren war, spricht dafür, dass deshalb unfähig sind, für längere Zeit in solchen Fabriken zu arbeiten, ohne von der Krankheit ergriffen und arbeitsunfähig gemacht zu werden. Von den 27 Frauen waren 3 unter 20 Jahren, 9 von 20 - 30, 11 von 30—40 und 3 über 40 Jahre. Daraus möchte zu entnehmen sein, dass die Frauen die Arbeit in den Bleiweissfabriken länger aushalten; jedoch liegen die Frauen in späteren Lebensjahren als die Männer an, in diesen Fabriken zu arbeiten, erst nachdem sie vergeblich versucht haben, in andern Berufsarten beschäftigt zu werden. 25 Kranke beobachtete R. näher, und fand betreffend die Entstehung der Vergiftung nach der Art der Beschäftigung,

dass die Meisten von ihnen entweder an den Trockenöfen beschäftigt waren oder das getrocknete Fabrikat von den Oefen zum Vorrathshaus zu transportiren hatten. Diese verfielen am raschesten der Vergiftung, und zwar dermaassen, dass sie gezwungen waren, die Arbeit aufzugeben. Weniger häufig und intensiv wurden die Arbeiter ergriffen, welche das frisch gemahlene Bleiweiss zu den Oefen zu tragen hatten. Bei den Ofen-Operationen wird das Blei nach dem Trocknen in Pulverform vielfach in die Luft verstreut und diese damit erfüllt, so dass die Arbeiter das Gift durch Einathmen, Herunterschlucken, oder durch die Haut, namentlich der von Gesicht und Händen, aber auch durch die Kleider, in sich aufnehmen. Bei dieser Operation sind meist Frauen beschäftigt, und daher mag es wohl auch kommen, dass in den 25 Fällen die Frauen schon nach ca. 4 Monat Arbeit, die Männer aber erst nach ca. 2 Jahren erkrankten. Die Beschreibung der Krankheitssymptome und die Therapie bieten nichts Besonderes dar. Von den 60 ins Hospital aufgenommenen Patienten wurden 29 als geheilt durchschnittlich in 19 Tagen, 18 als gebessert durchschnittlich in 27 Tagen entlassen; 10 waren noch in Behandlung, 1 wurde dem Fieberhospital überwiesen und 2 starben.

Im Februar 1875 nahm **Lancereaux** (13a) in das seiner ärztlichen Leitung unterstellte Hospital **Lourcine** eine Frau von 46 Jahr auf, die an unzweifelhafter Bleivergiftung litt. Seine Nachforschungen über die Entstehung derselben ergaben, dass die Kranke in einer gesunden und luftigen Posamenterie-Werkstätte mit noch ca. 30 anderen Personen gearbeitet hatte. Jedoch war die Art ihrer Beschäftigung etwas verschieden vor der der übrigen. Während diese Baumwollschnüre für Luntenfeuerzeuge drehten, hatte jene die Aufgabe, die hierzu bestimmte schlechtere Sorte Baumwolle auszusuchen und war so mehr als ihre Gefährtinnen dem Einathmen des dabei sich entwickelnden Staubes ausgesetzt, als die kühle Jahreszeit die Fenster seit längerer Zeit geschlossen hielt. Die Untersuchung ergab, dass die gelbe Farbe der Lunten von Chromgelb (chromsaurem Bleioxyd) herrührte.

Die verschiedenartigen, zahlreichen **Erkrankungen der Schriftgiesser und Buchdrucker**, welche **Stumpf** (19) in der Leipziger medicinischen Poliklinik zu sehen Gelegenheit hatte, veranlassten ihn, sich mit diesen Krankheiten mehr zu beschäftigen, besonders aber in einzelnen grösseren Werkstätten herumzugehen und an Ort und Stelle die Beschäftigungsarten der Arbeiter und die Gelegenheitsursachen zu Erkrankungen zu beobachten.

Leipzig bietet hierzu reichliche Gelegenheit; es hat 13 grosse Schriftgiessereien und 72 Buchdruckereien, die Menge der Arbeiter aber, welche hier Beschäftigung finden, beläuft sich auf nahezu 2000. Aus den Zusammenstellungen der vom Verf. beobachteten Patienten ist u. a. ersichtlich, dass besonders das frühe Alter die meisten Patienten stellt. Von 117 Patienten des Leipziger Druckervereins waren 59 Zwanziger und 30 Dreissiger erkrankt. Die Zusammenstellung der Patienten, welche die Leipziger Poliklinik besuchten, ergaben:

von 49 Patienten 16 Zwanziger, 30 Dreissiger,
„ 42 „ 16 „ 16 „
„ 33 „ 13 „ 14 „
„ 35 „ 19 „ 4 „

Auch die Lebensweise der Arbeiter hat einen grossen

Einfluss auf die Erkrankungen derselben. Diejenigen, welche ein geordnetes Leben führen — es sind meist die Verheiratheten —, weisen viel weniger Patienten auf, als Diejenigen, welche in Gasthäusern zu essen gezwungen sind und so vielfach Gelegenheit finden, Excessen sich hinzugeben. Auch die Schlafstellen dieser Leute sind vielfach so mangelhaft, dass daraus wesentliche Nachtheile erwachsen. Endlich veranlasst auch die Jahreszeit verschiedene Nachtheile. Besonders die Monate September bis Februar stellen viele Patienten.

Die geringe Ventilation bei geschlossenen Fenstern im Winter, die Hitze des Arbeitsraumes, die Ausdünstungen der Arbeiter u. s. w., machen dieses erklärlich. Was den Einfluss der Beschäftigungsart auf die Erkrankung betrifft, so erscheinen die Setzer am gefährdetsten, dann kommen die Drucker, zuletzt die Giesser.

Die auffallend grosse Sterblichkeit der Metall-Schleifer wird allgemein der schädlichen Wirkung des beim Schleifen sich entwickelnden Staubes zugeschrieben, der durch Kehlkopf und Luftröhre in die Lungen dringt. Nach Krumme (21) sind aber auch die kalte und feuchte Luft in den Schleifstätten, die häufige Durchnässung der Kleider und die damit verbundene Gefahr der Erkältung bei dem Nassschleifen, die gebückte Stellung etc. mitwirkende Ursachen zu Erkrankungen. Durch Einführung der Dampfschleiferei hat sich die Gefahr für die Gesundheit der Arbeiter vermehrt, indem seitdem ununterbrochen gearbeitet wird, während sonst bei eintretendem Wassermangel der Arbeiter auf andere Beschäftigung angewiesen meist bei Feld- und Gartenarbeit sich erholen konnte. Zur Reinigung der Luft der Arbeitsräume vom Staube sind verschiedene Ventilationsmethoden empfohlen worden, von denen Verf. die von Goldenberg eingeführte rühmt und beschreibt (siehe Näheres: Systéme de ventilation appliqué aux meules et polissons des mines de M. M. Goldenberg et Co. au Zornhoff près Saverne. Extrait de XIX. vol. de la publication industrielle etc. de M. Armengaud ainé. Paris 1870). Ausser einer guten Ventilation ist auch die grösste Reinlichkeit in den Schleifräumen nothwendig, die hoch, luftig und gedielt sein müssen. Auch sollen die Arbeiter in den Räumen ihre Mahlzeiten einnehmen, wenn auch die Einwirkung des Staubes auf die Verdauungs-Organe nicht nachgewiesen ist.

Die in den Kohlenbergwerken von Grainsac gesammelten Erfahrungen über die Folgen der Grubengasexplosionen theilt Bourguet (10) mit, wobei er hauptsächlich die charakteristischen Verbrennungen durch dieselben, weniger die Asphyxie und die Traumen, welche nichts Besonderes darbieten, berücksichtigt.

Zur Explosion des Grubengases, das hauptsächlich aus ölbildendem Gas, vermischt mit geringeren Mengen Wasserstoffbicarburet, besteht, gehören allemal zwei Bedingungen: 1) Die Gegenwart von Luft und Grubengas in bestimmten Verhältnissen, so dass 1 Theil Grubengas auf mindestens 2 Theile Luft, oder 1 Theil Grubengas auf höchstens 15—20 Theile Luft kommt; 2) die Entzündung des Gasgemenges durch eine nackte Flamme. Im Moment der Explosion entwickelt sich ein solch hoher Hitzegrad, dass die Kleider und Haut der Arbeiter sofort verkohlen, und die an den Wänden der Minen befindlichen Kohlentheile in Coaks verwandelt werden.

Man muss daher diesen Hitzegrad auf mindestens 500 C. schätzen. Durch die Plötzlichkeit der Entstehung dieser Hitze erklärt sich B. auch, dass die Verbrennungen stets ersten und zweiten Grades, niemals aber, nach seinen Beobachtungen, dritten Grades sind. Diese Plötzlichkeit mag auch der Grund sein, warum gewisse Körpertheile, wie Gehörgang, Achselhöhle, Zwischenfinger- und Zwischenzehenraum, die Nabelvertiefung, niemals verbrannt sind. Auch hat Verf. niemals Verbrennungen der Mund-, Nasen-, Schlundhöhle und des inneren Kehlkopfes beobachtet, während Riembault solche der Mundhöhle und der inneren Rachenwand gesehen haben will. In den leichten Fällen sind es überhaupt nur die unbedeckten Körpertheile, die von Verbrennung befallen werden, und zwar die vorspringenden, wie Nase, Wange, Augenbrauen u. s. w. Charakteristisch ist das Aussehen der verbrannten Hautpartien, es ist stets schmutzig-grau und auffallend trocken. Augenscheinlich ist jede Circulation in dem verbrannten Theile aufgehoben und kehrt dieselbe erst nach 24—48 Stunden zurück. Das Blut ist in die tiefer liegenden Organe zurückgedrängt, wie es die Vermehrung der arteriellen Spannung im Allgemeinen, die Verlangsamung der Herzbewegungen, die Kleinheit und das Zusammengezogensein des Pulses und die zuweilen eintretende Vermehrung der Urinabsonderung beweisen. Eigenthümlich auch erscheint dem Verf. die Eiterung der Brandwunden durch Grubenfeuer; sie ist hartnäckiger und reichlicher, als bei gewöhnlichen Brandwunden, und bildet der Eiter graugefärbte Krusten, unter denen er unaufhörlich hervorquillt. Diese Borken gleichen den impetiginösen Eruptionen scrophulöser Kinder. Ihre Vorheilung zieht sich Monate lang, bei jungen und kräftigen Individuen manchmal über ein Jahr hin. Diese lange Heilungsdauer giebt dem Verf. zu der Meinung Veranlassung, dass durch das Grubenfeuer dem Körper irgend eine Schädlichkeit einverleibt werde, die erst allmälig durch den Eiter der langsam heilenden Wunde eliminirt würde. Ebenso langsam, wie die Brandwunde, bessert sich das Allgemeinbefinden, und namentlich lange bleibt dem Reconvalescenten eine eigenthümliche Anämie, die mit der durch mephitische Intoxicationen entstandenen verglichen werden kann. Für diese Annahme scheint zu sprechen, dass sich bei den Grubengasexplosionen Kohlensäure und Kohlenoxydgas entwickeln, sowie dass sehr häufig Asphyxie sich zu den Verbrennungen gesellt, oder aber allein als Folge der Explosion auftritt. Sind die von Asphyxie Befallenen auch verbrannt, so sind sie es aber regelmässig nur in geringer Ausdehnung. Verf. glaubt, dass die Asphyctischen solche sind, die die Explosion kurz vorher merkend, sich mit dem Gesicht auf den Boden warfen, und so der Erstickung verfielen, grösserer Verbrennung aber entgingen. Die durch die Explosionen entstehenden Verletzungen variiren von der einfachen Contusion bis zur völligen Zerschmetterung, und bieten nichts Charakteristisches dar. Für den Verband der Brandwunden empfiehlt B. den von Sarazin angegebenen Theer mit Watte; setzt jedoch, um die Schmerzen zu mindern, demselben ein indifferentes Pulver oder Fett zu.

Die Gesundheitsschädlichkeiten, welche in den verschiedenen Gewerben und Fabricationen ihren Ursprung haben, classificirt Letheby (12) folgendermassen: 1) solche, die durch Entweichen schädlicher und gefährlicher Gase und Dämpfe verursacht werden; 2) solche, die durch Rauch oder andere mechanische Unreinigkeiten hervorgerufen werden; 3) solche, die durch den Uebergang schädlicher und gefährlicher Substanzen in Rinnsteinen, Gräben oder Wasserläufen erzeugt werden. L. beschränkt sich in seinem Vortrage auf die erste Klasse von Schädlichkeiten, solche, die durch Schwefelwasserstoffgase, empyreumatische, flüssige Oele oder andere organische Dünste und durch gasige Säuren entstehen, und bespricht die Fabrikationen, denen diese ihren Ursprung verdanken. 1) Fabrikation von schwefelsaurem Ammoniak und Gaswasser, Destillation von Steinkohlentheer (Fabrikation von Creosot, Naphtha, Paraffin etc.), Oelraffinerie und Destillation, Firnissfabrikation; 2) Fabrikation von kohlensaurem Natron, Aufbereitung der Kupferkiese mit Kochsalz, Glasfabrikation; 3) Schwefelsäurefabrikation, Feinen der edlen Metalle, Schnellbleichen, 4) Fabrikation von Chlorkalk, Kalk-Superphosphat, von Oxalsäure und zuckerhaltigen Substanzen. Er kommt zu folgenden Schlüssen und hygienischen Rathschlägen. 1) Alle schädlichen und gefährlichen Operationen müssen in luftdichten Räumen vorgenommen werden, die durch Windfächer oder den Kaminzug ventilirt werden. 2) Alle condensirbaren und absorbirbaren Gase und Dämpfe sollen zum Zwecke ihrer Absorption möglichst gut eingerichtete Condensatoren und Absorbentien passiren, als da sind: zerstaubtes Wasser oder Scrubber (Kasten, welche mit Feldsteinen oder Steinkohlenstücken gefüllt sind) angefeuchtet mit Wasser, Vitriolöl, alkalischen Lösungen oder erforderlichen Falls mit Eisenoxydhydrat- oder Kalkwasser. 3) Organische Dünste, sowie Schwefelwasserstoffgas und empyreumatische Substanzen sollen im Feuer zerstört werden. Die Wasserdämpfe in den Dünsten müssen schon vorher durch Abkühlung condensirt werden, da sie sonst das Feuer zum Verlöschen bringen können. Hierzu benutzt man am besten eines der in der Fabrik an und für sich schon thätigen Feuer, da ein speciell zu dem Zwecke eingerichtetes leicht vernachlässigt werden könnte. Die beste Stelle zum Eintritt der Dünste ins Feuer ist unmittelbar unter dem Feuerrost, so dass dieselben die glühenden Kohlen passiren müssen und ein sicherer Zug hergestellt wird. 4) Alle schädlichen Materialien sollen in fest verschlossenen Karren an- und abgefahren werden. Endlich müssen alle diese Operationen mit Sorgfalt und Aufmerksamkeit auf die Details ins Werk gesetzt werden, wenn sie ihre sanitären Zwecke erfüllen sollen.

[Eklund, Fr., Svar på Kongl. Krigsvetenskaps-akademiens prisfråga: burn bor, såväl under fredssom krigstid, den svenske soldatens förplägning inrättas för att vara sund, tillräcklig och i allo ändamålsenlig? Bilaga till Kongl. Krigsvetenskaps-akademiens handlingar för år 1874.

Der Verf. bespricht die Verpflegung des Soldaten der englischen, französischen, preussischen, österreichischen, russischen, dänischen, norwegischen und schwedischen Armeen; darnach die erforderliche Beschaffenheit derjenigen Nahrungsmittel, welche zur Verpflegung des schwedischen Soldaten gehören; ferner die Frage, welche andere Nahrungs- und Erfrischungsmittel, als die bisher gebräuchlichen, sich zu einer allgemeinen Einführung eignen; in einem Schlussworte stellt Verf. eine Normalverpflegung im Frieden und im Kriege auf. Joh. Müller (Kopenhagen).]

9. Oeffentliche Anstalten.

1) Sander, Friedr. (Barmen), Welche Gründe sprechen für, welche gegen die Vereinigung verschiedener Arten von Krankheiten in einem Hospital? Referat, erstattet in der Versammlung des deutschen Vereins für öffentliche Gesundheitspflege in Danzig. Deutsche Vierteljahrschr. für öffentl. Gesundheitspflege. VII. 1. Heft. S. 88. — 2) Derselbe, Ueber Geschichte, Bau und Einrichtung der Krankenhäuser mit 3 Tafeln Zeichnungen: 1. Zur Geschichte der Krankenhäuser. 2. Krankenhausstatistik. 3. Ueber Bau und Einrichtung von Krankenhäusern. 4. Geschichte und gegenwärtiger Zustand des Krankenhauses der Stadt Barmen. Correspondenzbl. des Niederrhein. Vereins für öffentliche Gesundheitspflege. S. 1. — 3) Kribben, Das Louisen-Hospital in Aachen. Mit 1 Tafel Zeichnungen. Ebendas. S. 53. — 4) Heusner, Ueber die neuen Londoner Fieberspitäler zu Homerton und Stockwell. Mit 1 Zeichnung. Ebend. S. 58. — 5) Berthenson, J., Ueber die Sanitätsverhältnisse des Baracken-Lazareths beim Roschdestwensky-Stadt-Hospital in St. Petersburg. Petersburger med. Zeitschrift. IV. Heft 6. S. 495. — 6) Report on Brookwood asylum. The Lancet. Dec. 4. p. 817. 7) Schmidt, Rudolf (Director der Waggonfabrik in Ludwigshafen), Die Ventilation der Lazarethwagen. Deutsche Vierteljahrschr. für öffentl. Gesundheitspfl. VII. 4. Heft. S. 558. — 7a) Derselbe, Der Eisenbahntransport Verwundeter und Kranker. Ebendas. S. 686. — 8) Börner, Paul, C. H. Esse und seine Bedeutung für das Krankenhauswesen der Gegenwart. Ebendas. 3. Heft. S. 337. — 9) Petition über Schulhygiene der deutschen Gesellschaft für öffentliche Gesundheitspflege an den Cultusminister. Vierteljahrschr. für gerichtl. Med. Januar. S. 212. (Enthält den Entwurf einer Verfügung im Anschluss an die, welche die k. Württembergische Regierung am 28. Dec. 1870 erlassen hat, und mit Berücksichtigung derfalls auf jene sich stützenden Verfügung der k. Sächsischen Regierung vom 3. April 1873.) — 10) Ueber zweckmässigste Ventilation und Heizung der Schulzimmer. Gutachten der k. wissenschaftl. Deputation für das Medicinalwesen. Erster Referent: Virchow. Ebendas. April. S. 288. — 11) On the sanitary condition of our public schools. Report of the Lancet sanitary commission. The Lancet. June and Nov. — 12) Nettleship, Edward, Ophthalmia in the metropolitan pauper schools. Ibid. Nov. — 13) Bouché de Vitray, Louis, Quelques considérations sur l'hygiène dans les maisons d'éducation. Thèse. 1874. Paris. — 14) Wolffhügel, Zur k. bayr. Ministerialentschliessung d.d. 12. Februar 1874: „Die Einrichtung der öffentlichen und privaten Erziehungs-Institute mit besonderer Rücksicht auf die Gesundheitspflege." Aerztl. Intelligenzbl. S. 331. — 15) Eichelstein, Ueber Mädchenturnen. Vortrag. Correspondenzbl. des Niederrhein. Vereins für öffentliche Gesundheitspflege S. 101. — 16) Lötscher, J., und J. Christinger, Die Gesundheitspflege im Alter der Schulpflichtigkeit. Zwei Vorträge. 8. Frauenfeld. — 17) Varentrapp, Eiserne Schulbänke. Deutsche Vierteljahrschr. für öffentl. Gesundheitspflege. VII. 3. H. S. 383. — 18) Majer, Carl (München), Die bayrischen Straf- und Polizeianstalten und deren Sanitätszustand in den Jahren 1868—1872. Friedreich's Blätter für gerichtliche Medicin und Sanitätspolizei. 26. Jahrgang. I. H. S. 3. — 19) Delaboat, Merry, Note sur un système d'ablutions pratiqué à la prison de Rouen et applicable à tous les grands établissements pénitentiaires ou autres. Annales d'hygiène publique et de médécine légale. Jauv. p. 110. — 20) Hurel, A., Du régime alimentaire dans les maisons centrales. Ibid. Avril. p. 336. (S. Hygieine der Nahrungs- und Genussmittel.)

a. Krankenhäuser und Irrenanstalten.

Ueber die Frage: ob in Krankenhäusern die verschiedenen Arten von Krankheiten vereinigt werden dürften, oder besser für be-

sondere Arten von Kranken besondere Krankenhäuser einzurichten seien, ist in der Vers.
d. d. Vereines f. öff. Ges.-Pfl. in Danzig discutirt
worden. Nach einem historischen Ueberblick über die
Entwicklung der Krankenhäuser in Frankreich, England, Deutschland, führt Sander (1) aus, dass in
Deutschland die Mehrzahl der Krankenhäuser entweder rein communal oder doch von der bürgerlichen
Gemeinde soweit abhängig ist, dass die Krankenhäuser jeden Kranken, den die Armenverwaltung
ihnen zuschickt, aufnehmen müssen. Dass dabei
Kranke aller Art in ihnen vorkommen, ist klar. Eine
gesetzliche Pflicht zur Isolirung besteht nur für die
Cholera- und Pockenkranken. Das Wichtigste in dieser Beziehung ist unbedingt, dass wir immer Anstalten haben, wo die ersten Fälle untergebracht werden,
weil gerade dadurch die Weiterverbreitung dieser ansteckenden Krankheiten verhindert werden kann.
Während die grossen Städte daher ein besonderes
Hospital für die Pocken- und Cholerakranken bereit zu
halten haben, genügt es, für kleine und selbst mittelgrosse Städte, wenn sie besondere Baracken in der
Nähe ihrer allgemeinen Hospitäler haben, in denen
stets die ersten Fälle von ansteckenden Krankheiten
untergebracht werden können. Krankenhäuser nach
dem örtlichen Bedürfniss und dem örtlichen Leistungs-
vermögen zu errichten, dazu ist nach S. nur die com-
munale Selbstverwaltung in der Lage. In England
hat die Privatwohlthätigkeit die Krankenhäuser ge-
schaffen und zu einer masslosen Specialisirung nach
den verschiedenen Arten der Krankheiten geführt; in
Frankreich ist stramme Centralisation durch den Staat
die Ursache einer gewissen Stagnation und Einförmig-
keit geworden. Esse spricht (als Correferent) zunächst seine entschiedene Ansicht aus, dass Krankenhäuser nur aus einer Etage zu bestehen haben; doch
lässt sich in solchen Anstalten die Sonderung der
Patienten nach ihren verschiedenen Arten von Krankheiten am schwierigsten bewirken, weil mit einer
solchen Sonderung auch die nicht zu vermeidende
Trennung der Geschlechter in Betracht kommt. Nur
wenn dieselben nach dem Pavillonsystem gebaut sind,
wird die Trennung weniger schwierig. In Krankenhäusern mit 2 Etagen würden die inneren Kranken in der einen, und die äusseren in der anderen
Etage, die beiden Geschlechter aber auf den verschiedenen Seiten des Hauses unterzubringen sein. Die
Trennung der syphilitischen und Krätzkranken lässt
sich leicht durch Ausbau einer Dachetage mit besonderen Treppenzugängen bewerkstelligen. Pocken-
kranke, Cholerakranke und an exanthematischem Typhus Leidende dürfen niemals mit anderen Kranken
unter einem Dache bleiben, und für die Unterbringung
solcher Kranken existiren eben gesetzliche Bestimmungen, welche Gemeinden und Corporationen ver-
pflichten, besondere Einrichtungen hierfür zu treffen.
Schliesslich spricht E. noch von der Nützlichkeit der
Barackenlazarethe und der Hinfälligkeit der gegen
sie gemachten Einwände. Ihre angezweifelte Dauer-
haftigkeit hat die Zeit festgestellt; die vielen Klagen

über ungenügende Ventilation in den mit Kranken
belegten Räumen der massiv gebauten Hospitäler
hören hier vollständig auf, indem die Patienten in
gut construirten Barackenlazarethen in absolut gesunder Luft sich befinden. Hier bedarf es selbst nicht
einmal einer künstlichen Ventilation, denn die Luft-
bewegung ist in ihnen eine dauernde, ohne dass die darin
liegenden Kranken auch nur von dem leisesten Zug
berührt werden. Wenn mit der Zeit grosse Hospitäler
neben den Oeconomiegebäuden nur aus Baracken-laza-
rethen in genügender Zahl bestehen, dann wird
man von einer Vereinigung verschiedener Krankheiten in einem Hospital nicht mehr die Rede sein.
Am 21. December 1871 wurden bei dem Petersburger Roschdestwensky-Stadt-Hospital
die ersten zwei Hospitalbaracken in Russland, die zu
einer stationären Behandlung Kranker bestimmt waren,
eröffnet. Im October 1872 erfolgte die Eröffnung der
dritten beständigen Hospitalbaracke, wohin denn auch
sofort die übrigen Kranken aus dem steinernen Ho-
spitalgebäude transportirt wurden, sodass das Barack-
ken-Lazareth beim Roschdestwensky'schen
Stadt-Hospital gegenwärtig aus 4 Baracken, drei
beständigen und einer auch für die Frühjahrs- und
Herbstzeit passend eingerichteten Sommerbaracke
besteht. Nach dem vor Kurzem in russischer Sprache
erschienenen Hospitalbericht für die Jahre 1872 und
1873 von Rathenson (5), dem Oberarzt und Director des Baracken-Lazareths, haben sich die gegen
Einführung des Systems in Russland ausgesprochenen
Bedenken als unbegründet erwiesen.

Die Einrichtung der Baracken gleicht der des Leipziger
beständigen Baracken-hospitals. Die Beheizung und Ventilation derselben geschieht mittelst des mit 2 Feuer-
heerden versehenen, aus Ziegeln auf einem Fundament
aus Fliessenblöcken gebauten Centralofens. Diese mit
8 Wärmeöffnungen versehenen Oefen stehen in der
Mitte des Krankensaales. Ausser dem Centralofen befinden sich noch 3 Oefen in den Seitenzimmern. Die
reine Luft wurde anfangs aus dem Raume unter dem
Boden der Baracke entnommen, jetzt direct von aussen
dem Ofenmantel zugeführt, die verdorbene Luft wird
durch Röhren in den Raum unter der Baracke geführt,
wo sie von einem Ventilations-Raum aspirirt wird. In
demselben Raum befindet sich die Feuerung der Oefen.
Der Ventilationraum fungirt beständig Tag und Nacht.
Die Erfahrung von 3 Wintern hat gezeigt, dass ein genügender Wärmegrad erzielt wurde, trotzdem dass die
Fenster des Dachreiters den ganzen Winter über nur
ausnahmsweise und auch dieses nur auf eine kurze Zeit
geschlossen wurde; während in den amerikanischen
Baracken die Dachreiterfenster für den Winter luftdicht
geschlossen werden, wodurch eine vollkommene natürliche Ventilation unmöglich gemacht wird. Die Temperatur liess sich meist auf 12—13° R. halten, und ist
dies besonders der Construction der Wände zuzuschreiben,
welche aus 3 Schichten sehr starker Bretter bestehen,
die zwischen einander 2 stehende Luftschichten einschliessen.

Allerdings waren die drei Winter, während welcher
die Baracken benutzt wurden, für Petersburg sehr
milde.

Die Untersuchung der Baracken-luft auf ihren Kohlensäuregehalt (nach der Pettenkofer'schen Methode) ergab, dass dieselbe bei geschlossenen Fenstern nur
4.75—9,75 Theile, bei geöffneten dagegen nur 2,75—4
Theile auf 100,000 mehr CO_2 enthielt, als die atmo-

sphärische Luft. Die Einrichtung der Aborte geschah im Allgemeinen nach dem Muster der Heidelberger Baracken. Zur Desinfection derselben wurde folgende, vom Fürsten Krapotkin vorgeschlagene Mischung verwandt, welche zweijährigen Versuchen zufolge sich zu Desinfectionszwecken als vollkommen genügend und zugleich, dem Preise nach, als völlig zugänglich erwiesen hat: 50 Theile Eisenvitriol, 4 Kupfervitriol, 6 Zinkvitriol, 35 geglühter Thon, 3 Phenol und 2 Naphthalin. Die Wirkung des Pulvers lässt sich auf folgende Weise erklären: Alle 3 Vitriole, namentlich das Eisenvitriol, treten mit dem Ammoniak und dem Schwefelwasserstoff in Reaction; das Kupfervitriol absorbirt überdies noch das nicht zur Reaction gekommene Ammoniak; das Zinkvitriol giebt mit den Albuminaten eine dauerhafte Verbindung, welche, selbst unter den allergünstigsten Verhältnissen, nicht in Fäulniss überzugehen vermag. Das Phenol seinerseits sistirt die Gährung und lässt den Excrementen genügend Zeit, mit den übrigen Reagentien in Reaction zu treten, das Naphthalin endlich absorbirt diejenigen riechenden Kohlenwasserstoffe, die von den übrigen Substanzen nicht absorbirt worden sind. Die Closets in den Baracken sind frei von allem Geruch, und die in dieselben führenden Thüren stehen, trotz der nächsten Nachbarschaft mit den Krankensälen, beständig offen. Die Excremente werden in Tonnen aufgefangen, welche unter dem Barackenboden stehen. Die flüssigen Theile fliessen in besondere Desinfectionsfässer, aus denen sie vereinigt den städtischen Abzugscanälen zugehen, die festen Theile werden monatlich 3 Mal mit den Tonnen abgefahren. (Sollte diese Einrichtung trotz der Desinfection zureichend sein? R.) In speciell medicinischer Hinsicht interessiren folgende Daten: a) Das Mortalitätsprocent der Typhoids betrug in den Jahren 1872/73 für den abdominellen zwischen 5 und 6. b) Die Dauer des Fieberstadiums, der Reconvalescenz und des ganzen Krankheitsverlaufs war trotz der häufigen Complicationen auffällig kürzer als die gewöhnlichen klinischen Termine. c) Decubitus, Hospitalgangrän und Erysipelas wurden auf der typhösen Abtheilung nicht beobachtet. d) Das Mortalitätsprocent der chirurgischen Krankheiten betrug in den beiden Jahren 6,2 (für 1872=5,96, für 1873=6,04.) e) Im Laufe des Jahres 1872 kamen unter 34 Kranken, die an Wunden litten, 4 Fälle mit Erysipelas des Kopfes und des Gesichtes und 3 Fälle mit Diphtheritis der Wunden vor. f) Das Mortalitätsprocent der acuten Krankheiten betrug 6,12. g) Was endlich die chronischen Krankheiten anbelangt, so konnte die Baracken selbstverständlich weder auf den Verlauf noch auf den Ausgang derselben von besonderem Einflusse sein. Die Mortalitätsziffer derselben betrug 15,74 pCt.

Das Brookwood-Asyl (6) ist die zweite Irrenanstalt für die Grafschaft Surrey und wurde am 17. Juni 1867 eröffnet.

Es war zur Aufnahme der frischen Fälle bestimmt, für die in dem Asyl zu Wandsworth kein Raum vorhanden war. Leider ist man diesem Princip untreu geworden und Brookwood ist bereits mit chronischen Fällen überfüllt, so dass ein 3tes Asyl für die Grafschaft nothwendig erscheint. Brookwood-Asyl, eine englische Meile von der gleichnamigen Stadt auf einer leichten Anhöhe gelegen, besteht aus einer Reihe von Gebäuden (Blocks), die mit dem Bedürfniss allmälig vermehrt und deren letzte eben vollendet worden sind. Sie sind umgeben von Gärten und es gehört eine Farm dazu, die den Kranken ausgiebig Gelegenheit zu landwirthschaftlicher Arbeit giebt. Die Einrichtung ist äusserst comfortable und vermeidet alles, was an Irrenhaus und Gefängniss erinnert. — Alle sonst üblichen Sicherungsvorkehrungen werden durch persönliche Ueberwachung ersetzt. (Die Zahl des Wartepersonals ist nicht angegeben. R.) Aus dem Bericht von Ende 1874 ist über die Behandlungsweise der Kranken hervorzuheben;

dass Zwangsmaassregeln seit Eröffnung der Anstalt überhaupt nicht angewendet worden sind und auch keine Abschliessung mehr seit 1870. Die Isolirung (Abschliessung in besonderen Zimmern) fand 1867 bei 9 Krankheitsfällen 49 Mal statt, 1868 bei 3 Fällen 15 Mal, 1869 bei 2 Fällen 4 Mal, 1870 bei 2 Fällen 2 Mal.

Schmidt (7a), technischer Director der Waggon-Fabrik Ludwigshafen am Rhein, bespricht kritisch die Lazarethzüge, welche in 5 verschiedenen Systemen im Sanitätspavillon der Wiener Weltausstellung ausgestellt waren, dann die Resolutionen (veröffentlicht im „Militär-Arzt" am 7. Novbr. 1874), welche betreffs der Einrichtung der Lazarethzüge die auf Einladung von Prof. Billroth, Dr. v. Mundy und Dr. Wittelshöfer zusammengetretene „internationale" Privatconferenz in Wien im October 1873 gefasst hat, sodann Billroth's Werk über den Transport der im Felde Verwundeten und Kranken auf Eisenbahnen (Wien 1874) und die vom Malteserorden veröffentlichten „Studien über den Umbau und die Einrichtung von Güterwaggons." (Wien 1875.)

Da es unmöglich ist, die erforderlichen Sanitätszüge schon im Frieden herzustellen und ausgerüstet bereit zu halten, dieselben vielmehr aus den vorhandenen Eisenbahnwaggons erst für ihren Zweck hergestellt werden müssen, ist es eine wichtige Frage, welche Art von Wagen am besten benutzt werden. S. unterscheidet Krankenzüge mit leichten Verwundeten, die zur Nacht in Etappenlazareths untergebracht werden, von eigentlichen Lazarethzügen. Für die ersteren eignen sich die Personenwagen 2ter und 3ter Klasse, sofern sie nur mit Kopfthüren versehen sind, die die Communication zwischen den einzelnen Wagen des Zuges gestatten und im Wesentlichen nur der Heiz- und Ventilationsvorrichtungen bedürfen, um für den Zweck dienlich gemacht zu werden. Für die Lazarethzüge sind die Güterwagen am besten zu benutzen. Dieselben bedürfen einer gründlicheren Umgestaltung für ihren Zweck, und es verzögert sich daher die Aufstellung der Züge etwas. Sie müssen desinficirt, an der innern Seite verschalt event. mit Oelfarbe gestrichen, mit Kopfthüren und Uebergängen versehen werden, doch kann beim Bau neuer Wagen auf die Eventualität dieser Verwendung Rücksicht genommen und so die Umwandlung erleichtert werden. Sie haben den Vorzug, dass sie leichter beladen werden können, dass durch die breiten Seitenthüren sogar Kranke in ihren Lazarethbetten in den Wagen geschafft werden können. Sie heizen sich leichter, die Ventilation kann durch die vorhandenen oder leicht herzustellenden Seitenfenster wesentlich erleichtert werden. Was die Ventilation und Heizung der Lazarethwagen betrifft, so spricht S. sich noch eingehender darüber besonders (7) aus. Er verwirft die von Billroth und Mundy empfohlene Ventilation durch die Laterne in der Decke, wie sie bei dem französischen Sanitätszuge auf der Wiener Ausstellung vorgesehen ist, welche eine Analogie der Dachfirstventilation der Lazarethbaracken darstellt und empfiehlt neben der im Sommer zu benutzenden natürlichen Ventilation die „Wolpert-Sauger" zur Erwärmung der verdorbenen Luft. Das Kopfstück muss mit einer Windfahne versehen sein, damit es sich richtig zum Winde stellt, um aspiratorisch zu wirken. Das Rohr geht bis in die Nähe des Fussbodens, um die hier bei der Heizung sich ansammelnde kalte Luft anzusaugen und die verdünnte, in den oberen Schichten befindliche Luft herabtreten zu lassen. Im Sommer kann eine Klappe im Rohr dicht unter der Waggondecke geöffnet werden und dann das „Wolpert-Sauger" zur Evacuation der heissen Luft geeignet machen. Die frische Luft wird durch einen Luftfang, der nach beiden

Dachrichtungen trichterförmige Erweiterungen hat, aufgefangen und durch ein Rohr in den geschlossenen
Sockel eines Meidinger'schen Ofens, der zur Heizung
empfohlen wird, geleitet und tritt zwischen dem Ofen
und Mantel erwärmt in der Nähe der Decke in das
innere des Wagens. Auch wenn der Ofen nicht geheizt wird, im Sommer, findet auf diesem Wege eine
reichliche Einfuhr frischer Luft statt. — S. hat bei angestellten Versuchen sehr günstige Resultate erlangt und
rechnet auf eine Total-Luftzufuhr von 570 Cubm. mindestens pro Stunde, während 4 Wolpert'sche Sauger
in den vier Ecken eines Wagens angebracht per Stunde
680 Cubm. Luft aus dem Wagen schaffen. Diese Ventilation würde für 9 Mann völlig ausreichend sein.

[(Berättelse angaende inspektioner a rikets länslasarett
och kurhus, verkstälda under aren 1872—1874. Stockholm, 1874. (Ein Bericht über die Inspection von 63
Krankenanstalten in Schweden mit einer von Hallin
verfassten Einleitung, in welcher der Verf. die Forderungen der Krankenhaus-Hygiene anzeigt und die Erfüllung dieser Forderungen in den neuerrichteten Krankenhäusern nachweist.) Joh. Möller (Kopenhagen).]

b. Schulen.

Das Gutachten der Wissensch. Deputation f. d.
Med.-Wesen (von Virchow (10), als erstem Referenten,
verfasst) über die zweckmässige Ventilation und
Heizung von Schulzimmern, nimmt als zulässige
Maximalzahl für die Verunreinigung der Luft eines
Zimmers durch Kohlensäure einen Gehalt von 1 pro
Mille der letzteren an, hebt jedoch hervor, dass weder
die Kohlensäure der einzige schädliche Bestandtheil
verunreinigter Luft sei, noch die riechbaren unreinen
Stoffe. Lehrer, Collaboratoren etc. sind also nicht im
Stande, durch sinnliche Wahrnehmung festzustellen,
dass die Luft schädlich sei und der Erneuerung bedürfe. Ebensowenig ist auf das einfache Gefühl bei
Beurtheilung der Temperatur der Luft zu bauen, zu
deren Bestimmung Thermometer in jedem Klassen-
zimmer nothwendig sind. Da es nun unmöglich ist,
in vielfacher Weise sofort zu bemerken oder zu ermitteln, dass die Luft in schädlichem Grade unrein
sei, so bleibt nichts übrig, als beständige Einrichtungen
zu treffen, welche auch ohne besonderes Zuthun functioniren. Die Forderung einer beständig wirksamen
Ventilations-Einrichtung begründet sich auf die beständige Verunreinigung der Luft durch die natürlichen Lebensverrichtungen der Schüler. Die aus-
geathmete Luft und die Hautausdünstung sind die
beiden hauptsächlichsten Mittel dieser Verunreinigung.
Kohlensäure und Wasser sind die beiden Hauptbestand-
theile sowohl der Ausathmungsluft als auch der Hautausdünstung, neben welchen, namentlich durch die
Haut, freilich noch manche andere und wahrscheinlich keineswegs unschädliche Stoffe ausgeschieden
werden. Die Aufgabe der beständig wirksamen Ventilation wird es also sein, Kohlensäure, Wasserdampf
und die sonstigen Stoffe fortwährend und wenigstens
annähernd in der Menge, in welcher sie in die Zimmer-
luft gelangen, nach aussen zu entfernen, und das
Maass der Ventilation bestimmt sich nach dem letzteren
Verhältnisse. Da nun die Kohlensäure unter den verschiedenen Ausscheidungsstoffen die beständigste

Grösse ist und die meiste Wichtigkeit besitzt, so kann
sie auch als Anhalt für die Berechnung der erforderlichen Ventilation angesehen werden. Die durch die
Haut ausgeschiedene Kohlensäure beträgt etwa $\frac{1}{16}$ bis
höchstens $\frac{1}{8}$ der durch die Lungen ausgeschiedenen,
und sie hat daher auf die Berechnung einer auf wenige
Stunden des Tages beschränkten Verunreinigung der
Luft nur geringen Einfluss. Fast alle Untersucher
über die Ventilation haben sie daher ausser Betracht
gelassen, und sich nur an die Lungenkohlensäure gehalten. Letztere beträgt nach den besten Untersuchungen normal beim Erwachsenen 4,3 in 100 Raum-
theilen der Ausathmungsluft, demnach bei einer Quantität von 6 Liter in 1 Minute ausgeathmeter Luft 258
Cubik-Centimeter, oder in 1 Stunde etwas über 15 Liter.
Diese Zahl darf als eine nicht zu hoch angenommene
werden, da die auf anderen Wegen gewonnene Summe
der 24 ständigen Gesammt-Ausscheidung an Kohlensäure 455,500 Cubik-Centimeter ergiebt, was ein noch
höheres Maass — fast 19 Liter — für die Stunde berechnen lässt. Die Differenz zwischen der Kohlen-
säure-Ausscheidung eines Erwachsenen und derjenigen
eines Kindes ist bei dem weiblichen Geschlechte ganz
gering, während der Unterschied bei dem männlichen
höchstens $\frac{1}{3}$—$\frac{1}{4}$ beträgt. Es erklärt sich dies aus der
viel energischeren Wirkung der Umsetzungsvorgänge
in der Kindheit. Jedenfalls kann zugestanden werden,
dass für die jüngeren Altersclassen, also namentlich
für Elementarschulen, das Bedürfniss der Ventilation
um die Hälfte, bei höheren Schulen um ein Drittel
geringer ist, als bei erwachsenen Männern. Bei
Töchterschulen können dieselben Zahlen zu Grunde
gelegt werden, da der Gasaustausch der Mädchen von
dem der Knaben nicht wesentlich differirt, während
dies allerdings bei erwachsenen Frauen, gegenüber
den Männern in erheblichem Grade der Fall ist. Gegenüber der Forderung von 75 Cubikmeter für Erwachsene.
verlangt V. als Minimal-Ventilationsgrösse für den
Kopf und die Stunde in Elementarschulen 30, in
höheren Schulen 50 Cubikmeter frische Luft. Was
die Ventilation selbst betrifft, so braucht dieselbe
keineswegs in der ganzen Grösse durch künstliche
Einrichtungen hergestellt zu werden, da bekanntlich
eine sehr beträchtliche Erneuerung der Luft und selbst
eine massenhafte Abfuhr der Kohlensäure durch die
natürliche Ventilation bewerkstelligt wird, nämlich
durch die Spalten der Fenster und Thüren, durch das
Mauerwerk selbst, durch Heizen, Oeffnen der Thüren
u. s. w. Die Bedingungen für die Ventilationsein-
richtungen sind nicht nur sehr verschieden für grössere
und kleinere Schulanstalten, sondern auch, und fast
noch mehr, für die Jahreszeiten. V. unterscheidet in
letzterer Beziehung zwischen Winter-, Sommer- und
Uebergangs-Ventilation. Die Winter-Ventilation sollte
überall durch das Eindringen von frischer, warmer
Luft bewirkt werden. Entweder wird man eine besondere Luftheizung im Keller einrichten, oder aber
man wird die einströmende kalte Luft in irgend einer
Weise mit dem Zimmerofen in Berührung bringen und
über demselben ausströmen lassen. Erstere würde bei

Neubauten vorzuziehen sein. Die Sommer-Ventilation hat ungleich grössere Schwierigkeiten, zumal wenn die Temperatur der Atmosphäre hohe Grade erreicht. In grösseren Anstalten wird man nicht umhin können, besondere Einrichtungen dafür zu treffen, sei es durch Pulsion, sei es durch Aspiration. Letztere lässt sich, wenn auch nicht ganz vollständig, dadurch erreichen, dass das Abzugsrohr in den Schornstein verlegt wird. Die gewöhnliche Feuerung zur Zubereitung des Mittagessens wird genügen, um gerade während der wärmsten Tageszeit einen ascendirenden Luftstrom zu erzeugen, und dieser Methode würde daher auf dem Lande der Vorzug zu geben sein. Die Uebergangs-Ventilation in den kühlern Tagen des Frühlings und Herbstes, wo nicht geheizt wird, wird sich im Ganzen der Sommerventilation anzuschliessen haben. Gerade in dieser Periode, wo die Temperatur-Differenz zwischen der Zimmer- und Draussen-Luft am geringsten ist, wird die Nothwendigkeit einer pulsorischen oder aspiratorischen, jedenfalls eine künstliche Einrichtung am meisten anerkannt werden müssen. Dazu kommt, dass gerade um diese Zeit epidemische Krankheiten, wie Typhus, Masern, Diphtheritis mit besonderer Vorliebe sich ausbreiten; und es wird nicht verkannt werden können, dass gerade für die Entfernung der Keime dieser Krankheiten eine starke Bewegung der Luft und eine direkte Verdrängung der alten Schichten von höchster Wichtigkeit ist. Dann weist V. darauf hin, dass jede Art künstliche Erleuchtung das Ventilationsbedürfniss bedeutend steigert, da hier neue und sehr wirksame Kohlensäure-Quellen eingefügt werden; er erinnert ferner an die Gefahr der eisernen Oefen und namentlich an ihre Durchlässigkeit im glühenden Zustande für schädliche Gase. Endlich hält er es für nöthig, dass besondere Räume für die Ablegung der Ueberkleider, Ueberschuhe, Regenschirme u. s. f., sowie für Wascheinrichtungen angenommen werden, und dass die Fussböden, um sie vor dem Eindringen unreiner, stinkender und faulender Stoffe zu bewahren, geölt oder gefirnisst und ihre Fugen verkittet werden müssten. Denn jede Art von Reinlichkeit, welche neu eingeführt wird, vermindert um etwas das Ventilationsbedürfniss. Auf Grund dieses Gutachtens sind von der Abtheilung für das Bauwesen im Handelsministerium für die Aufstellung von Schul-Bauplänen folgende Gesichtspunkte empfohlen worden. Im Allgemeinen wird davon auszugehen sein, dass 1) im Winter nur vorgewärmte, frische Luft den Schulzimmern, so lange sie beheizt sind, zugeführt und die verdorbene Luft durch Absaugung entfernt wird, und 2) im Sommer der äusseren Luft Eintritt gewährt wird, ohne die Schüler dem Zugwinde auszusetzen. Die erste Bedingung wird, es sei denn es sich nur um die Heizung eines einzigen Saales handelt, durch Mantelöfen zu erreichen gesucht, deren innerer Kern den Feuerheerd enthält, während der Raum zwischen Kern und Mantel mit frischer Luft aus dem Freien angefüllt wird, die, indem sie sich an dem inneren Kern erwärmt, in das Zimmer tritt und dieses ebenfalls erwärmt. Damit zugleich eine gute Ventilation erfolgt,

wird ein oberhalb des Fussbodens des Zimmers ausmündender, gemauerter Schacht hergestellt, in dessen Mitte das gusseiserne Rauchrohr des Ofens aufsteigt. Indem die strahlende Wärme des Rauchrohrs einen aufsteigenden Luftstrom im Ventilationsschachte erzeugt, entzieht dieser die am stärksten verunreinigte Luft, die, weil sie die schwerere ist, dicht am Fussboden lagert, dem Schulsaale, und es kann die vorgewärmte frische Luft nun um so bequemer in den Schulsaal eintreten. Bei grösseren Schulen wendet man jetzt fast allgemein eine vollständige Centralluftheizung an, deren Caloriferen im Keller aufgestellt werden. Für den Sommer werden Lüftungs-Flügel in den Fenstern mit Nutzen angewendet, auch wird für diese Zeit eine im Ventilationsschachte unmittelbar unter der Zimmerdecke befindliche Klappe zu öffnen sein, um die im Zimmer entwickelten Dünste möglichst rasch abzuleiten.

Der Lancet sanitary commission (11) war die Aufgabe zu Theil geworden, Informationen zu sammeln aus den grösseren öffentlichen Schulen Englands über die sanitären Verhältnisse derselben; festzustellen, welche Einflüsse hauptsächlich die Gesundheit der Knaben afficiren; und eine Reihe von sanitären Rathschlägen und Anweisungen aufzustellen, die als Leitfaden in allen Gegenständen den Schulhygiene dienen sollen.

Der Bericht der Commission als Resultat dieser Untersuchungen enthält 5 Abschnitte. 1) Das Verhältniss von Schulen zur Stadt, Drainage, Wasserversorgung und Einrichtung des öffentlichen Sanitätswesens. 2) Die angewandten Maassregeln zur Verhütung der Einschleppung zymotischer Krankheiten. 3) Die Mittel, welche im Gebrauch sind, um die Verbreitung von Epidemien zu verhüten und die Isolirung der einzelnen Fälle zu sichern. 4) Das allgemeine sanitäre Arrangement von Schulzimmern, Schlafräumen, Wascheinrichtungen, Closets, Pissoirs etc. 5) Die ärztliche oder sonstige Oberaufsicht, die geübt wird, in Hinsicht auf die den Knaben zugemutheten, geistigen und körperlichen Anstrengungen. Die Commission war im Wesentlichen mit den Resultaten der Untersuchung sehr zufrieden und konnte es nach den Schilderungen, die der Bericht enthält, auch mit Recht sein, doch lässt derselbe sich auf viele Dinge, die wir vom Standpunkte der speciellen Schulhygiene als wichtige betrachten müssen, gar nicht im Detail ein. Zu bemerken ist, dass die revidirten Anstalten sämmtlich grosse Internate sind, in denen die Zöglinge alle oder doch fast alle wohnen.

Im Herbst 1874 wurde vom Local Governement Board eine officielle Prüfung sämmtlicher Armenschulen Londons in Bezug auf die bei den Schülern derselben bestehenden Augenkrankheiten angeordnet und deren Ausführung Edward Nettleship (12) übertragen.

Die Inspection dauerte 6 Wochen und umfasste 17 Schulen mit 8798 Kindern, einschliesslich 119 damals im Margate Infirmary befindliche Kinder. Von der Gesammtzahl hatten zur Zeit der Untersuchung 12 pCt. mehr oder weniger eitrige Bindehautentzündungen, und ungefähr 30 pCt. hatten Granulationen von beträchtlichem Umfange. 15 pCt. von diesen, d. h. die erstgenannten 12 pCt. und 3 pCt. von letztgenannten waren in dem Grade erkrankt, dass Isolirung und ent-

78*

schiedene Behandlung noththat. Nur 15 pCt. der Kinder wurden mit ganz gesunden Augenlidern gefunden, und 35 pCt. hatten Augenlider, die als leicht erkrankt zu bezeichnen, d. h. prädisponirt zur hartnäckigen und rückfälligen Ophthalmien, waren. 9 pCt. litten an Hornhauttrübungen, die eine Hälfte von diesen auf beiden, die andere auf einem Auge. In Bezug auf das Verhältniss dieser Erkrankungen zur Dauer des Schulbesuchs eruirte N., dass mit letzterer die Gefahr, an Ophthalmie zu erkranken, im gleichen Verhältniss zunimmt. Dann fand derselbe, dass Kinder unter 7 oder 8 Jahren die gefährlichste Quelle der Ansteckung sind, dass Hornhauttrübungen am häufigsten und intensivsten bei Mädchen entwickelt sind, dass die Londoner Kinder mehr an Augenkrankheiten leiden, als die vom Lande stammenden, die irischen mehr, als die englischen, und dass die Augenlider bei Waisen häufiger afficirt sind, als bei Kindern, deren Eltern noch leben. Die Ursachen dieser so verbreiteten Ophthalmien, an denen 55 pCt. aller Schulkinder einmal gelitten hat, und wo Rückfälle zur Regel und nicht zur Ausnahme gehören, findet N. in der allgemeinen Ueberfüllung der Schulen, der schlechten Ventilation, den ungenügenden Einrichtungen zum Aufenthalt der Kinder in frischer Luft, dem Mangel an Reinlichkeit, der Nahrung und des Raumes. Als Hauptverbreiter der Ansteckung glaubt Verf. die Finger der Kinder bezeichnen zu müssen, womit sie beim Spielen und sonst sich und anderen über die Augen fahren; daher ein Ueberfluss von Wasser zum Reinigen stets zu Gebote sein müsse.

Bouché de Vitray (13) verlangt für die Schuljugend als Erholungsstunde: 1 Stunde nach dem Frühstück, 20 Minuten nach dem Vormittagsunterricht, 1 Stunde nach dem Mittagessen, 1 Stunde nach dem Nachmittagsunterricht und ½ Stunde nach dem Abendessen. Zur Verhütung der Onanie in den Pensionaten empfiehlt er an erster Stelle ein ununterbrochene thätige Ueberwachung vor allem in den Schlafsälen, während der ersten Nachtstunden. Diese Ueberwachung muss möglichst discret sein, um nicht die Aufmerksamkeit der von dem Laster noch nicht befallenen Knaben zu erregen.

Im Auftrage von Pettenkofer's, untersuchte Wolffhügel (14) die Luft der Schlafräume mehrerer Münchener Erziehungsanstalten, um den Raumbedarf festzustellen, und kam dabei zu dem Resultat, dass man mit dem Raum allein ohne gleichzeitigen Luftwechsel der Verschlechterung der Luft nicht vorbeugen kann. Denn in dem Schlafsaale des königl. Erziehungsinstitutes für Studirende, welches W. zunächst als Untersuchungsobject wählte, da es den allgemeinen Anforderungen der Hygiene am vollkommensten zu entsprechen schien, fand er des Morgens, nachdem die Fenster zwar noch nicht, wohl aber die Thüren durch Aus- und Eingehen wiederholt geöffnet waren, 1,92 pro Mille Kohlensäure bei einem Luftcubus von 35,7 Cbm. pro Kopf. Bei der Herstellung von Schlafräumen in Anstalten, wenn dieselben ohne künstliche Ventilation den Anforderungen der Gesundheitspflege nur annähernd genügen sollen, kommt man daher unvermeidlich mit ökonomischen Rücksichten in Collision, indem selbst 70 Cbm. pro Bett (etwa die 3fache mittlere Raumgrösse der Münchener Anstalten) wegen der unbeständigen Thätigkeit der Hauptfactoren der natürlichen Ventilation

(Diffusion, Temperaturdifferenz, Wind) noch als ungenügend zu erachten wären. Hierbei macht W. auf den schlimmen Einfluss der Unreinlichkeit in den Schlafsälen aufmerksam; denn die Ventilation vermag nur die durch den Lebensprocess des Bewohners und durch die Beleuchtung entstehende, unvermeidliche Verunreinigung der Luft zu heben, während man vergebens mit derselben gegen jene durch Unreinlichkeit bedingte Luftverschlechterung zu Felde ziehen wird, welche die Wohnräume zu Brutstätten für niedere Organismen und der Gesundheit schädliche Agentien werden lässt. Wenn nun auch Ventilation trotz der Raumgrösse unumgänglich erscheint, so darf letztere drum doch nicht allzusehr reducirt werden, und ein Luftcubus von mindestens 20 Cbm. erscheint, bei einer Vorkehrung für genügenden Luftwechsel, immerhin nothwendig.

Eichelstein (15) hält das Turnen der Mädchen für wichtiger als das den Knaben, da jene ausser den Schulstunden viel mehr noch an das dumpfe Zimmer und den lähmenden Stuhl gefesselt sind wie diese. Das Turnen der Mädchen soll nicht für Ausbildung einer positiven Kraft, sondern vielmehr zur Erhöhung der Lebensthätigkeit im Allgemeinen geschehen. Es hat daher in Freiübungen, künstlichen Schrittweisen, Uebungen mit Stäben, Bällen etc. zu bestehen. Zur besonderen Kräftigung der Beine eignen sich die Schwebegeräthe, und zu der der Arme die Uebungen an der wagerechten Leiter, dem Barren, der senkrechten Stange etc. Die üblichen 2 Stunden Turnunterricht pro Woche genügen keineswegs, sondern erscheint eine Stunde täglich für die heilsamen Leibesübungen erforderlich.

Varrentrapp (17) sieht principiell das eiserne Subselliumgestell unbedingt dem hölzernen vor, und empfiehlt die von der Fabrik Spohr und Krämer in Frankfurt a. M. gelieferten bestens.

Dieselben sind 2sitzig und für sämmtliche Gruppen 115 Ctm. lang; sie bestehen aus 2 gusseisernen Ständern, welche auf den Fussboden festgeschraubt werden, und mit welchen mittelst starker bolzengusseisernen Stützen für die Sitze und Tischplatten derart verbunden sind, dass dieselben umgeklappt werden können, so dass der Fussboden beim Reinigen des Deckels aufs Bequemste zugänglich ist. Die Sitze sowie Rücklehnen sind der Körperform entsprechend geschweift und gleich den Bücherbrettern von sauberem Tannenholz gefertigt. Die Schreibzeugleiste, welche zwischen den Ständern festsitzt, ist mit 2 Porcellaintintenfässern versehen. Die Tisch- und Sitzarme sind so eingerichtet, dass jedes harte Aufschlagen beim Umklappen, sowie Geräusch vollständig vermieden wird. Bei den Anfangsständern (für die vorderste Reihe) kommen die Sitze als überflüssig in Wegfall, ebenso bei den Endgestellen die Tischplatten, Schreibzeugleisten und Bücherbretter. Die Subsellien werden mit solidem Oel- und Lackanstrich versehen. V. giebt in längeren Zahlenreihen die Grössenverhältnisse der 2sitzigen Subsellien, auch die Preise der verschiedenen Gruppen, sowie eine Tafel mit Zeichnungen von Subsellien während des Unterrichts und beim Reinigen des Deckels. (Die richtige „Differenz" wird beim Einschrauben der Subsellien in den Fussboden hergestellt werden müssen. Ref.)

C. Gefängnisse.

Die Jahresberichte der Hausärzte an den bayerischen Straf- und Polizeianstalten werden seit einem Decennium nach einem gleichförmigen Schema abgefasst und enthalten ein sehr werthvolles Material für eine medicinische Statistik des bayerischen Gefängnisswesens.

Major (18) fasst die Resultate einer mehrjährigen Periode, die Jahre 1868—1872 zusammen. In Bayern giebt es Zuchthäuser, Gefangenanstalten und Polizei-Anstalten, welche letztere seit 1872 Arbeitshäuser heissen. Die Zuchthausstrafe kann auf Lebensdauer oder auf bestimmte Zeit zuerkannt werden, in letzterem Falle nicht auf mehr als 20 und nicht auf weniger als 4 Jahre. Die Gefängnissstrafe kann nicht auf mehr als 5 Jahre und nicht auf weniger als 1 Tag anerkannt werden. In den Polizeianstalten werden solche Personen, die wegen eines Vergehens zu einer 2 Jahre nicht übersteigenden Gefängnissstrafe oder wegen Uebertretung verurtheilt sind, in einzelnen vom Gesetze bestimmten Fällen verwahrt. Die höchste Dauer der Verwahrung in denselben wurde 1872 auf 2 Jahre festgesetzt. Ende 1872 hat im Gegensatz zu Ende 1868 eine Zunahme der Bevölkerung der Zuchthäuser um 7 pCt., eine Abnahme der der Gefangenhäuser um 47,3, und eine solche der Polizeianstalten um 22,5 pCt. stattgefunden; also eine Verminderung der Gesammtbevölkerung um 21,6 pCt. Das Geschlecht der Gefangenen betreffend, so gehörten im Ganzen 85,4 pCt. zum männlichen und 14,6 pCt. zum weiblichen Geschlecht; und zwar betrug der Antheil des männlichen Geschlechtes an der Gesammtzahl in den Zuchthäusern 88,9 pCt., in den Gefangenanstalten 84,3 pCt. und in den Polizeianstalten 74,4 pCt. Je schwerer also die Gesetzesverletzungen sind, desto mehr männliche Individuen betheiligen sich verhältnissmässig daran. 14 pCt. oder ¹/₇ aller Gefangenen war verheirathet, am häufigsten die Zuchthaussträflinge, etwas seltener die Gefängnisssträflinge, sehr selten die Polizeidetenten. 82,3 pCt. sämmtlicher Gefangenen gehörten der katholischen, 17,5 pCt. der protestantischen und 0,2 pCt. der israelitischen Religion an. Da die Israeliten 1 pCt. der Gesammtbevölkerung Bayerns bilden, so geht hieraus die auffallend geringe Betheiligung der Juden an der Gefängnissbevölkerung hervor. — Die meisten Gefangenen befinden sich im Alter von 20—30 Jahren; von da ab nimmt deren Zahl stetig ab; zieht man jedoch das Verhältniss zur Gesammtbevölkerung hierbei in Betracht, so geht daraus hervor, dass der criminelle Hang im Alter von 20—30 Jahren nur um weniges grösser ist, als im Alter von 30—40 Jahren. Nach dem 40sten Jahre nimmt die Intensität desselben stark ab, und ist bereits im Alter von 50—60 Jahren geringer als im Alter von 15—20 Jahren. Dass in dieser frühen Lebensperiode die Pubertätsentwicklung, namentlich beim weiblichen Geschlechte, nicht ohne Einfluss auf Begehung gesetzwidriger Handlungen sei, ist daraus abzunehmen, dass, während im Allgemeinen auf 6 Gesetzesübertrerungen bei Männern 1 solche bei Weibern vorkommt, im Alter unter 20 Jahren das Verhältniss wie 4,8:1 pCt. sich herausstellt. Dagegen kommen die Frauen nach dem 60. Lebensjahre nur selten mit den Strafgerichten in Berührung. Die Gesammt-Bevölkerung aller Anstalten betrug im Jahre 1868 = 15,173, im Jahre 1872 = 10,743. woraus eine Abnahme um 29 Procent hervorgeht. Die Zahl der verpflegten Kranken betrug 1868 = 6289, 1872 = 5023. Die durchschnittliche Verpflegungsdauer in Tagen betrug 1868 = 16,4 und 1872 = 19,2. Die Gesammtzahl der Kranken ist von 1868—1872 um 20 pCt. gefallen, somit in geringerem Grade als die Bevölkerung selbst. Die durchschnittliche Verpflegungsdauer für einen Kranken berechnet sich für die Periode von 1868—1872 auf 18,2 Tage. Die höchste Verpflegungsdauer mit 28,3 Tagen trifft auf die kranken Zuchthaussträflinge, hierauf folgen die Kranken der Gefangenanstalten mit 12,1 Tagen, endlich die kranken Polizeidetenten mit 8,2 Tagen. Die Intensität der Erkrankungen ist demnach bei den Zuchthaussträflingen, wie sich wohl aus deren langer Strafzeit schliessen lässt, am grössten. Beträchtlich erscheint die Sterblichkeit von mehr als 4 pCt. bei einer Bevölkerung. die durchschnittlich im Alter von 30 Jahren steht (dies ist so ziemlich das mittlere Alter der Gefangenen, d. h. es befinden sich eben so viele unter als über diesem Alter), da die Sterblichkeit der freien Bevölkerung desselben Alters kaum 2 pCt. beträgt. Dass mit dem längeren Aufenthalte in den Anstalten auch das Sterblichkeitsverhältniss der Inhaftirten steigt, dass somit den Zuchthaussträflingen im Allgemeinen eine grössere Mortalität zukommt, als den Bewohnern der Gefangen- und Polizeianstalten, ist wohl selbstverständlich. Doch ist auch bei den Polizeidetenten die Sterblichkeit keine geringe, was sich aus deren geschwächtem Gesundheitszustande schon bei der Einlieferung in Folge ihres dissoluten Lebenswandels leicht erklären lässt. Von den einzelnen Anstalten hat das dichtbevölkerte Zuchthaus Kaisheim mit seiner ungenügenden Wasserversorgung keine günstigen Gesundheitsverhältnisse aufzuweisen, während das hochgelene Plassenburg mit ihren ausgedehnten, der Luft und dem Licht allseitig zugänglichen Räumlichkeiten eine für ein Zuchthaus niedrige Sterblichkeit darbietet. Mit der Zunahme des Alters steigen sowohl die Erkrankungen als die Sterbefälle in beträchtlichem Verhältnisse, und zwar ist diese Steigerung bei den Todesfällen noch viel bedeutender als bei den Erkrankungen. Die Gefährlichkeit der Erkrankungen nimmt also in stärkerem Maasse zu, als die Zahl derselben. In den Strafanstalten für Weiber sind sowohl die Erkrankungen als die Sterbefälle durchschnittlich häufiger, als in den Anstalten für Männer. Was das Krankheits- und Sterblichkeitsverhältniss nach der Jahreszeit betrifft, so fallen die meisten Erkrankungen auf die Monate März und April, die meisten Todesfälle auf April und Mai; dagegen kommen sowohl die wenigsten Erkrankungen, als die wenigsten Sterbefälle im September vor. Im Winter giebt es relativ mehr Erkrankungen als Sterbefälle, während im Sommer das Verhältniss der Sterbefälle das der Erkrankungen übertrifft. Die Krankheiten betreffend, so stehen die Verdauungsorgane mit 31,4 pCt. obenan; sie haben im Vergleich mit der Periode 1864—1868 stark abgenommen, während die nun folgenden, relativ häufigsten Krankheiten der Athmungsorgane beträchtlich zugenommen haben. In 3. Reihe stehen die chirurgischen Krankheiten mit 11,6 pCt., dann folgen die Hautkrankheiten mit 11,2 pCt.; meistens von Aussen eingeschleppte Krätze, die bedeutend abgenommen hat und zwar in Folge sorgfältigerer Untersuchung der Gefangenen vor ihrer Einlieferung seitens der Bezirksärzte. Den Hautkrankheiten zunächst, jedoch in viel geringerer Zahl, stehen Syphilis und Wechselfieber. Die Syphilis wird meist von Weibern eingeschleppt. Noch ist zu bemerken, dass bei den Männern die Krankheiten der Athmungsorgane, bei den Weibern die der Verdauungsorgane prävaliren. Die höchste Mortalität fällt, sieht man von den Krankheiten der Greise ab, auf die Krankheiten des Gefässsystems mit 16,1 pCt. Organische Herzleiden sind in Gefängnissen sowohl wegen Excitation als Depression des Gemüthes keine seltenen Krankheiten und nehmen, da die Ursachen nicht gehoben werden können, rasch einen letalen Verlauf. Die zweitgrösste Sterblichkeit trifft auf die Krankheiten der Harnorgane mit 13 pCt. Die Bright'sche Nierenentartung giebt hier den Ausschlag. Hieran reiht sich die Sterblichkeit der Krankheiten der Athmungsorgane mit 11.2 pCt., des Nervensystems mit 11 pCt., der Blutmischung mit 7,2 pCt, der epi- und endemischen Krankheiten mit

5,4 pCt. Die Krankheiten der Verdauungsorgane, welche durchschnittlich fast ein Drittheil der Gesammtkrankenzahl betragen, liefern nur vereinzelte Todesfälle. Dem Selbstmorde endlich sind in der geschilderten Periode 7 Personen erlegen. Von grossem Einflusse auf den Gesundheitszustand der Gefangenen¹ ist die Beschäftigungsart derselben, und ist, wie a priori anzunehmen, der Gesundheitszustand der im Freien beschäftigten durchschnittlich günstiger, als der Arbeiter im geschlossenen Raume, trotzdem jene vielfachen Gelegenheitsursachen zu Erkrankungen, namentlich Erkältungen, ausgesetzt sind. Was das Körpergewicht der Gefangenen anbelangt, so haben 58 pCt. an Gewicht zugenommen, 41 pCt. abgenommen und 1 pCt. ist unverändert geblieben. Die Wägungen gaben für beginnende Lungenphthisis den sichersten Anhaltspunkt; eine rasche Körperabnahme lässt beim Fehlen anderer Krankheitserscheinungen fast mit absoluter Sicherheit auf den Beginn dieser Krankeit schliessen.

Die grosse Zahl der in den Central- und Departements-Gefängnissen Frankreichs Detenirten macht es nach Delabost (19) unmöglich, denselben so oft, als es vom hygienischen Standpunkte nothwendig erscheint, Reinigungsbäder zu Theil werden zu lassen. Er ersetzt dieselbe durch systematische Anwendung der warmen Douche.

Während einer halben Minute wird der Hahn der Douche geöffnet und der Gefangene überrieselt, dann muss er sich mit Seife waschen und wird aufs Neue unter die Douche gebracht. So wechseln 5—6 Douchen in einer Zeit von nicht 5 Minuten, und bringen eine complete Reinigung hervor. Nachdem so 6 Gefangene absolvirt, kommen abermals 6 an die Reihe, die sich im Nebenzimmer unterdessen entkleidet haben. In 2 Tagen konnte bequem die ganze Bevölkerung des Gefängnisses, an 600 bis 1200 Mann, die Douche passiren. Alle Aufgenommenen und Abgehenden werden gleichfalls so gereinigt. Im Winter werden die Gefangenen einmal im Monat, im Sommer zweimal im Monat der Douche unterworfen. Etwa 20 Liter Wasser genügen für die Person, während zur Füllung einer Badewanne 200—300 Liter erforderlich sind. Die so erzeugte Reinigung ist grösser, als früher nach genommenem Vollbad. Die Temperatur des Douchenwassers muss ein wenig höher, als die des Badewassers sein, da es als Regen sich zertheilend abgekühlt wird. Wenn auch die Kraft der Douche zur Beschleunigung der Abwaschung beiträgt, so genügten die zur Feststellung in dieser Richtung gemachten Versuche doch schon in verhältnissmässig geringer Höhe des Reservoirs, um z. B. mit 16 Liter Wasser in vier Minuten einen ganz besonders schmutzigen Gefangenen complet zu reinigen. Dies Reinigungsverfahren, das sich in den Gefängnissen von Rouen vortrefflich bewährt, empfiehlt D. auch für Kasernen und industrielle Etablissements, in welchen letzteren nach geschehener Arbeit in kürzester Zeit und mit den geringsten Kosten die Arbeiter sich nicht nur vom Schmutze, sondern auch von den ihrer Haut etwa anhaftenden Beimischungen desselben befreien können.

10. Gefährdung der Gesundheit durch besondere Schädlichkeiten.

1) Lancereaux, E., Note sur l'intoxication saturnine déterminée par la fabrication du cordon-briquet ou mèche-briquet. Annales d'hygiène publ. Octbr. p. 339. (S. oben „Beschäftigungen u. Gewerbe".) — 2) Caussé, Séverin, d'Albi (Tarn), Asphyxie de trois personnes par le gaz d'éclairage. Ibid. p. 353. — 3) M'Farlane, On arsenical wall papers. Glasgow medical Journal. January. — 4) Johnson, George, Case of chronic Lead-poisoning in a Ballet-dancer. Med. Times and Gazette. p. 233. — 5) Nowak (k. k. Regimentsarzt), Ueber giftige Farben. Wien. med. Wochenschr. S. 170. (Ueber giftige Wirkung der Anilinfarben. Nichts Neues.) — 6) Siegfried, Ueber Hopfen-Surrogate. Correspondenzbl. des Niederrh. Vereins für öffentl. Gesundheitspflege. S. 120. — 7) van Gelder, Zur Colchicin-Vergiftung. Deutsche Klinik. S. 92.

Vergiftung mit Leuchtgas ist viel seltener, als die mit Kohlenoxyd, weil das erstere seine Anwesenheit durch seinen penetranten Geruch verräth.

Der von Caussé (2) mitgetheilte Fall von Vergiftung durch Leuchtgas fand zu Albi statt in der Nacht vom 24. zum 25. December 1874, und betraf ein Ehepaar und dessen Schwiegertochter. Das Unwohlsein, das dieselben seit mehreren Tagen spürten, schoben sie auf die genossenen Speisen, und wurden sie durch das Erbrechen in dieser Annahme bestärkt, obgleich es ihnen unerklärlich war, warum es ihnen im gemeinschaftlichen Schlafzimmer Nachts schlimmer wurde und, wenn sie am Tage in der Küche sich aufhielten, sich besser befanden. Nachdem in jener Nacht die Ehegatte plötzlich verstorben und die beiden Frauen von Asphyxie befallen, aber noch lebend waren, fand die gerichtliche Untersuchung der Personen und der Wohnung statt, ohne dass zuerst die Ursache der Erkrankungen entdeckt werden konnte. Als die Arbeiter der Gasfabrik die Leitungen in der Wohnung überall untersucht und bestimmt erklärt hatten, dass sie völlig dicht seien, kam man am folgenden Tage bei weiterer Nachforschungen durch Zufall mit einem brennenden Licht an das Fussgesims der Stube, und nun geschahen mehreren Puncteo Explosionen, und das Gas verbrannte mit bläulicher Flamme. Bald fand man 4 Meter vom Hause entfernt einen vergessenen, leeren Siphon als Quelle der Entwickelung des Gases, welches, da es nicht durch die gefrorene Oberfläche des Bodens dringen konnte, durch die einen halben Meter dicke Mauer in das Zimmer der Verunglückten einen Weg sich gebahnt hatte.

Die Symptome nun, welche diese drei Personen darboten, waren dieselben, die auch in ähnlichen Fällen beobachtet worden sind: Ohnmachten, Nausea, äusserstes Darniederliegen der Kräfte, später Störungen der Respiration, fadenförmiger Puls, Steifheit, zusammengezogene Kaumuskeln, endlich die Erscheinungen der Asphyxie. In der Leiche des verstorbenen Mannes fand C. deutliche Congestion des Hirns, ebenso wie die der Umhüllungen desselben, die zu einem Erguss eines hochrothen Blutes in den Rückenmarkskanal Veranlassung gegeben hatte. Dagegen fanden sich bei dem Manne sowohl, wie bei den Frauen die Pupillen contrahirt, auch war kein Schaum auf dem Munde, und bei der Schwiegertochter waren ausser den Kinnbackenkrämpfen keine Convulsionen zur Beobachtung gekommen.

Um nun ähnliche Vergiftungsfälle zu vermeiden, verlangt C., dass die Gasfabrikanten genaue Pläne der Röhren aufstellen, damit man namentlich genau die Stelle der Siphons weiss, deren Functionen sorgfältig zu überwachen wären.

Die Vergiftung durch arsenikhaltige Tapeten geschieht nach MacFarlane (3) sowohl auf mechanischem als chemischem Wege, indem entweder der Farbstoff durch Reiben und Schaben entfernt in äusserst kleinen Theilchen im Zimmer sich vertheilt, oder indem sich unter gewissen Bedingungen Arsenwasserstoff bildet, eine der wirksamsten Verbindungen des Arsens. Eine Tapete dieser Säle mit dem gewöhnlichen grünen Ueberzug enthält ungefähr 20 Gran arsenige Säure auf den Quadratfuss, so dass ein Zimmer von mässigen Dimensionen, etwa 15 + 12 + 12, welches also eine Wandfläche von 650 Quadratfass darbietet, ein Papierquantum verlangt, das ungefähr 2 Pfd. Arsenik enthält. Je lockerer die Tapete ist, um so mehr Arsenik wird sich in das Zimmer verstreuen, und in stockigen Bäumen, wie Schlafzimmern, wird durch die Einwirkung der Feuchtigkeit auf das Arsen der Arsenwasserstoff gebildet werden.

Verfasser citirt dann mehrere Beispiele von auf diesem Wege entstandenen Arsenikvergiftungen, worunter ein neueres, das Dr. Johnston im Journal of Public. Health unter dem 1. Juli 1874 mittheilt: Zwei Bewohner eines Hauses zu Birmingham, beide bis dahin vollkommen gesund, wurden krank, nachdem 2 Wohnstuben mit grünen Tapeten bekleidet worden. Die Symptome waren Schwäche, Schlundschmerzen, Kopfweh, geringer Appetit, Entzündung der Conjunctiva, heisser und trockner Hals und ein Gefühl von Druck im Vorderkopf. Ein Papagei, der im selben Zimmer sich befand, wurde gleichfalls krank und schwach, verweigerte das Futter und wurde zusehend hinfälliger. Der Eine der Bewohner reiste um diese Zeit ab, und wurde bald wieder gesund, der Zurückbleibende blieb krank. Zwei Tage nach der Rückkehr wurde jener von neuem krank, worauf der Verdacht einer Vergiftung durch die grünen Tapeten in ihnen aufstieg. Diese wurden entfernt und in einer Woche waren alle Drei wieder gesund.

Verfasser spricht dann noch von den arsenikhaltigen Farben an Kleidern, Luxusgegenständen und Spielsachen, die oft bei der geringsten Reibung oder Anfeuchtung von diesen Gegenständen entfernt werden. Eine grosse Menge dieser Dinge ist mit dem Scheel'schen Grün gefärbt, und so kann es nicht Wunder nehmen, wenn sowohl die Gesundheit der diese Stoffe fertigenden Arbeiter, als auch die derer, welche mit ihnen in Berührung kommen, in hohem Maasse gefährdet wird.

Eine Ballet-Tänzerin erkrankte an unzweifelhaften Bleivergiftungssymptomen und kam in die Behandlung Johnson's (4), Prof. und Arztes von King's College Hospital.

Vier Monate vor der Aufnahme ins Hospital fingen Hände und Arme der Kranken an schwach und die Bewegungen derselben unsicher zu werden. Das Schreiben fiel ihr schwer. Dann wurden auch die Beine schwach und das Gehen erschwert. Sie magerte ab, bekam Leibschmerzen, Stuhlverstopfung und litt an einem Kupfergeschmack beim Erwachen am Morgen. Die Schwäche der Arme und Hände nahm stetig zu und die Muskeln derselben atrophirten, und zwar beider mehr rechterseits. Nachforschungen über die Entstehung ergaben, dass Patientin die Gewohnheit hatte, ihr Gesicht etc. mit einer weissen Farbe zu schminken, die aus kohlensaurem Bleioxyd mit etwas Kalk bestand. So war das Blei sowohl durch die Haut als durch Mund und Nase in den Organismus gedrungen.

Die wichtigsten Hopfen-Surrogate sind: Weidenrinde, Enzian, Fieberklee, Cardo-Benedikten, Quassia, Aloë, Isländisch Moos, Besenginster, Pikrinsäure und Colchicum. Um im Biere die Hopfen-Fälschungen festzustellen, bedient sich Siegfried (6) des modificirten Dragendorff'schen Verfahrens.

Das Bier wird erwärmt, bis die Kohlensäure und mit ihr ein Theil des in ihm enthaltenen Alkohols entwichen ist. Nach dem Wiedererkalten wird so lange basisch essigsaures Bleioxyd hinzugesetzt, bis kein Niederschlag mehr erfolgt, als dann wird filtrirt. Das

Filtrat darf nun, wenn das Bier rein war, keine Spur von Bitterkeit mehr enthalten; die Gegenprobe aber zeigt, dass ein Bier, dem vorher ein fremder Bitterstoff, z. B. das aus den Weiden-. und Pappelrinde stammende Salicin, beigemengt war, jetzt noch ebenso bitter schmeckt als früher. Ist die Menge des fremden Bitterstoffs jedoch eine geringe, so wird ihre Anwesenheit dem Geschmack leicht verdeckt durch das süsslich-herb schmeckende Blei-Acetat. Es folgt deshalb die Entfernung des letztern durch langsamen Zusatz verdünnter Schwefelsäure, bis kein Niederschlag von schwefelsaurem Blei mehr erfolgt. Nach dem Filtriren nahm S., um die überschüssige Schwefelsäure zu neutralisiren, Aetzbaryt, dessen Lösung er zutropfte, bis kein schwefelsaures Baryum mehr ausfiel. Das Filtrat wird dann bei gelinder Wärme auf der Abdampfschaale eingedickt bis zur Syrupa-Consistenz und mit Chloroform unter starkem Schütteln extrahirt. Nachdem die Flüssigkeiten sich gesondert, trennt man sie und lässt das Chloroform in offener Schale verdunsten. Der Rückstand ergiebt den gesuchten Bitterstoff.

van Gelder (7) hat schon Ende 1874 in der holländischen Zeitschrift Iris die Resultate seiner Bieruntersuchungen veröffentlicht, wonach der durch die modificirte Methode von Stas erhaltene gelbe Stoff, welcher Colchicin sein sollte, alle Reactionen des Colchicins zeigt und sich auch in reinem Hopfenbier findet. Diesen gelben Stoff hat G. jetzt zu 0,015 Grm. in wässriger Lösung einem Kaninchen injicirt und einer gleich starke Lösung von Colchicin einem anderen Kaninchen. Ersteres blieb gesund, letzteres starb nach 5 Stunden.

11. Tod. Scheintod. Wiederbelebung.

1) Falk, Zur Statistik der Selbstmorde und plötzlichen Todesfälle aus inneren Krankheitsursachen. Vierteljahrschrift für ger. Medicin. Januar. S. 161. — 2) Bencke, (Marburg), Welche Maassregeln müssen genommen werden, um eine allgemeine Mortalitätsstatistik, event. eine allgemeine Todtenschau durchführen zu können? Deutsche Vierteljahrschrift f. öffentl. Gesundheitspflege. VII. 2. Heft. S. 292. — 3) Märklin, Petition des Vorstandes des Niederrh. Vereins für öffentliche Gesundheitspflege an den hohen Deutschen Reichstag betreffend den Erlass eines Gesetzes über die obligatorische Leichenschau. Correspondenzbl. des Vereins. S. 38. (Die in der Generalversammlung des Vereins vom 14. Nov. 1874 zu Düsseldorf von M. vorgetragenen Petition wurde einstimmig angenommen.) — 4) Gayat, Phénomènes ophthalmoscopiques invoqués comme signes de la mort. Annales d'Oculistique. Janvier et Février. p. 5. — 5) Ullersperger, J. B, (München), Urne oder Grab? Welches ist die der Menschheit zuträglichste Bestattung? Friedreich's Blätter für ger. Med und Sanitätspolizei. Juli und August. S. 292. — 6) Kopp, E. (Zürich), Leichenbeerdigung und Leichenverbrennung vom wissenschaftlichen Standpunkte aus betrachtet. Deutsche Vierteljahrschrift für öffentliche Gesundheitspflege VII. 1. Heft. S. 1. — 7) Küchenmeister, Fr. (Dresden), Die Feuerbestattung ist bei der Unmöglichkeit der Mumificirung der Leichen unter allen zur Zeit noch ausführbaren Bestattungsarten die beste Sanitätspolizei des Bodes und der sicherste Cordon gegen Epidemien. Zeitschrift für Epidemiologie II. S. 1—57 und S. 113—240. (Auch als Separatabdruck erschienen.) — 8) Hofmann, Ed. (Innsbruck), Beobachtungen an verbrannten Leichentheilen. Wiener med. Wochenschr. Mai. S. 394. — 9) Roth, (Dresden), Welche Grundzüge hat die öffentliche Gesundheitspflege bezüglich der Beurtheilung der Begräbnissplätze zu

adoptiren, resp. in der Gesetzgebung zur Geltung zu bringen? Deutsche Vierteljahrschrift für öffentliche Gesundheitspflege VII. 2. Heft. S. 299. — 10) Kiene, (Preetz), Beobachtungen über die Sättigung der Kirchhofserde. Vierteljahrschrift für ger. Medicin. October. S. 343. — 11) Martin-Barbet, Des cimetières au point de vue de l'hygiène publique. Annal. d'hyg. Jan. p. 95. — 12) Palasciano (Neapel), De l'assainissement des tombeaux, réclamé par l'hygiène publique. La presse médicale Belge. 26. Sept. — 13) Gruber, A., (Wien), Centralfriedhöfe mit besonderer Berücksichtigung des Wiener Centralfriedhofes.

Was schon Casper im Jahre 1825 ausgesprochen, dass die atmosphärischen und klimatischen Einflüsse nicht so entscheidend auf die Selbstmorde wirken, als viele geglaubt und noch mehr ihnen nachgeschrieben haben, bestätigt auch Falk (1), nachdem er für die Jahre 1863—73 die Resultate meteorologischer Beobachtungen mit den Zahlen der Selbstmorde in Berlin verglichen. Weder die Temperatur-Verhältnisse, noch die Bewölkung, noch die Luftdruckverhältnisse sind im Zusammenhang mit der Häufigkeit der Selbstmorde zu bringen. In Bezug auf die Bedeutung der Witterungsverhältnisse für die plötzlichen Todesfälle aus inneren Krankheitsursachen (Gehirnschlag, Lungen - und Herzschlag, Nervenschlag, tödtliche Ohnmacht, Ruptur innerer Organe) fand F. als Ergebniss seiner statistischen Verarbeitungen derselben eilfjährigen Periode die Lehre bestätigt, dass die Kälte die plötzlichen Todesfälle begünstigt. Wie hinlänglich noch experimentell festgestellt ist, bringt die Kälte, sei es auf rein physikalischem, sei es auf physiologischem Wege, die Blutgefässe der Peripherie zur Verengerung, befördert dadurch Blutwallungen nach inneren Organen und leitet hier Gefässzerreissungen ein; die cerebralen Hämorrhagien bilden aber den bei weitem grössten Theil der plötzlichen Todesfälle. Nicht zu übersehen ist jedoch, dass eine grosse Zahl erwachsener Personen, die namentlich ihr Contingent für den Schlagfluss liefern würden, im Sommer Berlin verlässt, und dass die Sterblichkeitsziffer hier durch die grosse Kindersterblichkeit besonders beeinflusst wird.

Beneke (2) macht den Vorschlag: beim Reichstage durch eine Petition auf Erlass eines Gesetzes hinzuwirken, wonach eine allgemeine Leichenschau durch wohlinstruirte und besonders concessionirte Leichenschauer in sämmtlichen Bundesländern Deutschlands eingeführt und die Leichenschauer in jedem Falle zu einer möglichst genauen Ermittlung der Todesursache, und zwar wo immer thunlich, mit Eintragung derselben Seitens der behandelnden Aerzte in die event. für ganz Deutschland nach einem gleichlautenden Schema auszustellenden Todesbescheinigungen verpflichtet werden sollen. Bei Motivirung seines Antrages giebt er auch eine Darstellung der thatsächlichen Ordnung des Leichenschauwesens in verschiedenen deutschen und ausserdeutschen Staaten.

An 5 Delinquenten, deren Hinrichtung binnen Jahresfrist zu Lyon stattfand, hatte Gayat (4) Gelegenheit, ophthalmoskopische Beobachtungen zu machen, und prüfte, ob es irgend welche Befunde gäbe, die als Zeichen des Todes verwerthet werden könnten. Die Resultate dieser Beobachtungen, sowie auch die dergleichen an Menschen, die eines natürlichen Todes gestorben waren, und an vivisecirten Thieren angestellten, waren im wesentlichen negative. Es giebt nach G. kein absolut sicheres ophthalmoskopisches Zeichen des kürzlich erloschenen Lebens, das in Bezug auf seine Häufigkeit oder den Zeitpunkt seines Eintritts als ein constantes zu bezeichnen wäre. Der wichtigste Befund, obgleich auch kein constanter, war noch das Auftreten von Unterbrechungen in der Blutsäule der Retinalgefässe, namentlich in den venösen, welche wie Einschnürungen sich ansnehmen.

Ullersperger (5) spricht sich mit Entschiedenheit, doch ohne Gründe anzuführen, für die Verbrennung der Leichen aus, der auch Kopp (6) den Vorzug giebt selbst vor den grossen Kirchhöfen mit zerstreuten Gräbern, die mit Bäumen bepflanzt, zu Kirchhofwäldern werden sollen. Für ebenso praktisch wie den Siemens'schen Ofen hält K. die Muschelöfen, in denen die Leiche weder von dem Brennmaterial noch von der Flamme berührt und nur durch die von den Wänden ausstrahlende Hitze und durch glühende Luft verzehrt wird. Die Vorzüge der feurigen Verbrennung der Leichen fasst K. folgendermassen zusammen: 1) keine der Pietät und dem Gefühl widerstrebenden Erscheinungen zu zeigen; 2) in relativ kurzer Zeit sich so vollständig als möglich vollziehen zu lassen; 3) die nicht verbrennlichen Ueberreste in solchem Zustande zu hinterlassen, dass dieselben sehr rein, von gefälligem Aussehen und nur einen sehr kleinen Raum einnehmend zur Aufbewahrung und zum Andenken den Verwandten übergeben werden könnten; 4) dass der ganze Akt der Verbrennung ohne die geringsten Uebelstände oder Unannehmlichkeiten selbst für die nächste Nachbarschaft vorgenommen werden könnte; 5) endlich ein Hauptpunct, dass die Verbrennung keine grösseren Mehrkosten als die Beerdigung verursache.

Bezüglich der Begräbnissplätze stellt Roth (9) folgende Anforderungen an die Gesetzgebung: 1) Jede Frage einer Kirchhofanlage ist individuell zu betrachten. Erforderlich ist vor Allem ein genauer Situationsplan mit Klarstellung der geologischen Gestaltung, namentlich Feststellung der nächsten undurchlässigen Schicht. 2) Man muss Sorge gegen die Wasserverunreinigung treffen, und zwar durch Tieferlegung des Grundwassers. Jeder Kirchhof ist zu drainiren, wobei das durch die Drains abfliessende Wasser keines Falls als Nutzwasser verbraucht werden darf. 3) Gegen eine zu starke Auswaschung durch Aufschlagswasser sorgt man durch Feststellung der filtrirenden Fläche. Jedes Grab muss eine bestimmte Tiefe haben; wo diese nicht vorhanden ist, muss die filtrirende Schicht durch Aufschüttung vergrössert werden. 4) Es ist eine Kirchhofsordnung zu erlassen, die auch individuellen Verhältnissen Rechnung trägt. Bei Kirchhöfen auf Abhängen müssen die am tiefsten gelegenen

Gräber zuerst benutzt werden. 5) Gegen die Luft-verunreinigung soll man einen günstig gelegenen Boden auswählen; womöglich nicht an Abhängen, keine gro-ben Kiesmassen, sondern gleich gelegene, feine Schich-ten. 6) Ob es möglich sein wird, Distanzen der Kirch-höfe von bewohnten Stätten aufrecht zu erhalten, be-zweifelt R. Er hält es für genügend, wenn man die Kirchhofsanlage derartig macht, dass der betr. Ort nicht unter dem Winde des Kirchhofs liegt. 7) End-lich solle man der Bodenverunreinigung durch Grösse der Gräber, wie durch absoluten Ausschluss von Massen-gräbern vorbeugen. Wo irgend Geruch wahrnehmbar ist, sollen die alten Gräber aufgegraben und desinfi-cirt werden. Eine vernünftige Pflanzencultur soll durch das Gesetz obligatorisch gemacht werden. Das Gesetz über die Anlage von Kirchhöfen soll endlich ein ein-heitliches für ganz Deutschland werden.

Kiene (10) war es gestattet, vier Kirchhöfe zu untersuchen, um Beobachtungen über die Sät-tigung der Kirchhofserde vorzunehmen. Von diesen Kirchhöfen hatte der eine Sand-, die drei an-deren Lehmboden. K. machte zusammen 43 Exhuma-tionen. Im Wesentlichen ergab die Untersuchung, dass nach Ausscheidung alles Unbeständigen, die letz-ten unverkennbaren, nicht verwesten Ueberbleibsel der organischen Substanz sich in dem Kirchhof mit Sandboden, der 35 Jahre in Gebrauch war, bis zum 20. Jahre gehalten hatten, in dem Kirchhof mit Lehm-boden, der 18 Jahre in Gebrauch war, bis zum 13. Jahre, in dem 2. Kirchhof mit Lehmboden, der ca. 500 Jahre in Gebrauch war, bis zum 16., und in dem 3. mit Lehmboden, der noch länger in Gebrauch war, bis zum 20. Jahre. Die retardirte Verwesung in den viel benutzten Kirchhöfen schreibt K. der Sättigung oder Ueberfüllung der Erde mit nicht vollständig zersetzten organischen Theilen der Leichname nebst ihren Um-hüllungen zu.

Im Auftrage des Conseil d'hygiène publique et de salubrité du départ. de la Gironde hat eine Commission von 8 Fachmännern an alle Grossstädte Europas eine Reihe von Fragen bezüglich der bei ihnen gebräuch-lichen Bestattungsweisen gerichtet, und nach erhaltener Beantwortung stellt Martin-Barbet (11), der Ge-neralsecretär für Ordnung des Begräbnisswesens, fol-gende Grundsätze auf:

1) Es soll nur ein Leichenacker angelegt werden, dessen Minimum 100 Hektaren umfasst, worauf jeder Cultus seine besondere Abtheilung hat. 2) Der Fried-hof sei weit von der Stadt zu rücken, aber nicht über 12 Kilometer. 3) Die bisher gebräuchlichen und ertheil-ten Concessionen für Grabgewölbe seien ganz aufzuheben — dabei Einbalsamiren oder die Anwendung des Blei-sargs beizubehalten, indem diese Mittel besser als Grüfte der Conservirung der Leichen entsprächen. 4) Dagegen sind renovirbare Concessionen von Boden zu gestatten. 5) Die Rotationszeit des gemeinen Gräberbodens auf 15—20 Jahre abzustellen. 6) Keine Todtenhäuser-Kammern anzulegen für Fälle von Scheintod. Die zur Zeit zugestandenen Fristen für die Beerdigung nach Eintritt des Todes sind hinreichend. 7) Von den beiden Besuchen des Arztes zur Todtenbeschau soll der zweite

vor der Grablegung abgehalten werden. 8) Ausgrabun-gen so selten als möglich zu gestatten und nur zu be-stimmenden Epochen (v. 1. Oct. bis 1. April) mit Aus-nahme, wo die Justiz dazwischentritt. 9) Alles aufzu-bieten, um die Friedhöfe günstig zu placiren. 10) Die Construction der Grabmonumente gesetzlich zu reguliren, damit die Luftcirculation und die Absorption der Zer-setzungsproducte unter der Erde nicht behindert werde. 11) Die Pflanzungen der gewählten Bäume, Sträucher, Pflanzen zu überwachen. 12) Aufgegebene Friedhöfe mit Bäumen und Gesträuchen zu bepflanzen und sie von den Gemeinden erst nach 10 Jahren benützen zu lassen. 13) Die Dazwischenkunft des Gesundheitsraths (Conseil d'hygiène) obligatorisch zu machen bei jeder Transferi-rung von Todesäckern, damit dieses ohne jeden Nach-theil des öffentlichen Wohles geschehen könne. 14) So selten als möglich auf Privatbesitzthum Begräbnisse zu gestatten, und sie sogar endlich ganz zu unterdrücken. 15) Die ärztliche Constatirung des Todesfalles für das ganze Departement anwendbar zu machen. Die Leichen-verbrennung facultativ zu gestatten. 16) Die Maassver-hältnisse der Gräber, ihrer Distanzen, Zahl u. s. w. sind genau amtlich zu bestimmen. 17) Die Metallkästen für Transport der Särge bestimmt, sind, um die Ansteckun-gen der sie expedirenden Waggons zu verhüten, einer genauen Prüfung zu unterziehen.

In der öffentlichen Sitzung des internationalen medicinischen Congresses zu Brüssel hielt Prof. Pa-lasciano (12) aus Neapel einen Vortrag über die von der öffentlichen Gesundheitspflege verlangte Ge-sundmachung der Gräber, in welchem er die desfall-sigen Anforderungen folgendermassen formulirte: 1) Die erste nützliche und nothwendige Massnahme zur Ge-sundmachung der Gräber ist, dass der öffentliche Kirch-hof jeder Gemeinde an die äusserste Grenze des Ge-meindebezirks verlegt werde und eine Ausdehnung erhalte, die gestatte, dass jede Leiche nach wenig-stens 8jährigem Begrabensein exhumirt werde. Es ist gerecht, dass die auf öffentliche Kosten stattfindenden Beerdigungen am entferntesten von den Städten ge-schehen. 2) Auf's Strengste sind die permanenten, gemeinsamen Gräber auf den Kirchhöfen zu verbieten. Grabgewölbe, Beinhäuser und gemeinschaftliche Grä-ber dürfen nur zur Aufbewahrung von Knochen dienen. 3) Ebenso nützlich wie die beiden vorhergehenden Massregeln ist, selbstverständlich unter Garantie aller hygienischen Anforderungen, die Massregel, Gräber für die Angehörigen auf eigenem Grund und Boden zu gestatten. 4) Einbalsamirte oder incinerirte Lei-chen können in Städten und Kirchen ohne sanitäre Nachtheile beigesetzt werden.

Seit 1874 hat Wien einen Centralfriedhof, der unterhalb Simmering gelegen, einen Grund-complex von 350 Joch umfasst; und finden seit dem 1. November jenes Jahres auf einem begrenzten Ter-rain dieses riesigen Friedhofes bereits die Beerdigun-gen der Katholiken statt, die keine eigenen Gräber oder Familiengrüfte haben. Gruber (13) hält aber mehrere, entsprechend vertheilte Friedhöfe für eine grosse Anzahl von Leichen für entschieden besser als einen Centralfriedhof, bei dem nur eine Concentrirung von Schädlichkeiten stattfände.

Zoonosen.

1. Hundswuth.

1) **Herrmann**, F., Beitrag zur Kenntniss der Hydrophobie und ihrer Behandlung. Petersburger med. Zeitschrift. V. Heft 2. S. 111. — 2) **Kollnikoff**, Nicolaus, Pathologische Veränderungen im Nervensystem bei der Wuthkrankheit. Centralbl. für die med. Wissensch. No. 50. S. 853. — 3) **Valentic**, Josef, Radicale Vertilgung der Hundswuth. Ein Vorschlag. Allgem. militärärztl. Zeitung (Wien). No 50. — 4) **Soraner**, L., Ein Fall von Lyssa humana. Vierteljahrsschrift für ger. Med Juli. S. 162. (Incubationsstadium von fast 5 Monaten.) — 5) **Offenberg**, Adolph, Beitrag zur Behandlung der Lyssa humana. Dissertation. Berlin. — 6) **Potter**, Case of hydrophobia. St. Thomas-Hospital. The Lancet. Oct. 23. — 7) **Hewlott**, William, Case of hydrophobia. New-York medical record. April 5. — 8) **Morel**, Cas de rage développée chez une femme agée deux aux deux mois et une semaine après inoculation du virus rabique par la morsure d'un chien enragé. Gazette des hôpitaux. No. 18. p. 139. — 9) **Desmons**, Observation de rage confirmée. Rec. de mém. de méd. milit. Mai-Juin. p. 209. — 10) **Delore**, Rage tardive et rage imaginaire. Gazette des hôpitaux No. 139. — 11) **Balzer**, Rage humaine. Traitement par le juboraudi, mort. Lésions de la protubérance, du bulbe et du cerveau. Le progrès médical. No. 37. — 12) **Janeway**, John, On hydrophobia. The New-York medical record. March 13. — 13) **Stefano**, L'ammoniaca liquida nella profilazzi della morsicatura di cane rabbioso. Lettera al Prof. F. Vizioli. Il Morgagni. Maggio. p. 357. (Liquor ammonii caustici als Prophylacticum gegen den Ausbruch der Hundswuth.) — 14) **Baumblatt** (Roth a S.), Ein noch nicht veröffentlichter Fall von Hundswuth. Aerztl. Intelligenzblatt. Nov. S. 494. — 15) **Glatter** (Wien), Einige Gedanken über die Hundswuth. Wiener medic. Presse. August. S. 752. — 16) **Maschka** (Prag), Ein Fall von angeblicher Lyssa. Wiener med. Wochenschr. Juni. S. 546. — 17) **Dreschke** (Dresden), Beitrag zur Casuistik der Lyssa humana. Archiv der Heilkunde. XVI. S 289. — 18) **Benedict**, Moriz (Wien), Zur pathologischen Anatomie der Lyssa. Virchow's Archiv. Band LXIV. Heft 4. S. 557.

Im **Obuchoff**'schen Hospital zu St. Petersburg wurden nach **Herrmann** (1) an Lyssa erkrankt in den Jahren 1863-74 22 Personen aufgenommen, davon 8 in dem letzten Jahre dieser Periode, das durch feuchte, kühle und veränderliche Witterung auffällig war.

Kollnikoff (2) hatte bei 10 wuthkranken Hunden Gelegenheit die Section zu machen. Die von ihm gefundenen pathologischen Veränderungen des Nervensystems zeigten eine grosse Analogie mit den von **Popoff** beschriebenen, bei Typhus abdominalis und traumatischen Verletzungen. — Von der Idee ausgehend, dass die Hundswuth nur durch unbefriedigten Geschlechtstrieb entstehe, indem das Leiden bei castrirten Hunden nie, bei Hündinnen höchst selten beobachtet werde, schlägt **Valentin** (3) die Errichtung von Staats-Hunde-Depôts vor, in welchen die Erhaltung und Veredlung des Hundegeschlechtes geschähe, während alle im Private abzugebende männliche Hunde ebendaselbst castrirt würden. (!)

Offenberg (5) theilt einen Fall von Lyssa mit, in welchem die Heilung durch Curare in lähmen-

der Dosis erfolgte. Es wurden innerhalb 4½ Stunden eine Gesammtquantität von nahezu 0,2 Curare in 7 Theilen mit Pausen von 1 bis 1½ Stunde injicirt. (Die Diagnose lässt Zweifel zu. R.). — In dem von Hanschirurgen **Potter** (6) aus dem St. Thomas Hospital in London mitgetheilten Falle, verschaffte die Anwendung des Chloroforms dem Kranken bedeutende Erleichterung, obgleich das letale Ende dadurch nicht hintangehalten werden konnte, und zwar trat diese Erleichterung augenblicklich ein. Mit dem Eintritt der Gefühllosigkeit athmete Patient ruhig, und war der Athemkrampf völlig gelöst und nur geringfügiges Trachealrasseln vorhanden. Bei der Section wurde Blutreichthum des Gehirns, namentlich der grauen Substanz desselben „Congestion der innern Organe und der Lunge" gefunden. Auch **Hewlett** (7) in New-York konnte in seiner Privatpraxis die beruhigende Wirkung des Chloroforms bei einem Lyssafalle mit tödtlichem Verlaufe bestätigen. Doch nach fast dreistündigem günstigem Einfluss des Mittels bekam Patient Nausea und heftiges Würges, nebst erschwertem Athmen, welches die Aussetzung desselben nöthig machte. Darauf angewendetes Chloralhydrat hatte eine ungünstige Wirkung auf die Krankheitserscheinungen, indem Patient danach schwächer wurde, die Krämpfe an Intensität zunahmen und die Ruhelosigkeit unvermindert blieb. 48 Stunden nach dem Auftreten der ersten entschiedenen Symptome der Krankheit verstarb Patient. Keine Section.

Ungewöhnlich lang erscheint das Incubationsstadium des von **Morel** (8) veröffentlichten Lyssafalles bei einer alten Frau. Dasselbe dauerte zwei Jahre, zwei Monate und eine Woche. Während die Regel ist, dass die Lyssa 30-50 Tage nach dem Bisse auftritt, gibt es auch eine Beobachtung, welche den Ausbruch der Krankheit an demselben Tage, wo das Eindringen des Giftes in den Körper stattfand, constatirt. (? R.) Warum sollte man nun, meint M., die in seinem Falle constatirte lange Dauer der Incubation für unwahrscheinlich halten und an der Richtigkeit seiner Diagnose zweifeln? Die Erklärungen für diese lange Dauer sucht M. theils in dem hohen Alter der Kranken (70 Jahr), theils in der völligen Ahnungslosigkeit, in der sie sich über ihren Zustand befand, theils auch in ihrer äusserst nüchternen Lebensweise, indem die Frau Tag und Nacht arbeitete und nur von ein wenig magerer Bouillon getauchtes Brodes lebte. Die Beschreibung ist oberflächlich: Frostschauer, Agitation, Cyanose, Athemnoth, Schlingbeschwerden werden als Symptome genannt. Sie starb in 18 St. „ohne dass eines jener heftigen Symptome eingetreten wäre, welche den Verlauf der Lyssa bei jungen und kräftigen Personen characterisiren." (! R.).

Desmons (9) kommt am Schlusse seiner Betrachtungen über die Lyssa, die er an einen mitgetheilten Fall knüpft, gleichfalls zu der Ansicht, dass man auf dem Gebrauche der Sedativa und betäubenden Mittel verharren müsse; während Delore (10) an einen Fall von angeblich wirklicher Lyssa und zwei Fälle von eingebildeter Lyssa folgende Betrachtungen knüpft. Im ersten Falle brach die Krankheit zwei Jahre und ein halbes nach dem Bisse aus, bei einer Frau von 63 Jahren, und zwar nach einer sehr heftigen Gemüthsbewegung. Während der Nacht hörte die Frau ein Geräusch, erhebt sich und findet ihren Mann im Begriffe sich aufzuhängen. Von diesem Moment an ist sie leidend und brach die Lyssa vierzehn Tage danach aus, ohne dass die Kranke daran gedacht hätte. Der späte Ausbruch der Lyssa geschieht nach D.'s Ansicht gewöhnlich unter dem Einfluss eines intensiven physischen Eindrucks, dem sich Aussetzen einer glühenden Sonne, eines Schlages auf die Wunde, und vor Allem einer starken psychischen Erregung, einem plötzlichen Schrecken etc. In gewissen Fällen also scheint es Delore nothwendig, dass zuerst die Einimpfung des Giftes und darauf der heftige Eindruck auf den Organismus statt hat. Fehlt dieser Eindruck lange Zeit, so kann die Wasserscheu gar nicht zur Entwicklung kommen. Die in der Literatur verzeichneten Fälle von sehr spätem Ausbruch der Krankheit lassen mehr oder weniger einige Zweifel an ihrer Authenticität zu. Um die Krankheit mit Bestimmtheit festzustellen, muss dies sowohl beim Menschen als beim Hunde geschehen, und zwar durch Männer der Wissenschaft. Dies geschah in dem oben geschilderten Falle, in welchem die Krankheit beim Hunde durch die Veterinärschule constatirt, und bei der Patientin durch mehrere Aerzte im Hôtel-Dieu diagnosticirt wurde. Da somit Verf. die Dauer der Incubation von $2\frac{1}{2}$ Jahren für zweifellos hält, so wirft er die Frage auf, ob nicht andere virulente Krankheiten, denen allen ein Incubationsstadium zukommt, wie Masern, Scharlach, Pocken etc., und die sich oft plötzlich zu entwickeln scheinen, auch solch lange Incubationen gehabt haben können? — Die beiden Fälle von eingebildeter Hydrophobie betreffen einen Medicinstudirenden, welcher eine kleine Wunde durch einen Fall an der Oberlippe erhalten hatte und 3 Tage danach einen an wirklicher Lyssa versterbenden Arzt behandelte und verpflegte; und einen alten Zouaven mit viel Einbildungskraft und wenig Urtheil, der einen Biss in die Wade von einem Hunde erhalten hatte, und sich nicht ausreden lassen wollte, dass dieser an der Tollwuth gelitten habe; was in der That nicht der Fall war. Im ersten Falle konnte das Gift nur von einem Menschen herkommen, es existirt aber kein beglaubigtes Beispiel in der Literatur von einer Ansteckung durch einen lyssaleidenden Menschen. Interessant war die Verschiedenheit, welche die beiden Personen in ihren Krankheitsäusserungen darboten. Der ununterrichtete Zouave, der niemals einen Fall von Lyssa gesehen, reproducirte die Krankheit in einer so plumpen Weise, dass er allenfalls die Einbildungskraft des Publikums hätte täuschen können, während der wissenschaftlich gebildete Mediciner, der die Lyssa kurz vorher beobachtet hatte, die Krank

heitserscheinungen mit solcher Vollendung wiedergab, dass mehrere Aerzte an wirkliche Lyssa glaubten.

Balzer (11) wandte in einem Lyssafalle das Jaborandi an; er gab zuerst ein Infus von 4 Grm., dann, als die Kranke nicht mehr schlucken wollte, ein ebenso starkes Lavement, das dieselbe eine Stunde behielt, worauf reichlicher Schweiss und eine leichte Salivation erfolgte. Die eigentlichen Symptome erlitten aber keine wesentliche Aenderung und der Tod erfolgte rasch. — Die Beobachtungen von Janeway (12) bestätigen die anderweitig schon gemachte Erfahrung, dass Bisse von an Hundswuth leidenden Thieren, welche unbedeckte und unbeschützte Körpertheile treffen, wie Gesicht und Hände, viel leichter zum Entstehen der Krankheit führen, als solche, die Arme und Beine treffen, indem die Kleider, durch welche die Zähne dringen müssen, den an diesen haftenden Giftstoff abwischen. Die Erfahrung, dass Bisse, welche den Stamm des Körpers treffen, leicht zur Krankheit führen, steht nur scheinbar hiermit im Widerspruch; denn einmal sind Brust und Nacken oft unbedeckt, dann aber sind Wunden, die den Körper treffen, meist ernsterer Art, und die also angegriffene Person sucht sich mit den Händen des wüthenden Thieres zu erwehren, welche letztere dann leicht eine kleine, übersehene Wunde mitbekommen.

Genau einen Monat nach dem Bisse durch den wuthkranken Hund erkrankte in dem Falle von Baumblatt (14) der Patient, ein 17jähriger Jüngling. Die Wunde war gleich nach dem Bisse mit Höllenstein oberflächlich touchirt worden. Die Erkrankung begann mit Schlingbeschwerden und führte in 3 Tagen zum Tode. Patient hatte den Biss vollständig vergessen und war in keiner Weise aufgeregt oder ängstlich gewesen (Lorinser!). Da mit der Zahl der Hunde die Möglichkeit, an Lyssa zu erkranken, steigt und fällt, so ist Glatter (15) dafür, durch Menge der Hunde vermindert werde.

Bei einer 52jährigen Frau, die von einem wüthenden Hunde gebissen worden sein sollte und auch im Allgemeinen Symptome der Lyssa darbot (reflectorische Würgbewegungen beim Versuch, Flüssigkeiten einzunehmen, Speichelfluss, Angst etc.), wurde die gerichtliche Obduction von Maschka (16) gemacht, da Seitens des Krankenhauses als wahrscheinliche Todesursache Lyssa angegeben worden war, und an der Basis des Grosshirns eine haselnussgrosse Blase, die einen Cysticercus enthielt, gefunden. Das Wachsthum und die Bewegungen des Blasenwurms, der die Hirnsubstanz in der unmittelbaren Nähe der grauen Contra eingedrückt und erweicht hatte, erklären zur Genüge Krankheitserscheinungen und Todesursache.

Der von Dreschke (17) mitgetheilte Fall betrifft einen Knaben von 12 Jahren, der nur eine unbedeutende Wunde an der Lippe durch den Biss eines wuthkranken Hundes, dessen Section in der Königl. Thierarzneischule stattfand, erhalten hatte. Während andere Personen, die an anderen Körpertheilen und viel stärker von demselben Hunde ge biſſen waren, geſund geblieben ſind, brach bei dem Knaben nach 78 Tagen die Krankheit aus und führte in 8 Stunden zum Tode. Auſſer dieſer langen Incubationsdauer und kurzer Krankheitsdauer ſind an dieſem Falle noch das vollkommene Fehlen von Lähmungserſcheinungen und toniſchen Krämpfen bemerkenswerth, ſowie die Eigenthümlichkeit, daſs man bei dem Kranken nur durch Berührung des rechten Naſenloches Schlundkrämpfe, und zwar regelmäſsig hervorrufen konnte, während der Kranke bei Berührung jeder andern Stelle gar nicht reagirte.

Der Grund, warum die feinen pathologiſchen Veränderungen bei der Lyſſa den Forſchern bisher ſo auffallend entgangen ſind, liegt nach Benedict (18) darin, daſs die Krankheitsheerde miliare ſind. Er führt dis, im Hirn von einer Anzahl wuthkranker Hunde und von einem lyſſakranken Menſchen beobachteten Veränderungen als „Granular-Desintegration" auf und definirt die gefundene punktförmige Maſſe als das feine moleculare Grundgewebe der Gehirnſubſtanz, aus dem die Formelemente mehr oder minder vollſtändig ausgelaugt ſind.

2. Milzbrand.

1) Raimbert, Du traitement du charbon chez l'homme par l'injection sous-cutanée de liquides antivirulents. Bulletin de l'Acad. de Méd. No. 20. — 2) Bell, Joseph, Case of malignant Pustule rapidly fatal; with a Note of the Symptoms and Pathology of the diseases in Animals and Man. Edinburgh med. Journal. Nov. — 3) Pfiffner, Fr., Ein Fall von Milzbrand beim Menſchen. Correspondenzbl. f. Schweizer. Aerzte. No. 4. 15. Febr. — 4) Hirschfelder, Ein Fall von Pustula maligna mit Mycosis cerebri. Archiv der Heilkunde. XVI. S. 376.

Ueberraſchend günſtige Erfolge hatte Raimbert (11) von der ſubcutanen Einſpritzung der Carbolſäure beim Milzbrande.

Er bediente ſich einer 2 procentigen Löſung der kryſtalliſirten Säure, indem er in dem einen der mitgetheilten Fälle 10—12 mal, in dem andern 40 mal den vollen Inhalt der Pravaz'ſchen Spritze unter die Haut der vom Milzbrandödem ergriffenen Stelle brachte. Die Einſpritzungen wurden unmittelbar hintereinander gemacht und auf die betreffenden Stellen gleichmäſsig vertheilt. In den beiden Fällen war zuerſt die Cauteriſation angewandt worden, und die Injection kam erſt an die Reihe, als von jener keinerlei Beſſerung im Krankheitsverlaufe zu Stande gebracht wurde. Die Injectionen, obgleich in extremis angewandt, führten zunächſt eine rapide Beſſerung an der Applicationsſtelle herbei. Wenige Augenblicke nach denſelben ſchien in dem Milzbrandödem die Spannung der Gewebe bereits nachzulaſſen, und am andern Morgen war die Beſſerung auch des Allgemeinbefindens bereits derart fortgeſchritten, daſs an der völligen Heilung kein Zweifel mehr übrig blieb. In dem einen Falle hatten die Allgemeinerſcheinungen 12 Stunden nach den Einſpritzungen an Intenſität verloren und war der afficirte Arm ſchon viel weniger hart und geſpannt; noch 12 Stunden ſpäter war der Fortſchritt in der Beſſerung ſo weit gediehen, daſs der Eintritt der gänzlichen Heilung vorausgeſehen werden konnte. R. nimmt an, daſs, wenn die Injectionen zeitiger gemacht worden wären, ohne mit den unnützen Cauteriſationen die koſtbare Zeit zu verlieren, und ſo lange das Oedem

noch ein mehr begrenztes war, das günſtige Reſultat noch raſcher erzielt worden wäre. Die mikroskopiſche Unterſuchung conſtatirte auch die Anweſenheit der Bacteridien in der Malpighi'ſchen Schicht der vom Oedem befallenen Hautſtellen.

Bei der Discuſſion in der Sitzung der Academia vom 18. Mai 1875, die ſich an obige Mittheilungen ſchloſs, beſtritt Colin die Priorität der Entdeckung der Bacteridien im Blute Delavaine, nach dem dieſelben genannt worden ſind, da ſowohl deutſche Autoren als in Frankreich Delafond die Bacteridien ſchon vor Delavaine beobachtet hätten.

In dem von Bell (2) veröffentlichten, rapid verlaufenden Falle arbeitete ein Mann Sonntags mit Rindvieh, von dem 2 Stück krank waren, und nach dem Ausſpruch des Thierarztes an Milzbrand ſtarben. Der Mann bemerkte noch denſelben Tag eine kleine Warze am Arm, mit einem dunklen Punkte in der Mitte. Am Montage beſchäftigte er ſich noch mit dem Wegſchaffen des erpirten Viehs. Auch am Dienſtag arbeitete er noch, obgleich der Arm roth und angeſchwollen war. Ein Arzt, der ihn auf der Straſse ſah, rieth ihm, den Arm beim zu baden und in einer Schlinge zu tragen. Am Mittwoch ging Patient aus, kam aber bald, ſich krank fühlend, wieder nach Hauſe. Am Donnerſtag klagte er über Kopfſchmerzen; der Arm war ſtark geſchwollen und die Puſtel ganz ſchwarz; Mittags deſſelben Tages fand ihn der Arzt bereits bewuſstlos und unter den Erſcheinungen der Blutvergiftung ſterbend.

Pfiffner (3) hat einen Fall von Milzbrand-Oedem beim Menſchen beobachtet, den er auf den Genuſs von Fleiſch eines milzbrandkranken Rindes zurückführt.

Ein 60jähriger Fabrikarbeiter erkrankte am 24. Nov. 1874 unter gaſtriſchen Erſcheinungen, am 28. ſtellte ſich Kopfſchmerz und Durſt, Klage über Schmerz unter der rechten Achſelhöhle ein, dann ſpäter Delirien, ohne daſs bis dahin erhebliches Fieber zu bemerken geweſen wäre. Den 30. ſchneller, kleiner Puls, dürre Zunge, Abfall der Kräfte, an der rechten Thoraxſeite tritt bei bedeutender Empfindlichkeit eine blaſſe, diffuſe Anſchwellung deutlich hervor und breitet ſich ſchnell faſt über die ganze Thoraxhälfte aus. Sie wird blauroth, prall, heiſs und ſetzt ſich in ein Erythem fort, das bis zum rechten Darmbein reicht. Unter zunehmendem Collapſus und hypoſtatiſchem Senſorium, entwickelte ſich eine doppelte hypoſtatiſche Pneumonie, Tod am 2. December.

Die nur theilweiſe gemachte Obduction wies die Pneumonie nach; die Geſchwulſt war durch ein ſanguinolentes Oedem gebildet, welches die Haut, das Unterhautzellgewebe und die Bruſtmuskeln durchſetzte.

Vier Wochen vor der Erkrankung hatte Denſtus Fleiſch von einem Rinde gekauft, das wahrſcheinlich an Milzbrand gelitten hatte, hatte daſſelbe geräuchert und gegeſſen. Sechs andere Perſonen, die von demſelben Fleiſche genoſſen hatten, waren geſund geblieben. — P. ſtellt die Hypotheſe auf, daſs der Verſtorbene ſchon, als er das Fleiſch aſs, an einem Magencatarrh gelitten haben mochte und daſs er deshalb inficirt wurde, während bei geſunder Verdauung die Salzſäure des Magenſaftes die Bacteridien tödte.

Bei dem von Hirschfelder (4) mitgetheilten Falle handelte es ſich um eine Puſtula maligna des Halſes, welche in Heilung übergegangen war, von

welcher aber während und nach der Heilung Hirner-
scheinungen eintraten. Nach 10 tägigem Kranksein,
dessen wichtigste Symptome heftige Kopfschmerzen,
benommenes Sensorium und schliesslich Bewusstlosigkeit waren, erfolgte der Tod, und ergab die
Section Hirnhämorrhagien, embolisch durch Bacte-
ridico bedingt. Im Vergleich zu den bekannten beiden Wagner'schen Fällen waren die Blutergüsse
grössere und stellenweise mit Eiterung verbunden,
was wohl durch die längere Dauer der Krankheit zu
erklären ist.

3. Rotz.

Dammann (Eldena), Bezeichnung derjenigen sanitätspolizeilichen Maassnahmen, welche nach den neuerdings

in Berlin gemachten Erfahrungen erforderlich werden,
um Menschen und Thiere zu schützen vor infection mit
Rotz durch Genuss des Fleisches von Thieren, welche
von dieser Krankheit befallen sind. Vortrag, gehalten
auf der 47. Versammlung deutscher Naturforscher und
Aerzte in Breslau. Deutsche Vierteljahrsschr. f öffentl.
Gesundheitspflege. VII. 2. Heft. S. 289. (Siehe: Hygiene der Nahrungs- und Genussmittel.)

4. Maul- und Klauenseuche.

Communicability of foot- and month-disease to the
human subject. The British med. Journal. Novbr. 20.
(Bei der ländlichen Bevölkerung Schottlands beobachtet
man vielfach das Auftreten eiternder Stellen an den Fingern und Lippen von Personen, die mit ihren verletzten
Fingern an Maul- und Klauenseuche erkranktes Rindvieh berührt, bez. die Milch von solchem Vieh getrunken haben.)

Thierkrankheiten

bearbeitet von

Prof. Dr. BOLLINGER in München.

Allgemeine Schriften und thierärztliche Journale.

1) Erdmann, C. G. H., u. Hertwig, C. H , Thier-
ärztliche Receptirkunde und Pharmacopoe nebst einer
Sammlung bewährter Heilformeln. 3. verbess. Auflage.
Berlin. — 2) Tabourin, Traité de matière médicale
et de thérapeutique vétérinaires. Paris. — 3) Pütz,
Herm., Lehrbuch der allgemeinen chirurgischen Veterinär-
Pathologie und Therapie. Mit mehreren in den Text ge-
druckten Holzschn. 2 Abtht. Bern. — 4) Stockfleth,
H. V., Handbuch der thierärztlichen Chirurgie. Mit Genehmigung des Verf. aus dem Dänischen übersetzt von
Chr. Steffen. 2. Lfg 1. Th 2. Abth. 1. Heft. Mit
10 in den Text gedr. Holzschn. Kiel. — 5) Saint-
Cyr, F., Traité d'obstétrique vétérinaire. Avec fig. Paris.
— 6) De Silvestri, A., Compendio di patologia e
terapia speciale degli animali domestici. — 7) Hasel-
bach, Die Krankheiten der Kaninchen und ihre rationelle Heilung. Stuttgart. — 8) Schmidt, Max, Die
Krankheiten der Beutelthiere. Deutsche Zeitschr. für
Thiermedicin und vergleich. Pathol. Bd. I. S 145 —
9) Derselbe, Die Krankheiten der Nagethiere. Erste
Hälfte. Bd. II. S. 29. — 10) Larcher, O., Mélanges
de pathologie comparée et de tératologie. Fasc. III. Paris.
— 11) Lanzilotti-Buonsanti, N., e Pini, G., Di-
zionario dei termini antichi e moderni delle scienze me-
diche e veterinarie. Milano. I. Heft. — 12) Amtlicher
Bericht über die am 22., 23 und 24. April 1875 in
Berlin stattgefundene 2. Versammlung des deutschen
Veterinärrathes. Erstattet von dem ständ. Ausschusse.
Augsburg. — 13) Résumé de l'état sanitaire des animaux
domestiques (en Belge) pendant l'année 1874. (Extrait
du tome XXVIII du Bulletin du Conseil supérieur d'Agri-
culture.) Bruxelles. — 14) Annual Report of the Veterinary Departement of the Privy Council Office for the
year 1874 with an Appendix. Presented to both Houses

of Parlament by Command of Her Majesty. (Engl.
Ber.) — 15) Flemming, G. J. G. F., Bericht über die
27. Versammlung des Vereins mecklenburg. Thierärzte
und über das Vereinsjahr 1873 — 1874. Ludwigslust,
1874. — 16) Procès-verbal de la reunion tenue à Strasbourg le 7 juin 1874. Société vétérinaire d'Alsace-
Lorraine. Strasbourg. — 17) Bärchner, R., Das Civil-
Veterinärwesen in Bayern. I. Suppl. Straubing. — 18)
Magazin für die gesammte Thierheilkunde. Herausgeg.
von Gurlt u. Hertwig. General-Register über sämmtl.
40 Jahrgänge (1835—1874) bearb. von E. F. Gurlt.
Berlin. — 19) Deutsche Zeitschrift für Thiermedicin und
vergleichende Pathologie von O. Bollinger und L.
Frank, Professoren in München. Bd. I. u. II. 1. u. 2.
Heft. (Deutsche Zeitschr.*) -- 19a) Archiv für wissen-
schaftliche und praktische Thierheilkunde von A. C. Ger-
lach, redigirt von C. F. Müller und J. M. Schütz,
Lehrer. Berlin. (Berl. Arch.) — 20) Vierteljahrsschrift
für wissenschaftliche Veterinärkunde von Müller und
Röll in Wien. 43. u. 44. Bd. Wien. (Oesterr.) — 21)
Repertorium der Thierheilkunde, angefangen von v. Hering, fortgesetzt von Vogel. 36. Jahrg. Stuttgart.
(Rep.) — 22) Wochenschrift für Thierheilkunde und
Viehzucht Unter der Redaction von Th. Adam. 19. Jahrgang. Augsburg. (Woch.) — 23) Der Thierarzt von
H. Annacker. IV. Jahrgang. Marburg. (Thz.) —
24) Thierärztliche Mittheilungen. Redigirt von A. Lydtin in Carlsruhe X. Jahrg. (Bad. Mittheil.) — 25)
Zeitschrift für praktische Veterinär-Wissenschaften. Redigirt von H. Pütz. III. Jahrg. Bern. (Bern. Zeitschr.)

---

*) Ref. bedient sich in Folgendem bei Anführung der
Originalquellen dieser Abkürzungen. — Aus Rücksicht
auf den knapp zugemessenen Raum konnte die englische
und italienische Literatur nur sparsam excerpirt werden.

— 26) Mittheilungen aus der thierärztlichen Praxis im
preussischen Staate von C. Müller und F. Roloff.
22. Jahrg. Berichtsjahr 1873—1874. Berlin. (Preuss. M.)
— 27) Bericht über das Veterinärwesen im Königreiche
Sachsen pro 1874 von C. Haubner. 19. Jahrgang.
Dresden. (Sächs. B.) — 28) Jahresbericht der königl.
Central-Thierarzneischule zu München pro 1874—1875.
München. (Münch. J. B.) — 29) VII. Jahresbericht der
königl. Thierarzneischule zu Hannover pro 1874 von
Günther. 7. Bericht. (Hannov. J. B.) — 30) Aarsbe-
retning fra det veterinäre Sundhedsraad for 1874. Kjöb-
havn. (Dän. Aarsb.) — 31) Recueil de méd. vétérinaire.
Publié sous la direction de H. Bouley. Vol. LII.
Paris. (Rec.) Als Beilage die Berichte der thierärztlichen Centralgesellschaft von Paris unter dem Titel:
Bulletin de la société centr. de méd. vétér. (Bull.) —
32) Annales de médécine vétérinaire, publiées à Bruxelles sous la direction de M. le professeur Thiernesse.
24. année. Bruxelles. (Annal.) — 33) The Veterinarian,
a monthly Journal of veterinary science. Vol. XLVIII.
London. Edited by Simonds. (Vet.) — 34) Il medico
veterinario. Direttori annuali: Longo e Demarchi. Ser.
IV. Anno quarto. Torino. (Med. vet.) — 35) Gazzetta
medico-veterinaria. Red. Cav. P. Oreste. Anno V. (Gaz.
med.) — 36) Tidsskrift for Veterinärer. Red. af Bagge
og Krabbe. Kjöbnhavn. (Tids.)

Max Schmidt (8 u. 9) hat begonnen, die Fortsetzung seines Werkes „Zoologische Klinik, Handbuch
der vergleichenden Pathologie und pathologischen
Anatomie der Säugethiere und Vögel", wovon die
die erste und zweite Abtheilung (1870 und 1872) erschienen sind, und welches in dieser Form nicht mehr
fortgesetzt werden konnte, in einzelnen Abtheilungen
in der „Deutschen Zeitschrift für Thiermedicin und
vergleichende Pathologie" zu veröffentlichen. Die
vorliegende sorgfältige und äusserst werthvolle
Arbeit Schmidt's behandelt die Krankheiten
der Beutel- und Nagethiere.

I. Thierseuchen und ansteckende Krankheiten.

Allgemeines.

1) Dammann, Die Nothwendigkeit und die Grundzüge eines einheitlichen Viehseuchengesetzes für das
deutsche Reich. Berlin. — 2) Lydtin, A., Die Bekämpfung der ansteckenden Krankheiten durch Reichsgesetz. Berlin.

1. Rinderpest.

1) Sommer, E., Ueber die pathol. Anatomie der
Rinderpest. Dorpat. — 2) Raupach, Cäs., Die Resultate der letzten Rinderpest-Impfungen. Dorpat. — 3)
Medwedsky, Zur Lehre vom Typus des Fiebers bei
Erkrankung des Hornviehs an der Rinderpest. Diss.
aus dem Russ. übersetzt von Nestoroff. St. Petersburg. Woch. S. 249. — 4) Ziamal, La peste bovine
orientale et les particularités qu'elle présente sur les
boeufs hongrois de race blanche. Traduit par Wehenkel.
Annal. p. 592. — 5) Bollinger, O., Ueber die Entstehung der Rinderpest. Deutsche Zeitschr. B. II. S. 137.
— 6) Wehenkel, Panzooties parmi les animaux
domestiques de l'île de Malte, de la Hongrie, de la
Dalmatie, de la Croatie, de la Slavonie, des frontières
militaires de la Croatie et de la Slavonie ainsique parmi
le bétail du royaume de Save. Annal. p. 393 u. p. 558.
— 7) Haubner, Ueber die Rinderpest in Kühren.
Berlin. Archiv. S. 417. — 8) Mittheilungen über die
Rinderpest in Ostpr. Bern. Zeitschr. 8. 124. (Kurze Mittheilung über einen Rinderpestausbruch im Kreise Lyk,

Reg.-Bez. Gumbinnen Ende Januar. Anfang Februar
war die Krankheit erloschen.)

Die Rinderpest wurde im August 1873 in der
Stadt Beuthen (Schlesien) und deren nächster Umgebung constatirt. Die Seuche war wahrscheinlich
durch eingeschmuggeltes Steppenvieh eingeschleppt
worden, das aus der Bukowina stammte. Da vor
der Constatirung bereits 9 Rinder gefallen waren und
die Seuche in den ersten Tagen nach der Constatirung
bereits in 4 Ortschaften herrschte, so war zu befürchten, dass die Seuche eine grosse Ausdehnung gewinnen würde. Die Tilgung der Seuche gelang jedoch.
(Preuss. M. S. 82.)

Sommer (1) machte seine Beobachtungen zu
Carlowka, wo im Sommer 1874 eine zur Prüfung der
Rinderpestimpfung eingesetzte Commission Impfungen anstellte und auf diese Weise Material zu
Untersuchungen bot. Nach ausführlicher Recapitulation der wichtigsten Arbeiten über die Rinderpest
wendet sich Sommer zur Mittheilung seiner eignen
Untersuchungsresultate, die wesentlich einige histologische Streitfragen betreffen und den parasitären
Charakter dieser Seuche. Ueber das Resultat von
10 Sectionen kranker Thiere ist das Original nachzusehen.

Die 10 angeführten Sectionsbefunde zeigen, dass die
pathologischen Veränderungen bei geimpften Thieren,
die noch keine deutlichen Symptome der Rinderpest
zeigen, trotzdem schon 36 Stunden nach der Impfung
ganz charakteristisch sind. Mit der Dauer der Krankheit steigt die Intensität der Erscheinungen. Am meisten
ausgesprochen war der Sectionsbefund in den beiden
letzten Fällen, die erst 13 und 14 Tage nach der Impfung verendeten.

Die mikroskopische Untersuchung des Impfstoffes
(Nasen- und Maulschleim, Thränenflüssigkeit), des Blutes
und der drüsigen Organe ergab folgende Resultate:
Im Blute waren die farblosen Körperchen stets vermehrt, oft zu Haufen zusammengeballt, stark granulirt,
sternförmig. Sowohl in den farblosen, wie auch in einigen rothen Blutkörperchen und im Blutserum fanden
sich Kugelbacterien. Im Blute eines 36 Stunden nach
der Impfung untersuchten Kalbes verhielten sich die
weissen Blutkörperchen zu den rothen wie 1 : 30. Sie
waren stark granulirt, bacterienhaltig, einzelne von bacterienhaltigen Protoplasmahaufen umgeben.
Dieser Befund ist nur bei frisch untersuchtem Blute
vor eingetretener Gerinnung zu constatiren, da sonst die
weissen Blutkörperchen zerfallen und mit den Bacterien
in den Fibringerinnseln stecken bleiben.

Im Nasenschleim derselben Kälber traten schon 7
Stunden nach der Impfung Kugel- und Kettenbacterien
auf. Im Blute war die Zahl der farblosen Körperchen
vermehrt, im Serum fanden sich einzelne Bacterien.
Letztere nehmen mit der Dauer der Krankheit anfangs
zu und bei beginnender Besserung wieder ab. Im
Nasenschleim kranker Thiere finden sich granulirte Epithelien, granulirte, rundliche Schleimzellen, Blutkörperchen und zahlreiche Kugel- und Kettenbacterien.
Im Maulschleim war der Befund ganz ähnlich, und
ebenso in der Thränenflüssigkeit.

Untersuchte man Impfstoff etwa 24 Stunden nach
der Abnahme, so waren die weissen und rothen Blutkörperchen nach 24 Stunden unverändert, die Flüssigkeit geruchlos. Die Zahl der Kugel- und Stabbacterien
hatte im Verhältniss zum ganz frischen Impfstoff zugenommen, aus den Kugelbacterien waren kurze Ketten-
und Stabbacterien hervorgegangen, letztere mit noch

deutlich erkennbarer Gliederung. Sämmtliche Bacterienformen sind theils bewegungslos, theils in lebhafter Bewegung begriffen. Letztere wird durch Zusatz von Glycerin und Essigsäure gehemmt, ohne dass weiter eine Aenderung eintritt. Bei stärkerer Vergrösserung erkennt man die Stabbacterien als gegliederte Ketten. Bis zum dritten Tage vermehren sich die Bacterien und sind in lebhafter Bewegung. Am vierten Tage hat keine Vermehrung der Bacterien mehr stattgefunden, die Bewegung ist weniger lebhaft, als am Tage zuvor. Am fünften Tage treten Vibrionen und Infusorien auf. Impfstoff, der zwei Jahre in Gläschen vergraben worden war, roch stark nach Schwefelwasserstoff, war leicht getrübt, enthielt Fäulnissbacterien und zeigte sich bei der Impfung wirkungslos.

Der Impfstoff wurde in Carlowka derart gewonnen, dass man ein Stück reinen Schwammes in das Nasenloch eines deutlich erkrankten Thieres hinein brachte. Der mit Nasenschleim vollgesaugte Schwamm wurde dann in kleine Gläschen ausgepresst und sorgfältig verschlossen. Auf diese Weise blieb der Impfstoff mehrere Tage wirksam.

In der Leber und in der Corticalsubstanz der Nieren fanden sich die Veränderungen der trüben Schwellung mit Fettdegeneration und beginnendem Zerfall; Bacterien fehlten auch hier nicht.

Da im Blute und in den Secreten gesunder Rinder Bacterien in solcher Zahl nicht angetroffen werden, wie Controluntersuchungen ergaben, da der Impfstoff nur so lange wirksam bleibt, als bewegliche Kugel- und Kettenbacterien in ihm vorkommen und bevor Fäulnissbacterien und Fäulniss in demselben auftreten, so kann diesen Gebilden wohl eine Bedeutung für die Rinderpest nicht abgesprochen werden.

Die von Beale als modificirte „germinal matter" bezeichneten Körperchen in den Organen rinderpestkranker Thiere hält Verf. für Kugelbacterien. Wie bei anderen Infectionskrankheiten (Milzbrand, Septicämie) betrachtet Semmer die Kugelbacterien für das Wesentliche, und nicht die Stabbacterien. Diese treten meist erst in den letzten Stadien der Krankheit und nach dem Tode auf, während die Kugelbacterien stets von vornherein vorhanden sind. Wegen ihrer Kleinheit sind wesentliche Unterschiede zwischen den einzelnen Arten der Kugelbacterien auch bei den stärksten Vergrösserungen nicht zu constatiren. Für ihre Verschiedenheit spricht jedoch das Vorkommen bei sehr verschiedenen Krankheiten, ferner der Umstand, dass sie durch die einfachen Fäulnissbacterien verdrängt und zerstört werden, und endlich die verschiedenen Formen, zu denen sie sich unter Umständen weiter entwickeln können.

Die Rinderpestbacterien sind nicht wesentlich verschieden von anderen Bacterien und bilden bei weiterer Entwickelung Ketten von verschiedener Länge. Nach ihrer Einwanderung in den Körper vermehren sie sich in den Blut- und Lymphgefässen, dringen in die weissen und theilweise in die rothen Blutkörper ein, bewirken Theilung und Vergrösserung der ersteren und bewirken Verstopfungen, Stasen, Blutungen in verschiedenen Organen. Weiterhin bedingen sie Entartung und Zerfall der Gewebezellen, namentlich der Epithelien und Leberzellen.

Aus seinen Beobachtungen zieht Sommer folgende Resultate:

Die Bacterien erregen von sich aus Umsetzungen im Blute und in den Geweben; trotz ihrer scheinbar gleichen Formen bilden sie doch wesentlich verschiedene Arten. Jeder contagiösen Krankheit liegt eine specifische Art der Bacterien zu Grunde; sie gelangen stets ins Blut und bewirken zuerst primäre Veränderungen desselben, von denen die anderen Veränderungen der Gewebe und Organe ausgehen. Bei der Aufnahme grosser Mengen von Bacterien und ihrer Vermehrung im Blute entsteht stets Fieber. – Nachdem die den seuchenartigen Krankheiten eigenthümlichen Bacterien gewisse Blutbestandtheile aufgezehrt und gewisse Blutveränderungen erzeugt haben, sterben sie ab oder können sich wenigstens nicht mehr weiter vermehren, weil sie keinen günstigen Boden mehr dafür haben, ähnlich wie etwa gewisse Getreidearten nach Ausnutzung des Bodens auf demselben nicht weiter gedeihen. Nach einer solchen bleibenden Aenderung des specifischen Bodens durch die specifischen Contagien kann der Organismus an derselben Krankheit nicht zum zweiten Male erkranken, wie dies bei der Rinderpest, den Pocken, der Staupe etc. der Fall ist. Sind die Veränderungen dagegen nicht bleibend, so erfolgt Wiedererkrankung wie beim Milzbrand, Septicämie, Rotz etc. – Sind die secundären Störungen (Stasen, Infiltrationen, Entartungen innerer Organe) nicht sehr bedeutend, so erfolgt Genesung nach Ausscheidung der Contagien durch Haut, Lungen, Darm, Nieren; im Gegentheil erfolgt der Tod. Für die Rinderpest haben die Bacterien dieselbe Bedeutung wie für Milzbrand, Septicämie, Staupe etc.

Das Contagium bei der Rinderpest erzeugt stets eine primäre Blutkrankheit und Fieber, bevor es sich in den Schleimhäuten und Drüsen localisirt und die secundären Veränderungen hervorbringt.

Die Frage, woher die Rinderpestbacterien stammen, bleibt zunächst offen. Nach der Ansicht einiger stammt die Seuche aus Asien und entwickelt sich in in den Steppen des europäischen Russland nicht spontan.

Das Contagium bleibt manchmal lange wirksam, wird aber durch Hitze, Luftzutritt und durch Fäulniss zerstört. Gut verschlossener Impfstoff bleibt jahrelang wirksam, wird aber durch Fäulniss schon nach wenigen Tagen unwirksam. In der Luft wird er ebenfalls bald zerstört, besonders in heisser trockener Luft. Nach den Erfahrungen von Raupach genügt in dem heissen, trockenen Steppenklima in der Regel ein breiter Graben, um die Weiterverbreitung der Rinderpest zu verhüten. Gesunde jenseits des Grabens werden von Kranken diesseits des Grabens nicht inficirt. Durch Hitze, Wassermangel, Sauerstoff, besonders das Ozon werden die Rinderpestbacterien ebenso vernichtet, wie durch Fäulniss.

Welche Bedeutung die im Nasenschleim, im Darminhalt und auch im Koth vorgefundenen grossen Pilze und Cysten haben, bleibt der weiteren Forschung.

Ueber die Resultate einer Commission (Jessen, Ravitsch, Gebrüder Raupach), der die Aufgabe gestellt war, geimpfte Thiere in Bezug auf Immunität einer strengen Prüfung zu unterwerfen, und die sich zu diesem Zwecke im Juni 1874 in Carlofka befand, berichtet Raupach (2).

Bei 25 verschiedenen, 1872 bis 1874 geimpften Rindern konnte eine Erkrankung an Rinderpest nicht constatirt werden, obwohl dieselben durch Zusammenstellen und Zusammenweiden mit pestkranken Rindern der Ansteckung ausgesetzt wurden. Von 10 Rindern, die nach der Impfung nur geringe Störungen zeigten und bei denen der Erfolg der Impfung ein zweifelhafter war, konnte keines, weder durch Nachimpfung, noch durch Zusammenweiden mit pestkranken Thieren zum Erkranken gebracht werden. Von 562 Rindern, die vom Juni bis September 1874 mit Rinderpestgift geimpft wurden, fielen 39, wurden nach der Impfung zum Zwecke der Section getödtet 6, und genasen 517 = 91,9 pCt. Der 24 Stunden bis 11 Tage nach der Impfung entnommene Impfstoff erwies sich immer als wirksam.

Nach den umfangreichen Untersuchungen M e d w e d s k y's (3) beginnt die Rinderpest mit einer Temperatur von 39,7° C., die anderen charakteristischen Krankheitserscheinungen vorhergeht. Der Typus des Fiebers bei der Rinderpest ist ein continuirlicher mit bestimmt ausgesprochenen Perioden der Entwickelung, der Höhe und des Nachlasses. Die öfters vorkommenden Temperaturschwankungen (um 0,1—1,9° C.) beruhen auf Remissionen am Morgen und Exacerbationen am Abend. In den leichteren Fällen von Erkrankungen hat das Fieber den atypischen Charakter der Febricula. Für die Prognose ist die Temperatur insoferne von keinem Werthe, als in den letalen Fällen sich die Temperatur im Ganzen ähnlich verhält, wie in den in Genesung ausgehenden. Bei den Thieren der grauen Steppenrace ist die febrile Temperatursteigerung geringer als bei dem Nichtsteppenvieh.

W e h e n k e l (6) berichtet über seuchenartige Krankheiten unter den Hausthieren verschiedener Länder.

Anfangs 1875 herrschte in Malta eine Seuche unter den Rindern, deren nähere Natur, ob Rinderpest oder Anthrax, nicht festgestellt werden konnte. Ende 1874 und Anfang 1875 kamen in verschiedenen Theilen der Türkei seuchenartige Erkrankungen vor. Die letzte Rinderpestinvasion in Ungarn (im Comitat Zala) dauerte vom 1. September 1874 bis 16. Januar 1875. Unter 6741 Rindern in 20 inficirten Ortschaften wurden 1395 von der Krankheit befallen; von der letzteren Zahl heilten 645, während 119 getödtet wurden und 613 starben. Der Verlust betrug demnach 11,13 pCt. des Gesammtviehstandes; das Morbilitätsprocent betrug 20,7. Geheilt wurden 46,24 pCt. der Erkrankten, während 53.16 pCt. starben. Nach officiellen Berichten betrugen die Verluste durch Rinderpest in Ungarn vom 1. Juli 1861 bis 30. Juni 1867:

145,474 Rinder im Werthe von . . 7,273,700 Gulden,
Kosten der gesetzlichen Massregeln . 250,000 ,,
————
Total 7,523,700 Gulden.

Vom 1. Juli 1867 bis 31. December 1873 betrugen die Verluste an Rinderpest:

20,258 Rinder im Werthe von . . 1,012,850 Gulden,
Kosten der Massregeln . . . . 284.302 ,,
————
Total 1,297,151 Gulden.

Der Gesammtverlust für 12 Jahre beziffert sich auf 8,810,854 Gulden oder 735,071 Gulden pro Jahr im Durchschnitt (der Werth eines Rindes wird auf 50 Gldn. angenommen). Die Verluste durch die letzte Rinderpestinvasion in Zala betrugen, mit Einschluss der Tilgungskosten, 86,849 Gulden. Während in der ersten Periode (1861—1867) 25 pCt. des Rinderstandes von der Rinderpest befallen wurden, wurden in den letzten 6½ Jahren nicht mehr als 7—8 pCt. befallen, ein Fortschritt, der nur in der besseren Organisation der Veterinärpolizei begründet ist.

H a u b n e r (7) giebt eine eingehende Schilderung des Rinderpest-Ausbruches in Kühren, wo in einem Gehöfte im März und April 1875 von 22 Rindern 14 Stück im Verlaufe von 21 Tagen erkrankten.

Das Gehöft gehörte zu einem besuchten Gasthofe, wo Messreisende, besonders polnische Juden, mit eigenem Fuhrwerke einzukehren pflegen. Die Krankheit trat plötzlich und constant mit Schüttelfrost auf; dann folgte heftiges Muskelzittern und bedeutende Abnahme der Milch mit raschem Versiegen derselben. Das Futter wurde sofort ganz verschmäht, Getränk noch aufgenommen; Wiederkäuen und Pansenbewegung sistirten, es stellte sich Verstopfung ein. Pulse ca. 80, Athemzüge ca. 30 in der Minute, die Temperatur im vorgeschrittenen Stadium der Krankheit 42—42.6°. Die Schleimhäute höher geröthet. In den nächsten Tagen steigerte sich der Puls auf 90—110 in der Minute. Athemzüge auf über 40; reichliche Thränenabsonderung. In mehreren Fällen wurden sowohl im Leben wie bei der Section Erosionen von Hirsekorn- bis Linsengrösse constatirt; ebenso Röthung und Schwellung der Mastdarmschleimhaut, der Scheide mit Erosionen und Epithelabschürfungen. In einzelnen Fällen fanden sich rothe, knotenartige Flecken am Euter, in einem Falle ein Hautemphysem längs der Wirbelsäule. Bei 3 Fällen wurde Durchfall beobachtet. Die Schwäche und Binfälligkeit nahmen vom 3. Tage an schnell zu, die Thiere konnten sich nicht mehr vom Lager erheben, vor dem Tode stellten sich heftige Convulsionen ein. — Der in 2 Fällen von Leisering aufgenommene Sectionsbefund ergab: Abschuppung des Epithels im Psalter, dessen Blätter hyperämisch. Labmagen leer, Schleimhaut besonders in der Nähe des Pylorus stark hyperämisch und an einzelnen Stellen corrodirt. Dünndarm in einem Falle höher geröthet, im 2. Falle hochgradig injicirt, Schleimhaut durchfeuchtet, weich und in Petzen abstreifbar. Peyersche Drüsen geschwellt. Dickdarm ebenfalls höher geröthet, besonders das Endstück des Mastdarms. — Die Leber hatte einen Stich ins Gelbliche, Gallenblase stark gefüllt. Während Milz, Pancreas, Nieren und Uterus sich normal verhielten, war die Schleimhaut der Scheide höher geröthet und nach aussen stellenweise corrodirt. Am Euter in einem Falle bräunlich rothe, flach erhabene, harte Knötchen, die beim Einschneiden von dem umliegenden Gewebe scharf abgegrenzt waren. In den Lungen vesiculäres Emphysem; starke Injection der Luftröhre und im Kehlkopfs eine dicke Groupmembran. Starke Röthung der Nasenschleimhaut, der Rachenhöhle und des Schlundkopfes, am gerötheten Gaumensegel und Zungengrunde rothe Flecken und Erosionen. — Auf Grund des in allen Fällen übereinstimmenden Processes erklärte H a u b n e r und ebenso L e i s e r i n g denselben für Rinderpest, und wurden die entsprechenden Massregeln in Ausführung gebracht. Zwischen dem ersten und zweiten Erkrankungsfalle lag eine Frist von 8 Tagen, dann folgten die Erkrankungen immer paarweise am selben Tag und zuletzt täglich. 4 kranke Thiere wurden getödtet, 10 starben zwischen 3—6 Tagen. Da H a u b n e r selbst lange Bedenken trug — hauptsächlich weil die Einschleppung nicht nachzuweisen war — die Krankheit als Rinderpest zu diagnosticiren und die Richtigkeit der Diagnose von anderer Seite angezweifelt wurde, so erörtert H. die Unterschiede zwischen Rinderpest, bösartigem Katarrhalfieber und Typhus eingehend, die beide ausgeschlossen werden konnten, ebenso wie eine Magen- und Darmentzündung. — Ohne mit Rücksicht auf den hier zu Gebote stehenden Baum auf die lichtvollen und inhaltsreichen, epikritischen Bemerkungen Haubner's einzugehen, bemerkt Ref., dass er bei Nasendiphtherie des Rindes (Katarrhalfieber, bösartige Kopfkrankheit) genau dieselben Erosionen der

Maulschleimhaut und Knoteneruptionen am Euter beobachtet und beschrieben hat (vergl. diesen Bericht für das Jahr 1872. β. I. S. 605), wie sie bei der Rinderpest vorkommen. Im Uebrigen scheint es dem Ref. kaum zweifelhaft, dass die beschriebene Seuche in Köhren nichts anderes als Rinderpest war. Die Art der Einschleppung, die in diesem Falle nicht nachzuweisen war, ein Umstand, der H. am meisten zweifelhaft machte, ist bei anderen, bei uns nicht heimischen Insectionskrankheiten, z. B. bei der Cholera, öfters ebensowenig festzustellen wie in vorliegendem Falle. Ref. erinnert u. A. nur an die Choleraepidemie in München im Jahre 1873/74.

[Zalewski in Plock (Polen), Allgemeine Bemerkungen über die Uebertragbarkeit der Rinderpest auf Schafe und Ziegen nach im Gouvernement Plock in russ. Polen vom Jahre 1864 bis 1873 gemachten Beobachtungen. Gaz. lek. XIX 15. 16.

Die Rinderpest herrschte vom Jahre 1864—1873 im Gouvernement Plock in 110 Ortschaften, in 104 war bloss das Rindvieh davon ergriffen, in 5 Rindvieh und Schafe und in 1 Rindvieh und Ziegen.

Was die Zeit betrifft, herrschte die Rinderpest im Jahre 1864 in 7 Ortschaften nur unter dem Rindvieh, in den Jahren 1865 und 1866 in 21 unter dem Rindvieh und in 1 unter Rindvieh und Schafen, im Jahre 1869 in 21 Ortschaften bei Rindvieh, in 2 bei Rindvieh und Schafen, im Jahre 1870 und 1871 in 2 Ortschaften nur beim Rindvieh, im Jahre 1873 in 22 Ortschaften beim Rindvieh, in 1 bei Rindvieh und Schafen und in 1 bei Rindvieh und Ziegen.

Obwohl in allen von der Rinderpest heimgesuchten Ortschaften auch Schafzucht getrieben wird, so ist es nur der schnellen Tilgung der Seuche und den Vorbauungsmassregeln zu verdanken, dass bloss nur wenige Schafheerden von derselben ergriffen worden sind. Aus der Gesammtzahl von 367 Stück der Ansteckungsgefahr ausgesetzten Schafen, erkrankten 247, erlagen der Krankheit 195, genasen 52 und 120 blieben verschont.

Dass die Schafe eine grössere Immunität als das Rindvieh gegen das Rinderpestcontagium besitzen, beweisen die nachfolgenden Beobachtungen. Der Verf. sah im Jahre 1873 in einer Ortschaft 600. in einer zweiten 700 Stück Schafe mit dem an der Rinderpest erkrankten Rindvieh zusammenstehen, ohne dass eine Ansteckung erfolgte, bloss zwei Ziegen, die in demselben Stalle waren, erlagen der Krankheit, und die Section zeigte dieselben Erscheinungen wie bei der Rinderpest. Die Uebertragung der Rinderpest von Schafen auf Schafe hat der Berichterstatter im genannten Gouvernement nicht gesehen, wohl aber die Uebertragung vom Schafe aufs Rind und zwar im Jahre 1869 in Lowicz, wo 15 Tage nach dem Ankaufe der Schafe aus der durchseuchten Ortschaft die Rinderpest beim Rindvieh auftrat, die Schafe jedoch gesund blieben.

Der Verlauf der Rinderpest bei Schafen und Ziegen, sowie die pathologischen Veränderungen sind von Thierärzten als identisch mit denjenigen beim Rindvieh beschrieben worden, der Verfasser hebt, seinen Beobachtungen gemäss, bloss den constanten Husten bei den an Rinderpest erkrankten Schafen hervor, und nach dem Tode die Entzündungsheerde im Zungenparenchym, die weniger ausgeprägte Schleimhautenzündung des Labmagens und die geringere Erweichung der Futtermassen im Löser.

Als Mittel, die Seuche abzukürzen, empfiehlt Zalewski die Impfung der Schafe, die er schon im Jahre 1851 am Rindvieh mit Erfolg erprobt hat, und glaubt, dass dem milderen Verlaufe der Pest, bei Schafen die Impfung noch günstiger ausfallen werde, er ist Gegner der vom Director Seltmann vorgeschlagenen Tödtung der verseuchten Schafheerde.

Alle Heilmittel haben sich als erfolglos erwiesen. bloss der Thierarzt Rzadkowski soll im Jahre 1873 mit Carbolsäure in Verbindung mit Opiumtinctur gute Erfolge erzielt haben.

Oettinger (Krakau).]

.2. Milzbrand.

1) Siedamgrotzky, Zur Kenntniss der Milzbrandbacterien. Deutsche Zeitschr. Bd. I. S. 253. — 2) Derselbe, Milzbrand an einem Pferde. Sächs. B. S. 32. — 3) Adam, Th., Milzbrandseuchen im Jahre 1874. Woch. S. 5 und 11. — 4) Uebele, Ueber den Milzbrand bei den Hausthieren. Rep. 134. (Vortrag in der 28. Versammlung des Vereins württembergischer Thierärzte in Ellwangen.) — 5) Milzbrandinfection. Deutsche Zeitschr. Bd. II. S. 146. (In Sufflenheim im Elsass erkrankten mehrere Personen in Folge des Genusses von Fleisch von Thieren, die an Anthrax litten; 2 Personen sollen gestorben sein.) — 6) Massregeln gegen den Milzbrand in den bayerischen Alpen. Deutsche Zeitschr. Bd. I. S. 463. — 7) Friedberger, Pferdetyphus. Münch. 7. B. S. 62.

Der Milzbrand wurde im Jahre 1873/1874 in Preussen nicht häufig, in den am meist berüchtigten Milzbrand-Distrikten sogar seltener als gewöhnlich beobachtet. Die ungewöhnlich starke Austrocknung des Erdbodens wird, wie schon wiederholt, als Ursache dieser günstigen Erscheinung betrachtet.

In einem Kreise (Züllichau-Schwiebus) kommt der Anthrax seit 16 Jahren nicht mehr vor, obwohl derselbe dort wie in benachbarten Kreisen früher viele Opfer gefordert hatte. Die rationellere Bewirthschaftung des Ackers, der Weide- zu Wiesenfläche, die verbesserten Inundationsverhältnisse der Flussniederungen und die dadurch verringerten Grundwasserübelstände werden als Ursachen angegeben und bestätigen anderweitige Erfahrungen (Hahn).

Ueber die bedeutende Epizootie unter dem Wilde des Grunewalds bei Potsdam werden nähere Angaben nicht gemacht (vergl. d. Bericht für 1874 Bd. I. S. 695). — Auf einem Gute starben 6 Pferde, welche aus dem Leder eines an Milzbrand gestorbenen Ochsen verfertigte Geschirre trugen, an Milzbrand. — Phenylsäure gegen Milzbrand wurde von Oemler und Roloff wiederholt ohne Erfolg versucht. — Eine grössere Zahl von Menschen wurde inficirt und verfiel in schwere Erkrankung; 8 Menschen starben. Die Ansteckung erfolgte meist bei Manipulationen mit kranken oder todten milzbrandigen Thieren; in einigen Fällen durch Fleischgenuss, der übrigens in manchen Fällen nur heftige Leibschmerzen zur Folge hatte. (Preuss. M. S. 73.)

In Bayern erkrankten im Jahre 1873 an Milzbrand 436 Rinder und 2 Pferde, von welchen 166 genasen, 85 geschlachtet wurden und 186 (darunter 2 Pferde) fielen. Unter den als milzbrandkrank aufgezählten Thieren befand sich eine grössere Zahl (im Amtsbezirke Werdenfels 28), die an sog. Rauschbrand (Geräusch) litten — eine Krankheitsform, deren Anthraxcharakter so gut wie widerlegt ist. In den Milzbrandbezirken Oberbayerns trat die Seuche in grösserer Häufigkeit auf als früher. Ausserdem kommt der Milzbrand häufig in einigen Bezirken der Oberpfalz und in Unterfranken. In Schwaben und Neuburg, dessen algäuer Alpen sich an den angrenzenden oberbayrischen nur durch eine bessere Cultur unterscheiden, kommt Milzbrand am wenigsten vor — Die Krankheit wurde in einigen Fällen durch Fleisch milzbrandkranker Thiere weiterverbreitet; ebenso verschleppten Personen, die beim Abhäuten oder bei der Section solcher Thiere Hülfe geleistet, den Milzbrand in andere Ställe. Infectionen bei Menschen kamen in 3 Fällen durch äussere

Infection vor — Ausgang in Genesung; in Folge des
Fleischgenusses von einem milzbrandkranken Ochsen
erkrankten 7 Personen mehr oder weniger heilig. Eine
bessere Cultur der Alpenweiden und geord-
netere Verhältnisse der Alpenwirthschaft im
bayerischen Gebirge werden als die sichersten und
nachhaltigen Mittel gegen die Seuche empfohlen.
(Wochenschr. 8. 286.)

In Württemberg wurde 1874 der Milzbrand
bei 60 Rindern (1873=34, 1872=74) beobachtet; von
3 inficirten Menschen starb einer. Epizootisch kam die
Seuche vor im Oberamt Neresheim, wo in 4 Orten und
8 Stallungen von 86 Thieren 24 erkrankten, 20 starben
und nur 4 genasen. Die Uebertragung auf Menschen
geschah in einem Falle durch Schlachten eines erkrankten Thieres und zweimal durch Fliegenstiche. (Rep.
8. 335.)

Auf einem Gute, wo 3 Jahre vorher in 9 Tagen
7 Stück Rindvieh an Milzbrand zu Grunde gingen,
trat nach der Beobachtung Diater's wiederum ein
Milzbrandfall auf. Um ähnliche Verluste zu verhüten,
wurden sämmtliche Thiere sofort aus dem Stalle in
Schuppen und Scheune untergebracht und der Stall
gründlich gereinigt und wiederholt desinficirt. Die Dislocation, die D. schon öfters mit Erfolg anwandte,
dauerte 14 Tage, und es wurde ein weiterer Erkran-
kungsfall nicht beobachtet. (S B. S. 83.)

. Milzbrand kam in Dänemark 1874 als Milz-
brandemphysem in einer Rinderbesatzung auf Seeland
und in 2 in Jütland vor. Beim Schafe zeigte sich
Milzbrand unter einer anderen Form: In einer aus
8 Stück bestehenden Heerde auf Seeland starben
5 Stück nach einer Krankheitsdauer von wenigen Stunden; die Symptome waren grosse Mattigkeit und blutige
Diarrhoe. Nach dem Tode schnell eintretende Fäulniss.
2 Katzen, die von den todten Schafen gefressen hatten,
starben unter ähnlichen Syptomen. (Dän. Aarab.)

Ueber das Verhalten der Milzbrandbacterien hat Siedamgrotzky (1) die Resultate seiner
Untersuchungen und Versuche an 1 Schafe, 5 Schweinen und 15 Kaninchen mitgetheilt.

Während des Lebens fanden sich die Stäbchen im
Blute der geimpften Thiere nur in einzelnen Fällen und
dann nur vereinzelt, dagegen constant in wechselnder
Menge im Impfcarbunkel; auch nach dem Tode waren dieselben in einzelnen Fällen im Blute nicht, dagegen stets in der Milz aufzufinden. Neben den Stäbchen fanden sich stets die vom Ref. als Bacterienkeime
bezeichneten Gebilde sowohl an der Impfstelle als im
Blute während des Lebens und nach dem Tode. In Bezug auf das mikroskopische Verhalten bestätigt S. die
Angaben des Ref. — Die Gliederung sah S. ohne Einschnürung der Längscontouren, so dass die Stäbchen aus
kurz cylindrischen (Gliedern bestehen. — Die Versuche,
die Milzbrandbacterien zu isoliren, misslangen ebenso
wie die Senkungsversuche; ebenso blieben die Versuche
mit derartigen Flüssigkeiten resultatlos. — Ueber das
Verhalten der Milzbrandbacterien an der Impfstelle berichtet S.: An der Impfstelle entwickelt sich eine progressiv zunehmende Anschwellung, die sich durch höhere
Röthung und stärkere Wärme der Haut auszeichnet. Im
Impfcarbunkel finden sich nach 24 Stunden bereits Milzbrandbacterien, jedoch nur circa 5 Mm. vom Schnitte
entfernt, nicht an der Peripherie der Anschwellung. Aus
dem Mitauftreten der Bacterien lässt sich immer schon
auf Nichterfolg der Impfung schliessen. Bei subcutaner
Injection des Milzbrandblutes trat der Tod in Folge von
Milzbrand ein, ohne dass jedesmal Bacterien an der
Impfstelle zu finden waren. Wenn die Zahl der Stäbchen in dem Impfcarbunkel auch eine mässige war und
selbst 24 Stunden nach der Impfung noch zu fehlen
schienen, so beobachtet man doch stets die Bacterienkeime, die vorzugsweise auf den weissen Blutkörperchen

sich festsetzten; letztere sind hier und da morgenstern-
ähnlich mit feinen Spitzen besetzt, die als junge, kurze
Bacterico den Bacterienkeimen zu entsprossen scheinen.
Diese Thatsachen stützen nach S. die vom Ref. aufgestellte Ansicht, dass die Milzbrandstäbchen sich aus den
Bacterienkeimen entwickeln, ganz wesentlich. Im Blute
selbst konnten die Milzbrandstäbchen meist erst wenige
Stunden vor dem Tode nachgewiesen werden, niemals
früher als 24 Stunden vor dem letalen Ausgange. Nach
dem Tode scheint die Entwickelung der Stäbchen
schneller vor sich zu gehen; in einem Falle gelang es,
ähnlich wie Ref. einmal gesehen, eine solche postmortale Entwickelung im Blute auf dem Objectträger zu
beobachten; die dabei gebildeten Stäbchen waren jedoch
auffallend kürzer. — Die Versuche ergaben ferner, dass
die Milzbrandbacterien zerfallen und verschwinden, sobald Fäulnissbacterien auftreten. — Für die mechanische
Wirkung der Milzbrandbacterien konnten keine Beweise
gefunden werden; gegen eine solche spricht auch die
relativ geringe Zahl der im lebenden Blute vorkommenden Bacterien. Die von Davaine geschätzte Zahl
(8—10 Millionen in einem Bluttropfen) ist für die Mehrzahl der Fälle entschieden übertrieben. Dass die Milzbrandbacterien chemisch reizende Stoffe erzeugen, dafür
spricht, dass die entzündliche Anschwellung bei der Impfung stets den Herd, in welchem Milzbrandbacterien
und Bacterienkeime nachgewiesen werden können, um
ein Erhebliches überragt.

Ueber die Milzbrandseuchen des Jahres
1874, wie sie sie im bayerischen Gebirge und
in der Umgebung von Potsdam herrschten (vgl.
diesen Bericht für 1874, B. I., S. 693 u. 695), bringt
Adam (3) ein Referat.

In den bayerischen Alpen trat nach den Mittheilungen Zeilinger's der Milzbrand auf 80 Weiden
(Alpen) und in 22 Stallungen auf und tödtete 618 Stück
Rindvieh und 40 Pferde — in einem durchschnittlichen
Werthe von 131,600 Gulden. Ausserdem wurden circa
15 Stück Wild an der Seuche verendet gefunden. Die
Zahl der erkrankten Thiere konnte nicht genau controlirt werden. Die ersten Todesfälle wurden häufig ver-
schwiegen, die Vergrabungen der Cadaver schlecht vorgenommen, oder letztere in Bergbäche geworfen und
dort frei liegen gelassen. Mit Ausnahme einzelner spo-
radischer Fälle kamen die ersten Erkrankungen auf der
Weide am 21. Mai im Amtsbezirke Tölz vor, worauf bis
5. Juni Stillstand eintrat; von da an bis zum 20. September wüthete die Seuche. — Am meisten gefährdet
waren die schönsten und am besten genährten Rinder.
Der Verlauf war ein sehr rascher, nicht selten trat der
Tod schon nach ¼—½ Stunde ein. Die Uebertragung
der Seuche durch Fliegenstiche war unzweifelhaft; so
konnten bei 10 Pferden Fliegenstiche als ursächliche
Momente nachgewiesen werden. Auf die Fliegen selbst
hat das Anthraxgift keinen Einfluss. Zu der ersten Zeit
des Auftretens der Seuche wurde viel Fleisch von geschlachteten milzbrandkranken Thieren verspeist und erst
später, als Erkrankungen (die jedoch in der Regel nicht
durch Fleischgenuss entstanden. Ref.) bei Menschen
bekannt wurden, wurde davon abgelassen. In Betreff
der Verheerungen durch Anthrax unter dem Wildstande
im Grunewald bei Potsdam verweist Ref. auf den vorig-
jährigen Bericht.

Uebele (4) theilt in seinem Vortrage nach einer
Recapitulation der jetzt herrschenden Ansichten mit,
dass der Milzbrand in Württemberg überhaupt selten vorkomme und berichtet folgende
Fälle näher.

Auf einem Hochplateau in der Nähe von Künzelsau
kommen alljährlich sporadische Milzbrandfälle vor in
demselben Stalle. Wegen Baues einer neuen Stallung

wurde im Jahre 1871 der ganze Viehstand (13 Stücke) in einer alten verlotterten Räumlichkeit untergebracht. Nachdem eine Kalbin wegen Anthrax getödtet und deren Blut in die Streu abgelaufen war, erkrankten in den nächsten Tagen 4 weitere Stücke, und im Verlauf von 6 Tagen waren sämmtliche Rinder theils crepirt, theils getödtet. Die Section ergab die gewöhnlichen Veränderungen. Von 12 Schweinen erkrankte nur eines in leichtem Grade. — Die crepirten Thiere wurden nebst dem Dünger in einen verlassenen, 20 Fuss tiefen Steinbruch geworfen, der sich jedoch in der Nacht in Folge eines Gewitters derart mit Wasser füllte, dass die Cadaver schwammen und das überlaufende Wasser sich über einen Kleeacker ergoss. Der Klee wurde abgemäht und ebenfalls in das Loch geworfen. 3 Monate später erkrankten jedoch in dem neuen Stalle gleichzeitig wieder 5 Rinder, die sämmtlich das Futter von jenem Kleeacker erhalten und sich dadurch zweifellos inficirt hatten. Nach 3 Monaten brach der Milzbrand mehrmals aus durch ein Güllenloch (?Ref.) und erkrankten auch 4 Menschen an Carbunculose.

Einen ausführlichen Bericht über 2 Fälle von Pferdetyphus, von denen der eine letal verlief, giebt Friedberger (7). Zur Entwickelung der Frage, ob der sogenannte Pferdetyphus eine Milzbrandform sei, wurde in Uebereinstimmung mit den Resultaten anderer Beobachtungen gefunden, dass selbst bei tödtlichem Verlaufe Milzbrandbacterien im Blute während des Lebens, sowie nach dem Tode und bei längerer Aufbewahrung des Blutes fehlen und ebenso in den carbunkelähnlichen Schwellungen unter der Haut und in der Darmwandung. Impfungen auf 3 Kaninchen mit Blut, das 12 Stunden vor dem Tode in einem Falle entnommen wurde, hatten ein negatives Resultat.

3. Schweineseuche (Rothlauf).

1) Fischer, Die Rothlaufkrankheit der Schweine. Bad. Mitth. S. 36. — 2) Bollinger, O., Ueber die Ursache plötzlicher Todesfälle und den sogenannten Rothlauf bei Schweinen. Deutsche Zeitschr. Band I. S. 75.

In Preussen kam die Schweineseuche im Berichtsjahre 1873—74 in mehr oder weniger grosser Verbreitung vor.

Dass die Krankeit keine Milzbrandform sei, wird von allen Berichterstattern zugegeben. Das Fleisch der im letzten Stadium der Krankheit geschlachteten Schweine wurde häufig ohne jeden Nachtheil verspeist, ebenso genossen auch Hunde häufig Theile der Cadaver ohne Schaden für ihre Gesundheit. Von Rathke und Haarstück wurden wiederholt Kaninchen mit negativem Erfolge geimpft und daraus wie aus der Unschädlichkeit des Fleischgenusses für Menschen und Hunde auf die nicht ansteckende Natur des Processes geschlossen. Obwohl die Berichterstatter nicht bestreiten, dass die Krankkeit nicht ansteckend sei, halten sie den Beweis dafür nicht durch die erwähnten Beobachtungen erbracht, da eine Krankheit in hohem Grade ansteckend sein könne, ohne auf andere Thiergattungen übergreifen wie z. B. die Rinderpest. Als Ursache der Seuche nehmen die Berichterstatter ein „Miasma" an, dessen Entwickelung durch fäulnissfähige organische Substanzen, Feuchtigkeit und Wärme bedingt werde. (Preuss. M. S. 126.)

In Bayern kam im Jahre 1873 der Rothlauf (auch Rothlauffieber oder Halsbräune genannt) in allen Regierungsbezirken theils in seuchenartiger Verbreitung, theils auf einzelne Ställe beschränkt vor. Nieder gelegene Bezirke wurden im Ganzen stärker heimgesucht als höher gelegene. Nur ein geringer Theil der Erkrankten ist genesen, die Mehrzahl gefallen. Das Fleisch geschlachteter Thiere wurde öfters ohne Nachtheil von Menschen verspeist. In einem Bezirke mit 343 Erkrankungen (199 gefallen, 144 geschlachtet), kam die Krankheit ausnahmslos in Ställen vor; deren obere Bodenlage aus Holz bestand. (Woch. S. 351.)

Der brandige Rothlauf (Rothlauffieber) der Schweine kam 1874 in Württemberg in etwas geringerer Verbreitung vor, als in den vorhergehenden Jahren, der Verlauf war ein gutartigerer und die Mortalität eine verhältnissmässig sehr geringe. Die Seuche herrschte vom April bis September. (Rep. S. 335.)

Der Schweine-Typhus kam im Königreiche Sachsen im Jahre 1874 in verschiedener zeitlicher und räumlicher Ausbreitung vor: entweder nur vereinzelt das ganze Jahr hindurch, oder das ganze Jahr hindurch in grösserer Ausdehnung. Dinter machte die Beobachtung, dass man mit Erfolg bei dieser Seuche (Rothlauf) nicht die kranken, sondern die gesunden Thiere aus den ergriffenen Stallungen entfernen und möglichst lange anderswo unterbringen könne. (Sächs. Ber.)

Rothlauf der Schweine kam 1874 in Dänemark weniger häufig vor als in den vorhergehenden Jahren. Im Ganzen wurden über 93 Fälle berichtet, meist im südlichsten Jütland mit einer Mortalität von 75 pCt. (Dän. Aarsb.)

Bollinger (2) berichtet über den Sectionsbefund bei 2 Schweinen, die aus einer 20 Stück zählenden Herde stammten und von welchen 4 Stück plötzlich gestorben waren: Pallisadenwürmer (Strongylus paradoxus) und deren Brut (Eier und Embryonen) in den feineren Bronchien und im Parenchym der hinteren oberen Lungenpartien; Bronchitis und Bronchiolitis verminosa und beginnende Pneumonie, Lungenödem, allgemeine Cyanose, acuter Hydrops der serösen Säcke, hochgradige Hyperämie des Kehlkopfes und der Rachenhöhle, Hyperämie der oberen Halsmuscculatur, Ecchymosen am Herzen. Die nächste Todesursache war offenbar das acute Lungenödem durch die in den mittleren und feineren Bronchien hausende Wurmbrut verursacht. Nach B. ist vielleicht ein Theil jener acuten Todesfälle bei Schweinen, die man unter dem Begriff „bösartiger Rothlauf oder Schweineseuche" zusammenfasst, durch ganz dieselbe Ursache bedingt.

Fischer (1) beobachtete im Sommer 1874 die Rothlaufkrankheit der Schweine im Amtsbezirke Wolfach (Baden) in 3 Gemeinden und 21 Gehöften bei 44 Schweinen, von denen 36 geschlachtet wurden, während 4 genasen und 4 crepirten.

In einem Falle bei 8 Schweinen wurden als Vorläufer constatirt, nachdem die Thiere ihr Mittagsfutter vollständig verzehrt und sich munter auf dem Hofe bewegt hatten: Gähnen, Kanon, Geifern, Husten, Würgen, bei einigen Erbrechen und Zittern. Die Thiere suchten alsbald ihren Stall auf und wühlten sich in die Streu ein. Die Körpertemperatur betrug im Mittel 40,8° C., in einem in Genesung ausgehenden Falle wurde 42,9° C. gemessen. Auf 42° C. und darüber stieg die Temperatur in den späteren Stadien der Krankheit. Ausser den Störungen des Allgemeinbefindens fanden sich nervöse Symptome: Theilnahmslosigkeit, paralytisch Erscheinungen in den Extremitäten und im ganzen Hintertheil, Lähmung des Kehlkopfes und der Stimmbänder, Heiserkeit und Aphonie. Bei 4 genesenden Thieren beobachtete F. noch längere Zeit einen gespannten, anscheinend schmerzhaften Gang, und zwei derselben waren während der ersten 14 Tage kaum auf die Beine zu bringen. Die sichtbaren Schleimhäute waren meist dunkel geröthet, auf der Haut erschienen auf der Höhe der Krankheit rothe Flecken, die allmälig sich diffus ausbreiteten und violett färbten. Beim Anfassen lösten sich Epidermis und Borsten von den violett gefärbten Ohren ab. In 5 Fällen (davon 2 in Genesung ausgehend) fehlte die Hautröthe. Die Hautröthe hatte ihren Sitz im Papillarkörper und ist wahrscheinlich eine secundäre Folge der Blutkrankheit. In den inneren Organen — Lunge, Leber, Nieren, Lymphdrüsen, Magen und Darmcanal — fanden sich meist starker Blutreichthum, Ecchymosen und Infarcte. Die übrigen Organe ohne besondere Veränderung. F. hält die Krankheit für eine Blutvergiftung, die nicht durch Fäulnissproducte entsteht, da sie auch in wohl eingerichteten Stallungen vorkommt, sondern wahrscheinlich durch niedere Organismen (Pilze), die mit der Luft oder dem Futter Aufnahme finden. Für eine Mykose spricht das epizootische, dann wieder zeitlich und räumlich beschränkte Auftreten der Krankheit, der stürmische Verlauf und die rasche Verbreitungsweise, endlich das Vorkommen in der warmen Jahreszeit. Nur im Beginne ist eine therapeutische Einwirkung manchmal von Erfolg. Carbolsäure wurde innerlich und änsserlich ohne Erfolg — wahrscheinlich zu spät angewandt. Mehr leistete die Carbolsäure als Vorbauungsmittel (Reinigung und Durchtränkung der Futtertröge). Die Eingeweide der geschlachteten Schweine wurden vergraben, ebenso die Cadaver der gestorbenen, der Fleischverzehr untersagt. Nachdem F. früher erfolglose Impf- und Fütterungsversuche mit Blut und inneren Organen angestellt hatte (vergl. diesen Bericht f. 1873 S. 588), gelang es ihm, durch Zusammensperren eines gesunden Schweines mit einem kranken und einem an Rothlauf gestorbenen Schweine ersteres krank zu machen und unter charakteristischen Erscheinungen des Rothlaufs sterben zu sehen. Da jede andere Krankheitsursache durch Sorgfalt in der Fütterung und Pflege — durch Säuberung der Futtergeschirre — ausgeschlossen wurde, so blieb als ätiologisches Moment nur die Cohabitation in demselben Raume und somit die Ansteckung von dem kranken oder todten Schweine aus übrig. (Eine infection der Localität durch das kranke und todts Schwein und damit eine indirecte Art der Uebertragung ist jedoch ebenso gut möglich gewesen. Ref.)

4. Lungenseuche.

1) v. Lossen, Injection von Carbolsäurelösung in die Lungen lungenseuchekranker Rinder. Deutsche Zeitschrift für pract. Med. S. 228. — 2) Kühne, Nochmals Lungenentzündung und Lungenseuche. Berliner Archiv. S. 137. (Beschreibt einen Fall von Broncho-Pneumonie mit interlobulärem Oedem (Splenisation) in beiden Lungenflügeln und im mittleren Lungenlappen bei einer Kuh; Pleura normal. Ursache: vielleicht Fremdkörper in Form eingeschütteter Medicamente. Das marmorirte Aussehen hätte Anlass zu einer Verwechselung mit Lungenseuche bieten können. In einer Anmerkung tritt Gerlach für die „marmorirte Hepatisation" als Charakteristicum der Lungenseuche ein.) — 3) De l'inoculation préventive de la pleuropneumonie épizootique. Annal. p. 477. :Bericht über eine Arbeit von Idserda, des ehemaligen Inspectors des Sanitätsdienstes in Holland; derselbe plaidirt für den hohen Werth der Impfung als Präventivmittel gegen die Lungenseuche. Aus den Mittheilungen von J. geht u. A. hervor, dass die Verluste an Lungenseuche allein in der Provinz Friesland von 1849—1870 nicht weniger als 39,789 Rinder betrugen, die getödtet oder geschlachtet

wurden. Das Stück zu 100 Gulden berechnet, beziffert sich der Verlust auf 4 Millionen Gulden, wozu eine gleiche Summe für Verlust an Milch u. A. zu rechnen ist.) — 4) Janné, J. A., La péripneumonie contagieuse en Néerlande depuis l'organisation de la surveillance de l'Etat. Annal. p. 1 und 647. — 5) Duvieusart, A., Pleuropneumonie exsudative. Annal. p. 208. — 6) Manri, F., De la spontanéité de la péripneumonie contagieuse sur les montagnes de l'Ariége. Rec. p. 619. — 7) Cox, W. All., Contagio-Infectious Pleuro-Pneumonia. Vet. p. 254.

Die Lungenseuche zeigte in Preussen 1873—74 ebenfalls wieder eine grössere Verbreitung, indem gegen 14 seuchefreie Regierungsbezirke im Jahre 1871—72 nur mehr 8 Regierungsbezirke seuchefrei waren.

Selbst mit Hülfe der neuen Seuchenordnung prognosticiren die Berichterstatter viele Mühe und grosse Opfer, um die Seuche zu bewältigen. Eine Reihe von Erfahrungen, die gegen den Werth der Impfung sprechen, wird registrirt. (Preuss. M. S. 51.)

Die Lungenseuche trat in Bayern im Jahre 1873 in 144 Gehöften auf. Von 533 erkrankten Rindern sind 234 genesen, 384 (darunter auch nichterkrankte) wurden geschlachtet und 56 sind gefallen. Der Schaden an Rindvieh beträgt pro 1873 44,000 Mark. (Woch. S. 301.)

In Württemberg kam die Lungenseuche 1874 bei 190 Rindern (1873: 262) vor, und zwar in 52 Orten und 106 Stallungen, die mit 758 Häuptern besetzt waren. Von den 190 erkrankten Thieren genasen 43 und wurden geschlachtet 147. Das frühzeitige Schlachten der erkrankten Thiere erwies sich als das schnellste, wohlfeilste und sicherste Tilgungsmittel. (Rep. S. 315.)

In Dänemark kam im Jahre 1874 die Lungenseuche nicht vor. (Dän. Aarsb.)

In Grossbritannien kam 1874 die Lungenseuche in 3262 Gehöften (71 Grafschaften) vor. Es erkrankten 7774 Thiere, davon wurden getödtet 7434. gestorben sind 289, genesen 31, in Bestand geblieben 20. Diese bedeutenden Verluste betrafen England und Schottland, während Wales verschont blieb. Das Jahr 1874 gab zum ersten Male Gelegenheit, die Erfolge des Gesetzes vom 1. September 1873, welches die zwangsweise Tödtung der an Lungenseuche erkrankten Rinder gegen Entschädigung anordnet, zu beurtheilen. Gegen 1873 ergab sich zwar eine Zunahme der Krankheitsfälle um 953, was jedoch dem Umstande zuzuschreiben ist, dass bei der nunmehr stattfindenden Entschädigung die Anzeigen der Seuchenausbrüche schneller und vollständiger erfolgen. In dem letzten Quartale des Jahres 1874 hat sich indessen die Zahl der Seuchenausbrüche (1381) gegenüber dem gleichen Quartale 1873 (2357) um 41 pCt. vermindert, und ist zu erwarten, dass der Erfolg des neuerten Tilgungsverfahrens in den Jahren sieb noch auffälliger bemerkbar machen wird. Vom 1. September 1873 bis 31. August 1874 sind auf Grund des erwähnten Gesetzes 6898 an der Lungenseuche erkrankte Rinder gegen eine von den Localbehörden gezahlte Entschädigung von 44,384 Pfund Sterl. (ca. 905,445 Mark) entschädigt worden. Ueber die Verwendung des Fleisches der behufs der Tilgung der Lungenseuche getödteten Rindviehstücke enthält das Gesetz keine Bestimmungen. (Engl. Ber.)

v. Lossen (1) injicirte bei 3 an Lungenseuche erkrankten Ochsen vermittelst eines Troicarts eine etwa 2 Grm. enthaltende, 2procentige Carbolsäurelösung in die Lungen. Die Reaction nach der Operation war eine geringe. Während der Fall in Genesung auszugehen schien, fand man bei 2 geschlachteten, an der Stelle der Injection haselnuss- bis wallnussgrosse Böhlen, die mit schwacher übelriechender Brandjauche gefüllt, jedenfalls in Folge der Injection entstanden waren.

Nach Janné (4) kam die Lungenseuche im Jahre 1874 in Holland in 2414 Fällen vor, so dass die Verluste gleich gross waren wie im vorhergehenden Jahre (2479).

5. Pocken.

1) Klein, On the Pathology of Sheep-Pox. Quart. Journ. of microscop. Scienc. July. p. 229. Ref. v. Boll, Centralbl. für die med. Wissenschaft. 1876. No. 9. —
2) Depaul, M., Horsepox chez le cheval. Bull. de l'Acad. de Méd. No. 17. p. 465.

Im preussischen Staats wurden die Kuhpocken im Berichtsjahre 1873—74 nur in einzelnen Fällen beobachtet, während die Schafpocken in den Regierungsbezirken Stettin, Cöslin und Stralsund in grosser Verbreitung vorkamen, in geringerem Grade in Königsberg und einer Reihe weiterer Bezirke. Als Ursache der weiteren Verbreitung der Seuche wird immer wieder die Schutzimpfung der Lämmer angeklagt. Die Schweinepocken wurden ebenfalls in einigen Fällen beobachtet. (Frauss. M. S. 35.)

Die Pocken der Schafe kamen im Jahre 1873 in Bayern nur in einer, aus 240 Häuptern bestehenden Herde vor. Trotzdem fast sämmtliche Schafe erkrankten und nicht geimpft wurde, betrug der Verlust dort nur 12 Stück (5 pCt.). Eine Weiterverbreitung wurde nicht beobachtet. (Woch. S. 304.)

In Württemberg kamen 1874 ächte Kuhpocken bei 4 Kalbinnen und 24 Kühen vor; bei Schafen und Schweinen oder anderen Thieren kamen Pocken nicht vor. (Rep. S. 323.)

Bei einer 354 Köpfe starken Schafheerde beobachtete Ackermann im December 1873 eine Pockenseuche. Die Impfung haftete bei allen Schafen und verlief sehr günstig. Ehe die Impfung zur Wirkung gelangte, brachen die Pocken bei geimpften Schafen aus, und starben in Folge dessen 15 trächtige Mutterschafe. Der Gesammtverlust betrug 36 Köpfe. Nach der im April 1874 beendeten Lammzeit wurden im Mai 1874 noch 60 Lämmer geimpft, jedoch alle erfolglos, da alle von pockenkrank gewesenen Lämmern gefallen waren. Die Impfung auf zwei in demselben Stalle befindliche Ziegen — am Ohr und an der unteren Schwanzfläche — war bei der Ohrimpfung erfolglos, bei der Schwanzimpfung von Erfolg, indem sich viele Pocken am Euter entwickelten. (Sächs. B. S. 81.)

In Dänemark kamen 1874 in 41 Besitzungen 374 Fälle von Kuhpocken vor. (Dän. Aarsb.)

Klein (1) injicirte gesunden Schafen Schafpockengift (theils unverdünnt, theils mit ½ pCt. Kochsalzlösung verdünnt) tropfenweise mittelst einer Pravaz'schen Spritze an verschiedenen Stellen unter die Haut und unterwarf die in Folge davon entstandenen Pockenpusteln in ihren verschiedenen Stadien der mikroskopischen Untersuchung. Auch gelang es K., an denselben Schafen eine allgemeine Pockeneruption hervorzubringen, wenn er mit Kochsalzlösung verdünntes Schafpockengift in die Vena mammaria externa injicirte. Wurde diese Injection gleichzeitig mit der subcutanen Inoculation vorgenommen, so erschienen die (primären) Inoculationspocken am 3., die ersten (secundären) Pocken der Allgemeineruption am 6. Tage. Ebenso wie die primären wurden die secundären Pockenpusteln mikroskopisch untersucht. K.

beschreibt zunächst die geformten Bestandtheile, die er in dem ursprünglich angewandten (aus Breslau von Cohn bezogenen) Schafpockengift nachweisen konnte. In gleicher Weise beschreibt er dann die mikroskopischen Bestandtheile aus den durch dieses Gift erzeugten Pockenpusteln. Als Resultat dieser beiden Untersuchungen ergiebt sich, dass als das characteristische Formelement der activen Schafpocken-Lymphe kleine sphäroide Körperchen von starkem Lichtbrechungsvermögen anzusehen sind, welche entweder einzeln oder zu Ketten angeordnet, vorkommen können. — Die in Folge der Impfung stattfindende Entwickelung der primären Pocken zerfällt naturgemäss in 3 Stadien. Das erste Stadium ist characterisirt durch Verdickung der Haut, die oberhalb eines schnell sich vergrössernden, aber stets wohlbegrenzten Bezirkes stattfindet. Im 2. Stadium bilden sich im Rete Malpighi blasige Höhlungen (sogenannte Zellen der älteren Autoren), die eine klare Flüssigkeit enthalten, in der früher oder später vegetabilische Formelemente aus dem Pockengift zur Entwickelung gelangen. Im 3. Stadium füllen sich diese Höhlungen mit Eiterkörperchen an. Der Process beginnt im Rete Malpighi und im Papillarkörper der Haut. In dem ersteren werden die Zellen grösser und erscheinen deutlicher begrenzt. Im Papillarkörper scheinen die Papillon vergrössert, es proliferiren die Epithelien ihrer Blutcapillaren. Darauf erweitern sich die Lymphgefässe der Haut, ihre Wandung wird deutlicher, und in ihrem Innern treten Wanderzellen und eine coagulirtem Plasma ähnliche Materie auf. Am 3. Tage nach dem ersten Erscheinen der Pocken wird dieses Material der Sitz einer lebhaften Vegetation des Pockengiftes, und das ganze Material wird in eine filzartige Masse von kleinen Filamenten u. s. w. verwandelt. Während diese Veränderungen in den Lymphgefässen der Cutis vor sich gehen, beginnt auch die Blasenbildung des Rete Malpighi. Die Blasen nehmen immer mehr und mehr an Grösse zu, um endlich zu confluiren und grössere seröse Höhlungen zu bilden, in denen dann ganz ähnliche Vegetationen wie in den Lymphgefässen auftreten. Den Schluss des Processes bildet die Vereiterung. Die (secundären) Pocken der Allgemeineruption zeigen das gleiche anatomische Verhalten wie die (primären) Inoculationspocken mit nur untergeordneten Verschiedenheiten.

Depaul (2) berichtet über einen Fall von Pferdepocken, mit deren Pustelinhalt er ein Kind und eine Ziege impfte. Das Thier fieberte etwas, hustete viel und zeigte Temperatursteigerung; die Submaxillardrüsen waren angeschwollen. Die auf den Lippen und Nasen sitzenden Pusteln waren rund, wenig prominirend, im Centrum vertieft und zeigten überdies alle Charactere der Pustela der horse- pox und der menschlichen Vaccinepusteln. Bei genauer Untersuchung standen die Pusteln zerstreut über den ganzen Körper. In der Discussion macht Bouley darauf aufmerksam, dass solche Fälle leicht mit Rotz verwechselt werden können, so dass Impfungen auf Kinder nur mit aller Vorsicht vorzunehmen seien.

6. Influenza (Pferdeseuche).

1) Lustig, Ein Fall von infectiöser Pleuro-Pneumonie (Influenza), epikritisch und experimentell erläutert. Bannov. J. B. S. 38.

In Dänemark herrschte 1874 die Infinenza weniger verbreitet als in den vorhergehenden Jahren: 122 Erkrankungen mit einer Mortalität von 11,5 pCt. (Dän. Aarsb.).

Lustig (1) beschreibt einen Fall von infectiöser rechtsseitiger Pleuro-Pneumonie mit linksseitiger Pleuritis bei einem Pferde, das nach mehrtägiger Erkrankung zu Gunde ging.

Bei der Section fand sich in beiden Brusthöhlen eine orangefarbige, trübe Flüssigkeit (rechts ungefähr 6, links 10,5 Kilo), sowie ein gelbes, orangefarbiges, fibrinöses Exsudat; in dem Exsudate waren mikroskopische Kugel- und Fadenbacterien, Micrococcen zu sehen, im Milzvenenblute kleine, runde, stark lichtbrechende Körperchen. Im rechten mittleren, festen Lungenlappen röthlich graue, mehr trockene und fein granulirte Herde, einzelne derselben jauchig zerfallen und theilweise an der inneren Lungenfläche bis an die Pleura reichend. Im luftleeren Vorderlappen der linken Lunge eine grüngelbe, sulzige Masse, ebenso im unteren Theil des mittleren Lappens. Leber, Milz und Nieren waren stark vergrössert, der Harn eiweisshaltig, unter dem Epicardium Ecchymosen. Die rechtsseitige, jüngere Pleuritis war offenbar durch Uebertritt des rechtsseitigen Exsudats erzeugt worden. Nach den Beobachtungen L.'s dauert im Beginne der diffusen Pleuritis die inspiration länger, als die Exspiration (costaler Respirations-Typus), mit der Zunahme des Exsudats dauert die Exspiration etwas länger, als die Inspiration (costo-abdominaler Typus), zuletzt dauert die Exspiration abnorm lange (flankenschlägiges Athmen, costo-abdominaler Typus).

Impfung mit Blut des erwähnten Pferdes, welches sehr kleine, runde, stark lichtbrechende Körper(Micrococcen?)enthielt, einem Kaninchen, tödtete dasselbe nach circa 36 Stunden; ein zweites mit dem Blute des ersten geimpftes Kaninchen starb schon nach 16½ Stunden und ein drittes mit dem Blute des zweiten geimpften Kaninchens bereits nach 9 Stunden. Die Versuche bestätigten somit die Angaben Davaine's über die Multiplication der Intensität der impfbaren Substanz bei der Septicämie. — Das eingetrocknete Blut des letzten Kaninchens zeigte sich bei der Impfung nach 4½ Monaten noch virulent und tödtete noch 0,50 Gramm das geimpfte Kaninchen nach 33 Stunden, nachdem die Impfung mit 0,25 Gramm erfolglos blieb. Im letztern Falle fanden sich sowohl in der Impfflüssigkeit wie in den Körpersäften des geimpften Thieres Bacterien, die wahrscheinlich beim Eintrocknen des Blutes in dasselbe gelangt waren. Ein mit bacterienhaltigem Pleura-Exsudat geimpftes Kaninchen starb erst nach 4 Tagen, und ein mit dem 7 Monate conservirten und getrockneten Blute dieses Thieres geimpftes Kaninchen starb 17 Tage nach der Impfung; Section: käsiger Heerd an der Impfstelle. L. schliesst aus diesen Versuchen, dass in Uebereinstimmung mit Hiller und Panum das Wesentliche des putriden Giftes nicht an die Micrococcen und Bacterien, sondern an unbekannte septische Stoffe gebunden sei. (Aus dem jauchigen Zerfall der lobulären pneumonischen Heerde liesse sich auch auf Fremd-

körper als Ursache schliessen; ferner sind postmortale Producte in den Impfflüssigkeiten nicht unmöglich, da die Section erst 11 Stunden nach dem Tode vorgenommen wurde. Ref.)

7. Rotz.

1) Kirchner, C., Zur Pathogenese des Rotzes. Deutsche militärärztliche Zeitschrift. IV. Jahrgang. S. 1. (Glaubt, dass sich nicht alle Thatsachen aus der Lehre von der ausschliesslichen Contagiosität erklären lassen. Obwohl der Verf. in einer Anmerkung andeutet, dass er seine Angaben mehrfach der Monographie des Ref. in Ziemssen's Path. und Ther. Bd. III. entlehnt hat, hätte er besser das Ganze als eine Art Referat über meine Rotzarbeit bezeichnet; wenigstens sind die sachlichen Angaben vielfach wörtlich abgeschrieben. So ist die autochthone Entstehung des Rotzes aus hygienisch ungünstigen Stallungen abzuleiten — ähnlich wie die Schwindsucht in ungesunden Kasernen oder die Militär-Ophthalmie entsteht. Dass die Verbesserung der Stallbodens, der Stallluft etc. auf die Gesundheit der Pferde von gutem Einflusse ist, wird Niemand bezweifeln, dass aber dadurch die Rotzkrankheit wirksam bekämpft werde, wie Verf. anzunehmen und zu beweisen sucht, ist wohl ein überwundener Standpunkt. Zum Schlusse wünscht Verf. einen gewissen Einfluss der Militärärzte auf das Militär-Veterinärwesen, besonders mit Rücksicht auf Gesundheitspflege, und wünscht namentlich Berichterstattung über das Vorkommen des Rotzes von Seiten der Veterinäre an die Militärärzte, um rechtzeitig auf die Gefahren aufmerksam machen und geeignete prophylaktische Maassnahmen ergreifen zu können.) — 2) Renaut, J., Sur les lésions anatomiques de la morve équine aiguë et chronique. Compt. rend. LXXXI. No. 9. — 3) Bollinger, O., Beiträge zur experimentellen und vergleichenden Pathologie des Rotzes. Deutsche Zeitschr. Bd. II. S. 76. — 4) Derselbe. Zur Diagnose des Rotzes. Woch. S. 237. — 5) Krabbe, H., Ueber die Verbreitung der Rotz-Wurmkrankheit mit besonderer Rücksicht auf die skandinavischen Länder. Deutsche Zeitschr. Bd. I. S. 286. — 6) Eggeling, Rotz. Berl. Arch. S. 290. — 7) Lydtin, A., Die technischen Grundlagen für ein Reichsgesetz „die Rotzkrankheit betreffend." Referat für die 3. Sitzung der deutschen Veterinärräthes zu Berlin. April. 1874. Rad. Mitth. S. 100. — 8) Suchanka. Franz. Ein Fall von Lungenrotz. Oesterr. LXIII. S. 109. (Hautabscesse, Lungenrotz und metastatische Nierenabscesse, Nase vollkommen rein.) — 9) Lafosse. M., Rapport sur un cas de morve. Rec. p. 233. — 10) Decroix, M., Influence curative du climat de l'Algérie sur le Farcin. Gaz. méd. de l'Algérie. No. 1. (Zählt unter den Ursachen des Rotzes neben unterdrücktem Schweisse, ungesunden Stallungen, mangelhafter Ernährung auch die in Algier gebräuchlichen Meerbäder auf. Im Uebrigen nichts Neues enthaltend; in der Fortsetzung soll der heilende Einfluss des Klimas von Algier auf den Rotz besprochen werden.) — 11) Harms. C., Ein Fall von Uebertragung der Rotzkrankheit auf eine Ziege. Hannover. J. Bd. S. 88.

Im Berichtsjahre 1873/74 kam die Rotzkrankheit (Rotz, Wurm und verdächtige Drüse) in Preussen bei 2058 Pferden zur Beobachtung (gegen 1771 im Vorjahre), so dass gegen 1872/73 eine Zunahme um 14 pCt. zu constatiren war. Da überdies eine grosse Zahl von Rotzfällen nicht zur Kenntniss der amtlichen Thierärzte gelangt, so belaufen sich die angeführten Zahlen in Wirklichkeit viel höher. Vor dem deutsch-französischen Kriege im Jahre 1869/70 betrug die Zahl der Rotzfälle nur 959, so dass sich ihre Zahl mehr als verdoppelt hat. An Rotzinfection starben 5 Menschen (3 sicher, 2 angeblich). (Preuss. M. S. 6.)

Die Rotzkrankheit der Pferde kam im Jahre 1873 in Bayern bei 390 Thieren zur Beobachtung. Davon wurden 367 getödtet, 21 sind gefallen und 2 befanden sich am Jahresschlusse noch in Contumaz. Bei einem Pferdestand von 350,000 Stück sind 0,111 pCt. durch die Rotzkrankheit vernichtet worden, was pro Stück nur zu 400 Mrk. einen Verlust von 156,000 Mrk. entziffert. Unter sämmtlichen Rotzerkrankungen gehörten circa 372 der chronischen, 18 der acuten Form an. Die Weiterverbreitung der Krankheit wird wesentlich unterstützt durch die zu frühzeitige Aufhebung des Contumaz und durch die Verheimlichung. (Woch. S. 317.)

Im Jahre 1874 kam die Rotzkrankheit in Würtemberg bei 118 Pferden zur Beobachtung (1870 = 36, 1871 = 55, 1872 = 113, 1873 = 135). Von den angeführten 118 waren 9 acut rotzig, 96 chronisch rotzig, 3 wurmig, 10 rotzig und wurmig; der Rotzverdacht wurde nicht bestätigt in 18 Fällen. Mehrere Fälle welche die lange Latenz der Krankheit bewiesen, werden näher berichtet. Das Fleisch eines acut rotzigen Pferdes im Oberamt Tuttlingen wurde eingesalzen und ohne Nachtheil im gekochten Zustande verspeist. Der Wärter eines rotzigen Pferdes erkrankte und starb unter Erscheinungen, die eine Rotzinfection vermuthen liessen. (Rep. S. 314.)

In Sachsen kamen im Jahre 1874 in 82 Ortschaften bei 91 Besitzern 160 Rotzfälle (144 Rotz, 16 Wurm) vor. (Sächs. B. S, 87.)

In Grossbritannien kam die Rotz- und Wurmkrankheit im Jahre 1874 in folgender Verbreitung vor: Die Rotzkrankheit bei 532 Pferden (401 Gehöfte in 42 Grafschaften), erkrankt 532, davon getödtet 477, gefallen 24, genesen (?) 19, in Bestand verbleibend 12 Pferde. Die Wurmkrankheit bei 132 Pferden (121 Gehöfte in 21 Grafschaften), erkrankt 132, getödtet 97, gefallen 11, genesen (?) 21, in Bestand bleibend 3 Pferde. (Engl. Ber.)

In Dänemark kam im Jahre 1874 die Rotz- und Wurmkrankheit häufiger vor als in den vorhergehenden Jahren vor, besonders auf Föhnen, meist durch Ansteckung mittelst eingeführter schwedischer Pferde. Von 51 erkrankten Pferden starben 3, die übrigen wurden getödtet. Die wegen Rotzverdacht getödteten Pferde wurden auf etwa 23,700 deutsche Reichsmark taxirt, wovon 3600 Mark auf Pferde entfielen, die sich bei der Section als gesund erwiesen. (Dän. Aarsb.)

Nach den mikroskopischen Untersuchungen Renaut's (2) bestehen die Rotzknoten der Lungen im frischen Zustande aus embryonalen Zellen, welche die Lungenalveolen vollkommen ausfüllen. Die Knoten selbst sind von dem bekannten Aussehen; bestehen aus einer Anzahl kleiner Herde, die häufig um einen kleinen Bronchus gruppirt sind, und unterscheiden sich nicht von den lobulären Affectionen, wie man sie bei der Pyämie des Menschen findet. In der Umgebung finden sich ältere und frischere Hämorrhagien, letztere ganz nach aussen. Die jugendlichen Zellen dieser Herde sind von denjenigen des Tuberkels scharf unterschieden und verhalten sich ähnlich wie wuchernde Lymphzellen. Werden die Rotzknoten älter, so tritt im Centrum fettige Entartung und schliesslich Verkäsung auf, in dessen Umgebung eine chronische interstitielle Pneumonie sich entwickelt. An anderen Orten, z. B. auf den Schleimhäuten, verhalten sich die anatomischen Veränderungen ganz ähnlich. Der gemeinsame Character des Rotzes, der Pyämie, Syphilis und der Tuberculose liegt in der Production knötchenförmiger Entzündungen

und in in einer ausgesprochenen Neigung zur Verkäsung.

Bollinger (3) bringt experimentelle Beiträge zur Aetiologie des Rotzes, zur Lehre von der Specificität des Rotzes und dessen Verhältniss zur Tuberculose und behandelt schliesslich die Uebertragbarkeit auf andere Thiere. Ausgehend von denjenigen klinischen und pathologisch-anatomischen Thatsachen, welche die Aufnahme des Rotzgiftes auf dem Wege des directen Contactes unwahrscheinlich machen, begründet Verf. die Annahme, dass die grosse Mehrzahl der Rotzfälle dem Eindringen eines in der Luft suspendirten (flüchtigen) Infectionsstoffes ihre Entstehung verdankt, der entweder eine primäre Blutvergiftung mit secundären specifischen Producten (Metastasen) in verschiedenen Organen oder eine primäre Localisation im Respirationsapparat mit folgender Allgemeininfection bewirkt. Gegenüber der allgemein geltenden Ansicht, dass die Auskleidung der Nasenhöhle ebenso constant die Eintrittsstelle des Rotzgiftes in den Körper darstelle, wie bei der menschlichen Syphilis die Geschlechtstheile, und dass die Lungenrotz die regelmässige Ende der Krankheit darstelle (Virchow), beruft sich Verf. auf jene häufigen Fälle von chronischem Rotz der Lunge, der Luftröhre oder der Kehlkopfes, in welchen gleichzeitig die Nasenschleimhaut rein oder mit einem acuten Nachschub von Geschwüren oder Knoten bedeckt ist. Nach alledem bildet die Nasenschleimhaut des Pferdes einen Prädilectionsort für die Localisationen der Rotzinfection, gleichgültig von wo aus das Gift in den Körper gelangt. Zur experimentellen Prüfung dieses Satzes stellte Verf. mehrere Impfversuche an:

1) Versuch: Subcutane Impfung eines Kaninchens an beiden Ohren mit eitrigem Geschwürsbeleg aus der Nase eines rotzigen Pferdes. Entzündlich-eitrige Reaction beiderseits. Heilung des Impfgeschwürs am rechten Ohre nach 3 Wochen, Bildung eines fressenden Rotzgeschwüres am linken Ohre. Abmagerung des Thieres nach Abiant von 3 Monaten. Athembeschwerden, Nasenausfluss; Tod 3½ Wochen nach der Impfung. Section: Impftrotz des linken Ohres mit theilweiser Zerstörung des Ohrknorpels, Lymphangitis der entsprechenden Lymphgefässe, metastatische Rotzknoten der Stirnhöhlen und Stirnbeine, Rotzknoten und Geschwüre der Nasenschleimhaut, entzündliche Schwellung der Kehlgangsdrüsen, Rotzknötchen der Lunge. — 2) Versuch. Impfung einer Ziege durch Injection von Rotzeiter in den Bauchfellsack. Anscheinend normales Befinden nach der Impfung. Nach 5½ Wochen Abnahme des Appetits und beginnende Abmagerung, Auftreten von Husten. Nach 7 Wochen das ausgesprochene klinische Bild des acuten Rotzes: eitriger missfarbiger Nasenausfluss, häufiger Husten, Anschwellung der Kehlgangsdrüsen, Athembeschwerden, Bildung von Knötchen und Geschwüren auf der Nasenschleimhaut. Allmälig bedeutende Abnahme der Fresslust, Steigerung der Temperatur, frequenter schwacher Puls. Tod 9 Wochen nach der Impfung. Section: Rotzknoten und Geschwüre der Nase, Lymphangitis der entsprechenden Lymphgefässe, Lymphadenitis der Kehlgangsdrüsen; zahlreiche bis bohnengrosse Rotzknoten des Bauchfells, der Milz, der Lungen und verschiedener Muskeln.

Das Resultat dieser Versuche beweist, dass das

Rotzgift bei verschiedenen, für die specifische Infection empfänglichen Thieren immer zuletzt auch auf der Nasenschleimhaut seine Localisationen macht, dass die Nasenauskleidung einen von dem Gifte bevorzogten Ort darstellt, gleichgültig, auf welche Weise oder von welchem Organe aus das Virus in den Körper eindringt. Derselbe Vorgang dürfte sich auch beim Pferderotz wiederholen, indem die Nasenschleimhaut der Sitz secundärer Rotzlocalisationen wird, mag nun das Gift von der Haut aus oder mit der Athemluft oder mit der Nahrung in den Körper gelangt sein — ein Verhältniss, wie es übrigens bei Sectionen häufig constatirt werden kann. Diese, auf experimenteller Grundlage fussende Auffassung gibt gleichzeitig Aufklärung über die angeblich langen Incubationsfristen von Wochen oder Monaten, die nur aus der langen Latenz der Krankheit abzuleiten sind. Solche Fälle von innerlichem Rotz werden dann auch häufig als beweisend für die Selbstentwicklung des Rotzes verwerthet, während sie in Wirklichkeit nur den latenten Verlauf des Rotzes illustriren.

Ebenfalls auf experimentellem Wege beweist Verf. weiter, dass der Rotz eine specifische Krankheit sei und trotz vielfacher Analogien mit der Tuberculose nichts zu thun habe. In ähnlicher Weise, wie bei der mit Rotz geimpften Ziege (Versuch 2) wurde eine Ziege (Versuch 3) ebenfalls in den Peritonealsack mit tuberculöser Substanz vom Rind geimpft. In den ersten Tagen nach der Impfung beobachtete man ziemlich bedeutende Allgemeinerscheinungen. Der Tod erfolgte 43 Tage nach der Impfung durch intercurrenten Impfanthrax. Die Section ergab ausgesprochene Miliartuberculose des Bauchfells, Schwellung und käsige Entartung der Hinterleibsdrüsen, Miliartuberkel der Leber und Lungen. Wie also durch Impfung mit Rotzvirus eine allgemeine Rotzinfection mit characteristischen Magengeschwüren und Knoten zu Stande gekommen war, so ergab hier die peritoneale Impfung mit tuberculösen Massen eine schnigerechte Miliartuberculose des Peritoneum. Im Uebrigen ist der Rotzknoten durch seinen öfters gefässhaltigen Bau, seine Zusammensetzung aus Eiterkörperchen, wie durch die fast regelmässige Abwesenheit der Riesenzellen auch histologisch ziemlich scharf vom lymphoid gebauten, gefässlosen Miliartuberkel geschieden.

Was die Uebertragbarkeit des Rotzes auf andere Thiere betrifft, die nach dem Vorschlage des Verf. auch zur Feststellung der Diagnose in zweifelhaften Fällen dienen kann, so stellt B. die bezüglichen Erfahrungen zusammen und ergänzt dieselben durch eigene Versuche.

Im Anschluss an eine Beobachtung Rivolta's wird ein Fall von spontaner Infection eines Kaninchens durch längeres Zusammenleben mit künstlich rotzig inficirten Kaninchen mitgetheilt, während eine Impfung mit frischem Blute eines rotzigen Pferdes auf ein Kaninchen resultatlos blieb. Zwei weitere Impfungen auf Kaninchen waren von positivem Erfolge begleitet. 6. Versuch: Impfung eines Kaninchens mit dem Nasenausfluss eines rotzverdächtigen Pferdes an den Ohren. Geschwürsbildung daselbst mit Perforation der Ohrmuschel. Lymphangitis und Bildung eines secundären Wurmknotens am Ohre. Theilweise Heilung der localen Veränderungen am Ohre. Tod 130 Tage nach der Impfung. Section: Nase frei, in den Lungen vereinzelte rotzähnliche Knoten. — 7. Versuch. Impfung eines Kaninchens mit frischem Geschwürsbeleg eines rotzigen Pferdes — subcutan an beiden Ohren wie an der Stirne. — Starke Reaction und Geschwürsbildung im Verlaufe einiger Tage. Tod nach 10 Tagen. Section: Acuter Impfrotz beider Ohren, der Stirnhaut, des Schädeldaches mit. Perforation desselben. Rotzwucherung auf den Hirnhäuten. — Die Gefährlichkeit des Rotzgiftes, die rasch zerstörende Natur seiner Localisationen trat besonders im letzten Versuche hervor, wo sich an der Impfstelle im Verlaufe weniger Tage eine rotzige Caries des Schädeldaches mit Perforation und Uebergreifen der Rotzwucherung auf die Hirnhäute entwickelte. — Ein Impfversuch an einem Schafe (8. Versuch) war insoferne bemerkenswerth, als sich an den Impfstellen der Nasenscheidewand schon nach 5 Tagen Rotzeruptionen und miliare Rotzknötchen in der nächsten Umgebung zeigten.

Den Stand des gegenwärtigen Wissens über die Disposition der in Ruhe stehenden Thiere für das Rotzgift fasst B. am Schlusse in folgendem Satze zusammen: Ziegen und Kaninchen haben für die Rotzinfection eine ausgesprochene Empfänglichkeit; beide Thiergattungen können sich ähnlich wie der Mensch inficiren durch Aufenthalt in Stallungen, wo sich rotzige Pferde befinden. Auf einer gleichen Stufe der Empfänglichkeit steht wahrscheinlich das Schaf.

Bollinger (4) impfte den Nasenausfluss eines rotzverdächtigen Pferdes, welches nahezu 5 Monate contaminirt war, auf 2 Kaninchen. An den Impfstellen zeigten sich leichte entzündliche Veränderungen, die bald wieder vollständig heilten. Mit einer später entnommenen Probe des Nasenausflusses wurden dieselben Kaninchen nochmals geimpft. Eines der Impfthiere bekam eine leichte Entzündung, die jedoch nach Ablauf von 3 Tagen vollständig geheilt war. Das zweite geimpfte Kaninchen dagegen zeigte bald Geschwürsbildung, so dass nach 7 Tagen bereits der Ohrknorpel durchfressen war. Das Geschwür war von zerfressenem Aussehen und besass einen speckigen Grund: von ihm ausgehend entwickelte sich eine deutlich fühlbare, strangartige Verdickung (Lymphangitis), im ferneren Verlauf 11 Tage nach der Impfung ein erbsengrosser, harter Knoten (Wurmknoten) mit centralem, eitrigem Zerfalle sich nachweisen liess. Nachdem B. aus dem Resultate der Impfung die Diagnose auf Rotz bei dem contaminirten Pferde gestellt hatte, wurde letzteres getödtet. Bei der Section fand sich chronischer Rotz der Nasenschleimhaut und der Lungen mit acutem Nachschub in letzteren. Nach 40 Tagen war das Impfgeschwür des Kaninchens immer noch vorhanden, der Wurmknoten war verkleinert. Dieses Resultat bestätigte somit einen früher ausgesprochenen Satz, wonach die Impfung auf das Rotzgift empfängliche Thiere (Schaf, Ziege, Kaninchen) in zweifelhaften Fällen immer eines der sichersten diagnostischen Hülfsmittel sei. Zum Schlusse bemerkt B., dass nur das positive Resultat für die Diagnose verwerthbar sei, nicht aber in jedem Falle das negative, da man hie und da, namentlich beim chronischen Rotze, zufällig nur gutartiges, nicht virulentes Nasensecret erhalte und darum erfolglos impfe. Aus diesem Grunde ist es zweckmässig, das verdächtige Secret zu verschiedenen Zeiten aufzusammeln und auf mehrere Impfthiere zu übertragen.

Einen sehr werthvollen Beitrag zur Lehre von

der geographischen Verbreitung und Häufigkeit des Rotzes bringt Krabbe (5).

Aus den tabellarisch mitgetheilten Angaben über das Vorkommen des Rotzes in Dänemark, welche den Zeitraum von 1807—1874 umfassen, geht unzweifelhaft hervor, dass diese Seuche in Dänemark nicht sehr verbreitet ist. Durch seine geographische Lage ist das Land in dieser Beziehung so günstig gestellt, und namentlich gilt dies von Jütland, wo fast immer nur vereinzelte Fälle vorkommen. Einen unverkennbar steigenden Einfluss auf die Verbreitung des Rotzes haben die Kriege ausgeübt, während die mangelnde oder äusserst unbedeutende Einfuhr von Pferden entgegengesetzt wirkt. In Folge des deutsch-französischen Krieges wurde die Pferde-Ausfuhr so gesteigert, dass aus Schweden viele Pferde eingeführt werden mussten. Da durch diese häufig Rotz eingeschleppt wurde, hat man Anfangs 1873 die Einfuhr von Pferden aus Schweden gänzlich untersagt. Ausserdem ist von Bedeutung, dass schon seit Anfang dieses Jahrhunderts zweckmässige polizeiliche Maassregeln gegen die Verbreitung der Krankheit in Ausführung kommen, und dass seit 1857 die Besitzer der wegen Rotzverdacht getödteten Pferde entschädigt werden, und zwar mit dem halben Werthe, wenn die Section den Rotzverdacht bestätigt, im entgegengesetzten Falle mit dem vollen Werthe.

Von grossem Interesse ist die Mittheilung Krabbe's, dass der Rotz auf der Insel Bornholm (mit über 7000 Pferden) gar nicht vorkommt, und ebenso wenig auf den Färöern und auf Island (mit etwa 35,000 Pferden), welches neuerdings eine ziemliche Zahl Pferde ausführt, aber durchaus keine einführt. Die Immunität der genannten Länder, bedingt durch isolirte Lage und geringen Verkehr mit anderen Ländern, welche gegen die Ansteckung schützen, sprechen, wie K. mit Recht betont, sehr gegen die spontane Entwickelung des Rotzes. In Norwegen, wo von 1858—1871 jährlich im Durchschnitt 9 Erkrankungen vorkamen, ist der Rotz eine seltene Erscheinung.

In Schweden ist die Rotz-Wurmkrankheit weit mehr verbreitet, als in den übrigen skandinavischen Ländern. Auffallend ist, dass in 6 Kreisen (Lehn), die alle nördlicher als Stockholm und Upsala liegen (Norrbottens, Vesterbottens, Jemtlands, Vester-Norrlands, Gefleborgs, Stora Kopparbergs), die Krankheit ausserordentlich häufig ist, und zwar herrscht hier fast ausschliesslich der Wurm, während in übrigen Schweden der Nasenrotz am häufigsten, der Hautrotz (Wurm) seltener ist. Dieser sogenannte Wurm, dessen Rotznatur fraglich ist, tritt verhältnissmässig milde auf (auf 571 Fälle nur 82 Todesfälle, 370 Heilungen, der Rest in Behandlung zurückgeblieben), und wird von Manchen für eine heilbare Form des Wurmes (Retzius 1824), von Anderen für eine einfache Lymphgefässaffection, von einem neueren Untersucher (Lindquist 1871) für keines von beiden erklärt, sondern für eine specifische Krankheitsform, die enzootisch im Winter auftritt und deren Verbreitung durch Ansteckung nicht sicher nachgewiesen sei. — In Betreff der Entschädigung für rotzige, getödtete Pferde gelten seit 1874 in Schweden dieselben Vorschriften, wie in Dänemark, jedoch nur für Rotz, nicht für den Wurm.

Im Weiteren giebt K. Zusammenstellungen über die Häufigkeit des Rotzes in Grossbritannien (die Angaben wenig vollständig), in Deutschland und in Belgien. Ausserordentlich stark verbreitet ist der Rotz in Frankreich. Obwohl statistische Angaben für das Land im Allgemeinen fehlen, so giebt die genaue Statistik über die Krankheiten der Militärpferde Zeugniss von den ungeheuren Verlusten durch diese Krankheit. Während des Zeitraumes von 1846—1864 bildeten die Verluste durch Rotz fast die Hälfte sämmtlicher Verluste. Eine allmälige Besserung geht jedoch daraus

hervor, dass 1846 das französische Heer 4,7 pCt. seiner Pferde an Rotz verlor, 1864 nur 0,9 pCt., während in Algier die Verluste von 10,6 pCt. auf 1,2 pCt. herabsanken. Eine sehr instructive Uebersicht, die den Zeitraum 1857—1873 umfasst, giebt K. schliesslich mit Berücksichtigung der Pferdezahl in jedem Lande; es ergaben sich folgende Durchschnittszahlen. Auf 100,000 Pferde kommen Rotzerkrankungen jährlich:

In Norwegen	6,
" Dänemark	8,5,
" Grossbritannien	14,
" Schweden	57,
" Württemberg	77,
" Preussen	77,
" Sachsen	95,
" Belgien	138,
" der französischen Armee	1130,
" der algierischen Armee	1548.

Da die Häufigkeit des Rotzes von Norden nach Süden stark zunimmt, so könnte man denken, dass seine Entwickelung durch die Wärme begünstigt würde. Es liegen jedoch die wesentlichsten Ursachen dieser Differenzen einerseits in den Verkehrsverhältnissen, andererseits in der Art und Weise der Massregeln, die die Krankheit bekämpfen.

Eggeling (6) theilt aus dem Spitale der Thierarzneischule zu Berlin zwei Fälle von Rotz mit. Der erste Fall zeichnete sich dadurch aus, dass im Leben wiederholt starkes Nasenbluten beobachtet wurde, ohne dass sonstige, verdächtige Symptome sich zeigten; erst später stellten sich Veränderungen ein (Nasengeschwüre, Ausfluss, Drüsenschwellung), die die Diagnose auf Rotz sicherten. Im zweiten Falle trug das Pferd den Kopf stets tief gesenkt, so dass man eine sogenannte Subluxation der Halswirbelsäule — zwischen dem zweiten und dritten Halswirbel — vermuthete. Schliesslich stellten sich die Veränderungen des Hautrotzes ein, und die Section des getödteten Thieres ergab, dass dasselbe an Rotz der Lungen, der Haut, der Milz und des zweiten Halswirbels litt. In letzterem fand sich in Folge einer rotzigen Osteomyelitis eine haselnussgrosse Höhle, die in das umliegende Bindegewebe durchgebrochen und dort einen Abscess veranlasst hatte.

Aus einer tabellarischen Uebersicht über das Vorkommen der einzelnen Rotzformen, die E. zum Schlusse nach den Krankenjournalen und Sectionsprotocollen giebt, geht hervor, dass unter 216 rotzigen Pferden, die in 4 Jahren (1871—1874) secirt wurden, der Rotzprocess constatirt wurde: in der Nase in 183 Fällen (darunter: allein in der Nase 2mal, in Nase und Lunge 175mal, in Nase und Haut 81mal, in der Lunge in 206 Fällen (allein 4mal, in Lunge und Haut 105mal), in der Haut in 107 Fällen (allein 2mal, exanthematisch 74mal, subcutan 78mal, mit Elephanthiasis 13mal), in anderen Organen in 109 Fällen (in der Milz 92mal, in der Leber 30mal, in den Nieren 23mal). Von diesen Fällen waren 4 Fälle (2 nur mit Nasen-, 2 nur mit Hautrotz) als Beispiele primären Rotzes aufzufassen, bei denen die Ansteckung erst vor Kurzem erfolgt und nur Lymphdrüsenaffectionen aufgetreten waren. Die Lunge ist der Prädilectionssitz der Rotzkrankheit, und nur in 5 pCt. aller Fälle fehlten Rotzlocalisationen in diesem Organe. In zweiter Linie (183 auf 216) erkrankt die Nase; ungefähr in der Hälfte der Fälle (107 auf 216) fanden sich Rotzlocalisationen in der Haut, ferner ziemlich häufig in der Milz (92 auf 216), seltener in der Leber (30mal) und in den Nieren (23mal). Während die Localisationen in der Lunge somit nur 10mal fehlten, waren sie in der Nase dagegen 33mal nicht vorhanden.

In dem Referate Lydtin's (7) finden sich einige bemerkenswerthe Mittheilungen über die Rotzkrankheit. Zur Begründung des Satzes, dass der versteckte oder Eingeweiderotz häufiger ist, als man gewöhnlich annimmt, werden einige Beobachtungen zusammengestellt, aus denen hervorgeht, dass unter 38 Pferden aus 5 Pferdebeständen, die zur Tilgung der Rotzkrankheit getödtet wurden, sich 21 anscheinend gesunde Pferde als rotzkrank erwiesen und meist mit Rotz innerer Organe behaftet waren, während nur 17 dieser Pferde bei der Section wirklich gesund befunden wurden. Nach Lydtin erkranken von den Thieren des Pferdegeschlechtes, die mit rotzkranken in nähere Berührung kommen, durchschnittlich 40—50 Procent an Rotz, während künstlich mit Rotzgift geimpfte Thiere gewöhnlich zwischen dem 5.—7. Tage erkranken. Nach zufälliger Ansteckung kann die Diagnose erst nach einem wechselnden Zeitraume, der sich zwischen 14 Tagen und einem Jahre bewegt, gestellt werden. Die Mehrzahl der Erkrankungen im letzteren Falle erfolgt im ersten Vierteljahre.

Harms (11) berichtet über einen Fall von Rotz bei einer Ziege. Von Thierarzt Koch (Gebhardshagen) wurden ihm Lungen, Nasenscheidewand und Nasenmuschel einer Ziege eingesandt, die unverkennbar mit characteristischen, hirsekorngrossen Rotzknoten in ersteren, mit deutlichen Rotzgeschwüren in letzteren behaftet waren. Die Ziege war $\frac{1}{4}$ Jahr lang mit einem rotzkranken Pferde in einem Stalle gestanden und hatte auch das Futter aus einem Gefässe mit demselben aufgenommen.

8. Wuth.

1) Benedict, Moritz, Zur pathologischen Anatomie der Lyssa. Mit 1 Tafel. Virchow's Archiv für patholog. Anatomie. Band 69. S. 557. — 2) Müller, Fr., Bericht über das Auftreten der Hundswuth in Wien und Umgebung, vom November 1873 bis Ende August 1875. Oesterr. XLIV. S. 129. — 3) Siedamgrotzky, Tollwuth bei einem Pferde. Sächs. B. S. 50. — 4) Bollinger, O., Organe eines an Wuth verendeten Pferdes. Aerztliches Intelligenzblatt. No. 47. — 5) Hovey, Hor., Wuth beim Stinkthier. Dana's und Silliman's Journal. Newhaven. 1874. 8. 477, und Rep. 8. 123. — 6) Voigtländer, Wuth der Hunde. Sächs. B. 8. 66. (Ein wuthkranker Hund hatte in verhältnissmässig kurzer Zeit — von 5 Uhr Abends bis 7 Uhr Morgens — eine Strecke von 14 Stunden zurückgelegt und dabei zahllose Hunde gebissen; am folgenden Tage legte er wiederum 5 Wegstunden zurück, bis er endlich erlegt wurde. Dieser Fall beweist, dass ein wüthender Hund, der irgendwo auftaucht, durchaus nicht bloss aus der Nähe zu stammen braucht, sondern in sehr entfernten Orten zu Hause sein kann.) — 7) Gutmann, Notizen über die in dem Dorpater und Fellin'schen Kreise im Jahre 1874 herrschende Wuthkrankheit. Berliner Arch. 8. 364. (Beschreibt einige Fälle von Wuth bei Rindern in wenig erschöpfender Weise. Impfung mit dem Maulschleim eines an Wuth verstorbenen Stückes auf ein 6 Wochen altes Kalb war insoferne so erfolg, als das Thier am 36. Tage nach der Impfung erkrankte und nach fünf Tagen, nachdem sich deutliche Symptome der Wuth gezeigt, zu Grunde ging) — 8) Putegnat, De la rage spontanée. Journal de méd. de Bruxelles. p. 386 und 513. Nov. et Déc. (Plaidirt für die spontane Entstehung der Wuth, ohne irgendwie neue und triftige Argumente beizubringen. Ein Kind war von einem anscheinend gesunden, aber geschlechtlich aufgeregten Hund gebissen

worden, und starb nach circa 6 Wochen angeblich an Wuth.) — 9) Bourrel, J., De la rage. Rec. p. 1049. — 10) Loi néerlandaise du 5 juin 1875 déterminant les mesures qui devront être prises en cas de rage canine. Annal. p. 440.

Die Wuthkrankheit kam im Berichtsjahre 1873/74 in Preussen in sehr grosser Verbreitung vor und wurde ungewöhnlich häufig auf Pflanzenfresser übertragen. 13 Menschen (11 sicher, 2 angeblich) werden als an Wuth gestorben angeführt. Nachdem im Regierungsbezirk Cassel die Hundesteuer als Staatssteuer aufgehoben, tritt die Wuth häufiger auf. Da die meisten Gemeinden gar keine Hundesteuer erheben, werden in Folge dessen übermässig viel Hunde gehalten. (Preuss. M. S. 90.)

In Bayern betrug die Zahl der wüthenden und wuthverdächtigen Hunde im Jahre 1873 821 = 0,28 pCt. einer Gesammtzahl von 291,841 Hunden. Ausserdem wurden mehrere Katzen als wuthkrank und wuthverdächtig aufgeführt, und starb eine von einer solchen Katze gebissene Person an Rabies. Von landwirthschaftlichen Nutzthieren gingen 5 Pferde, 9 Rinder, 6 Schafe und 18 Schweine an Wuthkrankheit zu Grunde. Von circa 100 gebissenen Personen sind 7 der Wuth zum Opfer gefallen. Die Zahl der Wuthfälle ist eine bedenklich grosse und fordert ernstlich energische Mittel zur Abhülfe dieser stationär gewordenen Calamität. (Woch. S. 341.)

Die Wuthkrankheit wurde im Jahre 1874 in Württemberg bei 29 Hunden constatirt (Wuthverdacht bei 6 Hunden, die jedoch an anderen Krankheiten litten); von ersteren wurden gebissen 19 Menschen, 80 Hunde, 6 Rinder, 1 Pferd, 7 Gänse und Enten, 1 Katze. Von den gebissenen verfielen der Wuth 2 Hunde und 6 Rinder. Von den gebissenen Menschen starb Niemand. Im Ganzen hat sich die Zahl der wuthkranken Hunde vermindert. — Eine Ministerialverfügung vom 5. November 1874 enthält in der Hauptsache folgende Vorschriften gegen die Verbreitung der Wuthkrankheit. Wüthende und wuthverdächtige Hunde sind, wenn es ohne Gefahr möglich ist, in sicheren Gewahrsam zu bringen, ausserdem zu tödten, oder zu verfolgen. Das Einfangen und Verwahren fremder, wuthverdächtiger Hunde ist dann wünschenswerth, wenn Menschen von denselben gebissen wurden. Ferner wird die Anzeigepflicht der Eigenthümer und des Thierarztes festgesetzt. Wenn Menschen von wüthenden oder wuthverdächtigen Hunden gebissen wurden, so ist für ärztliche Behandlung derselben zu sorgen. Wuthanfälle sind durch öffentliche Verkündigung und Warnung bekannt zu machen, alle Hunde sind einzusperren oder mit sicherem Maulkorbe an der Leine zu führen und die Sperre hat 6 Wochen lang fortzudauern. Alle von einem wuthverdächtigen Hunde abgerauften und gebissenen Hunde sind in der Regel zu tödten. — Nach einer weiteren Ministerialverfügung vom demselben Datum müssen alle grossen oder raufkustigen, hissigen Bunde bis zu den Bulldoggen herab ausserhalb der Wohnung oder des geschlossenen Hofraumes stets mit einem Maulkorbe versehen sein, anderufalls Jedermann berechtigt ist, sie einzufangen und der Ortspolizeibehörde abzuliefern. Bösartige oder räudige und sonst mit ekelhaften Krankheiten behaftete Hunde sind von Polizeiwegen tödten zu lassen. (Rep. S. 336 und S. 59.)

Die Wuthkrankheit wurde 1874 in Sachsen bei 133 Hunden, 3 Katzen und mehreren Füchsen beobachtet. 3 Menschen erlagen der Krankheit. Von einem tollen Hunde wurden im Ganzen 11 Menschen und 14 Hunde gebissen. (Sächs. B. 8. 89.)

Die Hundewuth, die seit 1858 in Dänemark nicht vorkam, trat im Jahre 1874 Ende September in Jütland auf, wahrscheinlich aus Schleswig eingeschleppt. Nachdem 7 Hunde und eine Katze von der Krankheit ergriffen waren, verbreitete sich dieselbe noch weiter in Jütland. (Dän. Aarsb.)

Unter 18 an der Dresdener Thierarzneischule secirten wüthenden Hunden — April bis December 1874 — waren 2 weiblichen und 16 männlichen Geschlechtes. In einem Falle fand sich eine enorme Vergrösserung der Milz. Siedamgrotzky macht auf die katarrhalisch-entzündlichen Veränderungen der Augen aufmerksam, die bei der stillen und rasenden Wuth vorkommen und öfters (1:6) zu Trübungen und Perforationen der Cornea führen. Da mechanische Verletzungen bei ruhigen Hunden auszuschliessen sind, so denkt S. an eine Ernährungsstörung, bedingt durch eine Veränderung in den trophischen Augennerven — analog den Lähmungen anderer Kopfnerven mit centraler Ursache. — In einem Falle von stiller Wuth war eine auffällige, entzündliche Affection in der Umgebung der Sylvischen Grube zu constatiren. — Bei einem zur Section eingelieferten Fuchse wurde auf Grund des Sectionsergebnisses Wuthverdacht ausgesprochen. (Sächs. B. S. 14.)

Benedict (1) giebt eine nähere, durch Abbildungen unterstützte Beschreibung seiner histologischen Hirnbefunde bei wüthenden Hunden und Menschen, wegen deren Details Ref. auf den vorjährigen Bericht (B. I. S. 704) verweist. Die eigenthümlichen entzündlichen Veränderungen erklärt Benedict (allerdings ohne den Beweis zu liefern Ref.) durch eine primäre Gerinnung in den abführenden kleinen Venen; durch den hierdurch erzeugten, gesteigerten Blutdruck entstehe das Bild einer hämorrhagischen Entzündung oder Hämorrhagie in den betreffenden Gefässbezirken. Mit Rücksicht auf die von B. angedeutete Möglichkeit, dass die von Rudnew beschriebene Nierenveränderung bei wüthenden Hunden möglicherweise das Primäre und die dadurch erzeugte Blutgerinnung in den kleinen Venen der Birnrinde das Secundäre sei, bemerkt Ref., dass die Rudnew'sche Entdeckung im Wesentlichen auf eine auch bei ganz gesunden Hunden häufig vorkommende Fettdegeneration der Nieren zurückzuführen ist (vergl. diesen Bericht f. d. Jahr 1872. B. I. S. 592).

Im Eingange seines Berichts über die letzte Wuthenzootie zu Wien giebt Müller (2) einige Mittheilungen über das Auftreten der Seuche in den vorhergehenden Jahren.

Die Zahl der lebend und todt in das Thierarzneiinstitut überbrachten wüthenden oder wuthverdächtigen Hunde betrug:

Im Jahre 1869 . . . . . . 49 Fälle.
„   „   1870 . . . . . . 22 „
„   „   1871 . . . . . . 60 „
„   „   1872 . . . . . . 17 „
„   „   1873 (erste 10 Monate) 7 „

Vom November 1873 bis Ende August 1875 betrug die Zahl der wüthenden und wuthverdächtigen Hunde 332 (ausserdem eine wuthverdächtige Katze). Davon entfielen

auf November und December 1873 15 Fälle
„   das Jahr . . . . . 1874 180 „
„   „   „ (bis Ende August) 1875 137 „
                    Summa . . 332 „

Von diesen Thieren wurden 88 Menschen, soweit sich dies eruiren liess, verletzt'; ausserdem wurden zahlreiche Hunde, kleinere Hausthiere und Geflügel gebissen.

Unter diesen Hunden waren alle Racen in nahezu gleichem Verhältniss, wie sie gewöhnlich gehalten werden, vertreten. — Dem Geschlechte nach waren 287 männlich, 44 weiblich und 1 Castrat. Eine mit rasender Wuth behaftete Hündin war trächtig. Die Mehrzahl der Hunde stand im Alter von 1—4 Jahren. Der jüngste war 3 Monate, ausserdem 10 unter einem Jahre alt. — Die Dauer der Krankheit betrug meist 2—4 Tage, in einzelnen Fällen nur 18 und 24 Stunden.

Aetiologisch wichtig ist der Umstand, dass gewisse Verbreitungsbezirke constatirt werden konnten, die auf eine gemeinschaftliche Quelle hinwiesen. Wenn an einem Punkte, in einer Gasse ein Wuthfall vorkam, so wurden aus derselben oder den nächstgelegenen Gassen nacheinander in einer bestimmten Zeit wuthkranke Hunde eingebracht, die Verbreitung der Seuche war eine radienartige. Auch der Erfolg der eingeleiteten Massregeln wies auf ein fixes Contagium hin. Ueberall, wo alle Thiere beseitigt wurden, die mit wüthenden Hunden in Berührung gekommen waren, war die Wuth getilgt, trotzdem die Hunde der nächstgelegenen Häuser und Gassen unter denselben Verhältnissen fortlebten. — Was die Entstehung der Wuthseuche betrifft, so war nach allen vorliegenden Momenten anzunehmen, dass dieselbe sich durch den Biss auf dem Wege directer Berührung ausgebreitet hat, wobei die ungemein grosse Zahl von Hunden und ihre zum Theil unachtsame Haltung eine solche Ausdehnung der Seuche und deren lange Dauer erklärlich machen. — Was sonstige Factoren betrifft, die vielfach mit der Aetiologie der Wuth in Zusammenhang gebracht werden, so constatirt Müller, dass die Wuth im Winter stärker herrschte als im Sommer; ebenso wenig wie grosse Hitze war die Nahrung, Mangel an Wasser, die Art des Haltens und des Gebrauchs von irgend einem Einflusse auf die Entstehung der Seuche. Ebenso verhält es sich mit der Nichtbefriedigung des Geschlechtstriebes. Gegenüber der Benedict'schen Auffassung, wonach entzündliche Processe im Gehirne sich nachweisen lassen, macht M. darauf aufmerksam, dass die wüthenden Hunde oft bis zum letzten Tage hin aufmerksam und lauernd sind, dass sie ein ungetrübtes Sehvermögen besitzen, ihren Herrn und ihre Umgebung erkennen. Die zuletzt auftretenden Erscheinungen lassen eher auf eine Veränderung im Lendentheile des Rückenmarkes schliessen. — Todesfälle in Folge von Wuth kamen bei 3 Menschen vor. Ein besonderes Gewicht legt M. auf die milzbrandartigen Befunde, die sich bei Sectionen öfters constatiren liessen.

Bei einem 8jährigen Wallach, der 51 Tage zuvor von einem wuthverdächtigen Hunde gebissen worden war, begann nach der Beschreibung Siedamgrotzky's (3) die Wuth mit Unruhe, Schlagen und Beissen. Im weiteren Verlaufe biss sich das Thier selbst an verschiedenen Körperstellen, schnappte nach seinem Vorderknie, stürzte öfters nieder, schlug um sich und stellte sich öfters zur Entleerung von Urin und Excrementen an. Letztere wurden theilweise wieder aufgezehrt. Sehr rasch steigerte sich die Beisswuth so sehr, dass das Thier mit Vehemenz auf Men-

81*

schen und einen herbeigeführten Hund losging und in eiserne Krippen und Stäbe biss. Grelles, in den Stall des Thieres einfallendes Sonnenlicht erzeugte einen Paroxysmus. Mit sichtlicher Begierde biss das Thier unter Zittern in einen vorgehaltenen Stock. Ausserdem beobachtete man Schlingbeschwerden bei der Futter- und Getränkaufnahme, beim Saufen steckte das Thier nach Art der dummkollerigen Pferde die Nase mit ins Wasser. Am 2. Tage der Krankheit stellte sich Schwäche im Hintertheil ein und der Tod erfolgte nach ca. $2\frac{1}{2}$ Tagen.

In der von Hering excerpirten Abhandlung Hovey's (5) wird über die Wuth beim Stinkthier, Rabies mephitica, berichtet, die sich spontan entwickeln soll. Das gewöhnliche Stinkthier (Mephitia mesomelas Licht.), ist nicht selten in Nordamerika, gehört zur Familie der Mustelinae (Marder) und hat die Grösse eines Marders bis zu der einer Katze. Diese der Hundswuth ähnliche Krankheit ist nach Hovey eine neue Krankheit, die in Einzelheiten von der Wuth abweicht. Hovey hat nun 41 Fälle (bei Aerzten, Naturforschern, Jägern) gesammelt, in denen Menschen vom Stinkthier gebissen wurden und die alle mit einer Ausnahme starben. Die latente Periode betrug 14, 17, 21 Tage, einmal 5 Monate; ein gebissener Hund verfiel mit seinem Herrn in Wasserscheu. Die Symptome sind dieselben wie bei der Hundswuth: Krämpfe, Dysphagie, Hydrophobie; Tod in 10—16 Stunden. Nach der Meinung von Hering handelt es sich hier um Wuth, die von den zur Gattung Mephitis gehörigen Thieren erzeugt und auf Menschen und Hunde fortgepflanzt wird.

9. Maul- und Klauenseuche.

Contamine. Expériences et observations sur l'application de la thérapeutique sulfitique à la stomatite aphtheuse. Annales. p. 466. (Vergl. diesen Ber. pro 1874. Bd. I. S. 707.)

Die Maul- und Klauenseuche kam im Berichtsjahre 1873—1874 in Preussen nur selten vor; wahrscheinlich weil im vorhergehenden Jahre allenthalben ein sehr grosser Theil des Viehes davon ergriffen war und deshalb die Disposition noch fehlte. Die sogenannte bösartige Klauenseuche der Schafe, die nur in vereinzelten Fällen vorkam, ist nach Ansicht der Berichterstatter keine ansteckende Krankheit eigener Art. (Preuss. M. S. 41.)

In Bayern herrschte die Maul- und Klauenseuche im Jahre 1873 in mässiger Verbreitung und wird als gutartig bezeichnet. (Woch. S. 293.)

In Württemberg wurde die Maul- und Klauenseuche im Jahre 1874 im Monat März und April beobachtet, nachdem dieselbe aus Lothringen und Baden eingeschleppt worden war; dabei wurden nur einzelne Orte heimgesucht und in den einzelnen Stallungen gewöhnlich nicht alle Thiere befallen. Im October brach die Seuche zum zweiten Male aus und befiel nach oberflächlicher Berechnung etwa 10 pCt. des gesammten Viehstandes. Die Incubation dauerte bei Kindern und Schweinen 3—5 Tage. Pferde wurden nicht und Ziegen nur in äusserst seltenen Fällen angesteckt; bei Schafen kam die Seuche nur in wenigen Heerden zum Ausbruche. Der Verlauf war im Allgemeinen ein gutartiger; nur in einzelnen Bezirken gingen ältere Schweine und Wildschweine daran zu Grunde. — Das Fleisch der erkrankten und geschlachteten Thiere wurde überall ohne Nachtheil verspeist, auch der Genuss der Milch war ohne nachtheilige Folgen, wie überhaupt Uebertragungen auf den Menschen nicht vorkamen. Milchschweine und Saugkälber gingen wahrscheinlich durch den Genuss der rohen Milch zu Grunde. Gekochte und mit Wasser verdünnte Milch erwies sich als gänzlich unschädlich. (Rep. S. 325.)

In Sachsen kam die Maul- und Klauenseuche im Jahre 1874 im Spätherbst am häufigsten und ziemlich verbreitet vor. Die meistens nachweisbare Einschleppung liess sich häufig auf gewisse Centralpunkte des Viehverkehrs zurückführen, besonders auf den Schlachtviehhof in Dresden und den Viehhof in Zwickau. Die Krankheit verlief überaus gutartig. Die Verschleppung des ursächlichen Giftes geschah häufig durch Viehhändler und auch durch scheinbar gesundes Vieh. Die gesetzlich vorgeschriebenen Maassregeln erwiesen sich im Dresdener Schlachtviehhofe als wirkungslos. Die bösartige Klauenseuche der Schafe wurde selten beobachtet (Sächs. B. S 77.)

In Dänemark kam 1874 die Maul- und Klauenseuche in 2 Besatzungen bei Rindern auf Seeland vor. ihre weitere Verbreitung wurde aber durch die getroffenen Maassregeln verhindert. Der eine Fall betraf einen Stier, der aus Preussen eingeführt war und die Krankheit mit sich brachte. — Von Maulseuche beim Pferde kamen 40 Fälle in 11 Besatzungen auf Seeland und in Jütland vor. (Dän. Aarsb.)

10. Pyämie und Septicämie.

1) Bollinger, O., Zur Aetiologie der Kälberlähme nebst Bemerkungen über Vergiftung durch Kalbfleisch. Deutsche Zeitschr. Bd. I. S. 50. — 2) Friedberger, Septicämie in Folge putrider Infection bei Kälberkühen. Woch. S 57. (Beschreibung eines Falles von puerperaler Sepsis bei einer Kuh, der ganz demselben Processe beim Menschen entspricht.) — 3) Matsel, Die putride Infection. Woch. S. 421, 438.

Nachdem Bollinger (1) schon früher bei Gelegenheit der Beschreibung der Fohlenlähme (vergl. diesen Ber. f. d. Jahr 1873, S. 600) darauf aufmerksam gemacht hatte, dass die Lähme der Kälber und Lämmer ähnlich wie bei Fohlen in entzündlichen Veränderungen des fötalen Circulationsapparates und secundärer Pyämie oder Sepsis ihren Ausgangspunkt habe, beschreibt er nun als Bestätigung obiger Annahme 2 Fälle von Kälberlähme (Gelenkseuche), die bei der anatomischen Untersuchung sich als metastatische Pyämie ausgehend von einer eitrigen Nabelvenenentzündung erwiesen. Die anatomische Diagnose lautete in dem zweiten, genauer untersuchten Falle, in dem das Kalb bald nach der Geburt erkrankt war und namentlich Gelenkanschwellungen gezeigt hatte: purulente Omphalo-Thrombo-Phlebitis, Thrombose der Pfortader, fibrinös-eitrige Gonarthritis der hinteren Kniegelenke, eitrige Periarthritis daselbst. eitrige Trauben-Bronchitis, embolische Herde der Lungen, beginnende Endocarditis der zweizipfligen Klappe, allgemeiner Icterus. — Für die Allgemeininfection liegen die Verhältnisse beim Kalbe insoferne günstiger als beim Fohlen, weil der Thrombus sich durch den Ductus Arantii, der dem Fohlen fehlt, direct in die hintere Hohlvene fortsetzen kann. — Aetiologisch ist in Betreff dieser bösartigen Nabel- u. Nabelgefässentzündungen neben den früher angezogenen

Factoren die in der Regel vollkommen mangelnde Nabelpflege von grosser Bedeutung. — Die Ursache, warum bei enzootischem Herrschen dieser Erkrankungsform neugeborner Thiere in Gestüten z. B. die Mutterthiere verhälnissmässig selten von ähnlichen Formen solcher Blutvergiftungen befallen werden, liegt wohl in physiologisch-anatomischen Unterschieden, auf die Frank den Ref. aufmerksam machte. Die Innenfläche des Uterus bildet nach regelmässigen Geburten bei den Hausthieren keine Wundfläche, und so ist das Eindringen giftiger und reizender Stoffe in die Uterusschleimhaut in hohem Grade erschwert. Nur bei den Kühen sind pyämische Formen des Kalbefiebers häufiger, da hier traumatische Schädlichkeiten (rohe Kunsthülfe etc.) häufig einwirken. — Die sanitätspolizeiliche Bedeutung der Kälberlähme belegt B. mit Reproduction einer in der medicinischen Literatur unbekannt gebliebenen **Massenvergiftung durch Kalbfleisch**, die im Jahre 1867 während des Herrschens der Cholera vorkam und wo das verspeiste gefährliche Kalb ziemlich sicher mit angeborner Septicämie oder Pyämie behaftet war. Das betreffende Kalb war von einer kranken Kuh geboren, hatte gelbes Wasser in den geschwollenen Gelenken und wurde im Alter von 5 Tagen verspeist. 27 Personen erkrankten unter choleraartigen Erscheinungen ziemlich schwer, bei vielen dauerte die Erkrankung 2 bis 4 Wochen und ein Mann starb nach 11tägiger Krankheit. Die Section ergab ähnliche Veränderungen wie bei intensiven Blutvergiftungen — multiple Petechien durch organische Fäulnissprodukte. — Auch die bekannte Andelfinger Epidemie mag durch den Genuss ähnlichen Fleisches veranlasst worden sein.

[Zalewski in Plock (russ. Polen), Hydrämia septica der Schafe. Gazeta lekarska. XIX. 14.

Der Verf. beschreibt eine septische Blutkrankheit der Schafe, die er Hydraemia septica nennt, und die bis jetzt in der thierärztlichen Literatur nicht erwähnt war.

Er sah die Krankheit zum ersten Male im Gouvernement Siedlce, russ. Polen, im Orte Seroczyn, im Jahre 1851, wo eine Schafheerde von 600 Stück an dieser Krankheit zu Grunde ging, dann im Orte Zazecin im Jahre 1853, wo 1000 Stück Schafe dieser Krankheit erlagen. Er beobachtete dieselbe noch im Jahre 1864, 1865 und 1872 in vielen Ortschaften immer mit bösartigem Verlaufe. Im Anfange der Krankheit schwillt die Bindehaut des Auges an und ist kirschroth, manchmal sogar braunroth gefärbt, die allgemeine Decke wird grau, violett oder braun, die Talgsecretion vermindert sich, die Wolle verliert ihren Glanz und ihre Elasticität. Dieser Zustand dauert einige Wochen bis mehrere Monate und immer während des Weideganges, wobei die Schafe gut fressen und ein gutes Aussehen haben. Nach dem Eintritte der Stallfütterung in den Wintermonaten tritt bei einigen Stücken nach 24 Stunden und bei anderen nach mehreren Tagen die Erblassung der Bindehaut und der Hautdecke ein, die Schafe verlieren die Fresslust, das Wiederkauen hört auf, die Thiere liegen auf der Seite, der Puls steigt auf 150, die Maulschleimhaut wird belegt, und geben die Thiere in einigen Tagen, manche in einigen Wochen zu Grunde. Die Section erweist: Ansammlung dunkelroth gefärbter, seröser Flüssigkeit in den Körperhöhlen, Infiltration aller Gewebe, Erweichung der Leber, der Gekrösdrüsen und der Milz, die letztere ist gewöhnlich vergrössert und mit theerartigem Blute angefüllt.

Die mikroskopische Untersuchung des Blutes zeigt Zerfall der Blutkörperchen. Als Ursachen dieser Krankheit werden folgende von dem Verf. angegeben: Nasse, humusreiche Weiden, das auf denselben sich ansammelnde Wasser, die daselbst wachsenden giftigen Pflanzen aus der Gattung der Euphorbiaceen, Ranunculaceen, Schmarotzerpilze aus der Gattung der Succinia, Uredo, Aecidium, die gewöhnlich auf den Pflanzen dieser Weiden ihren Sitz haben.

Im Anfange der Krankheit tritt nach Anwendung der diätetischen und therapeutischen Mittel oftmals Genesung ein, im späteren Verlaufe ist jede Hilfeleistung vergeblich.

Die Therapie beschränkt sich nach Entfernung der Ursache auf die Anwendung von antiseptischen, bittern und aromatischen Mitteln in Verbindung mit Eisen und Gyps; als Getränk wird das Theerwasser empfohlen.

Oettinger (Krakau).]

11. Verschiedene Infectionskrankheiten.

1) **Krabbe**, H., Ueber die Bradsot der Schafe in Island und auf den Faröern. Deutsch. Zeitschrift. B. l. S. 34. — 2) **Bollinger**, O., Zur Kenntniss des sogenannten „Geräusches", einer angeblichen Milzbrandform. Ebendaselbst. S. 297. — 3) **Sommer**, E., Ueber die Staupe der Hunde. Ebendaselbst. S. 204. (Konnte im Blute Kugel- und Stäbchenbacterien nachweisen und betrachtet die Staupe als eine miasmatisch contagiöse Krankheit.) — 4) **Fleming**, G., The canine epizooty in Greenland. Vet. p. 165. — 5) **Schenck**, Cholera(?) bei einem Hund. Preuss. M. S. 138. — 6) **Broad**, Thom., Typhoid Fever in Pigs. Vet. p. 97. — 7) **Karsten**, H., Spontane Entstehung einer contagiösen Krankheit bei Kaninchen. Deutsche Zeitschr. Bd. l. S. 24.

Krabbe (1) giebt die Beschreibung einer in Island und auf den Faröern seit langem vorkommenden, schnell verlaufenden bösartigen Seuche, die von den Eingebornen als brádapest, brádafár oder brádasatt (dän. Bradsot) bezeichnet wird. Die Seuche tritt fast ausschliesslich im Winter auf sowohl auf der Weide wie im Stalle, und befällt besonders die fettesten und besten Thiere im 1. und 2. Lebensjahre. Die Thiere hören plötzlich auf zu fressen, legen sich nieder, kauern sich zusammen, stöhnen, schäumen aus dem Munde und verenden oft schon nach einigen Minuten, höchstens nach mehrstündiger Krankheitsdauer. Die Cadaver zeigen sehr rasch Auftreibung des Hinterleibs und schnell eintretende Fäulniss. Tödtet man die Thiere im Anfang der Krankheit, so findet man im Labmagen einen tief bläulich rothen Fleck. Die erkrankten Schafe werden möglichst schnell geschlachtet und ebenso wie die gestorbenen vielfach als Nahrung verwendet, ohne dass schädliche Folgen beobachtet werden. Ueber die Ursachen dieser Seuche ist nichts bekannt. Die Verbreitung unter den Schafen durch Ansteckung ist zweifelhaft, die Impfversuche fehlen, andere Hausthiere werden nicht davon ergriffen.

Wie bedeutend die Verluste sind, geht n. A. daraus hervor, dass in den Jahren 1849—1854 jährlich durchschnittlich 6000 Schafe daran zu Grunde gingen, im Winter 1870—1871 starben 11,317 Schafe gleich

3,2 pCt. des ganzen Schafbestandes. Alle prophy-
lactischen und hygienischen Massregeln erwiesen sich
als nutzlos. E. Viborg hielt die Bradsot für keine
ansteckende, wohl aber für eine enzootische Krankheit, die mit dem Milzbrand nahe verwandt sei.

Bollinger (2) war in der Lage, Blut eines
Rindes zu untersuchen, welches wegen sogenannten
„Geräusches" geschlachtet werden musste. Diese
eigenthümliche, in gewissen Gebirgsstrecken der bayerischen Alpen enzootisch herrschende Krankheit ist
hauptsächlich durch ein acutes localisirtes Haut- und
Muskelemphysem charakterisirt und endet immer
tödlich. Die Krankheit ist immer tödlich, niemals
ansteckend, das Fleisch der geschlachteten Thiere in
der Regel für den Menschen unschädlich. Die mikroskopische Untersuchung des Blutes ergab keine Bacterien und die Impfung auf 2 Kaninchen war von
negativem Resultate, so dass B. daraus den Schluss
zieht, dass die meist als Anthraxform betrachtete Krankheit nichts mit ächtem Anthrax zu thun hat.

Fleming (4) berichtet über eine räthselhafte
Hundeseuche in Grönland. Schon seit einer
Reihe von Jahren herrscht diese Krankheit in einem
grossen Theile von Grönland. Die Thiere bekommen
plötzlich einen Wuthanfall, beissen andere Hunde und
sogar Menschen, können keine Nahrung aufnehmen
und heulen fortwährend. Der Tod tritt gewöhnlich
im Laufe eines Tages ein. Von der Hundswuth, mit
der die Krankheit sonst grosse Aehnlichkeit hat,
unterscheidet sie sich dadurch, dass sie auf den Menschen nicht übertragen wird, obwohl sie andererseits
für Hunde sowohl durch Biss wie auch auf andere
Weise wieder ansteckend ist. In Kamtschatka
herrscht eine ähnliche Seuche, welche die Hunde
decimirt.

Nach der Mittheilung Schenck's (5) erkrankte
im Krankenhause zu Deutsch-Crone, welches seit 2
Monaten während einer sehr heftigen Epidemie fast
nur mit Cholerakranken belegt war, ein 5jähriger
Bund des Aufsehers plötzlich unter choleraartigen Erscheinungen: Man beobachtete die heftigsten Krämpfe, Durchfall und Erbrechen, Puls und
Herzschlag nicht zu fühlen, Temperatur erniedrigt.
Das Erbrochene war grünlich-schleimig, die Excremente dünn, reiswasserähnlich und von eigenthüm-
lichem, sehr üblem Geruch. Tod nach einer ½ Stunde,
die Section ergab nichts Charakteristisches. Der Bund
hatte sich seit 2 Monaten fast beständig in den Krankenzimmern aufgehalten und überdies Nachts in den
von Cholerakranken benutzten Decken geschlafen.
Ferner wurde vermuthet, dass der Hund von dem
erbrochenen Schleim der Kranken gefressen habe,
„da er immer sehr arg darnach gewesen sei." Nachdem sich am Abend vorher Durchfall bei dem noch
munteren Hund gezeigt, wurde er am folgenden
Morgen mit den beschriebenen Krankheitssymptomen
in den von Cholerakranken benutzten Decken aufgefunden. — Nach einer weiteren Mittheilung (Ibidem
S. 138) kamen während des Herrschens der Cholera

in mehreren Kreisen des Reg.-Bez. Königsberg bei
verschiedenen Thieren, besonders Schweinen und
Hunden, rapide Todesfälle unter choleraartigen Symptomen vor: Erbrechen, Durchfall,
Krämpfe und schnelles Sinken der Kräfte. Bei der
Section fand man dickes, schwarzes, theerartiges
Blut, rosarothe Färbung der Darmschleimhaut, bei-
artigen Darminhalt, hyperämische Lungen. Es wurde
vermuthet, dass eine Vergiftung durch Choleradejecte
die Ursache war.

Karsten (7) beschreibt eine eigenthümliche
contagiöse Krankheit bei jungen Kaninchen, die er in einer Kaninchenzucht zu Schaffhausen beobachtete. Die gewöhnlich als „Schnupfen"
oder Schnupfenfieber bezeichnete Krankheit befiel
junge Kaninchen: die Lippen und Nase wurden feucht,
entleerten einen wässerigen Schleim, die Thiere
räusperten sich häufig, rieben mit den Vorderfüssen
die Nase, in der sie ein Jucken zu empfinden schienen, zeigten Beschwerde beim Kauen. Im letzten
Stadium der Krankheit stellte sich Appetitlosigkeit
ein und die Thiere starben im höchsten Grade abgemagert. Wurden gesunde junge Kaninchen zu solchen
Kranken in denselben Stall gebracht, so erkrankten
die feineren Racen meist tödlich, während die gewöhnlichen Kaninchen mit einem mehr oder minder
geringen Anfalle derselben davon kamen. Alte Thiere
litten entweder gar nicht oder nur an sehr gelindem
Schnupfen und Niesen. — Sechs mal nacheinander
ging der gesammte Wurf zu Grunde, obwohl später
neue eigene Behälter angeschafft wurden, bis schliesslich durch Bepinseln mit einer concentrirten Alaun-
lösung die erkrankten Thiere gerettet wurden. — Die
Ansteckungsfähigkeit des abgesonderten Schleimes
wurde durch zahlreiche Uebertragungsversuche festgestellt. Bei der Section fanden sich die inneren
Organe — mit Ausnahme von Gregarinen-Abscessen
in der Leber — alle gesund. Die Trachea und die Lungen waren einigemal ecchymotisch injicirt, die Schleimhaut des Rachens und Nasencanals waren heller gefärbt, das submucöse Gewebe und die benachbarten
Muskelpartien waren hyperämisch geröthet und geschwollen, die Venen stärker gefüllt. Aphthen, Geschwüre und Aehnliches fehlten. Die eigentliche Ursache
dieser Krankheit, deren autochthone Entstehung nicht
zu bezweifeln war, konnte nicht nachgewiesen
werden.

Der Bläschenausschlag an den Geschlechtstheilen beim Rinde kam 1874 in Württemberg in 184 Fällen vor (1873 = 293) und zwar bei
15 Farren, 130 Kühen, 47 Kalbinnen und 2 weiblichen Rindern. Die Krankheit, meist spontan bei
männlichen und weiblichen Thieren entstehend,
pflanzt sich sowohl auf dem Wege des Contacts wie
auch durch Aufenthalt in einem inficirten Stalle
weiter fort. Genesung erfolgte in allen Fällen sowohl
bei der leichteren, rein aphthösen, wie bei der mehr
pustulösen Form. (Rep. S. 329.)

II. Chronische constitutionelle Krankheiten.

1. Tuberculose und Perlsucht.

1) Dammann, Fütterungstuberculose. Preuss. M.
S. 152. — 2) Colin, M. G., Sur la non-transmission
de la tuberculose par l'ingestion de la matière tuberculeuse dans les voies digestives. Rec. p. 122. — 3)
Viseur, Nouvelles tentatives de transmission de la tuberculose par les voies digestives. Rec. p. 878. — 4)
Schreiber, Jul., Zur Lehre von der artificiellen Tuberculose. Inaugural-Diss. Königsberg. — 5) Gerlach,
Ist das Fleisch von perlsüchtigen Rindern und überhaupt von tuberkelkranken Thieren als Nahrungsmittel
für Menschen zu verwenden oder zu verwerfen. Berl.
Arch. S. 1. (Vergl. das Referat über Hygiene der Nah-
rungs- und Genussmittel.) — 6) Bollinger, O., Ueber
die Geniessbarkeit des Fleisches und der Milch perlsüchtiger Rinder. Deutsche Zeitschr. Bd. I. S. 110,
242, 329, 457 und 460. — 7) Pütz, Die Perlsucht des
Rindviehes als Gegenstand der Sanitätspolizei. Bern.
Zeitschr. S. 326. (Referirt auf Grund brieflicher Mittheilung über Versuche des Thierarztes Döpke in
Geestendorf, der im Jahre 1865 mehrere Schweine mit
Erfolg mit dem Fleische perlsüchtiger Kühe fütterte.) —
8) Fleming, G., The transmissibility of tuberculosis.
Vet. p. 44. — 9) Adam, Th., Ueber die Häufigkeit
des Vorkommens der Tuberculose beim Schlachtvieh.
Deutsche Zeitschr. N. 209. — 10) Derselbe, Ueber
die Häufigkeit der Tuberculose. Woch. S. 96. (Ver-
gleiche vorhergehende No. 9.) — 11) Zippelius, Eine
Tuberculose-Statistik aus der Provinz. Ebendaselbst.
S. 169. — 12) Ackermann, Enter-Entzündung
bei perlsüchtigen Kühen. Sächs. B. S. 95. —
13) Harms, C, Seltener Befund bei einer tuberculösen
Kuh. Hannover. J. B. S. 80. (Neben allgemeiner Tuberculose auch gestielte, birsekorn- bis wallnussgrosse
Geschwülste an der Pfortader und in den Lebervenen.)
— 14) Sommer, E., Ueber hochgrad. Entartung innerer
Organe bei der Perlsucht der Rinder. Dorpat. med.
Zeltsch. V. u. S. 354. — 15) Bollinger, Ueber die
anatomische Diagnose der Rindstuberculose (Perlsucht)
in den ersten Entwicklungsstadien nebst Bemerkungen
über die Geniessbarkeit des Fleisches tuberculöser Rinder.
Deutsche Zeitsch. Bd. II. S. 140. — 16) Harms,
C., Ein Fall von acuter Scrophulose beim Rinde. Hannover. J B. S. 78. (Bei einer abgemagerten sieben-
jährigen Kuh fanden sich die Mesenterialdrüsen zu einer
17 Kilogr. schweren Masse umgewandelt, ausserdem fanden sich unter dem Peritoneum viele haselnuss- bis
hühnereigrosse Geschwülste, die Lymphdrüsen des Mediastinum waren so vergrössert, dass sie 4 Kilogr. wogen, in der linken Augenhöhle fand sich eine hühnereigrosse Geschwulst. Die Geschwülste waren markig,
grau und roth gefärbt, ohne Spuren von Verkäsung,
bestanden mikroskopisch aus lymphoiden Zellen. Milz
normal, weisse Blutkörperchen bedeutend vermehrt. Die
hier wahrscheinlich vorliegende, lymphatische Leukämie
will H lieber als acute Scrophulose bezeichnet wissen,
weil die Schwellung der Lymphdrüsen wohl das Primäre
gewesen sei.) — 17) Bollinger, O., Tuberculose bei
Thieren. Aerztliches Intelligenzblatt. No. 47. (Demonstration tuberculöser Organe von Schweinen, Katzen,
vom Bund, vom Affen und von Rindern.) — 18) Roloff, F. (Balle), Die Schwindsucht, fettige Degeneration, Scrophulose und Tuberculose bei Schweinen.
Berlin. — 19) Oemler, Tuberculose bei Schweinen.
Preuss. M. S. 134. — 20) Sommer, E., Ein Beitrag
zur Tuberkelfrage. Deutsche Zeitschr. Bd. I. S. 207.
(Beschreibt kurz Tuberculose bei Schweinen und einen
Fall von tuberculöser Otitis bei einem Stier, der gleichzeitig an Miliartuberculose der Arachnoidea und Tuberculose der Lungen litt.) — 21) Bollinger, Ueber die
Häufigkeit der Tuberculose beim Schwein. Deutsche

Zeitschr. Bd. I. S. 244. (Stellt auf Grund eigener
Erfahrungen und der Beobachtungen Adam's in Augsburg fest, dass die Tuberculosa der Schweine in Süddeutschland und der Schweiz in Wirklichkeit eine seltene Krankheit ist, während dieselbe in Norddeutschland
entschieden häufiger zu sein scheint.) — 22) Crisp,
Edw., Tubercle in twenty-one pheasants. Transact. of
the path. Soc. XXIII. p. 249.

Zum Zwecke künstlicher Erzeugung der
Tuberculose fütterte Dammann (1) ein $\frac{3}{4}$jähriges
Schaf 2 Monate hindurch alle 2—3 Tage mit etwa
200—400 Grm. Sputa von schwindsüchtigen Patienten
der Greifswalder Universitäts-Klinik, im Ganzen etwa
5000 Gramm. Die mit zerschnittenen Rüben gemeng-
ten Sputa wurden von dem Thiere freiwillig aufgenommen. Das Thier starb circa 4½ Monate nach Beginn der Fütterung an interstitieller Hepatitis, die
durch Distomum hepaticum veranlasst war. In keinem
Organe — besonders aber nicht im Darmcanale, in
den Gekrösdrüsen, den Lungen — fanden sich Veränderungen, die irgendwie mit Tuberculose in Verbindung zu bringen waren.

Colin (2) ist durch zahlreiche, seit 1866 im Auftrage der Akademie angestellte Versuche zu folgenden Resultaten gelangt: 1) Die Tuberculose ist
durch die Verdauungsorgane nicht übertragbar. 2)
Der tuberculöse Stoff ist niemals virulent, obwohl die
subcutane Impfung den Lungentuberkeln ähnliche
Producte erzeugt. Die Methode der Untersuchung
war eine einfache. Tuberkel verschiedener Thiere,
verschiedener Arten und aller Altersstufen wurden in
Masse und ohne Zubereitung verabreicht, jedoch so,
dass nichts in die Luftwege gelangen konnte. Die
Fütterung wurde vorgenommen an 2 jungen Stieren,
wovon der eine nach 6 Wochen, der andere nach
2 Monaten getödtet wurde; ferner wurden gefüttert
2 Hammel, 4 Schweine, mehrere Bunde, eine Reihe
von Lapins, mehrere Meerschweinchen, eine Ente,
2 Tauben. Alle diese Fütterungsversuche ergaben
negative Resultate, obwohl die Fütterung öfters wiederholt und tuberculöse Substanzen in Masse, Fleisch,
Blut, Bronchialsecret von tuberculösen Menschen verabreicht wurden.

Viseur (3) fütterte 6 Katzen, 3 Hunde und
1 Schwein wiederholt mit tuberculosen Lungen
und Lymphdrüsen von Rindern. Die Thiere
zeigten nach einigen Wochen Krankheitserscheinungen
und wurden, nachdem ein Theil gestorben, ein anderer
getödtet worden war, 61 Tage nach Beginn der Versuches secirt. Das Schwein war kurz nach Beginn des
Versuches gestorben, 2 Katzen entkamen, so dass noch
4 Katzen und 3 Hunde zur Untersuchung kamen. Bei
den Katzen fand sich Tuberculose der Lungen, der
Hals- und Mediastinaldrüsen, Tuberculose des Verdauungsapparates, des Peritoneum, der Mesenterialdrüsen, in 2 Fällen Tuberculose der Leber und Milz.
Von den 3 Hunden fanden sich nur bei einem tuberculöse Veränderungen in den Lungen, im Ileum und
Colon sowie in den Gekrösdrüsen.

Von einer Kuh, die nach dem Zeugniss des
Departementsthierarztes und Veterinärassessors Dr.

Richter an vorgeschrittener Perlsucht litt, verfütterte Schreiber (4) die Milch an eine Reihe
von Kaninchen (18 Stück) und Meerschweinchen (3 Stück) und erhielt folgende Resultate:

16 Kaninchen und 3 Meerschweinchen wurden mit
frischer, 2 Kaninchen mit gekochter Milch der oben
angeführten perlsüchtigen Kuh gefüttert. Die Dauer
der Fütterung betrug bei den Meerschweinchen
6 Wochen, bei den Kaninchen, die frische perlsüchtige
Milch erhielten, 5 Wochen bis nahezu 4½ Monate,
während die perlsüchtige abgekochte Milch über
8 Wochen hindurch verabreicht wurde. 1 Meerschweinchen erhielt frische Milch von einer gesunden
Kuh. Todt gefunden wurden 6 mit frischer perlsüchtiger Milch gefütterte Kaninchen, alle übrigen
Thiere wurden zur Section getödtet. Von krankhaften
Veränderungen wurden bei der Section bei einzelnen
oder mehreren Versuchsthieren folgende constatirt:
Psorospermien der Leber, Cysticercen in der Bauchhöhle, Lungen- und Pleura-Entzündung, Fehlen eines
Augapfels, Magendarmkatarrh. In 7 Fällen ergab die
Section nichts Auffallendes und in keinem der
22 Fälle konnte eine tuberculöse Erkrankung irgend welchen Organs gefunden
werden.

Die Thiere waren nach dem verschiedenen Futter
gesondert, in einem rein gehaltenen, grossen, freien
Bodenraume untergebracht, wo sich noch niemals
Thiere und besonders keine operirten aufgehalten
hatten. Während der Dauer der Versuchsfütterung
wurden dieselben niemals ins Freie gelassen, um die
etwaige Aufnahme anderer schädlicher Substanzen
auszuschliessen zu können. Neben der Milch erhielten
die Kaninchen etwas Hafer, die Meerschweinchen bekamen Milch allein. Die von der perlsüchtigen Kuh
herstammende Milch wurde von den Versuchsthieren
ganz gerne getrunken. Nach dem Resultat seiner Versuche glaubt Verf. die Frage nach der Infectionsfähig-
keit der Milch perlsüchtigen Viehes als eine mindestens noch offene ansehen zu müssen, deren weitere
Erforschung dringend geboten sei. Von dem Genusse
derartiger Milch wäre demnach abzurathen, nicht weil
dieselbe bestimmt ein resorbirbares Gift enthält, sondern deshalb, weil bei bestehender Lungentuberculose
die Respiration quantitativ vermindert, die Blutbeschaffenheit verändert, der Stoffwechsel ein trägerer
und die Producte desselben — so auch die Milch —
andere, schlechtere und weniger Nährstoffe enthalte,
ganz ähnlich wie wir tuberculösen, phthisischen,
scrophulösen, anämischen, cachectischen und überhaupt dyskrasischen Müttern mit Rücksicht auf Mutter
und Kind das Nährgeschäft verbieten. Aus diesen
Gründen acceptirt Verf. die von dem Deutschen Vete-
rinärrathe im Frühjahre 1875 angenommene Resolution
in dieser Frage vollständig.

Adam (9) theilt seine Beobachtungen über die
Statistik der Tuberculose mit.

Von 11,331 Rindern (ohne Einrechnung der
Kälber), die im Jahre 1874 in den beiden Schlachthäusern der Stadt Augsburg geschlachtet wurden, waren

134 mit Tuberculose behaftet = 1,18 pCt Nach dem
Geschlechte fand sich die Krankheit bei 42 männlichen
(13 Stiere und 29 Castraten [Ochsen]) und bei 92 weiblichen Thieren (Kühen und Kalbinnen, die noch nicht geboren hatten). Da die Zahl der geschlachteten männlichen Rinder beiläufig ⅓, die der weiblichen ⅔ beträgt,
so ergiebt sich nahezu eine gleichmässige Vertheilung
des Vorkommens der Tuberculose auf beide Geschlechter.
— Während bei Saugkälbern die Krankheit gar nicht
vorgefunden wurde, waren 22 tuberculöse Rinder unter
3 Jahren alt, 41 waren 3—6 Jahre und die übrigen 71
über 6 Jahre alt. Die Tuberculose verschont demnach
kein Lebensalter, ist jedoch am seltensten während der
Saugperiode bei den Kälbern und am häufigsten bei den
älteren Köhen. Dabei ist jedoch zu berücksichtigen,
dass die männlichen Thiere durchschnittlich viel früher
geschlachtet werden, als weibliche, und dass mehr als
die Hälfte des gesammten Rindviehstandes aus Kühen
besteht. In Betreff der einzelnen Racen und Schläge
konnte kein Unterschied constatirt werden. — Die tuberculösen Neubildungen hatten ihren Sitz 84 mal in den
Lungen und auf den serösen Häuten, 31 mal nur im
Lungenparenchym (ohne Betheiligung der Brust- und
Bauchfells), 16 mal nur auf der Serosa der Brust- und
Bauchhöhle, 3 mal nur in der Leber, 2 mal fand sich
neben Perlsucht Tuberculose der Ovarien und des Uterus.
— Bei ganz geringfügiger Tuberculose, wenn sich nur
einzelne Perlknoten auf dem Brust- und Bauchfelle fanden und die Bronchial- und Gekrösdrüsen unbetheiligt
waren, wurde dieselbe nicht Gegenstand der Aufzeich-
nung. Würden solche Fälle in Rechnung gebracht, so
würde sich die Gesammtzahl um circa 30—40 erhöhen.
— Die Ergebnisse der Aufzeichnungen in den letzten 3
Jahren über die Häufigkeit der Tuberculose in den
Augsburger Schlachthäusern waren somit folgende:

im J.			
1872 waren unter 10,463 Rindern tuberculös 133 = 1,27
1873	-	- 10,769	- - 110 = 1,02
1874	-	- 11,331	- - 134 = 1,18

Wenn auch diese Ergebnisse durch Nichtberücksich-
tigung der geringgradigen Befunde etwas alterirt werden,
so übersteigt das durchschnittliche Procentverhältniss
sicher 1,5 nicht. Die Krankheit vertheilt sich mit
grosser Gleichmässigkeit auf Geschlecht, Alter und Race.
— Die Schätzung der Häufigkeit der Tuberculose auf 20 bis
50 pCt. aller Rinder hält Adam mindestens um das
Zehnfache zu hoch gegriffen. In Betreff der Verwerthung
und Verwendung des Fleisches von tuberculösen Rindern
werden die ergriffenen Theile unmittelbar nach dem
Schlachten unter Aufsicht des Fleischbeschauers entfernt
und vernichtet. Bei gemästeten Thieren und mässigen
Graden der Krankheit wird der Verkauf des Fleisches
in keiner Weise beanstandet. Bei nicht gemästeten
Thieren und gutem Aussehen des Fleisches wird der
Vorkauf in der Freibank oder in Fleischbanken für
Fleisch geringerer Qualität sowie die Verwendung zum
Verwursten gestattet. Bei Abmagerung und weichet,
wässriger Beschaffenheit des Fleisches wird dasselbe auf
die Wasenmeisterei verwiesen.

Zippelius (11) theilt eine auf Grund der Fleisch-
beschaubücher gemachte Zusammenstellung der
in den letzten 5 Jahren im Bezirke Ober n burg (Unterfranken) wegen Tuberculose geschlachteten
Rinder mit und gleichzeitig eine Gruppirung der
menschlichen Tuberculosefälle aus demselben Bezirke.

Nachdem in einer Tabelle genau angegeben wird,
wie viele tuberculöse Rinder von 1000 jährlich geschlachtet und wieviele Menschen von 1000 Bewohnern
jährlich an Tuberculose in 36 Ortschaften des Bezirks-
amts Obernburg sterben, kommt Z. zu folgenden Sätzen:
Die Tuberculose des Rindes findet sich vorzugsweise in den ärmeren Orten verbreitet, die dazu in

Thälern liegen und besonders in solchen Orten, die enge gebaut sind. Seltener ist die Tuberculose in hochgelegenen Orten, häufiger in Orten, die durch Ringmauern eingeengt sind. Wo die Tuberculose am häufigsten, dort finden sich auch die meisten Kiefergeschwülste. In 7 Orten mit minimaler Zahl von Tuberculose-Fällen kommen durchschnittlich auf 1000 Rinder 479 Kühe, in 7 Orten mit maximaler Zahl von Tuberculose-Fällen auf 1000 Rinder 570 Kühe. — Die Tuberculose des Menschen ist im Ganzen unabhängig vom Genusse tuberculösen Fleisches oder tuberculöser Milch, da sich aus den Tabellen trotz des fast in allen Fällen erlaubten Fleisch- und ungehinderten Milchgenusses kein Zusammenhang nachweisen lässt. Die Tuberculose-Sterblichkeit des Menschen überschreitet im Bezirke Obernburg (3,32 pro Mille) die mittlere Tuberculose-Sterblichkeitsquote des Königreichs (2,16 pro Mille). Sie ist im Allgemeinen von denselben örtlichen Verhältnissen beeinflusst wie die Rindertuberculose; sie erreicht in keinem Orte die höchsten Tuberculose-Ziffern des Rindes, dagegen ist sie gleichmässiger über alle Orte verbreitet; nach Ansicht des Bezirksarztes O. Hofmann sind die häufigen Verwandtschaftsheirathen an letzterem schuld. Da bei dieser Zusammenstellung nur die vorgeschritteneren Fälle von Hindertuberculose in Berechnung kamen und das Rind eine viel kürzere Lebensdauer hat, als der Mensch, so ist die Rindertuberculose etwas häufiger als die Tuberculose des Menschen.

Ackermann (12) berichtet, dass er bei perisüchtigen, nicht neumelkenden Kühen Euterentzündungen ohne alle und jede Veranlassung entstehen sah. Diese fast jeder Behandlung trotzende Entzündung führt zur Verhärtung und theilweisen Abscessbildung und ist wahrscheinlich tuberculöser Natur. Der Berichterstatter (Leisering) glaubt, dass es sich hier zweifellos um einen tuberculösen Process handle, der wegen der directen Verunreinigung der Milch offenbar eine grosse Gefahr für die menschliche Gesundheit bilde. (Referent hat vor Kurzem eine hierher gehörige tuberculöse Entzündung constatiren können, welche diese Vermuthung Leisering's bestätigt.)

Die Arbeit Roloff's (18) bringt nähere Belege dafür, dass in Norddeutschland bei den frühreifen und sehr mastfähigen, englischen Schweinen gewisse Krankheitszustände der Schweine, besonders die Tuberculose weit häufiger vorkommen, als in Süddeutschland und der Schweiz, wo meist nur das Landschwein gezüchtet wird. Hierher gehören die fettige Degeneration, die scrophulöse Darm- und Lungenentzündung und die eigentliche Tuberculose, welche von Roloff eingehend geschildert werden. Als allgemeine Grundlage der genannten Processe bei den englischen Schweinen nimmt Roloff eine scrophulöse Diathese an, die anatomisch durch allgemeine fettige Degeneration, verbunden mit Blutmangel, characterisirt ist.

Die äussere Ursache der so verbreiteten, fettigen Degeneration findet Roloff in der einseitigen Haltung der zur Zucht verwendeten Thiere. Indem diese stets mastig gefüttert und recht ruhig gehalten werden, entbehren sie der nothwendigen Lebensreize — Licht und Bewegung. Die künstliche, absolute Ruhe, durch Generationen hindurch eingehalten, führt zur allgemeinen fettigen Degeneration.

Als Vorbeugungsmittel empfiehlt Roloff bei rechtzeitiger Anwendung die Kreuzung der kranken Zucht mit kräftigen, einheimischen Schweinen, wobei aber die Kreuzungsproducte naturgemäss gehalten und ihnen die nothwendigen Lebensreize, besonders Bewegung, nicht versagt werden. Thiere, deren Nachkommen nicht kräftig erweisen, sind von der Zucht auszuschliessen, ebenso solche, die von notorisch kranken Eltern abstammen.

Bei der grossen Verbreitung der in Rede stehenden Krankheiten verdienen die von R. vorgeschlagenen Massnahmen alle Beachtung bei Züchtern und Fachleuten. Ausserdem ist die eventuelle Gefahr für den Menschen, die aus dem Genuss der Organe derartig kranker Schweine erwachsen kann, wohl zu berücksichtigen.

Nach Oemler (19) kam die Tuberculose bei Schweinen im Kreise Sangershausen häufig vor. Als Beweis der Erblichkeit wird mitgetheilt, dass die Ferkel von zwei Sauen, die von einer an Lungenkrankheit crepirten Sau abstammten, zuweilen husteten, sich stets mager hielten und sämmtlich tuberculös waren. Bei 7 Stück fanden sich Tuberkel am Brustfell, bei 5 am Bauchfell und einmal bei letzteren in ähnlicher Art, wie bei der Franzosenkrankheit des Rindviehs. Bei einem 1½jährigen Eber, der viel hustete und zuletzt wegen grosser Abmagerung getödtet wurde, fanden sich in allen Organen, am Brust- und Bauchfelle, an den Häuten der Samenstränge und Hoden, sowie auch im Innern der Hoden Tuberkeln.

Crisp (22) beobachtete Tuberculose bei 21 Fasanen.

Im Leben liessen die Thiere die Flügel hängen, zeigten Symptome der Schwäche, Mangel an Fresslust und Abmagerung. Während im Anfang die Temperatur 102° – 106° Fahr. betrug, fiel sie nach Ablauf des entzündlichen Stadiums auf 98°—100° F. Die weissen Blutkörperchen waren im Anfang vermehrt, später mehr unregelmässig nach Form und Aussehen, Bacterien fehlten. Bei der Section fanden sich Leber und Milz vergrössert und tuberculisirt, erstere um das 3 – 4 fache des normalen Umfanges, letztere in einzelnen Fällen um das 10 – 15 fache vergrössert. Nur in einzelnen Fällen waren die Lungen afficirt. Einmal sass ein Tuberkel vom Umfang einer halben Erbse an der „Herzbasis. Die Gedärme waren 6mal erkrankt; die Tuberkel sassen dann in Form runder harter Gebilde, stecknadelkopf bis erbsengross, auf der Aussenfläche. In mehreren Fällen sassen die halb durchsichtigen Tuberkel auf dem Omentum meistens an Arterien.

2. Osteomalacie und Rachitis.

1) Roloff, F., Ueber Osteomalacie und Rachitis. Berlin. Arch. 8. 189. — 2) Weiske, H., Einige Bemerkungen zu F. Roloff's Arbeit über Osteomalacie und Rachitis. Ibidem. 8. 457. — 3) Toussaint et Tripier, Sur les effets de l'acide lactique au point de vue du rachitisme et de l'ostéomalacie. Rec. p. 849. — 4) Vernant, De l'ostéoclastie bovine dans la Nièvre et dans l'Yonne. — De l'influence des années sèches et de la nature du sol sur l'apparition de cette maladie. Rec. p. 750. — 5) Pütz, Ueber Knochenkrankheiten unserer Hausthiere mit Bezug auf einige Fälle von Osteoporose. Bern. Zeitschr. 8. 24. 49. 173. 205. — 6) Fischer, Joh. v., Knochenbrüchigkeit (Fragilitas ossium) bei einer

Feldlerche. Der zoologische Garten. S. 372. — 7)
Wahlgren, Fr., Rachitis bei Barschen (Perca fluviatilis). Der zoologische Garten. S. 342.

Roloff (1) hatte schon vor nahezu 10 Jahren
auf Grund zahlreicher Untersuchungen mit Bestimmtheit erklärt, dass Osteomalacie und Rachitis
wesentlich gleiche Processe sind, und dass
die eine, wie die andere in Folge mangelhafter Kalkzufuhr entsteht. Um diese, auf
Grund zahlreicher klinischer Beobachtungen und Untersuchungen ausgesprochene Behauptung mit Rücksicht auf die mangelhafte Zufuhr von Kalk als Krankheitsursache durch das Experiment zu bestätigen,
stellte R. im landwirthschaftlichen Institut zu Halle
eine Reihe von Fütterungsversuchen bei 10 Hunden
und 6 Schweinen an, deren Details im Originale nachzulesen sind. Bei sämmtlichen Thieren, deren Nahrung sehr kalkarm war, stellte sich eine Knochener-
krankung ein, während alle anderen Thiere, welche
die gleiche Nahrung mit einem Zusatz von Kalk erhielten, gesund blieben. Die künstlich erzeugte Krankheit war Rachitis, deren Erscheinungen im Wesentlichen
mit den Erscheinungen der natürlichen Rachitis übereinstimmen; einzelne graduelle oder formelle Verschiedenheiten, die ja auch bei der natürlichen Rachitis
in einzelnen Fällen vorkommen, dem früheren
oder späteren Auftreten der Krankheit, der Schnelligkeit ihrer Entwickelung und namentlich von der
Haltung der Thiere während der Krankheit abhängig. Wenn die künstliche Rachitis sich langsam entwickelt und man den Thieru Bewegung gestattet,
dann stimmt die künstliche Rachitis auch formell mit
der natürlichen überein. Der Zusammenhang zwischen
der Rachitis der Versuchsthiere und der geringen Kalkeinnahme war ein zweifelloser: alle Thiere waren vor
Beginn der Fütterung sämmtlich gesund, und litten
namentlich nicht an Verdauungsstörungen. Die Con-
trolthiere, die nur Zusatz von Kalk erhielten, theilten
den Aufenthaltsort mit den rachitisch gewordenen,
bewegten sich ebensoviel als letztere und blieben
sämmtlich gesund. Da die zusammengefütterten Hunde
von demselben Warfe waren und gerade die kräftig-
sten und widerstandsfähigen das kalkarme Futter erhielten, so konnte von einer Verschiedenheit der Disposition keine Rede sein. Da die übrigen organischen
Nährstoffe immer in einer Menge und Verbindung gereicht wurden, dass von einer kümmerlichen Ernährung keine Rede sein konnte, so konnte die Erkrankung nicht auf Rechnung einer solchen gesetzt werden. Bei den einzelnen Thieren trat die Rachitis um
so früher ein und entwickelte sich um so rascher, je
geringer die Kalkeinnahme pro Tag und im Verhältniss zu der Stärke des Wachsthums war. Zum Schlusse
widerlegt R. die Versuche Heitzmann's, der bekanntlich durch fortgesetzte Verabreichung von Milchsäure an Fleischfresser anfangs Rachitis, später Osteomalacie, bei Pflanzenfressern dagegen Osteomalacie
ohne das rachitische Vorstadium hervorgerufen haben
sollte. — Wegen der Erwiderung Weiske's (2) verweisen wir auf das Original.

Nach dem Vorgange Heitzmann's versuchten
Toussaint und Tripier (3), bei verschiedenen
Thieren durch Milchsäure Rhachitis und Osteo-
malacio zu erzeugen.

In der ersten Versuchsreihe wurden mit Milchsäure
gefüttert: 1) ein erwachsener Hund, welcher 30 Tage
hindurch 2 Grm. Milchsäure und dann 3 Monate lang
4 Grm. täglich erhielt; 2) ein 12monatlicher Hund erhielt im Verlaufe von 2 Monaten täglich 8 Grm. Milchsäure; 3), 4) und 5) 3 Kaninchen erhielten nahezu
1 Monat hindurch 2 Grm. Milchsäure täglich vermischt
mit ihrer Haferration. Eine Humerusfractur, die bei
einem Thiere künstlich erzeugt wurde, heilte vollkommen; 6) und 7) zwei junge Hunde erhielten ungefähr
4 Monate lang täglich 2 Grm. Milchsäure, sie entwickelten sich vortrefflich. — Bei allen diesen Thieren war
das Resultat ein negatives. Dasselbe Resultat hatten
2 Fütterungsversuche (3 Grm. täglich) an 2 Katzen.
Nach 2 Monaten zeigte die jüngere eine doppelseitige
Keratitis und Mortification der Haut, jedoch keine Veränderung des Skeletts. Die ältere Katze erhielt nur
6 Wochen lang täglich 4 Grm. Milchsäure; sie starb,
und bei der Section fand sich eine sehr starke Keratitis,
aber keine Knochenveränderung. Subcutane Injection
von Milchsäure, 3—10 Tropfen, bei einem jungen Hund
erzeugte starke Entzündung und Verschorfung. Die entgegengesetzten Resultate Heitzmann's erklären sich
Toussaint und Tripier daraus, dass er Thiere zu
seinen Versuchen verwendete, die eine Praedisposition
zu Rachitis und Osteomalacie besassen.

Bei einer sehr alten, in Gefangenschaft lebenden
Feldlerche (Alauda arvensis) beobachtete v. Fischer (6) innerhalb eines kurzen Zeitraumes eine
grössere Zahl (links 2, rechts 4) von Schenkel-
brüchen, die theilweise ohne jede Veranlassung,
theilweise durch Niederfallen in dem niedrigen Käfig
(20 Centimeter Höhe) entstanden waren. Bei der
ersten Fractur war ein Knochenende sogar durch die
Haut gedrungen und zeigte fast papierdünne, milchglasähnliche Wandungen, woraus auf eine Resorption
der Knochenmasse zu schliessen war. Alle diese
Fracturen heilten so, dass schliesslich das linke Bein
nach aussen und hinten, das rechte ganz nach rechts,
aber stark einwärts gewachsen waren. In Folge dessen
liegt die Lerche permanent auf dem Bauche. Da die
verstümmelten Beine zur normalen Fortbewegung
nicht mehr dienen können, so bewegt sich das Thier,
auf die Schultern gestützt, nach Art der Fledermäuse
fort, die Beine nur accessorisch als Nachschieber be-
nutzend. Im Uebrigen ist die Lerche im besten
Wohlsein, bei gutem Gefiederzustand, mausert normal,
frisst gut und singt mit grossem Fleisse gesteigert
weiter, sich wenig um diese unnatürliche Lage be-
kümmernd. — In Folge des hohen Alters war eine
Resorption der Knochenmasse eingetreten und hatten
die Knochenwände eine ausserordentlich dünne Beschaffenheit erlangt.

III. Thierische und pflanzliche Parasiten und Parasitenkrankheiten.

1) Müller (Magdeburg), Geschichte, Verlauf und
Behandlung der Schafräude in den Kreisen Stolp, Rum-
melsburg und Bütow (Pommern) anno 1857 — 1868.
Bern. Zeitschr. S. 529. — 2) Bayer, J., Krätze bei
Antilopen. Oesterr. XLIII. S. 72. (Otitis externa durch

Krätzmilben verursacht, als Quelle von Recidiven.) —
3) Mégnin, Sarcoptes scabiei bei einer Giraffe. Bull.
S. Juillet. p. 825. (Sarcoptesräude bei einer Giraffe, verursacht durch eine Krätzmilbe, die M. als eine Abart
von Sarcoptes scabiei des Menschen und des Pferdes
betrachtet.) — 4) Zürn, Die Ohrkrankheiten der Kaninchen. Deutsche Zeitschr. B. I. S. 274. — 5) Babe,
Milben als Ursache der Schlämpemauke des Rindes.
Fühling's landw. Zeitung. 3. Hft. (Symbiotes bovis Gerl.,
Dermatophagus bovis Fürst. als Ursache einer localisir-
ten Hautaffection, die in jeder Beziehung sich wie die
sogenannte Schlämpemauke verhielt.) — 6) Friedberger, Hauterkrankung bei einem Hunde, erzeugt durch
eine Grasmilbe (Leptus autumnalis). Berl. Arch. S. 133.
— 7) Tröltsch, v., Zur Lehre von den thierischen
Parasiten am Menschen. (Otitis externa beim Rind verursacht durch Vogelmilben.) Archiv f. Ohrenheilkunde
IX. Bd. S. 193. — 8) Siedamgrotzky, Echinococcusblasen in der Leber einer Kuh. Sächs. B. S. 29. —
9) Findeisen, Echinococcen in der Lunge. Rep. S.
48. (Eine Kuh, die im Leben Athembeschwerden gezeigt,
beherbergte in ihrer Lunge, die ein Gewicht von 78
Pfund besass, Hunderte von Echinococcen von Faust-
bis Kindkopfgrösse; ausserdem fanden sich Echinococcen
in Milz, Leber und am Dickdarm.) — 10) Stöhr, Hy-
datida im Herzen. Preuss. M. S. 159. (Plötzlicher Tod
einer Kuh; bei der Section fand sich in der Herzscheide-
wand eine hühnereigrosse Hydatide (Echinococcusblase),
ausserdem zahlreiche in den Lungen.) — 11) Bollinger, O., Echinococcus multilocularis in der Leber des
Rindes. Deutsche Zeitschr. B. II. S. 109. — 12) Cré-
vaux, Jules, Ueber Hydatidencysten bei Rindern in Rio
de la Plata (Soc. de Biol.) Gaz. de Paris. 7. p. 86. —
13) Mégnin, Echinococques chez le cheval. Bull. p. 470.
(Seltener Fall von exogenem Echinococcus von der Innenfläche des Hinterschenkels eines Pferdes — an einem
Adductor ansitzend.) — 14) Glokke, Finnen im Gehirne. Preuss. M. S. 153. (Plötzliche Erkrankung eines
vorher gesunden 4jährigen Schweines unter den Erscheinungen von heftigen Krämpfen, tobsüchtigen Anfällen und dem Drange nach vorwärts zu gehen. Tod
nach 18 Stunden. Bei der Section fand der ganze
Körper mit Finnen versehen, ebenso die weichen Birn-
häute und die Hirnsubstanz selbst; letztere war vollständig durchsetzt und die Vorderlappen bildeten einen
überwiegend aus Finnen bestehenden Brei.) — 15a)
Perroncito, E., Communicazione sopra un caso di
Coenurus riscontrato nella cavita abdominale et un co-
niglio. Annali della R. Academia d'Agricoltura di Torino.
Vol. XVII. 1874. — 15b) Derselbe, Brevi osservazioni sul Cysticercus tenuicollis e sulla sua membrana
avventizia. Gaz. med. vet. Anno 11. fascic. di Nov. e
Dic. — 16) Anacker, Entozoen in der Bauchhöhle.
Ligula simplicissima bei Brachsen (Ligula Brama).
Tha. S. 2. — 17) Schwarzmaier, Die Trepanation
des Rindes bei Coenurus cerebralis. Woch. S. 295. —
18) Brunet, A., Relation de nombreux cas de tournis
sur les agneaux, pour servir à l'histoire générale de
cette maladie. Rec. p. 33. — 19) Zabn, Lungenwürmer
und Bremsenlarven beim Reh. Osterr. XLIII. S. 125. —
20) Buguion, E., Sur la pneumonie vermineuse des
animaux domestiques. Compte rendu de la réunion de
la Société helvétique à Andermatt. — 21) Farquharson, R., On the grouse disease. Edinb. med. Jour.
Sept. p. 223. (Spricht sich dahin aus, dass die Hasel-
hühner-Krankheit eine Epidemie, eine Infectionskrank-
heit sei und nicht, wie Cobbold angiebt, eine Parasitenkrankheit. — 22) Sanderson, Burdon, Grouse disease.
The Brit. Med. Journal. May 15. p. 653. (Zur Constatirung der eigentlichen Natur der Krankheit der Basel-
hühner hält Sanderson die klin. Beobachtung der
kranken Thiere für nothwendig.) — 23) Wilson, A.,
Notes on the Grouse disease. Edinb. med. Journ.
April. p. 911. (Hält die vielbesprochene Krankheit
der Haselhühner nicht für eine Parasitenkrankheit

im Sinne Cobbold's, sondern für eine Infec-
tionskrankheit im Anschlusse an Farquharson.) —
24) Arloing, Note sur la place, d'un ténia de la
poule (Phasianus Gallus), incomplétement étudié par
Dujardin. Rec. p. 427. — 25) Cobbold, T. Spencer,
Epizooty in the horse; more especially in relation to
the ravages produced by the four-spined Strongyle
(Strongylus tetracanthus). Vet. p. 237 (Beschreibt
eine angeblich durch Strongylus tetracanthus hervorgerufene epizootische Krankheit bei Pferden, die durch
Entzündung der Darmschleimhaut, in Folge der daselbst
eingekapselten Strongyliden (Strongylus tetracanthus) bedingt ist.) — 26) Schiefferdecker, P., Ueber eine
eigenthümliche pathologische Veränderung der Darmschleimhaut des Rindes durch Tänia encumerina. (Hierzu Taf. VIII.) Virchow's Archiv für pathol. Anat. B. 62.
S. 475. — 27) Ercolani, G. B., Observazioni elmin-
tologiche sulla dimorfobiosi nei Nematodi, sulla Filaria
immitis e sopra una nuova specie di Distoma dei cani.
Bologna. Memoiren der Akademie der Wissenschaften
zu Bologna. — 28) Lewis, T. R., On Nematode Hä-
matozoa in the Dog. Quarterly Journal of microscop.
Scienc. July. — 29) Rättig, Ueber Parasiten des
Froschblutes. Inaugural-Dissertation. Mit 1 Tafel.
Berlin. — 30) Uhde, C. W. F., Uebersicht über die
Ergebnisse der Untersuchung der geschlachteten Schweine
auf Trichinen im Herzogthume Braunschweig in dem
Zeitraume von Ostern 1873 bis 1874 und 1874—1875.
Virchow's Archiv für path. Anat. Bd. 64. S. 570 und
B. 65. S. 548. — 31) Petri, Tabelle über alle in
Rostock im Jahre 1874 geschlachteten und auf Trichinen
untersuchten Schweine. Virchow's Archiv für pathol.
Anat. Bd. 62. S. 565. — 32) Das Vorkommen der
Trichinose beim Wildschwein. Woch. S. 189. (Am
16. Februar 1875 wurde im Sachsser Forste ein 3—4-
jähriger Keiler geschossen, dessen Fleisch sich stark
mit Trichinen durchsetzt zeigte; der erste beim Wildschwein constatirte Fall von Trichinose.) — 33) Borell,
G., Zur Trichinose. Virchow's Archiv für path. Anat.
Bd. 65. S. 399. — 34) Engelbrecht, Th., Anleitung
zur Untersuchung der geschlachteten Schweine auf Trichinen. Mittheilgn. d. landwirthschaftl. Central-Vereins
d. Herzogth. Braunschweig. 3. durch neuere Beobachtungen bereich. Aufl. Braunschweig. — 35) Tiemann,
Fr., Leitfaden für die practische mikroskopische Untersuchung des Schweinefleisches auf Trichinen. Mit 22
eingedr. Orig.-Holzschn.-Illustr. Breslau. — 36) Long,
R., Das Wissenswertheste über die Geschichte und den
Lebensgang der Trichina spiralis nach den Arbeiten von
Hilton, Owen, Farre, etc., sowie Vorschläge über
die pract. Handhabung der im deutschen Reiche gesetzlich angeordneten Fleischschau. Breslau. — 37) Wolff,
E., Die Untersuchung des Fleisches auf Trichinen. Kurz
gefasste Belehrung und Anleitung zur mikroskop. Prüfg.
d. Fleisches für bestallte und angeb. Fleischschauer, sowie zur Vorbereitung f. d. Fleischschauer-Examen. Mit
1 Taf. Breslau. — 39) Flitner, Anleitung zur mikroskopischen Untersuchung d. Fleisches auf Trichinen
für Fleischbeschauer. Mit 1 lith. Taf. Abbildungen.
Lippstadt.

2. Pflanzliche Parasiten.

39) Vincens, Is., Recherches experimentales pour
servir à l'histoire de l'herpès tonsurant chez les animaux. Thèse. Paris 1874. — 40) Siedamgrotzky,
Favus bei Hund und Katze. Sächs. B. S. 63. — 41)
Bollinger, O., Favus bei einer Maus. Aerztliches Intelligenzbl. No. 47.

Die Pferderäude kam im Berichtsjahre 1873—74
im preussischen Staate im Regierungsbezirk Königsberg in grosser Verbreitung und ausserdem mehr vereinzelt vor. Die Bände des Bindes wurde nur in
einigen Fällen constatirt. Die Schafräude kam sehr

häufig vor: in den Regierungsbezirken Königsberg, Stettin, Cöslin, Schleswig, mehr vereinzelt in Hannover, Osnabrück und den übrigen Bezirken. Bei einer räudigen Schafheerde wurde Sarcoptes canis gefunden. — Räude beim Hund und der Katze wurde häufig beobachtet. Gegen Schafräude erwies sich die gelbe concentrirte Carbolsäure als Radicalmittel, gegen Pferderäude Sublimat: Waschung mit 30 Grm. Sublimat, in 3,5 Liter heissem Wasser gelöst. (Preuss. M. S. 22.)

Während die Pferderäude im Jahre 1873 in Bayern nur selten und vereinzelt vorkam, trat die Räude bei circa 37,000 Schafen auf, wovon etwa 20,000 (54 pCt.) geheilt, 1463 zum Fleischgenusse geschlachtet wurden und 26 fielen. Von den übrigen 15,600 Stück kamen etwa die Hälfte ungeheilt in einen anderen Bezirk oder über die Grenze, meist nach Frankreich, während die übrigen am Jahresschlusse im räudigen Zustande verblieben. Von dem gesammten Schafbestand (1,342.000 Stück) waren demnach 2,7 pCt. von der Räude befallen. Gegenüber den ursächlichen Momenten der grossen Verbreitung sind die Massregeln zur Unterdrückung der Schafräude ungenügend und wird dieselbe immer noch mehr sich verbreiten. (Woch. S. 333.)

In Würtemberg kam 1874 die Schafräude bei 46,713 Schafen vor, die sich auf 98 Markungen und 122 Heerden vertheilen (1873: 37,730). Mit der Abnahme der Schafzucht im letzten Jahrzehnt und dem lebhafteren Betriebe des Schafhandels hat die Räude eine immer grössere Verbreitung gewonnen, so dass nun nabezu auf 12 gesunde Schafe ein räudiges kommt. Da die allgemeinen Bäder, welche die Krankheit gründlich heilen, nicht im Interesse der Schafhändler liegen, begnügen sich dieselben behufs momentaner Unterdrückung mit der Schmiercur und suchen die scheinbar hautreine Waare baldmöglichst wieder anzubringen. Eine Ministerialverfügung gegen die Verbreitung der Krankheit, vom 13. Mai 1875, ist im Rep., S. 214, abgedruckt. (Rep. S. 321.)

In Sachsen kam 1874 die Räude bei 16 Pferden (5 Orte und 5 Besitzer) vor, ferner in einer grösseren Zahl von Schafheerden. (Sächs. B. S. 88.)

In Grossbritannien war 1874 die Schafräude ziemlich verbreitet, indem 44,489 Schafe erkrankten (1418 Gehöfte in 62 Grafschaften). 379 wurden getödtet, 324 starben, 31,981 genasen. (Engl. Ber.)

Räude beim Schaf kam in Dänemark 1874 hie und da sporadisch vor. Im nördlichen Jütland scheint sie sich in Folge energischer Massregeln etwas zu vermindern. Auf der Insel Läsö im Kattegat, wo kein Thierarzt ansässig ist, scheint die Krankheit auf einem abgelegenen Theile der Insel lange geherrscht zu haben; nach thierärztlicher Untersuchung wurden die Schafe in Cur genommen, so dass am Ende des Jahres die Krankheit verschwunden war. (Dän. Aarsb.)

Zürn (4) beschreibt 3 Formen von Ohrenentzündung bei Kaninchen, eine durch Psorospermien, eine weitere durch Dermatocoptes und Dermatophagus cuniculi und endlich eine durch Dipteren-Larven (von Musca vomitoria) erzeugt wird.

Bei einem jungen Hunde fand Friedberger (6) im August 1874 am Kopfe mehrere kahle oder sehr spärlich behaarte Stellen von unregelmässig runder Form und dem Umfange eines Markstückes. Auf der trockenen, wenig blutränstigen Haut sassen einige ganz flache Knötchen, die an einzelnen Stellen mit deutlich sichtbaren, lebhaft roth gefärbten Körperchen besetzt waren. Letztere erwiesen sich als lebhaft roth gefärbte Milben, die als Leptus autumnalis

(Herbst- oder Grasmilbe) erkannt wurden. Nach Mittheilung des Eigenthümers sah derselbe stets als Anfang des 6 Wochen dauernden Leidens solche rothe kleinste Pünktchen auftreten, darnach Röthung und Empfindlichkeit der betreffenden Stellen, die allmälig haarlos wurden, bis wieder eine andere Stelle ergriffen wurde. Durch energische Waschungen wurde das Leiden zeitweise beseitigt. Da der Besitzer in einer Parkanlage wohnte, wo sich dieses Gras und Stachelbeergesträuch in grossen Mengen findet, so war genügend Gelegenheit zur Uebertragung der Milben vorhanden. Durch geeignete Behandlung wurde das Leiden beseitigt. Diese Milbe wurde von Defrance einmal bei Hunden an den Ohren, oberhalb der Augen und unter dem Bauche gesehen.

Bei Anfertigung eines anatomischen Präparates fand Stabsarzt Gassner, wie Tröltsch(7) mittheilt, im äusseren Gehörgange eines Rindes in nächster Nähe des Trommelfelles und auf dessen äusserer Fläche eine grosse Anzahl von Vogelmilben (Dermanyssus avium). Bei der Untersuchung dieses Präparates erwies sich der Gehörgang zeigt von reichlich-eitrigem Secret nabezu ausgefüllt, seine Auskleidung, wie das Trommelfell selbst, waren stark geschwellt und geröthet. — Nach der Ansicht Gassner's wurde die äussere Ohrenentzündung im vorliegenden Falle durch die massenhafte Einwanderung der Milben und durch den von ihren Stechkiefern gesetzten Reiz erzeugt. Die Annahme einer späteren Einwanderung der Milben war deshalb unwahrscheinlich, weil sich die Milben durch das dickliche Secret in dem langgestreckten äusseren Gehörgang des Rindes kaum einen Weg bahnen konnten. Wahrscheinlich waren die Milben dadurch in den äusseren Gehörgang gelangt, dass die reichlich mit Dermanyssus versehenen Hühner beim Schütteln des Gefieders von der Raufe herab den Kopf des Rindes mit diesen Milben überschüttet und einige dem Weg in das Ohr gefunden hatten. — Verf. stellt die bezüglichen Beobachtungen aus der Literatur zusammen, welche das Vorkommen der Vogelmilben beim Menschen betreffen. Obgleich darnach Dermanyssus avium als zeitweiliger Einwanderer auf der menschlichen Haut gefunden wurde, scheint keine Beobachtung über sein Vorkommen im menschlichen Gehörgange vorzuliegen. indem Verf. die Aufmerksamkeit auf dieses Parasiten bei Ohreiterungen lenkt, giebt er zum Schlusse eine zoologische Beschreibung dieser Vogelmilbe.

Eine durch Echinococcusblasen enorm vergrösserte Leber einer Kuh beschreibt Siedamgrotzky (8).

Dieselbe hatte ein Gewicht von 60,5 Kilo, war 87 Ctm. breit, 50 Ctm. hoch und 22 Ctm. dick. Auf der ganzen Oberfläche fanden sich flache, fluctuirende, von fibrösem Bindegewebe überzogene Blasen, die Lebersubstanz nur noch an sehr wenigen Stellen bemerkbar. Das Leberparenchym ganz durchsetzt von zahlreichen Hohlräumen, in denen verschieden grosse — meist 5—10 — Echinococcusblasen eingeschlossen waren. Die grösseren Blasen enthielten zahlreiche Scolices, die kleineren waren steril. Das Thier selbst wurde für trächtig gehalten; besondere Krankheitssymptome fehlten, nur dass zuletzt die Fresslust ausblieb.

Bollinger (11) giebt eine vorläufige Mittheilung über multiloculären Echinococcus in der Leber des Rindes, den er im Verlaufe von ¾ Jahren in München nicht weniger als 3 mal beobachtete. In Betreff der äusseren Form wie auch des feineren Baues stimmt der multiloculäre Echinococcus der Rindsleber mit demjenigen der Menschenleber überein. Bei äusserlicher Betrachtung hat derselbe eine grosse Aehnlichkeit mit conglomerirten Tuberkelknoten, wie sie in der Rindsleber häufig vorkommen, während auf dem Durchschnitte die Aehnlichkeit mit Gallertkrebs deutlich zu Tage tritt.

Bei einem jungen Kaninchen fand Perroncito (15) in der Nabelgegend am Peritoneum eine nussgrosse, gestielte Blase von weicher elastischer Beschaffenheit. Die Untersuchung ergab, dass man es mit einem von einer bindegewebigen Cyste umhüllten Coenurus zu thun habe. Erstere hatte eine ungleichmässige Dicke (3,1 Mm.), und es lag ihr von innen der Blasenwurm dicht an. Die Wandung des letzteren zeigte die bekannte Structur des Coenurus cerebralis, hatte eine blassweisse Farbe und liess eine sehr grosse Anzahl von Scolices erkennen, welche derselben nach Innen, zumeist gegen das freie Ende der Blase hin aufsassen. Sie waren etwa 1½ mal so gross als ein Hirsekorn (0,7—0,8 Mm. breit und 1—1½ Mm. lang). In Anordnung und Structur liessen sie keinen Unterschied von den Scolices des gewöhnlichen Coenurus cerebralis erkennen, dagegen fielen sie durch ihre lebhaft saffrangelbe Färbung auf. Ebenso zeigten etwa ⅓ der Kalkkörper eine schöne goldgelbe Farbe. Verf. hält diese Abweichung indessen für eine zufällige und erklickt darin keinen specifischen Unterschied von dem gewöhnlichen Coenurus cerebralis des Gehirnes und Rückenmarkes der Schafe. Die Haken des Rostellum wurden bei drei Scolices stets auf 24, 12 grössere und 12 kleinere gezählt (Zürn giebt die Zahl derselben auf 28—36 an).

In der Jahresversammlung des thierärztlichen Vereins von Oberbayern pro 1874 berichtete Schwarzmaier (17) über die Trepanation bei Coenurus cerebralis. Als Resumé einer daran sich knüpfenden Discussion wird festgestellt, dass die Operation in den meisten Fällen und zwar auch bei vorgeschrittener Krankheit einen günstigen Erfolg verspreche und deshalb um so mehr zu empfehlen sei, als das damit verbundene Risico ein sehr geringes sei.

Zahn (19) fand bei einem Reh, aus dessen Bestande schon mehrere Stücke eingegangen waren, auf der Rachenschleimhaut mehrere, fast zolllange, noch lebende Bremsenlarven, ebenso am linken Stimmband eine fest eingehakte Bremsenlarve. In der Luftröhre und in den Bronchien lag eine grosse Menge Rundwürmer (Strongylus filaria Ref.), die in zähe Schleimklumpen eingehüllt waren. Ausserdem in der Lunge zahlreiche, erbsen- bis haselnussgrosse, derbe

Knoten, die nicht lufthaltig sind und von der Schnittfläche eine trübgraue Flüssigkeit abfliessen lassen.

In der Versammlung der schweizerischen naturforschenden Gesellschaft berichtete Buguion (20) über die wurmige Pneumonie der Hausthiere. Nach seinen Beobachtungen kommen vor:

1. Eine lobuläre Form, die durch erwachsene, in den Bronchien angehäufte Strongyli erzeugt wird.

2. Eine diffuse Form, durch die Eier und jungen Larven der Nematoden verursacht, die zu Tausenden in dem Lungengewebe zerstreut sind.

3. Eine Knötchen- oder pseudotuberculöse Form, die durch Anhäufung der Eier in umschriebenen Partien der Lunge hervorgebracht wird.

Die erste (lobuläre) Form von wurmiger Lungenentzündung studirte B. an Kälbern und Färsen im Jura, wo diese Krankheit manchmal epizootisch herrscht. Als Anfang September 1874 auf den Weiden von Neuvaz (Jura) 170 Rinder wegen Lungenseuche-Ausbruchs getödtet wurden, fanden sich 14 Thiere mit Lungenseuche behaftet und mindestens 60 Stück — meist junge Thiere — an Wurmpneumonie leidend. Letztere war ausgesprochen lobulär und ganz frisch entstanden. In den Bronchien fand sich eine grosse Zahl fadenförmiger Würmer (Strongylus micrurus), bis 3 Zoll lang und meistens haufenweise eingehüllt in schleimig gelbliches Secret. Die von den Parasiten bewohnten Bronchien entsprachen genau den hepatisirten Läppchen.

Die zweite diffuse Form der wurmigen Pneumonie wurde bei Ziegen in der Thierarzneischule zu Zürich beobachtet. In einem dieser Fälle (Mai 1875) fanden sich Tausende von Eiern, ungefähr ¹⁄₁₆ Mm. messend, ferner eine grosse Zahl junger Würmer von ähnlichem Aussehen wie Trichinen und makroskopisch nicht sichtbar, dagegen keine ausgewachsenen Strongyli. Die Parasiten reizen das Lungengewebe ähnlich wie Fremdkörper und erzeugen eine Desquamation und Proliferation des Alveolar-Endothels, wie dies vom Referenten als wurmige Desquamativ-Pneumonie beschrieben wurde. (Zur Kenntniss der desquam. und käsigen Pneumonie, Arch. für exper. Pathologie. Bd. I. 1873.) — Während der Strongylus micrurus des Rindes ausgehustet wird, bevor er seine Eier ablegt, und seine Embryonen sich ausserhalb entwickeln, legt der Strongylus filaria der Ziege und des Schafes in den Lungen seine Eier ab, und macht die kleine Larve hier die ersten Entwickelungsstadien durch. Auf diese Weise wird die Wurmpneumonie der kleineren Wiederkäuer eine chronische Krankheit, die häufig den Tod der Thiere herbeiführt.

Die Knotenform beobachtete Verf. bei einer mit Strychnin in Zürich vergifteten Katze (Mai 1875). Alle Lungenlappen zeigten auf der Oberfläche und im Innern eine grosse Zahl weisslicher, scharf umschriebener Knoten, die mit Tuberkelconglomeraten oder sarcomatösen Knötchen verwechselt werden konnten. Zur grossen Ueberraschung fanden sich in jedem dieser Knoten Tausende von rundlichen Eiern, die kleine, zusammengerollten Würmer oder auch Embryonen oder Dottermassen in allen Stadien der Theilung einschlossen. Diese kleinen Fremdkörper hatten zu zahlreichen Colonien vereinigt im Innern des Lungengewebes eine Desquamativ-Pneumonie verursacht. Diese Beobachtung bestätigt in allen Punkten eine ähnliche von Henle, die Leuckart (Die menschl. Parasiten II. S. 104) bezweifelt hatte. Dieselben Fälle wurden übrigens von Legros, Villemin und Colin beobachtet. — Aehnliche Knötchen findet man in den Lungen der Ziege, des Schafes und des Schweines. Die Wurmpneumonie dieser Thiere zeigt sich bald die diffuse, bald die pseudotuberculöse Form, je nachdem die Nematodeneier allenthalben verbreitet oder haufenweise in gewissen umschriebenen Heerden vereinigt sind.

Bei einem Hunde, der im Leben keine Störung des Allgemeinbefindens zeigte, fand Schiefferdecker (26) bei der Section im Dünndarm zahlreiche Exemplare von Tänia cucumerina und ausserdem eigenthümliche, bisher nicht beobachtete Veränderungen der Darmschleimhaut.

An vielen Stellen derselben und unmittelbar aus derselben hervorgehend, erhoben sich nämlich kleine Tunnel, deren Längsaxe der des Darmes parallel war, und durch diese Tunnel zogen sich wie Eisenbahnzüge hindurch die Gliederketten der Tänien — manchmal nur ein Exemplar, manchmal mehrere; auch kam es vor, dass ein Bandwurm hintereinander durch mehrere derartige Tunnel hindurchging. Die Tunnel hatten eine Länge von 3—6 Mm. und eine Breite von 2-3 Mm.; sie verbreiteten sich über ein ca. 15 Ctm. langes, zur Untersuchung herausgeschnittenes Darmstück und lagen oft zu zweien bis dreien neben einander. In dem untersuchten Darmabschnitt kam ausserdem an vielen Stellen eine eigenthümliche Hypertrophie der Zotten vor, die öfters so bedeutend war, dass die Verlängerung das Vier- bis Fünffache des Normalen betrug. Die hypertrophischen Theile waren mit einem hinfälligen Dünndarmepithel bedeckt und in ihrem inneren befand sich eine bedeutende Menge von Capillargefässen.

Was die Natur der erwähnten Tunnel betrifft, so ist aus der ausführlich mitgetheilten mikroskopischen Untersuchung hervorzuheben, dass an gehärteten Schnitten der ganzen Darmwandung die äusseren Muskelschichten, das submucöse Bindegewebe und die submucösen Muskelschichten überall normal waren, während die Schicht der Lieberkühn'schen Drüsen und die Zotten sich vielfach verändert zeigten. An Querschnitten erschienen die den Tunnels entsprechenden Hohlräume unregelmässig oval gestaltet, nach unten von der Drüsenschichte, nach den beiden Seiten hin theils ebenfalls von der Drüsenschicht, theils bereits von Zotten begrenzt. Nach oben waren diese hellen Räume bedeckt von einer mehr oder weniger dicken Brücke, die einen sehr eigenthümlichen Bau besass. Die Schläuche der Lieberkühn'schen Drüsen, welche den Grund der Hohlcanäle bildeten, waren nach allen Seiten hin auseinandergedrängt und hatten vielfach eine Verkürzung erfahren — offenbar durch den Druck der in den Tunneln liegenden Bandwurmglieder. Das Bindegewebe zwischen den Drüsenschläuchen war bisweilen vermehrt. Die Seitenwände der Tunnel boten mit Ausnahme einer Hinüberwölbung der Zotten und Drüsenschläuche nichts Abnormes. Die Decke der Wölbung selbst bestand aus einer verschieden dicken Brücke, die sich verschieden weit nach beiden Seiten über das umgebende Gewebe erstreckte. Die Zotten, über welche die Brücke hinlief, lagen meist sehr dicht an einander und waren öfters durch ein Gewebe mit einander verbunden, welches dem Brückengewebe ähnlich war und mit demselben zusammenhing. Meist war keine bestimmte Grenze zwischen den Zotten und der Brücke nachzuweisen, sondern das Zottengewebe ging allmälig in das der Brücke über. Die Zotten selbst neigten sich meist von beiden Seiten oft unter ziemlich spitzen Winkeln nach der Höhle hinüber. Die Brücke selbst enthielt zahlreiche Kerne und labyrinthartig gewundene, helle Gänge (wahrscheinlich Blutgefässe); die Oberfläche war nur selten ganz glatt, sondern meist mit verschieden gestalteten Excrescenzen bedeckt.

Die Abhandlung Ercolani's (27) beschäftigt sich hauptsächlich mit Filaria immitis im Blut und Unterhautzellgewebe der Hunde, eines Nematoden, der in Italien und in China häufig vorkommt. — Als neue Species beschreibt E. Distomum campanulatum Erc. beim Hunde. Der Körper dieses Parasiten, der eingeschlossen in rundliche Bläs-

oben in der Hundeleber vorkommt, ist birnförmig, mit feinen Stacheln besetzt, 1,5 Mm. lang, haufenweise in der Leber sitzend; das hintere Ende ist abgestutzt und mit einer Musculatur versehen, die dasselbe trichterförmig umgiebt, aus welcher Eigenthümlichkeit der Name gewählt wurde. Die den Parasiten einschliessenden Bläschen waren von Umfang eines Kirschkernes, durch die ganze Leber zerstreut, so dass sich auf dem Durchschnitte kleine Grübchen in grosser Zahl zeigten, die eine blutig eiterige Flüssigkeit und die erwähnten Distomen enthielten, das umgebende Lebergewebe war theils verändert, theils normal.

Lewis (28) fand bei der mikroskopischen Untersuchung von Mesenterialdrüsen aus dem Mesenterium eines Hundes in der blutigen Flüssigkeit zahlreiche Nematoden im Zustande lebhafter Bewegung, die in verschiedener Richtung den Hämatozoen im menschlichen Blute sehr ähnlich sehen, aber dennoch von denselben total verschieden und namentlich in ihrer Entwickelung weiter vorgeschritten sind. Nach dem Resultate zahlreicher Sectionen kommt L. zu folgenden Schlussfolgerungen: 1) Das am meisten in die Augen fallende Factum ist die Anwesenheit von fibroid-artigen Knoten, die erbsen- bis haselnuss- und wallnussgross längs der Wandungen der Bauchaorta und des Oesophagus sitzen, wobei entweder beide gleichzeitig betroffen sind oder nur eine derselben. 2) Manchmal sind die Knoten in der Grösse von Schrotkörnern bis zu der einer halben Erbse in den Wandungen der Bauchaorta, von aussen fühlen sich dieselben an, wie Tuberkel, während von innen eine Depression oder ein kleiner Bluterguss entsprechend dem Sitze des Knotens, häufig eine leichte Erosion der Intima zu sehen ist. 3) Gleichzeitig sind die Wandungen der Bauchaorta stellenweise verdünnt, die Intima erscheint entsprechend den afficirten Stellen geröthet, jedoch ohne irgend welche atheromatöse Veränderungen. 4) Die Lymphdrüsen, die neben den Blutgefässen an der Herzbasis (Mediastinaldrüsen) liegen, sind vergrössert und saftreich. — Diese Knoten mit fibröser Wandung enthalten in ihrem Innern 1—6 oder mehr Würmer von 1—3½ Zoll Länge; die Männchen sind 1—2 Zoll lang, die Weibchen 2 bis 3½ Zoll. Die Würmer entsprechen der Filaria sanguinolenta (Rudolphi), wie sie von Schneider beschrieben wurde, und werden von Lewis als Filaria sanguinolenta bezeichnet.

Die Häufigkeit des Vorkommens der Trichinose bei Schweinen ergibt sich daraus, dass von 10,431 gegen Verlust durch Trichinose bei der Viehversicherungsgesellschaft in Cassel versicherten Schweinen (1. Juli 1873 bis 1. Juli 1874), 24 Thiere trichinös befunden wurden, dass somit auf je 431 Schweine ein trichinöses kommt. (Woch. S. 340.)

Unter 102,580 Schweinen, die von Ostern 1873 bis 1874 im Herzogthume Braunschweig auf Trichinen untersucht wurden, fanden sich nach der von Uhde (30) gegebenen Uebersicht 20 trichinöse und 16 mit Finnen behaftete Thiere; ausserdem wurden 5 mit anderen Krankheiten behaftet gefunden. — In demselben

Zeitraums von Ostern 1874 bis 1875 fanden sich unter 112,072 im Herzogthume Braunschweig untersuchten Schweinen 16 trichinöse und 21 mit sonstigen Krankheiten behaftete Thiere (unter letzteren 17 mit Finnen, 4 an Bräune und Rothlauf leidend).

In Rostock wurden nach der Mittheilung Petri's (31) unter 6731 Schweinen, die daselbst im Jahre 1874 geschlachtet und auf Trichinen untersucht wurden, 2 trichinöse Thiere gefunden.

Im frischen Blute eines Raben fand Borell (33) mikroskopisch zahllose kleine Trichinen — in einem Vierteltropfen ca. 20-25, durchschnittlich 130 μ lang und 4 μ dick, ohne Geschlechtsapparat, mit feiner schuppenartiger Querstreifung. Die Würmer waren von grosser Lebendigkeit, die sich bei manchen einige Tage erhielt; in Arterien und Venen waren sie gleichmässig verbreitet. Ausserdem fanden sie sich in der Gallenblase, in der vorderen Augenkammer und im Glaskörper des einen Auges, sowie in den Gefässen der harten Hirnhaut, fehlten dagegen in den Muskeln, in der Leber und in der Gelenkflüssigkeit.

In einem Zusatz bemerkt Virchow, dass ähnliche Rundwürmer bereits 1852 von Herist bei Vögeln (Krähen, Dohlen, Hoher, Habichte) beschrieben und als Trichina spiralis bezeichnet wurden. Für diese von Herist ungenügend beschriebenen Würmer schlug Diesing den Namen Trichina affinis vor. — Die von Virchow an allerdings veränderten Präparaten der Borell'schen Würmer vorgenommene Untersuchung veranlasst ihn, dieselben wegen ihrer Aehnlichkeit an Seite des von Lewis 1874 im Blute des Menschen in Indien beschriebenen Entozoen (Filaria sanguinis hominis) zu stellen.

Nach Ansicht des Referenten ist der von Borell beschriebene Wurm wahrscheinlich identisch mit Filaria attenuata, die Ecker (1845) nebst Eierhaufen eingeschlossen in eine erbsengrosse gelbe Geschwulst am Darme einer Saatkrähe fand. Diese Filaria attenuata, zu der auch die von Herist beschriebenen Würmer gehören (Leuckart), lebt im Blute der Saatkräbe (Corvus frugilegus) und wird angeblich im Blute derselben geschlechtlich.

Uebertragung von Flechten (Herpes tonsurans) von Rindern auf Menschen kam im Berichtsjahre 1873/74 wiederholt in preussischen Staate vor. Von diesen wurde die Krankheit auch auf andere Menschen übertragen, und ebenso gelang in einem Falle die künstliche Rückübertragung von Menschen auf Kälber (Oemler). (Preuss. M. S. 32.)

Vincens (39) hat eine Reihe von Uebertragungsversuchen mit dem Pilze von Herpes tonsurans und von Favus angestellt.

Mit Herpes tonsurans wurden zu inficiren verwendet: 8 Ratten, 4 Katzen und 2 Hunde, mit Favus: 1 Ratte, 3 Katzen und 2 Hunde. Aus den Versuchen an Ratten geht mit Sicherheit hervor, dass dieses Thier für Herpes tonsurans unempfänglich ist. Bei 8 Versuchsratten wurde nicht nur die Art der Impfung gewechselt, sondern es wurden auch beträchtliche Mengen des parasitären Impfstoffes verwendet, die frisch vom Kopfe kleiner Kinder entnommen wurde, so dass an der Lebens- und Entwickelungsfähigkeit des Pilzes nicht zu zweifeln war. Das Resultat war immer negativ — in Uebereinstimmung

mit früheren Beobachtern, die eine spontane Entwickelung des Herpes tonsurans niemals bei Ratten beobachteten. Dagegen entwickelt sich der Favus bei der Ratte mit der grössten Leichtigkeit, wie dies Tripier und St. Cyr zur Genüge bewiesen haben. Dieselbe Ratte, die für Herpes tonsurans unempfänglich war, konnte leicht mit Favus inficirt werden. — Die Versuche an Katzen zeigten, dass dieses Thier sich leicht mit Herpes tonsurans impfen lässt; die parasitäre Affection hat jedoch keine Tendenz zur weiteren Ausbreitung, sondern heilt ohne Kunsthülfe. In der Literatur ist nur ein Fall von Herpes tonsurans bei der Katze bekannt, der aber mikroskopisch nicht untersucht wurde. Die Resultate von Jacquetant und St. Cyr, wonach die Katze für Favus sehr empfänglich ist, konnte Vincens bestätigen. Die wenig zahlreichen (?) Uebertragungsversuche auf Hunde zeigten, dass dieselben für Herpes tonsurans sehr empfänglich sind. Verf. vermuthet, dass die haarlosen Stellen, die man so häufig beim Hunde findet, meist durch Herpes tonsurans bedingt sind. Die Schlusssätze von V. lauten: 1) Ratten sind für Herpes tonsurans nicht empfänglich, wohl aber in hohem Grade für Favus. 2) Katzen sind für beide Hautaffectionen gleich empfänglich. 3) Der Hund verhält sich wie die Katze. 4) Pferd und Rind sind sehr empfänglich für den Pilz des Herpes tonsurans.

Siedamgrotsky (40) beobachtete Favus bei einer Katze an mehreren Stellen des linken Ohres in Form dicker, weissgrauer Borken, die sich von dem vertieften, leicht blutenden Grunde ohne Möhe abheben liessen und massenhaft Achorion enthielten. — Ein Hund zeigte an 3 Stellen des Kopfes (oberes Augenlid, Schläfe und Hacke) weissgraue, mörtelähnlich zerklüftete Krusten auf der ringförmig vertieften Haut aufgelagert. Bei beiden Thieren erfolgte die Heilung rasch nach Anwendung von Hydrargyrum oleinicum.

[Warfoinge, F N., Ofersigt af trikinundersökningarna i Stockholm undar åren 1865—1873. Hygiea. 1874. S. 649. Kort redogörelse för undersökningarna af svinkött med afseende på trikiner å Stockholms Köttbesiktningsbyråer under decenniet Juni 1865—Juni 1875. Nord. med. Arkiv. Bd. 7. No. 18.

In den 10 Jahren, die verflossen sind, seitdem durch Anregung des Prof. A. Key Trichinenuntersuchungsbureaux in Stockholm errichtet wurden, sind daselbst im Ganzen untersucht worden:

55,200 ganze Schweine, unter denen 111 trichinige,
6,547 halbe — 19 —
45,788 Schinken, — 47 —

Unter den ganzen Schweinen fanden sich also 1 von 497, oder 0,20 pCt. trichinös, jedoch mit ziemlich grossen Schwankungen in den einzelnen Jahren (von 0,10 bis 0,38 pCt.). Von den 111 trichinösen Schweinen waren 82, deren Herkommen bekannt war; für dieselben waren in Stockholm gezüchtet, und da im Ganzen nur 2000 dort gezüchtete Schweine untersucht wurden, ergiebt sich für die Stadt 1 trichinöses Schwein unter 34.4, oder 2,9 pCt. Von den übrigen 24 waren 10 aus Tannenfort, einem grösseren Mühlenort in Ostgothland (300 Stück untersucht), 4 von kleineren Ortschaften (nur wenige untersucht), und 10 vom Lande (50,000 Stück untersucht).

Er geht daraus hervor, dass während Trichinen verhältnissmässig sehr selten auf dem Lande angetroffen werden, bilden Stockholm und diejenigen andern Orte, wo Schweine nach einem grossen Maassstabe gezüchtet werden, wahrhafte Infectionsherde. Unter 74 Schweinen, deren Herkommen genauer aufgezeichnet war, kamen ½ von Lokalitäten, wo Schweine im Grossen gezüchtet wurden, nämlich 22 von Schlächtern, 15 von Müllern und 13 von Bäckern.

Nicht selten wurden zur selben Zeit mehrere (2—4) Schweine von derselben Lokalität trichinös gefunden, und so liess sich ziemlich bestimmt nachweisen, dass ihre Infection gleichzeitig stattgefunden haben musste. 3 mal fanden an einem Ort mit Zwischenzeit einiger Monate wiederholte Infectionen statt, von denen die letzte, nach dem Entwickelungsgrade der Trichinen zu urtheilen, mit dem Schlachten der ersten trichinösen Schweine zusammenfiel.

In Uebereinstimmung mit Zenker und Gerlach hält Verf. es für die häufigste Ursache der Infection, dass man beim Schlachten der Schweine den Abfall an die überlebenden verfüttert. Auch hält er es für wahrscheinlich, dass die Infection der Ratten bei derselben Gelegenheit stattfindet, wogegen trichinöse Ratten nur seltener von Schweinen verzehrt werden mögen. Es wäre demnach nur vorzugsweise zu verhüten, dass der Abfall trichinöser Schweine von andern Schweinen verzehrt werden; aber daneben hält Verf. es für zweckmässig, die mikroskopische Untersuchung des Schweinefleisches auf Trichinen in Stockholm obligatorisch zu machen, wo bisher kaum ¼ des verzehrten Schweinefleisches untersucht wird.

Wie anderswo, hat es sich auch in Stockholm gezeigt, dass die aus Amerika eingeführten, geschlachteten Schweine besonders häufig trichinös gefunden werden. Unter 800 dort untersuchten amerikanischen halben Schweinen erwiesen sich 18 (oder 2,25 pCt) als trichinös.

B. Krabbe (Kopenhagen).]

IV. Sporadische innere und äussere Krankheiten.

1. Krankheiten des Nervensystems und der Sinnesorgane.

1) **Lustig**, Acute Gehirnwassersucht beim Pferd. Hannover. J. B. S. 26. — 2) **Franck**, L., Ueber das Wesen des Kalbefiebers. Deutsche Zeitschr. Bd. II. S. 134. (Vorläufige Mittheilung.) — 3) **Avril**, A., Zur Therapie des Kalbefiebers (Eclampsie?). Woch. S. 314. — 4) **Lustig**, Temperaturmessungen bei Starrkrampf des Pferdes. Bannov. J. B. S. 22. — 5) **Morice**, A., Du tétanos chez le singe. Gaz. médicale de Paris. No. 16. — 6) **Harms**, C., Die Entzündung des Rückenmarks und seiner Häute beim Rind. Hann J. B. S. 63. — 7) **Weber**, Traberkrankheit bei Schafen. Sächs. B. S. 97. — 8) **Hoffmann**, Veitstanz (Chorea St. Viti) beim Rinde. Rep. S. 147. (Heilung.) — 9) **Lies**, H., Epilepsia acuta nach Aloevergiftung beim Pferd. Woch. S. 279. — 10) **Carville**, C., und **Duret**, H., Ueber eine Affection des Centrum ovale beim Hunde. Arch. de Physiol. 2. Sér. H. 1. p. 136. Janv. et Févr. — 11) Chorea bei einem Hunde; Fehlen von Embolie; Fortdauer der Bewegungen nach Durchschneidung des Rückenmarks. Lancet I. 18. May. p. 610. — 12) **Deutl**, Jos., Beiderseitige Gesichtslähmung bei einem Pferde. Oestere. B. XLIV. S. 82. — 13) **Möller**, Lähmung des Nervus radialis beim Pferde. Berl. Arch. S. 147. (Lähmung der Streckmuskeln des rechten Vorderfusses in Folge eines Falles; Heilung durch kalte Douche und Ruhe in 14 Tagen.) — 14) **Ponchot**, G., Affection des Sympathicus bei einem Fische. (Soc. de biol.) Gaz. de Paris 49. p. 616. 1874. — 15) **Gayat**, J., Ueber die ophtbalmoskop. Kennzeichen des Todes bei Menschen und Thieren (Ac. des scienc.). Gaz. de Paris 13. p. 155. — 16) **Beauregard**, Ophthalmosk. Untersuchungen an Vogelaugen. (Soc. de biol.) Gaz. de Paris. 17. p. 205. — 17) **Müller**, Haare am Augapfel. Preuss. M. S. 185. (Ueppiger Haarwuchs auf der äusseren Oberfläche des atrophischen und mit grauem Staar behafteten linken Augapfels eines Pferdes.)

Bei einem an Hydrocephalus acutus leider den und deshalb getödteten Pferd fand Lustig (1 bei der Section an der Vereinigungsstelle der beide unteren Aeste der inneren Kopfarterie eine aneurys matische Erweiterung und im Innern einen wand ständigen, mässig weichen, rothen Thrombus, der da Gefässe nicht zur Hälfte ausfüllte und sich in ein faden förmiges, gelbes, ziemlich festes und elastisches Fibrin gerinnsel fortsetzte. Letzteres war 3 Ctm. lang un gelagert frei in den angrenzenden, den Willis'schei Zirkel bildenden Arterien. Nach dem Zerschneide dieser Gefässe wurde von der Carotis aus in die inner Kopfarterie Wasser injicirt. Nach Ueberwindung ein merklichen Widerstandes wurde ein etwa 8 Ctm. lange Thrombus ausgetrieben. Letzterer war stricknadel dick, zur Hälfte ungefähr roth gefärbt und mässig weich, wurde allmälig fester, gelb und endete als haarfeiner elastischer Faden. In den Hirnventrikeln fanden sich 48 Grm. einer schwach trüben und schwach röthlich gefärbten Flüssigkeit, mikroskopisch fanden sich rothe und weisse Blutkörperchen in geringer Menge. — An den Mitralklappen des Herzens fanden sich die Ränder etwas verdickt, und auf den Vorhofsflächen sassen einzelne kleine, solide, granulöse Excrescenzen. Leber schwach muskatnussfarbig; auf der Nierenoberfläche zahlreiche vertiefte narbige Stellen. Als Ursache des acuten Hydrocephalus fand sich demnach eine Thrombose der Ernährungsgefässe des Gehirns. Aus dieser Beobachtung geht ferner hervor, dass das Serum beim acuten Hydrocephalus der Pferde, entgegen den Behauptungen Gerlach's, auch schwach röthlich gefärbt sein kann. Endlich dedacirt L., dass die Krankheit nicht selten fieberlos auftritt, was ebenfalls von Gerlach negirt wird.

Morice (5) berichtet in der Société de Biologie über 4 Fälle von Tetanus bei Affen, von denen 3 aus Cochinchina stammten. Im ersten Falle bei einem 1½jährigen Affen war keine Wunde vorhanden, sondern eine starke Erkältung wahrscheinlich die Ursache. In 2 Fällen waren Wunden die veranlassende Ursache. In allen Fällen trat der tödtliche Ausgang ein, in einem wurde das Thier getödtet.

In einer englischen Schafheerde erkrankten nach der Mittheilung Weber's (7) im Herbste und Winter einige Schafe unter eigenthümlichen Erscheinungen von Hautjucken auf dem Rücken, die man als Hautflechten ansah und behandelte. Im Februar zeigte die Hälfte der meist trächtigen Mutterschafe an verschiedenen Hautstellen Jucken, verdickte Haut, dabei aber Appetit und munteren Gang. Zwei Monate später nach der Lammung fand sich das vollständige Bild der Traberkrankheit: Abmagerung, Mangel an Fresslust, matter und schwankender Gang. Dieselben fielen beim Laufen nieder, standen schwer auf, waren ängstlich und schreckhaft. Bei 2 secirten Schafen fand W. Oedem der Rückenmarkshäute, der Lendentheil des Rückenmarks war blass und weich. Als Ursache werden die treibhausartige Aufzucht und die zu frühzeitige Verwendung der Schafe zur Zucht beschuldigt.

2. Krankheiten der Respirationsorgane.

1) Franch, L., Vorzeitiges Athmen und Asphyxie des Fötus. Deutsche Zeitschr. Bd. II. S. 19. — 2) Lustig, Künstlich erregte Pleuritis. Hannover. J. B. S. 50. — 3) Anacker, Lipomatöses Fibrom an der Lunge eines Pferdes. Tha. S. 33. — 4) Bluhm, Rost als Ursache der Bräune bei Pferden und Menschen. Preuss. M. S. 186. — 5) Siedamgrotzky, Nasenpolyp beim Pferd. Sächs. B. S 20. — 6) Mayer, Fremdkörper im Kehlkopfe. Rep. S. 154. (Schmerzhafte Geschwulst in der Nähe des Kehlkopfes bei einem Ochsen, Athemnoth und bedeutende Schlingbeschwerden, als Ursache fand sich bei der Schlachtung im Kehlkopfe ein 3 Zoll langes Stück Pfeifenrohr, welches mit einem Drahte versehen war und sich festgehakt hatte.) — 7) Dubois, M., Deux cas de pleurésie chronique chez le cheval. Arch. méd. belg. Janvier. p. 29. — 8) Cormack, John Rose, Diphtherie und Croup bei niederen Thieren. Lancet 1. 17. April. p. 592. — 9) Bollinger, Ein Fall von Lungen-Magenfistel beim Rinde. Aerztliches Intelligenzblatt. No. 47. (Mannskopfgrosser Sack im hinteren und unteren Theil der rechten Lunge, mit Futtermassen gefüllt; Ursache: ein grosser, von der Haube aus eingewanderter Nagel.) — 10) Langeron et Laulanié, Essai de pneumographie normale et pathologique. Rec. p. 860.

Franck (1) beschreibt den Sectionsbefund bei Jungen, die im Uterus asphyctisch zu Grund gingen: Bei älteren Fötus findet sich ziemlich regelmässig entleertes Darmpech im Amnionsacke; in der Nasen- und Rachenhöhle, öfters auch in der Luftröhre und in den Bronchien findet sich Amnionflüssigkeit, zuweilen Theile des ausgeschiedenen Meconiums oder sonstiger geformter Bestandtheile. In inneren Organen finden sich meistens Ecchymosen (Bayard'sche Ecchymosen), die jedoch auch fehlen können, ferner meist Hyperämie der Lungen, der Leber, manchmal Leberberstung, Blutungen in die Bauchhöhle neben grösseren oder kleineren Apoplexien in die Placenta. Eine starke Hyperämie des Chorions und der Placenta findet sich bei zu frühzeitiger Lösung der Placenta, besonders bei Fohlen (ohne Ductus Arantii), manchmal hämorrhagische Infarcte der Placenta und bedeutende Blutungen zwischen Placenta fötalis und materna. Bei solchen Fohlen findet sich auch öfters Oedem an Kopf und Hals, Oedem der Lunge ebenfalls als Folge der Asphyxie. Als Ursachen der vorzeitigen Athmung bezeichnet Fr. Trennungen der Placenta materna und fötalis, ferner anhaltende anstrengende Bewegungen des trächtigen Mutterthieres, die Kohlensäure-Anhäufung beim Fötus erzeugen, ferner Krankheiten, wie Lungenentzündung, Lungenseuche, Typhus. Die gewöhnlichsten Ursachen jedoch des intrauterinen Athmens sind Verzögerungen in der Geburt, ferner Compression, Durchschneidung des Nabelstranges in der Uterushöhle, Thrombose der Nabelgefässe, intrauterine Zerreissung des Nabelstranges und vorzeitige Lösung der Placenta; letztere beiden Ursachen sind namentlich wichtig bei dem multiparen Schwein und dem Hunde. — Die intrauterinen Athembewegungen führen häufig zur Fremdkörperpneumonie.

Um den Respirations-Typus und den Uebertritt des Exsudats aus einer Pleura-

höhle in die andere bei Pleuritis der Pferde zu studiren, stellte Lustig (2) eine Reihe von Versuchen an.

Vier Pferden wurden Injectionen von verdünntem Spiritus (15—30 Gramm) in die Brusthöhle gemacht und dadurch Pleuritis, sowie theilweise umschriebene pneumonische Processe erzeugt. Als Resultat ergab sich, dass bei erheblichen pleuritischen Exsudaten (diffuse Pleuritis) der Athmungsmodus im Anfange derart ist, dass die Inspiration länger dauert, als die Exspiration (costaler Respirationstypus), vorausgesetzt, dass nicht anderweitige pathologische Zustände am Respirationsapparat, z. B. Lungenemphysem, den Austritt der Athemluft behindern. — In einer zweiten Versuchsreihe an 3 Pferden wurde das Verhältniss bei doppelseitiger Pleuritis festzustellen versucht. Durch Injection von verdünntem Spiritus in einen Pleurasack wurde bei 2 Pferden constatirt, sowohl im Leben — durch Thoracocenthese — als auch bei der Section, dass sich die künstlich erregte Pleuritis sehr rasch auf die andere Seite verbreitete. Ebenso konnte nach Injection von 3000 Cubikmeter einer auf Bluttemperatur erwärmten ½ pCt. Kochsalzlösung in den linken Pleurasack ein Theil dieser Flüssigkeit alsbald aus dem rechten Pleurasack durch Thoracocenthese entleert werden. Derselbe Versuch wurde mit einem doppelt so grossen Quantum und mit demselben Erfolge bei einem zweiten Versuchspferde wiederholt. Aus diesen Versuchen zieht Lustig den Schluss, dass beim Pferde in der Regel, in der grössten Mehrzahl der Fälle das wässrige pleuritische Exsudat eines Pleurasackes in den anderen übertritt und je nach seiner Beschaffenheit mehr weniger phlogogen, mindestens aber raumbeengend wirkt. Nur in Ausnahmefällen, wenn die freie Communication beider Pleurahöhlen durch faserstoffiges Exsudat geschlossen ist, wird ein solcher Uebertritt nicht stattfinden.

Nach der Mittheilung Bluhm's (4) kamen auf einem Gute zahlreiche Bräuneerkrankungen (Angina) bei Pferden vor, als im Frühjahre die stark von Rost befallenen Hafergarben gefüttert wurden; dieselben hörten sofort auf, als die Fütterung ausgesetzt und rostfreies Roggenstroh gegeben wurde. Der Rost wurde auch dem Menschen nachtheilig; die Drescher, die mit dem befallenen Getreide zu thun gehabt hatten, bekamen Anschwellungen im Munde, in der Rachenhöhle, selbst in der Nase, wenn sie nicht täglich Mittags und Abends den Mund ausspülten. Noch sicherer wurden die schädlichen Wirkungen des Rostes durch Nachtrinken von Branntwein beseitigt. Gutsbesitzer und Wirthschaftsbeamte dürfen beim Dreschen des mit Rost befallenen Getreides nicht lange in den Scheunen verweilen, wenn sie Anschwellungen im Munde und in der Nase vermeiden wollen. Weniger nachtheilig ist der Brand des Weizens.

3. Krankheiten der Circulationsorgane und Blutdrüsen.

1) Siebenrogg, J. B., Eine Nadel im Herzen einer Kuh. Rep. S. 57. — 2) Lustig, Anämie und deren Einfluss aufs Herz. Hann. J. B. S. 32. — 3) Roy, P. Sur la péricardite traumatique du boeuf. Rec. p. 1134. — 4) Boulet-Josse, Affections du coeur chez les bêtes bovines. Rec. p. 1143. — 5) Friedberger, Ausgebreitete Thrombose und Arterien-Erkrankung bei einem Pferde. Bern. Zeitschr. S. 258. — 6) Lustig, Thrombosis der Aorta, sowie der Schenkel- und Beckenarterien.

Hannov. J B. S. 31. — 7) Schwarz, A., Zerreissung einer Lungenarterie bei einem Pferde. Woch. S. 145. (Der linke Ast der Lungenarterie war kurz nach seiner Theilung total abgerissen, wahrscheinlich während eines Sturzes, letale Verblutung in die Pleurasack.) — 8) Franck, L., Ueber einige Abweichungen des Ductus Arantii beim Binde und Bunde. Deutsche Zeitschr. B. I. S. 73. (Bei 2 ausgetragenen todtgeborenen Kälbern fehlte der D. Arantii vollständig, bei einem weiteren Kalbe war er schwach entwickelt. — Bei einem ausgetragenen Bunde mündete die Nabelvene dicht am Bauchnabel in die mächtig entwickelten inneren Brustvenen, während der Ductus Arantii vollständig mangelte; die gleichzeitig geborenen normalen 9 Geschwister des Hundes waren alle um das Doppelte grösser.) — 9 Siedamgrotzky, Fibröse und fettige Entartung der Lymphdrüsen bei einem männlichen Zebu. Sächs. B. S. 31. — 10) Derselbe, Hyperplasie der Milz beim Schwein. Sächs. B. S. 22. (Milz von einem 7 monatlichen Schwein, stark vergrössert (3,5 Kilogr.), einfache Hyperplasie; das wahrscheinlich leukämische Blut konnte nicht untersucht werden.) — 11) Pflug, Struma congenita, eine comparative Studie. Deutsche Zeitschr. Bd. I. S. 349. Nachtrag dazu. Ibid. S. 471.

Nach der Mittheilung Siedamgrotzky's (Sächs. B. S. 25) wurden in Dresden die Rauhigkeiten und Thromben in der vorderen Gekrösarterie der Pferde in ihrem Verhältniss zur Kolik stets genau untersucht.

Bei 10 Pferden, die unter Kolikerscheinungen zu Grunde gegangen waren, wurden dieselben 6 mal gefunden — in 4 Fällen gleichzeitig Exemplare von Strongylus armatus, und zwar bei 2 Pferden mit Magenberstung, einem mit Magenentzündung, zwei mit Lageveränderungen, während in einem Falle embolische Verstopfung der Darmarterien wahrscheinlich war. Als directe Todesursache konnten sie nur in dem letzten Falle angesehen werden, ob sie zu den Lageveränderungen in ursächlicher Beziehung standen, blieb zweifelhaft, jedoch sprachen keine Erscheinungen direct dafür. In den übrigen Fällen von Magen- und Darmentzündungen waren sie höchstens die Ursache geringer Kolikerscheinungen, die dann Veranlassung zum Eingeben scharfer, entzündungserregender Mittel von Seiten der Besitzer sein konnten. Obgleich durch diese Angaben die vom Ref. so hoch angeschlagene Bedeutung des Wurmaneurysma der Gekrösarterie nicht ganz bestätigt wird, so hält S. doch die angegebenen Punkte für die Aufklärung der Rolle des Wurmaneurysma beachtenswerth.

Friedberger (5) gibt die genaue Schilderung eines interessanten Falles von Thrombose der Becken- und Cruralarterien bei einem Pferde, welches im Leben wiederholt an Kolikanfällen und intermittirendem Hinken gelitten hatte. Ausser einer Atheromatose des Aortenbogens und einer linksseitigen Herzhypertrophie fand sich bei der Section eine aneurysmatische Erweiterung der Bauchaorta mit Endoarteriitis und Thrombose, chronische Endoarteriitis des Tripus Balleri und der vorderen Gekrösarterie — in letzterer keine Thrombose, dagegen spangenartige Balken der intima — ausgebreitete embolische Thrombose in den Verzweigungen der hinteren Aorta (Becken-, Darmbein- und Schenkelarterien), in dem Thrombus der rechten Beckenarterie ein Strongylus armatus, ein atheromatöses Geschwür vor der Theilungsstelle der hinteren Aorta. Die Musculatur der hinteren rechten Extremität, deren Arterien hauptsächlich thrombosirt waren, fand sich hämorrhagisch

und graugelblichfleckig gefärbt. Mikroskopisch fanden sich hier die gequollenen und gelb aussehenden Muskelpartien in fettiger Entartung in allen Graden.

Ein wegen hochgradiger Abmagerung getödteter Zebu zeigte nach der Beschreibung Siedamgrotzky's (9) in den zur Untersuchung vorgelegten Lymphdrüsen des Dünndarmgekröses und einigen retroperitonealen Drüsen hinter den Nieren eine auffallende knollige Vergrösserung derselben; eine ähnliche Geschwulst von 2-3 Ctm. Dicke war schalenförmig um die linke Niere gelagert. Trotz der allgemeinen Grössenzunahme erwies sich das Lymphdrüsengewebe atrophisch, daneben fand sich neugebildetes fibrilläres und zelliges Bindegewebe, dessen Lücken durch fettige Umwandlung der Zellen mit reinem schmierigem Fette ausgefüllt waren. Von Fettzellen war keine Spur nachzuweisen.

Nach Pflug (11) findet sich der congenitale Kropf bei Schafen und Ziegen, seltener bei Rindern, Hunden und Pferden, während über das Vorkommen desselben bei Schweinen und Katzen nichts Sicheres bekannt ist. Die eingehenden Erörterungen Pflug's über Entwickelung der Strumen sowie die Mittheilung einiger Fälle bei Thieren, besonders bei Ziegen, sind zum Auszuge ungeeignet.

4. Krankheiten der Digestionsorgane.

1) Siedamgrotzky, Speichelfistelheilung (beim Pferde). Sächs. B. S. 63. (Experimentelle Durchschneidung des Ductus Stenonianus, allmäliger Nachlass des Speichelausflusses nach Entstehung einer entzündlichen Anschwellung der Umgebung. Nach 12 Tagen kein Ausfluss und Heilung der Wunde durch Narbengewebe. Bei der Section (20 Tage nach der Operation) fanden sich die durchschnittenen Enden durch gelbröthliches Narbengewebe verschlossen, der Drüsengang mit dickem, gallertartigem Schleime gefüllt, die Parotis etwas atrophisch.) — 2) Schütz, Das Fibroma papillare des Schlundes beim Rinde, nebst einleitenden Bemerkungen über die Anatomie der Schlundschleimhaut dieses Thieres. Berl. Arch. S. 66. — 3) Lungwitz, Schlundfistel und Venenthrombose bei einem Pferde. Sächs B. S. 91. (Die Fistel, aus der sich während der Nahrungsaufnahme festes und flüssiges Futter entleerte, hatte am unteren Hals ihren Sitz, war durch eine abscedirende Quetschgeschwulst entstanden und mit Thrombose der Drosselvene complicirt; Ausgang in Heilung.) — 4) Arnott, Hy, for Curran, Wm., Ducks crop filled with large nails, causing the death of the bird. Transact. of the path. Soc. XXVI. p. 253 (17 grosse Nägel im Kropf einer Ente als Todesursache.) — 5) Lavocat, A., Considérations sur le vomissement chez le cheval, avant et après la rupture de l'estomac. — 6) Hutchinson, Jonathan, Intussusception of the ileum and coecum in a dog. Transact. of the pathol. Soc. XXVI. p. 249. — 7) Möller, Dilatation des Blinddarms und chronische Tympanitis beim Pferde. Berl. Arch. S. 277. — 8) Kammerer, Ein alter Zwerchfellsbruch mit Einklemmung des Dünndarms bei einem Pferde. Bad. Mitth. S. 42. — 9) Friedberger, Beiderseitiger Leistenbruch bei einer Hündin. Bern. Zeitschr. S. 28. — 10) Peters, A. Die Kolik bei den Pferden der Armee. Berl. Archiv. S. 341. (Nichts Neues.) — 11) Lustig, Kolik der Pferde. Hannov. J. B. S. 16. — 12) Friedberger, Kolik bei Pferden. Münch. J. B. S. 97. — 13) Zippelius, Bujatrische Briefe. II. Das runde Magengeschwür. Woch. S. 357 und 365. — 14) Anacker,

Chron. ileitis mit secundärer Hypertrophie der Muscularis des Darmes und secundärer Thrombenbildung in den Hüftdarmarterien eines Ochsen. Tha. S. 1. — 15) Roloff, Durchfall der Kälber. Preuss M. S. 119. — 16) Siebenrogg, J. B., Atresia ani bei einem Schweine. Rep. S. 52. (Bei einem ¾jährigen Schweine fand sich Atresia ani und Abgang des Kothes durch eine Mastdarm-Scheidenfistel; Bildung eines künstlichen Afters und Heilung.) — 17) Dammann, Versuche über Einführung grösserer Wassermengen in den Darmcanal der Hausthiere. Deutsche Zeitschr. Bd 1. S. 40. — 18) Bauwerker, C., Kleiner Beitrag zu den Erfahrungen über den Nutzen der Einführungen grösserer Mengen von Flüssigkeit in den Darmcanal bei Behandlung interner Krankheiten. Deutsche Zeitschr. Bd. II. S. 106. — 19) Harz, C. O., Beiträge zur Kenntniss der Pflanzenbezoare des Pferdes und Rindes. Deutsch. Zeitschr. Bd. I. S. 393. Nachtrag dazu. Ibid. S. 472. — 20) Melanotische Leber. Sächs. B. S. 29. — 21) Siedamgrotzky, Leber, Herz, Lungen- und Zwerchfellstück eines Kalbes mit Pigmentflecken. Sächs. Ber. S. 30. (Linsen- bis pfenniggrosse, häufig confluirende, blauschwarze Flecken durch Einlagerung von körnigem, schwarzem Pigment.) — 21a) Derselbe, Muskelmagen eines Unhses mit falschem Divertikel in Folge einer Perforation. Sächs. B. S. 34. — 22) Werner, Amyloidentartung der Leber beim Schafe. Preuss. M. S. 166. — 23) Adam, Th., Colossale Leber bei einem Ochsen Woch. S. 439. (Leber von 103 Pfund Gewicht bei einem 5jähr. Ochsen; die Leber hatte eine weiss- und braungefleckte Farbe; die braunen Stellen ragten inselförmig über die Oberfläche, 1—3 Ctm. im Durchmesser breit und bildeten das eigentliche Drüsenparenchym. Um die Inseln breite, mächtige Bindegewebszüge, die die Hauptmasse der ganzen Leber ausmachten.) — 24) Mégnin, Lésions du foie par les barbules de l'orge. Bull. p. 803. — 25) Larcher, O., Ueber Verletzungen des Peritoneum und fremde Körper in der Bauchhöhle bei Vögeln. Journal de l'Anat. et de la Physiol. XI. p. 34. Janv. et Févr. — 26) Anacker, Verkreidetes Lipom von einer Ziege. Tha. S. 36. (Gestielte Geschwulst am Duodenum, Kalkconcremente von einer serösen Membran umhüllt; wahrscheinlich ein zu Grunde gegangener Cysticercus tenuicollis.)

Schütz (2) gibt eine eingehende Schilderung der histologischen Verhältnisse der Schlundschleimhaut des Rindes, um daran Erörterungen über die Entwickelungsweise und den Bau des papillaren Fibroms (Papilloms) dieser Organe zu knüpfen und zuletzt drei derartige Fälle aus der Sammlung der Berliner Thierarzneischule kurz zu beschreiben.

Im ersten Falle ist die Schleimhaut des ganzen Schlundes mit Warzen besetzt, und zwar an manchen Stellen so dicht, dass kaum eine intacte Abtheilung der Schleimhaut nachzuweisen ist. Die grössten Vegetationen sind bis zu 25 Mm. hoch. Im zweiten Falle ist die blumenkohlartige Neubildung handgross. Im dritten, durch eine Abbildung erläuterten Falle ist die papilläre Proliferation ca. 25 Ctm. lang. Die Oberfläche der Geschwulst ist blumenkohlartig. In den zwei letzten Fällen findet sich ausserdem eine Erweiterung des Schlundes und Hypertrophie der Muscularis.

Bei einem Pferde, welches längere Zeit an Erscheinungen litt, die auf Ascites oder Tympanites bezogen werden konnten, fand sich bei der Section nach der Schilderung Möller's (7) eine hochgradige Dilatation des Coecum, dessen Capacität auf 80 bis 90 Liter geschätzt wurde. Durch den Darmstich wurden im Leben die im Blinddarm angesammelten

Gase entleert und einer chemischen Analyse (von Pinner) unterworfen. Wegen Mangelhaftigkeit des Apparats ergab die Untersuchung kein reines Resultat. Die wahrscheinliche Zusammensetzung des Dickdarmgases war;

Stickstoff	. . . . .	42,54 pCt.
Kohlensäure	. . . .	8,36 „
Kohlenwasserstoff	. .	49,10 „

während keine Spur von Schwefelwasserstoff nachzuweisen war. (Bei den Gasanhäufungen, wie man sie bei der sog. Kolik der Pferde fast regelmässig findet, hat Ref. in einer grossen Zahl von Fällen niemals Schwefelwasserstoff vermisst.)

Friedberger (9) beschreibt einen Fall von doppelseitigem Leistenbruch bei einer ca. 7—8 jährigen Hündin, der sich dadurch auszeichnete, dass der Umfang des Bruches beiderseits je die Grösse zweier Mannsfäuste erreichte, und dass der Bruchinhalt ein sehr reichhaltiger war. Im linken Bruchsack fand sich das ganze linke Uterushorn mit dem sehr fettreichen Uterusgekröse, mehrere Dünndarmschlingen und eine kleine Netzpartie, während rechts der Bruchinhalt aus einem grossen Theile des Netzes, der stark gefüllten Harnblase, dem rechten Uterushorne und einem kurzen Darmstücke bestand. Das Thier wurde operirt und starb 9 Stunden nach der Operation.

Lustig (11) berichtet, dass in der Klinik zu Hannover im Jahre 1874 an innerlichen Krankheiten 254 Pferde behandelt wurden; von diesen litt fast die Hälfte = 124 an Kolik; die Verluste an dieser Krankheit betrugen 16 Fälle = 13 pCt.

Unter diesen 16 an Kolik verendeten Pferden gingen 8 nachgewiesenermassen durch Thrombose oder Embolie in Folge von Wurmaneurysmen zu Grunde, während in einigen der übrigen Fälle der Verdacht auf dieselbe Ursache durch den Sectionsbefund erweckt wurde. L. macht dabei auf eine ältere Beobachtung von Prehr aufmerksam (Mittheilungen aus der thierärztl. Praxis im preussischen Staate. 4. Jahrgang. S. 136. Berlin 1857), der bei einem Pferde, das an Verstopfungskolik zu Grunde gegangen war, eine thrombotische Obliteration der vorderen Gekrösarterie fand und diese als Krankheits- und Todesursache betrachtete. In Betreff der Herstellung eines Collateralkreislaufes der Thrombose und Embolie der vorderen Gekrösarterie beim Pferd macht L. auf die ungünstigen Circulationsverhältnisse aufmerksam, unter denen sich die Arterien des Blinddarms und Grimmdarms befinden und welche diese Vorgänge hier besonders gefahrvoll machen.

Nach den Berichte Friedberger's (12) befanden sich unter 267 innerlich kranken Pferden der Münchener Klinik im Jahre 1874/75 nicht weniger als 147 Kolikfälle.

Davon endeten tödtlich 17 = 11,5 pCt. Für die meisten der tödtlich verlaufenden Erkrankungen konnten theils mit absoluter Sicherheit, theils mit höchster Wahrscheinlichkeit Thrombosen und Embolien bei Anwesenheit von Wurmaneurysmen der vorderen Gekrösarterie verantwortlich gemacht werden. Die Vertheilung der Kolikfälle auf die einzelnen Monate war eine ziemlich gleichmässige, wie tabellarisch nachgewiesen wird, so dass die Wanderungen der Sclerostomen in den Wurmaneurysmen und die dadurch wahrscheinlich bedingten Folgezustände (recidivirende Entzündung der Intima und Bildung embolischer Pfröpfe) nicht an gewisse Zeiten gebunden zu sein scheinen.

Nach der Mittheilung Roloff's (15) gingen sehr viele Kälber in manchen Wirthschaften an Durchfall zu Grunde. Die Krankheit kann unzweifelhaft durch verschiedenartige Schädlichkeiten, namentlich auch durch unpassende Fütterung der Mutterthiere kurz vor und nach dem Gebären hervorgerufen werden. Ausserdem kann ein ruhrartiger Durchfall auch durch ein Stallmiasma verursacht sein. Die Krankheit tritt dann zuweilen plötzlich in einem Stalle auf, verschwindet auch wohl nach einiger Zeit wieder, ohne dass in der Ernährung der Kühe eine Veränderung stattgefunden hat. Die Translocirung der trächtigen Kühe in einen anderen Stall hatte stets günstigen Erfolg, während die Aenderung in der Fütterung der Mutterthiere meist im Stiche liess.

Aus den Versuchen Dammann's (17) über Einführung grösserer Wassermengen in den Darmcanal der Hausthiere, ergaben sich folgende Resultate: 1) Bei Hunden dringt das eingegossene Wasser sehr schnell durch den Dickdarm und weit über denselben hinaus in den Dünndarm vor. 2) Bei Schweinen durchströmt das Wasser ebenfalls sehr rasch die ganzen Dickdarmwindungen und wahrscheinlich gelangt es auch in den Dünndarm. 3) Bei Pferden durchläuft das infundirte Wasser den ganzen Grimmdarm, und dringt auch in den Blinddarm hinein, nicht aber in den Dünndarm. — Die Verwerthung dieser Methode für praktische Heilzwecke ist im Originale nachzulesen.

Harz (19) theilt die Resultate seiner Untersuchungen vegetabilischer Bezoare (Darmconcretionen) des Pferdes und Rindes mit, die meist aus der pathologisch-anatomischen Sammlung der Münchener Thierarzneischule stammen. Die Mehrzahl der untersuchten Bezoare (11 von 13) verhielt sich wie die sechsgrauen und braunen Darmconcremente, deren organische Substanz jedoch nicht hauptsächlich aus Thierhaaren, wie Fürstenberg angibt, besteht, sondern aus Pflanzenhaaren. Fürstenberg hat nach der Annahme von Harz die Pflanzenfasern für Thierhaare angesehen und beschrieben. Auf Grund seiner Untersuchungen gibt Harz eine neue Classification dieser Gebilde, wobei er die organischen Bestandtheile als Ausgangspunkt benutzt: Bezoare (Concremente Fürstenberg). Bestehen im Gegensatz zu den Magen- und Darmsteinen ganz oder theilweise aus organischen Substanzen. Sie zerfallen in: A. Phytobezoare, sog. vegetabilische Bezoare. Wenn diese aus einzelnen Pflanzenhaaren bestehen, so stellen sie die Trichobezoare (Pflanzenhaarbezoare) dar, die beim Pferd olivengrüngrau, beim Rind löwengelb sind; oder die Phytobezoare bestehen aus ganzen Gewebs- und Organfragmenten und bilden die Histobezoare (Gewebsbezoare). B. Zoobezoare, aus thierischen Substanzen bestehend. Hierher: 1) Pilobezoare (Haarballen, Aegagropili, Thierhaarbezoare), aus Thierhaaren bestehend mit oder ohne eingelagerte anorganische Substanzen. 2) Plumo-

bezoaro, das sogenannte Gewöll der Raubvögel. 3) Chitinbezoare, von sehr vielen Singvögeln nach dem Genusse von Insecten als unverdauliche Rückstände ausgespien. 4) Ambra, der von Mollusken abstammende Bezoar der Pottfische. — In Betreff der Entstehungsursache hält H. die Anwesenheit phosphorsaurer Magnesia nicht für nothwendig, da Pflanzen- und Thierhaare allein oder mit Schleim verbunden, ebenso leicht im Stande sind, selbstständig einen Bezoar zu bilden, wobei in vielen Fällen ein fremder Körper im ersten Momente sehr behülflich ist.

In der Leber einer grösseren Zahl russischer Schafe, die in Dresden geschlachtet wurden, fand Siedamgrotzky (20) massenhaftes schwarzes Pigment in Punkt- oder Stäbchenform und zwar sowohl in den Leberzellen, wie im interstitiellen Bindegewebe, den Gefässwandungen. Der Farbstoff war so gleichmässig und reichlich eingelagert, dass mikroskopische Schnitte das Waschwasser wie Tinte färbten. Das Lebergewebe sah gleichmässig bläulich- oder bräunlich-schwarz aus, und wurden diese Lebern deshalb häufig von den Käufern beanstandet. Blut zur Untersuchung auf Melanämie konnte nicht erlangt werden. Da alle Schafe jener Lieferung dieselbe Veränderung zeigten, so kann nur an eine Raceeigenthümlichkeit gedacht werden. Melanosen kamen nicht vor.

Werner (22) fand bei einem jungen Schafbocke die Leber blassroth, brüchig, vergrössert. Mit Jod behandelte Schnitte färbten sich roth, bei Zusatz concentrirter Schwefelsäure blau. Diese Amyloidreaction wurde auch von Königsberg aus bestätigt. Das Thier war mit anderen in einem engen Raume gehalten und sehr stark mit Hafer gefüttert worden; im Leben beobachtete man Bleichsucht.

5. Krankheiten der Harn- und Geschlechtsorgane.

a. Harnorgane.

1) Hofmeister und Siedamgrotzky, Resultate qualitativer Harnuntersuchungen bei Krankheiten der Pferde. Sächs. B. S. 122. — 2) Stockfleth, H. V., Klinische Beobachtungen über Blutharnen beim Rinde. Deutsche Zeitschrift. Band I. S. 117. — 3) Vogel, Ueber schwarze Harnwinde. Rep. S. 167. — 4) Zündel, A., Das Blutharnen des Rindviehes. Bern. Zeitschrift. S. 97. — 5) Saur, Schwarze Harnwinde. Rep. S. 9. (Vortrag und Discussion in der 28. Versammlung des Vereins württembergischer Thierärzte in Ellwangen. Zum Auszuge nicht geeignet.) — 6) Bollinger, Ueber die Windrehe (schwarze Harnwinde) der Pferde. Deutsche Zeitschrift. Band I. S. 245. (Betrachtet die Krankheit als eine acute Albuminurie mit Hämaturie in Folge eines peracuten Morbus Brighti, dessen Ursache wahrscheinlich Erkältungen oder specifisch reizende Futterstoffe sind.) — 7) Lustig, Die embolische Nephritis und das Wurmaneurysma. Deutsche Zeitschrift. Band I. S. 180. (Nähere Beschreibung eines interessanten Falles von Wurmaneurysma beider Nierenarterien, die theilweise zerfallene Thromben und Strongyli enthielten. Ausserdem werden noch einige Fälle von Wurmaneurysma in der Aorta, in den Nierenarterien mit consecutiver embolischer Nephritis kürzer beschrieben.) — 8) Feser und Friedberger, Ueber Bildung von Gyps im Pferdeharne. Bern. Zeitschrift. S. 11. — 9) Zürn, A., Die

Harnconcremente bei Sprungwiddern und die durch dieselben herbeigeführten Krankheiten. Mittheilungen des landwirthschaftlichen instituts der Universität Leipzig. S. 147. — 10) Hofmann, Fr., Ueber Entstehung von Krankheiten durch fremde Körper in der Blase. Archiv der Heilk. XV. Band. S. 477. (Spermatozoen im Centrum von Harnsteinen der Schafe.) — 11) Weiske, Xanthin und Harnsäure im Harne eines kranken Schafbockes. Zeitschrift für Biol. S. 254. — 12) Mégain, Observation d'un cas, jusqu'à présent unique, d'une affection calculeuse vésico-uréthrale chez le chat. Bull. p 284. (Harnsteine in der Blase und Harnröhre einer nahezu zweijährigen Angorahkatze; dieselben bestanden aus oxalsaurem Kalke.) — 13) Esser, Zottengeschwulst (Papillom) in der Harnblase einer Kuh. Preuss. M. S. 170.

b. Männliche Geschlechtstheile.

14) Günther, Ueber das Gubernaculum Hunteri. Deutsche Zeitschrift. Band I. S. 273.

c. Weibliche Geschlechtstheile.

15) Kehrer, F. A., Beiträge zur vergleichenden und experimentellen Geburtskunde. 5. Heft. Versuche zur Erzeugung difformer Becken. 4. Giessen. — 16) Sjöstädt, G. W., Handboki Förlossningskonsten för Veterinaerer och Uppföddare af Husdjur. (Handbuch der Geburtshülfe für Thierärzte und Viehzüchter.) Mit 53 Holzschnitten. Stockholm. 216 pp. — 17) Franck, L., Accessorische Placenten beim Rinde. Deutsche Zeitschr. Band I. S. 70. — 17a) Derselbe, Placenta praevia beim Rinde. Ebend. Band II. S. 97. — 18) Ercolani, G. B., Della placenta nei mostri per inclusione e nei casi di gravidanza extrauterina. Momoria. Ref in österr. B. Band XLIV. S. 87. — 19) Müller, Bauchträchtigkeit bei einer Hkain (Lepus timidus). Oesterr. XLIII. S. 59. — 20) Baillet, Un fait de gestation extra-utérine observé sur une vache. L'Union méd. No. 51. — 21) Galtier, V., Un cas de dystocie sur une jument. Rupture du vagin. Sortie de l'intestin. Rec. p. 46. — 22) Heusinger, K. F. v., Enzootischer Abortus im Staate New-York. Deutsche Zeitschrift. Band 2. S. 100. (Nach v. H. ist die wesentliche und fast einzige Ursache des epi- und enzootischen Abortus im Futter und auf den Weiden zu suchen, wobei das Mutterkorn nicht bloss des Getreides, sondern auch mehrerer anderer Pflanzen eine wichtige Rolle spielt, ebenso epiphytische Pilze.) — 23) Suchanka, Fr., Hydrometra bei einer Kuh. Oesterr. B. XLIV. S. 76. (Wurde für Trächtigkeit gehalten; bei der Schlachtung fanden sich 25 – 30 Liter einer röthlichbraunen, dünnen, etwas klebrigen Flüssigkeit im Uterus.) — 24) Derselbe, Zur Ursache der Unfruchtbarkeit von Zwillingskälbern. Ebend. S. 78. — 25) Siedamgrotzky, Unvollkommen entwickelte Geschlechtstheile einer Kuh. Sächs. B. S. 37. (Bei einer 4jährigen Kalbin — Zwillingskalb —, die wegen Mangel an Geschlechtstrieb und daraus folgender Unfruchtbarkeit geschlachtet worden war,¶ fanden sich die Ovarien mangelhaft entwickelt und im fötalen Zustande, die Scheide nur im Anfangsstücke etwas weiter, zuletzt nur mehr für eine dünne Sonde passirbar; der Uterus entsprach dem eines neugeborenen Kalbes.) — 26) Schmitz, Unfruchtbarkeit von Zwillingen verschiedenen Geschlechts. Preuss. M. S. 184. — 27) Adam, Th., Beitrag zur Reposition des Uterus bei Kühen. Woch. S. 161. — 28) Haubner, Zur Reposition des literus bei Rühen. Woch. S. 201. — 29) Johne, Alb, Ueber hydraulische Gebärmutterinjectionen. Deutsche Zeitschrift. S. 215. — 30) Gierer, D., Ein Beitrag zum Puerperalfieber bei Kühen. Oesterr. B. XLIV. S. 120. — 31) Harms, C., Ueber das Wesen des Milchfiebers beim Rind. Hann. J. B S. 73. (Nach H.'s Beobachtungen entsteht das Milchfieber durch Eindringen atmosphärischer Luft in die Blutgefässe, besonders in die der Hirnhäute, ist also eine Aërämie. Nach Ansicht des Ref. liegt hier eine Verwechselung mit jenem häufigen Sectionsphänomen vor, wobei beim Abnehmen des Schädeldaches Luftbläschen in die Venen der Hirnhäute eindringen und das von Harms beschriebene, perlschnurartige Aussehen verursachen.) — 32) Derselbe, C., Fistulöses Eutergeschwür bei einem Rinde. Hannov. J. B. S. 67. — 33) Collin, M., Réflexions relatives au lait rouge de la vache. Rec. p. 51. — 34) Limbourg, Un cas singulier de galactorrhée chez la jument. Annal. p. 591.

Hofmeister und Siedamgrotzky (1) theilen die Resultate qualitativer Harnuntersuchungen bei Krankheiten der Pferde mit.

Nach einer genaueren Mittheilung der angewandten Methoden, die im Originale nachzulesen sind, wird eine Zusammenstellung der Resultate bei Affectionen des Respirations- und Harnapparates gegeben: Bei fieberhaften Lungenkatarrhen ist der Pferdeharn sauer, enthält mässige Mengen Phosphate und verminderte Kohlensäure. Mit dem Nachlass des Fiebers wird der Harn wieder alkalisch. — Bei katarrhalischen Pneumonien findet sich meist alkalische und nur im Anfange saure Reaction. Am 3. bis 5. Tage finden sich Phosphate in mässiger Menge, Eiweiss kommt nur in Spuren vor, der Kochsalzgehalt ist wechselnd. — Bei croupösen Pneumonien leichteren Grades bleibt oft die alkalische Reaction vorwaltend, der Harn ist dünnflüssiger und enthält weniger kohlensauren, öfter oxalsauren Kalk, Phosphate im Anfange meist vermehrt, die Eiweissmengen bei mittlerer Lungenaffection mässig, Chloride meist um etwas vermindert. Bei Ausgang in Genesung erfolgt sehr rasch alkalische Reaction, Eiweiss vermindert, Kohlensäure nimmt zu. — Ist jedoch der Ausgang an die Pneumonie heftiger, so ist auch die saure Reaction eine entschiedenere, die Chloride verschwinden ebenso wie die Kohlensäure, die Phosphate werden continuirlicher ausgeschieden. Abnahme des Eiweisses und Zunahme der Kohlensäure correspondiren mit Abnahme des Exsudats und Freiwerden der Athmung. Das im Stadium der Abnahme beobachtete Blutharnen ist wahrscheinlich Arzneimittelwirkung. Nicht aufgeklärte Ausnahmen kommen jedoch bei der croupösen Pneumonie vor (Fehlen der alkalischen Reaction, keine Verminderung der Carbonate und des Kochsalzes, keine Vermehrung der Phosphate.) — Bei reiner Pleuritis findet sich meist Anfangs saure Reaction, nach erheblicher Abnahme der Pulse und Temperatur schwachsaure, später alkalische, Phosphate fast constant, Kohlensäure gleich von Anfang an vermindert, später fehlend, zum Theil durch Oxalsäure vertreten. Das meist im Anfange schon nachweisbare Eiweiss correspondirt mit der Zu- und Abnahme des Exsudats. Kochsalz verschwindet allmälig, erscheint prägnant wieder mit Resorption des Exsudats. Bei weniger bedeutender Exsudation ist der Eiweissgehalt entsprechend geringer und das Kochsalz vermindert. Bei letzt verlaufender Pleuritis findet sich steigender Eiweissgehalt des Harns und vermehrtes Kochsalz. — Bei Erkrankungen des Harnapparates fanden sich ebenfalls wesentliche, jedoch allgemeiner bekannte Veränderungen. Bei der Harnruhr stets sehr geringes specifisches Gewicht (= 1,004), Reaction meist neutral oder schwachsauer, die kohlensauren Salze constant vermindert, selbst fehlend, Phosphate vermehrt. Eiweiss und Zucker fehlend, zuweilen oxalsaurer Kalk. — Eiterige Nephritis: Urin alkalisch, lehmfarbig, eiweisshaltig, mit rothen Blut- und Eiterkörperchen, Blutgerinnsel, kohlen- und oxalsaurem Kalk und Nierenparenchymstückchen. — Harnblasen-Katarrh verursachen die gewöhnlichen Urinveränderungen. — Bei Blutharnen war der röthliche Harn sauer, von hohem specifischem Gewichts, enthielt Eiweiss, Chloride, wenig Kohlensäure und Phosphate, öfters auch Oxalsäure. Bei zunehmender Besserung verloren sich diese Veränderungen. Mikroskopisch findet man die Blutkörperchen bald isolirt in der Flüssigkeit fein vertheilt, bald mit Schleim streifig gelagert, bald in cylindrischen oder unregelmässigen Gerinnselformen mit Faserstoff gemischt. Diagnostisch wichtig sind die beigemengten morphologischen Bestandtheile, die auf den Ort der Blutung (Niere oder Harnblase) schliessen lassen. — Bei schwarzer Harnwinde (Congestion der Nieren und des Rückenmarks) zeigt der Harn die bekannten Veränderungen: dunkelbierbraune Farbe, dicke Beschaffenheit, hohes specifisches Gewicht (1,05), bedeutenden Gehalt an festen Theilen, besonders an Eiweiss. Reaction anfangs meist alkalisch, später sauer. Blut ist mikroskopisch nicht nachweisbar, dagegen gelöstes Hämoglobin. Bei zunehmender Krankheit Steigerung des Eiweissgehalts, ausserdem Harncylinder, anfangs hyalin, später aus Zellen bestehend. Manchmal schon im Verlaufe von 24 Stunden auffallende Besserung. Die Verf. sind nicht geneigt, eine desquamative Nephritis in Folge von Rückenmarkslähmung anzunehmen. Die Hämoglobinurie sei analog der durch Transfusion von Blut anderer Thiergattungen erzeugten (Ponfick), oder durch Injection lackfarbigen Blutes derselben Thiergattung, wobei die fremden Blutkörperchen rasch aufgelöst und das Hämoglobin durch die Nieren schnell ausgeschieden wird, während eine sich gleichzeitig entwickelnde, parenchymatöse Nephritis zum Tode führen kann. Die Blutveränderung hat vielleicht ihre Ursache in gewissen Veränderungen der Musculatur, wie sie in einem Falle näher beschrieben (Sächs. B. S. 35) und beobachtet wurden. — Beim Pferdetyphus ist der Harn meist alkalisch, im Anfange sauer; Eiweiss fehlt fast niemals. Kohlensäure und kohlensaure Salze sind nur vermindert, so lange saure Reaction besteht, kommen sonst aber in grossen Mengen vor. Daneben tritt auch oxalsaurer Kalk auf und Tripelphosphat, zuweilen Gallenfarbstoff, während Kochsalz constant mangelt. In dem fast immer getrübten, lehm- und missfarbigen Harne finden sich neben kohlensaurem und oxalsaurem Kalke und Tripelphosphat stets nur noch rothe und weisse Blutkörperchen, vereinzelte Epithelien der Nierencanälchen und der Harnwege vor. Für den Character des Pferdetyphus als einer Blutkrankheit sprechen die nie fehlenden Phosphate und die grossen Mengen von Blutfarbstoff. Das Auftreten von Eiweiss, Blutkörperchen etc. ist durch Circulationsschwäche resp. durch verminderten Gefässtonus bedingt.

Stockfleth (2) theilt seine Beobachtungen über das Blutharnen beim Rinde mit, die er auf einem Gute im südlichen Seeland im Sommer 1869, sowie in der ambulatorischen Klinik der Kopenhagener Schule anstellen konnte.

Von 113 Rindern jenes Gutes (110 Kühe und 3 Stiere) wurden 79 von der Krankheit befallen — Alle im Juli und August. Es starben oder wurden sterbend getödtet 23 Thiere. Zwei Kühe überstanden die Krankheit zweimal im Laufe eines Monats.

Die Veränderungen des Urins beim Blutharnen sind wesentlich folgende: Starkes Schäumen des eiweisshaltigen Urins, der meist am zweiten Tage röthlich wird, zuletzt theerartig und ziemlich dick. Mikroskopisch fanden sich keine Blutkörperchen, nur einzelne Epithelzellen und vielleicht Pilzsporen. Der Urin reagirts sauer, am zweiten Tage in Folge des Stehens aber schon alkalisch. Beim Kochen ergab sich ein bedeutender Niederschlag von Eiweiss, Gallenfarbstoff fehlte. Diese Urinveränderung dauerte 8—36 Stunden, die Entfarbung ging allmälig vor sich; der schliesslich wasserhell gewordene Urin enthielt noch 1—2 Tage Eiweiss. Die Todesursache ist entweder durch Anämie bedingt oder der Tod erfolgt nach Aufhören des Blutharnens durch Lungenentzündung, zu der sich Diarrhoe ge-

zellen kann. Der Name Hämaturie bezeichnet die Krankheit am passendsten, während Albuminurie das Wesen derselben nicht vollkommen erschöpft. Dass keine Nierenentzündung die Ursache ist, geht aus mikroskopischen Untersuchungen von Reisz hervor, der nur hin und wieder Ecchymosen fand. — Da die veranlassende Schädlichkeit immer zuerst Darmkatarrh (Diarrhoe) hervorruft, so ist an eine Art acuter Vergiftung zu denken. Die Krankheit ist entweder ein stationäres Uebel und ergreift das Vieh auf Waldsümpfen und Waldwiesen, die mit Erlengebüsch bewachsen sind oder waren; ausserdem kommt die Krankheit auch im Stalle bei Fütterung mit Heu oder Gras von Waldwiesen vor. Weitere Ursachen sind: das Weiden der Thiere auf niedrigen Sumpfwiesen, die Verfütterung verfaulter und gefrorner Rübenblätter, verdorbener (fauler) Kohlrüben und endlich die Fütterung mit Branntweinschlempe. Demnach ist der Genuss scharfer Pflanzen ebensowenig die Ursache des Blutharnens, wie die Ausdünstung von Fäulnissproducten auf Wiesen- oder Moorboden. Prophylactisch empfiehlt S. die Bildung von Viehstämmen und Fernhaltung angekaufter Viehs, Pferchung der Weidethiere, Ausroden der Erlen, Drainirung des Bodens etc. Die in einem Falle versuchte und näher beschriebene Transfusion mit defibrinirtem Blute einer Kuh blieb erfolglos.

Aus neueren Beobachtungen über die sogenannte schwarze Harnwinde der Pferde zieht Vogel (3) den Schluss, dass das Blut einen wesentlichen Antheil an der Erkrankung nehmen müsse, und dass aus der spinalen Lähmung, auch wenn sie nicht als erstes Symptom nach aussen hervortrete, doch alle übrigen Erscheinungen hervorgehen und pathologisch erklärt werden können. Die Gründe, welche den Verf. veranlassen, diesen dunklen Process als eine toxämische oder dyskrasische Rückenmarkslähmung aufzufassen, sind im Originale nachzulesen.

Entgegen der Annahme der meisten thierärztlichen Autoren kommen nach den Untersuchungen von Zürn (9) Harnsteine bei Schafen, besonders bei englischen Fleischschafen und den Schafen der Rambouillet-Race, nicht selten vor. In Folge des anatomischen Baues der Harnröhre bei Schafböcken und Hammeln ist die operative Beseitigung der Harnröhrensteine bei diesen Thieren sehr erschwert.

Die Harnconcremente finden sich in den Nieren und Harnleitern, in der Harnblase und in der Harnröhre.

In den Nieren und Harnleitern bestehen diese Gebilde aus hirse- bis hanfkorngrossen Concrementen von verschiedener Farbe und Aussehen. In der Harnblase sind die Concremente nadelkopf- bis erbsengross, manchmal noch grösser, oder sie bilden ein grobkörniges erdiges Sediment, manchmal auch pulverförmige Incrustationen. In einem Falle, der von Prof. Bollmann näher untersucht wurde, fanden sich in den organischen Gerüste von sehr wasserreichen Harnblasensteinen zahlreiche geschrumpfte Köpfe von Spermatozoiden. Da sich gleichzeitig auch Samen im Urin der Harnblase vorfand, so hatte im angeführten Falle der klebrige Samen ein ätiologisches Moment für die Entstehung der Concremente abgegeben. Der betreffende Rambouilletbock war wie mehrere andere junge Widder derselben Heerde an den Folgen einer aus mechanischen Hindernissen (Concrementen) bedingten Harnverhaltung zu Grunde gegangen. Das sehr gut genährte Thier hatte sich wie die anderen Widder geschlechtlich frühzeitig entwickelt, wurde aber nicht zur Zucht ver-

wendet und hatte in Folge von Onania wie die anderen
Thiere häufige Samenentleerungen.

Die Concremente der Harnröhre verhalten sich
ähnlich wie die der Harnblase und bleiben an verschiedenen Stellen stecken.

Im Weiteren schildert Zürn die Symptome der
durch Harnsteine bedingten Harnverhaltung, wobei als
Hauptkennzeichen das Drängen nach Urinabsatz mit
ungenügendem oder keinem Erfolg hervorgehoben wird.
Bei längerer Dauer (1—2 Tage) einer solchen Harnretention erfolgt gewöhnlich Entzündung der Harnblase
und Berstung derselben. Unter den Erscheinungen der
Peritonitis oder der Urämie (Aufnahme von Harnstoff
und anderen Harnbestandtheilen in das Blut) gehen die
Thiere nach 2—3 Tagen, manchmal auch früher zu
Grunde.

Bei der Section solcher Thiere finden sich die bei
dieser Todesursache gewöhnlichen Veränderungen: Concremente als mechanisches Hinderniss in der Harnröhre,
Harnblasenentzündung, Ruptur der Blase, Ansammlung
von Urin in der Bauchhöhle, Peritonitis oder die Veränderungen wie bei Urämie (specifischer Harngeruch
des Blutes und der meisten Organe etc.); ferner manchmal Erweiterung der Harnleiter, Entzündung des Nierenbeckens und der Nierensubstanz.

Eine erfolgreiche Behandlung der durch Harnconcremente bei männlichen Schafen entstandenen Processe ist nur selten möglich. Meist wird das Uebel zu
spät wahrgenommen. Die innerlich angewendeten Mittel
(Mineralsäuren: Salzsäure, kohlensaures Lithion, Borax,
Diuretica) sind in ihrer Wirkung höchst zweifelhaft. Deshalb bleibt in der grossen Mehrzahl der Fälle nur der
operative Eingriff übrig, der übrigens auch auf grosse
Schwierigkeiten stösst. Letztere liegen hauptsächlich
darin, dass die männliche Harnröhre des Schafes eigenthümlich gebaut ist, dass bei Incrustationen eines
grösseren Urethra-Abschnittes absolute Heilung unmöglich ist, und endlich darin, dass die Harnretention aus
mechanischen Hindernissen gewöhnlich zu spät erkannt wird.

Zum Schlusse bespricht Zürn die operativen Methoden des Harnröhrenschnittes näher und giebt
einige Bemerkungen über die Prophylaxis des Uebels.
In letzterer Richtung werden knappere Fütterung der
jungen Zuchtböcke, häufige Verabreichung von angesäuerter Tränke (Salz- Essig- Schwefelsäure), harntreibende Mittel (Wacholderbeeren, Potasche), gemischte
Lecken empfohlen. Allzuhartes Wasser soll als Tränk-
material nicht verwendet werden.

Die Untersuchungen Ercolani's (18) beschäftigen sich mit der Lösung der Frage, ob es in zweifelhaften Fällen möglich sei, sichere Unterschei-
dungsmerkmale zwischen einer Monstrosität durch Einschliessung (Fötus in fötu)
und zwischen einer Bauchschwangerschaft
(Graviditas extrauterina) anzugeben. Die Entscheidung ist besonders schwierig in jenen Fällen, in denen
bei erwachsenen weiblichen Thieren ein Fötus oder
Reste eines solchen in der Bauchhöhle gefunden werden. Aus seinen Untersuchungen zieht E. den Schluss,
dass eine directe Gefässverbindung zwischen dem einschliessenden und eingeschlossenen Fötus ein sicherer
Beweis für eine Monstrosität durch Einschliessung sei
und die Extrauterinschwangerschaft ausschliesse; die
Gegenwart einer Cyste ist in dieser Beziehung nicht
entscheidend. Ferner ist bei einem durch Bauchträchtigkeit entstandenen Fötus, selbst wenn er nicht
vollständig ausgebildet und viel kleiner ist, die Entwickelung doch eine regelmässigere, als bei den durch

Einschluss entstandenen Monstrositäten, bei welchen
der eingeschlossene Fötus ganz unregelmässig und
unvollständig entwickelt ist.

Baillet (20) beschreibt einen Fall von Extra-
uterinträchtigkeit bei einer 6jährigen Kuh.

Die Masse sass in der Gestalt eines ovalen Sackes,
der mit dem Blättermagen Aehnlichkeit hatte, auf der
Höhe der vorderen Partie des rechten Pansensackes und
war mit dem Netz, dem Pansen, Zwerchfell, der Leber
und dem rechten Hypochondrium verwachsen. Der Sack
war 45 Centim. lang, 30 breit und hatte ein Totalge-
wicht von 45 Pfund. Die Wandung des mit Ligamen-
ten bedeckten Sackes war ungefähr ½ Centimeter dick,
von faserigem Bau und resistent. Die Innenwand des
Sackes war mit einem abgestorbenen Kalbsfötus in Verbindung, und ausserdem fand sich etwas trübgelbliche
Flüssigkeit. Die sogenannten fötalen Eihüllen fehlten;
der Fötus schien auf die Innenfläche dieser faserigen
Kammer gleichsam eingepflanzt zu sein und war nahezu
ausgetragen. — Die Untersuchung der Genitalien ergab,
dass das Mutterthier schon früher trächtig gewesen war.

Um sich von der Richtigkeit der Annahme zu überzeugen, dass einer von Zwillingskälbern verschiedenen Geschlechts das weibliche wegen mangelhafter Entwickelung der Genitalien unfruchtbar bleibt,
wurde von dem Grestner landwirthschaftlichen Ver-
eine ein solches Kuhkalb angekauft, aufgezogen und
im Alter von 3 Jahren, nachdem sich nicht die geringste Regung des Geschlechtstriebes gezeigt hatte,
geschlachtet. Ueber den Befund berichtet Suchanka
(24): Ungewöhnliche affenähnliche (?) Kopfbildung,
stark entwickelte Börner, Enter klein und derb, Vulva
klein, contrahirt, Mangel der Clitoria, Vagina 9—10
Centim. lang und in der Gegend des normalen Scheidengewölbes blind trichterförmig endigend; Uterus
und Tuben fehlend, in der Gegend der äusseren Darm-
beinwinkel kleine plattgedrückte Ovarien von Fett
umgeben. Die Drüsensubstanz des Enters mangelhaft
entwickelt, an dessen Stelle Bindegewebe und Fett.

Eine einjährige, gut entwickelte weibliche Ziege,
die zusammen mit einem Bocklamme als Zwilling geboren war, zeigte ganz und gar nach der Mittheilung
von Schmitz (26) den Habitus eines Bockes; die
Scheide war sehr eng, nach vorn trichterförmig contrahirt und zuletzt, wie bei der Section constatirt
wurde, blind endigend; der Uterus stellte ein band-
artiges Gebilde dar.

6. Krankheiten des Bewegungsapparates.

1) Siedamgrotzky, Chronische Hüftgelenksent-
zündung (beim Pferde). Sächs. B. S. 40. — 6) Der-
selbe, Chronische Entzündung des Schultergelenkes.
Ebendas. S. 41. — 3) Derselbe, Osteoidchondrom am
Fesselbein einer Kuh. Ebendas. S. 43. (Doppelfaust-
grosse Geschwulst, die sich im Laufe eines halben Jah-
res bei einer 4—5jährigen Kuh entwickelt hatte.) — 4)
Derselbe, Kieferhöhlenentzündung (beim Pferde). Ebd.
S. 55. (Heilung nach Trepanation und Injectionen von
Adstringenten.) — 5) Derselbe, Ausgedehnte Zerreis-
sung und Necrose des Nackenbandes (beim Pferde). Ebd.
S. 56. — 6) Derselbe, Kieferbruch beim Pferde. Ebd.
S. 59. — 7) Pütz, Eine Pseudarthrose in der Mitte des
rechten Unterschenkelbeins eines Hundes. Bern. Zeitschr.
S. 519. — 8) Viseur, M., Hydarthrose du grasset ou
de l'articulation fémoro-tibio-rotulienne. Rec. p. 56. —

9) Dieckerhoff, W., Die Pathologie und Therapie des Spat der Pferde. Berlin. — 10) Longe u. Mer, Ueber die Ossification der Nagelphalanx bei Menschen und Affen. Gaz. de Par. 16. — 11) Günther, Beiträge zum Nachweis des Alters eines Knochenbruches. (Forensisches.) Deutsch. Zeitschr. Bd. I. S. 260. — 12) Goubaux, M., Fracture et luxation anciennes de la tête du fémur. Observation recueillie sur une ânesse. Bull. p. 369. — 13) Ders., De la rupture des disques ou des fibro-cartilages inter-vertébraux. Ibid. p. 372. — 14) Crisp, Edw., Torticollis in the common fowl. Transact. of the patholog. Soc. XXVI. p. 252. — 15) Siebenrogg, J. B., Verletzung des Schädels und Gehirns eines Hundes, schwammige Entartung und Heilung. Rep. S. 54. — 16) Siedamgrotzky, Kopf eines Pferdes mit Scheerengebiss und Bruch des linken Unterkieferastes. Sächs. B. S. 28. — 17) Anacker, Rundzellensarcom des Periosts des Schulterblattes mit Sarcommetastasen in der Lunge eines Bundes. Tha. S. 89. — 18) Siedamgrotzky, Rheumatische Entzündung der Kaumuskeln und des Unterkiefergelenkes (beim Bunde). Sächs. B. S. 43. (Chronische interstitielle Myositis mit Gelenkentzündung und geringgradiger Periostitis.) — 19) Harms, C., Zur Dislocation des Muskels beim Rinde. Hannor. J. B. S. 83. — 20) Derselbe, Ein Fall von Dislocation der Kniescheibe beim Rinde. Ebendas. S. 84.

7. Krankheiten der Haut.

1) Bugnion, Ed., Ein Fall von Sarcom beim Fische. (Mit 1 Taf.) Deutsche Zeitschr. B. I. S. 132. — 2) Wahlgren, Fr., Osteoid-Sarcom bei einem Hecht (Esox lucius.) Der zoolog. Garten. S. 307. — 3) Siedamgrotzky, Haut vom Schwein mit zahlreichen Dermoidcysten. 6. B. S. 38. (Circa 500 Dermoidcysten verschiedener Grösse auf einem kleinen Hautstücke; dieselben enthielten gelbliche Epidermisschüppchen, die grösseren auch kleine Haare.) — 4) Anacker, Fibroide an der Innenfläche des Ohrmuschelgrundes eines Pferdes. Tha. S. 113. — 5) Siedamgrotzky, Angiom eines Hundes. S. B. S. 39. (Ungefähr hühnereigrosse Geschwulst im Unterhautzellgewebe der Leistengegend.) — 6) Wahlgren, Fr., Missbildeter Schnabel bei Rebhühnern (Perdix cinerea), Epithelioma. Der zoolog. Garten. S. 253. — 7) Werner, C., Kystoma proliferum von der Haut eines Bundes. Berl. Arch. S. 121. (Faustgrosse Geschwulst in der linken Nierengegend, ausgehend von den schlauchförmigen Drüsen der Haut.) — 8) Burma, C., Das Panaritium beim Rinde. Deutsche Zeitschr. B. I. S. 135. (Zum Auszuge ungeeignet.) — 9) Lafosse, M., Leçon clinique sur le mal de taupe. Rec. p. 329. — 10) Eachran, Mc, Furunculus in horses' heels. Vet. p. 246. — 11) Klemm, G., Der Knollhuf. Bad. Mitth. S. 69. 107. 117. — 12) Mégnin, Étude sur la diathèse dartreuse (herpétisme) et ses manifestations tégumentaires chez les animaux domestiques. Rec. p. 523 und 640. — 13) Goubaux, Arm., Recueil d'observations sur l'ichthyose cornée congénitale et les productions cornées localisées, chez les animaux domestiques. Rec. p. 310. — 14) Harms, C., Sterzwurm (beim Rinde). Hannov. J. B. S. 87. — 15) Schwarz, A., Traumatisches Emphysem bei Thieren. Woch. S. 326. (Hochgradiges Hautemphysem bei einem Pferd, Ursache unbekannt, Dauer 6 Wochen; ebenso bei einer Kuh, bei letzterer wahrscheinlich durch Dyspnoë verursacht. Dauer von 3 Monaten, Genesung in beiden Fällen.) — 16) Generali, Angeborne Hautwassersucht (Anasarka) bei einem Kalbe. Gaz. méd. p. 288. (Oedem des Unterhautbindegewebes (8—10 Liter Serum), Hydrothorax und Ascites.)

Bugnion (1) beschreibt ein Sarcom bei einer Pfrille (Ptoxinus laevis), welches an der linken Schwanzseite sass, sich in 14 Tagen bis zur Erbsengrösse entwickelte und von der Cutis oder vom Unterhautzellgewebe ausgegangen war. Die schwarz gefärbte Geschwulst bestand aus lauter Rundzellen aller Dimensionen, wie man sie beim Riesenzellensarcom zu finden pflegt, und einem sehr zarten Stroma. Ein am Grund der Endflosse gelegener schwarzer Fleck erwies sich als eine theilweise verkalkte Psorospermiencyste. Der Fisch selbst erlag einige Tage, nachdem das Sarcom ausgeschnitten war, in Folge der Blutung und der üppigen Algenwucherung, die sich von der Wunde aus auf der ganzen Haut angesiedelt hatte. Die inneren Organe waren gesund.

V. Missbildungen.

1) Franck, L., Beiträge zur Lehre von den Missgeburten, namentlich deren geburtshülfliche Bedeutung. Münch. J. B. S. 36. — 2) Bensinger, K. F. v., Die Halskiemenfisteln des Menschen und der Thiere. Deutsche Zeitschr. Bd. II. S. 11. — 3) Zündel. Die weisse Borste des Schweines. Ebendaselbst. Bd. I. S. 175. — 4) Siedamgrotzky, Hydrencephalocele bei einem Kalbe. Sächs. B. S. 16. — 5) Rosciszewsky. Sigismund, Zur Kenntniss der Dignathie. (Mit 2 Taf.) Virchow's Archiv für pathol. Anat. B. 64. S. 540. (Missbildung beim Schafe, zum Auszuge ungeeignet.) — 6) Anacker, Peromelus achirus mit Meningocele vom Kalbe. Tha. S. 225. — 6a) Hartmann, Fr., Eine Missgeburt. Encephalocele. Bern. Zeitschr. S. 71 und 104. (Betrifft wohl denselben Fall, den Anacker beschreibt) — 7) Pütz, Brachygnathie, Brachyotie und partielle Atrichie eines neugebornen Kalbes. Ebendas. S. 324. — 8) Garcin, J. T., Monstres unitaires, genre phocomèle. Rec. p. 228. (Schaf.)

Franck (1) liefert die Beschreibung einer Reihe von Missbildungen der Hausthiere und giebt zu einem Theile derselben ausführliche Zusammenstellungen der in der Literatur zerstreuten, einschlägigen Beobachtungen. Von besonderem Interesse sind folgende Fälle:

Defectbildung am Vorderfuss eines Fohlens, an dem Hufbein, Strahlbein sowie der Bornschub vollständig fehlen; der Stummel endigt mit einer deutlichen Narbe. Die Ursache dieses Defectes, der offenbar nicht als Hemmungsbildung aufzufassen ist, sucht F. in einer Abschnürung durch die Nabelschnur. — Ferner werden 2 Molen — Acormus und Amorphus — geschildert, die beide neben regelmässig entwickelten Jungen geboren wurden und bis Rind auffallend hinterkommen. Die Entwicklung von Schistosoma reflexum und dessen geburtshülfliche Bedeutung werden auf Grund einer reichhaltigen Casuistik erörtert und 41 Fälle dieser Art theils aus der Literatur, theils aus eigenen Erfahrungen zusammengestellt. Den Schluss bildet die Beschreibung des Geburtsverlaufes bei einer Reihe (20) von Doppelköpfen (Janus) bei verschiedenen Hausthieren. Dieselben sind beim Rinde, den kleineren Wiederkäuern und dem Schweine ziemlich häufig, beim Pferde dagegen sehr seiten.

v. Heusinger (2) giebt eine Zusammenstellung der gegenwärtigen Kenntnisse über die Halskiemenfisteln des Menschen und der Thiere.

Beim Menschen unterscheidet Heusinger: 1) Vollständige Fisteln, mit äusserer und innerer Oeffnung. 2) Unvollständige Fisteln, die blind endigen, als äussere oder innere unvollständige Fisteln. 3) Hautmetamorphosen als Reste des Spaltenschlusses. 4) Anomale Entwickelungen innerhalb der ursprünglichen Halsbogen. 5) Anomale Entwickelungen in und aus dem Raums der ehemaligen Kiemenhöhle. — Beim Schwein finden sich häufig hierhergehörige Hautanhänge am Halse, ferner ist zu nennen die „weisse Borste", die von Zündel und Zahn als Halskiemenfistel erkannt wurde. — Beim Schaf findet sich häufig eine Missbildung des ersten Kiemenbogens, ferner werden öfters Halsanhänge getroffen, während Kiemenfisteln bis jetzt nicht beobachtet wurden. — Bei Ziegen sind die Halsanhänge sehr häufig; Fisteln wurden bis jetzt nicht beobachtet. — Beim Rind sind Missbildungen des Hinterkiefers — aus dem ersten Kiemenbogen — am häufigsten nach dem Schafe; Halsanhänge sind unbekannt, ebenso Halsfisteln. — Beim Pferde sind Anomalien in der Entwickelung der Hinterkiefer seltener als bei anderen Thieren; Halsanhänge sind unbekannt. Eine Fistel der vierten Halsspalte ist beobachtet, möglicherweise auch eine der dritten Kiemenspalte. — Fisteln der ersten Kiemenspalte sollen beim Pferde häufig vorkommen; an der Basis der blindendigenden Cyste findet sich häufig ein Zahn (vgl. diesen Jahresbericht f. d. Jahr 1873. Bd. I. S. 614). In einer Anmerkung bemerkt Ref., dass es sich hier wahrscheinlich um verirrte Molarzähne handele.

Zündel (3) giebt über die Natur der sogenannten „weissen Borste" des Schweines Aufschluss. Dieselbe findet sich ziemlich häufig auf einer Seite des oberen Halstheiles in der Nähe der Ohrdrüsen zwischen Drosselvene und Kehlkopf, ausserhalb gekennzeichnet durch ein kleines Bündel zusammenklebender Borsten, die mehr oder weniger tief in die Fistel eindringen. Die von Zahn in Strassburg ausgeführte mikroskopische Untersuchung solcher Fisteln ergab, dass die Wandung derselben eine mit Pflaster-Epithel bedeckte Schleimhaut darstellt, und dass hier eine angeborene Halskiemenfistel vorliegle. Dieselbe ist entweder einseitig oder doppelt und eine äussere unvollständige Fistel darstellend, da der Canal blind endigt. Aus derselben entleert sich eine kaum merkliche, jedoch zähe Flüssigkeit, welche die Borsten zusammenklebt.

VI. Vergiftungen.

1) Merkt, Phosphorvergiftungen beim Rind. Woch. S. 125. — 2) Hector u. Fox, Ergotismus-Epizootie in Neu-Seeland. The Academy. 9. Jan. Ref. in Deutsche Zeitschr. S. 434. — 3) Ableitner, K., Vergiftungen der Hausthiere. Oesterr. Bd. XLIV. S. 1 u. 81. (Referirende Zusammenstellung über Vergiftungen der Hausthiere durch mineralische, vegetabilische, animalische und thierisch-mineralische Gifte; zum Auszuge ungeeignet.) — 4) Köpke, Vergiftung von Schafen durch verschimmelte Lupinenschalen. Preuss. M. S. 122. (Von 200 Schafen crepirten 150 Stück.) — 5) Ranieri, Bellini, Ueber Vergiftung durch Decoct von Lupinensamen bei Menschen und Thieren. Lo Sperimentale. XXXV. 3. p. 260. — 6) Schmidt (Rügen), Vergiftung bei Füllen durch Equisetum limosum. Woch. S. 381 u. 389. — 7) Mirc, Empoisonnement de deux chevaux par l'acide arsénieux. Rec. p. 978. — 8) Dus, Intoxication d'une chienne de chasse par un champignon. Ibid. p. 657. — 9) Lies, M., Vergiftung durch Bienenstiche bei zwei Pferden. Woch. S. 153. (Ein Fall verlief tödtlich.)

Merkt (1) beschreibt 2 Gruppen von Phosphorvergiftung bei Rindern, die dadurch veranlasst wurden, dass der stark phosphorhaltige Grubeninhalt einer Zündholzfabrik in die Güllegrube des Stalles ausgeleert worden war. Bei der Entleerung der Güllegruben wurde der Bodensatz derselben stark aufgerührt, aus demselben entwickelten sich leuchtende und sonst nachweisbare Phosphordämpfe, durch deren Einathmung heftige Vergiftungssymptome auftraten. In einem Falle waren von 17 Küben eines Stalles 8 erkrankt und litten hauptsächlich an Dyspnoë und Lungenemphysem (in einem Falle auch Hautemphysem). In allen Fällen trat Genesung ein. In einem zweiten, mit 21 Rindern besetzten Stalle erkrankten aus derselben Ursache 17 Stück so hochgradig, dass bei sechs Erstickung drohte und zwei geschlachtet werden mussten. Auch hier fand sich hochgradige Dyspnoë, laut stöhnende Respiration, beschleunigter Puls, Unruhe, Lungenemphysem, heftiger Husten und vollständige Appetitlosigkeit, bei 2 Thieren auch Hautemphysem.

Nach Hector und Fox (2) ist die Colonie Neu-Seeland von einer furchtbaren und verheerenden Seuche bedroht, nämlich vom Mutterkorn des Raygrases. Unmittelbar tödlich ist dasselbe weder für Schafe noch für Rindvieh, bedroht jedoch ernstlich die Fruchtbarkeit derselben. Die Thiere leiden nur im Herbste, wo sie hülflos herumhumpeln und von Convulsionen befallen werden. Das einzige Heilmittel soll darin bestehen, dass man die Thiere auf die einheimischen Weiden bringt.

VII. Verschiedenes.

1) Bollinger, O., Ueber die Bedeutung der Thiermedicin und der vergleichenden Pathologie. Deutsche Zeitschr. B. I. S. 1. — 2) Leblanc, C., Uebersicht über einige Erfahrungen in der Thierheilkunde im Jahre 1874. Arch. gén. 6. Sér. XXV. p. 578. Mai. 3) Infection eines Menschen bei Geburts-Hülfeleistung. Woch. S. 283. (Unbedeutende Verletzung eines Thierarztes durch Ritzen eines Fingers an einem Schneidezahn des Kalbes. Anschwellung des Fingers und des ganzen Arms nach einigen Stunden. Amputation des Fingers und lebensgefährliche Allgemeinerkrankung Genesung des Patienten nach mehrwöchentlicher Dienstunfähigkeit.) — 4) Siedamgrotzky, Uebermüdung (beim Pferde). Sächs. B. S. 52. — 5) Olivier, D., La cachexie aqueuse des grands et des petits ruminants dans la province d'Oran. Gaz. méd. de l'Algérie. No. 6. — 6) Macgillivray, A. E., „Anämia" among the cattle and sheep in Oregon. Vet. p. 178. — 7) Crisp, Edw., Two exemples of tumours in the common fowl. Transact. of the pathol. Soc. XXVI. p. 251. (Wallnussgrosse, mit gelatinöser Flüssigkeit gefüllte Geschwulst an der Sclerotica einer Henne; ferner eine birnmarkähnliche Geschwulst vom Pectoralmuskel einer Henne.) — 8: Leipert, V., Die schwarze Knotenkrankheit (Melanosis) bei einem Pferde. Oesterr. XLIV. S. 116. · 9) Pütz, Eine alveoläre Mischgeschwulst (Adeno-Sarcom) bei einem Hunde. Bern. Zeitschr. S. 241. — 10) Swaty, J., Ueber Schusswunden. Oesterr. B. XLIV. S. 123. (Aus einer faustgrossen abscedirenden Geschwulst oberhalb des Vorderfusswurzelgelenks wurde die plattgedrückte Kugel eines Zündnadelgewehrs entfernt, die mit aller

Wahrscheinlichkeit fast 7 Jahre im Körper sich befunden hatte.) — 11) Mettenheimer, C., Section eines 17 Jahre alten Häuflings. Der zoolog. Garten. S. 401. — 12) Apomorphinum hydrochloratum, ein Heilmittel gegen die sogen. Lecksucht der Rinder, Schafe und Schweine. Bern. Zeitschr. S. 111. — 13) Anacker, Ein Beitrag zur Thermometrie der Hausthiere. Tha. S. 257. — 14) Müller, Temperaturmessungen beim Rinde. Sächs. B. S. 118. — 15) Günther, Beiträge zum Situs des Kindes. Bannov. J. B. S. 89 und Separatausgabe. — 16) Forster, Das sogenannte Fleischmehl und die agriculturchemischen Versuche über Verwendbarkeit desselben zu Fütterungszwecke. Deutsche Zeitschr. B. I. S. 60. — 17) Adam, Das Wegschaffen und die Ausnutzung von Thierleichen. Woch. S. 225. — 18) v. Heusinger, K. F., Viehsterben während der Hungersnoth in der asiatischen Türkei 1874—1875. Deutsche Zeitschr. B. II. S. 104. — 19) Jacob, Bericht über die Krankenbewegung unter den Pferden des 12. (Königl. Sächs.) Armeecorps. Sächs. B. S. 104.

Siedamgrotzky (4) beschreibt die Folgen übermässiger Anatrongungen bei einem schwächlichen Pony, das schliesslich den Dienst versagte.

Grosse Schwäche, 72 Pulse, 39,1° C. Temp., 36 mühsame Athemzüge; verstärktes Vesicularathmen, Röthung der Schleimhäute, ungleichmässig vertheilte Hauttemperatur. Unter Zunahme der Dyspnoë, Schweissausbruch, grösserer Unruhe verendete das Thier sehr rasch. Section 11 Stunden p. m.: Mässige Starre und mässige Blutfülle der Hautgefässe. Die Körpermuskulatur durchweg hellroth (helziegelroth wie englisches Rostbeef bis gelb), weich und mürbe wie gekochtes Fleisch, besonders die Athemmuskulatur so beschaffen — alle stark sauer reagirend. Darmcanal fast leer, Leber vergrössert und in hochgradiger Fettdegeneration, einige kleinere Rupturen der Leber mit hämorrhagischem Erguss in die nächste Umgebung. Lungen normal, Herzmuskel hell, mürbe. Blut zum Theil ungeronnen und etwas lackfarbig, zum Theil zu schwefelgelben festen Fibringerinnseln umgewandelt.

Olivier (5) erörtert die Ursachen der mit Wassersucht einhergehenden Cachexie, an welcher die Wiederkäuer in Algier in grosser Zahl leiden und zu Grunde gehen. In erster Linie ist die kümmerliche Ernährung in Folge klimatischer und anderer Ursache verantwortlich zu machen, ferner die schlimmen hygienischen Verhältnisse überhaupt, unter denen diese Thiere leben: mangelhafter Schutz vor den Unbilden der Witterung. Als Mittel gegen die Krankheit, die in ihren vorgeschrittenen Phasen unheilbar ist, schlägt O. Verabreichung von Fleischbrühe vor, um so die Ueberlebenden zu retten und das Fleisch der am meisten erkrankten Thiere, welches die Behörden unnöthigerweise einzuscharren gebieten, zum Besten der Ueberlebenden zu verwerthen.

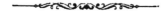

Lightning Source UK Ltd.
Milton Keynes UK
UKHW020718101218
333747UK00013BA/582/P